Spezielle pathologische Anatomie

Ein Lehr- und Nachschlagewerk

Band 3

Herausgegeben von

Prof. Dr. Wilhelm Doerr, Heidelberg,

Prof. Dr. Erwin Uehlinger, Zürich

H. U. Zollinger

Niere und ableitende Harnwege

Mit 738 zum Teil farbigen Abbildungen

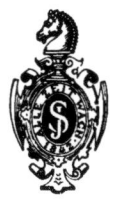

Springer-Verlag Berlin Heidelberg GmbH 1966

Professor Dr. Wilhelm Doerr
Direktor des Pathologischen Institutes der Universität Heidelberg

Professor Dr. Erwin Uehlinger
Direktor des Pathologischen Institutes der Universität, Kantonsspital Zürich

---

Professor Dr. Hans Ulrich Zollinger
Direktor des Pathologischen Institutes der Universität Freiburg / i. Br.

ISBN 978-3-642-87633-2   ISBN 978-3-642-87632-5 (eBook)
DOI 10.1007/978-3-642-87632-5

Titel Nr 4097

Vorwort der Herausgeber

Die *aktuelle Situation* in der *wissenschaftlichen Medizin* wird durch zwei Arbeitsrichtungen beherrscht. Das ist einmal die bio- und physikochemische Methode, zum anderen aber die ganzheitsbezogene Betrachtungsweise, welche den Menschen als psychophysisches Individuum — Objekt und Subjekt zugleich — in den Bereich der wissenschaftlichen Untersuchungen einbezieht.

Wo ist da noch Raum für eine spezielle pathologische Anatomie? Wir meinen, daß die bleibende Bedeutung der morphologischen Krankheitsforschung darin besteht, daß sie die beständige Konfrontation klinischer Befunde und pathoanatomischer Dokumente sucht. Der *anatomische Gedanke* ist, wie es PAUL ERNST einst nannte, das Specificum der abendländischen Heilkunde. Tatsächlich ist die Aufgabe einer neuen Bestandsaufnahme des pathologisch-anatomischen Wissens verpflichtend, denn die europäische Tradition unseres Faches ist eine außergewöhnliche. Da auch menschliches Leben an eine Gestalt gefesselt ist, Gestalten aber nicht *sind*, sondern *geschehen*, enthält die Lehre von den pathischen Gestalten einen entscheidenden Beitrag zu der Lehre von dem nichtnormalen Leben. Es ist also unzweifelhaft, daß die anatomische Krankheitsforschung ihre Aussagekraft ständig behalten wird. Dennoch mag manchem kritischen Betrachter die Herausgabe einer neuen pathologischen Anatomie in deutscher Sprache als besonderes Wagnis erscheinen. Als sich Herr Dr. FERDINAND SPRINGER und die Herausgeber vor mehr als 10 Jahren entschlossen hatten, ein Lehr- und Nachschlagebuch in Einzeldarstellungen zu schaffen, schien sich die Vollendung des großen Handbuches von F. HENKE, O. LUBARSCH und R. RÖSSLE abzuzeichnen. Etwa zur gleichen Zeit hatten die großen Bücher unseres Faches in englischer Sprache eine außergewöhnliche Verbreitung gefunden. Die Leichtigkeit besonders der von historischem Belast unbeschwerten nordamerikanischen Produktion, deren optimistische Integration der Ergebnisse der experimentellen Medizin mit denen einer an vielfach riesenhaften Zahlenreihen gewonnenen, freilich häufig thematisch eng geschnürten, d. h. allzu zielstrebig orientierten pathologisch-anatomischen Arbeit hat uns naturgemäß immer wieder sorgenvoll Ausschau halten lassen. Uns will auch scheinen, daß das Leben des mitteleuropäischen Pathologen stärker durch Tagesaufgaben aller Art belastet ist, als man dies anderenortes finden mag. Aber wir haben doch auch die *feste Überzeugung* gewonnen, daß die im europäischen Raume seit jeher übliche Art und Weise, pathologisch-anatomische Aussagen auf die Ergebnisse jeweils kompletter Leichenuntersuchungen zu begründen *und* die Härte einer in der jahrzehntelangen Erledigung diagnostischer und gutachtlicher Mühen gelegenen Schulung ein Maß von persönlicher Erfahrung vermittelt, das unbedingt mitgeteilt zu werden verdient.

Wir haben eine Publikation in Einzeldarstellungen gewählt. Die Gesamtheit der Mitteilungen wird ein Ganzes repräsentieren. Wir haben den Ductus der Veröffentlichungen von der konventionellen Systematik einer speziellen Organpathologie befreit. Denn es erschien uns zweckmäßiger, die Publikationsfolge der Einzeldarstellungen nach der wirklichen Aktualität des Gegenstandes zu orientieren.

Die naturwissenschaftlichen Grundlagen, die im Sinne von L. Aschoff für uns *Hilfsmittel* sind, wurden bezüglich der experimentellen Erfahrungen, bezüglich der Ergebnisse korrespondierender cyto- und histochemischer, besonders auch elektronenmikroskopischer Arbeiten berücksichtigt. So hat auch die morphologische Krankheitsforschung eine außerordentliche Vertiefung gefunden.

Aber dies ist nicht alles. Es ist während der vergangenen 10 Jahre noch eine besondere Note hinzugetreten: Die Entwicklung der Dokumentation und die damit innig verbundene Gelegenheit, erstmals quantitativ befriedigende Aussagen auf Grund geeigneter Behandlung qualitativ genügend genau erarbeiteter Befunde zu treffen, gibt uns die Möglichkeit zur Konstituierung einer überindividuellen Verhaltenslehre im patho-anatomischen Bereiche. Auf der anderen Seite bleibt das „raisonnierende Hin und Her" der einer konditionalistischen Betrachtungsweise eigenen methodischen Grundhaltung Kern und Frucht in der wissenschaftlichen Behandlung von Einzelfällen.

Indem wir uns bemüht haben, alle diese Gedanken zum Tragen zu bringen, bekennen wir uns zur *Grundaufgabe unseres Faches*, nosologische Entitäten zu umreißen und der ärztlichen Differentialdiagnose zu dienen. So verstanden ist die pathologische Anatomie ein Beitrag zur Lehre vom Menschen, ein überaus brauchbares Instrument zur Erkenntnis einer Anthropologie des Krankhaften. Wir wenden uns daher nicht nur an die Fachkollegen, sondern an alle wissenschaftlich arbeitenden Ärzte. *Denn die spezielle pathologische Anatomie steht in ihrem gedanklichen Ansatze der klinischen Medizin ganz nahe.* Jeder, der in diese Fragen eingedacht ist, darf mit Goethe sagen: „Hätte ich mich mit den Naturwissenschaften nicht beschäftigt, hätte ich die Menschen nie kennen lernen!"

Wir möchten Herrn Dr. h. c. Dr. h. c. Ferdinand Springer, dem es nicht mehr vergönnt gewesen ist, das Erscheinen des Werkes, dem seine Aufmerksamkeit galt, zu erleben, besonders aber auch Herrn Dr. phil. Heinz Götze sowie allen Mitarbeitern des Springer-Verlages für grenzenlose Geduld, Umsicht, Tatkraft und uneigennützige Ausstattung des Werkes aufrichtigen Dank sagen.

Heidelberg und Zürich, im Frühjahr 1965   W. Doerr, E. Uehlinger

Vorwort des Verfassers

Die vorliegende pathologische Anatomie von Nieren und Harnwegen basiert auf einem unausgewählten Obduktionsgut, das 10000 Autopsien aus dem Kantonsspital St. Gallen umfaßt, wobei alle Fälle vom Verfasser selbst makroskopisch und histologisch beurteilt worden sind. Zahlreiche Einzelfälle stammen aus dem früheren (Path. Instit. der Univ. Zürich) bzw. nachfolgenden Tätigkeitsgebiet des Verfassers. Dadurch ist die Einheitlichkeit der Interpretation gesichert. Es wurde versucht, durch schematische Zeichnungen die Befunde und Gedankengänge darzustellen, was natürlich eine Gefahr in sich birgt, da die Natur immer mit Schattierungen arbeitet, Schemata aber nur Schwarz-Weiß-Zeichnungen sein können. Die Erfahrung lehrt aber, daß diese Darstellungsart die gegenseitige Verständigung stark erleichtert. Behält man die Grenzen dieser Darstellungsmethode im Auge, so überwiegen ihre Vorteile die Nachteile.

Das Schrifttum wurde möglichst ausgedehnt berücksichtigt, besonders dasjenige der letzten Jahre. In den Fällen, in denen gegensätzliche Meinungen unter den Autoren bestehen, wurde versucht, die fremde Meinung objektiv darzustellen und zu begründen, anschließend wurde auch der eigene Entscheid angeführt.

Zahlreichen Mitarbeitern, welche hier einzeln nicht aufgeführt werden können, bin ich dankbar für ihre Hilfe. Ohne ihren Einsatz und ihre wohlwollende kritische Einstellung wäre dieses Buch nie geschrieben worden. Dasselbe gilt von der aufopfernden Arbeit meiner verschiedenen Sekretärinnen, Frau Sutter, Fräulein Brun, Frau Bianchi und Frau Bühler, sowie unserer Photographin Fräulein Barner und der Bibliothekarin Fräulein Haager. Ich bin ferner dem Schweizerischen Nationalfonds zur Förderung der wissenschaftlichen Forschung zu Dank verpflichtet, denn durch seine großzügige finanzielle Unterstützung wurde ich in den Stand gesetzt, zahlreiche Experimente selbst durchzuführen und damit das für ein solches Werk notwendige Anschauungsmaterial zu gewinnen.

Freiburg im Breisgau, im Herbst 1965   H. U. ZOLLINGER

Inhaltsverzeichnis

A. Die normale Anatomie und Histologie der Niere

I. Topographie

Es kann sich nicht darum handeln, im folgenden eine vollständige Abhandlung über die Nierenanatomie und -histologie niederzulegen, sondern wir beschränken uns vor allem auf diejenigen Punkte, die in der pathologischen Anatomie eine wesentliche Bedeutung in praktischer Hinsicht erlangt haben.

Die Nieren liegen beidseits retroperitoneal, eng angelehnt an die Wirbelsäule. Ihre Längsachsen konvergieren cranial ganz leicht. Die linke Niere reicht normalerweise vom 11. Thorakalwirbelkörper bis vor die Zwischenwirbelscheiben L 2/3, die rechte steht etwas tiefer, sie beginnt bei Th 12 und endigt bei L 3 (Abb. 1). Knapp oberhalb und hinter den Nieren verläuft beidseits die letzte Rippe. Normalerweise erreicht die rechte Niere beim Mann in 10% und bei der Frau in 40% der Fälle den Darmbeinkamm, wobei in höherem Alter ein tieferer Stand vermerkt wird.

Das Nierenbett wird vom Musculus quadratus lumborum gebildet und enthält die nachfolgenden Nerven: Intercostalis XII, Ileohypogastricus und Ileo-inguinalis (in die Inguinalgegend ausstrahlende Schmerzen bei Nierenleiden!).

Eine wesentliche Fixation der Niere fehlt, so daß radiologisch

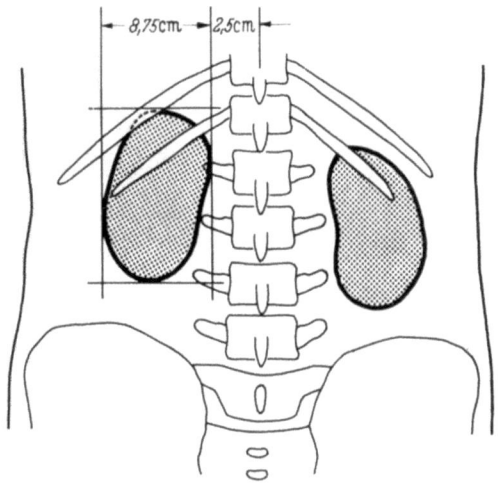

Abb. 1. Röntgenologischer Aspekt der beiden Nieren in bezug zur Wirbelsäule, von *hinten* gesehen. Rechteck von Morris (s. Coupland 1962)

eine Beweglichkeit mit der Atmung bis zu 6 cm in der Längsachse festgestellt werden kann; je fettreicher die Capsula adiposa der Niere ist, desto weniger beweglich ist das Organ. Das Fettgewebe von Nieren und Nebennieren (perirenales Gewebe) wird von der zarten Fascia renalis umhüllt und vom übrigen Fettgewebe (pararenales) abgegrenzt (Abb. 2). Die linke Nierenfascie ist wesentlich stärker entwickelt als die rechte, da sie einen Teil der Treitzschen Platte darstellt, welche das Duodenum befestigt. Nierenptose wird deshalb rechts häufiger beobachtet als links (von Niederhäusern 1958, genaue Anatomie und Embryologie der Nierenloge s. Baumann 1945).

Die normale Erwachsenenniere mißt meist 12:6:3 cm. Die Gewichte beider Nieren betragen normalerweise: Geburt = 24 g, 6 Monate = 30 g, 1 Jahr = 71 g, 2 Jahre = 75 g und 10 Jahre = 160 g (Rössle und Roulet 1932, Landing und Hughes 1962), Erwachsenenalter = 280 g. Im höheren Alter und bei Kachexie kann Abfall des Nierengewichtes bis auf 160 g beobachtet werden, ohne daß pathologische Veränderungen bestehen müssen. Im allgemeinen gilt die Relation

$$\frac{\text{Nierengewicht}}{\text{Körpergewicht}} = \frac{1}{240}.$$

Der Nierenhilus (= Nierensinus) ist gegen die Wirbelsäule und leicht nach ventral gerichtet, er enthält die großen Gefäße, die Nerven, das Nierenbecken und wechselnd reichlich Fettgewebe. Das letztere ist bei Nierenatrophie im Sinne einer Vakatwucherung vermehrt.

Die Nierenoberfläche ist von einer dünnen, aber recht zähen Bindegewebs-kapsel bedeckt, welche normalerweise leicht abgezogen werden kann. Stärkere Adhäsionen sind vor allem bei Narbenprozessen zu beobachten, doch kann die Kapsel gelegentlich auch bei Fehlen von solchen nur mit Schwierigkeiten abge-zogen werden und umgekehrt kann die Kapsel bei chronischer Glomerulonephritis

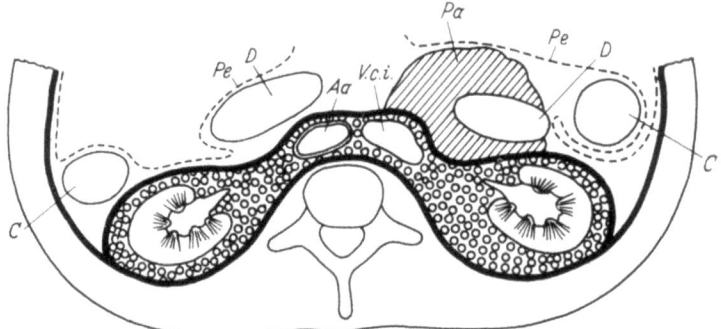

Abb. 2. Verlauf der Fascia renalis im Querschnitt durch den Körper auf der Höhe des Nierenbeckens. Die Fascie umhüllt das perirenale Fettgewebe und die großen Gefäße. *Ao* Aorta, *V.c.i.* Vena cava inferior, *C* Colon, *D* Duodenum, *Pa* Pankreas, *Pe* Peritoneum

sehr leicht zu entfernen sein. Die Lösbarkeit der bindegewebigen Nierenkapsel ist somit kein Hinweis auf eventuelle Parenchymprozesse.

Die Nierenoberfläche weist beim Neugeborenen noch deutliche Renkulus-zeichnung mit tiefen Furchen auf (Abb. 34, S. 58), diese verschwinden erst im Laufe von 1 bis 5 Jahren, können jedoch ausnahmsweise zeitlebens bestehen bleiben und dürfen nicht mit Narbenbildungen verwechselt werden. Bei Er-wachsenen ist die Oberfläche der Nieren glatt, im höheren Alter kann sie ganz leicht granuliert erscheinen, wobei die einzelnen Granula weniger als 1 mm Durch-messer aufweisen.

Die Längsschnittfläche der normalen Niere läßt eine charakteristische Zeich-nung erkennen (Abb. 3). Die Rinde ist scharf vom Mark abgegrenzt und durch-schnittlich 6 mm breit. Unveränderte Glomerula sind mit bloßem Auge nicht sichtbar. Normalerweise sind in einem Längsschnitt fünf bis sechs Papillen ge-troffen, weitere Schnitte zeigen, daß durchschnittlich zwölf Papillen bestehen, maximal 18, minimal 8.

Das Nierenbecken besteht aus den mehr oder weniger stark fusionierten drei Calices majores, welche den ursprünglichen Ureterknospen entsprechen und den Papillenaufbau bestimmen. Der craniale Calix major trägt eins bis drei Papillen-paare, der intermediäre die Paare vier und fünf, der caudale die Paare sechs bis

sieben (LÖFGREN 1949). Die Calices minores umfassen die Papillenspitzen trichter-
förmig. Die Schleimhaut des Nierenbeckens ist zart und glatt. Im Lumen findet

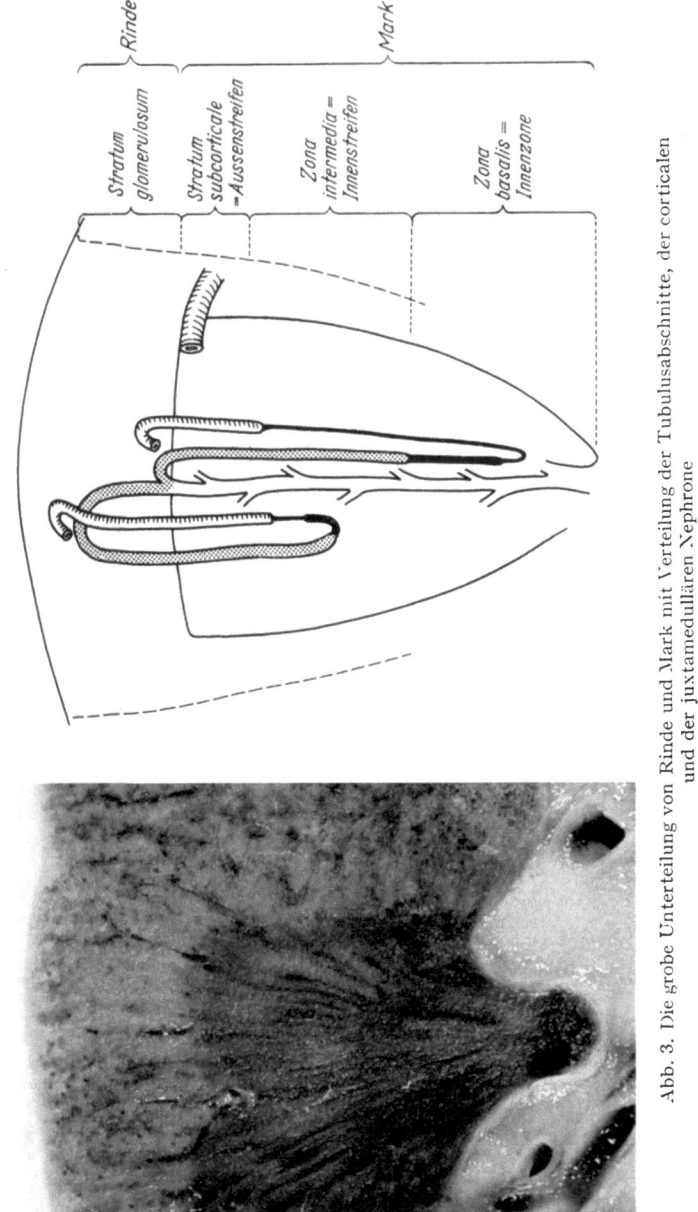

Abb. 3. Die grobe Unterteilung von Rinde und Mark mit Verteilung der Tubulusabschnitte, der corticalen und der juxtamedullären Nephrone

man bei nicht ganz frischen Leichen oft etwas trübe Flüssigkeit, deren
Untersuchung jedoch keine Leukocyten, sondern abgeschilferte Epithelien ergibt,
so daß bei Fehlen einer aktiven Schleimhauthyperämie nicht auf eine Pyelitis geschlossen werden darf.

II. Die Histologie der Niere

Die histologische Einheit der Niere ist das Nephron, dessen Einzelelemente der Niere im Übersichtsbild durch ihre gesetzmäßige Verteilung den Stempel aufdrücken (Abb. 3, 4). Im allgemeinen rechnet man in der menschlichen Niere mit etwa 1,5 bis 2 Millionen Nephronen.

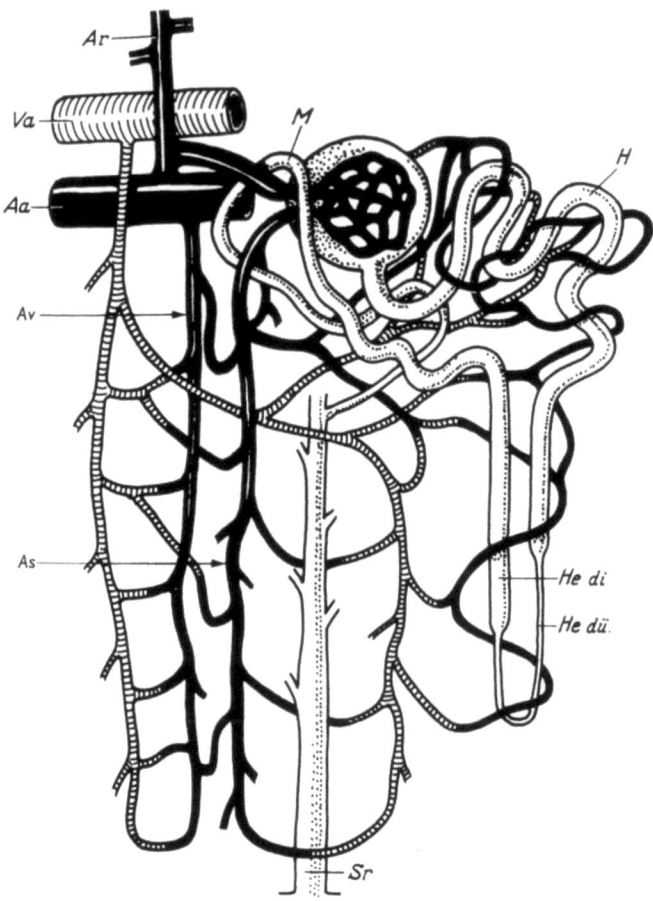

Abb. 4. Darstellung des Verlaufs eines juxtamedullären Nephron mit zugehörigen Gefäßen. *H* Hauptstück, *He dü* dünner absteigender Abschnitt der Henleschen Schleife, *He di* dicker aufsteigender Abschnitt der Henleschen Schleife, *M* Mittelstück, *Sr* Sammelröhren, *Ar* Arteria radiata *Aa* Arteria arciformis, *Va* Vena arciformis, *Av* Arteriola recta vera, *As* Arteriola recta spuria

a) Das Glomerulum

Das *Glomerulum*[1], auch Malpighisches Körperchen genannt, stellt das Filterorgan der Niere dar. Die Capillaroberfläche sämtlicher Glomerula einer Niere wird mit 1 bis 2 m² errechnet. Die Schlingen des Glomerulum (durchschnittlich zehn) sind mit den Fingern zweier Hände mit aufeinandergelegten Fingerkuppen zu vergleichen, wobei der eine Arm das Vas afferens, der andere das Vas efferens darstellt

---

[1] Lit. Übersicht s. MUELLER 1958, RHODIN 1962, BENCOSME und BERGSMAN 1962, DAVID 1963, SUZUKI et al. 1963.

(Abb. 5). Zwischen den Schlingen bestehen aber nach den Ansichten der meisten Untersucher noch reichlich Kurzschlüsse (MÖLLENDORFF 1930, HALL 1953, 1955, 1956, LYNCH 1957, ELIAS et al. 1960 (Vitalbeobachtung beim Frosch), ELIAS 1957, CHURG und GRISHMAN 1957, BONHOMME et al. 1961). Eine eigentlich netzartige Capillarordnung (BOYEN 1956) oder blind-endigende Capillarläppchen (TRABUCCO und MARQUEZ 1952) konnten dagegen nicht bestätigt werden.

Der Durchmesser des Glomerulum beträgt zwischen 160 und $190\,\mu$. Der Zellgehalt schwankt beim $5\,\mu$ dicken Schnitt zwischen 110 und 190, die Zahl der Leukocyten (oxydase-positive Zellen) zwischen 4 und 14 (SOMMER 1934).

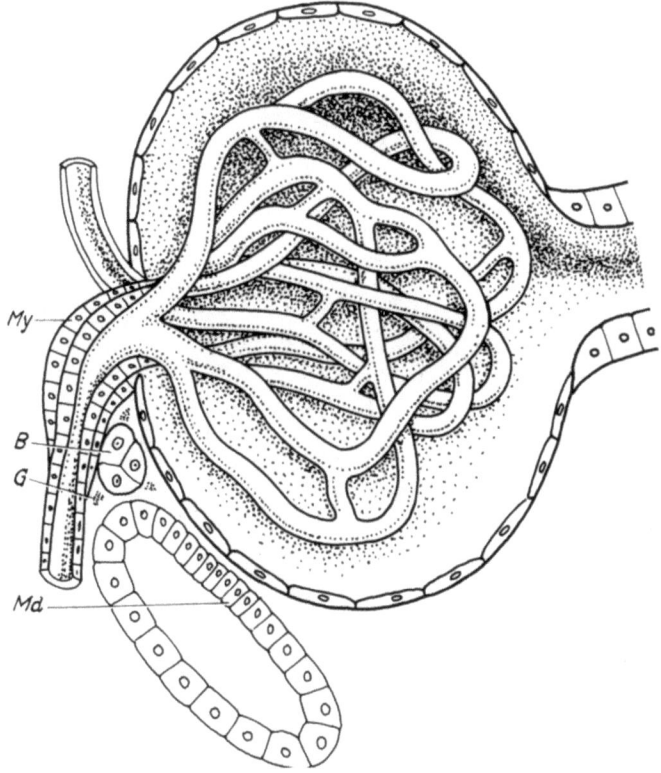

Abb. 5. Schematische Darstellung der Glomerulumschlingen und des juxtaglomerulären Apparates. *My* Myoepithel, *B* Becher-Zellgruppe, *G* Goormaghtigh-Zellen, *Md* Macula densa

Zum Studium der normalen und pathologischen Schlingenverhältnisse im Lichtmikroskop hat sich vor allem die PAS-Färbung (Abb. 6, McMANUS 1948, allgemein über Polysaccharide s. GRAUMANN 1964) sowie die Silberimprägnation von JONES (1957) bewährt, wobei aber nur der ganz dünne Paraffinschnitt zuverlässige Resultate ergibt. Sehr gut bewährt hat sich Methylmetacrylat-eingebettetes Nierengewebe, welches in Ultradünnschnitten wie für die Elektronenmikroskopie verarbeitet und nach JONES (1957) oder MOVAT (1961) versilbert wurde. Mühevoller, aber ebenfalls instruktiv ist die phasenmikroskopische Methode am ungefärbten Dünnschnitt (ZOLLINGER 1957, CHURG und GRISHMAN 1957). Weitgehende Klärung der feinen Verhältnisse im Aufbau der Schlingen, in den neuesten Untersuchungen fast ausschließlich in Form der Bestätigung der bisherigen Beobachtungen und Hypothesen, brachte die Elektronenmikroskopie (Abb. 7a, b, PEASE und BAKER 1950, DALTON 1951, RINEHART 1953, 1955, OBERLING et al. 1951, RHODIN 1954, 1955, 1958, 1962, 1963, PEASUE 1955 . a.).

Das Hauptelement der Schlingen ist die *Basalmembran*. Ihre Gesamtdicke beträgt 1200 bis 1800 Å (POTOIS 1959, FOLLI et al. 1958, VERNIER 1961, KINOSHITA und FUJISAKI 1963: 2000 bis 3500 Å, u. a.). Elektronenoptisch lassen sich gelegentlich drei Schichten unterscheiden: Die optisch dichte, zentral gelegene *Lamina densa* von rund 600 Å Dicke (LATTA et al. 1960, FARQUHAR 1960, MOVAT und STEINER 1961 u. a.). Dieser Membran aufgelagert sind zwei Laminae rarae, wobei die innere, subendotheliale rund 300, die äußere, subepitheliale 600 Å dick ist. — Grundsätzlich sind sich die meisten Autoren darüber einig, daß diese dreischichtige

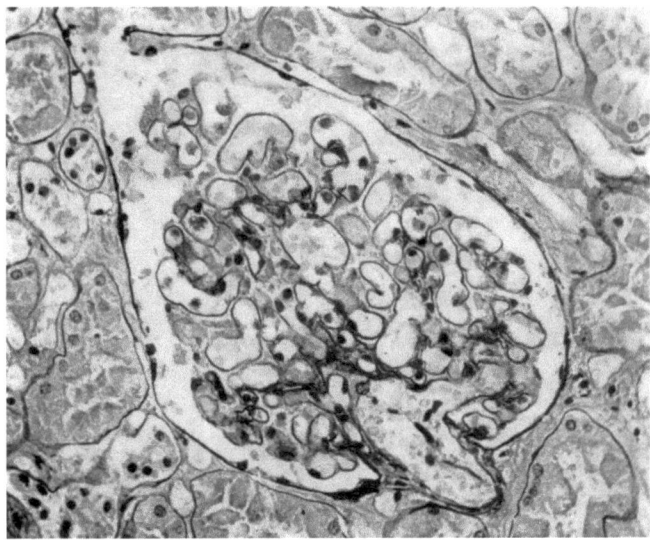

Abb. 6. Normales Glomerulum bei ziemlich starker akuter Blutstauung der Niere. Vergr. 200mal, PAS

Basalmembran der Glomerulumschlingen das Produkt von zwei optisch miteinander verschmolzenen Membranen ist, welche durch das Endothel, bzw. das Kapselepithel gebildet wurden (KURTZ 1958, KURTZ und McMANUS 1959, RÉGNIER und POUISSOU 1961, ALLEN 1951, EHRICH 1957, ZIMMERMANN 1933, VERNIER 1963, JONES 1951, BOHLE und KRECKE 1955, McGREGOR 1929, CHURG und GRISHMAN 1953, THOENES 1961 u. a.). Die subendotheliale Membranschicht soll sich auf das Vas afferens, die subepitheliale auf die Bowmansche Kapsel fortsetzen (BOHLE und KRECKE 1955, MUELLER et al. 1955, ELIAS et al. 1960). Die Membran hüllt die Capillarlumina nicht vollkommen ein, sondern sie umschließt zugleich das Mesoangium, so daß typische kleeblattartige Strukturen entstehen (HUHN 1962, LATTA et al. 1960, MOVAT und STEINER 1961, KURTZ und McMANUS 1959, RÉGNIER und POUISSOU 1961). Da wo die Membran das Mesoangium berührt, ist sie häufig aufgesplittert (MUELLER 1958). Poren konnten in der eigentlichen Membran — entgegen der ersten Vermutung von HALL (1953) — nicht nachgewiesen werden (MILLER und BOHLE 1953, HALL 1957).

Histochemisch besteht die Membran aus Mucoprotein bzw. Mucopolysacchariden (RHODIN 1958, BERGSTRAND 1957, BARGMANN et al. 1955, KURTZ 1961, GRAUMANN 1964). Auch Glykoproteine konnten einwandfrei nachgewiesen werden (GERSH und CATCHPOLE 1949). Mit zunehmendem Alter wird die PAS-positive Schicht dicker und die beidseits angelagerten Alcianblauschichten nehmen an Dicke ab (ASHWORTH und EDMANN 1959, weiteres s. S. 116). Weiter enthält die Basalmembran argyrophile Gitterfasern (BARGMANN 1938). Ferner konnte elektronenoptisch ein dichtes Filzwerk von 30 bis 75 Å breiten Filamenten nachgewiesen werden (VERNIER 1961; KURTZ und McMANUS 1960, KURTZ 1961: Kunstprodukt?). Die Membran besteht somit aus Proteinfibrillen, einer gerichteten Lipoidmembran

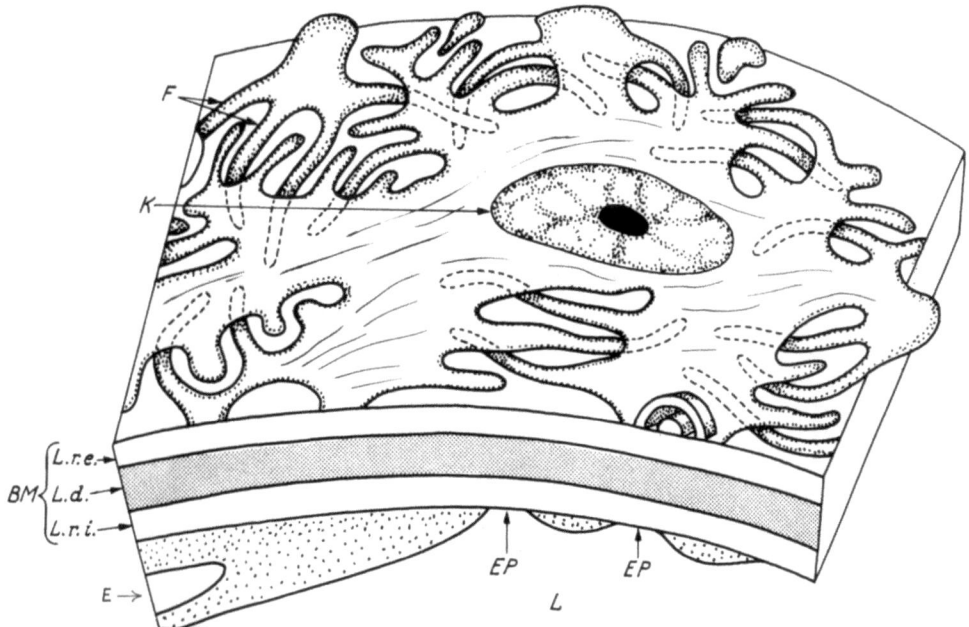

Abb. 7a. Schematische Darstellung des bis heute bekannten Wandaufbaues der Glomerulumschlingen im elektronenoptischen Bild. K Kern einer Deckzelle, F interdigitierende Füßchen von Nachbardeckzellen, BM Basalmembran, L.r.e. und L.r.i. Lamina rara externa und interna, L.d. Lamina densa, E Endothel mit Poren (EP), L Lumen der Schlinge

(ROLLHÄUSER 1954, 1956) und eingelagerten Mucopolysacchariden (AMON und GAYER 1963).

Das *Endothel* deckt die Innenfläche der Membran nur unvollkommen (PEARS et al. 1950), so daß ein siebartiges Bild entsteht, dessen Poren zwischen 500 und 1000 Å schwanken (BARGMANN et al. 1955, RHODIN 1958, LATTA et al. 1960, FARQUHAR 1960, PUTOIS 1959, VERNIER 1961 u. a.). Im Bereich der Poren wird die Basalmembran durch eine 70 Å dicke Lamelle bedeckt (RHODIN 1963). (Allg. Lit. über Epithel- und Endothelstrukturen elektronenoptisch s. ROUILLER 1961.)

Das *Deckepithel*, auch viscerales Blatt der Bowmanschen Kapsel genannt, ist rund viermal zellärmer als das Endothel (PUTOIS 1959 Lit., FOLLI et al. 1958). Es besteht aus einer Plasmamembran, welche den Capillarschlingen direkt aufliegt

und spezifische Färbeeigenschaften aufweisen soll (LATTA 1962) und den eigentümlichen tintenfischartig ausgebreiteten Tentakeln (ZIMMERMANN 1933, BARGMANN
1931, OBERLING et al. 1951, MUELLER et al. 1955, HALL 1953), welche auch als
füßchenförmige Fortsätze (Abb. 7b, FARQUHAR et al. 1957) beschrieben wurden. Von
den Tentakeln gehen wieder feinste Dentikel (RHODIN 1958) aus, welche gegenseitig

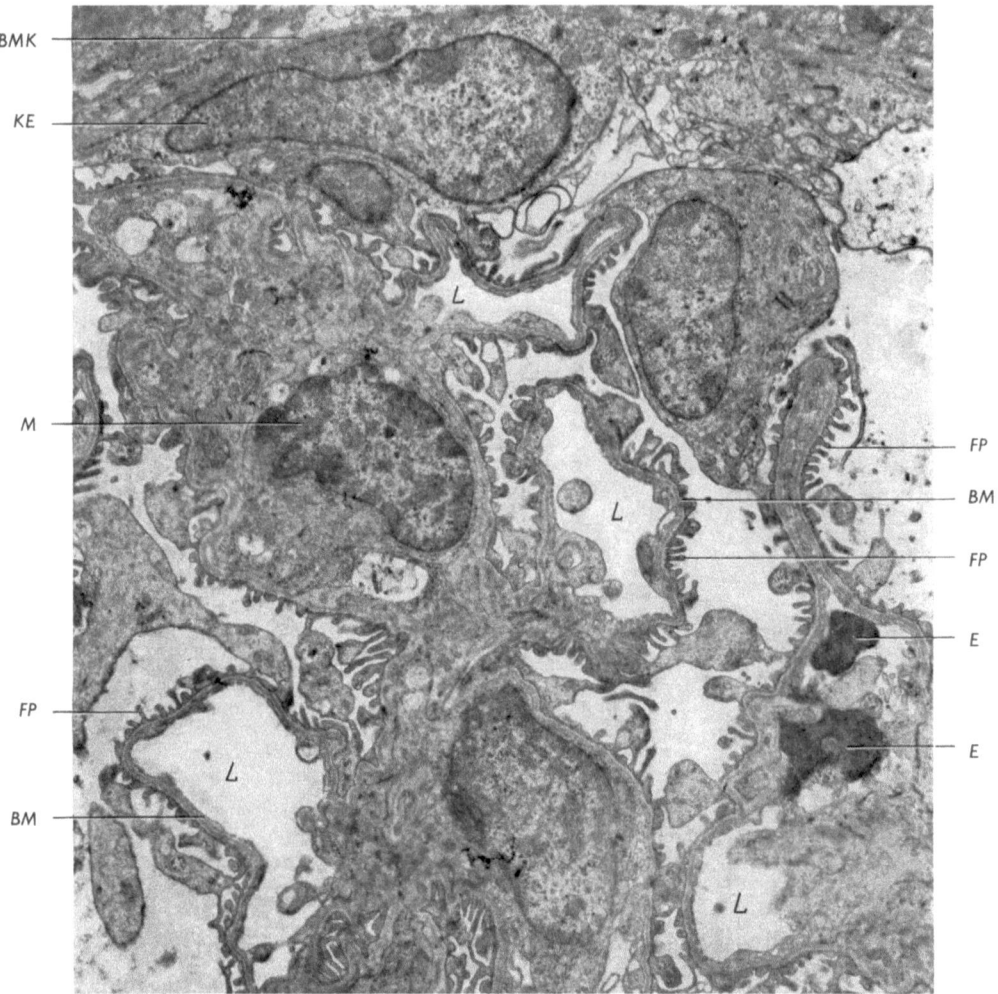

Abb. 7b. Ausschnitt aus unverändertem Glomerulum. 53jähriger Mann, Nierenbiopsie. *L* Schlingen-
lumina, welche zum Teil deformierte Erythrocyten (*E*) enthalten. Sehr deutlich sind die Fußfortsätze
(*FP*) zu erkennen. *M* Mesoangiumzelle, *KE* Kapselepithel, *BM* unveränderte Basalmembran der
Schlingen, *BMK* Basalmembran der Kapsel. Vergr. 6800mal. Aufnahme Dr. ROHR

interdigitieren (Abb. 7a). Dadurch entsteht an der Oberfläche der Schlingen ein
feinstes Spaltwerk, dessen Spaltenweite natürlich weitgehend von der Capillar-
füllung abhängt, was für die Filtrationsleistung von Bedeutung sein dürfte. Als
normale Spaltenbreite wird im allgemeinen 200 bis 500 Å angegeben (BARGMANN
et al. 1955, LATTA et al. 1960, FARQUHAR 1960), während andere Autoren 70 bis

100 Å errechnen (RHODIN 1962, 1958, FOLLI et al. 1958, HALL 1957, PUTOIS 1959). Zwischen den Fußprozessen findet sich noch eine ganz feine, selbstverständlich nur elektronenoptisch erkennbare Membran (RHODIN 1962). — An der resorptiven und sekretorischen Fähigkeit des Deckepithels kann nicht gezweifelt werden, da bei sehr vielen mit Albuminurie einhergehenden Krankheitsbildern eiweißhaltige Granula und Tropfen in diesen Zellen nachgewiesen werden (YOSHIMURA und SUNAGA 1952). Auch ist das endoplasmatische Reticulum dieser Zellen ausgesprochen kräftig. Hier wird vermutlich die unter pathologischen Umständen vermehrt an der Basalmembran angelagerte Substanz zum Teil gebildet (TRUMP und BENDITT 1962).

Das *Mesoangium* (ZIMMERMANN 1933)[1] besteht aus speziellen nichtepithelialen Zellen, welche die Schlingen zusammenhalten. Während seine Existenz in der ersten Zeit der Elektronenmikroskopie negiert wurde (HALL 1953, 1956, MUELLER 1953, FARQUHAR et al. 1957, BERGSTRAND 1957, ALLEN 1951 u. a.), kann heute seine Realität nicht mehr bezweifelt werden, wobei allerdings zum Teil neue Namen gewählt werden: „Intercapillary space" (CHURG und GRISHMAN 1953), „Endenchym" (ELIAS et al. 1960, ELIAS 1957, BOHLE und SITTE 1962), „interluminale Zellen", „Stielzellen" (JONES et al. 1962; s. a. FOLLI und ONIDA 1959 Lit., FIASCHI et al. 1959, JONES 1951, EHRICH 1957, RHODIN 1962, MUELLER 1958, BOHLE und KRECKE 1958, BENEDETTI und SCAPELLATO 1953). Normalerweise enthält das Mesoangium keine kollagenen Fasern (PUTOIS 1959 Lit., ROUILLER 1961, s. dagegen CHURG und GRISHMAN 1953, MCMANUS 1948), doch kann es aus seinen eindeutig nachgewiesenen Silberfasern (SCAPELLATO 1955, BOHLE und HERFRATH 1958, BENSLEY und BENSLEY 1930) sehr rasch Kollagen bilden (s. a. ROUILLER 1961, BENCOSME und BERGSMAN 1962). Die Mesoangiumzellen sind den Endothelzellen sehr ähnlich, aber anscheinend nicht identisch. Die Endothelzellen trennen die Mesoangiumzellen stets vom Capillarlumen (LATTA et al. 1960, MOVAT und STEINER 1961, ROBERTSON und MORE 1961, FARQUHAR und PALADE 1962 u. a.). Vermutlich handelt es sich um wenig differenzierte mesenchymale Zellen des ursprünglichen Konvolutes am Ende des Tubulussprosses (s. oben; SUZUKI 1959, SUZUKI et al. 1963). Myofibrillen scheinen darin nicht vorzukommen (SUZUKI 1959; s. dagegen MOVAT und STEINER 1961, RÉGNIER und BOUISSOU 1961, YAMADA 1955). Trotzdem wird von einzelnen Autoren angenommen, es handle sich um modifizierte glatte Muskelzellen (DUNIHUE und BOLDOSSER 1963), welche noch contractil sein sollen (HUHN et al. 1962). Im Verlaufe des Filtrationsprozesses scheinen die Mesoangiumzellen Stoffe zu speichern — also ähnlich Adventitiazellen —, wie dies mittels Ferritin (FARQUHAR und PALADE 1962) und Thorotrast (BENCOSME und BERGSMAN 1962) gezeigt werden konnte. Im Mesoangium läßt sich lichtoptisch Mucoprotein als Kittsubstanz feststellen (SCAPELLATO 1955), auch hat die Matrix dieselbe optische Dichte wie die Basalmembran (SUZUKI 1959), so daß bei entzündlichen Prozessen im Mesoangium basalmembranähnliche Substanzen in großer Menge gebildet werden können (s. a. JONES 1957). —

Die *Glomerulumkapsel* besteht aus dem flachen parietalen Epithel und der Basalmembran, welcher außen ein Retikulinfilz anliegt (MUELLER 1958).

---

[1] Neueste Lit. s. MÉRIEL et al. [J. Urol. Néphrol. **71**, 254 (1965)], BOUISSOU et al. [ibid. 241 (1965)], HATT u. BERJAL [ibid. 286 (1965)].

b) Das Tubulussystem

Der Tubulusapparat stellt ein kompliziertes Sekretions- und Resorptionsorgan dar mit einer Totalfläche von 50 bis 70 m². Die alleinige Schnittuntersuchung des Tubulussystems genügt nicht zur Abklärung topographischer Fragen, welche nur mit Hilfe der von OLIVER entwickelten Mikrodissektion abgeklärt werden können (Lit. OLIVER 1962). Grundsätzlich sind vier Teile im Nephron zu unterscheiden: 1. Die Hauptstücke (proximaler Tubulus, Tubulus contortus I), 2. Überleitungsstücke (dünner Abschnitt der Henleschen Schleife), 3. Mittelstück [dicker Abschnitt der Henleschen Schleife (= Pars recta)] und Schaltstück (= Pars contorta,

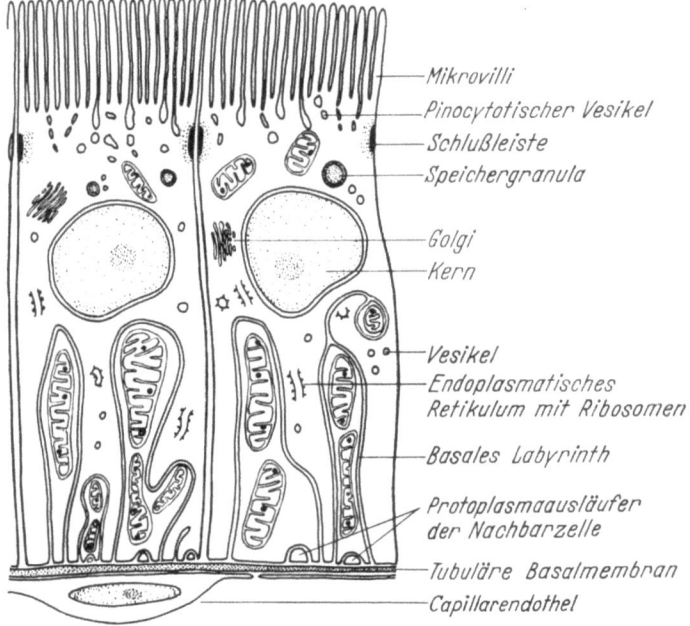

Abb. 8. Modell des elektronenmikroskopisch erkannten Aufbaus der Hauptstückzellen

Tubulus contortus II) mit Macula densa und Verbindungsstück, 4. Sammelröhren (Abb. 4).

Der Außendurchmesser der Tubuli schwankt zwischen 10 μ (Überleitungsstück) und 60 μ (Hauptstück) bzw. 300 μ (Ductus papillaris). Der Innendurchmesser der Hauptstücke kann ganz unterschiedliche Ausmaße annehmen; im allgemeinen ist er umgekehrt proportional der durchströmenden Harnmenge, doch gilt dies nicht für pathologische Verhältnisse (HEINZEL 1954). Die intravitale Auflichtmikroskopie ergab allerdings vom histologischen Schnitt wesentlich abweichende Befunde (STEINHAUSEN et al. 1963).

Das Hauptstückepithel (Abb. 8) ist morphologisch der beste Indikator für pathologische Nierenprozesse. Der Bürstensaum gibt dem Hauptstück sein typisches Gepräge, er ist auch bei pathologischen Vorgängen oft auffällig lange erhalten. Die Bürstenhaare (Protoplasmafilamente, Mikrovilli) sind 1 bis 3 μ lang und etwa 300 bis 700 Å dick (RHODIN 1958, POLICARD et al. 1954, BREWER 1954;

allg. Lit. über elektronenoptische Befunde an Tubuli s. THOENES et al. 1961a, THOENES 1964, PUTOIS 1959, RHODIN 1962, 1963). Pro μ^2 kommen über 100 bis 200 Bürstenhaare, so daß die Gesamtoberfläche des Bürstensaumes eine ganz ungeheure sein muß, was bei der Wasserresorption eine große Rolle spielen dürfte. Histochemisch und polarisationsoptisch besteht der Bürstensaum aus senkrecht zur Längsachse gerichteten Lipoproteinmolekülen mit Mucopolysacchariden (ROLLHÄUSER 1954, 1956). Zwischen den Protoplasmahaaren drängen sich oft wasserklare bis kerngroße Blasen gegen das Tubuluslumen (Granuloid: KOSUGI 1927), welche besonders mit dem Phasenmikroskop supravital beobachtet werden können (ZOLLINGER 1948). Wahrscheinlich handelt es sich dabei um den Ausdruck eines Sekretionsvorganges (BARGMANN 1934), wobei möglicherweise cellulär-sezernierte Mucopolysaccharide die Membran der Blase bilden (OLIVER 1944/5, MOWRY und MORARD 1957).

Elektronenoptisch (RHODIN 1954, 1958, PEASE 1955, THOENES 1961, Abb. 8) werden zwischen der Basis der Protoplasmakörnchen (Bürstensaum) einzelne Einstülpungen in das Protoplasma beschrieben (pinocytotische Vesikel), in welchen semikolloidale Farbstoffe aufgenommen werden (SCHMIDT 1962). Diese Bildungen können konfluieren. Sie spielen ganz allgemein beim Transport von Substanzen durch das Protoplasma hindurch (Cytopempsis) eine entscheidende Rolle. Von der Basalmembran reichen Cytoplasmalamellen in das Cytoplasma hinein (Basallabyrinth) und bestimmen die radiäre Anordnung der Mitochondrien (Stäbchenstruktur). Diese basalen extracellulären Räume sollen beim Flüssigkeitstransport eine beträchtliche Rolle spielen; sie vergrößern sich bei der Polyurie bedingt durch Glucosezufuhr ganz beträchtlich (LATTA et al. 1962). Das Protoplasma enthält ferner große Vacuolen, einzelne elektronendichte Granula sowie Lysosomen (NOVIKOFF 1961), welche vermutlich eng mit den Resorptions- und Sekretionsprozessen in Verbindung stehen (s. S. 189ff.).

Die Mitochondrien sind als Träger der Enzyme von großer Bedeutung. Phasenoptisch scheinen sie aus einem kompakten Körper und einer durch Wasseraufnahme partiell abhebbaren Membran[1] zu bestehen (s. S. 187). Diese letztere kann elektronenoptisch sehr deutlich als zweischichtiges Gebilde erkannt werden. Ferner treten bei dieser Methode zahlreiche Querlamellen in Erscheinung (Cristae mitochondriales) (Abb. 9), die von der Innenschicht der Oberflächenmembran auszugehen scheinen (BARGMANN et al. 1955, RHODIN 1958, 1962). Der Mitochondrienkörper selbst enthält sehr zahlreiche feine Granula (LUCIANO et al. 1963, Abb. 9).

Die runden *Kerne* der Hauptstücke sind ziemlich groß und normalerweise recht uniform. Wenn der betreffende Tubulusabschnitt funktionell belastet wird, so vergrößern sich die Kerne merklich (funktionelles Kernödem: BUCHER und GAILLOUD 1958, BUCHER 1959, 1960, BUCHER et al. 1961). Die im laufenden Obduktionsgut nicht selten zu beobachtenden tubulären Riesenzellen (HARMAN und HOGAN 1949: 15,2%) stellen vermutlich atypische Regenerationsprodukte dar (WITTICH 1911, LADEWIG 1952, s. S. 118).

Die im Bereich der übrigen Tubulusabschnitte erhobenen neueren Befunde lassen außerordentlich interessante Einblicke in die normale Nierenphysiologie zu

---

[1] Möglicherweise entspricht diese „abhebbare" Schicht der Membran eines Phagosoms, welches das Mitochondrion einhüllt (s. S. 192).

(Thoenes 1961a, b, Lapp 1960). Nur die Hauptstücke und die dicken aufsteigenden Abschnitte der Henleschen Schleifen sind mit dem Apparat für einen aktiven Salztransport ausgestattet (große Mitochondrien, Basallabyrinth usw.). Die Macula densa, welche einen hochspezifischen Abschnitt des Mittelstückes darstellt, liegt dem Glomerulum und dem juxtaglomerulären Apparat eng an (Abb. 5). Im Bereich der Macula werden die Mittelstückzellen an der dem Glomerulum zuge-

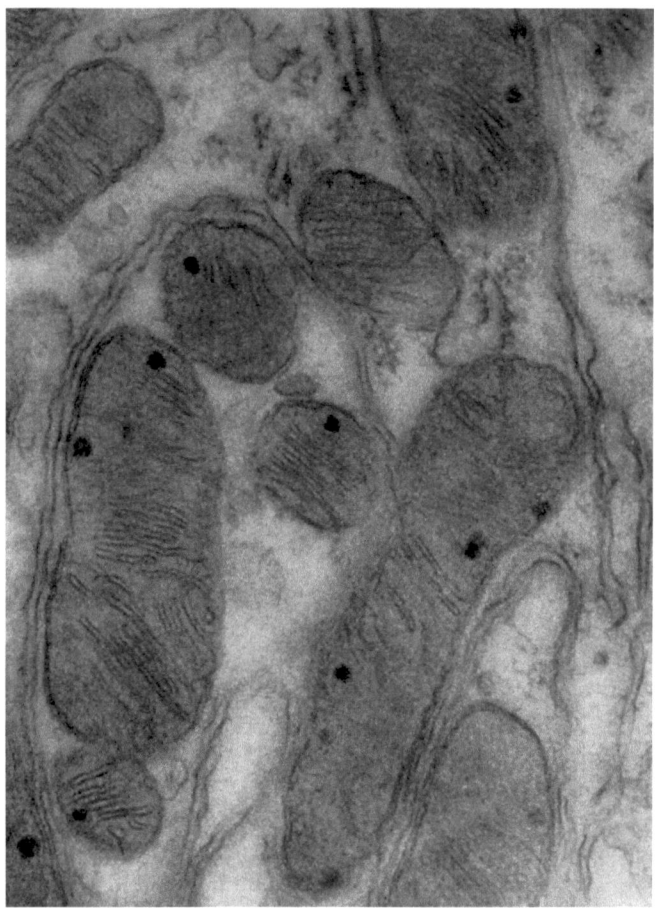

Abb. 9. Elektronenoptischer Ausschnitt aus Hauptstückzelle. Mitochondrien mit deutlich erkennbaren querverlaufenden Cristae, daneben Plasmalemm-Einstülpungen. Vergr. 80800mal. Photo: P. D. Dr. E. Mölbert

wandten Seite plötzlich viel schmaler und höher, wodurch die Kerne zusammenrücken. Es wird vermutet, daß es sich um ein receptorisches Organ handelt, welches den intratubulären Druck registriert und auf den blutungsregulierenden juxtaglomerulären Apparat weiterleitet (Reeves et al. 1963)[1]. In diese Richtung deutet auch die basale Lage des Golgi-Feldes zwischen Kern und Basalmembran, während dasselbe sonst apikal gefunden wird (McManus 1944, Okkels 1950).

---

[1] Reaktion auf Na⁺-Gehalt im Lumen des Macula densa-Abschnittes [K. Thurau u. J. Schnermann: Klin. Wschr. **43**, 410 (1965)].

Auch sind die Mitochondrien an dieser Stelle außerordentlich spärlich, so daß eine wesentliche Stoffwechselfunktion unwahrscheinlich ist (MAILLET 1958, BUCHER und REALE 1961b, BUCHER und ZIMMERMANN 1960). Ferner besteht eine enge Beziehung zwischen dem Fermentgehalt der Macula densa und demjenigen des juxtaglomerulären Apparates (FISHER 1961). Bei Hydronephrose und bei intrarenaler Harnstauung soll die Macula densa deutlich atrophisch werden (SCHLOSSER und HUBMANN 1958). Im ganzen jedoch hat die Erklärung der Funktion der Macula densa bis heute nur hypothetischen Charakter (OTTO und GEMAEHLICH 1956).

In den *Sammelröhren* finden sich — eingeschoben zwischen die gewöhnlichen Epithelzellen — in geringer Zahl dunkelprotoplasmatische Elemente (ANDREJWITSCH 1919, TAUCHI et al. 1954), bei denen es sich möglicherweise um versprengte Elemente der proximalen Tubuli handelt (RHODIN 1958), was allerdings ontogenetisch schwer verständlich wäre. Über ihre Funktion ist nichts bekannt. Die tubulären Basalmembranen werden vermutlich gemeinsam vom Epithel und dem interstitiellen Bindegewebe gebildet (VERNIER 1963).

Histochemie des Tubulusapparates[1]

Die bis heute bekannten Verteilungsmuster der verschiedenen untersuchten Fermente gehen aus Abb. 10 hervor. Im allgemeinen sind die nachgewiesenen

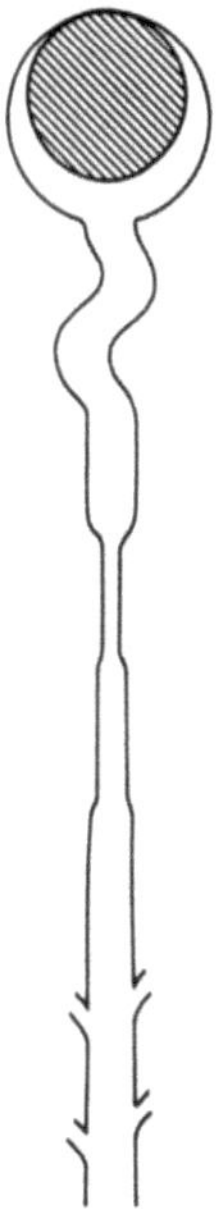

	Succindehydrogenase	unsp. Esterase	β-Glucoronidase	Alk. Phosphat.	Saure Phosphat.	ATP-ase	Cholesterinase	Leucinaminopeptidase
1	+	+ +	–	–	+ + +	–	+ +	+ +
2	+ + +	+ +	+ +	+ + +	+ +	–	–	+ + +
3	+ +	+ +	+ +	+ + +	+ +	–	–	+ + +
4	+ +	+ +	+ +	+ + +	+ + +	–	–	+ + +*
5	+ + +	+ + +	+ +	–	+ +	–	–	+ + +*
6	+ + + +	+ +	+ +		+ +	–	–	+ + +
7	+ –	+ –	+ +	–	+ +	–	–	+ + +*

* ausschließlich in der Rinde

Abb. 10. Fermentmuster der Niere (nach COUPLAND 1962). *1* Glomerulum, *2* gewundenes Hauptstück, *3* gestrecktes Hauptstück, *4* Henlesche Schleife dünner Schenkel, *5* Henlesche Schleife dicker Schenkel, *6* Schaltstück, *7* Sammelrohr

[1] Allg. Lit. s. NOVIKOFF 1960, WACHSTEIN 1955, COUPLAND 1962.

Fermente an das Protoplasma und hier höchstwahrscheinlich mehrheitlich an die Mitochondrien gebunden. Auffällig ist das starke Ansprechen der Bürstensäume bei Färbung auf alkalische Phosphatase (Abb. 11). Interessant ist ferner die weitgehende Übereinstimmung zwischen den Orten mit aktivem Transport von Flüssigkeit usw. und positiver alkalischer Phosphatasereaktion, so daß ein Zusammenhang auf der Hand liegt (WACHSTEIN et al. 1962), wobei eine Kombination mit dem renalen Glucosetransport wahrscheinlich ist (COUPLAND 1963). Ferner erscheint in der fetalen menschlichen Niere simultan mit dem Beginn der Harnbildung die alkalische Phosphatase (ERÄNKÖ und SEHTO 1954) (betreffend Hormonabhängigkeit der alkalischen Phosphatase s. S. 230). Die Succindehydrogenase spiegelt die oxydoreduktive Intensität der betreffenden Zellen wider, während die ATP-ase

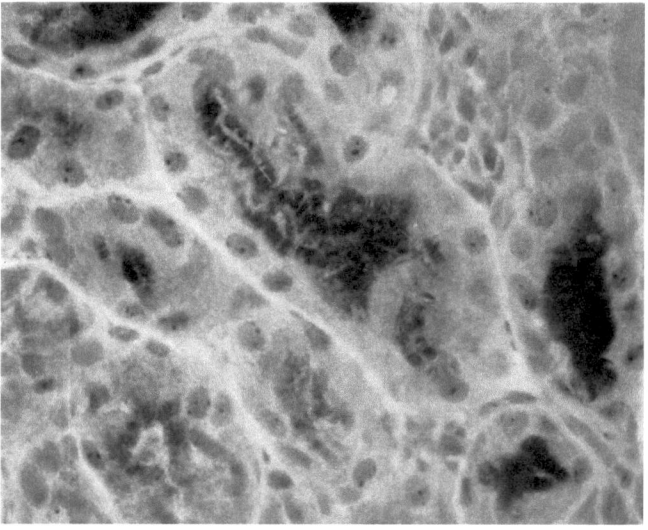

Abb. 11. Alkalische Phosphatase in den Hauptstücken der Rattenniere. Die Phosphatase ist ausschließlich im Bürstensaum lokalisiert, vgl. Abb. 198. Vergr. 520mal. Präp. Dr. v. DEIMLING

einen Indikator für den Energieumsatz (COUPLAND 1963) und den Kalium-Natriumtransport (KINSOLVING et al. 1963) darstellt. Über die Resultate der direkten quantitativen Histochemie durch Punktion berichtete DUBACH (1963), über diejenigen der Tetrazoliummethode (Summe aller Reduktoren) CASCARANO und ZWEIFACH (1955).

c) Die Gefäßversorgung der Niere[1]

Bei heterotopen Nieren entspringt die Nierenarterie entsprechend tiefer aus der Aorta, bei Beckennieren oft aus einer Arteria iliaca. Verdoppelung der Nierenarterien ist nicht sehr häufig, wohl aber das Vorkommen akzessorischer Nierenäste (weiteres s. S. 96). Im Hilus teilt sich die Nierenarterie in einen ventralen und einen dorsalen Stamm (ANSON et al. 1936, GRAVES 1954, 1956), der letztere ernährt die ganze dorsale Hälfte der Niere. Der ventrale Stamm teilt sich in mindestens drei Äste, welche das obere, das mittlere und das untere ventrale Nierensegment

---

[1] Allg. Lit. s. PETER 1927, MÜLLER 1937, VON KÜGELGEN et al. 1959, SMITH 1963, MOFFAT und FOURMAN 1963 sowie ROLLHÄUSER et al. 1964: Ratte.

versorgen (s. a. PIASECKI et al. 1961). Andere Autoren (SOHIER et al. 1956) unterscheiden zwischen einem ventralen, einem dorsalen und einem inferioren Hauptast. Die größte Variabilität bezüglich arterieller Versorgung weist der apikale Nierenpol auf; der betreffende Arterienast kann in absteigender Häufigkeit aus dem ventralen Stamm, der Arterie des oberen Segmentes, aus der Arteria renalis direkt, aus der Aorta (Vas aberrans) oder aus dem dorsalen Ast entspringen (GRAVES 1956). Die Niere kann sagittal bis zum Hilus in vivo zerschnitten werden, ohne daß größere Arterienäste durchtrennt werden. Auch bestehen intrarenal keine Anastomosen zwischen den Segmenten (SMITH 1963). Die ventrale Hälfte ist sehr viel stärker vascularisiert als die dorsale; die gefäßärmste Zone scheint 0,1 bis 1,0 cm dorsal hinter der Ebene des größten Längsschnittes zu liegen (HAFFNER 1958). — Als Methode zur Darstellung der großen Arterien und ihrer Äste eignet sich Injektion

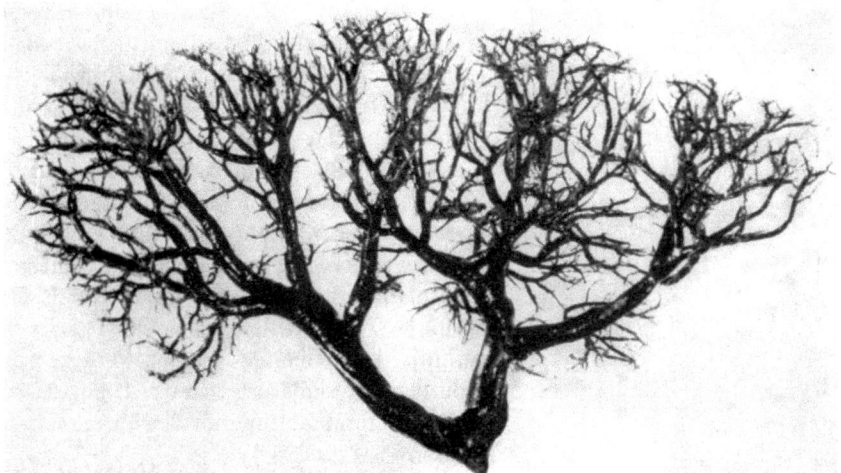

Abb. 12. Korrosionspräparat eines Gefäßausgusses einer normalen Niere. 49jähriger Mann

mit erhärtenden Kunststoffen (Abb. 12) oder mit Neopren (DUFF und MORE 1944), oder es kann auch die röntgenologische Darstellung nach Kontrastbreifüllung gute Aufschlüsse gewähren (GRAHAM 1928, LJUNGQVIST und LAGERGREN 1962 Lit.). Für die kleineren Gefäße ist neben der Neoprenmethode die Farbstoffinjektion immer noch am erfolgreichsten (GÄNSSLEN 1934; Abb. 13).

Im Nierenparenchym bilden die beschriebenen Äste die Arteriae arciformes, sive arcuatae, von denen die Arteriae radiatae abgehen (Abb. 4). Aus diesen entspringen die Arteriolen, welche zu den Glomerula führen. Die Vasa efferentia gehen in der mittleren und äußeren Rinde in das Netz der peritubulären Rindencapillaren über; in der innersten Rinde jedoch bilden die Vasa efferentia dieser sog. juxtamedullären Glomerula parallel gegen die Spitze der Papille zuziehende Gefäßzüge, die Arteriolae rectae spuriae, welche sich sehr bald in Capillarbüschel auflösen (Abb. 4, 13). Pro Niere sollen rund 180000 solcher juxtamedullärer Glomerula existieren (EDWARDS 1956). Diese Haargefäße der Papillen können bis 3 cm lang sein; sie stellen somit bei weitem die längsten Capillaren dieses Durchmessers im ganzen Körper dar. — Das Endothel der intertubulären Capillaren ist abnorm dünn und stark gefenstert (LONGLEY et al. 1920).

Neben dem beschriebenen glomerulären Blutweg gibt es jedoch noch weitere Möglichkeiten der Blutversorgung unter Umgehung der Glomerula: Die Elzeschen Wipfelarterien am Ende der Arteriae radiatae, die Ludwigschen Äste am Ende von Arteriolen ohne Glomerula, die Spannerschen arterio-venösen Anastomosen im Nierenbecken und ferner die Arteriolae rectae verae, welche aus den Arteriae arciformes direkt entspringen (Lit. s. SPANNER 1938, GÄNSSLEN 1934, CLARA 1939, BIALESTOCK 1957). Das Vorkommen solcher „Vasa privata", welche nur der Ernährung des Nierenparenchyms und nicht der allgemeinen Körpererhaltungsfunktion (Harnbildung) dienen, werden heute wohl kaum mehr vollständig geleugnet (s. dagegen HAMMERSEN und STAUBESAND 1961 Lit.); der Streit dreht sich heute viel mehr um ihre quantitative Bedeutung. Die Tatsache des Erhaltenbleibens der Papillen bei selbst hochgradiger glomerulärer Alteration und bei corticaler Nekrose sowie eigene Injektionspräparate lassen uns die Arteriolae rectae verae als quantitativ bedeutsam auffassen, während die übrigen Umgehungswege der Glomerula sicher von minimaler Bedeutung sind (MORE und DUFF 1951). Dazu kommt, daß die Papillenspitzen ganz einwandfrei von Gefäßen ernährt werden, welche von den Interlobärarterien direkt abgehen und keine Kommunikation mit den Vasa recta aufweisen (BAKER 1959).

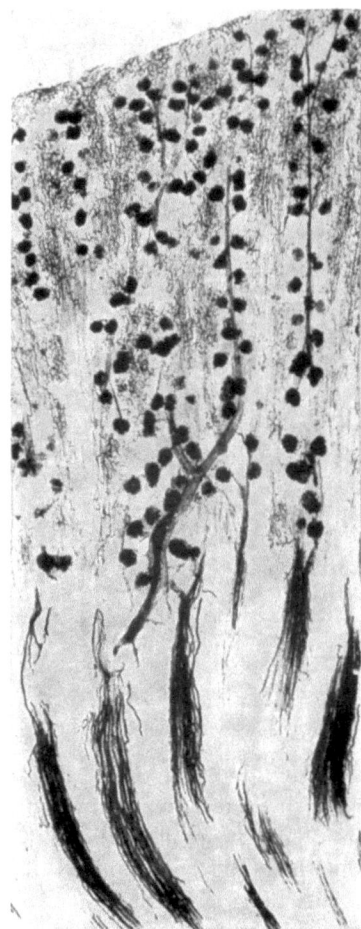

Abb. 13. Gefäßverlauf in Nierenrinde und -mark. Aufgehellter dicker, ungefärbter Nierenschnitt nach arterieller Injektion von Berlinerblau-Gelatine-Lösung. Vergr. 10mal

Nach TRUETA et al. (1947) besteht bei Schock usw. die Möglichkeit einer Umschaltung der Nierendurchblutung (sog. Oxford-Shunt), wobei praktisch sämtliches Blut durch die medullanahen, sog. juxtamedullären Glomerula und die Papillen zirkuliert, während die Rinde weitgehend ischämisch ist. In der Folge konnte sowohl experimentell beim Tier, wie auch beim Menschen gezeigt werden, daß die vorwiegend auf kineradiographischen Befunde basierenden Schlüsse der Oxfordgruppe einer Fehlinterpretation gleichkommen. Dem pathologischen Anatomen war schon längst bekannt, daß die Papillencapillaren besonders häufig eine Stase aufweisen; daran ist vermutlich ihre Länge schuld (s. oben). Vermehrte Blutfülle darf in diesem Fall jedoch nicht mit vermehrter Blutzirkulation verwechselt werden, wie dies durch die Oxfordgruppe geschah (Lit. zu diesemProblem s. ZOLLINGER 1952; weiteres s. S. 159).

Die Annahme einer gewissen funktionellen Bedeutung der von SPANNER (1937) entdeckten arterio-venösen Anastomosen im Nierenbecken (s. a. HAMMERSEN und STAUBESAND 1961) kann dagegen sicher nicht von der Hand gewiesen werden, denn nach Injektion von Glaskugeln verschiedenen Durchmessers in die Arteria renalis können in der Vena renalis bis 440 μ messende Kugeln erscheinen, welche die Glomerula unmöglich passieren konnten (SIMKIN et al. 1948). Ferner spricht die jedem Experimentalpathologen geläufige Beobachtung von stark arteriell gefärbter Blutbeimischung in der Vena renalis in diesem Sinn. —

Auf das Vorkommen der Drosselarterien, welche durch Polster aus Muskeln und elastischem Bindegewebe ausgezeichnet sind, hat vor allem ROTTER (1952) aufmerksam gemacht. Sie dienen möglicherweise dem Schutz der peripheren Strombahn vor allzu starken Stromschwankungen. Die Polster sind bei der Geburt nur angedeutet, erreichen im 2. bis 3. Lebensjahrzehnt ihre normale Ausbildung und zeigen später senile Degenerationsveränderungen.

Die Arterien des Nierenbeckens stammen größtenteils aus der Arteria renalis, nur die Kelcharterien entspringen aus den Arteriae arciformes (DOUVILLE und HOLLINSHEAD 1955). Anastomosen zwischen diesen Gefäßen sind außerordentlich zahlreich (s. oben). — In der Nierenkapsel scheinen keine echten arteriovenösen Anastomosen zu bestehen, jedoch wurden hier zahlreiche „Bügelcapillaren" gefunden, welche zum mindesten Kurzschlüsse im Capillarsystem bewirken (HAMMERSEN und STAUBESAND 1961 c).

Während die Arterien Endarterien sind, anastomosieren die Venen in ausgedehntem Maße (VON KÜGELGEN et al. 1959). Ähnlich den Drosselarterien zeigen auch die Venen — insbesondere die Venae interlobares beim Abgang aus den Venae arcuatae — ein polsterförmiges Sperrsystem, welches den Druck von 25 auf 7 mm Hg herabsetzt (LADEWIG 1958, KOESTER et al. 1955, VON KÜGELGEN et al. 1957).

d) Der juxtaglomeruläre Apparat[1]

Diese „Sphinx" der Nierenanatomie und -physiologie besteht aus mindestens vier Einzelelementen (Abb. 5):

1. Dem sog. Polkissen (RUYTER 1925, OBERLING 1927, ZIMMERMANN 1933),

2. Der Goormaghtighschen Zellgruppe (GOORMAGHTIGH 1932, 1944),

3. Den soliden Mittelstücksprossen (PETER 1909) und

4. Der Macula densa (ZIMMERMANN 1933; s. S. 12).

Zwischen diesen Elementen liegt ein dichtes Nervengeflechtwerk.

1. Das *Polkissen* besteht aus myoepithelialen, also großen kubischen Zellen, welche aus der glatten Muskulatur des Vas afferens hervorgehen (HENNEBERT 1957 u. a.; Herkunft aus dem Vas efferens: BARAJAS und LATTA 1963). Während diese Elemente bei Kaninchen, Ratten, Hunden und Mäusen sehr deutlich erkennbar sind (Nachweis beim Teleostier: BOHLE und WALVIG 1964), ist ihre Darstellung beim Menschen wohl möglich, aber wesentlich schwieriger (KAUFMANN 1942). Die myoepithelialen Zellen enthalten fuchsinophile, elektronoptisch kompakte Granula (Abb. 13a; HARTROFT und NEWMARK 1961), ein kräftig entwickeltes endoplasmatisches Reticulum (RHODIN 1963 u. a.) mit zahlreichen Ribosomen (TOBIAN 1962) sowie einzelne Vacuolen mit dunklen Gebilden (GOORMAGHTIGH 1944,

---

[1] Allg. Lit. s. GROSS 1958, OBERLING und HATT 1960, BUCHER und REALE 1961, 1962, 1964, ROSENBAUER 1965, BUCHER und RIEDEL 1965.

DUNIHUE und CONDON 1940, CLARA 1927, BUCHER und REALE 1962 Lit.). Alle Glomerula lassen in ihrem Vas afferens solche Zellen nachweisen, doch scheint die Zahl dieser Polster und ihre Größe von den funktionellen Belangen stark abhängig zu sein. Lichtmorphologisch analoge Zellen sind übrigens in den arterio-venösen Kurzschlüssen der Finger usw. gut bekannt (vasculäre Glomi). Bei Ischämie der Niere, Schock usw. vergrößern sich die myoepithelialen Zellen und nehmen an Zahl zu (PHAFF 1945, DOCK 1947, GOORMAGHTIGH 1940, 1944, 1951, 1939a, HARTROFT 1957, TOBIAN et al. 1958, ENDES und SIMÀRSZKY 1962, BOHLE und TOMSCHE 1953, RUYTER 1953). Sie werden auch in fetalen Organen vermehrt beobachtet, in welchen die Durchblutung noch gedrosselt sein soll (JÄYKKÄ 1961). Die Verhältnisse sind jedoch noch keineswegs abgeklärt, denn zahlreiche Autoren

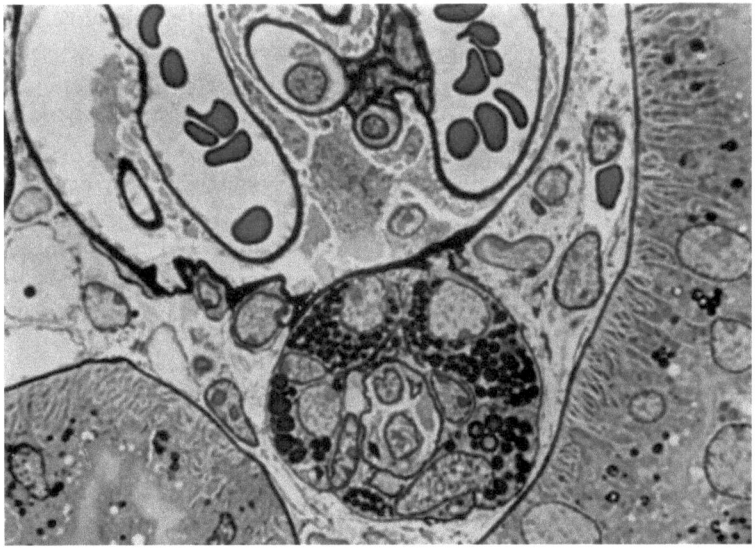

Abb. 13a. Hochgradige Granulierung der myoepithelialen Zellen des Vas afferens in Mäuseniere. Methenamin-Silberdünnschnitt. Das Präparat verdanke ich der Liebenswürdigkeit von Prof. BOHLE, Tübingen (s. Klin. Wschr. 1964)

beschreiben auch bei allgemeiner Hypertonie eine Hypertrophie und Hyperplasie der granulären Zellen (TVERDY 1952, 1954, MAYER 1948, DUNIHUE und CONDON 1940, DES PREZ 1948, JUTZLER 1956, 1953 Lit., GRAEF und PROSHAUER 1945, DUNIHUE 1941, FERENCY und SCHÜTZ 1944, CROCKER et al. 1962; s. dagegen OBERLING 1944, BOHLE 1954). Experimentell ist in der einseitig gedrosselten Niere der Granulabestand der myoepithelialen Zellen hochgradig erhöht, in der gegenseitigen Niere erniedrigt (TOBIAN 1962). Sicher besteht ein Zusammenhang auf dem Weg über den Natriumspiegel, denn nach Kochsalzentzug (HARTROFT und HARTROFT 1955) sowie nach Adrenalektomie (HENNEBERT 1957) wird Zunahme der Granulation beobachtet. Dieselbe Beobachtung konnte auch bei der Amino-nucleosid-Nephrose der Ratte gemacht werden, wobei angenommen wird, daß die nephrotische Plasmavolumenverminderung zu einer Reduktion der intrarenalen Gefäßdehnung führt. Diese soll dann die vermehrte Aktivität der myoepithelialen Polzellen hervorrufen. Dadurch kommt es zur vermehrten Renin- und damit

Hypertensinbildung. Diese wiederum führt zu vermehrter Aldosteronausschüttung und schließlich zu renaler Natriumretention mit Blutvolumenzunahme und/oder Hypertonie (TOBIAN et al. 1962, 1964). Wird die Aldosteronbildung umgekehrt medikamentös unterdrückt, so kommt es zu einem Abfall des Natriums und zu einer stark erhöhten Granulumzahl in den myoepithelialen Zellen (KOHLHARDT und VOTH 1962, HATT et al. 1962, RHODIN 1962, ENDES und SIMÀRSZKY 1962).

Während BECHER noch 1950 an der Schwellfähigkeit dieser Zellen und damit an ihrer rein mechanischen Wirkung auf die Glomerulumdurchblutung festhält, vermuten zahlreiche Autoren in diesen Zellen inkretorisch aktive Elemente, welche das Renin oder andere pressorisch wirksame Substanzen bilden (GOORMAGHTIGH 1944, DUNIHUE 1941, 1948, DUNIHUE und CONDON 1940, GROSS 1958 Lit., SCHLOSS 1946, BARTER et al. 1962, BARAJAS und LATTA 1963, COOK 1963 Lit., HARTROFT und HARTROFT 1953, 1955, PITCOCK und HARTROFT 1958, RUYTER 1953, TOBIAN et al. 1959, TOBIAN 1960 Lit. u. a.). Extraktion aus der nicht gedrosselten gegenseitigen Niere ergibt parallel zum Granulaabfall der myoepithelialen Zellen auch einen deutlichen Abfall des Renins (TOBIAN 1962), während in der gedrosselten Niere der Reningehalt entsprechend der Granulazahl stark vermehrt ist (Bestimmung des Renins durch elektromagnetische Glomerulaseparation aus einer Fragmentationssuspension nach Eisenoxydinjektion, hernach Dissektion des Polapparates: COOK 1963). Auch mittels der Fluorescein-Antikörpertechnik konnte das Renin in den juxtaglomerulären Zellen nachgewiesen werden (HARTROFT 1963). Andere Autoren glauben jedoch, daß das Renin nicht an dieser Stelle gebildet wird (DOUGHERTY 1948, DES PREZ 1948, DOMENICI 1952, YOSHIMURA und SHINDO 1953, YOSHIMURA und TSUNODA 1955, OBERLING und HATT 1960, DEMOPULOS et al. 1960, FISHER 1961, TURGEON und SOMMERS 1961). HENNEBERT (1957) vermutet, daß die myoepithelialen Zellen das Renotrophin (BRAUN-MENÉNDEZ 1953) produzieren, ohne jedoch Beweise für diese Vermutung zu erbringen. Man steht somit auf dem Standpunkt, daß es sich bei dem Polkissenapparat um Dehnungsrezeptoren der Nierenarterie handelt, welche auf Druck und Volumen reagieren (TOBIAN 1962). Der Zusammenhang zwischen diesem Apparat und der Blutdruckregulation scheint heute sicherzustehen (ENDES et al. 1962), ebenso eine enge Zusammenarbeit mit der Macula densa (REEVES et al. 1963).

Eine sehr schwere Hyperplasie des juxtaglomerulären Apparates mit Hyperaldosteronismus und hyperkaliämischer Alkalose ohne Hypertonie wurde in einzelnen Fällen beobachtet und auf eine abnorme Resistenz des Körpers gegen die Wirkung des Hypertensins zurückgeführt (BARTTER 1962).

Schließlich wurde noch vermutet, daß das Erythropoietin (s. S. 36) im juxtaglomerulären Apparat gebildet werde (GOLDFARB und TOBIAN 1962, REEVES et al. 1963, MITUS und TOYAMA 1964), jedenfalls geht die Zahl der myoepithelialen Zellen meist parallel dem Hämoglobinspiegel (REEVES et al. 1956).

2. *Die Goormaghtighsche Zellgruppe.* Im Jahre 1932 beschrieb GOORMAGHTIGH eine kleine interarterioläre Zellgruppe im juxtaglomerulären Raum (Weiteres s. BUCHER und REALE 1961b, 1962b). Wegen ihrer Ähnlichkeit mit Tastkörperchen faßte man die Zellgruppe als sensorische Elemente des juxtaglomerulären Apparates auf (GOORMAGHTIGH 1937, BECHER 1950). Da diese Zellelemente nur selten im

optischen Präparat zu sehen sind, hat sich eine große Verwirrung in der Literatur eingestellt, indem einzelne Autoren die Goormaghtighschen Zellen den Becherschen Elementen gleichsetzten (APPELT 1939, CLARA 1938 u. a.). Die Beschreibungen und Abbildungen GOORMAGHTIGHS zeigen jedoch einwandfrei, daß zwischen diesen dunklen, schmalspindeligen Zellen und den hellen kubischen Zellen von BECHER kein Zusammenhang bestehen kann (s. a. NEUMANN 1949, SCHLOSS 1946, BECHER 1950, FEYRTER 1953, STAEMMLER 1957, BUCHER und REALE 1961). Es wird vermutet, daß die Zellen zum osmotischen Übertragungssystem des juxtaglomerulären Apparates gehören; ihre nervöse Struktur wird zum Teil bestritten (OBERLING und HATT 1960); etwas Bestimmtes über ihre Funktion ist aber bis heute nicht bekannt. Elektronenmikroskopisch konnten im Vas afferens und efferens reichlich Nervenfasern nachgewiesen werden, deren Fortsätze an die Muskelzellen und die granulären Zellen reichen (BARAJAS 1964).

3. *Die Becherschen paraportalen Zellen.* BECHER (1936) beschrieb große helle Zellen von epithelialem Charakter, welche in kleinen rundlichen Gruppen und gelegentlich auch in Form von Bläschen eng an die beiden Arteriolen des Glomerulum angelehnt sind. Er interpretierte sie als sekretorische Elemente, deren H-Substanzen eine Ödembildung, d. h. eine Quellung des Polkissens hervorrufen sollen (1941, 1950). Analoge Zellen wurden auch in den Gabeln der Arteriae interlobulares (radiatae) und ihrer Äste beschrieben (BECHER 1937). Die paraportalen Zellgruppen entstehen (PETER 1908, FEYRTER 1940, 1942, 1953) durch Sproßbildung aus den Mittelstücken (s. a. PHAFF 1945). Tatsächlich lassen sich die Becherschen Zellen wie das Mittelstück nach DA FANO versilbern, auch enthalten sie Lipoproteine. Während FEYRTER in der Sproßbildung einen pathologischen Prozeß erblicken will, muß doch festgehalten werden, daß das Vorkommen von abgesproßten Zellen auch in absolut normalen Nieren zu beobachten ist, allerdings nicht an alle Glomerula angelehnt. Bezüglich der Funktion der Becherschen Zellen ist die Forschung über Arbeitshypothesen nicht hinausgekommen. Daß sie irgendwie mit der glomerulären Durchblutung und möglicherweise auch der Blutdruckregelung in Verbindung stehen, wurde seit langem vermutet (GOORMAGHTIGH 1944). Die vielfach festgestellte und oft sehr hochgradige Vermehrung der Becherschen Zellen bei experimenteller (FERENCY und SCHÜTZ 1944, BOHLE et al. 1953, TVERDY 1952) und essentieller Hypertonie (LUDWIG 1943, BOHLE und GROSS 1954, FEYRTER 1942, 1953) läßt an die Möglichkeit der Reninbildung denken (ZOLLINGER 1950, MEYER 1950, BING und KAZIMIERCZAK 1963), ein Beweis für diese Annahme konnte bis heute aber noch nicht erbracht werden (BOHLE 1954, BOHLE und GROSS 1954, BOHLE 1953). Andererseits ließe sich auch die Annahme der Bildung vasodilatorisch wirkender Stoffe in den Sprossen als Ausgleich für die hypertensive Vasoconstriction (im Sinne eines Kompensationsvorganges) vertreten (FEYRTER 1953, BOHLE et al. 1953).

e) Das Lymphgefäßsystem der Nieren [1]

Im Routineschnitt sind die Nierenlymphgefäße im allgemeinen nicht zu sehen, weshalb sie auch von vielen Forschern in ihrer Bedeutung sicher unterschätzt

---

[1] Allg. Lit. BABICS und RÉNYI-VÀMOS 1955, GIRGENSOHN 1952, VON MÖLLENDORFF 1930, COUPLAND 1962.

wurden. Hinzu kommt, daß die Tuscheinjektion unter hohem Druck in das Nierenbecken — Nachahmung des pyelovenösen Reflexus (FUCHS und POPPER 1937) — neben den Lymphgefäßen häufig auch ganz diffus das Interstitium darstellt, ganz abgesehen vom tubulären Reflex. Eine weitere, aber ebenfalls nur bedingt zuverlässige Methode ist die Verfolgung der Lymphgefäße bei Tumorinfiltration (VOGEL 1893, RAWSON 1949 Lit.). Bei eitrigen Infektionen lassen sich die Lymphgefäße ungefähr verfolgen (KAISERLING 1942). Sehr gut hat sich für die morphologischen, wie die funktionellen Untersuchungen die extrarenale Abklemmung der Nierenlymphgefäße bewährt (BABICS und RÉNYI-VÀMOS 1957, KAISERLING und SOOSTMEYER 1939.)

Es ergibt sich im gesamten, daß die großen Lymphstämme intra- und extrarenal entlang der Nierenarterie verlaufen (Abb. 14; MURPHY et al. 1958; s. dagegen

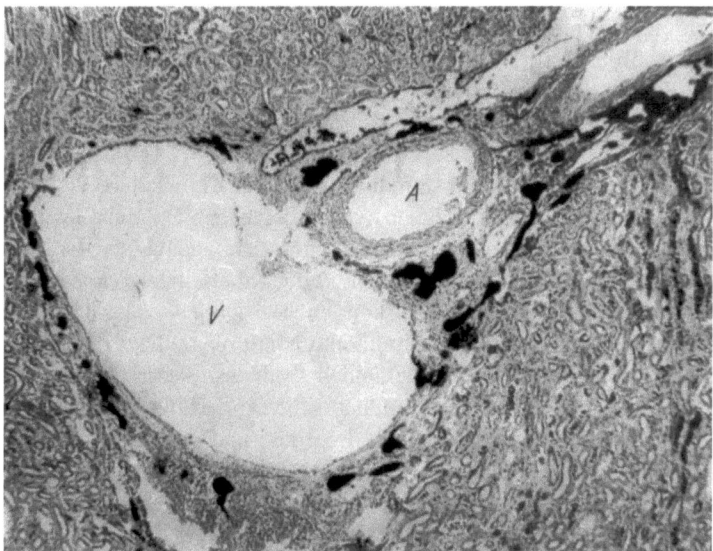

Abb. 14. Perivasculär liegende, mit Tusche injizierte Lymphgefäße in der Mark-Rindengrenze der Niere. *V* Vene, *A* Arteria arciformis. Vergr. 100mal, HE

BRZEZINSKI 1963) und sich im Parenchym in feinste blind endigende Äste aufzweigen, welche einen Teil der Tubuli und möglicherweise auch die Glomerula umspülen. In der Medulla konnten dagegen bisher keine eindeutigen Lymphgefäße gefunden werden (PIERCE 1944). Die Silberfaserdarstellung des Interstitium zeigt jedoch daneben noch ein dichtes Saftspaltensystem (FUCHS und POPPER 1937, ZOLLINGER 1945), welches eine Endothelauskleidung vermissen läßt. Dieser interstitielle Flüssigkeitsraum soll durch elektronenoptisch erfaßbare Mikrocanaliculi (Plasma-Membraneinstülpungen) mit den Tubuli in Kontakt stehen (SWANN et al. 1958). Auch hat er vermutlich eine enorme funktionelle Bedeutung, da er vom gesamten Rückresorbat durchflossen wird. Ein Teil dieser Flüssigkeit wird vermutlich durch die großen Lymphgefäße abgeführt (24-Std-Menge beim Hund: 388 ml mit 10,2 g Protein, MAYERSON 1963). Bei ihrer Verlegung verliert die Niere einen Teil ihrer Konzentrationsfähigkeit (KAISERLING und SOOSTMEYER 1939, MAYERSON 1963). Zudem scheint das Lymphsystem eine Art Schutz- und Ventilfunktion auszuüben, denn bei Ureterligatur steigt die Menge der Nierenlymphe stark an (MURPHY et al. 1958) und wenn gleichzeitig radioaktives Material in die Nierenbecken injiziert wird, so kann dasselbe unter diesen Umständen im Ductus throracicus wieder gewonnen werden (GOODWIN und KAUFMAN 1956). Besteht ein totaler Lymphgefäßverschluß, z. B. durch Entzündung oder Tumordurchsetzung, so kann es bei Hydronephrose zu Spontanruptur kommen, was ebenfalls auf diese Sicherheitsfunktion hinweist (KAUFMAN und GOODWIN 1958). — Sehr wichtig ist ferner die Feststellung, daß die Nierenkapsel sehr reich an Lymphgefäßen ist (HAMMERSEN und STAUBESAND 1961), da vor allem bei der Pyelonephritis und bei der akuten interstitiellen Nephritis bei Verlegung der mehr hiluswärts gelegenen Lymphspalten, Lymphcapillaren und größeren Lymphwege ein retrograder Lymphstrom in die Nierenkapsel zu erfolgen scheint und von hier aus durch die genannten Gefäße abfließen kann. — Die früher postulierte Lymphgefäßverbindung mit dem Colon konnte nie bestätigt werden (GOLDENBERG 1959 Lit.).

f) Das Nervensystem der Nieren [1]

Der am Hilus gelegene Plexus renalis enthält Fasern aus dem Plexus coeliacus, den thorakalen und oberen lumbalen Abschnitten des Splanchnicus, den intermesenterischen Nerven und dem Plexus hypogastricus zugewiesen. Er ist manschettenartig um die Arteria renalis angeordnet, wobei aber einzelne Faserbündel ziemlich weit von der Arterie gelegen sein können. Bei Doppel- oder Tripelarterien ist auch der Plexus vervielfacht. Das Ganglion aortico-renale liegt der Arteria renalis und der Aorta angelagert und bildet einen Teil des Plexus renalis. Es soll bei chronischen Nierenveränderungen Ganglienzellveränderungen aufweisen (RICHTER 1952). Der Plexus trennt sich innerhalb der Niere in Faserbündel auf, welche den Arteriae arcuatae und radiatae folgen und meist in die Adventitia eingebettet sind. Einzelne marklose Faserstränge zweigen von diesen Strängen ab und ordnen sich in einem relativ dichten Geflechtwerk zwischen den Tubuli — besonders der Rinde — an. Ausgesprochen dicht ist die Faserversorgung des juxtaglomerulären Apparates (KNOCHE 1951 u. a., vgl. S. 20). — Sensible Nerven scheinen nur im Nierenbecken vorzukommen (GUBERNITZ und ISTSCHENKO 1926).

g) Das Interstitium der Niere

Das Rindeninterstitium ist äußerst zart und besteht nur aus spärlichen kollagenen Bindegewebsfasern sowie einem eng an die tubulären und glomerulären Basalmembranen gebundenen Silberfibrillensystem. Dieses bildet zudem die äußere Lage der Basalmembranen (Abb. 15). Das Interstitium geht histologisch ohne scharfe Grenze in die innere Lage der Capsula fibrosa über (Lit. FASSKE und KÖNIG 1954). Während in der Rinde eine bestimmte Faserrichtung der kollagenen Elemente vermißt wird, tritt in der Außenzone des Marks eine ausgesprochen radiäre Anordnung parallel zu den Tubuluslängsachsen in Erscheinung, auch sind die kollagenen Elemente hier wesentlich zahlreicher. Sie neigen — vor allem in den

---

[1] Allg. Lit. REILLEY et al. 1942, MITCHELL 1950, 1951, DE MUYLDER 1950.

Papillen — mit zunehmendem Alter zu Sklerose, d. h. hyaliner Verdickung unter Verwischung der Fasergrenzen. In der Papillenspitze verschwinden die Silberfasern immer mehr und machen kollagenen Elementen Platz.

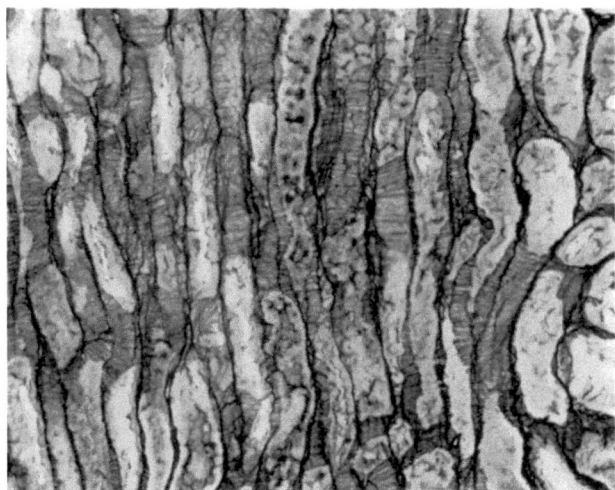

Abb. 15. Querverlaufende Silberfibrillen der tubulären Basalmembranen. Vergr. 120mal, Versilberung nach GOMORI

h) Die Nierenkapsel

Grundsätzlich kann eine Fettgewebskapsel von der eigentlichen fibrösen Kapsel unterschieden werden. Diese letztere zerfällt in ein Innenblatt und ein Außenblatt (NIESSING 1935). Das Innenblatt steht in enger Beziehung zum Interstitium der Niere und enthält Gitterfasern, kollagenes Bindegewebe, elastische Fasern, glatte Muskulatur und Nerven (SCHOPPER 1937, LUCKE und SCHLUMBERGER 1957). Die Außenschicht weist nur kollagene Fasern und elastische Elemente auf. Vereinzelt werden tubuläre Strukturen in der Kapsel nachgewiesen und als Hamartie gedeutet (FASSKE und KÖNIG 1954 Lit.).

Anhang: Postmortale und artifizielle Nierenveränderungen

Die Kenntnis der autolytischen Vorgänge im Nierenparenchym ist für den Obduzenten wie den Experimentalpathologen wegen möglicher Fehldeutungen von größter Bedeutung. Die postmortalen Störungen der Gewebs- und vor allem der Zellstrukturen sind fermentativer Art und als solche sehr temperaturabhängig. Die Folgen äußern sich zuerst in Eiweißcoagulation und Membranstörung der Zellen, der Kerne und der Mitochondrien, welche sich bei 37° schon nach 30 min im Phasenmikroskop nachweisen lassen: Doppelkonturierung, leichte Schrumpfung von Kernmembran und Chromatinnetz, Schwellung der Mitochondrien und körnige Veränderung des ganzen Protoplasma (ZOLLINGER 1948). Am empfindlichsten ist dabei fraglos das proximale Hauptstück, ebenso bei den später auftretenden, auch im gewöhnlichen Schnitt erkennbaren Strukturveränderungen. Nach 8 Std sind die Kerne leicht pyknotisch, das Protoplasma erscheint vollkommen gekörnt und vereinzelt lassen sich feinfädige Eiweißmassen in den

Kapselräumen und den Tubuli erkennen. Kompakte Cylinderbildungen entwickeln sich jedoch nicht ohne vorbestehende Nierenschädigung. Ein weiteres wesentliches Indiz für das Vorhandensein von postmortalen Nierenveränderungen sollen perinucleäre Vacuolen in gewöhnlich gefärbten Schnitten darstellen (DIEMER 1958). Bei weiter fortgeschrittener Fäulnis „verdämmern" die Kerne, so daß sie sich nur noch mit Mühe anfärben lassen. Ferner kommt es zur Spaltung der Fett-Eiweißverbindungen und damit zu einer oft recht starken feinkörnigen Sudanophilie des Epithels. In der weiteren Folge lösen sich die Tubulusepithelien von der Membran und zerfallen allmählich. Auch Rupturen der tubulären Zellmembranen mit Kernausstoßung werden beschrieben (LONGLEY und BURSTONE 1963). Große

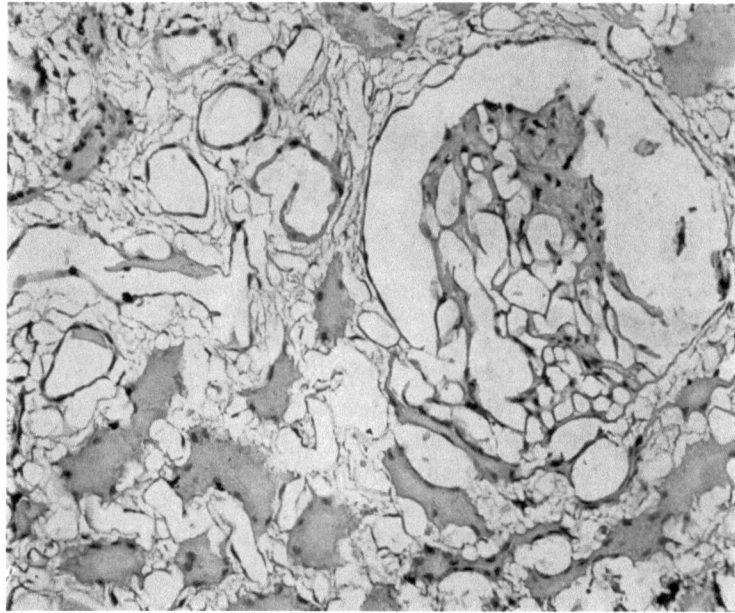

Abb. 15a. Gefrierartefakt bei Nierenbiopsie: Durch Kristallbildung schwere Verformung des Glomerulum und der Tubuli. Die interstitiellen Fasern hochgradig auseinandergedrängt. Vergr. 200mal, HE

Schwierigkeiten können vor allem bei schwerem Ikterus entstehen, wobei die postmortalen Veränderungen beschleunigt einsetzen und von den agonalen nicht immer scharf abzutrennen sind (s. S. 274).

Die Glomerula sind viel resistenter. Nur das Deckepithel der Schlingen beginnt schon nach wenigen Stunden abzuschilfern. Da die Glomerulumschlingen, das Interstitium und eventuell Entzündungszellen recht lange beurteilbar bleiben, ist der Ausschluß grober vitaler Veränderungen für den Erfahrenen nicht schwer.

Septische Zustände mit starker Temperaturerhöhung beschleunigen den Ablauf der postmortalen Veränderungen in hohem Maße (weitere Lit. s. MORE und CROWSON 1955, STAEMMLER 1957). — Der Blutgehalt scheint sich nach unseren Untersuchungen postmortal nicht wesentlich zu verschieben (s. dagegen STAEMMLER 1957).

Weniger zu den postmortalen als zu den artifiziellen Veränderungen sind die Formalinpigmentniederschläge zu rechnen, welche als feine schwarze Granula im

Schnitt in Erscheinung treten können, wenn das Formalinmaterial ungenügend gewässert wurde oder wenn abnorm starker Blutgehalt besteht. Werden Nieren-biopsien vor ihrer Untersuchung fälschlicherweise im Eisschrank aufbewahrt und gefroren, so entwickeln sich durch Kristallbildungen bizarre Bilder, welche eine Beurteilung kaum mehr zulassen (Abb. 15a).

B. Zur Physiologie der Nieren [1]

An dieser Stelle sollen uns nur die wichtigsten Fragen über die Ausscheidungs-funktion sowie die Regulation des Wasser- und des Elektrolythaushaltes be-schäftigen, während weitere Funktionen, wie die Regulation des Fettstoffwechsels und die Einflüsse auf Knochenmark und Blutdruck an anderer Stelle behandelt werden.

In großen Zügen betrachtet, wickelten sich die Erkenntnisse über die Nieren-physiologie in vier Phasen ab, welche sich vielfach überschneiden und Pendel-bewegungen nicht unähnlich sind.

1. *Sekretionstheorie* (BOWMAN 1842): Glomeruläre Flüssigkeitsausscheidung, tubuläre Exkretion der Schlacken. HEIDENHAIN (1874): Die Tubuli sind als sezer-nierende Drüse aufzufassen, daneben werden Salze auch glomerulär ausgeschieden.

2. *Filtrationstheorie* (LUDWIG 1844, 1856): Glomeruläre Filtration von Flüssig-keit und Schlacken, einfache tubuläre Rückdiffusion von Wasser und einigen festen Bestandteilen.

3. *Filtrations-Rückresorptionstheorie* (CUSHNY 1926): Glomeruläre Filtration von Flüssigkeit und Schlacken. Tubuläre Rückdiffusion und aktive selektive tubuläre Rückresorption.

4. *Moderne Theorie:* Basierend auf den grundsätzlichen Befunden von MAR-SHALL et al. (1923), RICHARDS (1929) und HOMER SMITH (1937) kam die heutige Theorie zur Entwicklung, welche zur Lehre von CUSHNY noch die aktive *Sekretion* zahlreicher Substanzen hinzufügte (McCREA 1955). Diese moderne Theorie steht zwar in Übereinstimmung mit den Resultaten der zur Zeit zur Verfügung stehen-den Untersuchungsmethoden, doch bleiben nach wie vor viele Fragen offen. Ent-scheidend ist bei der neuesten Auffassung der Nierenfunktion die Erkenntnis, daß die Niere nicht nur Flüssigkeit und Schlacken ausscheidet, sondern auch — zum Teil hormonal gesteuert — die Regulation des Elektrolythaushaltes durchzuführen hat. Die sehr komplizierte Regulation der Nierenfunktion geschieht durch das Zentralnervensystem einerseits und die Umwelt der Niere, d. h. hormonale Ein-flüsse andererseits.

I. Die glomeruläre Funktion

Die Bildung des plasmaisotonen, jedoch fast eiweißfreien Ultrafiltrates in den Glomerula wird einerseits durch die im Kapitel Anatomie erörterte hochdifferen-zierte Struktur der Glomerula und andererseits durch den effektiven Filtrations-druck ermöglicht (Lit. über Nierendurchblutung s. FREY und FREY 1950, REUBI 1960). Dem hämodynamischen Druck innerhalb der Glomerulumschlingen, welcher

---

[1] Allg. Lit. HOMER SMITH 1956, REUBI 1960, SARRE 1959, SARRE und GAYER 1959, ROBIN son 1962, PITTS 1963.

mit rund 60 bis 80 mm Hg doppelt so hoch ist wie in den übrigen Capillaren des Körpers, wirkt der kolloidosmotische Druck von rund 32 mm Hg und der intrakapsuläre Druck, bedingt durch den intrarenalen Gewebstonus, von rund 15 bis 25 mm Hg entgegen (HOMER SMITH 1951, PAPPENHEIMER 1955). Der effektive Filtrationsdruck würde somit noch 15 bis 35 mm Hg betragen (ALLEN 1951: 40 mm Hg). Jedenfalls genügt er, um ein reines, fast eiweißfreies Ultrafiltrat zu erzeugen, wie die bekannten Punktionsversuche beim Frosch gezeigt haben (RICHARDS et al. 1929). Die tägliche Menge dieses Filtrates beim Menschen wird auf rund 150 bis 180 Liter (125 cc/min) berechnet (HOMER SMITH 1951, CUSHNY 1926), was etwa einem Fünftel der täglich die Nieren durchströmenden Plasmamenge (600 cc/min Plasma: WATSCHINGER und WINDHAGER 1956) entsprechen würde. Diese Rechnungen stimmen jedoch nur, wenn das Inulin, dessen Klärwert für diese Berechnungen verwendet wurde, die Glomerulummembran so leicht passiert, daß seine Konzentration im Ultrafiltrat derjenigen des Plasma entspricht. Ferner darf das Inulin weder resorbiert, noch tubulär sezerniert werden (Diskussion s. SARRE 1958, 1959, REUBI 1960). Im ganzen aber ist sich die Mehrzahl der Autoren darüber einig, daß täglich von beiden Nieren bei einem normalen erwachsenen Menschen rund 180 Liter Filtrat geliefert werden.

Die Bildung von glomerulärem Ultrafiltrat hängt nun keineswegs nur von den erwähnten Einflüssen ab. So verfügt der Körper über Regulationsmechanismen, welche sich vor allem auf die Vasa efferentia zu konzentrieren scheinen (s. dagegen EDWARDS 1956). Durch Engstellung der Vasa efferentia kann der Filtrationsdruck erhöht, bzw. bei fallendem allgemeinem Druck normal gehalten werden. Bei länger dauernder allgemeiner Hypotonie von 70 mm Hg genügt diese Regulation jedoch nicht mehr, besonders wenn ein allgemeiner Blut- und Plasmaverlust in die Gewebe (Schock) besteht, so daß eine totale Anurie resultiert. Reizung des Splanchnicus ruft momentane Constriction der Vasa afferentia und Anurie, seine Durchschneidung dagegen Polyurie hervor. Ferner kommt die reflektorische Anurie aller Wahrscheinlichkeit nach ebenfalls auf nervösem Weg zustande, wobei das Fehlen einer begleitenden Blutdrucksteigerung andere Mechanismen als eine einfache Vasoconstriction wahrscheinlich macht. — Interessant ist andererseits die Beobachtung, daß autotransplantierte Nieren nach sehr kurzer Zeit schon absolut normal funktionieren (BRICKER et al. 1958). Es wäre jedoch verfehlt, deshalb die Bedeutung der Innervation der Nieren gering einzuschätzen, auch wenn wir sie nur unvollkommen übersehen können (allg. Lit. s. MUYLDER 1950). Jedenfalls zeigt der Reichtum an Nervenfasern, besonders im Bereich des juxtaglomerulären Apparates (s. S. 20), daß hier noch wichtige Zusammenhänge der Abklärung harren.

Veränderungen des kolloidosmotischen Druckes scheinen die Filtrationsleistung nur wenig zu beeinflussen, dagegen kann der intrarenale Druck unter pathologischen Umständen von wesentlicher Bedeutung sein (s. S. 48).

Ein allgemein wichtiger Faktor bei der Ultrafiltratbildung ist ferner die Permeabilität der Glomerulumschlingen (allg. Lit. KAWAMURA 1961). Biologisch spielen dabei vier Membranen eine Rolle (Abb. 7): 1. Die ganz feine Schicht, welche zwischen den Fußprozessen der Schlingen-Deckzellen liegt, 2. die eigentliche Basalmembran, 3. wiederum eine feinste Membran, welche die Fenestra des Endothels überspannt (RHODIN 1962b) und 4. die Fußprozesse selbst (VERNIER

1963). Allem Anschein nach ist dabei die Basalmembran das entscheidende Filterelement (s. a. BENCOSME und BERGSMAN 1962). Beim gesunden Menschen liegt die Grenze für die filtrierbaren Eiweißmoleküle etwas oberhalb 68000, jedoch enthält das normale Glomerulumfiltrat entgegen ursprünglichen Feststellungen von RICHARDS et al. (1929) stets auch ganz kleine Mengen von Albuminen und Globulinen (etwa 20 bis 30 mg-%), deren Mengen beim Menschen im Tag rund 9 g erreichen sollen (ADDIS 1948, SARRE 1958). Dieses Eiweiß erscheint jedoch nicht im definitiven Urin, da es in den Tubuli rückresorbiert wird (s. S. 189). Faktoren, welche die Schlingenwand schädigen (Degeneration, Entzündung, Anoxie usw.), können zu erhöhter Eiweißpermeabilität führen. Dies gilt u. a. auch für die Stase und die passive Erweiterung der Schlingen, z. B. bei der orthostatischen Albuminurie.

Die Frage, ob bei Nierenruhe, also in einer relativen Durstperiode, sämtliche Glomerula oder nur ein Teil voll durchblutet seien, ist eher zugunsten der zweiten These (sog. intermittierende Durchblutung) entschieden worden. Direktbeobachtungen der Nieren nach Splanchnicus-Durchschneidung (BURTON-OPITZ und LUCAS 1908) sowie die bekannten Untersuchungen von RICHARDS und SCHMIDT (1924) an Fröschen scheinen stark für die intermittierende Durchblutung der Glomerula zu sprechen. Im selben Sinn müssen die Resultate an lebend im ultravioletten Licht beobachteten Rattennieren nach Trypaflavininjektion interpretiert werden (KUHLGATT 1952). Schließlich deutet auch die Beobachtung, daß bei Eiweißspeicherung im Tierversuch die einzelnen Nephrone nur ganz ungleich speichern, in diese Richtung. Neueste empirische und experimentelle Erhebungen lassen allerdings ein eigentlich intermittierendes Arbeiten der Glomerula wieder fraglich erscheinen (REUBI 1960, HANSSEN 1961 a, b). Auch von cytologischer Seite wird eher ein cellulärer und diurner Funktionsrhythmus angenommen (BUCHER 1961), so daß diese Frage noch offen bleiben muß.

Neben Urinuntersuchung, Blutdruckmessung, Verdünnungsversuch, Bestimmung des Blutchemismus stehen der Klinik die Clearanceuntersuchungen und neuerdings das Isotopennephrogramm, bzw. die Renoszintigraphie (Lit. WINTER 1963, FEINE 1964, MORGAN et al. 1964) zur funktionellen, die Pyelographie und die Aortographie zur klinisch-morphologischen und die Nierenpunktion sowie die Nierenschnittbiopsie zur rein morphologischen Beurteilung zur Verfügung.

II. Die tubuläre Funktion[1]

Die Hauptaufgaben des renalen Kanälchensystems sind:

1. Gewährleistung der definitiven Schlackenausscheidung.

2. Erhaltung der für den Körper notwendigen Flüssigkeitsmenge, also Regelung des Wasserhaushaltes.

3. Einsparung der im Filtrat enthaltenen und für den Körper nötigen Stoffwechselbausteine (Glucose usw.).

4. Aufrechterhaltung des Säure-Basen-Gleichgewichtes.

Sehr wahrscheinlich spielt das Kanälchensystem der Niere auch im Lipoidstoffwechsel eine gewisse Rolle (s. S. 261) und seine Beteiligung bei der Bildung vaso-

---

[1] Allg. Lit. HOMER SMITH 1943, 1951, 1956, SARRE 1958, 1959, SPÜHLER 1946, WIRZ 1955, VAN SLYKE 1947, PITTS 1963.

pressorischer Stoffe (Renin usw., s. S. 645) ist zum mindesten zu diskutieren, ebenso die Erythropoietinbildung. Diese vielfachen Aufgaben lösen die Tubuli u. a. durch Rückresorption, Exkretion und sehr wahrscheinlich auch durch Synthese.

a) Gewährleistung der Schlackenausscheidung

Der überwiegende Teil der Stoffwechselschlacken wird glomerulär filtriert, jedoch spielen die Tubuli bei der mechanischen Ableitung und der Regulation (Resorption, Rückdiffusion und Exkretion) eine bedeutende Rolle.

Der *Harnstoff* als quantitativ wichtigstes Abbauprodukt wird glomerulär filtriert. Die proximalen Tubuli lassen den Harnstoff teilweise rückdiffundieren (PITTS 1963), und zwar in um so höherer Menge, je geringer die Strömung des Urins im Tubulussystem ist.

Am Beispiel der Harnstoffausscheidung hat die Schule von VAN SLYKE (1928) den Begriff der Clearance („Klärwert") entwickelt. Bei genügender Harnbildung wurde nämlich für viele Stoffe eine Konstante C gefunden, welche dem Verhältnis $\dfrac{\text{Urinkonzentration} \times \text{Urinmenge}}{\text{Plasmakonzentration}}$ entspricht $\left(C = \dfrac{U \times V}{P}\right)$. Der Clearancewert wird meist in ml-Plasma/min angegeben und beträgt annäherungsweise für Harnstoff 75, Harnsäure 12, Kreatin 115, Inulin 130, Aminosäuren 1 bis 8, Phenolrot 400, Perabrodil 600, Paraaminohippursäure 600 bis 650. Man versteht somit unter der Clearance einer Substanz dasjenige Plasmavolumen, welches innerhalb einer Zeiteinheit durch die renale Ausscheidung dieser Substanz total gesäubert wird.

In der Folge hat sich gezeigt, daß diese von VAN SLYKE entdeckten und von REHBERG (1926) und HOMER SMITH (1951) weiter ausgebauten Clearancemethoden außerordentlich interessante Einblicke in die Nierenphysiologie geben. Mit Hilfe von rein glomerulär filtrierten Substanzen (Inulin, Na-thiosulfat, Mannitol usw.) lassen sich die Filtratmengen pro Minute bestimmen, während Substanzen, die während einer Nierenpassage praktisch vollkommen ausgeschieden werden und somit im Nierenvenenblut nicht mehr erscheinen (p-Aminohippursäuren, Diodrast), die pro Minute durchfließende Plasmamenge errechnen lassen. Wenn auch in der erkrankten Niere wesentlich andere Verhältnisse herrschen können bezüglich Ausscheidung, Resorption, Exkretion usw. als in der gesunden, so hat sich diese Methode doch auch für die Klinik der Nierenkrankheiten als außerordentlich befruchtend ausgewirkt, insbesondere wenn ihre Grenzen nicht übersehen werden (s. SARRE 1959, HOMER SMITH 1951, KLEINSCHMIDT und HÄNZE 1960)[1].

Die *Harnsäure* des Blutplasma ist absolut ultrafiltrabel, jedoch ist die tubuläre Rückresorption gesichert und soll bei maximal 15 mg/min liegen. Sie wird durch das bei Gicht angewandte Benemid gehemmt.

Das beim Muskelstoffwechsel freiwerdende *Kreatinin* wird vorwiegend glomerulär filtriert und höchstwahrscheinlich tubulär nur zu einem kleinen Teil resorbiert. Exogen zugeführtes Kreatinin wird beim Mensch zusätzlich stark tubulär sezerniert.

Neben diesen Schlackenstoffen werden auch von außen zugeführte Stoffe, wie Diodrast, Phenolphthalein, p-Aminohippursäuren, Penicillin, Streptomycin usw.

---

[1] Über Vergleiche zwischen Clearancebefunden und histologischen Untersuchungen bei Nierenerkrankungen s. PARRISH et al. (1955).

tubulär sezerniert. Dasselbe gilt vom Phenolrot, welches im Laufe seiner Ausscheidung durch die Tubuli morphologisch verfolgt werden kann (vgl. ROLLHÄUSER 1957).

b) Wasserrückresorption [1]

Während der Körper über Darm, Lunge und Haut Wasser unter den Einwirkungen von Außeneinflüssen, also kaum gesteuert, verliert, stellt die Niere einen äußerst feinen Regulationsapparat für die Flüssigkeitskonstante des Körpers dar. Normalerweise beträgt der Flüssigkeitsgehalt des Körpers rund 62% des Körpergewichtes, nämlich 40% intracellulär, 17% interstitielle und 5% im Plasma nachgewiesene Flüssigkeitsmenge in bezug auf das Körpergewicht. Nach der Ansicht von HOMER SMITH (1951) sollen ungefähr sieben Achtel der Wassermenge des Glomerulumfiltrates im proximalen Hauptstück (und vielleicht auch in der Henleschen Schleife) obligat isoosmotisch rückresorbiert werden, während in den distalen Tubuli eine variable (fakultative) Rückresorption unter Steuerung durch das antidiuretische Hormon der Hypophyse stattfindet (s. a. VESIN 1959). Dabei wird angenommen, daß die Permeabilität der Sammelröhren vom Verhalten des intercellulären Zementes abhängig sei, welches durch die cellulär sezernierte Hyaluronidase beeinflußt wird (s. dagegen LAPP und NOLTE 1962). Die Hyaluronidasesekretion soll vom ADH gesteuert werden (GINETZINSKY 1958). Ganz grob kann dieser Vorgang der Ultrafiltrateindickung am Beispiel der Chromoproteinniere (s. S. 405) verfolgt werden, wobei die optische Dichte des gefärbten Tubulusinhaltes im Mittelstück ziemlich plötzlich stark zunimmt und in den Sammelröhren ihr Maximum erreicht. Tatsächlich wird auch von den meisten modernen Autoren angenommen, daß die Sammelröhren bei der Wasserrückresorption eine ganz wesentliche Rolle spielen, wie dies früher schon vereinzelt vermutet wurde (BELL 1946, HOMER SMITH 1951 u. a.).

Außerordentlich befruchtend für den Fragenkomplex der Wasserrückresorption hat sich der Begriff des Gegenstromprinzips ausgewirkt (Lit. s. WIRZ 1955, KUHN 1959, ULLRICH 1959, ULLRICH et al. 1962, WIRZ et al. 1951, BERLINER et al. 1958). Danach spielt zum mindesten bei der Bildung eines hypertonen Urins der gegen die Papillenspitze zunehmende osmotische Druck des Interstitium eine entscheidende Rolle (Abb. 16). Dabei wird in der Henleschen Schleife ein Haarnadelgegenstromprinzip erblickt mit einem Entnahmerohr (Sammelröhren), welches durch eine semipermeable Membran vom Haarnadelsystem getrennt ist. Durch Resorption von mehr Natrium als Wasser im ascendierenden Schenkel der Henleschen Schleife entsteht Hypertonie der interstitiellen Flüssigkeit, welche zu Rückdiffusion von Wasser aus den Sammelröhren führt, wobei das ADH die oben angegebene Rolle eines regulierenden Einflusses spielt.

Die Nachkontrolle dieser These auf Grund der bis heute bekannten ultramikroskopischen Nierenbefunde (THOENES 1959, 1961, LAPP und NOLTE 1962, REBSON 1963) ergab durchwegs positive Resultate, d. h. der osmotische Wasserentzug muß in der Niere im Bereich des inneren Markes liegen, wo nur Sammelröhren und dünne Abschnitte der Henleschen Schleifen gefunden werden. Der aktive Salztransport dagegen spielt sich im Innenstreifen der äußeren Markzone ab, in welchem

[1] Lit. s. EIGLER 1962.

neben dem gestreckten Abschnitt der Henleschen Schleife die Pars recta des
Mittelstückes gefunden wird (s. Abb. 3). Nach RUSKA et al. (1957) gelangen dabei
Natriumionen in das Basallabyrinth der dicken Abschnitte der Henleschen Schlei-
fen, es wird dann Wasser nachgesogen, der hydrostatische Capillardruck sinkt und
Natrium sowie Wasser strömen in die Capillaren. Auch kolloidosmotische Gra-
dienten spielen dabei eine wesentliche Rolle, wobei Flüssigkeit von der Zelle in die
Capillare gelangt (VOGEL und HEYM 1955).

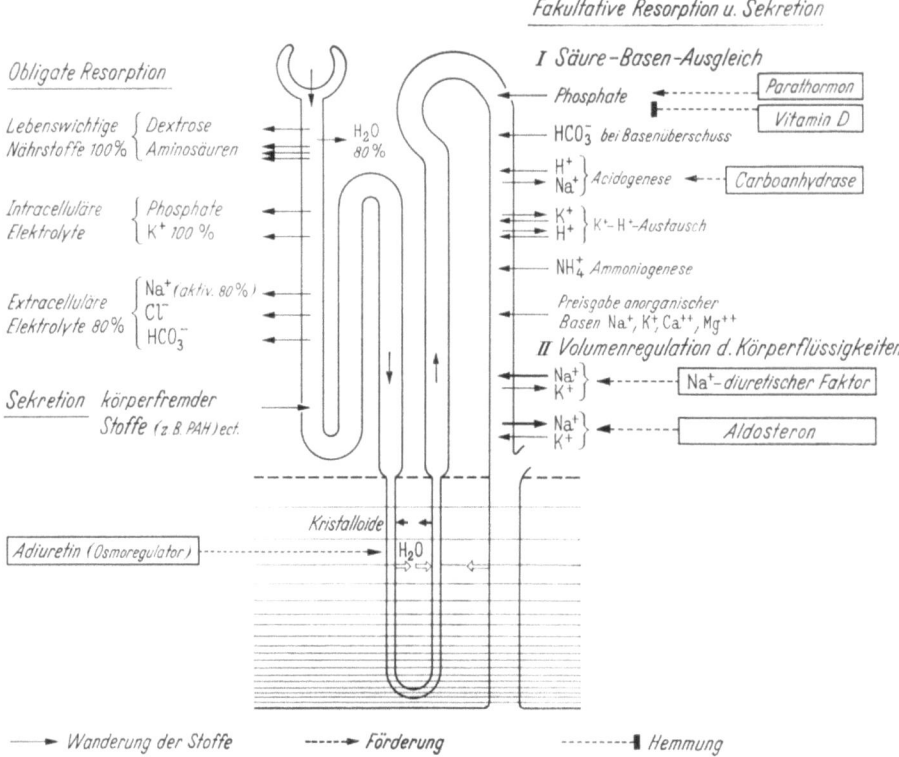

Abb. 16. Regulation von Resorption und Sekretion im Nephron (nach SUNDAL 1954)

Bei diesen Mechanismen spielt der Natriumstoffwechsel und damit das Aldosteron eine bedeutsame Rolle, wobei vermutlich die Reduktion des Plasmavolumens eine Aldosteronsekretion auslöst (s. S. 644) und damit zu Natrium- und
schließlich zu Wasserretention führt (LUETSCHER und CURTIS 1954/5). Möglicherweise geht auch die Wirkung der Quecksilber- und einiger anderer Diuretika
primär über den Natriumstoffwechsel, indem die Natriumresorption in den Hauptstücken reduziert wird (weiteres s. Abb. 16).

c) Tubuläre Rückresorption von körperwichtigen Stoffwechselbau-
steinen

Die im Ultrafiltrat enthaltene Glucose wird normalerweise im Hauptstück total
rückresorbiert. Nur bei Überlastung des Tubulusapparates oder bei bestimmten
Formen der primär tubulären Insuffizienz erscheint Glucose im definitiven Harn.

Der Grenzwert der Rückresorption liegt beim Menschen bei etwa 350 mg/min. Die Glucoserückresorption geschieht vermutlich mit Hilfe der Phosphatasen, welche vor allem in den proximalen Hauptstücken konzentriert sind (s. S. 13). In einer ersten Phase wird die Glucose anscheinend zu Glucose-6-phosphat phosphoryliert und in das Zellprotoplasma aufgenommen. In der zweiten Phase erfolgt die Aufspaltung durch alkalische Phosphatase, wobei wieder Glucose frei wird und in die peritubulären Capillaren übertreten kann. — Auch Aminosäuren werden normalerweise 100%ig in den Hauptstücken rückresorbiert. Selbst die Harnsäure wird zu etwa drei Fünftel, der Harnstoff zu zwei Fünftel rückresorbiert (s. Abb. 16).

d) Aufrechterhaltung des Säure-Basengleichgewichtes und der Elektrolytkonzentration [1]

Wie bei der Flüssigkeitsbalance, so ist auch bei der Erhaltung des Ionengleichgewichtes und der Konzentration der einzelnen Elektrolyte die Niere die Hauptregulationsstelle, während Lungen, Magen und Darm weniger fein gesteuert

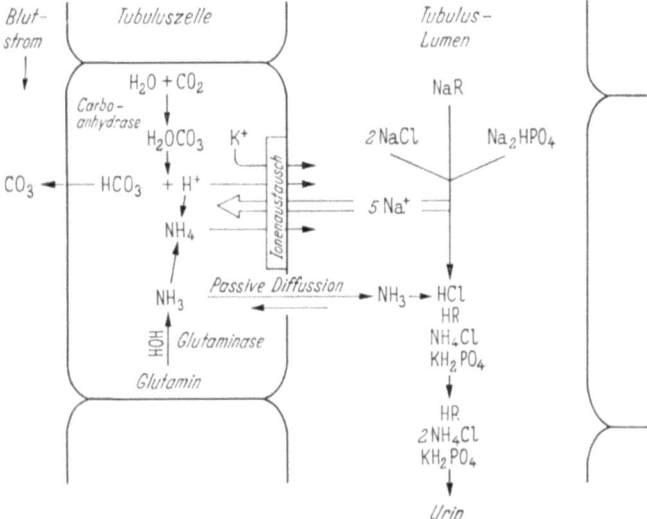

Abb. 17. Schema der tubulären Säureexkretion (nach SELDIN 1955)

werden können. Die reine Ausscheidungsfunktion ist dabei der Regulationsfunktion (Basenkonservierung) untergeordnet. — Die Niere hat verschiedene Wahlmöglichkeiten von Baseneinsparung zur Verfügung (Abb. 17). So kann das Bicarbonat aus dem Glomerulumfiltrat subtotal rückresorbiert werden; ferner kann die Niere das zusammen mit Säuren ausgeschiedene Natrium durch H-Ionen austauschen und letztere durch Ammoniak neutralisieren. Eine wesentliche Rolle spielen dabei die H-Ionensekretion und die Carboanhydrase. Sie kann durch Diamox (HOLTMEIER et al. 1953, PITTS 1963 u. a.) künstlich ausgeschaltet werden. Dieser Prozeß spielt sich in den distalen Mittelstücken ab, er ermöglicht die Bildung eines Urins mit einem pH 4,5 bis 8,0 bei normalerweise konstantem pH des

[1] Allg. Lit. s. RANDERATH und BOHLE 1959, ULLRICH 1960, KRAMER und ULLRICH 1960.

Glomerulumfiltrates von 7,4. Störung der Baseneinsparung in Form des distal-tubulären Syndroms wird vor allem bei der chronischen Pyelonephritis und der interstitiellen Nephritis beobachtet, ferner bei bestimmten Formen der angeborenen tubulären Insuffizienz (s. S. 108).

Das *Natrium* spielt auch eine wesentliche Rolle bei der Volumenregulation der Körperflüssigkeiten. Sein Verhalten in der Niere ist deshalb besonders genau untersucht worden (s. RANDERATH und BOHLE 1959). Sehr wichtig ist dabei die Aldosteronwirkung, welche die Natriumrückresorption stark fördert.

Das besonders bei Gewebszerfall (Hämolyse, Verbrennung usw.) frei werdende, äußerst wichtige *Kalium* wird im Ultrafiltrat ausgeschieden; daneben wird eine distal-tubuläre Sekretion angenommen, wobei ein Austausch mit Natrium bei Mangel an Wasserstoffionen stattfinden kann (s. dagegen VANDER 1961). Auch hier regelt das Aldosteron die Ausscheidung in weitem Rahmen. Glomerulär ausgeschiedenes Kalium soll im proximalen Hauptstück 100%ig rückresorbiert werden (BERLINER 1959, REBMAN und SCHWARTZ 1962, BLACK und EMERY 1957; s. Abb. 16).

Die tubuläre Rückresorption des *Calcium* (etwa 99%) wird durch die Epithelkörperchen gesteuert. Sie hängt jedoch auch mit der tubulären Fähigkeit zur Acidogenese zusammen. — Die *Phosphate* werden glomerulär filtriert (über tubuläre Sekretion s. LINNEWEH und STAVE 1956) und in den proximalen Hauptstücken teilweise rückresorbiert (s. UEHLINGER 1963). Eine gewisse Phosphatsekretion unter dem Einfluß des Parathormons, gehemmt durch Vitamin D, wird in die distalen Tubuli verlegt (Abb. 16). Hypophosphatämie wird bei kongenitaler Insuffizienz der proximalen Hauptstücke (Phosphatdiabetes), Hyperphosphatämie bei verminderter glomerulärer Ausscheidung (Schlingenverdickung) beobachtet (s. a. S. 100 ff).

Beim komplizierten Vorgang der Rückresorption scheinen auch die Lymphgefäße eine nicht unbeträchtliche Rolle zu spielen. Mengenmäßig soll die Niere täglich gleich viel Lymphe produzieren, wie Harn (s. dagegen S. 20 ff) nach Lymphgefäßabklemmung steigt die Harnmenge und das spezifische Gewicht des Urins sinkt auf 1013 (RUSZNYÀK et al. 1957). Es wird vermutet, daß durch die Lymphe rund 50 g tubulär rückresorbiertes Eiweiß pro Tag abtransportiert werden. Durch direkte Untersuchung des Lymphgefäßinhaltes beim Hund konnte ferner ein hoher PAH-Gehalt festgestellt werden (REUBI et al. 1950).

Fetale und postnatale Urinbildung

Die Urinbildung beginnt etwa im 6. Fetalmonat (BISCHOFF 1961 Lit., McCANCE 1962 Lit.). Der Urin wird vermutlich vom Feten aus der Amnionflüssigkeit zum größten Teil wieder getrunken. Nur bei Annahme einer fetalen Urinbildung läßt sich die Entstehung von kongenitalen Hydronephrosen bei distalen Abflußhindernissen erklären. Der pränatale Urin zeigt einen ausgesprochen niedrigen osmotischen Druck, auch Harnstoff und Kalium sind sehr niedrig, während Natrium- und Chlorwerte relativ hoch sind. Daraus läßt sich schließen, daß die fetale Niere noch nicht unter der Kontrolle der Hormone steht (McCANCE und WIDDOWSON 1953). Analoge Befunde wurden bei Ratten am 20. Graviditätstag mit einer äußerst subtilen Methode nachgewiesen (DALY et al. 1947).

Auch während der ersten postnatalen Tage wird ein sehr stark verdünnter Urin gebildet. Die Filtration soll erst nach 2 Lebensjahren voll entwickelt sein, was zum Teil auf die beim Neugeborenen und Säugling noch sehr dicken Glomerulumschlingen zurückgeführt wird (McCANCE 1950).

C. Die Niereninsuffizienz
I. Patho-physiologische Vorbemerkungen [1]

Grundsätzlich kann unterschieden werden zwischen der Globalinsuffizienz mit Urämie, welche relativ lange Zeit noch einigermaßen kompensiert sein kann und dem Versagen einzelner Partialfunktionen. Zu letzteren Formen gehören vor allem die tubulären Insuffizienzen (s. S. 100). Es kann die Proteinurie mit oder ohne Störung des Lipoidstoffwechsels im Vordergrund stehen (s. S. 255). Schließlich ist auch die renale Hypertonie die Folge eines Ausfalls einer bestimmten renalen Partialfunktion, nämlich der normalen Depressorwirkung (einseitiger Goldblatt-Versuch beim zweinierigen Kaninchen). Ein Teil dieser Partialinsuffizienzen kann unabhängig von einer Einschränkung der übrigen Funktion einhergehen, während den meisten nach kürzerer oder längerer Zeit doch eine Globalinsuffizienz folgt.

Ein wichtiges Symptom der Niereninsuffizienz ist der *Verlust der Konzentrationsfähigkeit*. Der Patient scheidet dauernd einen Urin mit spezifischem Gewicht zwischen 1008 und 1012 aus, ganz gleichgültig, ob er viel oder wenig Flüssigkeit zu sich nimmt (Hyposthenurie). Durch Ausscheidung sehr großer Mengen (Polyurie) können die anfallenden Schlacken noch lange Zeit ausgeschieden werden. Im Extremfall (Isosthenurie) wird ein blutisotonischer Harn produziert. Die Ursache der Hypo- und Isosthenurie ist in einer Reduktion der funktionsfähigen Nephrone zu erblicken.

Bei der dekompensierten Globalinsuffizienz besteht das klinische Bild der *Urämie* mit Somnolenz oder Koma, Acidose, Muskelzucken, Störungen des Magen-Darm-Traktes usw. Ein analoger Symptomenkomplex kann jedoch auch extrarenal hervorgerufen werden (s. S. 41).

Als *Pseudourämie*[2] wird ein klinisch ähnliches Krankheitsbild bezeichnet, bei welchem Koma und Krämpfe im Vordergrund stehen, jedoch keine Retention harnpflichtiger Substanzen besteht. Dieses Syndrom wird bei Graviditätstoxikosen und vor allem bei der akuten Glomerulonephritis beobachtet. Es beruht auf cerebralen Vasospasmen mit Hirnödem. Bei hypertonischen Ratten kann im Hirnfenster die schwere spastische Kontraktur der Gefäße beobachtet werden, intravenös injiziertes Trypanblau kann dabei in das Hirngewebe diffundieren als Anzeichen einer Schrankenschädigung (BYROM 1954).

Der Anstieg der harnpflichtigen Substanzen im Blut, welcher dem Komplex der Urämie den Namen gegeben hat, wird klinisch durch die Bestimmung von Harnstoff oder Rest-N (Stickstoff des Serums minus Eiweißstickstoff) und Kreatinin erfaßt und als Azotämie bezeichnet (Harnstoff über 40 mg-%, Rest-N über 35 bis 40 mg-%). Dazu soll auch ein Absinken des Urinharnstoffes unter 2 g/100 ml gehören (TAYLOR 1957). Es ist jedoch festzuhalten, daß die Rest-N-Erhöhung nicht

---

[1] Allg. Lit. HAMBURGER et al. 1962, REUBI 1960, SARRE 1958, SWANN und MERRILL 1953, MOSCHCOWITZ 1948, BULL 1955, ZOLLINGER 1959, ROSENHEIM und ROSS 1962.

[2] Lit. s. BODECHTEL und ERBSLÖH 1958.

die Ursache sämtlicher klinischer Symptome sein kann, denn künstliche Rest-N-Steigerung durch intravenöse Harnstoffzufuhr führt nicht zu Urämie; beidseits nephrektomierte Hunde, welche durch Peritonealdialyse am Leben erhalten werden, zeigen nach Harnstoffzufuhr wohl Anorexie, Erbrechen, Diarrhoe, Schwäche, aber keine Hirnsymptome (GROLLMAN und GROLLMAN 1959). Eine gewisse Parallelität konnte zwischen dem Residual-N (Rest-N minus Harnstoff-N) und dem Erbrechen sowie der Somnolenz festgestellt werden (THÖLEN und BOSSHARDT 1958). Ferner ist die Gleichsetzung von Rest-N-Steigerung und Niereninsuffizienz ein grober Fehlschluß. Besonders in den unteren Wertegruppen (Rest-N 40 bis 100 mg-%) ist die Ursache der Azotämie in der überwiegenden Mehrzahl der Fälle primär extrarenaler Natur (s. a. BAUR 1954). Die Erhöhung des Residual-N wird auf eine Störung der Leberfermente zurückgeführt (ANDREWS 1927, THÖLEN und BOSSHARDT 1958). Eine gewisse Ähnlichkeit zwischen den allgemeinen Symptomen der Leberinsuffizienz und denjenigen der Urämie ist jedenfalls nicht zu bestreiten (CHABANIER und LOBO-ONELL 1943). — Von größter Bedeutung für die Entwicklung der Azotämie ist schließlich nicht nur die renale Insuffizienz, sondern auch die Menge der katabolisch entstehenden Eiweißabbauprodukte (Produktionsazotämie). Diese letzteren können durch Zufuhr großer Calorienmengen reduziert werden (BULL 1955, TAYLOR 1957).

Das echte urämische Koma und die übrigen Hirnsymptome werden von den einen Autoren auf die Störungen des Salz-Wasserhaushaltes zurückgeführt (GROLLMAN und GROLLMAN 1959), von anderen auf Grund sorgfältiger Untersuchungen auf anoxydotisch entstandene Abbauprodukte aus Brenztraubensäure: Acetoin und 2,3-Butylenglykol (THÖLEN et al. 1961).

Von großer Bedeutung ist auch die Störung der Wasserbalance. Zur Überwässerung mit Hypoelektrolytämie führen die verminderte Ausscheidung, die Produktion aus Fett (1,25 ml H_2O aus 1 g Fett), massive Infusionen und schließlich die osmotische Plasmastörung. Andererseits führt die dauernde osmotische Diurese zum Absinken des Plasma-Na, ferner wird Natrium als Base verwendet und ausgeschieden. Dieses Absinken des Na-Spiegels hat ein Abwandern von Wasser in die Zellen mit intracellulärer Überwässerung zur Folge. Gelegentlich kann durch abnormen H_2O-Verlust (Polyurie) oder Salzretention auch das Bild der cellulären Wasserverarmung zustande kommen. Wie bei den Elektrolyten handelt es sich somit zum Teil um Retentions-, zum Teil um Reabsorptionsstörungen. Diese spielen auch im Rahmen des nephrotischen Syndroms bei der Ödementwicklung eine wichtige Rolle (PETERS 1953).

Die große Mehrzahl der Fälle von Niereninsuffizienz geht mit einer Acidose einher (s. RICHET 1957), d. h. die Alkalireserve des Blutes sinkt. Bei der urämischen Form der Acidose wird vor allem eine verminderte Ammoniumionenbildung angenommen, während bei der rein tubulären Form der Wasserstoffionenaustausch und die Bicarbonatresorption vermindert sein sollen (FALBRIARD 1961; weiteres s. unten). Wichtig ist die Beobachtung der Entwicklung einer hyperchlorämischen Acidose ohne primäre Niereninsuffizienz bei Uretero-Sigmoidostomie, welche auf vermehrte Chlorrückresorption zurückgeführt wird (WESTLAKE 1954).

Die Störungen des *Kalium*haushaltes (Lit. HAMBURGER et al. 1962) sind besonders wegen ihrer Rückwirkungen auf das Myokard (typische EKG-Veränderungen) von größter Bedeutung. Auch Muskellähmungen und psychische Störungen werden vermerkt. Eine Hyperkaliämie wird durch verminderte Ausscheidung sowie durch katabolisch frei werdendes Kalium bedingt (Gewebszerfall: DÉROT et al. 1954). Ferner tritt Kalium mit Phosphat durch die gestörten Zellmembranen in den extracellulären Raum über. — Die Hypokaliämie beruht meist auf einem erhöhten Kaliumverlust durch Diarrhoe, Klistiere, Erbrechen usw., gelegentlich auch auf Hyperaldosteronismus oder auf einem tubulären Resorptionsausfall.

Die Veränderung des Plasma-pH sowie die häufig beobachtete *Phosphat*retention bedingen eine Senkung des ionisierten *Calcium* im Plasma. Dazu gesellt sich oft eine Reduktion der enteralen Ca-Absorption und schließlich wird Ca auch

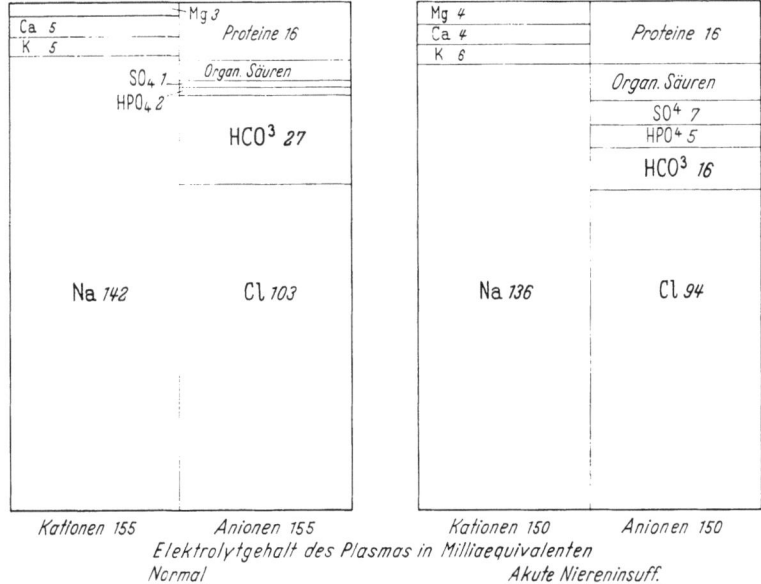

Abb. 18. Verschiebung des Ionengleichgewichtes bei akuter Niereninsuffizienz (nach HAMBURGER 1951)

als Base verwendet. Die gleichzeitig bestehende Acidose mit Bicarbonat- und Kaliumsenkung verhindert meist das Auftreten von tetanischen Anfällen.

Wichtig, weniger in ihren Folgen, als in ihrer Auswertung für den Gesamtvorgang, ist das meist beobachtete Absinken des Blut*natrium*. Abgesehen von Verlusten durch Diarrhoe und Erbrechen ist der Verlust damit zu erklären, daß bei Niereninsuffizienz durch die osmotische Diurese (hyposthenurische Polyurie) große Mengen von Natrium ausgeschieden werden und ferner Natrium nicht mehr gegen Ammonium und H-Ionen distaltubulär ausgetauscht werden kann. Im extremen Fall resultieren daraus eine Salzverlustniere (s. S. 484) mit Hypotonie und Dehydration sowie psychische Störungen. — Bezüglich des Gesamtbildes der Ionenverschiebung s. Abb. 18.

Bei Hirntrauma, Hirntumoren usw. kann der Natriumverlust auch auf eine ungenügende Adiuretinsekretion zurückgeführt werden (CARTER et al. 1961).

Nicht zum Bilde der Urämie gehört die Hypertonie.

Die chronische Niereninsuffizienz geht meistens mit einer *Anämie* einher.[1]
Es konnte experimentell nach Injektion von radioaktivem Eisen nachgewiesen
werden, daß neben einer Hämolyse eine Blockierung der Erythropoese besteht
(RICHET et al. 1960, s. a. BOCK et al. 1962, HAMBURGER et al. 1962, KELLER 1958,
1964). Ferner wird radioaktives Eisen nur ungenügend in den Hämoglobinkomplex
eingebaut (LODGE et al. 1958). In den letzten Jahren wurde das Vorhandensein
eines knochenmarkstimulierenden Nierenhormons nachgewiesen, welches *Erythropoietin* genannt wurde. Es scheint, daß dieser Stoff normalerweise von den Nierentubuli produziert wird (vgl. jedoch S. 19); bei tubulärem Carcinom (hypernephroidem Nierencarcinom) wird in rund 5% der Fälle eine Polycythämie nachgewiesen (DAMON et al. 1958, THIEL 1962, HEWLETT et al. 1960 u. a.). Eigenartigerweise werden aber gelegentlich auch mesenchymale Nierentumoren (THIEL 1962,
LAWRENCE und DONALD 1959), Cystennieren (NIXON et al. 1960 Lit., JONES et al.
1960, COHEN 1960; s. dagegen FRIEND et al. 1961) und Hydronephrosen (JONES
et al. 1960, MITUS und TOYAMA 1964: experimentell) mit Polycythämie beschrieben. Von 91 Patienten mit Polycythämie wiesen acht derartige Nierenläsionen auf
(BRANDT et al. 1963). Bei Tumoren wie bei Cystennieren und Hydronephrosen
konnte nach operativer Nierenentfernung Normalisierung der Polycythämie beobachtet werden (NIXON et al. 1960, JONES et al. 1960 Lit., DAMON et al. 1958 u. a.).
Das Erythropoietin wird ausschließlich in der Niere produziert; es konnte im
Tierversuch biologisch nachgewiesen werden (OSNES 1959, FISHER und BIRDWELL
1961, HEWLETT et al. 1960), ebenso im Cysteninhalt einer Cystenniere mit Polycythämie (NIXON et al. 1960). Vereinzelt wurde vermutet, daß bei Nierenanoxie
die Tubuluszellen bezüglich der Erythropoietinproduktion stimuliert würden
(NIXON et al. 1960), was aber experimentell nicht zu beweisen war (COOPER und
NOCENTI 1961, REMMELE und RODRIGUEZ-ERDMANN 1959). Interessant ist dabei
auch, daß in Nierentumoren, vereinzelt auch in den Metastasen, Erythropoese-
herde nachgewiesen wurden (THIEL 1962, ROUJEAU und ABOULKER 1960).

Andererseits ist auch die verminderte Ausschüttung dieses markstimulierenden
Faktors bei schweren chronischen Nierenleiden belegt. Im Tierversuch konnte dies
an parabiotischen Ratten — wobei die eine nephrektomiert war — eindeutig nachgewiesen werden (ROSSE und WALDMAN 1952). Die Urämie ist dabei aber nicht
entscheidend, sondern der Verlust an tubulärem Nierenmaterial, denn bei doppelseitig nephrektomierten urämischen Hunden verschwinden die Erythroblasten
wohl aus dem Mark, jedoch nicht bei doppelseitig ureterligierten Tieren (NAETS
1960; s. dagegen AMIEL 1959). — Einzelne Autoren vermuten, daß das Erythropoietin im juxtaglomerulären Myoepithel gebildet werde (s. S. 19).

II. Die pathologische Anatomie der Urämie [2]

Ein für die Urämie pathognomones pathologisch-anatomisches Bild besteht
zwar nicht, doch kann die Diagnose auf Grund des Komplexes bestehend aus
morphologischen Veränderungen, Harngeruch der Leichenorgane und chemischen
Befunden zumindest bei der vollentwickelten Urämie mit genügender Sicherheit
gestellt werden.

---

[1] Allg. Lit. THIEL 1962. Lit. über Erythropoietin s. DEWEERD und HAGEDORN 1959,
CONLEY et al. 1957.

[2] Allg. Lit. RIVA 1943.

Ein sehr guter Hinweis auf eine bestehende Urämie ist die meist trockene, fibrinöse — selten serofibrinöse oder hämorrhagische — Pericarditis (Lit. MÖNCKE-BERG 1924), doch tritt sie nur in etwa 20% der Fälle mit chronischer Urämie in Erscheinung, bei der akuten wird sie meist vermißt. Das Exsudat ist reich an Harnstoff, so daß von den Autoren mehrheitlich eine kompensatorische Ausscheidung harnpflichtiger Substanzen durch die serösen Häute mit sekundärer Entzündung angenommen wird. Andere Forscher denken auch an das Mitwirken von angiospastischen Schäden (RIVA 1943, BECKER 1935). Neuere Untersuchungen (THÖLEN et al. 1961b) ergaben, daß das Myokard ausgesprochen viel Acetoin (s. S. 34) bildet. Wird ein bestimmter Grenzwert überschritten, so entwickelt sich eine Pericarditis. Möglicherweise spielt auch das aus dem pathologischen Glycinstoffwechsel freiwerdende Calciumoxalat eine gewisse Rolle (BENNETT und ROSENBLUM 1961).

Die Myokardveränderungen verlaufen parallel denjenigen des K-Spiegels und haben in der EKG-Forschung größte Bedeutung erlangt. Auf dem Sektionstisch ist das Myokard bei Urämie blaß, trüb und leicht gelblich-bräunlich (feuilles mortes). Ungenügende Durchblutung scheint dabei eine größere Rolle zu spielen als die Urämie selbst. Bei akuter Glomerulonephritis müssen Angiospasmen, bei chronischer Urämie mehr die relative Coronarinsuffizienz bei allgemeiner Anämie, Hypoxämie und Muskelhypertrophie angenommen werden. Ganz vereinzelte schollig zerfallene Muskelfasern mit Verfettung sind relativ häufig zu beobachten, bei ausgesprochener Hyperkaliämie sind sie sehr zahlreich. Sie können im Tierversuch — besonders bei der Ratte — ebenfalls beobachtet werden und sind hier durch Dialyse eigenartigerweise nicht behebbar (GOLDMAN und HABERFELD 1962 Lit.). Auffällig oft besteht ferner ein interstitielles Myokardödem, das allerdings praktisch nur an Gefrierschnitten festgestellt werden kann. Zugleich findet sich eine Mobilisation von Adventitiazellen der Gefäße (s. a. GOULEY 1940, LANGENDORF und PIRANI 1957, SALOMON et al. 1952, DARROW 1941). Analoge Veränderungen sind auch bei toxisch oder anoxisch bedingtem Myocardödem zu beobachten, eine echte Entzündung erblicken wir darin in Übereinstimmung mit anderen Autoren nicht (Lit. s. FRITZSCHE 1949; s. dagegen GORE und SAPHIR 1948, BOHN und FELDMANN 1947, MASTER und JAFFÉ 1957), sondern sprechen von Myocardose. Auch RIVA (1943) glaubt nicht an das Vorkommen einer urämischen Myocarditis, sondern führt die in 15% seiner Fälle festgestellte echte Myocarditis auf bakterielle Streuungen zurück.

Wie die Pericarditis, so werden auch die entzündlichen Veränderungen des *Magen-Darm-Kanals* auf die Ausscheidung harnpflichtiger Substanzen zurückgeführt. Der Harnstoff wird dabei in loco durch Bakterieneinwirkung in Ammoniak umgewandelt. Die urämische Stomatitis, Pharyngitis und Ösophagitis (WEGELIN 1938) sind klinisch eindrücklicher als auf dem Autopsietisch. Magen, Jejunum, Ileum und Colon zeigen dagegen in etwa 80% der urämischen Autopsiefälle gerötete, geschwollene und mit vermehrtem Schleim bedeckte Schleimhaut (Abb. 19) sowie kleine Schleimhautblutungen. Dagegen ist die so häufig erwähnte nekrotisierende Colitis ein ausgesprochen seltenes Vorkommnis (s. a. RIVA 1943). Hämorrhagische Erosionen der Magenschleimhaut kommen vor allem bei kardialer Insuffizienz bei Urämie vor.

Entzündliche Veränderungen können auch in der Haut des Urämikers beobachtet werden; sie sind jedoch klinisch viel prominenter als anatomisch (Lit. RIVA 1943, ALLEN 1941 u. a.). Neben der sehr selten anatomisch nachweisbaren Ablage-

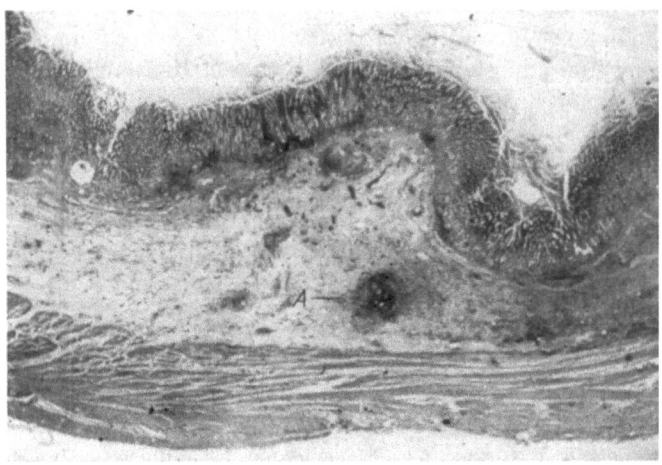

Abb. 19. Urämische Gastritis: Vermehrung des Oberflächenschleims, Ödem und entzündliche Infiltrate der Submucosa. *A* Fibrinoid verquollene Arteriole mit entzündlichem Infiltrat der Umgebung. Vergr. 8mal, HE

rung von Uratkristallen sind vor allem die „Urämide" zu erwähnen: Maculöse, später vesiculäre Hautrötungen, welche histologisch aus einer ödematös-hyper-

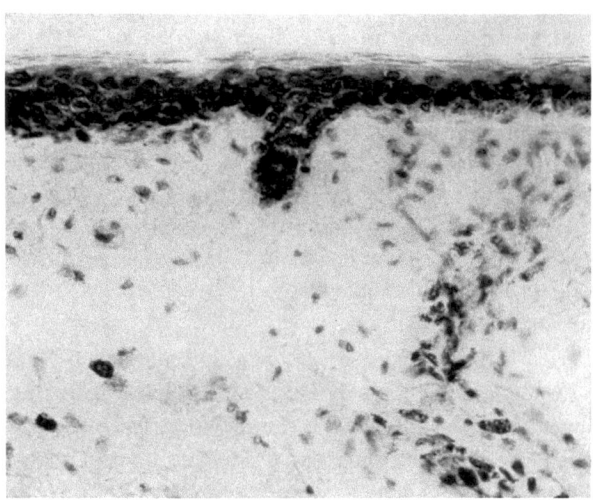

Abb. 20. Hautveränderung bei chronischer Urämie: Atrophie und Hyperpigmentierung der Epidermis, vermehrte Chromatophoren in der Cutis. 48jährige Frau mit chronischer interstitieller Nephritis. Vergr. 110mal, HE

ämischen unspezifischen Entzündung der oberen Cutis bestehen. Auch hierbei soll die Ausscheidung harnpflichtiger Substanzen die Ursache darstellen. Eine eigenartige Braunpigmentierung der Haut wird besonders bei chronischer Pyelonephri-

tis oder interstitieller Nephritis beobachtet (Abb. 20), wobei jedoch die distaltubuläre Insuffizienz und nicht das Globalversagen der Nieren wesentlich ist.

Die pathologisch-anatomischen Veränderungen des *Gehirns* sind im Vergleich
zu ihrer klinischen Bedeutung äußerst bescheiden[1]. Sicher auf die Urämie zurückgeführt werden können nur das Ödem, die Hirnschwellung sowie ganz selten
beobachtete meningeale Reizerscheinungen. Daneben werden oft disseminierte
Mikronekrosen der Körnerzellen gefunden, doch beruhen dieselben vielleicht auf
angiospastischen Vorgängen, welche nicht mit der Urämie, sondern mit der Hypertonie zusammenhängen (s. oben).

Die Veränderungen der *Lungen*[2] (Abb. 21) wurden vor allem wegen des charakteristischen röntgenologischen Befundes (radiär vom Hilus ausstrahlende zarte

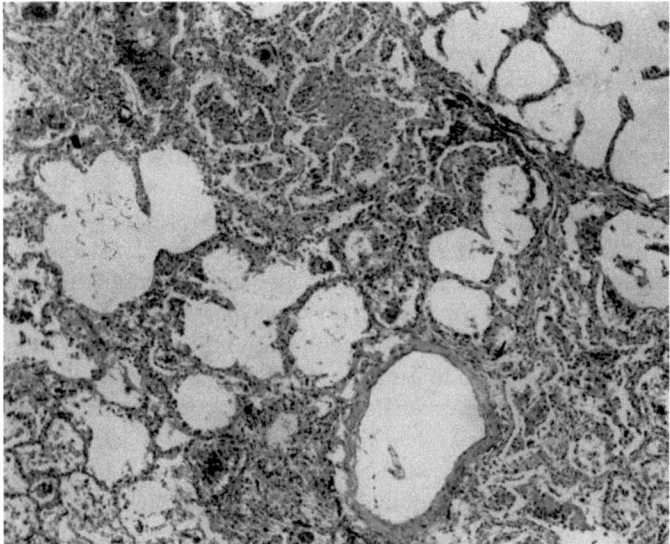

Abb. 21. Sog. urämische Pneumonie: Herdpneumonie mit Fibrinexsudation; Verbreiterung der Inter-
alveolarsepten durch chronische Stauung (rote Lungeninduration); kollaterales Emphysem. Vergr.
70mal, HE

oder wattige Verschattungen: Schmetterlingsbild) näher untersucht. Makroskopisch ist die Lunge milzartig und blau-rot. Die Veränderung beginnt histologisch als sero-albumino-hämorrhagische Exsudation praktisch ohne Zellbei-
mengung (SCHNEITER 1961). Dann folgt eine massive Desquamation von Alveolar-
epithel, welches PAS-positive Granula enthält. Diese Zellen verfetten später und
zerfallen. Ferner findet sich in den Alveolen reichlich Fibrin, was auf die Reduktion
der fibrinolytischen Fähigkeit der urämischen Lunge zufolge Aktivatorhemmung
zurückgeführt wird (MC LEOD 1962). In der Spätphase finden sich auch chronisch
entzündliche interstitielle Infiltrate.

Ursächlich spielen beim Zustandekommen dieser an sich unspezifischen Lungenveränderungen sicher mehrere Faktoren mit. So besteht bei Urämie sehr häufig
ein Linksversagen des Herzens und damit eine schwere Stauung im kleinen Kreislauf. Ferner tritt Wasserretention und damit Neigung zu Exsudation auf. Die

[1] Zusammenfassende Lit. BODECHTEL und ERBSLÖH 1958.
[2] Allg. Lit. SCHNEITER 1961.

hämorrhagische Komponente der Urämie spielt ebenfalls mit, und schließlich darf die urämische Schädigung der Capillaren durch Ausscheidung harnpflichtiger Substanzen in der Lunge nicht unterschätzt werden. Nach Behandlung mit Dialyse bessert sich das Lungenbild regelmäßig, auch ohne daß die Herzaktion günstig beeinflußt zu werden braucht (HENKIN et al. 1962). Es handelt sich somit um eine Pneumonie *bei* Urämie, während eine eigentliche urämische Pneumonie, also ein spezifisch urämisches Zustandsbild nicht gefunden wird (s. a. SARRE 1958, DE PASS 1956, ALWALL 1960). Die Verhältnisse sind ganz ähnlich wie bei der sog. urämischen Myocarditis. — Auch Trachea und Bronchien sowie die Nase zeigen nicht selten entzündliche Schleimhautveränderungen (DILLIER 1943). Wie weit sie auf der Ausscheidung harnpflichtiger Substanzen oder auf unspezifischen Infekten im Koma beruhen, läßt sich nicht sicher entscheiden. Dasselbe gilt von der Pflasterzellmetaplasie der Bronchien (SANDERUD 1956: 100% der Fälle mit renaler Urämie), welche aber in unserem Untersuchungsgut nur äußerst selten angetroffen wurde.

Veränderungen des *Pankreas* im Sinne einer Sekretretention und -eindickung wurden in 40% der Fälle mit Urämie festgestellt (BAGGENSTOSS 1948); diese kommen jedoch — was wir bestätigen können — auch bei nichturämischen Autopsiefällen besonders bei Magen-Darm-Affektionen vor (s. a. DOERR 1959).

Die entzündlich-urämisch bedingten Veränderungen der serösen Häute und des Magen-Darm-Kanals lassen auch an entsprechende Veränderungen der *Nieren* denken. Tatsächlich hat FAHR (1916) in arteriolosklerotischen Schrumpfnieren circumscripte Wucherungen des Kapselepithels und Schlingenveränderungen beschrieben und auf die Urämie zurückgeführt. Experimentelle Untersuchungen vermittels hochgradiger operativer Parenchymreduktion der Niere führten jedoch trotz Urämie zu keinen derartigen Veränderungen (BUSS 1927 Lit.), so daß die Fahrsche These fallen gelassen werden muß. Dies geschieht umso leichter, als die von ihm beschriebenen Umwandlungen der Glomerula auch auf der Basis einer lokalen Ischämie heute ohne weiteres erklärt werden können.

Die bei chronischer Urämie regelmäßig und bei akuter gelegentlich beobachtete *Anämie* (s. S. 36) ist klinisch meist normocytär und normochrom. Im Mark ist die Erythropoese gehemmt, meist auch die Thrombopoese und oft die Leukopoese (ANDRY 1951). Das Mark ist makroskopisch außerordentlich blaß. Die Milz zeigt als Hinweis auf die Hämolyse in vielen Fällen eine starke Hämosiderose.

Die *chemische Diagnose* ist an der Leiche ziemlich kompliziert[1]. Die postmortalen Blut-Rest-N-Werte sind jedenfalls unzuverlässig (HEBOLD und BURK-HARDT 1948). Noch unzuverlässiger ist die Nesslerprobe an der Magenschleimhaut (FOSSEL 1947), welche wir nur bei ganz frischem Autopsiegut gewissermaßen als Schirmbildmethode verwenden. Am meisten bewährt hat sich die Methode der chemischen Rest-N-Bestimmung im Herzmuskel selbst, welche noch 72 Std nach dem Tod zuverlässige Resultate ergeben soll (SCHOTT 1960, Methode). Dabei liegen die Normalwerte für den Rest-N zwischen 150 und 200 mg-%, für den Harnstoff zwischen 80 und 150 mg-%. Der Nachweis von Tripelphosphatkristallen im Rachenschleim (WEGELIN 1941, RIVA 1943) ist an sich ziemlich zuverlässig, jedoch sind die Resultate nach unserer Erfahrung selten positiv.

---

[1] Allg. Lit. RIVA 1943, SCHOTT 1960.

Schließlich kann der Harnstoff im Gewebe mit Hilfe der Xanthydrolreaktion (OESTREICHER 1925) als Dixanthyl-Harnstoffkristalle nachgewiesen werden (Hirn, Lunge, Haut, Darm usw.). Die Methode ist jedoch sehr stark von der Qualität des Xanthydrols abhängig, auch werden Kristalle nur in den ganz oberflächlichen Schichten erkennbar (Abb. 22). Für die Schnellorientierung ist auch die Xanthydrolreaktion an serösen Häuten und Liquor spinalis verwendbar (RIVA 1943).

Allen diesen Methoden, mit Ausnahme vielleicht von derjenigen von SCHOTT (1960), haftet der große Nachteil der Mitbestimmung agonal oder postmortal entstandener Abbauprodukte an (WUHRMANN 1937). Ihr positiver Ausfall kann somit

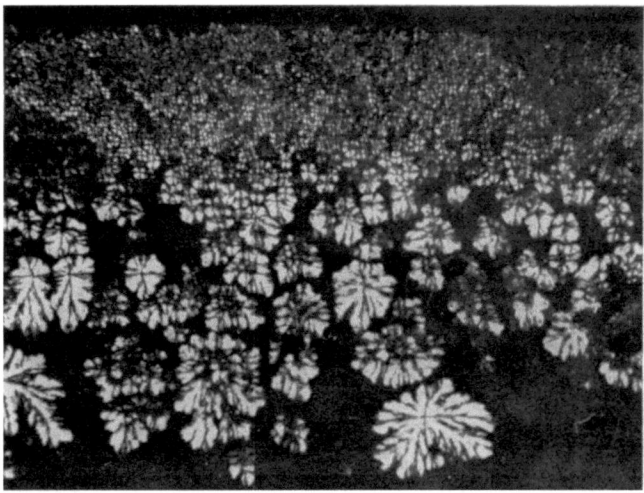

Abb. 22. Hirnrinde bei schwerer Urämie, Xanthydrolreaktion: Doppelbrechende Xanthydrolkristalle. 36jähriger Mann mit glomerulonephritischer Schrumpfniere

wohl als unterstützendes Argument bei der postmortalen Urämiediagnose mithelfen, als absolutes Beweismittel fallen sie jedoch — wieder mit der genannten Ausnahme — außer Betracht.

III. Ursache der Azotämie und der Urämie

In erster Linie sind es naturgemäß Nieren- und Harnwegsveränderungen, welche zur Entwicklung des Vollbildes der Urämie Anlaß geben (s. Zusammenstellung BARNES et al. 1951). Werden jedoch auch Fälle mit Rest-N-Werten zwischen 50 und 120 mg-% in die Betrachtung einbezogen, so verschiebt sich der quantitative Aspekt sehr stark auf die Seite der extrarenalen Störungen; da diese letzteren auch bei der primären Niereninsuffizienz als komplizierender Teilfaktor häufig mitspielen, sollen sie vor den primären Ursachen besprochen werden.

a) Die primär extrarenalen Formen der Azotämie [1]

Neben anderen Autoren hat vor allem NONNENBRUCH (1939) auf die nicht selten festzustellende Diskrepanz zwischen angeblich negativem pathologisch-anatomischem Nierenbefund und ausgesprochener Azotämie hingewiesen. Wenn

[1] Lit. NONNENBRUCH 1939, 1949, HEINTZ 1955, SARRE 1959, HAMBURGER et al. 1962, FISHBERG 1939, BAUR 1954, REUBI 1960.

wir auch heute einen Großteil der von NONNENBRUCH als belanglos bezeichneten Nierenveränderungen anders werten (interstitielle Nephritis, nephrotoxische Veränderungen usw.) und aus dem extrarenalen Nierensyndrom ausscheiden, so hat sich doch die Grundkonzeption NONNENBRUCHs als äußerst befruchtend erwiesen. Gerade die große Gruppe von nierengesunden Patienten mit starker agonaler Rest-N-Steigerung ist nur durch Annahme einer primär extrarenalen Störung zu erklären. Bei langem Verlauf stellen sich allerdings dabei häufig Nierenfunktionsstörungen und schließlich auch morphologische Veränderungen ein, welche jedoch

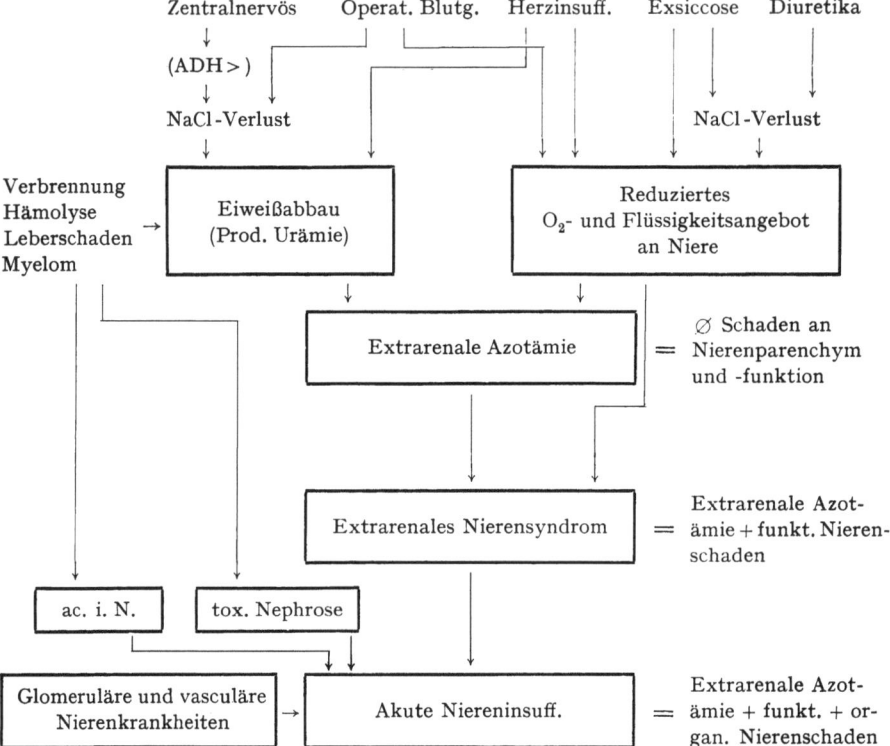

Abb. 23. Pathogenese von Azotämie, extrarenalem Nierensyndrom und akuter Niereninsuffizienz

sekundärer Natur sind (s. a. SARRE 1958). Die Entwicklung des Vollbildes einer klinischen und pathologisch-anatomischen Urämie bei völlig unveränderten Nieren haben wir jedenfalls noch nie beobachten können.

Das in Abb. 23 wiedergegebene Schema entspricht nur den großen Zügen unseres Wissens und ist daher unvollständig. Es ermöglicht jedoch die Erklärung der Azotämie in Autopsiefällen mit fehlender oder minimaler Nierenläsion. Nach dem Vorschlag von HEINTZ (1955) wird dabei zwischen der extrarenalen Azotämie mit relativ geringfügiger Kreatininerhöhung (z. B. bei Magen-Darmblutung), bei welcher weder funktionelle noch morphologische Nierenveränderungen bestehen und dem extrarenalen Nierensyndrom (funktionelle Nierenstörungen sind vorhanden, morphologisch ist die Niere unverändert) unterschieden. Die Abtrennung dieser beiden Bilder von der renalen Azotämie ist wegen des relativ günstigen

Verlaufs der erstgenannten wichtig (EPSTEIN 1956). Die Bedeutung der extrarenalen Produktionsazotämie (endogener Eiweißstoffwechsel) wurde in letzter Zeit
auch bei der primär renalen Insuffizienz erkannt. Um diesen Faktor auf ein
Minimum herabzudrücken, wird die Infusionstherapie mit hochkonzentrierter
Zuckerlösung angewandt (CHALMER und FAWNS 1955, SHAW 1959 Lit.). Dabei
treten jedoch einerseits in der katheterisierten Vena femoralis sowie an der Spitze
des Cavakatheters gelegentlich Thromben auf (CHAMBERS und SMITH 1957). Wir
haben in zwei Fällen eine von hier ausgehende Sepsis mit Endocarditis ulcerosa
gesehen. Ferner ist die massive Zuckerspeicherung in den Nieren dieser Fälle
gelegentlich doch bedeutungsvoll (s. S. 267). —

Neben der extrarenalen Azotämie und dem extrarenalen Nierensyndrom muß
noch eine dritte Form oder Entwicklungsphase des primär nichtrenalen Schlacken-
anstiegs im Blut erwähnt werden, die wir in Anlehnung an SARRE (1959) am besten
als Folge von sekundären Nierenschäden zusammenfassen (s. oben).

b) Das sog. hepato-renale Syndrom [1]

Klinisch wird Azotämie mit und ohne Niereninsuffizienz bei schweren akuten
Lebererkrankungen (besonders Leberdystrophie) auffällig häufig beobachtet. Die
Franzosen sprechen von einer „hépato-nèphrite", obschon entzündliche Veränderungen der Nieren nur bei einem Teil der Fälle beobachtet werden (Lit. CHRISTIAENS
et al. 1953). Es handelt sich somit um einen ausgesprochen klinischen Begriff,
dessen Zweckmäßigkeit heute mehr und mehr in Frage gezogen wird (MARTINI
1962). Anatomisch findet sich neben der ikterischen Nephrose, welche an sich
keine wesentliche Funktionsstörung bedingt, bei einer ersten Untergruppe eine
seröse interstitielle Nephritis. Das klassische Beispiel für diese Untergruppe stellt
der Icterus infectiosus Weil (Leptospirosis icterohaemorrhagica) dar. Die Niereninsuffizienz ist jedoch in diesem Fall durch die morphologische Nierenveränderung
ohne weiteres zu erklären, da analoge interstitielle Nierenveränderungen auch ohne
jegliche Leberbeteiligung zur tödlichen Anurie führen können (s. S. 295). Ein
gewisser Kombinationseffekt (Nierenschaden + extrarenaler Faktor) muß jedoch
im Hinblick auf die weiter unten angeführten Argumente unbedingt anerkannt
werden. Sehr oft bedingt jedoch nicht die Urämie, sondern eine Leberinsuffizienz
oder der Infekt den Tod des Patienten (FUNCK-BRENTANO et al. 1963), wie das
auch ganz allgemein bei der akuten Anurie der Fall ist (MERRILL 1963).

Bei der zweiten Gruppe sprechen wir von *Succedan- oder Kettenreaktions-
Schädigung der Niere:* Eine primäre Leberläsion führt sekundär zufolge Cholämie,
fehlender Entgiftung des Stoffwechsels, Gewebszerfallprodukten, Kreislaufkollaps
usw. zu morphologischen oder funktionellen Nierenveränderungen. So waren zur
Zeit der Tanninbehandlung der Verbrennungen, welche Methode zu schweren
Leberschäden führte, die Verbrennungsurämien viel häufiger und vor allem therapeutisch unbeeinflußbarer als vor und nach dieser Therapieperiode. Als Allein-
faktor genügt diese Art der Nierenbeeinträchtigung nur ganz ausnahmsweise zur
Erzeugung einer tödlichen Urämie. Jedoch wirkt sich der Kreislaufkollaps bei
schwerem akutem Leberschaden auf eine ikterische Nephrose viel deletärer aus,
als dies bei einer Normalniere der Fall wäre (FAJERS 1956, DÉROT et al. 1953,

---

[1] Lit. NONNENBRUCH 1939, 1949, BENDA et al. 1954, SARRE 1959, MARTINI 1962.

LASSEN und THOMSEN 1958, LUDWIG und HIRSCH 1962). Möglicherweise besteht
dabei eine Nierenischämie auf der Basis einer Vermehrung vasopressorischer Stoffe
im Blut zufolge ungenügenden Abbaues in der insuffizienten Leber (CROSEN und
MORE 1955, CROSEN et al. 1955), oder es wird der in der Leber nachgewiesene vaso-
dilatatorische Stoff (VDM: SHORR et al. 1951) in geringerer Menge gebildet, so daß
die pressorischen Stoffe überwiegen.

Bei einer dritten Gruppe handelt es sich um eine *hepatogene extrarenale Azotämie*
(Produktionsazotämie). Ursächlich sind hepatogene Zerfallsprodukte zur Erklärung der Azotämie herangezogen worden (DOHMEN 1942). Die bei diesen Fällen
auch in den anderen Organen beobachteten degenerativen Veränderungen (z. B.
Myokardose) lassen auch extrahepatisch entstandene Abbauprodukte in Erwägung
ziehen. Diese Produktionsurämie spielt als Zusatzfaktor bei den oben genannten
Gruppen ebenfalls mit. Ihr grundsätzliches Vorkommen bei primär nichthepato-
genen Schäden konnte am Beispiel der Verbrennungsazotämie eindeutig festgelegt
werden (WALKER 1946). Selbstverständlich führt auch die ungenügende Desami-
nierung in der Leber zu Azotämie (POPPER und SCHAFFNER 1957). Eine gewisse
Succedan-Schädigung kann jedoch auch in diesen Fällen nicht ausgeschlossen
werden, denn die tubuläre Rückresorption von Stickstoffsubstanzen scheint bei der
ikterischen Nephrose verstärkt zu sein (MEYER et al. 1961). — Daß bei der extrarenalen Azotämie ganz allgemein die Störungen der Wasser- und Salzregulation
neben Produktionsurämie und Kollapswirkungen von großer Bedeutung sind,
wurde schon betont (Lit. MALM 1952). (Anurie nach Cholecystographie s. S. 205).

c) Die akute Anurie[1]

Das plötzliche mehr oder weniger vollständige Versagen der Harnbildung ist
ein funktionelles Ereignis, für welches autoptisch nach der Ansicht zahlreicher
Autoren sehr oft kein anatomisches Substrat gefunden wird. Dies stimmt sicher
für einen Teil der Fälle unter der Voraussetzung, daß die übrigen Autopsiebefunde
vernachlässigt werden. Wir kennen jedoch heute eine große Zahl primär extrarenaler Erkrankungen, welche zu einer Einschränkung der Nierenfunktion führen
ohne schwere Nierenläsionen zu erzeugen. Mit den Fortschritten der histologischen
Forschung können jedoch auch in diesen Fällen immer mehr eindeutige anatomische Veränderungen der Nieren erfaßt werden (z. B. vacuoläre Tubulusdegeneration bei Hypokaliämie, s. S. 195), welche früher als belanglos beiseite geschoben
wurden. Die große Schwierigkeit bei der pathogenetischen Analyse und Synthese
des einzelnen Sektionsfalles liegt in der Vielfalt der beteiligten Faktoren be-
gründet, über deren quantitative Wertung der Obduzent nur in engster Zusammenarbeit mit dem Kliniker einigermaßen Aufschluß geben kann. — Die Mortalität
beträgt auch in besten Händen noch um 50% (BALSLØV und JØRGENSEN 1963,
PATNI 1964), wobei jedoch häufig die Grundkrankheit und nicht mehr die Anurie
den Ausschlag gibt.

1. Pathogenese der Anurie

Als Ursache für die akute Anurie kommen grundsätzlich fünf Faktoren in
Betracht (s. Abb. 24):

---

[1] Allg. Lit. ZOLLINGER 1952, FUNCK-BRENTANO 1953, BRUN 1954, WAKIM 1954, 1958,
LOSSE und MOHR 1958, HAMBURGER et al. 1962.

1. Kreislaufstörungen: Absinken des Filtrationsdruckes, tubuläre Anoxie.

2. Toxische Tubulusnephrose.

3. Entzündliche glomeruläre oder interstitielle Nierenveränderungen.

4. Störungen des Wasser-Salzstoffwechsels, insbesondere hochgradige Verminderung der Wasseraufnahme, starker Verlust durch Wasserabgabe in Magen und Darm, Wasserretention in den Geweben.

5. Verlegung der Harnwege.

Es besteht im allgemeinen Einigkeit unter den Autoren, daß jeder einzelne dieser Faktoren im Extremfall eine akute Anurie hervorrufen kann. Im Folgenden sollen die sich vielfach überschneidenden Ursachengruppen kurz besprochen und die Wichtigkeit der pathogenetischen Faktoren abgewogen werden. Die Erörterung der eigentlichen Pathogenese der intrarenalen Störung bleibt dem nächsten Kapitel überlassen.

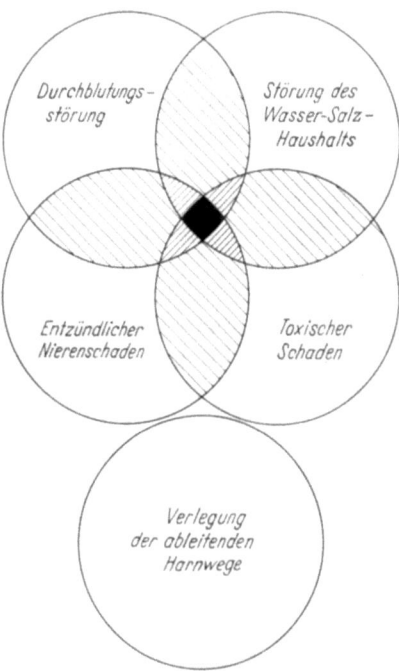

Abb. 24. Schematische Darstellung der sich zum größten Teil überschneidenden Ursachengruppen der akuten Anurie

1. *Kreislaufstörungen* der Niere reduzieren den Filtrationsdruck (Filtrationsanurie) und können auch zu tubulären Schäden führen. Als Ursache einer Durchblutungsreduktion der Niere kommt in erster Linie der traumatisch oder bakteriell bedingte Schock in Betracht (s. S. 155), ferner sehen wir bei schweren Herzinfarkten gelegentlich ein völliges Versiegen der Harnbildung, ebenso nach thrombotischen oder embolischen usw. Verschlüssen der Nierenarterien. Auch bei akuter Pancreatitis kann es zu schwerstem Kreislaufkollaps und relativ häufig zur Anurie kommen (BEISEL et al. 1959; s. S. 47). Gelegentlich wird auch vermutet, die besonders bei Hämolyse auftretende allgemeine Anoxie des Körpers führe direkt zu einem Nierenschaden, wie z. B. bei der Kupfersulfatvergiftung (SANGHRI et al. 1957), jedoch erreicht diese Form der Anoxie in der Regel keine derartigen Ausmaße, daß diese These ernsthaft in Betracht gezogen werden müßte, höchstens als Teilfaktor ist sie zu berücksichtigen.

Ob allerdings ein schwerer Schock bzw. Kreislaufkollaps imstande ist, rein anoxisch derartig schwere tubuläre Schäden zu erzeugen, daß eine Daueranurie entsteht, ist unseres Erachtens sehr fraglich; die Mehrzahl der Autoren bejaht diese Möglichkeit allerdings (s. S. 155).

2. Die *akute toxische Nephrose* wird in den meisten Fällen von einer akut einsetzenden Anurie begleitet (s. S. 198). Praktisch in jedem Fall entwickelt sich im Verlauf der ersten Stunden der Intoxikation aber auch ein schwerer Kreislaufkollaps, ferner werden oft Durchfälle und Erbrechen vermerkt (Sublimat), so daß auch in diesen Fällen eine Kombinationswirkung zum vornherein zu erwarten ist

(s. a. GROLLMANN 1954, KRIZ 1962). Umgekehrt werden tubuläre Schäden bei
schwerem Wasserverlust, insbesondere bei Erbrechen, dann bei Leberschäden
sowie auch bei Entzündungen regelmäßig angetroffen. Die akute Schwellung des
Tubulusepithels soll dabei zur akuten Durchblutungsstörung führen (KRIZ 1962).
Auch die toxische Nephrose muß deshalb als Zusatzfaktor bei den meisten Fällen
von akuter Anurie ernstlich in Betracht gezogen werden. (Betr. Chronologie und
Fermentbild der Tubuli s. S. 141; SCHOENEMANN und BIENENGRÄBER 1962.)

3. *Entzündliche Nierenveränderungen* können sowohl, wenn sie die Glomerula
erfassen, als auch bei interstitieller Ausbreitung (interstitielle Nephritis, Pyelonephritis) sehr häufig zu Anurie führen. Bei den glomerulären Veränderungen ist
sehr wahrscheinlich der reduzierte Blutdurchfluß durch die verquollenen Schlingen
der Glomerula entscheidend und nicht die Schlingenverdickung, welche der Filtration entgegenwirken soll (weiteres s. unten).

4. Auf die Bedeutung der *Störung des Wasser- und Salzhaushaltes* wurde schon
auf S. 42 eingegangen. Die Niere als flüssigkeitsregulierendes Organ schränkt die
Harnbildung bei Flüssigkeitsmangel im Blut automatisch ein. Bei schweren und
schwersten Exsiccosen sowie bei Wasserretention in den Geweben gesellt sich noch
ein allgemeiner Kreislaufkollaps mit seinen oben besprochenen Folgen dazu.
Schließlich werden besonders bei Salzverlusten durch Erbrechen usw. schwere
tubuläre Schäden beobachtet. Nach unserem heutigen Wissen spielt diese Faktoren-
gruppe (Wasser- und Salzhaushalt) beim Zustandekommen sowie vor allem bei der
Kontinuität der Anurie sehr häufig eine bedeutsame Rolle, indem sie zusätzlich zur
auslösenden Noxe hinzutritt.

2. Die renale Pathogenese der Anurie [1]

Wenn von den eindeutigen und problemlosen organischen Erkrankungen der
Nieren (glomeruläre oder vasculäre Entzündung, Thrombose, Embolie) sowie den
postrenalen Abflußstörungen usw. abgesehen wird, so verbleibt eine sehr hetero-
gene Gruppe von Erkrankungen, bei welcher zur Erklärung der plötzlichen Niereninsuffizienz zu Theorien gegriffen werden muß. Wir beschränken uns im Folgenden
auf eine kurze Zusammenfassung des heutigen Wissens und verweisen auf die
entsprechenden Kapitel: Kreislaufstörungen, Chromoproteinniere, Tubulonephrose usw.

Zur Erklärung der renal bedingten Anurie wird vielfach auf die These von
DUNN et al. (1924) sowie auf die bekannten Froschversuche von RICHARDS (1929)
zurückgegriffen und eine *totale unselektive Rückresorption des Urins* angenommen.
Diese These basiert auf der Annahme einer erhaltenen glomerulären Filtration,
einer erhöhten Tubulusdurchlässigkeit und einer sehr guten peritubulären Capillar-
strömung. Die Histologie der Niere bei Schock sowie die funktionellen Untersuchungen — insbesondere mit Hilfe der Clearancemethoden (s. BRUN 1954) —
bieten jedoch keine realen Unterlagen für eine solche Annahme (s. a. GROLLMANN
1954).

Auf etwas festeren Füßen steht die Theorie der *Versickerung des Glomerulumfiltrates* durch die geschädigten Tubuli, deren Zellen herdförmig aus dem Epithel-

---

[1] Allg. Lit. GEISTHÖVL und KIRCHLOFF 1950, FUNCK-BRENTANO 1953, ZOLLINGER 1952,
BRUN 1954, ROTTER et al. 1962.

verband gelöst sind (DUNN et al. 1941, OLIVER et al. 1951, Lit. ZOLLINGER 1952, DÉROT und ROUDIER 1962). Tatsächlich sind ja die Tubuli bei Schock, Hämolyse usw. funktionell und morphologisch geschädigt und andererseits zeigen solche Nieren häufig ein interstitielles Ödem. Eigenartig ist jedoch die Tatsache, daß gerade bei der schwersten Tubulusläsion, der Sublimatniere, ein solches Ödem oft fehlt und andererseits schwere ödematöse Nierenveränderungen bekannt sind (s. S. 198 ff.), bei welchen die Tubuli sehr gut erhalten sind. Auch für diese Theorie steht der experimentelle Beweis noch aus. Er müßte nämlich eine normale Blutzufuhr durch die Arteria renalis und einen fast ebenso großen venösen Blutabfluß belegen (s. a. HOMER SMITH 1951).

Eine weitere These erblickt in der *Verstopfung der Tubuli durch Cylinder* (PONFICK 1875, Lit. ZOLLINGER 1952, NOLTENIUS 1962, PARRY et al. 1963) die Ursache oder mindestens einen wichtigen Teilfaktor beim Zustandekommen der Anurie in Fällen von Hämolyse, Myolyse und selbst bei Ikterus. Die Erfahrung zeigt jedoch, daß bei Wiederingangkommen der Diurese die vis a tergo des Glomerulumfiltrates die Cylinder mit Leichtigkeit ausschwemmt (vgl. MENEFEE et al. 1964). Der Spezialfall der Plasmocytomniere mit ihren von Fremdkörpergranulomen umhüllten, abnorm kompakten Cylindern sowie die Nephrocalcinose, welche beide mit sekundärer Nephrohydrose einhergehen können, sind wohl kaum als Beweis für die Verstopfungstheorie heranzuziehen. Ferner spricht das Auftreten einer Anurie in vielen Fällen auch ohne eine wesentliche Cylinderansammlung ganz gegen diese These, die heute wohl nur noch historischen Wert hat.

Die schon im vorhergehenden Kapitel angeschnittene Theorie der *hämodynamischen Schädigung* hat heute größte Bedeutung erlangt (Schockniere, s. S. 155). Insbesondere wurde die ungenügende Filtrationsleistung als Ursache einer akuten Anurie experimentell und empirisch eindeutig bewiesen (ZOLLINGER 1952, REUBI 1954, BRUN 1954, SARRE 1958). Auf einer Dauerischämie der Niere beruht die Anurie besonders nach schwerstem Blut-, bzw. Flüssigkeitsverlust (Lit. VAN SLYKE 1954), bei Dauerschock, z. B. bei Pancreatitis (BEISEL et al. 1959, MCKNIGHT 1955) und nach sehr massiver Therapie mit blutdrucksenkenden Medikamenten (CARTER und PAYNE 1956). Bei Hämolysen, Myolyse, Tetrachlorkohlenstoffvergiftung usw. sowie bei Reduktion des Blutvolumens wird die Anurie durch die vasospastische Nierenischämie eingeleitet (Anurie I), geht jedoch nach kurzer Zeit in eine vermutlich nicht hämodynamisch bedingte Anurie II über (s. S. 415). Die hämodynamische Störung beruht dabei auf einer Ischämie durch Vasospasmus, wodurch die Nierendurchblutung absinkt (bis auf 2,1%: SIROTA 1949, auf 20 bis 40%: MERRILL 1962, WALKER et al. 1963).

Die Folge davon ist ein entsprechendes Absinken des Filtrationsdruckes sowie eine Anoxie des Organs (Lit. VAN SLYKE 1954).

Während der Vasospasmus eine akute Anurie ohne weiteres, nicht aber ihr Andauern erklärt, ist ein zweiter Faktor, die anoxische Tubulusläsion, umstritten, denn schwere, rein schockbedingte tubuläre Läsionen sind äußerst selten. Versuche mit temporärer Tourniquet-Anlegung an einer Extremität beweisen diesbezüglich keineswegs das Gegenteil, da diese Methode einen äußerst komplexen Vorgang auslöst, in welchem der Schock nur ein Faktor unter vielen ist (Lit. BRUN 1954; s. a. S. 155 und S. 405).

Als Sonderfall der hämodynamischen Schädigung kann die *neurale Genese* der Anurie angeführt werden, wozu wir auch den sog. renorenalen Reflex oder die reflektorische Anurie (UEBELHÖR 1936) zählen. In der Regel sind jedoch diese rein renal bedingten Anurien von ganz kurzer Dauer (SPRINGORUM 1938, TRACY 1950, KUHLGATZ 1953, WAKIM 1958). Experimentell gelang es nicht, durch anhaltende Stimulation der Nierennerven eine Daueranurie zu erzeugen (BLOCK et al. 1952, SARRE und MOENCH 1951). Auch die im allgemeinen völlig negativen Erfolge der Splanchnicus-Anästhesie deuten in diese Richtung.

Eine letzte Gruppe von Autoren betrachtet die *intrarenale Druckzunahme* im Sinne eines Nierenglaukoms als entscheidende Teilursache vieler — aber lange nicht aller — Fälle von akuter Anurie (Lit. ZOLLINGER 1951, 1952, 1956, SARRE 1955, PARRY et al. 1963, MERRILL 1962, 1963). Das bei akuter Niereninsuffizienz autoptisch und bioptisch (s. z. B. BRUN et al. 1956) oft gefundene entzündliche Ödem der Nieren ist als Ursache der intrarenalen Druckzunahme anzusprechen (ZOLLINGER 1945, 1952, 1956, MELNICK 1947, FUNCK-BRENTANO 1953, LEVITT 1959 u. a.). Das Ödem soll nach dieser Auffassung in der zweiten Phase der Anurie die interstitiellen Gefäße und vielleicht auch die Tubuli (REUBI 1955) dermaßen komprimieren, daß der notwendige Filtrationsdruck und der Durchströmungs-druck nicht mehr erreicht werden. VOLHARD (1931) führt dazu an: „Es kann auch allein durch eine interstitielle Entzündung und entzündliche ödematöse Anschwel-lung der Niere eine Anurie bedingt werden." So zeigen die Patienten mit akuter Anurie bei Chromoproteinurie, akuter interstitieller Nephritis usw. eine deutliche und oft sehr hochgradige Schwellung der Niere und ungefähr parallel zum Schwel-lungsablauf kann auch eine temporäre Hypertonie festgestellt werden (Abb. 349, S. 407; ZOLLINGER 1952, 1956). Besonders die letztere Beobachtung paßt sehr gut zur Annahme einer Drosselung der Nierendurchblutung, da auch nach Erzeugung eines künstlichen Nierenödems bei der Leichenniere der zur Durchströmung des Gefäßsystems notwendige Druck stark ansteigt (ZOLLINGER 1956). Experimentell konnte bei starker Nierenschwellung eine deutliche Durchblutungsbehinderung effektiv gemessen werden (WINTON 1951, 1959). Ebenfalls durch direkte Messung konnte die Höhe des intrarenalen interstitiellen Druckes mit rund 25 mm Hg bestimmt werden (SWANN und Mitarb. 1950, 1951, 1952, 1953, 1956), was durch die späteren Untersuchungen (WIRZ 1955, 1956, REUBI 1956) grundsätz-lich bestätigt wurde (s. jedoch MUNCK 1958). Bei der Erzeugung dieses interstitiel-len Druckes scheint die Nierenlymphe eine wesentliche Rolle zu spielen (SWANN et al. 1956). So wurde experimentell gezeigt (KAISERLING und SOOSTMEYER 1939), daß beim Kaninchen die Ligatur der Hiluslymphgefäße einer Niere zu einer ausge-sprochenen Poly- und Hyposthenurie dieser Seite führt, d. h. daß die Lymphgefäße bei der Rückresorption der Niere eine wesentliche Rolle spielen. Diese Funktion wird durch die entzündlichen Infiltrate und das interstitielle Ödem eindeutig be-einträchtigt, wie dies auch bei akutem Harnödem nach Ureterligatur experimentell dargetan werden konnte (KATZ und GARBACH 1958). Die Behinderung des Lymph-abflusses durch die entzündliche Infiltration stellt ihrerseits einen unterstützenden Faktor bei der Entwicklung des interstitiellen Ödems dar. Bei Lymphgefäßstauung kann das interstitielle Ödem so schwer werden, daß es auch zur Gefäßkompression und damit zu Hypertonie kommt (DE FELICE 1949). Umgekehrt ergibt die Kanü-lierung der Nierenkapsel-Lymphgefäße bei der akuten Urannephrose mit Anurie einen 15fach verstärkten Lymphabfluß (LE BRIE und MEYERSON 1960). Über die Bedeutung des interstitiellen Druckes sind sich allerdings die Autoren nicht einig; von vielen wird dieser Druck als unbedeutend angesprochen (DE WARDENER 1955, BRUN et al. 1956, REUBI 1956, 1960, SARRE 1959, 1960).

An der Nierenvergrößerung und an der wesentlichen Verbreiterung des Interstitium durch ein interstitielles entzündliches Ödem kann nicht gezweifelt werden. Nun kommt aber die Feststellung dazu, daß die fibröse, unelastische Nierenkapsel des Menschen der Ausdehnung der akuten Schwellung der Niere einen entscheidenden Widerstand entgegensetzt, wodurch erst eine gefährliche Druckzunahme im Innern des Organes entsteht. Wird beim Kleintier, z. B. der Ratte, die hier sehr zarte Nierenkapsel durch eine starre Plastikkapsel ersetzt, so kommt es bei akuter Hämolyse zur Anurie, was sonst nicht der Fall ist (ZOLLINGER 1951). Ferner wird der interstitiell gemessene Druck der Niere bei fester Umhüllung [Cellophan-Nephritis: SWANN et al. (1953), GOTTSCHALK (1950, 1960)] mit 30 mm statt 25 gemessen. Erfolgt die Nierenschwellung ganz langsam, wie z. B. bei leukämischen Infiltraten, so kann sich die fibröse Kapsel enorm anpassen, ohne eine merkbare Steigerung des intrarenalen Druckes hervorzurufen (s. Abb. 621). Immerhin wurde bei einem Patienten mit lymphosarcomatöser Umhüllung der Nieren nach jeder Bluttransfusion eine vorübergehende deutliche Hypertonie festgestellt (DE GOWIN 1945). Schließlich weisen auch die zahlreichen im Schrifttum mitgeteilten Beobachtungen von akutem Einsetzen der Harnbildung nach Dekapsulation bei akuter Anurie in Richtung des sog. Nierenglaukoms. Dabei sind besonders die einseitig operierten Fälle mit Beschränkung der Harnflut auf diese Seite aufschlußreich (Lit. ZOLLINGER 1952, HEIM 1954, HEUSSER 1956, NICOLICH und GERMINALE 1957, SUNDAL 1954, PETERS 1945, REID und PENFOLD 1946, ABESHOUSE 1954 Lit. u. a.). Bei einseitiger Nierendekapsulierung bei Anurie funktioniert die kontralaterale Niere oft noch während Tagen bis Monaten nicht (MUSCHAT et al. 1939, REIF und BRAMLEY 1943, KLEIMAN 1947); in der dekapsulierten Niere bleibt einzig die Hyposthenurie noch wochenlang bestehen. Auch die Fälle von akuter Pseudohydronephrose (perirenale Hydronephrose; s. S. 716) mit Anurie der betreffenden Seite und plötzlichem Einsetzen der Harnflut nach Spaltung des komprimierenden Seroms (HOFMANN 1959) zeigen deutlich, daß der kompressive Faktor — sei er nun exogener oder endogener Natur — nicht unterschätzt werden darf.

Eine derartige Durchblutungsdrosselung erklärt, wenn sie lange anhält, auch die erwähnten tubulären Läsionen besser als die Annahme eines relativ kurzdauernden Vasospasmus. Vermutlich spielt bei der Genese dieser Tubulonephrose auch die Diffusions- und damit die Ernährungsverschlechterung durch die ödematöse Verbreiterung des Interstitium eine wesentliche Rolle (Vergrößerung der Distanz zwischen Capillaren und Tubuli, Zwischenschaltung von Eiweißmassen; s. a. FUCHS und POPPER 1938, GROLLMAN 1954). Schließlich kann auch die ausgesprochene Polyurie in der Restitutionsphase durch die Annahme einer intrarenalen Druckzunahme teilweise erklärt werden, da die für die Rückresorption des Wassers bedeutsamen Nieren-Lymphgefäße durch das Ödem komprimiert werden (FUCHS u. POPPER 1938, KAISERLING und SOOSTMEYER 1939). Dazu tritt ferner eine ADH-Resistenz sowie eine Schädigung der Na-Pumpe bedingt durch die tubuläre Schädigung.

Zusammenfassend muß jedenfalls festgehalten werden, daß keine der Theorien imstande ist, oder überhaupt sein könnte, sämtliche Formen der akuten Anurie zu erklären. Der Vorgang, welcher zu akuter Niereninsuffizienz führt, ist vermutlich äußerst komplexer Natur, so daß sich die verschiedenen Faktoren meist überschneiden (GROLLMAN 1954, PEZOLD und KESSEL 1960, JUTZLER 1962, ZOLLINGER 1962 u. a.). Dies erklärt, warum die pathogenetische Abklärung im Einzelfall äußerst schwer, ja gelegentlich unmöglich sein kann.

IV. Die Polyurie[1]

Vermehrte Harnausscheidung beruht entweder auf Wasserdiurese oder auf osmotischer Diurese. Im ersteren Fall wird ein bluthypotoner Urin ausgeschieden, da die Wasserrückresorption zufolge Fehlen oder reduzierter Sekretion von Adiuretin (Diabetes insipidus) oder von ungenügendem Ansprechen der Tubuli (s. S. 101) reduziert ist. Bei der sog. osmotischen Diurese (z. B. beim Diabetes mellitus) könnte man an eine Adaptation der Nierenfunktion an die Notwendigkeit zur vermehrten Ausscheidung gelöster, im Blut zirkulierender Stoffe denken.

Im späteren Kompensationsstadium von chronischen Nierenerkrankungen sowie vor allem in der Erholungsphase nach akuter Anurie wird eine Polyurie als Folge der Überlastung der noch funktionierenden Nephrone, bzw. als Folge der Rückresorptionsinsuffizienz nach diffuser Schädigung angetroffen. Dabei wird ein fast reines Glomerulumfiltrat ausgeschieden, so daß auf eine totale tubuläre Insuffizienz geschlossen werden kann. Da auch fast keine Flüssigkeit rückresorbiert wird, kann der Harn im Extremfall dem totalen Glomerulumfiltrat entsprechen, welches dann 3 bis 8 Liter, statt 150 bis 200 Liter/Tag beträgt. Eine solche Polyurie entspricht somit einer hochgradigen Oligofiltration und es ist deshalb nicht erstaunlich, daß viele Patienten noch in der polyurischen Phase nach akuter Anurie ein zweites Ansteigen der harnpflichtigen Blutsubstanzen und ein Weiterschreiten der Urämie zeigen (ZOLLINGER 1952). Bei diesen Zuständen wird regelmäßig ein interstitielles Ödem und eine schwere Abflachung des Hauptstückepithels gefunden, so daß an enge Zusammenhänge zwischen diesen Befunden und der Polyurie gedacht wird (NOLTENIUS 1962). Möglicherweise liegt auch eine Kompression des Basallabyrinthes in den dicken Abschnitten der Henleschen Schleifen vor, was zu ungenügender Wasserabgabemöglichkeit an Capillaren und Interstitium führt (RUSKA et al. 1957, vgl. S. 30).

Anhang: Die Nierenpunktion[2]

Die Nadelpunktion der Niere hat sich in den letzten $1^1/_2$ Jahrzehnten als außerordentlich fruchtbringende diagnostische und wissenschaftliche Methode fest eingebürgert (Lit. s. BRUN und RAASCHOU 1958, MOSER 1960, SCHMUZIGER 1960, LITMAN et al. 1961, KOLLWITZ 1962). Sie eignet sich auch hervorragend zur Gewinnung von lebensfrischem Material zur elektronenmikroskopischen Untersuchung (FARQUHAR et al. 1957, KINOSHITA et al. 1957, BRUN und RAASCHOU 1958, FOLLI und ONIDA 1959 Lit., PUTOIS 1959 Lit., JAHNECKE et al. 1962 Lit. u. a.).

Als Kontraindikationen gelten: Hämorrhagische Diathese, starke Rest-N-Steigerung (SCHMUZIGER 1960; s. dagegen SCHREINER und BERMAN 1957, BRUN und RAASCHOU 1958), perirenaler Absceß, Nierenarterienaneurysma, Pyelonephrose, Tuberkulose und Tumoren

---

[1] Lit. PLATT 1952, SARRE 1958, DE WARDENER 1962.
[2] Lit. SCHMUZIGER 1960, KLEINSCHMIDT 1963, ZÜLLIG und ZOLLINGER 1963.

(s. dagegen KOLLWITZ 1962). Das Blutungsrisiko scheint bei der malignen Hypertonie wesentlich erhöht zu sein (KARK et al. 1958, SCHREINER und BERMAN 1957, SCHMUZIGER 1960, MUEHRCKE und PIRANI 1962).

Äußerst wichtig ist die sofortige Fixation des Cylinders, um die Eintrocknung zu verhindern. Von größter Bedeutung ist schließlich die Forderung nach ausführlichen klinischen Angaben, ohne welche auch der erfahrene pathologische Anatom in vielen Fällen dem Kliniker eine wesentliche Hilfe versagen muß.

Vereinzelte Kliniker ziehen die Punktion an der operativ freigelegten Niere vor (HAMBURGER 1958, DE CAMPOS-FREIRE et al. 1963), wieder andere bevorzugen die Messerexcision (GOUYOU et al. 1959), welche etwa ein linsengroßes Gewebsstück ergibt und natürlich besonders bei der Pyelonephritis und andern nichtdiffusen Erkrankungen bessere Resultate ergibt, aber einen operativen Eingriff voraussetzt.

Bei der Nadelpunktion ist auch in den Händen des Erfahrenen immer mit etwa 15% Versagern zu rechnen, wobei die Prozentzahlen der verschiedenen Autoren zwischen 63 und 9%

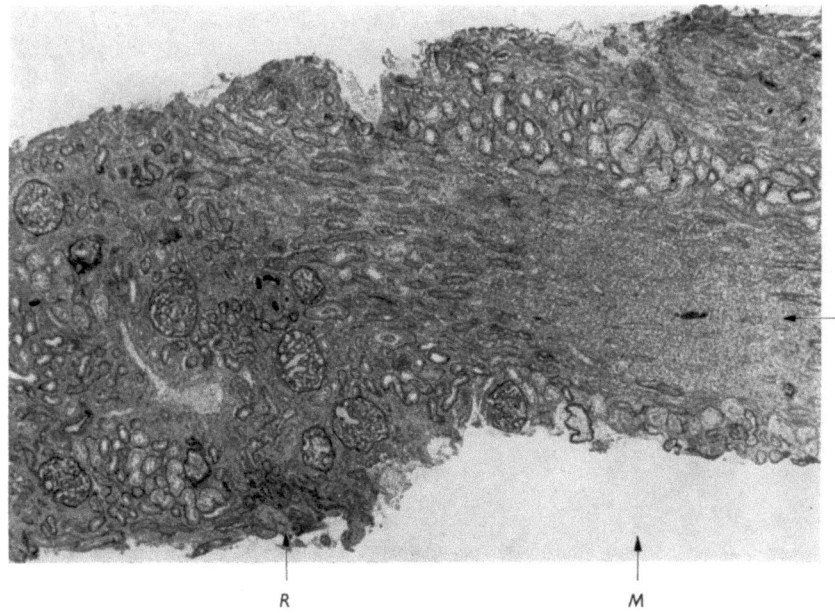

R   M

Abb. 25. Nierenpunktionscylinder: Chronische Pyelonephritis mit noch aktiven Markherden (*M*) und diffuser Sklerosierung der Rinde (*R*). Vergr. 20mal, PAS

schwanken (Lit. ZÜLLIG und ZOLLINGER 1962). Abgesehen von der Amyloidose und der diffusen Glomerulonephritis sollten mindestens fünf Glomerula im Punktat vorhanden sein, damit eine einigermaßen zuverlässige pathologisch-anatomische Diagnose herausgearbeitet werden kann (Abb. 25).

Unter den Indikationen steht die Diagnose des nephrotischen Syndroms im Vordergrund (Abb. 26; KARK et al. 1955, ANTOINE et al. 1959, MERIEL et al. 1960, LITMAN et al. 1961, MUEHRCKE und PIRANI 1962 u. a.). Unter den übrigen Nierenaffektionen nimmt die Pyelonephritis eine Sonderstellung ein, da dabei die Resultate der Punktion erfahrungsgemäß wegen des herdförmigen Charakters der Affektion unzuverlässiger sind (JACKSON et al. 1957). Bei der Graviditätsnephropathie gestattet die Nierenpunktion in der Regel, Pfropfnephropathien von genuinen Nephropathien zu trennen. Nicht empfehlenswert ist dagegen die Nierenpunktion bei Tumorverdacht, da die Tumorzellverbände gerade bei Nierentumoren außerordentlich zu Verschleppung neigen (s. dagegen CAZAL 1949, PAYET et al. 1953). Bei fraglicher einseitiger Schrumpfniere mit renaler Hypertonie hat sich die Nierenpunktion schon sehr bewährt (ZOLLINGER 1957, KOLLWITZ 1960, 1962), ebenso bei der Behandlung des nephrotischen Syndroms (KARK 1959, KOBAYASHI et al. 1960 u. a.), wobei nur bei ganz geringgradigen Schlingenschäden Erfolge der ACTH- oder der Cortisontherapie zu erwarten sind (BJORNEBOE et al. 1952, ZOLLINGER 1957, FOLLI und ONIDA 1959, RÉGNIER und BOUISSOU 1960 u. a.).

Die interstitiellen und die vasculären Veränderungen stellen, abgesehen von der oben erwähnten Tatsache, daß sie herdförmig und im Punktionscylinder nicht

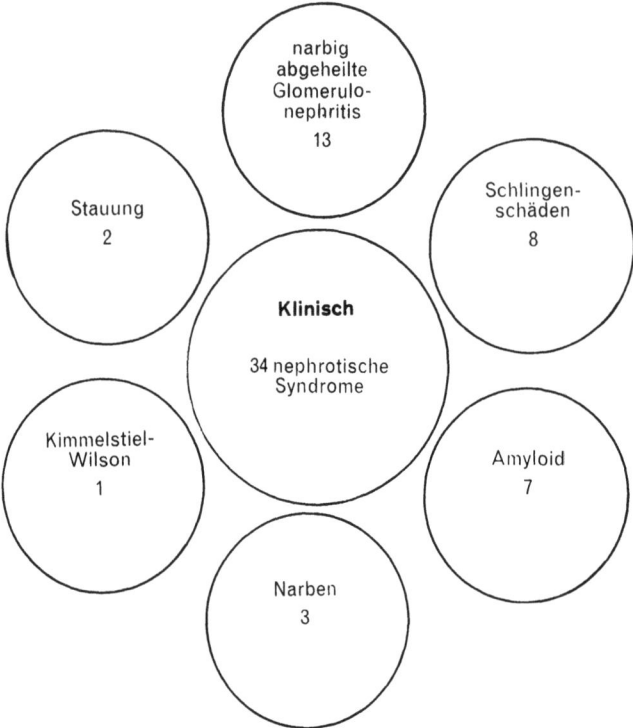

Abb. 26. Histologisches Spektrum (Außenringe) bei 34 Fällen mit nephrotischem Syndrom aus 313 auswertbaren Nierenpunktaten (nach ZÜLLIG und ZOLLINGER 1963)

enthalten sein können, keine wesentlichen histologisch-diagnostischen Probleme. Dagegen ist die histologische Beurteilung der Schlingenveränderungen äußerst heikel. Meist handelt es sich nicht um ein Vollbild, sondern nur um relativ geringfügige Schäden, seien sie nun akuter, subakuter oder chronischer Natur, ferner sind geringgradige narbige Endstadien anzutreffen. Wir haben deshalb vorgeschlagen, folgende fünf Schlingenveränderungstypen zu unterscheiden (Abb. 27 a; ZÜLLIG und ZOLLINGER 1963): Die subakute Glomerulonephritis, wobei zwischen intra- und extracapillären sowie diffusen und herdförmigen Typen unterschieden werden muß; die chronische noch aktive Glomerulonephritis; die narbig abgeheilte Glomerulonephritis (Abb. 276); dann die narbigen Schlingenveränderungen, bei welchen nicht mehr eindeutig zu beweisen ist, was der ursprüngliche Schädigungstyp war und schließlich der unspezifische Schlingenschaden, welcher der Glomerulonephrose entspricht. Parallel dazu bewegt sich auch das klinische Bild bei histologisch festgestellten Schlingenschäden in ganz unterschiedlichen Richtungen (Abb. 28), während es bei der narbig abgeheilten Glomerulonephritis wesentlich weniger schwankt (s. Abb. 8 bei ZÜLLIG und ZOLLINGER 1963). Unter 64 mit der klinischen Diagnose chronische Glomerulonephritis punktierten Patienten ließen morphologisch nur 32, also genau die Hälfte, eine sichere Glomerulonephritis erkennen (ZÜLLIG und ZOLLINGER 1963). Dabei ist allerdings zu berücksichtigen, daß es sich bei den punktierten Fällen um diagnostisch besonders schwierig gelagerte

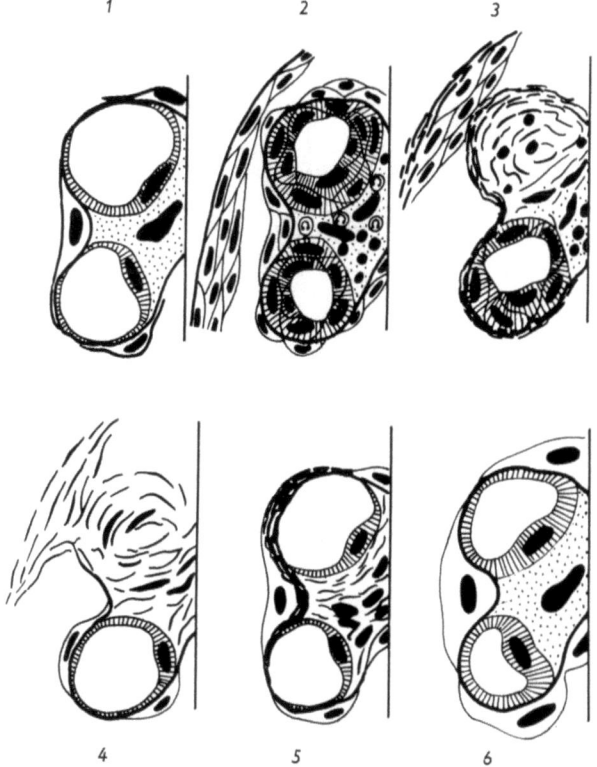

Abb. 27a. Schematische Darstellung der verschiedenen Typen von Glomerulumschlingenveränderungen (zwei Schlingen dargestellt), welche in Nierenpunktaten bei klinisch nephrotischem Syndrom erhoben werden können: *1* zwei normale Schlingen im Querschnitt, innen die Endothelzellen, zusammen verbunden durch eine Mesoangiumzelle, die Membran zart, oberflächlich Deckepithel. *2* subakute intra- und extracapilläre Glomerulonephritis: Kapselepithelwucherung (Halbmond), Proliferation des Endothels und des Kapselepithels sowie des Mesoangium, das letztere mit entzündlicher Infiltration, die Basalmembran noch intakt. *3* chronische Glomerulonephritis, noch aktiv: Die obere Schlinge zeigt eine Synechie mit dem gewucherten, noch proliferativen Kapselepithel, die untere zeigt noch Zellvermehrung des Endothels. Die Basalmembran aufgesplittert. *4* narbig abgeheilte, inaktive Glomerulonephritis: keine proliferativen Veränderungen mehr erkennbar. *5* narbige Schlingenveränderung: es besteht nur eine leichte Zellvermehrung und vor allem Faservermehrung des Mesoangium, ferner eine Aufsplitterung und Verdickung der Basalmembran im Bereich der oberen Schlinge. *6* sog. dysorotische Schlingenveränderung oder unspezifischer Schlingenschaden. Die Membran ist etwas verdickt, Endothel, Mesoangium und Deckepithelzellen sind geschwollen (nach ZOLLINGER 1962)

Patienten handelt, so daß keineswegs auf die klinisch-diagnostische Zuverlässigkeit geschlossen werden darf (s. a. LAWRENCE et al. 1963, PARRISH und HOWE 1955, ARAI 1958, BERMAN und SCHREINER 1958, EARLE und JENNINGS 1960,

KESSELRING und ZOLLINGER 1960, PHILLIPPI et al. 1961, MUEHRCKE und PIRANI 1962). In prognostischer Hinsicht läßt die lichtoptische Beurteilung der Punktate bei eindeutiger Glomerulonephritis nur wenig aussagen (HUTT und SOMMERS 1962); allerdings fanden wir proliferative Endothelveränderungen in allen Fällen als prognostisch äußerst verdächtig. Im elektronenoptischen Bild dagegen scheint

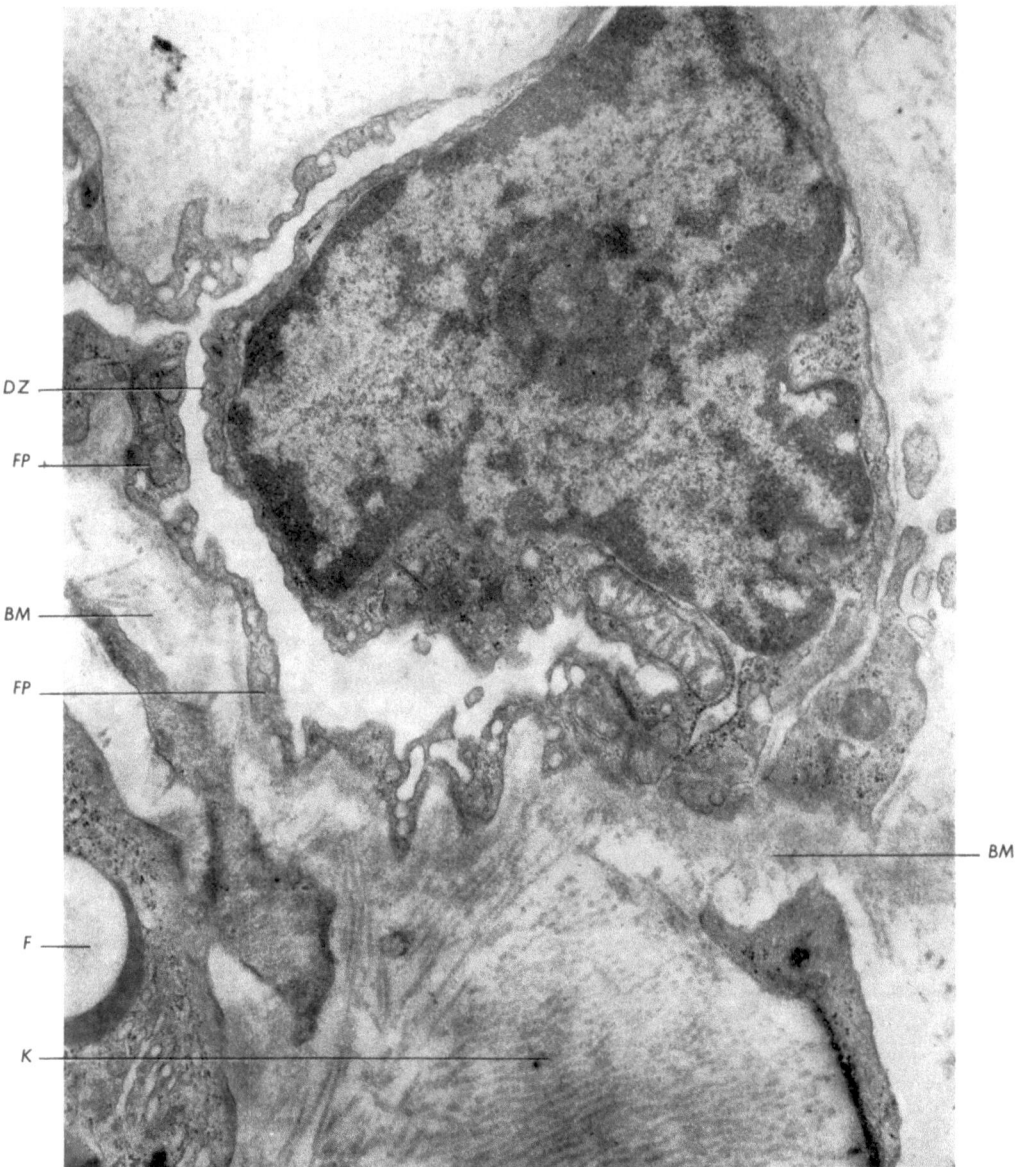

Abb. 27b. Elektronenmikroskopisches Bild einer herdförmig narbigen Glomerulonephritis. 24jähriger Mann. Nierenbiopsie. Die Basalmembran *(BM)* ist ganz unregelmäßig verdickt und zeigt das Einsprossen von Kollagenfibrillen *(K)*. *DZ* Deckzelle mit starker Kernvergrößerung und sehr ausgeprägtem Ergasto-plasma sowie verwischten zusammengeflossenen Fußfortsätzen *(FP)*. *F* Fetttropfen in Endothel- oder Mesoangiumzelle. Vergr. 24500mal. Aufnahme Dr. ROHR

eine intakte oder nur im Bereich der Außenschicht verdickte Basalmembran eine gute, die Veränderungen der Innenschicht, welche ja stets mit Endothelprolifera-tion einhergehen, eine schlechte Prognose zu bedeuten (MÉRIEL et al. 1963).

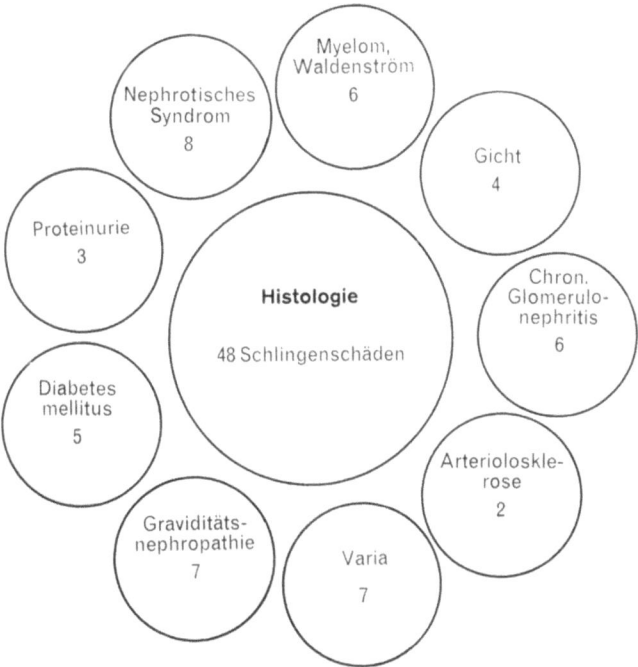

Abb. 28. Klinisch-diagnostisches Spektrum (Außenringe) bei 48 Fällen von „Schlingenschäden" aus 313 auswertbaren Nierenpunktaten (nach ZÜLLIG und ZOLLINGER 1963)

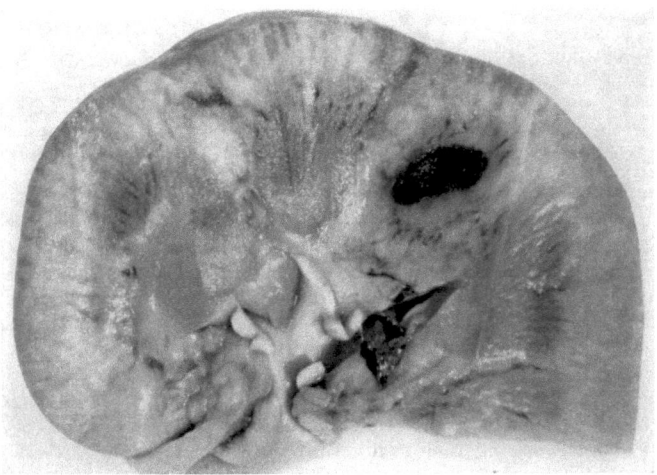

Abb. 29. Geringgradige Markblutung, 4 Tage nach Nierenpunktion bei Lipoidnephrose

Unter den möglichen Komplikationen nach Nierenpunktion stehen die Nieren-kapselblutungen im Vordergrund (0,5%). Bei etwas über der Hälfte dieser Patienten muß nach einer Sammelstatistik über 5000 Nierenpunktionen von SLOTKIN und MADSEN (1962) operativ eingegriffen werden. Dieselbe Statistik ergab 0,08% Todesfälle. In zwei eigenen fatal ausgegangenen Beobachtungen wurde einmal eine grundsätzliche Kontraindikation übersehen (KESSELRING und ZOLLINGER 1960); bei einem anderen Fall wurde die Beobachtung des Patienten post punctionem nur ungenügend durchgeführt, wie dies auch in anderen Statistiken vermerkt wurde (BRUN und RAASCHOU 1958, MUEHRCKE und PIRANI 1962). Ferner wurde über Nierenruptur nach Punktion einer akuten Glomerulonephritis (FELTON und ANDRONACO 1959) sowie Bildung einer arterio-venösen Fistel (BLAKE et al. 1963) berichtet. Auch massive Hämaturie, Ureterkolik und Subileus werden beschrieben. Im allgemeinen aber ist die Punktionsstelle in der Niere bei nachträglicher Kontrollmöglichkeit nur in einem kleinen Teil der Fälle aufzufinden (Abb. 29, 30), d. h. der Schaden durch die Punktionsnadel ist minim (MÉRIEL et al. 1960, RAASCHOU 1954, IVERSEN und BRUN 1951, BRUN und RAASCHOU 1958, PAYET et al. 1953).

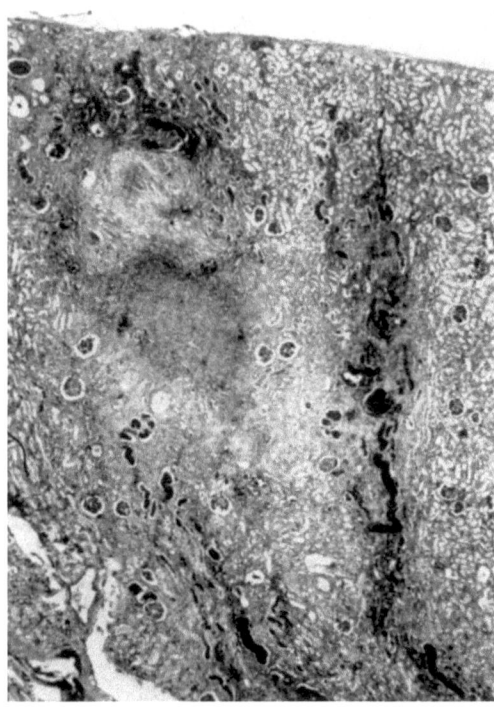

Abb. 30. Strichförmige Nekrose mit Fibrose nach Nierenpunktion vor 12 Tagen. Vergr. 15mal, PAS

D. Embryologie der Harnwege[1]

Die Harnorgane des Menschen sind das Endresultat von drei mesodermalen und einer entodermalen Bildung (Abb. 31): Pronephros (Vorniere), Mesonephros (Urniere), Metanephros (endgültige Niere) und Kloake (spätere Harnblase). Die Vorniere entwickelt sich im Kopf-Halsgebiet (4. bis 14. Segment) in der 2. bis 3. Schwangerschaftswoche. Dabei wird das parietale Blatt des Urosegmentstieles ausgestülpt. Die mit dem Cölom kommunizierenden primitiven Tubuli verbinden sich untereinander, wodurch der Vornierengang entsteht, welcher etwas später bis in die vom Entoderm gebildete Kloake vorsproßt (4. Woche). In diesem Zeitpunkt sind jedoch die pronephrogenen Tubuli schon wieder fast gänzlich zurückgebildet. Sie werden gewissermaßen ersetzt durch diejenigen des Mesonephros, welche auf gleiche Weise aus den Ursegmentstielen caudal vom Pronephros im Bereiche des 6. Cervical- bis 3. Lumbalsegmentes entstehen und sekundär mit dem Vornierengang kommunizieren (Wolffscher Gang). Dabei wirkt der Vornierengang im Sinne eines Stimulus auf das mesonephrogene Gewebe. Fehlt der Gang, so unterbleibt auch die Entwicklung der mesonephrogenen Tubuli (GRUENWALD 1943).

[1] Allg. Lit. WEISSENBERG 1933, GRUENWALD 1943, AREY 1947, ALLEN 1951, HAMILTON et al. 1956.

Die Urniere ist beim Feten von **2,5** mm Scheitel-Steißlänge als Bläschen vorhanden; bei 5 bis 6 mm ist sie voll entwickelt, Uretersprosse aus dem Wolffschen Gang erscheinen; bei 8 mm beginnt sich die Rinde zu entwickeln und das Nierenblastem liegt auf Höhe des 2. Sacralwirbels; bei 9 mm sind nur noch Überreste der Urniere nachzuweisen und der obere Nierenrand liegt am oberen Rand des Beckens; bei 25 bis 30 mm ist die normale definitive Blutversorgung erreicht (s. a. SCHERZ 1956).

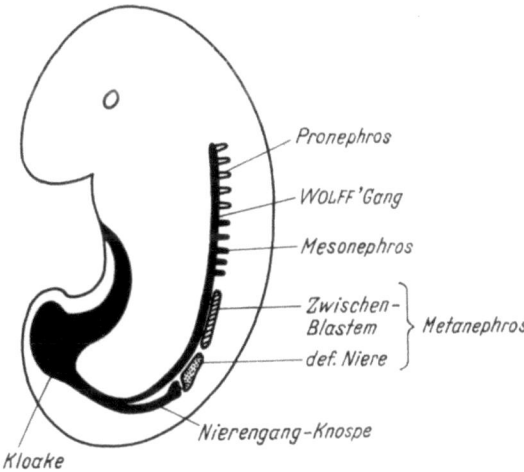

Abb. 31. Schematische Darstellung der Harnorgane beim Feten

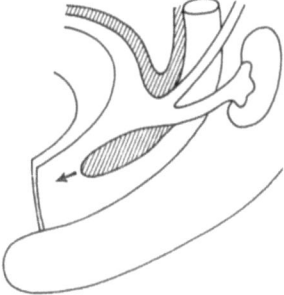

Abb. 32. Schematische Darstellung der Kloakenweiterentwicklung mit dem vordringenden Kloakenseptum (＞) und der verschließenden Kloakenmembran

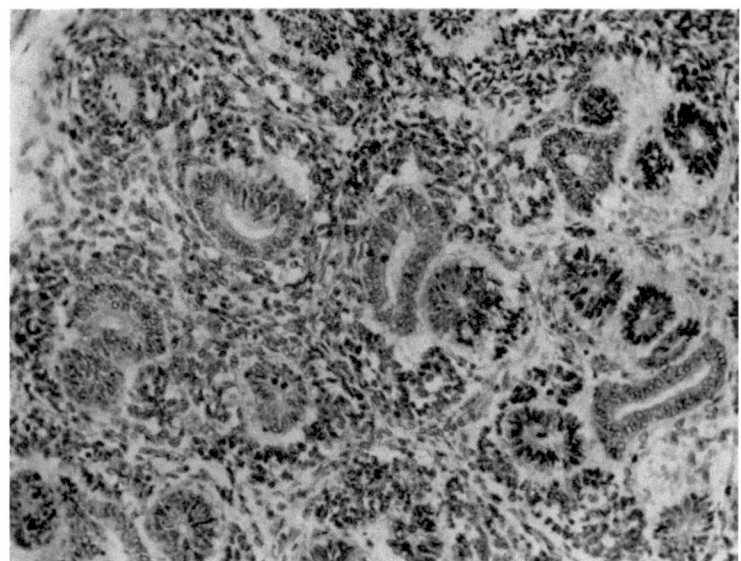

Abb. 33. Metanephrogenes Blastem, bestehend aus fetalen Tubuli und Mesenchym bei 9 mm langem Feten. Vergr. 200mal, HE

In der 6. Woche beginnt die Unterteilung der Kloake durch das Urorectalseptum (Abb. 32). Zugleich bildet sich aus dem distalen Abschnitt des Wolffschen Ganges ein Sproß (Nierengangssproß) mit der Nierenbeckenanlage. Darauf folgt etwa in der 7. Woche die Entwicklung des Metanephros. Das metanephrogene Blastem (Abb. 33) nimmt seinen Ursprung — soweit heute bekannt ist — aus den caudalen Ursegmentstielen. Es bildet unter dem stimulierenden Einfluß des erwähnten Sprosses aus dem Wolffschen Gang (definitiver Ureter und Nierenbecken) die Hauptstücke, die Henleschen Schleifen und die Mittelstücke (7. Woche), während die Sammelröhren von den Uretersprossen ausgehen. In der Niere frühgeborener Kinder kann das Metanephros in Form der neogenen Zone (Abb. 34) noch gut erkannt werden. Durch dichotome Teilung des Nierenbeckensprosses entstehen bis zum 6. Monat 12 Ordnungen von Sammelröhren. Die Tubuli 2. Ordnung werden in der Folge stark erweitert und die Bildungen 3. und 4. Ordnung gehen in ihnen auf, durch welchen Rückbildungsprozeß die Calices minores gebildet werden. Die Ductus papillares und die eigentlichen Sammelröhren entsprechen somit den Tubuli 5. und höherer Ordnung (Einzelheiten s. OSATHANONDH und POTTER 1963).

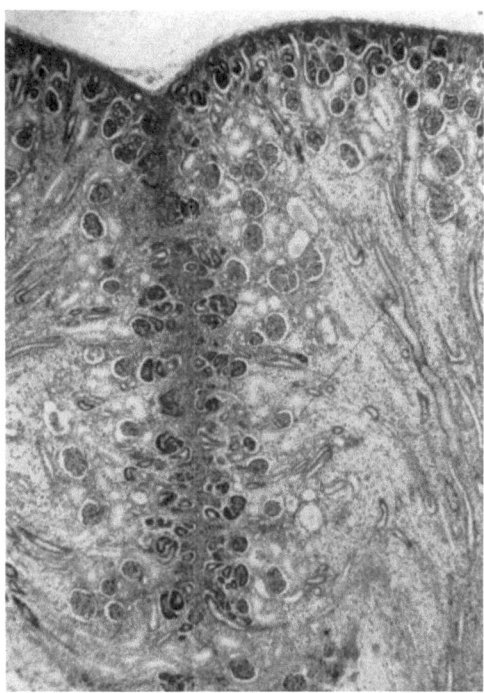

Abb. 34. Nierenausschnitt von 18 cm langem Feten: Ausgesprochene Renculuszeichnung; die juxtamedullären Glomerula sind schon fast voll entwickelt, peripher noch deutliche neogene Zone erkennbar. Vergr. 80mal, HE

Diese Sprossen des Nierenganges dringen in das metanephrogene Gewebe ein, wobei sich schalenförmige Herde von metanephrogenem Blastem über die Sproßenden stülpen. Aus diesen wiederum differenzieren sich die restlichen Tubuli aus. Allgemein nimmt man dabei an, daß sich die vom metanephrogenen Blastem gebildeten Tubuli (Hauptstücke, Henlesche Schleifen und Mittelstücke) zwar unter dem stimulierenden Einfluß der Nierengangssprosse entwickeln, jedoch während längerer Zeit ohne Kommunikation mit den Sammelröhren existieren. ALLEN (1956) dagegen vertritt eine gewissermaßen unitarische Theorie, nach welcher die Uretersprosse in die Mesenchymkuppe eindringen und hier laufend die Entwicklung der metanephrogenen Tubuli stimulieren, wobei deren Lumina dauernd mit den übrigen kommunizieren. Die relativ weite Distanz zwischen Blastemkappen und Sammelröhren, wie sie z. B. bei Frühgeburten mit erhaltener neogener Zone besteht, bildet eine starke Stütze dieser These.

Die Capillarschlingen entstehen aus dem Vas afferens, indem sie nach alter Theorie in den doppelwandigen Endbecher des primitiven Tubulus eingestülpt werden (GRAHAM 1951). Nach dieser These soll das äußere Blatt des Bechers später das Kapselepithel, das innere das Deckepithel der Schlingen bilden. Der Entfaltungsvorgang kann in einzelnen Glomerula bis 7 Jahre dauern (SOMMER 1934). Nach neueren Untersuchungen (BOUISSOU et al. 1961, KURTZ 1958, RÉGNIER und BOUISSOU 1961) muß diese These jedoch revidiert werden: Am Ende des fetalen Tubulussprosses wird ein Zellnest gefunden, welches von einer Membran umgeben ist. Zentral bildet sich dann der Kapselraum unter der äußersten Schicht und auch die Capillaren werden von den Mesenchymzellen dieses Nestes gebildet. Aus der äußersten Schicht des Zellnestes entsteht das Kapselepithel, welches die Basalmembran der Kapsel auskleidet. Diese geht einerseits in die Basalmembran des Hauptstückes, andererseits in diejenige des Vas afferens über.

Grundsätzlich lösen sich die drei Nieren kontinuierlich ab, indem von cranial nach caudal eine Entwicklungswelle über den nephrogenen Strang verläuft, an deren cranialem Ende die gebildeten Elemente wieder degenerieren. Anlaß zu Mißbildungen können somit u. a. das „Überspringen" von Segmenten mit Liegenbleiben von nicht stimulierten nephrogenen Blastemherden oder Residuen der unvollständig degenerierten provisorischen Bildungen geben.

Die Niere wandert während ihrer Entwicklung scheinbar stark cranialwärts, tatsächlich aber dehnt sich der Rumpf caudalwärts an ihr vorbei aus. Dabei erhalten die Nieren ihr Blut von ebenfalls immer mehr cranial aus der Aorta entspringenden Splanchnicus-Stammarterien, während die von ihr früher benützten caudalen Äste kontinuierlich verschwinden. Am endgültigen Ort angelangt, besitzt die Niere noch mehrere arterielle Zuflüsse, von denen in der Regel alle bis auf einen, die definitive Arteria renalis, wieder verschwinden. Versuche mit Tuscheinjektion zeigen, daß die arterielle Durchblutung durch Polkissen in den Gefäßen weitgehend gedrosselt ist (JÄYKKÄ 1961).

E. Die Mißbildungen der Nieren

Mißbildungen der Nieren und der ableitenden Harnwege sind relativ häufig (s. Übersicht TUDOR et al. 1962). Nach LAURET (1956) soll der Harnapparat am häufigsten von Mißbildungen befallen sein, allerdings betrachten wir seine Angaben, daß 10 bis 12% aller Menschen Fehlbildungen der Harnwege im weitesten Sinne aufweisen, für stark übertrieben. EHRAT (1948) fand dann auch nur 4,77% (CARLTON und SCOTT 1960: 8,2%, ESSBACH 1963: 2,8%) aller Mißbildungen im Harnapparat (entsprechend 0,42⁰/₀₀ aller Geburten). In sehr großen Sektionsserien wird eine Mißbildungsquote der Nieren von 0,16% errechnet (ASHLEY und MOSTOFI 1960 Lit.), wobei natürlich sehr starke Schwankungen von vornherein zu erwarten sind, je nachdem, ob kleine, belanglose Veränderungen, wie Einzelcysten, Nebennierenrindenkeime, einzelne aberrierende Gefäße usw. eingerechnet werden oder nicht. In einzelnen Fällen läßt sich eine eindeutige familiäre Belastung nachweisen (MÉGERAUD et al. 1956 Lit.); in den meisten Einzelfällen jedoch fehlt diese, und auch die Schwangerschaftsanamnese versagt vollkommen bezüglich der möglichen Ursachen für die Fehlbildung (Medikamente, Röntgen, Anoxie, Virus usw., Lit. über genetische Schäden LENZ 1964).

Bei der Ratte kann durch Ganzkörperbestrahlung des trächtigen Tieres am 9. Tag beim Wurf Nierenagenesie, bei Bestrahlung am 14. Tag Hufeisenniere usw. erzeugt werden; dasselbe gilt auch für Vitamin-A-Mangel (HALE 1935, WILSON et al. 1953; Lit. Nierenmißbildungen bei Tieren WILSON und KARR 1951).

Sehr häufig werden noch weitere Mißbildungen festgestellt (s. unten). In den meisten Fällen sind es sekundäre Infekte, welche die Mißbildungen klinisch in Erscheinung treten lassen, indem die Nierenfunktion geschädigt wird, Hypertonie entsteht, oder die sekundären cystitischen Beschwerden führen die Patienten zum Arzt (ERICSSON und IVEMARK 1958, KNY 1962, TUDOR et al. 1962). Für die moderne Urochirurgie (Teilresektion der Nieren usw.) ist die Kenntnis der verschiedenen Mißbildungen von größter Bedeutung.

I. Agenesie der Niere

Unter Agenesie wird das Fehlen eines Organs auf Grund einer Anlagestörung verstanden, während bei der Aplasie die fetale Anlage wohl vorhanden ist, ihre Weiterentwicklung jedoch ausbleibt.

Die *Agenesie beider Nieren* (Arenie) ist eine seltene Mißbildung. Im ungewöhnlich großen Beobachtungsgut des Göttinger Institutes fanden sich auf 955 Mißbildungen 17 Arenien (HOLST 1939). Bis 1940 fanden sich total 135 Fälle von Arenie in der Lit. beschrieben (HINMAN 1940). Auf 10000 Sektionen fanden wir

fünf Fälle von doppelseitiger Agenesie (POTTER 1946: 30 Fälle auf 6000 Kindersektionen; BELL 1946: ein Fall auf 3590 Sektionen, ein Fall auf 343 Totgeburten;
einen auf 600 bis 800 Sektionen; ASHLEY und MOSTOFI 1960: 232 auf 24500 Autopsien; ESSBACH 1963: 1,2%). Das männliche Geschlecht überwiegt stark (BAGGEN-
STOSS 1957, POTTER 1952, MADISSON 1943, BELL 1946).

    Es fehlen nicht nur die Nieren, sondern auch die Nierengefäße und fast stets
auch die Ureteren. Die Harnblase ist meist nur als dünnes Röhrchen zwischen
Urethra und Nabel erkennbar. Genitalmißbildungen liegen in etwa einem Drittel
der Fälle vor (GRUBER 1925, HENNESSEY 1929, DAVIDSON und ROSS 1954).
Uterus und Teile der Vagina fehlen in zwei Drittel der Patienten (FORTUNE 1927),
ebenso die Hoden (GINZETTI und PARISET 1911). Etwa ein Zehntel der Fälle zeigt

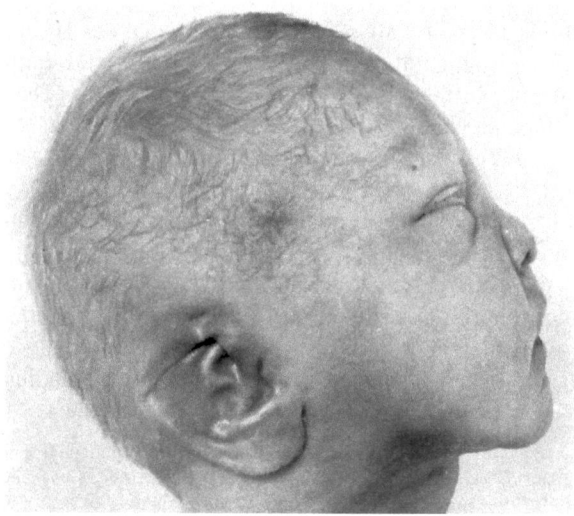

Abb. 35. Dysplasia reno-facialis bei Nierenagenesie. Typische Verformung der Nase und der Ohren.
(Photo: Prof. E. UEHLINGER, Zürich)

keine Nebennieren (21 auf 232: ASHLEY und MOSTOFI 1960). Weitere Mißbildungen
sind häufig vermerkt (BELL 1956).

    Der Aspekt des Gesichtes ist sehr typisch für Neugeborene mit Arenie (Abb. 35):
Abflachung und Verbreiterung der Nase, weitauseinanderstehende Augen mit
Falte am inneren Augenwinkel (präseniles Aussehen), die Ohren tiefansetzend mit
mangelhaft angelegtem Knorpelgerüst (Abb. 36), kurzes Kinn. Die Veränderung
wird als reno-faciale Dysplasie bezeichnet (POTTER 1946, BRAUN und GROSS 1956),
sie wird aber auch bei anderen urogenitalen Mißbildungen beobachtet, welche
überleben (HILSON 1957, BAIN und SCOTT 1960 Lit.). Wir fanden bei eineiigen
Zwillingen mit beidseitiger Arenie nur bei einem Kind eine Sattelnase (SN 685/63,
684/63).

    Die postpartale Lebensdauer dieser Kinder beträgt höchstens einige Stunden.
Intrauterin scheint die diaplacentare Ausscheidung für diejenige der Nieren ein-
zuspringen, so daß der Geburtstermin normalerweise erlebt wird. Oft geht die
doppelseitige Nierenagenesie mit einem Oligohydramnion einher (BATES 1933),

was für die normalerweise in die Amnionhöhle erfolgende Urinausscheidung des Feten spricht.

Als Ursache der Arenie wird eine ungenügende Ausdifferenzierung der nephrogenen Leiste angesprochen (ASHLEY und MOSTOFI 1960), wobei es zu einer nur ungenügenden Ureterinduktion kommt. Von anderer Seite wird das totale Fehlen des caudalen Endes des Wolffschen Ganges bis zum Metanephros als primäre Ursache angenommen. Experimentell führt die Unterbrechung des Wolffschen Ganges im Bereich seiner Differenzierungszone beim Hühnchenembryo zu Nierenagenesie (BOYDEN 1932). Bei einem menschlichen Embryo von 1 cm Länge fand sich auf der einen Seite eine Lücke zwischen Wolffschem Gang und Kloake (BOYDEN 1932). Das metanephrogene Blastem war zwar vorhanden, zeigte jedoch

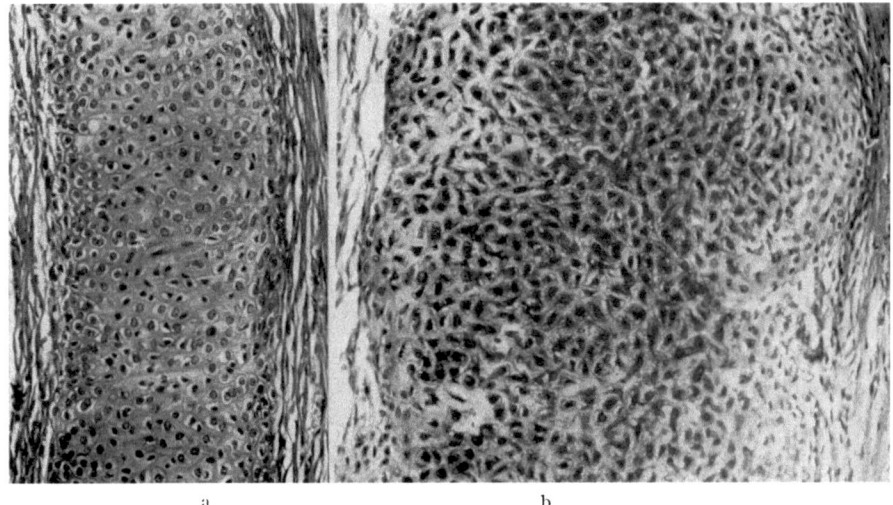

a   b

Abb. 36. a: Normaler Ohrknorpel, quergeschnitten, b: Unreifer Ohrknorpel bei Dysplasia reno-facialis. Beide Abbildungen Vergr. 140mal, PAS

keine Ausdifferenzierung (Fehlen des Induktionsreizes durch den Wolffschen Gang). Im übrigen scheint diese Form der Nierenmißbildung nicht (s. dagegen PFEIFFER 1964: Chromosomenanomalie) oder jedenfalls nicht obligat genabhängig zu sein (s. a. ASHLEY und MOSTOFI 1960), da sie bei eineiigen Zwillingen nur bei einem Kind beobachtet wurde (LEVIN 1952). Die von MADISSON 1934 mitgeteilten zwei Arenie-Geschwister mit verschiedenem Alter beweisen nicht unbedingt das Gegenteil, da auch ein mütterlicher Faktor wie Hypoplasie des Ureters usw. eine Mißbildung gewissermaßen exogen erzeugen kann. Gesichtsdysplasie und Agenesie der Nieren werden als kontemporäre Schäden aufgefaßt (BAUER und SCHMIDT 1960 Lit.). Möglicherweise sind die Gesichtsveränderungen auf den abnorm starken Uterusdruck auf den Feten bei Oligohydramnion zurückzuführen (BAIN und SCOTT 1960 Lit.), ebenso die gelegentlich beobachteten breiten, spatenförmigen Hände.

Von wesentlich größerer praktischer Bedeutung ist die *einseitige Nierenagenesie*, da sie primär das Leben nicht bedroht, jedoch bei Läsion der gesunden Niere wichtig wird. Auch hier fehlt in vier Fünftel der Fälle (BELL 1956) der Ureter oder er ist nur als blinder Sproß vorhanden (GLOOR 1947 u. a.). Die Häufigkeit dieser

Mißbildung ist schwierig zu bestimmen, da die Autoren oft die Aplasie (eventuell Hypoplasie) der Agenesie gleichsetzen. Im Sektionsgut wird eine einseitige Agenesie etwa in einem von 500 bis 600 Fällen beobachtet (ASHLEY und MOSTOFI 1960; GRUBER 1925, BAGGENSTOSS 1941, BELL 1946, STAEMMLER 1957; COLLINS 1932: 1:572; ESSBACH 1963: 1,9%). In unserer Serie fanden sich 13 Fälle von einseitiger Agenesie auf 10000 Autopsien. Von den total 18 Fällen mit ein- oder beidseitiger Arenie zeigten 2 einen Septumdefekt des Herzens, 2 ein Oligohydramnion, 1 ausgedehnte Genitalmißbildung und einmal fand sich ein Basalaneurysma. Das männliche Geschlecht überwiegt (s. dagegen POTTER 1946, ALLEN 1951), die linke Seite ist häufiger betroffen (COLLINS 1932, ALLEN 1951 u. a.). Mißbildungen der seitengleichen oder kontralateralen Organe sind wichtig und häufig (GUIZETTI und PARISET 1911, STEVENS 1950).

Die zweite Niere ist stets übergewichtig, wobei nach älteren Angaben (ECKARDT 1888, STEINEBACH 1911) eine echte Hyperplasie vorliegen soll, was nach eigenen Untersuchungen jedoch nicht zutrifft (s. a. RIBBERT 1882).

Lebenserwartung einnieriger Patienten

Die Angaben über die weitere Lebenserwartung von einnierigen Patienten gehen ziemlich auseinander. Einzelne Autoren vertreten den Standpunkt, daß die Solitärniere häufiger erkrankt als die Nieren des Normalen, wobei fast ein Drittel der Fälle eine Nephritis aufweisen soll (SUTER 1951); insbesondere Glomerulonephritiden sollen häufiger bei Einnierigen vorkommen (BELL 1946: drei auf 68 Fälle total). Auf Grund unserer eigenen Untersuchungen können wir diese Feststellung eigentlich nicht bestätigen. Jedenfalls finden wir keinen vermehrten Befall der Einnierigen mit Glomerulonephritis. Dagegen ist unbestritten, daß kongenital einnierige Patienten nicht selten auch andere Mißbildungen der Harnwege aufweisen, so daß es häufiger zu komplizierender Pyelonephritis kommt. Auch bei einnierigen Patienten ist die Nieren-Teilresektion möglich (CAMPBELL 1956). Im übrigen verfügt der Körper selbst bei Einnierigkeit über ein derartiges Quantum an überschüssiger Nierensubstanz, daß die Niere den normalen Anforderungen des täglichen Lebens in der Regel ohne weiteres gerecht werden kann; wenn sie sich etwas angepaßt hat, so ist die Empfindlichkeit — wenigstens im Tierversuch — auf nephrotoxische Substanzen gegenüber zweinierigen Tieren nur minimal erhöht. Bei chronischen Vergiftungen allerdings ist der Einnierige deutlich benachteiligt (EBERLE 1951).

II. Überzählige Nieren[1]

Außerordentlich selten werden echte, d. h. von den beiden übrigen Nieren getrennte überzählige Nieren beschrieben (Lit. GRUBER 1925, EXLEY und HOTCHKISS 1944, CARLSON 1950: 51 Fälle der Lit.). Meist ist einer der beiden Ureteren der betreffenden Seite gegabelt, gelegentlich jedoch wurden drei Ureteren und Ureterostien beschrieben. Grundsätzlich handelt es sich um eine Verdoppelung der Ureterknospe bzw. des Wolffschen Ganges, so daß das metanephrogene Blastem an zwei verschiedenen Stellen von mesonephrogenen Sprossen erreicht und an beiden eine

---

[1] Lit. GUTIERREZ 1933, BATES 1933.

Nierenentwicklung induziert wird. Dementsprechend sind die drei Nieren wesentlich kleiner als die beiden Normalorgane.

III. Heterotopie der Niere

Die abnorme Lage der Nieren (Heterotopie, Dystopie, Ektopie) kann angeboren oder erworben sein. Im letzten Fall kommen raumverdrängende Prozesse im Abdomen (Lit. ENGEL 1956) sowie die abnorme Beweglichkeit des Organs (Wanderniere usw.) in Betracht.

Bei den Dystopien (Abb. 37) handelt es sich um die häufigste Nierenmißbildung (GRUBER 1925: 0,37% aller Sektionen; ANSON et al. 1947: ein Sechstel aller Nierenmißbildungen). Die Heterotopie der Niere spielt klinisch eine nicht unbedeutende Rolle: Einmal kann sie ein Geburtshindernis besonders bei Steißlage bilden, ferner sind Fälle beschrieben, in denen die heterotope Niere als Tumor entfernt wurde und schließlich zeigen solche Nieren häufig sekundäre Veränderungen: Harnstauung und Pyelonephritis (STRÄTER 1906: Unter 50 Dystopien 12 Hydronephrosen und 6 Pyonephrosen). Die Häufigkeit der Nierenheterotopie schwankt im Sektionsgut zwischen 1:822 (THOMAS und BARTON 1936) und 1:930 (BELL 1946) bzw. 1:1003 (BAGGENSTOSS 1951, s. a. THOMPSON und PACE 1937). Eindeutige Geschlechtsunterschiede bestehen nicht, dagegen ist wiederum, wie bei der Agenesie, die linke Niere häufiger betroffen. Die Verlagerung der Niere ist fast ausschließlich caudal und meist auch medial, nur bei der kongenitalen Zwerchfellücke kann eine Verschiebung cranialwärts beobachtet werden (GRUBER 1925, BARLOON et al. 1957; sog. thorakale Niere, Abb. 37). Auch bei traumatischer Läsion des Zwerchfelles wird thorakale Dystopie beobachtet (TOOLE et al. 1961).

In der Regel dreht sich die Niere bei der Verlagerung um ihre Längsachse, so daß das Nierenbecken nach ventral gerichtet wird, selten liegt es dorsal. Zugleich bildet sich in

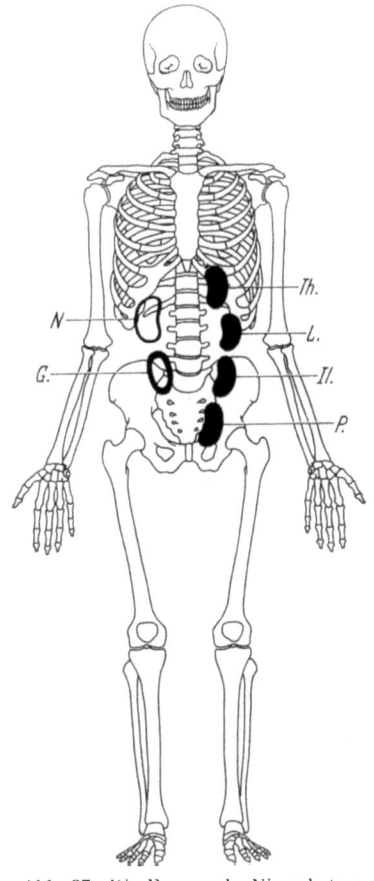

Abb. 37. Die Formen der Nierenheterotopie: *N* normale Niere, *G* gekreuzte Heterotopie, *Th* Thorakale, *L* Laterale, *Il* Iliacale, *P* Pelvine isolaterale Heterotopie (nach ZOLLINGER 1958)

der Mehrzahl der Fälle eine Kuchenniere (Abb. 38). Auch Verschmelzungsformen sind beobachtet worden (SHILLER 1957, MILLER et al. 1956). Hypoplasie der dystopen Niere wurde in 13,8% der Fälle beobachtet (BELL 1946), jedoch ist diese Zahl heute zu revidieren, denn die Großzahl der als hypogenetische oder hypoplastische Nieren veröffentlichten Fälle hält einer genauen Kritik nicht stand, sondern es handelt sich um sekundär pyelonephritisch veränderte Nieren (Abb. 39). Auch ungewöhnlich schwere Arteriosklerose der Arteria renalis bei Beckenniere kommt vor (Abb. 40). Solitärnieren bei einseitiger Agenesie sind besonders häufig dystop (Abb. 39; BALLOWITZ 1895: zwölf von 213; THOMPSON und PACE 1937: ein Zehntel).

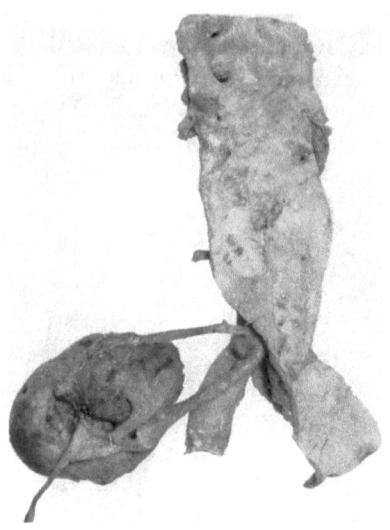

Abb. 38. Becken-Kuchenniere rechts (von vorn gesehen). Ernährung durch zwei Arteriae renales aus der rechten Arteria iliaca entspringend. 58jährige Frau ohne klinische Symptome von Seiten der Nieren

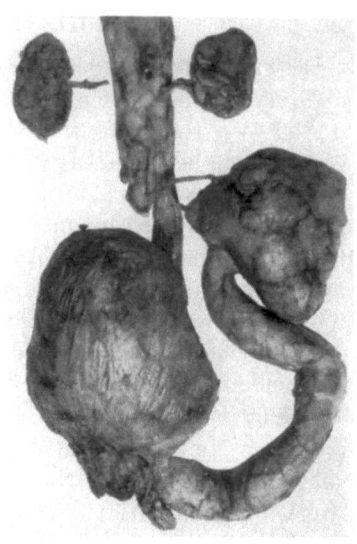

Abb. 39. Unilaterale Beckenniere links mit schwerer Hydronephrose und sekundärer Pyelonephritis. Agenesie der rechten Niere und der rechten Samenblase. 19jähriger Mann, Tod an Urämie

Beidseitige Dystopie ist selten (THOMPSON und PACE 1937: 1:44; QUINN und FOWLER 1941 Lit.). Meist handelt es sich dabei um eine mediane Verschmelzung der beiden Nieren, also eine Hufeisenniere.

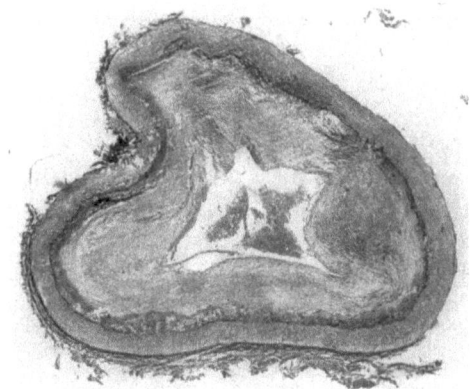

Abb. 40. Schwere sekundäre Intimafibrose bei Beckenniere mit sekundärer Pyelonephritis (vgl. Abb 39). Vergr. 20mal, van-Gieson-Elastin

Die Nierendystopie wurde vorwiegend aus klinischen Gründen in Dystopia abdominalis (Verlagerung in die Bauchhöhle zwischen 2. und 3. Lendenwirbelkörper und Crista iliaca oder lateral), Dystopia abdomino-pelvica (auf Promontorium oder Linea innominata) und Dystopia pelvica (im kleinen Becken) unterteilt (Abb. 37). Diagnostisch von Wichtigkeit sind die Gefäßabgänge, welche bei der sekundären Verlagerung der Niere naturgemäß normal aus der Aorta entspringen, während sie bei der Dystopie je nach der Höhenlage der Niere aus der unteren Aorta oder aus den Iliacalarterien abzweigen (Abb. 38, 39; ANITSCHKOW 1912). Sehr häufig werden dystope Nieren auch durch mehrere Arterien versorgt, was als Erhaltenbleiben der segmentären Ernährung bezeichnet wird (Abb. 38; Gruber 1925).

Eine praktisch bedeutsame Mißbildung stellt auch die gekreuzte Dystopie dar (Lit. Leeve 1949, Abeshouse und Bhisitkul 1959), wobei eine Niere, vermutlich wegen primärer Abweichung des metanephrogenen Blastems, auf die andere Seite verlagert ist. Diese dystope Niere liegt dabei fast in allen Fällen caudal von der zweiten, normal gelagerten Niere. Der zugehörige Ureter kreuzt vor der Aorta, gelegentlich aber hinter dem Rectum zur Gegenseite und mündet also korrekt im Trigonum. Gelegentlich aber mündet der betreffende Ureter auch außerhalb der Blase. Die benachbarten Nieren verschmelzen bei dieser Situation zudem nicht selten (Foley und Wilmer 1940, Abeshouse 1947), was in operativer Hinsicht bedeutsam ist. Die Demarkationslinie zwischen den beiden Nieren soll an einer narbigen Obliterationszone erkennbar sein (Allen 1951).

Die Ursache der Ektopie ist unbekannt, obschon es an entsprechenden Theorien nicht fehlt (Lit. Anson et al. 1942, Abeshouse 1947). Auch der Zeitpunkt, in welchem die Störung kausal bedingt wird, kann nicht angegeben werden. Durch Vitamin-A-Mangel läßt sich beim Schwein eine Störung der Nierenwanderung hervorrufen (Hale 1935).

Anhang: Die Wanderniere (Ren mobilis, Nephroptosis)

Es handelt sich dabei um eine erworbene Heterotopie der Niere im Gegensatz zur angeborenen Dystropie (Abb. 41). Die Wanderniere ist durch ihren abnormen Tiefstand in aufrechter Haltung des Trägers ausgezeichnet. Bei dieser Stellung

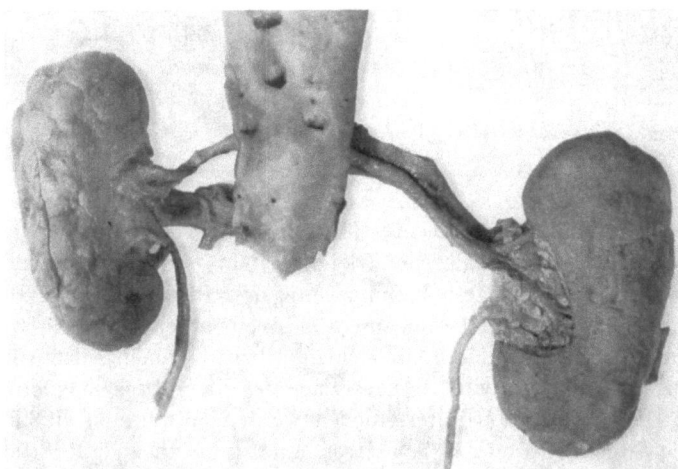

Abb. 41. Wanderniere rechts (von hinten gesehen): Stark verlängerte Gefäße. Pyelonephritische Sekundärveränderungen beider Nieren. 68jährige Frau

sinkt die Niere schon normalerweise zwei bis drei Wirbelkörper tiefer gegenüber der Rückenlage (Minder 1953). An der Leiche ist die Diagnose wohl zu vermuten, wenn die Niere in ihrem Lager ungewöhnlich gut beweglich ist, eine Parallelität zur Klinik besteht jedoch nicht. Im übrigen machen auch klinisch nur etwa ein Fünftel der Wandernieren Symptome (Kidd 1931). Die Diagnose ist unseres Erachtens eine rein klinisch-urologische. Befallen sind in erster Linie Frauen; als

Komplikation wird Harnstauung wegen Ureterknickung mit ihren Sekundärerscheinungen erwähnt (Lit. SUTTER 1951, HERBUT 1952, MINDER 1953). Die Ptose
der Niere soll durch Torsion des Gefäßstiels nicht selten eine renale Hypertonie
hervorrufen (MATHE und DE LA PENA SANCHEZ 1957).

Als Ursache der Nephroptose wird neben einem abnorm langen Gefäßstiel das
Trauma angeführt (SUTTER 1951), wobei chronische „Traumata" wie Balkenheben
usw. besonders geeignet sein sollen.

IV. Formveränderungen der Nieren
a) Fehlerhafte Rotation

In den Frühstadien der Entwicklung ist das Nierenbecken ventral vom
Parenchym gelegen, später dreht sich die Niere um ihre Längsachse, so daß die
beiden Hili gegen die Wirbelsäule gerichtet sind. Genaugenommen allerdings

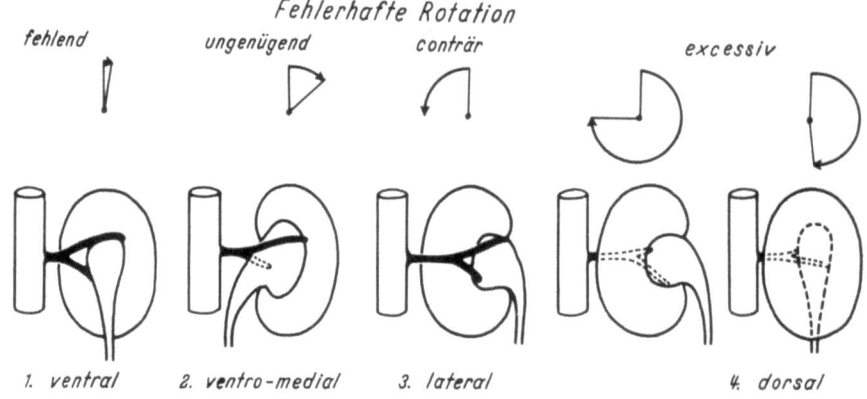

Abb. 42. Die verschiedenen Formen der fehlerhaften Nierenrotation

handelt es sich nicht um eine echte Rotation, sondern um eine vermehrte Ausdifferenzierung des ventral gelegenen Nierenblastems, stimuliert durch die ventral-
wärts aussprossenden primären Tubuli zweiter und dritter Ordnung. Störungen in
der Richtung dieser Sprosse bedingen ein Ausbleiben der ventralen oder dorsalen
Parenchymabschnitte, wodurch eine fehlende bzw. vermehrte Rotation des Gesamtorgans vorgetäuscht wird. Je nach Lage des Nierenbeckens können folgende
Varianten der Fehlrotation unterschieden werden (WEYRAUCH 1939; Abb. 42):
1. Ventrale (fehlende Rotation), 2. ventromediale (ungenügende Rotation), 3. laterale (durch übertriebene Medialrotation oder umgekehrte Lateralrotation) und
4. dorsale (durch Lateralrotation). Die Lage der Gefäße läßt die Entscheidung
über die Form der Variante treffen. Häufig ist auch die Gesamtform der fehl-
rotierten Niere verändert im Sinne einer *Kuchen-*, Schild- oder Scheiben-*Niere*,
wobei der corticohiläre Durchmesser verkürzt und die Breite des Organs vermehrt
ist. Allerdings kommt diese Form auch bei Verschmelzungen vor. Das Nierenbecken ist mehrheitlich extrarenal erweitert, die Calices sind verkürzt. In unserem
Beobachtungsgut (10000 Sektionen) fanden sich 10 Kuchennieren, davon 2 mit
kongenitalen Herzvitien kombiniert, 15 Beckennieren, davon 4 rechts, 8 links,

3 beidseits. Relativ oft zeigen dystope Nieren zugleich abnorme Rotation (Abb. 42). *Klumpennieren* sind in der Regel durch abnorme Gefäßversorgung mit Furchenbildung usw., oft auch durch Verschmelzung bedingt. — Die Bedeutung dieser Rotationsfehler für die praktische Medizin liegt nicht nur in den abnormen pyelographischen Bildern, sondern vor allem in der Harnstauung mit komplizierenden Infekten und Steinbildung.

b) Verschmelzungsnieren[1]

Entwickeln sich (wegen äußeren Druckeinflüssen? GRUBER 1925) die primitiven Uretersprossen abnorm nahe beieinander, so induzieren sie die Entwicklung von zwei ungetrennten, also verschmolzenen Nieren (Abb. 43). Möglicherweise

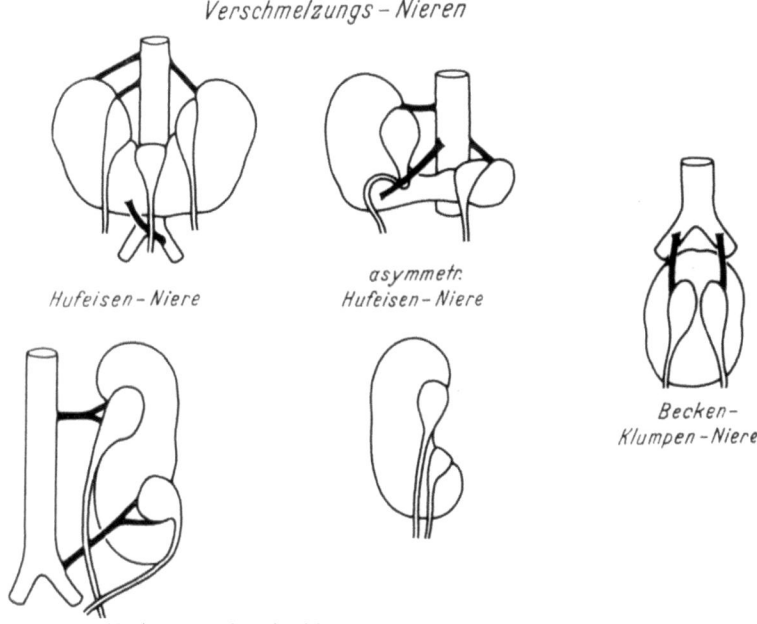

Abb. 43. Die verschiedenen Formen der Verschmelzungsnieren

liegt auch eine ungenügende Trennung des Nierenblastems im Zeitpunkt der größten Annäherung der beiden Blastemgebiete vor (8. bis 10. Fetalwoche). Das klassische Endresultat ist die *Hufeisenniere* (Abb. 43, 44). Die Häufigkeit beträgt autoptisch etwa 1:500 (GRUBER 1925: 1:755, NATION 1945: 1:435, BELL 1946: 1:376, BAGGENSTOSS 1951: 1:435, GLENN 1959: 1:400, ESSBACH 1963: 3,5% aller Kinderautopsien). In unseren ausgewerteten 10000 Autopsien fanden sich 19mal Hufeisennieren (1:482), davon vier bei Neugeborenen, von welchen je eines multiple Mißbildungen, ein Arnold-Chiari-Syndrom, Spina bifida und Oesophagusatresie mit Blasenekstrophie aufgewiesen haben. — Bei der Hufeisenniere überwiegt das männliche Geschlecht deutlich. Die Verschmelzung betrifft in der Regel

[1] Lit. GUTIERREZ 1934.

die unteren Pole (10% die oberen; ALLEN 1951). Nur selten liegt die Hufeisenniere an normaler Stelle; am häufigsten wird sie vor der unteren Lumbalwirbelsäule angetroffen. Dies läßt eine ungenügende Längensprossung der Ureterknospen vermuten, was auch ihr ungenügendes Auseinanderweichen erklären würde. Sehr selten wird eine vollständige Beckenlage der verschmolzenen Niere gefunden (MILLER et al. 1956, SHILLER 1957).

Im Unterschied zu den Fehlrotationen und der Dystopie sollen Hufeisennieren nicht häufiger sekundär erkranken als normale Nieren (BELL 1956), was allerdings kaum stimmen dürfte (GRUBER 1925, SUTTER 1951, eigene Beobachtungen). So fand RATHBURN (1924) in 29,5% seiner 108 Hufeisennieren Nierensteine (s. a. GLENN 1959). In 30 von Urologen beobachteten Fällen zeigten 13 Steine, 3 chronische Infektion und Ureterstenose, 1 Tuberkulose, 1 hypernephroides Carcinom sowie 1 Glomerulonephritis chronica (SILAGY 1952 Lit.). Durch Druck des Isthmus auf die darunterliegenden Nerven und Gefäße kann das Rovsing-Syndrom hervorgerufen werden: Oberbauchschmerzen bei aufrechter Körperlage, besonders bei Hyperextension der Wirbelsäule. Der Isthmus, welcher die beiden Seitenteile der Hufeisenniere verbindet, besteht in der Regel aus typischem Nierengewebe, vereinzelt wird er jedoch von mehr oder weniger atrophischem Gewebe oder nur von fibröser Kapsel gebildet. Aorta und Vena cava inferior verlaufen fast immer dorsal vom Isthmus. Die Längsachsen der beiden Seitenteile sind im Gegen-

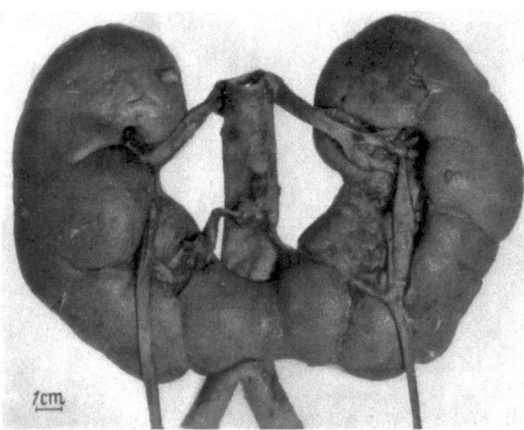

Abb. 44. Hufeisenniere ohne Sekundärveränderungen

satz zum parallelen oder cranial konvergierenden Verlauf bei normal getrennten Nieren gegen caudal konvergierend (Abb. 43). Die corticohilären Höhenachsen sind nach ventral abgedreht. Die Nierenbecken sind meist ventral angeordnet, sie können auch zahlenmäßig vermehrt sein mit entsprechender Ureterverdoppelung. Das Gewicht der Hufeisenniere schwankt zwischen 250 und 350 g (NATION 1945). Die arteriellen Zuflüsse sind praktisch immer abnorm und meist vermehrt (Abb. 43; GUTIERREZ 1934, GRUBER 1925), wobei zusätzlich obere Polarterien sowie aberrierende Gefäße aus der Arteria iliaca oder mesenterialis besonders häufig angetroffen werden. Heute wird empfohlen, die verbindende Brücke mit den Polen zu resezieren (GRÉGOIR 1958).

Unilaterale Verschmelzungsnieren[1]

Die Häufigkeit der unilateralen Verschmelzungsnieren (Abb. 45) beträgt im Sektionsgut 1:7600 (WILMER 1938). Die Verschmelzungsnieren finden sich — wie dies bei den übrigen Dystopien gezeigt wurde — überwiegend rechts, d. h. die linke Niere ist

[1] Lit. WILMER 1938.

verschoben. Geschlechtsunterschiede fehlen. Es handelt sich pathogenetisch um eine Seitenabweichung eines Uretersprosses, wodurch das Nierenblastem nur einseitig, jedoch an zwei Stellen zur Entwicklung angeregt wird. Formal unterscheidet man zwischen den in Abb. 43 angedeuteten Formen, wobei häufig noch Rotationsstörungen mitbeteiligt sind. Bezüglich der Gefäßversorgung und der Ureteren gilt das bei der Dystopie Gesagte. Komplikationen durch Infekte sind relativ häufig (ABESHOUSE 1947).

V. Die kongenitale Zwergniere

Unscharfe Begriffsbestimmungen haben in dieser Sparte zu einer derartigen Verwirrung geführt, daß eine Übersicht über das Schrifttum fast unmöglich geworden ist (s. a. EMMETT et al. 1952, EKSTRÖM 1955, BOISONNAT 1962). Im folgenden halten wir uns deshalb an die Regeln der allgemeinen Pathologie.

Sichere Zwergnieren bestehen dann, wenn die Erwachsenenniere weniger als 60 g wiegt (BELL 1946), man könnte diese willkürliche Grenze allerdings auch bei 80 g festlegen. Unter Hypoplasie oder sog. reiner Hypoplasie (GRUBER 1925), echter Zwergniere (HÜCKEL 1941), verstehen wir eine numerische Fehlentwicklung, wobei ein abnorm kleines Organ entsteht, dessen Elemente (Renculi, Pyramiden) wohl zahlenmäßig reduziert, jedoch sonst normal entwickelt sind (HERBUT 1952). Bei der Aplasie oder Dysplasie dagegen liegt eine unvollständige Entwicklung vor, bei welcher fetale Gewebsstrukturen erhalten bleiben (s. a. UEBELHÖR 1933).

Die *kongenitale Atrophie*, d. h. durch anderweitige Mißbildungen bedingte rückschrittliche Verkleinerung der Nieren, wäre grundsätzlich von der Hypoplasie abzugrenzen, doch gelingt dies praktisch bis heute nur in Einzelfällen (GRUBER 1925, EKSTRÖM 1955). —

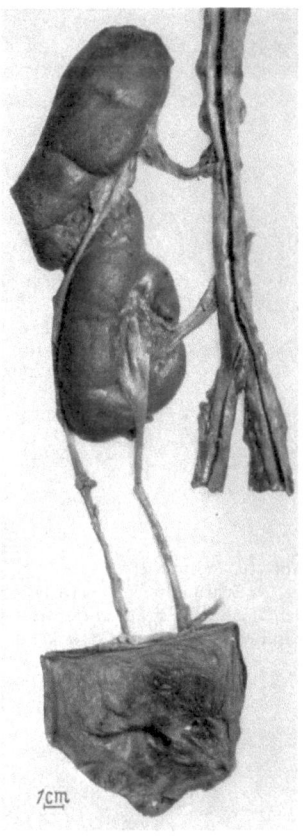

Abb. 45. Einseitige Verschmelzungsniere, der obere Ureter mündet isolateral, somit handelt es sich um eine Ectopia inferior. Unilat. Verschmelz.-Niere

Die erworbene Zwergniere (s. S. 466) dagegen muß und kann von der echten Hypoplasie abgegrenzt werden, was allerdings im Schrifttum keineswegs konsequent durchgeführt wird, weshalb zuverlässige Angaben über die Häufigkeit der hypoplastischen Niere heute noch nicht zur Verfügung stehen.

a) Die (echte) Hypoplasie der Niere

Diese Mißbildung ist außerordentlich selten, wenn die oben angeführten Grundsätze angewandt werden. Im Schrifttum fanden sich bis 1935 auf 50 198

Autopsien 50 Fälle (EISENDRAHT 1935), wobei aber vermutlich auch partielle Aplasien mitgezählt wurden. BELL (1946) fand unter 32 260 eigenen Aut-

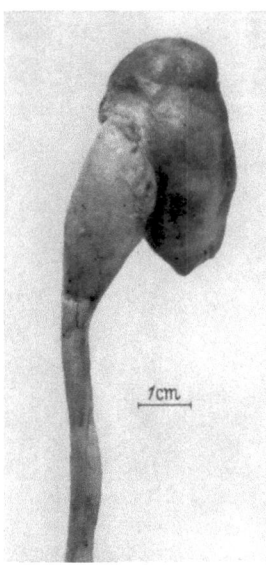

opsiefällen fünf nur makroskopisch und drei auch mikroskopisch erhärtete echte Hypoplasien, wobei die Renculi auf drei bis fünf (normal 12 bis 14) reduziert waren. Weitere vier Fälle waren durch sekundäre Veränderungen kompliziert (BATZENSCHLA-GER et al. 1962: drei auf 4234 Autopsien). Wir selbst fanden eine einzige echte Hypoplasie auf 10 000 Sektionen.

Das hypoplastische Organ ist makroskopisch sehr viel kleiner als normal, meist wiegt es um 30 g, sonst ist es jedoch, abgesehen von der Zahl der Renculi, regelmäßig strukturiert (Abb. 46, 47). Einzelne Autoren finden sogar eine normale Zahl von Renculi (EMMETT et al. 1952), was wir allerdings nicht bestätigen können. Die mikroskopischen Untersuchungen ergeben keine Abweichungen von der Norm. Die betreffende Nierenarterie ist abnorm eng, aber zart. Eine Konsequenz für den übrigen Körper hat die echte Hypoplasie der Niere nicht, die zahlreichen Fälle von sog. Hypoplasie mit maligner Hypertonie und Nephrosklerose der Gegenseite (z. B. KADAS und HAHN 1959) gehören nicht in diese Gruppe, sondern

Abb. 46. Echte Nierenhypoplasie als Schrumpfniere operativ bei 26jähriger Frau entfernt. Klinisch zufällig entdeckt, keine Nierensymptome

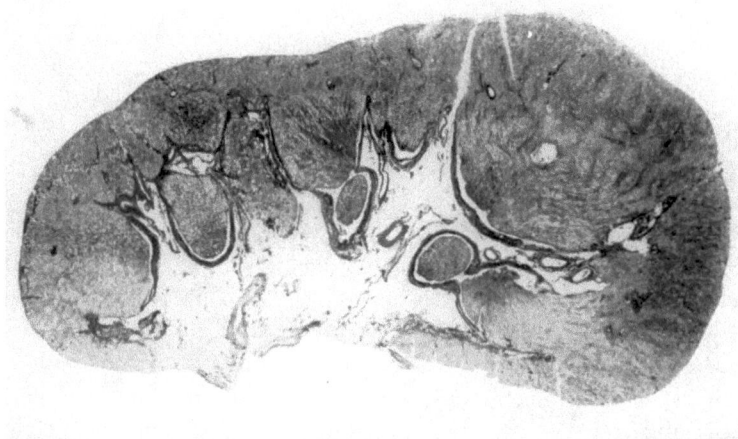

Abb. 47. Übersichtsschnitt der in Abb. 46 gezeigten Niere, welche jegliche Narbenbildung oder Einschaltungen dysplastischer Bezirke vermissen läßt. Van Gieson

stellen erworbene, entzündlich oder vasculär bedingte Zwergnieren dar. — Als Ursache der echten Hypoplasie wird eine ungenügende Stimulationswirkung der Uretersprosse bei mangelhafter Teilung der Ureterknospe in Betracht gezogen.

b) Die totale und die partielle Aplasie der Niere
(Hypogenese, Dysplasie)[1]

Bei der totalen Aplasie der Niere liegt ein sehr kleines, mißgestaltetes Organ vor, das keine Ähnlichkeit mit einer Niere zeigt, meist aber an typischer Stelle liegt. Oft sind schon makroskopisch zahlreiche bis bohnengroße Cysten erkennbar

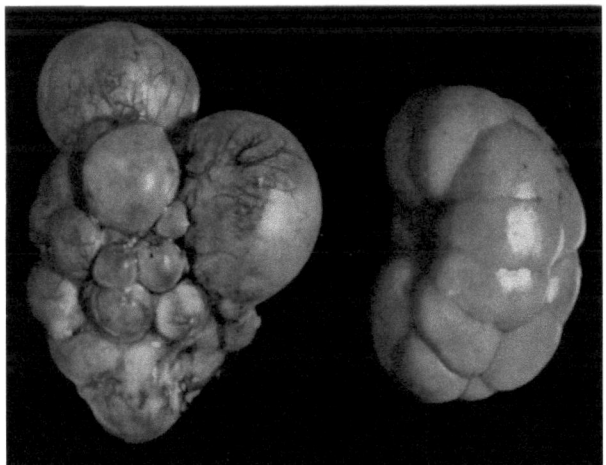

Abb. 48. Cystische Nierendysplasie bei Neugeborenem, rechts: Vergleichsniere

(Abb. 48): *Aplasie mit Cystenbildung* (14 von 28 eigenen Fällen), zwischen welchen spärliche Septen und größere Nester von derbem Gewebe liegen (Abb. 49, 50).

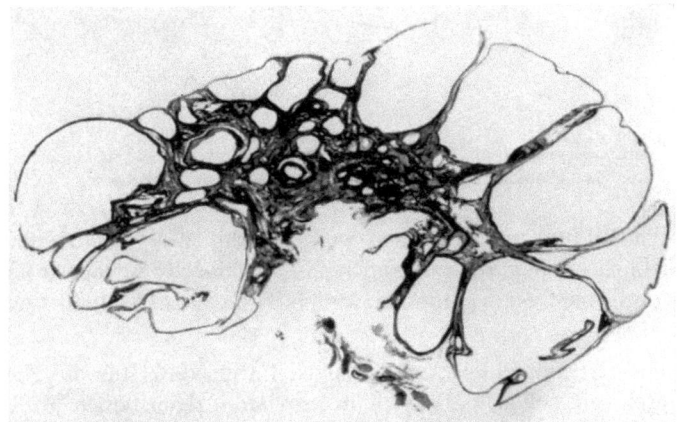

Abb. 49. Übersichtsschnitt durch cystische Nierendysplasie (s. Abb. 48). Kein normales Nierengewebe vorhanden. Van Gieson

Vielfach werden solche Nieren deshalb als Cystennieren beschrieben (ALLEN 1951: „Irreguläre Cystennieren").

Histologisch stehen wiederum aspektmäßig die Cysten im Vordergrund (Abb. 49, 50). Sie werden von einschichtigem, flachkubischem Epithel ausgekleidet

---

[1] Lit. GUTIERREZ 1933, GRUBER 1925.

und enthalten wäßrige, eiweißarme Flüssigkeit. Von diesen Cysten sind alle Übergänge bis zu ganz engen embryonalen Drüsenschläuchen mit zylindrischem basophilem Epithel zu verfolgen.

Bei der sog. *kompakten Aplasie* fehlen eigentliche Cysten mikroskopisch
(Abb. 51), doch sind die erwähnten fetalen Tubuli nicht selten leicht dilatiert
(Mikrocysten: Abb. 51). Das Stroma besteht aus lockerem Kollagengewebe, unter-
mischt mit glatten Muskelfasern (FINK et al. 1957), zirkulär um embryonale
Drüsenschläuche angeordnet (Abb. 51). Gelegentlich werden auch Knorpelinseln
im Stroma angetroffen, dagegen fehlen reife Tubuli und Glomerula vollständig
(EMMETT et al. 1952). Das Nierenbecken ist nicht aufzufinden. Der Ureter ist meist
obliteriert, gelegentlich fehlt er vollkommen (PAKULAINEN et al. 1959 u. a.), zum
Teil können nur noch Überreste des Uretersprosses in Form von fetalen Kanälchen

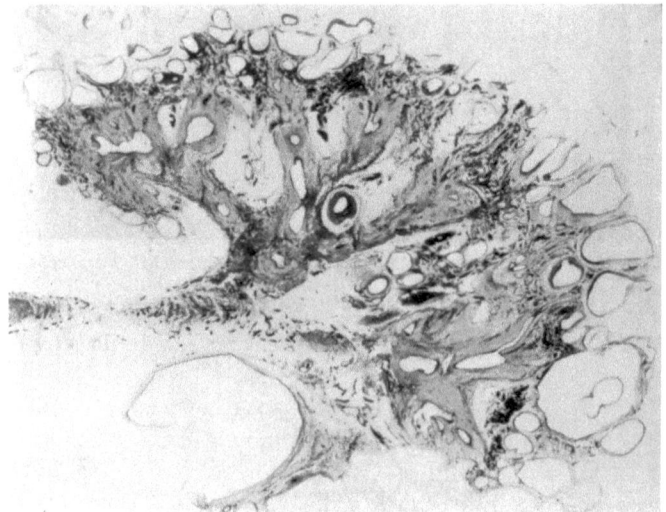

Abb. 50. Dysgenetische Cystenniere, Ausschnitt aus Abb. 49. Uretersprosse sind noch erkennbar, zum
Teil ebenfalls cystisch ausgeweitet. Vergr. 5mal. Van Gieson

zentral in der Bildung nachgewiesen werden (Abb. 50; VELLIOS und GARRETT
1961). Schließlich können auch nur noch ganz vereinzelte retroperitoneale kleine,
sog. metanephrogene Cysten gefunden werden (HERCZEG et al. 1956, OPPENHEIMER
und SILAGY 1954).

Eigentliche „Strumafelder", wie sie nach FAHR (1937) für die Nierenmißbildungen typisch sein sollen, haben wir in keinem einzigen reinen Mißbildungsfall
ohne komplizierende Pyelonephritis nachweisen können (s. a. VOTH 1949, ERICSSON
und IVEMARK 1958, PASTERNACK 1960). „Strumafelder" gehören somit nicht zum
Bild der aplastischen Nieren. Die Differentialdiagnose zwischen der partiell
aplastischen und der pyelonephritischen Schrumpfniere ist allerdings oft außerordentlich schwierig (EKSTRÖM 1955 Lit., ZOLLINGER 1962), so daß z. B. EMMETT
et al. (1952) resigniert nur noch von „einseitiger kleiner Niere" sprechen wollen
(Weiteres s. S. 466).

Die Häufigkeit der totalen Aplasie ist aus den oben angeführten Gründen nur

schwer zu bestimmen (NATION 1944: 16 Fälle auf 27000 Autopsien, ABESHOUSE
1944: 1:12000, ASHLEY und MOSTOFI 1960: 57 einseitige und elf bilaterale Dysge-
nesien auf 24500 Autopsien, BATZENSCHLAGER et al. 1962b: vier auf 4234 Sektionen, eigene Untersuchungen: 8:10000). Nicht weniger als sechs von unseren
acht Beobachtungen wiesen auch anderweitige, zum Teil multiple Mißbildungen
auf, fünf Herzvitien und eine Isthmusstenose der Aorta. Nach anderen Autoren
soll die Häufigkeit der Dys-
plasie bei Kindern total
0,05%, bei Kinderautopsien
0,5% (PAKULAINEN et al.
1959) bzw. 0,35% (ESSBACH
1963) betragen, wovon rund
ein Siebtel bilateral. Das Verhältnis von weiblichen zu
männlichen Individuen be-
trägt 1:4 (EKSTRÖM 1955).
In einem Viertel der Fälle
sollen auch Mißbildungen der
Genitalorgane bestehen (NA-
TION 1944).

Bezüglich der Ursache der
Aplasie ist man auf die Vermutung angewiesen, daß die
Vereinigung der Uretersprosse mit dem metanephrogenen
Gewebe und die Stimulation
des letzteren durch die
Sprosse ausgeblieben sei. Interessant ist die Beobachtung, daß metanephrogenes
Gewebe, welches von elf-
tägigen Mausembryonen
stammt, bei Transplantation
auf die erwachsene Maus oder
in das Peritoneum eines Hüh-
nerembryos zu hypogene-
tischen Herden führt. In vitro

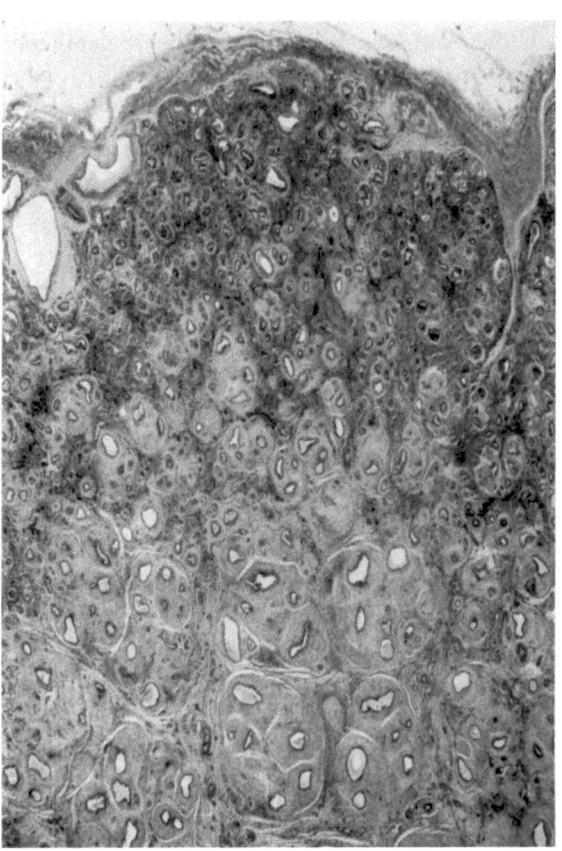

Abb. 51. „Kompakte Hypogenesie" mit Mikrocysten, diese bestehen aus fetalem Epithel und sind von zirkulär angeordneter
glatter Muskulatur umgeben. Vergr. 5mal, HE

findet sich Tubulusbildung nur bei Kontakt mit einem Induktor (GRABSTEIN und
PARKER 1958). In Serienschnitten konnten blind endigende, als Uretersprosse
gedeutete Gebilde nachgewiesen werden (ERICSSON und IVEMARK 1958). Die beschriebenen Komplexe aus embryonalen Drüsen und zirkulärem Stroma entsprechen höchst wahrscheinlich solchen Uretersprossen, denn sie enthalten auch
glatte Muskulatur und sind vorwiegend hilär angeordnet, wie dies vor allem auch
bei kongenitalen Cystennieren festgestellt werden kann (s. unten). Die häufig
beobachteten Muskelfasern werden auch als Calixreste gedeutet (FINK et al. 1957).
Das metanephrogene Gewebe ist nur sehr selten noch als solches erkennbar, meist
ist es vollständig fibrös ersetzt. Die Knorpelinseln sind autochthon entstanden

(s. a. Voth 1961, Rudolph und Lennartz 1959), von anderer Seite werden sie als Residuen des Wolffschen Ganges angesprochen (Morris und Johnson 1961). Das reichliche Vorkommen von Nervenfasergeflechten in derartigen Nieren sowie die beobachteten (von uns als Sekundärerscheinung gedeuteten) Gefäßveränderungen lassen an eine neurovasculäre Fehlsteuerung als Ursache der Entwicklungsstörung denken (Frau Obiditsch-Mayer 1957). Möglicherweise spielen hypoxämische Vorgänge intrauterin ein Rolle (Rudolph und Lennartz 1959). Im übrigen streiten sich die Autoren, ob die Mißbildung metanephrogener oder mesonephrogener Genese sei (Vellios und Garrett 1961 Lit.). Meistens wird eine metanephrogene Störung angenommen, wobei die sekundäre Generation der Tubuli des Ureter-sprosses unvollständig geteilt wird. Da, wo diese Sprossen die Rinde nicht treffen,

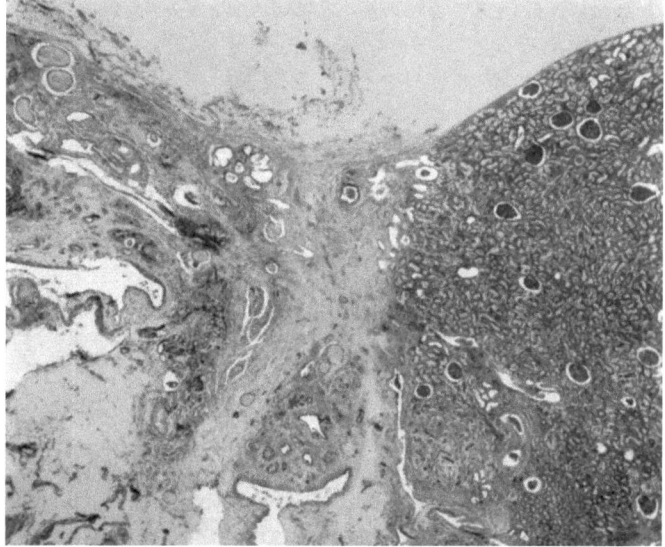

Abb. 52. Partielle Dysplasie einer Niere. 68jährige Frau. Vergr. 15mal, HE

persistiert die fetale Rinde (Morris und Johnson 1961). Die Störung muß sehr früh einsetzen; bei etwas späterem Beginn entwickeln sich die sog. Blastemcysten, die als Hamartie gedeutet werden (Kempf 1956 Lit.). Nach dieser These würde sich bei noch späterem Einsetzen eine echte Hypoplasie entwickeln.

Da Cysten auch in vollständig aglomerulären aplastischen Nieren gefunden werden, muß ihr Inhalt als tubuläres Sekret oder Filtrat bezeichnet werden, doch gilt dies nur für diesen Typ der Cystenbildung.

Bei der *partiellen Nierendysplasie* finden sich mitten im normal entwickelten Nachnierengewebe Inseln von embryonalen Drüsenschläuchen, umgeben von zirkulär angeordnetem myofibrösem Stroma, entsprechend dem Grundgewebe der totalen Nierenaplasie (Abb. 52, 53). Diese sog. hypogenetischen Felder (Fahr 1937) stehen nach an Stufenschnitten gewonnenen Einblicken stets in Berührung mit dem subpelvinen Gewebe, doch sind sie oft stark geschlängelt, so daß im einfachen Schnitt isolierte Herde auch in der definitiven Rinde zu liegen scheinen. Die Rinde kann darüber unverändert sein. Die sekundäre Entzündung [„hypogenetische

Nephritis" (FAHR 1937)] spielt — wie bei den übrigen Nierenmißbildungen — eine besonders wichtige Rolle (ARNOLD 1960, EKSTRÖM 1955, GREENE 1922). Sekundäre Pyelonephritiden finden sich in einem hohen Prozentsatz (ERICSSON und IVEMARK 1958a: 85%), auch Glomerulonephritiden sollen sekundär gehäuft vorkommen (ASHLEY und MOSTOFI 1960). Bei alten Patienten können hypogenetische Bezirke deshalb nur noch mit größten Schwierigkeiten von anderweitigen Schrumpfungsprozessen abgegrenzt werden. Umgekehrt werden vereinzelt typische pyelonephritische Narben gelegentlich mit hypogenetischen Herden verwechselt (MARSHALL 1953) und schließlich besteht unseres Erachtens auch die Möglichkeit, daß bei einer ganz früh einsetzenden Pyelonephritis oder Harnstauung eine sekundäre erworbene Fehlbildung vorkommt (s. S. 240, 348, 471).

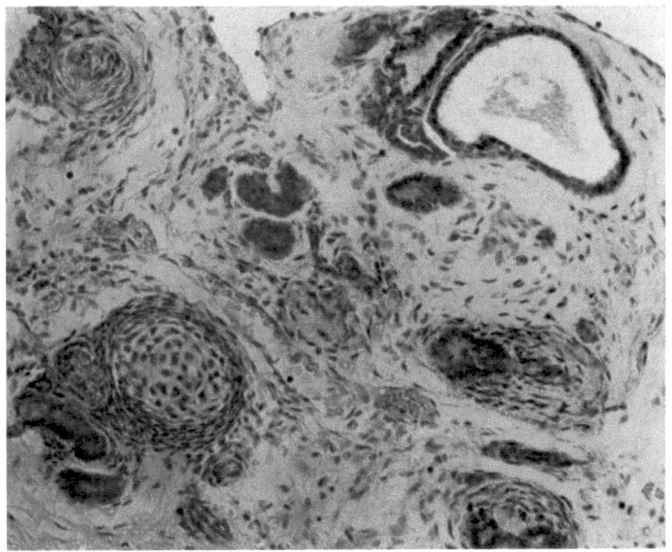

Abb. 53. Stärkere Vergrößerung eines hypogenetischen Herdes von Abb. 52. Fetale Tubuli mit basophilem Epithel und zum Teil cystischer Ausweitung; sekundär sklerosiertes Stroma, heterotope Knorpelbildung. Vergr. 160mal, HE

Entzündung des Parenchyms mit Narbenbildung kann durch konsekutive Gefäßeinengung eine renale Hypertonie hervorrufen (EICHENBERGER 1950), während die reine Dysplasie keine Blutdrucksteigerung bedingt (GLOOR 1939). Auch die gelegentlich dabei beobachtete sekundäre-tubuläre Insuffizienz mit renaler Osteopathie (ALBRIGHT et al. 1953, FANCONI et al. 1952) muß wohl durch die komplizierenden entzündlichen Veränderungen bedingt sein, während die Genese des Cushing-Syndroms im genannten Falle von FANCONI nicht geklärt werden konnte.

VI. Cystennieren und Nierencysten

Cystische Bildungen in den Nieren werden autoptisch sehr häufig festgestellt. Die Größe, Zahl und Topographie der Cysten sowie die Verhältnisse des restlichen Nierengewebes ermöglichen die Unterteilung in verschiedene Gruppen. Fließende Übergänge, z. B. zur cystischen Dysplasie, lassen jedoch die Willkürlichkeit jeder

der zahlreichen Einteilungsvorschläge augenfällig werden. Die im folgenden gewählte Typologie dürfte den praktischen Belangen im wesentlichen genügen:

   a) bilaterale polycystische Nierenveränderung:
       aa) bei Erwachsenen,
       ab) bei Kindern;
   b) unilaterale multicystische Niere (Dysplasie);
   c) Nierencysten:
       ca) einfache, sog. solitäre Nierencysten,
       cb) multiple kleine sekundäre Nierencysten,
       cc) multiloculäre unilaterale Nierencysten,
       cd) cystische Degeneration der Nierenpapillen,
       ce) parapelvine Hiluscysten,
       cf) übrige cystische Bildungen der Nieren.

a) Die bilateralen polycystischen Nierenveränderungen[1]

Das Krankheitsbild der doppelseitigen Cystenniere ist anatomisch wie klinisch
eine Einheit, die im typischen Falle klar von den übrigen Formen abgegrenzt
werden kann. Wegen der morphologischen Unterschiede und aus Gründen der
Klinik rechtfertigt sich eine Unterteilung in bilaterale Cystennieren bei Kindern
(rund ein Viertel aller Fälle) und diejenigen bei Erwachsenen.

1. Die bilateralen polycystischen Cystennieren des Erwachsenen

Die Häufigkeit dieser Mißbildung beträgt 1:300 bis 1:1000 (BELL 1946: 1,6⁰/₀₀,
SIMON und THOMPSON 1955: 1:323, DALGAARD 1957: 1:773; BOBBITT 1943 Lit.,
DALGAARD 1963), wenn die Säuglingsfälle nicht berücksichtigt werden. Eigene
Zahlen: Unter 10000 Autopsien 23 voll entwickelte doppelseitige Cystennieren
(davon sechs Neugeborene und Säuglinge) und 15 Fälle von spärlichen Leber- und
Nierencysten. Jedoch sind in diesen Zahlen die cystischen unilateralen Nieren-
aplasien mitgerechnet, welche etwa 8% der Cystennieren ausmachen (BELL 1946).
Das Alter bei der klinischen Feststellung, bzw. der Autopsie liegt fast stets über
30 Jahren mit Maximum zwischen 40 und 60 (RALL und ODEL 1949: 49,3 Jahre,
DALGAARD 1957, 1963: 51,5 Jahre; Lit. über Beobachtungen im Alter zwischen
2 Monaten und 30 Jahren: BELL 1946). Diesem zweiten, breiten Gipfel der Morbi-
ditätskurve steht ein erster, sehr steiler gegenüber, welcher den Säuglingsfällen
entspricht (s. unten). Dies läßt das Bestehen von grundsätzlichen Unterschieden
zwischen den beiden Untergruppen vermuten. Die beiden Geschlechter sind gleichmäßig befallen.

Makroskopisch (Abb. 54) sind die Nieren stark vergrößert, das Gewicht beider
Nieren betrug in einer eigenen Beobachtung 6,8 kg. Wesentliche Gewichtsunter-
schiede zwischen beiden Seiten bestehen in der Regel nicht. Wenn nur ganz vereinzelte Cysten vorhanden sind, so läßt sich ein eindeutiger Übergang zu den

---

[1] Lit. BERNER 1911, GRUBER 1925, LAMBERT 1943, BELL 1946, HERBUT 1952, DALGAARD
1957.

gewöhnlichen Nierencysten feststellen. Auch Übergänge zu dysplastischen (aplastischen) Cystennieren können nicht selten gefunden werden (Abb. 55). Die bindegewebige Kapsel der Niere ist schwer abziehbar, meist reißen dabei einzelne der

bis apfelgroßen dünnwandigen Cysten ein. Diese sind durchwegs glattwandig auf der Innenseite und enthalten eine meist klare, wäßrige Flüssigkeit mit deutlichem Uringeruch. In einzelnen Cysten kann der Inhalt mehr gelatinös und blaßgelblich oder auch blutigbräunlich und gelegentlich grünlich-bräunlich oder mit fein schillernden Cholesterinkristallen durchsetzt sein. Chemisch läßt sich im Cysteninhalt ein hoher Gehalt an Harnstoff, Harnsäure und Kreatinin nachweisen (PIERSOE 1928,

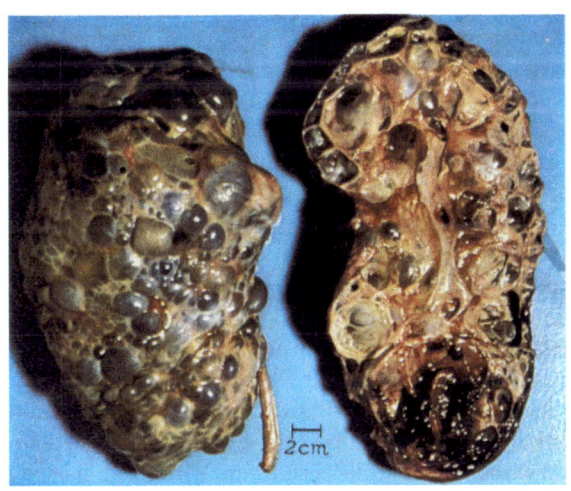

Abb. 54. Typische Cystennieren beim Erwachsenen; traumatisch bedingte Blutung der einen Niere mit rasch urämischem Verlauf. Nierengewicht 1,2 kg, 62jähriger Mann

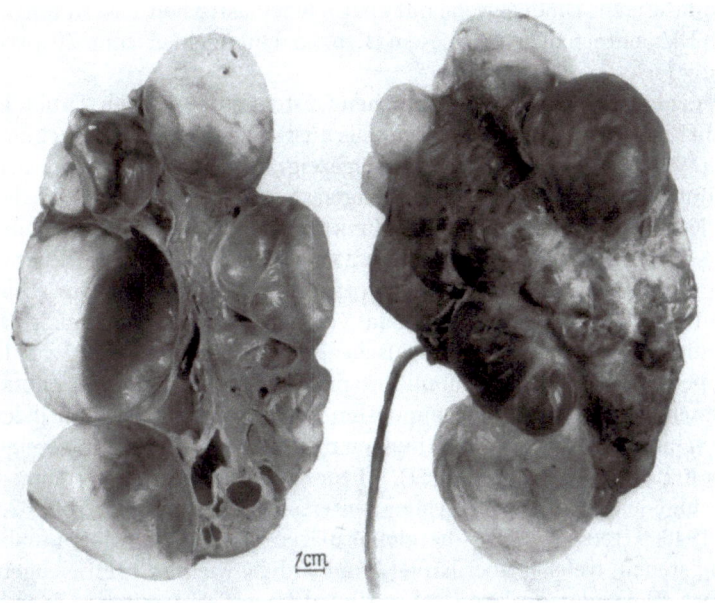

Abb. 55. Unregelmäßig, großblasige Cystenniere bei Erwachsenen, welche stark an die dysplastische Cystenniere des Neugeborenen erinnert. Tod an Urämie. Nierengewicht 720 g, 68jährige Frau

LAMBERT 1943). Das Zwischengewebe besteht auf Schnitt aus feinen Membranen. Bei den voll entwickelten Fällen ist darin nur spärlich Parenchym erkennbar. Dieses soll meist subkapsulär gefunden werden (BELL 1946).

Wir konnten jedoch keine bestimmte Topographie dieser Inseln feststellen. Die Trennung zwischen Rinde und Mark der Niere ist völlig verwischt. Am frischen Präparat läßt sich der Inhalt einzelner Cysten durch sanften Druck in das Nierenbecken auspressen, so daß eine Kommunikation wohl gelegentlich bestehen dürfte. Bei der großen Mehrzahl der Cysten ist eine solche jedoch makroskopisch nicht nachweisbar.

Das Nierenbecken kann vom Ureter her wohl aufgeschnitten werden, doch ist es durch die anliegenden Cysten meist hochgradig eingeengt, die Calices sind fein ausgezogen, Ureter und Gefäße zeigen keine Veränderungen.

Auch mikroskopisch sind nur noch kleine Reste von Parenchym erhalten, welche zudem in den meisten Fällen fibrosiert und von lympho-plasmocytären Infiltraten durchsetzt sind. Kompressionserscheinungen durch die prallen Cysten werden beobachtet. Die Cystenauskleidung besteht bei kleinen Exemplaren aus einem zylindrischen, häufig auch kubischen Epithel. Je größer die Cyste ist, desto mehr wird das Epithel ausgewalzt, um schließlich in den Riesencysten fast vollkommen zu fehlen. Papilläre Proliferationen kommen vor (Abb. 56), sind jedoch selten. Der im Paraffinschnitt leicht eosinophile Cysteninhalt ist homogen, er kann jedoch in einzelnen Cysten auch reichlich polynucleäre Leukocyten und dazwischen Kristalle enthalten. Vereinzelt liegen geschichtete, unregelmäßig geformte eosinophile Schollen oder Kristalloide in den Cysten (Abb. 57; Lit. GRUBER 1925). Randständige Glomerula werden beim Erwachsenentyp nur ganz selten gefunden. — Nach außen folgt auf das Epithel eine meist verdickte Basalmembran, welche von faserigem Bindegewebe mit spärlichen elastischen Fasern umgeben ist. Muskuläre Elemente fehlen bei diesem Typ im Unterschied zum dysplastischen vollständig.

Die Frage der Kommunikation zwischen Cysten und normalen Tubuli kann im Einzelschnitt nicht beantwortet werden. Die ausgezeichneten Untersuchungen von LAMBERT (1943) haben jedoch eindeutig gezeigt, daß — besonders bei der Erwachsenenform — zahlreiche Verbindungen bestehen, jedoch nicht bei allen Cysten. Diese Feststellung ist durch funktionelle Untersuchungen mit PAH, Inulin usw. weiter gestützt worden (BRICKER und PATTON 1955, PAKULAINEN und VISAKORPI 1959, BRICKER 1963). Nach prämortaler Injektion von Tusche und Trypanblau in Cystennieren wird proximal von den Cysten feinkolloidales Trypanblau und distal die grobkolloidale Tusche gespeichert gefunden, wie dies den üblichen Speichergesetzen der Tubuli entspricht (LAMBERT und CAMBIER 1938).

Die Cystenbildung kann, zum mindesten beim Neugeborenen, an jeder Stelle des Nephron eintreten, wie Untersuchungen mittels Mikrodissektion gezeigt haben (BIALESTOCK 1956, s. a. BAXTER 1961). Theoretisch kann zwischen glomerulären, tubulären und exkretorischen Cysten unterschieden werden (Abb. 62, S. 85; LAMBERT 1946, HERBUT 1952); die glomerulären können mit einem Tubulus in Verbindung stehen, welcher aber häufig blind endigt, wie dies beim Neugeborenen die Regel ist. Rein glomeruläre Cysten sind dagegen sehr selten. Die tubulären Cysten stellen die große Mehrzahl der Hohlräume bei der Erwachsenencystenniere dar. Häufig zeigen sie sekundäre Aussprossungen und Nebencysten. Die exkretorischen Cysten schließlich gehen von den Sammelröhren bzw. den Uretersprossen aus und kommunizieren direkt mit dem Nierenbecken, lassen sich deshalb auch retrograd mit Farbstoff füllen.

Die Arterien und Arteriolen sind in den Erwachsenencystennieren vielfach
stark verdickt im Sinne einer Intimafibrose (s. S. 576). Ein gewisser Parallelismus
besteht zwischen den chronisch entzündlichen Stromaveränderungen (Abb. 56)
und der Intimafibrose. Sind fast alle Gefäße auf diese Weise verändert, so fanden

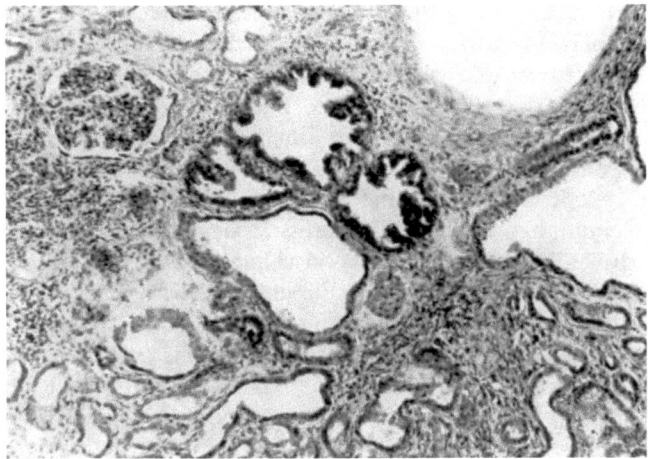

Abb. 56. Entwicklung von Papillomen in Cystennieren; daneben besteht eine herdförmige interstitielle
nichteitrige Nephritis mit sklerosierendem Charakter. Vergr. 90mal, HE

wir stets klinisch und anatomisch den Befund einer allgemeinen Hypertonie,
während einzelne Arterien mit Wandverdickung in jedem Fall zu beobachten sind.
Korrosionspräparate nach arterieller Injektion ergeben eine hochgradige Rarefizierung des Gefäßbaumes (Abb. 58).

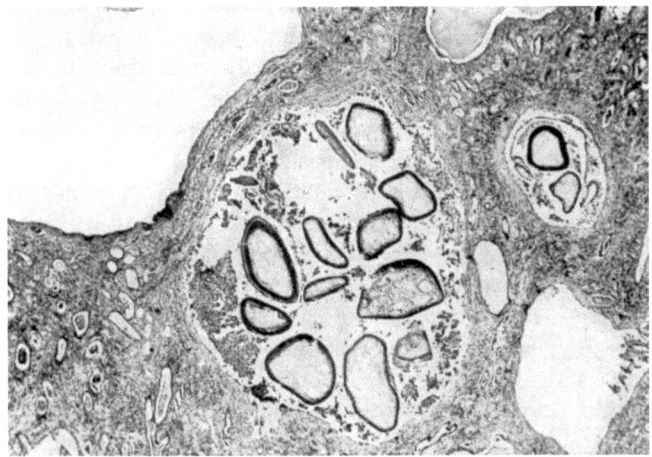

Abb. 57. Cystennieren mit Konkrementbildung innerhalb der Cysten. Vergr. 30mal, HE

Dysplastische Inseln aus rudimentären Uretersprossen usw., wie sie bei der
aplastischen Cystenniere und der polycystischen Erkrankung des Neugeborenen
regelmäßig vorkommen, fehlen nach unseren Erfahrungen beim Erwachsenen stets.
Es ist somit anzunehmen, daß diese Elemente im Laufe der ersten Jahrzehnte ausdifferenzieren können, möglicherweise geben sie Anlaß zu zusätzlicher Cystenbildung.

Komplikationen und Folgen der Cystennieren

Die wichtigste Folge der beidseitigen Cystennieren ist zweifellos die Nieren-insuffizienz mit tödlicher Urämie (BELL 1946: 35 von 43 = 81%, DALGAARD 1957: 58%, eigene Beobachtungen: 50%). Als Ursache der Urämie wird allgemein die hochgradige Reduktion des Parenchyms angesprochen. Gelegentlich überrascht andererseits bei Tod aus anderer Ursache, wie stark die morphologischen Verände-rungen fortgeschritten und wie hochgradig die Parenchymverarmung schon sein können, ohne daß klinische Symptome bestehen. So beobachteten wir einen 56jährigen Mann, der bei völliger Gesundheit einem Jagdunfall erlegen war. Das Gewicht der Nieren betrug 4600 g, dasjenige der Leber 4890 g. Entzündliche Ver-änderungen des Stroma fehlten hier aber fast vollkommen. Sicher spielt neben dem Parenchymmangel auch die Kompression des Parenchyms durch die prallen Cysten eine Rolle. Damit ist jedoch das erwähnte, oft überraschend schnelle Über-gehen aus relativem Wohlbefinden in die urämische Endphase nicht erklärt. Bei diesem Verlaufstyp deckt die mikroskopische Untersuchung regelmäßig entweder interstitielle lympho-plasmocytäre Infiltrate und meist auch ein deutliches Ödem des Interstitium auf (ZOLLINGER 1945), oder es besteht eine Pyelonephritis [Streifeninfiltrate, viele Polynucleäre, Parenchymzerstörung usw. (BOBBITT 1943)]. Noch häufiger als die akute Variante der interstitiellen hämatogenen Nephritis wird die chronische Form bei Cystennieren gefunden. Durch diese Komplikation kann es auch in relativ kleinen und noch parenchymreichen Cystennieren zu völligem Funktionszusammenbruch kommen (Abb. 56). Trotz der Häufigkeit von Pyurien (46%) und Hämaturien (45%; DALGAARD 1957) werden echte, voll ent-wickelte Pyelonephritiden doch relativ selten beobachtet (DALGAARD 1963: 25mal von 173 Fällen). Dabei können einzelne Cysten mit Eiter prall gefüllt sein und in die Abdominalhöhle durchbrechen. Die experimentell erzeugten Cystennieren (s. S. 88) zeigen eine deutlich erhöhte Empfindlichkeit gegen Infekte, welche zu Pyelonephritis führen können (BRICKER 1963). Auch eine akute traumatische Blutung kann rasch zum völligen Versagen führen (Abb. 54). — Die chronische Niereninsuffizienz bei beidseitiger Cystenniere geht meist mit besonders schwerer Acidose und ausgeprägter renaler Osteopathie einher.

Die zweitwichtigste Komplikation stellt die renale Hypertonie dar (GIANNICO 1944, DROUET et al. 1950, WOLLHEIM und MOELLER 1960 Lit.). In der Serie von BELL (1946) zeigten 61,6% eine Hypertonie (HIGGINS 1952 sowie RALL und ODEL 1949: 73%, YATES und BELL 1957: 78%, HARROW und GLOANE 1960: 70%, SUTTER 1951: 60%, DALGAARD 1963: 46%). In 31 eigenen Fällen bestand 15mal eine eindeutige Hypertonie, viermal erfolgte der Tod an Encephalorrhagie (s. a. RALL und ODEL 1949, DALGAARD 1963: 11%). Das Herzgewicht ist jedoch nur in einer Minderzahl der Fälle wesentlich erhöht (BELL 1946, STAEMMLER 1957, s. dagegen DALGAARD 1963: 50%). Wir besitzen zwei eigene Beobachtungen urämisch verlaufener Cystennieren mit monatelang beobachteter Hypertonie bis 200/120 mm Hg ohne Herzhypertrophie. Es ist denkbar, daß die lange dauernde, vorwiegend tubuläre Niereninsuffizienz bei ordentlich erhaltener glomerulärer Durchblutung der Entwicklung einer Herzhypertrophie entgegenwirkt (Elektrolyt-bedingte Myokardschädigung?), wie dies auch bei der chronisch interstitiellen Nephritis beobachtet wird. Interessant ist eine Beobachtung von FICKEIS (1955) über tödliche Encephalorrhagie bei *einseitiger Cystenniere*. Da das Durchschnitts-

alter bei doppelseitigen Cystennieren relativ hoch ist, können sich natürlich auch
Fälle von essentieller Hypertonie in diesen Serien befinden. Die übereinstimmend
hohen Prozentzahlen von Hypertonie bei beidseitiger Cystenniere, welche von den
verschiedenen Autoren angegeben werden, beweisen jedoch eindeutig ihre oft
renale Natur. Auch bestand in allen unseren eigenen Beobachtungen, welche durch
eine chronisch interstitielle Nephritis kompliziert waren, eine Hypertonie, weshalb
ein Zusammenhang als sicher angenommen werden kann.

Tumorbildung in Cystennieren ist außerordentlich selten und dürfte etwa der
Erwartungsquote normaler Nieren entsprechen (BOBBITT 1943: 2%, HYMAN 1953,
SEIFERT 1961). Dies überrascht etwas, denn papilläre Tubulusveränderungen
lassen sich in Cystennieren nicht allzu selten nachweisen (Abb. 56). In einer
neueren Zusammenstellung werden denn auch höhere Zahlen von malignen Tumoren bei Nierencysten errechnet (RELUN et al. 1961: 3 bis 5%). Klinisch findet sich
bei diesen Fällen vor allem eine Blutung; bei 25 bis 30% der Cystenblutungen

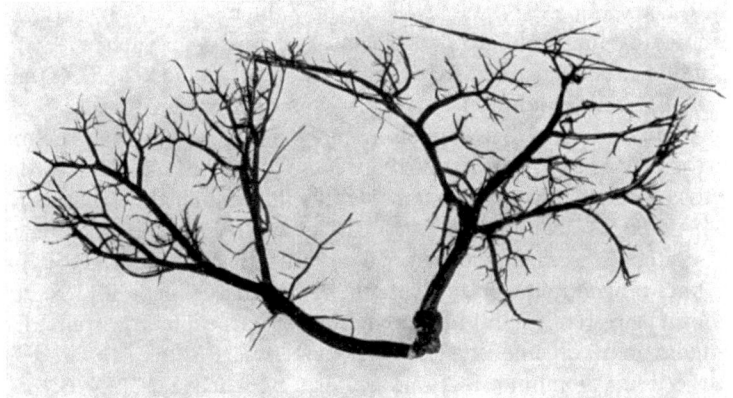

Abb. 58. Korrosionspräparat von Gefäßausguß bei Cystenniere. Außerordentliche Rarifizierung des
Gefäßsystems

sollen bei genauem Durchsuchen Carcinome gefunden werden (RELUN et al. 1961
Lit.). Das Vorkommen von Carcinomen in Cystennieren kann ein Zufall sein,
ferner kommt ein cystischer Zerfall eines Tumors in Betracht (Fehlinterpretation).
Der Tumor kann sich ferner in der Cyste bilden und schließlich können sich Cysten
proximal vom Tumor sekundär zufolge Narbenbildung entwickeln.

Nephrolithiasis wird in 2 bis 14% der Cystennieren beobachtet (Abb. 58;
BOBBITT 1943: 14%, BELL 1946: 2%, WALTERS und BRAASCH 1934: 6%). Wir
fanden unter unseren 31 Fällen keine einzige Nephrolithiasis. — In einer unserer
Beobachtungen starb der Patient mit relativ kleinen Cystennieren (310 g) urämisch.
Histologisch fand sich eine chronische intracapilläre Glomerulonephritis. Wir be-
trachten das Zusammentreffen dieser beiden Erkrankungen als Zufall.

Übrige Mißbildungen bei doppelseitigen Cystennieren[1]

DUNNER hat schon 1904 auf das Zusammentreffen von Cystennieren und Hirn-
basisaneurysma hingewiesen. In der Folge hat sich die relative Häufung dieses
Syndroms bestätigt, allerdings ohne daß es Eingang in die bekannten Lehrbücher

---

[1] Lit. DALGAARD 1963.

gefunden hätte (BELL 1946, ALLEN 1951, HERBUT 1952, STAEMMLER 1957, DALGAARD 1963 Lit.). 1949 konnte SUTER 17 Beobachtungen aus der Weltliteratur zusammenstellen und zwei eigene Fälle beifügen (weitere Lit. s. POUTASSE et al. 1954). Wir besitzen ebenfalls drei einschlägige Beobachtungen unter 31 eigenen Fällen. Nach der Zusammenstellung von BROWN (1951) sind in 16,6% der Cystennieren Hirnbasisaneurysmata zu finden (BIGELOW 1953: 6,4%) und 22,2% der Fälle von Cystennieren sollen an Subarachnoidalblutung sterben.

Eine eigene Beobachtung betraf eine 44jährige Frau (SN 691/57) mit beidseitigen Cystennieren (1370 g) und Cystenleber (1400 g). Tod an Urämie. Schwere renale Osteopathie. Dekompensierte Hypertonie. Die Arteria lienalis wies ein walnußgroßes sackförmiges Aneurysma verum auf ohne Anzeichen für erworbene Natur desselben.

Cysten der Leber haben wir bei 24 unserer 31 Beobachtungen gefunden, davon 15 schwere Cystenlebern. In der Lit. werden die Prozentzahlen (Kombination bezogen auf 100% Cystennieren) mit rund 30 angegeben (BELL 1946, RALL und ODEL 1949, DALGAARD 1957, 1963: 43%), die Zahlen schwanken stark, da quantitative Momente eine große Rolle spielen. Bei genauem Suchen entdeckt man nämlich in den entsprechenden Lebern sehr häufig einzelne kleine Cysten. — *Pankreascysten* sind bei der adulten Form ausgesprochen selten.

Weitere Mißbildungen bei doppelseitigen Cystennieren (Lit. s. BERNER 1940, BAGGENSTOSS 1951: 81%, BIGELOW 1953, ESSBACH 1963: ein Fünftel aller Fälle): Angiomatose des Zentralnervensystems, Dyscephalia splanchno-cystica (RALL und ODEL 1949: 4%), Arachnodaktylie (BOOTH et al. 1957), Polydaktylie usw. Fast durchwegs handelt es sich jedoch um Cystennieren des infantilen Typs. Unsere sechs Beobachtungen von echten Cystennieren bei Säuglingen und Neugeborenen zeigten viermal weitere Mißbildungen: einmal Hydrocephalus, dreimal Herzmißbildungen, davon betraf eine eine Hufeisen-Cystenniere (s. a. SIMON und THOMPSON 1955) mit Vitium kombiniert. Eine weitere Beobachtung (SN 350/56) betraf kongenitale Cystennieren (200 g) bei Hydrops congenitus und Embryopathia diabetica. Zum Teil wird auch eine Vermehrung von weiteren urogenitalen Mißbildungen vermerkt (RALL und ODEL 1949: 13%).

2. Die bilaterale polycystische Nierenveränderung bei Kindern

Grundsätzlich können bei Kleinkindern, insbesondere aber bei Neugeborenen, zwei verschiedene Typen der Cystenniere unterschieden werden: 1. die vorwiegend *feinporige Schwammniere* oder echte kongenitale Cystenniere (Abb. 59) und 2. die aplastische (sog. hypogenetische) Cystenniere. Die aplastische Cystenniere ist in der Großzahl der Fälle klein; sie weist ganz ungleich große Cysten auf, welche durch wechselnd breite Streifen von dysplastischem Nierengewebe voneinander getrennt werden. Die Gesamtzahl der Cysten ist dabei bei grober Schätzung sehr viel spärlicher als dies normalerweise den Tubuli und Glomerula entsprechen würde (s. S. 71). Die Schwammniere dagegen besteht aus recht regelmäßigen Cysten mit geringer Form- und Größenvariation. Die Zahl der Cysten liegt bei grober Schätzung weit unter der Normalzahl an vorhandenen Nephronen (BELL 1946). STAEMMLER beschrieb 1957 noch eine dritte, sog. großblasige Form, welche jedoch anscheinend nur spärliche Cysten aufweist (s. seine Abb. 162) und somit zur aplastischen Cystenniere gerechnet werden kann.

Die Häufigkeit der kongenitalen Schwammniere kann nach dem Schrifttum nicht bestimmt werden, da entweder präzise Zahlen überhaupt fehlen (POTTER 1951) oder keine genügende Trennung zwischen den erwähnten Formen gemacht wird. So beobachtet BELL (1946) unter seinen über 32000 Autopsien 86 doppelseitige Cystennieren, davon 17 bei Kindern zwischen 0 und 6 Monaten. Bei diesen Fällen soll die Zahl der Nephrone stark vermindert gewesen sein. Vermutlich sind somit auch einige aplastische Cystennieren inbegriffen, obschon die typischen Fälle dieser Form von Cystennieren in einer eigenen Gruppe („echte Hypoplasie mit Cysten") von 14 Fällen zusammengefaßt wurden (zwei Beobachtungen ohne Cysten werden darin ebenfalls aufgenommen). Wir sahen unter 10000 Autopsien acht Fälle von Schwammniere (ESSBACH 1963: 1,9$^0/_{00}$ aller Kindersektionen).

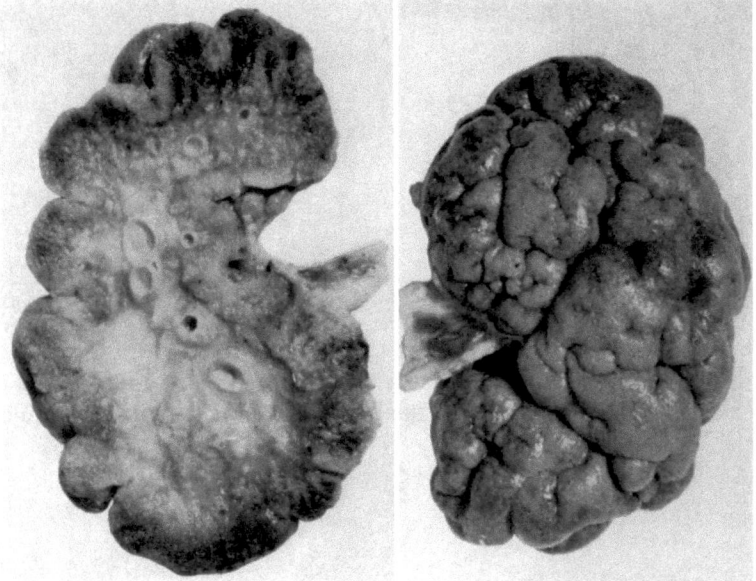

Abb. 59. Congenitale Schwammniere. 6 Tage alter Knabe. Natürliche Größe.

Nosologisch erschwerend ist die vor allem von klinischer, insbesondere radiologischer Seite heute stark in den Vordergrund gerückte „medulläre Schwammniere" (STRAUSS 1963; s. S. 92).

Die einzelnen Cysten der Schwammniere sind an der Oberfläche kaum zu sehen, auf Schnitt erscheinen sie stecknadelkopf- bis hirsekorngroß und mit klarer Flüssigkeit gefüllt. Der Vergleich mit einem feinporigen Schwamm drängt sich auf. Das Nierenbecken konnte makroskopisch in unseren sechs Fällen nicht dargestellt werden (s. a. GRUBER 1925, BELL 1946). Auch im histologischen Übersichtsschnitt (Abb. 60) ist kein Nierenbecken erkennbar, wohl aber eine große Anzahl von eigenartigen, relativ großen Cysten, welche sich durch einen dicken Stützgewebsmantel und ihre medulläre Lage von den übrigen ganz dünnwandigen, corticalen Cysten unterscheiden. Der Mantel besteht aus zirkulär angeordneten glatten Muskelfasern, untermischt mit Kollagenfasern. Dieses Bild entspricht somit völlig demjenigen, welches in aplastischen (sog. hypogenetischen) Nieren beschrieben wurde.

6*

Vermutlich sind diese Bildungen auch identisch mit den von LAMBERT (1943) beschriebenen exkretorischen Cysten (Abb. 62).

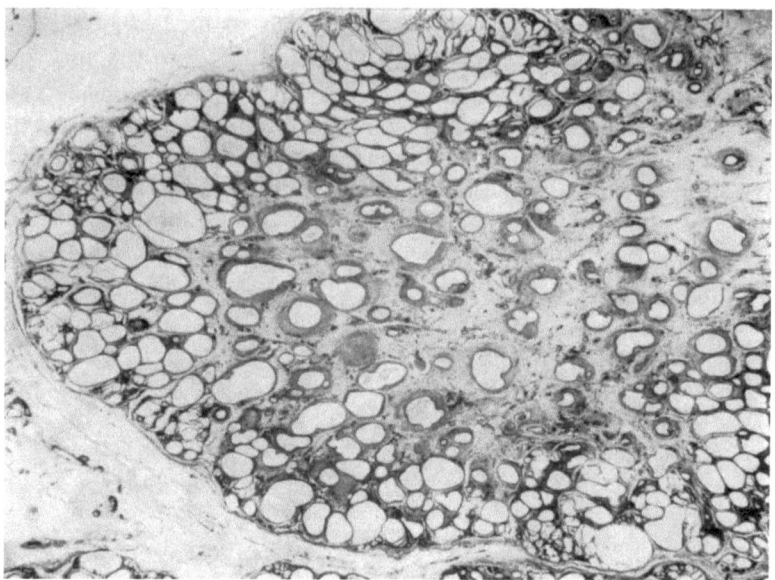

Abb. 60. Histologischer Übersichtsschnitt zu Abb. 59: Kongenitale Schwammniere. Im mesenchymalen Hilusgewebe einzelne fragliche Uretersprossen erkennbar. Sammelröhren fehlen

Die überwiegende Zahl der Cysten ist jedoch dünnwandig und im Cortex gelegen (Abb. 60). Grundsätzlich kann man dabei zwischen glomerulären und

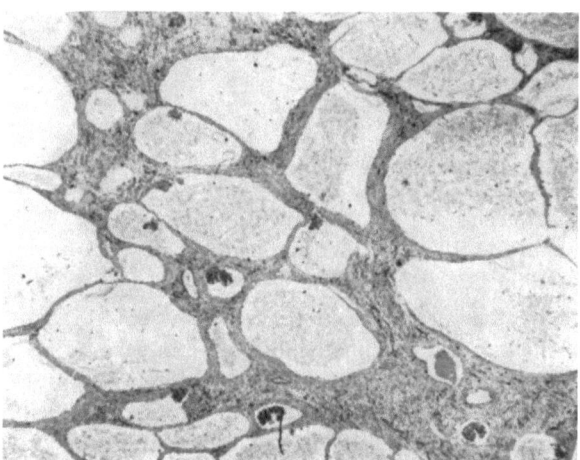

Abb. 61. Vorwiegend glomeruläre Cystennieren bei 12jährigem Mädchen mit Mikrognathie und Fingermißbildung (vgl. Abb. 390 bei POTTER 1952). Vergr. 40mal, HE

tubulären Cysten unterscheiden. In den glomerulären sind die Glomerula wandständig meist gut erhalten (Abb. 61), während die tubulären völlig leer sind. POTTER (1951) unterscheidet einen rein tubulären Typ mit Elongation der Tubuli

und einen rein glomerulären Typ. Die Untersuchungen von FORSMAN (1912) und
LAMBERT (1943) mit Rekonstruktion haben jedoch gezeigt, daß beide Cystentypen
gemischt vorkommen können, was auch unseren Beobachtungen entspricht. Beide
Typen werden von einem abgeplatteten, einschichtigen Epithel ausgekleidet,
gelegentlich sind die Cysten nicht rund, sondern vielzipflig. Papilläre Bildungen
(BELL 1946) haben wir bei dieser Form der Cystennieren nie beobachtet. Die
meisten Autoren lehnen eine Kommunikation der Cysten mit dem Nierenbecken
bzw. dem Ureter ab (Rekon-
struktion: LAMBERT 1943).
Das Zwischengewebe zwi-
schen den Cysten ist breit-
strangig und sehr locker,
glatte Muskelfasern fehlen
hier im Gegensatz zu den
oben erwähnten Cysten.
Einzelne normale Glome-
rula sind beim tubulären
wie beim glomerulären Typ
erhalten, ebenso ganz spärliche Tubuli. Gelegentlich
bilden diese erhaltenen Elemente kleinere und größere
kompakte Parenchymin-
seln. Sammelröhren fehlen
in unserem Beobachtungs-
gut vollständig. Ferner enthält das Stroma nicht selten
Blutbildungsherde, welche
als fetales bzw. frühinfan-
tiles Analogon zur lympho-
plasmocytären Entzün-
dung des Erwachsenen angesprochen werden (s. S. 399),
Dysplastische Gewebsinseln
(Knorpel usw.) fehlen in

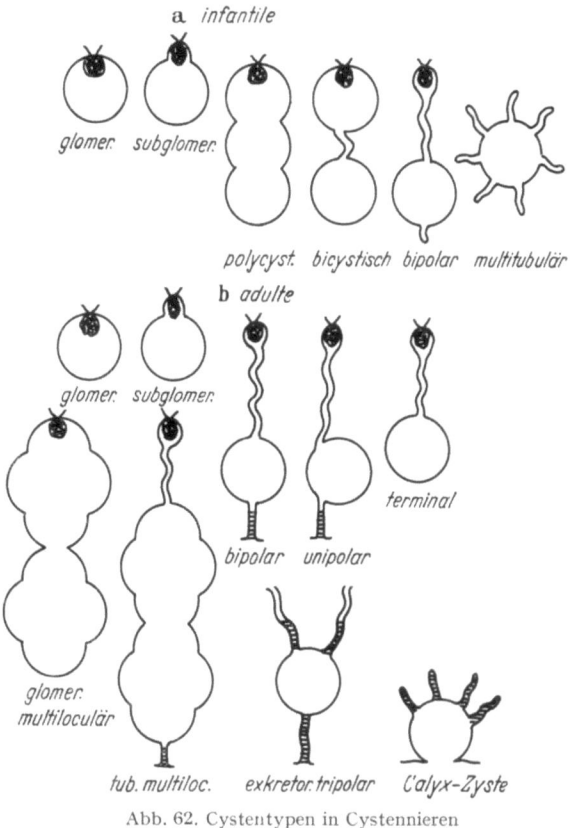

Abb. 62. Cystentypen in Cystennieren

den Schwammnieren, ihr Vorhandensein (BERNER 1913, BELL 1946) beweist
das Vorliegen von dysplastischen Cystennieren. — Die Gefäße sind unverändert.

Die Überlebenszeit bei kongenitalen Schwammnieren beträgt meist nur wenige Stunden,
oft handelt es sich auch um Totgeburten. Von unseren sechs Fällen war einer maceriert (vor-
zeitiger Blasensprung), einer lebte 10 min und starb an Totalatelektase der Lungen durch
Kompression, drei kamen tot zur Welt mit Zeichen der schweren Asphyxie und drei starben
nach einem Tag an komplizierender Herzmißbildung bzw. Analatresie usw. Außerhalb dieser
Serie beobachteten wir einmal ein Überleben von 12 Monaten mit Tod an Urämie bei starker
interstitieller Nephritis sowie einen $12^1/_2$jährigen Knaben mit fast rein glomerulären Cystennieren (s. Abb. 61); Tod an Urämie mit Hypertonie. Bezüglich der übrigen Mißbildungen sei
aut S. 81 verwiesen.

b) Die unilaterale multicystische Niere

Diese Veränderung entspricht der banalen Cystenniere des Erwachsenen und darf nicht mit der multilokulären unilateralen Cystenbildung (s. S. 92) verwechselt werden. Nach der Zusammenstellung von RALL und ODEL (1949) sollen zwischen 4 und 13% der Cystennieren einseitig sein (BELL 1946: 8%, OPPENHEIMER und NARINS 1949: ein Fall auf 44; ältere Lit. s. GRUBER 1925, SCHWARTZ 1936). Im ganzen lassen sich die Angaben der Literatur aber nur schlecht verarbeiten, da zwischen den Cystennieren bei Nierendysplasie (s. S. 71) und den eigentlichen Cystennieren nicht scharf unterschieden wird. So findet man sehr häufig einen Hinweis auf die Irregularität solcher Nieren und die relativ kleinen Ausmaße (BELL 1946, ALLEN 1951, BAGGENSTOSS 1951), was zeigt, daß hier eindeutig aplastische Cystennieren vorlagen (s. a. SPENCER 1955). Daß es aber einseitige banale Cystennieren sicher gibt, kann nicht bezweifelt werden (s. a. BELL 1946). Unter unserer laufenden Serie von 10000 Autopsien fanden wir einseitige Cystennieren bei sieben Fällen ohne eindeutige Dysplasie der betreffenden Niere. Zwölf weitere, früher beobachtete dysplastische Nieren zeigten achtmal makroskopisch auffällige Cystenbildungen. Die einseitigen Cystennieren müssen somit zum mindesten in der überwiegenden Mehrzahl der Fälle als dysplastische Nieren mit sekundärer Cystenbildung aufgefaßt werden. Die unilateralen Cystennieren gehören somit streng genommen nicht in dieses Kapitel (s. S. 71).

Die Pathogenese der Cystennieren

Es erübrigt sich, auf die eindeutig widerlegten Theorien der primären Schrumpfung des interstitiellen Bindegewebes (VIRCHOW), der sekundär nephrocirrhotischen Genese bei Lues usw. (SABOURIN) und der Tumornatur oder sog. Cystomtheorie (ALBRECHT, MICHALOWICZ) einzugehen (GRUBER 1925, LAMBERT 1943 Lit.). Praktisch alle Autoren sind sich heute einig, daß die doppelseitigen multicystischen Nierenveränderungen einer Entwicklungsstörung ihre Entstehung verdanken. In diese Richtung deuten in erster Linie die erwähnten anderweitigen Mißbildungen bei Trägern von Cystennieren (Lebercysten, Basalaneurysma usw.). Ein weiteres Argument stellt die eindeutige Heredität der Cystennieren dar (WERNER 1940, FERGUSSON 1949, DALGAARD 1957 Lit., HARRIS 1962). Ferner wurde über eine Familie mit fünf Kindern berichtet, von denen alle Sehdefekte und Proteinurie und drei sichere Cystennieren aufgewiesen haben (FAIRLEY et al. 1963). Schließlich spricht auch die in multicystischen Nieren von Neugeborenen und Kindern gefundene Fetalstruktur der hilären Cystenbildungen mit glatter Muskulatur in diesem Sinne. In welchem zeitlichen Moment der Entwicklung und an welchem topographischen Punkt die Mißbildung jedoch einsetzt, ist keineswegs geklärt.

Die Anschauung von der Nichtvereinigung der Ureterensprosse bzw. der primitiven Sammelröhren mit den in Bildung begriffenen Tubuli (metanephrogenem Blastem; HILDEBRAND 1894, 1896, RIBBERT 1900) hat wohl am meisten Anhänger gefunden. Nach dieser These entstehen die Cysten durch Retention des gebildeten Urins in den blind endigenden Tubuli (Théorie de la malformation-rétention: LAMBERT 1943). Allerdings wird diese Erklärung durch die Befunde von LAMBERT (1943) stark erschüttert, denn sie erhellt weder die eigenartig circumscripten cystischen Erweiterungen der Tubuli (Abb. 62), noch die zum mindesten bei Erwachsenen häufige Kommunikation der Cysten mit dem Nierenbecken. Mit der einfachen Behauptung, diese letzteren seien sekundäre Durchbrüche (BELL 1946) werden die Rekonstruktionsbefunde von LAMBERT nicht berücksichtigt.

Nach einer zweiten Theorie beruhen die Cysten auf einem frühzeitigen Entwicklungsstillstand des metanephrogenen Blastems (BUSSE 1904, BERNER 1911). Je nach dem Zeitpunkt dieses Stillstandes resultieren verschiedenartige Bilder, was die Beobachtung zahlreicher Pathologen erklären würde. Nach dieser Deutung wäre die direkte Ursache der Cystenbildung nicht eine Urinretention, sondern die Proliferation des Epithels, welche durch kontinuierliche Ausweitung der Tubuli zu Cysten führt (s. a. OLIVER 1962, vergl. ferner unten).

Eine dritte Ansicht führt die Cysten auf die Persistenz der normalerweise wieder verschwindenden ersten Nephrone zurück, welche auch physiologischerweise temporäre Cysten bilden sollen (KAMPMEIER 1923, McKENNA und KAMPMEIER 1933), wobei allerdings die große Zahl von Cysten und ihre diffuse Verteilung über das ganze Rindenparenchym keineswegs erklärt wäre, denn die persistierenden Nephrone wären ganz hiluswärts gelegen. Im übrigen ist es uns nicht gelungen, die von diesen Autoren erwähnte cystische Degeneration von Nephronen zu finden.

Nach der Meinung von ALLEN (1951) muß unsere heutige Ansicht von der normalerweise erfolgenden Vereinigung der Ureterensprosse mit voll ausgebildeten metanephrogenen Tubuli revidiert werden. Nach diesem Autor entwickeln sich an der corticalen Spitze der primitiven Sammelröhren die ersten Tubuluszellen, also in Kommunikation mit den Sammelröhren. Laufend sollen sich aus dem Blastem Zellen an die Tubuli anlagern und dieser solide Strang wird dann allmählich kanalisiert. Eine eigentliche Trennwand zwischen Sammelröhren und Tubuli würde nach dieser Erklärung überhaupt nie bestehen. Irgendwo im Verlauf der Tubuli kann die Kanalisierung des soliden Blastemstranges ausbleiben, wodurch Cysten entstehen, sei es durch Retention oder durch Zellproliferation.

Alle diese Theorien, denen noch weitere angefügt werden könnten, befriedigen jedoch nicht vollständig, insbesondere erklären sie die oft enorme Reduktion der Sammelröhren nicht, welche in keinem Verhältnis zur Zahl der Cysten steht, ebensowenig die ungenügende oder fehlende Ausbildung des Nierenbeckens bei der neonatalen Form des Leidens. Gerade diese letztere bildet jedoch ein wichtiges Bindeglied. Bei beiden Typen finden sich die eigentümlichen fetalen Uretersprosse und das Nierenbecken wie die Sammelröhren fehlen. Man muß deshalb bei diesen Formen an eine *koordinierte Hemmungsbildung* denken, wobei die Ausbildung des Nierenbeckens und der Sammelröhren weitgehend — bei der Cystenniere des Erwachsenen teilweise — unterdrückt wird und zugleich herdförmige Atresien der Tubuli entstehen. Nach dieser Ansicht würde der Zeitpunkt der Hemmung darüber entscheiden, ob der oligo-cystisch-dysplastische, der solid-dysplastische, der neonatal-multicystische oder der adulte Typ der Cystennieren entsteht. Ebenfalls entsprechend dem Zeitpunkt der Hemmung ist die Zahl der Ureterensprosse reduziert, so daß entweder keine oder ganz wenige, mäßig zahlreiche oder zahlenmäßig nur leicht reduzierte Nephrone im metanephrogenen Blastem induziert werden. Daneben gibt es jedoch — wie die neuesten Untersuchungen von OSATHANOUDH und POTTER (1963, 1964) überzeugend dartun — auch eine durch Hyperplasie der

Sammelröhre bedingte Form (symmetrische Schwammniere des Neugeborenen). — Experimentell lassen sich Cystennieren selbst bei voll ausgewachsenen Ratten durch tägliche Beimengung von 2,5 Gew.-⁰/₀₀ Diphenylamin zum Futter im Verlaufe von 12 Monaten erzeugen (THOMAS et al. 1957, KIEME et al. 1962, BRICKER 1963). Es wird dabei angenommen, daß die Schwellung der distaltubulären Zellen zu einer Lumeneinengung und damit zu einer cystischen Nephrohydrose führe (KIEME et al. 1962), also ein ähnlicher Vorgang, wie wir ihn bei chronischer Überschwemmung von Ratten mit hämolysiertem Blut beobachten konnten (s. S. 279). Beim Menschen ist eine derartige sekundäre, schwere Cystenbildung nicht bekannt.

c) Nierencysten

Einzelne Nierencysten werden sehr häufig bei der Sektion angetroffen. Sie lassen sich in einfache („solitäre"), sekundäre in Narbennieren, multilokuläre, Markkegelcysten und parapelvine Cysten unterteilen.

1. Die einfachen Nierencysten

Vereinzelte Cysten werden im Sektionsgut sehr häufig angetroffen (BELL 1946: über 50%, ALLEN 1951: 3 bis 5%; 8% in unserer Reihe), ihre Zahl schwankt zwischen einer und etwa einem Dutzend. Mikroskopisch kleine Cysten, teils in Ver-

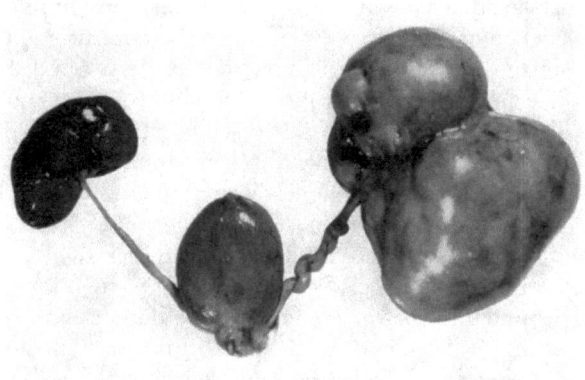

Abb. 63. Zwei solitäre Riesencysten der linken Niere bei 6 Monate alten Knaben. Außer Verdrängungserscheinungen keine klinischen Symptome

bindung mit Glomerula, teils eindeutig tubulärer Genese sollen sogar in 50% der Neugeborenen nachgewiesen werden (BRAUNWARTH 1906). Große, klinisch erfaßbare Solitärcysten sind im Kindesalter jedoch ausgesprochen selten (Abb. 63; CAMPBELL 1951: Kinder: 2 bis 4%, DE WEERD und SIMON 1956 Lit.).

Die Cysten liegen mehrheitlich direkt unter der fibrösen Nierenkapsel, welche sich bei sorgfältiger Technik vom Cystensack ablösen läßt (Abb. 64); etwa zwei Drittel sind im unteren Nierenpol lokalisiert (HERBUT 1952). BELL (1946) unterscheidet vier verschiedene Typen: 1. Cysten im Nierenparenchym ohne Kommunikation mit dem Nierenbecken, 2. tief im Parenchym gelegene Cysten, welche mit dem Nierenbecken kommunizieren sollen, 3. Cysten neben dem Nierenparenchym (pararenal) in Kommunikation mit dem Nierenbecken und 4. subkapsuläre extrarenale Nierencysten (Abb. 65). Der Typ 1 ist bei weitem der häufigste. Die Größe dieser Cysten schwankt zwischen 1 mm und vielen Zentimetern (GUTIERREZ 1942: 16 Liter Inhalt). Die freie Cystenwand ist meist papierdünn, gelegentlich ist sie auch entzündlich verdickt oder verkalkt. Die Innenfläche der Cyste ist stets glatt; mehrkammerige Cysten werden in dieser Gruppe nicht beobachtet. Der Inhalt ist klar, wäßrig und bernsteinfarben, gelegentlich auch grünlich oder schmutzig-braungrün (Blutungsfolge). Chemisch handelt es sich um ein reines Plasmafiltrat (CLARKE et al. 1956).

Die Cystenauskleidung besteht aus abgeflachtem, einschichtigem endothelartigem Epithel, während die eigentliche Wand von kollagenem Bindegewebe gebildet wird. Glatte Muskelfasern können in etwa einem Viertel der Fälle

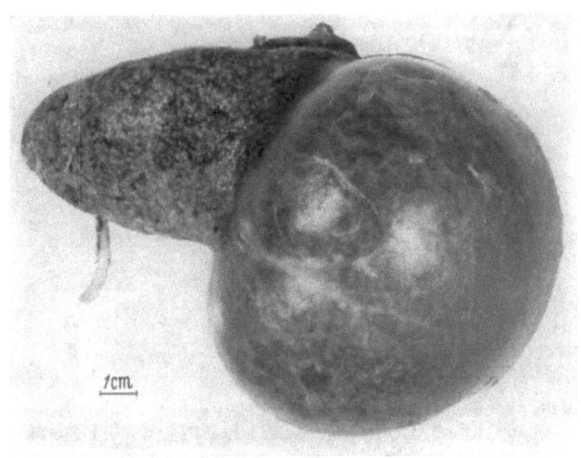

Abb. 64. Riesige Nierencyste links, unkompliziert, wurde klinisch als Magentumor palpiert

nachgewiesen werden (Abb. 66). Fetale Bindegewebsinseln mit Drüsenschläuchen, wie sie bei Dysplasie auch in höherem Alter bestehen bleiben, fehlen vollständig. Das anliegende Nierenparenchym ist nur ganz geringgradig druckatrophisch, gelegentlich ist es jedoch chronisch entzündlich verändert. Auch die Cysten selbst können bei Superinfekt massenhaft polynucleäre Leukocyten enthalten. Die Cystenwand,

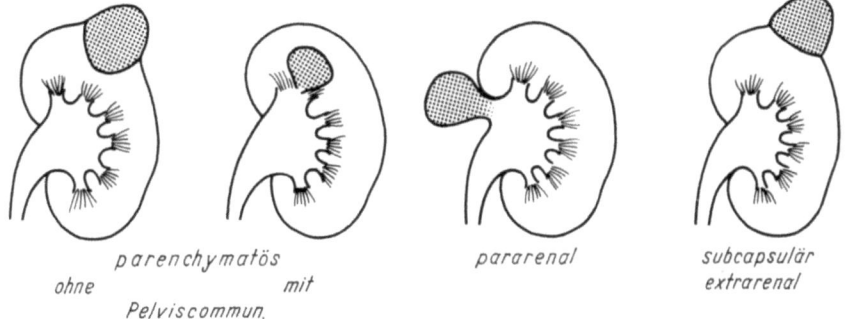

parenchymatös   pararenal   subcapsulär
ohne   mit   extrarenal
Pelviscommun.

Abb. 65. Verschiedene Typen der Nierencysten

ja die ganze Cyste kann hyalin schrumpfen und schließlich verkalken. Durch sekundäre eitrige Entzündung können Solitärcysten akute klinische Erscheinungen machen, und zwar schon im Kindesalter (Abb. 67; Lit. CHALKLEY und SUTTON 1943). Die anliegenden Arterien weisen oft eine hochgradige Intimafibrose bis zu völligem Verschluß auf (Abb. 66). Bei Cystenblutung sollte stets nach einem Wandtumor gesucht werden. Das Vorkommen von Tumorbildungen in einfachen Cystennieren wurde mehrfach beschrieben (Lit. GUTIERREZ 1942), wobei eine

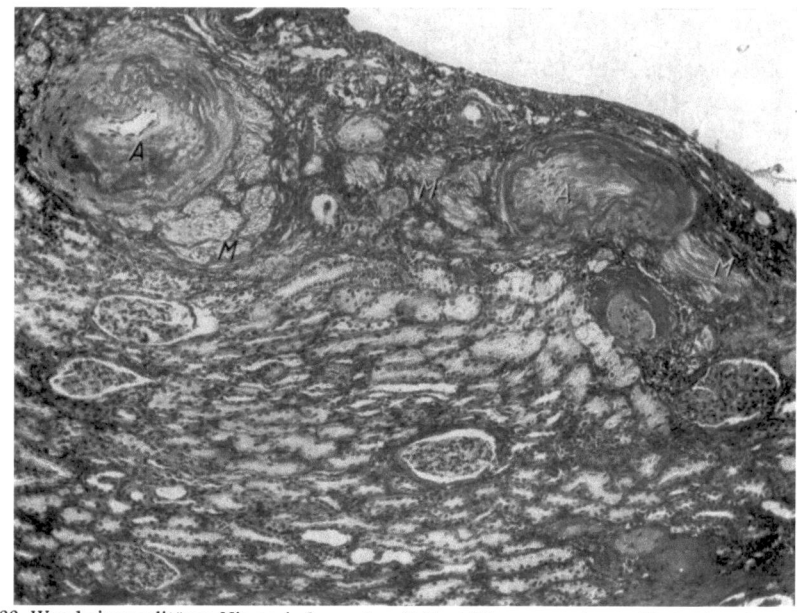

Abb. 66. Wand einer solitären Nierenrindencyste mit Neubildung von glatten Muskelfaserbündeln (M) und schwerer Intimafibrose der Arterien (A). 47jährige Frau, Vergr. 80mal, van Gieson

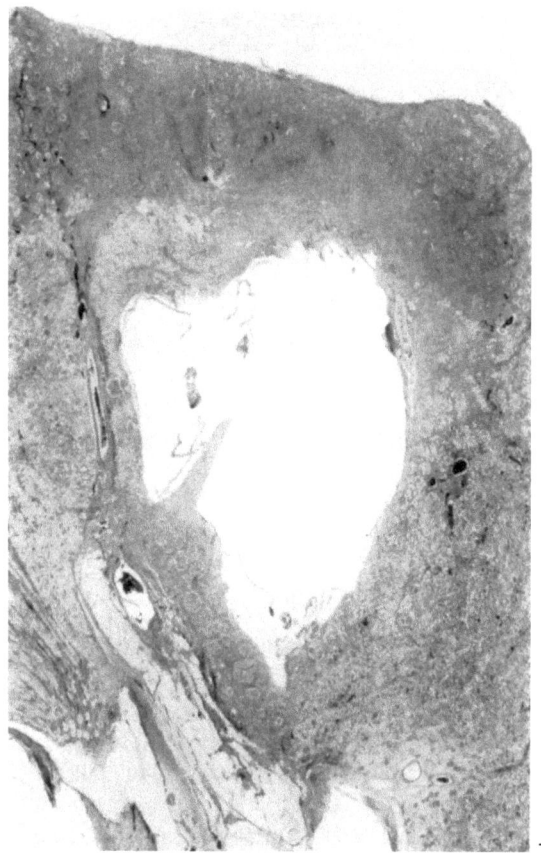

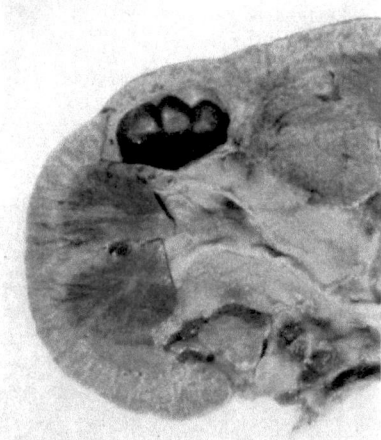

Abb. 68. Multiple Steine in solitärer Rindencyste der Niere

Abb. 67. Infizierte solitäre Rindencyste der Niere, klinisch nachgewiesen und als TbcKaverne gedeutet. Schmerzen in der rechten Nierengegend, schubweise Schüttelfrost. Vergr. 3mal, HE

zufällige Coincidenz wegen der allgemeinen Häufigkeit der Cysten angenommen werden muß. Steinbildung ist eher selten (Abb. 68).

In pathogenetischer Hinsicht gilt das bei der Cystenniere Gesagte, wobei die chemische Untersuchung (Plasmafiltrat) auf die glomeruläre Natur der Cysten hinzuweisen scheint. Andere urologische Mißbildungen sind bei einfachen Nierencysten nicht häufiger als bei cystenfreien Nieren (s. dagegen CAMPBELL 1951). Die Tatsache der scheinbaren Zunahme der Fälle mit solchen Cysten in der 4. bis 5. Lebensdekade wird von ALLEN (1951) als Hinweis auf ihre sekundäre (erworbene) Natur aufgefaßt; ebensogut könnte aber die Anlage kongenital und das Wachstum wegen der glomerulären Filtration und der allgemeinen Kapseldehnung erfolgt sein. In diese Richtung deutet auch die oben erwähnte Beobachtung bei Neugeborenen (Abb. 63; s. a. BRAUNWARTH 1905).

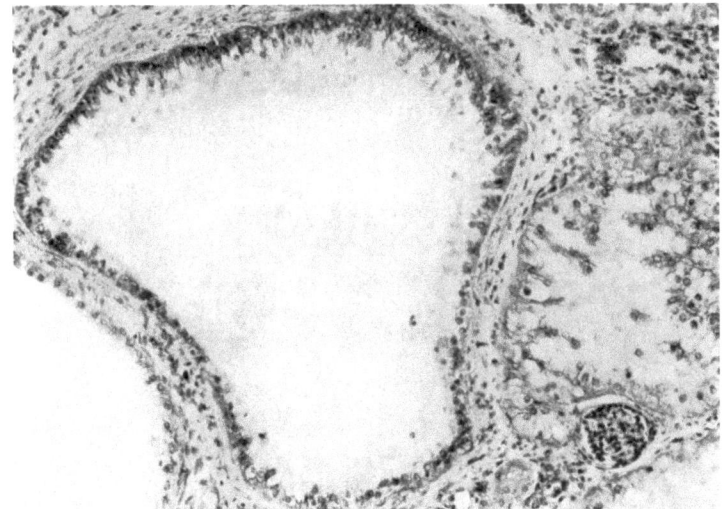

Abb. 69. Nierencysten mit hohem zylindrischem Epithel bei tuberöser Hirnsklerose. Neugeborenes. Vergr. 120mal, HE

In diese Gruppe sind — wenigstens vom morphologischen Gesichtspunkt aus gesehen — auch die multiplen Mißbildungscysten einzureihen, welche bei der tuberösen Hirnsklerose zusammen mit Kardiomyomen und multiplen Adenomen der Nieren auftreten können (Abb. 69). Sie weisen ein teils kubisches, teils papilläres einschichtiges Epithel auf und sind parallel zu den übrigen Veränderungen als Hamartie aufzufassen (Lit. BECK und HAMMOND 1957).

2. Multiple sekundäre Nierencysten in Narben

Bei Schrumpfnieren und in vasculären sowie besonders häufig in pyelonephritischen Narben treten kleine, stecknadelkopfgroße bis linsengroße Rindencysten oft in Erscheinung (Abb. 442). Ihr Inhalt ist gelblich-trübe, im histologischen Schnitt eosinophil und eiweißreich. Das Epithel ist ganz flach, endothelähnlich. Übergänge zu den sog. „Strumafeldern" (s. S. 449) lassen sich unschwer feststellen. Es ist deshalb anzunehmen, daß nicht Mißbildungen vorliegen, sondern tubuläre Retentionscysten distal von narbigen Strangulationsverschlüssen. Meist dürfte es

sich um erweiterte Tubuli handeln, doch werden auch glomeruläre Retentionscysten beschrieben (STAEMMLER 1957). Wie außerordentlich ähnlich solche sekundäre Nierencysten den kongenitalen Cystennieren sein können, zeigen Tierversuche
mit Diphenylamin (s. S. 88). Auch hier, wie bei den chronischen Blei-Schrumpf-
nieren der Ratte (s. S. 311) scheinen narbige Strangulationen einzelner distaler
Tubuli die Ursache der Cysten darzustellen.

3. Die multilokulär-unilateralen Nierencysten [1]

Hierbei handelt es sich, wie schon der Name sagt, um eine multilokuläre Bildung
in einer wohl druckatrophischen, sonst aber regelmäßig gestalteten Niere (Abb. 70).
Die meist rundliche, tumorartige Bildung erinnert stark an ein Lymphangiom,
enthält jedoch keine glatten Muskelfasern oder Lymphgewebsbildungen in den
zarten Stromasepten. Auch besteht die Cystenauskleidung aus einem eindeutigen,

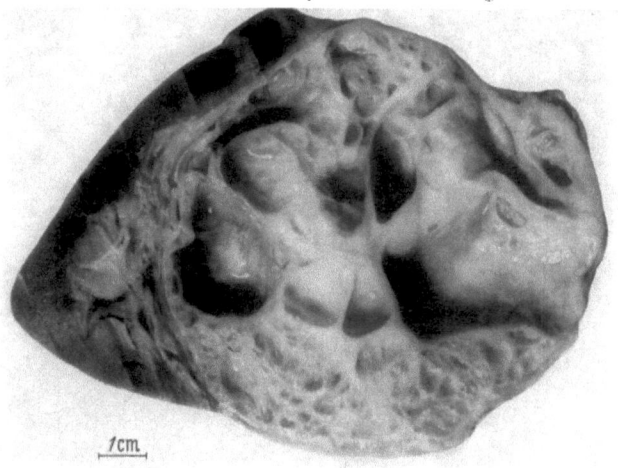

Abb. 70. Unilaterale multilokuläre Cystenniere. 45jährige Frau

allerdings sehr flach-einschichtigen Epithel. Im Stroma finden sich gelegentlich
dysplastische Elemente (embryonales Mesenchym mit rudimentären Tubuli und
Glomerula). Die Veränderung wird auch als Knollenniere (Blastemcystenniere)
bezeichnet und an Abkömmlinge des nephrogenen Blastems zur Zeit der Nach-
nierenbildung gedacht (KEMPF 1956, HERMANEK und SCHRINATZEK 1959). Einzelne
Autoren (BOGGS und KIMMELSTIEL 1956, USON und MELICOW 1963 Lit.) deuten die
Affektion als Tumor (Adenocystom), und zwar als benigne Variante des Adeno-
myosarkoms BIRCH-HIRSCHFELD (s. a. STAEMMLER 1957). — Hernienartige Aus-
stülpung von Tochtercysten in das Hilusgebiet können gelegentlich sogar klinisch-
radiologisch erkannt werden (USON und MELICOW 1963).

4. Cystische Entartung der Markkegel (papilläre Schwammniere) [2]

Während einzelne cystisch ausgeweitete Sammelröhren nicht selten vorkommen, werden Nieren mit schwammförmig umgewandelten, von kleinsten Cysten

---

[1] Lit. FRAZIER 1951, BOGGS und KIMMELSTIEL 1956, MOORE und BUCHERT 1957, STAEMM-
LER 1957, USON und MELICOW 1963.
[2] Lit. EKSTRÖM et al. 1959, COLIEZ 1964.

durchsetzten Markkegeln, deren Rinde keine oder nur vereinzelte Cysten aufweist, sehr selten beschrieben (Abb. 71). Oft liegen die Markcysten auch ausgesprochen an der Mark-Rindengrenze und die Patienten können eine chronische Azotämie und Anämie sowie Salzverlust und Knochenbeteiligung aufweisen (STRAUSS 1962, 1963). Beim Kind soll die Mißbildung oft zu Zwergwuchs führen (JOSSERAND et al. 1952). — Diese Form (medulläre Cystenniere) unterscheidet sich von der eigent-lichen diffusen Schwammniere. Entzündliche Komplikationen und Steinbildungen werden häufig beobachtet (GÜNTHER 1950).

Diese mit dem Nierenbecken kommunizierenden Cystensy-steme lassen sich im retrograden Pyelogramm darstellen (CACCHI und RICCI 1946, 1949, JOSSERAND et al. 1952: „Bouquet de fleurs"; MULVANEY und COLLINS 1956, LEWIN et al. 1961 Lit.). Die regel-mäßig geformten Cysten werden von kubischem bis zylindrischem Epithel ausgekleidet, in Einzel-fällen kann dasselbe auch abge-flacht sein, so daß es fälschlicher-weise als Endothel angesprochen wurde. Eine Verwechslung mit lymphangiektatischen Bildungen (DYCKERHOFF 1914) ist deshalb gut verständlich. Alle Untersuchun-

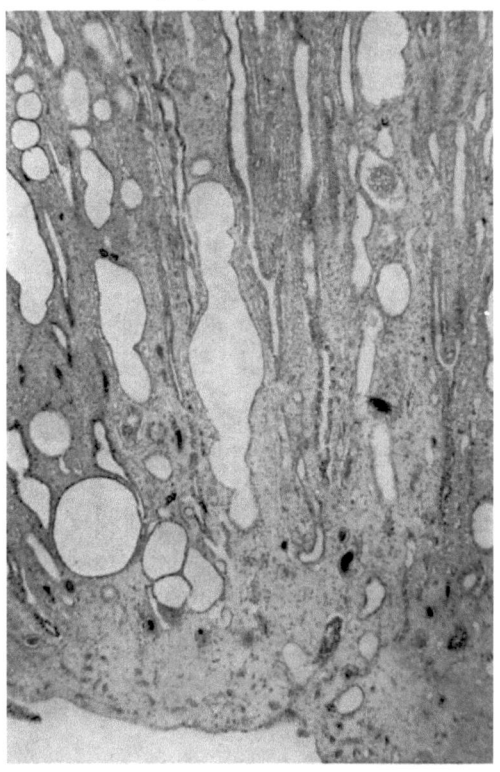

Abb. 71. Sekundäre Markcystenbildung bei chronisch interstitieller Nephritis. Vergr. 10mal, van Gieson

gen deuten darauf hin, daß es sich um eine Mißbildung im Bereich der Sammel-röhren handelt, möglicherweise um blind endigende Uretersprosse (GÜNTHER 1950).

5. Parapelvine (lymphangiektatische) Hiluscysten[1]

Abgesehen von den oben erwähnten sehr seltenen Nierencysten und den Kalyx-cysten (s. S. 731), welche mit dem Nierenbecken kommunizieren, sind die im hilären Fettgewebe liegenden Cysten nichtepithelialer Natur. Sie können in rund 1% der Autopsien bei Erwachsenen nachgewiesen werden (ALLEN 1951) und sind bei Männern viermal häufiger als bei Frauen (HENTHORNE 1938). Die entzweige-schnittene Niere zeigt dabei ein glattwandiges Hohlraumsystem (Abb. 72). Die einzelnen Cysten werden in der Regel höchstens 2 cm groß (SCHOLL 1948: Mehr als 5 Liter Cysteninhalt). Die fibröse Nierenkapsel verläuft außerhalb der Cysten, weshalb diese als pararenal bezeichnet werden (THOMPSON 1957). Der Cysteninhalt ist im Unterschied zu den übrigen Nierencysten farblos und wasserklar.

---

[1] Lit. OLANESCU et al. 1959, FETTER et al. 1962.

Histologisch werden die dünnen Wände von einem ganz flachen Endothel ausgekleidet (Abb. 73). Im übrigen bestehen sie aus Bindegewebe; glatte Muskulatur
konnten wir nur vereinzelt nachweisen (s. a. ALLEN 1951), lymphatisches Gewebe

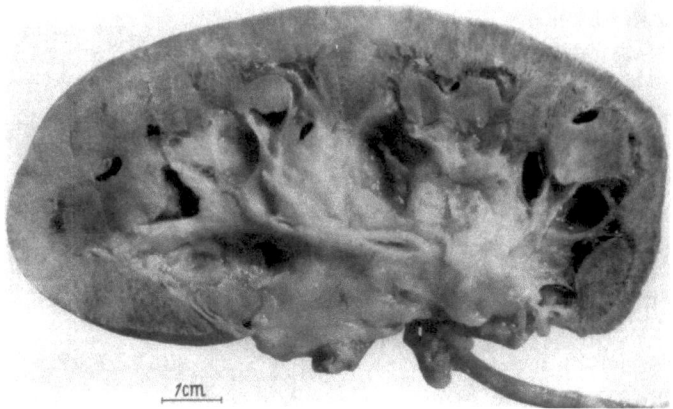

Abb. 72. Zahlreiche Hiluscysten der Niere. Es handelt sich um ganz dünnwandige Cystenbildungen
zwischen dem Hilusfettgewebe und dem Nierenbecken, wodurch es zu einer deutlichen Einengung der
Kelchhälse, besonders im unteren Pol gekommen ist

findet sich in den Wänden nicht. An der Außenseite der Cystenwände haften oft
stark ektatische Venen. Sekundäre Infektion (Abb. 73) mit Übergang in subpelvine
Phlegmone (s. S. 461) konnten wir in einem Fall beobachten.

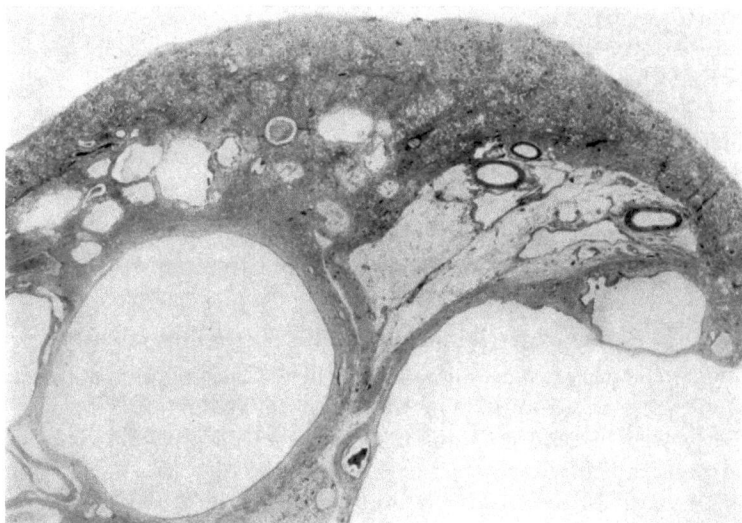

Abb. 73. Lymphangiektatische Hiluscysten der Nieren mit sekundärer interstitieller Nephritis. 38jäh-
riger Mann. Vergr. 3mal, HE

Die Deutung dieser Hohlräume als erweiterte Lymphgefäße (HENTHORNE 1938,
ALLEN 1951, PUIGVERT et al. 1963) oder Saftspalten (SCHOLL 1948, HELWEG 1954)
liegt nahe, besonders da in 25% der Fälle auch Lymphangiektasien in anderen

Organen vorkommen sollen (HENTHORNE 1938), was wir allerdings anhand unserer Fälle nicht bestätigen können. Die Möglichkeit einer sekundären Entwicklung der Cysten als Folge einer renalen Lymphstauung bei entzündlichen Prozessen besteht natürlich ebenfalls, doch ist damit einerseits ihr häufiges Fehlen bei schweren hilären perinephritischen Schwartenbildungen und ihr Vorhandensein in sonst unveränderten Nieren andererseits nicht erklärt. — Eine Flüssigkeitsansammlung zufolge Fettgewebsdegeneration scheint nach unseren Erfahrungen nicht in Frage zu kommen (s. dagegen BARRIE 1953).

Vermutlich ist auch die von PERLMANN (1928) beschriebene multilokuläre Cystenbildung mit gelber Wand hier einzureihen, wie dies auch PERLMANN selbst angenommen hat. Durch Blutung in die cystischen Lumina kommt es zu Schaumzellbildung, welche von anderer Seite als sekundär hyperplastische Bildung angesprochen wird (ROBINSON 1957).

Klinisch sind die parapelvinen Hiluscysten praktisch ohne Bedeutung.

6. Übrige cystische Bildungen der Nieren

Dermoidcysten der Nieren sind außerordentlich seltene Beobachtungen (LUBARSCH 1925). Es handelt sich um cystische Bildungen in der Hilusgegend mit Atherombrei und gelegentlich auch Haaren im Innern. Auch in einer eigenen Beobachtung glich die Cyste einem Atherom; Haare und ein Bürzel fehlten jedoch (Lit. VALENTIN 1929).

Schließlich sind hier noch die gelegentlich vorkommenden cystischen Bildungen zu erwähnen, welche dorsal von der Niere liegen. Möglicherweise handelt es sich dabei um eine persistierende Vorniere (PALTZEL 1949; über Calyxcysten s. S. 731).

VII. Anomalien der Gefäße[1]

Entwicklungsgeschichtlich entsteht die beidseitige Nierenarterie durch Auswahl der günstigsten Arterien aus dem parallel angeordneten Arteriensystem des Metanephros. Damit erklärt sich die atypische Ursprungshöhe der Nierenarterie bei Nierendystopien. Nach dem Erreichen der definitiven Lage hat die Niere zuerst vier Arterien. Außer der einen endgültigen Nierenarterie verkümmern in der Regel sämtliche übrigen Äste. Bleiben weitere fetale Renalarterien erhalten, so spricht man von *akzessorischen Nierenarterien* (Lit. GRAVES 1956). Diese treten in 25 (EDSMAN 1954, MERKLIN und MICHELS 1958, GEYER und POUTASSE 1962) bis 50% (HELLSTRÖM 1927) aller Autopsiefälle in Erscheinung, radiologisch sogar bei 65% aller Nieren (ABOWITZ 1947).

Die verschiedenen praktisch wichtigen Möglichkeiten von Gefäßvarianten der Niere sind folgende (HELLSTRÖM 1928):

1. Obere ⎫
        ⎬ Polgefäße entspringend aus ⎫ Aorta,
                                  ⎬ Arteria renalis,
     Untere ⎭   ⎭ anderen Arterien.

2. Zwei oder mehr Arteriae renales aus ⎫ Aorta,
                                                 ⎬
                                                ⎭ anderen Arterien.

[1] Lit. BOIJSEN 1959.

Das apikale, wie das untere Segment können eine eigene Arterie in 15 bzw. 7%
besitzen (ALLEN 1951), welche aus der Aorta (Abb. 74), der Arteria iliaca (Abb. 38,

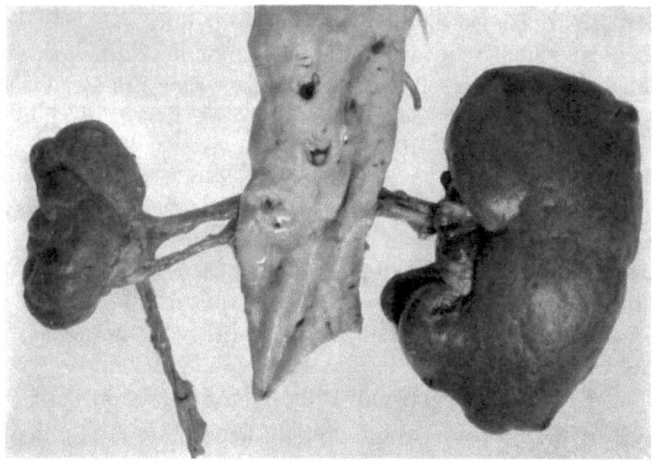

Abb. 74. Doppelarterien der linken Niere, vasculäre Schrumpfniere mit Hypertonie. 66jährige Frau

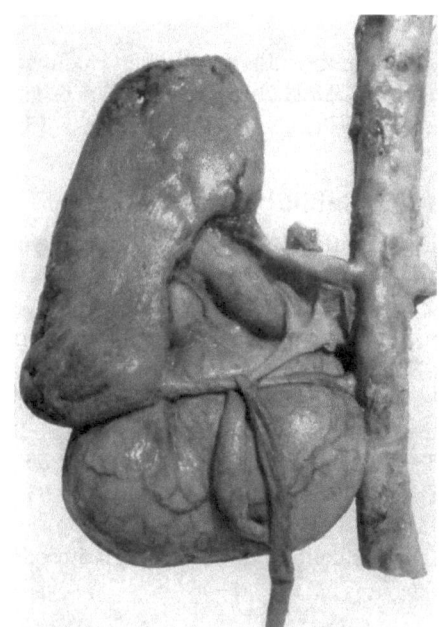

Abb. 75. Aberrierende Arterie und Vene der linken Niere am unteren Pol. Der Ureter ist „wie Wäsche über einem Seil" aufgehängt und stark stenosiert. Große extrarenale Hydronephrose. 68jähriger Mann, seit Jahren gelegentliche Nierenkoliken

S. 64) oder aus dem Anfangsteil der gemeinsamen Arteria renalis entspringt. In einzelnen Fällen kann das untere Segment von der Arteria iliaca, gelegentlich auch von anderen Arterien ausgehen. Zum Teil handelt es sich dabei um Residuen des Rete arteriosum, was vor allem für die proximal von der Arteria renalis aus der Aorta entspringenden Äste Geltung zu haben scheint (GRAVES 1956), während die distal von der Nierenarterie abgehenden Vasa aberrantia als persistierende mesonephrogene Arterien angesprochen werden.

Diese aberrierenden Nierenarterien sind für einen Teil der Hydronephrosen verantwortlich (MINDEN 1949, EDSMAN 1952, HERBUT 1952 Lit.; Abb. 75). Auch wenn die Gefäßgabelung extrarenal sehr weit ist, kann es zur Hydronephrose kommen, da das Nierenbecken bei der Diurese sich stark erweitert und in der Gabel eingeklemmt wird (MALUF 1956). Diese Gefäße werden auch bei chirurgischen Eingriffen bedeutungsvoll, da ihre Ligatur in der Regel zu Segmentinfarkten der Niere und in rund einem Fünftel der Fälle zu Hypertonie führt (BOEMINGHAUS und

GÖTZEN 1952 Lit., 1953, JUTZLER 1953 Lit., GÖTZEN 1956). Dabei muß angenommen werden, daß der entsprechende vom Vas aberrans ernährte Nieren-
bezirk nach Ligatur nicht vollkommen infarziert, sondern aus der Nachbarschaft
noch notdürftig durchblutet wird, so daß es zur Hypertonie kommt. Aus diesem
Grund darf ein Vas aberrans nicht einfach ligiert werden, sondern es muß der entsprechende Nierensegmentbereich gleichzeitig sorgfältig reserziert werden (SARRE
1959, DERRICK und HOOKS 1962). Diese Methode hat auch bei primärer arteriosklerotischer Stenose des Vas aberrans mit renaler Hypertonie in einem sehr hohen
Prozentsatz operativen Erfolg bezüglich der Hypertonie zu verbuchen (DERRICK
und HOOKS 1962: 15 von 16 Fällen). Mit den heutigen arteriographischen Methoden
können die Vasa aberrantia eindeutig erkannt werden (BOIJSEN 1959 Lit.). Statistische Untersuchungen zeigen, daß ganz allgemein bei Vas aberrans die Hypertonie wesentlich häufiger ist, als beim Fehlen von aberrierenden Gefäßen (MAR-
SHALL 1951 Lit.). Da bei aberrierenden Arterien die eigentliche Arteria renalis ein
entsprechend reduziertes Kaliber aufweist, wirken sich arteriosklerotische Lumen-
einengungen besonders stark aus. Deshalb werden solche Nieren besonders häufig
von der arteriosklerotischen Atrophie und Schrumpfung betroffen (Abb. 74;
GYÖRI 1952). Weiteres s. S. 153, kongenitale Aneurysmata s. S. 566.

VIII. Gewebsversprengungen und Gewebsfehlbildungen der Nieren (Choristie, Hamartie)

Als Choristie bezeichnet man echte Versprengungen von Keimen eines Organs
in ein anderes Organ, während die Hamartien fehlerhafte Gewebszusammen-
setzungen ohne organfremdes Gewebe darstellen (ALBRECHT 1940).

Glatte Muskulatur wird im Nierenparenchym bei Hypogenese und anderen Mißbildungen regelmäßig gefunden (BOSSART 1912), gelegentlich auch nahe der Nierenkapsel im Parenchym sonst unveränderter Nieren. GRUBER (1925) nimmt im
letzteren Fall eine prosoplastische Differenzierung des Nierenmesenchyms an.
Jedenfalls besitzt die embryonale Niere reichlich Muskelfasern und die normale
Niere des Erwachsenen behält die Fähigkeit, breite Bündel glatter Muskulatur zu
bilden, was vor allem bei ausgeprägter Hydronephrose beobachtet werden kann
(HUETER 1925, ZOLLINGER 1945). Auch das Vorkommen *quergestreifter Muskulatur*,
welches aber nur in dysgenetischen Nierentumoren (BIRCH-HIRSCHFELD-WILMS)
bekannt ist, dürfte auf metaplastisch-prosoplastischen Vorgängen beruhen.

Die gelegentlich vorkommenden kleinen *Fettgewebsinseln* (Abb. 76) werden als
Choristome aufgefaßt und sollen von der Nierenkapsel abgesprengt sein (HERX-
HEIMER 1913). Möglicherweise beruhen sie aber auf Prosoplasie des multipotenten
Nierenmesenchyms (GRUBER 1925). Sie können mit Bündeln glatter Muskulatur
und Bindegewebe vermischt sein. Gelegentlich wird maligne Entartung beschrieben
(Liposarkom, s. S. 667). Fast gesetzmäßig treten solche Gewebsdysplasien bei der
tuberösen Hirnsklerose in Erscheinung (s. S. 666), wobei ganz verschiedene Ge-
webszusammensetzungen beobachtet werden. Dabei ist es wahrscheinlich, daß
Hamartome und nicht Choristome vorliegen.

Kleine *Knorpelinseln* werden gelegentlich als prosoplastische Hamartie in
dysplastischen Cystennieren beobachtet (BIGLER und KILLINGSWORTH 1949,

HERBUT 1952). Dasselbe gilt von den äußerst selten vorkommenden stecknadel-
kopf- bis erbsgroßen knotigen *Elastosen* in der Nierenrinde (FAUST 1938), welche
als verlagerte Kapselkeime bei Mißbildungen fetaler Renculi aufgefaßt werden.

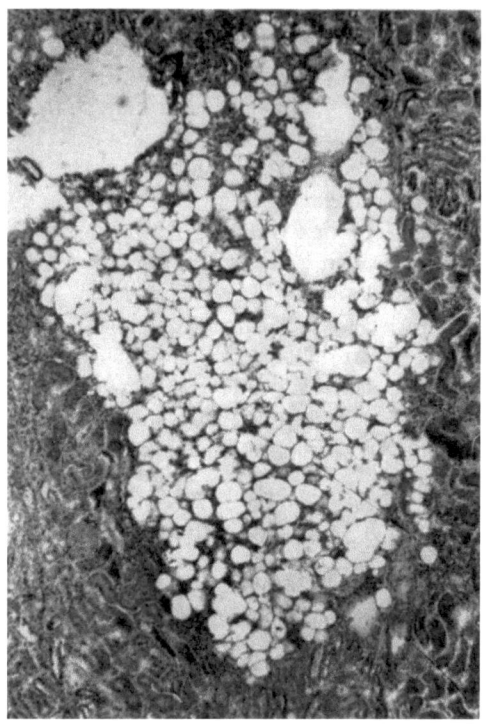

Abb. 76. Hamartom der Nierenrinde: Reines Fettgewebe.
Vergr. 80mal, HE

Morphologisch ähnliche Bildungen
entstehen sekundär durch Elastica-
hypertrophie verödeter Nierenrin-
denvenen.

Tumorartige Nierenmißbildungen werden ferner bei Neurofibromatosis VON RECKLINGHAUSEN
in 3,3% der Fälle beobachtet
(RAUBER et al. 1962). — Flache,
meist der äußersten Nierenrinde
des oberen Pols aufgelagerte *Neben-
nierenrindeninseln* (Abb. 77), werden im laufenden Sektionsgut verschieden häufig vermerkt (MIT-
CHELL und ANGRIST 1943: 23 auf
2800 Autopsien, APITZ 1944: 286
auf 4300 Autopsien). Sie dringen
nicht selten in das Nierenparenchym ein und werden oft von Tubuli durchzogen, so daß von einer
scharfen Grenze nicht gesprochen
werden kann. Die Zona glomerulosa und fasciculata sind gut zu
unterscheiden (MITCHELL und AN-
GRIST 1942). In der überwiegenden

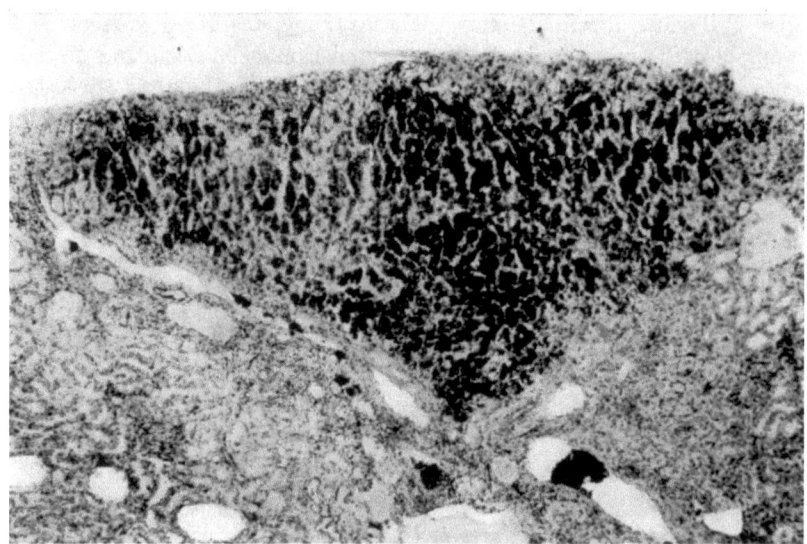

Abb. 77. Nebennierenrindenkeim in der äußersten Rinde. Vergr. 80mal, Sudan-Färbung

Zahl der Fälle besteht kein direkter Zusammenhang zwischen diesen Inseln und der entsprechenden Nebenniere. Die Frage, ob es sich um eine Fehldifferenzierung von metanephrogenem Gewebe (Proso- bzw. Paraplasie) oder um eine echte Choristie (versprengte Nebennierenkeime) handelt, ist nicht abgeklärt. Die Argumente sprechen jedoch eher für die Annahme einer dysontogenetischen Absprengung, wobei sich das eigentliche heterotope Nebennierenrindengewebe in der Niere erst im Laufe der ersten Jahrzehnte entwickelt (APITZ 1944), jedenfalls werden renale Nebennierenkeime beim Neugeborenen eigentlich nie gefunden. Auch das gelegentlich beobachtete Vorkommen von kleinen Cystchen, Lymphangiektasien und Geschwulstinseln aus Muskel, Fett, Knorpel und adenomatösem Gewebe in der Randzone der Nebenniereninseln spricht in diesem Sinne.

Die Leiomyome, Fibrome und Rinden-Markgrenzen-Hamartome werden im Kapitel Tumoren (s. S. 659) behandelt.

Anhang: Die kongenitale Glomerulosklerose

Obschon es unsicher ist, ob die hier zu behandelnde glomeruläre Veränderung überhaupt eine Mißbildung oder die Folge einer intrauterinen Erkrankung darstellt, soll sie aus Gründen der Nosologie hier besprochen werden. Häufig, ja nach

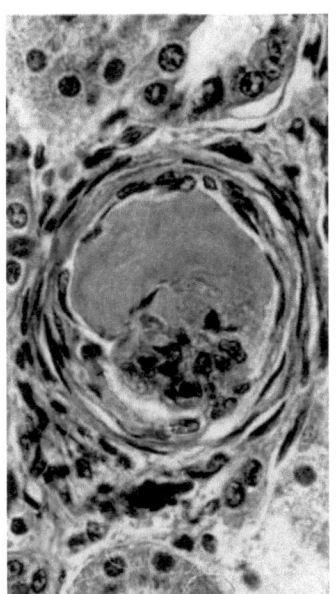 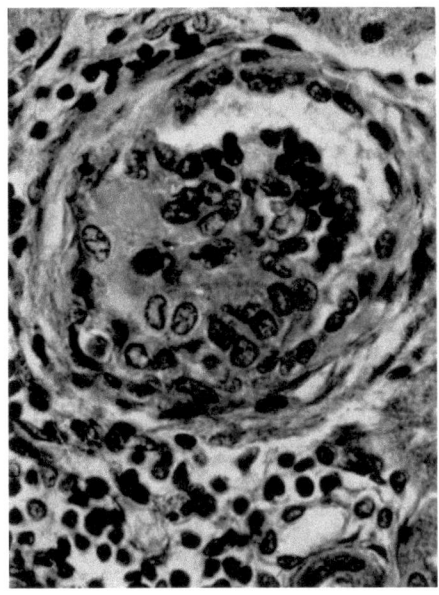

a   b

Abb. 78. Zwei Glomerula bei kongenitaler Glomerulosklerose. 10 Wochen alter Säugling. a fast vollkommen sklerosiertes Glomerulum, entzündliche Zeichen nicht erkennbar, b deutliche noch aktive Herdglomerulitis mit Periglomerulitis. Vergr. 300mal, HE

einigen Autoren in über der Hälfte der Neugeborenennieren (HERXHEIMER 1909: 88%, SCHWARZ 1928: 56%, FRIEDMAN et al. 1942: 12,8%) findet man nahe der Oberfläche einzelne, gelegentlich auch große Gruppen von teilweise hyalin verödeten Glomerula (Abb. 78). Die Bindegewebskapsel ist ebenfalls hyalin verdickt. Das Kapsel- und das Glomerulothel ist auffällig hoch und basophil (Abb. 78),

7*

weshalb man eine Hamartie annahm (HERXHEIMER 1909, 1913, LENNARTZ und
RUDOLPH 1959). Die später erschienenen Arbeiten zeigten jedoch eine deutliche
Zunahme der Zahl der befallenen Glomerula in den ersten Lebenswochen (FRIED-
MAN et al. 1942: von 12,8 auf 31,8% nach 3 Wochen), weshalb eine erworbene Veränderung wahrscheinlicher ist (CLAIREAU und PEARSON 1955). In diese Richtung
deutet auch der nicht seltene Befund von entzündlichen Infiltraten bzw. Blutbildungsherden im anliegenden Stroma (SCHULZ 1930). Schon 1927/28 hat SCHWARZ
die Schlingenveränderungen als Kollaps aufgefaßt, welcher durch die Entzündung
des Interstitiums bedingt sein soll. Nach neueren Untersuchungen wird die kongenitale Glomerulosklerose besonders häufig bei kongenitaler Pneumonie angetroffen, weshalb ihre entzündliche Genese doch recht wahrscheinlich ist (TAKEUCHI
et al. 1959).

IX. Die kongenitale und die erworbene tubuläre Insuffizienz [1]

In den letzten beiden Jahrzehnten wurden nicht nur zahlreiche Sonderformen
der tubulären Insuffizienz entdeckt, sondern es gelang schließlich auch, etwas
Ordnung in das außerordentlich verwirrende und vielfältige klinische Bild zu
bringen. Viele dieser Krankheitsbilder sind eindeutig familiär gehäuft und kongenital, bei anderen Formen kann angenommen werden, daß sie erworben sind,
da sie erst im späteren Leben auftreten (HARRIS 1957, MILNE 1963). Die pathologisch-anatomischen Befunde sind mit wenigen Ausnahmen äußerst mager und
vielfach unspezifisch, insbesondere kann das histologische Substrat der oft selektiven Funktionsbeeinträchtigung meist noch nicht eindeutig erfaßt werden oder es
handelt sich um autoptische Einzelfälle, bei welchen Primäres und Sekundäres
nicht unterschieden werden kann. Viele Fälle gehen mit Minderwachstum (Zwergwuchs) oder Rachitis bzw. Osteomalacie einher (Lit. s. SWOBODA 1960), besonders
wenn Phosphatstörungen (viel seltener Calciumstörungen) beobachtet werden
(s. S. 653).

Nach den pathophysiologischen Störungen beurteilt, muß ein angeborener oder
erworbener Fermentmangel bzw. das Fehlen mehrerer Fermente angenommen
werden (Enzymopathie). Diese im Vordergrund des ganzen Bildes stehenden mehr
oder weniger elektiven tubulären Ausfallserscheinungen berechtigen die Zusammenfassung der klinisch so vielfältigen Krankheitsbilder zu einer Gruppe. Allerdings werden in letzter Zeit Zweifel an der rein renal-tubulären Natur der Störungen laut. Jedenfalls spricht das gehäufte Zusammenfallen von gewöhnlichen Cysti-
nosen und tubulärer Acidurie doch für die Möglichkeit eines ubiquitären Ferment-
mangels mit besonders starkem und ausgeprägtem Befall der Nieren. Ähnliche Gedanken hat auch SWOBODA (1956) hinsichtlich des Phosphatdiabetes geäußert. Die
Tabelle 1, basierend auf den Darstellungen von FANCONI (1950), BICKEL et al.
(1952), MYERSON und PASTOR (1954), DEBRÉ et al. (1956), REUBI (1958) läßt die
pathophysiologischen Zusammenhänge so erkennen, wie wir sie heute überblicken.
Sicher müssen in der Zukunft aber noch etliche Korrekturen angebracht werden.

---

[1] Lit. FANCONI und PRADER 1953, MYERSON und PASTOR 1954, DEBRÉ et al. 1956, FINDLEY
1957, BURNETT und WILLIAMS 1958, DE WARDENER 1958, KUHLENCORDT 1958, REUBI 1958,
LAMY et al. 1959, SWOBODA 1960, BICKEL 1962, WHALEN und MCINTOSH 1962, MILNE 1963,
SCHREIER 1963; historische Darstellung: FANCONI und PRADER 1961, FANCONI 1962.

Tabelle 1.

Distal-tubuläre Syndrome (mit Angabe der wichtigsten bzw. umfassendsten Schrifttumsstellen)

	Rückresorption	Patho. Physiol.	kong. Erkrankung	erworbene Erkrankung
Proximale Tubuli	Glucose	ungenügende Rückresorption	Renaler Diabetes[1]	symptomatisches TDF-Syndrom[15]
	Phosphate	ungenügende Rückresorption	Phosphatdiabetes = Vit.-D-resistente Rachitis[2]	
		vermehrte Rückresorption	Pseudohypoparathyreoidismus[3]	
	Aminosäuren	ungenügende Rückresorption	Aminoacidurie = De-Toni-Debré-Fanconi-Syndrom Galaktosämie mit Aminoacidurie[4]	
		general. Phosphatase-Phosphorylaseinsuffizienz	Cystinose[5]	
		Cystinrückresorption gestört	Cystinurie, Nephrolithiasis[6]	
	Eiweiß	ungenügende Rückresorption	idiopath. Hypoalbuminämie[7] α_2-Globulinurie[8]	
	H$_2$O (iso-osmotisch) Na?	ungenügende Rückresorption	proximal tubuläre Acidose[9]	
Henle-Schleifen	Na$^+$ Cl$^-$	ungenügende Rückresorption	Diabetes salinus[10]	Salzverlustniere[16]
Distale Tubuli	H$_2$O	kein Ansprechen auf ADH	renaler Diabetes insipidus[11]	Wasserverlustniere[17]
	HCO$_3'$	ungenügende Rückresorption	Hyperchlorämische tubuläre Acidose[12]	erworbene distal-tubuläre Acidose [18]
	Ca	ungenügende Rückresorption	Idiopathische Hypercalciurie[13]	chron. Pyelonephritis, interstitielle Nephritis
	Cl	ungenügende Rückresorption	Hypochlorämische Acidose mit Rachitis[14]	

[1] REUBI 1956, 1958, MONASTERIO et al. 1964. — [2] ALBRIGHT et al. 1937, CHRISTENSEN 1941, FANCONI und GIRARDET 1952, WINTERS et al. 1958. — [3] ALBRIGHT et al. 1942, LOWE et al. 1950. — [4] HARRIS 1957. — [5] LIGNAC 1924, FREUDENBERG 1958. — [6] BENT und ROSE 1951. — [7] ALBRIGHT et al. 1949, FINDLEY 1957. — [8] BUTLER und FLYNN 1958. — [9] FANCONI 1900. — [10] REUBI 1958, JOSEPH et al. 1957, SCHWARTZ et al. 1957. — [11] FORSSMAN 1945, LINNEWEH et al. 1957. — [12] LIGHTWOOD et al. 1946, SCHMUZIGER et al. 1961. — [13] McCUNE und PRAY 1940, ALBRIGHT und REIFENSTEIN 1948, JESSERER 1957. — [14] BOYD und STEARS 1942. — [15] ENGLE und WALLIS 1957, HARRISON 1958. — [16] PLATT 1959. — [17] REUBI 1958, PLATT 1959. — [18] ZELLWEGER et al. 1955, PETERMAN 1945, GREENSPAN 1949, FOSS et al. 1956, FERRIS und ODELL 1950.

In nosologischer Hinsicht können die tubulären Insuffizienzbilder wie folgt unterteilt werden (BICKEL 1961, WHALEN und McINTOSH 1962):

1. Hereditäre Stoffwechselkrankheiten:

a) Mit sekundärem tubulärem Befall: Cystinose, Wilsonsche Erkrankung, Galaktosämie, Lowe-Syndrom (Oculo-cerebro-renale Störung; Lowe et al. 1952, Lit. Schoen 1959), Glykogenspeicherkrankheit, Hartnupsche Erkrankung (Pellagraähnliche Hautveränderungen, cerebrale Ataxie).

b) Primär tubuläre Veränderungen: De-Toni-Debré-Fanconi-Syndrom, auch unvollständige Formen; idiopathische renale Acidose (Frühform: Lightwood 1934, 1935), renaler Zucker-Diabetes, renaler Diabetes insipidus, Pseudohypoparathyreoidismus.

2. Erworbene tubuläre Syndrome bei Nierenkrankheiten, Harnwegsmißbildungen usw.: Salzverlust-, Kaliverlust-, Wasserverlustniere (s. S. 484), renale Acidose (Spätform: Butler et al. 1936, Albright et al. 1940, 1946).

Einzelne Autoren (Seifert et al. 1960) rechnen auch die sog. „Nephronophthise" (Fanconi et al. 1951) in diesen Formenkreis der primär tubulären Erkrankungen, doch scheinen uns ihre Argumente nicht überzeugend (Weiteres s. S. 423).

Einige dieser Krankheitsbilder lassen pathologisch-anatomische Veränderungen überhaupt vermissen (renaler Diabetes: Lit. Reubi 1958, Leonardi et al. 1960; Monasterio 1954: Dilatation der Hauptstücke mit Epithelabflachung[1], renaler Diabetes insipidus (Forssman 1945), Pseudohypoparathyreoidismus (Albright et al. 1942), hepato-lenticuläre Degeneration Wilson, Galaktosämie (von Reuss 1908, Cox und Pugh 1954, Bennett 1958), reine Aminoacidurie, Phosphatdiabetes (sog. vitaminresistente Rachitis).

a) Das De-Toni-Debré-Fanconi-Syndrom und die Cystinose

De Toni (1933), Debré und Mitarb. (1934) sowie Fanconi (1931, 1936) haben bei Kindern ein Krankheitsbild beschrieben (TDF-Syndrom), das auf einer angeborenen Rückresorptionsstörung von Glucose, Phosphaten und Aminosäuren beruht und zu einer schweren Rachitis mit Minderwuchs führt. Während die auch isoliert vorkommenden Einzelstörungen (Phosphaturie, Glucosurie, Aminoacidurie) nicht von einer charakteristischen Nierenveränderung begleitet zu sein scheinen (Berger 1959), läßt sich mit der zunehmenden Zahl der Autopsiefälle für das TDF doch ein recht charakteristisches Bild erkennen. Da es sich jedoch nur um die häufigste und jedenfalls am besten bekannte Form der proximal-tubulären Insuffizienz handelt, kommen fast ebenso viele Spielformen wie Einzelfälle vor (Singer 1954), so daß auch morphologisch starke Abweichungen vom „Idealbild" beschrieben wurden (Rosenberg et al. 1961, Rowley et al. 1961). So treten in den Finalphasen fast stets auch Zeichen einer distal-tubulären Insuffizienz auf: Hyposthenurie, renale Acidose usw. (Prader 1959). Als häufigste Ursache des kindlichen Syndroms wurde die generalisierte Cystinose (Lignac 1924) erkannt, bei welcher ein Fermentmangel im ganzen Körper angenommen wird unter Mitbeteiligung der Nieren (Beumer und Wepler 1937, Bickel et al. 1952). Eine absolute Koppelung der beiden Krankheitsbilder scheint jedoch nicht zu bestehen, denn nicht alle Fälle von kindlichem TDF zeigen eine Cystinose (McCune et al. 1943, Debré et al. 1956,

---

[1] In einer kürzlich veröffentlichten elektronenmikroskopischen Studie beschreiben Monasterio et al. (1964) eine schwere, aber reversible und unspezifische Dysplasie der proximalen Hauptstücke bei renalem Diabetes.

FREUDENBERG 1958 Lit.) und umgekehrt wurde das Syndrom anscheinend auch bei einzelnen Fällen von generalisierter Cystinose vermißt (WEBER 1953, DE TONI 1954). Nach DEBRÉ et al. (1955) liegt nur bei Fehlen einer Cystinose oder einer anderen Ursache ein genuines primäres TDF vor, in den übrigen Fällen handelt es sich nicht um eine primär kongenitale Tubulusinsuffizienz, sondern um eine sekundäre Tubulusläsion (s. a. FREUDENBERG 1958). Neuere genetische Untersuchungen von PFÄNDLER und BERGER (1956) zeigen allerdings eine gewisse Häufung von Cystinose und sogar von einfacher Cystinurie in den befallenen Familien, so daß doch enge Beziehungen angenommen werden müssen (HARRIS 1957, HOOFT und HERPOL 1957). BICKEL et al. (1952) betrachten die Cystinose und das TDF als identisch.

Das bei Galaktosämie gelegentlich beobachtete TDF ist wahrscheinlich sekundärer Natur (HARRIS 1957), d. h. die tubulären Schäden, welche die Galaktosämie hervorruft, führen sekundär zur Rückresorptionsschwäche. Auch Lipoidnephrosen zeigen gelegentlich das sekundäre Auftreten des TDF-Syndroms (HOOFT und VERMASSEN 1960). Wir nehmen dabei an, daß die schwere Rückresorptionsbelastung bei hochgradiger chronischer Proteinurie nicht nur zu einer Resorptionsinsuffizienz bezüglich Eiweiß, sondern auch zu einer schweren Schädigung der übrigen Fermentsysteme der Nierentubuluszelle führen kann, wie dies bei Betrachtung der morphologischen Bilder ohne weiteres verständlich ist.

Das beim *Erwachsenen* beobachtete TDF beruht selten auf einer kongenitalen Läsion. Viel häufiger bedingt eine endogene (Myelom: ENGLE und WALLIS 1957, CONSTANZA und SMOLLER 1963, hepato-lenticuläre Degeneration WILSON: HARRISON 1958, REUBI 1958) oder exogene Schädigung (Schwermetalle, besonders Blei, eventuell Hg: WALLIS und ENGLE 1957, HARRISON 1958, DRAGSTED und HJORT 1953, WORTHEN und GOOD 1958) die spezielle tubuläre Insuffizienz. Auch in diesen Fällen wie bei der oben erwähnten Lipoidnephrose muß man an einen proximalen Epithelschaden denken, welcher zu einer schweren Störung des Fermentsystems der Tubuli führt, aber keine Vollnekrose zur Folge hat. „Schwanenhalsbilder" fehlen bei diesen sekundären Formen (DARMADY 1954).

Autoptisch sind die Nieren bei kindlichen TDF in der Regel verkleinert, blaßgelb und fein granuliert (RUSSELL und BARRIE 1936, ROULET 1941, LOOSER 1944, WASER 1946, BAAR und BICKEL 1952, eigene Beobachtungen), in den Frühfällen und bei Erwachsenen sind sie leicht vergrößert (STOWERS und DENT 1947, BAAR und BICKEL 1952, STRIETZEL 1957). Auf Schnitt ist die Zeichnung verwischt, die Rinde verschmälert. Das Gewebe ist derb, die Brüchigkeit herabgesetzt; Nierenbecken und übrige ableitende Harnwege sind unverändert.

Mikroskopisch sind meist alle Elemente der Nieren geschädigt (Abb. 79). Die *Glomerula* scheinen in den Frühfällen auf den ersten Blick unverändert oder höchstens etwas klein und zellreich, weshalb sie gelegentlich auch als unreif gezeichnet werden (BEUMER und WEPLER 1937, STRIETZEL 1957), vereinzelt denken die Autoren auch an eine akute Glomerulonephritis, ohne aber überzeugende Beschreibungen oder Bilder vorzulegen (WEBER 1953, STRIETZEL 1957). Bei Anwendung einer der verschiedenen Membranfärbungen läßt sich im frischen Fall eine eindeutige herdförmige Verbreiterung der Basalmembranen und des Mesoangiums sowie der Glomerulumkapselmembran nachweisen. Wucherungen von

Schlingenendothel, Deckepithel oder Kapselepithel fehlen dagegen (BAAR und BICKEL 1952), so daß eine Glomerulonephrose vorliegen muß, wie dies auch elektronenoptisch bestätigt wurde (JACKSON et al. 1962). — In den Spätphasen ist das

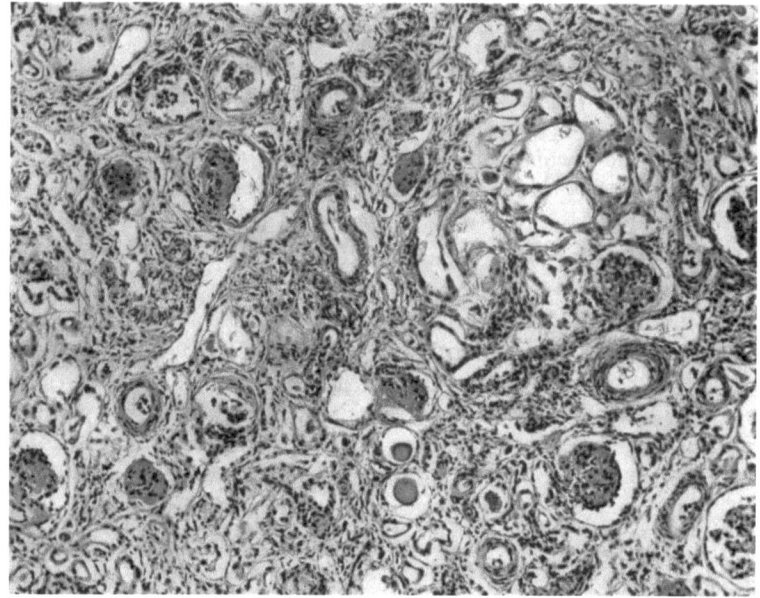

Abb. 79. Fanconi-Syndrom (publ. LOOSER 1944). Der Rindenausschnitt zeigt weitgehend hyalinisierte Glomerula, zum Teil atrophische, zum Teil dilatierte Tubuli mit schwer abgeflachtem Epithel und Verbreiterung des Interstitium mit spärlichen lymphocytären Infiltraten. Vergr. 80mal, HE

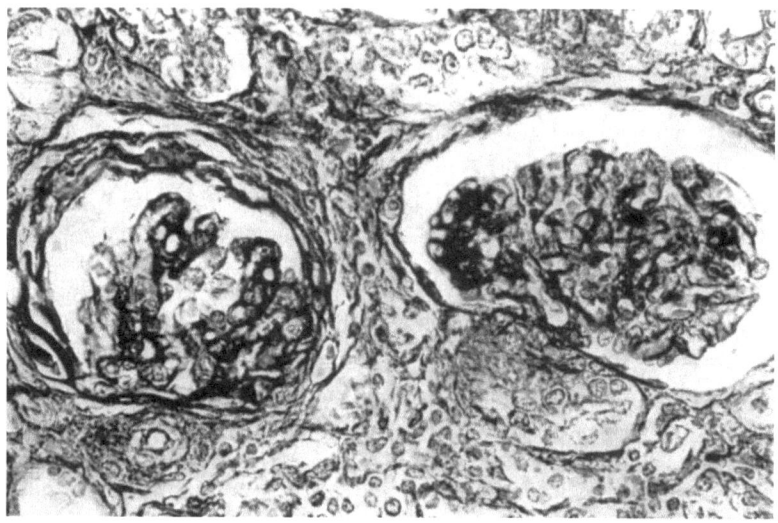

Abb. 80. Einzelne Glomerula aus Abb. 79. Schwere glomeruläre Narbenbildung, welche zum Teil auch die Kapsel einbezogen hat. Vergr. 180mal, PAS-Färbung

Bild noch verwirrender. Ein Großteil der Glomerula ist in hyaline Kugeln umgewandelt, in welchen jedoch immer noch einzelne Kerne erhalten bleiben. Die

Kapselräume obliterieren erst sehr spät (Abb. 80). Durch die letztgenannten Einzelheiten und zusammen mit den oben erwähnten Befunden gelingt es, die glomeruläre Affektion in dieser Phase als chronische Glomerulonephrose bzw. Glomerulosklerose zu erkennen (LOOSER 1944, ZOLLINGER 1945, WASER 1946) und von einer chronischen Glomerulonephritis (RUSSELL und BARRIE 1936) abzutrennen. In der Beobachtung von ROULET (1954; Abb. 81) und in drei Geschwisterfällen einer Aminoacidurie-Familie von WALLACE und JONES (1960) bestand eine eindeutige subakute (superponierte) Glomerulonephritis. Nosologische Schwierigkeiten bereiten höchstens die gelegentlich gefundenen Schlingenverklebungen mit circumscripter Kapselwucherung (SCHÜMMELFEDER 1950, BAAR und BICKEL 1952), doch können analoge Veränderungen auch bei anderen, sicher nicht entzündlichen Veränderungen (Amyloidnephrose usw.) gefunden werden.

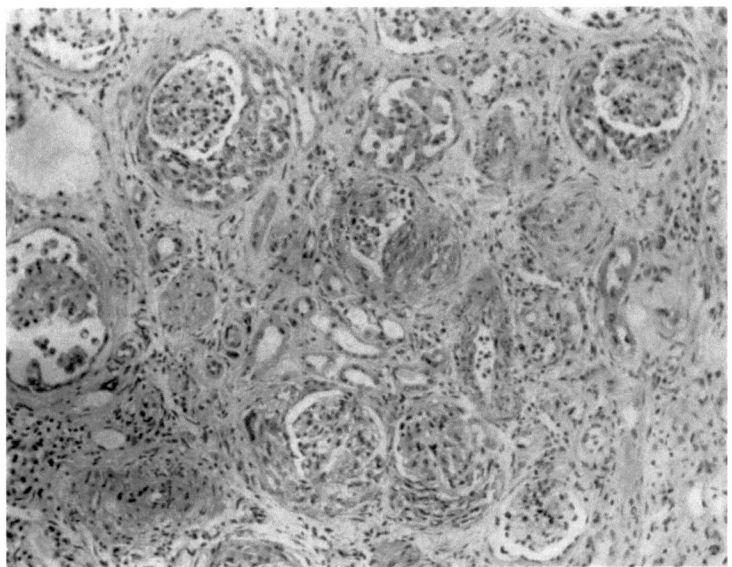

Abb. 81. Sekundär diffuse subakute Glomerulonephritis bei Fanconi-Syndrom. Vergr. 100mal, HE. Das Präparat wurde uns liebenswürdigerweise von Prof. Dr. F. ROULET, Basel, zur Verfügung gestellt

Als Ursache der Glomerulonephrose bei generalisierter Cystinose kommt neben der direkten Cystinschädigung (Rattenversuche: BEUMER und HÜCKEL 1937, BEUMER und WEPLER 1937) die allgemeine Stoffwechselschädigung sowohl bei der Cystinose als auch bei der reinen Aminoacidurie in Betracht (ZOLLINGER 1945, WASER 1946).

Die *Tubuli* sind bizarr geformt, teils schwer atrophisch, teils stark erweitert, „ballonert" und häufig mit kolloidalen Massen gefüllt (JACKSON et al. 1962 Lit.). Eine gewisse Hypertrophie des Hauptstückepithels kann schon in Frühfällen beobachtet werden (Abb. 82; RUSSELL und BARRIE 1936, BEUMER und WEPLER 1937, SCHÜMMELFEDER 1950, BAAR und BICKEL 1952, CLAY et al. 1953, FREUDENBERG und ROULET 1954, STRIETZEL 1957). Einen sehr konstanten Befund stellen ferner große, optisch leere Vacuolen im Hauptstückepithel dar (LIGNAC 1924, STURZENEGGER 1939, WASER 1946, COOKE et al. 1947, STOWERS und DENT 1947, STRIETZEL 1957). Vermutlich handelt es sich dabei um reine Folgeerscheinungen der bei diesem Krankheitsbild sehr häufig beobachteten Hypokaliämie (DENT 1952, WEBER 1953, DARMADY und STRANACK 1957, KUHLENCORDT 1958, REUBI 1958). Vereinzelt finden sich auch nekrobiotische Epithelschäden (COOKE et al. 1947, SCHÜMMELFEDER 1950, MYERSON und PASTOR 1954), welche anscheinend von Regeneration mit Bildung von mehrkernigen Tubuluszellen gefolgt werden (SCHÜMMELFEDER 1950, FREUDENBERG und ROULET 1954, STRIETZEL 1957). Auch die Kernveränderungen sprechen für eine sehr starke regeneratorische Tätigkeit

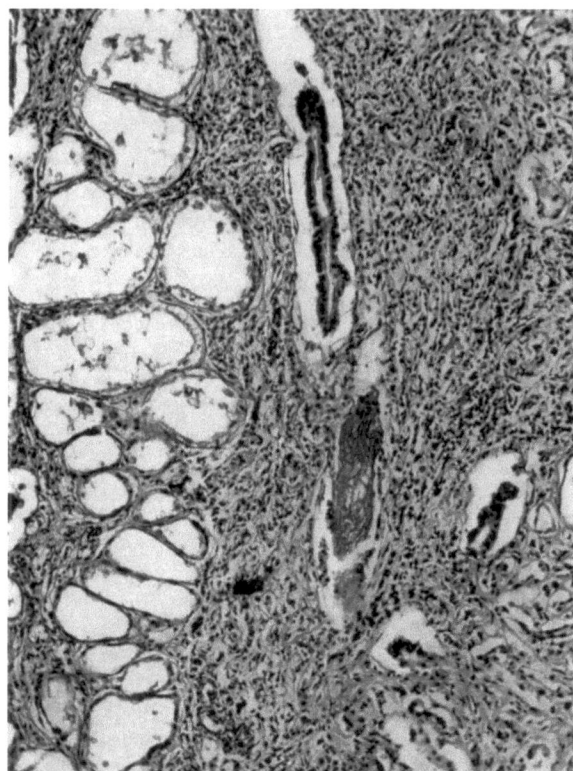

der Zellen, denn wir haben Kerndurchmesser bis $30\,\mu$ sowie Nucleolen bis $4\,\mu$ nachgemessen. Die tubuläre Basalmembran weist eine herdförmige homogene Verdickung auf (LOOSER 1944, ZOLLINGER 1945, COOKE et al. 1957).

Das ganze bisher beschriebene Bild der Parenchymveränderungen ist somit recht uncharakteristisch. Nun konnten aber DARMADY und seine Mitarbeiter (1954, 1957), CLAY et al. (1953) durch Mikrodissektion in acht von elf Aminoaciduriefällen eine anscheinend spezifische Mißbildung der proximalen Hauptstücke in Form einer Verkürzung auf ein Viertel bis ein Halb und „Schwanenhalsbildung" nachweisen. Es handelt sich dabei um ein abnorm dünnes Anfangsteil des Hauptstückes, wie es übrigens gelegent-

Abb. 82. Tubulushypertrophie mit Epithelabflachung neben Partien mit schwerer Tubulusatrophie und zum Teil völliger Zerstörung. In den letzteren ausgedehnte interstitielle Nephritis (publ. LOOSER 1944). Vergr. 80mal, HE

lich auch im histologischen Schnitt bestätigt werden kann (Abb. 83; s. a. RANDERATH und BOHLE 1959). Die Tatsache, daß „Schwanenhälse" auch bei Cystinose nachgewiesen werden, bei welcher die Aminoacidurie meist erst nach dem 1. Lebensmonat gefunden wird, läßt diese Veränderung als erworben auffassen (FREUDENBERG 1958, PRADER 1959, MILNE 1963). Da diese Veränderungen beim TDF-Syndrom auch fehlen können (WORTHEN und GOOD 1958) und wir bei der kongenitalen Lipoidnephrose und anderen frühkindlichen Nierenerkrankungen (s. S. 471) dieselben Alterationen nachweisen konnten (s. a. RANDERATH und BOHLE 1959), müssen wir dieser Ansicht beipflichten, d. h. die Verkürzung des Hauptstückes und die „Schwanenhalsbildung" sind als sekundäre Minderentwicklungen und nicht als TDF-Specificum zu deuten.

Von großer Bedeutung sind ferner die histochemischen Befunde, welche ein Fehlen der Phosphatasen in den proximalen Tubuli wahrscheinlich machen (COOKE et al. 1947, STOWERS und DENT 1947, KARK 1958)[1]. Zusammen mit der Entdeckung von DARMADY (1954, 1957) würde dieser Befund die dem Krankheitsbild zugrunde liegende Phosphorylierungsstörung als Folge eines Phosphatasemangel erklären. Einschränkend muß allerdings anerkannt werden, daß auch andere tubuläre Schäden zu einem Verschwinden der Phosphatase führen können (weitere Einwände s. KARK 1958).

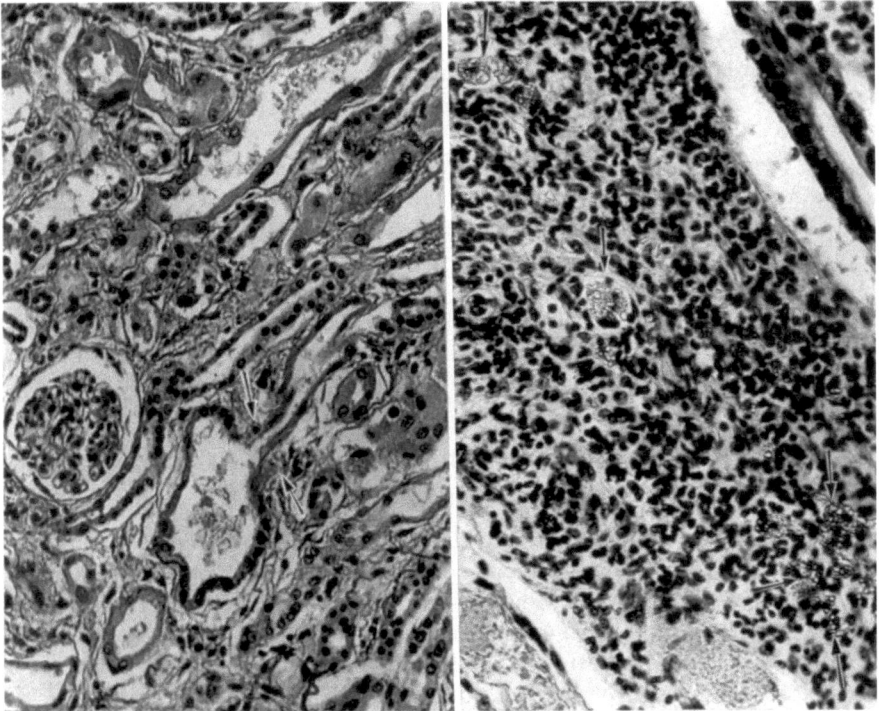

Abb. 83. Sog. Schwanenhalsveränderung eines Hauptstückes (→) bei einem Frühfall von Fanconi-Syndrom. 3 Monate altes Mädchen. Vergr. 160mal, HE

Abb. 84. Fanconi-Syndrom mit schwerer Cystinose. An der Mark-Rindengrenze ausgedehnte lympho-plasmocytäre Infiltrate mit Cystinkristallen (Pfeile). Vergr. 190mal, HE

Das *Interstitium* ist in allen Fällen diffus bindegewebig verbreitert, besonders stark in der Mark-Rindenzone (Abb. 82, 84). Ferner besteht eine herdförmige lympho-plasmocytäre Infiltration. Anhaltspunkte für eine Pyelonephritis mit sektorförmigen destruierenden Granulomen und Narbenbildungen werden vermißt (s. dagegen STURZENEGGER 1939, BAAR und BICKEL 1952). Ob es sich bei den interstitiellen Infiltraten um eine direkte Folge von pathologischen Metaboliten (ZOLLINGER 1945, WASER 1946) handelt, wofür der Befund eines interstitiellen Ödems im Frühfall (BAAR und BICKEL 1952) sprechen würde, oder ob nur eine reaktive Entzündung bei Parenchymzerfall (ROULET 1941, LOOSER 1954) bzw. zufolge Undichtwerden der Tubuli (DARMADY 1957) vorliegt, ist noch nicht

[1] Eine schwere allgemeine Enzymreduktion in den erweiterten Hauptstückabschnitten beschrieben ferner kürzlich CORVILAIN et al. [J. Urol. Néphrol. **71**, 354 (1965)].

entschieden. Ein direkter Gewebsschaden durch das Cystin wird von den einen Autoren bestritten (RANDERATH und BOHLE 1959), von anderen jedoch akzeptiert (GEILER 1959). — Beim Vorliegen einer generalisierten Cystinose wurden kleine streifenförmig angeordnete Kristallagglomerate aus Cystin im Interstitium der proximalen Papillenabschnitte gefunden (Abb. 84; BAAR und BICKEL 1952, LOOSER 1944, ROULET 1954). —

Spezifische *Gefäß*veränderungen der Nieren werden vermißt, doch zeigen die Arteriolen sehr oft eine Vergrößerung ihrer Elemente (Hypertrophie), auch sind die Intima und die Elastica interna stark verdickt. Es ist somit zu vermuten und überrascht eigentlich bei der beschriebenen schweren Veränderung der Glomerula keineswegs, daß auch eine Durchblutungsdrosselung und in den Endstadien eine Hypertonie gefunden wird. Entsprechend klinische Beobachtungen fehlen jedoch noch.

Die beim erworbenen TDF-Syndrom des Erwachsenen gefundenen Nierenveränderungen decken sich grundsätzlich mit dem hier beschriebenen Bild, d. h. es handelt sich um degenerative glomerulär-tubuläre Läsionen mit sekundärer interstitieller Entzündung und Gefäßsklerose, wobei allerdings die primäre Schädigung (Myelom, Urannitratvergiftung usw.) den Veränderungen ihren persönlichen Stempel aufdrückt (Lit. COOKE et al. 1947, MYERSON und PASTOR 1954, STOWERS und DENT 1957, WALLIS und ENGLE 1957, HARRISON 1958). Fälle von Cystinose sind bei Erwachsenen extrem selten (COGAN et al. 1958).

b) Die hyperchlorämische tubuläre Acidose (Lightwood-Butler-Albright)

Es handelt sich um ein seltenes, gelegentlich familiäres Leiden, welches sowohl bei Kindern (LIGHTWOOD 1935), als auch bei Erwachsenen (BUTLER et al. 1936, ALBRIGHT et al. 1940, 1946) beobachtet wird. Unter den Kleinkindern sind Knaben häufiger befallen, die Vererbung ist recessiv und der Defekt verschwindet später, während bei älteren Kindern und bei Erwachsenen das weibliche Geschlecht überwiegt, die Vererbung dominant ist und der Defekt irreversibel zu sein scheint (SCHMUZIGER et al. 1961 Lit.). Die Grundstörung wird in der Unfähigkeit der Tubuli zur Bildung eines sauren Harns erblickt. Wahrscheinlich liegt die Störung in der Mehrzahl der Fälle in den distalen Tubuli, einzelne Autoren verlegen sie allerdings in die proximalen und denken vor allem an eine primär gestörte Natriumrückresorption (LATNER und BURNARD 1950, FLEISHMAN et al. 1959, BICKEL 1961, WHALEN und McINTOSH 1962 Lit.). Tritt das Syndrom beim TDF (s. S. 102) in Erscheinung, so muß tatsächlich an eine proximale Störung im Verhältnis zwischen Chlor- und Natriumrückresorption gedacht werden (FANCONI und PRADER 1961, BLOOMER et al. 1962), doch handelt es sich dabei sicher um eine Sonderform. Bei der postulierten Störung im distalen Tubulus wird ein vermehrter Bicarbonatverlust durch Störung der Resorption in Betracht gezogen (s. dagegen REYNOLDS 1958).

Nach einer neueren Aufstellung (FANCONI 1962) müssen sogar vier verschiedene Mechanismen für die Entstehung einer renalen Acidose unterschieden werden: 1. Die glomeruläre Form infolge ungenügender Ausscheidung saurer Metaboliten, wobei die Phosphatausscheidung (Hauptpuffer des Urins) eine große Rolle spielt; 2. Überschießende Cl-Rückresorption im proximalen Tubulus (Hyperchlorämische

Acidose); 3. Anacidogenese: Insuffizienz der H-Ionenausscheidung; möglicherweise Carboanhydraseinsuffizienz (FRICK et al. 1958; s. a. unten); 4. Ungenügende Ammoniakbildung. — Dabei wären die 3. und 4. Form auf die distalen Tubuli bezogen.

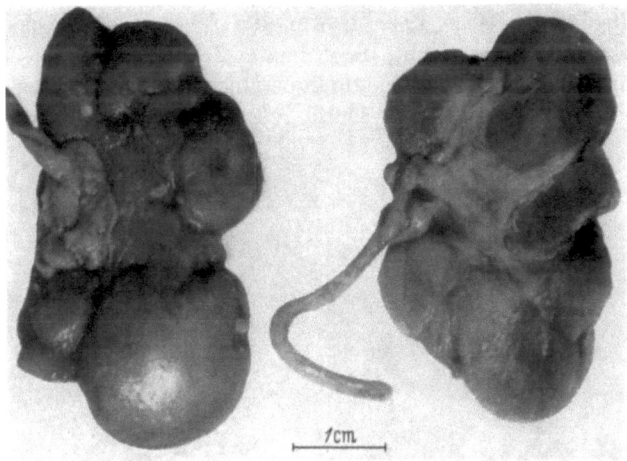

Abb. 85. SN 1145/51 Zürich. Grobe, unregelmäßig narbige Zwergniere bei Albright-Lightwood-Syndrom (vgl. folgende Abb.). 1½jähriges Mädchen. Nierengewicht 19 g

Neben der idiopathischen Form gibt es auch erworbene Typen (vgl. S. 101), wobei als Ursache der distal-tubuläreGewebsschaden bei Pyelonephritis (ALBRIGHT und REIFENSTEIN 1948, PINES und MUDGE 1951 u. a.), oder eine chronische interstitielle Nephritis bei Hypogenese (eigene Beobachtung, Abb. 85, 86, publ. FANCONI et al. 1952) zahlenmäßig im Vordergrund steht. Weiter kommt das Krankheitsbild im Gefolge anderweitiger tubulärer

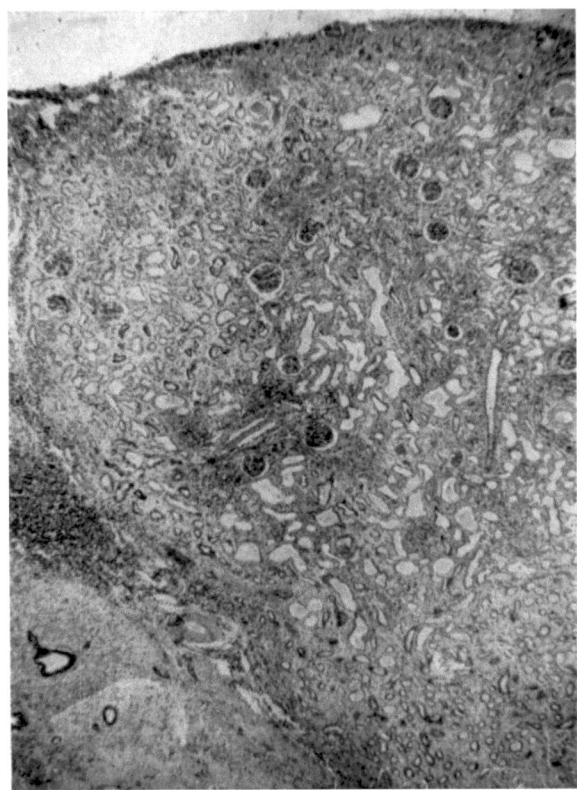

Abb. 86. Rindenausschnitt von Abb. 85. Links unten hypogenetische Herde und in der Umgebung ausgedehnte sekundäre entzündliche Infiltrate; in den übrigen Abschnitten ebenfalls vereinzelte entzündliche Infiltrate und sekundär partielle Hypertrophie der Tubuli mit Epithelabflachung. Vergr. 40 mal, HE

Insuffizienzen gelegentlich zur Beobachtung (s. oben). Ferner können auch die spezifischen Carboanhydrasehemmer (FRICK et al. 1958, SCHMUZIGER et al. 1961) oder die Sulfonamide, welche die Carboanhydrase ebenfalls reduzieren (FOSS et al. 1956), zu einer sekundären hyperchlorämisch-tubulären Acidose führen (PETERMAN 1945, GREENSPAN 1949, ENGEL 1951). Auch an Quecksilberschäden durch Diuretika hat man gedacht, da in letzter Zeit mit dem Verschwinden der Quecksilberdiuretika auch die Fälle von hyperchlorämisch-tubulärer Acidose abnehmen sollen (HUTCHISON 1955). Durch vermehrte Chloridrückresorption aus

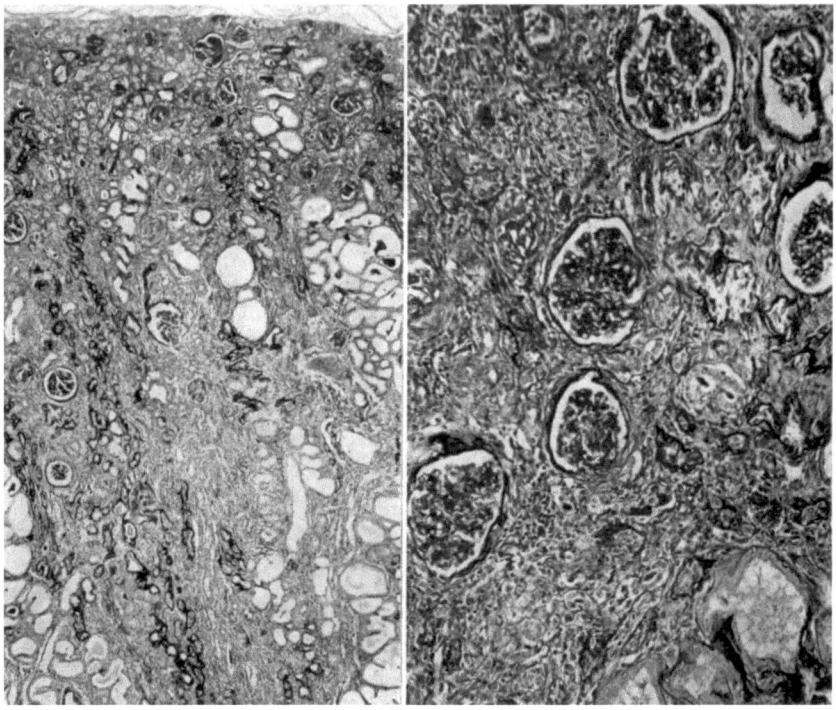

Abb. 86a. Eigenartige Schrumpfniere mit vermutlich sekundärer streifenförmiger Stromasklerose in der Rinde, Tubulusausweitung und schwerer Glomerulonephrose bei 3jährigem Mädchen mit unspezifischer periportaler Lebercirrhose. Der 8 Jahre früher verstorbene Bruder zeigte genau dieselben Veränderungen, zwei lebende weitere Geschwister zeigen geringgradige Proteinurie, sonst keine faßbaren pathologischen Befunde (keine ausgedehnten Stoffwechseluntersuchungen durchgeführt). Vergr. 30mal bzw. 70mal, PAS

dem Darm ohne Zusammenhang mit einem tubulären Schaden wird die hyperchlorämische Acidose nach Ureterosigmoidostomie erklärt (FERRIS und ODEL 1950).

Da der Körper zufolge der tubulären Insuffizienz gezwungen ist, Ca und K als Basen zu verwenden, wird besonders beim Erwachsenen eine Hypercalciurie (und Hypocalcämie) mit sekundärer Steinbildung und schwerer, röntgenologisch erfaßbarer Nephrocalcinose beobachtet (s. S. 296), welche bei der proximal-tubulären Form (FANCONI 1962) fehlen soll. Auch hypokaliämische Pseudoparalyse wird beobachtet (PINES und MUDGE 1951, DE TONI 1954). Die betroffenen Tubuli sollen auch ungenügend auf Pituitrin und Parathormon ansprechen (ZELLWEGER et al. 1955).

Das histologische Bild der wenigen bekannten Biopsie- und Autopsiefälle ist uncharakteristisch (Abb. 86; BAINES et al. 1945, ALBRIGHT und REIFENSTEIN 1948, SATO und IKOMA 1956, KARTAL et al. 1961). Jedenfalls bedeutet der Befund einzelner lympho-plasmocytärer interstitieller Herde noch nicht viel und vacuolär tubuläre Veränderungen sind als Folge der Hypokaliämie und nicht als Ursache des Krankheitsbildes aufzufassen (SCHMUZIGER et al. 1961). Eine Abplattung der proximalen Hauptstückepithelien mit Einengung des Lumens wurde nur einmal beschrieben (HUTCHISON und McDONALD 1951). In zwei Beobachtungen waren die distalen Tubuli stark abgeflacht, jedoch das Lumen erweitert, die Sammelröhren intakt (DOXIADIS 1952), in einer weiteren soll ein schwerer Sammelrohrschaden bestanden haben (PETERMAN 1945). Auch dieser Befund besagt nicht viel, da eine markbegrenzte Nephrocalcinose bei solchen Fällen sehr häufig als Sekundärerscheinung auftritt. — Zusammenfassend kann jedenfalls gesagt werden, daß ein spezifisches pathologisch-anatomisches Bild bei der hyperchlorämischen tubulären Acidose heute nicht bekannt ist.

Eine weitere Gruppe von tubulären Partialstörungen ist familiär und geht mit einer Lebercirrhose einher (Abb. 86a, FRITZELL et al. 1964).

F. Allgemeine progressive und regressive Nierenveränderungen

I. Hypertrophie[1]

Unter Hypertrophie eines Organes wird lehrbuchmäßig seine Vergrößerung durch Volumenzunahme der Einzelelemente verstanden. Unseres Erachtens ist jedoch die vermehrte Arbeitsbeanspruchung als Ursache unbedingt der Definition beizufügen. Ferner zeigen genaue Messungen, daß wohl eine Elementvergrößerung (Fasern, Zellen usw.) besteht, daß aber meist auch eine gewisse Vermehrung festgestellt werden kann. Daher sind die Grenzen zwischen Hypertrophie und Hyperplasie fließende.

Das Gewicht der hypertrophischen Einzelniere kann beim Menschen bis 300 g betragen (Abb. 87), wenn die Einzelniere noch operativ verkleinert wird, kann die Gewichtszunahme im Tierversuch bis auf 500% steigen (MOBERG 1936, STAEMMLER 1957 Lit.). Die reine kompensatorische Hypertrophie der Einzelniere ohne zusätzliche Mehrbelastung (Alkoholismus, Diabetes usw.) erreicht in der Regel aber beim Menschen wie beim Tier nur etwa 80% des Gewichtes beider Nieren (BRAUN-MENÉNDEZ 1953). Im Tierversuch wird der Endwert schon nach 2 bis 3 Wochen gefunden (DUNCAN und ROLLASON 1949, ROLLASON 1949, PLATT 1952, BRAUN-MENÉNDEZ 1953, FAJERS 1957a, MONTFORD und PÉREZ-TAMAYO 1962). Je jünger die Tiere sind, desto rascher ist der kompensatorisch hypertrophische Prozeß abgeschlossen (MAC KAY et al. 1924, McCREIGHT und SULKIN 1959). Wenn das normale Wachstum berücksichtigt wird, besteht kein quantitativer Unterschied des Leistungswachstums zwischen alten und jungen Ratten (JERUSALEM 1964a). Bei alten Tieren dauert es gut 2 Monate, bis das maximale Nierengewicht erreicht ist (LINZBACH 1955). Zu denselben Resultaten führten auch röntgenologische

---

[1] Allg. Lit. LUBARSCH 1925, BORTMAN 1960, WÖLKER 1961, JERUSALEM 1964.

Untersuchungen beim Menschen (FIDA und ROCCA 1958), bei welchem etwa vom 45. Lebensjahr an eine Hypertrophie überhaupt nicht mehr einsetzen soll, was wir allerdings autoptisch nicht bestätigen können.

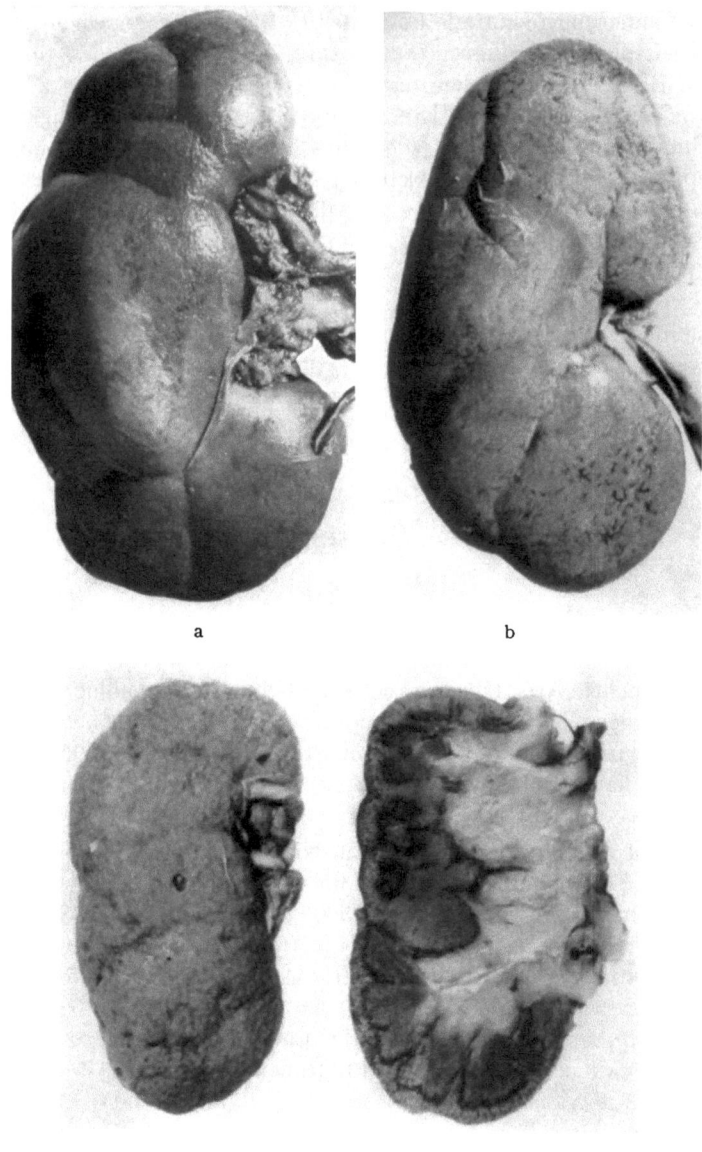

a   b

c

Abb. 87. a—c hypertrophische Niere nach Nephrektomie der anderen Seite vor 8 Jahren. 56jähriger Mann. b normale Niere, 52jähriger Mann. c senile Niere bei 97jährigem Mann, links die Oberfläche ganz fein granuliert, rechts deutliche Zeichnung auf Schnitt und Vakatwucherung des Hilusfettgewebes

Die Glomerula sind in hypertrophischen Nieren eindeutig vergrößert (Abb. 88; MARK und GEISENDÖRFER 1930, ALLEN und MANN 1935, ALLEN et al. 1935,

OLIVER 1939, HERBUT 1952, LINZBACH 1955; s. dagegen WÖLKER 1961), ihre Schlingen sind stark dilatiert und möglicherweise auch vermehrt (LINZBACH 1955). Die starke autoradiographische Markierung mit tritiiertem Thymidin beweist eine intensive Zellteilung (CRANE und DUTTA 1963). Im Tierversuch wurde eine Degeneration und Auflösung von Glomerula sowie Glomerulaspaltung bei der Maus in den Frühphasen beschrieben (NIESSING 1941, 1944), was wir allerdings in eigenen Versuchen nicht bestätigen können.

Eine Neubildung von Glomerula und damit von ganzen Nephronen wurde früher in Fällen von einseitiger Nierenagenesie oder -aplasie beschrieben (ECKARDT 1888), scheint aber heute eindeutig widerlegt zu sein (Lit. s. LUBARSCH 1925, VON MÖLLENDORFF 1930, STAEMMLER 1957, JERUSALEM 1963b).

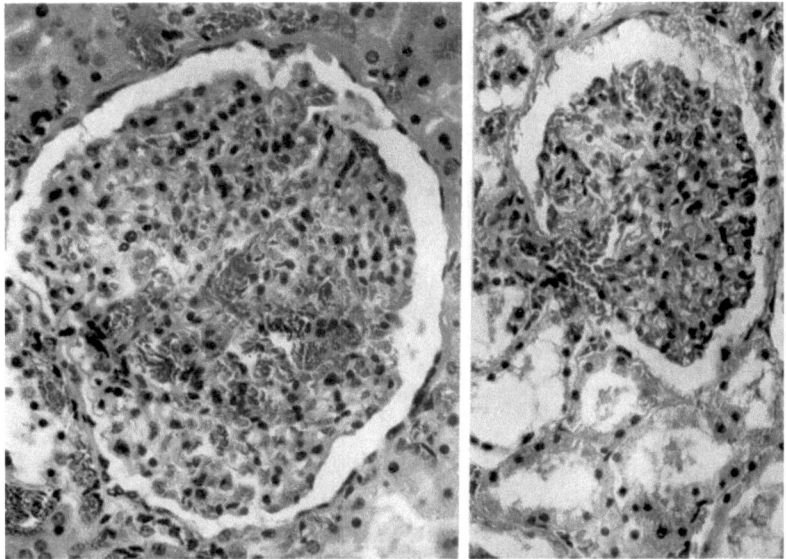

Abb. 88. Links hypertrophisches Glomerulum aus der Niere von Abb. 87a, rechts normales Glomerulum. 51jähriger Mann. Vergr. 200mal, HE

Bei den Tubuli läßt sich vor allem eine Vermehrung des Außendurchmessers feststellen, zum Teil wird aber auch auf die Lumenausweitung aufmerksam gemacht (MARK und GEISENDÖRFER 1930, 1936, MOBERG 1936, OLIVER 1939, BRAUN-MENÉNDEZ 1953, JERUSALEM 1963b), wie dies vor allem in einzelnen hypertrophischen Nephronen bei chronischer Glomerulonephritis beobachtet werden kann. Während ein Längenwachstum der Tubuli früher in Frage gestellt wurde (LUBARSCH 1925, STAEMMLER 1957), ergaben neuere Tierversuche (LINZBACH 1955), die Untersuchung an Zupfpräparaten (OLIVER 1951) und vor allem die von GRAFFLIN (1939) ausgewertete Wachsplattenrekonstruktion von TURLEY bei einem Fall von Acromegalie eine eindeutige Verlängerung der Hauptstücke. Befallen sind dabei vor allem die gestreckten Hauptstücke im Außenstreifen (ROLLASON 1949, WÖLKER 1961). Die Volumenzunahme der Tubuli ist zum Teil eine Folge der Zellvergrößerung (DOROK et al. 1960), daneben lassen sich aber einwandfrei Mitosen nachweisen (DUNCAN und ROLLASON 1949, HERBUT 1952, LINZBACH 1955, McCREIGHT und

SULKIN 1959 u. a.). Ferner ist die starke autoradiographische Markierung mit tritiiertem Phenylalanin Ausdruck des vermehrten Aminosäureneinbaues (MÜLLER 1963, BENITEZ und SHAKA 1964). Bei Ureterligatur und künstlicher Mitosearretierung konnte gezeigt werden, daß das Maximum der Mitosen am 2. bis 7. Tag angetroffen wird (HERLANT 1948). Andere Autoren fanden den Mitosegipfel zwischen 3. und 10. Tag (SULKIN 1949, Maximum nach 48 Std: FAJERS 1957a, WILLIAMS 1962), oder es wurde ein zweiter Gipfel vom 3. bis 4. Tag für die distalen Tubuli nachgewiesen (WILLIAMS 1961). Autoradiographische Untersuchungen mit ³H-Thymidin ergaben eine geringgradige Mitosezunahme in den ersten 48 Std nach Entfernung der kontralateralen Niere ohne DNS-Synthese (Thymidineinbau), so daß eine Zellteilung polyploider Zellen mit verlängerter prämitotischer Ruhephase angenommen wurde (STÖCKER et al. 1964, NOLTENIUS et al. 1965). Erst vom 3. Tag

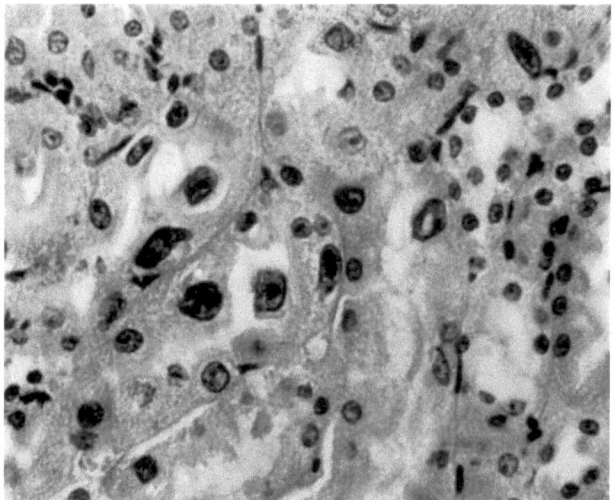

Abb. 89. Hypertrophie der Hauptstückkerne bei Ratte nach täglicher Intraperitonealinjektion von physiologischer Kochsalzlösung, 10 ml während 6 Wochen. Vergr. 100mal, HE

an nehmen die Mitosen stark und parallel zum Thymidineinbau zu (vgl. HÜBNER 1964). Die Kerne der Zellen zeigen eine deutliche Volumenzunahme, welche nach 22 Tagen in den gestreckten Hauptstücken 23%, in den gewundenen 10,5% erreicht (WÖLKER 1961). Auch binucleäre Zellen werden beobachtet (SULKIN 1949, NOLTENIUS et al. 1965: Anstieg ab 5. Tag). Eine andere Art der Kernvergrößerung, welche als Karyonkose bezeichnet wird und bis 133% des ursprünglichen Kernvolumens erreichen soll — mit einem Maximum nach 36 Std —, wird als Wassereinlagerung wegen Stoffwechselstörung aufgefaßt (DOROK et al. 1960; Weiteres s. S. 118). — Nach Überschwemmung von Ratten durch zweimal tägliche Injektion von je 30 ml vorgewärmter physiologischer Kochsalzlösung intraperitoneal läßt sich nach 20 Tagen eine deutliche Vergrößerung der Nieren erzeugen, welche nach zweimonatiger Dauer rund 50% beträgt (eigene Versuche). Histologisch findet sich dabei eine hochgradige Kernvergrößerung der Hauptstücke mit Irregularitäten (Abb. 89).

Das Interstitium der hypertrophischen Niere ist histologisch und chemisch unverändert (MONTFORD und PÉREZ-TAMAYO 1962).

In funktioneller Hinsicht ist die hypertrophische Niere — wie jedes hypertrophische Organ — überbeansprucht und deshalb vermehrt krankheitsanfällig (STAHR 1933). Interessant ist allerdings, daß solche Nieren weniger schockempfindlich sein sollen (WÖLKER 1961). Die Filtration kann um maximal 40% ansteigen (PLATT 1952), auch die Durchblutung ist wesentlich vermehrt (HERBUT 1952); im Tierversuch besteht nicht selten Proteinurie (HERBUT 1952), welche jedoch beim Menschen kaum je zur Beobachtung kommt. Beim Kaninchen ist die Funktion 2 Std nach der einseitigen Nephrektomie wieder normalisiert (FAJERS 1957b), jedoch ist die Niere beim Hund erst nach 4 bis 8 Monaten wieder maximal leistungsfähig, wobei interessanterweise die distalen Tubuli am längsten hintanhinken (MITCHELL und VALK 1962).

Die konditionellen Faktoren für die Hypertrophie der Niere sind neben der vermehrten Flüssigkeitsbelastung (Alkoholiker, Diabetiker, einseitige Nephrektomie) die Belastung durch Eiweiß sowie durch harnpflichtige Substanzen, wie dies experimentell durch Uretereinpflanzung in die Gefäße oder durch die Infusion von Blut urämischer Tiere gezeigt werden konnte (HERBUT 1952). Eine intakte Hypophyse (Wachstumshormon?) scheint absolute Vorbedingung für die Entwicklung einer Nierenhypertrophie zu sein; bei hypophysektomierten Tieren findet man nach einseitiger Nephrektomie keine kompensatorische Hypertrophie der Gegenseite (WINTERNITZ und WATERS 1940). Auch kann durch Injektion von Hypophysenvorderlappenhormon allein eine Nierenhypertrophie erzeugt werden (PLATT 1952 Lit.; s. a. MITCHELL und VALK 1952). Die schon oben erwähnte Nierenhypertrophie bei Acromegalie ist damit geklärt. Androgene Hormone und Thyroxin bewirken ebenfalls eine gewisse Nierenhypertrophie (SCHAFFENBURG et al. 1954, MITCHELL und VALK 1962, THUNG 1962), ebenso Überfütterung (KENNEDY 1957). Eine außerordentlich interessante und stimulierende These hat BRAUN-MENÉNDEZ (1952, 1953) aufgestellt. Danach wird ein als „Renotrophin" bezeichneter Stoff postuliert, welcher von der Hypophyse und der Schilddrüse abhängig sein soll. Er wird vom Nierenparenchym zerstört, ist ein Proteinstoffwechselprodukt und soll auch hypertensiv wirksam sein; er wirkt direkt auf die Niere und erzeugt hier Hypertrophie. Eindeutige Beweise für das Vorkommen dieser Substanz fehlen bis heute aber noch.

II. Atrophie, Altersveränderungen

Atrophie der Niere heißt sekundärer Gewebsschwund ohne wesentliche Reduktion der Zahl der Zellelemente. Als Ursache der Nierenatrophie kennen wir praktisch nur die senile Veränderung, denn bei Inanition verliert die Niere nur sehr wenig an Gewicht, selbst beim Hungertod wird nur zwischen 13 und 19% Gewichtsverlust der Nieren beschrieben (GIESE und HÖRSTEBROCK 1962). Eine klinische Bedeutung hat die Altersatrophie der Niere nicht, da eine wesentliche Funktionseinschränkung nicht gefunden wird (McCANCE 1962); ja, einzelne Autoren gehen sogar so weit, eine reine Altersatrophie ohne Gefäßveränderungen in Abrede zu stellen (OLIVER 1942).

Die schwer altersatrophische Niere ist im allgemeinen leicht dekapsulierbar und zeigt eine minimal granulierte Oberfläche (Abb. 87), so daß man eventuell an eine Arteriosklerose denken könnte. Jedoch ist die Farbe ganz homogen und die histologische Untersuchung läßt im typischen Falle eine Arteriolenveränderung vermissen. Eine Identität dieser senilen Nierenatrophie mit der sog. ,,Randatrophie" nach MONTALDO (1940) möchten wir — entgegen STAEMMLER (1957) — jedoch nicht annehmen (s. S. 464). Im Durchschnitt beträgt das Gewicht beider Nieren im Alter: 60 Jahre 250 g, 70 Jahre 230 g, 80 Jahre 190 g (OLIVER (1942). Auf Schnitt ist erkennbar, daß vor allem die Rinde atrophisch ist (GLOOR 1961). Die bei alten Leuten sehr häufig gefundene Pyelonephritis oder ihre Folgezustände hängen mit der Atrophie nicht zusammen.

Die Glomerula des Menschen zeigen im Alter eine minimale Zunahme des Mesoangium bezüglich Masse (Abb. 90), auch färbt sich das Mesoangium gelegent-

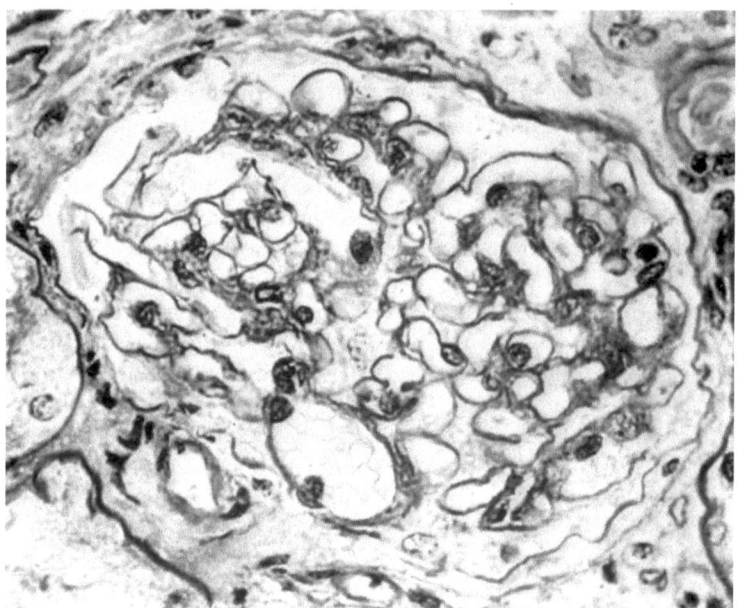

Abb. 90. Glomerulum aus senilatrophischer Niere (vgl. Abb. 87c). Geringgradige herdförmige Verbreiterung des Mesoangium. Die Membranen sind zart. Vergr. 400mal, PAS

lich angedeutet van-Gieson-rot, die Basalmembranen erscheinen dicker (s. a. SHIMADA 1960). Eine wesentliche Zunahme hyalin umgewandelter Glomerula wird gelegentlich beschrieben (HOWELL und PIGGOT 1948: 33%, SHIMADA 1960). Ob dabei eine reine Altersveränderung vorliegt, scheint uns äußerst fraglich, denn die Gefäße sind in der Regel ebenfalls entsprechend verändert.

Bei alten Ratten wird eine Reduktion der Zahl der Glomerula angegeben (ARATAKI 1926), ferner findet sich eine bestimmte Form von Glomerulosklerose, vor allem bei Ratten und Mäusen (Abb. 91). Die Basalmembran ist verdickt, wobei vor allem die PAS-positiven Massen, welche elektronenoptisch der Lamina densa entsprechen, verbreitert sind, während die anscheinend frisch vom Endothel und Epithel abgelagerten alcianblauen Massen vermindert erscheinen (ASHWORTH et al. 1960). In späteren Phasen soll es dann zu einer eigentlichen Schlingenfibrose kommen, ohne daß wesentliche Gefäßveränderungen bestehen (ANDREW und PRUETT 1957, GULTMAN et al. 1961, GUDE und UPTON 1962). Auch werden gelegentlich spontane Glomerulonephritiden (SYMMERS und BERG 1957) sowie tubuläre Adenome (FOLEY et al. 1964) bei Ratten beschrieben.

Die Tubuli sind im höheren Alter nicht wesentlich verändert, jedoch findet man Abnützungspigment, vor allem in den proximalen Hauptstücken sowie in den Henleschen Schleifen (BROCK 1935). Auch können gelegentlich mehrkernige Riesenzellen, besonders in den Hauptstücken, beobachtet werden (s. S. 118). In einzelnen Mausstämmen entwickelt sich im Alter oft eine unspezifische Nephrose (ALLEN-DURAND et al. 1964).

Das Interstitium ist in alten Nieren besonders in der Papillengegend deutlich verbreitert und hyalinisiert (s. HELPAP 1933), auch ist das Stroma, besonders der Papillenspitzen, nicht selten verfettet (sog. Fettinfarkt) oder verkalkt (Kalkinfarkt) (KÜHN 1918). Die Basalmembranen sind von der Verfettung stark betroffen und auch verbreitert. — Die Gefäße zeigen natürlich die dem Alter entsprechende Sklerose und Elastose; sie sind mindestens als eine sehr wichtige

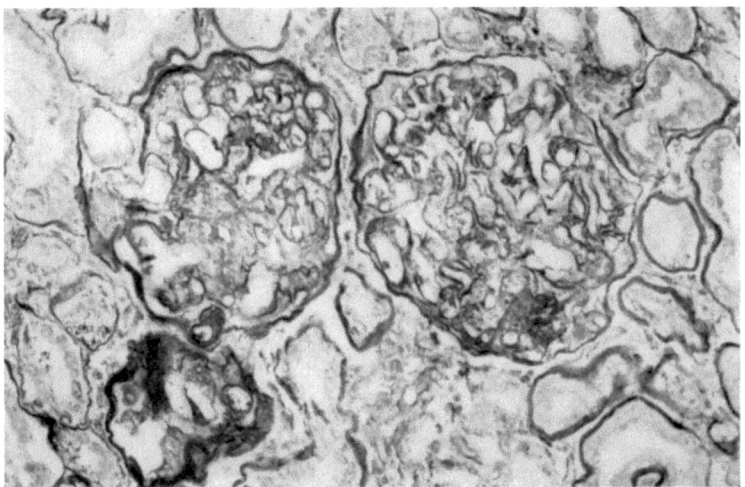

Abb. 91. Glomerula bei seniler Ratte (34 Monate alt). Sog. senile Glomerulosklerose, wahrscheinlich vasculär-ischämisch bedingt. Vergr. 160mal, PAS

Ursache der Parenchymreduktion zu betrachten (OLIVER 1942, GLOOR 1961 Lit.; über funktionelle Untersuchungen der Altersniere s. JUCKER 1961).

Eine Sondererscheinung der Nierenatrophie, welche aber eigentlich mehr im Gefolge echter Schrumpfnieren auftritt, ist die sog. *Lipomatose*, wobei das Nierengewebe durch sekundär gewuchertes hiläres Fettgewebe ersetzt ist (KUTZMAN 1931, WHITE und CAMBRIDGE 1934). Die Vermutung, es könnte sich eventuell um fettig umgewandelte Tubuli (PEACOCK und BALLE 1936) oder den Ersatz eines Lipoidgranuloms durch Fettgewebe handeln (FARROW et al. 1941), konnte nicht bestätigt werden.

III. Die Regeneration

Die regeneratorischen Fähigkeiten der Niere sind sehr begrenzt und beziehen sich praktisch nur auf das Tubulusepithel, wie dies besonders an den Rändern eines Infarktes beobachtet werden kann. Ganze Nephrone können sicher nicht regeneriert werden, auch die Neubildung von Glomerula oder einzelnen Glomerulumschlingen wurde nie beobachtet.

Die Ersatzbildung der Tubulusepithelien scheint an das Vorhandensein einer intakten Basalmembran gebunden zu sein (OLIVER et al. 1951, STAEMMLER 1957). Werden bei jungen Ratten drei Viertel einer Niere entfernt, so findet man vor allem eine sehr starke Regeneration der proximalen Hauptstücke, welche volumenmäßig bis das Fünffache der Norm erreichen könne. Am besten läßt sich die Regeneration nach toxischen und ischämischen Einflüssen verfolgen (s. S. 138ff) Nach 60minütiger Totalischämie der Niere zeigt die Ratte folgendes Verlaufsbild (CAIN 1961): Nach 5 bis 6 Std: Nekrosen; 6 bis 8 Std: Amitosen; 8 bis 24 Std: osmotischfunktionelle Kernvergrößerung, Endomitosen (STAEMMLER 1957, LUBARSCH 1925 u. a.); 36 bis 72 Std: Mitosen, auch pathologische Formen; Endomitosen; 2. bis 3. Woche: Epithelreifung; nach 4 Wochen ist das normale Zellbild wieder erreicht.

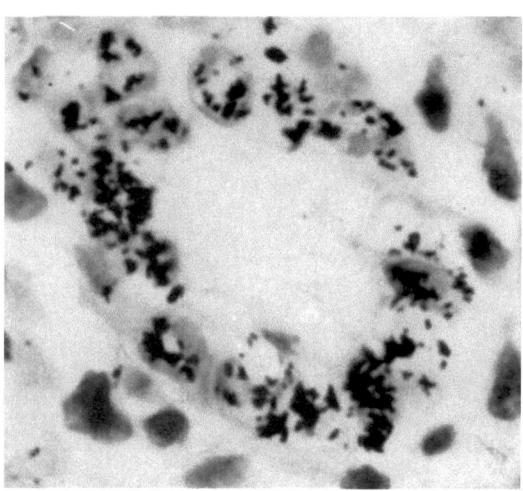

Abb. 92. Autoradiographisches Bild (^{3}H-Thymidin, 24 Std vor der Tötung injiziert) eines Nierenhauptstückes bei Hg-vergifteter Ratte am 5. Tag: Alle Tubuluszellen hochgradig markiert, also aktiv regenerierend. Nach NOLTENIUS 1963

Bei nekrotisierender Nephrose unterminiert das von den distalen Tubuli gegen die äußere Rinde vorkriechende Regenerat die nekrotischen Zellen (STAEMMLER 1957). Ferner kann man zwischen den nekrotischen Zellen oft Teilungsfiguren beobachten. Die Mitosenhemmung durch Colchicin zeigt eindeutig den Beginn der Mitose am 2. Tag, das Ende am 10. Tag, mit Gipfelbildung am 7. Tag (BARTMAN 1960). — Autoradiographische mit ^{3}H-Thymidin (DNS-Neubildung; Abb. 92) durchgeführte Untersuchungen ergaben einen Markierungsindex von 30% nach 72 Std (NOLTENIUS et al. 1963, NOLTENIUS 1963). Distal von der Nekrose erscheint am 2. bis 3. Tag eine temporäre Indifferenzzone, welche am 6. Tag wieder verschwindet. — Normalerweise soll nach Amitose ein Kern zugrunde gehen, ein Vorgang, der im Alter unterbleibt, weshalb mehrkernige *Riesenzellen* in alten Nieren nicht selten nachgewiesen werden können (CLARA 1935, HARMAN und HOGAN 1949: 39% der über 40jährigen, BUCHER und GAILLOUD 1958 Lit., HOLLE 1961). Noch wahrscheinlicher ist eine unvollständige mitotische Teilung, d. h. Ausbleiben der Protoplasmadurchschnürung. Ein Zusammenhang mit der virusbedingten Riesenzellbildung (Masern: BOLANDE 1961) besteht nicht. Riesenzellbildung wird auch bei der senilen Ratte beschrieben (ANDREW und PRUETT 1957). Hyperregeneration mit Zapfenbildung wird im Bereich der Rinden-Markgrenze nach nekrotisierender Nephrose gelegentlich beobachtet (ZOLLINGER 1952, STAEMMLER 1957). Untersuchungen mit radioaktivem Thymidin haben ergeben, daß bei der Maus nur etwa 0,4% des injizierten Thymidins in der Niere eingelagert werden, während z. B. das Kryptenepithel des Darmes mit sehr starker regeneratorischer Leistungsfähigkeit bis zu 50% aufnimmt. Bei sehr schwerer Hg-Schädigung kann die Regeneration auch völlig unterbleiben (ZUM WINKEL et al. 1962).

Im übrigen geht die morphologische Regeneration der funktionellen beträchtlich voran. Die meisten Enzyme erscheinen um den 5. Tag wieder, die alkalische Phosphatase erst nach 4 Wochen (WACHSTEIN 1957). — Die funktionelle Erholung geht besonders nach toxischen Nephrosen außerordentlich langsam vor sich. Nach Tetrachlorkohlenstoffvergiftung beträgt diese Erholungsphase 100 bis 200 Tage (SIROTA 1949), Punktionen am 38. und 64. Tag ergaben bei noch immer andauernder Oligurie in einem Fall ebenfalls andauernde Epithelregeneration (MORRIN et al. 1962). Bei derartigen Intoxikationen scheint deshalb das neuregenerierende Epithel im Zustand der Ausreifung nekrotische und anscheinend mit Giftstoffen durchsetzte Zellbestandteile zu phagozytieren und daran selber zugrunde zu gehen, wie dies bei der akuten Quecksilbernephrose gezeigt werden konnte (HEINEKE 1909). Auch die resorptive Funktion ist sehr lange gestört (Farbstoffversuche: STAEMMLER 1957), weshalb eine derartige Niere auf eine Neuintoxikation ungleich schwächer reagiert als eine Normalniere (s. a. ALLEN 1951). Die Regeneration der Mitochondrien erfolgt erst sehr spät (OLIVER et al. 1951). — Echte Hyperplasie im Sinne von Adenombildung wird in chronisch regenerierenden Nieren, besonders in arteriosklerotischen Schrumpfnieren, nicht selten beobachtet (s. a. LUBARSCH 1925; s. S. 677).

Nicht als Regenerationszeichen, sondern als eigentliche *Metaplasie* ist das Erscheinen eines hochcylindrischen Parietalepithels im Glomerulum zu werten, wie es gelegentlich bei Carcinompatienten beobachtet wurde, insbesondere, aber nicht ausschließlich, bei Lebertumoren (RISAK 1928, MUEHLON 1937, EISEN 1946, CHAPPELL und PHILLIPS 1950, HANDLER und SAXTON 1950, FINCK und JOSHI 1954, GORDON 1962, NACHMAN 1962 Lit., MACPHERON 1963, EULDRINK 1964). Eine ähnliche Veränderung wird bei Kaninchen, Meerschweinchen und Ratten beobachtet, jedoch als Kunstprodukt gedeutet (DIEMER 1956); nach Serotonininjektion tritt sie bei Ratten anscheinend regelmäßig auf (MURPHY und BATZAN 1963), häufig bei weiblichen Mäusen.

Anhang: Die Endometriose der Niere

Die intrarenale Endometriose (Abb. 93) ist als ausgesprochene Rarität zu bezeichnen, im Jahre 1957 fanden sich total fünf Fälle im Schrifttum (KALKSCHMID 1957 Lit.). Gelegentlich werden cyclische Schmerzen beschrieben wie bei den Endometriosen der ableitenden Harnwege. In der Beobachtung von MARSHALL (1943) handelte es sich um eine 13:10 cm messende, graue Tumorbildung, welche nach der Beschreibung von ALLEN (1951) vorwiegend cystisch gewesen sein soll, ebenso im Fall von MASLOW und LEARNE (1950). In einer eigenen Beobachtung fehlte eine eigentliche Cystenbildung. — Als Ursache wird meist eine lokale Metaplasie angenommen (BLUM und FRÜHLING 1953 Lit.), seltener eine metastatische oder dysgenetische Entstehung.

IV. Die Nierentransplantation [1]

Schon vor mehr als einem halben Jahrhundert wurde versucht, zuerst beim Tier und danach auch beim Menschen, traumatisch oder durch Krankheit

---

[1] Lit. ROHNER 1961, ENDERLIN 1964, STRAZL 1964.

zerstörte Nieren durch Transplantation zu ersetzen. Während die technischen Schwierigkeiten relativ bald überwunden waren, verhinderten die sekundär entzündlichen Abstoßungserscheinungen des Transplantates während langer Zeit praktische Erfolge. Wohl gelangen Autotransplantationen beim Tier, während artgleiche Transplantationen (Homoiotransplantation) und Heterotransplantationen (artspezifische Unterschiede) an den genannten Klippen scheiterten. In den letzten 15 Jahren sind jedoch zahlreiche Fälle von erfolgreicher Transplantation beim Menschen bekannt geworden (MURRAY et al. 1958 Lit., HAMBURGER et al. 1962 Lit.; experimentell SIMONSEN 1953 Lit., SIMONSEN et al. 1953, DEMPSTER 1953, 1955; Leichennieren: PARSONS et al. 1963). Technisch wird meist die Verpflanzung in die Fossa iliaca bevorzugt. — Da die bei Homoiotransplantation beobachtete sekundäre Entzündung im Transplantat als immunbiologisch verursacht gewertet wird (s. unten),

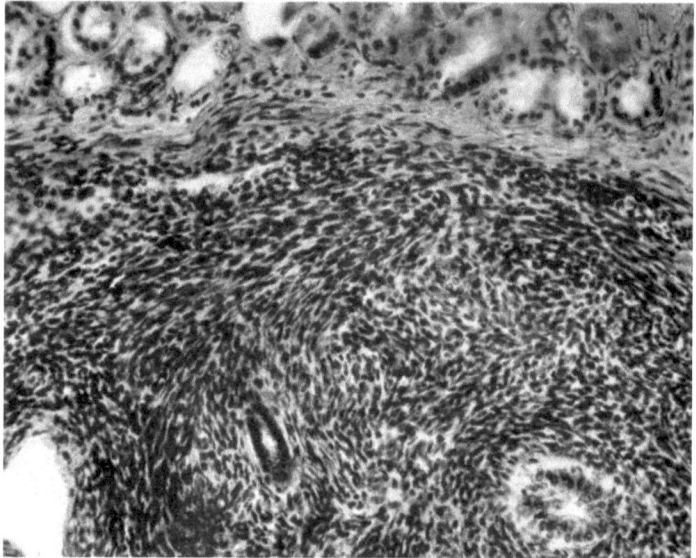

Abb. 93. Endometriose der Niere. 38jährige Frau. Klinisch keine Beschwerden. Vergr. 200mal, HE

wurden meist eineiige Zwillinge für Transplantationen ausgesucht (MURRAY et al. 1958), wobei von 13 Fällen zehn erfolgreich waren. Da aber monozygote Zwillinge selten sind, hat man nach anderen Lösungen gesucht und die Totalkörpervorbestrahlung (Küss et al. 1962a, b) oder die medikamentöse Unterdrückung der immunbiologischen Vorgänge (BRUNCK und NAGEL 1964, Lit.) des Empfängers gewählt, wobei neuerdings auch Rücksicht auf die Leukocytenantigenität genommen wird (HAMBURGER et al. 1962). Die Erfolge sind an sich quantitativ noch nicht sehr groß, jedoch zeigen vereinzelte gelungene Fälle, daß die Methode wenigstens grundsätzlich zukunftsreich ist.

Bei gelungener Transplantation ist die funktionelle Reduktion der transplantierten Niere (Zirkulationsstörung, Lymphgefäßdurchtrennung) nicht als schwer zu bezeichnen (Lit. s. ROHNER 1961).

Außerordentlich interessant sind naturgemäß die pathologisch-anatomischen Veränderungen der transplantierten Niere. Festgehalten werden soll, daß bei drei

Patienten mit vorerst gelungener Transplantation die Punktate normale Glomerula und meist auch unveränderte Tubuli ergaben. Auch die Funktion war unverändert, jedoch zeigten alle drei Patienten eine geringgradige interstitielle Nephritis mit 4% Plasmazellen, 15% Lymphocyten, 8% Histiocyten, 26% Fibroblasten, 4% Reticulumzellen, 3% Granulocyten und 40% undefinierbaren Zellen (Lymphocyten oder Histiocyten; HAMBURGER et al. 1962). Bei den verstorbenen Patienten — also mißlungenen menschlichen Fällen — sind die Veränderungen schwer zu beurteilen: So stören naturgemäß die finalen Veränderungen bei lange dauernder Urämie stark, ferner hat sich gezeigt, daß schon urämische Patienten auf die Transplantation anders reagieren, als z. B. das primär gesunde Tier oder der Patient mit gut erhaltener Nierenfunktion. Schließlich kann auch das Transplantat vom primären Nierenleiden erfaßt werden.

Im Tierversuch (Herr Prof. M. SIMONSEN war so liebenswürdig, uns seine Schnittpräparate zur Verfügung zu stellen) sind die am 3. bis 4. Tag nach der Homoiotransplantation untersuchten Nieren vergrößert und etwas derb, Gewichtszunahme bis 60% wird beobachtet; die Kapsel ist unverändert, die Zeichnung des Schnittes ist verwischt, auch findet man feinste weißliche Knötchen auf dem makroskopischen Nierenschnitt. Im mikroskopischen Bild fällt vor allem einmal auf, daß die Glomerula unverändert sind (Schlingenfibrose: PORTER et al. 1964), auch die Tubuli zeigen keine spezifischen Veränderungen; dagegen weist das Interstitium — vor allem periglomerulär und perivasculär — lympho-plasmocytäre Infiltrate auf, welche viele polymorphe, mononucleäre Zellen mit einem pyroninophilen Protoplasma enthalten. Diese zeigen viele Mitosen; sie werden als unreife Plasmazellen, große pyroninophile Zellen, Transplantatverwerfungszellen (WIENER et al. 1964) bezeichnet. — In späteren Phasen machen sich die interstitiellen entzündlichen Veränderungen vermehrt bemerkbar, unter anderem durch Kompression der Tubuli und durch Verbreiterung des Interstitium; reife Plasmazellen sind nun häufiger, feine Bindegewebsfibrillen lassen sich jetzt auch nachweisen und als neues Element treten proliferativ entzündliche Veränderungen der Adventitia kleiner Gefäße in Erscheinung. Sehr charakteristisch sollen die Rupturen der peritubulären Capillaren sein, welche zu tubulären Nekrosen führen (KIRKPATRICK und WILSON 1964; WILLIAMS et al. 1964 u. a.). Wir fanden auch vereinzelte fibrinoide Nekrosen (s. ROHNER 1961), sie sollen besonders bei Urämie (KIRKPATRICK und WILSON 1964) terminal in Erscheinung treten. Sonst handelt es sich um das typische Bild einer zuerst akuten, dann subakuten, nichteitrigen, nichtdestruktiven interstitiellen Nephritis, jedoch mit zusätzlichen Vasculitis. Das Bild deckt sich mit demjenigen beim Menschen (DARMADY et al. 1955, HAMBURGER 1962).

Eine leichte Form dieser interstitiellen Nephritis wurde auch bei einer gelungenen Transplantation nachgewiesen (HAMBURGER et al. 1962), so daß angenommen werden muß, daß kein Alles-oder-Nichts-Gesetz bezüglich der interstitiellen Reaktion besteht. — Vereinzelt wird auch über eine entzündliche Glomerulitis beim Menschen berichtet (KRIEG et al. 1960).

Als Ursache der entscheidenden interstitiellen Nephritis werden immunbiologische Vorgänge angenommen. Auch eine akzidentelle Virusinfektion mit sekundärer Blockierung des RES wird in Erwägung gezogen (MIMS 1962). Diese Form der interstitiellen Nephritis ist — abgesehen von der Gefäßkomponente — typisch aber keineswegs spezifisch für immunbiologische Vorgänge (ZOLLINGER 1945, 1964, TITUS und SHORTER 1962). Hautübertragungen beim Kaninchen haben diesbezüglich klare Resultate ergeben, nach welchen an der Antigennatur des Transplantates und der aktiven Antikörperbildung des Empfängers nicht mehr gezweifelt werden kann (MEDAWAR 1948 Lit., WIENER et al. 1964). Die Masugi-Nephritis des Tieres beruht u. a. auf der Antigenität der Basalmembranen der

Glomerula (bzw. der Lunge usw.), so daß möglicherweise auch bei der Transplantation die Basalmembranen als Antigen angenommen werden müssen (DEMPSTER 1955; weitere Ansichten s. ROHNER 1961). Der Plasmazellreichtum der interstitiellen Niereninfiltrate ist als Ausdruck der Antigen-Antikörperwirkung oder einer immunisierenden Entzündung (s. S. 405) anzusprechen. Die Infiltrate als solche sind jedoch nicht der einzige Schaden, welcher durch die Antigen-Antikörperreaktion in der Niere gestiftet wird, denn Röntgenbestrahlung der Nieren allein verhindert die Infiltratentstehung, nicht aber den Funktionszusammenbruch solcher Nieren (DEMPSTER 1953). Die Bildung der genannten Antikörper kann nicht in die Niere allein verlegt werden, da Nierenbestrahlung allein die Verwerfung des Transplantates nicht verhindert, wohl aber Ganzkörperbestrahlung (Mensch: 430 bis 460 rad; HAMBURGER et al. 1962). Die Herkunft der Infiltratzellen kann nicht einwandfrei bestimmt werden. Wir glauben, daß sie vor allem in loco entstehen (s. S. 403), während andere Autoren eher zur nichtrenalen, also zur Immigrationsthese neigen (DEMPSTER und WILLIAMS 1963, DEMPSTER et al. 1964, WIENER et al. 1964, PORTER et al. 1964, ELKINS 1964).

Die in-vitro-Untersuchungen von Nierenscheiben nach unverträglicher Transplantation im Tierversuch ergeben nur ganz geringgradige cytotoxische Schäden (NATHAN et al. 1962) und auch die Enzymausfälle sind nicht von großer Bedeutung (WILLIAMS et al. 1962), so daß die Autoren eher in Ernährungsschäden (Durchblutungsstörung) als in direkten cytotoxischen Auswirkungen die Hauptnoxe erblicken.

Neben der interstitiellen Nephritis tritt, wie schon verschiedentlich angetönt, als neues und für das unverträgliche Transplantat absolut charakteristisches Symptom die Gefäßläsion (PORTER et al. 1963, 1964). So findet man mit Maximum zwischen 25. und 28. Tag bei den verworfenen menschlichen Transplantatnieren eine schwere fokale Gefäßwandnekrose, ferner Thrombosen und entzündliche Intimaverdickungen, die als Hauptursache der Verwerfung angesprochen werden (DEMPSTER et al. 1964, ORMOS und NÉMETH 1964). In den Frühphasen handelt es sich um einen schweren Intimaschaden während Media und Adventitia ganz intakt sind. Zirkulierende Plasmazellvorläufer (PORTER et al. 1964, DEMPSTER et al. 1964) bzw. Lymphocyten (ELKINS 1964) sollen diesen Schaden direkt hervorrufen.

Wir hätten es somit bei der Verwerfungsreaktion in den Transplantationsnieren mit zwei verschiedenen Prozessen, der interstitiellen Nephritis einerseits als unspezifischer Veränderung und der spezifischen Arteritis anderseits zu tun.

Die beim Menschen gelegentlich und beim Tier relativ häufig beobachtete Hypertonie nach Nierentransplantation ist eine Folge entweder der verminderten arteriellen oder venösen Durchblutung (Arteriitis, Thrombosen, Gefäßkompression durch interstitielle entzündliche Infiltrate) oder eines unbekannten toxischen Faktors, ähnlich wie bei der Parabiose.

G. Kreislaufstörungen der Nieren

Die Nieren sind in funktioneller wie in pathologisch-anatomischer Hinsicht außerordentlich gute Indikatoren für allgemeine Kreislaufstörungen im Körper. Dies gilt weniger für die allgemeine Anämie, als für Zustände der lokalen Anoxie, der venösen Stauung und vor allem auch des Schocks und des Kreislaufkollapses.

I. Die venöse Stauung

Die *akute venöse Stauung* findet sich vor allem bei perakutem Versagen der rechten Herzkammer, wie Lungenembolie, Ertrinkungstod usw. Makroskopisch ist die Niere etwas vergrößert. Die Kapsel läßt sich abnorm leicht abziehen. Die feuchte Oberfläche ist glatt und düster blaurot, ebenso die deutlich gezeichnete Schnittfläche. Die Papillen sind dunkelblau, Brüchigkeit und Konsistenz sind unverändert, der Abstrichsaft klar. Papillenblutungen sind makroskopisch selten (s. S. 134 und weiter).

Im mikroskopischen Schnitt sind sämtliche Capillaren in Rinde und Mark sehr stark mit Blut überfüllt, einschließlich der Glomerulumschlingen (Abb. 94). Diese letzteren sind hochgradig ausgeweitet, die Kapselräume und die Lumina der Hauptstücke enthalten nicht selten feinfädige Eiweißmassen als Hinweis auf eine

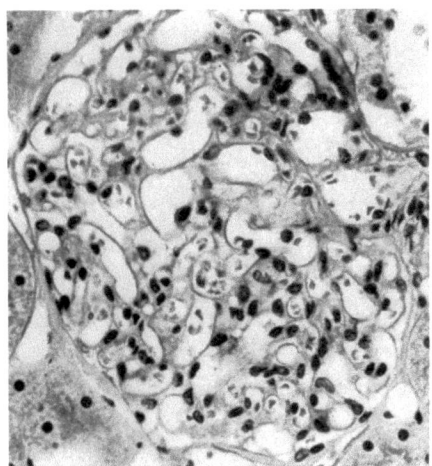 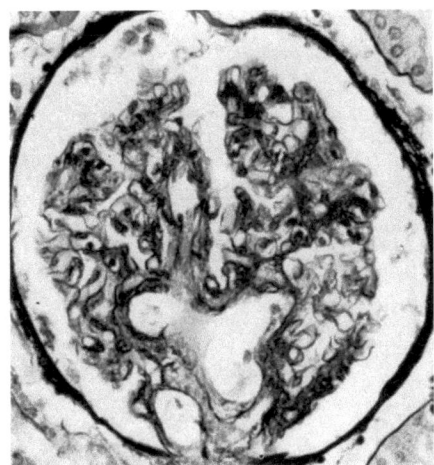

Abb. 94. Glomerulum bei akutem Herztod: Schlingen dilatiert, Mesoangium deutlich ödematös. Vergr. 250mal, Gefrierschnitt-HE

Abb. 95. Chronische Glomerulonephrose (Glomerulosklerose) bei langdauernder Anoxie (Rechtsversagen des Herzens). Der Sinus des Glomerulum ist stark erweitert, das Mesoangium verbreitert. Vergr. 250mal, PAS

anoxisch bedingte Albuminurie. Bei sehr schwerer akuter Stauung von mindestens 2 bis 4 Std Dauer läßt sich ein deutliches Ödem des Mesoangiums nachweisen (Abb. 94), auch besteht eine Schlingenschwellung. Cylinder konnten wir in unseren Fällen praktisch nie finden, insbesondere fehlen die sog. Kollapscylinder (STAEMMLER 1957): Düsterblaue Cylinder in den distalen Sammelröhren in der akuten Phase. Das Interstitium ist nur bei länger bestehender Stauung leicht ödematös.

Bei ganz schwerer akuter Stauung kurz nach der Geburt zeigen Säuglinge nicht selten massive Blutungen in den Papillen, wie solche auch bei Sichelzellanämie des Erwachsenen beobachtet wurden (SCHLITT und KEITEL 1960).

Bei *chronischer venöser Stauung* ist die Niere etwas verkleinert, Oberfläche und Schnittfläche sind düsterblaurot und deutlich gezeichnet; Brüchigkeit leicht reduziert, Konsistenz etwas vermehrt. Gelegentlich wird deshalb auch von einer „cyanotischen Induration" gesprochen (DINA et al. 1950). Eine eigentliche

Schrumpfniere wird dagegen nicht beobachtet (OERTEL 1912, FAHR 1925, STAEMMLER 1957).

Mikroskopisch ist die chronische Stauung in den Papillen an der hochgradigen Erweiterung der Capillaren deutlich erkennbar, in der Rinde ist sie weniger ausgesprochen. Die Glomerula sind eher blutarm (s. FAHR 1925). Die Schlingenwände erscheinen im Gefrierschnitt deutlich verdickt und verquollen (Abb. 95). Im Paraffindünnschnitt bestätigt sich die Zellschwellung, welche vor allem das Deckepithel betroffen hat, ferner sind die Zellen des Mesoangium oft vermehrt (FAHR 1925, DINA et al. 1950). Bei längerer Dauer der chronischen Stauung im großen Kreislauf schlägt die van-Gieson-Färbung des Mesoangium langsam von Orange über Rosa in Rot um (Kollagenbildung) und die Sinus der Glomerula werden stark erweitert. Das ganze Mesoangium ist PAS-positiv und etwas fibrillär oder granulär (Abb. 95).

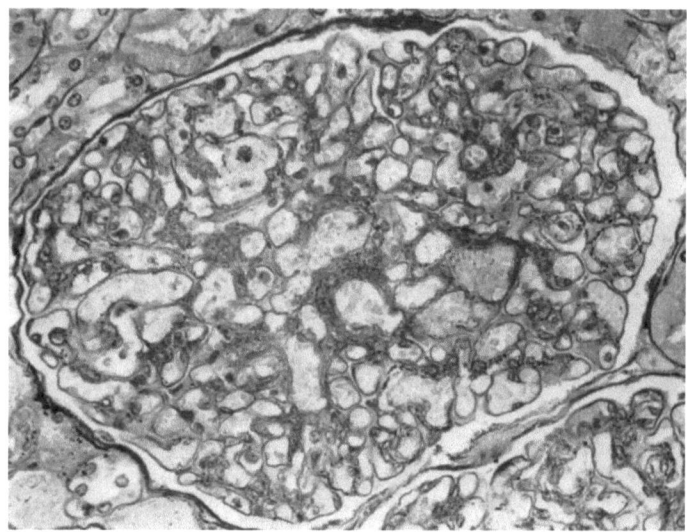

Abb. 96. Megaglomerulum mit Schlingendilatation und anoxischem Wandschaden bei Tetralogie von Fallot. 32jährige Frau. Vergr. 300mal, PAS

Eine ausgesprochene Vergrößerung der Glomerula (Abb. 96) wird bei kongenitalen Herzfehlern gefunden (Morbus Fallot, kongenitale Pulmonalstenose usw.; BAUER und ROSENBERG 1960, SPEAR 1960, eigene Beobachtungen). Eine derartige Glomerulumvergrößerung fand sich jedoch auch bei chronischer Sichelzellanämie (MEESSEN und LITTON 1953, BERNSTEIN und WHITTEN 1960, SCHLITT und KEITEL 1960), bei Polycythämie (CORRIN 1961) und bei Aorteninsuffizienz mit dekompensiertem Cor pulmonale (s. a. CACERES und ORBEGOSO 1962).

Die Basalmembran kann bei sehr lange dauernder venöser Stauung und schwerem Grad derselben lichtmikroskopisch eine leichte diffuse Verdickung aufweisen, in der Regel wird sie jedoch zart gefunden. Die Glomerulumkapsel ist unverändert, die Hauptstücke können eine geringgradige hyalintropfige Veränderung aufweisen; in besonders schweren Stauungsfällen fehlt dieselbe, was als Speicherungsinsuffizienz der Tubuli gedeutet werden muß (s. Trypanblauversuche von ZIMMERMANN und TETZLOFF 1961). Eine Verfettung gehört nicht zum Bild der chronischen venösen Stauung (DINA et al. 1950). Auffällig häufig treten mehrkernige Hauptstückzellen in Erscheinung, welche als Folge gestörter Regeneration zu werten sind. Eine eigentliche degenerative Veränderung der Tubuli wird jedoch nicht beschrieben.

Das Interstitium ist nur minimal verbreitert und sklerosiert (Abb. 97; OERTEL 1912, FAHR 1925, DINA et al. 1950). Entzündliche interstitielle Infiltrate werden bei der chronischen Stauungsniere nicht gefunden. Bei Sichelzellanämie wird vor allem eine Sklerose der Papillen beobachtet (BERNSTEIN und WHITTEN 1960). Die „cyanotische Induration" wird jedoch kaum durch die diffuse interstitielle Fibrose erklärt, sondern viel eher durch die Verdickung des adventitiellen Bindegewebes der Gefäße (OERTEL 1912, FAHR 1925, STAEMMLER 1957). Die Arteriolen zeigen nicht selten Muskelhypertrophie, auch sollen die afibrillären myoepithelialen Polzellen der Glomerula (Dehnungsregulatoren? s. S. 19) vermehrt sein (DINA et al.

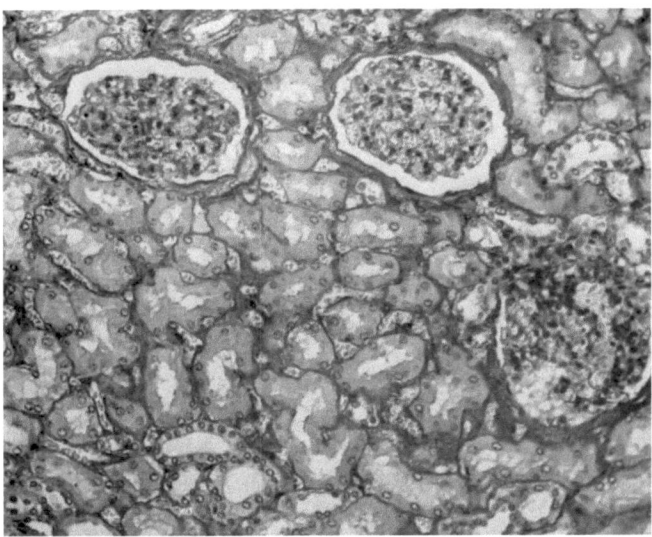

Abb. 97. Stauungsinduration der Niere. Intertubulär ein vergröbertes, van-Gieson-rotes (dunkel dargestelltes) Netzwerk; die Tubuli selbst intakt, die Glomerula mit geringgradiger Stauungsinduration. Vergr. 140mal, van Gieson

1950). Die funktionell sicher wichtige Erscheinung der Verklumpung der Erythrocyten („sludged blood"; KNISLEY 1947) läßt sich pathologisch-anatomisch nicht erfassen.

In funktioneller Beziehung besteht vor allem eine tubuläre Rückresorptionsvermehrung, wie dies an Fällen mit splenorenaler Anastomose besonders eindrücklich studiert werden konnte (SIROTA und NABATOFF 1952). Das glomeruläre Filtrat und die PAH-Clearance sinken (HINBERT und LENÈGRE 1956). Bei stärkerer funktioneller Läsion des Tubulusepithels kann es zu Polyurie kommen (ZIMMERMANN und TETZLOFF 1961), ebenso nach Kompression der Trachea im Tierversuch (FAJERS 1956). Als Erklärung dafür wird vielfach angenommen, daß der Druck im Vas efferens, welcher normalerweise sehr niedrig ist (17 mm Hg; WIRZ 1955), zuerst von der Stauung betroffen werde und damit die von diesem Gefäß ernährten Tubuli zum Teil ausfallen (WINTON 1959 Lit.). Möglicherweise spielt auch die bei reduziertem Minutenvolumen postulierte intrarenale Vasoconstriction eine Rolle, welche ebenfalls eine tubuläre Insuffizienz erklären würde (BING und KNUDSEN 1954, KLEINSCHMIDT 1959, KRAMER 1959, GOMÖRI et al. 1960a; Über das nephrotische Syndrom bei chronischer Nierenstauung s. S. 131).

II. Die Nierenvenenthrombose[1]

Die Nierenvenenthrombose ist eine ausgesprochen seltene Erkrankung, die vor allem Neugeborene und Säuglinge befällt. Ihre Häufigkeit unter den Kinderautopsien wird mit 0,027 bis 8% angegeben (KOBERNICK et al. 1951, EIKNER und BOBEK 1956, KAUFMANN 1960). In zwei Dritteln der Kinderfälle sind die Patienten weniger als 2 Monate alt; Mädchen und Knaben sind gleich häufig befallen; 45 bis 50% sind doppelseitig (KAUFMANN 1958, TALALAK 1959, LEVER et al. 1963).

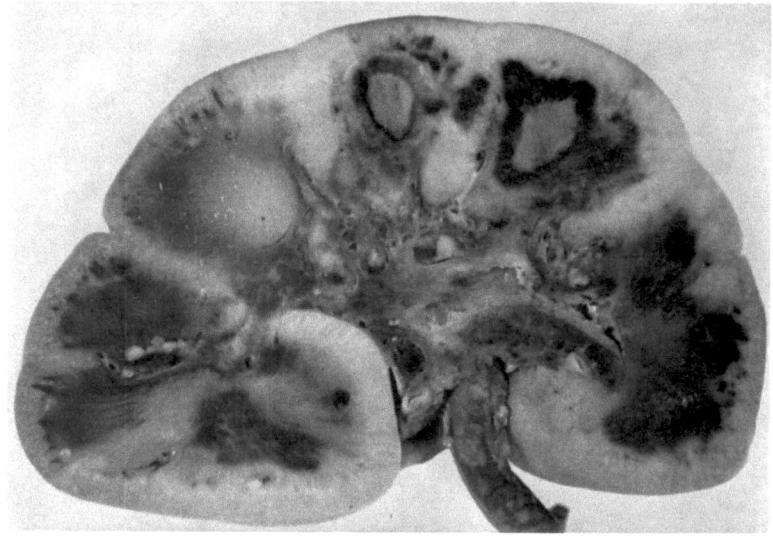

Abb. 98. Frische Nierenvenenthrombose bei kongenitalem Herzvitium. Neugeborenes. Die Niere ist zum Teil eigenartigerweise ischämisch, teilweise aber doch hyperämisch-venostatisch, besonders im Bereich der Papillen

Die Nieren bieten bei der akuten Form der Nierenvenenthrombose das Bild eines roten hämorrhagischen Infarktes bzw. der Nierenrindennekrose und sind stark geschwollen (Abb. 98), wie dies auch im Röntgenbild festgestellt werden kann (POLLAK et al. 1956). Diese Form wird vor allem beim Säugling beobachtet (OPPENHEIM 1920, STAEMMLER 1958, LEVER et al. 1963, BRET et al. 1964 u. a.), wird aber auch beim Erwachsenen, besonders bei Thrombophlebitis und beim Übergreifen von Tumorzapfen auf die Vena renalis beschrieben (drei eigene Beobachtungen auf 10000 Autopsien). Papillennekrosen werden von HERZOG (1913) erwähnt; eine schwere Papillenatrophie mit Verkalkung bei intakter Rinde beobachteten wir in einer venösen Schrumpfniere. Bei den akuten Kinderfällen dagegen fällt auf, daß die Papillen in der Regel die am besten erhaltenen Partien darstellen (BRET et al. 1964). — Das mikroskopische Bild entspricht demjenigen einer ausgedehnten Nekrose mit schwerer hämorrhagischer Durchsetzung.

---

[1] Lit. REGAN und CRABTREE 1948, BATZENSCHLAGER et al. 1958, KAUFMANN 1960, HUMAIR 1962, FRIOLET et al. 1964.

Die chronische Form wird fast ausschließlich beim Erwachsenen gefunden (Lit. über Neugeborenenfälle: Roy et al. 1964). Sie bevorzugt dabei Patienten mit schwerer Amyloidose, generalisiertem Myelom oder Hyperparathyreoidismus (Stampfel 1963). Dabei kann autoptisch entweder das Bild einer großen „Lipoid-

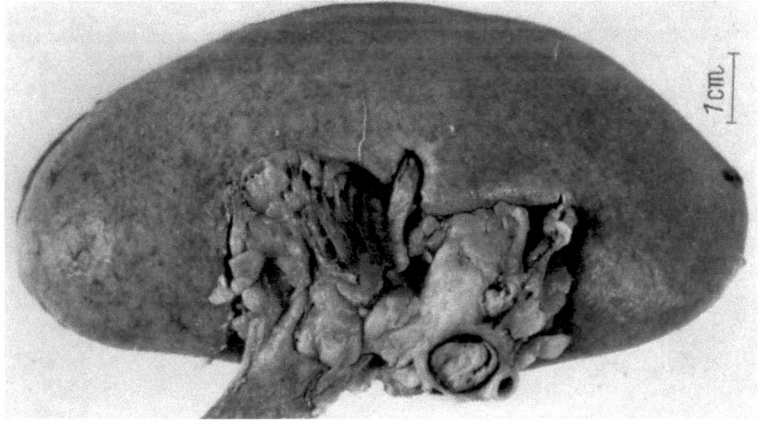

Abb. 99. Ältere Nierenvenenthrombose bei 74jähriger Frau. Niere blaß und geschwollen. Klinisch typisches nephrotisches Syndrom

nephrose" gefunden werden (Abb. 99) oder dann entwickelt sich eine venöse Schrumpfniere (Abb. 100; Brandt und Hilse 1930, Bell 1946; experimentell Pollak et al. 1956, Mann 1960). In der Regel ist der Hauptstamm der Vena

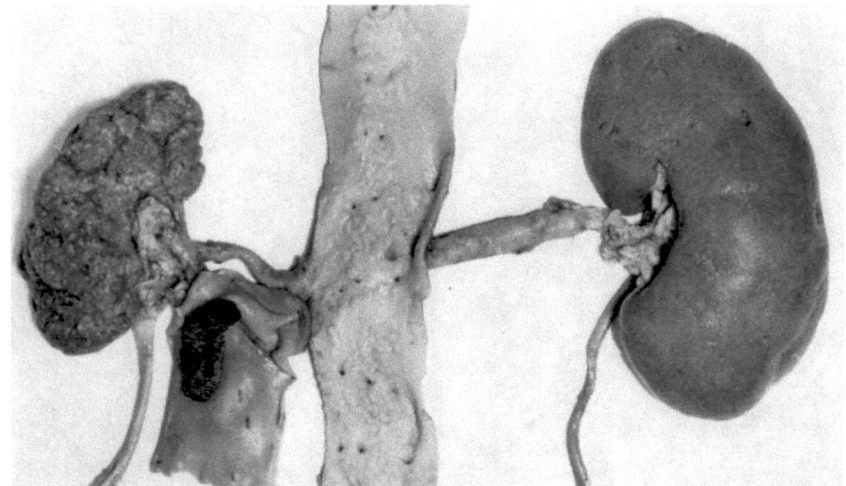

Abb. 100. Vasculäre Schrumpfniere links bei alter Nierenvenen- und partieller Cavathrombose. Nierenarterien histologisch intakt, Umfang jedoch reduziert (sekundäre Inaktivitätsatrophie)

renalis thrombosiert, gelegentlich aber sind nur zahlreiche periphere Äste betroffen (Abb. 101).

Das histologische Bild der chronischen Nierenvenenthrombose läßt bei der nephrotischen Form nur eine starke Verdickung der Basalmembranen in den

Glomerulumschlingen erkennen (Abb. 102, 103; HARRISON et al. 1956, POLLAK et al. 1956, BATZENSCHLAGER et al. 1958, STAEMMLER 1958, GREGG et al. 1961, HUMAIR 1962), wie dies vor allem auch experimentell dargetan werden konnte

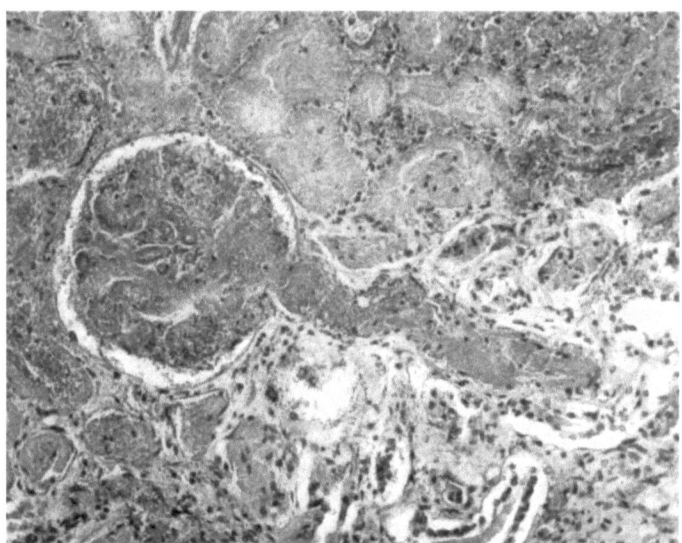

Abb. 101. Sekundäre Thrombosebildung in Glomerulum und Vas efferens bei partieller Rindennekrose durch Venenthrombose. 60jähriger Mann. Vergr. 200mal, HE

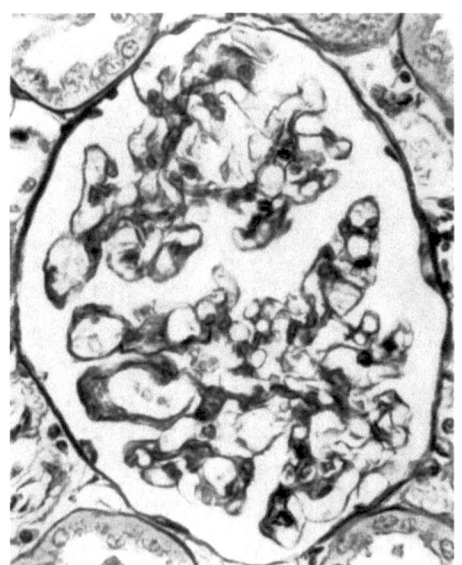

Abb. 102. Glomerulumveränderung bei der Ratte nach chronischer Nierenvenendrosselung (nach MANN 1960). Schlingen stark erweitert, Mesoangium herdförmig verbreitert, ohne entzündliche Proliferationserscheinungen. Vergr. 300mal, PAS

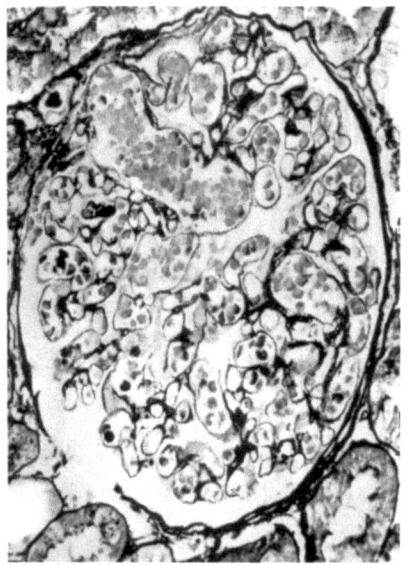

Abb. 103. Glomerulum in Nierenpunktat bei nephrotischem Syndrom. Wegen der Ähnlichkeit mit Abb. 102 vermuten wir eine Nierenvenenthrombose oder sonst eine anderweitig bedingte Nierenvenendrosselung. Der Fall konnte aber nicht weiter abgeklärt werden. Vergr. 250mal, PAS

(BRANDT und HILSE 1930, HOLLE und DONNER 1957, OMAE und MASSON 1959, MANN 1960). Die Veränderung wird deshalb vereinzelt als membranöse Glomerulitis (PANNER 1963) oder zumindest als eine ihr nahestehende Affektion (MORRIS et al. 1963) aufgefaßt. Die Tubuli weisen das in Kapitel Lipoidnephrose näher beschriebene Bild mehr oder weniger deutlich auf. Das Interstitium zeigt eine geringgradige Fibrose (BENDER und HAYMAN 1935, HUMAIR 1962), eventuell auch nur ein Ödem mit einzelnen Lymphocyten und Plasmazellen (BRUMFITT und O'BRIEN 1956).

Bei der mit Schrumpfung einhergehenden schwereren Form besteht eine hochgradige Atrophie der Tubuli. Diese imponieren meist nur noch als solide Stränge, wodurch die Glomerula besonders augenscheinlich werden (sog. glomeruläre Niere;

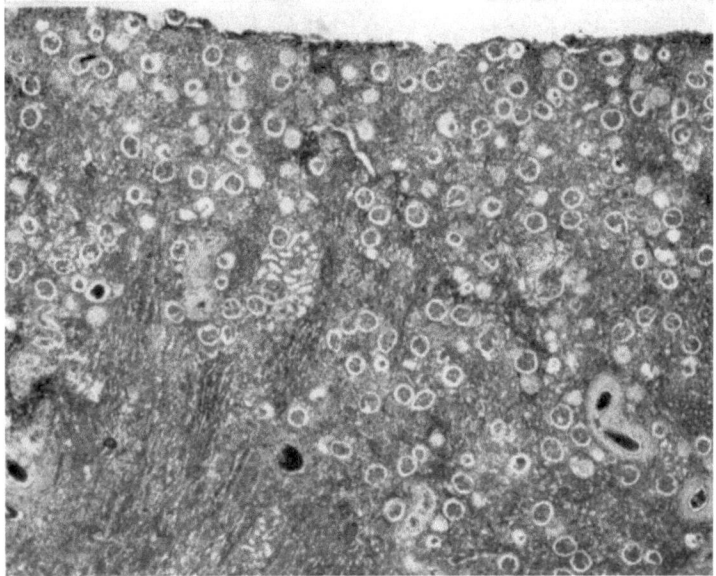

Abb. 104. Typisches Bild der zentralvasculären Schrumpfniere mit Rindenatrophie bei relativ gut erhaltenen Glomerula. Alte Venenthrombose mit Hypertonie. Vergr. 12mal, HE

Abb. 104, 105; FAHR 1925, STAEMMLER 1957; experimentell: BRUMFITT und O'BRIEN 1956, MANN 1960 Lit.). Das Interstitium ist in diesen Fällen in der Regel stark fibrosiert (POLLAK et al. 1956). Nach einem Jahr kann das Vollbild der venösen Schrumpfniere schon vorhanden sein (PERRY und TAYLOR 1940).

Die Thrombose entsteht beim Erwachsenen anscheinend häufiger retrograd, d. h. von der Vena cava aus, beim Kind sind mehr kleine oder Segmentvenen betroffen (HERZOG 1913, FAHR 1925, SCHROEDER 1926, KOBERNICK et al. 1951, ZUELZER et al. 1951, SMITH 1953, HARRISON et al. 1956, STAEMMLER 1958, KAUFMANN 1960). Bei langsamem Verschluß der Vena renalis können die Kollateralen einspringen (Kapsel, Vv. ovaricae bzw. spermaticae, suprarenales, lumbales, acygos, hemiacygos, phrenicae, uretericae), was das Ausbleiben einer hämorrhagischen Infarzierung erklärt. Die Bedeutung der Kollateralgefäße geht auch aus den Tierversuchen hervor (SHEEHAN und DAVIS 1960), in welchen auch die Venen im Nierenfett und im Ureter ligiert werden müssen, um eine Totalnekrose zu erhalten. Von dieser experimentellen hämorrhagischen Infarzierung wird das Nierenmark meist nicht betroffen. — Verkalkung der Venenthrombose wird vereinzelt beobachtet [STAEMMLER 1958, KAUFMANN 1960: 18 Std altes Neugeborenes, eigene Beobachtung (SN 176/64): 24tägiger Säugling mit Embryopathia diabetica: OEHLERT et al. 1965].

Als Ursache für die Entstehung der Venenthrombose werden sehr verschiedene Grundkrankheiten angeschuldigt. Neben der intravenösen Tumorausbreitung sind Fälle von infektiöser Thrombenbildung mit Bakteriennachweis im Thrombus bekannt (SMITH 1953). Bei weiterer Beobachtungen fand sich auch eine schwere, anscheinend vorbestehende Pyelonephritis (SCHROEDER 1926, UEBELHÖR 1934), so daß auch hier ein engerer Zusammenhang angenommen werden muß (KAUFMANN 1960). Ferner spielt die Dehydration bei Erbrechen oder bei Diarrhoe eine wesentliche Rolle (KOBERNICK et al. 1951, ZUELZER et al. 1951, SMITH 1953, STAMPFEL 1963). Bei Totgeburten und ganz jungen Säuglingen handelt es sich um pränatale Thrombosen, wobei augenfällig häufig ein Diabetes der Mutter gefunden wird (TAKEUCHI und BENIRSCHKE 1961, OEHLERT et al. 1965, FRIOLET et al. 1964). Es soll dabei der Diabetes eine Polyurie beim Feten und damit eine

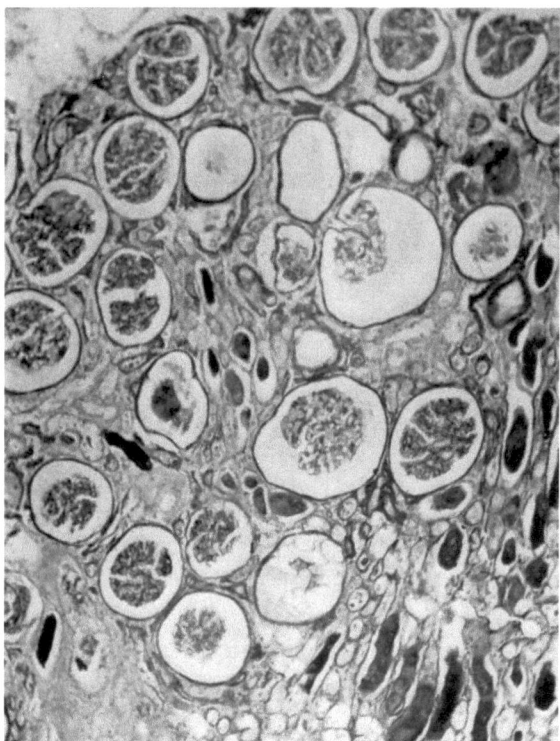

Abb. 105. Hochgradige tubuläre Schrumpfniere bei chronischer experimenteller Nierenvenendrosselung bei der Ratte. Die stark vergrößerten Glomerula stehen sehr nahe zusammen, da die Tubuli weitgehend verschwunden sind. Kapselräume erweitert. Erhaltene Tubuli prall mit Cylindern angefüllt (nach MANN 1960). Vergr. 70mal, PAS

renale Hämokonzentration erzeugen. Auch ein Geburtstrauma wird in Erwägung gezogen (SANDBLOM 1948, FRIOLET et al. 1964). Die durch Infektion oder Dehydration entstandene Nierenvenenthrombose wird auch als sekundäre oder schleichende bezeichnet; sie befällt vor allem die peripheren Nierenvenenäste (SANDBLOM 1948). Eine eindeutige posttraumatische Nierenvenenthrombose beim Erwachsenen ist sehr selten (MÉRIEL et al. 1959, KAUFMANN 1960 Lit.). Auch das plötzliche Freiwerden großer Thrombinmengen in der Niere wird als Ursache für die Venenthrombose herangezogen (BALOGH 1956, KAUFMANN 1960). Vermehrte intrarenale Venenthrombosen will ALLEN (1951) bei Schock beobachtet haben. Schließlich spielen auch allgemeine Eiweißverschiebungen im Plasma (SIEGMUND 1935), bzw.

beim Neugeborenen die physiologische Polycythämie, die Hypoproteinämie und der niedrige Venendruck eine Rolle.

Die schon oben angetönte häufige Kombination von Nierenvenenthrombose und Amyloidose wird von zahlreichen Autoren bestätigt (SCHAUWECKER 1930, PENFIELD und RHYS-LEWIS 1934, SIEGMUND 1935, LEGER und GEORGE 1954, HARRISON et al. 1956, HASSON et al. 1957, STAEMMLER 1957 Lit., BARCLAY et al. 1960), wobei nach der Ansicht der meisten Untersucher die Thrombose sekundär, die Amyloidose primär ist (s. dagegen HOLLE und DONNER 1957). Das gehäufte Vorkommen von Nierenvenenthrombose bei Myelom hat schon SIEGMUND (1935) beobachtet.

Gelegentlich wird über das Vorkommen von typischen hämorrhagischen Niereninfarkten ohne Nierenvenenthrombose berichtet (OPPENHEIM 1920, ALLEN 1951, ZUELZER et al. 1951, KAUFMANN 1958 Lit.), wobei allerdings die Frage offen bleibt, ob nicht Thrombosen übersehen worden seien. Auch das umgekehrte Verhalten wird beschrieben: Nierenvenenthrombose ohne wesentliche Nierenveränderung (ZUELZER et al. 1951). Entweder handelt es sich dabei um eine zu kurze Dauer der Thrombose für die Entwicklung einer hämorrhagischen Infarktbildung oder die oben erwähnten Anastomosen genügen für den Blutabfluß (HASSON et al. 1957 Lit.).

Funktionell ist die Folge der akuten hämorrhagischen Infarzierung durch eine rasch verlaufende Nierenvenenthrombose eine Globalinsuffizienz der Niere. Bei einseitigem Befall kann die Nephrektomie auch beim Säugling zur Heilung führen (KAUFMANN 1960: 19 von 22 Fällen der Lit.; REGAN und CRABTREE 1948). — Bei der leichtesten Form entwickelt sich ein nephrotisches Syndrom (HUMAIR 1962: 3 von 8 Fällen), wie dies auch experimentell erzeugt werden konnte (LAGRUE et al. 1959, MANN 1960 Lit.). Die Pathogenese hat man sich wie folgt vorzustellen: Der stark erhöhte Venendruck führt zu schwerer Dilatation der Capillaren, welche deshalb vermehrt Eiweiß durchtreten lassen. Im Tierversuch stellt sich eine Stunde nach Erhöhung des Venendruckes auf 250 mm H_2O beim Hund eine Albuminurie ein (WÉGRIA et al. 1955). Die chronische Proteinurie bedingt die Entwicklung des nephrotischen Syndroms. Die Niere wird jedoch zufolge der oben erwähnten Anastomosen nicht nekrotisch, obschon eine Venenabklemmung bei der Ratte nur während 3 min ertragen wird (SCHEIBE et al. 1949). — Auch die Erhöhung des Nierenvenendruckes bei Pericarditis constrictiva kann ja bekanntlich zum operativ heilbaren nephrotischen Syndrom führen (BLAINEY et al. 1954).

Die sehr seltene venös bedingte Schrumpfniere ist eine Mittelform zwischen den beiden erwähnten Extremen. Es kommt dabei nicht zur akuten Nekrose, jedoch genügen die Kollateralen nicht, um eine genügende Durchblutung des Organs bezüglich der Tubulusernährung zu gewährleisten. Die Tubuli atrophieren, während die Glomerula vital bleiben. Neben dem inobligaten nephrotischen Syndrom (POLLAK et al. 1956) weisen die Fälle gelegentlich renale Hypertonie auf (PERRY und TAYLOR 1940, BELL 1946, ALLEN 1951, BOEMINGHAUS und GÖTZEN 1952, HARRISON et al. 1956: zwei von elf, ARNHOLDT und MIRA-LLINARES 1957, HASSON et al. 1957, MILLIEZ und LAGRUE 1957, MÉRIEL 1959, GREGG et al. 1961 Lit.). Bei einem 2jährigen Mädchen wurde eine linksseitige venöse Schrumpfniere mit einer tödlichen malignen Hypertonie gefunden (SCHÖNENBERG und STAEMMLER 1960). In einer weiteren Beobachtung (POLLAK et al. 1956) konnte die 170/100 mm

Hg betragende Hypertonie durch Entfernung der einseitigen venösen Schrumpfniere (97 g) geheilt werden. Der letztgenannte Fall sowie die Tierversuche
(PEDERSEN 1927, BELL und PEDERSEN 1930, FRIEDBERG 1944, LEGER und
GEORGE 1954, OMAE und MASSON 1959, MANN 1960) beweisen eindeutig das Vorkommen einer venösen Schrumpfniere mit renaler Hypertonie. Im Tierversuch ist
allerdings die Hypertonie häufig nur vorübergehender Natur, bei Beginn der
azotämischen Phase verschwindet sie bei der Ratte nicht selten (FRIEDBERG 1944,
MANN 1960). Das Fehlen von Kollateralen ist im Tierversuch mit subtotalem
Venenverschluß Vorbedingung für das Auftreten einer Hypertonie (PEDERSEN
1927, BRANDT und HILDE 1930, FRIEDBERG 1944).

III. Nierenblutungen, Hämaturie[1]

Während die schwere Nierenblutung mit massiver Hämaturie ein eher seltenes
Vorkommnis ist, wird Mikrohämaturie bei einigen Nierenkrankheiten (diffuse und
herdförmige Glomerulonephritis, maligne Nephrosklerose usw.) obligat, bei sehr
vielen zwar inobligat, aber doch häufig angetroffen. Als klinisches Symptom ist die
Hämaturie so außerordentlich wichtig, daß sich eine Erörterung ihrer pathologischen Anatomie und Pathogenese rechtfertigt.

Die *glomeruläre* Hämaturie beruht entweder auf entzündlichen, kreislaufab-
hängigen oder toxischen Schäden der Glomerulumschlingen.

Die entzündliche Genese der glomerulären Hämaturie ist ja wohl die am längsten bekannte, weiß man doch, daß praktisch alle glomerulären Nephritiden zur
Hämaturie führen. Besonders deutlich sind diese Blutungen beim epidemischen
hämorrhagischen Fieber (Koreakrieg: GAJDUSK 1956, OLIVER und MAC DOWELL
1957).

Weniger bekannt sind die kreislaufbedingten glomerulären Blutungen, wobei
es sich um allgemeine Zirkulationsstörungen mit sekundärer Hypoxie bzw.
Ischämie der Schlingen und Schlingenrupturen handeln kann (FRAUBOES 1954,
OKAMOTO 1959). Auch die bei entzündlichen Gefäßerkrankungen der Niere (Periarteriitis nodosa, Thrombangitis obliterans BUERGER), ferner bei der malignen
Nephrosklerose FAHR (Abb. 106) auftretenden Nierenblutungen müssen auf die
anoxisch bedingten schweren Schlingenschäden zurückgeführt werden, welche
durch die proximal davon erfolgten Gefäßverschlüsse zustande kommen. Schließlich finden sich auch bei Sichelzellanämie glomeruläre Blutungen auf dem Boden
einer Schlingenverstopfung durch die Erythrocyten, darauf folgt die ischämische
Schädigung der Schlingen und bei erneuter Durchblutung erfolgt die massive
Hämaturie (SCHLITT und KEITEL 1960).

Schließlich können sich bei rein toxischen Nierenschädigungen, wie Quecksilbervergiftung, Diphtherie usw. glomeruläre Schäden einstellen. Auch die bei
Infektionskrankheiten gelegentlich beobachtete Purpura renalis entsteht vermutlich auf toxischer Basis, da bei ihr die Glomerulumschlingen histologisch vollkommen entzündungsfrei gefunden werden können (STAEMMLER 1957). Sie wird
gelegentlich auch auf Überempfindlichkeit gegen Bakterien usw. zurückgeführt
(MARTIN 1951 Lit.). Auch die bekannten Nierenblutungen bei Cantharidinvergif-
tung scheinen auf einer direkten toxischen Schädigung der Schlingen zu beruhen
(NICKOLS und TEARE 1954).

---

[1] Lit. BLOCH 1957, STAEMMLER 1957, OKAMOTO 1959, RANDERATH und BOHLE 1959.

Auf die Möglichkeit der primär *tubulären* Nierenblutungen bei Eröffnung intertubulärer Capillaren durch Nekrose des Tubulusepithels hat schon FAHR (1925) aufmerksam gemacht. Heute wissen wir, daß es sich meist um die Bildung von tubulovenösen Anastomosen handelt, ein Vorgang, der vor allem bei der akuten interstitiellen Nephritis sowie der Hämolyse- und der Myolyseniere beobachtet werden kann (s. S. 405; Lit. ZOLLINGER 1952, KARK et al. 1955). Dagegen sind die bei Cholinmangel im Tierversuch beschriebenen Blutungen im Interstitium vermutlich primär, die tubuläre Schädigung erst sekundär (CHRISTENSEN 1942).

Während die Ursache der glomerulären und tubulären Blutungen in der Regel mikroskopisch leicht erfaßbar ist, werden die sog. *„Herdblutungen"*, welche aus einem oder mehreren circumscripten Herden stammen und ihren Sitz im Nierenbecken oder den benachbarten Geweben haben, oft übersehen, so daß die Fälle als „essentielle Hämaturie" klassifiziert werden. Leicht erkennbare Herde dieser

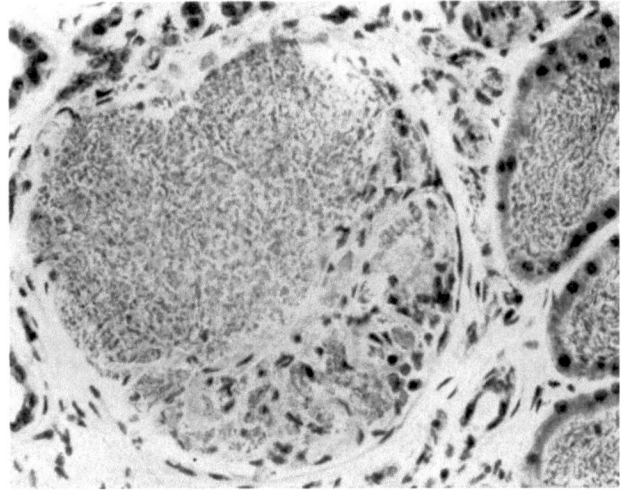

Abb. 106. Glomeruläre Blutung bei Hypertonie (350/170 mm Hg). Vergr. 200mal, Gefrierschnitt-HE

Gruppe betreffen die Nierentuberkulose. Außerordentlich häufig stammen Blutungen aus chronisch entzündlich veränderten Schleimhautgebieten der Kelchnischen (s. dagegen FRAUBOES 1954). Exakte makroskopische Untersuchung ist die Voraussetzung für das Auffinden solcher Herde. In unseren eigenen Beobachtungen lag stets eine Pyelonephritis vor, während GÜNTHER (1949a, b) oft nur eine reine Pyelitis chronica fand. Durch die Entzündung kommt es häufig zur Arrosion von Venen und zu pyelovenösen Verbindungen (CELEN 1930, PYTEL 1960), welche nach anderen Autoren auch ohne primäre Entzündung vorkommen sollen (McMAHON und LATORRACA 1954, MESERVEY und SCODAMAGLIA 1956). Auch die hereditäre Hämaturie (STURTZ und BURKE 1958) scheint auf einer Fornix-Pyelonephritis zu beruhen. Ferner sind Nierenbeckenblutungen, bedingt durch mechanische Schleimhautläsionen bei Nephrolithiasis wohl bekannt. Auch reflektorisch-neural können Nierenbeckenblutungen ausgelöst werden, wie dies experimentell mit Ureterenkathetern nachgewiesen werden konnte (THELEN und WIEGERS 1954), möglicherweise kommen die bei Hirntraumata oder Parasympathicusreizung nicht selten beobachteten essentiellen Nierenblutungen (STAEMMLER

1957) ebenfalls auf diesem Wege zustande; der Sympathotoniker soll diesbezüglich besonders empfindlich sein (OKAMOTO 1959). In extrem seltenen Fällen scheinen auch allergische Vorgänge zu subepithelialen Blutungen im Nierenbecken zu führen (NATION et al. 1952, ZELLERMAYER und PASSMAN 1955, OKAMOTO 1959 Lit.). — Als interstitielle Blutungen können die Blutaustritte im Bereich der Papillen bei dekompensiertem Cor pulmonale bezeichnet werden (Abb. 107). Sie werden jedoch nur als seltene Ausnahme einmal beobachtet.

Lokalisierte *Gefäßmißbildungen* und *-tumoren* im Bereich des Nierenbeckens stellen ebenfalls eine häufige und bei ungenügender makroskopischer Durchuntersuchung leicht übersehbare Ursache der sog. essentiellen Hämaturie dar. Es kann sich um Angiektasien oder Varixknoten (STAEMMLER 1957) handeln, welche besonders in graviditate vorkommen (GEYET und CABANNE 1960; Analogie zum capillären Hämangiom der Mundschleimhaut in graviditate). In einer eigenen

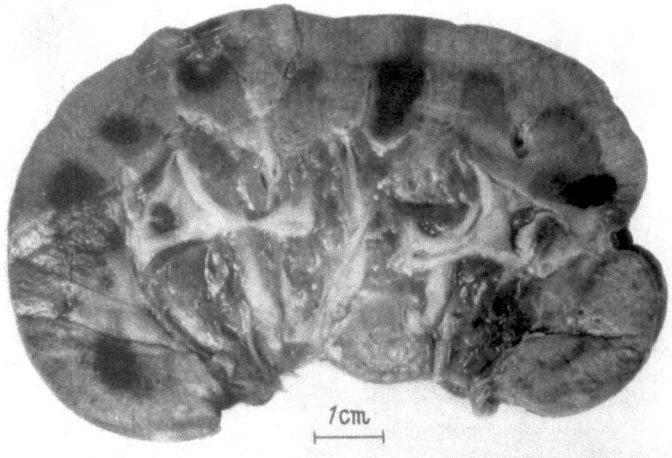

Abb. 107. Stauungsblutungen der Papillen bei dekompensiertem Cor pulmonale. 73jähriger Mann

Beobachtung fanden wir im Operationspräparat bei einer 54jährigen Frau eine ubiquitäre Venektasie in der ganzen Niere mit Blutungen in das Nierenbecken. Der Stumpf der Vena renalis war unverändert und insbesondere nicht thrombosiert. Auch bei arterio-venösen Aneurysmata werden Blutungen beschrieben (SCHULZE-BERGMANN 1954). — Bei den Tumoren handelt es sich entweder um Hämangiome, die kavernös (WHITE und BRAUNSTEIN 1946 Lit., OKOLICALY und KUTLIK 1960) oder capillär (RAPOPORT 1945 Lit.) gebaut sein können und meist in den Papillen ihren primären Sitz haben. Diese Tumoren entziehen sich der klinischen Erkennung oft jahrelang. So wurde ein 30jähriger Mann während $4^1/_2$ Jahren 16mal klinisch untersucht, zwei Probeexcisionen aus der Niere wurden vorgenommen und erst die Aortographie ergab ein kleines Angiom (TILLE 1961 Lit.).

Auch ganz kleine *Papillome* können bluten (JACOBS und BROWN 1951 Lit.). Eine sehr große Zahl von Blutungen stammt ferner aus hypernephroiden *Nierencarcinomen*, die erfahrungsgemäß recht früh in das Nierenbecken einbrechen können. Auch diese Tumoren können fast mikroskopisch klein sein und trotzdem schon zu ausgedehnten Blutungen führen (ZOEDLER 1958).

Kombinierte glomerulär-pyelogene Blutungen werden in letzter Zeit recht häufig nach Anwendung von Anticoagulantien beobachtet. Das Maximum der Blutung liegt nach unseren eigenen Beobachtungen im subpelvinen Gewebe (Abb. 108). In zehn von zwölf Fällen bestanden aber auch diskrete glomeruläre Blutungen. In einer größeren Zusammenstellung von 401 mit Anticoagulantien behandelten Patienten fanden sich in 13% Blutungen, in 1% der Fälle war dieselbe tödlich (JAKOB 1953). Als Ursache kommen neben der exzessiven Gerinnungsstörung durch Überdosierung oder durch abnorm starke Wirkung des Medikamentes

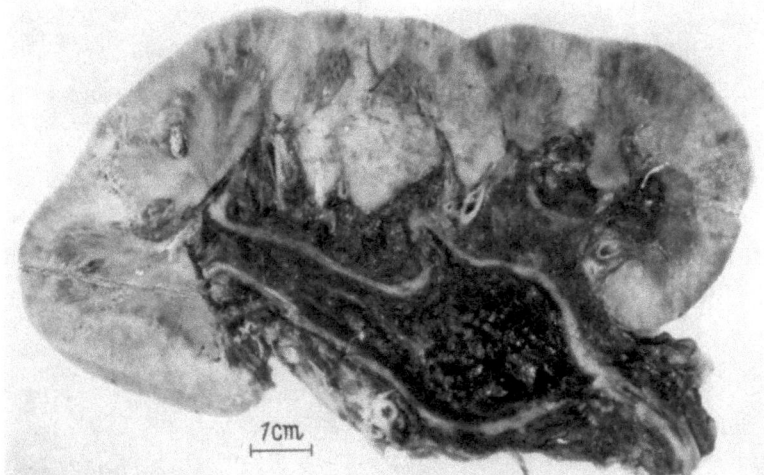

Abb. 108. Tödliche Nierenbecken- und subpelvine Blutung nach Anticoagulantien-Medikation (Marcoumar)

andere Gefäßschäden, die möglicherweise auf direkter capillartoxischer Wirkung des Anticoagulans beruhen, in Betracht, vielleicht spielen auch allergische oder hypoxämische Vorgänge mit.

IV. Nierenischämie, Infarkt[1]

Die Beziehungen zwischen Nierendurchblutung und Nierenfunktion sind außerordentlich komplizierte, nicht nur wegen der in kaum einem anderen Organ dermaßen hochspezialisierten Gefäßversorgung und der dadurch bedingten enorm zahlreichen Störungsmöglichkeiten, sondern auch wegen der Diskrepanz zwischen dem Sauerstoffverbrauch für die „privaten" Belange der Niere (Vitalbleiben des Parenchyms) und demjenigen, welcher für die „öffentliche" Funktion (Filtration, Resorption und Exkretion usw.) benötigt wird. Während das Kapitel der durch isolierten, morphologisch erfaßbaren Gefäßverschluß hervorgerufenen ischämischen Nierenveränderungen fast als abgeschlossen gelten kann, läßt dasjenige der funktionellen Ischämie heute mehr Fragen offen denn je.

a) Ischämie durch peripheren (intrarenalen) Arterienverschluß

Die Folge ist der Infarkt oder der „Subinfarkt", nach unseren Erfahrungen in über 4% (HOXIE und COGGIN 1940: 1,4%) der Autopsien nachweisbar. Unter

---

[1] Lit. FAHR 1925, REGAN und CRABTREE 1948, STAEMMLER 1957, SHEEHAN und DAVIS 1958, 1959, 1960.

869 Autopsiefällen von Herzinfarkt wiesen 117 Niereninfarkte auf, eigenartigerweise die Frauen doppelt so häufig wie die Männer (MOPPERT 1962).

Makroskopisch erscheint der ganz frische Infarkt leicht getrübt, blaß, die
Grenzzone mit minimaler Rötung. Nach einigen Tagen ist das infarzierte Gebiet

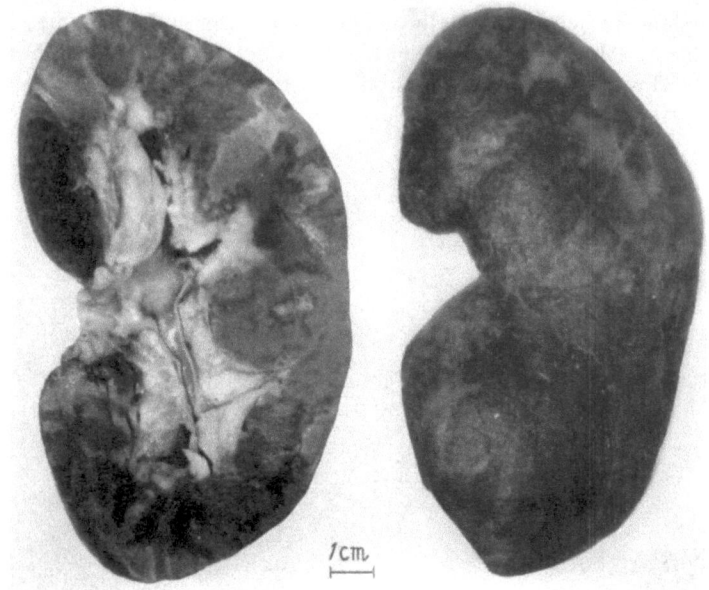

Abb. 109. Multiple, teils anämische, teils ischämische Niereninfarkte

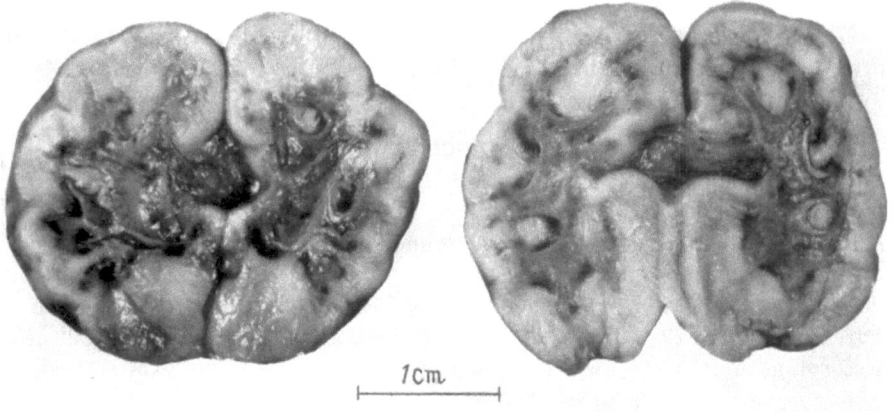

Abb. 110. Beidseitige totale Niereninfarkte bei 9 Std alter Frühgeburt (SN 1108/61) mit pränatalem
Morbus embolicus ohne erkennbare Streuquelle

gequollen, blaßgelblich, mit 2 bis 6 mm breiter dunkelroter Randzone (Abb. 109).
Die Gelbverfärbung beginnt etwa nach 3 bis 4 Tagen, wie dies auch im Experiment
der Fall ist (SHEEHAN und DAVIS 1959). Bei Totalinfarkt der Niere (Abb. 110)
verdoppelt sich im Versuch nach anfänglichem Gewichtsverlust (KOESTER et al.
1955) das Gewicht innerhalb einer Woche (SHEEHAN und DAVIS 1958), was auf

Wasseraufnahme bei Coagulationsnekrose zurückzuführen ist (RUDOLPH und SCHOLL 1958). Bei Verschluß der Arteria arcuata resultiert ein trapezoider Infarkt, während er nach Verschluß einer Arteria interlobularis (radiata) Keilform aufweist. Eine totale hämorrhagische Durchsetzung größerer Infarkte kommt anscheinend nur bei Kindern vor (MARSHALL und WHAPHAM 1936), in welchem Alter anscheinend die Suprarenalgefäße etwas Blut zuführen können, das sich dann im nekrotischen Gewebe ausbreitet (STAEMMLER 1957). Eine primäre massive totale Blutimbibition des Infarktes mit sekundärer Auslaugung (GÜNTHER 1947) der Erythrocyten konnten wir nicht bestätigen.

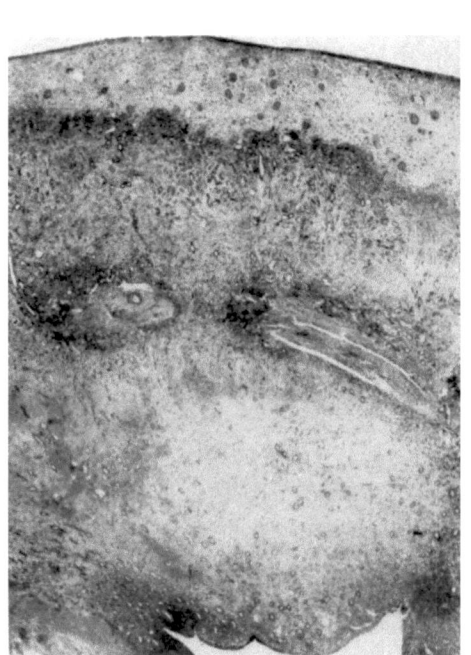

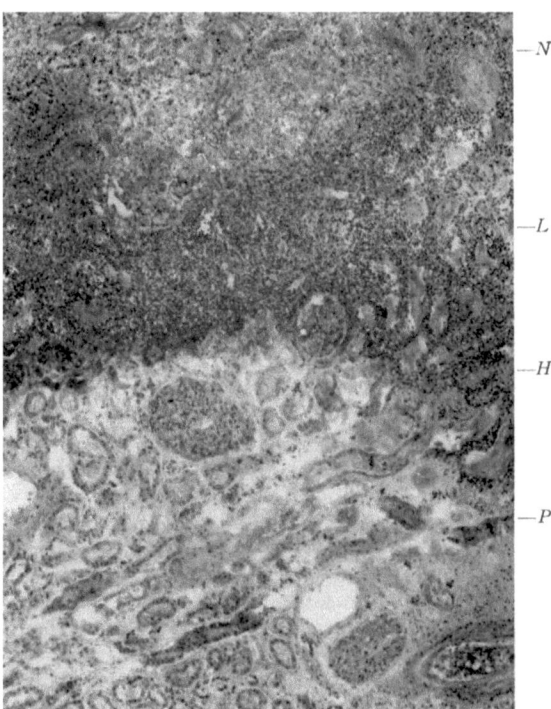

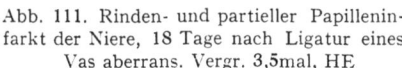

Abb. 111. Rinden- und partieller Papilleninfarkt der Niere, 18 Tage nach Ligatur eines Vas aberrans. Vergr. 3,5mal, HE

Abb. 112. Frischer Niereninfarkt. _N_ Nekrose, _L_ Leukocytärer Wall, _H_ Hämorrhagische Zone, _P_ Perifokale toxische Schädigung der Tubuli. Vergr. 10mal, Gefrierschnitt-HE

Die äußerste Rindenzone ist vom Infarkt meist verschont; gelegentlich wird sie vom hämorrhagischen Saum noch erreicht (Abb. 111). Die Papillen sind relativ selten vom Infarkt erfaßt.

Grundsätzlich lassen sich histologisch folgende Infarktzonen unterscheiden, allerdings treten sie in wechselnd deutlicher Ausbildung in Erscheinung (Abb. 112):

1. Zentrale Nekrose mit auffällig lange färbbaren, jedoch blassen und oft pyknotischen Kernen (Fehlen der Fermentwirkung),

2. Schmaler Leukocytensaum im nekrotischen Gewebe,

3. Periphere Grenzzone der Nekrose mit vitalen Angio-Fibroblasten und erhaltenen Erythrocyten (ALEXANDER et al. 1961, SHEEHAN und DAVIS 1958),

4. Partiell überlebende Zone, welche später das Bild des inkompletten Infarktes aufweist. Hier lassen sich gelegentlich über den nekrotischen Glomerulumschlingen rudimentäre Kapselepithelhalbmonde nachweisen (Abb. 113),

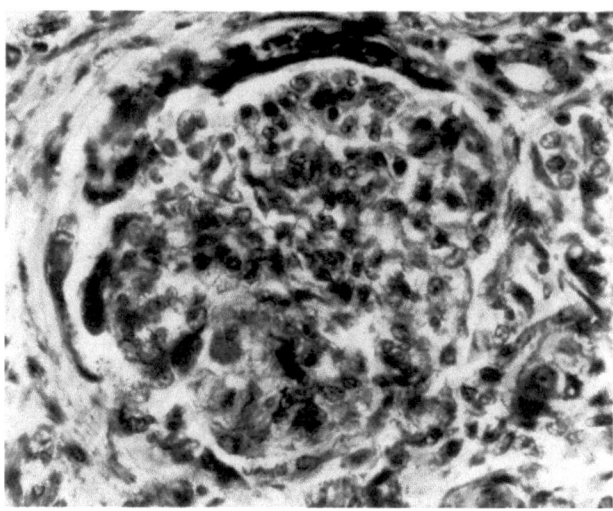

Abb. 113. Reaktive Halbmondbildung eines Glomerulum in der noch vitalen Randzone eines subakuten Niereninfarktes. Vergr. 380mal, Gefrierschnitt-HE

5. Noch vitale, aber deutlich geschädigte Grenzzone mit reichlich Pyknosen und dem Gesamtbild einer unspezifischen anoxisch-toxischen Nephrose (perifokal),

6. Normales Gewebe.

Experimentelle Untersuchungen[1]

In zeitlicher Beziehung interessiert vor allem das Verhalten der Tubuli nach arteriellem Verschluß. Allerdings sind direkte Übertragungen der Resultate der Tierversuche auf den Menschen nicht ohne weiteres angängig, denn die Niere ist — jedenfalls im Tierversuch — gegen Ischämie um so empfindlicher, je kleiner das Individuum ist. So wird nach beidseitiger Nierenarterienabklemmung 90%ige Mortalität bei der Maus nach 15minütiger Abklemmung, bei der Ratte nach 45minütiger und beim Kaninchen bei mehr als 1 Std dauernder Abklemmung beobachtet (OETLIKER 1961). Ferner spielt — wie dies übrigens auch bei der Strahlenschädigung beobachtet werden konnte (ZOLLINGER 1960) — der momentane Funktionszustand des Parenchyms eine große Rolle. So schützt Narkose beim Kaninchen selbst nach 2stündiger Abklemmung weitgehend vor Ischämieschäden (SHEEHAN und DAVIS 1960), dasselbe gilt für die lokale Unterkühlung der Niere (GOWING und DEXTER 1956, COCKETT 1961; s. dagegen HILSCHER und EUFINGER 1955).

Meist entwickelt sich nach Lösung der Klemme eine Stase im Bereich der subcorticalen Zone (Nachweis mit Tuscheinjektion: HILSCHER 1953), welche bei der Ratte nach 120minütiger Abklemmung irreversibel ist, während eine 60minütige Abklemmung gut ertragen wird (KOLETSKY und DILLON 1949). Jedoch dauert es nach 60minütiger Durchblutungsunterbrechung 4 Wochen, bis das histologische Normalbild erreicht ist (CAIN 1961), während nach 90minütiger Abklemmung, einseitig durchgeführt, eine schwere, vorwiegend tubuläre Schrumpfniere entsteht (MAATZ 1934). Nach beidseitiger 1½stündiger Abklemmung von Arterie und Vene überleben Ratten nur in 27% (KOLETSKY und GUSTAFSON 1947). Die ersten Nekrosen werden bei Ratten nach 20minütiger einseitiger Abklemmung gefunden (ZIMMERMANN 1960);

---

[1] Zusammenfassende elektronenmikroskopische Bearbeitung: THOENES 1964, vgl. ferner KABOTH (1965).

sie treten in den distalen Hauptstücken in Erscheinung (s. a. KOLETSKY 1954). Das Epithel dieser Zellen ist geschwollen und es lassen sich schwere Enzymstörungen nachweisen. Die Mitochondrien verlieren im elektronenoptischen Bild ihre typische Cristae (ROTTER et al. 1962).

Die bei solchen Tieren häufig beobachtete Erweiterung der Tubuli (Lit. STAEMMLER 1957), welche auch beim Menschen vorkommen kann, soll eine echte sein, also nicht nur auf einer Epithelabflachung beruhen (BRUN 1954, BRUN und MUNCK 1957, JAHNECKE et al. 1963, JAHNECKE und BOHLE 1963, BOHLE et al. 1964 u. a.); sie geht mit Kernschwellung einher (MEYER 1963, ZIMMERMANN et al. 1964). Nach den einen Autoren soll es sich dabei um eine Nephrohydrose als Folge einer Zunahme des Innendruckes bei verminderter Rückresorptionsfähigkeit der Tubuli handeln (RANDERATH und BOHLE 1959, ZIMMERMANN 1960), nach anderer Auffassung liegt eine postischämische Atonie zufolge osmotischer Zellinsuffizienz vor (ROTTER 1958, 1959, ROTTER et al. 1962, CAIN 1963, MEYER 1963, WALTHER 1964). Eine wesentliche Bedeutung der gelegentlich gefundenen Cylinder im Sinne einer Verstopfung der Tubuli kann abgelehnt werden (ZOLLINGER 1952, RANDE-RATH und BOHLE 1959). Auch für die Vermutung, durch distal-tubuläre Eiweiß-rückresorption komme es auf dem Wege der Zellschwellung zu Tubulusverlegung (BURWELL 1955), bestehen keine morphologischen Anhaltspunkte. Von dritter Seite wird die Tubuluserweiterung auf ischämische Membranschäden zurückge-führt (SUDA 1962).

Im ganzen scheint diese Tubulusläsion eine Folge der Ischämie darzustellen (s. a. THÖLEN 1961). Immerhin muß betont werden, daß auch bei Fehlen einer wesentlichen Ischämie, u. a. bei verstärkter Urinausscheidung, eine Tubulusdila-tation beobachtet wird, ebenso nach Urangabe in kleinen Dosen mit nachfolgender Polyurie (BAEHR 1913), während im Durstzustand die Tubuli eng sind (CAULFIELD und TRUMP 1962). Auch nach sehr starker Nierenverkleinerung durch Parenchym-excision wird diese Abplattung der restierenden Tubuli beobachtet, so daß ihre Deutung als Überlastungsschäden sicher nicht von der Hand zu weisen ist (MARK und GEISENDÖRFER 1930). Wir haben unter unseren letzten 1000 Autopsien 18 Fälle mit schwerer Tubulusdilatation gefunden. Bei zwei Drittel handelt es sich um eine einwandfreie Pseudodilatation, da die Außendurchmesser der befallenen proximalen Hauptstücke (RANDERATH und BOHLE 1959, STUEBER et al. 1960) und der Mittel- und Schaltstücke (HOLLMANN 1956, BRUN und MUNCK 1957) gegenüber der Norm nicht verändert waren und auch die Gesamtorgane in diesen Fällen keine Schwellung aufwiesen. Ein gemeinsamer Nenner konnte nicht gefunden werden, insbesondere bestand ein Schock nur in sechs Fällen. Bei sehr schwerer Ausbildung der Tubulusabflachung und Ausweitung des Außendurchmessers fan-den wir fast ausnahmslos eine wesentliche Organvergrößerung und zudem ein Ödem oder eine deutliche celluläre seröse interstitielle Nephritis mit typischem Hauptbefall im Bereich der Mark-Rindengrenze, so daß eine mechanische Ab-klemmung der Tubuli mit sekundärer Nephrohydrosebildung neben den oben er-wähnten Faktoren in Erwägung gezogen werden muß. Auffällig ist jedenfalls, daß wir in dieser Serie von 1000 Autopsien bei fünf sehr schweren Schockzuständen, welche 6 bis 72 Std nach dem Ereignis zum Tod geführt hatten, keine derartige Tubulusveränderung fanden, obschon die Urinsekretion vollkommen aufgehört hatte. Daraus schließen wir, daß eine absolute Koppelung zwischen Schock- bzw. Ischämieschaden und sog. Tubulusausweitung nicht zu bestehen braucht.

Interessant ist die Feststellung, daß auch die kontralaterale Niere von der Tubulusdilatation befallen wird, vermutlich zufolge vermehrter funktioneller Belastung. Diese Tubulusdilatation ist aber nicht unbedingt mit derjenigen bei akutem Nierenversagen zu vergleichen (SCHUBERT und ZARDAY 1962).

Die Ischämie schädigt zuerst und vor allem die Außenzone der Medulla, was für eine besondere Empfindlichkeit der Henleschen Schleifen sprechen würde (MOEGEN 1940, BADENOCH und DARMADY 1947, WAINWRIGH 1950), während die intermittierende Ischämie vor allem die proximalen Tubuli allmählich zur Nekrose bringt (SHEEHAN und DAVIS 1960). Für die besondere Empfindlichkeit der Hauptstücke plädieren zahlreiche Autoren (KETTLER 1949, BURWELL 1955, GOWING und DEXTER 1956, KOLETSKY und GUSTAFSON 1957, ZIMMERMANN 1957, ROTTER 1958/59, SHEEHAN und DAVIS 1959). — Papillennekrosen werden in Tier-

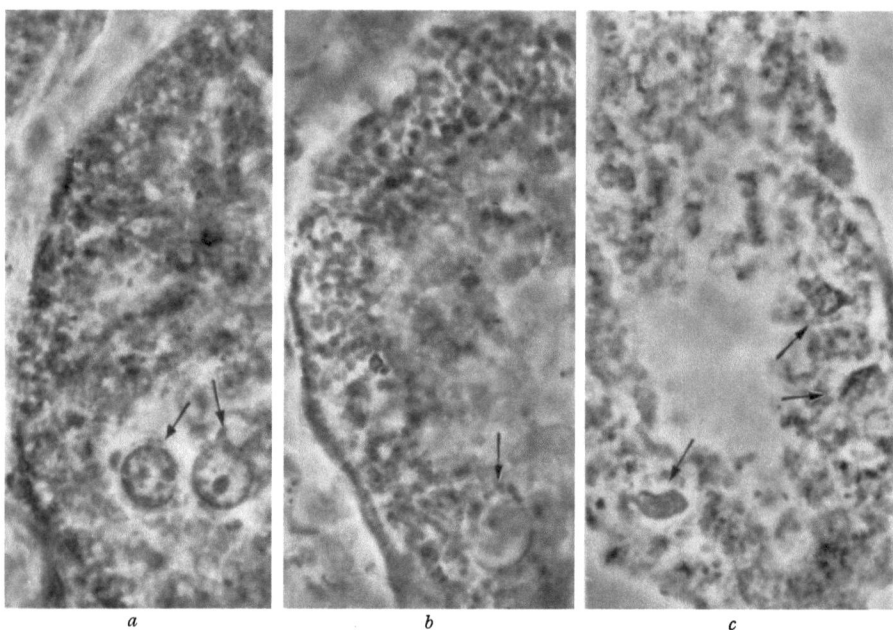

a   b   c

Abb. 114. Phasenmikroskopisch feststellbare Veränderungen der Nierenhauptstücke im Nativschnitt nach Arterienligatur bei der Ratte. *a* 2 Std: Deutliche Mitochondrienschwellung, Kernchromatin und Nucleolen verbreitert. *b* 5 Std: Mitochondrien durchweg bläschenförmig (trübe Schwellung). Die Kerne sind ebenfalls getrübt und stark geschwollen (→). Myelinfiguren im Tubuluslumen. *c* 20 Std: Scholliger Zerfall des Protoplasma, Kerne pyknotisch (→). Vergr. 1000mal

versuchen dieser Art nicht beobachtet. Auffällig ist das Überleben einzelner stark basophil anfärbbarer Mittelstücke (s. a. KETTLER 1949, ALLEN 1951). In eigenen Versuchen bei Ratte und Maus (ZOLLINGER 1948), wobei Arterie und Vene gleichzeitig ligiert wurden (Kollateralen ausgeschaltet), fanden wir nach 2 Std im gefärbten Schnitt außer einer minimalen Eiweißabscheidung im Kapselraum und den Tubuli keine Veränderungen. Die Kerne insbesondere waren absolut der Norm entsprechend. In phasenmikroskopisch untersuchten Nativschnitten (ohne Fixation) läßt sich ein deutliches Ödem der Glomerulumschlingen sowie Schwellung der tubulären Mitochondrien nachweisen (Abb. 114a), ebenso nach $3^1/_2$ Std, nach welcher Zeit die Mitochondrien im Phasenbild grobkörnig erscheinen; die Kerne sind immer noch unverändert. Nach 5 Std zeigen die Mittelstücke und die Henleschen Schleifen eine deutliche Pyknose, während die Kerne der Hauptstücke nur angedeutet pyknotisch sind (SHEEHAN und DAVIS 1958: Erste Mittelstückpyknosen nach 30 min, sämtliche Mittelstückkerne pyknotisch nach $1^1/_2$ Std). Im Phasenmikroskop (Abb. 114b) erscheinen die Kerne nach 5 Std diffus getrübt, während die Kernmembran schon nach 2 Std abnorm deutlich erscheint. Die körnige Struktur des Protoplasma ist nach 5 Std auch im gefärbten Schnitt erkennbar, nach 20 Std ist sie aber wesentlich deutlicher. Das Protoplasma ist zudem stark eosinophil, die Kerne zeigen in einzelnen Nephronen, besonders aber in den Hauptstücken, beginnende Karyorrhexis, die restlichen Tubuli weisen pyknotische Kerne auf (Abb. 114c). In dieser Phase beginnt sich die äußere Verfettungszone unter der Kapsel auszubilden, auch beginnen jetzt Leukocyten einzuwandern. Die Verfettungszone beschränkt sich auf die äußerste Randzone; sie entspricht dem relativen Ischämiebereich. Verfettet sind dabei die ungenügend ernährten Tubuli und man findet auch im Interstitium ausgedehnte Nester von fett- und lipoidhaltigen Phagocyten (s. a. Türk 1913).

Einzelne Kerne sind nach 2 Tagen verschwunden, viele Tubuli sind aber immer noch kernhaltig (Abb. 115), insbesondere sind die Sammelröhren recht gut erhalten, auch die Glomerula zeigen keine völlige Nekrose. Eine Dilatation der Tubuli (s. S. 139) hat sich bei

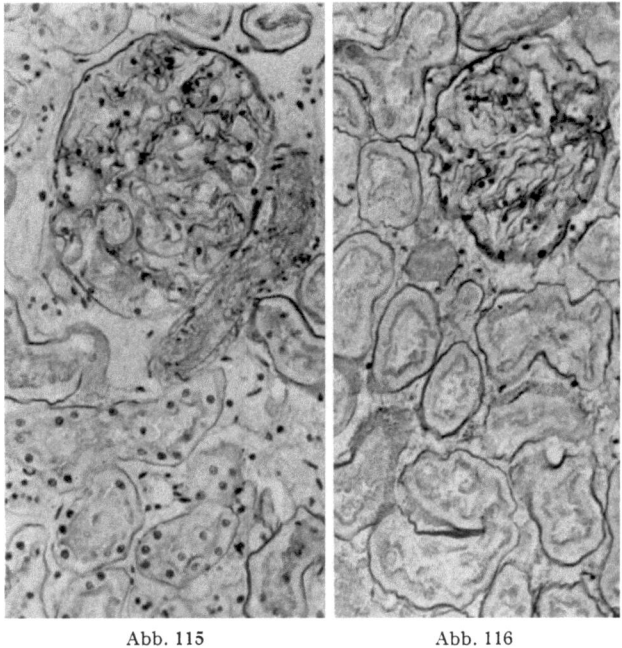

Abb. 115   Abb. 116

Abb. 115. Nierenarterienligatur vor 2 Tagen bei Ratte: Allgemein deutliche Kernpyknose erkennbar; Glomerulumschlingen dilatiert. Vergr. 200mal, PAS

Abb. 116. Wie Abb. 115, jedoch 5 Tage alt. Außer im Glomerulum sind die Kerne nun verschwunden; das Epithel ist sonst noch relativ gut erhalten; Bürstensäume b deutlich. Vergr. 200mal, PAS

unseren Versuchen nicht eingestellt. Der Bürstensaum ist lange erhalten (Zollinger 1948). Nach 5 Tagen enthalten nur noch die Glomerula einzelne Kerne (Abb. 116).

Einzelne Autoren vergleichen das nach temporärer Abklemmung beobachtete histologische Bild mit dem Nierenbild nach Muskelcrush usw. (Hamilton et al. 1948, Daniel et al. 1954, Fajers 1955, Rotter 1958, 1959). Tubulovenöse Aneurysmata entwickeln sich jedoch keine, auch entspricht nach unseren Erfahrungen das Bild nicht demjenigen der Crushniere mit starker entzündlicher Exsudation (s. a. Koletsky 1959).

Die Untersuchung der Enzymstörung hat sich auf diesem Sektor als wenig ergiebig erwiesen, da die cytomorphologischen Störungen vor denjenigen der Enzyme auftreten (Gavan und Kaufmann 1956). Störungen der alkalischen Phosphatase sind nach 4 Std (Goewel und Pichtler 1954, Gavan und Kaufmann 1956), diejenigen der 5-Nucleotidasen nach 2 Std nachweisbar. Auch die Succindehydrogenase soll schon nach 2 Std deutlich gestört sein, während die alkalische Phosphatase nach 6, die Adenosintriphosphatase erst nach 24 Std reduziert ist (RUDOLPH und SCHOLL 1958; Lit. WACHSTEIN und MEISEL 1957). Andere Autoren nehmen allerdings an, daß der Adenosintriphosphatasegehalt am empfindlichsten reagiere (THORN und LIEMANN 1961). Die in Frühphasen (6 bis 24 Std) besonders deutliche Abblassung des Hauptstückprotoplasmas bei HE-Färbung ist möglicherweise eine Folge des Enzym-proteinverlustes der Zellen (BRUNS et al. 1961). — Sehr interessant sind die Speicherversuche (ZIMMERMANN et al. 1960), welche zeigen, daß die Epithelien, bevor sie morphologisch oder histochemisch erfaßbare Veränderungen aufweisen, die Fähigkeit, Trypanblau zu speichern, verloren haben.

Die glomerulären Veränderungen sind weniger gründlich untersucht worden als die tubu-lären. Die Endothelkerne der Glomerula zeigen erstmals nach $3^1/_2$ Std phasenoptisch nach-weisbare Pyknosen, im gefärbten Schnitt nach 5 Std (SHEEHAN und DAVIS 1958: 6 Std). Elektronenoptisch findet sich vor allem das Deckepithel geschädigt. Die Fußprozesse sind noch relativ intakt; die Mesoangiumzellen durchbrechen die Basalmembran der Schlingen und die Arteriolen zeigen Degeneration der glatten Muskulatur (THOENES 1962). Neben Kapselproliferation und Schlingenthrombosen (SHEEHAN und DAVIS 1959) beobachtet man gelegentlich Schlingenaneurysmata (SHEEHAN und DAVIS 1959, Lit.). Einzelne glomeruläre Nekrosen lassen sich nach 2 bis 3 Tagen eindeutig nachweisen (BERNSTEIN und WHITTEN 1960).

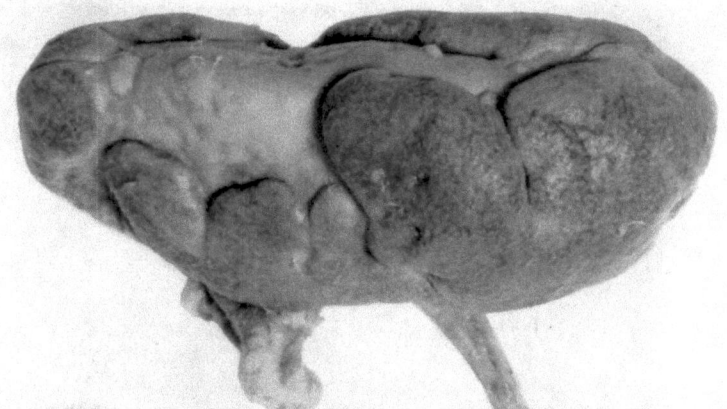

Abb. 117. Ausgedehnte Niereninfarktnarben, 6 Monate nach Entwicklung eines Aneurysma dissecans der Aorta. Die Narbe ist ganz scharf abgegrenzt und stark eingezogen, das anliegende Parenchym fast überhängend

Das Interstitium kann ein geringgradiges Ödem aufweisen, im allgemeinen zeigt es jedoch keine Besonderheiten. Wenn im Versuch die Klemme später wieder entfernt wird, so wird nicht selten eine Intimafibrose gefunden, wie sie auch beim Menschen im vitalen Teil der Arterie beobachtet wird, welche zu einem Infarktbereich gehört. Wir deuten sie als Anpas-sungserscheinung an die hochgradige Verminderung des peripheren Gefäßbettes (s. a. SHEEHAN und DAVIS 1959, s. S. 576). Im Infarkt selbst sind die Gefäße sowohl beim Menschen als auch im Tierversuch (SHEEHAN und DAVIS 1960) lange unverändert, d. h. die Ischämie selbst führt nicht zu einem direkten Gefäßschaden (s. a. SHEEHAN und DAVIS 1960).

Infarkte können auch beim Menschen verkalken und sogar verknöchern, aller-dings ist dies sehr selten, während es bei der Ratte die Regel darstellt (STAEMMLER 1957, GRUHN und FISHER 1960 Lit.). Dabei wird angenommen, daß das prolifera-tive Übergangsepithel (Urothel) des Nierenbeckens die Knochenbildung induziert, so daß sich aus den Fibroblasten Osteoblasten entwickeln (MISHALONY und GILBERT 1957, BRIDGES 1958). Diese Zellen enthalten massenhaft saure Mucopolysaccharide, welche als Austauscher für Kationen dienen, so daß es zu Calciumkonzentration und lokaler Verkalkung kommt (HUGGINS 1931, GRUHN und FISHER 1960). — Die zeitlichen Verhältnisse der Abbauveränderungen in Infarkten hängen im übrigen sehr stark von den Durchsaftungs- und Durchspülungsmöglichkeiten ab (EDER und HAGENMANN 1959).

Die Narbe nach Vollinfarkt (Abb. 117) ist in der Regel differentialdiagnostisch gut abzugrenzen, da sich schemenhaft erkennbare Reste des ehemaligen nekrotischen Parenchyms in Keilform mit dem verschlossenen Gefäß an der Spitze (Abb. 118) noch nach Jahren und Jahrzehnten nachweisen lassen. In diesen Narben können einzelne Mittelstücksprosse am Leben bleiben (Abb. 119) und weiter findet man oft große Gruppen von Lipoidphagocyten im Stroma (Abb. 120). Außerordentliche differentialdiagnostische Schwierigkeiten bereitet hingegen die Narbe nach partiellem Subinfarkt der Niere, da primäre und sekundäre Gefäßveränderungen in diesem Fall oft kaum zu unterscheiden sind. Wenn eigentliches Granulationsgewebe und

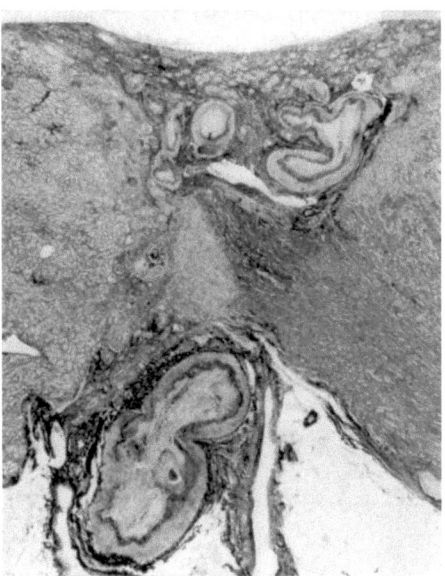

Abb. 118. Alte keilförmige, eingesunkene Infarktnarbe der Niere. Der organisierte embolische Gefäßverschluß ist deutlich erkennbar. Vergr. 7mal, HE-Elastin

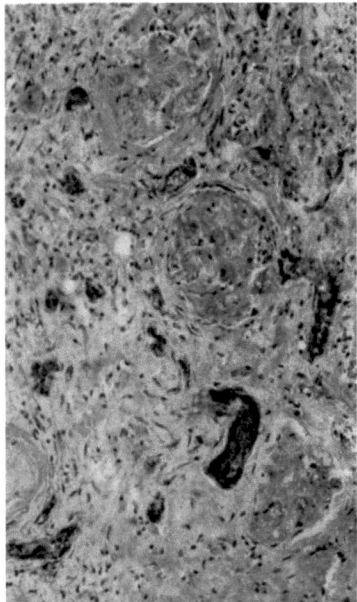

Abb. 119. Überlebende Mittelstücke (dunkel wiedergegeben) in altem Infarktgebiet. Glomerula noch schemenhaft erkennbar. Vergr. 100mal, HE

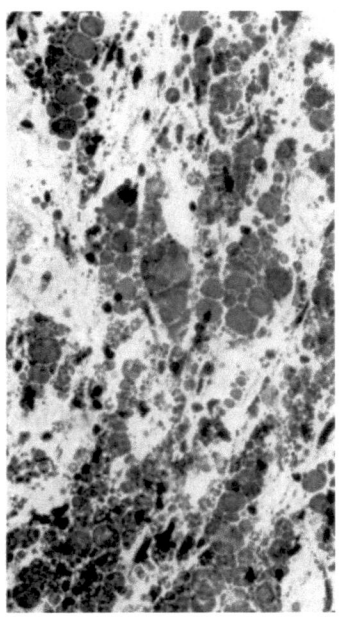

Abb. 120. Radiär verlaufende Straßen von Fettphagocyten in altem Niereninfarkt bedingen die häufig gelbe Farbe alter Infarkte. Vergr. 140mal, Gefrierschnitt-Sudan

Reste von zerstörenden Granulomen nicht nachzuweisen sind und schwere lokalisierte Gefäßveränderungen bestehen, so wird man mit großer Wahrscheinlichkeit auf eine arteriosklerotische Narbe schließen können. — Eigentliche Infarktschrumpfnieren sind im übrigen ein eher seltener Autopsiebefund (BATZEN-SCHLAGER et al. 1962: 7 auf 4234 Autopsien).

b) Der relative oder inkomplette Niereninfarkt (Subinfarkt)

Wird die Nierenarterie nur hochgradig eingeengt (Arteriosklerose, Tumoreinbruch, Thrombose usw.), so entwickelt sich ein Bild (Abb. 121), das auch experimentell durch subtotalen Arterienverschluß oder durch intermittierende Totalverschlüsse (SHEEHAN und DAVIS 1960) erzeugt werden kann. Dabei gehen die besonders stark Sauerstoff verbrauchenden Hauptstücke weitgehend zugrunde oder

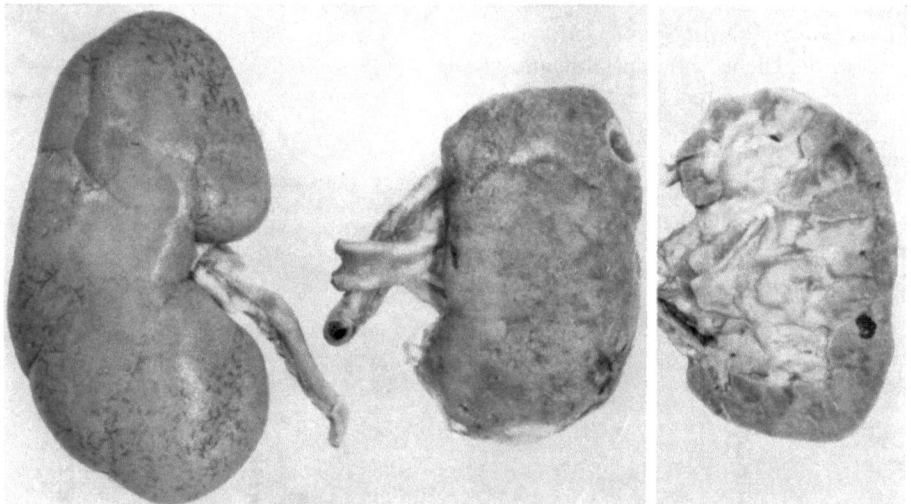

Abb. 121. Zentralvasculäre Schrumpfniere (sog. chronischer Subinfarkt) der rechten Niere bei subtotalem thrombotischem Arterienverschluß; die Oberfläche glatt, die Zeichnung verwischt. Links die unveränderte Gegenniere

zeigen eine unspezifische Umwandlung in große, helle, in ganz kleine Tubuli bzw. solide Stränge angeordnete Gruppen (Abb. 122; sog. ,,endocrine kidney": SELYE und STONE 1946, ROBERT 1954). Ob es sich dabei tatsächlich um eine Fehldifferenzierung im Sinne des Überlebens der fraglich endokrin aktiven Mittelstückssprosse von BECHER (s. S. 20) handelt (SELYE und STONE 1946, SIMONSEN 1950) oder ob nur eine Entdifferenzierung der ungenügend ernährten Hauptstücke vorliegt (BOHLE et al. 1954, STAEMMLER 1957) ist nicht entschieden. Auffällig ist jedenfalls die Tatsache, daß derartige Tiere im Versuch fast stets eine renale Hypertonie aufweisen. Die distalen Tubuli und vor allem die Sammelröhren bleiben relativ gut erhalten, weshalb makroskopisch vor allem eine Rindenverschmälerung auffällt (Abb. 123).

Derartige Veränderungen können nur einzelne Sektoren der Niere oder auch eine ganze Niere befallen. Im letzteren Fall bietet sich das Bild einer kleinen, ziemlich glatten und eher blassen vasculären Schrumpfniere. Die Glomerula stehen auffällig nahc beisammen und zeigen stets das Bild einer schweren ischämischen Glomerulonephrose. Ähnliche Bilder können auch im Tierversuch erzeugt werden, wenn bei Arterienligatur die Kollateralen beim Kaninchen nicht ligiert werden (SHEEHAN und DAVIS 1959), so daß Blut aus den Kollateralen in den Infarktbereich einströmt und das celluläre Leben noch einigermaßen ermöglicht.

Die peripheren Nierengefäße sollen nach den einen Autoren im inkompletten Infarkt unverändert sein, was nach dieser Meinung bestätigen würde, daß die Ischämie allein keinen Gefäßschaden hervorrufen könne (SHEEHAN und DAVIS

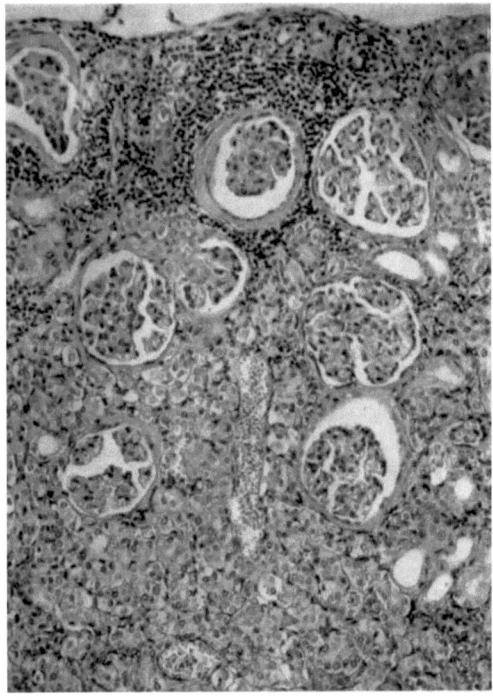

Abb. 122. Äußere Rinde bei vasculärer Schrumpfniere. Es handelt sich um einen chronischen Subinfarkt, wobei die Glomerula relativ gut erhalten bleiben und die Mittelstücke das Bild ausgedehnter Sproßbildungen erkennen lassen; daneben auch ausdifferenzierte Tubuli erkennbar. Das Bild entspricht demjenigen der sog. „endokrinen Niere". Vergr. 120mal, HE

1960), doch beschrieben dieselben Autoren (1959) eine eindeutige Endarteriitis proliferans nach temporärer subletaler Ischämie. Im Infarktrand, in welchem ja sehr ähnliche Verhältnisse wie beim inkompletten Infarkt bestehen, kann jedenfalls in der perakuten Phase eine sehr starke Insudation von plasmatischen Eiweißbestandteilen in die inneren Schichten der Gefäßwand beobachtet werden. Daraus entwickelt sich später eine Intimaproliferation der Gefäße, die zur Obliteration führen kann (ROTTER 1949, KINCAID-SMITH 1955, s. S. 576). Diese Gefäßveränderungen sind von großer Bedeutung, da sie auch in pyelonephritischen Schrumpfnieren gefunden werden (s. S. 452). — Bei hochgradiger Nierenarteriendrosselung während 3 Tagen bis 5 Wochen ergibt nachträgliche Tuscheinjektion eine schwere Ischämie der äußeren Rinde und des Marks, während die mittlere Rinde am besten ernährt geblieben ist. Diese Veränderung wird auf Spasmen der dünnen Arteriolen

zurückgeführt (HERDMAN und JACO 1950). — Die durch eine subtotal verschließen-
de Aortenklemme während 20 bis 40 Tagen experimentell erzeugte ischämische
Atrophie soll in 8 Tagen reversibel sein (OMAE und MASSON 1960), während die
ischämische Schrumpfniere, welche im Tierversuch bei der Ratte erzeugt wurde

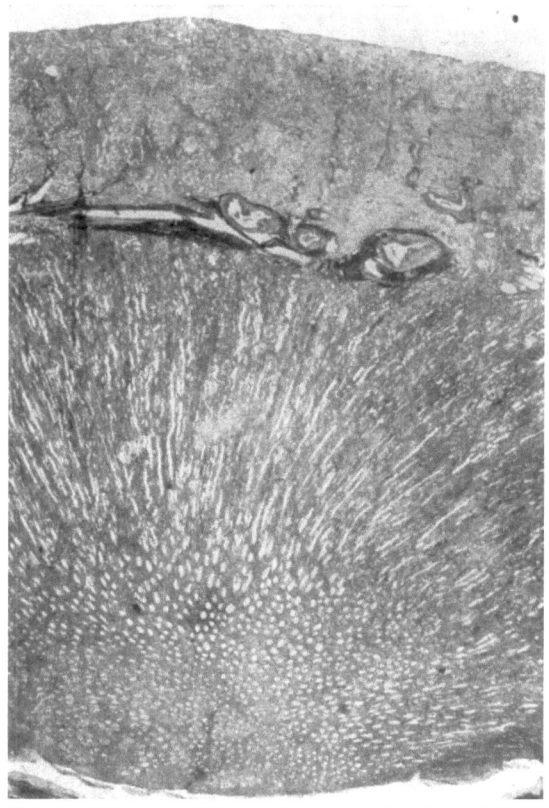

Abb. 123. Vasculäre Schrumpfniere ohne Nekrosen bei subtotalem Verschluß der Arteria renalis. Das
Mark fast unverändert, die Rinde hochgradig geschrumpft. Vergr. 5mal, van Gieson

(HUBER 1960 Lit.; Abb. 124), absolut irreversiblen Charakter hat. Wir führen dies
auf die irreversible Parenchymschädigung zurück, während andere (KLAPPROTH
et al. 1959) annehmen, die inzwischen eingetretene kompensatorische Hypertrophie
der Gegenniere sei für das Fehlen eines Regenerationsstimulus verantwortlich. —
   Auch bei der Sichelzellanämie, die bei 6 bis 9% der Neger beobachtet wird,
soll die chronische Nierenschädigung mit deutlicher Konzentrationsverminderung
auf einer Nierenischämie beruhen (BERNSTEIN und WHITTEN 1960, TELLEM 1957),
indem es durch Verstopfung der Glomerulumschlingen durch Sichelzellen zu einer
starken Nierenschwellung einerseits (TELLEM et al. 1957) und zu interstitiellem
Stauungsödem, übergehend in Narbenbildung andererseits kommen soll.
   In Infarktschrumpfnieren und Nieren mit totalen Subinfarkten werden aufgepfropfte pyelonephritische Veränderungen recht häufig beobachtet, so daß schlußendlich die Differentialdiagnose zwischen diesen beiden Affektionen fast unmöglich

wird, wenn nicht die Altersbestimmungen der pyelonephritischen Veränderungen einerseits und des Gefäßverschlusses andererseits eine deutliche Diskrepanz ergeben.

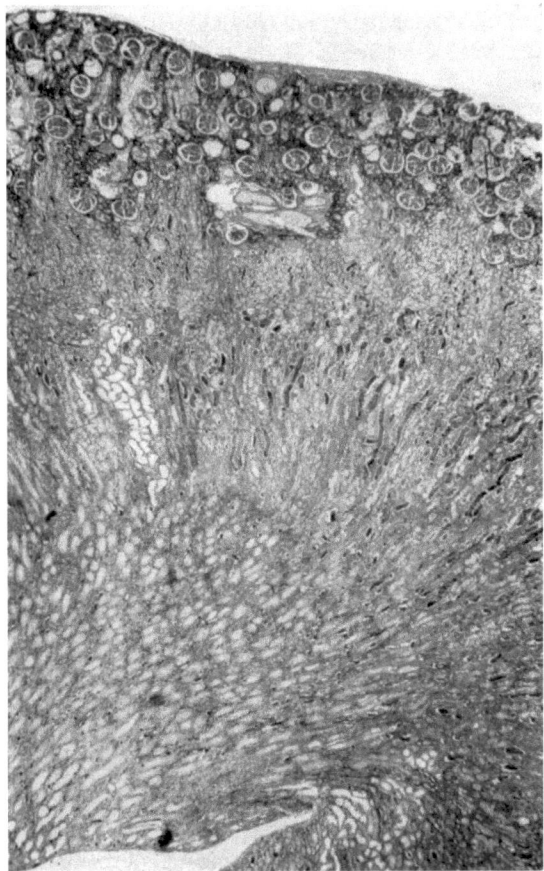

Abb. 124. Schrumpfniere bei der Ratte nach Arteriendrosselung. Wie beim Menschen ist die Papille relativ gut erhalten, die Rinde hochgradig geschrumpft, und zwar vor allem auf Kosten der Tubuli, während die Glomerula gut erhalten sind (vgl. Abb. 122 und Abb. 123). Vergr. 20mal, van Gieson

c) Funktionelle Folgen der Ischämie

Niereninfarkte treten vor allem bei Herzpatienten mit Vorhofflimmern sowie bei Herzinfarkten auf. Sie äußern sich in plötzlichem Flankenschmerz, der 2 bis 4 Tage dauert und in 50% der Fälle von Hämaturie begleitet ist (Lit. TEPLICK und YARROV 1955, MILLIEZ et al. 1956). Eine Albuminurie wird kaum je vermißt. Nach etwa 2 Tagen treten Fieber und Leukocytenerhöhung in Erscheinung; das retrograde Pyelogramm bleibt unverändert.

Bei Totalinfarkt ist die entsprechende Niere mit Hilfe des intravenösen Pyelogrammes nicht darstellbar. Entscheidend für die Diagnose ist heute die Aortographie, welche z. B. in einem Fall bei einem 16jährigen Patienten zur Entdeckung eines thrombosierten Aneurysma führte, welches operativ geheilt werden konnte (MOGG 1957, GELLMAN 1958).

Beim Subinfarkt oder nach temporärer Ischämie ist vor allem die Konzentrationsfähigkeit der erkrankten Niere reduziert (GELLMAN 1958). Die PAH-Klärwerte sind stark vermindert, was auf einen ischämischen Tubulusschaden hindeutet. Die übrigen Clearancemethoden sind bei der schweren Ischämie nicht verwendbar (SELKURT 1945a, b, 1951). Nach temporärer Gefäßabklemmung erholt sich die Plasmadurchströmung relativ bald wieder, jedoch ist die Kreatininresorption und die PAH-Exkretion durch die Tubuli stark reduziert, was die gelegentlich beobachtete Azotämie erklärt (PHILLIPS und HAMILTON 1948).

Im Tierversuch wird gelegentlich eine Polyurie mit vermehrter Natriumausscheidung beschrieben (FAJERS 1956). Experimentell scheint die Hühnereiweiß-Rückresorption (hyalintropfige Veränderung der Hauptstücke) noch empfindlicher zu sein als die Trypanblauspeicherung (ROTTER 1959, ROTTER et al. 1962).

In funktioneller Hinsicht ist nekrotisches Nierengewebe nicht von Belang, von großer Bedeutung kann dagegen die ischämisch geschädigte, jedoch noch knapp überlebende Randzone sein (Subinfarkt), denn hier besteht eine deutliche Durchblutungsdrosselung. Damit ist zum mindesten die Möglichkeit einer renal ausgelösten Hypertonie geschaffen. Tatsächlich wird bei sehr ausgedehnten Infarkten mit breiten roten Randzonen sowie vor allem auch bei Nieren mit Subinfarkten häufig eine Hypertonie temporär oder andauernd beobachtet (BUMPUS 1944, BLAHD et al. 1952, CHAMBERS 1956, HANDLER 1956, McCORMACK et al. 1958, SHACKSMITH und WILSON 1959, GORE und COLLINS 1960, LEFÈBVRE und GENEST 1960, STRANDNESS et al. 1960, WOLLHEIM und MOELLER 1960: Gute Tabelle des Schrifttums, ALEXANDER et al. 1961 Lit.). Der Blutdruckanstieg 1 Tag bis 5 Monate nach plötzlichem Auftreten von Lendenschmerzen und Hämaturie soll diagnostisch beweisend sein für die Annahme eines akuten Nierenarterienverschlusses (WETZELS und HERMS 1959). Umgekehrt können aber auch Totalinfarkte gelegentlich ohne Hypertonie verlaufen (BIRKS 1954 Lit.). Autoptisch wird bei Infarkthypertonie auf der Seite des Arterienverschlusses peripher entweder überhaupt keine Nierengefäßerkrankung beobachtet oder dann höchstens eine benigne Arteriosklerose, kombiniert mit Anpassungsintimafibrose, während die Gegenseite nicht selten eine Arteriolonekrose (maligne Nephrosklerose) aufweist (s. a. LAFORET 1953). Fälle von subtotalem Verschluß der Arteria renalis durch Embolus oder Thrombose konnten klinisch exakt verfolgt werden. Sie zeigten einen rapiden Blutdruckanstieg vom 3. Tag an mit Maximum nach 3 Wochen, in welchem Moment in einzelnen Fällen der Tod erfolgte (WAINWRIGHT 1949, PRINZMETAL 1952). Häufig wird bei doppelseitigem Verschluß zuerst eine Phase des Schmerzes, dann eine solche der schweren Hypertonie und schließlich Urämie beobachtet (HELANDER 1953 Lit.). In anderen derartigen Fällen konnte die Hypertonie durch Entfernung einer hochgradig ischämischen Niere noch nach Monaten vollkommen behoben werden [SHEA et al. 1948, BOURNE et al. 1954, HUNTER und McELMOYE 1956, HALLER 1957, HALLER et al. 1957, McCORMACK et al. 1958, WILKEY et al. 1961 (95% geheilt), eigene Beobachtungen]. Es sind auch Fälle bekannt, in denen eine solche Hypertonie noch bis zu 15 Jahre nach Beginn operativ behoben werden konnte (GELLMAN 1958 Lit.). Diese Form der Hypertonie scheint aber doch relativ häufig zu einer malignen hypertensiven Vasculopathie (maligne Nephrosklerose FAHR) in der Gegenniere zu führen (SAPHIR und BOLLINGER 1940, BAUER und FORBES 1952 Lit., GELLMAN 1958 Lit., HELANDER 1959). Weiter spricht für einen

direkten Zusammenhang zwischen lokalisierter schwerer Nierenischämie und
Hypertonie die Beobachtung, daß bei 36 Patienten, bei welchen eine akzessorische
Nierenarterie operativ ligiert wurde, sieben unmittelbar nach der Operation eine
Hypertonie aufwiesen, eine davon konnte durch Nephrektomie geheilt werden
(BOEMINGHAUS und GÖTZEN 1952). Eine weitere sehr wesentliche Stütze für die
These bilden die experimentellen Befunde, wobei insbesondere die Amerikanerin
LOOMIS 1946 (LOOMIS und JETT-JACKSON 1942) bei der Ratte durch Erzeugung
von subtotalen Niereninfarkten eine schwere Hypertonie hervorbringen konnte.
Die Autorin nahm an, daß vasopressorische Substanzen durch Kollateralgefäße
ausgeschwemmt würden und zur Hypertonie führten (s. a. KLAPPROTH et al. 1959).
Solche Substanzen konnten auch in einem Fall von hypertensiver Nierenembolie
im Nierenperfusat nachgewiesen werden (PRINZMETAL et al. 1942). Totalinfarkte
ganz ohne vitales Gewebe scheinen aber nicht zur Hypertonie zu führen (LOOMIS
1946, MEYER und AHNFELDT 1952, GELLMAN 1958).

d) Die Ursache der Nierenischämie[1]
1. Mechanische Ursachen

Basierend auf den von VIRCHOW 1857 schon deutlich erkannten Gefäßverhält-
nissen der Niere (Vasa recta spuria et vera usw.) bis zu den neueren Zusammenfas-

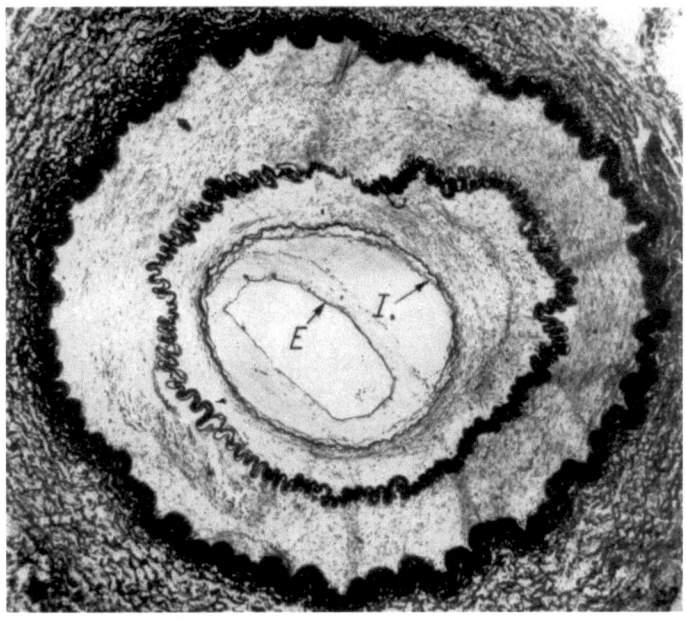

Abb. 125. Querschnitt durch die Arteria renalis, distal von subtotalem thrombotischem altem Verschluß:
Reaktive Intimafibrose. Neubildung einer zarten Elastica interna *(I)* und hochgradigem Ödem zwischen
dieser und dem Endothel *(E)*. Vergr. 29mal, Elastin

sungen (VON KÜGELGEN et al. 1950 Lit.) muß die Morphologie eines Niereninfarktes
zwangsläufig eine bestimmte Verschlußstelle im Arteriensystem ergeben. Ursächlich

[1] Lit. YUILE 1944, MILLIEZ et al. 1956, GELLMAN 1958, McCORMACK et al. 1958, CARSTENSEN
und LUTZEYER 1961.

überwiegen bei den Verschlüssen bei weitem die Embolien, an zweiter Stelle folgen die Thrombosen und an dritter arteriosklerotische Platten und andere primäre Gefäßerkrankungen. Dem Subinfarkt einer ganzen oder größerer Teile einer Niere dagegen liegt nach unseren Beobachtungen in der Mehrzahl der Fälle eine primäre Gefäßerkrankung mit sekundärer Thrombose zugrunde (langsamer Verlauf!). In unserem eigenen Beobachtungsgut fanden wir auf 10 000 Autopsien 49 einseitig vasculäre Schrumpfnieren, wovon 65,3% eine schwere Hypertonie aufwiesen. Das Verhältnis von Frauen zu Männern betrug 29:20, linke Seite zu rechter Seite = 27:22. Als Ursache fand sich 24mal eine schwere Arteriosklerose am Abgang oder im Hauptast der Arteria renalis, 12mal eine Arterienthrombose bei Arteriosklerose, 7mal eine massive Embolie der Arteria renalis, 4mal periphere Nierenarteriosklerose und 2mal eine alte Venenthrombose. — Distal vom Verschluß findet sich in der Regel eine schwere sekundäre Intimafibrose (Abb. 125; s. a. S. 576). Wenn auch die beidseitigen Nierenleiden berücksichtigt werden, so fanden sich total 143 schwere vasculäre Nierenleiden auf 10 000 Sektionen, davon 31 Thrombosen des Stammes der Arteria renalis.

α) Nierenarterienembolien als Ursache von Niereninfarkten

In unserem eigenen Beobachtungsgut beruhen 89% sämtlicher Niereninfarkte (unsichere Infarktnarben ausgeschlossen) und „Subinfarkte" auf Embolie (Abb. 126): 13% bei Endokarditis, 8% bei Vorhofflimmern und die restlichen 79% bei

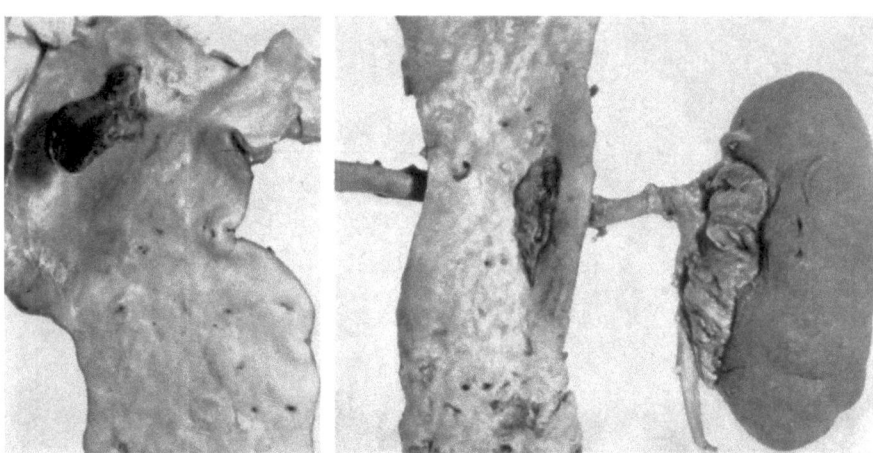

Abb. 126. Alte Nierenarterienembolie mit vasculärer, zentral bedingter Schrumpfniere und Hypertonie. Streuquelle des Embolus: Flottierender alter Thrombus im Aortenbogen (→)

Herzinfarkt. Jedenfalls steht die primäre Herzläsion bei weitem im Vordergrund als Ursache der Niereninfarkte (MEYER und AHNFELDT 1952, WETZELS und HERMS 1959). Die Nieren sind umgekehrt die häufigste Infarktlokalisation bei Parietalthrombose des Herzens (MOPPERT 1962: 114 auf 862 Fälle). Die gekreuzte Embolie des großen Kreislaufes befällt in rund einem Drittel der Fälle die Nieren (GILL und DAMMIN 1958), die Diagnose sollte jedoch ohne wesentliche Rechtshypertrophie des Herzens nicht gestellt werden. Beim Neugeborenen werden embolisch bedingte anämische Niereninfarkte ebenfalls gelegentlich beobachtet; meist handelt es sich um Thrombusteile, welche aus dem Ductus arteriosus stammen (ZUELZER et al. 1951). — Atheromatöse Embolien, d. h. abgeschwemmte Massen arteriosklero-

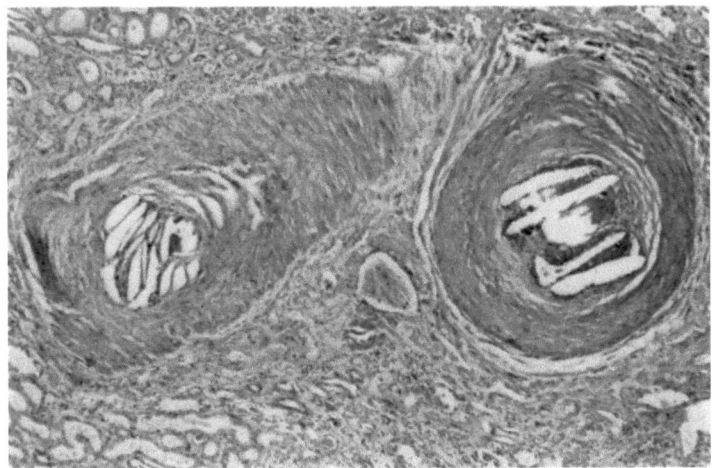

Abb. 127. Alter embolischer Verschluß der Arteria arciformis durch abgeschwemmte Cholesterinmassen bei schwerer geschwüriger Aortenarteriosklerose. Vergr. 50mal, HE

tischer Atherome, werden vor allem in den kleinen Nierenarterien beobachtet (Abb. 127; BAUER und FORBES 1952, GORE und COLLINS 1960 Lit., GREENDYKE

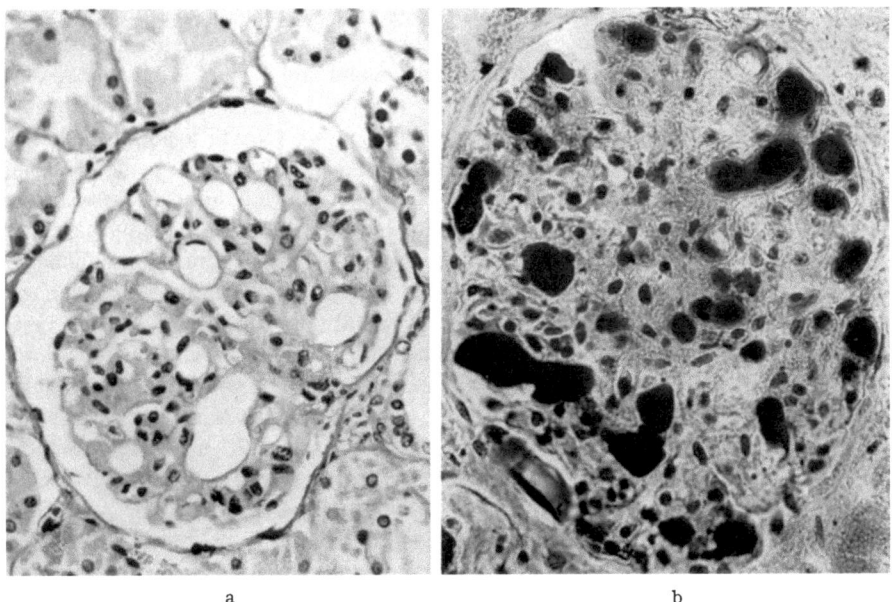

a   b

Abb. 128. Glomerula bei schwerer Nieren-Fettembolie. Vergr. 300mal. a Paraffin-HE, b Gefrierschnitt-Sudan

und AKAMATZU 1960 Lit., HANDLER 1960). Bei schweren Aorten-Arteriosklerosen sollen bei exaktem Durchmustern der Nieren zwischen 3 und 16% der Fälle

10 b*

derartige atheromatöse Embolien aufweisen, bei arteriosklerotischem Aneurysma der Aorta zwischen 4 und 31% (KAPLAN et al. 1962 Lit.). Im Tierversuch (Hetero-injektion) erzeugen die atheromatösen Massen eine schwere Panarteriitis mit Riesenzellbildung (LANGER und SPELSBERG 1959).

Trotz vollkommenem Nierenarterienverschluß braucht es jedoch nicht zur Totalatrophie der Niere zu kommen, z. B. wenn die Arteria spermatica distal von der Stenose aus der Arteria renalis entspringt, so daß ein Kollateralkreislauf möglich wird (persönliche Mitteilung von Prof. SCHORN, Gießen).

Die klinische Diagnose eines Arterienverschlusses kann bei funktionsloser Niere und Nichtdarstellung der Niere im intravenösen Pyelogramm eindeutig nur durch die Arteriographie gesichert werden (STRANDNESS 1958). Dieselbe ist aus diesem Grunde bei allen Hypertonikern unter 25 Jahren, bei welchen keine primäre Glomerulonephritis angenommen werden muß und bei allen über 50jährigen mit schwerer diastolischer Hypertonie angezeigt (DE CAMP und BIRCHALL 1958).

Interessant ist die Tatsache, daß die Fettembolie der Nieren höchstens zu kleinen sekundären Fibrinthromben in den Schlingen führt (WALER 1943, SCHÜT-TERLE et al. 1963), was wir selbst allerdings an 32 Fällen nie feststellen konnten (Abb. 128). Auch fanden wir in keiner der Beobachtungen Infarkte bedingt durch den Fettverschluß kleiner Gefäße (s. a. CARVER 1951 Lit.).

β) Arterielle Thrombose als Ursache von Niereninfarkten

Während die Thrombose intrarenaler Arterienäste nur sehr selten zu isolierten In-farkten führt (FAHR 1925), spielt diese Pathogenese sehr wahrscheinlich im Rah-men der Nierenrindennekrose sowie der thrombotischen Mikroangiopathie eine ganz bedeutende Rolle. Hier sollen uns vor allem die Thrombosen der Arteria renalis selbst und ihrer extrarenal liegenden Hauptäste beschäftigen. Gelegentlich handelt es sich um Aortenthrombosen bei schwerer Arteriosklerose, welche auf die Nierenarterie übergreifen, wobei dann nicht selten beide Arterien befallen sind (CHAMBERS 1956). Über die Häufigkeit der Nierenarterienthrombose bestehen keine uns bekannten Untersuchungen; die einen Autoren bezeichnen sie als ausgesprochen selten (SARRE 1959), die andern — denen wir uns anschließen — als häufiger, als dies allgemein angenommen wurde (SMIRK 1957). Besonders die langsam entstehenden Thrombosen (Abb. 130a) führen auffällig oft zu einer rasch ansteigenden malignen renalen Hypertonie, die operativ geheilt werden kann (WILKEY et al. 1961 Lit.; s. S. 148, 651; SHEA et al. 1948). Die klinische Diagnose ist heute mit Hilfe der Aortographie ohne weiteres möglich (REUBI 1960). In den meisten Fällen handelt es sich um alte Leute zwischen 70 und 80 Jahren mit schwerer Arteriosklerose der Nierenarterie. Während wir die Arteriosklerose als primär auffassen, glaubt HEARD (1949), daß die in 34% der über 40jährigen Patienten bei Autopsien gefundenen wandständigen Thromben im allgemeinen Arteriensystem als primäre Ursache der Arteriosklerose aufzufassen seien.

Die Erfahrung zeigt, daß die Arteria renalis eine wesentliche Reduktion des Außendurchmessers im Verlaufe der Thromboseorganisation durchmacht (Abb. 129). In einzelnen Fällen kann auch eine Thrombose der Aorta abdominalis zu Nierenischämie mit sekundärer Hypertonie führen; operative Heilung dieser Form ist ebenfalls möglich (SHACKSMITH und WILSON 1959 Lit.).

γ) *Reine Arteriosklerose*

Eine reine Arteriosklerose bedingt nicht selten eine vasculäre Schrumpfniere (Abb. 130b; s. S. 150). Oft finden sich noch Thromben oder intramurale Blutungen (Abb. 130a, c), letztere können sich in seltenen Fällen in Form eines Aneurysma dissecans in den Wandschichten ausbreiten (Abb. 130c). Unsere von GYÖRI (1952) mitgeteilten Befunde zeigen ferner, daß Nieren mit Doppelarterien besonders häufig vasculär bedingte ischämische totale oder subtotale Infarkte aufweisen. Ein Zusammenhang zwischen dem verminderten Einzeldurchmesser der Doppelarterien (im Vergleich zu demjenigen einer Einzelarterie) mit der verstärkten Arteriosklerose (mit oder ohne Thrombose) muß unbedingt angenommen

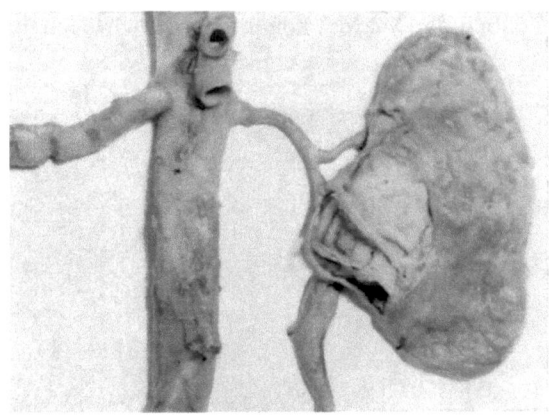

Abb. 129. Alte Nierenarterienthrombose rechts, subtotal verschließend. Zentral bedingte vasculäre Schrumpfniere mit Hypertonie. 50jähriger Mann. Die deutliche Umfangverminderung der rechten Nierenarterie im Vergleich zur linken wird als sekundäre Veränderung häufig beobachtet

werden. Diese Zusammenhänge sind vermutlich auch zur Erklärung von Ischämiebezirken im Bereich von akzessorischen Nierenpolarterien heranzuziehen.

δ) *Der traumatische Niereninfarkt*

Traumatische Niereninfarkte sind sicher ein seltenes Vorkommnis, doch besteht schon eine ganz ansehnliche Sammlung derartiger Fälle in der Weltliteratur (REXFORD und CONNOLLY 1945, CARVER 1951, BIRKS 1954, LICHTENHELD und AXLER 1958, LICHTENHELD et al. 1961). In drei eigenen Beobachtungen zeigten Stufenschnitte, daß die Arteria renalis bzw. einer ihrer Äste angerissen war (s. a. BIRKS 1954), so daß sich eine sekundäre Thrombose entwickelt hatte. Hypertonie fand sich nur in zwei der drei Fälle. In zwei weiteren Fällen nach Pyelotomie bzw. nach Nierenbeckenplastik wurde ebenfalls eine arterielle Thrombose gefunden, ohne daß die Verletzungsstelle der Arterie nachgewiesen werden konnte. Ferner beobachteten wir einen ausgedehnten Niereninfarkt nach traumatischem Aneurysma dissecans (Abb. 130d). Bei Schußverletzung wird auch ein „arterieller Schock", ausgelöst durch den Sog hinter dem Geschoß, in Erwägung gezogen (STRANDNESS et al. 1960). LICHTENHELD et al. (1961) fanden einmal eine Arterienthrombose, einmal führen sie den Infarkt auf einen Spasmus zurück.

ε) *Weitere Ursachen der Niereninfarkte*

Rupturierte Aneurysmata der Nierenarterie können ebenfalls zu Infarkten führen (DOOLAN et al. 1960). Wir sahen einen totalen Subinfarkt der Niere, ausgelöst durch Tumordruck auf die Arteria renalis. Weiter stellen sich nicht selten nach Operationen an der Bauchaorta distal vom Abgang der Nierenarterie Infarkt-

bildungen der Niere mit Anurie ein (Vasospasmen; DOOLAN et al. 1960). Als sicher
kann heute angenommen werden, daß rein funktionelle spastisch-neurogene Arte-
rienstörungen zu ischämischen Nierenläsionen führen können (s. S. 155). Die Frage
ist nur, ob die Schäden so schwer sein können und so lange dauern, daß es zum
Vollbild der Nekrose kommt, woran wir doch starke Zweifel hegen.

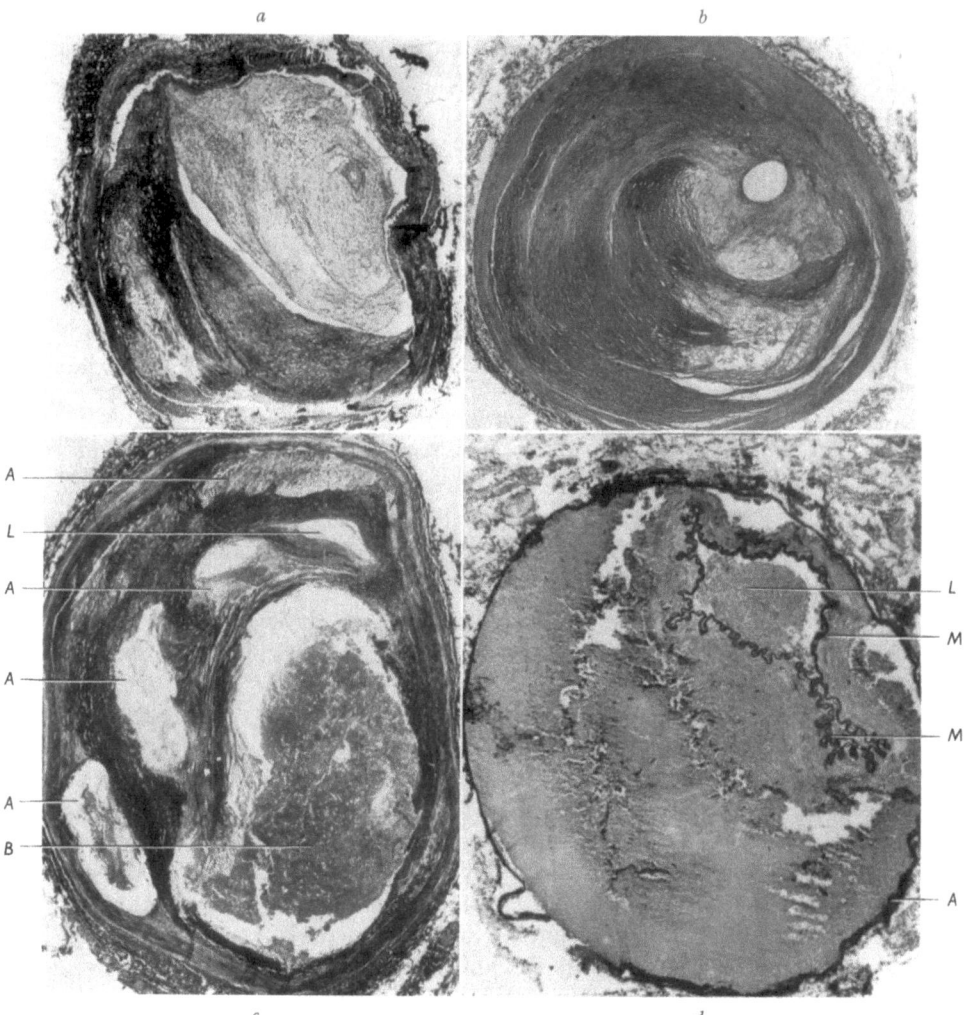

Abb. 130a. Alte organisierte Nierenarterienthrombose. Vgl. Abb. 129. Vergr. 15mal, van Gieson

Abb. 130b. Reine Arteriosklerose der Arteria renalis mit höchstgradiger Lumeneinengung. 53jähriger
Mann mit renaler Hypertonie. Vergr. 15mal, van Gieson

Abb. 130c. Aneurysma dissecans mit hochgradiger Kompression des Restlumens der Arteria renalis (L)
durch massive intramurale Blutung (B) bei hochgradiger Arteriosklerose. A Wandatherome. Vergr.
15mal, van Gieson

Abb. 130d. Traumatisch bedingtes Aneurysma dissecans einer Nierenarterie mit Totalinfarkt der Niere.
Blutmassen zwischen der Adventitia (A) und der blaßgetönten abgelösten Media (M). L Lumen der
Arterie. Vergr. 8mal, Elastin

2. Die funktionell, nicht mechanisch bedingte Ischämie der Niere

λ) *Die Niere bei Schock* [1]

Die Niere ist normalerweise ein außerordentlich blutkonsumierendes Organ, bezieht sie doch zwischen einem Drittel und einem Viertel des Minutenvolumens und verhält sich also wie ein arteriovenöses Aneurysma. Bei plötzlichem Ausfall dieser Durchblutung sind fundamentale Störungen zu erwarten, insbesondere auch, da der Körper bei Notzuständen vor allem diese Durchblutung drosselt und damit auch die ernährende Durchblutung der Niere unterbricht. Nachdem VAN SLYKE (1948) den Begriff der Schockniere geschaffen hatte, wurde allmählich immer klarer, daß bei protrahiertem Schock eine schwere ischämische Nierenläsion beobachtet werden kann. ROTTER (1959) bezeichnet sie als spezifische ischämische Nephrose. Auf der andern Seite aber hat sich doch gezeigt, daß eine *reine* Schockniere ohne weitere Kombinationsschäden nicht zum Tod führt (ZOLLINGER 1962; allg. Diskussion s. SARRE und ROTHER 1962, MUNCK et al. 1962). Auch ist die reine Schockniere wahrscheinlich nie irreversibel (FRIEDBERG und SCHÄFER 1962). Interessant ist auch die Beobachtung, daß bei Nierenveränderungen, welche denjenigen der sog. „Schockniere" entsprechen, ein klinischer Schock nicht unbedingt vorhanden gewesen sein muß (GABERMAN et al. 1951, BUCHBORN 1962, WOLLHEIM 1962, BALSOV und JORGENSEN 1963). Das relativ neue Krankheitsbild des Endotoxinschocks bei gramnegativen coliformen Erregern (SPINK 1962) zeigt als häufigste Erscheinung eine Niereninsuffizienz, wobei aber selbstverständlich außer hämodynamischen Schäden auch toxische in Betracht gezogen werden müssen (s. S. 176). Experimentell ist durch reine Schockerzeugung ein der menschlichen Niereninsuffizienz analoges Zustandsbild nicht zu erzeugen (KRAMER und DEETJEN 1962).

Histologisch werden die Glomerula entweder elektronenoptisch unverändert gefunden (DALGAARD 1960) oder es werden Schwellung von Endothel und Deckzellen sowie Membranveränderungen beschrieben (ROLLHÄUSER und VOGELL 1960). Gelegentlich kann man auch lichtoptisch eine Verbreiterung der Basalmembran nachweisen (s. S. 180; s. a. STUEBER et al. 1960, SUDA 1962). Entsprechend wird auch experimentell eine Permeabilitätsstörung der Schlingen beobachtet (STAEMMLER 1957).

Das Hauptstückepithel ist zuerst deutlich geschwollen, später etwas abgeflacht (Abb. 131, 132). Die Zellkerne sind oft vergrößert (MEYER 1963). — Das Interstitium ist primär unverändert (Abb. 132), später läßt es nach den Angaben von praktisch allen Autoren sowohl empirisch wie auch im Tierversuch bei schwerer Ischämieschädigung der Niere durch Schock ein Ödem erkennen (Abb. 133; RANDERATH und BOHLE 1959 Lit.), welches einen eindeutigen entzündlichen Charakter aufweist (SPÜHLER und ZOLLINGER 1941, BRUN 1954, MOELLER und GABEL 1954, BRUN und MUNCK 1957, ROTTER 1959). Die serös-intertubuläre, nichtgranulomatöse und damit auch nichtdestruktive interstitielle Nephritis ist beim Zustandekommen der intrarenalen Drucksteigerung, besonders in der Chromoproteinniere, sicher von größerer Bedeutung als dies allgemein angenommen wird (ZOLLINGER 1952, 1945), da sie die Hauptursache für die Anschwellung des

---

[1] Lit. DUBOIS-FERRIERE 1945, GERSMEYER 1961, FRIEDBERG und SCHÄFER 1962, ROTTER et al. 1962.

Organs bildet (s. S. 409). Nach anderen Autoren allerdings wird die Nieren-schwellung durch die Tubuluserweiterung (Abb. 132) hervorgerufen (ROTTER et al. 1962, SUDA 1962 u. a.; s. S. 139). Jedoch stellt sich eine derartige interstitielle

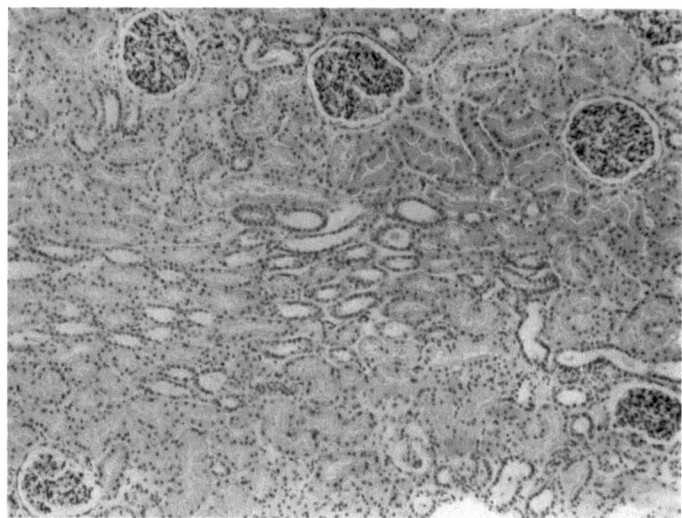

Abb. 131. Tod unmittelbar nach 6 Std dauerndem schwerem Schock. Die Glomerula kollabiert, die Tubuli mit sehr hohem geschwollenem Epithel, Interstitium unverändert. Vergr. 80mal, HE

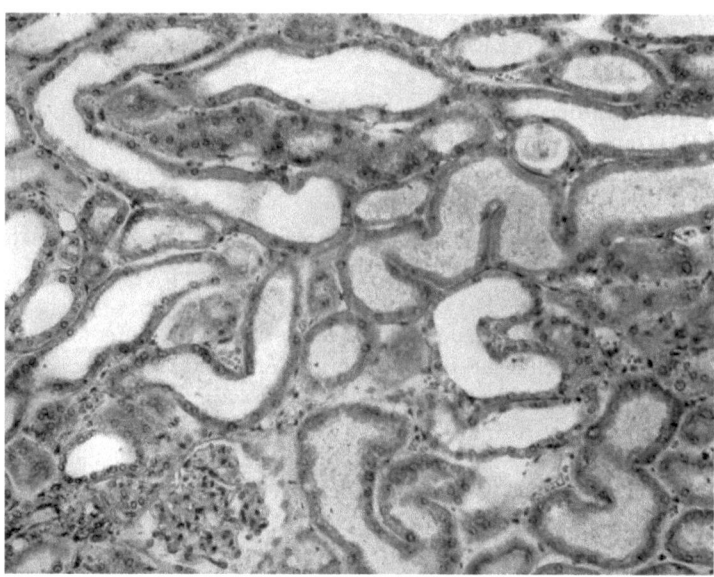

Abb. 132. Starke Lumenausweitung der Tubuli mit Epithelabflachung. Dieses Bild wird häufig als typisch für Schock angesprochen, wird aber auch ohne Schock angetroffen und kann umgekehrt bei schwerstem Schock fehlen. Hier handelte es sich um Tod durch Herzbeuteltamponade bei rupturiertem Herzinfarkt. Vergr. 180mal, HE

Entzündung bei allgemeinen Eigeneiweißvergiftungen in einer großen Zahl der Fälle ein, ohne daß ein Kollaps besteht (ZOLLINGER 1952). Es ist somit fraglich, ob diese seröse intertubuläre Entzündung eine direkte Schockfolge darstellt; eher denken wir an eine indirekte Folge, indem die ischämisch geschädigten Organe Eiweißabbauprodukte in das Blut abgeben, von wo dieselben in das Nierenfiltrat gelangen, um dann rückresorbiert zu werden. Dies erklärt auch die Tatsache, daß eine ganz reine Ischämie viel weniger tubuläre Schäden setzt als eine solche, die mit primärem oder sekundärem Eiweißzerfall kombiniert ist (ZOLLINGER 1952).

Die Vasa recta zeigen bei diesen Fällen in der Regel eine schwere Stase, die bekanntlich von TRUETA et al. (1947) als Ausdruck einer Mehrdurchblutung gedeutet wurde (s. S. 159). Mit DE BAKER (1958) erblicken wir darin jedoch eine reine Stase. Die juxtaglomerulären Zellen der Glomerula (Myoepithel) sollen beim Kreislaufkollaps intakt sein (HUBMANN 1959 Lit.). Eine ausgesprochene Stase der Papille (s. KOLLMANN 1956 u. a.) wird auch nach elektrischer Stimulation der

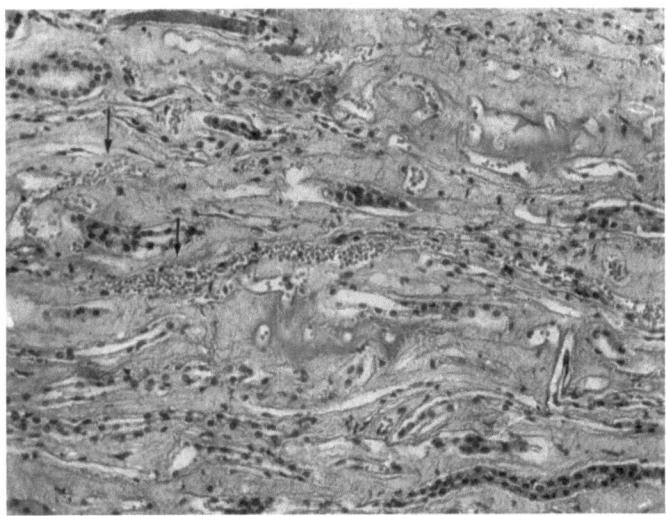

Abb. 133. Schweres Ödem des Interstitium im Bereich der Nierenpapille bei lange dauerndem Kollaps. Deutliche Kompression der Tubuli und der Capillaren. Herdförmige Erweiterung der Capillaren (→), vermutlich durch starke Kompression der distalen Capillarschenkel bedingt. Vergr. 200mal, HE

Nierennerven beobachtet (BLOCK et al. 1952), wobei es ebenso wie bei der Stimulation des Nervus ischiadicus oder der Rückenmarksegmente D 9 bis L 1 oder des Plexus solaris zu kurzer Anurie kommt (KUHLGATZ 1953).

Klinisch findet man bei derartigen Fällen von Schockischämie der Niere nicht selten eine Anurie oder Oligurie, welche zum Teil auf totale Rückdiffusion zurückgeführt wird (EDER 1952; s. S. 46). Auffällig ist allerdings, daß die tubuläre Funktion nicht selten trotz starker Azotämie gut sein soll (GRABER und SEVITT 1959). Nach unseren Erfahrungen mit der Chromoproteinniere, die allerdings nicht einer reinen Schockniere entspricht, erholen sich die tubulären Funktionen, besonders die Harnstoffclearance, außerordentlich langsam im Verlaufe von Monaten, um schließlich in vielen Fällen auf einem subnormalen Wert stehen zu bleiben (EDER 1952).

In pathogenetischer Hinsicht ist vor allem zu berücksichtigen, daß die Nierengefäße, insbesondere anscheinend die Arteriae radiatae (interlobulares), eine Sonderstellung im Rahmen der vasculären Reaktionen einnehmen (HOLLE 1959).

Auch die Vasa recta spielen sicher eine Sonderrolle, besonders wegen ihrer relativen Länge und wegen des Ursprunges der Vasa recta spuria aus den Glomerula. Schon lange ist ja bekannt, daß die ernährenden Markcapillaren (Vasa recta vera) einzeln vorkommen, während die resorbierenden Capillaren büschelweise verteilt sind (Vasa recta spuria; Fuchs und Popper 1938). Es muß angenommen werden, daß die Niere beim plötzlichen Absinken des Minutenvolumens des Blutes, bei allgemeiner akuter Reduktion des Gesamtvolumens sowie bei Versacken des Blutes im peripheren Gefäßbett durch Regulationsmechanismen von der Durchblutung bezüglich ihrer öffentlichen Funktion der Flüssigkeitsausscheidung weitgehend ausgeschaltet wird. Nach Shorr et al. (1951) wird dieses erhaltende Prinzip im Hinblick auf den Gesamtkörper von der Niere selbst produziert (VEM = vaso-exzitatorisches Material), während Leber, Muskel, Milz usw. ein vasodepressorisches Material produzieren. Sehr wahrscheinlich besteht in solchen Schockzuständen auch eine allgemeine Vasoconstriction auf nervöser Basis (Zollinger 1942, Selkurt 1951, Mukherjee 1952, de Wardener 1958), denn die Rindenischämie bleibt nach Denervation der Niere aus (Franklin et al. 1949). Nicht abgeklärt ist die Frage, ob es sich um eine allgemeine Vasoconstriction handelt im ganzen Körper, wobei die Niere nur besonders stark reagiert (Trueta et al. 1947, Zollinger 1952), oder ob es sich um eine ausschließliche Constriction der peripheren Arteriolen (Vasa afferentia; Bing und Knudsen 1954, Kleinschmidt 1959) handelt.

Im Gesamten kann an der Bedeutung der Vasoconstriction[1] für die Niere im Schockzustand nicht gezweifelt werden (s. a. Sarre und Gayer 1959, Rollhäuser und Vogell 1960). Die klinische Erfahrung, daß eine schwere Nierenläsion weitgehend vermieden werden kann trotz Bestehen einer Crushverletzung, wenn genügend Flüssigkeit aufgefüllt wird, kann nur in diesem Sinne gedeutet werden (Block et al. 1952, Allgöwer 1955, Oliver et al. 1957). Neben diesem unbestreitbaren ischämischen Faktor scheinen jedoch auch noch weitere, wie Gewebszerfall, eventuelle Schädigung durch Blut- oder Muskelfarbstoffe oder ikterische Pigmente usw. Berücksichtigung zu verdienen (Spühler und Zollinger 1941, Zollinger 1952, Koslowski 1960). Möglicherweise spielt auch die vor allem von Knisley (1961 Lit.) bei Schockzuständen beschriebene Verklumpung der Erythrocyten in vivo (sludged blood) eine Rolle (Fajers und Gelin 1959). Vereinzelt wird auch die Meinung vertreten, von den Tubulusepithelien ausgeschiedenes Eiweiß (?) führe zu einer Viskositätsvermehrung im Tubuluslumen und bedinge zusammen mit der Einengung des Lumens durch die Epithelschwellung eine Abflußstörung des Filtrates. Der dadurch notwendig gemachte erhöhte Filtrationsdruck soll dann nach dieser These in der ischämischen Niere nicht mehr erreicht werden können, weshalb es zur Anurie komme (Cain und Fazekas 1963). — Weitere Diskussion der „Schockniere" s. S. 47.

Über cerebral bedingte Nierenischämie, zum Teil mit tubulären Nekrosen, wurde verschiedentlich berichtet (Gomöri et al. 1960b, Steinmetz und Killey 1960), während von anderer Seite eine vermehrte Adrenalinwirkung für die Nierenischämie verantwortlich gemacht wird (Moses 1952). Über die hormonalen ischämischen Nierenveränderungen s. S. 224ff.

---

[1] Lit. Lauler und Schreiner 1958.

β) *Zur Frage des sog. Oxford-Shunt*

TRUETA et al. (1946, 1947) zeigten in Tierversuchen, vor allem an Kaninchen, daß bei Schockzuständen röntgenkinematographisch die Nierenrinde blutarm, das Mark blutreich wird. Auf dieser Beobachtung basierend entwickelten sie die These eines wesentlichen Shunts (nachher Oxford-Shunt genannt) durch die juxtamedullären Glomerula unter Ausschließung der Rinde. Da diese Theorie zahlreiche Probleme der Nierenpathophysiologie zu lösen schien, wurde sie allgemein mit Begeisterung übernommen (Lit. ZOLLINGER 1952, STAEMMLER 1957 u. a.). Als weiterer Beweis wurden die Versuche mit relativ großen Glasperlen, welche die Nieren passieren konnten, herangezogen (SIMKIN et al. 1948), doch meldeten sich allmählich immer mehr Stimmen, die gegen die Trueta-Theorie auftraten (ältere Lit. ZOLLINGER 1952; VAN SLYKE 1948, HOEPKER und MEESSEN 1950, SARRE und GAYER 1959 Lit., ROLLHÄUSER und VOGELL 1960 u. a.). Insbesondere wurde festgestellt, daß die vermehrte Ansammlung von kontrastmittelhaltigem Blut in den Papillen nicht ein Beweis für vermehrte Durchblutung ist, denn pathologisch-anatomisch wurde stets das typische Bild einer *Stase* gefunden (BLOCH et al. 1952a, c, DARRIE 1952, ZOLLINGER 1952, HILSCHER 1953 u. a.). Daraus ist auf eine verminderte Durchblutung der Papillen zu schließen, also gerade auf den gegensätzlichen Vorgang wie ihn TRUETA et al. annehmen (ROTHLIN und CERLETTI 1952 u. a.). Ferner ergab sich, daß die Resultate beim Kaninchen auf andere Tiere nicht zu übertragen sind (MOSES und SCHLEGEL 1952, BELLINAZZO et al. 1954).

Allerdings ist nicht zu leugnen, daß in der Niere bestimmte Shunts vorzukommen scheinen (GOMÖRI et al. 1962). Ganz sicher bestehen solche zwischen den Gefäßen der Sinus renales und den Nierenbeckenvenen, möglicherweise auch zwischen den Vasa afferentes und den Nierenvenen (VON KÜGELGEN et al. 1959). Auch Kapselvenenshunts scheinen eine Rolle zu spielen (MOSES und SCHLEGEL 1952). Anscheinend bestehen weitere Kurzschlüsse zwischen den Arteriae und den Venae arciformes (LEFÈBVRE und NIZET 1952; Lit. SPANNER 1937, 1938). Andere Autoren zweifeln, ob überhaupt intrarenale Shunts vorkommen (CONN et al. 1954, EDER 1952). Im übrigen muß berücksichtigt werden, daß die Nierenrindenischämie, welche durch die an sich schönen Versuche von TRUETA et al. eindeutig dargetan werden konnte, Shunts nicht gar zur Voraussetzung hat. So sehr die Truetaschen Untersuchungen die allgemeine Forschung der Nierenpathophysiologie befruchtet haben, so sind heute die Schlußfolgerungen der genannten Oxfordgruppe im ganzen abzulehnen und sicher nicht imstande, die bei Schock beobachteten Nierenläsionen voll zu erklären.

e) **Die Nierenrindennekrose**[1]

Makroskopisch (Abb. 134) erscheint die Niere bei Rindennekrose vergrößert und abnorm leicht dekapsulierbar, die Oberfläche ist glatt, düster blaurot. Auf Schnitt (Abb. 135) zeigt sich, daß diese dunkelrote Färbung meist nur 1 bis 2 mm in die Tiefe reicht, dann folgt eine schmutzig violette, später gelblich trübe, prominente nekrotische Zone, die oft nur bis zur Mark-Rindengrenze reicht, während die Papillen mit ganz wenigen Ausnahmen (Abb. 136) intakt bleiben. Gelegentlich

---

[1] Lit. DUFF und MORE 1941, SHEEHAN und MOORE 1952, LELONG et al. 1955, BOUISSOU und RÉGNIER 1959, GLOOR und THÖLEN 1959.

sind die Nieren, besonders bei Kindern, in den Frühphasen kaum verändert (Eskland und Skogrand 1959) oder sie weisen einzelne erhaltene radiäre Sektoren auf (Duff und More 1941).

Histologisch wird der äußerste corticale Rand des Gewebes von der Nekrose ausgespart. Die nekrotischen Massen weisen vereinzelte verkalkte Mittelstücke auf.

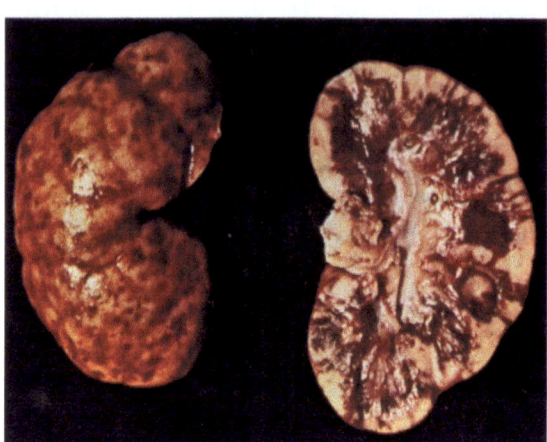

Abb. 134. Bilaterale vorwiegend ischämische Nierenrindennekrosen bei einjährigem Kind (Photo Prof. Uehlinger, Zürich)

Die Glomerula sollen nach Sheehan und Moore (1952) in ganz früh untersuchten Fällen (bis 6 Std) ischämisch sein. Nach diesen Autoren hängt es dann von der Qualität der Rezirkulation ab, welches Bild sich entwickelt: Ist die Rezirkulation gut, so kommt es nur zu tubulären Schäden, ist sie schlecht, so entwickelt sich das Bild der Rindennekrose. Im allgemeinen aber beschreiben die Autoren doch sehr stark erweiterte, enorm blutreiche Schlingen, meist mit fibrinoiden Thrombosen (Abb. 137; Allen 1951). Ob die Thrombosen glomerulär beginnen (Herzog 1913, Mac Kay und Wahle 1954, Bouissou et al. 1963) und sekundär auf die Arteriolen übergreifen oder umgekehrt (Sheldon und Hertig

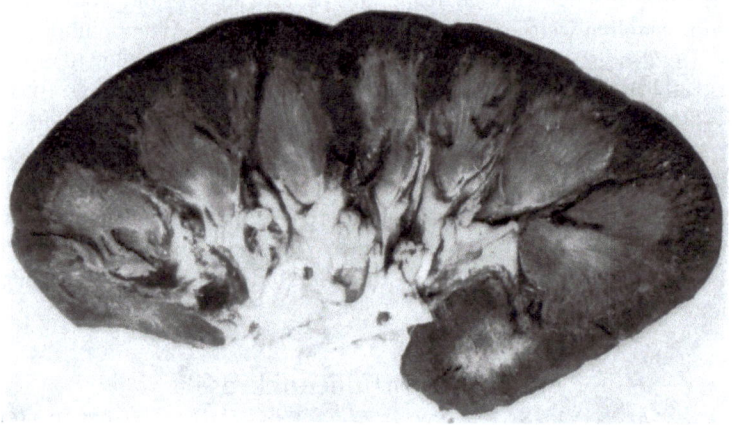

Abb. 135. Akute hämorrhagische Nierenrindennekrosen bei 23jähriger Frau. Tod an Urämie. Ursache der Nekrose nicht eruierbar, da nur die Niere untersucht wurde

1942) konnte bisher nicht eindeutig entschieden werden. In unseren eigenen Beobachtungen konnten wir sehr häufig mitten im Infarkt einzelne von Schlingenthromben freie Glomerula beobachten (s. a. Eskland und Skogrand 1959). Die extrem starke Dilatation der Glomerula, welche eines der charakteristischsten Frühmerkmale der Rindennekrose darstellt, ist vermutlich die Folge einer anoxischen Schädigung, denn in unseren experimentellen Untersuchungen fanden wir eine ausgesprochene Constriction der Vasa afferentia (MEILI 1963). Die Thrombosen scheinen jedenfalls erst sekundär zu entstehen (s. a. WILLIAMS 1963). Die glomeruläre Veränderung kann so schwer sein, daß sie an eine akute nekrotisierende Glomerulonephritis erinnert (CARSON und ROCKWOOD 1926, DUNN und MONTGOMERY 1941, HUMAIR 1960 Lit.). Wir glauben jedoch, daß es sich dabei um reaktive Glomerulitiden in den Randzonen handelt, wie sie auch bei anderen Kreislaufstörungen vorkommen (s. a. BLAINEY 1952). Umgekehrt ist zuzugeben, daß z. B. bei der Mikroangiopathie (s. S. 173), welche mit Glomerulonephritis einhergehen kann, sekundäre Rindennekrosen entstehen können.

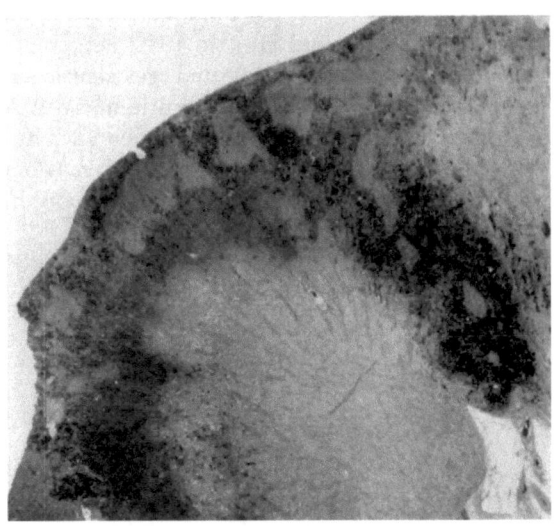

Abb. 136. Teil eines Übersichtsschnittes von Abb. 135, HE. Die hämorrhagische Nekrose hat die Rinde und die Columnae Bertini erfaßt; die Papillen sind intakt. Vergr. 2,5mal, HE

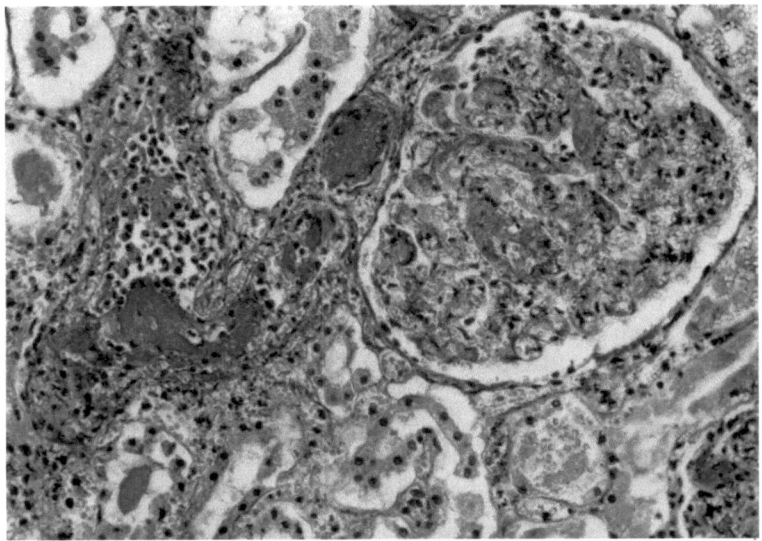

Abb. 137. Ganz frische Rindennekrose bei 36jähriger Frau mit retroplacentarem Hämatom. Im Vas afferens und in einzelnen Glomerulumschlingen Fibrinthromben; Tubuluskerne schon stark pyknotisch. Vergr. 200mal, HE

Die Tubuli zeigen außer der Nekrose und Basalmembranrupturen (OLIVER et al. 1951) keine Besonderheiten. — Das Interstitium ist in den Randzonen blutig durchsetzt, mit allmählichem Zerfall der Blutmassen und perifokaler

Leukocyteninfiltration, während in den eigentlich nekrotischen Zentren außer der Nekrose keine wesentlichen Veränderungen bestehen.

Die Gefäßveränderungen, welche interessanterweise auch im Hypophysenvorderlappen (HÜGIN 1946, OBER et al. 1956, WUKETICH 1960) sowie im Tuber cinereum (SHELDON und HERTIG 1942) gefunden wurden, bestehen in fibrinoiden Thrombenmassen (Abb. 138) und gelegentlichen Nekrosen der Wandung. Sie treten vor allem in den Vasa afferentia und den Arteriae interlobulares (radiatae) in Erscheinung. Diese Thromben können auch auf die Glomerula übergreifen und dann zu Verwechslung mit einer primären Glomerulonephritis führen (s. oben; CARSON und ROCKWOOD 1926). Die thrombotischen fibrinoiden Stoffe sollen aus

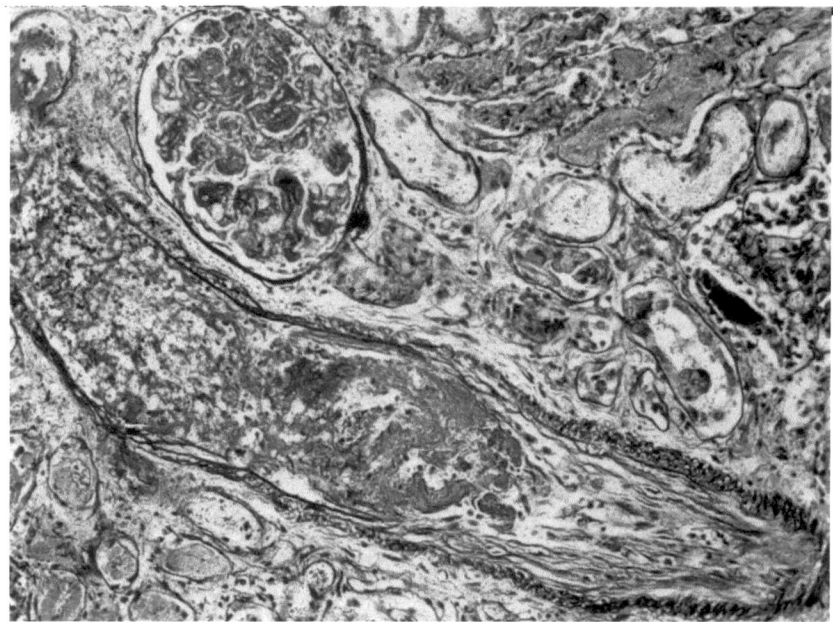

Abb. 138. Partielle Thrombose einer Arteria radiata und von Glomerulumschlingen bei idiopathischer Nierenrindennekrose. 60jähriger Mann. Vergr. 120mal, PAS

dem zirkulierenden Blut stammen und die Gefäßwände sekundär imbibieren (BRUNSON et al. 1955, HUMAIR 1960). Auch hier besteht jedoch keine Einigkeit darüber, ob die Nekrose der kleinen Arterien der morphologisch primäre Vorgang sei (DE NAVASQUEZ 1935) oder ob die Thrombose zuerst in Erscheinung trete (REYNA 1936, MIGONE 1949, STAEMMLER 1957 u. a.)[1]. Die histochemische Untersuchung der thrombotischen Massen zeigt, daß es sich — wie bei der malignen Nephrosklerose FAHR — um Mucopolysaccharide, Fette und Lipoide handelt (BOOTH et al. 1956). Vereinzelt werden die fibrinoiden Gefäßwandmassen (BOOTH et al. 1956) als Reste glatter Muskulatur aufgefaßt, welche dann abgeschwemmt und in den peritubulären und glomerulären Capillaren stecken bleiben sollen. Außer einigen histochemischen Argumenten gibt es aber keine reellen Beobachtungen, welche diese These stützen.

---

[1] Die neuesten Untersuchungen sprechen für die zweite These (MC KAY 1965. Lit.).

In den Randpartien, besonders in der Mark-Rindengrenze, sind die in die Nekrose eintretenden Arteriae radiatae stark von polynucleären Leukocyten, Histiocyten und anderen Entzündungszellen infiltriert, jedoch ist es nicht möglich zu entscheiden, ob die Entzündung oder die Thrombose in diesen Gefäßen weiter in das gesunde Gebiet hineinreichend, also primär ist, da die Verhältnisse ungemein wechseln.

Die *Prognose* der Rindennekrose ist, da die Affektion meist doppelseitig auftritt, sehr schlecht. In der Regel sterben die Patienten zwischen 8 Std und 15 Tagen nach dem akuten Ereignis (SHEEHAN und MOORE 1952). Grundsätzlich kann die Affektion jedoch — wenn sie nicht das Vollstadium erreicht — auch ausheilen (SHEEHAN und MOORE 1952 Lit., OBER et al. 1956 Lit.) oder jedenfalls lange Zeit überlebt werden. Heute wird dies vor allem auch nach Anwendung der künstlichen Niere beobachtet [CHRISTOFERSEN und HIRSCH 1949, GIORUP et al. 1957, GLOOR und THÖLEN 1959, GRAFF und DE BAAN 1959, LLOYD-THOMAS et al. 1962 Lit.,

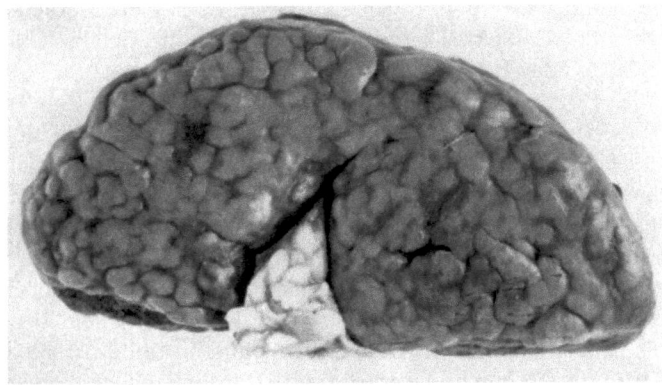

Abb. 139. Status 92 Tage nach Nierenrindennekrosen bei 31jähriger Frau. Verlängerung der Überlebenszeit durch Dialyse (publ. GLOOR und THÖLEN 1959). Multiple mittelgroße Nierenrindennarben mit Hyperplasie des dazwischen liegenden Gewebes

LELONG et al. 1963 (Säugling)]. Gelegentlich erfolgt der Tod nach Monaten bis Jahren erst unter dem Bild einer schweren Schrumpfniere mit ausgedehnter Rindenverkalkung (Abb. 139; LLOYD-THOMAS et al. 1952, GLOOR und THÖLEN 1959, DÉROT et al. 1960, DULCAN und DEXTER 1962). Bioptisch und röntgenologisch können auch bei geheilten Fällen schwere Rindenverkalkungen beobachtet werden (PHILLIPS 1962, ORAM et al. 1963), welche mit starker Funktionsbeeinträchtigung der Nieren einhergehen (EFFERSOE et al. 1962). Die Kalkablagerung findet sich in der Regel etwas unterhalb der äußersten Rindenzone, entsprechend dem Rand der ursprünglichen Nekrose (LLOYD-THOMAS et al. 1962).

Das *klinische Bild* der Rindennekrose ist durch akute Anurie mit Lendenschmerz und Hämaturie ausgezeichnet. Starke Diskrepanzen bestehen bezüglich der Angaben über die Blutdruckwerte. Bei Rindennekrosen in graviditate wurde fast durchwegs Hypertonie beobachtet (SHEEHAN und MOORE 1952, WELLS et al. 1960; s. dagegen DUFF und MORE 1941, ALLEN 1951, LELONG et al. 1955), wobei die Blutdruckwerte langsam ansteigen können.

In sechs eigenen Fällen mit Angaben über die Blutdruckwerte bestand keine Erhöhung. In einer 7. Beobachtung handelte es sich um einen 70jährigen Mann (SN 365/53) mit massiver

Magenblutung, welche mit Transfusionen behandelt wurde, anschließend stellte sich eine
Anurie ein. Keine Anhaltspunkte für Hämolyse! Rasches Ansteigen des Blutdruckes auf
200/120 mm Hg. Tod nach 11 Tagen. Autoptisch: Beidseitige Nierenrindennekrosen mit vereinzelten ausgesparten Rindenstreifen. Gewicht beider Organe: 260 g. Nachweis von Entero-
kokken und Coli in der Niere. Allgemeiner Befund einer akuten Hypertonie mit ganz frischen
Fleckorganen.

Es muß somit angenommen werden, daß bei ganz massiven Rindennekrosen
eine renale Hypertonie nicht auftritt, während bei subtotalen die erhaltenen
Streifenabschnitte eine Erhöhung der Blutdruckwerte gelegentlich hervorrufen
können; zwei Drittel der überlebenden Patienten sollen nach Rindennekrosen eine
Dauerhypertonie aufweisen (SHEEHAN und MOORE 1952).

Als Grundkrankheit und auslösende Ursache der Rindennekrosen wird in erster
Linie die Gravidität, besonders mit retroplacentarem Hämatom angeführt
(CARSON und ROCKWOOD 1926, EVANS und GILBERT 1936, DUFF und MORE 1941,
SHEEHAN und MOORE 1952 Lit., SHELDON und HERTIG 1942, OBER et al. 1956,
LAULER und SCHREINER 1958, CAMPBELL 1959, WELLS et al. 1960, WUKETICH
1960, WETZELS et al. 1963). Die zweithäufigste Gruppe stellen Kinder mit De-
hydration, Schock oder Infekt dar (ZUELZER et al. 1951, LELONG et al. 1955 Lit.
über 33 Fälle, BOUISSOU und RÉGNIER 1956, LAULER und SCHREINER 1958,
CAMPBELL und HENDERSON 1959, DE GRAFF und DE BAAN 1959, ESKLAND und
SKOGRAND 1959 Lit., BERNSTEIN und MEYER 1961). Weiter beschrieben mehrere
Autoren Rindennekrosen als Endstadium der thrombotischen Mikroangiopathie
mit oder ohne Hämolyse (GASSER et al. 1955, HUNZIKER und OECHSLIN 1957,
GUBLER und CAULET 1960), was zur Coagulopathie (WETZELS et al. 1963, GIGON
et al. 1964, KÜNZER und AALAM 1964) und damit zum Endotoxinschock überleitet.
Bei massiver Hämolyse allein kann sich beim Kind, vor allem beim Säugling,
ebenfalls eine Rindennekrose einstellen (WAHLE und MUIRHEAD 1953, CASPER und
SHULMAN 1956). Auch nach Arteriographie wurde Rindennekrose beobachtet
(ALBORES-SAAVEDRA et al. 1961). Beim Neugeborenen kann auch die banale
Nierenvenenthrombose zum Bild der Rindennekrose führen (s. S. 159).

Wir besitzen total 19 Fälle von Rindennekrosen (zum Teil von den Herren Priv.-Doz. Dr.
GLOOR, Basel und Priv.-Doz. Dr. SIEBENMANN, St. Gallen, freundlicherweise überlassen). Es
handelt sich um zwei Kinder von 8 bzw. 12 Jahren (publ. SIEBENMANN; s. S. 173), dreimal
um eine vorzeitige Placentarlösung, sechsmal spielte der Schock die ausschlaggebende Rolle;
als seine Ursache wurden gefunden: Magenblutung, Herzinfarkt, Darminfarkt, akute Gastro-
enteritis mit Exsiccose, schwere Phlegmone am Arm, Ileus bei eingeklemmter Hernie. Zweimal
handelte es sich um eine schwere Pyonephrose der einen Seite mit Rindennekrose der anderen,
davon einmal in graviditate. In den übrigen sechs Fällen konnte keine faßbare Ursache gefunden werden (auf Endotoxinschock wurde damals nicht gründlich untersucht!).

Im Tierversuch gelingt es unter ganz verschiedenen Bedingungen, eine Rindennekrose zu
erzeugen (ältere Lit. DUFF und MORE 1941). So gelingt es vor allem durch Injektion von
Bakterientoxinen (GLYNN 1937, DE NAVASQUEZ 1938, THAL 1955, GRONVALL und BRUNSON
1956, RICHET et al. 1960, MEILI 1963 Lit., NAKAI und MARGARETHEN 1963). Bei Cholinmangel der infantilen Ratten (MOORE 1957) sollen die geschwollenen Tubuli die intertubulären
Capillaren komprimieren und dadurch zur Nekrose führen (HARTROFT 1948 Lit.). Auch durch
Injektion von Lithiumcarminlösung lassen sich Nierenrindennekrosen erzeugen (REYNA 1936).
Schließlich können auch rein hormonal ausgelöste Gefäßspasmen im Versuch Rindennekrosen
verursachen (Serotonin: PAGE und GLENDENING 1955, CAMPBELL 1959, WAUGH und PEARL
1960; Oxytocin, kombiniert mit Östradiol: BYRON und PRATT 1959; Noradrenalin s. S. 226).

Als pathogenetischer Grundvorgang für die Entwicklung der Nierenrindennekrose wird allgemein ein Gefäßspasmus in den Vordergrund gerückt (ALLEN

1951, ZUELZER et al. 1951, SHEEHAN und MOORE 1952, STAEMMLER 1957, ARONSON und SAMPSON 1951, PHILLIPS 1962). Der Spasmus kann anscheinend bis 30 Std bestehen. Er führt zur Wandschädigung der distalen Arteriolen. Ihre retrograde Progression führt zum Verschluß sehr großer Arterienbezirke und damit zur Parenchymnekrose (SHELDON und HERTIG 1942). Die fibrinoiden Wandnekrosen der Arteriolen und gelegentlich auch der Glomerulumschlingen sind zum mindesten teilweise (s. unten) als Folge der ischämischen Schädigung zu betrachten (SHEEHAN und MOORE 1952). Mucoproteine des Plasmas werden dabei in die Gefäßwand eingepreßt wie bei der malignen Nephrosklerose (Arteriolonekrose). Der Unterschied ist nur der, daß im letzteren Fall die Wand primär intakt, der Blutdruck aber stark erhöht ist, während bei der Rindennekrose die Wand ischämische Schädigung aufweist und dadurch durchlässiger wird.

Die Ursache des primären Vasospasmus ist zwar nicht eindeutig geklärt, jedoch dürfen wir heute annehmen, daß es sich mit größter Wahrscheinlichkeit um einen extremen Schock bei besonders stark reagierenden Individuen (Gravidität, Säuglinge) handelt. Auch eine primäre maligne Hypertonie kann als Ursache in Betracht kommen (ARONSON und SAMPSON 1951). Daß dagegen die urämische Dehydration und der dabei beobachtete Vasospasmus als primäre Ursache für die Rindennekrose in Betracht kommen (DE et al. 1954), ist kaum anzunehmen.

Höchst wahrscheinlich spielen weitere Faktoren im Sinne einer Komplexwirkung mit, wobei wir an toxische Schädigung des Gefäßendothels (EVANS und GILBERT 1936), Reduktion der fibrinolytischen Kraft in graviditate (vgl. S. 177), primäre Hypercoagulobilität (GORANOW und JURUKOWA 1961, WUKETICH 1960 Lit.) und an das Freiwerden von Serotonin bei Plättchenzerfall (PAGE und GLENDENING 1955, CAMPBELL 1959) denken. In diese Richtung deutet die enge morphologische Beziehung zwischen Nierenrindennekrose und Shwartzman-Phänomen (s. S. 176; MC KAY und WAHLE 1954, BRUNSON et al. 1955, BOOTH et al. 1956 Lit., MC KAY et al. 1959 Lit., WUKETICH 1960). Auch toxische sowie allergische Faktoren werden angeschuldigt (MICHAELIS 1960, GIGON et al. 1964), wobei möglicherweise der Antigen-Antikörpermechanismus zu einer Aktivierung des Coagulationssystems des Blutes führt (LEE 1963). Die Tatsache, daß die Mark-Rindengrenze von der Rindennekrose inobligat ausgespart wird, spricht gegen das Bestehen eines Oxfort-Shunt (GORANOW und JURUKOWA 1961; s. dagegen BOUISSOU und RÉGNIER 1959). — Venöse Veränderungen nach Staphylotoxininjektion beim Kaninchen (s. THAL 1955: 30 Std dauernder Nierenvenenspasmus!) konnten wir nicht feststellen (MEILI 1963). Die Rindennekrose ist somit als extremes Resultat eines Schockzustandes mit Coagulopathie zu betrachten, wobei es sich aber um einen eigentlichen Circulus vitiosus handelt, der gewissermaßen einem „Alles-oder-Nichts-Gesetz" gehorcht, so daß Übergänge zwischen der Nierenläsion bei Schock und der Rindennekrose kaum zu beobachten sind.

f) Die Papillennekrosen [1]

Obschon das Krankheitsbild der Papillennekrosen schon seit über 80 Jahren bekannt ist (FRIEDRICH 1877), hat es erst im letzten Jahrzehnt größere Beachtung gefunden. Seine Bedeutung liegt allerdings mehr auf dem pathologisch-anatomischen als auf dem klinischen Gebiet, wobei vor allem die pathogenetische Deutung

---

[1] Lit. ZOLLINGER 1960, BERNSTEIN und MEYER 1961, DUBOIS et al. 1964.

von Papillennekrosen interessante Rückschlüsse auf allgemeine Vorgänge in der Niere und zum Teil auch im übrigen Körper ermöglicht.

Genaue Angaben über Häufigkeit von Papillennekrosen im allgemeinen Sektionsgut sind kaum zu erhalten, da beginnende Papillennekrosen sehr leicht übersehen und nur vereinzelte nekrotische Papillen meist nicht gesondert angegeben werden. Unter 10000 Autopsien fanden wir 75mal (0,75%) sehr ausgedehnte Papillennekrosen, davon zwölf bei chronisch interstitieller Nephritis, fünf bei akuter interstitieller Nephritis, zwei bei Arteriolosklerose, eine bei Thrombose von Ästen der Arteria renalis, eine 3 Wochen nach schwerer Kohlenmonoxyd-Intoxikation, eine bei einem Neugeborenen mit schwerster Asphyxie und Blutungsschock und ein 3 Wochen altes Kind mit kongenitalem Herzvitium, die restlichen fanden sich bei Pyelonephritis. Andere Autoren kommen auf wesentlich höhere Zahlen, wobei

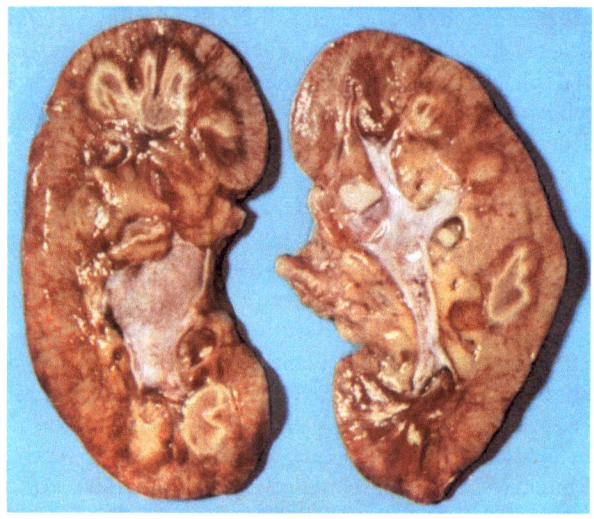

Abb. 140. Akute Papillennekrosen bei frischer Pyelonephritis. 48jährige Frau mit schwerem Diabetes mellitus

aber nicht nur die schweren Fälle Berücksichtigung finden (SCHOURUP 1957: 1,6%). Die ausgesprochene Häufung der Papillennekrosen bei festgestellter Pyelonephritis ist allgemein bekannt (SWARTZ 1954, KLEEMAN et al. 1960: 8%, BRUN und RAASCHOU 1961: 27%, GLOOR 1961: 12 bis 23%). Männer sind wesentlich häufiger betroffen als Frauen (RUTISHAUSER und MORARD 1954: 11:1, SCHOURUP 1958: 13:1, unsere Serie: 2,6:1; s. dagegen GAUSTAD und HERTZBERG 1950: 4:6). Auf die große Bedeutung des Diabetes mellitus für die Entwicklung von Papillennekrosen werden wir weiter unten zurückkommen.

Klinisch kann die Papillennekrose durch den histopathologischen Befund von Sequestern im Urin (JOHNSTON 1952, GARROD et al. 1954, ZOLLINGER 1957b, BERGNES 1963), im Nierenpunktat (eigene Beobachtung T 10167/63) und röntgenologisch durch Aussparung in den Papillen, eventuell mit Verkalkung nachgewiesen werden (ANDERSEN und CHRISTOFFERSEN 1956 Lit., RUTNER und SMITH 1961).

Auf dem Sektionstisch fallen bei der beginnenden Papillennekrose dunkle

Tönung, Trübung und eine schmutzig gelbliche Verfärbung der Markkegel auf (Abb. 140). Die Konsistenz ist eher etwas vermehrt, und gegen die Umgebung ist das Gebiet durch eine ausgesprochene hellrote bis dunkelrote Verfärbungszone abgegrenzt. Nicht selten sind auch mehrere Papillen ergriffen, was besonders beim Diabetes mellitus beobachtet wird, wobei die einzelnen Papillen verschiedene Stadien der Nekrose aufweisen können (evolutiver Typ von MORARD et al. 1961). Perakute Nekrosen können bei Säuglingen düster blau-rot erscheinen (Abb. 141),

wobei histologisch die Gefäßdilatation sehr hohe Grade erreichen kann (Abb. 142). Etwas ältere Nekrosen sind mehr bräunlich oder grünlich; sie können bei starker Verfettung auch goldgelb erscheinen. Bei Sequestrierung sehen die Papillenreste wie angefressen aus, zum Teil haften die verkalkten Sequester in situ, zum Teil sind sie noch in den ableitenden Harnwegen nachzuweisen.

Die eigentliche Nekrose ist histologisch meist stark verfettet und zeigt fast stets einzelne Kalkablagerungen. Zentral ist die Kernzeichnung auffällig lange erhalten, wohingegen die Kerne in der Randzone sehr rasch verschwinden. Die reaktive Entzündung ist in der Mehrzahl der Fälle sehr viel ausgedehnter als z. B. beim Herzinfarkt, was auf ein primäres Mitspielen von Mikroorganismen hindeutet. Tatsächlich ergeben Bakterienfärbungen in der Mehrzahl der Fälle massenhaft Kokken (s. dagegen SCHOURUP 1958). Bei voll ausgebildeten Nekrosen werden naturgemäß auch häufig Capillarthromben ge-

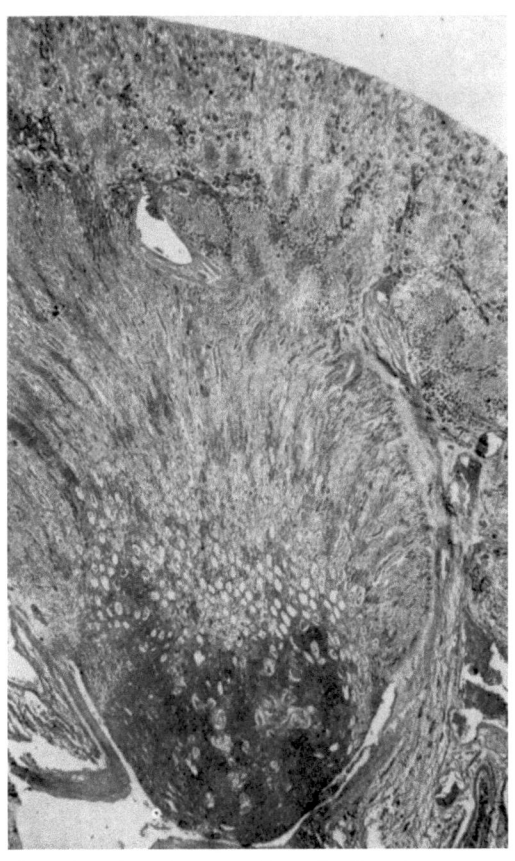

Abb. 141. Frische hämorrhagische Papillenspitzennekrose bei 4 Tage altem Kind mit Morbus haemolyticus neonatorum (Rhesus). Vergr. 5mal, HE

funden (ROBBINS et al. 1947, ALLEN 1951, RUTISHAUSER und MORARD 1954, SCHOURUP 1958, BITTAR und MISANIK 1963; s. dagegen MANDEL 1952, WARREN und LE COMPTE 1952). Dieser Befund hat zu Spekulationen betreffend der Ursache der Papillennekrose Anlaß gegeben (MANDEL 1952, WARREN und LE COMPTE 1952), was wohl nicht ganz richtig ist, da es sich um einen sekundären Vorgang handelt, denn in ganz frischen Papillennekrosen fanden wir keine derartigen Gefäßthromben (Abb. 142). Ebenso sind die gelegentlich beobachteten tubulovenösen Anastomosen als reine Sekundärveränderungen zu werten (SMITH et al. 1959).

Bei längerer Dauer des Prozesses entwickelt sich aus der Demarkationsentzündung ein eigentliches Granulationsgewebe (Abb. 143) mit reichlich phagocytären,

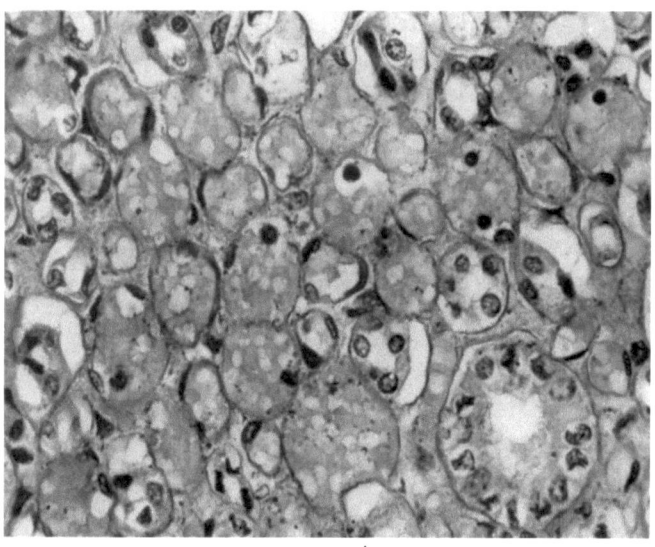

↑

Abb. 142. Pränekrose des Papillengewebes bei höchstgradiger Stauung. Schwere Dilatation und vermutlich Stase der intertubulären Capillaren, Pyknose der Tubulusepithelien. 3 Wochen altes Kind mit kongenitalem Herzfehler. Vergr. 400 mal, PAS

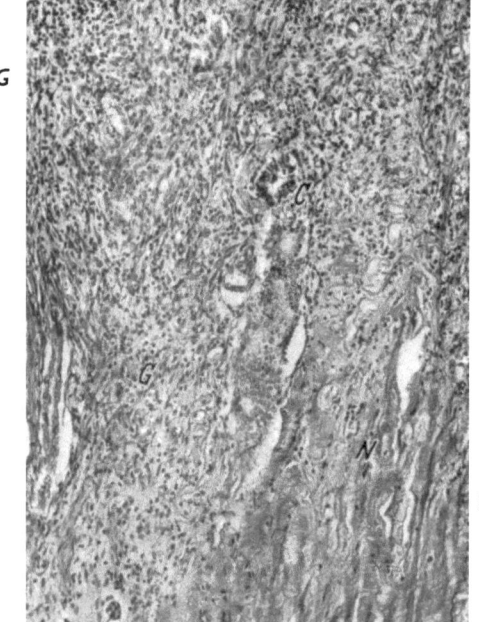

G

N

Abb. 143. Grenzzone einer alten Papillennekrose bei chronisch interstitieller Nephritis. *N* nekrotisches Gewebe, *G* demarkierender Granulationsgewebswall. Vergr. 120mal, van Gieson

möglicherweise auch epithelialen Riesenzellen (s. a. DAHLMANN 1947). — Wird die Papille als Sequester abgestoßen, so kann die Defektstelle (Abb. 144) von den Epithelien der Kelche und der Sammelröhren aus reepithelisiert werden (OVERZIER 1942, SPÜHLER und ZOLLINGER 1953, SCHOURUP 1958). Im Unterschied zur früher vertretenen Meinung (ROBBINS et al. 1947) ist somit die Nekrose einer einzelnen Papille keineswegs ein tödliches Leiden. Auch im Tierversuch kann die Heilung

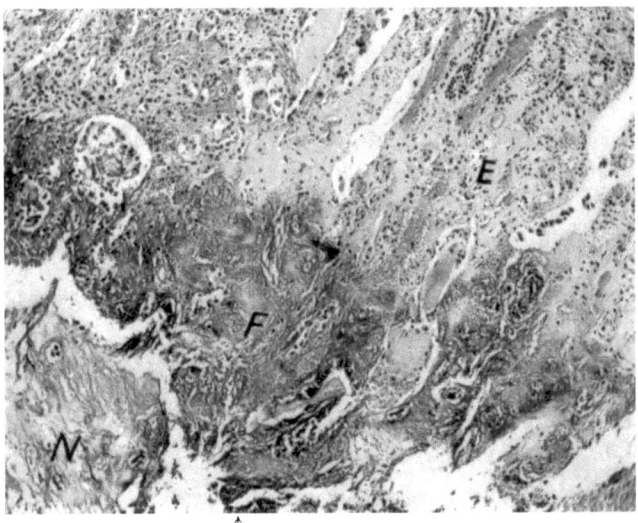

Abb. 144. Subakute Papillennekrose bei Panmyelopathie. *N* sequestrierte Nekrose, *F* Fibrindurchtränkung der Randzone, *E* entzündlich-ödematöse perifokale Reaktion. Vergr. 120mal, HE

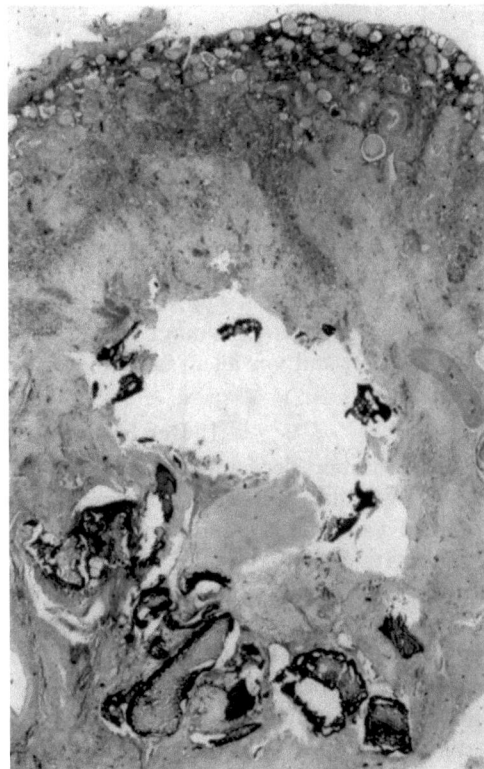

Abb. 145. Alte, ausgedehnt verkalkte und teilweise verknöcherte Papillennekrose (Kalkmassen teilweise herausgefallen) in pyelonephritischer Schrumpfniere. Vergr. 3mal, HE

selbst multipler Papillennekrosen beobachtet werden (SHEEHAN und DAVIS 1959c). Klinisch sind in letzter Zeit immer mehr temporär oder dauernd geheilte

Papillennekrosen beobachtet worden (ROBBINS und ANGRIST 1949, FERNEX 1957 Lit., BERGNES 1963). Geringgradige Cystenbildung proximal von der Demarkationsstelle, möglicherweise von Sammelröhren ausgehend, läßt sich gelegentlich auffinden (DAHLMANN 1947, SCHOURUP 1958). — In loco verbliebene Papillennekrosen, die nicht abgestoßen werden, verkalken in den meisten Fällen und zeigen gelegentlich auch knöcherne Metaplasie (Abb. 145).

In pathogenetischer Hinsicht tappte man solange im dunkeln, als nach *einer* Erklärungsmöglichkeit für die Entstehung der Papillennekrosen gesucht wurde. SCHOURUP zeigte dann (1957, 1958), daß zwei verschiedene Typen unterschieden werden können; heute kennen wir sogar mindestens drei (s. Abb. 146): 1. Einen bakteriell bedingten, 2. einen angiopathischen und 3. einen rein vasokompressiven Typ. Den Typen 2 und 3 liegt eine reine lokale Ischämie zugrunde. Ferner gibt

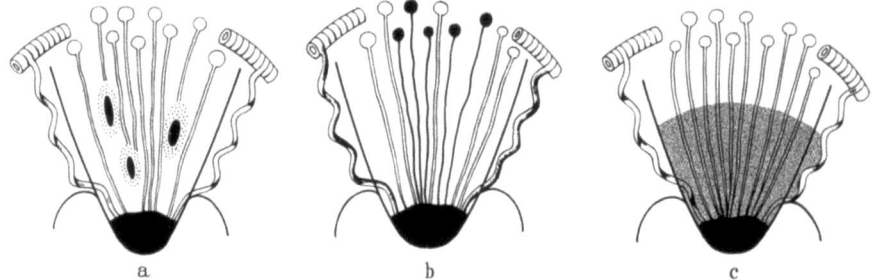

a   b   c

Abb. 146. Schematische Darstellung der drei genetischen Typen der Papillennekrose: a) Beim infektiösen Typ (Pyelonephritis) werden größere Abschnitte der Arteriolae rectae durch Absceßbildung und Granulome zerstört. b) Beim angiopathischen Typ liegt entweder eine schwere verödende glomeruläre Affektion vor, wodurch es zum Ausfall zahlreicher Arteriolae rectae kommt, oder aber es handelt sich um eine obstruierende Gefäßerkrankung der seitlich von den Papillen verlaufenden Spiralarterien (BAKER 1959). c) Beim kompressiven Typ werden die Arteriolae rectae durch das interstitielle Ödem akut oder durch die Sklerose des Interstitium chronisch komprimiert (s. ZOLLINGER 1960). Zusätzlich ist noch ein von allgemeinen Kreislaufstörungen abhängiger 4. Typ in Erwägung zu ziehen

es noch einen vierten Typ, bei welchem die Anoxie durch zentrale Vorgänge (Schock, Kollaps usw.) bedingt ist, wie dies experimentell gezeigt (SHEEHAN und DAVIS 1959c) und vor allem bei Kindern beobachtet werden konnte.

1. Der bakteriell bedingte Typ

Er ist weitaus der häufigste und wird bei Pyelonephritis angetroffen (s. S. 443). Bei vielen Fällen besteht zudem ein Diabetes mellitus (s. a. NELSON et al. 1964), während vasculäre Veränderungen in den Nieren nicht vorhanden sein müssen (SILBERSTEIN und PAUGH 1953). Die primär entzündliche Natur dieser Form wird durch die Bezeichnung „nekrotisierende Papillitis" (ALKEN 1939, ROBBINS 1948, ALLEN 1951) noch besonders betont. In pathogenetischer Hinsicht muß an eine Kombination von entzündlich bedingter Strangulation der Papillencapillaren mit einer direkten bakterio-toxischen Wirkung gedacht werden (s. a. MORARD et al. 1961). Die wegen ihrer abnormen Länge außerordentlich druckempfindlichen Vasa recta spuria sind — wie Tuscheinjektion bei akuter Pyelonephritis gezeigt hat (MUIRHEAD et al. 1950, ARTUSI 1926) — tatsächlich deutlich eingeengt. Das entzündliche Ödem des Interstitiums erklärt die Capillarkompression. Diese Entzündung kann im übrigen durch direktes Übergreifen bei Pyelitis necroticans besonders

augenfällig werden. — Während einzelne Autoren einen derartigen primär bakte-
riell-entzündlichen Typ anerkennen (KOVACS 1927, EDMONDSON et al. 1947,
STEVENS et al. 1948), glauben andere, es handle sich um einen rein sekundären
Infekt (SHEEHAN 1937, GÜNTHER 1947, BIRCHALL und ALEXANDER 1950, WHITE-
HOUSE und ROOT 1956, STAEMMLER 1957).

Von großer Bedeutung sind beim bakteriell bedingten Typ der Papillennekrose
einerseits der Diabetes mellitus und andererseits die Harnstauung. Diese letztere
bewirkt nicht nur eine Ischämie der Nierenpapille, sondern prädisponiert ihrerseits
wieder zu vermehrten bakteriellen Infekten (LUCAS 1908, EDMONDSON et al. 1957,
SIMON et al. 1957, JORNOD 1958, SWARTZ und HOOGSTRATEN 1959). Experimentell
soll die Harnstauung allein genügen, um die Papillennekrosen auszulösen (MUIR-
HEAD 1950), was wir allerdings empirisch nicht bestätigen können.

Beim Diabetes mellitus ist es vermutlich die Infektanfälligkeit, welche ganz
allgemein entzündlich-eitrigen Erkrankungen im Körper Vorschub leistet. Die
Grundlage für die Entwicklung einer Papillennekrose vom bakteriellen Typ bei
Pyelonephritis ist damit gegeben. Statistisch wird der Diabetes mellitus in Beob-
achtungsserien von Papillennekrosen in rund 50% der Fälle gefunden (GAUSTAD
und HERTZBERG 1950: 50%, ALLEN 1951: 66%, KNUTSEN et al. 1952: 56%,
SIMON et al. 1957: 19%, JORNOD 1958 und SCHOURUP 1958: 0%, MUNZ 1960,
BITTAR und MISANIK 1963). Auf der anderen Seite werden in etwa einem Viertel
der Diabetesfälle mit Pyelonephritis auch Papillennekrosen nachgewiesen
(EDMONDSON et al. 1947: 27,1%, ROBBINS 1948: 25%, BERNING und WALTERS
1951: 26%, MANDEL 1952: 27%, eigene Statistik: 35%). Auf sämtliche Diabetikerautopsien bezogen machen die Papillennekrosen ebenfalls einen nicht unbeträchtlichen Anteil aus (ROBBINS et al. 1947: 5%, ALLEN 1951: 3%, WHITEHOUSE und
ROOT 1956: 24,1%, eigene Statistik: 7,2%).

2. Der angiopathische Typ

Er ist bei weitem der seltenste und wird bei alten Patienten beobachtet, welche
entweder eine Arterienthrombose, Arteriosklerose oder Arteriitis aufweisen
(HEPPELSTON 1959). Experimentell kann dieser Typ durch dosierte Arteriendrosselung erzeugt werden (HUBER 1960). Im histologischen Bild ist auffällig, daß
die Demarkationszone nur ganz schmal ist oder fast völlig fehlen kann. Ferner sind
die Nekrosen in der Regel nicht weiß, sondern rot und stark hyperämisch (s. a.
MURPHY und CAMPBELL 1961). Diese Form der Papillennekrose wird auch empirisch wie experimentell nach Nierenvenenthrombosen usw. beobachtet (STIRLING
1948, SWARTZ 1954, SWARTZ und HOOGSTRATEN 1959, BESWICK und SCHATZKWI
1960; s. dagegen MANN 1960).

Die außerordentliche Staseanfälligkeit der Nierenpapillen (lange Capillaren!)
erklärt diese Empfindlichkeit bei venöser Drosselung ohne weiteres. Auf dem
Sektor der arteriellen Erkrankungen sind die Befunde von BAKER (1959) von
großer Bedeutung, nach welchen in der Wand des Nierenbeckens gelegene Spiralarterien die Papillen ernähren. Diese Gefäße werden vor allem bei chronischer
Pyelonephritis im Sinne der Arteriolitis proliferans und der Intimafibrose erfaßt,
was teilweise wiederum die Häufigkeit der Papillennekrosen bei chronischer
Pyelonephritis erklärt.

Auffällig ist, daß glomerulär entzündliche oder anderweitige Obstruktions-
prozesse nur äußerst selten zu Papillennekrosen führen, was wohl davon herrührt,
daß die hier entscheidenden juxtamedullären Glomerula in der Regel bei solchen
Prozessen nicht schwer erkranken. Vereinzelt findet man dagegen derartige Papillennekrosen bei der Masugi-Nephritis.

3. Der rein kompressive Typ

Der rein kompressive Typ der Papillennekrose kommt akut durch ödematöse
und chronisch durch sklerotische Kompression der intertubulären Gefäße zustande.

Die akute Form wird bei akuter interstitieller Nephritis sowie bei Chromoproteinniere beobachtet (ZOLLINGER 1945, 1952). Die im Schnitt, besonders bei
Lepèhne-Färbung deutliche Kompression der Capillaren und besonders auch der
Venülen (s. a. MORARD 1955, LAULER et al. 1960, MORARD et al. 1961, PEARMAN
und BEACH 1962) wird allerdings von anderen Autoren als Ausdruck eines Gefäßspasmus (SHEEHAN 1937, EDMONDSON et al. 1947, ROBBINS und ANGRIST 1949,
MARKS 1960) bzw. eines Sphincterspasmus (SHEEHAN 1937, CATES und HEWER
1956) aufgefaßt. Die Beobachtung von PATRICK et al. 1964[1], daß sich bei Ratten
nach intravenöser Injektion von 3 ml menschlichem Serum Papillennekrosen entwickeln, wird von diesen Autoren als Beweis für das Mitspielen immunbiologischer
Mechanismen angesprochen. Wir vermuten dagegen, daß eine akute interstitielle
Nephritis (Fremdserumwirkung s. S. 171) vorliege.

In seiner chronischen Form wird der rein kompressive Typ der Papillennekrose
relativ häufig beobachtet, vor allem bei der chronischen interstitiellen Nephritis
und der pyelonephritischen Schrumpfniere. Bei Phenacetinabusus sind Papillennekrosen dieser Art deutlich gehäuft, jedoch keineswegs pathognomonisch (s.
S. 430). Die interstitielle Sklerose vor allem der Mark-Rindengrenze führt in diesen
Fällen zur schweren Kompression der Vasa recta (HELPAP 1933, SPÜHLER und
ZOLLINGER 1953, MORARD et al. 1961). Stereo-mikro-angiographische Untersuchungen ließen diese Gefäßdrosselung in der Mark-Rindengrenze ganz eindeutig verfolgen; die total verschlossenen Gefäße werden durch andere Arteriae rectae ersetzt, welche sich in Kollateralen umwandeln können (LAGERGREN und LJUNGQVIST
1962).

Über den Verlauf haben wir uns oben schon geäußert: Operativ geheilte Fälle
werden in letzter Zeit gehäuft mitgeteilt (SARGENT und SARGENT 1955, ANDERSON
und CHRISTOFFERSEN 1956). Vereinzelt können — besonders bei venöser Stauung —
Papillennekrosen zu massiver, lebensbedrohender Blutung Anlaß geben, welche
durch Nephrektomie behoben werden kann (PEARMAN und BEACH 1962).

4. Papillennekrosen bei allgemeiner Kreislaufstörung

Dieser Typ tritt vor allem bei Neugeborenen und Säuglingen in Erscheinung
(STIRLING 1948, TAMAKI und WHITEMAN 1952, GARDIOL 1955, BERNSTEIN und
MEYER 1961, DUBOIS et al. 1964 Lit.), wobei Geburtsblutungen, schwere Asphyxie
sowie gelegentlich kongenitale Herzvitien ursächlich in Betracht kommen. Ferner
wird er bei Morbus haemolyticus neonatorum mit Blutungen gelegentlich beobachtet (Abb. 141; ZOLLINGER 1945, 1957). Auch an Papillenverstopfung durch
Harnsäureinfarkte wurde gedacht (MORARD 1955, 1959, SCHREINER 1958). Durch

---

[1] Ebenso WITZIGIRD et al. 1965.

zentrale Kreislaufstörung und vermutlich zusätzlich lokale Schädigung erzeugt Vinylamin im Tierversuch Papillennekrosen (LEVADITI 1901, MUIRHEAD et al. 1950, MANDEL und POPPER 1951); diese Papillennekrosen werden verstärkt, wenn noch intravenös Bakteriensuspension injiziert wird (GLOOR und JENNY 1960). Auch unsere eigene oben angeführte Beobachtung von Papillennekrose 3 Wochen nach subletaler Kohlenmonoxyd-Intoxikation sowie ein Fall nach Nabelblutung (MARKS 1960) zeigen, daß allgemeine Zirkulationsstörungen zu lokalen Papillennekrosen führen können, ebenso das Vorkommen bei orthostatischem Kollaps des Kaninchens (HOLLMANN 1956).

g) Die thrombotische Mikroangiopathie[1]

Diese von MOSCHCOWITZ (1925) erstmals als thrombotische, thrombopenische Purpura beschriebene eigenartige Erkrankung befällt vor allem Kinder, Mädchen etwas häufiger als Knaben (ROYER et al. 1959/60, ROYER 1960). Sie äußert sich in Fieber, Muskel- und Gelenkschmerzen und beginnt akut. Sie kann bis 8 Wochen dauern und führt fast ausnahmslos zum Tode. Hervorragende Symptome sind die Thrombopenie, die Purpura und die sehr häufig beobachtete hämolytische Anämie (GASSER et al. 1955, NAJMAN et al 1961) sowie Fieberschübe. Auch Symptome des Zentralnervensystems werden sehr häufig beobachtet. Gelegentlich tritt eine Hypertonie auf (MALISOFF und MATCH 1951). Es sind drei verschiedene Typen der Erkrankung zu unterscheiden: 1. Okkultes Leiden mit ausschließlichem Nierenbefall, 2. hämolytische Anämie, generalisierte thrombopenische Purpura und Nierenrindennekrosen (s. GASSER et al. 1955, SHUMWAY und MILLER 1957), 3. generalisierte Mikroangiopathie ohne speziellen Nierenbefall.

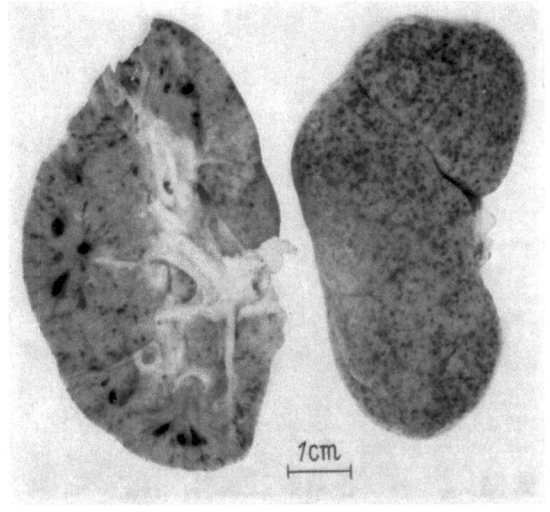

Abb. 147. Nierenoberfläche und -schnittfläche bei thrombotischer Mikroangiopathie. 14 Monate altes Kind. Oberfläche und Rinde außerordentlich dicht von flohstichartigen, bzw. radiärstrichförmigen Blutungen durchsetzt

Makroskopisch sind die Nieren in der Regel leicht vergrößert und oft ganz fein dunkelrot gesprenkelt (Abb. 147), wobei die einzelnen rötlichen Herde minimal eingesunken sind und nekrotischen Partien entsprechen. Auch massive Rindennekrosen werden beobachtet, besonders wenn das hämolytische Syndrom im Vordergrund steht (GASSER et al. 1955 Lit.).

---

[1] Lit. TALBOTT und FERRANDIS 1951, ROYER et al. 1959, 1960, ROYER 1960, NAJMAN et al. 1961, McKAY 1965.

Mikroskopisch findet man in den oft erweiterten Rindenarteriolen der Niere sektorförmige fibrinoide Nekrosen (Abb. 148), so daß SYMMERS (1952) die Krankheit unter die „Kollagenkrankheiten" eingereiht hat. Befallen sind vor allem die Vasa afferentia und radiata [s. a. HUNZIKER und OECHSLIN 1957, GUBLER und CAULET 1960 (Rekonstruktion von Gefäßen)]. In Spätphasen folgt eine schwere Fibrose und Sklerose der Gefäße (GORE 1950). In den Arteriolen finden sich Thromben, die zum Teil aus Plättchen bestehen (BEAHR et al. 1936, GORE 1950, SYMMERS 1952, HUNZIKER und OECHSLIN 1957, LOEB et al. 1959; s. dagegen MAC WINNEY et al. 1962, PEARL et al. 1963). Jedoch läßt sich auch Fibrin in ihnen nachweisen (elektronenoptisch: STEWART und MAC GREGOR-ROBERTSON 1956, BOHLE et al. 1957; immunbiologisch: MAC WINNEY et al. 1962). Sie enthalten auch Glykoproteine (BECHTELSHEIMER und SCHALLOCK 1960), sind aber im allgemeinen

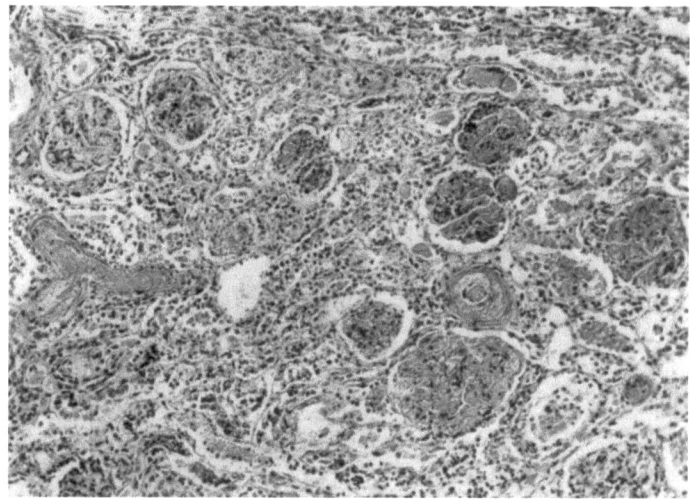

Abb. 148. Ausschnitt aus der Nierenrinde bei thrombotischer Mikroangiopathie. 7 Monate altes Mädchen. Zwei Arteriolen durch Thrombenmassen verschlossen; die Wand aufgesplittert, Glomerula zum Teil hyperämisch, vereinzelt mit Schlingenthromben. Vergr. 80mal, HE

recht heterogen zusammengesetzt (SHARNOFF 1957 Lit., GUBLER und CAULET 1960). Die Thromben sind oft mit der Media verklebt und von Endothel bedeckt (SYMMERS 1952, HUNZIKER und OECHSLIN 1957 Lit.). Die primäre Ablagerung der Thrombenmassen scheint zwischen Endothel und Media vor sich zu gehen (GORE 1950 u. a.). Die mikroskopische Untersuchung läßt somit vermuten, daß es sich um eine primäre Gefäßkrankheit handelt, wobei das Endothel zuerst erkrankt (WASSERMANN 1958, ORBISON 1951, FRICK und HITZIG 1959, GUBLER und CAULET 1960, ROYER et al. 1960, NAJMAN et al. 1961). Die Glomerula zeigen schwere, meist das ganze Glomerulum betreffende Dilatation der Schlingen mit hochgradiger Hyperämie (Abb. 149). In einer nächsten Phase finden sich fibrinoid verquollene Schlingenwände, das Lumen wird durch Thrombenmassen verschlossen (Abb. 149). Befallen sind aber nur diejenigen Glomerula, welche zu erkrankten Gefäßabschnitten gehören. Vereinzelt treten entzündliche Wucherungen des Kapselepithels auf (ROYER 1960). Als Spätveränderung kann man partiell hyalinisierte Glomerula beobachten (Abb. 150). Bei

Erwachsenenfällen sind gelegentlich nur die Vasa afferentia befallen, die Glomerula sind vollkommen zart. Zweimal haben wir auch Papillennekrosen beobachtet. Die Tubuli sind meist recht gut erhalten, das Interstitium zeigt ziemlich starkes Ödem und vereinzelte entzündliche lympho-plasmocelluläre Infiltrate. Die Ähnlichkeit der primären, entzündlichen Gefäßveränderungen mit denjenigen bei Periarteriitis nodosa und bei Lupus erythematosus ist unbestreitbar (GENDEL et al.

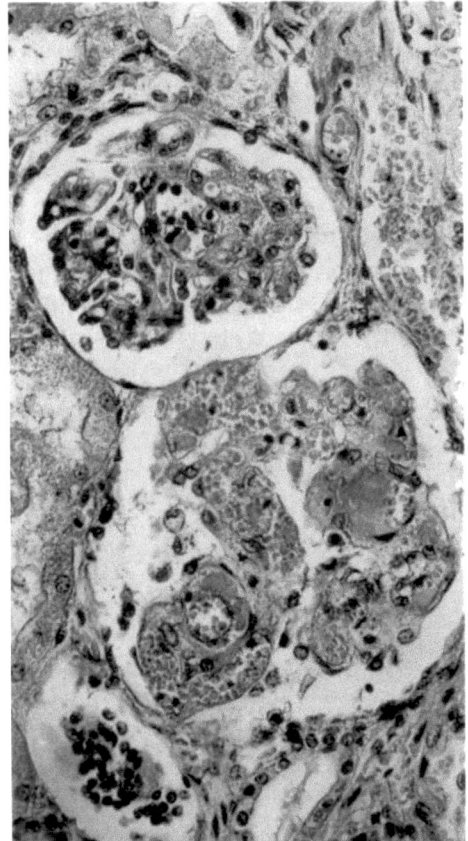 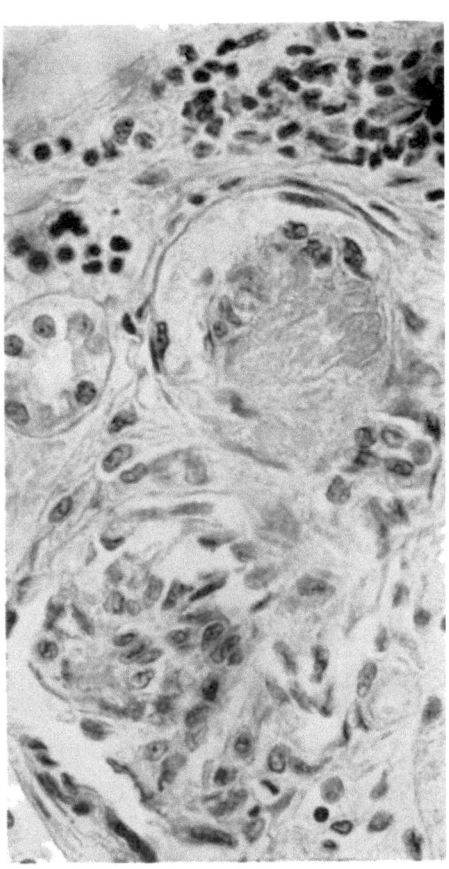

Abb. 149. Zwei Glomerula des in Abb. 148 dargestellten Falles: Unten schwere Schlingendilatation mit partiellen Fibrinoidthromben; oben entzündliche Zellproliferation, vor allem des Endothels und des Mesoangiums. Vergr. 200mal, HE

Abb. 150. Zwei teilweise verödete Glomerula bei länger dauernder thrombotischer Mikroangiopathie. 9jähriges Mädchen. Entzündliche Infiltrate im Stroma. Vergr. 460mal, HE

1952, MUEHRCKE et al. 1957, NAJMAN et al. 1961, MILNE 1962). Auch an Drahtschlingenveränderungen beim Lupus erythematosus erinnernde Glomerulumveränderungen werden beschrieben (NAJMAN et al. 1961). Auf Grund unserer eigenen Beobachtungen würden wir die glomerulären Veränderungen als toxisch bedingte Wandschädigung mit sekundärer Verquellung und Imbibition mit Mucoproteinen deuten.

Ganz allgemein wird als Ursache der Mikroangiopathie ein immunpathologischer, primär die Gefäße schädigender (PEARL et al. 1963) Vorgang angeschuldigt und als Beweis in erster Linie die beim experimentellen Shwartzman-Phänomen erzeugten, sehr ähnlichen histologischen Veränderungen herangezogen (BEAHR et al. 1936, HUNZIKER und OECHSLIN 1957, FRICK et al. 1958)[1]. Allerdings ist diese Meinung nicht unwidersprochen geblieben, da beim Shwartzman-Phänomen auch die Venen sehr stark befallen, bei der Mikroangiopathie in der Regel aber unverändert sind (GORE 1950, SYMMERS 1954, LOEB et al. 1959). Für eine allergische Affektion spricht die oft beobachtete enge Beziehung zu Penicillin- oder Sulfonamid-Überempfindlichkeit, Impfung usw. (GENDEL et al. 1952, ANTES 1958 Lit.). Eigenartig sind in dieser Beziehung jedoch die Beobachtungen von Mikroangiopathie bei kongenitaler A-Gamma-Globulinämie und bei Gamma-Globulinmangel in einem weiteren Fall (FRICK und WITZIG 1959). — Bei fettreich ernährten Ratten mit Cholinsäurezusatz entwickelt sich ein dem klinischen Bild recht ähnliches Syndrom mit Mikroangiopathie und Hämolyse (RENAUD 1962).

h) Sanarelli-Shwartzman-Phänomen und Niere[2]

Beim Sanarelli-Shwartzman-Phänomen (SHWARTZMAN 1937, SANARELLI 1924, BLACK-SCHAFFER 1949) werden eigenartige Schlingenthromben der Glomerula beobachtet, welche vor allem bei Kaninchen durch zweimalige intravenöse Injektion

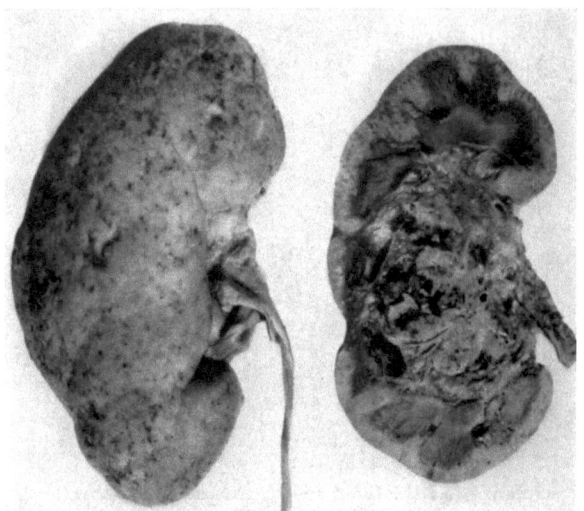

Abb. 151. Niere bei Shwartzman-Phänomen. Die Nierenoberfläche und -schnittfläche sind von spärlichen punktförmigen Blutungen übersät. Niere leicht vergrößert

eines Kulturfiltrates von gramnegativen Endotoxinbildnern im Abstand von 12 bis 72 Std erzeugt werden können (Lit. s. GRONVALL und BRUNSON 1956). Die kleinen Thromben werden relativ bald endothelisiert, und zwar zum Teil von Monocyten des Blutes (SCOTT 1962). Das Endothel zeigt elektronenoptisch feststellbare Vacuolen (BOHLE 1958). Einzelne Autoren beschreiben auch Rindennekrosen, während andere ihr Vorkommen selbst nach Injektion des Endotoxins in die Nierenarterie nicht beobachtet haben (BLACK-SCHAFFER und GARCIA-CACERES 1957).

---

[1] Vgl. auch TRÜEB et al. [Helv. paediat Acta **19**, 223 (1964)].
[2] Allg. Lit. s. SKJÖRTEN. 1964, McKAY 1965.

Bei Ratten kann das Phänomen ebenfalls ausgelöst werden, wenn fibrin-
präzipitierende Mittel angewandt werden (GRONVALL und BRUNSON 1956); durch
Heparingabe wird es verhindert (SCHRADER et al. 1959), ebenso durch Behandlung
der Kaninchen mit Röntgenstrahlen (s. dagegen SCHRADER et al. 1959), Senfgas
oder Benzol (BECKER 1948). Auch durch Injektion von Endotoxin gramnegativer
Erreger kombiniert mit Liquiod kann bei Ratten ein analoges Bild hervorgerufen
werden (GRONVALL und BRUNSON 1956). Ferner zeigen gravide Ratten nach einmaliger Injektion von Coli-Endotoxin ein zum mindesten recht ähnliches Bild,
so daß an eine Gefäßsensibilisierung durch die Gravidität gedacht wird (KALEY
et al. 1962, ADEBAHR 1963). Und schließlich konnte experimentell bei graviden
Ratten eine deutliche Hemmung der Fibrinolyse nachgewiesen werden (MARGA-
RETHEN et al. 1964). Wird ³H-markiertes Endotoxin verwendet, so läßt sich verfolgen, wie es von Leuko-
cyten aufgenommen wird,
diese zerfallen bald und es
kommt zur direkten Gefäß-
schädigung (SCHRADER et
al. 1964). Das Schlingen-
fibrinoid soll nach elektronenoptischen Untersuchun-
gen (PAPPAS et al. 1958)
aus Fibrinogen entstehen
(s. a. SCHRADER et al. 1959)
und innen dem Endothel
aufgelagert sein. Andere
Beobachter beschreiben ein
hyalines, embolisch ent-
standenes Thrombenzen-
trum in der Schlinge mit sekundärem Fibrinmantel
(SKJÖRTEN 1964). Die La-

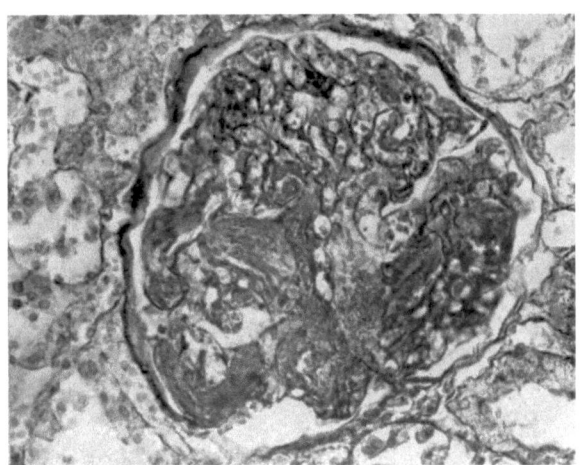

Abb. 152. Glomerulum des in Abb. 151 dargestellten Falles von
Shwartzman-Phänomen. Die Schlingen größtenteils durch Fibrinthromben verschlossen. Entzündliche Veränderungen nicht eindeutig erkennbar. Vergr. 180mal, PAS

mina densa der Glomerula wurde unverändert gefunden (s. a. BOHLE et al. 1958).
— Ursächlich wird an ein immunologisches Phänomen gedacht, wobei es zufolge
RHS-Blockierung zu einer Abnahme der fibrinolytischen Aktivität des Serums
kommt (SCOTT 1962, LEE 1962). Als Folge entwickelt sich eine intravasale Gerin-
nung mit vermehrtem Fibrinverbrauch, woraus eine Blutungsneigung resultiert
(MÜLLER-BERHAUS et al. 1963).

Die Mehrzahl der mit dem Sanarelli-Shwartzman-Phänomen gut vertrauten
Autoren ist außerordentlich vorsichtig mit der Übertragung auf die menschliche
Pathologie. Einzelne Autoren sind jedoch ganz positiv (BOHLE und KRECKE 1959
Lit., ADEBAHR 1963, SKJÖRTEN 1964, KRECKE 1965). Wir verfügen über drei derartige Beobachtungen, in welchen stets ein Endotoxinschock vorlag (SN 592/62:
69jährige Frau, welche eine hochgradige Thrombopenie und eine starke Leukocytose
sowie reichlich Coli im Urin aufgewiesen hatte; sie starb an Urämie mit hämorrhagischer Diathese. Die Nieren wogen 190 bzw. 250 g (Abb. 151, 152); SN 741/63:
53jährige Frau mit nekrotisierender Enteritis; SN 542/63: 57jährige Frau mit
Colienteritis).

i) Glomeruläre Schlingenthrombosen[1]

Das Phänomen der Thrombosen in Glomerulumschlingen (Abb. 153) stellt quantitativ betrachtet keine wichtige Erscheinung dar (s. dagegen EHRICH 1957).

1. Typ: Sehr häufig handelt es sich nur um verklumpte Erythrocyten, vielleicht als Folge eines agonalen Vorganges (ALLEN 1951), möglicherweise auch als morphologischer Ausdruck von „sludged blood" (KNISELY et al. 1947). Ebenfalls zirkulatorisch bedingt sind die bei der Fettembolie ganz vereinzelt beobachteten Fibrinthromben der Schlingen (WAALER 1943). ALLEN (1951) betont die große Bedeutung des Schocks und der Dehydratation. Auch im inkompletten Infarkt kann man gelegentlich hyaline Thromben von einzelnen Glomerulumschlingen beobachten, welche sich später in glomeruläre Sektornarben umwandeln (FAHR 1925). Wir

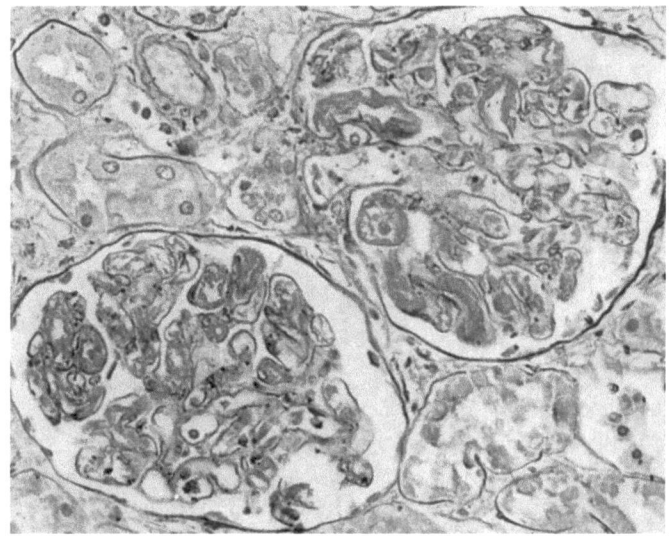

Abb. 153. Kanalisierte oder Hohlthromben der Glomerulumschlingen bei Panmyelopathie. Vergr. 300mal, PAS

glauben, daß es sich dabei um ischämische Schädigung des Endothels mit sekundären Thrombosen handelt. Vermutlich im Rahmen einer Coagulopathie entstehen die bei Nierenrindennekrose im Verlauf einer Placentarlösung oft beobachteten Schlingenthromben (s. S. 161). Elektronenoptisch sollen Fibrin- und Plättchenthromben die ersten faßbaren Wandveränderungen darstellen. Das Fibrin und die Plättchen wandeln sich dann in Fibrinoid um und schließlich kommt es nach dieser Auffassung zum Endothelschaden (SIMON und CHATELANAT 1963); nach anderen Autoren (VASSALLI et al. 1963, 1964) lagert sich das aus Fibrin entstehende Fibrinoid primär zwischen Endothel und Basalmembran ab. Später soll sich nach diesen Untersuchern eine proliferativ-entzündliche Glomerulumveränderung einstellen. Experimentell erzeugten SHEEHAN und DAVIS (1959) Schlingenaneurysmata mit sekundären Thrombosen und Halbmonden in den Spätphasen durch 3stündige Stielabklemmung der Niere beim Kaninchen. Dasselbe wird auch

---

[1] Lit. HERZOG 1913, JONES und LORING 1951, SHINTON et al. 1964 (hämolytische Anämie).

durch Injektion von Makromolekülen und von Antigen-Antikörperkomplexen erreicht (SIMON und CHATELANAT 1963 Lit.).

2. Typ: Dabei liegt primär eine entzündlich bedingte Endothelläsion vor. So findet man bei der Endocarditis lenta die bekannten Schlingenthromben, die nach heutiger Auffassung lokal entstandenen Thromben entsprechen (s. S. 375). Auch bei Glomerulonephritis und insbesondere bei der nephrotoxischen Masugi-Nephritis der Ratte treten sehr häufig einzelne Schlingenthromben auf (s. a. JONES und LORING 1951). Gelegentlich kann man Bakterien in den Thromben — besonders bei Kinderfällen — noch nachweisen (OPPENHEIM 1920, ZUELZER 1951). Sie dürfen jedoch nicht mit den agonal-postmortalen Bakterienansammlungen verwechselt werden (s. Abb. 319, S. 370; ROYER et al. 1960). (Über das Vorkommen von Schlingenthromben bei Nierenrindennekrose, Mikroangiopathie und Sanarelli-Phänomen s. oben.)

H. Die Nephrosen

Das verwirrendste Kapitel in der ganzen Nierenpathologie stellt zweifellos dasjenige der Nephrosen dar. Schuld daran trägt die kritiklose Anwendung dieser Bezeichnung. Der ewige Streit, ob die morphologische oder die funktionell-chemische Betrachtungsweise entscheidend sei, zeitigt seine bitteren Früchte u. a. im heutigen Nomenklaturwirrwarr um die Nephrose. Der Kliniker VON MÜLLER hat 1905 den Begriff der Nephrose geprägt und anatomisch definiert. Ein weiterer Kliniker (MUNK 1948) hat schon auf dem Naturforscher-Kongreß in Kassel 1903 gegen die Abwertung der Morphologie Stellung bezogen. Auf der anderen Seite ist der Kliniker naturgemäß diagnostisch auf seine funktionell-chemischen Methoden angewiesen. Erst in letzter Zeit hat die Entwicklung der Nierenpunktion einen entscheidenden Umschwung gebracht (s. BJORNEBOE et al. 1952, ZOLLINGER 1957). Uns will scheinen, es dürfe hier nicht heißen „entweder oder", sondern unter

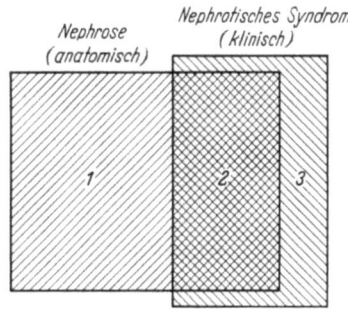

Abb. 154. Diskrepanz und Konkordanz des anatomischen Begriffs der Nephrose und des klinisch-nephrotischen Syndroms (aus ZOLLINGER 1951)

allen Umständen „sowohl als auch"! Ganz fraglos hat der Nephrosebegriff, wie dies VOLHARD (1942) ausgeführt hat, außerordentlich befruchtend gewirkt. Heute wäre eine wissenschaftliche „Koexistenz" zwischen Anatom und Kliniker ohne weiteres möglich, wenn die „Nephrose" das anatomische und das „nephrotische Syndrom" das klinische Bild bezeichnen würden. Die beiden Begriffe decken sich nämlich keineswegs (BOYD 1945, MARTINI 1962 u. a.; Abb. 154).

Unter einer Nephrose im anatomischen Sinne ist ganz allgemein eine doppelseitige, nicht eindeutig entzündlich bedingte, diffuse Nierenerkrankung verstanden, bei welcher primäre Gefäßveränderungen ausgeschlossen werden können. Neben der Lipoid- und der Amyloidnephrose gehören damit auch zahlreiche degenerative und durch aktive Zelleistung bedingte Nierenveränderungen mit ihren unmittelbaren Folgen, wie die Pigmentspeicherungen und die verschiedenen Salzablagerungen, in die Gruppe der anatomischen Nephrosen.

Das *nephrotische Syndrom* dagegen bezeichnet ein klinisches Zustandsbild, welches sich durch Proteinurie (täglich über 3,5 g, BERMAN und SCHREINER 1958), Hypoproteinämie, Hypercholesterinämie, Ausscheidung von doppeltbrechenden Substanzen in Urin und Ödemen äußert (s. S. 255). Außer bei den genannten typischen Nephrosen (Lipoid, Amyloid) kann dieser Symptomenkomplex unter anderem auch bei eindeutigen diffusen Glomerulonephritiden gefunden werden.

Im folgenden soll die anatomische Nephrose zuerst in „unspezifische" und „spezifische" Typen unterteilt und dann wiederum zwischen glomerulären und tubulären Formen unterschieden werden. Diese Art der Nosologie (BELL 1946, ALLEN 1951) ist praktisch allerdings anfechtbar, da stets beide Elemente verändert sind, jedoch gibt dasjenige der Erkrankung sein Gepräge, welches quantitativ im Vordergrund steht.

Aus sprachlichen Gründen hat ASCHOFF (1917) vorgeschlagen, von „Nephrodystrophie" zu sprechen, während STAEMMLER die akuten nekrotisierenden Nephrosen als „Nephroblaptosen" bezeichnen will, und LETTERER (1952) zwischen den akuten Nephrosen, den Pseudonephrosen (= Glomerulonephritis) und den echten Nephrosen unterscheiden will. HOMER SMITH (1951) faßt, wie übrigens auch zahlreiche andere anglosächsische Autoren, im Begriff der „acute renal failure" die vielen akuten Formen der Nephrose zusammen, während BULL et al. (1950) den Ausdruck Nephrose für die akuten tubulären Schäden überhaupt nicht mehr anwendet sondern von akuter tubulärer Nekrose spricht. Aus solchen Vorschlägen resultiert dann die irrige Meinung des Klinikers, der Pathologe verstehe unter dem Begriff der Nephrose überhaupt nur tubuläre Läsionen (SARRE 1954, MARIE et al. 1954).

I. Histologisch uncharakteristische Nephrosen
a) „Unspezifische" Glomerulonephrose[1]

Als „unspezifisch" bezeichnen wir Veränderungen, welche morphologisch nicht auf eine bestimmte, eng umgrenzte Ursache zurückgeführt werden können. Die akute „unspezifische" Glomerulonephrose kann schon im gewöhnlichen Gefrierschnitt daran erkannt werden, daß die relativ großen Glomerula unverhältnismäßig blutarm erscheinen. Dies beruht darauf, daß vor allem das Deckepithel, dann aber auch das Mesoangium und im geringeren Grade das Endothel geschwollen sind (Abb. 155; MUNK 1919, ZOLLINGER 1945). Das Deckepithel kann dabei PAS-positive Granula, Fetttröpfchen und Vacuolen enthalten (Abb. 156). Diese hyalinen Tropfen sollen aus Mitochondrien hervorgehen (FISHER and GRUHN 1961, HARKIN und RECANT 1960)[2]. Elektronenmikroskopisch läßt sich die Endothelschwellung mit Vacuolenbildung sowie die Verquellung des Mesoangium besonders nach Schlangengifteinwirkung (KAWAJI und OYAMA 1960, HUTH und MAC CLURE 1964) und nach Injektion von Eiweißstoffen deutlich verfolgen (FISHER und HELLSTROM 1962, MENEFEE et al. 1964). Diese Verquellung oder Durchtränkung hat verschiedene Autoren zur Diagnose einer serösen Entzündung geführt (LETTERER 1952, LÜDERS 1951 u. a.). Ein leichtes Ödem der Schlingen kann auch bei akuter toxisch bedingter Nephrose beobachtet werden (KOSUGI 1927; Abb. 157). Da eigentliche Entzündungszellen fehlen, sollte eher von einer Dysorose

---

[1] Allg. Lit.: ZOLLINGER 1954, 1964, NUNES 1952, SAKAGUCHI und KAWANUWA 1963.
[2] Vgl. jedoch S. 189 ff.

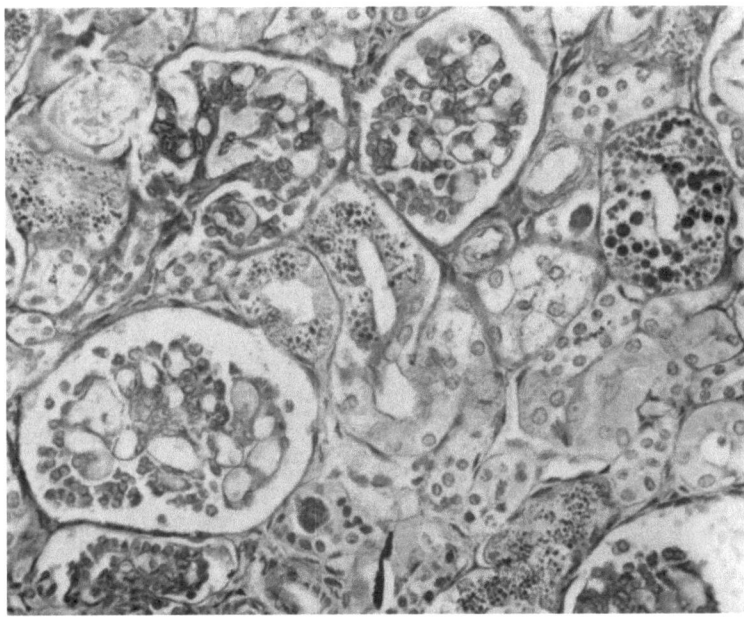

Abb. 155. Unspezifische Glomerulonephrose, teils toxisch, teils anoxisch bedingt. 12 Tage alter Säugling mit schwerster Grippepneumonie. Die Glomerulumschlingen sind zum Teil stark verquollen, hochgradige hyalintropfige Veränderung der Hauptstücke als Ausdruck der Glomerulum-Permeabilitätsstörung. Vergr. 400mal, PAS

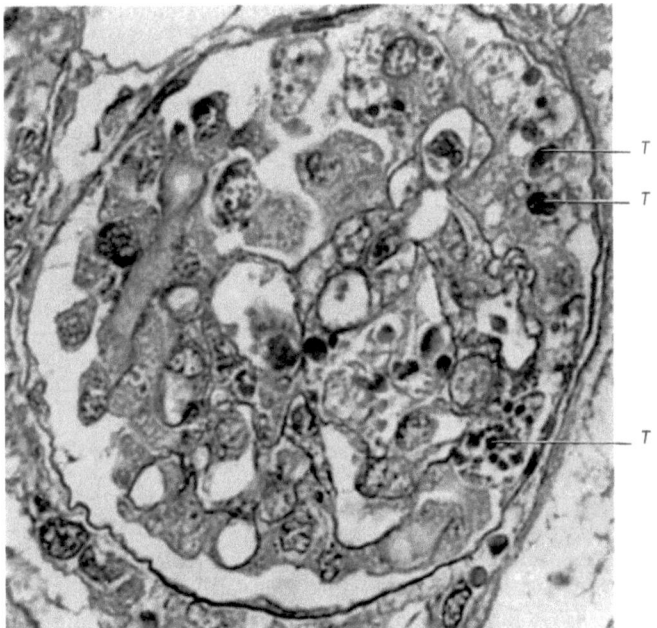

Abb. 156. Unspezifische akute toxische Glomerulonephrose. 8 Monate altes Kind mit Pleuraempyem. Schwere Schwellung des Deckepithels, zum Teil mit hyalintropfiger Speicherung (T). Endothel ebenfalls geschwollen, Lumina der Schlingen eingeengt, Basalmembran zart. Vergr. 800mal, PAS

(ZOLLINGER 1945) gesprochen werden. Selten, vor allem bei Kindern, wird die nekrotisierende Form der Glomerulonephrose gefunden (Abb. 158).

Sehr bald, wahrscheinlich nach 3 bis 4 Tagen, erscheint die Basalmembran im Dünnschnitt bei PAS-Färbung verdickt (RANDERATH 1937), was auf die Ablagerung einer homogenen Fibrinoidschicht zwischen Basalmembran und Deckepithel zurückzuführen ist (CHURG und GRISHMAN 1957, 1959, MOVAT und MCGREGOR 1959, SPARGO und ARNOLD 1960, BERGER et al. 1961, MICHIELSEN 1963). Nach anderen Autoren (LÖBLICH und SCHÖRCHER 1960) liegt diese osmiophile Substanz zwischen Endothel und Basalmembran (s. a. WILBUR 1934, ZOLLINGER 1945 u. a.). Vermutlich sind beide Beobachtungen zutreffend (MICHIELSEN 1963) und entsprechen verschiedenen Phasen der Schlingenpermeation durch Eiweißstoffe. In diese Richtung deuten auch die oben erwähnten hyalinen Granula im Glomerulo-

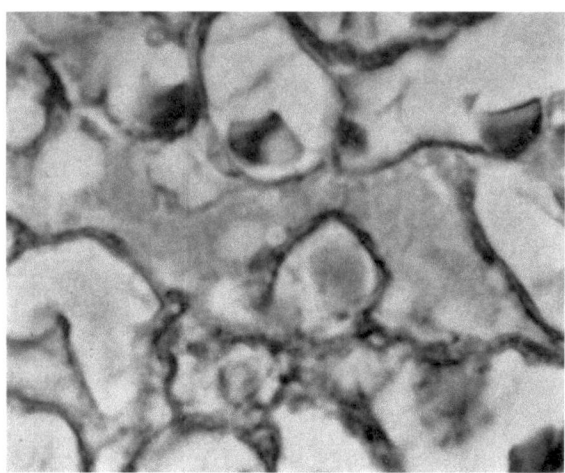

Abb. 157. Akute Glomerulonephrose mit Ödem des Mesoangium bei experimenteller Uranvergiftung der Ratte. Dünnschnitt, ungefärbt, Phasenmikroskop. Vergr. 1200 mal

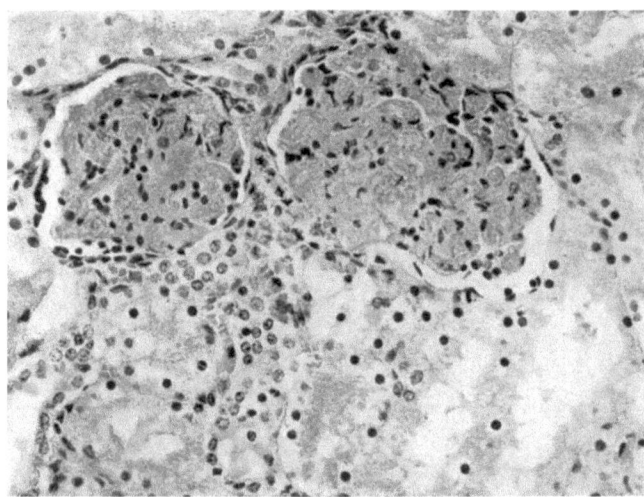

Abb. 158. Nekrotisierende Glomerulotubulonephrose bei abscedierender Bronchopneumonie. 6jähriger Knabe, Vergr. 200mal, HE

thel. Das Mesoangium erscheint verbreitert und verquollen. — Diese Befunde wurden elektronenoptisch grundsätzlich bestätigt (s. ROUILLER 1961 Lit.). Die Lamina densa ist zuerst intakt (FISHER und HELLSTROM 1962), später aufgesplittert (STAUBESAND 1963). Wahrscheinlich ist die lichtoptische Verdickung durch die Anlagerung von Eiweißmassen bedingt, welche elektronenoptisch von der Membran selbst separiert werden können (s. a. BOHLE et al. 1959, SITTE 1959, SPARGO und ARNOLD 1960; FISHER et al. 1964: echte Verdickung der Basalmembran).

Die erwähnte Basalmembranverdickung durch Auflockerung und Eiweißablagerung ist in der chronischen Phase sehr ausgeprägt (Abb. 159, 160). An Dünnschnitten (ZOLLINGER 1957, CHURG und GRISHMAN 1957) lassen sich leicht aufge-

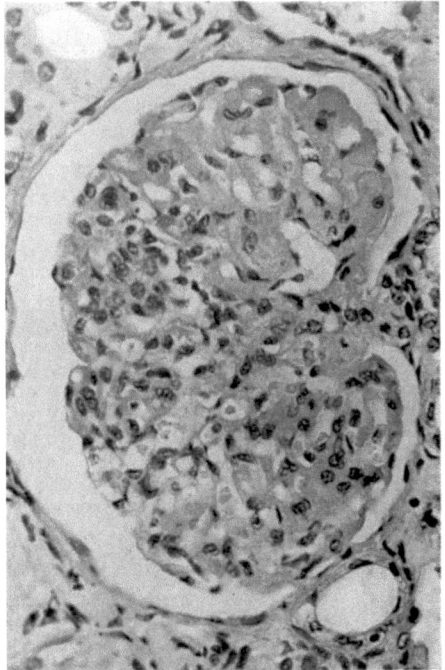

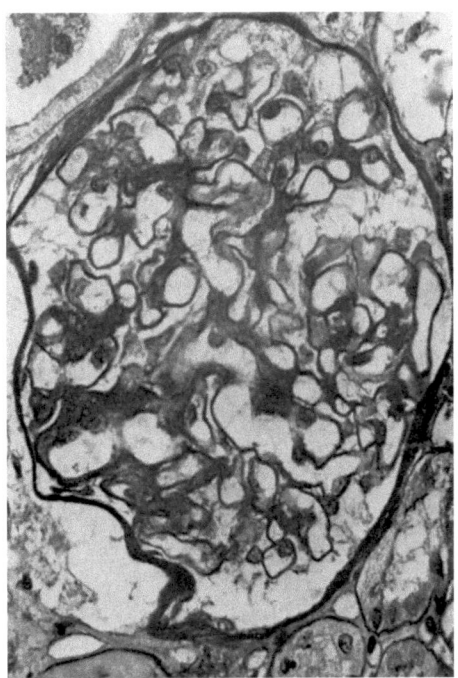

Abb. 159. Chronische Glomerulonephrose bei Lebercirrhose. Die Schlingen sind verquollen, Lumina etwas eingeengt; keine entzündlichen Veränderungen. Vergr. 300mal, HE

Abb. 160. Chronische Glomerulonephrose im Nierenpunktat („Schlingenschädigung"). Verbreiterung des Mesoangium und Durchsetzung mit PAS-positiven (dunklen) Massen; Basalmembranen herdförmig optisch nicht vom Mesoangium zu trennen. Nierenpunktat bei nephrotischem Syndrom. Vergr. 360mal, PAS

splitterte, feinste, stärker gefärbte Fasern vom weniger deutlich gefärbten Grundmaterial unterscheiden. Nach BERGER et al. 1964 steht die Verdickung der Basalmembran mit Aufhellungen und Anlagerung von elektronendichter Substanz im Vordergrund. Es dürfte nicht angezeigt sein, wegen dieser Verdickung allein von einer membranösen Glomerulonephritis zu sprechen (PARTENHEIMER und CITRON 1952, ALLEN 1955). Allerdings können, wie dies FAHR (1919) schon gezeigt hat, bei schwerer Ausbildung der Schlingenprozesse mit lokaler Nekrose reaktive, ganz circumscripte Wucherungen des Kapselepithels beobachtet werden (RANDERATH 1937, EHRICH et al. 1952, 1957). Die Membranveränderungen scheinen bis zu einem gewissen Grade reversibel zu sein (REGNIER 1959).

Als Spätveränderung ist die Proliferation des Mesoangium zu bezeichnen (HUNTER und ROBERTS 1932, ZOLLINGER 1945, EHRICH et al. 1952, JONES 1953, 1957, KAWAMURA 1964). Nach elektronenoptischen Untersuchungen (KURTZ und McMANUS 1959) ist diese Proliferation der Mesoangiumzellen die konstanteste Erscheinung bei allen chronischen Glomerulonephrosen, die auch als Glomerulosklerose bezeichnet werden. Mit der Proliferation der Mesoangiumzellen beginnen auch van-Gieson-rote, kollagene Fasern im Glomerulum zu erscheinen. BENCOSME et al. (1960) sahen die ersten Kollagenfasern schon am 4. Tag. Im ganzen sieht das Mesoangium in dieser Phase bei van-Gieson- oder PAS-Färbung entweder fiederförmig aus [besonders bei Plasmocytom (Abb. 224, S. 265) und anderen Eiweißstörungen] oder mehr knotig (Ischämie usw.).

Experimentelle Untersuchungen haben diese Befunde im wesentlichen bestätigt (ZOLLINGER 1945). Durch Globin- (MENEFEE et al. 1964) oder Fremdeiweißzufuhr, Gummi-arabicum-Injektion (HUEPER 1942), Parabiose (DE BRUX et al. 1958) oder toxische Einflüsse (Uran-

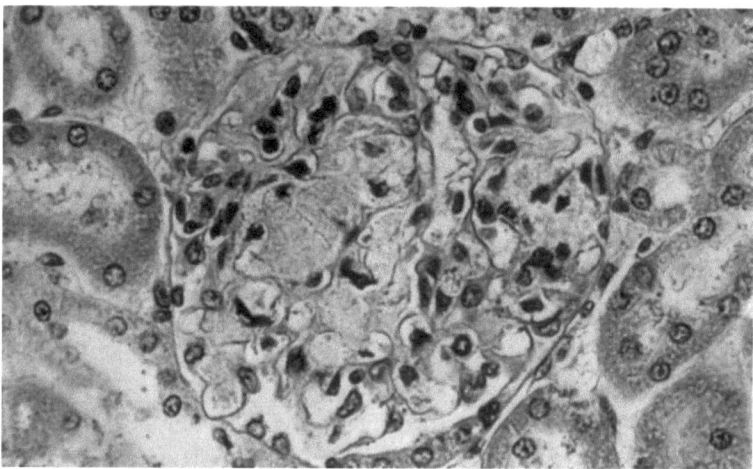

Abb. 161. Akute experimentelle Glomerulonephrose der Ratte nach i.v. Polyvinylalkoholinjektion. Hochgradige Polyvinylspeicherung in den Endothelzellen; Mesoangium und Membran intakt. Das Präparat verdanke ich Prof. Dr. STUDER, Basel. Vergr. 400mal, HE

nitrat, Sublimat usw.) läßt sich eine akute sowie chronische Glomerulonephrose mit Basalmembranverquellung erzeugen (KOSUGI 1927, HELD 1928, HUNTER und ROBERTS 1932, SAXTON und KIMBAL 1941, EHRICH 1952, BENCOSME et al. 1960, NOLTENIUS 1960, ROUILLER 1961 u. a., s. dagegen FELDMAN und FISHER 1959, POST 1960). Die Deckzellerkrankung geht derjenigen der Membran eindeutig voran (NOLTENIUS 1960, POST 1960). Analoge Veränderungen werden bei experimenteller Hypertonie im Verlauf von NaCl-Tränkung beobachtet. Ob es sich dabei um eine direkte NaCl-Schädigung der Schlingen handelt (GEER et al. 1961), ist fraglich, denn gleichartige Glomerulaveränderungen werden bei hypertensiven Menschen ebenfalls beobachtet. — Wenn die primäre Schädigung ungewöhnlich schwer ist, so kann auch beim Tier eine reaktive Glomerulitis die Folge sein (BAEHR 1913, EHRICH et al. 1952, HALTERN et al. 1959, KELLER 1953 u. a.), wie dies bei der Crotonölvergiftung (BAEHR 1913) und der Polyvinylaldehydnephrose (Abb. 161; HALL und HALL 1962) bekannt ist. — Eine spontane Glomerulosklerose wird bei ganz alten Mäusen sowie jungen Tieren mit myeloischer Leukämie gefunden (GUDE et al. 1964).

Das ätiologische Spektrum der „unspezifischen" Glomerulonephrose ist ein außerordentlich vielgestaltiges. Vor allem sind es Stoffwechselstörungen (ZOLLINGER 1965a), welche ziemlich uniform zu dieser Veränderung führen, und zwar in

erster Linie Eiweißstoffwechselstörungen: Plasmocytom (s. S. 262), Plasmazell-
leukämie (ZOLLINGER 1945), Makroglobulinämie Waldenström (ZOLLINGER 1958,
Lit. MICHON et al. 1959). Auch zerfallende Tumoren (BEREGI et al 1958) können
zu geringgradigen glomerulonephrotischen Veränderungen führen.

Im Tierversuch kann dasselbe mit eiweißreicher Ernährung bei alten Ratten (SAXTON
und KIMBAL 1941) sowie Fremdserum-Injektionen erzeugt werden (ZOLLINGER 1945, BEREGI
et al. 1958, BOHLE et al. 1959, SITTE 1959). Schweineserum-Injektionen erzeugen beim
Kaninchen ein besonders typisches glomerulonephrotisches Bild (Abb. 162; ZOLLINGER 1945).
Auch mit Inulin läßt sich eine typische Glomerulonephrose mit elektronenoptisch verdichteter
Basalmembran usw. erzeugen (SIMON et al. 1964).

Auch die bei Leberschäden beobachtete Glomerulonephrose (s. Abb. 159)
ist vermutlich auf die Paraproteinämie, d. h. durch Leberzerfall neu entstandene

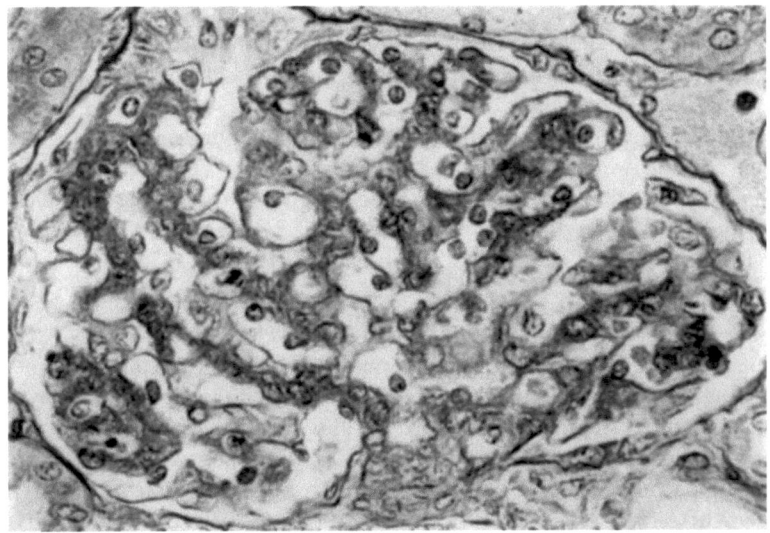

Abb. 162. Chronische Glomerulonephrose beim Kaninchen nach monatelanger zweimal wöchentlicher
Injektion von je 20 ml Schweineserum. Grundsätzlich dieselbe Veränderung wie bei der menschlichen
chronischen Glomerulonephrose. Vergr. 400mal, PAS

oder ungenügend enttoxifizierte Stoffe (PAPPER 1963) zurückzuführen (NUNES
1952, MEISTER 1961). Andere Autoren denken an einen hepatogen ausgelösten
Vasospasmus (CROWSON und MOORE 1955) oder auch an einen Hyperoestro-
genismus oder Hyperadrenalismus (BLOODWORTH und SOMMERS 1959). Derartige
unspezifische Glomerulaveränderungen werden bei 28 bis 78% aller Lebercirrhosen
gefunden (JONES et al. 1961, MEISTER 1961, BLOODWORTH und SOMMERS 1959).
Entzündliche Läsionen werden dabei vermißt (JONES et al. 1961, s. dagegen
FISHER und HELLSTROM 1959). Das ultrastrukturelle Bild ist durch Basalmembranverdickung und besonders ausgeprägte Mesoangiumverbreiterung ausgezeichnet
(SAKAGUCHI et al. 1964).

Weitere Stoffwechselstörungen, bei denen eine Glomerulonephrose beobachtet
werden kann, sind die Gicht (KOLLER und ZOLLINGER 1945), die Cystinspeicher-
krankheit, der Diabetes mellitus (abgesehen von der diabetischen Glomerulosklerose Kimmelstiel-Wilson, s. S. 607) und der Gargoylismus (KOBAYASHI 1959).

Weniger deutlich, jedoch bei guter Technik (dünne Gefrierschnitte!) sehr häufig feststellbar sind glomerulonephrotische Veränderungen im Verlauf von akuten Vergiftungen, und zwar sowohl solchen mit Eigeneiweiß (Verbrennung, Hämolyse, Myolyse) als auch bei exogenen Vergiftungen, wie z. B. Quecksilber (KARVONEN 1898, KOSUGI 1927 u. a.), Urannitrat (BENCOSME et al. 1959, 1960), Pilzvergiftung (MICHON et al. 1961). Eine eigenartige Form der chronischen Glomerulonephrose (Glomerulosklerose) wird bei der chronischen Schwefelkohlenstoffvergiftung beim Menschen (GSELL 1948) wie auch beim Tier (ISLER 1957) beobachtet (s. S. 314).

Ein weiterer wesentlicher Faktor bei der Entstehung der unspezifischen Glomerulonephrose ist die renale Ischämie bzw. Anoxie (s. S. 155; LÖHLEIN 1907, FRENCH 1950, McMANUS 1950, KURTZ et al. 1959, WAUGH und PEARL 1960). Nach unserer Auffassung ist dabei nicht die Ischämie als solche, sondern die Anoxie das Entscheidende, denn bei spontaner wie experimenteller venöser Drosselung entwickelt sich ebenfalls eine schwere Glomerulonephrose (MANN 1960). Auch bei Sichelzellanämie sind ähnliche Veränderungen beschrieben worden (BERMAN und TUBLIN 1959).

Die Entstehung der „unspezifischen" Glomerulonephrose haben wir uns so vorzustellen, daß Eiweißmassen beim Durchtritt durch die Schlingenwandungen liegenbleiben und dadurch zu Schlingenschädigung führen, wie dies elektronenoptisch und am Modell der Amyloidnephrose gezeigt werden konnte (RANDERATH 1941, HALPERN et al. 1959, SPARGO und ARNOLD 1960).

b) Die „unspezifische" Tubulonephrose[1]

Rein tubuläre Nephrosen ohne glomeruläre Mitbeteiligung kommen nach unseren Beobachtungen kaum je vor, jedoch sind häufig die tubulären Veränderungen quantitativ dermaßen im Vordergrund stehend, daß, rein morphologisch betrachtet, die glomerulonephrotischen Veränderungen vernachlässigt werden können. In pathogenetischer Hinsicht ist diese Simplifikation selbstverständlich nicht gerechtfertigt.

1. Die trübe Schwellung[2]

VIRCHOW (1871) bezeichnete als trübe Schwellung eine Vergrößerung der parenchymatösen Organe mit Verwischung der Zeichnung auf der frischen Schnittfläche.

Makroskopisch sind die Nieren stark vergrößert (Einzelorgan bis 220 g schwer), die Schnittzeichnung ist verwischt, auch sind die Organe ausgesprochen blaß und blutarm. Aus dem Schnitt quillt die Rinde deutlich hervor, gelegentlich kann eine abnorm starke, düster blaurote, streifige Papillenzeichnung angetroffen werden, wobei es sich vermutlich um eine Stase bei Kompression der Vasa recta spuria handelt.

VIRCHOW beobachtete das Erscheinen feinster „Tropfen" im Protoplasma der Parenchymzellen. In der Niere werden vor allem die Hauptstücke betroffen (Abb. 163); sie sind seit jeher auch das klassische Objekt zum Studium dieser Veränderung gewesen. Der Paraffinschnitt ist denkbar ungeeignet, besser ist der Gefrierschnitt; entscheidende Einblicke haben aber erst die phasenmikroskopischen Untersuchungen an der überlebenden Zelle (ZOLLINGER 1948, 1950) sowie

---

[1] Allg. Lit. ZOLLINGER 1948, ALTMANN 1955.
[2] Lit. ZOLLINGER 1948.

die Elektronenmikroskopie (RHODIN 1954, 1958, 1962, GANSLER und ROUILLER 1956, MILLER 1959 u. a.) gebracht. Diese Methoden lassen einwandfrei erkennen, daß es sich bei der trüben Schwellung um eine kugelige Abrundung der Mitochondrien handelt, wobei die Membran durch Flüssigkeitsaufnahme vom an die Seite gedrückten Körper phasenoptisch abgehoben zu sein scheint (Abb. 164). Grundsätzlich haben die elektronenmikroskopischen Untersuchungen diese Meinung bestätigt, wobei allerdings die Unterscheidung von Membran und „Körper" nicht in Erscheinung tritt; die Mitochondrien erscheinen vielmehr als „leere" Bläschen mit vollständigem Verlust der Cristae mitochondriales. Schon früher hatten zahlreiche Autoren in den protoplasmatischen Körnchen geschwollene Mitochondrien vermutet, während andere an eine Art von Ausfällung von Protoplasmaeiweiß ge-

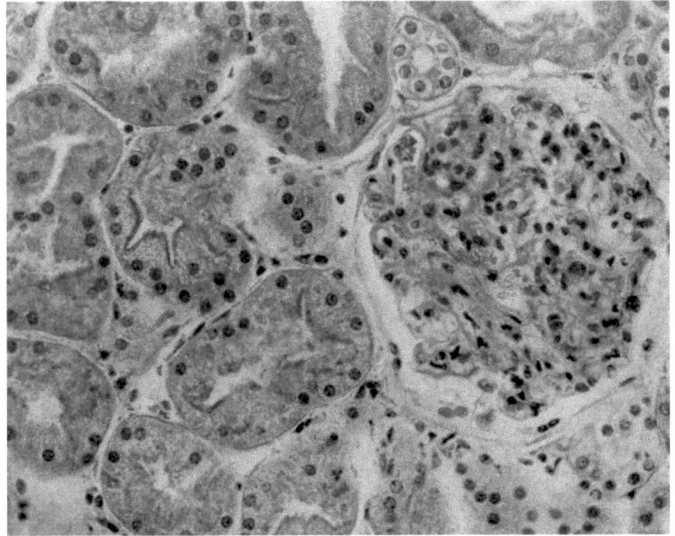

Abb. 163. Schwere trübe Schwellung der Nierenhauptstücke bei Grippepneumonie. 31jährige Frau. Vergr. 200mal, Gefrierschnitt, HE

dacht haben (ALBRECHT 1903, ERNST 1915, COWDRY 1924, RÖSSLE 1928 u. a.). Die Entwicklung der feinen Tröpfchen aus Mitochondrien kann in Zellkulturen kontinuierlich verfolgt werden (LEWIS und LEWIS 1914, CARREL und EBELING 1926, HERTWIG 1929, ZOLLINGER 1948 u. a.).

Eine gleichzeitige vermehrte Eiweißdurchlässigkeit der Glomerulaschlingen, erkennbar an Eiweißmassen in Kapselräumen und Tubuli sowie Cylinderbildung, kann bestehen, ist jedoch keineswegs eine obligate Erscheinung (STAEMMLER 1957). Grundsätzlich betrachtet, handelt es sich bei der trüben Schwellung um einen anderen Vorgang als bei der Albuminurie und der damit verbundenen hyalintropfigen Speicherung (RANDERATH 1947, s. dagegen STAEMMLER 1957).

Die Ursache der Wasseraufnahme durch die Mitochondrien kann auf einer Permeabilitätsvermehrung der Mitochondrienmembranen und vermutlich auch derjenigen der Zellen beruhen (Lit. ZOLLINGER 1948). Neben Verschiebungen des Salzgehaltes kommt eine Unsumme von Noxen in Betracht, welche zu einer direkten Membranschädigung führen können. Sehr wahrscheinlich spielen

osmotische Faktoren wesentlich mit. Zur Erhaltung des starken osmotischen Über-
druckes der Zelle gegenüber dem Blut ist eine energetische Leistung der Mitochondrien Voraussetzung. Hypoxydose kann auf diesem Weg vielleicht sogar allein
ohne Membranschaden eine Mitochondrienüberwässerung erzielen (ALTMANN 1955).
Möglicherweise liegt der trüben Schwellung eine durch Energieverlust (Atmungs-
kettenentkoppelung bei Cristaezerstörung, GRUNDMANN 1964) zugrunde (Störung
der Na-K-Pumpe). Experimentell läßt sich durch Anwendung von destilliertem
Wasser, Säuren, Alkali, Hypoxydose, Überwärmung, Lichteinfluß, Überalterung
der Zellen in der Kultur usw. eine trübe Schwellung erzeugen; empirisch findet man
sie in erster Linie bei Allgemeininfekten, dann bei Störungen der Sauerstoffzufuhr,
also z. B. auch agonal, ferner bei zahlreichen Formen der Intoxikationen endogener

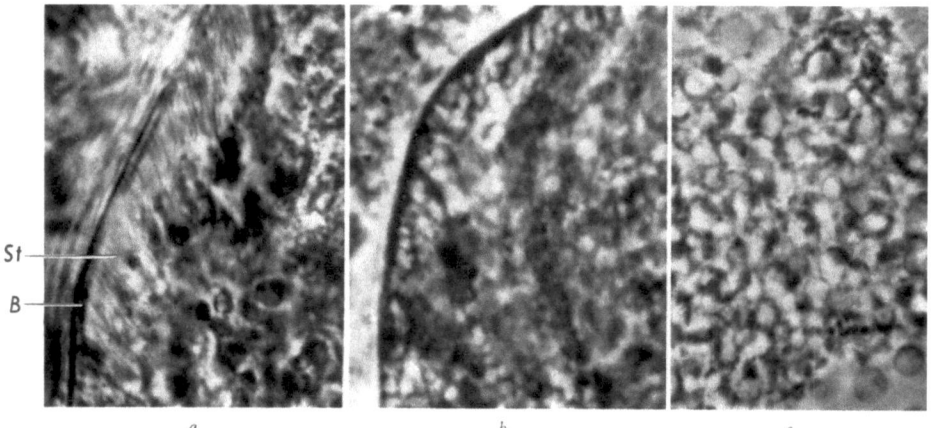

Abb. 164. Künstlich erzeugte trübe Schwellung im lebenden Nierentubulus, Phasenmikroskop. Vergr.
1500mal, *a* Nierentubulus in physiologischer Kochsalzlösung. *B* tubuläre Basalmembran. *St* Stäbchenstruktur der Tubuluszellen. *b* derselbe Tubulus unmittelbar nach Beifügen von destilliertem Wasser.
Die Stäbchen verschwanden und an ihre Stelle sind rundliche, optisch leere Vacuolen getreten. *c* aus
dem zerrissenen Tubulus werden unter dem Einfluß von destilliertem Wasser nach einigen Minuten
diese Bläschen (vgl. *b*) ausgestoßen; es handelt sich um Mitochondrien, wobei der Mitochondrienkörper
meist als partielle Wandverdickung erkennbar ist

und exogener Natur. Diese Formen der trüben Schwellung lassen sich in die Gruppe
des degenerativen Typs zusammenfassen. Derselbe wird übrigens auch in anderen
Organen beobachtet, nur ist die Mitochondrienschwellung dabei schwieriger zu
erfassen, wie dies z. B. beim Myokard gezeigt wurde (ENDERLIN 1953). Diese Veränderungen entsprechen der toxischen Myokardose, Hepatose usw.

In pathogenetischer Hinsicht schwieriger zu erfassen ist der hyperaktive Typ
der trüben Schwellung. Auch hier hat VIRCHOW (1871) den Weg gewiesen, als er
von einer „nutritiven Reizung" als Ursache der trüben Schwellung sprach. Er ver-
stand darunter die vermehrte Nahrungsaufnahme oder Speicherung. So zeigen die
Lebermitochondrien beim Fasten Stäbchenform, jedoch nach reichlicher Nah-
rungsverarbeitung Kugelform (NOEL 1923). Ferner konnte die Mitochondrienschwellung als Ausdruck der Veränderung im Energiehaushalt mit Enzymaktivie-
rung experimentell dargestellt werden (HESS 1959). Auch elektronenmikroskopisch
läßt sich die energetische Form der Mitochondrienschwellung erfassen (MILLER
1959).

Die trübe Schwellung ist grundsätzlich ein reversibler Vorgang (ZOLLINGER 1948, TERBRÜGGEN 1950). Treten, was häufig vorkommt, zugleich degenerative Kernveränderungen in Erscheinung, welche schlußendlich in Nekrose übergehen, so darf dies nicht als Folge der trüben Schwellung bezeichnet werden, sondern es ist ein Ausdruck einer tiefergreifenden Noxe, welche auch zu irreversiblen Kernläsionen geführt hat. —

In Zellversuchen ist die trübe Schwellung eindeutig an das Leben der Zelle gebunden, tote Zellen zeigen keine trübe Schwellung mehr. Eine wesentliche trübe Schwellung tritt, wenn wir den Gesamtkörper betrachten, agonal nur ganz andeutungsweise in Erscheinung. Anscheinend müssen die extrarenalen Funktionen erhalten sein, damit sich noch das Vollbild einer trüben Schwellung einstellen kann.

2. Die hyalintropfige Veränderung der Nieren[1]

Wie die trübe Schwellung, so hat auch die hyalintropfige Veränderung der Nierentubuli eine grundsätzlich große Bedeutung sowohl in der allgemeinen Pathologie — ihr Studium ist fast rein auf die Niere beschränkt — als auch in der speziellen Krankheitslehre der Niere. Früher wurden die hyalinen Tropfen als Ausdruck einer Degeneration aufgefaßt, während die heutige mehr dynamisch eingestellte Forschungsrichtung in ihnen den Ausdruck vor allem einer vermehrten Rückresorptionsleistung der Zelle erblickt (LAMBERT und CAMBIER 1938, ZOLLINGER 1950). Damit weist sie die kausale Forschung zunächst auf die Glomerula und dann auch auf den allgemeinen Stoffwechsel, besonders denjenigen der Eiweißkörper.

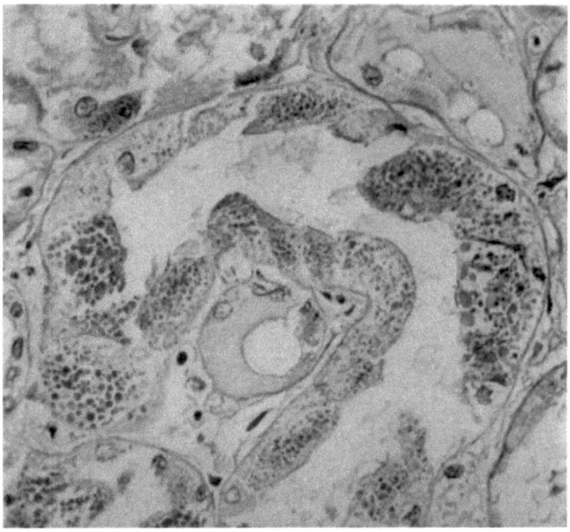

Makroskopisch ist die hyalintropfige Veränderung

Abb. 165. Schwere hyalintropfige Eiweißspeicherung in den Hauptstücken bei akuter Glomerulonephrose. Vergr. 300mal, Trichromfärbung nach GOLDNER

der Niere höchstens zu vermuten, wenn ein relativ großes, blasses Organ mit vermehrter Konsistenz aber ohne vermehrten Flüssigkeitsgehalt der Schnittfläche gefunden wird. Im Mikroskop fallen einzelne, gelegentlich auch sehr zahlreiche Hauptstücke durch ihre eosinophile Färbung in der H.E.-Färbung und ihre vermehrte Brillanz auf. Auch ist das Epithel etwas geschwollen, das Lumen somit eingeengt. Bei starker Vergrößerung sind die Zellen mit verschieden großen, kugeligen, sehr stark lichtbrechenden Gebilden angefüllt (Abb. 165, 166). Die Tropfen sind Gram-

[1] Lit. TERBRÜGGEN 1933, ZOLLINGER 1950, OLIVER et al. 1955, OLIVER und McDOWELL 1958, RANDERATH und BOHLE 1959, PETRY et al. 1964: Physiologisch beim Winterschlaf des Siebenschläfers.

positiv und färben sich in der Goldnerschen Trichromfärbung mehr grünlich, später gelblich und schließlich rot (Abb. 165), die Weigertsche Fibrinfärbung fällt wechselnd aus. Die Tropfen sind immer PAS-positiv, sie enthalten somit auch Mucopolysaccharid (DUSTIN 1960). Bei der Azanfärbung sind sie teils blau, meist aber mehr rot. Von Ammoniak werden sie prompt aufgelöst, nicht aber von Säuren. Chemisch konnten Globuline, Gluco- oder Mucoproteine und zum Teil auch Nucleinsäuren in den Tropfen nachgewiesen werden (GOVAN 1954). Der Gesamteiweißgehalt der Niere ist dabei erhöht (RODA 1950). Während früher (FAHR 1930, 1944, LAAS 1932, TERBRÜG-GEN 1933, KETTLER 1955) Kernschäden beschrieben und als beweisend für die grundsätzlich degenerative Natur der hyalintropfigen Veränderung angesprochen wurden, konnten wir diesen Befund im allgemeinen nicht bestätigen. Nur im extremen Einzelfall kann man gelegentlich einmal eine absterbende Zelle bei schwerer

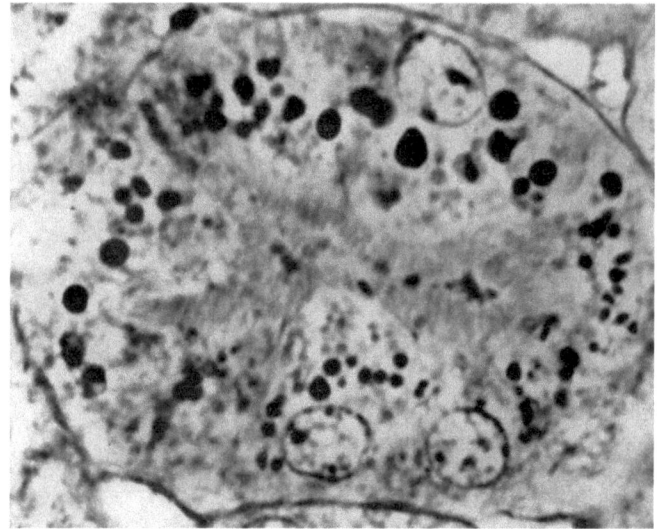

Abb. 166. Nierenhauptstück der Maus, 8 Std nach intraperitonealer Injektion von 2 cm³ nativem Hühnereiweiß. Paraffindünnschnitt, phasenmikroskopisch. Massenhaft dunkle Eiweißtropfen erkennbar, Bürstensaum und Kerne gut erhalten. Vergr. 1200mal

hyalintropfiger Veränderung finden (s. a. RANDERATH 1937, STAEMMLER et al. 1957, RANDERATH und BOHLE 1959 u. a.). LAAS (1932) und TERBRÜGGEN (1933) unterscheiden grundsätzlich zwischen einem infiltrativen Typ der hyalintropfigen Veränderung mit gleichmäßiger Tropfenbildung in den proximalen Tubuli und einem degenerativen Typ (tropfiger Zerfall) in ungeordneter Form in den distalen Kanälchen. Diese Unterscheidung ist uns jedoch nicht gelungen (s. dagegen MÖLBERT et al. 1964).

Früher wurde vermutet, daß die hyalinen Tropfen durch Speicherung umgewandelte Mitochondrien seien[1]. Bei phasenmikroskopischer Beobachtung ohne und mit Zusatz von Quellmitteln kann scheinbar eine Umwandlung der Mitochondrien in hyaline Tropfen im Tierversuch verfolgt werden (Abb. 167; ZOLLINGER 1948, 1950). Wir deuteten die Befunde so, daß im Unterschied zur trüben Schwellung nicht einfach Eiweißmassen zwischen Mitochondrionkörper und

---

[1] Vgl. HERZOG 1964.

Membran eingelagert werden, sondern glaubten, die Speichersubstanzen führen eine allmähliche Quellung des Mitochondrionkörpers herbei, worauf sich kleinere Coacervate in diesem letzteren bilden, welche zu großen, plumpen, hyalinen Kugeln

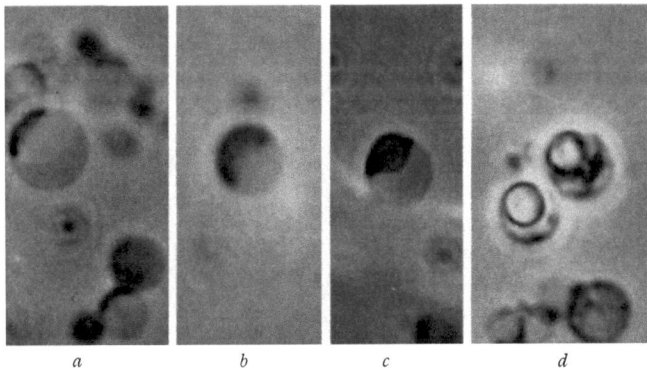

a   b   c   d

Abb. 167. Veränderung der Nierenhauptstückmitochondrien im Verlauf der Eiweißspeicherung. Die Mitochondrien wurden in destilliertem Wasser aufgeschwemmt, wodurch es zur blasigen Abhebung der Membran kam. *a* normales Mitochondrium, der Körper deutlich erkennbar, *b* Mitochondrium 1½ Std nach intraperitonealer Eiweißinjektion, *c* 2 Std nach Injektion, *d* Spätstadium, 3½ Std nach Hühnereiweißinjektion; entspricht ungefähr demselben Bild wie in Abb. 166 gezeigt: Brilliante Kugeln umgeben von Mitochondrienbestandteilen und Membran = Cytosegrosomen (vgl. S. 192). Vergr. 1600mal. Ungefärbt und unfixiert

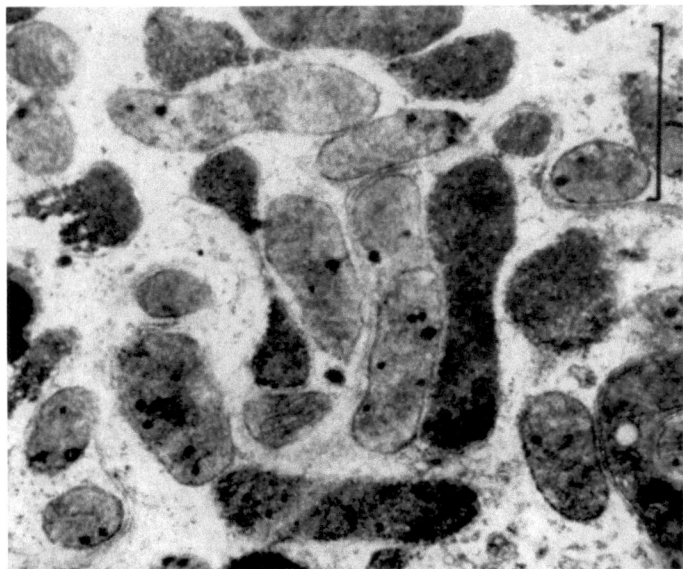

Abb. 168. Elektronenmikroskopisches Bild der Hauptstückmitochondrien der Niere, 36 Std nach Eiweißinjektion (RHODIN 1954). Vergr. 23000mal

zusammenfließen (Abb. 167d). Diese Befunde konnten anfänglich elektronenoptisch teilweise bestätigt werden (Abb. 168; RHODIN 1954, 1958, COSTA et al. 1952, GANSLER und ROUILLER 1956, GRIMES 1957, FARQUHAR et al. 1957, GABLER 1960, SPIRO 1960, BREWER und EGUREN 1962). Färberisch und phasenmikroskopisch (OLIVER et al. 1954, 1955) konnte Mitochondrienmaterial in den

Tropfen nachgewiesen werden. Auch bei Untersuchungen mit Farbstoffen (SUZUKI 1912, OBERLING 1924, HERKLOTZ 1942, GILSON 1949, WEISS 1955, MENDEL 1959) sowie bei Kollidonspeicherung (HECKNER und GEHLMANN 1956) konnte der beschriebene Vorgang bestätigt werden. Allerdings bekämpfen immer mehr Autoren diese These (YAJIMA 1953, ALLEN 1955, 1962, MILLER 1959, NIEMI und PEARSE 1960, HÜBNER 1960, 1962, TRUMP 1962, KURTZ und FELDMAN 1962, ANDERSON und RECANT 1962). Sie vermuten, die Eiweißrückresorption

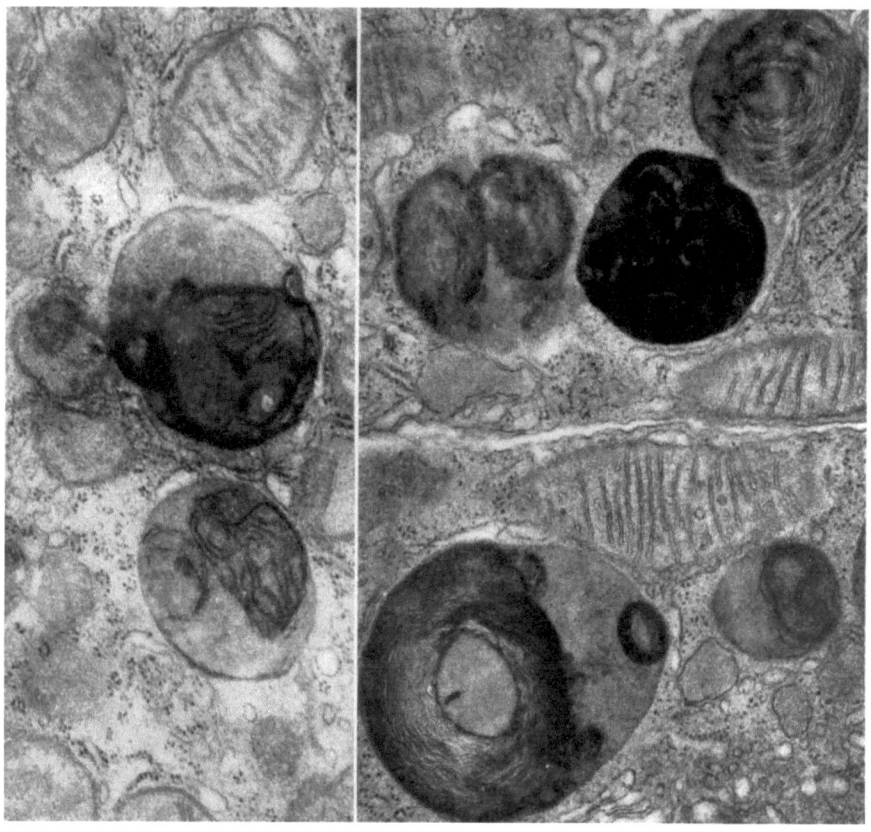

Abb. 168a. Eiweißspeichergranula in den Hauptstückzellen der Mausniere, 90 min nach intraperitonealer Injektion von 2 ml Ovalbumin. Die Abbildung links zeigt in den Bildungen deutliche Reste von Mitochondrien mit noch erhaltenen Cristae, rechts sind neugebildete myelinartige Strukturen erkennbar. Vergr. 33 600mal. Photo Dr. MÖLBERT und Dr. MARX

erfolge in den Lysosomen der Zelle, d. h. fermentreichen Organellen (NOVIKOFF 1961, MILLER und PALADE 1963), wie dies für Hämoglobin und Ferritin nachgewiesen wurde (MILLER und PALADE 1963, ERICSSON 1965). Es wird ferner vermutet, daß es sich bei dieser Vesikelform um „Cytosegrosomen" handelt, welche geschädigte Cytoplasmabestandteile und auch Mitochondrien enthalten (Abb. 168a; ERICSSON und TRUMP 1964; Cytolysosomen, autophagic vacuoles). Das rückresorbierte Eiweiß soll in Phagosomen aufgenommen werden, welche dann erst sekundär mit den Lysosomen confluieren (STRAUSS 1964).

Die Ursache der hyalinen Tropfen der Nierentubuli konnte weitgehend abgeklärt werden. Experimentell wird eine hyalintropfige Tubulusveränderung immer dann erzeugt, wenn vermehrt Eiweiß im Glomerulumfiltrat erscheint. In der überwiegenden Mehrzahl der Fälle handelt es sich dabei um körpereigene Eiweißstoffe (s. dagegen BRÖDER 1935). Osmotische Prozesse spielen nach unserer Auffassung dabei keine wesentliche Rolle (s. dagegen ALLEN 1951). Schon normalerweise soll das Glomerulumfiltrat rund $0,25^0/_{00}$ Eiweiß enthalten (OLIVER 1944/45). Der Mensch kann bis 32,9 mg Eiweiß im Glomerulumfiltrat/min/m^2 Oberfläche zurückresorbieren (LAMBERT et al. 1957). Da der normale Urin eiweißfrei ist, muß die Eiweißrückresorption im Verlaufe des ganzen Tages beträchtliche Mengen erreichen. Übersteigen die angebotenen Eiweißmengen die quantitativen Fähigkeiten der Nierenzellen (Lysosomenkapazität), so bleiben die Eiweißmassen in Form grober Tropfen liegen. Daß es sich dabei tatsächlich um dasselbe Eiweiß handelt, welches auch im Tubuluslumen erschienen ist, konnte immunbiologisch nach Injektion eines niedermolekularen Eiweißes (Hühnereiweiß) einwandfrei belegt werden (LIPPMAN 1949, STRAUS und OLIVER 1955). Dabei wurde immer wieder die Beobachtung von GÉRARD und CORDIER (1933) bestätigt, daß die Eiweißmassen um so weiter distal gespeichert werden, je größer ihre Molekulargewichte sind (BING et al. 1951, DUSTIN 1960). Die grundsätzliche Feststellung von RANDERATH (1947; Lit. RANDERATH und BOHLE 1959), nach welcher die entscheidende Vorbedingung für die Entstehung einer hyalintropfigen Tubulusveränderung der vermehrte Eiweißdurchtritt durch die Glomerulumschlingen ist, wurde somit durch die Erfahrungen der letzten Jahre unbedingt erhärtet[1]. Morphologische Unterschiede zwischen den durch Heteroproteinämie (KETTLER 1955) und den durch primären Schlingenschaden verursachten Eiweißdurchtritt durch die Schlingen (SHUSTER et al. 1963) bestehen nicht.

Die vor allem von FAHR (1944) (s. a. SHEEHAN und DAVIS 1960) aufgestellte, sekretorische Theorie der hyalinen Tropfen, also ihre Entstehung bei Aufnahme von Eiweißmassen aus dem Blut und nachträglicher Ausscheidung (Sekretion) durch die Tubuluszelle in das Tubuluslumen, wird heute nur noch ganz vereinzelt vertreten. So zeigte sich, daß bei ganz hoher Dosierung von Evans-Blau $10^0/_0$ aus dem Blutstrom und $90^0/_0$ aus dem Glomerulumfiltrat in die Tubulusepithelien gelangen (MENDEL 1959).

Diese Überlegungen leiten unmittelbar über zur Frage, ob überhaupt eine degenerative Form der hyalintropfigen Tubulusveränderung (LAAS 1932 und TERBRÜGGEN 1933) vorkommt. In der Ablehnung dieser Ansicht sind wir mit anderen Autoren (RANDERATH 1937, 1941, entgegen FAHR 1930) absolut einig. Es konnte im Gegenteil gezeigt werden, daß, wie dies OBERLING schon 1924 postuliert hat, die hyalintropfige Veränderung der Nierentubuli Ausdruck einer vermehrten Zelleistung darstellt. Dies ergibt sich nicht nur aus Kernmessungen (POLSTER 1959), sondern auch aus dem Nachweis, daß die Speicherfähigkeit der Tubuluszellen bei toxischer Schädigung durch Urannitrat nicht etwa verstärkt wird, sondern fast völlig verschwindet (KRETSCHMER 1953, GOODMAN und BAXTER 1956). Nach ALTMANN (1949) ist die Hypoxydose generell als die Ursache der Entstehung von hyalinen Granula (Leber) anzuerkennen. Eine hypoxydotische Schädigung der Capillaren der Leber mit sekundärem Eiweißdurchtritt ist aber selbst-

---

[1] Nachweis mit Eisenoxyd-Saccharat: DEODHAR et al. (1964).

verständlich ebenso gut möglich, ja sogar wahrscheinlicher, denn in gefäßfreien Zellkulturen entwickeln sich hyaline Granula bei Sauerstoffmangel nicht, wohl aber bei abnormer Eiweißzusammensetzung des Medium.

Es stellt sich die weitere Frage nach dem späteren Schicksal der hyalinen Tropfen. Rein morphologisch kann festgestellt werden, daß die Tropfen anscheinend in den apikalen Abschnitten der Zellen entstehen, um dann nicht nur größer zu werden, sondern auch mehr gegen die Zellbasis zu wandern, wo sie anscheinend aufgelöst werden (Lit. s. ZOLLINGER 1950, WITTEKIND 1960, BREWER und EGUREN 1962). Diese Wanderung und Auflösung bzw. chemische Umwandlung scheint ein Normalprozeß zu sein, denn das Blut der normalen Nierenvene enthält wesentlich mehr Aminosäuren und Polypeptide als dasjenige der Nierenarterie (ELIASCH et al. 1955). Schon sehr bald stellen sich im elektronenoptischen Bild innerhalb der Tropfen myelinartige Strukturen ein, was auf die Mitbeteiligung von Fettsubstanzen hindeutet (vgl. auch POST 1963). Auch in Versuchen mit Fluorescein-beladenem Eiweiß läßt sich feststellen, daß der Fluorescein-Eiweißkomplex während des

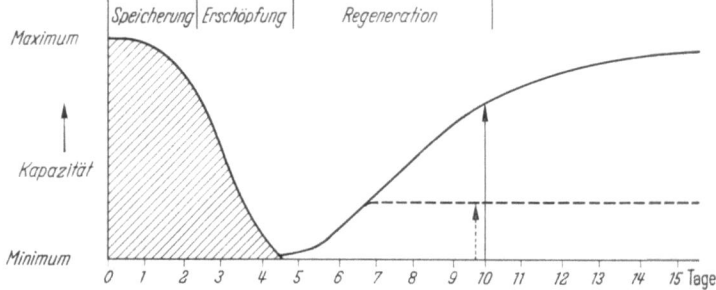

Abb. 169. Schematische Darstellung der Abnahme der Speicherkapazität (schraffierte Fläche) bei täglicher Eiweißinjektion der Maus. Nach einmaliger Injektion am 0. Tag beginnt die Speicherfunktion erst am 6. Tag wieder langsam anzusteigen und hat nach 10 Tagen knapp die ursprüngliche Höhe erreicht. Wenn täglich injiziert wird, so wird nur ein Bruchteil der Speicherkapazität wieder erreicht (punktierte Linie) (RÜTTIMANN 1951)

Rückresorptionsvorganges gespalten wird, worauf das Eiweiß nach weiterer Zerlegung in das Blut gelangt (MAYERSBACH und PEARS 1956). Bei übermäßig starker hyalintropfiger Speicherung ist es auch denkbar, daß einzelne Tropfen in die Lumina der Tubuli abgestoßen werden (OBERLING 1924), allerdings konnten derartige freie Tropfen in Tierversuchen nie festgestellt werden. Auch die Beobachtung der basalen Lagerung alter Granula in den Nierenzellen spricht gegen diese Annahme.

Auf den ersten Blick verwirrend wirkt die Tatsache, daß in Fällen mit chronischer schwerer Proteinurie gelegentlich keine oder nur auf einzelne Nephrone beschränkte hyalintropfige Speicherung gefunden wird. Im Tierversuch konnte gezeigt werden, daß nach 4 bis 5tägiger Speicherung diese letztere allmählich abnimmt und eine erneute Injektion nach 12 Tagen keinerlei Speicherung mehr hervorruft (RÜTTIMANN 1951). Es scheint somit, daß sich der Speicherapparat der Tubuluszellen bei lange dauernder schwerer Speicherung erschöpft (Abb. 169; ZOLLINGER 1950, RÜTTIMANN 1951). Solche überlasteten Zellen haben in ihrer Regenerationsphase auch die Speicherung für Trypanblau und andere Farbstoffe (OLIVER et al. 1941) sowie Quecksilber verloren (REBER 1953). Dasselbe gilt übrigens auch für frisch regenerierende Zellen nach Tubulusnekrose (OLIVER 1948;

s. S. 198). Diese Beobachtungen erklären auch, warum bei chronischer Stauungs-
proteinurie in der Regel keine hyalintropfige Veränderung gefunden wird STAEMM-
LER 1957), während die oben diskutierte Degenerationstheorie gerade in diesem
Falle eine schwere hyalintropfige Veränderung fordern müßte. Hyalintropfig veränderte Zellen sind somit das Resultat einer Hyperfunktion und nicht durch eine
direkte Schädigung handicapierter Zellen bedingt, welche auch Natrium und Wasser vermindert rückresorbieren (RHODIN 1958). Mitochondriensubstanz geht bei
diesem übersteigerten Speicherungsprozeß zugrunde. — Eine weitere Möglichkeit
für das Ausbleiben einer hyalintropfigen Speicherung trotz Proteinurie ist die
anoxisch oder toxisch bedingte Arbeitsinsuffizienz der Tubuluszellen. Die Speicherinsuffizienz der Tubuluszellen für Trypanblau und Eiweiß stellt ja das erste morphologisch erfaßbare Schädigungszeichen nach temporärer Nierenischämie dar
(ZIMMERMANN et al. 1960). Woraus sich die neuen Mitochondrien in der regenerierenden Zelle bilden, ist nicht abgeklärt. Wir vermuten, daß die Regeneration von
„kleinen Granula" ihren Ausgang nimmt, die man phasenmikroskopisch darstellen
kann (ZOLLINGER 1950, EICHENBERGER 1953). Entgegen unserer damaligen
Annahme zeigen neuere elektronenmikroskopische Untersuchungen (MILLER und
SITTE 1956 sowie GANSLER und ROUILLER 1956), daß diese „kleinen Granula"
anscheinend nicht mit den Mikrosomen identisch sind. —

3. Vacuoläre Degeneration[1]

Wenn nicht exzessive Grade vorliegen, so wird die vacuoläre Nierenveränderung bei der Routineuntersuchung meist übersehen. Und doch handelt es sich um
eine ausgesprochen häufige Nierenläsion, die fast in jedem Fall interessante Aufschlüsse über generelle Stoffwechselveränderungen gibt.

Rein morphologisch unterscheiden wir zwischen der feinvacuolären, der grobvacuolären und der großblasigen Form: die feinvacuoläre wird vor allem nach
Infusionen von Zucker und Gelatine beobachtet (s. S. 267), die großblasige bei
Äthylenglykolvergiftung (s. S. 305) sowie in der bekannten Form der Armanni-
Ebstein-Zellen bei Diabetes mellitus (s. S. 270). An dieser Stelle beschäftigt uns
eigentlich nur die grobvacuoläre Form (Abb. 170), wie sie bei Hypokaliämie (inobligat: MUEHRCKE und McMILLAN 1963) beobachtet werden kann. Beim Menschen sind vor allem die proximalen Hauptstücke verändert, und zwar zeigen sie
runde, optisch leere Vacuolen in etwas über Kerngröße (PEARSE und MACPHERON
1958, KULKA et al. 1950, MACPHERON und PEARSE 1957, RANDERATH und BOHLE
1959, WU-HAO TU et al. 1960, FOURMAN 1960). Elektronenmikroskopisch treten
die großen Vacuolen im Basallabyrinth auf (Störung der Na-Pumpe? BIAVA et al.
1963). Im Tierversuch mit Hypokaliämie sind jedoch vor allem die Sammelröhren
(Abb. 171) vacuolär verändert, weniger stark die übrigen Abschnitte des Nephron
(MILNE et al. 1957, FOURMAN et al. 1956, TAUXE et al. 1957, CRAIG und SCHWARTZ
1957, OLIVER et al. 1957, PEARSE und MACPHERON 1958, WACHSTEIN und MEISEL
1959, RANDERATH und BOHLE 1959 Lit.). Nur in den Versuchen von FOLLIS et al.
(1942) waren auch die proximalen Tubuli befallen und RANDERATH und BOHLE
(1959) sowie DUDLEY et al. (1955), stellten die Veränderung in den Henleschen
Schleifen fest. Im Tierversuch sind derartig veränderte Nieren zudem stark ver-

---

[1] Allg. Lit. HADORN und RIVA 1951, RELMAN und SCHWARTZ 1958, 1962, RANDERATH und
BOHLE 1959.

größert (MINE et al. 1957, WACHSTEIN und MEISEL 1959), während diese Veränderung beim Menschen weniger deutlich festzustellen ist. Bei häufig rezidivierender Hypokaliämie kommt es zur interstitiellen Sklerose (MUEHRCKE und McMILLAN 1963).

In neun eigenen Sektionsfällen waren die Hauptstücke stets stark verändert, die Henleschen Schleifen etwas ungleichmäßig und sehr viel weniger stark, während die Sammelröhren nur in zwei Fällen eine sehr schwere vacuoläre Degeneration aufwiesen, in den übrigen waren sie unverändert. In eigenen Kaninchenversuchen

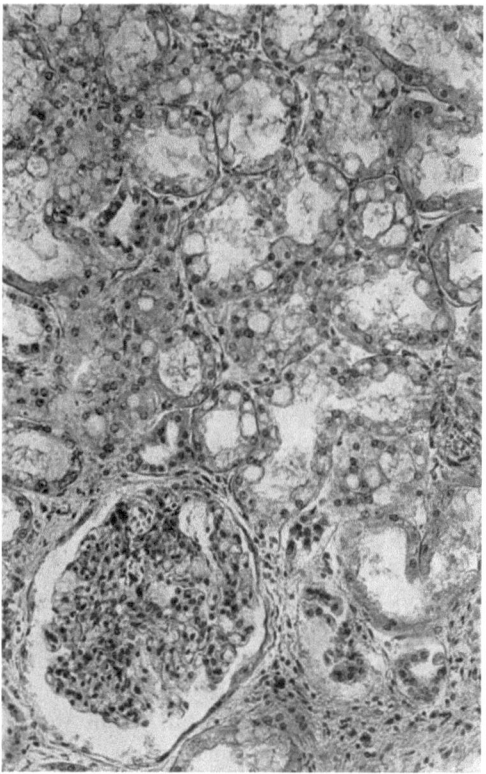

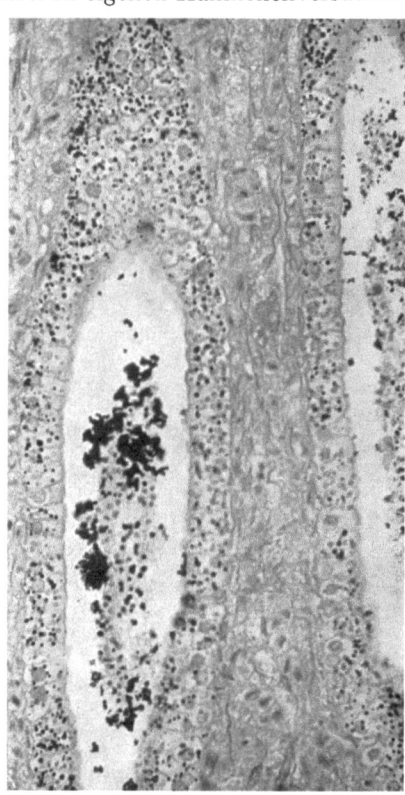

Abb. 170. Grobvacuoläre Hauptstückdegeneration bei schwerer Hypokaliämie. 46jährige Frau mit symptomatischer Sprue bei Mesenterial-Hodgkin. Vergr. 120mal, HE

Abb. 171. Massenhaft PAS-positive Granula in den Sammelröhren bei experimenteller Hypokaliämie des Kaninchens. Vergr. 300mal, PAS

mit Hypokaliämie fand sich vor allem eine vacuoläre Degeneration der geraden Hauptstücke, während die Sammelröhren nur wenig, zum Teil überhaupt nicht befallen waren. Auffällig waren in den Tierversuchen die zahlreichen PAS-positiven Granula im Epithel der Sammelröhren (Abb. 171; SPARGO et al. 1960 u. a.), die wir beim Menschen nie nachweisen konnten. Ähnliche Granula wurden auch von anderen Autoren nachgewiesen (PEARSE und MACPHERON 1958) und elektronenoptisch bestätigt (SPARGO et al. 1960, MORRISON und PANNER 1964, MUEHRCKE und ROSEN 1964). Sie sollen mit Protein und Mucopolysacchariden beladenen Lysosomen (MORRISON et al. 1963, MORRISON und PANNER 1964), bzw. Cytolysosomen (MUEHRCKE und ROSEN 1964 entsprechen. Der funktionelle Hauptschaden mit schwerer Isosthenurie usw. (CONN und JOHNSON 1956, LAROCHE et al. 1959) muß nicht in die Hauptstücke, sondern in das Gebiet der Papillen verlegt werden (PEARSE und MACPHERON 1958, MACPHERON und PEARSE 1957).

Einen Übergang vacuolär veränderter Zellen in Nekrose konnten wir nie beobachten (LÜDERS 1951, RELMAN und SCHWARTZ 1958, s. dagegen FOLLIS et al. 1942, CONN 1955, OLIVER et al. 1957, REUBI 1960). Die Veränderung scheint beim Menschen noch lange reversibel zu sein (RELMAN und SCHWARTZ 1962: Serienpunktionen). Bei Dauerschäden im Tierversuch (FOURMAN et al. 1956, 1960, HOLLIDAY et al. 1960, 1961) tritt aber eine irreversible Läsion auf. Interessant ist auch die Feststellung, daß die verschiedenen Fermente in hypokaliämischen vacuolären Nieren eher vermehrt als vermindert vorkommen (WACHSTEIN und MEISEL 1959; histochemischer Kaliumnachweis s. WILSON und KIASANE 1962).

Über die Histogenese der Vacuolen herrscht weitgehend Unklarheit. Die Tatsache, daß gleichzeitig schwere Mitochondrienschäden bestehen (CRAIG und SCHWARTZ 1957, KARK 1958, PEARSE und MACPHERON 1958) will in diesem Zusammenhang nicht viel besagen. Jedenfalls scheinen diese großen Vacuolen nicht aus Mitochondrien zu entstehen (DOERR et al. 1956, DOERR 1957). (Über Beziehung zum Basallabyrinth s. oben.)

Unter den Ursachen für die grobvacuoläre Veränderung der Nieren steht nach heutiger Auffassung die *Hypokaliämie*[1] im Vordergrund, wahrscheinlich ist die Veränderung sogar spezifisch dafür (RELMAN und SCHWARTZ 1962). So kann nicht nur durch experimentelle Hypokaliämie gesetzmäßig eine grobvacuoläre Nierenveränderung hervorgerufen werden (s. oben), sondern es handelt sich meist auch empirisch um Patienten mit Grundkrankheiten, welche fast gesetzmäßig eine Hypokaliämie nach sich ziehen. Typische grobvacuoläre Nierendegeneration wurde bei Ruhr (JAFFÉ und STERNBERG 1920), bei banaler Diarrhoe (POLLAK et al. 1957, PERK-JOHANNSEN 1959, RELMAN und SCHWARTZ 1956), bei Cholera (BENYAJATI et al. 1960) sowie bei Colitis ulcerosa (JENSEN et al. 1950) beschrieben. In 10% aller Autopsien bei chronischen Darmaffektionen sollen Nierenvacuolen vorhanden sein (KULKA et al. 1950). Bei Sprue werden die typischen Nierenveränderungen ebenfalls nachgewiesen (PERKINS et al. 1950, KEYE 1952), allerdings keineswegs gesetzmäßig (HOTZ und ZOLLINGER 1942)[2]. Auch bei Aldosteronismus mit sekundärer Hypokaliämie tritt die Nierenveränderung in Erscheinung (CONN 1955, RANDERATH und BOHLE 1959), ebenso bei Anorexia nervosa (SIEBENMANN 1955). — Ganz allgemein ist die hydropische Veränderung der Nierentubuli im Autopsiegut nicht selten zu beobachten, jedoch ist sie im Paraffinschnitt leicht zu übersehen. Unter 646 Autopsien fand BREWER (1961) 176mal eine hydropische Hauptstückerkrankung, darunter 68mal eine sehr schwere.

Die Frage, ob die Hypokaliämie die alleinige und direkte Ursache für die beschriebene Form der vacuolären Nierenveränderung darstellt, ist nicht abgeklärt. Viele Autoren nehmen eine primäre Hypoxydose durch direkte Schädigung der Zellatmung als Ursache an (DOERR et al. 1956, DOERR 1957, KULKA et al. 1950, BENYAJATI et al. 1960, WITTEKIND 1960[3] u. a.), wie dies bei Untersuchungen an der Leber grundsätzlich gezeigt wurde (Lit. ALTMANN 1955, ATERMAN 1958). Für den

[1] Klinisches Bild und allg. Lit. s. REUBI 1958, VANDER 1961, HOLLANDER 1963.
[2] Z. klin. Med. **140**, 672.   [3] BECKER 1959.

Fall der vacuolären Nierenveränderung ist diese Genese angezweifelt worden
(RANDERATH und LUTZ 1955, ALTMANN 1955). Sie kann jetzt als gesichert gelten
(BECKER 1959). Auch bei der hydropischen Tubulusdegeneration nach Versenat
(HOLLAND et al. 1955), Neomyzin (STAEMMLER 1956, POWELL und HOOKER 1956),
oder Na-caseininjektion beim Frosch (HEINZEL 1960) sowie bei Cystinose (RANDE-
RATH und BOHLE 1956), Hyponaträmie (BREWER 1961) und bei Cor pulmonale
(BLACK und STANBURY 1958) ist nicht abgeklärt, ob nicht eine sekundär sich ent-
wickelnde Hypokaliämie für die Veränderung verantwortlich ist.

Bei der Kaliumverlustniere, der ja meist eine chronische Pyelonephritis zugrunde liegt (s. MUEHRCKE 1960), wird die grobvacuoläre Nierenveränderung nicht
gefunden. Umgekehrt aber ist bekannt, daß bei der spontanen wie bei der experimentellen Hypokaliämie oft eine Pyelonephritis gefunden wird (POLLAK et al.
1957, FOURMAN et al. 1956, MILNE et al. 1957, KARK 1958, s. dagegen RELMAN und
SCHWARTZ 1962). Die hypokaliämisch geschädigte Niere scheint somit besonders
empfindlich für pyelonephritische Schäden zu sein (MUEHRCKE und McMILLAN 1963).

Der Vollständigkeit halber muß erwähnt werden, daß gelegentlich auch bei
eindeutiger Hyperkaliämie, z. B. nach Hitzschlag, Hämolyse oder Myolyse
(ZOLLINGER 1952, LAROCHE et al. 1959), Tetrachlorkohlenstoff (SMETANA 1939,
eigene Beobachtungen) eine schwere vacuoläre Entartung der Hauptstücke beobachtet werden kann. Vermutlich handelt es sich jedoch um die Folge außerordentlich komplizierter Vorgänge, denn bei den genannten Krankheiten tritt die
grobvacuoläre Nierenveränderung nur äußerst selten in Erscheinung.

Gelatinespeicherung ergibt beim Menschen ein *feinvacuoläres* Tubulusbild, besonders in den Hauptstücken (eigene Beobachtungen, SKINSNES 1947). Dasselbe
Bild wird auch nach Pectininfusion (RICHTER 1955), Kollidon (HÜBNER 1962)
sowie kolloidalem Trypanblau (TRUMP 1962) beobachtet.

Die bei Galaktosämie beschriebene vacuoläre Degeneration der Henleschen
Schleifen mit geringem Befall der proximalen Hauptstücke (BELL et al. 1950) ist
schwer zu deuten und man fragt sich, ob hier nicht vielleicht, wie dies ja häufig
schon geschehen ist, Fetttropfen mit Vacuolen verwechselt wurden. In zwei eigenen
Fällen von Galaktosämie haben wir jedenfalls eine starke Nierenverfettung und
keine vacuoläre Degeneration gefunden.

4. Die vorwiegend tubulären, nekrotischen und nekrobiotischen, „unspezifischen" Nephrosen

Diese Gruppe umfaßt selbstverständlich nur morphologisch und nicht ätiologisch ähnliche Erkrankungen der Niere. Sie ist ebenso heterogen wie diejenige
der sog. unspezifischen Glomerulonephrosen.

Bei leichtem Grad fehlen klinische Symptome oft vollkommen oder beschränken sich auf
die Proteinurie als Folge der begleitenden glomerulären Veränderung oder der Rückresorptionsinsuffizienz. Die schweren Formen äußern sich in einer Oligurie bzw. Anurie mit mehr
oder weniger deutlicher Blutdrucksteigerung (SARRE 1959). Diese letztere wurde auch bei
akuter Quecksilbervergiftung beobachtet (SCHIECK 1920, NOEGGERATH und NITSCHKE 1931,
s. dagegen LANDRES 1936). In dieser Phase besteht meist ein abnorm starker Rest-N-Anstieg
zufolge Eigeneiweißabbau, was sich auch in einer Hyperkaliämie äußert. Der von VOLHARD
(1942) in den Vordergrund gestellte Chloridmangel im Blut scheint nach experimentellen
Untersuchungen (STAEMMLER 1956 und ACKERMANN 1959) oft auszubleiben; also kann ihm
wohl auch keine wesentliche Bedeutung beigemessen werden. Erholt sich der Patient, so ent-

wickelt sich die polyurische Phase mit Isosthenurie und oft anhaltendem Rest-N-Anstieg. Das Blutkalium sinkt, da kein Eigeneiweiß mehr zerfällt und die Rückresorption vermindert ist. Bei nicht sehr schweren Fällen kann die anurisch-oligurische Phase übersprungen bzw. direkt durch die polyurische ersetzt werden. — Ein nephrotisches Bild im Sinne des Klinikers entwickelt sich bei dieser ganzen Gruppe in der akuten Phase praktisch nie.

Der Streit um die Nomenklatur dieser Gruppe konnte bis heute nicht geschlichtet werden. Von klinischer Seite wird von „akuter tubulärer Insuffizienz" statt von akuter Nephrose gesprochen (WOLLHEIM 1952, MOELLER und REX 1952, SARRE 1959), obwohl selbstverständlich lange nicht in allen morphologisch in diese Gruppe gehörenden Fällen eine schwere tubuläre Insuffizienz besteht. In einzelnen modernen Lehrbüchern über Nierenkrankheiten aus klinischer Feder findet sich der Ausdruck „Nephrose" nicht einmal mehr im Inhaltsverzeichnis; die hier be-

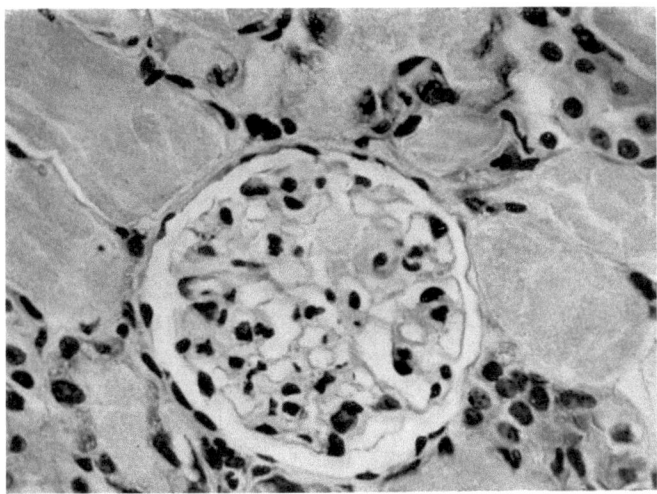

Abb. 172. Massive Tubulonekrose (Hauptstücke!) und Pyknose im Glomerulum nach experimenteller massiver Sublimatvergiftung vor 3 Tagen, Ratte. Vergr. 600mal, HE

sprochene Gruppe wird als „akute toxische Nephropathie" behandelt (REUBI 1960), wobei selbstverständlich noch viele andere akute Nierenkrankheiten in diese Gruppe eingereiht werden könnten. Die Franzosen sprechen meist von einer „Néphrite tubulaire" (s. a. SCHLAYER und HEDINGER 1907). Auch BOHNENKAMP (1922) erblickt in der interstitiellen Begleitentzündung die Hauptkomponente und spricht von parenchymatöser Entzündung. Der von STAEMMLER (1957a) vorgeschlagene Ausdruck „Nephroblaptose" ist wohl zu fremd, um sich einzubürgern. Auch die „Nekronephrose" (MUNK 1918) hat keinen Anklang gefunden. Die von uns gewählte rein morphologische Bezeichnung scheint uns, zum mindesten für den Pathologen, tragbar.

Das makroskopische Bild der „unspezifischen" nekrotisierenden Tubulonephrose ist im allgemeinen ein ziemlich einheitliches: Die Nieren sind in der Regel vergrößert und ausgesprochen blaß, die Oberfläche ist glatt mit einem Stich ins Gelbliche. Nierengewichte bis 725 g sind beobachtet worden (BELL 1946). Die Schnittfläche zeigt leichte Verwischung der Zeichnung. Der Glanz der Schnittfläche kann vermehrt sein, wenn zudem ein interstitielles Ödem besteht, meist aber ist die Schnittfläche trüb und trocken. Die Brüchigkeit des Parenchyms ist vermehrt, ebenso die Konsistenz. Nierenbecken und Gefäße sind in der Regel unverändert. Ganz akute Fälle lassen oft eine unregelmäßige rote Sprenkelung erkennen (rotes Initialstadium der akuten Quecksilbernephrose: ASKANAZY und NAKATA 1919, NAKATA 1922).

Im mikroskopischen Bild stehen die Veränderungen der Tubuli im Vordergrund. Das sonst trotz der Polyätiologie der nekrotisierenden Tubulonephrose (Abb. 172) sehr einheitliche Bild der histologischen Veränderung zeigt jedoch sehr wichtige Unterschiede bezüglich der Topographie der Tubulusläsion, auf welche schon SUZUKI (1912) aufmerksam gemacht hat. Insbesondere die verschiedenen Metalle schädigen das Nephron auf ganz unterschiedlicher Höhe (Abb. 173; OLIVER et al. 1951). Die nicht metallischen Giftstoffe und die Bakterientoxine führen vor allem zu einer Läsion der Hauptstücke. weniger deutlich zu einer solchen der Mittelstücke, während die Sammelröhren fast unbeeinflußbar bleiben. Außerordentlich wichtig ist auch die Kenntnis der Tatsache, daß starke Speziesunterschiede bestehen (KRIZ 1962), so daß beim Übertragen der Resultate von Tierversuchen auf den Menschen äußerste Vorsicht am Platze ist. — Eine schwere Nekrose der distalen Hauptstückabschnitte — neben der glomerulären Veränderung — wird übrigens auch durch Urannitrat in hohen Dosen erzeugt (PEYEL 1939, WASSILIADIS 1933, DAHL 1953). In eigenen Versuchen bei Mäusen mit 1,0 mg/100 g Körpergewicht

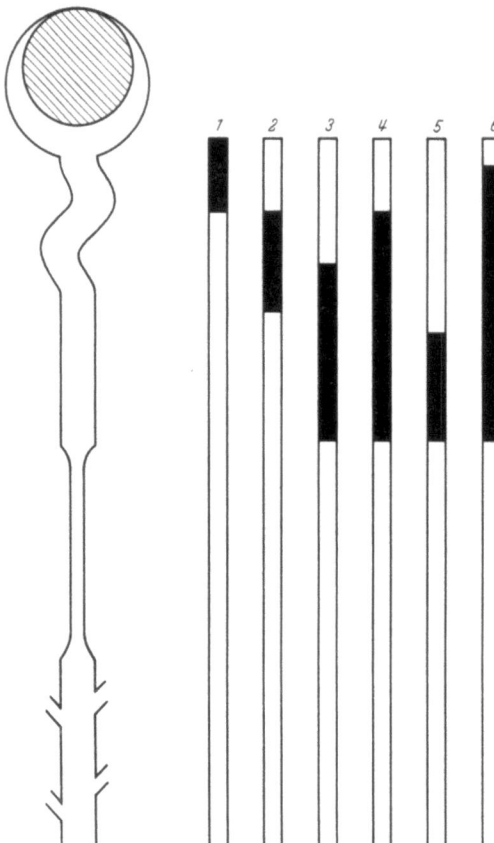

Abb. 173. Verteilung der nephrotoxischen Schäden auf die verschiedenen Abschnitte des Hauptstückes. 1 K-bichromat, 2 Urannitrat, 3 Sublimat, 4 Diaethylenglykol, 5 Tetrachlorkohlenstoff, Viomyzin (STAEMMLER und KARKOFF 1956), Pilzvergiftung, 6 Sulfonamide. Nach OLIVER et al. 1951

intraperitoneal injiziert, konnten wir diesen Befund allerdings nicht bestätigen, indem nur vereinzelte Mittelstücke nekrotisch wurden. Die durch primäre Kreislaufstörungen hervorgerufenen nekrotisierenden Nephrosen zeichnen sich durch den sehr unterschiedlichen Befall nicht der einzelnen Abschnitte eines Nephrons, sondern der verschiedenen Nephrone und Nephrongruppen aus (OLIVER 1951, SARRE 1959). Leider ist die genaue Bestimmung des lädierten Nephronabschnittes in der Regel nur durch die sehr zeitraubende Mikrodissektion möglich (OLIVER et al. 1951).

Die Nekrose scheint in der Regel vorher unveränderte Zellen zu betreffen (s. dagegen STONE et al. 1961). Oft sterben die Zellen nicht gleichzeitig ab, so daß einzelne zufolge der gleichzeitig bestehenden Glomerulaläsion mit Proteinurie in hyalintropfiger Form Eiweiß speichern können und erst sekundär dem Toxin erliegen. Dieser Ablauf ist jedoch die Ausnahme und nicht die Regel (s. dagegen STAEMMLER und KARKOFF 1956). Das nekrotische Epithel wird in der Folge abgestoßen und bildet Teile der Cylindermassen. Die nun freiliegenden Basalmembranen der Tubuli können einreißen (Tubulorrhexis), so daß es zu Urinaustritt in das Stroma mit entzündlicher Reaktion und schließlich sogar zu tubulovenösen Aneurysmata kommen kann. — Verfettung der Tubuli kann bestehen, ist aber eigentlich eher selten, bei der akuten Quecksilbernephrose fehlt sie vollständig, nach schweren Allgemeininfekten wie Diphterie, Cholera, Typhus usw. ist sie häufiger (MUNK 1918).

Elektronenoptisch fallen zuerst Reduktion der Mikrovilli, Mitochondrienschwellung und Vermehrung der Transportvesikel auf (FLUME et al. 1963). Vacuoläre Veränderungen sind reversibel, während Mitochondrienschrumpfung und Coagulation des Cytoplasmas zum Zelltod überleiten (WACHSTEIN und BESEN 1964).

Histochemische Untersuchungen ergeben schwere Störungen der Enzymbildung in derartig geschädigten Nieren, wobei die alkalische Phosphatase zuerst und am deutlichsten reduziert ist (SACHS und DULSKAS 1956, OLIVER 1953, BRUNCK 1956, STAEMMLER und KARKOFF 1956). Als noch feinere Methode für geringgradige Schäden hat sich im Tierversuch die Prüfung auf Trypanblauspeicherung erwiesen (LAPP und SCHAFÉ 1960). — Mit Recht macht STAEMMLER (1957) darauf aufmerksam, daß vielfach postmortale Tubulusepithelveränderungen mit vitalen Nekrosen verwechselt werden. Die Erfahrung lehrt überdies, daß vorgeschädigtes Epithel sehr viel rascher den postmortalen Veränderungen anheimfällt als voll vitales. Dies zeigen vor allem Beobachtungen bei ikterischer Nephrose.

Die für die akute Sublimatvergiftung charakteristische Verkalkung der nekrotischen, in die Tubuli abgestoßenen Massen (Abb. 174) beginnt schon am 5. Tag (HEINEKE 1909), nach anderen Autoren sogar schon nach 65 Std (ACKERMANN 1959, weitere Angaben s. DAHL 1953). Für ihre Entstehung wird die Alkalinisierung des Glomerulumfiltrates bei Chlorverlust angeschuldigt (FREY 1951). — Nach den Angaben der meisten Autoren (s. dagegen ZUM WINKEL et al. 1962) ist die Epithelnekrose von einer lebhaften Regeneration gefolgt (Abb. 175), falls das Individuum die entsprechende Zeitphase überhaupt erreicht (Weiteres s. S. 117).

Die Schwellung der Niere wird von den meisten Autoren auf die Epithelschwellung (KRIZ 1962) sowie die sekundäre Nephrohydrose durch granulomatöse Abschnürung der Tubulusregenerate zurückgeführt, doch spielen sicher auch entzündlich-interstitielle Prozesse eine nicht zu unterschätzende Rolle (Abb. 174, 175). Schon HEINEKE beschrieb 1909 bei akuten Quecksilbernephrosen weiße Blutkörperchen im Nierenstroma vom 5. Tag an. Später wurde dann festgestellt, daß es sich um Lymphocyten und Plasmazellen sowie Histiocyten handelt, während eitrige Herde eine inobligate Superinfektion andeuten (ZOLLINGER 1938, 1945). Bei dieser nicht eitrigen lympho-plasmocytären Form der interstitiellen Begleitnephritis bei akuter Quecksilbernephrose (KARVONEN 1898, MICHAUD 1928, NOEGGERATH und NITSCHKE 1931) handelt es sich sicher teilweise um eine resorptive Reaktion, welche dem Wegräumen von nekrotischem Material dient (s. dagegen BOHNENKAMP 1922).

Diese entzündliche, nicht eitrige interstitielle Veränderung wird auch bei sehr zahlreichen anderen Formen von toxischen nekrotisierenden Nephrosen angetroffen. Ihr Stärkegrad schwankt stark, ebenso derjenige der Epithelnekrose, so daß fließende Übergänge zwischen der reinen nekrotisierenden Tubulonephrose über die Mischform, bei welcher Tubulusnekrose und interstitielle Nephritis etwa

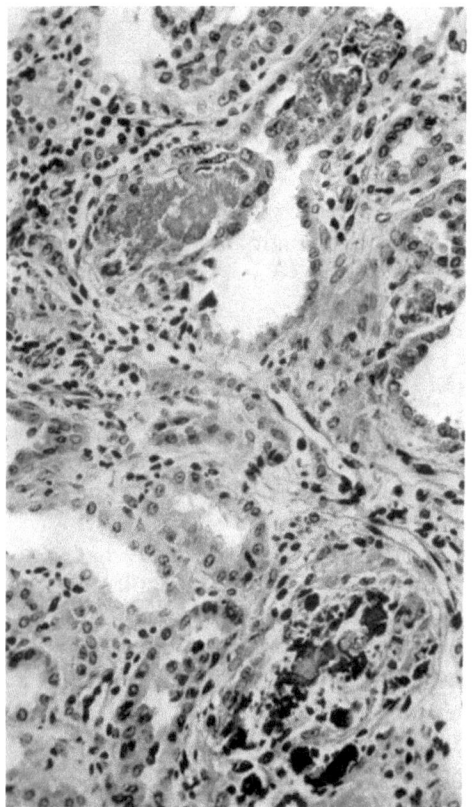 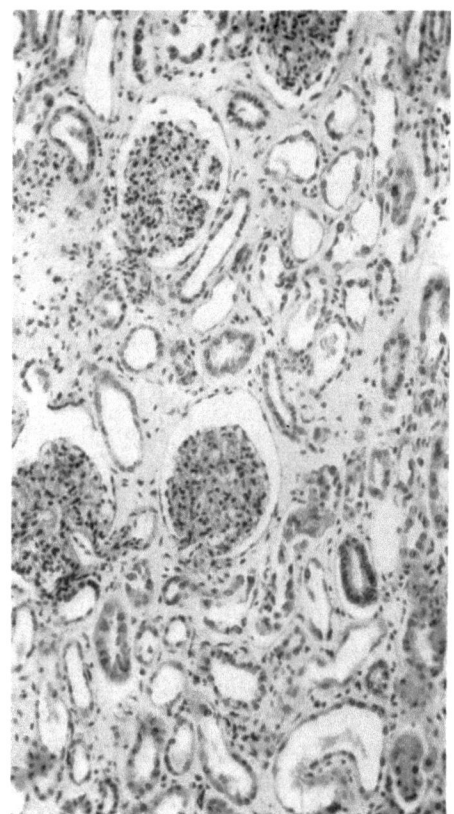

Abb. 174. Kalknephrose, dystrophischer Typ: Verkalkung von nekrotischen Epithelien, 11 Tage nach akuter Sublimatvergiftung (22jährige Frau, Suicid). Interstitielle reaktiventzündliche Infiltrate. Vergr. 250mal, HE

Abb. 175. Regeneriertes, ganz niedriges Hauptstückepithel, 15 Tage nach Sublimatvergiftung (23jähriger Mann, Suicid). Die Glomerula sind ausgesprochen blutarm, das Interstitium ist ödematös, mit einzelnen herdförmig verteilten lympho-plasmocytären Infiltraten. Vergr. 110mal, HE

gleich stark ausgeprägt sind, bis zu den reinen interstitiellen Nephritiden bestehen. Dies zeigt, daß noch andere Faktoren Schuld an der interstitiellen Entzündung tragen. In erster Linie ist dabei an die allgemeine Körperschädigung durch die primäre Noxe zu denken, welche zu Eigeneiweißzerfall führt. Dieser aber ist eine häufige Ursache der interstitiellen Nephritis (s. S. 402). Auch zeigen bakteriologische Untersuchungen, daß der eigentlichen lympho-plasmocytären Begleitnephritis, besonders bei Quecksilbervergiftung, lange nicht immer ein Superinfekt zugrunde liegt (s. dagegen RATHERY et al. 1934).

Die große funktionelle Bedeutung der entzündlichen interstitiellen Nierenreaktion bei diesen Affektionen wurde vielfach betont (ZOLLINGER 1945, OLIVER 1953). Wir wissen ferner heute, daß sich das Epithel vollkommen erholen kann, während die interstitielle Fibrose weitgehend irreversibel ist (LINDEMANN et al. 1959).

Die unspezifische Glomerulonephrose (s. S. 180) fehlt grundsätzlich in keinem Fall von nekrotisierender Tubulonephrose, wie dies vor allem für das Beispiel der akuten Quecksilbernephrose schon lange bekannt ist (KARVONEN 1898, LÖHLEIN 1918, KOSUGI 1927, FAHR 1930b, HUNTER und ROBERTS 1932, FÖLDI und KORANYI 1945, KAWAMURA 1964), wobei es sich vor allem um eine diffuse Verquellung der Wandschichten handelt (HELD 1928, ZOLLINGER 1945), allerdings sind die Veränderungen sehr diskret (s. a. STAEMMLER 1957), so daß sie einzelne Autoren überhaupt übersehen (BELL 1945, STAEMMLER 1957) oder als akute Glomerulonephritis gedeutet haben (ALLEN 1951). Elektronenoptisch wird am 4. Tag der Hg-Vergiftung eine Membranverdickung beschrieben sowie ein Ödem des Deckepithels und des Endothels (SCHÖRCHER und LÖBLICH 1960; s. dagegen MÖLBERT et al. 1963/4, BRADKE und COYE 1964). Diese Veränderungen konnten wir auch experimentell im Lichtmikroskop eindeutig erzeugen (s. dagegen LAPP und SCHAFFÉ 1960). Daß überhaupt Glomerulaschäden entstehen, ist nicht überraschend, hat doch VOIGT (1958) mit seiner histochemischen Methode schon eine Stunde nach peroraler Vergiftung in den Glomerula selbst Quecksilberniederschläge nachweisen können.

Unter den Ursachengruppen der akuten nekrotisierenden Tubulonephrose standen früher die Metallvergiftungen sowie die Infekte, insbesondere Diphtherie, Cholera, Typhus usw. an erster Stelle (MUNK 1918, FAHR 1925, BELL 1946, FREY 1951, SARRE 1959, BENYAJATI et al. 1960). Heute hat sich, wenigstens nach unseren eigenen Beobachtungen, die Gruppe der akuten Infektionskrankheiten sehr stark in den Hintergrund verschoben, während behandelte Tumoren, insbesondere solche des reticulo-histiocytären Systems, mehr in den Vordergrund gerückt sind. In einer Serie von 29 aufeinanderfolgenden Fällen von schwerer nekrotisierender Tubulonephrose (unter rund 3600 Sektionen) konnte folgende Ursachenverteilung nachgewiesen werden:

Maligne Tumoren:	Leukämie und Reticulosarkome	6
	Mycosis fungoides	1
	Nebennierenrindencarcinom	2
Infekte:	Diphtherie	4
	Sepsis	3
	Nabelsepsis	2
	Colitis ulcerosa	2
	Pneumonie und Empyem bei Säuglingen	4
Kreislaufstörungen:	Akuter Kollaps, massive Fettembolie usw.	5

Interessant ist die Tatsache, daß keine einzige Schwermetallvergiftung mehr in dieser Serie anzutreffen war. Auch weiterhin aber wird die akute Quecksilber- bzw. Sublimatvergiftung eine der klassischen Methoden zur funktionellen und pathogenetischen Abklärung der akuten nekrotisierenden Tubulonekrose darstellen[1]. Während beim Menschen 1,4 g, oral eingenommen, als tödliche Dosis angesprochen werden (ALLEN 1951), haben sich bei der Ratte 0,3 mg/100 g Körpergewicht intraperitoneal in 0,1%iger Lösung in eigenen Versuchen als günstig erwiesen (vgl. HORN 1937)[2]. Jedoch können selbst sehr kleine Dosen von quecksilberhaltigen Diuretika zu akuter Niereninsuffizienz führen, wenn eine Nephropathie vorbesteht (FREEMAN et al. 1962). Speicherversuche haben ergeben, daß das Quecksilber nur in der Rinde, und zwar in den Glomerula (VOIGT 1958) sowie in den distalen Abschnitten der proximalen Hauptstücke gespeichert (RODIN und CROWSON 1962), möglicherweise auch sezerniert (VOIGT und ADEBAHR 1963, BERGSTRAND et al. 1959 [radioakt. Hg], MÖLBERT et al. 1963/64) wird. Quecksilberpartikel lassen sich elektronenmikroskopisch innerhalb von Mitochondrien nachweisen (BERGSTRAND 1961)[3]. Man nimmt deshalb an, das Quecksilber kombiniere sich mit den Sulfhydrylgruppen der Mitochondrienmembran (RODIN und CROWSON 1962b). Tatsächlich findet sich auch histochemisch eine Abnahme der proteingebundenen Sulfhydrylgruppen (Enzyme) in den Mitochondrien (GAYER und PARTOWI 1962). Im übrigen läßt sich das Quecksilber auch bei akuter Vergiftung vom Moment an, da es durch die Schlingenwandung hindurchtritt, mit Hilfe des Sulfit-Silberverfahrens nachweisen (MÖCKEL et al. 1961). Außerordentlich empfindlich und auch im Paraffinschnitt anwendbar ist die Emissions-Spektrophotographie, mit welcher Mengen bis zu 10^{-7} g nachweisbar sind (STÉPAN et al. 1961). (Über Quecksilberallergie s. S. 245.)

Unter den organischen Giften steht der Tetrachlorkohlenstoff häufigkeitsmäßig an der Spitze (SMETANA 1939, SIROTA 1949, MCGEE 1949 Lit., PARTENHEIMER und CITRON 1952, JENNINGS und KEARNS 1953 [experimentell], CHRISTIAENS et al. 1953). Dabei findet sich vor allem eine schwere Schädigung der proximalen Hauptstückabschnitte. Das morphologische Bild ist jedoch stark kompliziert durch interstitielle entzündliche Prozesse und die gleichzeitig bestehende hämolytische und die ikterische Komponente.

In den letzten Jahren sind auch einzelne Beobachtungen von Calcium-Versenat-Schäden nach Behandlung von Bleivergiftungen beobachtet worden. Dabei ist aber anscheinend das Calciumversenat weniger toxisch als das Bleiversenat (MOESCHLIN 1957, VOGT und COTTIER 1957, REUBER und BELFER 1959, AMPORT 1960, BRADLEY 1960). Ferner spielt bei dieser Form der Tubulonekrose auch oft der hypokaliämische Schaden, bedingt durch die gleichzeitig bestehende Colitis, mit.

Die Schwierigkeit der Ursachenforschung bei Vorhandensein einer nekrotisierenden Tubulonephrose wird ferner durch die Beobachtung erhöht, daß auch bestimmte Antibiotica, wie Neomyzin und Viomyzin (STAEMMLER 1957), dann auch Salicylate (CAMPBELL und MCLALING 1958) und Cholinmangel (ARENDS und NIEWEG 1954) zu Tubulusnekrosen führen können. Auch das Anticoagulum Phenindion kann ursächlich in Betracht kommen (SCHIRMEISTER 1964, Lit. über weitere toxische Nephrosen s. REIDENBURG et al. 1964). Weiter kommen auch bei Eigeneiweißzerfall, insbesondere durch Pankreasaffektionen und Hämolyse, Tubulonekrosen vor (LYNSCH 1954 u. a.). Auch immunpathologische Erscheinungen,

---

[1] Lit. über experimentell erzeugte Tubulonephrosen HORN 1937, VASSILIADIS 1933, accidentelle Chloroformnephrose bei Mäusen: JACOBSEN et al. 1964.

[2] Männchen sind wesentlich empfindlicher als Weibchen (HARBER und JENNINGS [Arch. Path. 79, 218 (1965)].   [3] Histochemischer Nachweis in Lysosomen: TAYLOR (1965).

wie sie bei der Parabiose auftreten (DE BRUX 1958) sowie bei Behandlung der Tiere mit Nierenpreßsaft und Freundschem Adjuvans, führen nicht nur zu glomerulären sondern auch zu tubulären Schäden. — Zu berücksichtigen ist, daß einnierige Patienten wohl bei chronischer Vergiftung empfindlicher sind als zweinierige, nicht aber bei akuter (EBERLE 1951).

Beobachtungen und Versuche der letzten Jahrzehnte haben ferner gezeigt, daß anoxische, insbesondere ischämische Schäden nicht nur zu „unspezifischer" Glomerulonephrose, sondern auch zu tubulären Nekrosen führen können (OLIVER et al. 1951, HELD 1958). In unserer eigenen Serie (s. oben) betrafen die fünf einschlägigen Fälle zwei massive generalisierte Fettembolien und dreimal irreversible Schockzustände mit Tod innerhalb von 24 Std nach dem Unfallereignis, jedoch ohne Anhaltspunkte für Muskel- oder Blutzerfall. Auch bei sehr schweren Hirnläsionen (STEINMETZ und KILEY 1960 Lit.), nach chirurgischen Komplikationen (BLUEMLE et al. 1959) sowie nach Cholecystographien (FUNK-BRENTANO et al. 1962, GOTTLIEB et al. 1962, FINK et al. 1964, Lit.) und Arteriographien (McCALLISTER et al. 1962 Lit., DEAN et al. 1964) werden nekrotisierende Nephrosen beobachtet, wobei wahrscheinlich Vasospasmen, möglicherweise aber doch direkte toxische Epithelschäden angeschuldigt werden müssen (SETTER und SCHREINER 1963 Lit.). Dasselbe gilt übrigens für die Tubulusschäden nach Cantharidin (PEARCE 1913). Auch lokalbedingte Zirkulationsstörungen können zu schwerer Tubulusnekrose führen, wie wir bei einem Fall von hochgradiger Herdnephritis bei Endokarditis Libman-Sacks (SN 470/61) beobachten konnten.

Die Ischämiepathogenese wurde vor allem bei der akuten Quecksilbernephrose intensiv diskutiert (OLIVER et al. 1951, HELD 1958). Tatsächlich konnte durch intravitale Nierenbeobachtung (STRACKE 1920) nachgewiesen werden, daß bei einer allgemeinen schockbedingten Durchblutungsverminderung (SCHLEGEL 1949, LINDER und SARRE 1939) eine besonders starke Durchblutungsverminderung der Nieren besteht. Heute vertritt man allgemein die Auffassung, daß die Kreislaufstörung wohl beim Zustandekommen der sekundären Anurie bei Quecksilbernephrose eine wichtige Rolle spielt, doch scheinen die Epithelschäden hauptsächlich durch direkte Einwirkung des Quecksilbers auf die Epithelien zustande zu kommen (HEINEKE 1909, FREY 1951, ACKERMANN 1959, SCHÖRCHER und LÖBLICH 1960). Während man früher annahm, das Quecksilber werde durch die Epithelien ausgeschieden (FAHR 1938, vgl. S. 204), nimmt man heute mehrheitlich an, daß es von denselben größtenteils aktiv aus dem Urin rückresorbiert, also gespeichert wird (FREY 1951, STAEMMLER 1957a). Tatsächlich geht die Schwere des Nierenschadens dem chemischen Quecksilbergehalt parallel (STAEMMLER 1956), ferner kann die Quecksilberwirkung durch vorgängige Blockierung des Speicherapparates (Hühnereiweißinjektion) verhindert werden (LIPPMAN 1949, REBER 1953 Lit.). Im selben Sinne sind auch Versuche zu werten (BELL 1946, ALLEN 1951), welche gezeigt haben, daß nach Ureterligatur die Quecksilberläsion dieser Niere sehr viel geringgradiger ist. Die schon erwähnte Tatsache, daß das regenerierende Epithel von einer neuen Vergiftung weniger stark betroffen wird, spricht ebenfalls in diesem Sinne. — In Übereinstimmung mit dieser Auffassung steht die Ansicht (STAEMMLER und KARKOFF 1955), daß bei der Viomyzinnephrose das Viomyzin von den Tubulusmitochondrien gespeichert werde, um dann die Mitochondrien und schließlich auch die Zellen zu zerstören (weitere Theorien s. KOSUGI 1927).

Die bei nekrotisierenden Tubulonephrosen oft, bei der akuten Quecksilbernephrose fast regelmäßig auftretende *Anurie* hat ebenfalls verschiedene Erklärun-
gen gefunden. Früher wurde vor allem die Ischämie (verminderte Glomerulumdurchblutung) zur Erklärung der Anurie herangezogen, denn man kann sich ja
eigentlich nicht vorstellen, wie ein reiner Epithelschaden die Filtrationsleistung
der Glomerula behindern soll.

Die Ansicht, nach welcher es sich bei der Quecksilbernephrose vorwiegend um
hypochlorämische Schäden handelt (RANDERATH 1941), wurde wieder verlassen,
denn eine Hypochlorämie läßt sich bei diesen Fällen nicht immer nachweisen.
Moderne Untersuchungen führen zu dem Schluß, die Anurie sei durch eine reine
Filtratreduktion, also entweder ungenügende Durchblutung (durch Organschwellung: KRIZ 1962) oder ungenügende Membrandurchlässigkeit der Glomerula bedingt (GESSLER 1962). Ob allerdings der Kreislauffaktor auch bei allen übrigen
toxisch bedingten nekrotisierenden Tubulonephrosen einen entscheidenden Einfluß
ausübt (OLIVER et al. 1951, WAUGH und PEARL 1960 u. a.), scheint uns doch recht
fraglich (STAEMMLER 1957).

Andere Autoren sind RICHARD (1929) gefolgt in der Annahme, durch die
Nekrose und Abschilferung der Tubulusepithelien komme es zu einer totalen
passiven Rückdiffusion des Glomerulumfiltrates in das Interstitium, womit zugleich auch die ödematöse Durchtränkung erklärt sei (SIROTA 1949, STAEMMLER
1957a, SIMS et al. 1959, REUBI 1960, WAUGH und PEARL 1960). Die früher viel
vertretene Anschauung von der tubulären Verstopfung durch Cylinder als Ursache
der Anurie ist nun weitgehend verlassen worden (s. S. 47).

Die meisten Autoren sind sich jedoch einig, daß ein Faktor allein das Zustandekommen der Anurie nicht erklärt. Die häufig beobachtete Blutdrucksteigerung bei
solchen Fällen, insbesondere bei akuter Quecksilbervergiftung (SCHIECK 1920,
FAHR 1925, NOEGGERATH und NITSCHKE 1931), läßt auf eine renale Durchblutungsstörung schließen, wie sie auch bei der unkomplizierten akuten interstitiellen
Nephritis beobachtet wird. Man muß sich somit vorstellen, daß einerseits durch die
Organschwellung, bedingt durch die Tubulusnekrose (KRIZ 1962), und andererseits
durch die entzündlich-ödematöse Verbreiterung des Interstitium, wobei die Rückdiffusion einen gewissen Anteil haben kann, die intertubulären Capillaren komprimiert werden. Dies erklärt auch, warum die Glomerula häufig recht blutreich zu
sein scheinen, doch ist es falsch, daraus den Schluß zu ziehen, daß auch die Durchblutung gut gewesen sei (SIMS et al. 1959), denn es kann sich ja auch nur um eine
Stase gehandelt haben. Daß jedenfalls in ganz bestimmten Phasen die Organschwellung eine wesentliche Rolle beim Zustandekommen der Anurie spielt, zeigen
die experimentellen und empirischen Erfolge, welche mit der Nierendekapsulation
erzielt wurden (MOLINO 1926, SIEGBERG und RABAN 1926, ČOUGAEV 1927, SARIN
1931), obschon dabei die Nekrose nicht verhindert werden kann (MYERSON 1927).
Experimentell konnte jedenfalls gezeigt werden, daß die Durchblutung nach Dekapsulation und Quecksilbervergiftung normal bleibt (LINDER und SARRE 1939
Lit.). Die jedoch nicht wegzuredenden negativen Erfolge einzelner Autoren mit der
Dekapsulation bei akuter nekrotisierender Tubulonephrose (GIRONCOLI 1922,
WEHNER 1923, VERMEULEN und SNEAD 1948) lassen erkennen, daß dieser Mechanismus des „Nierenglaukoms" nur in den relativ frühen Phasen der Affektion
reversibel ist (Lit. ZOLLINGER 1952).

Im gesamten gesehen, muß man sicher annehmen, daß ein eigentliches Mosaik von ursächlichen Faktoren zum Zustandekommen der Anurie führt (s. a. OLIVER et al. 1951, REUBI 1960 u. a.).

Die bei akuten nekrotisierenden Tubulonephrosen, insbesondere bei der Quecksilbervergiftung auftretende Proteinurie wird von einzelnen Autoren nicht auf die primäre glomeruläre Filtrationsstörung, sondern auf die Abstoßung von Zelleiweiß und Bürstensaummaterial zurückgeführt (LAPP und JAFFÉ 1960).

Die Prognose der toxischen Nephrose ist heute besonders mit der künstlichen Niere wesentlich gebessert worden. Obschon sich die Inulin- und die PAH-Clearance noch monatelang unter der unteren Grenze der Norm bewegen, soll kein Dauerschaden entstehen (WETZELS und HERMS 1961).

II. Die histologisch charakteristischen Nephrosen
a) Vorwiegend glomeruläre „spezifische" Nephrosen
1. Die Amyloidnephrose

Die Tatsache, daß das Amyloid spezifisch anfärbbar ist, macht die Amyloidnephrose zum Prototyp und Forschungsobjekt auf dem Gebiete der Glomerulonephrosen.

Auch bei dieser Form der Nierenveränderung besteht keine Einheitlichkeit bezüglich der Einordnung. Autoren, welche noch am alten Begriffe der Nephrose als tubulärer Erkrankung festhalten, rechnen die Amyloidose nicht unter die Nephrosen (ALLEN 1951, FREY 1951).

Die Affektion ist heute seltener geworden, da ihre Grundkrankheiten (Osteomyelitis, Lungentbc. usw.) häufiger und erfolgreicher therapeutisch angegangen werden können. BELL (1946) beobachtete bei rund 32000 Sektionen 107 Fälle von Nierenamyloidose (0,3%), wir fanden in den letzten 10 Jahren auf 10000 Sektionen 21 Fälle (0,2%), wozu noch acht Punktionen kommen.

Atypische Fälle von Amyloidose bezüglich Lokalisation (Haut, Zunge, Larynx, Myokard usw.) und Färbung werden als *Paramyloidose* bezeichnet (LUBARSCH 1929). Da bei diesen Fällen in der Regel keine Grundkrankheit gefunden werden kann, welche die Amyloidentstehung erklären würde, werden sie vielfach auch als *primäre Amyloidosen* (KRÜCKE 1959 Lit.), bzw. als mesenchymale Form (WARTER et al. 1954) klassifiziert. Plasmazellveränderungen werden aber auch bei dieser Form im Knochenmark meistens gefunden (KYLE und BAYARD 1961). Andere Autoren trennen noch zwischen primärer und Paramyloidose (REUBI 1960), allerdings ohne wesentlich bestechende Argumente. Da sich die Paramyloidose und die Amyloidose färberisch wie lokalisatorisch oft überschneiden, ist es wohl zweckmäßiger, nur zwischen *primärer* und *sekundärer* Amyloidose zu unterscheiden. Die Nierenbeteiligung ist bei der primären Amyloidose sehr viel seltener (SYMMER 1956: 35%) als bei der sekundären, auch findet man dabei nur selten ein nephrotisches Syndrom (LINDSAY 1948: drei von 48 Fällen der Lit., s. dagegen BOYD et al. 1959). — Der klinische Kongorottest ist bei der primären Amyloidose gelegentlich nicht pathologisch.

Das makroskopische Bild der voll entwickelten Amyloidnephrose ist pathognomonisch: Die Niere ist glasig und blaßgelblich oder grau (Abb. 176), gelegentlich ist die Oberfläche mit feinsten gelben Stippchen übersät (Abb. 177). Die

Nieren sind in der Regel vergrößert; das Durchschnittsgewicht beträgt bei schwerem Befall ohne Schrumpfung über 300 g (BELL 1946, ALLEN 1951, KOCH 1927). Abb. 178 gibt die von uns ermittelten Nierengewichte wieder. Es ergibt sich daraus, daß Riesengewichte beider Nieren um 600 g und auch richtige Schrumpfnieren von total 100 g beobachtet werden. Interessanterweise kann bei beiden Extremen Urämie auftreten, sie ist jedoch bei den niedrigen Gewichten (Amyloidschrumpfnieren) häufiger (s. a. BELL 1946, AUERBACH und STEMMERMANN 1944). Das Aussehen der Amyloidschrumpfniere (ZOLLINGER 1945) ist nicht sehr charakteristisch (Abb. 179). Meist ist die Niere sehr blaß, die Oberfläche oft mit einzelnen narbigen Einziehungen, das glasige Aussehen ist weniger deutlich erkennbar.

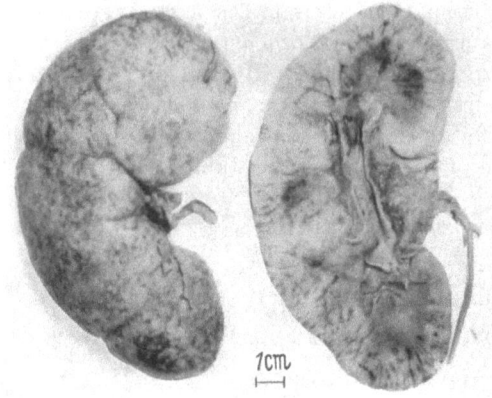

Abb. 176. Amyloidniere; ausgesprochen blaß; Rinde verbreitert, schlecht abgegrenzt

Die Schnittfläche der charakteristischen Amyloidnephrose ist ausgesprochen blaß, die Papillen sind etwas dunkler (Abb. 176). Die Zeichnung ist aber nicht eigentlich verwischt. Die Brüchigkeit und die Konsistenz sind vermehrt, die Gefäße und das Nierenbecken unverändert.

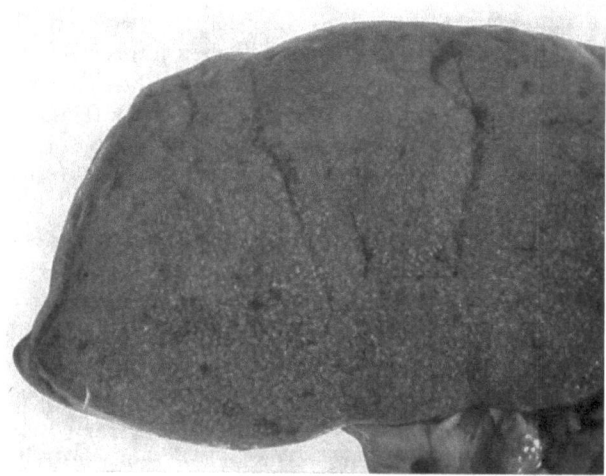

Abb. 177. Amyloid-Lipoidnephrose. Feinste goldgelbe Stippchen an der blassen Oberfläche erkennbar

Im histologischen Schnitt fallen in erster Linie die vergrößerten kernarmen Glomerula auf (Abb. 180). Anscheinend strukturlose Massen sind in die Schlingen teils herdförmig, teils diffus eingelagert, so daß die Schlingenlumina hochgradig eingeengt oder vollkommen verschlossen werden (Abb. 181). Grundsätzlich können zwei verschiedene Befallstypen unterschieden werden, die den Milzveränderungen parallel gehen (TERBRÜGGEN 1948). Beim *Sagomilztyp* mit starkem Leberbefall und kurzer Entwicklungsdauer sind die Glomerula nur geringgradig befallen, eine Glomerulaverödung wird vermißt, die Rindenarterien sind nur wenig erkrankt.

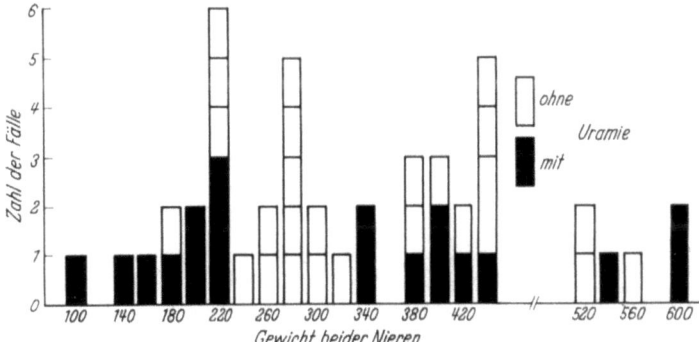

Abb. 178. Gewichtsverteilung bei 47 Fällen von Nierenamyloidose. Urämie findet sich vor allem bei den Fällen mit Amyloidschrumpfnieren, dann aber auch bei einem Teil der stark vergrößerten Amyloidnephrosen

Niereninsuffizienz tritt nur selten ein. Beim *Schinkenmilztyp* dagegen sollen die Glomerula sehr stark ergriffen und oft verödet sein, auch sind die Rindenarteriolen stark von Amyloid durchsetzt, Ausgang in Urämie ist häufig (s. a. SARRE 1949). Nach unseren eigenen Ermittlungen läßt sich ein solcher Parallelismus zwischen Milz- und Nierenveränderung jedoch nicht einwandfrei feststellen; wir haben oft sehr schweren Nierenbefall bei Sagomilz (Follikelamyloidose) gefunden (Abb. 180).

Die erwähnten Schlingenverschlüsse liegen meist am Gefäßpol, wie Injektionspräparate gezeigt haben (GOUYGOU 1958). Auch geringgradige entzündliche Veränderungen im Bereich der Schlin-

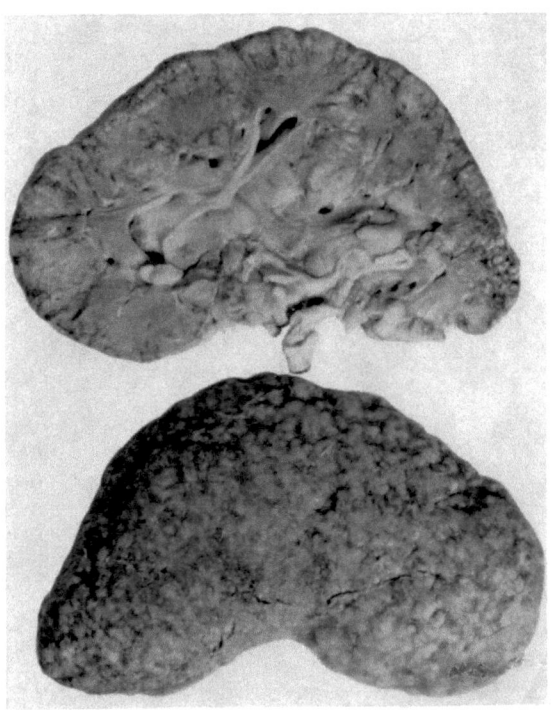

Abb. 179. Amyloidschrumpfniere. Blaß, mittelgrobhöckerig Zeichnung verwischt. Nierenbecken intakt

gen (Abb. 182) und des Kapselepithels werden beobachtet (FAHR 1925). Es dürfte sich dabei um eine entzündliche Reaktion auf einen akuten Schlingenkollaps mit Schlingenwandnekrose handeln. — Eine weitere entzündliche Veränderung konnten wir vor allem in Amyloidschrumpfnieren beobachten. Betroffen sind dabei praktisch nur die noch relativ gut blutdurchgängigen Glomerula, welche einwandfreie Entzündung in Form von Endothelproliferation mit partieller Halbmondbildung des Kapselepithels und schließlich auch Basalmembranverdickung

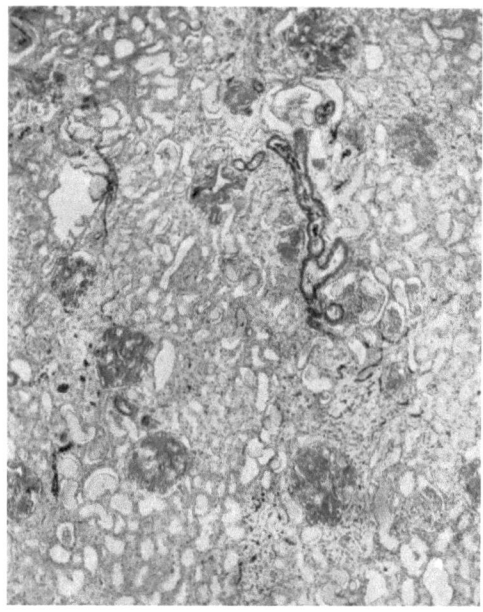

und -aufsplitterung aufweisen. Wir vermuten, daß es sich um eine sog. Überlastungsglomerulitis handelt (s. S. 378). Bei drei von unseren 47 Fällen wurde deshalb fälschlicherweise die Diagnose auf diffuse Glomerulonephritis gestellt, ein Fehler, der anscheinend auch TEILUM und LINDAHL (1954) unterlaufen ist, da diese Autoren in fünf von zehn Sektionsfällen von Amyloidnephrosen eine Glomerulonephritis festgestellt haben.

Die Amyloidsubstanz als solche ist durch ihre Affinität zu Methylviolett (Metachromasie), zu Kongorot und durch Gelbfärbung im van Gieson-Schnitt (Abb. 183) leicht zu erkennen. Ferner ist ihre Braun-Blaufärbung im makroskopischen Präparat nach Behandlung mit Lugol und Schwefelsäure bekannt. Die Substanz wird nach Kongorotfärbung doppelbrechend

Abb. 180. Schwere Nierenamyloidose, sämtliche Glomerula befallen. Tubuli mit hochgradiger Epithelabflachung. In den Lumina Eiweißcylinder. Gefäße kaum verändert. In der Milz fast ausschließlicher Follikelbefall (Sagomilz). Vergr. 35mal, PAS

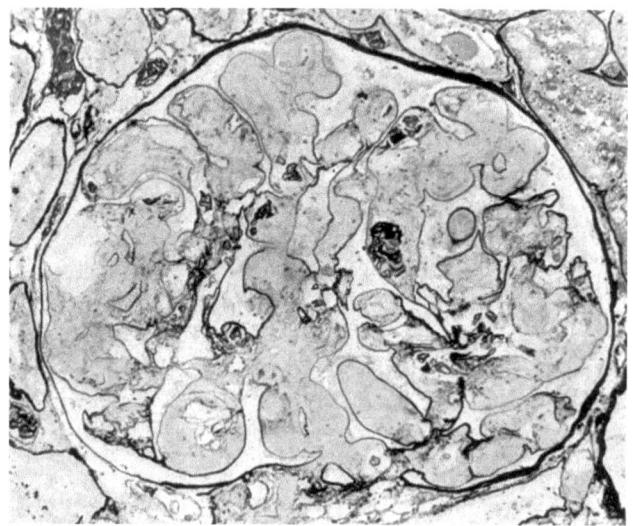

Abb. 181. Schwere Amyloidose eines Glomerulum. Die blaß gefärbten Amyloidmassen sind innen auf der Basalmembran aufgelagert. Die Lumina fast vollkommen verschlossen (Erythrocyten schwarz wiedergegeben). Vergr. 200mal, Methenaminsilber. Am Methylmetakrylat Dünnschnitt

(RONHANY 1942, LADEWIG 1945, KRÜCKE 1959 Lit.). Dies läßt auf eine feineMicellar-struktur schließen (LETTERER 1959), welche auch im Elektronenmikroskop sichtbar gemacht werden kann (LETTERER et al. 1960, COHON und CALKINS 1960, BERG-

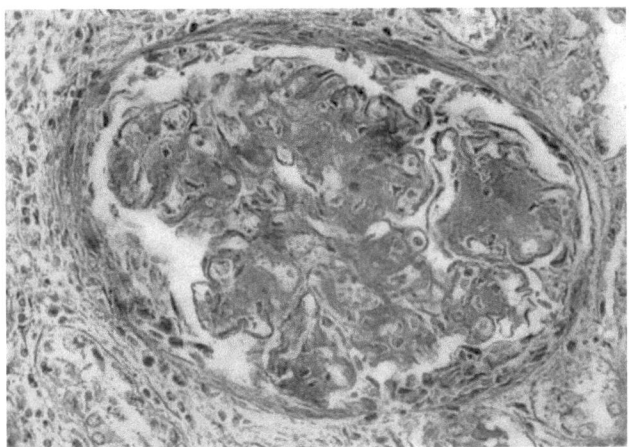

Abb. 182. Mittelschwere Amyloidose eines Glomerulums mit beginnender Kapselepithelwucherung (Halbmondbildung). Vergr. 220mal, Membranfärbung nach ALLEN

STRAND und BUCHT 1961, CAESAR 1963) und angedeutet auch bei Methenaminver-silberung nach JONES erkennbar ist (Abb. 181). Nach Immunfluorescenzuntersu-

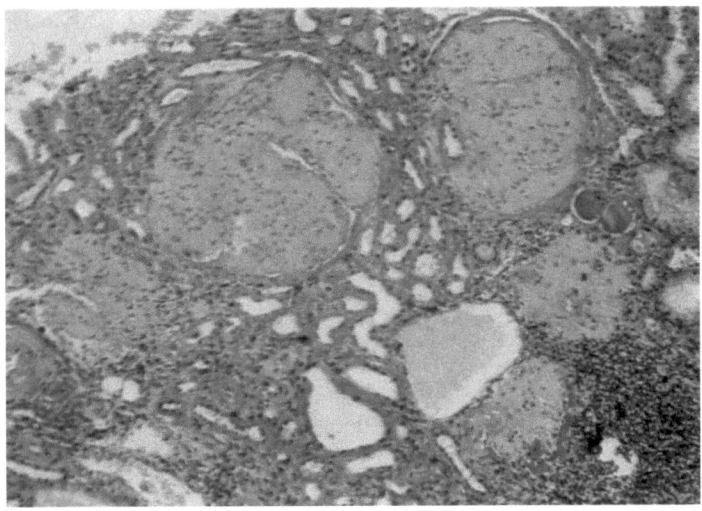

Abb. 183. Nierenamyloid, in Nierenpunktion festgestellt. Klinisch nephrotisches Syndrom. Vergr. 100mal, van Gieson

chungen (MELLORS und ORTEGA 1956) handelt es sich bei den Amyloidmassen um Gamma-Globuline, also vermutlich um Immunkörper (s. jedoch S. 216). Auch mittels Fluorochromierung lassen sich die Amyloidmassen leicht darstellen (HOFF-MANN 1945). Sie enthalten wenig Hyaluronsäure und auch Chondroitinschwefel-

säure. Ferner konnten in den Amyloidmassen Mucopolysaccharide sowie Alpha-
und zum Teil Beta-Globuline wie im Serum nachgewiesen werden (WAGNER 1955,
Lit. über Histochemie).

Ein wesentlicher Streit ist über den primären Ablagerungsort der Amyloidmassen entstanden (Lit. SORENSON und SHIMAMURA 1964). Nach lichtmikroskopi-
pischen Untersuchungen soll die erste Amyloidablagerung zwischen Endothel und
Membran erfolgen (BELL 1946 Lit.)[1]. Dieser Ansicht pflichten auch einzelne Elektronenmikroskopiker bei (MOVAT 1960 Lit., COHON und CALKINS 1960, CAESAR
1963), während andere Auto-
ren eine primäre Veränderung
der Basalmembran annehmen
(GEER et al. 1958, MILLER und
BOHLE 1956, KURTZ et al. 1959,
SPIRO 1960, MERIEL et al.
1961, BERGSTRAND und BUCHT
1961) und wieder andere wohl
Protuberanzen der Basalmembran nach außen beschreiben,
doch soll die Lamina densa intakt sein (COHON und CALKINS
1960, CAESAR 1963). Gelegentlich wurde auch eine intakte
Membran mit beidseitiger
Amyloidablagerung beschrieben (MOVAT 1960). Vereinzelt
wird angenommen, das Amy-
loid werde in loco vom endoplasmatischen Reticulum der
Endothelzellen gebildet
(HJORT und CHRISTENSEN
1961). Schließlich kann auch
primäre Amyloidablagerung
im Mesoangium beobachtet

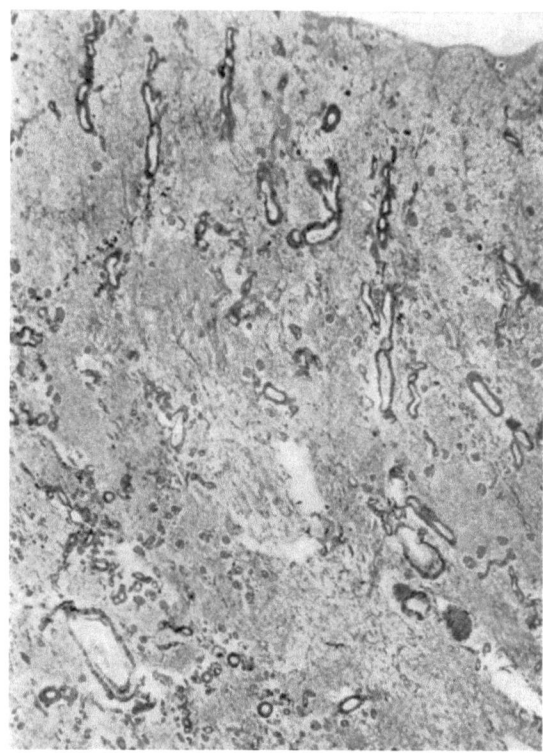

Abb. 184. Paramyloidose (primäre Amyloidose) der Niere. Nur
die Gefäße, insbesondere die Arteriae radiatae, sind von Amyloidmassen imbibiert; Glomerula unverändert. Vergr. 18mal,
PAS

werden, von wo es dann zwischen Endothel und Membran
sich ausbreiten soll (BEELI und
COPPOLA 1961). Die Membran
wird in den Spätphasen von Amyloid durchsetzt (SORENSEN und SHIMAMURA 1964).

Das Deckepithel (Podocyten) soll zerstört werden, die Fußfortsätze verschwinden (GEER et al. 1958, COHON und CALKINS 1960, MOVAT 1960, s. dagegen KURTZ
et al. 1959).

Ob alle diese Veränderungen rückbildungsfähig sind (NONNENBRUCH 1949,
SARRE 1959) ist bis heute weder bewiesen noch widerlegt, die Nierenpunktion
dürfte hier mit der Zeit Klarheit schaffen. — Die Feinstruktur des Glomerulum
unterscheidet sich grundsätzlich nicht, ob es sich um eine sekundäre oder um eine
primäre Amyloidose (Paramyloid) handelt, wohl aber in quantitativer Hinsicht

---

[1] Primäre Ablagerung im Mesoangium: SHIMAMURA [Amer. J. Path. **46**, 645 (1965)].

(Caesar 1961). Besonders stark befallen sind bei der Paramyloidose die Aa. radiatae (Abb. 184), während die Glomerula nur spärlichste Amyloideinlagerungen aufweisen können.

Der Tubulusapparat ist praktisch bei jeder Amyloideinlagerung in der Niere schwer verändert, ohne aber selbst — abgesehen von den Basalmembranen — Amyloidablagerung aufzuweisen. So zeigen die Epithelien hochgradige hyalintropfige Veränderung und oft auch Abflachung mit Epithelatrophie, wobei keine wesentliche Ausweitung der Tubuli besteht (Erschöpfungszeichen der Epithelien). Die oft in sehr großer Zahl vorhandenen Cylinder ergeben fast durchweg negative

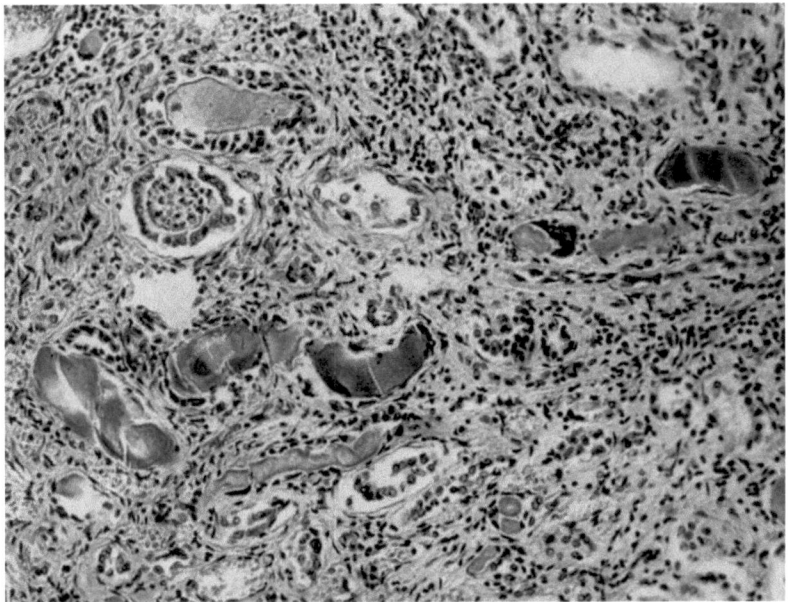

Abb. 185. Von Riesenzellen umgebene Amyloidcylinder in den distalen Tubuli mit sekundärer perifokaler Entzündung bei Amyloidtumor der Wirbelsäule. Das Bild ist einer Plasmocytomniere außerordentlich ähnlich, jedoch konnte ein Plasmocytom weder klinisch noch anatomisch nachgewiesen werden. 72jähriger Mann. Vergr. 200mal, HE

Amyloidreaktion (Auerbach und Stemmermann 1944). In unserer eigenen Serie haben wir nur in einer einzigen Beobachtung reichlich kongorotpositive Cylinder nachgewiesen (Abb. 185). Es betraf dies einen Fall von primärem Amyloidtumor (s. a. von Bonsdorf 1932). Die für Plasmocytom typischen Riesenzellgranulome um festgefahrene Cylinder können bei Amyloidose nur äußerst selten beobachtet werden (Abb. 185; s. dagegen Fresen 1943).

Das Interstitium ist in den meisten voll entwickelten Fällen von Amyloidnephrose ödematös mit mehr oder weniger starker Sklerose der Bindegewebsfasern, die nur selten eine positive Amyloidreaktion aufweisen. Ferner finden sich in einer sehr großen Zahl der Fälle an der Mark-Rindengrenze und vor allem perivasculär lympho-plasmocytäre Infiltrate im Sinne einer interstitiellen herdförmigen Begleitnephritis. Ödem, Sklerose, Amyloidablagerung und interstitielle Entzündung sind, zusammen mit der reinen Amyloideinlagerung in die Glomerula und der

Eiweißspeicherung in den Tubuli verantwortlich für die Organvergrößerung (ZOLLINGER 1945).

In Amyloidschrumpfnieren findet man ferner regelmäßig eine schwere Atrophie einzelner Tubuli oder größerer Tubulusgruppen. Das Zustandekommen einer Amyloidschrumpfniere wird von den meisten Autoren auf die glomerulären Verschlüsse zurückgeführt (JORES 1916, FAHR 1925, BERBLINGER 1945, BELL 1946, STAEMMLER 1957). Die interstitielle Entzündung spielt dabei auch nach unseren Erfahrungen keine Rolle (s. FAHR 1925).

Als wichtige Sekundärveränderung stellen sich oft Lipoidablagerungen in Tubuli und interstitiellen Zellen ein (Abb. 186, 186a), welche die makroskopisch gele-

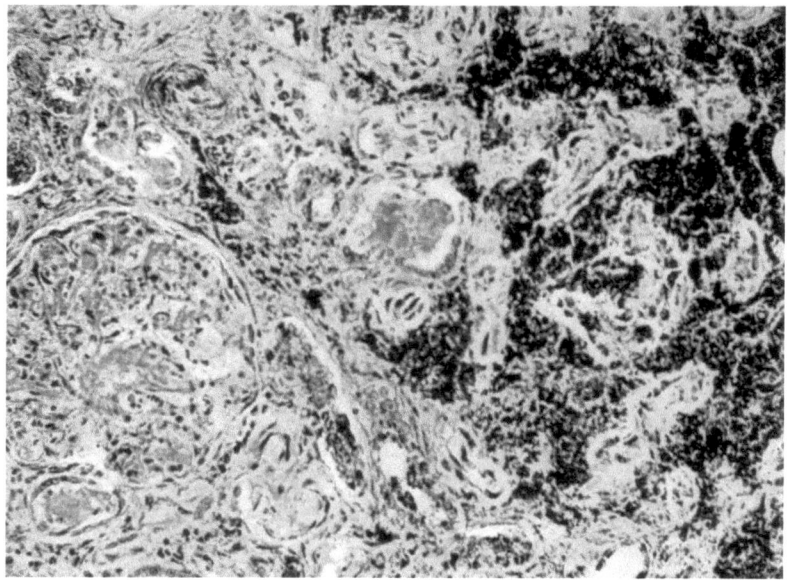

Abb. 186. Nierenamyloidose (s. Glomerulum links) mit sekundärer Lipoideinlagerung im Interstitium (schwarz reproduziert). Vergr. 180mal, Sudan

gentlich beobachtete Stippelung (Abb. 177) bedingen. Ablagerung von Lipoideiweißkristallen im Interstitium ohne positive Amyloidfärbung (FRESEN 1943) wird beschrieben. Es handelt sich dabei um eine echte komplizierende Lipoidnephrose. Schwere derartige Veränderungen fanden wir in 24 von 47 Fällen von Amyloidnephrose (s. a. MUNK 1918, FREY 1951 Lit., ALLEN 1951). In einer unserer Beobachtungen handelte es sich um derartige kombinierte Amyloid-Lipoidnephrose bei zwei Brüdern mit Beckenosteomyelitis (SUTER 1949 Lit.). —

Als Grundkrankheit für die Entwicklung einer Amyloidose werden chronische Osteomyelitis, kavernöse Lungentuberkulose, infizierte Bronchiektasen, Lues sowie chronische rheumatoide Polyarthritis (TEILUM und LINDAHL 1954, FEARNLEY und LACKNER 1955, VORLAENDER et al. 1959, POLLAK et al. 1962: 18,7%, Lit.) erwähnt. Die Grundkrankheit dauert meist Monate bis Jahre, gelegentlich aber nur wenige Wochen (ALLEN 1951). Ferner wird Amyloidose im Gefolge von Lymphoma malignum Hodgkin (WALLACE et al. 1950 Lit., WINAWER und FELDMAN Lit.), hypernephroidem Nierencarcinom (PICARD et al. 1960 Lit.) und multiplem medullärem Plasmocytom (WARTER et al. 1954 Lit.) beobachtet.

Als wahrscheinliche Ursache fanden wir bei unseren 47 Fällen: Tuberkulose 11, Lues 1, Carcinom 4, Lymphoma malignum Hodgkin 5, chronische Entzündung von Lungen oder Darm (Lungenabsceß, Bronchiektasen, Wabenlunge, Colitis) 9, Osteomyelitis 5, Makroglobulinämie Waldenström 1, sog. primäre 11 (Abb. 184; s. a. BELL 1946).

In pathogenetischer Hinsicht entscheidend und allen Fällen gemeinsam ist eine primäre Eiweißstoffwechselstörung, die als Paraproteinämie den Heteroproteinämien untergeordnet wird (RANDERATH 1948). Die Serumglobuline sollen

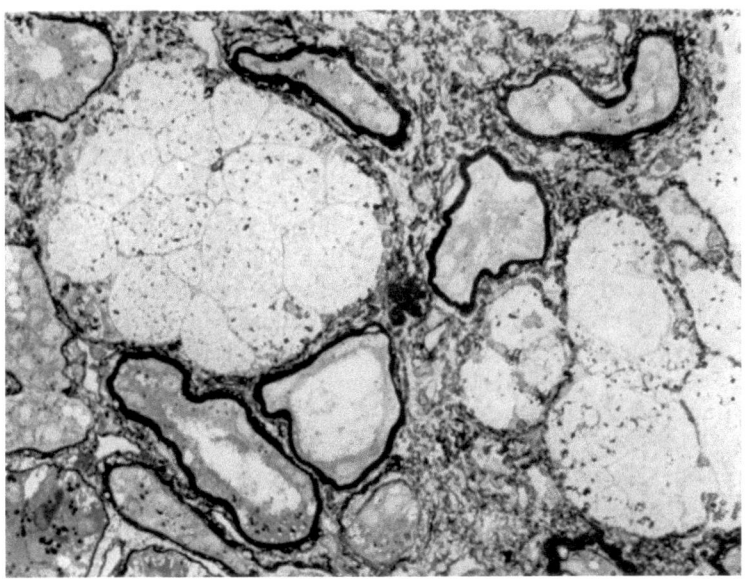

Abb. 186a. Interstitielle Schaumzellinseln bei Amyloidlipoidnephrose, Nierenbiopsie bei 22jährigem Mann. Die Schaumzellgruppen sind im Gegensatz zu den umliegenden Tubuluszellen nicht von einer Basalmembran umgeben, was stark für die These ihrer Entwicklung aus Lymphgefäßendothelien spricht. Methenaminsilberdünnschnitt. Vergr. 400mal

immer pathologisch sein (Dysproteinämie: LETTERER 1959). Vermutlich liegt der Amyloidbildung eine primäre Antigen-Antikörperreaktion zugrunde, wobei nicht, wie ursprünglich vermutet (LOESCHCKE 1927), zerfallende Leukocyten das Antigen darstellen, sondern ganz allgemein körperfremdes Eiweiß (LETTERER 1934, TERBRÜGGEN 1948). Unentschieden ist, ob es sich beim Gewebsamyloid um eine Transsudation von Paraprotein, welches im Blut schon kreist, oder um einen Niederschlag von primär normalen Plasmaeiweißkörpern handelt (RANDERATH und BOHLE 1959). LETTERER (1934) nimmt die direkte Präcipitation bei Antigen-Antikörperreaktion an. Elektronenmikroskopisch konnten in den Plasmazellen vergrößerte Ergastoplasmaschläuche erfaßt werden. Diese werden ausgestoßen und sollen das Präcipitat bilden (LETTERER et al. 1960). Gegen die These eines Antigen-Antikörperkomplexes wird von TEILUM 1964 das Amyloidvorkommen bei Agammaglobulinämie angeführt. Nach diesem Autor ist das Amyloid ein Ausdruck des

Zusammenbruchs des RHS (künstlich erzeugbar: Cortison, ACTH, Senfgas, Röntgenbestrahlung, Vitamin-C-Reduktion).

Experimentell läßt sich eine Amyloidose, besonders bei der Maus, durch tägliche Injektion von Natriumcaseinat erzeugen (LATVALATHI 1953, MILLER und BOHLE 1956). Auch Hefenuclein, in NaOH gelöst, ist erfolgreich. Werden die caseinatbehandelten Mäuse zusätzlich mit Senfgas begiftet, so entwickelt sich eine besonders schwere Amyloidose (TEILUM 1954, s. allg. Lit. über experimentelle Amyloidose: LETTERER 1950, TEILUM 1956). Auch nach Kombination von Röntgenganzkörperbestrahlung mit Caseininjektion kommt es zu einer typischen Amyloidose im Tierversuch, wobei eine Erschöpfung der immunologischen Reaktionen und damit die Bildung von abnormem Eiweiß angenommen wird (TURINEN und TEIR 1961).

Bei parabiotischen Ratten (ARRAS und THIERFELDER 1962: 39%) sowie bestimmten Inzuchtstämmen von Mäusen (DUNN 1944) wird eine Amyloidose der Niere in einem hohen Prozentsatz beobachtet, bei letzteren wird das Amyloid allerdings zuerst intertubulär abgelagert. Dadurch entstehen Kompressionserscheinungen mit Papillennekrosen.

Klinisch ist die Amyloidose häufig durch das Vollbild eines nephrotischen Syndroms ausgezeichnet, jedoch ist eine Dauerproteinurie nicht absolut obligat (BELL 1946, FREY 1951, TEILUM und LINDAHL 1954). Die Schwere des klinischen Bildes geht eigenartigerweise dem histologischen Nierenbefall nicht ganz parallel (MARTIN et al. 1962). Charakteristisch ist die Polyurie, die oft als erstes Symptom auftritt und möglicherweise auf die Amyloidmäntel, gebildet durch die amyloiddurchtränkten Basalmembranen der Sammelröhren und der Henleschen Schleifen hervorgerufen wird (CARONE und EPSTEIN 1960). Absinken des spezifischen Uringewichtes wird bei Auftreten der Schrumpfungsprozesse beobachtet. Hypertonie wird bei Amyloidnephrose häufiger beobachtet als im analogen amyloidfreien Beobachtungsgut (MARTIN et al. 1962: 36%, VOLHARD 1918, FAHR 1931, VON DER LUND 1935, FAHR und VOLHARD 1942, TERBRÜGGEN 1948, LEARD und JAQUES 1950 Lit., ZUCKERBROD 1956, BOYD et al. 1959, REUBI 1960). Andere Autoren jedoch verneinen das vermehrte Vorkommen einer Blutdrucksteigerung bei Amyloidnephrose (WILLER 1941, LIEDHOLM 1940, BELL 1946, FREY 1951). Bei unseren eigenen Beobachtungen zeigte sich, daß bei eigentlichen Amyloidschrumpfnieren praktisch stets eine Hypertonie auftritt, während eine solche bei Nierengewichten über 260 g außerordentlich selten ist. Die vasculäre Durchblutungsstörung scheint somit die Ursache der Hypertonie darzustellen. Dabei muß jedoch die Möglichkeit im Auge behalten werden, daß die renale Hypertonie sich unter Umständen zufolge Kachexie und Nebennierenamyloidose nicht entwickeln kann (AUERBACH und STEMMERMANN 1944, BERBLINGER 1945, s. dagegen ZUCKERBROD 1956). — Die Filtration ist zufolge der starken Membranverdickung stets reduziert (BERGSTRAND und BUCHT 1961). — In nicht ganz der Hälfte der Fälle von ausgeprägter Amyloidnephrose beendigt eine Urämie das Leben (Abb. 178). Die Nierenschrumpfung als solche ist in den höchsten Graden ursächlich direkt mit der Urämie verbunden, während andererseits vereinzelt auch schwere Nierenvergrößerungen mit Urämie beobachtet werden (TERBRÜGGEN 1948). Die Nierenvenenthrombose wird bei Amyloidnephrose häufiger beobachtet als bei Vergleichsfällen (drei von unseren 47 Fällen, STAEMMLER 1957, BARCLAY et al. 1960).

Die klinische Diagnose der Lipoidnephrose ist anscheinend nicht so einfach, denn nur ein Viertel unserer Fälle war diagnostiziert. Die Nierenpunktion stellt deshalb eine enorme Bereicherung der klinischen Methoden dar. Auch in unseren eigenen acht Punktionsfällen war die Diagnose nur in einem Viertel vermutet worden; sie konnte histologisch ohne wesentliche Schwierigkeiten gestellt werden (s. a. REUBI 1960).

2. Glomerulonephrose bei Graviditätstoxikose (sog. Eklampsieniere) [1]

Die Graviditätsnephropathie ist für den Kliniker wie für den pathologischen Anatomen ein außerordentlich verwirrendes Leiden. In den letzten Jahren scheint es sich allerdings etwas zu klären, nachdem gezeigt werden konnte, daß zwar eine

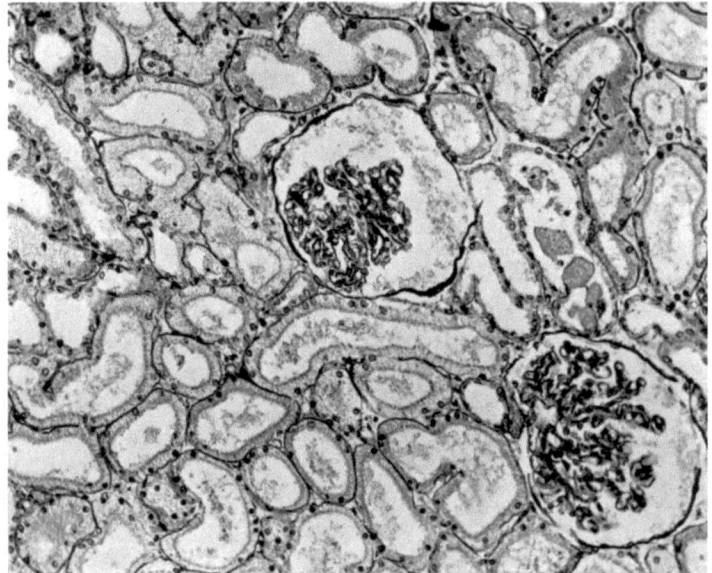

Abb. 187. Akute Eklampsie. Eklamptische Glomerulonephrose; starke Ausweitung der Tubuluslumina bei Epithelabflachung. Vergr. 140mal, PAS

reine Form der Graviditätsnephropathie sicher vorkommt; gesamthaft gesehen ist sie aber seltener als die Pfropfnephropathie bei vorbestehendem Nierenleiden (HOCHULI und STÖCKLI 1959, MILLIEZ 1956, SIMS 1963 u. a.). Es bewahrheitet sich somit die frühere Vermutung (ZIMMERMANN und PETERS 1937), nach welcher die Gravidität mit ihren hormonalen, hämodynamischen und Elektrolytstörungen usw. den anderweitigen Nierenkrankheiten ein ganz spezielles Kolorit gibt und auch zu einer explosionsartigen Entwicklung schwerer Störungen führen kann (s. a. SIMS 1963). Im folgenden soll uns jedoch in erster Linie die reine Graviditätsnephropathie ohne vorbestehendes Nierenleiden beschäftigen. Dabei muß vor allem betont werden, daß keine Parallelität zwischen den klinischen und den histopathologischen Befunden besteht, was die Forschung bisher außerordentlich gehemmt hat (s. a. FRIEDBERG 1963, FREY und KLAUS 1963).

[1] Lit. DIECKMANN 1952, PAGE 1953, TALBOT und TERPLAN 1960, POLLAK und NETTLER 1960, FREY und KLAUS 1963, PIRANI et al. 1963, McCARTNEY 1964.

Makroskopisch sind die Nieren vergrößert und ausgesprochen blaß (BELL 1932, SHEEHAN 1950, STAEMMLER 1957, allg. Lit. über Sektionsbefunde s. DIECKMANN et al. 1957). Die Oberfläche ist glatt; die Schnittfläche etwas undeutlich gezeichnet,

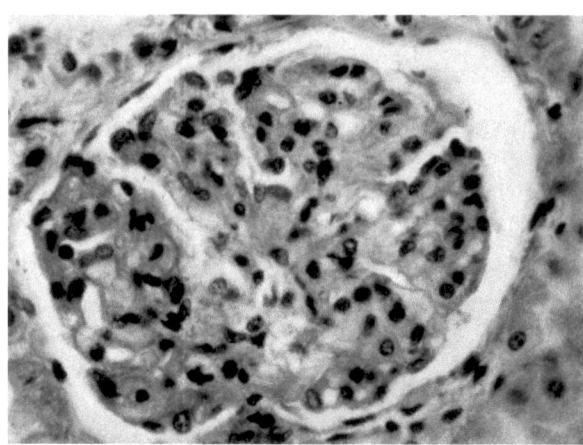

ebenfalls blaß; Brüchigkeit und Konsistenz können leicht vermehrt sein. Nierenbecken und Gefäße sind unverändert.

Das hervorstechendste mikroskopische Merkmal ist die ödematöse Schwellung und die Blutarmut der Glomerula (Abb. 187, 188, 188a; FAHR 1925, MÉRIEL et al. 1963 Lit.), welche auf den ersten Blick an eine akute Glomerulonephritis denken lassen. Die feinere Histologie ergibt oft eine Ver-

Abb. 188. Akute Verquellung des Glomerulum bei Eklampsie. Vergr. 400mal, HE-Gefrierschnitt

dickung der Basalmembran (vgl. Abb. 189 mit 189a; ZOLLINGER 1945, PAGE 1953, GOVAN 1954, LANZ und HOCHULI 1955, ALLEN 1955; s. dagegen SHEEHAN 1950, DIECKMANN et al. 1957). Im Elektronenmikroskop erweist sich die Basalmembran

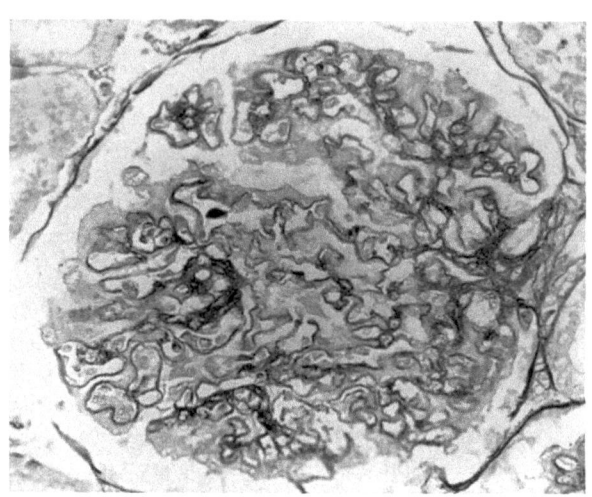

nach den einen Autoren als unverändert und zart (SPARGO et al. 1959, KURTZ und MCMANUS 1959), nach anderen als verdickt (KARK et al. 1955, ISHIKAWA 1960, CHURG et al. 1962, MÉRIEL et al. 1963, PIRANI et al. 1963). In Punktionsuntersuchungen können elektronenoptisch drei verschiedene Schweregrade unterschieden werden (POLLAK et al. 1956, 1960, PIRANI et al. 1956): 1. Ganz unveränderte Basalmembran, 2. leichte Membranverdickung, meist herdförmig, 3. ziemlich diffuse

Abb. 188a. Wie Abb. 188, jedoch PAS-Färbung am Paraffinschnitt: Basalmembran zart, Deckepithel und Endothel verquollen. Vergr. 300mal

schwere Membranverdickung. Die Verdickung der Membran wird durch Anlagerung von elektronenoptisch kompakten oder fibrillären Massen (FAITH und TRUMP 1964), lichtoptisch von feinkörniger eosinophiler Fibrinoidsubstanz (ALTCHEK 1961, 1964) hervorgerufen, welche reichlich Mucopolysaccharide oder Phospholipoide enthält.

Diese neu angelagerten Massen sind anscheinend ein Produkt des Endothels (FIASCHI und NACCARATO 1962). Die Membranverdickung allein genügt sicher nicht, um den Schlingenverschluß zu erklären (ALTCHEK 1961, POLLAK und NETTLES 1960, PIRANI et al. 1963 u. a., s. dagegen BELL 1932). Mitbeteiligt an der Schlingenquellung ist sicher auch eine Verbreiterung des Mesoangium, ebenfalls durch Verquellung bzw. Eiweißeinlagerung und zum Teil durch Faserproliferation bedingt (GOORMAGHTIGH 1942, GOVAN 1954, DIECKMANN et al. 1957, ALTCHEK 1961, 1964, PIRANI et al. 1963; s. dagegen SHEEHAN 1950, KUTZ und MCMANUS 1959, MEISTER 1962).

Das Verhalten des Endothels ist von größter Bedeutung; die einen Autoren stellen eine Proliferation fest (BEARD und DUNN 1933, GOVAN 1954), während andere lichtoptisch oder/und elektronenoptisch nur eine Schwellung von Endothel und Epithel ohne Proliferation feststellen konnten (FAHR 1920, 1925, ZOLLINGER 1945, SHEEHAN 1950, KARK et al. 1955, POLLAK et al. 1956, KURTZ und MCMANUS 1959, ISHIKAWA 1960, HOPPER et al. 1961, PIRANI et al. 1963, ALTCHEK 1934 u. a.). Die Durchsicht unserer eigenen 29 Beobachtungen von typischer Eklampsieniere hat in keinem Fall eine wesentliche Proliferation erkennen lassen. Dagegen ist im ganzen die Endothelschwellung als solche fast spezifisch für die Eklampsie (s. a. HOPPER et al. 1961, PIRANI et al. 1963, SPARGO et al. 1959: ,,Endotheliose'').

Die im Lichtmikroskop gelegentlich beobachteten hyalinen Tropfen im Glomerulumdeckepithel (SHEEHAN 1950, ZOLLINGER 1945, GOVAN 1954), konnten elektronenoptisch bestätigt werden (SPARGO et al. 1959). Die Fußprozesse der Deckepithelzellen sind im Gegensatz zu den meisten übrigen Nephrosen intakt (KURTZ und MCMANUS 1959, SPARGO et al. 1959, KARK et al. 1955, PIRANI et al. 1963). Echte Synechien der Schlingen mit der Kapsel kommen als Spätveränderungen nach Graviditätsnephropathie vor (SHEEHAN 1950, SARRE 1959).

Die sehr verschiedenartige Deutung dieser Glomerulumveränderungen geht aus der Nomenklatur der verschiedenen Autoren eindeutig hervor (s. S. 221). Während einzelne Autoren (GOVAN 1954, STAEMMLER 1957, DIECKMANN 1957) die glomerulären Veränderungen bei Graviditätsnephropathie als ,,unspezifisch'' auffassen, glauben wir doch, daß der Gesamtkomplex der Veränderungen, wenn nicht pathognomonisch, so doch mindestens sehr charakteristisch ist (s. FAHR 1920, 1924, 1925, LÖHLEIN 1918, POLLAK und NETTLER 1960 u. a.).

Die Veränderungen der Tubuli sind ganz unauffällig (Abb. 187) mit geringgradiger hyalintropfiger Veränderung. Vereinzelte Lipoidablagerungen sind als Zufallsbefund zu werten (MAGNIN und MARTIAL 1947). Eine starke Erweiterung der Lumina bei Abflachung des Hauptstückepithels (Abb. 187; OBER et al. 1956) wird gelegentlich beobachtet, besonders nach schwerem Schockzustand, ist aber kein obligates Symptom. Nur vereinzelt wird über schwere Tubulonekrosen berichtet (FRIEDBERG 1963).

Auf den relativ häufigen Befund von Hämoglobincylindern, besonders in den Sammelröhren, hat vor allem FAHR (1920, 1924, 1925, 1930) aufmerksam gemacht (s. a. HAMBLEN und HAMBLIN 1932, GELLER 1937, DIETEL 1947, OBER et al. 1956). Ob es sich dabei tatsächlich um die Folge der Hämolyse von Blut handelt, welches in der Leber extravadiert ist (GOODALL 1961), oder ob die hämolysierten Substanzen aus dem Uterus stammen, ist nicht abgeklärt. Auch bei diesem Symptom handelt es sich aber sicher nicht um einen integrierenden Bestandteil der Graviditätsnephropathie, sondern um eine Komplikation, meist durch ein retroplacentares

Hämatom mit Defibrinierung des Blutes auf Grund von Übertritt von Thrombokinase aus Placenta und Decidua in das mütterliche Blut (YOUNG 1942). Unter unseren 29 Beobachtungen zeigten elf mehr oder weniger zahlreiche Hämoglobincylinder.

Die makroskopisch beobachtete Vergrößerung der Nieren ist unseres Erachtens in erster Linie auf eine echte seröse interstitielle Nephritis zurückzuführen, welche von zahlreichen Autoren beschrieben wurde (FAHR 1924, 1930, HAMBLEN und HAMBLIN 1932, BATISWEILER 1933, GELLER 1937, ZOLLINGER 1945, DIETEL 1947). Durch diesen interstitiellen Prozeß kann es zur akuten Anurie kommen (FAHR 1930, GELLER 1937, DIETEL 1947, PAGE 1953). Bei starker interstitieller Entzündung wird in der Regel auch eine Ablagerung von Hämoglobincylindern in den Sammelröhren gefunden (s. oben), so daß ein Zusammenhang nicht von der Hand zu weisen ist.

Gefäßveränderungen gehören unseres Erachtens an sich nicht zum Bild der reinen Graviditätsnephropathie (POLLAK et al. 1956 u. a.), jedoch wird das reine Bild häufig verwischt durch Hinzutreten des voll ausgebildeten oder nur rudimentären Komplexes der Nierenrindennekrose, wobei an das Shwartzman-Phänomen erinnernde Fibrineinlagerungen usw. (McKAY et al. 1953) sowie Arteriolonekrosen (OBER et al. 1956) auftreten können. Diese Arteriolenschäden sollen nach einzelnen Autoren rein vasospastisch bedingt sein (FRIEDBERG 1963). Ferner wird nicht selten eine hypertensive Vasculopathie in solchen Nieren festgestellt (DIECKMANN et al. 1958: Bei 14 von 66 Patienten ausgesprochene Arteriolosklerose, s. a. GOVAN 1954, 1960, POLLAK et al. 1956 u. a.).

Die große Bedeutung vorbestehender Nierenleiden und vorbestehender Hypertonie und damit der Arteriolosklerose (SMYTHE et al. 1964) für die Entwicklung der Graviditätsnephropathie wurde schon oben kurz gestreift. Wesentlich dürfte dabei nicht das eigentliche Nierenleiden, sondern die durch dasselbe ausgelöste renale Hypertonie sein (PAGE 1953, LEDERMAIER 1957). So konnte bei 50% der Patienten einer Medizinischen Klinik mit Nierenleiden und bei 25% der geheilten Patienten derselben Gruppe später eine Toxikose in graviditate beobachtet werden (WIMHÖFER 1954). Nach HOCHULI und STÖCKLI (1959) sowie HOCHULI et al. (1961) fanden sich bei Eklampsie (0,34% aller Gravida) 43% vorbestehender Nierenleiden bzw. vasculäre Krankheiten (s. a. MILLIEZ 1956). Unter unseren 29 Fällen wiesen sechs eine chronische Pyelonephritis, davon drei eine einseitige pyelonephritische Schrumpfniere auf. In allen diesen Fällen bestand eine chronische Hypertonie. Glomerulonephritiden traten in unserer Serie nicht in Erscheinung.

Renale Veränderungen der Feten bei Graviditätsnephropathie sind ungewöhnlich (KORIZUMI 1937), in unseren eigenen Beobachtungen vermißten wir sie völlig.

Schon oft wurde versucht, die Graviditätsnephropathie experimentell nachzuahmen (allg. Lit. s. DIECKMANN 1952). So sollen gravide Ratten nach 4mal 5 mg Progesteron eine klinisch wie histologisch typische Eklampsie aufweisen (SYMENONIDES 1949). Dasselbe wird von Ratten mit Corticoidhypertonie und Reningabe (MASSON et al. 1951), nach Pitressininjektion (BYRON 1937), Endotoxinbehandlung (KALEV et al. 1960) und nach massiver Stilböstrolbehandlung bei Meerschweinchen (TREVAN 1956) berichtet. Wenn dabei auch keine absolute Übereinstimmung mit dem menschlichen Bild der Eklampsie angenommen werden muß, so zeigen die Versuche doch, daß der hormonale Faktor in der Pathogenese eine wesentliche Bedeutung haben muß. So erzeugt Serotonininjektion beim graviden Tier ein eklampsieähnliches Bild (WAUGH und PEARL 1960 Lit.). Auch andere hormonale Schäden können im Glomerulum ebenfalls das Bild einer Glomerulonephrose erzeugen (s. S224.).

Mit dem hormonalen spielt auch ein vasoconstrictorischer (bzw. hypertensiver) Faktor eine wesentliche Rolle. So zeigen Ratten im Östros oder bei Östrogenbehandlung nach zusätzlicher Oxytocininjektion Rindennekrosen (BYRON und PLATT 1959).

Andere Autoren denken an eine allergische Auslösung der Graviditätsnephropathie, da bei Ratten mit Antiplacentarserum eine diffuse Glomerulonephritis vom Typ der Masuginephritis erzeugt werden kann (McCAUGHEY 1955). Durch Desoxycorticosteronacetat wird diese Schädigung noch vermehrt (LOEB et al. 1959). Dieser Versuch ist außerordentlich wichtig, da er den verschlimmernden Einfluß einerseits der Gravidität und andererseits der hormonal erzeugten Hypertonie auf eine anderweitige Nierenschädigung deutlich macht. Aufschlußreich ist ferner die Beobachtung, daß Placentarperfundat bei Kaninchen und Hund zu Hypertonie, Krämpfen, Proteinurie usw. führt (CHESLEY und ALTER 1951). Rein toxische Faktoren der Placenta genügen somit zur Auslösung eines Graviditätsnephropathie-ähnlichen Syndroms ohne die Annahme allergischer Zwischenvorgänge. Auf der anderen Seite scheint die intakte Placenta die Entwicklung einer renalen Hypertonie in graviditate, jedenfalls bei der Ratte, zu verhindern (DODSON 1958, BROWN 1958).

Die erhöhte renale Empfindlichkeit gravider Tiere konnte ferner bei Vitamin-E-frei ernährten Ratten durch zusätzliche Gabe von peroxydierten ungesättigten Fettsäuren sowie nach experimenteller Urannitratschädigung nachgewiesen werden (MARCHESI 1932). — Das einzige Tier, welches unseres Wissens spontan ein eklampsieähnliches Bild aufweist, ist das Schaf (PARRY 1955).

Bezüglich der *Nomenklatur* hat man sich allgemein auf den Ausdruck Graviditätsnephropathie geeinigt, der allerdings reichlich nichtssagend ist und vielleicht mehr dem Kliniker als dem pathologischen Anatomen dient. Reine Veränderung ohne Mitspielen einer Hämolyse einerseits und von vorbestehenden hypertensiven oder anderen Nierenschädigungen andererseits bezeichnen wir als eklamptische Glomerulonephrose (FAHR 1924), da entzündliche Veränderungen unseres Erachtens in den Glomerula nicht nachzuweisen sind. Die Ansichten bezüglich dieses Punktes gehen, wie oben auseinandergesetzt wurde, auseinander. Die Deutung als akute Glomerulonephritis haben BEARD und DUNN (1933), GOORMAGHTIGH (1942) u. a. übernommen; DIETEL (1947) spricht von „Nephritis serosa eclamptica" und ALLEN (1951, 1955) vergleicht die Affektion mit den „wire loops" des Lupus erythematosus und bezeichnet die Affektion als membranöse Glomerulonephritis, in welche Untergruppe er allerdings auch zahlreiche andere Affektionen einreiht, die wir als Glomerulonephrosen bezeichnen. Die Ähnlichkeit mit der Glomerulonephritis, die wir ja nicht bestreiten wollen (s. BELL 1946) und die auch klinisch auffallen soll (SARRE 1959), sollte jedoch nicht zu einer Verwischung der Begriffe führen (LÖHLEIN 1918). Elektronenmikroskopisch kann jedenfalls das Bestehen einer echten Glomerulitis ausgeschlossen werden (SPARGO et al. 1959, POLLAK und NETTLER 1960).

Klinisch entspricht der Graviditätsnephropathie ein mehr oder weniger deutlich ausgeprägtes nephrotisches Syndrom mit Proteinurie als Leitsymptom (s. Zusammenstellung von WIMHÖFER und PFAU 1956). Dazu besteht häufig, manchmal erst in der Finalphase, eine Hypertonie. Die Plasmadurchströmung bei Präeklampsie ist vermindert, ebenso die Glomerulumfiltration und die Filtrationsfraktion (LANZ und HOCHULI 1955), was auf die Schlingenwandverdickung zurückgeführt wird (CORCORAN und PAGE 1941). Eine Nierenischämie soll nur im eklamptischen Anfall als Begleiterscheinung auftreten. Die Oligurie wird auf exzessive Rückresorption zurückgeführt, bei gleichzeitigem Bestehen einer Hämolyse erklärt dieser Faktor die Ausscheidungsstörung (MANZY und DONELLY 1949, SCHREINER und BERMAN 1955). Nach diesen Autoren genügt der Gefäßspasmus zur Erklärung des gesamten Bildes jedenfalls nicht (s. dagegen OBER et al. 1956).

Einig sind sich die Autoren darin, daß eine vorbestehende Hypertonie die Entwicklung einer Graviditätsnephropathie außerordentlich fördert (DIECKMANN et al. 1958, MILLIEZ et al. 1949, MILLIEZ 1956, HOCHULI und STÖCKLI 1959, REUBI 1960) und nicht selten in die maligne Form umwandelt (MC KELVEY und MC MAHON 1935, RAVAULT et al. 1949). Besteht eine echte chronische Glomerulonephritis in graviditate, so ist die Prognose für Mutter und Kind ganz außerordentlich schlecht (HAMILTON 1952). Die Gruppe mit den schwersten irreversiblen Glomerulaveränderungen bei Graviditätsnephropathie in Punktionsversuchen (POLLAK et al. 1956 Lit.) war stets mit einer vorbestehenden Hypertonie verbunden. Die oben erwähnten experimentellen Untersuchungen zeigen ebenfalls, wie groß die Bedeutung einer vorbestehenden Hypertonie, wenigstens als Teilfaktor, beim Zustandekommen der Graviditätsnephropathie sein kann.

Das Kapitel der Pathogenese der Graviditätsnephropathie ist wohl eines der dornigsten überhaupt. Man spricht nicht umsonst von einer Krankheit der Theorien, und auch der pathologische Anatom hat ungemeine Schwierigkeiten, die Nierenveränderung in einer pathogenetisch klar liegenden Gruppe unterzubringen (s. a. STAEMMLER 1957). In Ermangelung einer sauberen und eindeutigen Abklärung der Pathogenese ist man heute noch gezwungen, auf eine komplexe Schädigungsfolge zu schließen. Rein anatomisch deutet die glomeruläre Läsion einerseits auf eine toxische Läsion und andererseits auch auf eine Folge einer akuten Hypertonie bzw. einer vasospastischen Ischämie hin. Nach dieser Ansicht wäre die Hypertonie bei der Graviditätsnephropathie nicht renaler, sondern extrarenaler Genese (s. a. FAHR 1925, VOLHARD 1931, BARTHOLOMEW 1951, 1957 Lit., PAGE 1953, BROWN 1958, REUBI 1960), wobei möglicherweise die intra graviditatem bestehende Na-Retention zu einer Gefäßsensibilisierung gegen vasoconstrictorische Impulse führt (SIMS 1963)[1]. Den toxischen Faktor verlegen, soweit wir sehen, fast alle Autoren in die ischämische Placenta [MC KELVEY und MC MAHON 1935, BARTHOLOMEW 1951, 1957, (Pepton, Guanidin, Histamin?), PAGE 1953, STAEMMLER 1957 u. a.]. Dieser isolierbare Stoff erzeugt bei graviden Kaninchen eine typische Eklampsie (BERGER und BOUCEK 1964). Neuerdings wurde ein als „Hysterotonin" bezeichneter Stoff in der Decidua bei Hydatidenmole und Toxikose festgestellt (HUNTER und HOWARD 1961). Man nimmt an, daß die Decidua diesen pressorischen Stoff bilde, wenn der intrauterine Druck zu groß wird, so daß es zur Uterusischämie komme. Primär auslösend scheint dabei ein spastischer Trophoblastschaden zu sein. Dadurch fällt auch die inkretorische Wirkung der Placenta weitgehend aus, darunter vermutlich ein Faktor, welcher die Entwicklung einer Hypertonie verhindert (s. den oben erwähnten Versuch von DODSON 1958, BROWN 1958.). Es ist möglich, daß die primäre plötzliche Fibringerinnung, welche u. a. an abnorm großen intervillären Gerinnseln erkannt werden kann (MC KAY 1964), zu der oben postulierten Zottenischämie führt.

Inkretorische Veränderungen spielen beim Zustandekommen der Graviditätstoxikose eine wesentliche Rolle. Dieselben sollen verantwortlich sein für einen Teil der Glomerulaveränderungen, da die typischen Glomerulaläsionen auch bei graviden Frauen ohne Toxämie gefunden wurden (GOVAN 1954 Lit.), eine Beob-

---

[1] Möglicherweise führt auch die Renin-Schädigung (MAEBASHI et al. 1964) der Glomerula direkt zur Glomerulonephrose (DEODHAR et al. 1964).

achtung, die wir jedoch nicht bestätigen können. Wir glauben, nur eine indirekte hormonale Beeinflussung der Niere, d. h. Auslösung des Gesamtsyndroms durch die hormonale Dysfunktion annehmen zu müssen (BARTHOLOMEW 1951, 1957, PAGE 1953 u. a.), wobei vor allem die Ausschüttung pressorisch wirkender Substanzen ins Auge zu fassen wäre (PIGEAUD und DU-MONT 1946, BROWN 1958).

Wenig Einigkeit besteht über die *Prognose* bzw. die Reversibilität der Schäden bei Graviditätsnephropathie. Die eine Gruppe der Autoren sieht oft Dauerschäden, deren Häufigkeit meist parallel der Schwere der Affektion gehen soll und sich in erster Linie in einer Dauerhypertonie anzeigt (MC KALVEY und MC MAHON

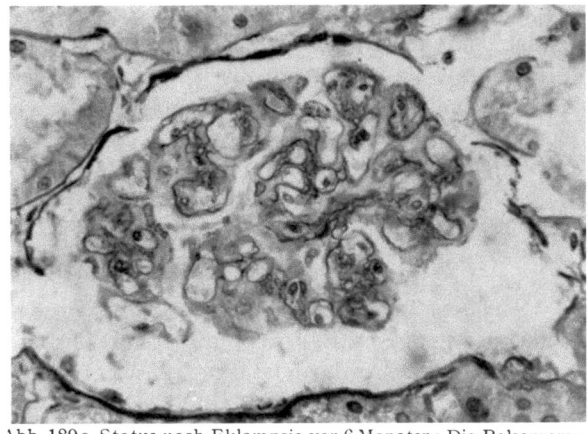

Abb. 189a. Status nach Eklampsie vor 6 Monaten: Die Balsamembranen ist verdickt und aufgesplittert, das Mesoangium verbreitert. Nierenpunktat. Vergr. 400mal, PAS

1935, ALLEN 1951: 25% Dauerhypertonien, ebenso BELL 1946 Lit., WIMHÖFER 1954, SCHREIER et al. 1955, LEDERMAIER 1957 Lit., GIBSON und PLATT 1959, RAVAULT 1959). Noch nach vielen Monaten (Abb. 189a, b), ja Jahren kann eine Basalmembranveränderung festgestellt werden (PAGE und COX 1938, PAGE 1953,

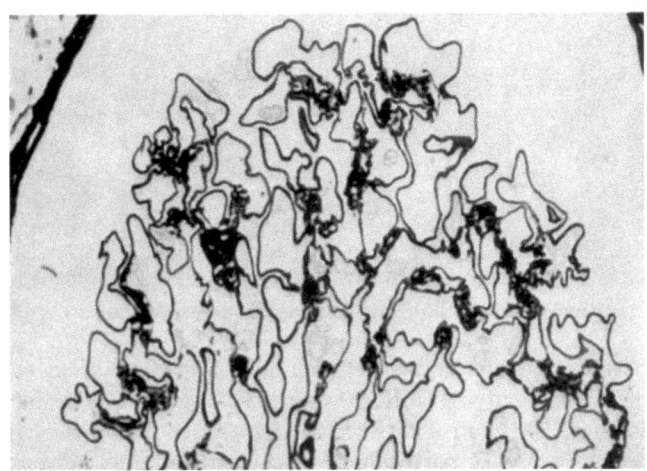

Abb. 189b. Herdförmige Verbreiterung des Mesoangium 3 Monate nach typischer Eklampsie, 23jährige Frau. Vergr. 600mal, Methenaminversilberung an 1 µ dickem Methylmetakrylatschnitt

MAUTNER et al. 1962), was wir allerdings nur bei ganz wenigen Fällen bestätigen konnten. Eine andere Autorengruppe findet nur äußerst selten oder überhaupt nie einen Dauerschaden insbesondere auf dem Gebiet der Blutdrucksteigerung (HOCHULI und STÖCKLI 1959, MILLIEZ 1956, OBER et al. 1956, Lit. DIECKMANN

et al. 1957, 1958). Diese Gruppe bestätigt somit die von Löhlein schon 1918 festgestellte Reversibilität der Veränderungen bei Graviditätsnephropathie, eine Ansicht, die übrigens auch neuerdings auf Grund von elektronenmikroskopischen Untersuchungen an Nierenpunktaten bestätigt wurde (Pollak et al. 1956, Spargo et
al. 1959, Altchek 1961, Dérot et al. 1963, Pirani et al. 1963). So können die
klassischen Glomerulumveränderungen schon 11 Tage nach der Geburt verschwunden sein (Spargo et al. 1959). Zweieinhalb Monate nach der ersten Punktion sind die
Glomerula bei reiner Graviditätsnephropathie vollkommen unverändert (Kark
et al. 1955). Defektbildung kommt sicher vor, jedoch praktisch nur bei Pfropfnephropathien (s. a. Paschen und Bräutigam 1957, Hochuli 1958).

Anhang: Hormonal bedingte Nierenveränderungen

α) Nebennierenrindenhormone[1]

Nachdem Selye (1950) die Entwicklung einer Nephrosklerose nach Glucocorti-
coidbehandlung von Experimentaltieren beobachtet hatte, wurden diese Befunde
von zahlreichen Autoren bestätigt und vor allem auch erweitert. In der Regel

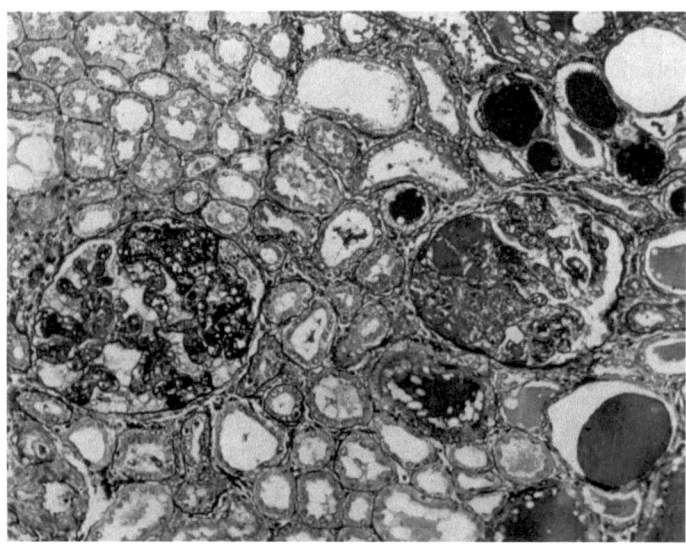

Abb. 190. Cortisonniere bei der Ratte, Bildung eines Schlingenaneurysmas. Vergr. 100mal, PAS

wurde mit *Cortison* gearbeitet, gelegentlich auch mit *Prednisolon*, welches stärker
antiinflammatorisch und wesentlich weniger kräftig auf den Kohlenhydratstoff-
wechsel und die Elektrolyte einwirkt. In der akuten Phase der Glucocorticoidwirkung findet sich eine Hypertrophie der Niere (Gross und Meier 1951). Mikroskopisch findet man Vergrößerung der Glomerula mit ausgesprochener Dilatation
der Schlingen (Zollinger 1952, Schmid-Bircher 1953, Wilens und Stumpf 1955
u. a.). Einzelne Schlingen lassen auch knotige PAS-positive Verdickungen (Herlant und Dimiras 1951, Bencosme et al. 1958, Wilson et al. 1964) erkennen,

---

[1] Allg. Lit. s. Herland und Dimiras 1951, Bloodworth und Hamwi 1955, Bencosme
et al. 1958, Berdjis 1960, Baxter 1960, Bouissou et. al. 1965.

welche von einigen Autoren als Thromben aufgefaßt werden (SCHMID-BIRCHER 1953, BLOODWORTH und HAMWI 1955, BERDJIS 1960, MORAN et al. 1962). Eine

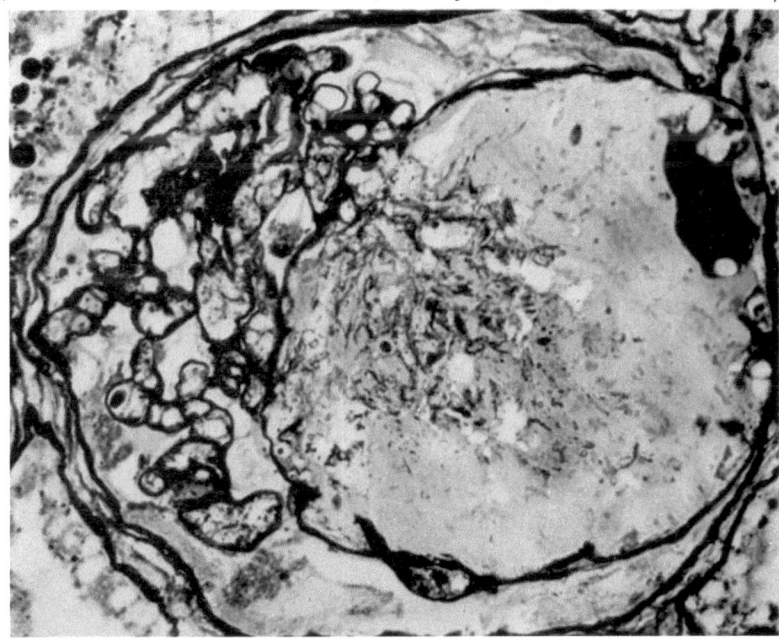

Abb. 191. Cortisonnephropathie der Ratte: Verbreiterung der Basalmembranen und des Mesoangiums, vereinzelte Schlingenthromben, ausgedehnte Cylinderbildung in den Tubuli, Vergr. 600mal, PAS

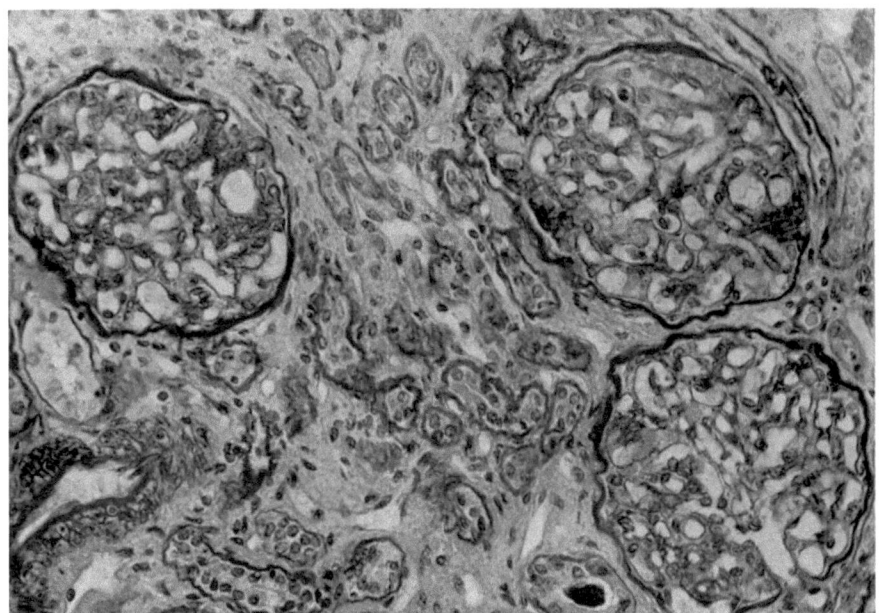

Abb. 192. Cortisonschaden der Niere nach 1½jähriger Cortisontherapie wegen chronischer Polyarthritis. 59jährige Frau. Starke Schlingenverdickung ohne Thromben, Tubulusatrophie, Verdickung der tubulären Basalmembranen. Vergr. 250mal, PAS

gewisse Ähnlichkeit mit einer diabetischen Glomerulosklerose besteht (BLOOD-
WORTH und HAMWI 1955, SOMMERS und HALEY 1956 Lit., OPPENHEIMER und
ESTERLY 1963), obschon klinisch kein diabetesähnliches Bild bestehen muß
(BENCOSME et al. 1958 Lit.; Weiteres s. S. 617). Die Glomerulummembranen waren
in unseren eigenen Kaninchenversuchen zart (ZOLLINGER 1952, SCHMID-BIRCHER
1953, s. dagegen MORAN et al. 1962), in Dauerversuchen sollen sie allerdings schwer
verändert sein, so daß eine echte Glomerulosklerose resultiert (BERDJIS 1960). Bei
der Ratte sind die glomerulären Veränderungen andersartig; wir beobachteten sehr
schwere Aneurysmabildung (Abb. 190, 191) und in einzelnen Glomerula auch
Schlingennekrosen und Nekrobiosen mit sekundär entzündlichen Veränderungen
in der chronischen Phase. Ob es sich dabei um eine Polymerisation der Glomerulummembranen handelt (HERLAND und DIMIRAS 1951), ist nicht entschieden. Ultra-
violett- und Polaroiduntersuchungen ergaben allerdings nur eine fibrinartige Auf-
lagerung im Innern der Glomerulumcapillaren (JANES und SOMMERS 1957), welcher
Befund elektronenoptisch bestätigt wurde (MORAN et al. 1962). Beim Menschen
wurde ein ähnlicher, aber sicher nicht identischer Befund nur zweimal erwähnt,
wobei in der einen Beobachtung ein Pemphigus (ZSCHIECHE 1959), in der anderen
eine primäre Glomerulonephritis (OTTO und BREINING 1962) bestanden hatte. Wir
fanden beim Menschen nur eine unspezifische, chronische Glomerulonephrose
(Abb. 192). — Über die DCA-Veränderungen s. S. 643.

β) Nebennierenmarkhormone[1]

Beim Phäochromocytom können gelegentlich beträchtliche Nierenveränderungen nachgewiesen werden, welche in der akuten Phase makroskopisch als düster
blaurote, schlank keilförmige Bezirke auf der Schnittfläche und als leicht erhabene

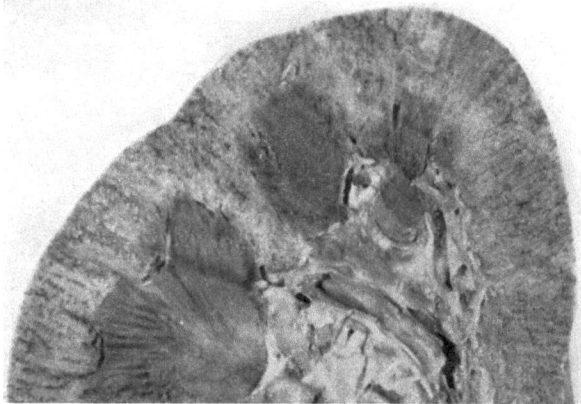

Abb. 193. Nierenveränderung bei aktivem Phäochromocytom der Nebenniere mit temporären Hypertoniekrisen. Streifenförmige Hyperämie, abwechselnd mit Ischämie der Nierenrinde (aus ZOLLINGER
1959)

rote Flecken an der Oberfläche erkannt werden können (Abb. 193). Im mikroskopischen Bild fällt im akuten Stadium vor allem eine außerordentlich schwere
Hyperämie der Glomerulumschlingen auf; die Schlingen sind prall mit Blut gefüllt,

---

[1] Lit. ZOLLINGER 1959.

die Basalmembranen, das Epi- und das Endothel vollkommen zart und unverändert. Vereinzelt sind Schlingenthromben nachzuweisen (Abb. 194). Auch findet sich ganz selten einmal eine Arteriolenveränderung im Sinne eines Intimaödems mit beginnender Medianekrose und vereinzelten Thrombosen (Abb. 195), welche auf die Art. radiata übergehen. Die von einzelnen Autoren behauptete starke Veränderung der Arterien im Vergleich zu derjenigen der Arteriolen (SILVA und SOMMERS 1958) können wir nicht bestätigen. In unseren Fällen waren die Arterien, abgesehen von den zu erwartenden Altersveränderungen, vollkommen intakt (Lit. CARPENTER und KUNIN 1961). Die Mark-Rindenzone ist zufolge des venösen Rückflusses (BARRIE et al. 1952) auffällig dunkel. Die Tubuli zeigen ausgesprochen

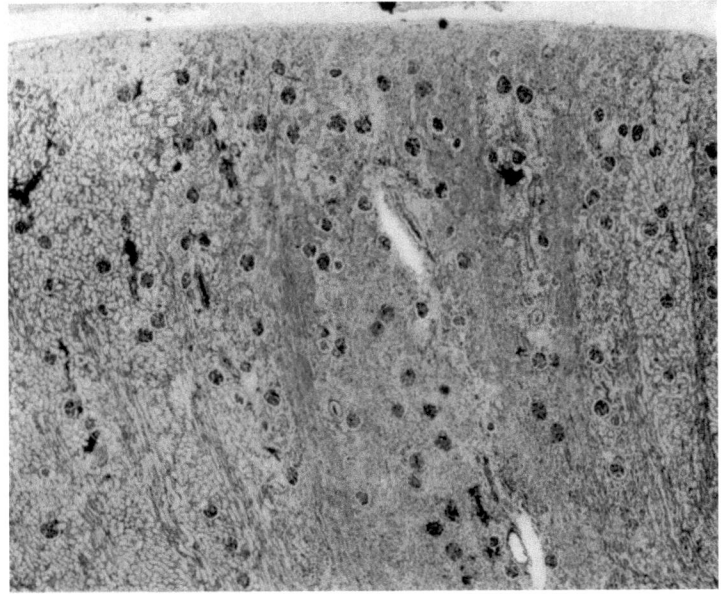

Abb. 193a. Histologischer Schnitt zu Abb. 193. In der Mitte nekrotischer Streifen der Nierenrinde bei Phäochromocytomniere. Rechts und links hyperämische Streifen mit starker Lumenausweitung der Tubuli. Vergr. 12mal, HE

streifig angeordnete Nekrosen der Hauptstücke und der Henleschen Schleifen (Abb. 193a; s. a. CHUNG und SIMA 1961). — In den Spätstadien entwickeln sich radiäre, ganz schlanke Narbenstreifen der Nierenrinde (ZOLLINGER 1959). Unter sechs eigenen Beobachtungen zeigen zwei frische schlank-sektorförmige Rindennekrosen, zwei ganz alte streifige Narben und zwei weitere gemischte Läsionen. Diese Veränderung, die übrigens genausogut unter die Kreislaufstörungen eingereiht werden könnte wie unter die Nephrosen, ist als Folge einer vitalmikroskopisch feststellbaren (RICHARDS und SMITH 1924, MOSES 1952) Vasoconstriction durch die Nebennierenmarkhormone aufzufassen (CARPENTER und KUNIN 1961: Reaktive Hypotonie). Da die Filtrationsfraktion stark ansteigt und die Glomerula histologisch blutreich sind, muß eine Vasoconstriction des Vas efferens angenommen werden (s. a. LEATHER et al. 1962). Während die Niere vom Mensch, Hund und Kaninchen bezüglich solcher Hormone sehr empfindlich ist (MILLES et al. 1932, HEGGLIN und NABHOLZ 1938, PENNER und BERNHEIM 1940, TRUETA et al.

1947, KING und BALDWIN 1956), läßt diejenige der Ratte Constrictionsschäden auffällig lange vermissen (TRUETA et al. 1947, HEIM 1952). Die segmentäre Ausbildung der schweren Vasoconstriction scheint für die Niere als Erfolgsorgan einer-

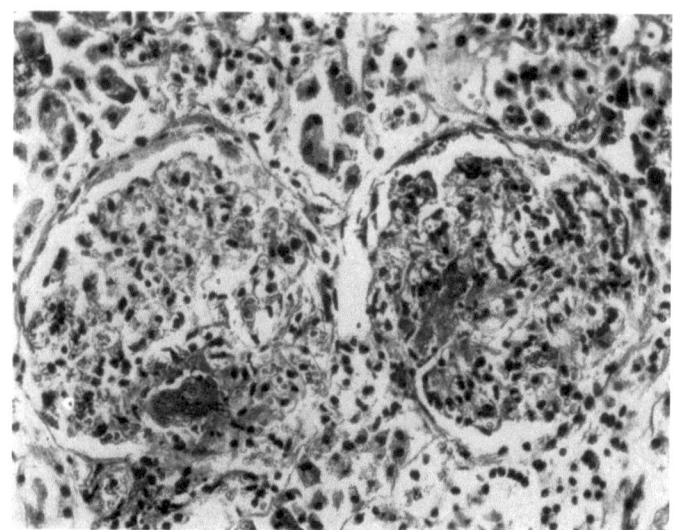

Abb. 194. Phäochromocytomniere: Thrombose in den Sinus zweier Glomerula. Pralle Blutfüllung der Schlingen. Vergr. 200mal, HE

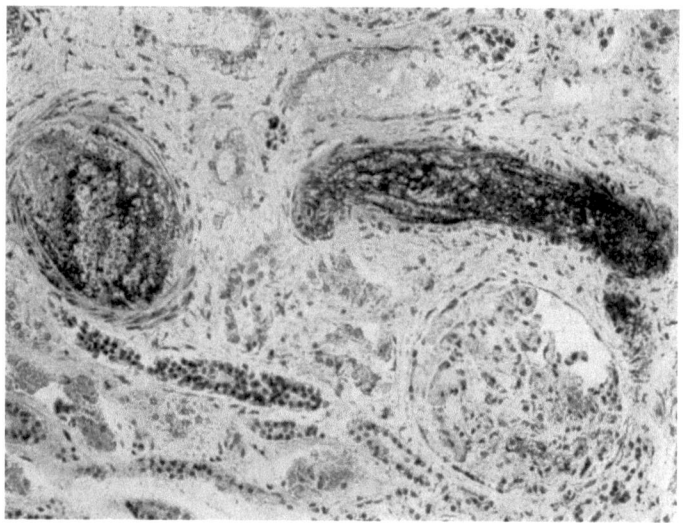

Abb. 195. Phäochromocytomniere mit wabiger, frischer, sudanophiler Thrombose in kleinen Arterienästen. Vergr. 140mal, Gefrierschnitt-Sudan

seits und andererseits für die Adrenalinwirkung charakteristisch zu sein. Die Hormonwirkung ist durch Hydergin behebbar (ROTHLIN et al. 1953, SCULTÉTY et al. 1956). Gelegentlich werden Azotämie, Oligurie und sogar Anurie beobachtet (FERTIG et al. 1951, MAC KEITH 1944, CARPENTER und KUNIN 1961, eigene Beobachtung SN 968/59). — Möglicherweise wird die bei akuter physischer oder psychischer Belastung häufig beobachtete Proteinurie durch denselben Mechanismus ausgelöst, d. h. durch extreme Constriction einzelner Vasa efferentia bedingte Überdilatation der Glomerulaschlingen, gefolgt von erhöhter Eiweißdurchlässigkeit (STARR 1926, HOWARD und BAKER 1939, KING und BALDWIN 1956).

γ) Übrige Hormone

Das vor allem in den metastasierenden Dünndarmcarcinoiden und ihren Metastasen sowie neuerdings auch in einzelnen Bronchusadenomen nachgewiesene Serotonin (5-Hydroxytryptamin) führt im Tierversuch bei Ratten zu herdförmigen Rindennekrosen (HEDINGER und LANGEMANN 1955, FIORE-DONATI und ERSPAMER

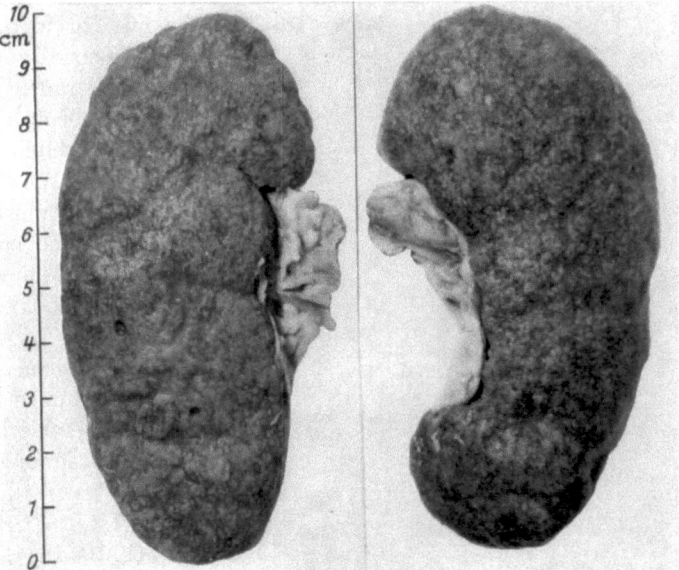

Abb. 196. Feingranuläre Nierenveränderung bei metastasierendem Dünndarmcarcinoid. 77jähriger Mann. Gewicht beider Nieren 180 g. Tod an Herzinfarkt

1957, WAUGH und PEARL 1960 Lit., JASMIN und BOITE 1960 Lit., PAGE und GLENDENING 1955). Durch das interstitielle Ödem der Niere und die Tubulusnekrose wird das Hauptstückepithel anscheinend gelegentlich in den Kapselraum der Glomerula hineingedrückt (WAUGH und BESCHEL 1961, MURPHY und BALTZAN (1963), wobei allerdings zu berücksichtigen ist, daß dieses Bild bei männlichen Mäusen der Norm entspricht. Die Nekrosen wandeln sich später in Narben um (HEDINGER und LANGEMANN 1955). Als Ursache wird eine Constriction der Nierengefäße angenommen, da nach Tuscheinjektion beim Serotonin-behandelten Tier eine starke Bleichung der Niere gefunden wurde (McDONALD 1959, WAUGH und PEARL 1960). Wie beim Adrenalin soll es sich vor allem um eine postglomeruläre Constriction handeln (McDONALD 1959, MURPHY und LAWSON 1963, s. dagegen LANGEMANN 1955). Bei leichterem Grad wird nur eine Dilatation der Tubuli gefunden (BROSMAN et al. 1959). Adrenolytische Stoffe verhindern die Serotoninschäden (JASMIN und BOIS 1960). Beim Menschen waren analoge Veränderungen

bis jetzt nicht bekannt (HEDINGER und LANGEMANN 1955, HEDINGER 1958),
jedoch konnten wir kürzlich eine ganz typische derartige Nierenveränderung
autoptisch feststellen (SN 924/58, Abb. 196, 197). Ferner wird gelegentlich klinisch
über Azotämie bei Carcinoidträgern berichtet (SJOEDSMA et al. 1956, CAMPBELL
1959). Möglicherweise spielt das zufolge Fibrinogenabfall bei Graviditätskompli-
kation freigesetzte Serotonin für die vasculären Rindennekrosen in graviditate
(CAMPBELL 1959) eine Rolle. In langdauernden Versuchen entwickelte sich eine
periglomeruläre Fibrose (MURPHY und LAWSON 1963).

Stilböstrol erzeugt beim Meerschweinchen eine typische Glomerulonephrose mit

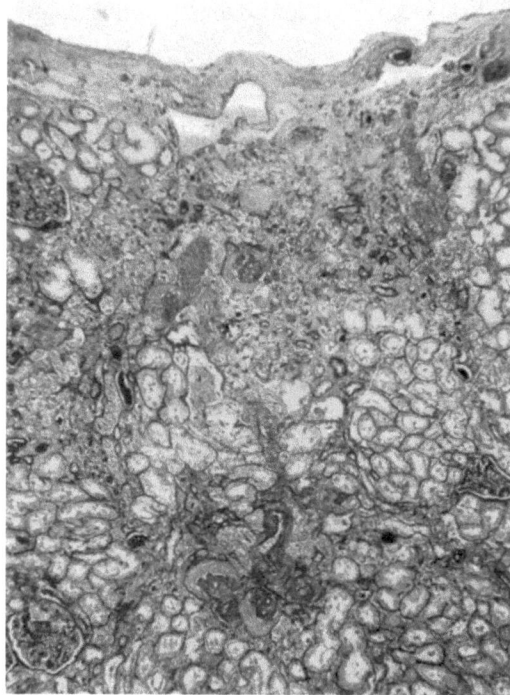

Exsudat im Mesoangium, ein
analoger Befund wurde auch
bei Stilböstrol-behandelten Patienten mit Carcinom der Prostata gefunden und gewisse morphologische Parallelen zur Eklampsieniere gezogen (TREVAN
1956). Beim weiblichen Goldhamster soll durch Stilböstrol
eine Glomerulonephritis entstehen, während sich beim männlichen Hamster Tumoren entwickeln (MATTHEWS et al. 1947,
s. S. 711).

Für den experimentell-histo-
logisch Arbeitenden ist die
Kenntnis der geschlechtsbeding-
ten Unterschiede im Muster der
alkalischen Phosphatase von Bedeutung (Lit. VON DEIMLING
und NOLTENIUS 1964, BAUMANN
et al. 1964). Bei weiblichen
Ratten, Mäusen (VON DEIMLING
und BAUMANN 1964) und zahlreichen anderen Laboratoriumstieren ist nicht nur die Zahl
der fermentaktiven Haupt-

Abb. 197. Rindenausschnitt von der in Abb. 196 gezeigten
Carcinoidniere. Herdförmige vasculär bedingte Atrophie von
Glomerula, Tubuli und Interstitium. Vergr. 70mal, PAS

stücke, sondern auch die fermentaktive Strecke wesentlich größer als beim
Männchen (Abb. 198). Das Fermentbild kann beim Männchen durch Kastration
geringgradig und durch zusätzliche Östradiolgabe völlig auf den weiblichen Typ
gebracht werden. Bei Weibchen hat Testosteron keine Wirkung, Ovariektomie
senkt die Fermentaktivität deutlich (BAUMANN et al. 1964).

Die Injektion von *Testosteron* erzeugt im Tierversuch eine Hypertrophie der
Niere durch Vergrößerung der proximalen und der distalen Tubuli, wobei eine
direkte Wirkung auf die Tubulusepithelien angenommen wird (SELYE 1940).
Testosteron verhindert die nach Ureterligatur eintretende Nierenatrophie ohne
Abhängigkeit vom Eiweißgehalt der Nahrung (SELYE und FRIEDMAN 1941, GROSS
und STRICKER 1951); ischämische Schäden werden unter Testosteron etwas besser

ertragen (KÖHNLEIN u. REHN 1962)[1]. Bei längerer Versuchsdauer sollen die Glomerula degenerieren und schließlich schrumpfen (VAN BEEKKUM u. KASSE-NAAR 1951).

Ähnliche Rindennekrosen wie durch Serotonin und Adrenalin bzw. Noradrenalin können bei der ovariektomierten und östradiolbehandelten Ratte durch einmalige Injektion von *Oxytocin* oder durch *Pitressin* (BYRON 1937, BYRON und PRATT 1959) erzeugt werden.

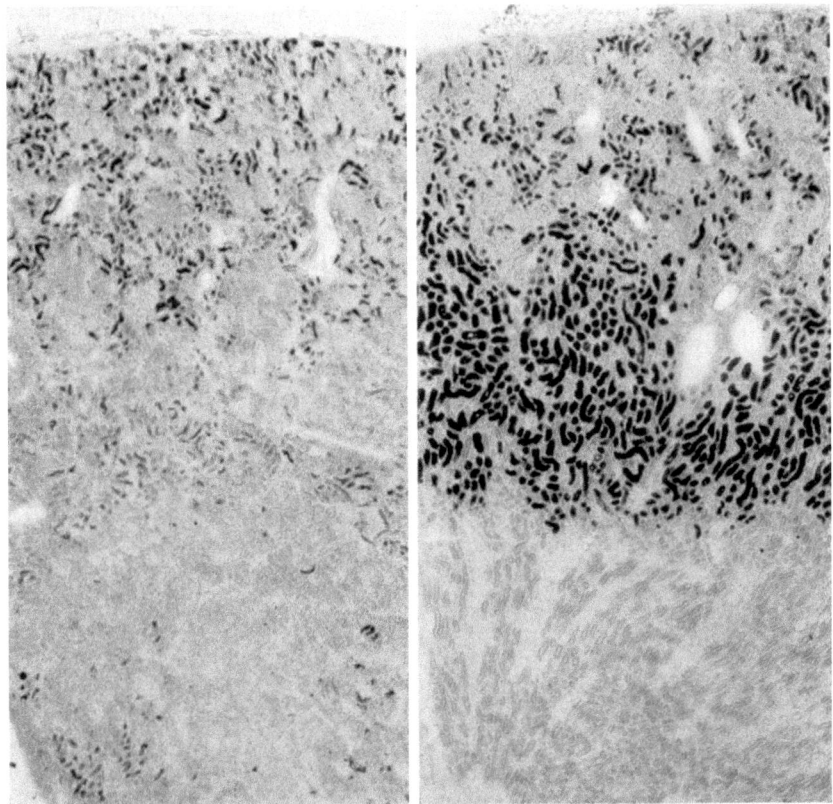

Abb. 198. Alkalische Phosphatase in männlicher (links) und weiblicher (rechts) Rattenniere. Hochgradige Unterschiede in der Quantität und im Verteilungsmuster zwischen den beiden Geschlechtern erkennbar (nach VON DEIMLING und NOLTENIUS 1964), Vergr. 12mal

Schließlich wurde durch das *somatotrope Hormon* bei hoher Dosierung eine Verdickung der Basalmembran, also eine Glomerulonephrose, erzeugt, welche stark an die Nierenveränderung bei Lupus erythematodes erinnern soll. Sie wurde auch beim Menschen beobachtet (ROOS et al. 1958). Bei der Ratte senkt das STH die 22% betragende Mortalität nach 3stündiger Gefäßabklemmung der Niere und späterer kontralateraler Nephrektomie auf 0% (KÖHNLEIN et al. 1962). — (Über Reninwirkung s. S. 645.)

Nicht ganz abgeklärt ist die Frage, ob das *Parathormon* die Niere nur indirekt über die Störung des Calciumstoffwechsels oder auch direkt schädigen kann. Daß das Parathormon physiologischerweise an der Niere direkt angreift, ist wohl

[1] Weitere Lit. über nephroprotektive Stoffe s. WÜSTENBERG et al. [Zbl. allg. Path. path. Anat. **107**, 378 (1965)].

unbestritten (UEHLINGER 1949, 1963, FOURMAN 1963 Lit.). In eigenen Fällen von Epithelkörperchenadenom konnten wir auch eine auffällig starke sklerosierende, diffuse, chronische, interstitielle Nephritis feststellen (Abb. 199, 200, 201) mit

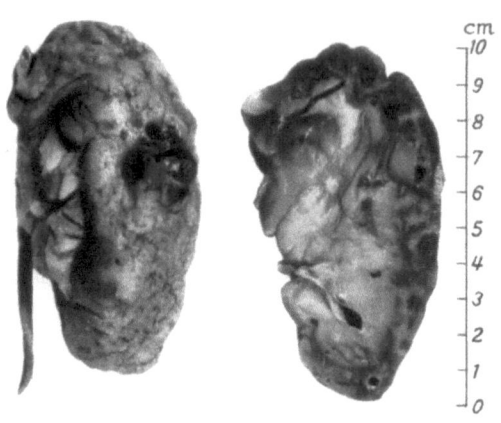

hyaliner Verdickung der Basalmembranen sowohl der Tubuli als auch der Schlingen. Eine chronische interstitielle Nephritis wurde auch von anderer Seite mehrfach beschrieben (ANDERSON 1939 Lit.). Über Schlingenschäden (unspezi-

Abb. 199. Schrumpfnieren bei Osteodystrophia Recklinghausen (Epithelkörperchenadenom) ohne wesentliche pyelonephritische Beteiligung. Vereinzelte sicher vorbestehende, solitäre Nierenrindencysten

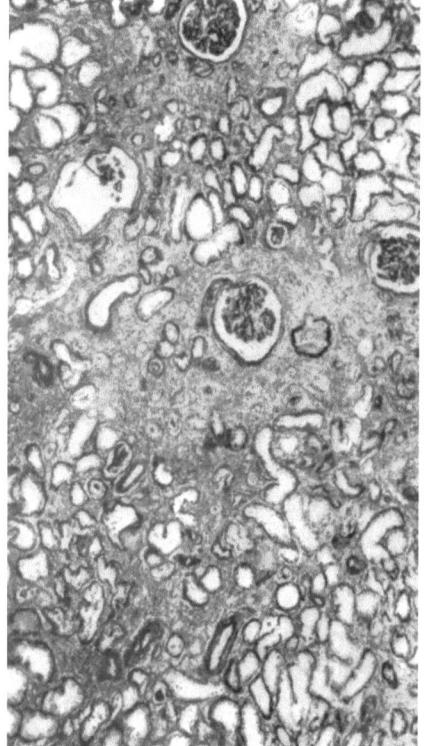

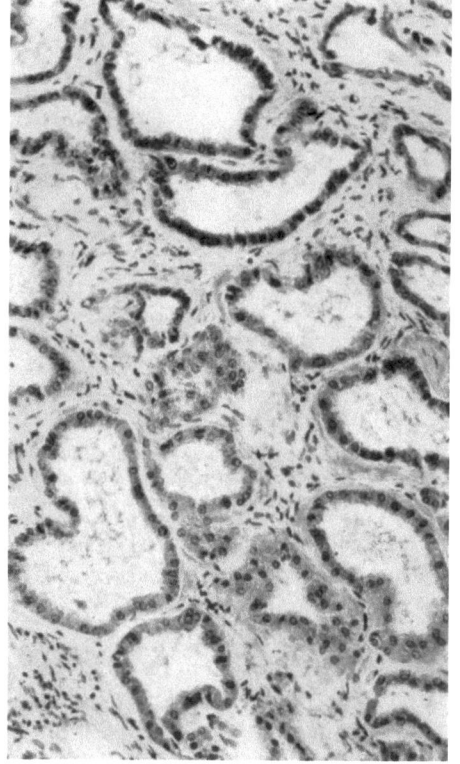

Abb. 200. Nierenrindenveränderung bei primärem Hyperparathyreoidismus (vgl. Abb. 199). Deutliche hyalinbindegewebige Verbreiterung des Interstitiums, Verdickung der Basalmembranen der Tubuli, Abflachung des Tubulusepithels; Glomerula gut erhalten. Vergr. 70mal, PAS

Abb. 201. Hochgradige Abflachung des Tubulusepithels und interstitielle Sklerose mit spärlichen lympho-plasmocytären Infiltraten bei primärem Hyperparathyreoidismus. Vergr. 120mal, HE

fische Glomerulonephrose) ist nur wenig bekannt (JOHNSON 1939); immerhin wissen wir, daß das Parathormon eine Depolymerisation der Mucopolysaccharide herbeiführt (Lit. s. BAKER et al. 1954, BOSHAMER 1961). Die beschriebenen glomerulären und interstitiellen Veränderungen sind somit wahrscheinlich doch direkte Folgen der Parathormonwirkung. Ihre Bedeutung ist jedoch vorwiegend eine wissenschaftliche. Das Nierenleiden, an welchem noch rund 16% der operierten Patienten mit primärem Hyperparathyreoidismus sterben und 10% der Überlebenden leiden, ist sicher die Nephrocalcinose mit ihren Folgen (Nephrolithiasis usw.) (RANDERATH und BOHLE 1959, HELLSTRÖM 1962).

b) Vorwiegend tubuläre „spezifische" Nephrosen

1. Endogene, vorwiegend tubuläre „spezifische" Nephrosen

α) *Störungen des Fettstoffwechsels*

aa) Die Nierenverfettung

Der Befund einer *Neutralfettablagerung*[1] in der Niere ist ein alltäglicher, d. h. geringgradige Verfettung, besonders der distalen Tubuli, wird im Sektionsgut außerordentlich häufig beobachtet. Quantitative Momente entscheiden über die Bedeutung des Neutralfettbefundes. Während zu Beginn dieses Jahrhunderts der Befund einer Neutralfettablagerung in den Nieren allgemein als Beweis für das Vorliegen einer Nephritis im weitesten Sinn gedeutet wurde, haben die systematischen Untersuchungen von FISCHER (1910; PRYM 1910 und LUBARSCH 1925) die Unzulässigkeit dieses Schlusses bewiesen. So hat FISCHER in allen Autopsiefällen Fettablagerungen, vor allem in den Henleschen Schleifen und den Schaltstücken sowie auch

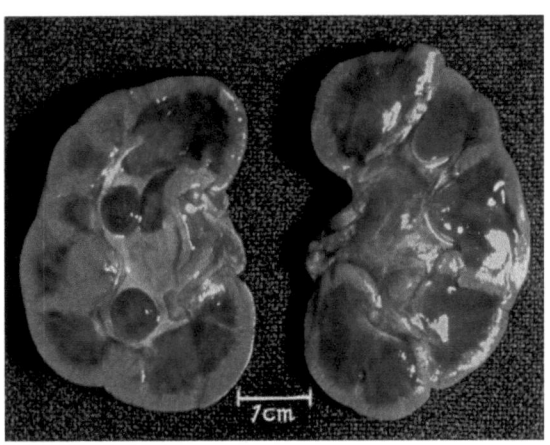

Abb. 202. Schwere Nierenverfettung bei Säugling mit bakterieller Intoxikation. Papillen gestaut; Rinde und Columnae Bertini hochgradig gelb gefärbt, die ganzen Organe geschwollen

häufig in den Sammelröhren gefunden. Unter 145 Fällen von PRYM zeigten 40% der Kinder und 89% der Erwachsenen Nierenverfettung, wiederum vor allem der Henleschen Schleifen und der Schaltstücke. Erst im Verlaufe der späteren Jahrzehnte hat sich dann aber auch die Erkenntnis durchgesetzt, daß eine Neutralfettablagerung nichts mit einer Lipoidnephrose zu tun hat.

Eine schwer verfettete Niere ist makroskopisch an der etwas trüben und eindeutig gelben Farbe mit blasser Tönung zu erkennen, wobei vor allem die Schnittfläche charakteristisch ist (Abb. 202), da die Papillen von der Verfärbung verschont bleiben und auffällig rot erscheinen. Das Gewebe ist etwas trüb, das Organ meist leicht vergrößert, die Brüchigkeit erhöht. — Herdförmige Ablagerungen von

---

[1] Lit. RANDERATH und BOHLE 1959.

Neutralfett können in der Regel makroskopisch nicht erkannt werden im Gegensatz zu den Lipoiddepots, welche als feine, gelblichweiße Stippchen auffallen (Abb. 177, S. 208).

Mikroskopisch ist der Befund einer feintropfigen Verfettung von Henleschen Schleifen und Schaltstücken nichtssagend, weil er außerordentlich häufig erhoben werden kann (s. oben, STAEMMLER 1957). Bedeutungsvoller ist die Verfettung der Hauptstücke, wobei die Fetttröpfchen basal in den Zellen liegen (ALLEN 1951, STAEMMLER 1957). Phasenmikroskopische Untersuchungen zeigen, daß sie eng an die Mitochondrien angelehnt sind (ZOLLINGER 1950). Die lokal bedingte Verfettung ist dabei naturgemäß herdförmig, die toxische oder anoxische in der Regel mehr diffus (FAHR 1925, STAEMMLER 1957). Bei Unterlassung der Fettfärbung wird leicht eine Fehldiagnose im Sinne einer hydropischen oder vacuolären Degeneration gestellt (Abb. 203), besonders bei sehr schwerer Verfettung (Phosphorvergiftung

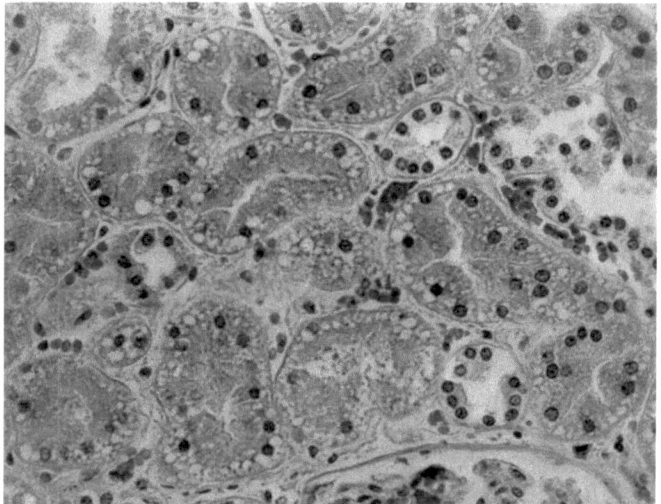

Abb. 203. Als vacuoläre Degeneration imponierende mittelgrobtropfige Tubulusverfettung bei akuter gelber Leberdystrophie (Fett durch Paraffineinbettung ausgewaschen). Vergr. 250mal, HE

usw.). — Bei Neutralfetteinlagerung wird eine Mitbeteiligung der Basalmembranen der Tubuli und der Gefäße nicht beobachtet (s. dagegen SCHMIDT 1944). Das glomeruläre Kapselepithel und die Kapsel sind nur sehr selten verfettet, ebenso das Gefäßendothel (LUBARSCH 1925).

Die immer wieder unternommenen Versuche, bestimmte Typen der Neutralfettablagerung in den Nieren zu unterscheiden und Rückschlüsse auf ihre Ursache zu ziehen, sind eigentlich stets gescheitert. Daß wir zwischen der eigentlichen Verfettung ohne anderweitige Zell- oder Funktionsstörungen der Niere einerseits und der fettigen Degeneration mit Lipoidablagerung, Proteinurie usw. andererseits unterscheiden müssen (LÖHLEIN 1905), wurde schon oben auseinandergesetzt. Praktisch von Bedeutung ist eigentlich nur die von FAHR (1925) getroffene Unterscheidung zwischen Verfettung durch regressive Zellveränderung und der lipämischen Nephrose bei extrarenaler Ursache. Die regressive Zellveränderung kann besonders deutlich im Bereich von Arterioleneinengung sowie in der Umgebung von Abscessen und Infarkten beobachtet werden, während die diffuse Zellverfettung oder lipämische Nephrose vor allem bei Leberdystrophie, dann auch bei Diabetes, Phosgen- und Pilzvergiftung usw. beobachtet wird. Gesamthaft gesehen, handelt es sich in der überwiegenden Zahl der Fälle um solche mit schwerer Leberinsuffizienz und Hypoproteinämie, wobei auch eine feintropfige diffuse Myokardverfettung auftritt. Wichtig ist ferner die Feststellung, daß bei Vergiftung besonders große Fetttropfen erscheinen (FISCHER 1910), die lokal anoxisch bedingten Verfettungen sind mehr feintropfig. Sie begleiten im übrigen sehr häufig auch Störungen des Lipoidstoffwechsels im engeren Sinn (doppelbrechende Lipoide), so z. B. bei Amyloidose, diabetischer Glomerulosklerose Kimmelstiel-Wilson, arteriolosklerotischer Schrumpfniere und natürlich bei Lipoidnephrose (ALLEN 1951, RANDERATH und BOHLE 1959). Diffuse feintropfige Verfettungen beobachteten wir vor allem bei Säuglingsintoxikationen und nach Schlafmittelvergiftungen.

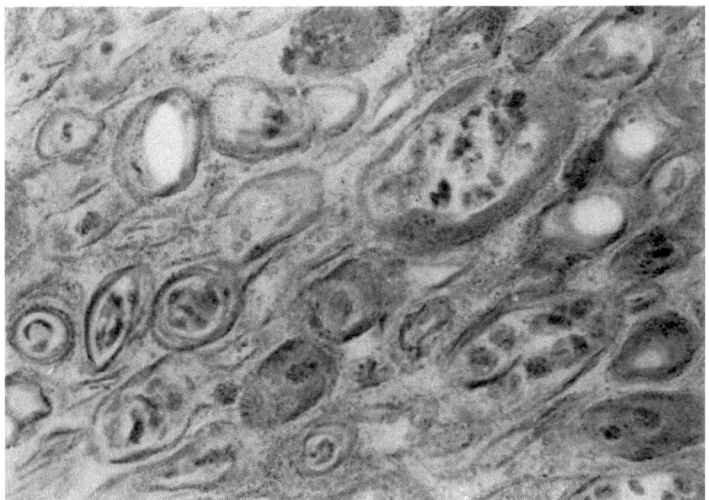

Abb. 204. Sog. „Fettinfarkt" der Papillenspitze: Diffus feintropfige Verfettung des Interstitium, besonders aber der verbreiterten Basalmembranen. Vergr. 180mal, Gefrierschnitt-Sudan

Die lokalen Bedingungen für das Zustandekommen einer Verfettung und die Pathogenese im engeren Sinn sind noch recht wenig abgeklärt. Fettstoffe werden sicher nicht tubulär sezerniert, wie dies noch FAHR (1925) annahm, sondern glomerulär, und zwar an Eiweiß gebunden (RANDERATH und BOHLE 1959). Bei der Rückresorption in den Hauptstücken wird der Fetteiweißkomplex vermutlich gespalten und das Fett damit färberisch darstellbar. Aller Wahrscheinlichkeit nach werden die Fettstoffe von den Tubuluszellen verarbeitet und lymphogen abtransportiert, wie dies bei den Lipoiden zu belegen ist (RANDERATH und BOHLE 1959 Lit.). Nach dieser Darstellung wäre zu unterscheiden zwischen einer fettigen Infiltration oder Rückresorption bei vermehrtem Angebot einerseits und andererseits einer fettigen Degeneration bei Fermentstörung im Bereich der Nierenepithelien durch Vergiftung, Anoxie usw. bei normalem Angebot. Morphologisch sind diese beiden Formen jedoch nicht eindeutig unterscheidbar (s. a. LETTERER 1959). Eine eigentliche Fett-Metamorphose im Sinne von VIRCHOW oder Fett-Phanerose (KLEMPERER 1909, LETTERER 1959) kann beim zweiten Typ natürlich nicht ausgeschlossen werden (s. dagegen CAMERON 1952), da häufig bei diffuser,

z. B. toxisch oder anoxisch bedingter Nierenverfettung gleichzeitig eine analoge Verfettung des Myokard gefunden wird, ohne daß hier ein resorptiver Vorgang ernsthaft in Betracht gezogen werden müßte. Die meist gleichzeitig gefundene Verfettung der Leber ist unseres Wissens ebenfalls nicht resorptiv bedingt. Ein eindeutiger Beweis für die resorptive Leistung der Niere auf dem Gebiet des Fettstoffwechsels wurde durch intraperitoneale Lipoidinjektion beim Salamander erbracht (HAVEMANN 1941), da nur in den offenen Nephronen Lipoid gespeichert gefunden wurde.

Als *Fettinfarkt* bezeichnet man etwas unglücklich die Verfettung der Pyramidenspitze, wobei besonders die Basalmembranen verfettet sind (Abb. 204). Das Epithel ist im allgemeinen nicht befallen. Zusätzliche Verkalkung der Basalmembranen wird häufig beobachtet. Meist handelt es sich um sehr alte Leute (LUBARSCH 1925).

Lipoidablagerung in den Nieren

Doppeltbrechende Cholesterinnester werden in den Nieren sehr viel seltener nachgewiesen als Neutralfette (s. dagegen FULLER 1941: 13% aller Nieren). Sie sind stets ein pathologischer Befund, welchem folgende Primärschäden zugrunde liegen können: Nephrotisches Syndrom auf entzündlicher oder degenerativer Basis, chronische abscedierende Entzündungen (xanthomatöse Pyelonephritis), Nierenarteriolosklerose (nicht selten isolierter Befall einzelner Tubuli). In geeigneten Präparaten läßt sich zeigen, daß das zu den befallenen Tubuli gehörige Glomerulum stets schwere Schlingenschäden aufweist. Dieser Befund deutet auf einen engen Zusammenhang zwischen lokaler Schlingenschädigung, Proteinurie und Rückresorptionsstörung einerseits und der Lipoideinlagerung andererseits hin. Aus dem Befund von Cholesterinestern auf das Vorliegen nephritischer Prozesse zu schließen (STAEMMLER 1957), ist somit nicht erlaubt.

Bei generalisierter Hypercholesterinämie wird in der Regel kein Lipoid in den Nieren nachgewiesen (eigene Befunde, RANDERATH und BOHLE 1959), es sei denn, eine gleichzeitige Nierenschädigung führe zu Lipoidurie (BREHNER und LÜBBERS 1950).

Nicht doppeltbrechende Lipoide werden gelegentlich bei der Nieman-Pickschen Erkrankung (Phosphatid-Speicherkrankheit) in den Glomerula nachgewiesen (CROCKER und FARBER 1958: 50% der Fälle). Die Massen färben sich nach Sudan blaßorange, nach Smith-Dietrich tiefblau bis schwarz und mit Nilblau blaßblau. Ebenfalls auf einer Enzymopathie beruht die Pfaundler-Hurlersche Erkrankung (Gargoylismus), welche der Phosphatid-Speicherkrankheit Nieman-Pick nicht unähnlich ist (Lit. s. STRAUSS 1947, POTACS und SKALA 1959, MÜLLER und SCHREIER 1960). Dabei werden oft PAS-positive Granula in den Glomerulumepithelien festgestellt, welche möglicherweise, zum Teil wenigstens, aus dem Speicherstoff Gangliosid bestehen (KOBAYASHI 1959).

Beim Angioceratoma diffusum Fabry fallen in beiden Blättern des Glomerulumepithels, den Tubuli und im Gefäßendothel große Schaumzellen auf, welche Phosphatide enthalten (SCRIBRA 1951, HORNBOSTEL 1952, COLLEY et al. 1958, RAHMON et al. 1961, HENRY und RALLY 1963, HOMBURGER et al. 1964, elektr.-opt.[1]). Diese Zellen lassen sich auch im Urin auffinden (BETHUNE et al. 1961). Die

---

[1] Ebenso McNARY und LOWENSTEIN [J. Urol. (Baltimore) 93, 641 (1965)].

Krankheit ist familiär, befällt meist Männer und endigt oft in Niereninsuffizienz mit Hypertonie.

Anhang

Die Lipoidnephrose [1]

Im Verlauf der letzten 5 Jahrzehnte hat der Begriff der Lipoidnephrose eine von fehlerhaften Seitensprüngen nicht ganz freie Läuterung und Präzisierung durchgemacht. Zuerst wurde erkannt, daß nephrotisches Syndrom und Lipoidnephrose nicht identisch zu sein brauchen, dann ergab sich, daß der heute sauber definierte anatomische Begriff der Lipoidnephrose nichts anderes als ein Syndrom darstellt, das in ätiologischer Hinsicht und zum Teil auch pathogenetisch ganz uneinheitlich ist. An einer gewissen morphologischen Einheit der Lipoidnephrose ist jedoch nicht zu rütteln. Aus rein praktischen Gründen besprechen wir im folgenden die Lipoidnephrose gesamthaft, indem wir auch die eigentlich nicht hierher gehörigen entzündlich bedingten Formen einschließen.

Geschichtlich gesehen zeigt der Begriff der Lipoidnephrose folgende Entwicklungen: 1908 hat MUNK den Begriff der Lipoidnephrose geschaffen unter Betonung des tubulären und degenerativen Charakters der Affektion (weiterer Ausbau durch VOLHARD und FAHR 1914; AUFRECHT 1918[2], WOLBACH und BLACKFON 1930, OETTEL 1944). Bis dahin galt die Lipoidnephrose als ein rein renales Leiden mit sekundären Allgemeinerscheinungen. 1917 stellte EPSTEIN die Lipoidnephrose dem Diabetes zur Seite, indem er die Krankheit als primäre Störung des Eiweißstoffwechsels auffaßte (s. a. FAHR 1925, 1930, LETTERER 1952). Von amerikanischer Seite (BELL 1929, 1938) wurde erstmals die glomeruläre Schädigung in den Vordergrund geschoben und die tubuläre Läsion nur als sekundäre Veränderung aufgefaßt (RANDERATH 1936, s. a. MOORE 1945). BELL dachte dabei an eine primäre glomeruläre Entzündung, während RANDERATH an der These der primären Eiweißstoffwechselstörung vorerst festhielt. In den letzten Jahren hat sich besonders zufolge der neu eingeführten Nierenpunktionstechnik gezeigt, daß genetisch die glomeruläre Läsion im Vordergrund steht. Sie kann sowohl als primäres Leiden oder auch als Ausdruck einer Allgemeinaffektion auftreten. Somit sind beide früher geäußerten Meinungen bestätigt worden, während eine primär tubuläre Läsion heute von allen Seiten ausgeschlossen wird.

Das makroskopische Bild der Lipoidnephrose ist recht charakteristisch, indem die Niere deutlich vergrößert, etwas geschwollen, ihre glatte Oberfläche gelblich verfärbt und blaß ist (Abb. 205). Diese Nierenvergrößerung wurde im eigenen Beobachtungsgut (27 Fälle) stets festgestellt, das höchste Gewicht betrug 440 g (BELL 1938: 843 g). In der Regel ist die gelbliche Farbe diffus verteilt und nicht sehr ausgesprochen, nur in besonders liegenden Fällen (entzündliche Ursache, nur vereinzelte Glomerula befallen) finden sich eigentliche Lipoidstippchen, die vor allem an der Oberfläche (Abb. 205, 177), weniger gut auf der Schnittfläche (Abb. 214, S. 245) erkennbar sind. Im übrigen ist die Schnittfläche ebenfalls sehr blaß, die Mark-Rindengrenze abnorm deutlich, die Papillen erscheinen relativ dunkel, die Zeichnung ist verwischt. Brüchigkeit erhöht, Konsistenz wechselnd, oft ist das Gewebe ziemlich ödematös. Gefäße und Nierenbecken sind unverändert.

---

[1] Lit. ZOLLINGER 1962.

[2] Zur Pathologie und Therapie der diffusen Nephritiden. Berlin: Hirschwald 1918.

Die gelegentlich als charakteristisch angesprochene hellgelbe Zone in der inneren Rinde (BOYD 1945) ist nach unseren Feststellungen nicht charakteristisch für die Lipoidnephrose, sondern viel eher für die chronische Glomerulonephritis mit nephrotischem Einschlag.

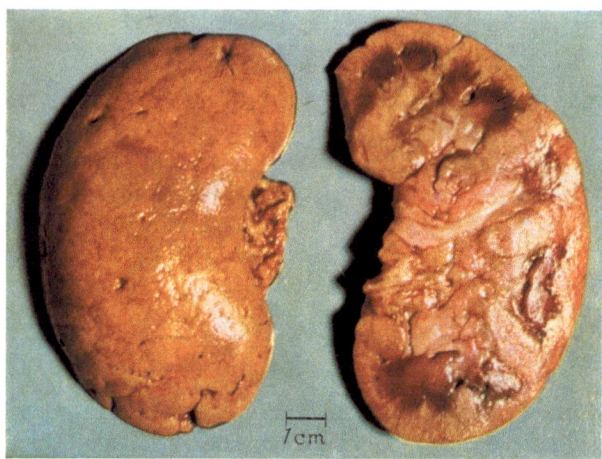

Abb. 205. Typische Lipoidnephrose bei 20jährigem Mann: Die Nieren relativ groß, sehr blaß, gelblich, insbesondere die Rinde und die Columnae Bertini

Nach MUNK (1919) sollen auch Lipoidschrumpfnieren vorkommen. In unseren eigenen Beobachtungen mit starker Lipoidablagerung einerseits und Nieren-

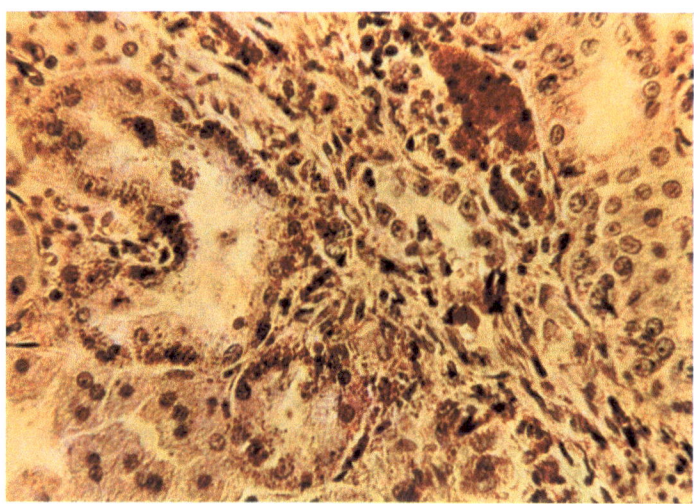

Abb. 206. Verfettung und Lipoidablagerung in Tubuli und Interstitium bei Lipoidnephrose. Vergr. 400mal, Sudan

schrumpfung andererseits lag stets eine typische chronische Glomerulonephritis vor, die wir heute, im Unterschied zu MUNK, doch von der eigentlichen Lipoid-nephrose abtrennen.

Im histologischen Übersichtsbild ist der Gesamtaufbau der Niere erhalten. Die Hauptstücke sind meist herdförmig etwas ausgeweitet, ihr Epithel leicht abgeflacht (Abb. 207, 208), die Glomerula erscheinen bei schwacher Vergrößerung unverändert. Auch das Interstitium scheint nicht schwer verändert zu sein. Die Gefäße zeigen bei der reinen, also anhypertonen Lipoidnephrose keine wesentlichen Veränderungen. Eine Verquellung am Vas afferens im Bereich des Glomerulumstiels (CORONINI 1937) konnten wir bei der Lipoidnephrose nicht feststellen.

Gemeinsam und gleichartig sind allen verschiedenen Unterklassen der Lipoidnephrose die tubulären Veränderungen, welche auch, rein quantitativ gesehen, vor allem auffallen. Es handelt sich in erster Linie um eine schwere, ungleichmäßig verteilte Verfettung und Lipoidablagerung, besonders deutlich in gestreckten Abschnitten der Hauptstücke (Abb. 207), wobei vor allem die erweiterten und leicht geschlängelten Abschnitte von Fettstoffen belegt sind (Abb. 207). Die Henleschen Schleifen sind vollkommen unverändert, ebenso die Sammelröhren, während die Mittelstücke wenig verfettet sind. Der Bürstensaum ist in der Regel erhalten. Hyalintropfige Protoplasmaveränderungen finden sich wohl in allen Fällen, aber meist nur sehr geringgradig. Die Kuppenregion der Zelle ist gelegentlich halbkugelig gegen das Kanälchenlumen vorgewölbt, ihr Inhalt ist blasser als das restliche Protoplasma. Die Mitochondrien sind schlecht färbbar, geschwollen und im Phasenmikroskop abgerundet, oft bläschenförmig. Glykogenablagerung (MENTEN und CARPENTER 1951) konnten wir nicht nachweisen.

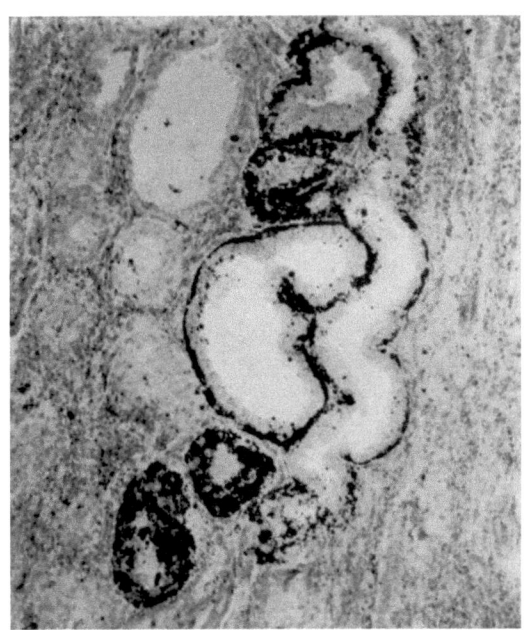

Abb. 207. Erweiterung, Epithelabflachung und schwere Fettlipoidspeicherung von Hauptstücken bei Lipoidnephrose. Vergr. 200mal, Gefrierschnitt-Sudan

Die Sudan- und die Scharlachrotfärbung ergeben reichlich iso- und anisotrope Tropfen, vor allem in der Basis der Hauptstückzellen (Abb. 206). Bei Smith-Dietrich-Färbung erscheinen die Tröpfchen und auch die vereinzelt gefundenen Kristalle schwarz, während sie nach Ciacco nicht spezifisch anfärbbar sind. Degenerative Veränderungen des Tubulusepithels werden in der Regel vermißt. Nur ganz spärlich zeigen mit Lipoid und Fett überladene Zellen Kernpyknose und schließlich Nekrose. Epithelregeneration (BOYD 1945) fanden wir nur ganz vereinzelt (GOVAERTS und CORDIER 1928, s. dagegen FAHR 1925, FISCHBERG 1939). Über Zellausbuchtungen durch die Basalmembran berichtet OLIVER (1944, 1945). Die Lumina der Hauptstücke enthalten oft feinfädige Massen, gelegentlich auch abgeschilferte, verfettete Tubuluszellen. Distal ist der Inhalt mehr oder weniger kompakt, in den Sammelröhren liegen typische homogen-hyaline Cylinder mit meist doppeltbrechenden, jedenfalls stark verfetteten Resten von abgeschilferten Zellen. Bei zwei Dritteln der kindlichen Fälle werden zudem spärliche bis mäßig reichliche Kalkcylinder in den distalen Tubuli nachgewiesen. Beim kongenitalen nephrotischen Syndrom (PAATELA 1961 Lit.) ist ein Teil der Tubuli hochgradig atrophisch, andere zeigen cystenähnliche Ausweitung mit Zellhyperplasie in den proximalen Hauptstücken. Etwa ein Drittel der Fälle läßt bei Mikrodissektion enge Halssegmente der Hauptstücke erkennen (s. S. 106), weshalb schon auf eine kongenitale Mißbildung geschlossen wurde (PAATELA 1961); da jedoch bei früh-

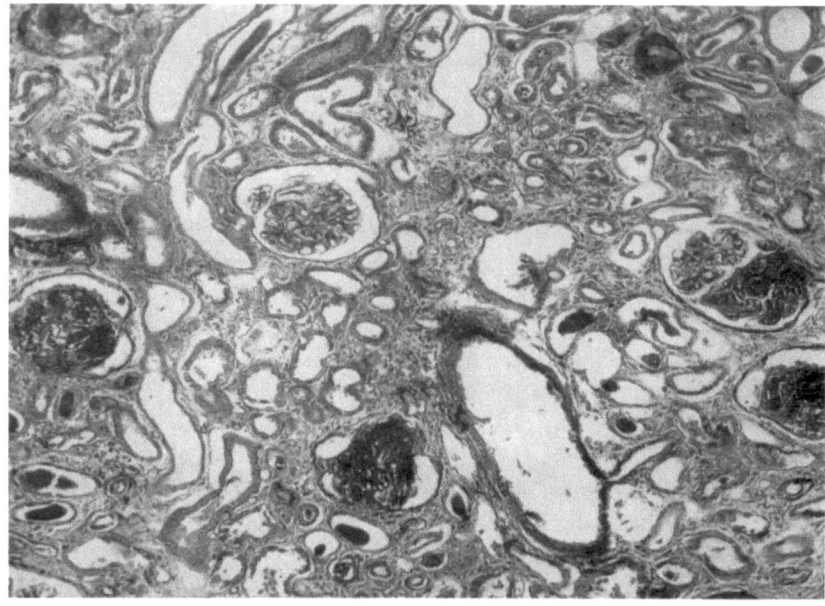

Abb. 208. Nierenrinde bei typischer Lipoidnephrose. 12jähriges Mädchen, Tod an Pneumokokkenperitonitis. Die Glomerula lassen ziemlich ausgedehnte Vernarbung einzelner Schlingen oder des ganzen Schlingenkonvolutes erkennen; die Tubuli sind ziemlich weit, Epithel hochgradig abgeflacht; Interstitium verbreitert. Vergr. 140mal, Membranfärbung nach ALLEN

kindlichen Pyelonephritiden (s. S. 471) dieselben Veränderungen sekundär auftreten, scheint uns der Mißbildungscharakter keineswegs bewiesen zu sein.

Fast in allen Fällen werden vereinzelte, allerdings sehr kleine und herdförmige, interstitielle Bindegewebsnarben mit oder ohne lympho-plasmocytäre Infiltrate gefunden (Abb. 209; FAHR 1925, ZOLLINGER 1945). Am häufigsten liegen diese Herde an der Mark-Rindengrenze, oft an Gefäße angelehnt. Im Stroma lassen sich gelegentlich Eiweißkristalle nachweisen (HARTMANN 1940, FRESEN 1941). — Die Lymphgefäße sind als solche im Normalfall kaum erkennbar, erscheinen jedoch bei der Lipoidnephrose häufig herdförmig erweitert (ZOLLINGER 1949 Lit.). Ferner werden wie bei der gewöhnlichen Glomerulonephritis oft in Strängen und Zügen angeordnete große Schaumzellen nachgewiesen (Abb. 210), welche reichlich doppeltbrechende Lipoide enthalten. Die meisten Autoren interpretieren diese Zellen als Lymphgefäßendothelien (FAHR 1925, FISHBERG 1939,

GOVAERTS und CORDIER 1928), wir glauben mit SANERKIN (1963) dagegen, es
handle sich oft um Tubuli.

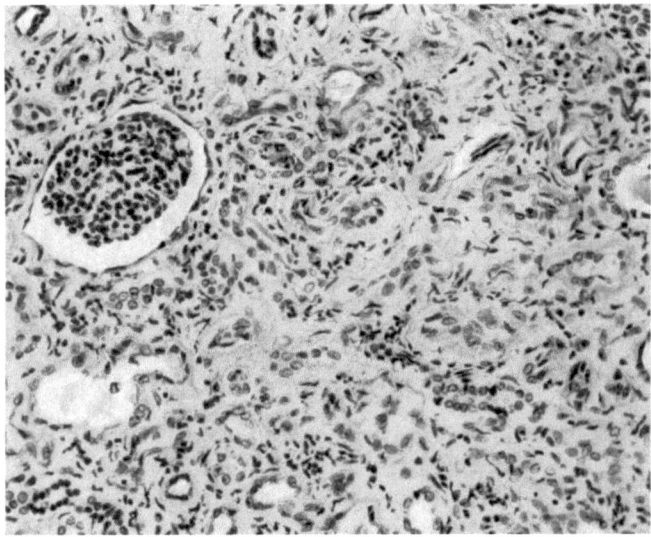

Abb. 209. Lipoidnephrose: Chronische Sklerose des Interstitium mit lockeren lympho-plasmocytären
Infiltraten und Verdickung der tubulären Basalmembranen, Atrophie der Tubuli. 22jähriger Mann.
Vergr. 200mal, van Gieson

Glomeruläre Veränderungen: Eine gewisse Unterteilung der bei Lipoidnephrosen
festgestellten glomerulären Veränderungen ist trotz der damit verbundenen Nach-

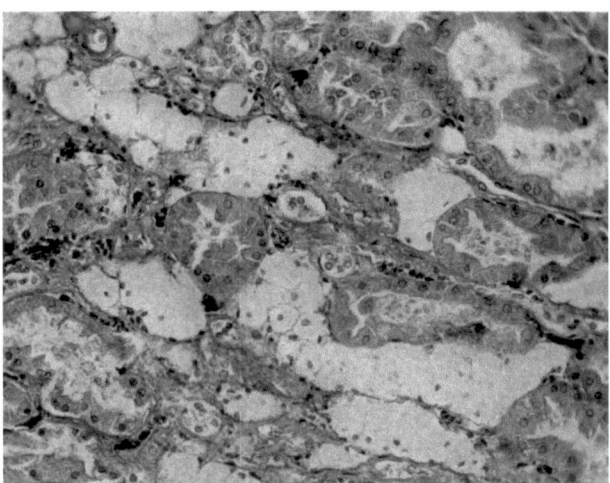

Abb. 210. Schaumzellstraßen in der Rinde bei Lipoidnephrose. 18jährige Frau. Vergr. 200mal, HE

teile unumgänglich, wenn man sich nicht im Wirrwarr der Befunde und der Mitteilungen des Schrifttums verlieren will (vgl. Abb. 216, S. 247):

1. Typ: Es wird eine einwandfreie aktive proliferative Entzündung der Glomerulumschlingen festgestellt. Die Diagnose lautet auf vorwiegend intracapilläre

Glomerulonephritis, wobei nicht selten keine Blutdrucksteigerung intravitam festgestellt werden mußte. Diese Fälle gehören nach der Definition nicht in das Kapitel
der Lipoidnephrose (s. S. 237).

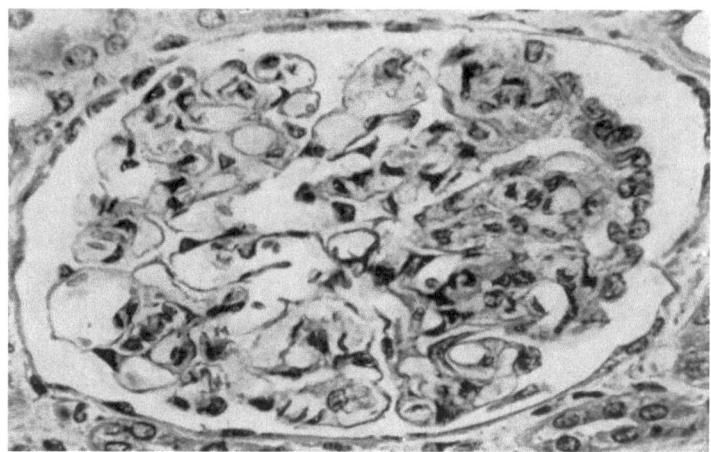

Abb. 211. Geringgradige chronische, vorwiegend intracapilläre Glomerulonephritis, noch aktiv (rechte
Hälfte des Glomerulum). 6½jähriger Knabe. Vergr. 400mal, HE

2. Typ: Hier findet man meist nur in einem Teil der Glomerula und in diesen
wiederum nur in vereinzelten Schlingen eine herdförmige Verdickung und Aufsplitterung der Basalmembranen (Abb. 211, 212, 213). Die übrigen glomerulären

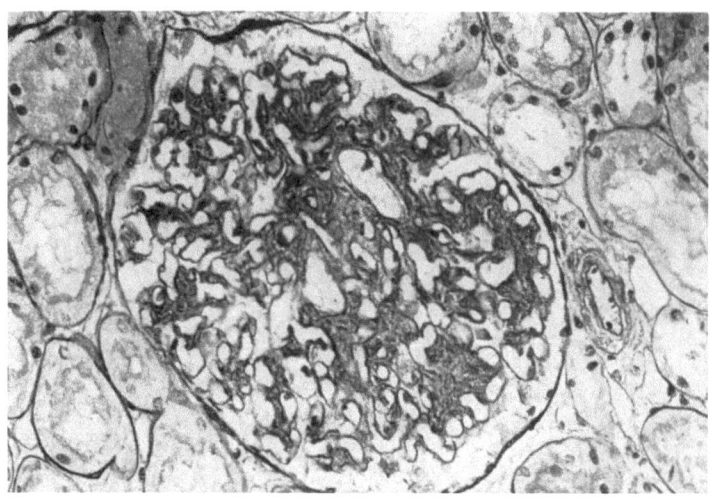

Abb. 212. Glomerulum bei Lipoidnephrose, narbiger Typ. Ausgedehnte Verbreiterung des Mesoangium
und teilweise Verdickung der Schlingen. Entzündlich-proliferative Veränderungen nicht mehr nachweisbar. 4³/₄jähriges Mädchen. Vergr. 300mal, PAS

Membranen sind in der Regel zart (HEYMANN und STARTZMAN 1946). Endothelproliferation, Kapselproliferation und Epithelveränderungen lassen sich nicht
nachweisen. Dagegen können vereinzelt Synechien zwischen narbig umgewandelten Schlingen und der Kapsel beobachtet werden.

Das Mesoangium ist im Bereich der verdickten Schlingen in den narbigen Prozeß einbezogen und zeigt deutliche kollagene Faserbildung (Abb. 213) sowie Faserverdickung (BLACKMAN 1935). Am deutlichsten ist die Veränderung an Dünnschnitten und bei PAS-Färbung nachzuweisen. Bei van-Gieson-Färbung können derartige Narben rot sein, meist sind sie aber nur schmutzig-gelblich. Eine eigentliche fibrinoide Degeneration (EHRICH et al. 1952, SARRE 1959) konnten wir selbst nie nachweisen. Staubförmige Verfettung der Schlingen wird selten vermerkt (CONNOL 1951). Auffällig ist, daß die juxtamedullären Glomerula wesentlich stärker befallen sind, als die mehr peripher liegenden (RICH 1957).

Die Veränderung der Membran ist schon BELL (1946) aufgefallen und wurde seither von zahlreichen Autoren bestätigt [DUNN 1934, CORONINI 1937, EHRICH

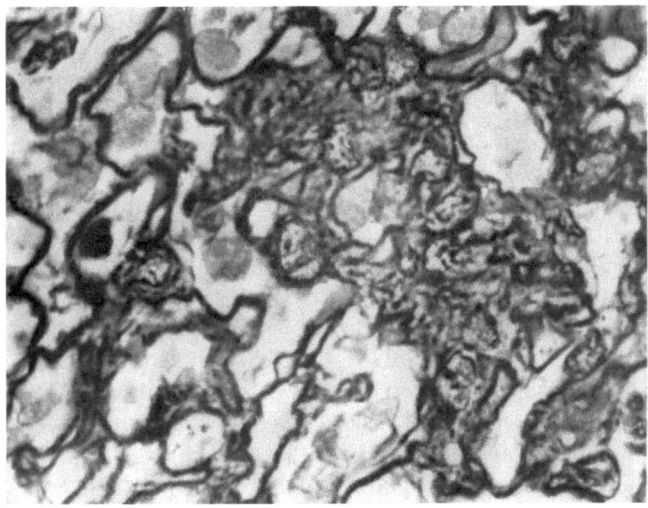

Abb. 213. Ausschnitt aus einem Glomerulum von Abb. 212. Hochgradige Verbreiterung des Mesoangium mit Faserneubildung und Kernvermehrung (proliferative Veränderung). Die Membranen sind verbreitert und vom Mesoangium nicht abzugrenzen. Vergr. 900mal, PAS

1952, SHARPE und UNGER 1959 (Punktionen)]; sie gab Anlaß zur Bezeichnung „membranöse Glomerulonephritis" (Abb. 294d; BELL 1946). Leider wurde dieser Begriff nachträglich stark verwässert durch Ausdehnung auf alle möglichen Glomerulonephrosen, wobei aber gerade die Lipoidnephrosen ausgeschlossen wurden (ALLEN 1955).

Die früheren Autoren beschrieben zum Teil auch unveränderte Glomerula, was wohl mit der gröberen Technik zusammenhängt. Immerhin erwähnte FAHR (1925) schon Schlingenverdickung und -verquellung sowie herdförmige Veränderungen, jedoch deutete er sie als reine Glomerulonephrose (s. a. ADDIS und OLIVER 1931).

Wesentlich neue Einblicke hat die Elektronenmikroskopie[1] gebracht. Zuerst wurde der Verlust der füßchenartigen Deckzellfortsätze der Glomerula gefunden (FARQUHAR 1957, VERNIER et al. 1958, FOLLI et al. 1958, FOLLI und ONIDA 1959, REGNIER 1959, SPIRO 1960, MOVAT 1960, METCOFF 1962), er ist aber bei der Lipoidnephrose keineswegs obligat (HABIB et al. 1961: 35mal unter 127 Funktionen

---

[1] Allg. Lit s. ROUILLER 1961.

von Lipoidnephrosen), umgekehrt kann er auch bei unspezifischen Nephrosen, insbesondere bei der experimentellen Aminonucleosidnephrose von verschiedener Seite festgestellt werden (HARKIN und RECANT 1958, FELDMAN und FISHER 1959, VERNIER et al. 1959). Auch bei der Urannitratvergiftung kann im Tierversuch die Podocytenglättung nachgewiesen werden (BENCOSME et al. 1959), ebenso bei Eisenoxydversuchen (ELLIS 1958) und bei Ratten, welche mit Fremdserum behandelt wurden (SITTE 1959). Der Verlust der Podocytenfortsätze scheint der Proteinurie voranzugehen, weshalb er vielfach als ihre Ursache angesprochen wird (s. VERNIER 1961).

Etwas weniger einheitlich sind die Befunde bezüglich der Basalmembran. Die einen Autoren fanden in den erwähnten Versuchen bzw. Vitalpunktionen keine Veränderungen (ELLIS 1958, VERNIER et al. 1958, FOLLI 1958, FELDMAN und FISHER 1959, HABIB et al. 1961, HERSCH et al. 1962), die anderen konnten eine Verdickung nachweisen (FRENK et al. 1955, FARQUHAR et al. 1957, SITTE 1959, FOLLI und ONIDA 1959, ASHWORTH et al. 1960, SPIRO 1960, METCOFF 1962 u. a.), wobei die Verdickung auf die Ablagerung von acidophilen und osmiophilen Eiweißniederschlägen zwischen Basalmembran und Deckepithel[1] bzw. Endothel oder möglicherweise auch zwischen die Schichten der Basalmembran bedingt sein soll (MOVAT und MCGREGOR 1959, FIASCHI et al. 1959, SPARGO und ARNOLD 1960, MOVAT 1960, MICHIELSEN 1963). Bei diesen Ablagerungen wird an einen Niederschlag von Antikörpern oder Antigen-Antikörperkomplexen gedacht, welche auch im Endothel eindeutig nachgewiesen werden können und sekundär zur Degeneration der Fußprozesse führen sollen (STEINER et al. 1961). Eine Aufsplitterung bzw. Annagung der Basalmembran wurde elektronenoptisch ebenfalls beschrieben (SPARGO und ARNOLD 1960, FARQUHAR et al. 1957, SITTE 1959, MICHIELSEN 1963). Die Basalmembran soll ein Fasernetz mit interfilamentösen Haftpunkten darstellen, wobei diese letzteren bei der Schwellung der Membran auseinanderweichen, so daß die Durchlässigkeit vermehrt wird (SITTE 1959).

Mesoangium- und Endothelzellen sind lokal vermehrt (KURTZ und MCMANUS 1959). Beim Kind wird vereinzelt eine akute banale Glomerulitis sowie ein Schwund der Fußfortsätze festgestellt werden (REGNIER und BOUISSON 1960, s. dagegen HEYMANN 1958). Im Mesoangium werden die schon oben erwähnten fibrinoiden Massen angetroffen, welche PAS-positiv und acidophil sind. Nach Ferritininjektion lagert sich Ferritin in derselben Weise ab (BERGER und GALLE 1962), so daß eine Fibrinoidablagerung im Verlauf von Proteindurchtritt durch die Schlingenwandungen bzw. das Mesoangium angenommen werden muß.

Die Gesamtheit dieser Befunde läßt nicht entscheiden, ob die Podocytenveränderung oder diejenige der Basalmembran (SITTE 1959) entscheidend ist für die Permeabilitätsvermehrung der Schlingen. Die Mehrheit der Autoren scheint der Podocytenveränderung die größere Bedeutung zuzumessen. Vermutlich liegt die Wahrheit in der Mitte, denn größere Untersuchungsreihen haben eindeutig gezeigt, daß bei einem Teil der Nephrosen nur die Podocytenläsion, bei anderen nur die Membranveränderung und bei einer dritten Gruppe beide zusammen bestehen (KURTZ und MCMANUS 1958).

Zwei derartige Fälle unserer Serie zeigten einen akuten glomerulonephritischen Schub neben der Narbenbildung, d. h. diffuse Durchsetzung der Glomerula mit polynucleären Leukocyten und beginnende Endothelproliferation. In diesen beiden

---
[1] CHURG et al. 1965

Fällen hatte aber jahrelang das Bild eines schweren nephrotischen Syndroms ohne Blutdrucksteigerung bestanden.

3. Typ: Dabei findet man makroskopisch als Besonderheit nicht selten im relativ dunklen Nierengewebe feinste gelbliche Stippchen auf der Schnittfläche (Abb. 214). Mikroskopisch sind die Schlingen der Glomerula etwas verquollen, ohne daß sich aber Epithel- oder Endothelproliferation nachweisen lassen würde. Die Kerne der letztgenannten Zellen sind eher spärlich. Die Basalmembranen sind diffus verbreitert, ohne daß sich bei den lichtoptischen Methoden eine Aufsplitterung feststellen lassen würde (Abb. 215). Das Mesoangium scheint etwas ödematös oder jedenfalls verbreitert zu sein, eine Faservermehrung ist auch hier nicht nachzuweisen. Eigentliche Narbenbildungen und entzündliche Synechien fehlen (Lit. ZOLLINGER 1955). Die Ver-

änderung wird auch als „membranöse Glomerulonephritis" bezeichnet (BEKKER et al. 1962); sie entspricht unserer Glomerulonephrose.

Bei diesen Fällen finden wir in der Regel eine chronische Quecksilberintoxikation, sei es beruflicher oder medikamentöser Art (s. S. 249). In der von uns beobachteten akuten Lipoidnephrose nach Calomel-Überempfindlichkeit (LIEBMANN 1950) stellen wir heute nach Anwendung feinster histologischer Methoden eine minimale vorbestehende herdförmige

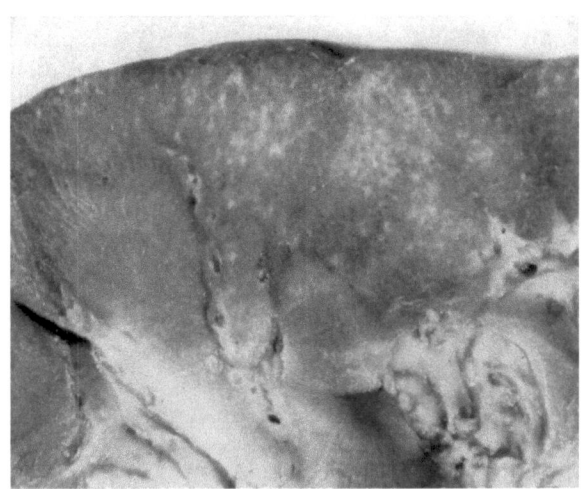

Abb. 214. Klinisch schweres nephrotisches Syndrom bei 53jähriger Frau. Chronisches Cor pulmonale. Monatelange intensive Therapie mit quecksilberhaltigen Diuretika. Tod an Herzinsuffizienz. Die Nierenrinde ist übersät mit feinsten goldgelben (hier weiß wiedergegeben) Stippchen

Narbenbildung fest, so daß wir einen Kombinationsschaden: Narbe + Quecksilberwirkung annehmen müssen.

4. Typ: In diese Gruppe ordnen wir vor allem die Amyloidnephrose mit sekundärer Lipoidablagerung ein (Abb. 177, S. 208). Eine weitere Erörterung an dieser Stelle erübrigt sich. Schlingenunterschiede zwischen den mit und den ohne Lipoidablagerung einhergehenden Amyloidnephrosen konnten wir nicht feststellen.

5. Typ: Die Veränderungen sind wiederum mehr herdförmig, sie wechseln von Schlinge zu Schlinge und von Glomerulum zu Glomerulum und betreffen vor allem das Mesoangium, welches verbreitert ist. Die Fasern scheinen nicht vermehrt, aber verquollen zu sein, gelegentlich können einzelne kollagene Elemente nachgewiesen werden. Die Basalmembranen sind gelegentlich angedeutet verbreitert, und zwar ziemlich diffus, doch ist diese Veränderung keineswegs obligat. Entzündliche Veränderungen und Narben lassen sich nie erkennen.

Unter unseren sieben Fällen dieser Gruppe fanden sich: eine schwere Aortenostienstenose (stenosierende Endokarditis), eine Isthmusstenose der Aorta, eine

alte, bis zum Zwerchfell reichende Thrombose der Vena cava und vier Fälle von
subakuter bis chronischer Nierenvenenthrombose.

Die Versuche, *Pathogenese und Ätiologie* der Lipoidnephrose abzuklären, waren
historisch gesehen vor allem dadurch behindert, daß die zum nephrotischen
Syndrom führenden Grundvorgänge lange nicht durchschaut wurden. So wurde
vor allem nach primären Störungen des Eiweiß- und Lipoidstoffwechsels gesucht
[MUNK 1918, LÖWENTHAL 1928 („Diabetes lipoproteinaemicus"), FAHR 1930,
FISCHBERG 1939, BERGSTRAND 1951, GAUTIER und BOVET-DUBOIS 1953 u. a.].
Schließlich mußte diese Ansicht verlassen werden, und zwar vor allem auf Grund
der Tierversuche, welche an der primär renalen Natur des Leidens keinen Zweifel
mehr ließen. Auch die Annahme einer primären Zwischenhirn-Nebennieren-

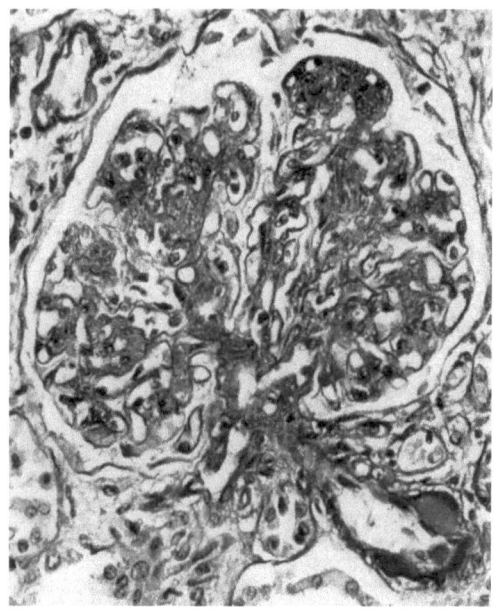

Thyreoidea-Erkrankung (KNAU-
ER 1927, LICHTWITZ 1936, BREU
1940, LAUGERON und GIRARD
1949) konnte als kausale Schädigung ausgeschlossen werden. Im
Tierversuch gelingt es zwar mit
sehr hohen Dosen von Thyroxin
eine Glomerulumschädigung geringen Grades hervorzurufen
(MARINO 1949), ein nephrotisches
Syndrom wird jedoch nicht erzeugt. Die beim Menschen mit
Radiojod nachgewiesene Hyperfunktion der Thyreoidea bei Lipoidnephrose wird als Folge der
Proteinurie aufgefaßt, wobei
reichlich Thyroxin verloren geht
(CRUCHAUD et al. 1954).

Die grundlegende Schädigung
muß nach der heutigen Auffassung in der *selektiven Schädigung
der Glomerula mit erhöhter Durch-*

Abb. 215. Chronische Glomerulonephrose ohne entzündliche Zeichen (vgl. Abb. 214). Vergr. 300mal, PAS

lässigkeit, insbesondere für Eiweißkörper erblickt werden (GOVAERTS und CORDIER
1928, MURPHY et al. 1938, VOLHARD 1942, LIEBMANN 1950, COYE et al. 1959,
ZOLLINGER 1962), wie dies auch aus der herdförmigen Lipoidspeicherung der zu
einem arteriolosklerotisch verödeten Glomerulum gehörigen Tubuli hervorgeht
(vgl. S. 594). Oft ist die Proteinurie während Monaten oder Jahren das einzige
Frühsymptom (ANTOINE et al. 1959). Die banalen nephrotoxischen Schäden
kommen ursächlich nicht in Betracht, da sie wohl auch die Glomerulumschlingen,
vor allem aber die Tubulusepithelien hochgradig schädigen, was anscheinend mit
dem Komplex der Lipoidnephrose nicht vereinbar ist. Das Musterbeispiel der
experimentellen Lipoidnephrose stellt die Aminonucleosidnephrose dar (s. S. 253).

Immer klarer stellt sich jedoch heraus, daß ganz verschiedenartige Grund-
prozesse als Ursache der Schlingenläsion in Betracht kommen können (Polyätiologie) (EHRICH 1952, GUINET 1953, BERMAN und SCHREINER 1958, THÖLEN 1959
Lit., ZOLLINGER 1961, 1962). Dies erklärt auch die zum Teil ganz gegensätzlichen

Meinungen der verschiedenen Autorengruppen. Bei den fünf bisher bekannten morphologischen Typen der glomerulären Läsion bei Lipoidnephrose (s. S. 241 ff.) konnte auch in pathogenetischer Hinsicht ein klares Spektrum gefunden werden (Abb. 216):

1. Typ = Die intracapilläre Glomerulonephritis. Wir erwähnen diese Form der Glomerulonephritis an dieser Stelle, da sie zu einem nephrotischen Syndrom führen kann, zu den Lipoidnephrosen dagegen wird sie nicht gerechnet.

2. Typ = Narbige Glomerulumschädigung. Schon lange geht der Streit darum, ob die Lipoidnephrose eine inaperzept verlaufene Glomerulonephritis oder eine

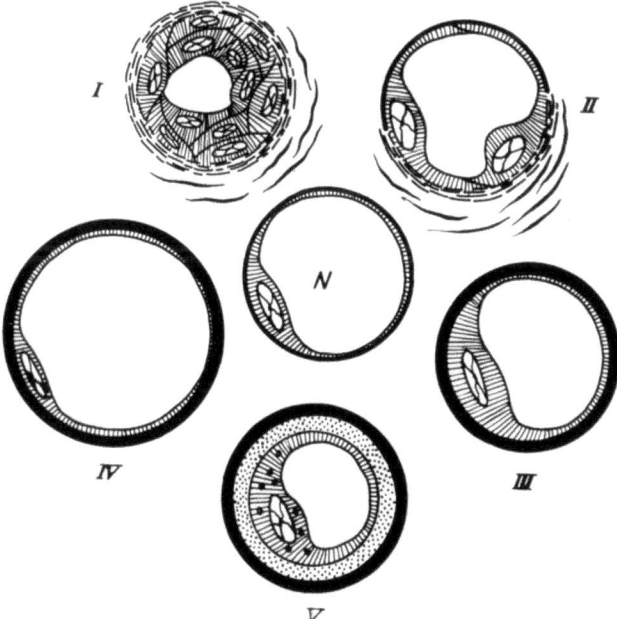

Abb. 216. Die Typen der glomerulären Veränderungen, welche bei Lipoidnephrose gefunden werden. *I* Intracapilläre Glomerulonephritis mit Endothelwucherung und Membranaufsplitterung. *II* Narbig abgeheilte Glomerulonephritis, keine Aktivitätszeichen mehr erkennbar. *III* Toxische chronische Glomerulonephrose. *IV* Hämodynamisch-anoxisch bedingte Glomerulonephrose (Venenthrombose usw.) mit Membranverdickung und Schlingenausweitung. *V* Dysorotische Glomerulonephrose: Membran verdickt, zwischen Membran und Endothel pathologische Eiweißstoffe eingelagert, ebenso im Endothel selbst. *N* Normaler Schlingenquerschnitt (ZOLLINGER 1962)

rein degenerative Veränderung sei. Heute sind wir in der Lage, eindeutig festzuhalten, daß es eine Gruppe von Lipoidnephrosen gibt, bei denen zwar nur mit feinsten lichtoptischen Methoden, mittels der Elektronenmikroskopie jedoch eindeutig die ursprünglich entzündliche Natur der Affektion nachgewiesen werden kann (BELL 1929, G. FAHR 1937, KAHLER 1941, ELLIS 1952, BOYD 1945, BLACKMAN 1935, CHRISTIAN 1948, LÖHLEIN 1905, MOSCHCOWITZ 1948, ZOLLINGER 1950, THÖLEN 1959, FIASCHI et al. 1959, ROSEN et al. 1964; s. dagegen OBRINSKY und KOHN 1951, BARNETT et al. 1952). Die Grenze zur intracapillären Glomerulonephritis ist naturgemäß unscharf; wir rechnen nur diejenigen Fälle in die vorliegende Gruppe, in welchen aktive entzündliche Proliferationen fehlen und die Narben nur ganz angedeutet sind. Einzelne Autoren allerdings betrachten die gelegentlich festgestellten entzündlichen Residuen in derartigen Glomerula als Sekundärprozesse (MUNK 1918, LÖWENTHAL 1926, KANTROWITZ und KLEMPERER 1931, LEDERER und CANIVEZ 1952). Eine weitere Komplikation ist darin zu erblicken, daß gelegentlich einwandfrei nachzuweisende Schübe von akuter diffuser Glomerulonephritis mit reichlich polynucleären Leukocyten usw. in Lipoidnephrosen auftreten können (RÜTTNER 1953, SUNDAL 1954) bzw. die nephrotische Phase ablösen (LOB 1948, EARLE und JENNINGS 1959). Zwei eigene Beobachtungen gehören in diese Gruppe. Somit bestehen eigentlich nur graduelle Unterschiede zur gewöhnlichen Glomerulonephritis (OERTEL 1940 u. a.), so daß Grenzfälle unbedingt vorkommen müssen (RANDERATH 1941). Aus diesen Befunden nun aber schließen zu wollen, daß alle Lipoidnephrosen glomerulonephritisch bedingt seien (ELLIS 1942, ADDIS 1948), geht sicher zu weit, ebenso die grundsätzliche Ablehnung der entzündlichen Genese (HÜCKEL 1939, BECHER 1947, DEROV 1949, HOFF 1950 u. a.).

Entsprechend den Erkenntnissen auf dem Gebiet der Pathogenese der banalen Glomerulonephritis diffusa ist heute für diese Gruppe der Lipoidnephrosen eine Antigen-Antikörperreaktion in den Nieren anzunehmen, die sich vermutlich primär am Endothel abspielt (ZOLLINGER 1955, THÖLEN 1959 u. a.). Tatsächlich besteht ja bei den lipoidnephrotischen Patienten dieser Gruppe eine stärkere Verminderung der Gamma-Globuline im Blut als im Urin, was ebenfalls für eine Antigen-Antikörperreaktion in der Niere spricht (STRICKER et al. 1954). Umgekehrt wurde bei einem Kind nach Gamma-Globulininjektion wegen Poliomyelitis die Entwicklung einer typischen Lipoidnephrose beobachtet (GAUTIER und BOVET-DUBOIS 1953). Ferner ist die Komplementaktivität beim Nephrotiker stark reduziert und es lassen sich Globulinablagerungen in den Glomerula nachweisen (MELLORS und ORTEGA 1956, HEYMANN et al. 1959). Die zum Teil verblüffenden Erfolge der ACTH- und Cortisontherapie werden einmal auf die Unterdrückung der Antigen-Antikörperreaktion, zum andern auf Membrandichtung zurückgeführt (REUBI et al. 1952). Interessant ist jedoch die Feststellung, daß bei der Amyloidnephrose kein Erfolg dieser Behandlung zu verzeichnen ist (LAUSON et al. 1954, GOODMAN und BAXTER 1957).

Ob es sich allerdings bei der hier postulierten Glomerulonephritis in allen Fällen um eine Streptokokkenerkrankung handelt, ist fraglich (LAWRENCE et al. 1963). — Die Tatsache, daß vor allem Kinder von der Lipoidnephrose befallen werden, muß mit der besonderen Immunbiologie der Kinder erklärt werden. Das Kind, insbesondere das Kleinkind und der Säugling, ist ein schlechter Antikörperbildner, so daß die in diesem Alter auftretende Glomerulonephritis häufig inaperzept verläuft und unter Umständen erst nach Jahren zufolge der irreversiblen Membranschäden klinisch erfaßt werden kann. Wir sprechen von „unterschwelliger Glomerulonephritis" (ZOLLINGER 1955, 1961). Schon 1946 hat BELL darauf aufmerksam gemacht, daß die Glomerula um so weniger von der Glomerulonephritis befallen sind, je jünger die Patienten im Moment der Erkrankung sind. Auf die klinischen Unterschiede haben vor allem HEYMANN und ALPERIN (1949) aufmerksam gemacht. Die bisher bekannt gewordenen Fälle von eindeutig kongenitaler Glomerulonephritis beim Säugling verliefen fast ausnahmslos mit schwerem nephrotischem Syndrom ohne oder mit nur sehr geringgradigen proliferativen Glomerulaveränderungen (Lit. FRISCHKNECHT et al. 1954, EIBEN et al. 1954, LARON et al. 1960, HOOFT und VAN ACKER 1964).

Auch Ratten bilden bekanntlich nur sehr wenig Antikörper. Nephrotoxisches Serum erzeugt bei der Ratte vor allem ein nephrotisches Bild (EHRICH 1952, LA ROCHE und LAGRUE 1955 Lit., HEYMANN et al. 1958 u. a.). Wird die Antikörperbildung durch Cortison oder ACTH unterdrückt, so entwickelt sich auch beim Kaninchen nach Injektion von nephrotischem Serum (Masugi-Nephritis) keine proliferative Veränderung, sondern wie bei der Ratte, eine degenerative mit wenig entzündlicher Zellvermehrung. Dasselbe gilt nach Ganzkörpervorbestrahlung mit Röntgen (KAY 1942, ENDERLIN et al. 1951). In diesem Zusammenhang interessant ist die 1939 von LICHTWITZ ausgesprochene Vermutung, die hyperergische Reaktionslage führe zur Nephritis, die anergische zu Nephrose (s. a. GARTI und ROSINI 1955, HALLMAN et al. 1956, RAPAPORT 1960). Nicht abgeklärt ist dagegen die Frage, ob nicht auch beim Erwachsenen unter bestimmten Umständen (geringgradige Antigenmenge, Nebenniereninsuffizienz, Cortisonbehandlung usw.) eine akute Glomerulonephritis unterschwellig verlaufen und in eine Lipoidnephrose übergehen kann (s. dagegen LAAKE 1947).

ELLIS (1942) hat diese Form mit der intercapillären Glomerulonephritis (lobuläre Glomerulonephritis) zum Typ II zusammengefaßt, der durch schleichenden Verlauf ohne akuten Beginn ausgezeichnet ist. Im Hinblick auf die ganz unterschiedliche Prognose und die verschiedenen Blutdruckwerte ist diese Bezeichnung heute überlebt. Die schon mehrfach angetönte Verwischung des Begriffs der „membranösen Glomerulonephritis" durch ALLEN (1955) einerseits, dann der Mitbefall des Mesoangium und schließlich auch der herdförmige Charakter veranlassen uns, bei diesen Fällen nicht von einer „membranösen Glomerulonephritis" im Sinne von BELL (1946) zu sprechen, sondern am Begriff der Lipoidnephrose festzuhalten und diese Untergruppe als entzündlich-narbige Fälle zu bezeichnen.

3. Typ = Toxisch-degenerativer Typ[1] (Quecksilber und andere Metalle): Schon längere Zeit ist bekannt, daß nach chronischer Einwirkung von Schwermetallen, insbesondere von Quecksilber, echte Lipoidnephrosen auftreten können, die in der Regel reversibel sind (allg. Lit. THÖLEN 1949, FREY 1951, ZOLLINGER 1955, BORBELY 1960, THAYER et al. 1961 Lit., s. dagegen MOELLER und OCHMANN 1959). Schon MUNK fiel 1918 die starke Anhäufung von behandelten Luesfällen unter seinen Lipoidnephrosen auf, weshalb er die Lues als eine der Hauptursachen der Lipoidnephrose hinstellte: er erwähnte, daß immer während der Quecksilbertherapie eine verstärkte Albuminurie aufgetreten sei. Dabei wollen wir nicht bestreiten, daß es akute syphilitische Nephrosen auch ohne Quecksilberbehandlung geben kann (s. z. B. McDONALD und BARILE 1963 Lit.), die auf spezifische Therapie sofort verschwinden sollen. Einzelne Beobachtungen betreffen Lipoidnephrosen durch kolloidales Gold (VALLERY et al. 1942, GREGOIRE et al. 1956), meist aber handelt es sich um chronische, entweder durch Berufsarbeit (Pulverarbeiter) oder durch medikamentöse Einflüsse (Salvarsan, Diuretika, Salben) hervorgerufene Quecksilbernephrosen (SARRE 1954, BECKER et al. 1962, COTTIER et al. 1963, allg. Lit. ZOLLINGER 1955). In den letzten Jahrzehnten sind die Salvarsanschäden praktisch vollkommen verschwunden und die Lipoidnephrosen nach Quecksilberdiuretika werden seit Einführung der neueren Diuretika auch nicht mehr gesehen. Dasselbe gilt von den Lipoidnephrosen nach Calomel (Lit. s. WILLIAMS und

---

[1] Lit. ZOLLINGER 1955.

BRIDGE 1958: Pink disease, LIEBMANN 1950). Eine schwere Lipoidnephrose bei einem 4wöchigen Kind (Omphalocele) mit typischen elektrophoretischen Veränderungen und spontaner Heilung nach Absetzen des Mercurochrom beobachtete TÖNZ (mündliche Mitteilung).

Der klinische Verlauf ist ein recht charakteristischer: Es handelt sich bei den Quecksilber-Diuretikafällen um ausgesprochen dekompensierte Herzpatienten, welche über lange Zeit große Mengen von Quecksilberdiuretika erhalten haben. Ziemlich plötzlich werden die Patienten dann resistent gegen das Diuretikum, sie entwickeln erneut Ödeme, aber mehr vom nephrotischen Typ, und zeigen auch die übrigen Symptome des nephrotischen Syndroms in ausgesprochenem Maße. Erneute Injektionen von quecksilberhaltigen Diuretika verschlimmern den Zustand ausgesprochen. Diese Resistenz gegen die Quecksilberdiuretika kann experimentell erklärt werden, da das Quecksilber normalerweise in den Hauptstücken gespeichert wird und durch eine schwere Albuminurie eine „Überspeicherung" dieser Zellen an Eiweißstoffen besteht, so daß Quecksilber nicht mehr aufgenommen werden kann. Nach Eiereiweißinjektion sind denn auch die Tiere wesentlich resistenter gegen hohe Quecksilberdosen (REBER 1953), dasselbe gilt von Ratten mit Aminonucleosidnephrose (SURTSHIN und PARELMAN 1957); auch nach orthostatischem Kollaps, bei dem es ja auch zur Albuminurie und zur Eiweißrückresorption kommen kann, werden die Tiere unempfindlicher gegen Quecksilbermedikation (MOELLER und OCHMANN 1959).

Wir selbst verfügen über 36 chronische Quecksilberlipoidnephrosen, davon 31 durch Diuretika, drei durch Salvarsan bei Lues und je einen durch Calomel bzw. durch Arbeit in einer Pulverfabrik bedingt. Chemische Quecksilberbestimmungen ergaben Werte zwischen 0,5 und 20 mg Hg/kg Nierengewicht (s. a. RIDDEL et al. 1958). Unter den 31 eigenen Beobachtungen mit Lipoidnephrosen nach chronischem Diuretikagebrauch fanden sich folgende Grundkrankheiten: 17mal dekompensierte Hypertonie, 6 dekompensierte erworbene Herzvitien, 3 Myocarditis chronica, 2 alte Herzinfarkte, 1 alte Lungenembolie und 2 kombinierte Herzinsuffizienzen.

Eine besonders interessante Beobachtung betraf einen 68jährigen Mann mit nachgewiesener Diuretikaüberempfindlichkeit (SN 1688/52 Zürich), welcher nach einer Diuretikainjektion (Quecksilber) eine akute typische Nephrose entwickelte (s. a. BECKER et al. 1962). Bei einer weiteren Salyrganüberempfindlichkeit kam die Patientin nach wenigen Tagen urämisch ad exitum. Autoptisch fand sich keine Epithelläsion jedoch eine massive lympho-plasmocytäre interstitielle Nephritis (SN 196/64).

Makroskopisches und mikroskopisches Bild (Abb. 214, 215 S. 245/246) weichen grundsätzlich nicht von dem oben beschriebenen Grundbild der Lipoidnephrose ab, nur kommen in dieser Gruppe zumeist die Altersveränderungen dazu, ferner, da es sich sehr häufig um dekompensierte Hypertoniker handelt, noch vasculäre Läsionen. Auffällig im Hinblick auf das Alter der Patienten ist das relativ hohe Gewicht der Nieren, welches bis 460 g gehen kann (ZOLLINGER 1955).

In experimentellen Untersuchungen konnten analoge Veränderungen nur beim Goldhamster erzeugt werden (ZOLLINGER 1955). Dabei wurden Veränderungen sowohl der Glomerula (s. a. RANDERATH 1935) als auch der Hauptstücke nachgewiesen (MUSTAKALLIO und TELKKÄ 1954, BURSTON et al. 1958). Damit decken sich die funktionellen Untersuchungen (MOELLER und MARQUART 1954, RAY 1958).

In pathogenetischer Hinsicht steht fest, daß die chronische Quecksilbervergiftung zu glomerulären Schäden führt (s. a. VALLERY et al. 1933, SARRE 1954), allerdings sind dieselben nur mit feineren histologischen Methoden erfaßbar Es scheint sich dabei um eine direkte Quecksilberwirkung zu handeln, welche die Durchlässigkeitsvermehrung der Schlingen im Gefolge hat. Diese ist, soweit wir dies von den gewerblichen Vergiftungen kennen, reversibel. Als Folge der Filterschädigung der Glomerula kommt es zur Proteinurie und zur chronischen Eiweißrückresorption. Daß dadurch ein funktioneller Tubulusschaden gesetzt wird, ist bekannt; er genügt aber — wie eigene Versuche mit chronischer Hühner-eiweißinjektion bei Ratten gezeigt haben — nicht, um das Vollbild einer Lipoid-nephrose anatomisch oder klinisch zu erzeugen. Es muß deshalb angenommen werden, daß auch die direkte Quecksilberschädigung der Tubuluszellen für die Entwicklung der Hg-Lipoidnephrose entscheidend ist (ZOLLINGER 1952, 1955).

Nicht übersehen werden darf ferner die Tatsache, daß es sich bei den Diuretika-nephrosen in der Regel um alte und zudem häufig um hypertensive und fast aus-schließlich um kardial dekompensierte Patienten handelt. Höchstwahrscheinlich spielen diese Schäden im vorliegenden Zusammenhang insofern eine wichtige aber nicht obligate Rolle, als sie zu verschlechterter Nierendurchblutung und damit zu Gewebsanoxie führen (s. S. 186; THAYER et al. 1961, ZOLLINGER 1962).

Uranschädigung, kombiniert mit Cholesterininjektion, führt beim Kaninchen zur typischen Lipoidnephrose (WELTMANN und BIACH 1913, BAUER et al. 1951, KELLER 1953), während experimentelle Cholesterininjektion allein nicht das Bild einer echten Nephrose erzeugt (GIRARD und CORDIER 1933, s. dagegen SCHÖNHEIMER 1924, LÖWENTHAL 1926). — Ein nephrotisches Syndrom mit elektronenmikroskopisch typischem Punktionsbefund wurde auch nach Perchloratbehandlung wegen Thyreotoxikose bei einem $6^{1}/_{2}$jährigen Mädchen beschrieben (LEE et al. 1961).

4. Typ = Dysorotisch-infiltrative Form der Lipoidnephrose (Amyloidnephrose, diabetische Glomerulosklerose Kimmelstiel-Wilson). Bei Amyloidnephrosen wird häufig eine ausgesprochene Lipoidinfiltration gefunden (s. S. 214). Da diese Ver-änderung lange nicht bei allen Amyloidnephrosen beobachtet wird und zudem oft relativ spät auftritt, wird sie wohl mit Recht als Sekundärerscheinung betrachtet, welche sich auf dem Boden der Amyloidschädigung der Glomerulaschlingen ent-wickelt. So wie Narben oder toxische Schädigungen der Membranen zur Durch-lässigkeitsvermehrung führen, kann auch die Amyloiddurchsetzung, die diabe-tische Glomerulosklerose Kimmelstiel-Wilson und in seltenen Fällen auch die Arteriolosklerose in Kombination mit anoxischer Schlingenschädigung eine chro-nische Proteinurie mit all ihren Folgen auslösen (s. a. THÖLEN 1959). Die morpho-logisch erstaunliche Tatsache, daß eine stark verdickte Glomerulawand trotzdem vermehrte Permeabilität aufweist, wird durch die funktionellen Befunde bei Amyloidnephrose belegt und durch die Überlegungen von SITTE (1959) (s. S. 244) erklärt.

Dagegen tritt das Vollbild einer Lipoidnephrose anatomisch wie blutchemisch und klinisch bei den übrigen Glomerulonephrosen (Plasmocytom, Graviditäts-toxikose, maligne Tumoren, Lebercirrhose usw.) nach unseren Erfahrungen nicht in Erscheinung. Dies dürfte in erster Linie auf die sehr viel kürzere Überlebenszeit und die andersartige Schlingenschädigung zurückzuführen sein (s. dagegen THÖLEN 1959).

5. Typ = Anoxische Glomerulaschädigung (Nierenvenenthrombose usw.). Nach-dem RAYER schon 1839 auf die beim nephrotischen Syndrom gelegentlich beob-achtete Nierenvenenthrombose hinwies, haben zahlreiche spätere Arbeiten einen

tatsächlichen Zusammenhang zwischen diesen beiden Affektionen als sicher erkennen lassen (Lit. POLLAK et al. 1956, BATZENSCHLAGER et al. 1958, MANN 1960,
ZOLLINGER 1962 u. a.). Während die kindliche Nierenvenenthrombose in der Regel
zu foudroyanter hämorrhagischer Infarzierung des Organs führt, entwickelt sich
die Nierenvenenthrombose beim Erwachsenen anscheinend viel langsamer. Anastomosen können sich soweit ausbilden, daß das Organ nicht nekrotisch wird. Serienpunktionen (POLLAK et al. 1956) zeigten, daß es zuerst zu einer Verdickung der
Basalmembranen der Glomerula und einer ödematösen Durchtränkung des Inter-
stiums kommt, welch letztere später in Sklerose übergeht. Diese Beobachtungen
wurden experimentell bestätigt (MANN 1960, Lit. SHEEHAN und DAVIS 1960;
s. S. 126ff.). Dabei entwickelt sich im Tierversuch wie beim Menschen ein auch blutchemisch absolut charakteristisches nephrotisches Zustandsbild (LEGER und
GEORGE 1954, LAGRUE et al. 1957, STAEMMLER 1958, MANN 1960). Die Lipoidablagerung hält sich nach unserer eigenen Beobachtung an drei menschlichen
Fällen und in den Versuchen von MANN (1960) in sehr bescheidenen Grenzen.

In einer eigenen Beobachtung hat eine Thrombose der Vena cava bis zum Zwerchfell aber
ohne Übergreifen auf die Nierenvenen genügt, um das nephrotische Syndrom auszulösen und
bei zwei weiteren Patienten bestand eine schwere Stenose der Aortenklappen bzw. eine
Isthmusstenose der Aorta. Dabei hatten diese zwei Fälle nie quecksilberhaltige Diuretika oder
andere metallhaltige Medikamente erhalten.

Beobachtungen von herdförmiger Ablagerung von doppeltbrechendem Lipoid in
den Tubuli kann man gelegentlich auch im Bereich schwerer arteriolosklerotischer
Anoxiegebiete machen (JOCKERS et al. 1958). Entscheidend für die Entwicklung
der grundlegenden Glomerulaveränderungen scheint somit die *Anoxie* der Nieren
zu sein, und zwar unter der Voraussetzung, daß die Glomeruladurchspülung noch
einigermaßen erhalten ist, was z. B. bei Verschluß der Arteria renalis in der Regel
nicht der Fall ist; diese Form der Nierenanoxie ist denn auch nicht von einem
nephrotischen Syndrom begleitet.

Die quantitative Verteilung der genannten fünf Typen der Lipoidnephrose ist
schwer zu bestimmen, da nur wenige moderne Untersuchungen an einem größeren
Untersuchungsgut vorliegen. Ältere Arbeiten sind wegen der ungenauen Differenzierung meist unbrauchbar, auch beeinflußt die zeitgebundene Verwendung bestimmter Medikamente (Salvarsan, Hg-Diuretika usw.) die Statistik in entscheiden-
dem Maße. Wesentlich neue Einblicke hat auf diesem Sektor die Methode der
Nierenpunktion gebracht.

So fanden sich unter 28 Biopsiefällen von klinischen Lipoidnephrosen 9 rein membranöse
Veränderungen (PARRISH et al. 1957). Unter 98 Punktaten einer anderen Serie (KARK et al.
1958) wurden 28 intracapilläre Glomerulonephritiden, 18 gewöhnliche Nephritiden, 11 „reine"
Lipoidnephrosen, 8 Lupus-Glomerulitiden, 3 Amyloidnephrosen, 15 diabetische Veränderungen und 6 verschiedenartige Leiden angetroffen. Eine dritte Serie von 45 Fällen konnte wie
folgt unterteilt werden (BERMAN und SCHREINER 1958): 11 intracapilläre Glomerulonephritiden, 21 akute und chronische gewöhnliche Glomerulonephritiden, 3 diabetische Glomerulosklerosen, 4 Amyloidnephrosen, 4 Lupus-Glomerulitiden, 1 Sichelzellanämie und 1 Nierenvenenthrombose.

Im allgemeinen überwiegen jedenfalls die entzündlichen Membranschäden
(GALÀN und MASO 1957: 90%). Ganz vereinzelt jedoch finden alle Autoren keine
oder jedenfalls nur minimale glomeruläre Schäden (JOEKES et al. 1958, FIASCHI
et al. 1959). Unter 449 Autopsiefällen mit nephrotischem Syndrom fanden sich

161 „Lipoidnephrosen", 47 nephrotische Glomerulonephritiden, 183 akute und 58 chronische banale Glomerulonephritiden (BARNESS et al. 1950), eine gemischte Serie von 36 Biopsien und 9 Autopsien (LIEBMANN 1950) ergab 33 Glomerulonephritiden, 4 Amyloidnephrosen, 4 Lupus-Nephritiden, 3 diabetische Glomerulosklerosen und 1 Nierenvenenthrombose. In unserer eigenen autoptischen Serie wurden die intracapillären und die banalen Glomerulonephritiden von vornherein ausgeschaltet. Es verblieben 23 Fälle der entzündlich-narbigen Gruppe, 12 Amyloidnephrosen, 4 anoxisch bedingte Nephrosen und 16 Schwermetallnephrosen.

Das klinische Bild der Lipoidnephrose ist in erster Linie durch das nephrotische Syndrom (s. S. 255) ausgezeichnet. Eine Globalinsuffizienz der Niere kann in der Endphase bestehen (s. S. 33), sie gehört aber an sich nicht zum ganzen Bild. Besonders bei Kindern läßt sich nicht selten ein schubweiser Verlauf feststellen, in rund einem Fünftel der Kinderfälle wird aber nur ein einziger Ödemschub beobachtet (HOOFT und VANDENBERGHEN 1955). Möglicherweise handelt es sich dabei um die klinische Manifestation der ersten glomerulonephritischen Veränderungen. Blutdrucksteigerung fehlt stets bei reinen Fällen, bei Komplikationen durch eine akute schwere interstitielle Nephritis kann sie sich temporär allerdings einstellen. Im Gegensatz zu den meisten Angaben wird eine Mikrohämaturie, wenigstens temporär, doch häufig gefunden (MARIE 1954: 50%). Der Urin enthält im übrigen granulierte hyaline und zum Teil mit doppeltbrechenden Lipoiden beladene Cylinder. Auch einzelne lipoidhaltige Zellfragmente können beobachtet werden; 15 bis 70% der Patienten, besonders der Kinder, sterben in der nephrotischen Krise (MAC FAYDEN 1947). Der Tod erfolgt in der überwiegenden Zahl der Kinderfälle an Infekten (83%), in 10% an Herzinsuffizienz und in 7% an Therapiezwischenfällen (BARNESS et al. 1950).

Unter unseren eigenen 13 Kinderfällen starben je 5 am Herzversagen bzw. am Infekt, 2 an Urämie und 1 an Suburämie und Herzversagen; Erwachsene (23 entzündlich-narbige und 5 anoxische Fälle): 12 Urämie, 7 Herzversagen, 8 Infekt, 1 Lungenembolie. Beim Kind ist somit die Urämie eher ungewöhnlich, beim Erwachsenen stellt sie die Haupttodesursache dar. Die Infektresistenz ist beim Nephrotiker deutlich reduziert, was man auf die stark verminderten Gamma-Globulinwerte zurückführt. In etwa einem Viertel der Fälle beginnt das ganze Leiden mit einem Infekt (MARIE et al. 1954), wobei nicht abgeklärt ist, ob der Infekt die Ursache der der ganzen Affektion zugrunde liegenden Glomerulonephritis ist oder aber nur das nephrotische Syndrom bei früher durchgemachter Glomerulonephritis auslöst.

Die Prognose scheint beim Neugeborenen und Säugling schlecht zu sein (HALLMAN et al. 1956), jedoch wurde nach Verfolgung über 10 bis 26 Jahre bei elf von zwölf Fällen völlige Ausheilung beobachtet (KOHN und OBRIENSKY 1962).

In einer anderen Gruppe von 37 Kindern mit Lipoidnephrose (MARIE et al. 1954) wurden 12 geheilt, 10 heilten mit Nierenschaden, 10 starben und 5 waren noch krank. Auch nach anderen Autoren (ROSSI 1959) erliegen 38% der Kinderfälle ihrem Leiden schließlich.

Aminonucleosidnephrose[1]. Durch Injektion von Aminonucleosid, einem Derivat des Antibioticum Puromycin, läßt sich bei Ratten und anderen Tieren ein

---

[1] Allg. Lit. BARTLETT und SKELATA 1959, HARKIN und RECANT 1960, KÖRTGE et al. 1961, BUCHER 1963, DUBACH 1964.

klassisches nephrotisches Syndrom erzeugen; das elektrophoretische Resultat deckt sich dabei weitgehend mit demjenigen der Masugi-Nephritis (BUCHER 1963, BAUMANN 1959). Elektronenmikroskopisch findet sich als erste Veränderung eine schwere Deckzellstörung; das endoplasmatische Reticulum ist stark reduziert, es treten Vacuolen und osmiophile Einschlüsse auf, und die Fußprozesse zerfließen (KÖRTGE et al. 1961). Mehrfach wurde beobachtet, daß die Verklumpungen der Podocytenfüßchen schon am 5. Tag (LANNIGAN et al. 1962: 24 Std, KÖRTGE et al. 1963: erste Veränderung nach 6 Std), also vor der Proteinurie auftreten, in einem Zeitpunkt, in welchem die Membran elektronenmikroskopisch noch unverändert erscheint (HARKIN und RECANT 1958, 1960, VERNIER et al. 1959, FELDMAN und FISHER 1959, DUBACH und RECANT 1960, HOCH-LIGETI 1960, FISHER und GRUHN 1961, YAMAUCHI et al. 1964). Die Tatsache, daß die Proteinurie erst nach der Podocytenveränderung auftritt, will nicht besagen, daß diese letztere kausal bedeutungslos für die Proteinurie sei. Die Möglichkeit einer vorerst totalen Rückresorption der durch die Schlingen getretenen Eiweißkörper in den Tubuli liegt auf der Hand. Lichtoptisch lassen sich vom 5. Tag an hyaline, PAS-positive Tropfen im Deckepithel (Podocyten) nachweisen (NOLTENIUS 1963), welche auch elektronenoptisch darstellbar sind und möglicherweise mit Mitochondrien zusammenhängen (HARKIN und RECANT 1960, FISHER und GRUHN 1961). Einzelne derartige Tropfen erscheinen auch im Endothel sowie im Mesoangium. In Dünnschnitten und bei geeigneter Färbung (PAS usw.) ist die Basalmembran leicht verdickt (s. a. FRENK et al. 1955, FIEGELSON et al. 1957, HARKIN und RECANT 1958, VERNIER et al. 1959, HOCH-LIGETI 1960, s. dagegen LANNIGAN et al. 1962, KÖRTGE et al. 1961). —

Vom 12. Tag an ist auch das Mesoangium deutlich geschwollen und stellenweise van-Gieson-rot mit vermehrter Faserbildung. Die Membran ist nun deutlich verdickt, die Schlingen enthalten gelegentlich homogene Thromben. Fermentuntersuchungen ergaben eine Vermehrung der Dehydrogenase in den Glomerula (DUBACH und RECANT 1960, HESS 1960), während die alkalische Phosphatase reduziert ist (DUBACH und RECANT 1960).

Das Aminonucleosid ist ein antimetabolisches Agens, welches den Nucleosid- und Nucleinsäurestoffwechsel der Glomerula schädigt. Adenosin verhindert diese Schädigung weitgehend (HARTMANN et al. 1959). Wahrscheinlich wird der Einbau der Ribonucleinsäure in den Deoxyribonucleinsäurekomplex gehemmt (ALEXANDER und HUNT 1961); möglicherweise handelt es sich auch um eine Fermenthemmung in den Füßchenprozessen bei der Bildung von Nucleotiden und Co-Fermenten (DUBACH und RECANT 1960, KÖRTGE et al. 1961, DUBACH 1963, s. dagegen ALEXANDER et al. 1963). Eine Haptenwirkung scheint nicht vorzuliegen, da Röntgenbestrahlung oder Steroidbehandlung keinen Einfluß auf die Läsion haben; es muß sich somit um eine primäre glomeruläre Läsion handeln (DUBACH und RECANT 1960), wobei quantitativ morphologisch der Membranschaden im Vordergrund zu stehen scheint (FARQUHAR und PALADE 1961, FISHER und KLEIN 1963). Die histochemisch festgestellten Fermentverschiebungen werden nicht als Ursache, sondern als Folge des Proteinverlustes angesprochen (DUBACH und RECANT 1962).

Vereinzelt wird auch ein rein tubulärer Prozeß durch Störung des Mitochondrienstoffwechsels mit reduzierter Rückresorption und Proteinurie angenommen (HESS 1960). Besonders der Weiterverlauf der Aminonucleosidschädigung zeigt, daß diese Ansicht nicht richtig sein kann, denn nach monate- bis jahrelanger

Beobachtung solcher Ratten stellt sich eine chronische, progressive entzündliche Reaktion der Glomerula ein (Abb. 217), woran rund 5% der Tiere eingehen (DUBACH und RECANT 1960, ERICSSON und ANDRES 1961, FELDMAN und FISHER 1961, BUCHER 1963). Wir deuten diese Veränderung als reaktive Herdglomerulitis, ausgelöst durch einen primär nicht entzündlichen chemischen Schaden am Glomerulum und trennen sie von der diffusen Glomerulonephritis ab. Ihr Vorkommen ist jedoch theoretisch äußerst interessant, da es die schleichenden Übergänge zwischen Nephrose im anatomischen Sinn und Nephritis verdeutlicht.

Das nephrotische Syndrom und seine Einzelsymptome[1]. Das nephrotische Syndrom ist ein klinischer Begriff, der sich nicht mit der anatomischen Diagnose Nephrose deckt (s. S. 179). Es findet sich nur bei einer kleinen Zahl der anatomisch

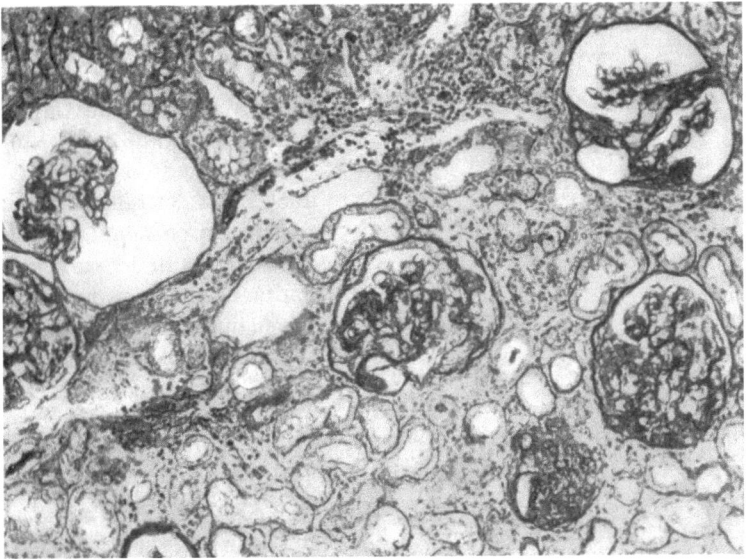

Abb. 217. Chronische Aminonucleosidnephrose der Ratte, 14 Monate Dauer: Schwere glomerulonephritische reaktive Herdveränderungen erkennbar. Vergr. 100mal, PAS

definierten Nephrosen und andererseits tritt es auch bei nichtnephrotischen Veränderungen auf (Abb. 154) (intracapilläre Glomerulonephritis, diffuse gewöhnliche Glomerulonephritis, diabetische Glomerulosklerose usw., s. WOLLHEIM und SCHÄFER 1963, SCHREINER 1963). Die Erklärung der Pathogenese dieses Syndroms ist jedoch so eng mit den Vorstellungen verbunden, die wir uns von der Entwicklung der ihm zugrunde liegenden anatomischen Veränderungen machen, daß seine ausführliche Besprechung an dieser Stelle wohl gerechtfertigt ist.

Der klinische Begriff des nephrotischen Syndroms umfaßt Proteinurie, Ödeme, Hypoproteinämie, Hypercholesterinämie und Veränderungen im Elektrophoresebild, die sich in einer starken Verminderung der Albumine, meist auch der Gamma-Globuline bei einer relativen Vermehrung der Alpha-2-Globuline äußern. Die Beta-Globuline sind vermehrt, das Fibrinogen ist stark vermehrt (LAGRUE et al. 1960).

---

[1] Lit. BRADLEY und TYSON 1948, REUBI und COTTIER 1962, REUBI und PAULI 1963, SCHREINER 1963.

Im Urin ist das Natrium vermindert, das Kalium inobligat vermehrt (WUHRMANN und WUNDERLY 1947, ADAMS 1960). Zum eigentlichen nephrotischen Syndrom gehört keine Blutdrucksteigerung; sie kann jedoch bei Capillareinengung durch entzündliche Veränderungen (auch durch Schwellung der Basalmembranen: G. FAHR 1951) zusätzlich auftreten. Auch die Globalinsuffizienz der Nierenfunktion ist kein integrierender Bestandteil des nephrotischen Syndroms. Ihr Auftreten hängt von der Grundkrankheit ab (z. B. Glomerulonephritis, intracapillär) oder ist als Komplikation (komplizierende interstitielle Nephritis, Capillarthromben, EHRICH 1957) aufzufassen. Tracerversuche (KELLEY et al. 1950) zeigen, daß beim Nephrotiker wahrscheinlich als Folge des erhöhten Eiweißverlustes die Serum-Eiweißbildung schneller vor sich geht als beim Normalen. Einzelne klinische Symptome weisen auch auf eine vermehrte Aldosteronproduktion beim nephrotischen Syndrom hin (Lit. REUBI 1956, SIEGENTHALER 1961).

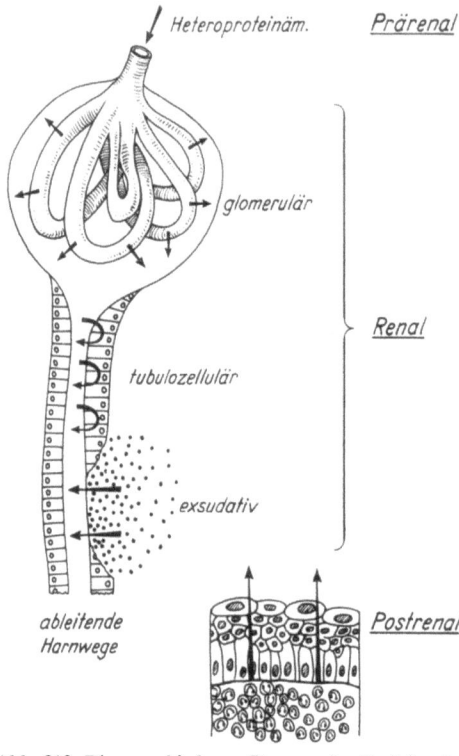

Historisch können drei Entwicklungsphasen in der pathogenetischen Auffassung des nephrotischen Syndroms unterschieden werden:

1. Die Degeneration der Tubuli ist als primär, das Leiden als renal aufzufassen (VON MÜLLER 1905, MUNK 1910, VOLHARD und FAHR 1914).

2. Es wird eine primäre Störung des Eiweißstoffwechsels mit Bildung pathogener Proteine angenommen, die Nierenläsion wäre danach sekundärer Natur (EPSTEIN 1917).

Abb. 218. Die verschiedenen Formen der Proteinurie (Erklärung s. Text)

3. Die primäre Störung liegt im Glomerulum, die Tubuli sowie der Eiweißchemismus sind sekundär verändert (BELL 1929, RANDERATH 1937).

Das führende Symptom des nephrotischen Syndroms ist die Proteinurie (Lit. SARRE und GAYER 1959). Grundsätzlich trennen wir die postrenalen (Cystitis usw.) von den renalen und diese wiederum von den prärenalen Formen (Abb. 218). Bei diesen letzteren zirkulieren abnorm kleine, pathologische Eiweißkörper im Blut, welche die primär intakten Glomerulumschlingen passieren können und deshalb im Filtrat erscheinen. Das klassische Beispiel dafür ist die sofort einsetzende massive Proteinurie nach intraperitonealer Hühnereiweißinjektion beim Versuchstier (s. a. ADDIS et al. 1951). Elektronenmikroskopisch konnte der Durchtritt von markiertem Globin in allen Phasen verfolgt werden: Endothelpermeation, Membrandurchsetzung, Austritt in das Mesoangium sowie durch die Deckepithelschlitze in den Kapselraum (MENEFEE et al. 1964).

Die uns hier interessierende *renale Proteinurie* kann glomerulärer oder tubulärer Natur sein.

Generell wird ihre Ursache von den meisten Autoren in einem Schlingenschaden erblickt (ASCHOFF 1927, FISHBERG 1931, OERTEL 1940, OETTEL 1943, 1944, CHRISTIAN 1948, DIAZ 1950, LEDERER und CANIVEZ 1952, MARIE et al. 1954, EDER et al. 1954, CHINARD et al. 1954, SQUIER 1953, LUETSCHER und CURTIS 1955 Lit., REUBI 1956, KAWAMURA 1961 Lit. u. a.). Die von RANDERATH (1935) vertretene prärenale Störung als Ursache der Albuminurie hat zwar außerordentlich befruchtend gewirkt bei der Betrachtung zahlreicher Formen der Glomerulonephrose, sie muß aber für das nephrotische Syndrom abgelehnt werden (s. dagegen NONNENBRUCH 1942, 1949, BELL 1946, WUHRMANN und WUNDERLY 1947). Einen gewissen Hinweis auf die Richtigkeit dieser Auffassung ist in den Biopsiebefunden

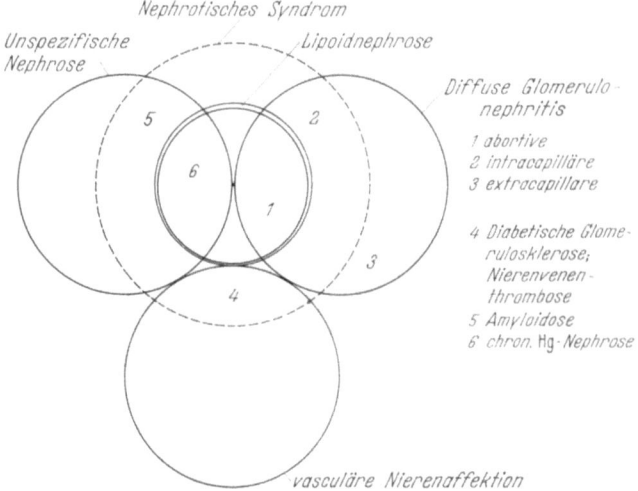

Abb. 219. Die Pathogenese der Lipoidnephrose (zentraler Doppelring) und des nephrotischen Syndroms (zentraler gestrichelter Ring)

nach Cortison- usw. Behandlung zu erblicken, da parallel mit der Behebung des Glomerulumschadens auch die Proteinurie eingeschränkt wird (SHAPE und UNGER 1959), wobei vor allem die Membranverdickung verschwinden soll.

Entzündliche (Glomerulonephritis), infiltrative (Amyloidose usw.) oder degenerative (Anoxie, Quecksilbernephrose usw.) Schlingenveränderungen sind die morphologische Ursache des funktionellen Undichtwerdens der Glomerulumschlingen. (Über die Streuung der Ursache des nephrotischen Syndroms s. Abb. 219 sowie PEARL et al. 1963.) Entscheidend ist dabei in der chronischen Phase die Membranschädigung (GEER et al. 1961, LÖBLICH und SCHÖRCHER 1960, SPIRO 1960, CHURG et al. 1962 u. a.), im Sinne einer Quellung (BENCOSME und BERYSMAN 1962), während die Podocytenveränderung (s. S. 243) sehr wahrscheinlich sekundärer Natur ist (ROUILLER 1961, FARQUHAR et al. 1961, ASHWORTH und JAMES 1961, BERGER et al. 1961 u. a.) und die Läsion des Deckepithels sowie des Endothels (NOLTENIUS et al. 1962, NOLTENIUS 1963) nur beim akuten Vorgang von Bedeutung ist (elektronenmikroskopische Untersuchungen mit kolloidalem Eisen, KAWAMURA 1961). Nach Injektion von menschlichem Albumin bei Ratten oder

Kaninchen kann elektronenmikroskopisch primär fast keine Podocytenveränderung nachgewiesen werden (LANNIGAN und MC QUEEN 1962). — Die Eiweiß-Differentialclearance ergibt bei der glomerulonephritischen Membranschädigung eine unselektive, beim reinen nephrotischen Syndrom eine selektive Schädigung der Membran und angeblich auch der Tubuli (SQUIRE et al. 1962).

Eine ganz saubere Trennung der glomerulären Form von der prärenalen ist jedoch nicht möglich, da diese letztere sehr rasch auch zu einem sekundären renalen Schlingenschaden führt (s. S. 185).

So erscheinen nach Injektion von 50 g Gelatine i.v. beim Menschen am 1. Tag zwischen 10 und 15 g körpereigene Proteine im Urin, was die Schlingendurchlässigkeit eindeutig beweist (LOWELL et al. 1946). Ebenso scheiden Ratten und Kaninchen — Mäuse zeigen normalerweise Proteinurie, Männchen ausgeprägter als Weibchen (THUNG 1962) — nach Injektion von menschlichem Albumin nicht nur reichlich derartiges Albumin, sondern auch tiereigene Proteine aus (LANNIGAN und MC QUEEN 1962).

Im übrigen können die durchgetretenen Eiweißstoffe elektronenoptisch an die Membran angelagert nachgewiesen werden (BLOZIS et al. 1962 u. a.).

Die glomeruläre Permeabilitätsstörung nach Aminonucleosid, Metallvergiftung, Masugi-Nephritis usw. kann durch capillardichtende Stoffe stark herabgesetzt werden (CARONE und SPECTOR 1960). Starke Widersprüche bestehen zwischen den Befunden der einzelnen Autoren bei Bestehen einer spontanen Nephrose. So wurde beim nephrotischen Patienten keine größere Permeabilität für Hämoglobin nach Injektion festgestellt, wohl aber im Tierversuch nach vorgängiger Injektion von Rinderalbumin (LIPPMAN et al. 1951, BRANDT et al. 1950), wobei die Porosität für größere Moleküle stärker vermehrt ist als für die kleinen. Nach Plasmatransfusionen wird vor allem Albuminurie, nach Sublimatvergiftung Globulinurie beobachtet (COYE et al. 1955).

Die Tubuli spielen schon normalerweise eine wesentliche Rolle, da das normale Glomerulumfiltrat nicht, wie man früher meinte, total eiweißfrei ist. So werden bei der Ratte täglich 16% der total zirkulierenden Albumine in das Glomerulumfiltrat ausgeschieden, rückresorbiert und in Aminosäuren und Polypeptide umgewandelt (SELLERS 1956 Lit.). Dabei entstehen keine hyalinen Tropfen, d. h. das Epithel wird mit der rückresorbierten Albuminmenge ohne weiteres fertig. Es ist anzunehmen, daß bei Schädigung des Tubulusepithels auch diese rückresorptive Funktion geschädigt werden kann, so daß bei normalen Blut- und Glomerulumverhältnissen eine Proteinurie im Sinne einer Ausscheidung des normalerweise filtrierten Eiweißes im Urin festgestellt werden kann (ADDIS 1948). Die erwähnten Versuche von LOWELL et al. (1946) könnten durch diesen Mechanismus erklärt werden: Starke Gelatinespeicherung in den Hauptstücken, Aufhebung der Rückresorptionsfähigkeit, Proteinurie nicht zufolge Schlingenschadens, sondern wegen fehlender Normalrückresorption. Jedenfalls ist lange nicht jede Albuminurie eine Folge einer Glomerulonephrose oder einer Glomerulonephritis (SPÜHLER 1946, SQUIRE et al. 1962, s. dagegen BRÖDER 1935). Ein eigentlicher Schwellenwert besteht bei der Proteinurie, er ist aber nicht glomerulär bedingt, sondern eine reine Frage der tubulären Rückresorptionsfähigkeit (RATHER 1953 Lit.). Wird die Albuminausscheidung nach Albumininjektion kurvenmäßig dargestellt, so ergibt sich ein plötzlicher Knick mit stark vermehrter Ausscheidung bei Überschreiten der Rückresorptionsgrenze (GREGOIRE 1958).

Bis zur Erreichung der Rückresorptionsinsuffizienz kann deshalb eine Proteinurie im definitiven Urin fehlen, obschon die Glomerula geschädigt sind und sehr stark vermehrt Proteine durchtreten lassen (cachierte Proteinurie).

Auf der anderen Seite aber ist es selbstverständlich auch überspitzt, wenn nun jede Proteinurie bei Nephrose als Folge einer Rückresorptionsinsuffizienz aufgefaßt wird (FREEMAN und JOEKES 1957). Einzelne Autoren zweifeln sogar am Vorkommen einer rein tubulären, durch Resorptionsinsuffizienz bedingten Albuminurie (RANDERATH und BOHLE 1959). Auch an eine Kombinationswirkung wird gedacht. So finden sich nach künstlicher Überwärmung oder Abscheßbildung (COYE et al. 1959) Membranschäden der Glomerula und eine funktionelle Störung der Tubulusrückresorption. — Eine wesentliche tubuläre Eiweißsekretion (FAHR 1925, BECHER 1935) konnte nicht wahrscheinlich gemacht werden. Es kann zwar festgestellt werden, daß mit Eiweiß übersättigte Tubuluszellen Schäden aufweisen und dabei vereinzelt ihre hyalinen Tropfen in die Tubuli entleeren. Voraussetzung ist aber doch eine primäre Proteinausscheidung in das Glomerulumfiltrat, durch welche ja die hyalinen Tropfen erst entstehen.

Bei der orthostatischen Proteinurie liegt eine abnorm starke Lordose vor, wobei es zur Drosselung der Nierenvenen kommt. Die dabei entstehende Stauung führt zur Dilatation der Glomerulumschlingen und zur Proteinurie wie bei der Nierenvenenthrombose. Bei länger bestehender Bettruhe soll diese Form der Albuminurie verschwinden, ansonsten die Diagnose falsch ist (KING 1954). Von anderer Seite wird die sog. orthostatische Proteinurie als Folge einer Vasoconstriction, ausgelöst durch Versacken des Blutes in die Extremitäten, erklärt (GREINER und HENRY 1955).

Bei längerer Verfolgung von 250 Fällen von sog. orthostatischer Proteinurie weist aber doch gut ein Drittel der Fälle schließlich Anhaltspunkte für das Bestehen einer echten Glomerulonephritis auf (KING 1959). Es ist somit denkbar, daß in einem Teil der Fälle die Lordose und die Venendrosselung wohl eine Rolle spielen, jedoch nur, indem sie einen sonst inaperzepten Schlingenschaden funktionell in Erscheinung treten lassen (s. a. BULL 1948, FOWWEATHER 1955). Tatsächlich ergeben Nierenpunktionen bei orthostatischer Proteinurie sehr häufig (ROBINSON et al. 1961a: 45%) eindeutige Schlingenschäden, welche auch elektronenmikroskopisch erfaßt werden können (ROBINSON et al. 1961b).

Ferner spielen auch hormonale Einflüsse bei der Proteinurie eine unbestreitbare Rolle. So führen Noradrenalin- und Adrenalininjektionen zur Proteinurie (ALBEAUX-FERNET et al. 1955), vermutlich durch Constriction der Vasa efferentia (s. S. 226, KING und BALDWIN 1956). Das Nierenhormon Renin fördert die Schlingenporosität (LIPPMAN et al. 1951, COYE et al. 1955). Die Renin-Proteinurie wird durch ACTH gefördert, durch Nebennierenentfernung gehemmt (GOODMAN et al. 1951). Auch Testosteron steigert anscheinend die Schlingenpermeabilität, da männliche Ratten häufig spontan hyaline Cylinder aufweisen, welche nach Kastration verschwinden. Bei der weiblichen Ratte kann Proteinurie durch Testosteroninjektion erzeugt werden (LOSOTHETOPOULOS und WEINBREN 1955). Vermutlich ebenfalls auf hormonalen Einflüssen, möglicherweise unter Mitwirkung anoxischer Schäden, entwickelt sich bei hohem Stress, z. B. bei Kampffliegern, eine Albuminurie (AHRONHEIM 1947, ALBEAUX-FERNET et al. 1955, KING und BALDWIN 1956). Auch bei der neurogenen Proteinurie (Hirntrauma) wird angenommen, daß die

Proteinurie durch anoxische Schäden auf dem Boden einer Vasoconstriction zustande kommt (FISHBERG 1957). Auffällig ist jedoch, daß lange nicht alle Hirntraumata zu einer Proteinurie führen.

Das Gesagte läßt sich ohne weiteres auf die stets von der Proteinurie abhängige *Cylinder*bildung anwenden (Darstellung der verschiedenen Cylindertypen und ihre Bedeutung: SCHREINER 1957, biochemische Problematik: FREY und JÜRGENS 1964). Die Cylinder bestehen aus Harnmucoid (TAMM und HORSFALL 1952), welches durch Serumalbumin ausgefällt wird (MC QUEEN 1962). Celluläre Bestandteile können in Cylindern bei nekrotisierenden Nephrosen vorhanden sein, es wird auch vermutet, daß bei leichteren Tubulusschäden die Kuppen der Zellen abgeschnürt und abgestoßen werden können (JACKSON 1927), jedoch dürfte diesem Vorgang keine wesentliche Bedeutung zukommen. — Tubulusverstopfung durch Cylinder — wie sie einwandfrei bei Plasmocytom beobachtet wird — führt sekundär zu Epithelatrophie (WACHSTEIN und LANGE 1960), jedoch scheint uns auch dieser Faktor funktionell nicht sehr wichtig zu sein.

Die *Hypoproteinämie* des nephrotischen Syndroms scheint nach langem Hin und Her zwischen den verschiedenen Autoren doch als hauptsächlich durch die glomeruläre Proteinurie bedingt aufgefaßt zu werden (G. FAHR 1937, CAVELTI 1949, CREPET 1949, ROSSI 1959, SQUIRE 1953, SARRE 1954, REUBI 1955, 1956, SGUIRE et al. 1957, MÄRKI und WUHRMANN 1961 u. a.), während die früher vielfach vertretene Auffassung der primären Proteinstörung (RANDERATH 1935, NONNENBRUCH 1942 u. a.) in letzter Zeit sehr stark an Anhängern verloren hat. Insbesondere hat sich gezeigt, daß das fast simultane Auftreten von Blutveränderungen und Proteinurie bei der Aminonucleosidnephrose und der Masugi-Nephritis noch lange kein Beweis dafür ist, daß die Proteinurie nicht schon vorher bestanden hat (Totalrückresorption s. oben). Jedenfalls konnte verschiedentlich durch Plasmapherese im Tierversuch sowohl blutchemisch (SELLERS et al. 1957) als auch histologisch ein Bild erzeugt werden, daß der Lipoidnephrose zum mindesten sehr nahe steht.

Ferner wurde festgestellt, daß bei nephrotischem Syndrom auch ein enteraler Proteinverlust besteht (Lit. s. KLUTHE et al. 1963), was wohl ein Ausdruck der generalisierten Capillarläsion bei nephrotischem Syndrom bzw. bei Glomerulonephritis ist (s. unten). — Die Hypoproteinämie wird im übrigen auch als Ursache der Wachstumsstörung bei kindlichen Lipoidnephrosen angesprochen (BAUER 1954).

Die Entstehung der *Ödeme* wird in Fortsetzung der oben angeführten Überlegungen in erster Linie auf die Hypalbuminämie (Hypoproteinämie) zurückgeführt, doch muß auch die Verminderung des Plasmavolumens und die Veränderung der Salzverhältnisse mitspielen. Die Reduktion des Plasmavolumens führt zu Produktion von antidiuretischem Hormon und dieses wiederum zur vermehrten Natrium- und H_2O-Rückresorption (FISHBERG 1931, CHRISTIAN 1948, SUNDAL 1954, EDER et al. 1954, REUBI 1956, 1960, EHRICH 1957, THÖLEN 1959 u. a.). Wesentlich beteiligt bei der vermehrten Rückresorption von Natrium und Wasser ist die erhöhte Aldosteronproduktion, bedingt durch die Plasmavolumeneinschränkung (SQUIRE et al. 1957, SIEGENTHALER 1961). Nicht ganz auszuschließen ist ferner die Möglichkeit einer generalisierten Capillarläsion als Ursache der Ödeme (VOLHARD 1942, NONNENBRUCH 1949, FANCONI 1960, SIEGENTHALER 1961, s. dagegen POLI et al. 1959). Auch bei der akuten Glomerulonephritis, die ja nach dem

Gesagten in vielen Fällen der Lipoidnephrose zugrunde liegen muß, wird häufig eine generalisierte Capillarpermeabilitätsstörung mit akuten Ödemen beobachtet, bei der Aminonucleosidnephrose konnte sie elektronenmikroskopisch eindeutig belegt werden (FRIEDERICI und PIRANI 1964). Als Teilfaktor kann die allgemeine Capillarläsion jedenfalls in der Pathogenese der hier besprochenen Form des Ödems nicht ausgeschlossen werden.

Die größten Schwierigkeiten hat seit jeher die Erklärung der Lipoidstoffwechselstörung, insbesondere der *Hypercholesterinämie*[1] geboten. Als eine Möglichkeit sei die relative Vermehrung der Lipoidträger im Serum (Alpha- und Beta-Globuline) erwähnt (EHRICH 1957, ALLEN 1955, GERGELY 1958, REUBI 1958, THÖLEN 1959). Jedenfalls scheint die Bedeutung des Proteinverlustes für die Entwicklung der Hyperlipämie unbestritten.

Bei nephrotischen Ratten entwickelt sich nach Ureterligatur keine Hyperlipämie (ROSENMAN et al. 1956/1957), auch bessert sich nach Injektion von Harnproteinen bei der nephrotischen Masugi-Ratte die Hypercholesterinämie (TRACY und WISSLER 1962). Nach Plasmapherese zeigt das Kaninchen Hyperlipämie (s. dagegen GERGELY 1958, KLUTHE 1960), welche durch Hypophysektomie verhindert werden kann, so daß möglicherweise das somatotrope Hormon eine Rolle spielt.

Im Laufe der letzten Jahre wurde immer deutlicher, daß die Niere selbst schon normalerweise einen wesentlichen Einfluß auf den allgemeinen Lipoidstoffwechsel ausübt. Diese Funktion wird durch Nephrektomie gestört, nicht aber durch Ureterligatur, so daß nicht die Ausscheidungsinsuffizienz sondern das Vorhandensein von vitalem Nierengewebe entscheidend ist (HEYMANN und STARTZMAN 1946, DIAZ 1950, JIMENEZ-DIAZ 1950, SVANBORG 1953, GALEONE et PELOCCHINO 1954, HEYMANN und CLARK 1954 Lit., DI LUZIO und HOUCK 1956, REUBI 1958, THÖLEN 1959). Geringgradige chronische Metallvergiftungen (Uran, Quecksilber usw.), welche nicht zu Tubulusnekrosen führen, sind ebenfalls von einer Hypercholesterinämie begleitet (HEYMANN 1942, BAUER et al. 1953 u. a.). Auch bei experimenteller Nephrocalcinose wird sekundäre Lipämie beobachtet (LANDERON 1959). In diesem Zusammenhang ist sehr interessant, daß beim Normalmenschen die Halbwertszeit des Cholesterins 8 Tage, beim Lipoidnephrotiker jedoch 45 Tage betragen soll (FRITZEL und LAGRUE 1959). Es scheint somit sicherzustehen, daß die Nieren eine Rolle im Lipoidstoffwechsel spielen. Dabei sollen die Hauptstücke die aus dem Glomerulumfiltrat rückresorbierten Lipoproteine spalten und an das Venenblut abgeben, in welchem die mit Äther extrahierbaren Lipoide bei nephrotischem Syndrom erhöht sind (REUBI und SCHMID 1955). Die nicht metabolisierbaren Lipoide bei der Lipoidnephrose werden somit in der Niere produziert (SCHRADER 1955), wie dies auch aus elektronenmikroskopischen Untersuchungen hervorzugehen scheint (POST 1963). Wird die Tubulusfunktion durch die überstarke Rückresorption von Lipoideiweißkörpern blockiert, so kommt es zur lokalen Lipoidablagerung (RANDERATH 1941, LEDERER und CANIVEZ 1952, POLI et al. 1953) und auf der anderen Seite wird die lipoidverarbeitende Funktion dieser Zellen durch die übermäßige Speicherung gehemmt oder aufgehoben (ZOLLINGER 1955, REUBI 1956, LAGRUE 1957 u. a.). Tatsächlich enthält die Niere alle für den Fettstoffwechsel nötigen Fermente (BÉNARD und GAJDOS 1954, LAGRUE et al. 1957, PEZOLD 1959).

---

[1] Lit. BAXTER 1962.

Nach der heute mehrheitlich vertretenen Anschauung kann man sich die Pathogenese des nephrotischen Syndroms folgendermaßen erklären:

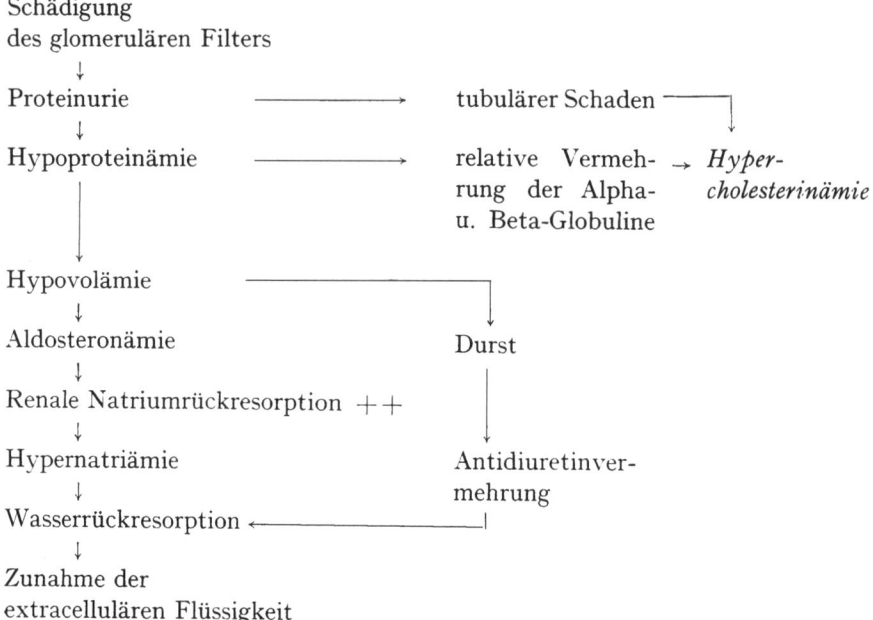

β) Nephrosen bei Eiweiß-Störungen

Die Plasmocytomniere[1]

Die Nierenveränderung bei Plasmocytom gilt als Muster für eine durch prärenale Eiweißstoffwechselstörung bedingte Nierenveränderung. Sie ist bei voller Ausbildung absolut charakteristisch, so daß auch beim Übersehen der Knochenmarksveränderungen nachträglich die Diagnose gestellt werden kann (REHSTEINER 1923, SICKEL 1959).

Makroskopisch ist die Plasmocytomniere in der Regel vergrößert und blaß (Abb. 220, 221; KOBERNICK und WHITESIDE 1957 Lit., STAEMMLER 1957, SUGANO 1959, KENIS et al. 1961, CAUCHIE et al. 1962: ein Viertel der Fälle über 360 g). Bei Werten über 350 g besteht meist eine akute seröse interstitielle Nephritis. Doch können die Nieren auch vollkommen unverändert sein; in etwa 10% der Fälle handelt es sich um Schrumpfnieren (Abb. 220). Nach unseren Erfahrungen ist die Niere um so größer je kürzer der Verlauf der Erkrankung war. Nur nach jahrelangem Leiden stellt sich eine Organschrumpfung ein. Im ganzen zeigen die Nieren in etwa 60 bis 70% der medullären Plasmocytome Veränderungen (ZOLLINGER 1945, MICHON et al. 1959). Die Schnittfläche ist etwas unscharf gezeichnet, sehr blaß, die Brüchigkeit stark wechselnd.

Mikroskopisch sind die Tubuli erweitert (Abb. 222) und enthalten in den distalen Abschnitten reichlich kompakte oder geschichtete Cylinder (Abb. 223), welche vielfach als Bence-Jones-Niederschläge angesprochen werden (PERLA und

---

[1] Lit. LARSON et al. 1955, CAUCHIE et al. 1962.

HUTNER 1930, HOLMANN 1939), was jedoch kaum stimmen kann, da sie auch in Fällen gefunden werden, in welchen Bence-Jones-Körper im Urin nie nachgewiesen wurden (RANDERATH und BOHLE 1959 Lit.). Die Cylinder scheinen festzusitzen,

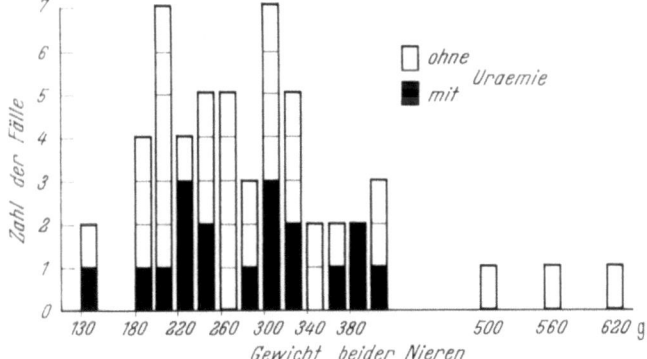

Abb. 220. Verteilung der Nierengewichte bei 54 Fällen von Nierenläsion bei multiplem medullärem Myelom. Interessant ist die Tatsache, daß lange nicht alle Schrumpfnieren und keine der stark vergrößerten Nieren zu Urämie geführt haben.

das umliegende Gewebe ist schwer geschädigt und bildet Fremdkörperriesenzellen (SUGANO 1959). Fluorochromierung mit Thioflavin, welches Affinität zu eiweißgebundenen Polysacchariden aufweist, ergab amyloidähnliche Färbung der Cylinder

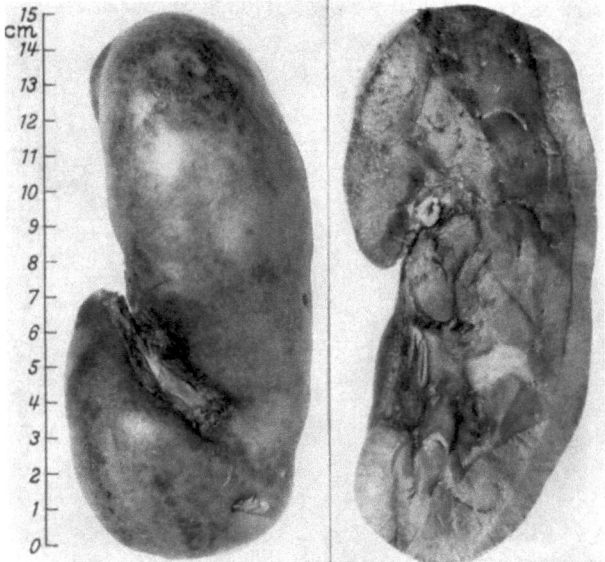

Abb. 221. Schwere chronische Nierenschwellung bei multiplem Myelom. Niere blaß, Oberfläche glatt

in 33 von 57 Fällen (VASSAR und CULLING 1962). Auch bis 400μ lange Eiweißkristalle mit angedeuteter Kongorotfärbung und positiver Fibrinoidreaktion wurden beschrieben (LÖHLEIN 1921, REHSTEINER 1923, KLEINE 1928, NEUMANN 1949, elektronenoptisch: CONSTANZA und SMOLLER 1963). Das Epithel selbst ist, besonders in den Hauptstücken, stark atrophisch (Abb. 222) und erschöpft bezüglich seiner Speicherfähigkeit, jedenfalls wird trotz massiver Proteinurie nur bei ganz akuten Fällen eine hyalintropfige Veränderung gefunden (BELL 1933, STAEMMLER

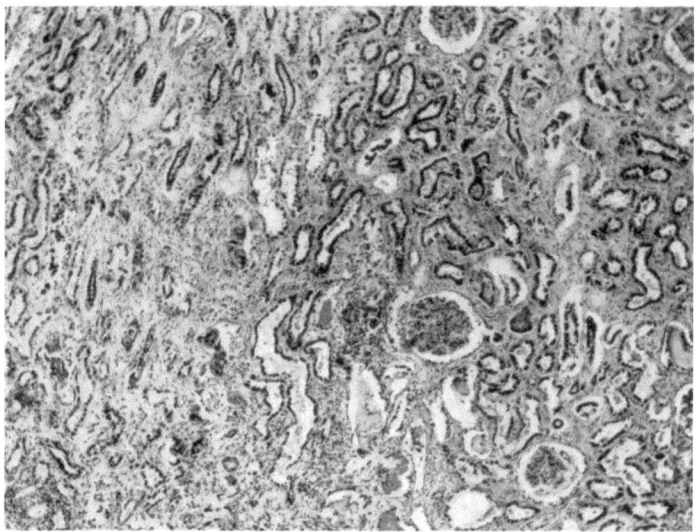

Abb. 222. Nierenrinde bei Plasmocytomniere (vgl. Abb. 221). Schwere diffuse sklerosierende, chronische interstitielle Nierenveränderung mit Atrophie und teilweise Kompression der Tubuli. Glomerula unverändert. Vergr. 60mal, HE

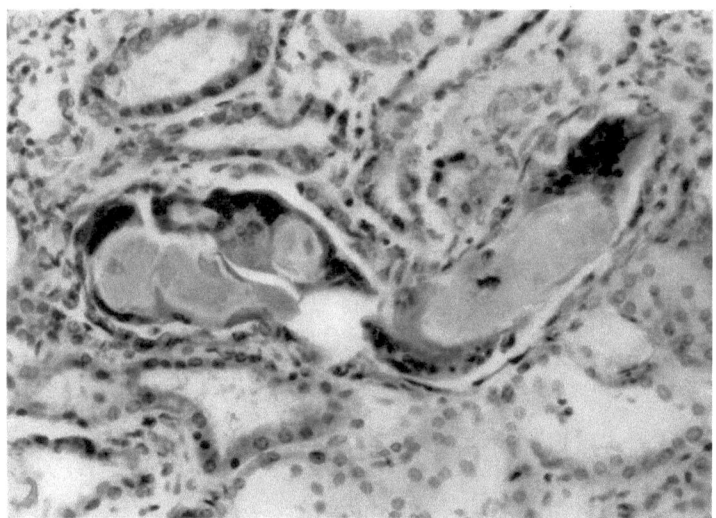

Abb. 223. Niere bei multiplem Myelom: Von Fremdkörper-Riesenzellen umgebene, festgefahrene Cylinder, 70jährige Frau. Vergr. 350mal, HE

1957). Sekundäre Kalkcylinderbildung zufolge des Knochenprozesses wird beschrieben (PERLA und HUTNER 1930, MICHON et al. 1959 u. a.), in unseren eigenen 54 Fällen bestand 27mal (50%) eine geringgradige Nephrocalcinose.

Die Glomerula sind auf den ersten Blick nicht wesentlich verändert (LÖHLEIN

1921, BELL 1933, 1946, GIUCHARD et al. 1950, ALLEN 1951, REUBI 1960). In Dünnschnitten mit PAS-Färbung usw. läßt sich aber eindeutig eine unspezifische Glomerulonephrose nachweisen (Abb. 224; KLEINE 1928, PERLA und HUTNER 1930, MAINZER 1932, ELLENBECK 1937, ZOLLINGER 1945, s. a. STAEMMLER 1957, MICHON et al. 1959, SUGANO 1959, McHARVEY et al. 1963 Lit.). Die Veränderung ist jedoch nicht obligat und oft nur geringgradig ausgebildet. Unter unseren 54 Fällen wurde sie in 4 vermißt, in 5 war sie nur angedeutet, in 28 mäßig stark, in 15 schwer und bei 2 Fällen sehr schwer. Am häufigsten wird die Basalmembranverdickung angetroffen, welche meist herdförmigen Charakter hat (ZOLLINGER

1945, KOBERNICK und WHITESIDE 1957). Final kann es aber gelegentlich zur Schlingenverdickung mit Kollaps und sogar zu Adhäsionen kommen (SUGANO 1959). Elektronenoptisch wird eine in allen Einzelheiten typische Glomerulonephrose mit Basalmembranverdickung gefunden (FISHER et al. 1964).

Das Interstitium ist in der Regel schwer bindegewebig-hyalin verbreitert mit unregelmäßig verteilten lympho-plasmocytären Infiltraten (Abb. 222) die vor allem an der Mark-Rindengrenze und perivasculär gelagert sind (KLEINE 1928, PERLA und HUTNER 1930, STAEMMLER 1937, VUILLEMIER 1938, GUICHARD et al. 1950, SUGANO 1959, MICHON et al. 1959, CAUCHIE et al. 1962). Gelegentlich kann auch ein starkes interstitielles Ödem nachgewiesen werden (BUSCHKE

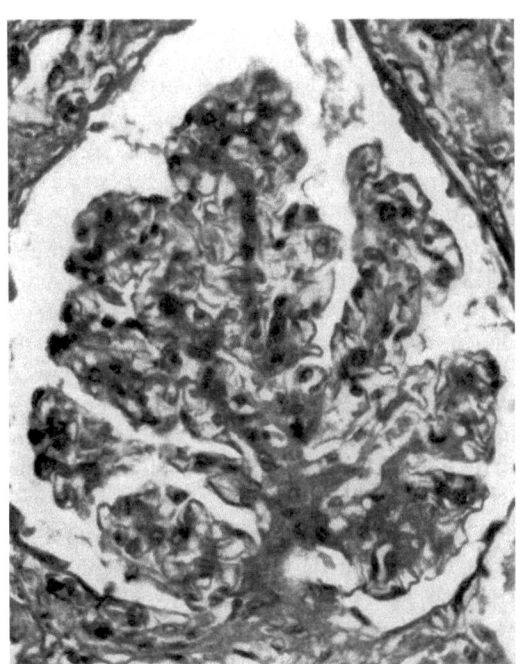

Abb. 224. Chronische Glomerulonephrose mit fingerförmiger Verbreiterung des Mesoangiums bei multiplem Myelom. Vergr. 300mal, Membranfärbung nach ALLEN

1932, BELL 1933, SUGANO 1959). Dabei handelt es sich nicht um eine perifokale Reaktion um festgefahrene Cylinder (ZOLLINGER 1945, s. dagegen KENIS et al. 1961), sondern um eine selbständige Erkrankung, die durch die Rückresorption und den interstitiellen Abtransport pathologischer Eiweißkörper bedingt ist (s. S. 404). Kristalle werden auch im Interstitium gelegentlich beschrieben (MÜCKE 1943 Lit., STAEMMLER 1957 u. a.).

Die Arterien und Arteriolen sind nicht spezifisch verändert, sie zeigen nur in einem relativ geringen Prozentsatz der Fälle sekundäre Veränderungen durch Hypertonie und Alter (PERLA und HUTNER 1930, KOBERNICK und WHITESIDE 1957).

An Sekundärveränderungen wird vor allem die Amyloidose erwähnt (ALLEN 1951: 6%, SNAPPER et al. 1953, KYLE und BAYRD 1961, KENIS et al. 1961, CAUCHIE et al. 1962: 6,8%). Wir selbst haben unter unseren 54 Fällen nur einmal eine

Paramyloidose nachweisen können (s. a. CARSON et al. 1955). Auch die von anderen
Autoren (BANNICK und GREENE 1929, BELL 1933, SCHUPPLI 1939, REUBI 1960)
als häufig bezeichnete Pyelonephritis haben wir in unserer Serie nicht angetroffen
und glauben, daß es sich vielmehr um eine Frage der Interpretation der interstitiellen Entzündung handelt. Dagegen fanden wir drei Fälle von Nierenvenenthrombose, eine Komplikation, die bekanntlich bei anderen Nephrosen, besonders
der Amyloidose, häufig ist (ZOLLINGER 1945).

In experimentellen Untersuchungen wurde nachgewiesen, daß durch Injektion von Bence-
Jonesschem Eiweißkörper bei Mäusen eine in Schrumpfnieren übergehende Tubulonephrose
(MAC MAHON und MAGNUS-LEVY 1936), bzw. bei Kaninchen eine gewöhnliche Glomerulo-
nephrose (ELLENBECK 1937, RANDERATH 1935) erzeugt werden kann (s. dagegen FORBUS
et al. 1935). Auch bei Mäusen mit spontanen Plasmazelltumoren entwickelt sich eine typische
Plasmocytomniere (COLEMAN et al. 1962).

In nosologischer Hinsicht herrscht ein unbeschreibliches Wirrwarr. Neben der
Auffassung, es handele sich um eine Nephrose (TANNHAUSER und KRAUSS 1920,
BRASS 1943a, GUICHARD et al. 1950 u. a.), findet sich auch gelegentlich die Be-
zeichnung: Nephritis (KLEINE 1928, BELL 1933, VUILLEMIER 1938). Andere
Autoren stellen die Erweiterung der Tubuli durch die distale Cylinderverstopfung
in den Vordergrund, weshalb von Nephrohydrose gesprochen wird (EHRICH 1932,
APITZ 1940, STAEMMLER 1957 u. a.), eine Meinung, der wir uns nicht anschließen
können (RANDERATH 1934, 1935, BRASS 1943, ELLENBECK 1937), da dieses
Symptom viel zu selten beobachtet wird, und die Veränderung zudem nur geringgradig ist. Die Bezeichnung „Plasmocytomnephrose" (RANDERATH und BOHLE
1959) trägt den entzündlichen Veränderungen nicht Rechnung. Am einfachsten
dürfte es somit sein, wie bei der Gichtniere, auch hier einfach von „Plasmocytomniere" zu sprechen.

Entscheidend für die Entwicklung der Plasmocytomniere ist das Vorhandensein der primären Paraproteinämie. Bei allen Paraproteinämien entwickelt sich ja
praktisch gesetzmäßig eine Glomerulonephrose mit ihren sekundären Folgen. Bei
der dem Plasmocytom sehr nahe verwandten Makroglobulinämie Waldenström
werden analoge Veränderungen ebenfalls nachgewiesen (LARCAN et al. 1962,
s. S. 185). Die durch die Eiweißkörper ausgelöste Membranschädigung der Glomerula ist die Primärschädigung, der die tubulären und interstitiellen Veränderungen
auf dem Fuße folgen (s. a. BUSCHKE 1932, KOBERNICK und WHITESIDE 1957 Lit.).
Vielfach wird angenommen, der Bence-Jonessche Eiweißkörper sei spezifisch
nephrotoxisch. Da wir jedoch die nämlichen Nierenveränderungen auch bei Fällen
ohne Nachweis von Bence-Jonesschem Eiweißkörper finden konnten, ist die Paraproteinämie im weiteren Sinn als Ursache der Nierenläsion zu bezeichnen. Ob die
Eiweißcylinder zufolge ihrer primären speziellen Struktur in den Tubuli stecken
bleiben oder zufolge abnehmender vis a tergo (BRASS 1943), bleibe dahingestellt.

Klinisch zeigen gut drei Viertel der Fälle eine Proteinurie, fehlt diese, dann
fehlen durchweg auch die glomerulären Veränderungen. Gelegentlich gehen die
ersten klinischen Symptome ausschließlich von den Nieren aus (LUDWIG 1958).
Hypertonie bestand in sieben Fällen unserer Serie (13%), was gegenüber der Norm
in derselben Altersklasse doch einer deutlichen Zunahme entspricht (s. a. KOBER-
NICK und WHITESIDE 1957, GLENCHUR et al. 1959: 24%). Eine Beziehung zwischen
Nierengewicht einerseits (Schrumpfniere!) und Blutdruckwerten andererseits be-

steht anscheinend nicht (s. Abb. 220). Trotzdem beziehen wir das vermehrte Auftreten einer Hypertonie auf die renale Durchblutungsdrosselung, bedingt durch die interstitiellen Prozesse (s. a. KOBERNICK und WHITESIDE 1957). — In rund 30% der Fälle soll — wie dies bei einem malignen Knochenprozeß ja nicht überrascht — eine Hypercalcämie bestehen; nicht ganz 10% zeigen eine Nephrolithiasis.

Eine Urämie bestand klinisch in 18 unserer 54 Fälle (33%) (ebenso KOBERNICK und WHITESIDE 1957). Bei ihrem Zustandekommen spielen sehr wahrscheinlich verschiedene Faktoren zusammen: Chronische interstitielle Prozesse, Ausfall zahlreicher Tubuli durch Verstopfung (EHRICH 1932, HOLMANN 1939, WACHSTEIN und LANGE 1960), was allerdings nicht von allen Autoren anerkannt wird (BUSCHKE 1932, ELLENBECK 1937). Auch die durch die Hypertonie bedingte Gefäßveränderung kann entscheidend beim Zustandekommen der Niereninsuffizienz mitwirken. Dagegen scheinen die Glomerulaveränderungen keine wesentliche Rolle zu spielen (s. dagegen KOBERNICK und WHITESIDE 1957). — Akute Anurie nach retrograder Pyelographie wird bei Myelom gelegentlich gesehen (BERILLIE und CONN 1958 Lit.) und auf die Dehydration zufolge Fasten und Abführen mit folgender Harnkonzentration und schlußendlicher Tubulusverstopfung zurückgeführt (s. a. SCHEITLIN et al. 1960, HEALY 1963 Lit.). Selbst nach intravenöser Pyelographie wurden bei Plasmocytomnieren akute Todesfälle beobachtet (OLMER et al. 1962 Lit.) und als Ursache des akuten Nierenversagens neben der Dehydration die Kompression des Abdomens anläßlich der Pyelographie angeführt. — Über De-Toni-Debré-Fanconi-Syndrom bei Plasmocytom s. S. 103 (CONSTANZA und SMOLLER 1963).

γ) Nephrosen bei Kohlenhydratstoffwechselstörung

aa) Die sog. „Zuckerspeicherniere"[1]

Recht häufig finden wir, besonders postoperativ, vergrößerte, blasse Nieren, die makroskopisch als trübe Schwellung angesprochen werden. Mikroskopisch läßt sich eine feinvacuoläre Veränderung der Nierenhauptstücke mit Schwellung des Epithels erkennen (Abb. 225). Die Kerne liegen basalständig und sind ebenso gut erhalten wie der Bürstensaum. Die übrigen Tubulusabschnitte sind — abgesehen von häufigen Calciumoxalatkristallen — unverändert. Meist sind nicht alle Hauptstücke befallen und auch die Intensität der vacuolären Veränderung schwankt stark.

Diese Veränderung wurde von ANDERSON und BETHEA (1940) erstmals nach massiver Infusion von hochkonzentrierter Rohrzuckerlösung beschrieben und experimentell wieder erzeugt. Auch nach Glucose- und Lävuloseinfusion können genau dieselben Veränderungen auftreten. Dasselbe gilt für Dextran (JAMES und ASHWORTH 1961), Periston und andere polymere Kohlenhydrate (TRAENKER 1954, RANDERATH und BOHLE 1959 Lit.). Selbst Gelatine kann ähnliche Bilder erzeugen (SKINSNES 1947, RANDERATH und BOHLE 1959). Die Schnittuntersuchungen und die Anwendung der Phasenkontrastmikroskopie ließen zuerst vermuten, daß die Vacuolenwände möglicherweise noch Mitochondriensubstanz enthalten. Wir dachten deshalb (ZOLLINGER 1950, ZINGG 1951 Lit.), der glomerulär filtrierte Zucker (RANDERATH 1941, STAEMMLER 1957) werde in den Mitochondrien im Verlaufe der

---

[1] Allg. Lit. JANIGAN und SANTAMARIA 1961, GLOOR 1965, SCHILL Zbl. allg. Path. path. Anat. **107**, 389 (1965).

tubulären Rückresorption gespeichert, worauf es dann sekundär durch Wasser-
adsorption, vielleicht erst postmortal bzw. nach der Entnahme des Materials, zu
einer Art übertriebenen trüben Schwellung komme (s. a. MENTEN und CARPENTER
1951, TRAENCKER 1954, SIEBERT et al. 1954, MORARD 1956). Diese Deutung wird
allerdings vor allem von seiten der Elektronenmikroskopiker bestritten (YOLAC
1959, RANDERATH und BOHLE 1959, JANIGAN und SANTAMARIA 1961, MANNSBACH
et al. 1962, TRUMP et al. 1962 Lit.). Die Speicherung des Zuckers scheint danach

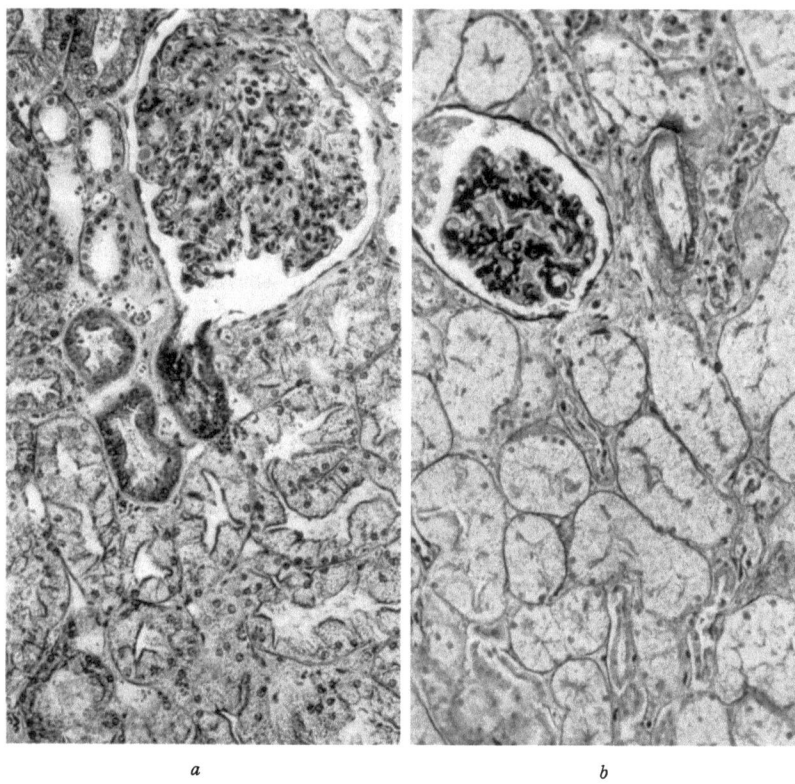

a   b

Abb. 225. Zuckerspeicherniere bei 6jährigem Knaben. *a* Gefrierschnitt-HE. Abnorm deutliche Bürstensäume. Epithel etwas granuliert und blaß. Blutgehalt des Glomerulum normgerecht. *b* Dieselbe Niere,
jedoch Paraffin-PAS. Tubulusepithel hochgradig geschwollen. Lumina praktisch vollkommen verlegt.
Feinvacuoläre Entartung des Tubulusepithels. Vergr. 120mal

in den Lysosomen zu erfolgen. Diese vergrößern sich, rupturieren und konfluieren
(TRUMP et al. 1962). Auch elektronenmikroskopisch wird eine starke Schwellung
der Mitochondrien festgestellt (s. dagegen TRUMP et al. 1962), jedoch sollen die
Vacuolen daneben liegen (DALGAARD und PEDERSEN 1961, FUJIBAYASHI 1962).
In eigenen autoradiographisch-elektronenoptischen Untersuchungen (ZOLLINGER
et al. 1965, Abb. 225c) konnten vereinzelt einwandfreie Mitochondrienfragmente
in den zu riesigen Vacuolen ausgeweiteten Lysosomen nachgewiesen werden;
markierte Saccharose fand sich ausschließlich in den Vacuolen.

Chemisch kann nachgewiesen werden, daß bei einem 5,2 kg schweren Hund die
Injektion von 30 g Glucose in 30%iger Lösung nach 1½ Std eine sehr starke

Glucoseansammlung in der Niere hervorruft, es wird also effektiv Zucker gespeichert (BRULL et al. 1956). Die Veränderung wurde auch als osmotische Nephrose bezeichnet (ALLEN 1951, 1962) und angenommen, das osmotisch-hypertonische Glomerulumfiltrat ziehe bei seinem Durchlauf durch die Tubuli aus den peritubulären Capillaren Flüssigkeit durch das Tubulusepithel hindurch an, wobei in

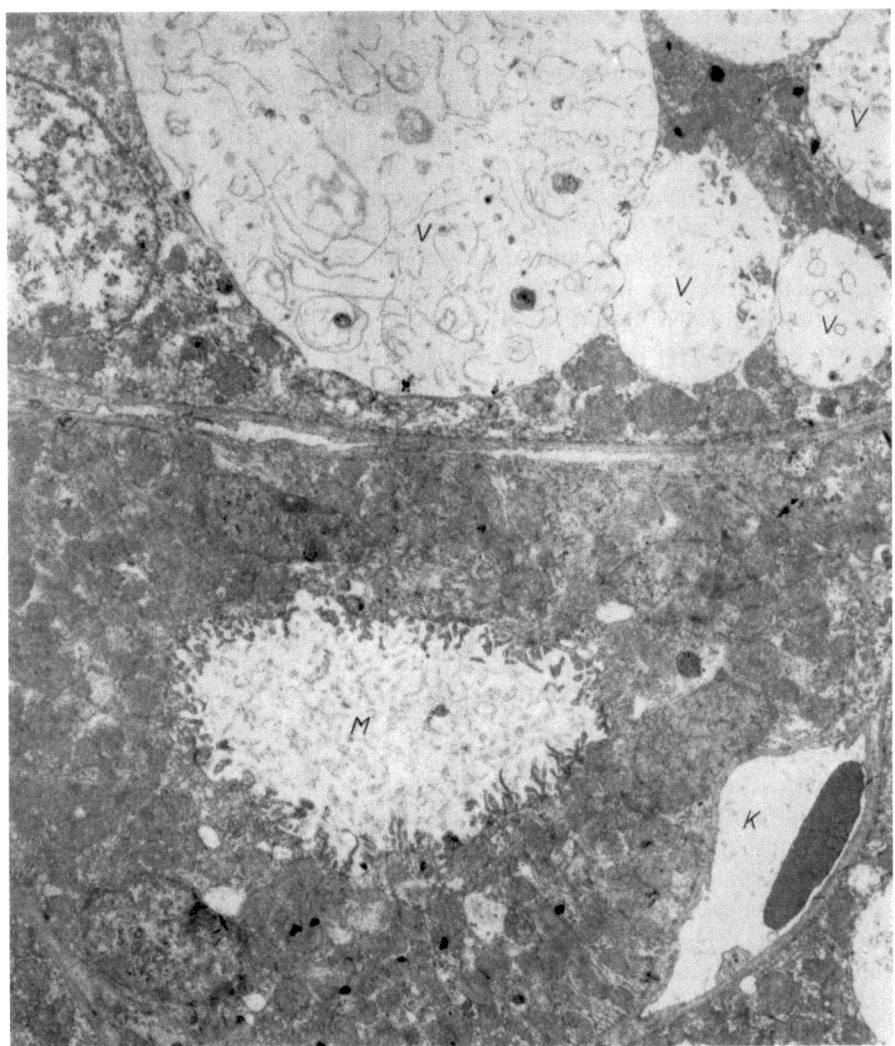

Abb. 225c. Ausgedehnte Vacuolenbildung (V) mit membranartigen Strukturen im Hauptstückepithel einer Maus, 12 Std nach der letzten von sechs in halbstündlichem Intervall erfolgten intraperitonealen Injektionen von je 2 cm³ 10%iger Saccharoselösung. M Mittelstück mit kleinen Mikrovilli, K intertubuläre Capillare mit Erythrocyt. Vergr. 5000mal. Aufnahme Dr. ROHR

diesem letzteren zwischen seinen normalen Organellen Vacuolen entstehen (ALLEN 1951, 1962).

Im allgemeinen erscheint die im Körper nicht verwendete Glucose im Unterschied zum Rohzucker (KEITH et al. 1933) nach massiver Infusion beim Menschen

rasch im Urin (WEICHSELBAUM et al. 1950), doch wird zugleich eine gewisse
Wasserretention in den Geweben nachgewiesen (HAMBURGER et al. 1954).

Meist macht sich die Zuckerspeicherniere funktionell nicht bemerkbar. Besteht
jedoch eine schwere Kollapsbildung zur selben Zeit, so kann sich das Vollbild einer
Anurie entwickeln mit Ausgang in Urämie (LANZ und ZOLLINGER 1955, PARMEN-
TIER und CORVILAIN 1956 Lit., BRUN und MUNCK 1957, s. dagegen SARRE und
KNORR 1963). Wir fanden auf 10000 Autopsien 142 Fälle mit schwerer eindeutiger
Zuckerspeicherung. In fünf von diesen Fällen betrachten wir die Zuckerspeicherung
als entscheidend für die tödliche Anurie. Die negativen Tierversuche (SARRE und
KNORR 1963), die wir nur teilweise bestätigen können (GLOOR 1965), wollen in
dieser Beziehung nicht viel aussagen, da es außerordentlich schwierig ist, schwere,
an sich nicht tödliche Schockveränderungen kombiniert mit Zuckerspeicherung
zu setzen. Auch beim Menschen sind ja die entsprechenden Fälle außerordentlich
selten (s. oben). Die Anurie kann am ehesten auf die Schwellung des Gesamtorgans
zurückgeführt werden, möglicherweise spielt auch eine verstärkte Harnstoffrück-
resorption eine Rolle (BÁLINT et al. 1948, s. dagegen BERTHOUD 1950). Im allgemeinen aber sind, wie wir dies ohne weiteres zugeben müssen, die funktionellen
Schäden nur geringgradiger Natur. Sie bestehen vor allem in einer Verzögerung der
postoperativen Harnflut (ANDERSON und BETHEA 1940, COOPER und COLLER 1949).
Beim Experimentaltier konnte zudem eine temporäre Hyperlipämie festgestellt
werden (HEYMANN und HARTMAN 1948).

Lange nicht alle Patienten, welche kurz vor dem Tod eine massive Glucoseinfusion erhalten haben, weisen eine sog. Zuckerspeicherniere auf. MORARD (1955)
fand bei seinen Fällen mit Zuckerspeicherung häufig Lebercirrhosen und Hyponaträmie, doch konnte er diese Zusammenhänge experimentell nicht belegen (1956).
An einen Zusammenhang mit einem Leberschaden denken auch andere Autoren
(GOLDEN und PRIOR 1953, GAGNE 1954). Auch in unseren 142 Fällen fand sich
86mal eine schwere Leberläsion. Experimentell läßt sich jedoch zeigen (B. GLOOR
1965), daß das entscheidende Moment für die Entwicklung einer solchen Zuckerspeicherniere die Infusion großer Mengen von Zucker (Lävulose, Glucose usw.) ist,
allerdings ist eine vorbestehende Tubulusschädigung (z. B. durch Hypoxie) Voraussetzung für die Entwicklung einer *schweren* feinvacuolären Veränderung nach
Glucoseinfusion (GLOOR 1965, SCHÖLL 1964). Beim Menschen spielt anscheinend
das Bestehen eines schweren Schockzustandes eine wichtige konditionelle Rolle
(s. a. CAULFIELD und TRUMP 1962), wobei minimale Harnfiltration mit totaler
Rückresorption besteht. Einen schweren Schock wiesen 66 unserer 142 Beobachtungen auf.

bb) Glykogennephrose bei Diabetes mellitus

Bei unbehandeltem Diabetes mellitus finden sich, falls der Blutzucker ante
mortem über 500 mg betragen hatte, regelmäßig Armanni-Ebstein-Zellen, d. h.
sehr große kubische, im Normalschnitt optisch völlig leere Zellen mit kleinen
Kernen (Abb. 226) in der Mark-Rindengrenze (BAEHR 1913, STAEMMLER 1957,
RANDERATH und BOHLE 1959, OLIVER 1948, 1950). An Zupfpräparaten konnte festgestellt werden, daß vor allem das terminale gerade Hauptstück in der äußeren
Medulla und der inneren Rinde Armanni-Ebstein-Zellen zeigt. Die äußeren corticalen Nephrone mit kurzer Henlescher Schleife erscheinen resistent, vielleicht weil
sie besser gefäßversorgt sind (RITCHIE und WAUGH 1957).

Nach früherer Auffassung (FAHR 1941) sollte das Glykogen glomerulär ausge-
schieden und dann in Zucker gespalten bzw. teilweise rückresorbiert werden,
während heute allgemein angenommen wird, daß aus dem Glomerulumfiltrat
Glucose rückresorbiert und bei Diabetes in Glykogen resynthetisiert wird (RAN-
DERATH und BOHLE 1959 Lit.). Das Glykogen kann färberisch vor allem mit der
Bestschen Färbung nachgewiesen werden (vgl. Abb. 227; s. dagegen WARREN und
LE COMPTE 1952), allerdings in grobgranulärer Form und nur unter der Voraussetzung, daß das Material fast lebendfrisch in absolutem Alkohol fixiert wurde und
nicht mit Wasser in Berührung kam. Das diabetische Glykogen ist somit außer-
ordentlich labil, worin es sich vom Glykogen der Speicherkrankheiten scharf unterscheidet. — Normalerweise läßt sich in den Tubuli kein Glykogen nachweisen; die
Angabe, bei Lipoidnephrose sei reichlich Glykogen in den degenerierten Haupt-

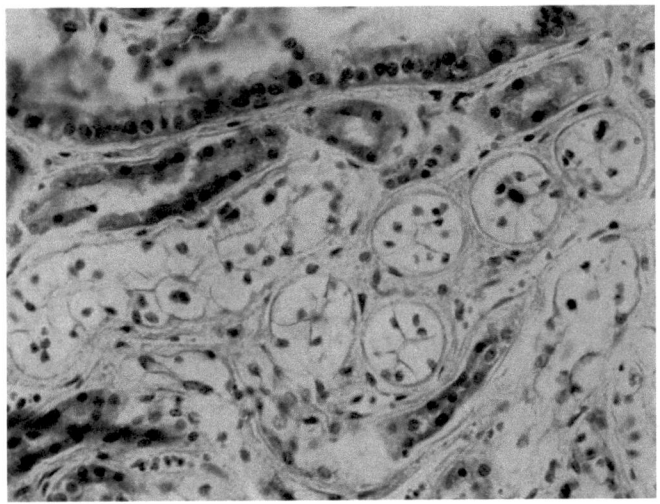

Abb. 226. Armanni-Ebstein-Zellen: Geschwollene, optisch leere Zellen der gestreckten Hauptstücke mit
schwerer Glykogenspeicherung bei unbehandeltem Diabetes mellitus. Vergr. 350mal, Gefrierschnitt-HE

stücken enthalten (MENTEN und CARPENTER 1951) können wir nicht bestätigen. —
Funktionell sind die Armanni-Ebstein-Zellen bedeutungslos, diagnostisch sind sie
besonders im Gefrierschnitt außerordentlich wichtig; häufig kann ein akuter
Diabetestod ohne klinische Beobachtung nur an diesen Zellen erkannt werden. —
Auch bei alloxanbehandelten Ratten treten Armanni-Ebstein-Zellen in großer
Zahl in Erscheinung (BURWELL und PALEY 1955).

cc) Die Niere bei Glykogenspeicherkrankheit

Die Glykogenspeicherkrankheit beruht vermutlich auf einem kongenitalen
Defekt im Bereich des Glucose-6-Phosphataseenzyms (CORI 1940). Dabei soll sich
das Glucose-6-PO$_4$ nicht, wie normal, in Glucose umwandeln, sondern in Pyruvat
und Lactat (SOKAL et al. 1961). Es können mindestens drei verschiedene Typen
der Glykogenspeicherkrankheit unterschieden werden: Der hepatische, der renale
(VAN CREVELD-VON GIERKE) und der kardiale Typ (POMPE) (Lit. s. ROSSI 1954,

GITZELMANN 1957, ZELLWEGER 1957, LAMY et al. 1959). VAN CREVELD (1961)
unterscheidet sogar sechs verschiedene Formen. Die Phosphorylase kann auch nur
im Muskel oder in der Leber fehlen, so daß isolierte Formen zustande kommen.
Auch kann eine glucagonempfindliche Form mit normalem Fermentbestand und
normal strukturiertem Glykogen von einer glucagonresistenten, mehr lokalisierten
Form mit Störung der Glykosidasen oder der Phosphatasen und entweder normalem oder pathologisch geformtem Glykogen unterschieden werden (GITZELMANN
1957).

Die Niere ist bei der Glykogenspeicherkrankheit (klinisch Acetonurie, Hypo-
glykämie, lange Dauer) in der Regel sehr blaß und stark vergrößert. Unter sieben
eigenen Fällen von kongenitaler Glykogenose zeigte einer nur Speicherung in
Leber und Myokard, die Niere war vollkommen glykogenfrei. In zwei Beobach-

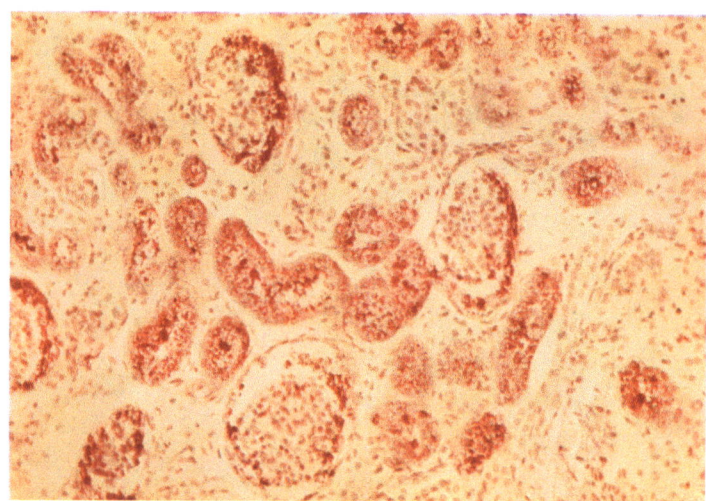

Abb. 227. Schwere Glykogenansammlung in den Glomerula und vor allem in den Hauptstücken bei Glykogenspeicherkrankheit. Vergr. 120mal, Bestsche Glykogenfärbung

tungen waren in der Niere praktisch ausschließlich die Sammelröhren befallen,
in vier weiteren zeigten in erster Linie die Hauptstücke Glykogenspeicherung
(Abb. 227), während die Mittelstücke und die Henleschen Schleifen kein oder nur
ganz wenig Glykogen aufwiesen. Die Sammelröhren waren in diesen Beobachtungen vollkommen glykogenfrei. Eine Erklärung für diesen wechselnden Befall von
Sammelröhren und Hauptstücken können wir nicht geben. Die übrigen Organe
zeigten keinen bestimmten vom Ort des Nierenbefalls abhängigen Typus.

Die speichernden Tubulusepithelien erscheinen im gewöhnlichen HE-Schnitt
holundermarkähnlich, d. h. optisch fast vollkommen leer mit sehr scharf gezeich-
neten Zellgrenzen und kleinem unverändertem Kern. Bei korrekter Fixierung
(absoluter Alkohol) und Bestscher Glykogenfärbung können die groben Glykogen-
schollen mit Leichtigkeit nachgewiesen werden (Abb. 227), sie sind gegen Wasser-
einfluß sehr viel resistenter als die Glykogengranula der Armanni-Epstein-Zellen.
Eine Totalinsuffizienz der Niere tritt nicht auf, über die Partialinsuffizienz liegen
keine genauen Angaben vor.

δ) *Die Pigmentnephrosen*

aa) Die ikterische Nephrose

Die Ausscheidung des Bilirubin geht durch die Glomerulumschlingen vor sich (FAHR 1944, s. dagegen MOELLER und SCHRÖDER 1954). Sie kann in geeigneten Präparaten durch grünlich-bräunliche Verfärbung des Kapselrauminhaltes deutlich gemacht werden, ferner findet man Gallepigment gelegentlich in den leicht geschwollenen Kapselepithelien (FAHR 1944). Nach intraabdomineller Injektion von ikterischem Serum wird beim Feuersalamander nur in den mit der Abdominalhöhle kommunizierenden sog. offenen Nephronen Bilirubinspeicherung festgestellt, was absolut gegen eine Sekretion von Bilirubin durch die Tubuli spricht (BÖRGER 1947). In der Regel wird das Bilirubin erst durch Versetzung mit Glucuronsäure

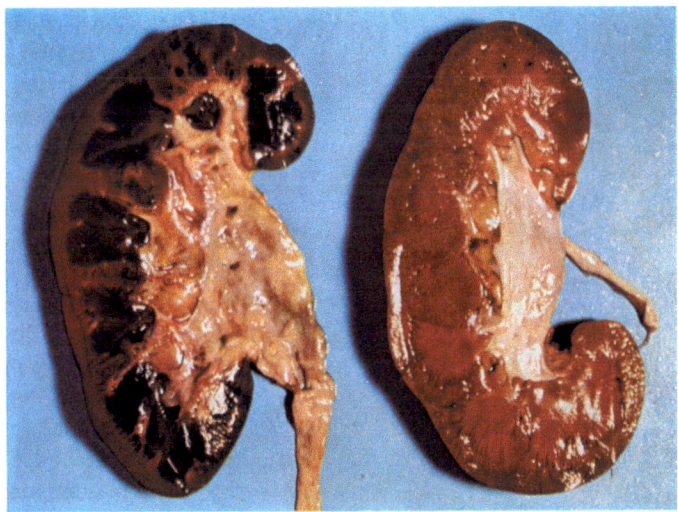

Abb. 228. Schwere ikterische Nephrose der linken hydronephrotischen Niere, während die normale rechte Niere kaum Grünverfärbung aufweist

wasserlöslich (SCHMID 1957), weshalb Ikterusfälle mit indirekt positiver van den Bergh-Reaktion in der Regel keine Bilirubinurie aufweisen.

Makroskopisch ist die Niere tief grün oder mehr braun-grün gefärbt und in der Regel deutlich vergrößert (Abb. 228). Unter 50 typischen Fällen fanden wir neunmal ein normales Nierengewicht und in den restlichen Beobachtungen leicht bis stark erhöhte Gewichte (Maximum 420 g für beide Nieren). Je größer die Niere ist, desto deutlicher läßt sich eine seröse Durchtränkung mit leichter Verwischung der Mark-Rindengrenze feststellen. Die Papillen sind deutlicher verfärbt als die Rinde.

Mikroskopisch lassen sich drei zeitlich verschiedene Phasen unterscheiden:

1. Ganz akuter Ikterus: In den Hauptstücken findet sich eine angedeutete feintropfige Speicherung von Bilirubinpigment gekoppelt an Eiweißstoffe (hyalintropfige Veränderung). Ein wesentlicher Epithelschaden ist nicht festzustellen. Die distalen Tubuli, vor allem die Mittelstücke, enthalten reichlich feinkörnige und schollige, grüne Bilirubincylinder.

2. Mäßige Dauer des Ikterus: Sehr starke feinkörnige Bilirubinspeicherung in den Hauptstücken sowie reichlich grüne grobschollige Cylinder in Mittelstücken

und Sammelröhren (Abb. 229). Das Hauptstückepithel ist zudem verfettet, es zeigt nur ganz spärlich degenerative Veränderungen mit Ablösung einzelner nekrotischer Zellen. Eine eigentliche tubuläre Nekrose schweren Gardes wird äußerst selten beobachtet. Auffällig ist jedoch die abnorm rasche postmortal-autolytische Zerstörung dieses Epithels, so daß bei nicht ganz frischen Untersuchungen ausgedehnte Epithelschäden fälschlich diagnostiziert werden (THOMPSON et al. 1940, FAHR 1944, BENDA et al. 1950, PARIS 1953). Eine analoge Hinfälligkeit des Tubulusepithels gegenüber postmortalen Einflüssen (s. a. STAEMMLER 1957) wird bei Chromoproteinurie beobachtet.

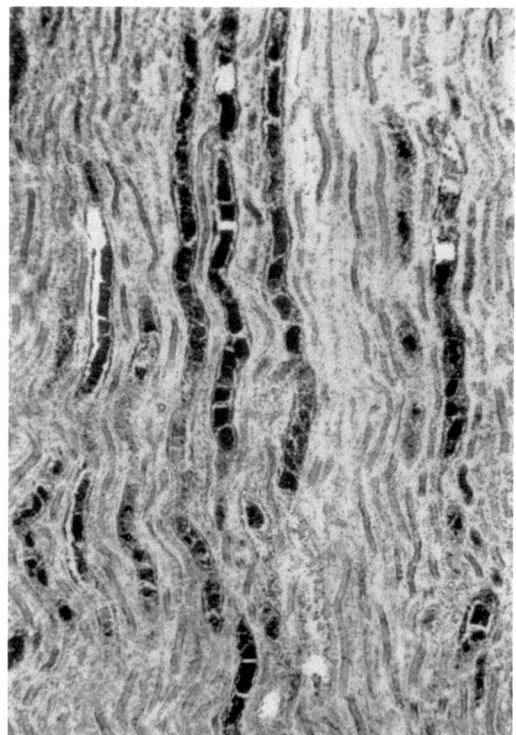

— In einem Drittel unserer schweren ikterischen Nephrosen fanden wir eine grobvacuoläre Degeneration (s. a. FAHR 1925, ALLEN 1951, BENDA et al. 1954), welche Veränderung auf eine gleichzeitig bestehende Hypokaliämie hindeutet (s. S. 197).

3. Chronischer Ikterus: Eine wesentliche Gallespeicherung in den Hauptstückepithelien kann nicht mehr festgestellt werden (Speicherinsuffizienz). Dagegen ist das Hauptstückepithel ausgesprochen abgeflacht (Abb. 230, s. a. KOCH 1932, THOMPSON et al. 1940, FAJERS 1956, vgl. S. 139). Die Cylinder finden sich vor allem in den Sammelröhren, sie sind zum Teil recht kompakt und können gelegentlich zu Leukocytenansammlungen führen. Ein Zusammenhang zwischen der Zahl und der Größe der Cylinder einerseits und der Tubulusepithelabflachung andererseits besteht nicht.

Abb. 229. Ausgedehnte Ansammlung von ikterischen Cylindern in den Sammelröhren bei ikterischer Nephrose. Klinisch keine Einschränkung der Nierenfunktion. Vergr. 110 mal, HE

Das Interstitium zeigt häufig in der zweiten Phase eine starke ödematöse Verbreiterung, die stets auch mit einigen meist perivasculären, lympho-plasmo-histiocytären Infiltraten an der Mark-Rindengrenze einhergeht (CORONINI 1937, THOMPSON et al. 1940, ALLEN 1951, PARIS 1953, FAJERS 1956, STAEMMLER 1957). Ein Zusammenhang zwischen „festgefahrenen" Cylindern und dieser Form der interstitiellen Nephritis (AYER 1940) scheint nicht zu bestehen, da in den Papillenspitzen mit größter Cylinderansammlung praktisch keine entzündlichen Infiltrate gefunden werden, während solche oft sehr ausgedehnt und zahlreich in der cylinderarmen Mark-Rindengrenze vorkommen.

Die Glomerula sind etwas blutarm, die Schlingen leicht verquollen ohne Zunahme der Zellelemente. Das Mesoangium und zum Teil auch die Basalmembranen sind verquollen, besonders in der Phase 2 und 3 (s. a. CORONINI 1937, ZOLLINGER 1945, NUNES 1952, PARIS 1953 Lit., STAEMMLER 1957, SAKAGUCHI et al. 1964). Diese typische Glomerulonephrose muß als Folge einer glomerulären Schädigung durch Zerfallsprodukte der Eiweißkörper — es besteht ja auch eine hyalintropfige Speicherung — gedeutet werden. Besonders klar läßt sie sich bei Säuglingen mit kongenitaler Gallengangsatresie nachweisen.

In einzelnen Fällen sind die Cylinder in den Sammelröhren stark bräunlich gefärbt (AYER 1940), die Lepehne-Färbung auf Hämoglobin verläuft positiv, so

daß schon aus diesem Befund auf eine hämolytische Komponente geschlossen werden kann. Interessanterweise wird dieser Befund aber auch bei Leberdystrophie nicht selten erhoben.

Weiter enthalten die Mittelstücke bei den urämisch verlaufenden Fällen von ikterischer Nephrose recht häufig rundliche, radiär gebaute Kristalle mit starker galliger Imbibition (Abb. 230). ALLEN (1951) deutet sie als Leucin, während wir Calciumoxalat nachweisen konnten (s. S. 300), sie erscheinen bei sämtlichen acidotisch verlaufenden Nierenerkrankungen in beträchtlicher Zahl.

Die funktionellen Folgen der *reinen* ikterischen Nephrose beschränken sich in der Regel auf eine geringgradige tubuläre Insuffizienz ohne wesentliche Rest-N-Steigerung (BENDA et al. 1954, MOELLER und SCHRÖDER 1954). Entscheidend für das Versagen der Niere kann weder die ikte-

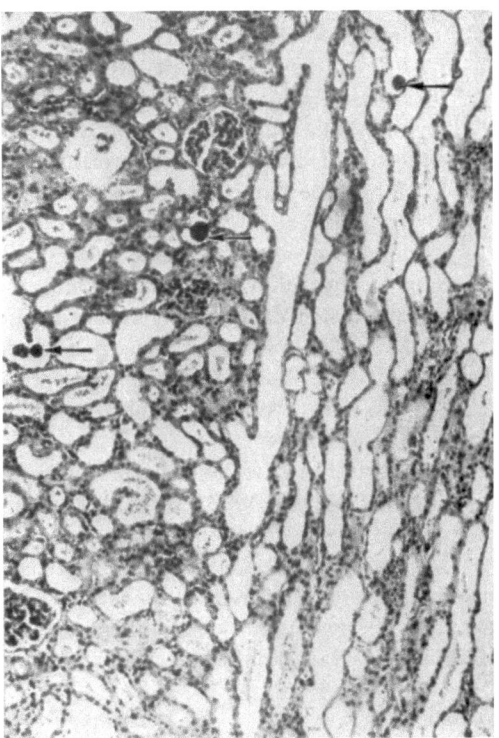

Abb. 230. Ikterische Nephrose mit Ablagerung von Calciumoxalatkristallen in einzelnen Tubuli (→) und charakteristischer Abflachung des Epithels, vor allem der gestreckten Hauptstückschenkel. Vergr. 90mal, HE

rische Pigmentation noch die Cylinderansammlung sein, da gelegentlich schwerste Veränderungen beider Arten gefunden werden ohne Azotämie. Wichtig scheint dagegen in funktioneller Hinsicht einerseits das interstitielle entzündliche Ödem zu sein, welches wir als Folge einer akuten Eigeneiweißvergiftung auffassen (s. S. 402), und andererseits die Abflachung der Hauptstückepithelien, wobei auch eine Tubulusdilatation vorhanden sein soll (STAEMMLER 1957, ROTTER 1958). Nach dieser Version würde eine Nephrohydrose vorliegen, welche auf die Verstopfung der Sammelröhren durch die Cylinder zurückzuführen wäre (STAEMMLER 1957). Gegen diese These spricht jedoch die Diskrepanz zwischen funktionellen Störungen und Anzahl der Cylinder (AYER 1940; weitere Diskussion s. S. 47). Nach anderer Ansicht (ROTTER 1958) muß die Tubulusdilatation

sowie die Abflachung der Hauptstückepithelien als Folge einer Ischämie angesprochen werden. Tatsächlich kann tierexperimentell durch Choledochusligatur
nur dann eine schwere ikterische Nephrose mit funktionellen Störungen erzeugt
werden, wenn zugleich eine Nierenischämie besteht (FAJERS 1956). Der analoge
Fragenkomplex stellt sich ja auch bei der Chromoproteinniere, bei welcher
ebenfalls eine starke Nierenischämie als Teilfaktor angenommen werden muß
(s. S. 414). Einen weiteren, sicher nicht unwesentlichen Faktor beim Zustandekommen der Epithelabflachung erblicken wir in der Erschöpfung des Speicherapparates der Hauptstücke und ziehen die Parallele zur Epithelveränderung bei
chronischer Glomerulonephritis.

Wichtig für die Pathogenese der ikterischen Nephrose allgemein scheint schließlich noch der Zustand der Lymphgefäße der Niere zu sein, denn bei mehreren
Fällen mit einseitiger Hydronephrose haben wir dann eine im Vergleich zur
Gegenseite sehr viel schwerere ikterische Nephrose beobachtet (Abb. 228), wenn
die Lymphgefäße durch Lymphgefäßcylinder und Granulome (s. Hydronephrose)
verschlossen waren.

Nach unseren eigenen Untersuchungen geht die Funktionsbeeinträchtigung der
Niere nicht der Tubulusepithelabflachung, sondern eher den interstitiellen ödema-
tös-entzündlichen Veränderungen parallel. Unter 50 Fällen von schwerer ikterischer
Nephrose zeigten nur sechs keine interstitielle ödematöse Veränderung. In diesen
sechs war keine Azotämie beobachtet worden, während bei den restlichen mit
akuter seröser interstitieller Nephritis schwere bis sehr schwere Rest-N-Steigerungen bestanden hatten.

Die Verfettung der Tubulusepithelien ist auf die Lipämie bei schwerer Leberinsuffizienz (MAYER 1922, STAEMMLER 1957) zurückzuführen, wobei vermutlich
aber auch toxische Faktoren mitspielen.

Der sog. ,,Bilirubininfarkt'' des Neugeborenen wird praktisch nur bei Morbus
haemolyticus neonatorum beobachtet. Dabei finden sich grüngelbe Streifen in den
Papillen, besonders in den Papillenspitzen, welche durch schwere ikterische Verfärbung der Harnsäureablagerungen hervorgerufen werden.

bb) Die hämosiderotische Nephrose

Die Hämosiderose der Nieren wird beim Menschen fast ausschließlich nach
hämolytischen Krankheiten und Transfusionen beobachtet, früher scheint die
perniziöse Anämie im Vordergrund gestanden zu haben (LUBARSCH 1925). Makroskopisch kann eine Braunfärbung nach unseren Erfahrungen nur selten festgestellt
werden und auch mikroskopisch wird die Hämosiderose ohne Anwendung von
Eisenfärbungen regelmäßig übersehen. Eigentliche hämosiderotische Schrumpfnieren wurden bei paroxysmaler nächtlicher Hämoglobinurie (MARCHIAFAVA 1931)
beschrieben (HEITZMANN et al. 1951), jedoch hatte der betreffende Patient mehr
als 280 Bluttransfusionen erhalten und zum Teil auch Transfusionsreaktionen aufgewiesen, so daß die Ursache der Schrumpfung der Nieren sowohl auf diese letzteren als auch auf die endogene Hämoglobinurie zurückgeführt werden kann. Bei
akuten Hämolysen, insbesondere bei Transfusionszwischenfällen, ist die Nierenhämosiderose dagegen außerordentlich geringfügig (ZOLLINGER 1952, s. dagegen
O'DONNELL 1950, BLOOM et al. 1952). Es ist dies ein Hinweis auf die Speicherinsuffizienz des geschädigten Epithels (s. S. 139).

Histologisch findet man spärlich wolkige eisenpositive Massen vor allem in den Hauptstücklumina, vereinzelt auch in den Kapselräumen. Die Hauptstückepithelien sowie gelegentlich die Deckzellen der Glomerula enthalten ganz feinkörnige Hämosiderinablagerung (O'DONNELL 1950 Lit., RANDERATH und BOHLE 1959). Der unterschiedliche Befall der verschiedenen Nephrone ist zum Teil recht deutlich (ZOLLINGER 1952, CAPPELL et al. 1957).

Die Schaltstücke und die Henleschen Schleifen waren in allen unseren Fällen eisenfrei (s. dagegen CAPPELL 1957), dagegen findet man Hämosiderose in dieser Lokalisation bei der Hämochromatose (COTTIER 1952, HEDINGER 1953, WALTHARD 1957), wie wir dies nach Eisensaccharatinjektion bei Ratten und Kaninchen beobachten konnten (ZOLLINGER 1962). Vereinzelt wird auch eine schwere Hämosiderose der Sammelröhren beschrieben (HEITZMAN et al. 1953), was wir allerdings in unseren Fällen nie bestätigen konnten.

Die geschädigten Epithelien lösen sich bei der schwersten Form ab, und Hämosiderin gelangt anscheinend in das Interstitium, jedenfalls findet man peritubuläre Ablagerung von Hämosiderin in Phagocyten (s. a. LUBARSCH 1925, HEITZMAN et al. 1953, CAPPELL et al. 1957). — Schwere obturierende Niederschläge in den Glomerulacapillaren wurden beim Kaninchen nach intravenöser Eisenoxydsaccharatinjektion gefunden (PROPST 1954, ELLIS 1956, SOLLBERG et al. 1957), während Hundeversuche mit hämolytischen Transfusionen analoge Resultate wie beim Menschen ergeben haben (AUBERTIN et al. 1939, BROWN et al. 1950).

Experimentell läßt sich zeigen, daß die Nierenhämosiderose nach intravasculärer Hämolyse schon nach 9 Std nachweisbar ist (RATHER 1948, ZINGG und ZOLLINGER 1951) und selbst nach kurzdauernder Hämolyse noch 2 bis 7 Wochen anhält. Da eisenpositive Massen bei diesen Versuchen wie auch bei hämolytischem Ikterus, Morbus hämolyticus neonatorum (ZOLLINGER 1946), paroxysmaler Hämoglobinämie Marchiafava und menschlichen Transfusionsreaktionen schon nach sehr kurzer Zeit nachweisbar sind, scheint es sich bei der Frühhämosiderose um eine tubuläre Rückresorption eisenpositiver Massen aus dem Glomerulumfiltrat zu handeln, eine Rückresorption von Bilirubin aus dem Tubulusinhalt mit sekundärer intraepithelialer Hämosiderinbildung (CROSBY und DAMESHEK 1951) ist unwahrscheinlich. Einzelne Autoren nehmen eine direkte Hämosiderinablagerung in den Mitochondrien an (ZINGG und ZOLLINGER 1951), während andere auf Grund elektronenoptischer Untersuchungen vermuten, daß Siderosomen aus den Lysosomen entstehen (MILLER 1960, HUTT et al. 1961). Die Granula werden vermutlich zum Teil in das Lumen sezerniert, zum größten Teil aber wandert ihr Inhalt durch die tubuläre Membran in die Capillaren (ZINGG und ZOLLINGER 1951, HUTT et al. 1961). Sie enthalten reichlich Ferritin und Apoferritin; nach Injektion von kolloidalem Eisen scheint ein chemisch anderes Hämosiderin zu entstehen als nach Hämolyse (RICHTER 1960, Lit. zur Histochemie des Hämosiderins s. GEDIGK und STRAUSS 1953). Neben den Hämosideringranula findet man im Tierversuch PAS-positive ceroidartige (fuchsinophile) Kugeln im Hauptstückepithel und in den Lumina (Abb. 231; s. a. GOLDBERG und SMITH 1958).

Klinisch wird bei der paroxysmalen Hämoglobinämie eine Siderurie nachgewiesen (HEGGLIN und MAIER 1943, HEGGLIN 1944). Bei dieser schweren Form der

Hämosiderose, die stets auch mit hämoglobinurischer Nephrose kombiniert ist, besteht klinisch eine auf Hauptstückschaden hinweisende Reduktion der PAH-Clearance (DAVIS 1957).

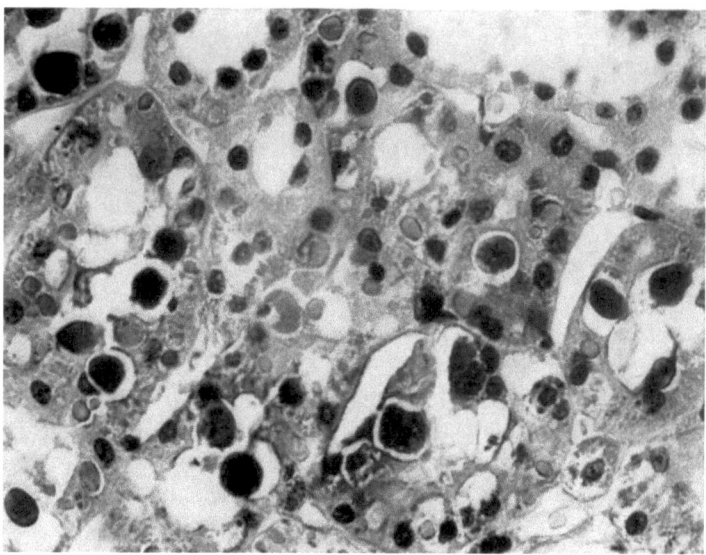

Abb. 231. Schollige Ablagerung von Eiweißhämosiderinkomplexen in den Nierentubuli nach zahlreichen intraperitonealen Injektionen von kolloidalem Eisen bei der Ratte. Vergr. 400mal, Berlinerblau-Färbung

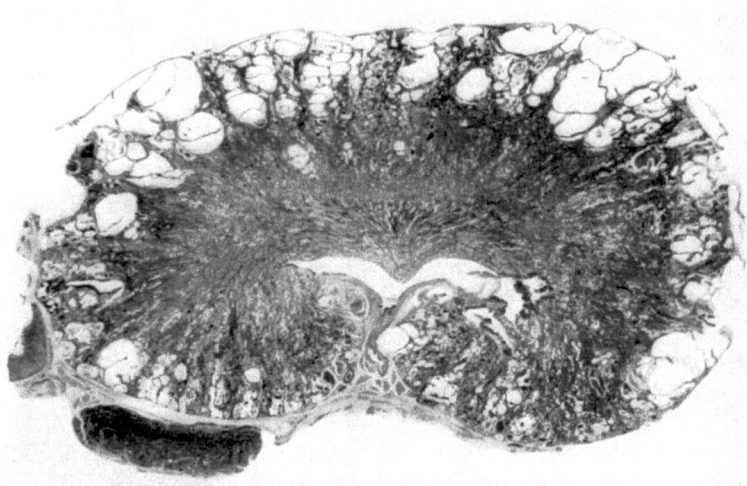

Abb. 232. Experimentell erzeugte hämosiderotische Cystennieren: Wöchentlich zweimal 10 cm³ hämolysiertes Blut bei Ratten intraperitoneal injiziert über lange Zeit. Es resultiert eine schwere Hämosiderinablagerung mit Zelldegeneration, vor allem im Bereich der Henleschen Schleifen mit sekundärer interstitieller Nephritis. Vergr. 4mal, HE

Bei schwerster und über Wochen fortgesetzter experimenteller Injektion von hämolytischem Blut (zweimal wöchentlich 10 ml intraperitoneal, Ratte) entwickeln sich ausgesprochene Schäden im Hauptstückepithel mit Epithelregeneration und Ablagerung von Hämosiderin auch in interstitiellen Phagocyten. Weiter kommt es zu einer chronischen interstitiellen

Sklerose mit lympho-plasmocytären Infiltraten und schließlich zu einer eigenartigen Cystenniere (Abb. 232), vermutlich durch Rückstauung von Urin auf Grund der Strangulation im Bereich der marknahen Tubuli (Nephrohydrose). Dabei können eigenartige, bei Eisenfärbung grünblau gefärbte, rundliche kristalloide Gebilde ohne Doppelbrechung in den Rindentubuli nachgewiesen werden.

cc) Die hämoglobinurische und die myoglobinurische Nephrose [1]

Makroskopisch ist die hämoglobinurische Niere (Hämolyseniere) auf dem Sektionstisch in der Regel vergrößert, teigig, ödematös und glatt, die Farbe deutlich bräunlich, besonders die Papillenspitzen (weitere Einzelheiten s. S. 405).

Histologisch sind die bei der Hämoglobinurie des Menschen durch Rückresorption bedingten Speichererscheinungen (Hb-Tropfen im Epithel) außerordentlich geringfügiger Natur, was vermutlich auf die ischämische Schädigung des Epithels zurückzuführen ist. Nur in einzelnen Hauptstücken und oft nur in vereinzelten Zellen des Querschnittes lassen sich braune Hämoglobintröpfchen nachweisen. Dasselbe gilt für die Henleschen Schleifen. Schwere Hauptstückschäden sind dabei nicht festzustellen.

Während die meisten Autoren die Schäden der Mittelstücke als schwer bezeichnen, sind wir nicht dieser Auffassung (s. ALLEN 1951). Das Epithel ist jedoch, wie bei der ikterischen Nephrose beschrieben, außerordentlich hinfällig, so daß nur ganz frisch und sehr sorgfältig untersuchtes Nierenmaterial (Gefrierschnitte!) berücksichtigt werden darf. Die Mittelstücke lassen vom zweiten Tag an leichte Schäden, und etwa am 3. bis 4. Tag vereinzelte Nekrosen erkennen, doch halten sich dieselben, wenn nur ganz frisches Untersuchungsgut berücksichtigt wird, in sehr bescheidenen Grenzen. Regenerate werden vom 5. Tag an angetroffen, wobei es zu polypoider überschießender Neubildung kommen kann, wenn grobe Cylinder an diesen Stellen vorhanden sind; diese werden von den Epithelmassen umfaßt. Die Tubulusnekrosen können aber lokal auch starke Ausmaße annehmen und zu tubulovenösen Aneurysmata führen. In den Kapselräumen und den Tubuli lassen sich feinfädige, bei Lepehne-Färbung dunkelbraun gefärbte Massen nachweisen. In den Mittelstücken sind sie wesentlich kompakter und in den Sammelröhren geben die granulären oder im Querschnitt bandförmigen Cylinder mit braunroter Eigenfarbe (Chromoproteincylinder) dem ganzen histologischen Bild ein charakteristisches Gepräge (Abb. 351, S. 409). Myoglobin und Hämoglobin sind dabei histologisch nicht zu unterscheiden. Die granulären Cylinder werden im Schnitt oft mit Erythrocytencylindern verwechselt, doch sind die Granula kleiner und viel unregelmäßiger in Form und Größe als Erythrocyten.

Tierexperimentelle Untersuchungen (RATHER 1948, ZOLLINGER 1951, LIPPMAN et al. 1951) zeigten, daß nach intraperitonealer Injektion von hämolysiertem Blut bei Ratten und Mäusen schon nach wenigen Stunden eine schwere, an die hyalintropfige Speicherung erinnernde Veränderung der Hauptstücke auftritt. Eine wesentliche Epithelschädigung wird dabei vorerst nicht beobachtet. Die Nieren sind deutlich vergrößert und ebenfalls ödematös wie beim Menschen; die Speicherung des Hämoglobins erfolgt nicht in Mitochondrien (ZINGG und ZOLLINGER 1951, LIPPMAN et al. 1951, RHODIN 1962), sondern in den Lysosomen[2]. Kleine Mengen Hämoglobin werden in Tropfenform wieder in den Urin ausgeschieden, der größte Teil jedoch wird intracellulär zu Hämosiderin umgebaut und gibt Anlaß zur Bildung grober Hämosiderinschollen. Wie sich die Rückführung des Hämosiderins in den Blutkreislauf abspielt, konnte bisher noch nicht eindeutig abgeklärt werden.

---

[1] Allg. Lit. s. RATHER 1948, ZOLLINGER 1952.

[2] Lit. Elektronenmikroskopie: ERICSSON (Acta. path. microbiol. scand. Suppl. 168, 1965).

Eine gesonderte Besprechung der myoglobinurischen Nephrose erübrigt sich,
da dieselbe histologisch nicht von der hämoglobinurischen zu trennen ist. Das
Myoglobin ergibt in den Cylindern ebenfalls positive Lepehne-Färbung, und es
kann anscheinend auch in Hämosiderin umgewandelt werden.

Bei Vorliegen von Cylindern mit brauner Eigenfarbe (Chromoproteincylinder)
muß an folgende Ursachen für die Hämo- bzw. Myoglobinurie gedacht werden:
Transfusionszwischenfälle, Hämolyse durch Wasserspülung bei Prostataresektion,
Tetrachlorkohlenstoff, Seifenwassereinwirkung bei Abort, Ameisensäurevergif-
tung usw. Ferner beobachtet man auch bei infiziertem Abort und bei Retroplacen-
tarblutung (Afibrinogenämie) sowie bei Kältehämolyse und (selten) sehr großen
Lungeninfarkten typische Chromoproteinnieren. Myolysen treten nach Stark-
stromdurchtritt (Entwicklung von Joulescher Wärme), dann vor allem bei traumatischen Muskelquetschungen und nach lagebedingter Muskelischämie bei
schwerem Rauschzustand in Erscheinung; ferner gibt es selbstverständlich Kombinationsformen, insbesondere bei massiven Muskelblutungen unter Anticoagulantien, wobei nicht zu entscheiden ist, ob die Myo- oder die Hämolyse entscheidend
ist. In etwa einem Sechstel der eigenen 89 Beobachtungen (Autopsien) konnten
wir die Ursache der Chromoproteinniere autoptisch nicht mehr verifizieren (s.
S. 412; ZOLLINGER 1952).

dd) Weitere Pigmentnephrosen

Eine dunkelgetönte braune Niere wird gelegentlich bei metastasierendem, zer-
fallendem *Melanom* beobachtet. Lange nicht bei jeder Melanurie kommt es jedoch
zu massiven Melaninspeicherungen. Das Melanin wird glomerulär ausgeschieden
und in den Henleschen Schleifen, etwas weniger auch in den Hauptstücken, rückresorbiert (RANDERATH und BOHLE 1959). Epithel und Glomerula werden nicht
geschädigt (ROSENBERG 1956). Die eher spärlichen Cylinder in den Mittelstücken
und vor allem den Sammelröhren sind dunkelbraun-schwarz, ebenso die intraepithelialen Granula. Funktionelle Schäden sind dabei nicht bekannt.

Bei *Alkaptonurie* (allg. Lit. SIGG 1950, GALDSTON et al. 1952, RANDERATH und
BOHLE 1959, ČERVEUANSKY et al. 1959, O'BRIEN et al. 1963, BROOKLER et al. 1964)
sollen die braunen Nieren gelegentlich oberflächlich schwarze feine Punkte aufweisen (LUBARSCH 1925, GALDSTON et al. 1952). Die Farbstoffe werden glomerulär ausgeschieden und tubulär rückresorbiert, wobei sie in Haupt- und Mittelstücken als
braunschwarzes Pigment nachgewiesen werden können. Weniger Pigment findet
sich im Stroma und in den Sammelröhrenepithelien, die Glomerula sind intakt.
Bei perakuten Fällen (COOPER und MORON 1957) kommt es zu Hauptstücknekrosen.
In 50% der Fälle wird eine *Ochronose*, d. h. Schwarzfärbung der hyalinen Knorpel
gefunden. Nicht selten wird bei der Alkaptonurie auch eine Arthritis (Lit. O'BRIEN
et al. 1963) und gelegentlich eine Glomerulonephritis gefunden (BARONDES 1953),
wobei angenommen wird, daß die Homogentisinsäure, welche in großer Menge bei
diesen Fällen zirkuliert, die Bindegewebssubstanzen direkt schädige. Als Ursache
der Homogentisinsäurediathese wird das Fehlen der Homogentinase angesprochen (MILCH 1961 Lit.). — Die Diagnose ist pathologisch-anatomisch oft unmöglich, wohingegen die anamnestische Angabe, daß in der Wäsche graubraune
Flecken nach Waschen mit Alkalien auftreten und der Urin nach längerem Stehen
schwarz wird, die Diagnose sichert.

Ebenfalls eine hereditäre Stoffwechselstörung stellt die *Porphyrinurie* dar. Sie wird bei schweren Abdominalkoliken und braunschwarzer Verfärbung des Urins diagnostiziert. In vier eigenen Fällen konnten wir einmal eine fleckförmige Nekrose im Bereich der Mark-Rindengrenze feststellen (Schock-bedingt?), die Glomerula und die Tubuli waren in den übrigen Fällen durchweg intakt und pigmentfrei. Gelegentlich werden von anderen Autoren braune Cylinder in den Tubuli beschrieben (LUBARSCH 1925, BORST und KÖNIGSDORFFER 1929), auch das Epithel und die Glomerula sollen Pigment enthalten. Bei entsprechender Disposition kann eine akute Bleivergiftung eine Porphyrie auslösen (HUG 1946, GALAMBOS und DOWDA 1959, weitere Lit. RANDERATH und BOHLE 1959).

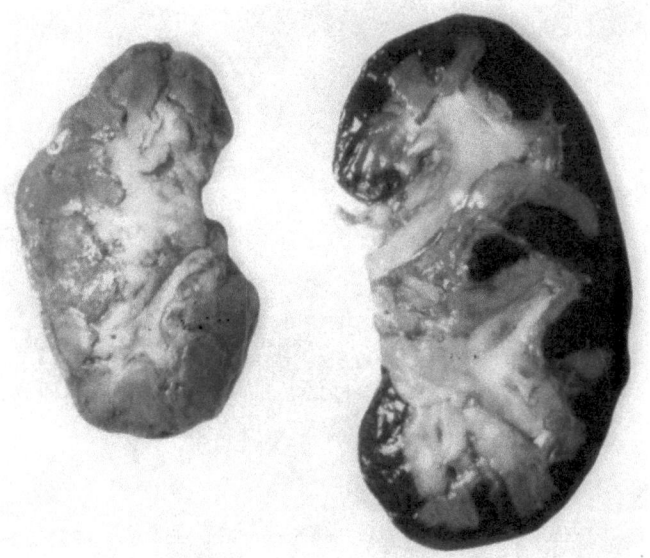

Abb. 233. Idiopathische Pigmentnephrose rechts, links Vergleichsniere

Vermutlich ohne Zusammenhang mit Bleiporphyrinurie ist das in Rattennieren nach chronischer Bleivergiftung nachzuweisende grobschollige, hellbraune Pigment, wobei es sich nach LILLIE (1954) um Aposiderin, also um den Glucoproteinrest von Hämosiderin nach Entfernung des Eisenhydroxyds durch den sauren Urin, handeln soll.

Die seltene *idiopathische Nierenpigmentierung* ist makroskopisch durch die ausgeprägte schokolade- bis dunkelbraune Färbung der Niere, insbesondere der Nierenrinde, charakterisiert (Abb. 233). Es handelt sich um grobe, braune, eisennegative Pigmentschollen, welche vor allem in den Henleschen Schleifen und den Schaltstücken, weniger ausgeprägt in den Hauptstücken, gefunden werden (GÖSSNER 1949 und eigener Fall, s. dagegen POEPLASAU 1941). Vermutlich handelt es sich um einen dem Lipofuscin nahestehenden Stoff (LILLIE 1958). Wir fanden keine färberischen Unterschiede zwischen diesen Pigmentgranula und den in Normalnieren ganz vereinzelt gefundenen Pigmentgranula (LUBARSCH 1928). — Eine analoge Nierenpigmentierung ist beim Rind bekannt (WINTER 1963).

Bei der *Argyrose* (allg. Lit. Koelsch 1961) handelt es sich um eine intravitale Silberpigmentierung, die vor allem nach jahrelanger Collargolbehandlung beobachtet wurde (Tobler 1922 Lit.). Die Basalmembranen der Glomerula sind mit feinsten, schwarzen Silbergranula beschlagen (Abb. 234), weniger stark diejenigen der intertubulären Capillaren (Olcott 1948 Lit.) und die Elastica der Gefäße (Lubarsch 1925). Vereinzelt werden elektronenmikroskopisch Silbergranula auch im Endothel und in den Podocytenfüßen nachgewiesen (Olcott und Richter 1958 Lit.). Die Argyrose scheint bis zu einem gewissen Grade reversibel zu sein, da sie in nicht funktionierenden hyalinisierten Glomerula viel stärker ausgeprägt

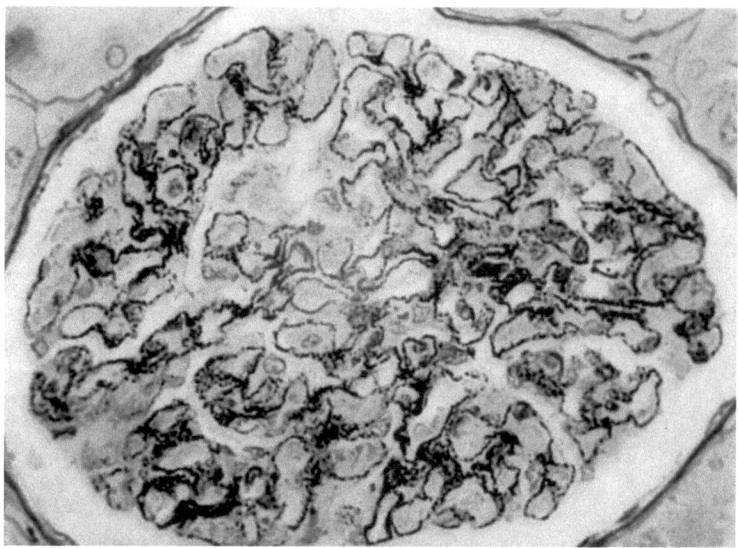

Abb. 234. Argyrose eines Glomerulum: Die Basalmembranen sind mit feinsten Silbergranula beschlagen. Keine Zellveränderung. Vergr. 500mal, HE

ist als in den funktionierenden. — Schließlich ist noch das seltene Vorkommen von schwarzem, feinkörnigem *Malariapigment* im Glomerulumendothel zu erwähnen (Lubarsch 1925).

ε) *Histologisch ,,spezifische'' Nephrosen mit Konkrementablagerungen endogener Natur*

aa) Die Gichtniere [1]

Die schwere Gichtnierenveränderung ist ganz fraglos eine sehr seltene Erscheinung in unseren geographischen Breiten. Dagegen ist die Gicht als solche sicher häufiger, als angenommen wird (Koller 1962), denn Gelenkveränderungen sind bei Gicht nicht absolut obligat, so daß die Krankheit leicht mißdeutet wird (Ebstein 1906, Lichtenstein et al. 1956, Wyngaarden 1958). Diese Autoren beschreiben Fälle mit primär renalem Verlauf, wobei Nierensteinanfälle im Vordergrund stehen können. In einzelnen Beobachtungen stellten sich die Gelenkgichtanfälle erst viele Jahre nach Auftreten der Nierensymptome ein (Oehlecker 1951, Decker und Vandeman 1962).

---

[1] Lit. s. Smyth et al. 1960, Talbot und Terplan 1960, Zollinger 1962.

Das klinische Bild der Gichtniere ist — wenn wir vom allgemein bekannten Bild der Gicht absehen — recht uncharakteristisch. Im Vordergrund stehen entweder die hypertonen Veränderungen oder aber die pyelonephritischen, eventuell auch Zeichen einer Urolithiasis. Uratsteinbildung wird in 10 bis 25⁰/₀ der Patienten beobachtet (COMROE 1944, LÖFFLER und KOLLER 1954, ZÖLLNER 1960, RICHET et al. 1961). Nierensymptome können auch vollkommen fehlen. Die Krankheit kann schon im Kindesalter auftreten (Abb. 239, S. 285; BERNSTEIN 1947).

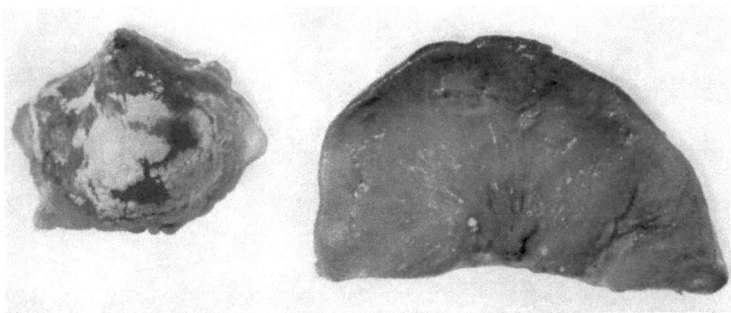

Abb. 235. Rechts: Scharf begrenzte, feine, weiße, radiäre Einlagerungen in einer Nierenpapille bei Gicht. Links: Typischer gipsähnlicher Belag eines Gichtgelenkes

Die Häufigkeit der Nierenveränderung bei Gicht wird von den Autoren als sehr groß angegeben; die meisten Untersucher großer Serien sind der Auffassung, daß praktisch alle autoptisch untersuchten Gichtiker Nierenveränderungen aufweisen (GUDZENT 1928, TALBOT und TERPLAN 1960b). Wir selbst konnten solche jedoch

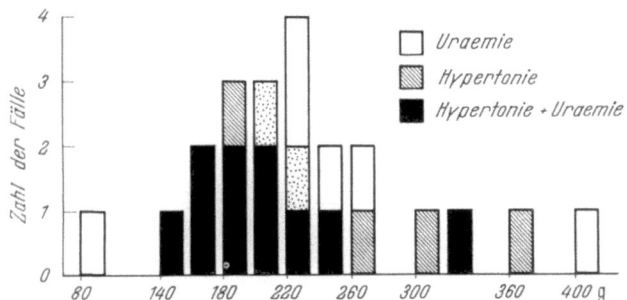

Abb. 236. Nierengewichte bei 22 Fällen von autoptisch festgestellter Gicht. Gewichtszahl beider Nieren auf der Horizontalen, Zahl der Fälle auf der Vertikalen aufgetragen

eindeutig nur in 13 von 22 autoptisch untersuchten Gichtfällen finden; vollkommen unverändert waren die Nieren in fünf Fällen.

Makroskopisch konnten wir in fünf unserer 22 Beobachtungen die Diagnose einer Gichtniere auf dem Sektionstisch stellen, da feine, streifenförmige Tophi in den Papillen erkennbar waren (s. Abb. 235). Im übrigen fanden sich sehr häufig pyelonephritische oder vasculäre Narben. Nierengewichte s. Abb. 236.

Mikroskopisch sind die Tophi in der Mark-Rindengrenze und vor allem in den Papillen pathognomonisch (Abb. 237). Sie können in günstigen Fällen in ihrer Entwicklung verfolgt werden (KOLLER und ZOLLINGER 1945): Zuerst finden sich erweiterte Sammelröhren, welche körnige Massen enthalten, dann wird das Epithel hochzylindrisch (Abb. 238), sein Protoplasma ist granulär und enthält gelegentlich

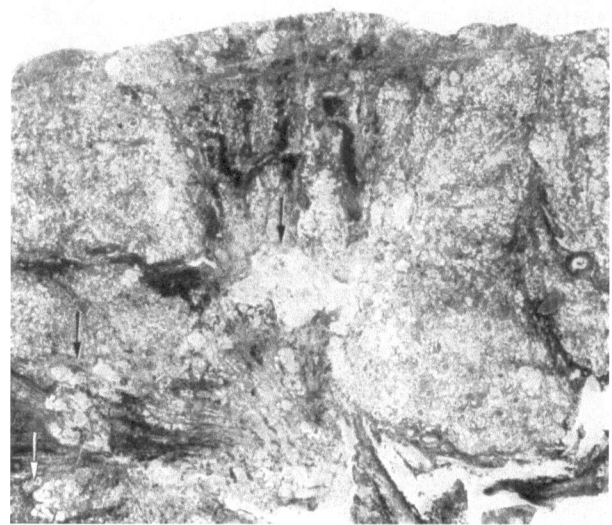

Abb. 237. Histologischer Übersichtsschnitt einer Gichtniere. Ausgedehnte radiäre pyelonephritische Herde und in den Papillen große, blaß reproduzierte Gichttophi (→). Vergr. 3mal, van Gieson

Kristalle (Abb. 239, 240); die Zellen können auch Nekrose aufweisen. Man hat diese Zellen auch schon als Uratzellen bezeichnet. In der Folge entwickelt sich ein

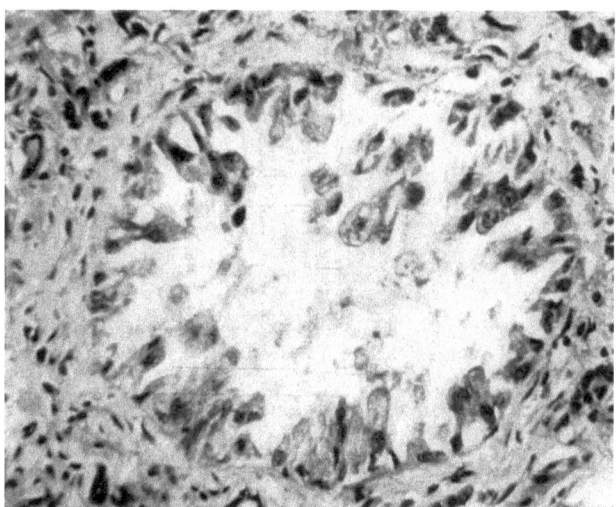

Abb. 238. Epithelschädigung eines Sammelrohrs durch Uratablagerung: 1. Phase der Tophusbildung in der Niere. Vergr. 400mal, HE

interstitielles Granulationsgewebe (Abb. 239) mit großen Fremdkörperriesenzellen, welche die auskristallisierten Urate umgeben, wobei möglicherweise auch durch Lymphgefäßverschluß direkte Auskristallisierung der lymphogen abtransportierten Urate (FAHR 1933) zustande kommt. Bei den Kristallen handelt es sich um harnsaures Natron und wenig harnsauren Ammoniak, eventuell kombiniert mit Kalk (STAEMMLER 1957, RANDERATH und BOHLE 1959 Lit., histochemischer Nachweis s. WALDMANN 1962). Das Granulationsgewebe geht allmählich unter Auflösung der Kristalle in Narbengewebe über, welches ausgesprochen radiär angeordnet ist (FAHR 1925, SOKOLOFF 1957). — Die Lokalisation der Tophi in den Papillen wird durch die hohe Natriumkonzentration an dieser Stelle zum Teil erklärt, da die Löslichkeitsgrenze für Natriumurat überschritten wird. Auch ist die Uratkonzentration im Bereich der Sammelröhren die höchste im ganzen Körper (FINEBERG und ALTSCHUL 1956).

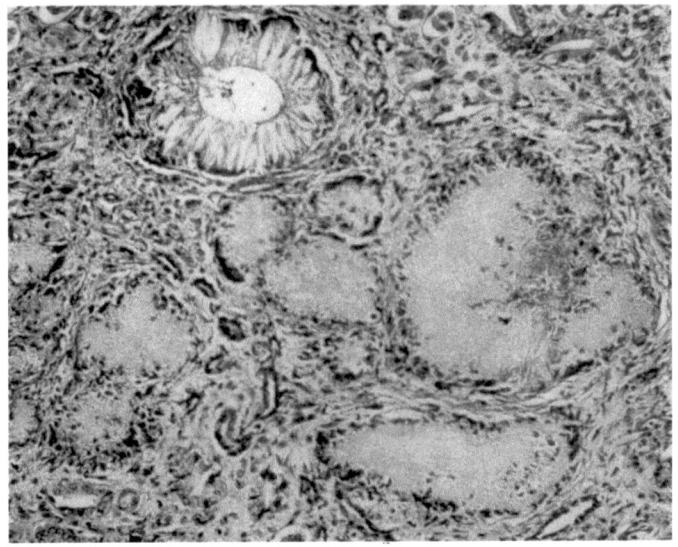

Abb. 239. Gichttophi und Uratablagerung im Epithel eines Tubulus (Uratzellen mit Kristallen). $4^3/_{12}$jähriges Mädchen. Präparat Prof. E. UEHLINGER, Zürich. Vergr. 100mal, HE

Die Nierentophi sind spezifisch aber keineswegs obligat für die Gicht (SOKOLOFF 1957, TALBOT und TERPLAN 1960, s. dagegen BROWN und MALLORY 1950). Wir fanden Tophi nur in 13 von 22 eindeutigen Gichtfällen.

Die Veränderungen der Glomerula sind wesentlich weniger in die Augen springend, aber doch im Sinne einer unspezifischen Glomerulonephrose (Abb. 241) charakteristisch (KOLLER und ZOLLINGER 1945, RICHET et al. 1961). Die Basalmembran und das Mesoangium sind deutlich verbreitert. Eine eigentliche Narbenbildung fehlt dagegen, ebenso eine proliferative Veränderung, weshalb die Läsion oft übersehen wird (TALBOT und TERPLAN 1960). Allerdings können gelegentlich einzelne Schlingen veröden, so daß es zu sekundären Schlingenadhäsionen kommt. Das Deckepithel ist aber im gesamten intakt, ebenso das Kapselepithel (s. a. BROWN und MALLORY 1950, RANDERATH und BOHLE 1959). Als Folge der Glomerulonephrose wird sehr oft eine Proteinurie beobachtet (ABRAMI und LICHTWITZ 1935, SCHMIDTKER und RICHTER 1936: 21%, KOLLER und ZOLLINGER 1945, LÖFFLER und KOLLER 1954: 25%). Zusätzliche diagnostische Schwierigkeiten entstehen durch die Tatsache, daß eine Arteriolosklerose sehr häufig gefunden wird,

welche ihrerseits ebenfalls zu glomerulonephrotischen Veränderungen führen kann
und auch Schlingenkollaps mit sekundären Synechien hervorruft (ABRAMI und
LICHTWITZ 1935). Unter unseren 22 Gichtautopsien war die Glomerulonephrose
4mal sehr schwer, 14mal mittelschwer, 3mal nur angedeutet und 1mal fehlte sie.
Zusätzlich fanden wir sie in einer schweren Gichtniere bei einem $4^3/_{12}$jährigen
Mädchen (Abb. 239; SN 1638/57 Zürich, Prof. Dr. E. UEHLINGER), wobei aber
Gefäßveränderungen vollkommen fehlten, so daß die Glomerulumläsion ganz rein
in Erscheinung trat. Als Ursache der Glomerulonephrose kommen vor allem Ei-
weißstörungen bei Gicht in Betracht (KOLLER und ZOLLINGER 1945), welche jedoch

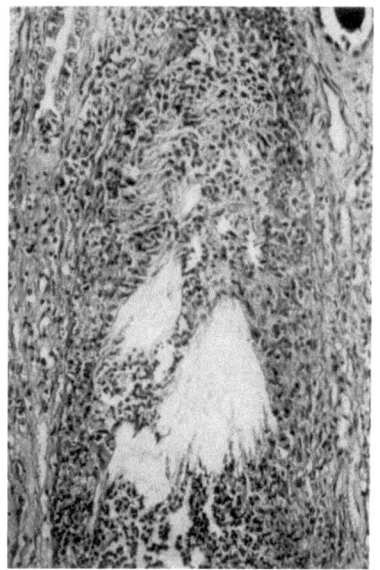
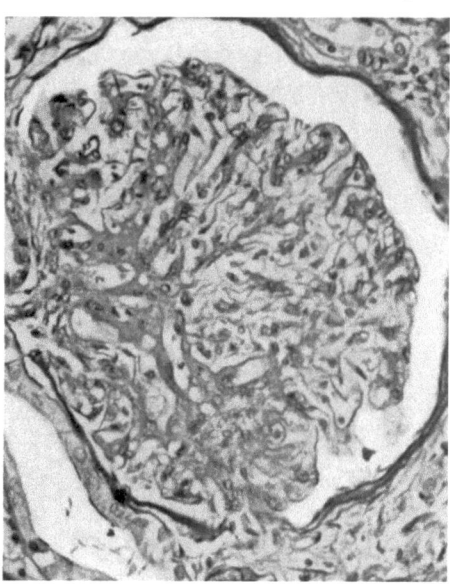

Abb. 240. Typischer Gichttophus [mit
büschelförmig angeordneten Uratkristallen und schwerer entzündlicher Umgebungsreaktion aus einer Nierenpapille.
Vergr. 100mal, PAS

Abb. 241. Unspezifische Glomerulonephrose mit
Verdickung der Basalmembranen und leichter Verbreiterung des Mesoangium ohne Zellproliferation
bei Gicht. Das Stroma verbreitert, mit lockeren
lympho-plasmocytären Infiltraten. Vergr. 400mal,
PAS

noch nicht abgeklärt sind (s. RICHET et al. 1961); andere Autoren schuldigen die
Urate selbst an (RANDERATH und BOHLE 1959).

Das Interstitium läßt außer den schon erwähnten Veränderungen im Bereich
der Tophi eine diffuse, nicht destruktive chronische interstitielle Nephritis erkennen (ZOLLINGER 1945, GREENBAUM et al. 1961). Wir konnten bei unseren
22 Beobachtungen 18mal eine schwere sklerosierende, interstitielle Nephritis nachweisen, davon zeigten acht Fälle noch einen akuten Schub mit auffällig starker
ödematöser Komponente. Das distaltubuläre Syndrom wird weitgehend durch diese
Veränderung erklärt (FAHR 1925, 1933, TAPIE und GARIPUY 1935, KOLLER und
ZOLLINGER 1945, ZOLLINGER 1945, SOKOLOFF 1957).

Weiter zeigt das Interstitium in einer großen Zahl der Gichtfälle typische
pyelonephritische Veränderungen (Abb. 237, S. 284) [MODERN und MEISTER 1952,
LICHTENSTEIN et al. 1956, SOKOLOFF 1957 (10%), FREY 1959, SILBER 1959,

TALBOT und TERPLAN 1960 (86 von 279 Fällen), RICHET et al. 1961a, s. dagegen ALLEN 1951]. Die Pyelonephritis kann zu septischen Bildern führen (LEAR und OPPENHEIMER 1950). Besonders schwer ist der Verlauf bei Gravidität von Gicht-patientinnen (BATT 1963). Zehn von unseren 22 Autopsiefällen wiesen eine deut-liche teils akute, teils chronische Pyelonephritis auf, und zwar oft gehäuft in der Umgebung der Tophi (s. a. BROWN und MALLORY 1960). Die durch die Tophi bedingte Harnstauung muß als förderndes Moment für die Entwicklung der Pyelonephritis in Betracht gezogen werden.

Auch Gefäßveränderungen im Sinne der Arterio- und Arteriolosklerose werden in Gichtnieren sehr häufig angetroffen (FAHR 1925, SCHNIDTKER und RICHTER 1936, GRAFE 1953, SÉRANE und LEDERER 1955, SOKOLOFF 1957, STAEMMLER 1957, s. dagegen FINEBERG und ALTSCHUL 1956). Von unseren 22 Fällen zeigten 16 eine schwere Arteriosklerose, überdies fand sich 13mal eine deutliche Arteriolosklerose und einmal eine maligne Nephrosklerose.

Im ganzen gesehen sind die Gichtveränderungen der Nieren, abgesehen von den Tophi, ausgesprochen komplexer Natur. Eigentliche Schrumpfnieren bestan-den nur in vier unserer 22 Beobachtungen (s. a. STAEMMLER 1957). Es ist ver-ständlich, daß auch die Nomenklatur gewisse Schwierigkeiten bereitet und nicht selten von einer Gichtnephritis im Sinne einer Glomerulonephritis gesprochen wird (TAPIE und GARIPUY 1935, SCHNIDTKER und RICHTER 1936, BELL 1946, MAYNE 1955, SOKOLOFF 1957: 7 von 74 Gichtautopsien). Ein genaues Studium der publi-zierten mehr oder weniger guten Beschreibungen ergibt jedoch, daß die Autoren oft an eine „vasculäre Nephritis" denken, wobei es sich unseres Erachtens aber nur um sekundäre Veränderungen handelt (s. unten). Wir sprechen deshalb einfach von „Gichtniere".

In pathogenetischer Hinsicht muß man sich vor allem fragen, ob eine Mehr-produktion von Uraten oder eine Ausscheidungsinsuffizienz (GARROD 1863) im Vordergrund steht. Wahrscheinlich kommen beide Vorgänge in Betracht (GUTMAN 1953, LÖFFLER und KOLLER 1954, GUTMAN und YÜ 1957, VILLA et al. 1958, WYNGAARDEN 1960, ZÖLLNER 1960). Die Annahme eines allergischen Vorganges beim Gichtanfall (VILLA et al. 1958) wird heute mehrheitlich verworfen (HILL 1938, LÖFFLER und KOLLER 1954).

Nach neuesten Meinungen gibt es sogar drei Formen der Gicht (SORENSEN 1962): Erstens eine primäre Stoffwechselgicht, wobei eine Harnsäureüberproduk-tion und Harnsäureausscheidungsvermehrung bestehen. Vermutlich spielt dabei ein beschleunigter Einbau von Glycin in den Harnsäurekomplex eine Rolle. Männer sind von dieser Form sehr viel häufiger befallen als Frauen, auch ist die Krankheit familiär (LANG 1937). Werden die Familien von Gichtpatienten sorg-fältig durchuntersucht, so können bis 25% asymptomatische Gichtfälle nachge-wiesen werden (GUTMAN 1953, DUNCAN und DIXON 1960).

Eine zweite Form wird als primär renal bezeichnet. Der Glycineinbau ist dabei normal, jedoch besteht eine Fermentstörung der Tubuli bezüglich des Urat-transportes (SORENSEN 1962).

Die dritte Form wird auch als symptomatische bezeichnet; ihr liegt entweder ein vermehrter Nucleoproteinzerfall mit erhöhter Harnsäureproduktion zugrunde,

oder dann eine medikamentöse Blockierung der renal-tubulären Harnsäuresekre-
tion, z. B. bei Chlorothiacid (SORENSEN 1962). Möglicherweise gehören auch die
Fälle von Tuberkulose, welche nach Pyracinamidbehandlung eine Gicht aufweisen,
in diese Gruppe (SHAPIRO und HYDE 1957, CULLEN et al. 1957). Quantitativ stehen
die intensiv mit radiomimetischen Stoffen oder ionisierenden Strahlen behandelten
Patienten mit Leukämie im Vordergrund dieser Gruppe (Abb. 245, S. 290)
(MERRILL und JACKSON 1943, LEAR und OPPENHEIMER 1950, KRVITZ et al. 1951,
GOLD und FRITZ 1957, KRITZLER 1959, GRUNBAUM und STONE 1959, FIRMAT et al.
1960 Lit.). Auch bei Polycythämie wird in 5 bis 9% der Fälle eine sekundäre Gicht
beobachtet (GUTMAN 1953, LEWIS 1961). Bei Bleivergiftung tritt gelegentlich einmal parallel zum Ansteigen des Bleispiegels im Blut ein Gichtanfall in Erscheinung
(LUDWIG 1957 Lit.). Der vermehrte Zerfall von Nucleoproteinen, insbesondere das

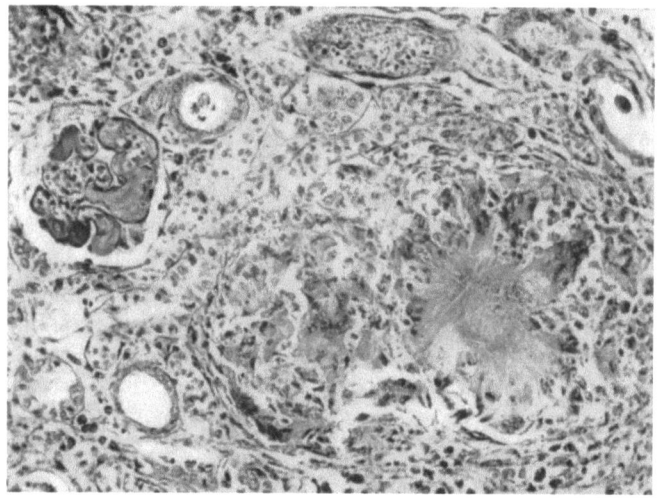

Abb. 242. Niere bei Hühnergicht: Gichttophus mit schwerer Fremdkörperentzündung. Glomerulonephrose mit Schlingenthrombose. Vergr. 80mal, PAS

Freiwerden von Desoxyribonucleinsäure, erklärt die Hyperuricämie ohne weiteres
(GADRAT und BANIDE 1958). Da jedoch nur ein sehr kleiner Prozentsatz der
Patienten mit den oben erwähnten Grundbedingungen eine symptomatische Gicht
aufweist, muß bei den positiven Fällen an eine familiäre asymptomatische Hyperuricämie gedacht werden.

Im Tierreich zeigen die Hühner eine sehr charakteristische Nierengicht (SILBER 1959;
Abb. 242), auch beim Alligator wurde Gicht beschrieben (RANDERATH und DIEZEL 1956).
Eine typische Gicht kann experimentell durch Uratinjektion allein nicht hervorgerufen werden
(SMITH und LEE 1957, DUNCAN und DIXON 1960, DUNCAN et al. 1963).

Nephrolithiasis wird bei den idiopathischen Formen sehr viel seltener beobachtet als bei den symptomatischen. Gewebskonkremente aus zerstörten Tubuli
kommen als Kerne für die Steinbildung in Betracht (ABRAMI und LICHTWITZ 1935,
GUTMAN 1953, RUIZ-MARENO 1959). Wir fanden in vier von 22 Autopsiefällen eine
Nephrolithiasis.

Sehr problematisch scheint immer noch die Beziehung zwischen Gicht und
Hypertonie bzw. Herz- und Gefäßerkrankungen zu sein. Von unseren 22 Beobach-

tungen wiesen 15 eine sichere Hypertonie auf (SCHNIDTKER und RICHTER 1936, KOLLER und ZOLLINGER 1945, BELL 1946, LÖFFLER und KOLLER 1954, LICHTENSTEIN et al. 1956, TAPIE und GARIPUY 1957, ZÖLLNER 1960, s. dagegen SÉRANE und LEDERER 1955, FINEBERG und ALTSCHUL 1956). Der kardiovasculäre Veränderungskomplex ist bei Gicht nicht nur häufiger als bei Normalmenschen, sondern er tritt auch wesentlich früher in Erscheinung (GRAFE 1953). Man hat deshalb schon an eine gemeinsame Noxe gedacht, welche einerseits die Nieren- und andererseits die Gefäßveränderungen und damit die Hypertonie erzeuge (LIAN und DREYFUS 1953, SOKOLOFF 1957). Im ganzen gesehen geht jedoch die Häufung des hypertensiven Komplexes ziemlich parallel den Nierenveränderungen, so daß an der renalen Natur der Hypertonie bei Gicht wohl kaum gezweifelt werden kann. Die Durchblutungsdrosselung durch die interstitiellen Veränderungen der Niere ist ja zum Teil recht augenfällig (ABRAMI und LICHTWITZ 1935, KOLLER und ZOLLINGER 1945). Ob allerdings die Gichtdiathese noch einen weiteren Zusatzfaktor im Sinne einer Gefäßläsion und deshalb erhöhter Gefäßempfindlichkeit darstellt, ist nicht abgeklärt.

Als Todesursache überwiegt bei der schweren Gichterkrankung die Urämie deutlich (13 von 22 Fällen). Wir haben den Eindruck, daß die Niereninsuffizienz dabei vor allem auf die Parenchymatrophie der Nieren zufolge der hypertensiven Gefäßveränderungen zurückgeführt werden müsse, wobei die interstitiellen Prozesse sicher mitspielen. Sehr ausgedehnte Tophusbildung innerhalb der Nieren kann auch allein zu Urämie führen (BELL 1946, DUNCAN und DIXON 1960, FINEBERG und ALTSCHUL 1956), doch ist dies ein ausgesprochen seltenes Vorkommnis (ALLEN 1951). Akute Urämie durch Kristallverschluß der Tubuli wird bei der symptomatischen Form gelegentlich beobachtet (s. a. DUNCAN et al. 1963).

bb) Harnsäureinfarkt des Neugeborenen

Bei 1 bis 3 Tage alten Neugeborenen finden sich sehr häufig weiße oder hellgelbe, radiär gestreifte Papillen, besonders ausgesprochen bei Frühgeburten (Abb. 243). Diese Harnsäureinfarkte beruhen auf der Ablagerung von Ammoniumurat in den Nierentubuli in Form von Sphärolithen (Abb. 244), welche oft stark mit Bilirubin durchsetzt sind (RANDERATH und BOHLE 1959, ALLEN 1961) und eine aus Mucoproteiden und sauren Mucopolysacchariden bestehende Grundsubstanz enthalten (HERRMANN 1963). Wesentliche Epithelschäden, insbesondere solche primärer Art, werden im Bereich der Ablagerungen vermißt (HEINRICHS 1932, BELL 1946, STAEMMLER 1957, s. dagegen EHRLICH 1932). Im allgemeinen handelt es sich dabei um vollkommen belanglose Ablagerungen, welche auf den vermehrten Zerfall der Erythroblastenkerne mit Uratbildung beruhen (s. dagegen LUBARSCH 1925, GARDIOL 1955). Ganz vereinzelt kann man allerdings bei sehr schwerem Ikterus in Kombination mit Harnsäureinfarkten Papillennekrosen feststellen (GARDIOL 1955; eine eigene Beobachtung), in diesen Fällen liegt aber meist noch ein eindeutiger Infekt oder ein schwerer Kreislaufkollaps vor, so daß es sich um eine Kombinationsfolge handelt.

cc) Die Nephrocalcinose und die Kalknephrose [1]

Während die Kliniker in der Regel röntgenologisch nachweisbare Nierenverkalkungen als Nephrocalcinosen bezeichnen (UNGER 1958 u. a.), versteht der patho-

---

[1] Lit. UNGER 1958, JACCOTTET 1959, EPSTEIN 1963, UEHLINGER 1963.

logische Anatom darunter die metastatische Verkalkung der Nieren, während die dystrophische als Kalknephrose bezeichnet wird. Der sog. Kalkinfarkt betrifft nur die Papillenspitze.

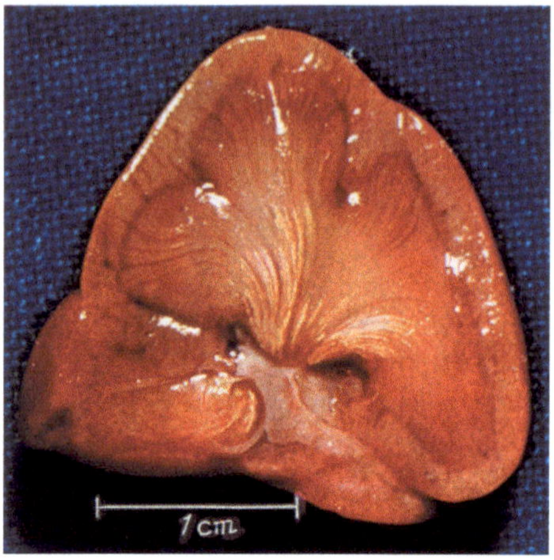

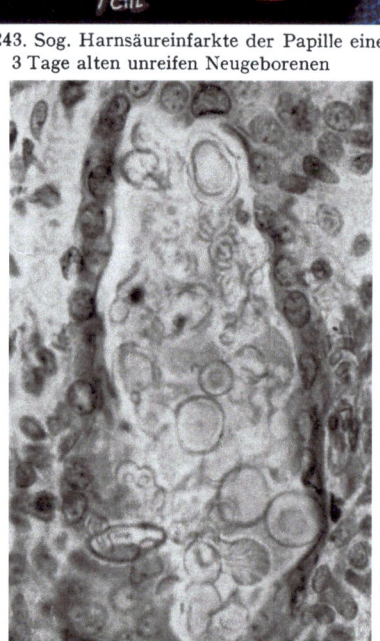

Vereinzelte Kalkniederschläge sind in den Nieren ein recht gewöhnlicher Befund: 25% der Routinesektionen zeigen über 0,1 mm große Kalkkonkremente (STOUT et al. 1955: 54%, ENGFELDT und LAGERGREN 1958). Nach unseren eigenen Untersuchungen sind diese Zahlen allerdings unerklärlich hoch. Der Kalk findet sich in der Regel in den Tubuli, und zwar je nach Ursache in verschiedenen Abschnitten des Nephrons. Gelegentlich ist auch das Interstitium mit Kalk durchsetzt, seltener sind die Gefäße betroffen, während die Glomerula nur äußerst selten Kalkniederschläge erkennen

Abb. 243. Sog. Harnsäureinfarkte der Papille eines 3 Tage alten unreifen Neugeborenen

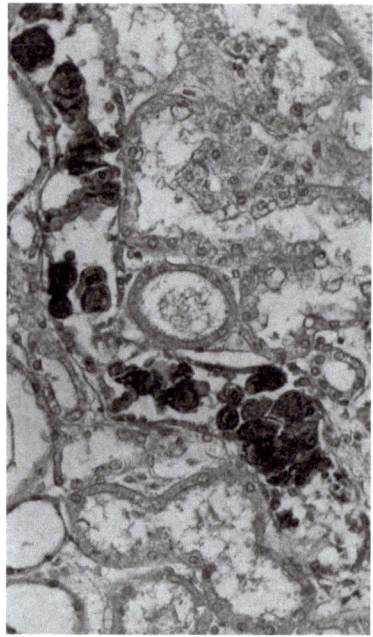

Abb. 244. Schollige Uratkonkremente in einem Mittelstück mit abgeflachtem Epithel bei Harnsäureinfarkt des Neugeborenen. Vergr. 500mal, Gefrierschnitt-HE

Abb. 245. Harnsäureschollen in den Mittelstücken bei behandelter myeloischer Leukämie. Vergr. 200mal, Färbung nach BEST-FRAENKEL

lassen (LUBARSCH 1925: Verkalktes Transsudat im Kapselraum, VEITH 1944: bei Pneumonie mit toxischem Schlingenschaden). Pathogenetisch gesehen ist die Nephrocalcinose von der Nephrolithiasis vermutlich nur graduell unterschieden (UNGER 1958). Der Vollständigkeit halber sei angefügt, daß Calciumniederschläge in der Niere häufig in Zusammenhang mit anderweitigen Kristallbildungen beobachtet werden (Calciumoxalat, s. S. 305, Sulfonamide s. S. 306).

Chemisch handelt es sich bei den Ablagerungen röntgenspektrographisch um Calciumphosphat als Hydroxylapatit (BRANDENBERGER und SCHINZ 1945) oder um Calciumoxalat (ENGFELDT und LAGERGREN 1958). Zum Nachweis des Kalks wird in der Regel die Reaktion von VON KOSSA angewendet, welche allerdings Phosphat- und Karbonatanionen und nicht Calcium nachweist (CAMERON 1952, UEHLINGER 1953, DAHL 1955: Calciumtriphosphat). Gut bewährt hat sich zum Nachweis des Calcium die Naphtalhydroxansäure (VOIGT 1957), wobei es zu Kristallbildung mit Doppelbrechung kommt.

Die Ursache der Nierenverkalkung läßt sich, wenigstens bis zu einem gewissen Grade, aus dem morphologischen Bild herauslesen (JACCOTTET 1959 Lit., s. dagegen ALLEN 1951, RANDERATH und BOHLE 1959). Allerdings sind die Verhältnisse durch die Dauer der Grundkrankheit, die wechselnden Säure-Basen-Verhältnisse und die Schwierigkeiten der Lokalisation der Verkalkung im Nephron kompliziert (CARONE et al. 1960). Eine weitere sehr wesentliche Erschwerung ist durch das Wechselspiel zwischen Kalkablagerung bzw. Mineralstoffwechselstörung und Niere bedingt, da diese letztere ja sekundäre Schäden aufweist, die dann tertiär wieder zur Phosphatstauung und sonstigen Elektrolytstörungen führen könnten (SIMPSON und WILSON 1955, SELYE 1958).

Als Ursache der Kalkablagerung in der Niere (SNAPPER et al. 1954, SARRE 1959) ist in erster Linie ein vermehrtes Calciumangebot (Hypercalcämie, Hypercalcurie, Boeck usw.) in Betracht zu ziehen (*metastatische Nephrocalcinose*), daneben kann Calcium bei alkalotischer Stoffwechsellage ausfallen (Milchtrinker, Säureverlust durch Pylorusstenose usw.), oder die Ausscheidung durch den Darm kann reduziert sein (SCHMIDT 1920). Auch bei acidotischer Stoffwechsellage (hyperchlorämische Acidose) kommt es zu Kalkablagerungen. Eine Ausscheidungsbehinderung der Niere muß dabei nicht bestehen (s. dagegen FAHR 1925). Zur Calciumniederschlagsbildung kommt es, wenn das Produkt Ca $\times$ P (mg) größer ist als 40 (CAMERON 1952). Schließlich verkalken auch geschädigte Tubuluszellen (*dystrophische Kalknephrose*), wobei am häufigsten eine primäre chronische Pyelonephritis, seltener eine chronische Glomerulonephritis oder eine toxische Schädigung vorliegt (s. SARRE 1959, ähnliche Einteilungen von HAINTZ 1956 und REUBI 1960). Grundsätzlich scheint die Anwesenheit von Phosphorionen wichtiger zu sein als diejenigen der Calciumionen (LETTERER 1959)[1].

Klinisch sieht die prozentuale Verteilung der eigentlichen Nephrocalcinose wie folgt aus (MORTENSEN et al. 1953): 41% primärer Hyperparathyreoidismus, 19% hyperchlorämische Acidose, 15% chronische Pyelonephritis, 24% Varia und unbekannte Krankheit, bzw. 19 von 76 Fällen Lightwood-Albright-Syndrom, 23 idiopathisch, 11 pyelonephritisch (PYRAH und HODGKINSON 1960). Pathologisch-anatomisch überwiegen die Nephrocalcinosen bei Knochenmetastasen bei weitem, während der Hyperparathyreoidismus recht selten ist (JACCOTTET 1959).

Grundsätzlich finden sich bei allen Nierenverkalkungen neben Kalkcylindern auch Kalkablagerungen in den Epithelien, deren Topographie bei den verschiedenen Affektionen aus Abb. 246 hervorgeht. Ferner können auch primär

---

[1] Neueste elektronenmikroskopische Untersuchungen zeigen allerdings, daß auch bei metastatischer Nephrocalcinose primäre celluläre Mikroschäden vorliegen (SCARPELLI 1965).

Epithelschäden nachgewiesen werden, wobei vor allem die Mitochondrienschäden auffallen (CAULFIELD und SCHRAG 1964), weiter bestehen cytochemische Veränderungen (JACCOTTET 1959, SCARPELLI et al. 1960). PAS-positive Massen als Matrix für die Kalkniederschläge (Abb. 248) finden sich beim Hyperparathyreoidismus und bei der Vitamin-D-Intoxikation (Abb. 247). Die Mucopolysaccharide verkalken dabei schon intracellulär und können zum Absterben der Zellen führen; in den Lumina ballen sie sich zu größeren granulären Kalkcylindern zusammen. Neuere Untersuchungen (KONETZI et al. 1962) zeigen jedoch, daß die Mucopolysaccharide möglicherweise erst nach Ausfällung der ersten Kalksalze lokal angereichert werden. Tatsächlich ergaben elektronenoptische Untersuchungen an der Ratte nach intraperitonealer Calciumgluconatinjektion (POLICARD et al. 1960) eine primäre Einlagerung von Büscheln und Nadeln aus Hydroxylapatit in Kapsel- und Deckepithel sowie in den Hauptstückepithelien, während in den peritubulären Basalmembranen granuläres Calciumcarbonat an Mucopolysaccharide gebunden wird. Nach CAULFIELD und SCHRAG (1964)[1] erzeugt Parathormoninjektion Apatitablagerung in Mitochondrien und Vacuolen, während Vitamin-D-Gabe zur Bildung von Hydroxylapatitkristallen in den Vacuolen und zu ganz kleinen unbestimmbaren Kristallen im Basallabyrinth der Hauptstückzellen führt (GIACOMELLI et al. 1964).

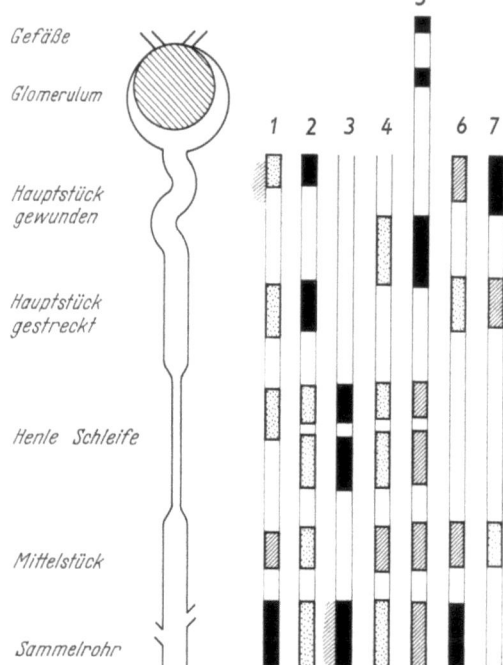

Abb. 246. Verteilung der Verkalkung auf die verschiedenen Abschnitte des Nephrons. *1* Primärer Hyperparathyreoidismus, *2* destruierende Knochenprozesse. *3* idiopathische Hypercalcämie. *4* Vitamin-D-Intoxikation beim Menschen, *5* dito beim Tier, *6* hypochlorämische und alkalotische Kalknephrose, *7* Sublimatnephrose, ▨ Leichte Verkalkung, ▥ mäßige Verkalkung, ■ größere Konkremente. In Anlehnung an JACOTTET 1959

1. Die metastatische Nephrocalcinose bei Hyperparathyreoidismus: Das Bild ist durch ausgesprochen schwere Kalkcylinderablagerungen, vor allem im Nierenmark (Sammelröhren und Henlesche Schleifen), ausgezeichnet. Diese bedingen einerseits eine Rückstauung von Urin mit circumscripter Nephrohydrose in den betroffenen Nephronen, andererseits kommt es zum Epithelzerfall und zu minimaler perifokaler entzündlicher Reaktion mit leichter Sklerose. Im Tierversuch dagegen wird häufig ein starker Rindenbefall beobachtet, was auf die höhere Dosierung von Parathormon zurückzuführen ist (CHOWN et al. 1939). Nach Mucopolysaccharidinjektion im Tierversuch (Chondroitinsulfatinjektion) entstehen Mucopolysaccharidcylinder, welche verkalken (FOURMAN 1960). Parathormon

---

[1] Siehe auch SCARPELLI (1965).

führt seinerseits zu einer vermehrten Mucopolysaccharidausscheidung, so daß angenommen werden muß, daß das Parathormon Chondroitinsulfat im Knochen mobilisiert (Lit. GRIMES 1957, FOURMAN 1960). Die Mucopolysaccharide gelangen durch Rückresorption aus dem Glomerulumfiltrat in die Tubulusepithelien, wo sie dann sekundär verkalken sollen (RHODIN 1958, s. jedoch S. 292). Interstitielle Verkalkungen werden gelegentlich beobachtet, und zwar vor allem in der Rinde (JACCOTTET 1959), sie sind als sekundär zu werten (s. a. CARONE et al. 1960).

Das Parathormon mobilisiert also nicht nur Kalk aus dem Knochen, sondern vermutlich auch Mucopolysaccharide und zusätzlich erhöht es die Phosphatausscheidung in den Nieren, was wiederum die Verkalkung begünstigt.

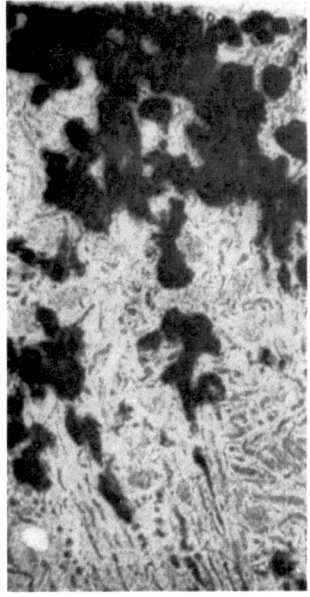
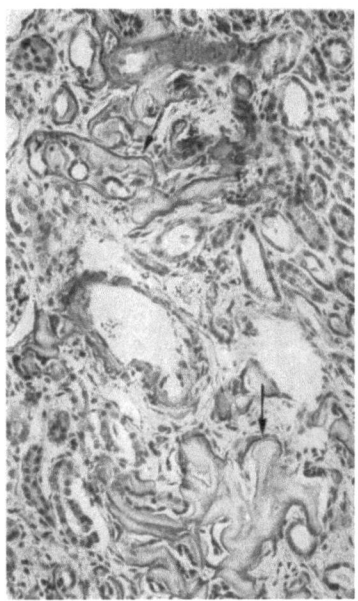

Abb. 247. Hochgradige Nephrocalcinose, besonders der Nierenrinde nach Vitamin-D-Behandlung bei Kaninchen. Vergr. 100mal, Sudan-Färbung

Abb. 248. Entkalkter Nierenschnitt bei Vitamin-D-behandeltem Kaninchen (vgl. Abb. 247). Anstelle der verkalkten Zonen sind bänderartige Mucopolysaccharidmassen zurückgeblieben (→). Vergr. 100mal, HE

2. Metastatische Nephrocalcinose bei destruierenden Knochenprozessen. Diese Gruppe ist im Beobachtungsgut des pathologischen Anatomen weitaus die größte. In erster Linie handelt es sich um Knochenmetastasen bei Tumoren, vor allem der Mamma und der Prostata (10%, bei Hormonbehandlung 30%: GRIBOFF et al. 1954), dann auch um multiple Plasmocytome und primäre Knochensarkome, bei denen auch klinisch sehr häufig eine Hypercalcämie beobachtet wird.

Die Kalkablagerungen finden sich vor allem in den Hauptstücken (Abb. 249), PAS-positive Mucopolysaccharide lassen sich in den Ablagerungen ebenfalls nachweisen (WERNER 1958, JACCOTTET 1959). Im allgemeinen halten sich die Kalkablagerungen aber in bescheidenen Grenzen; Gefäße, Glomerula und Interstitien sind in der Regel davon verschont.

3. Metastatische Nephrocalcinose bei Carcinomen ohne Knochenmetastasen:
Solche Fälle sind nicht häufig; die Hypercalcämie ist bis heute noch nicht eindeutig
geklärt (Lit. s. JACCOTTET 1959). Man denkt an einen vermehrten Knochenabbau
durch einen unbekannten, metabolisch aktiven Stoff (MYERS 1960). Dieser hypothetische Stoff aktiviert anscheinend die Parathyroidea (UEHLINGER 1963). Er ist
immunologisch vom Parathormon nicht zu trennen (GOLDBERG et al. 1964).

4. Metastatische Nephrocalcinose bei idiopathischer Hypercalcämie: Es handelt
sich um eine Stoffwechselstörung mit Hypercalcämie ohne faßbare Ursache,
welche in der Regel bei Kleinkindern auftritt (LIGHTWOOD 1952, FANCONI et al.
1952, SCHLESINGER et al. 1956, HAYLES und NOLAN 1958).

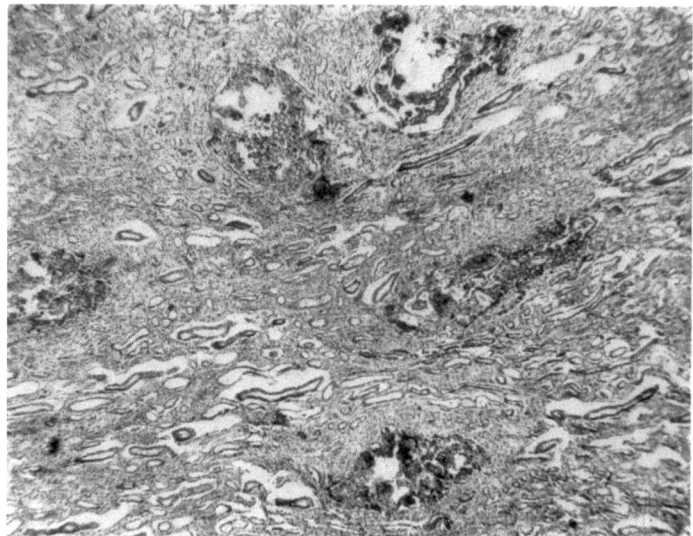

Abb. 249. Schwere Nephrocalcinose bei Knochenmetastasen: Ausgedehnte chronische interstitielle Begleitnephritis im Nierenmark. Vergr. 80mal, HE

Am wahrscheinlichsten ist eine primäre Überempfindlichkeit gegenüber Vita-
min D bzw. eine Störung im Vitamin-D-Abbau (LOWE et al. 1954, CREERY und
NEILL 1954, STAPLESON und EVANS 1955, FELLERS und SCHWARTZ 1958, HÖVELS
und STEPHAN 1962 Lit.). Pathologisch-anatomisch liegt vor allem eine schwere
Verkalkung der Gefäße und der Glomerula vor (Abb. 250; ALLEN 1951, HUNT und
LEYS 1957 Lit.).

In einzelnen Fällen bestehen auch in den Tubuli und im Interstitium des Marks
(RHANY und MITCHELL 1956) sehr schwere Kalkablagerungen, wobei die rinden-
nahen Abschnitte bevorzugt sind (FANCONI 1963). Die Lokalisation der Cylinder
im Nephron wird ganz verschieden angegeben (RANDERATH und BOHLE 1959 Lit.:
Äußere Rinde, LOWE et al. 1954: Alle Höhenlagen des Nephrons, HÖVELS und
STEPHAN 1962: Beginn in den Sammelröhren, sekundär in Rinde und Glomerula,
tertiär im Interstitium). Wiederum sind PAS-positive Massen in den Kalkablagerungen nachzuweisen. Andere Fälle zeigen vor allem Arterienverkalkungen mit
Ausbildung von Myokardinfarkten (JACCOTTET 1959).

Von der idiopathischen Hypercalcämie zu trennen ist die idiopathische Hypercalcurie, wobei das Calcium im Blut nicht verändert, die Phosphate erniedrigt sind. Die Knochen bieten das Bild einer reinen Osteomalacie (JESSERER 1957), die Niere zeigt keine Kalknephrose, sondern eine Pyelonephritis, angeblich auf dem Boden einer Staphylokokkeninfektion. Diese Infektion soll primär das ganze Krankheitsbild auslösen (ALBRIGHT et al. 1953).

5. Metastatische Nephrocalcinose bei anderweitigem Knochenabbau: Bei Poliomyelitispatienten wird relativ häufig eine Kalknephrose leichten Grades nachgewiesen (SNAPPER et al. 1954, DUNNING und PLUM 1957 Lit., RANDERATH und BOHLE 1959, HÄBERLIN-BOSSHARD 1960). Eine Hypercalcämie kann klinisch ebenfalls beobachtet werden. Als Ursache von Hypercalcämie und Kalknephrose werden Immobilisation des Skeletes mit Kalkmobilisation im Knochen, respiratorische Störungen mit Acidose und zentralnervöse Faktoren angeschuldigt (HÄBERLIN-BOSSHARD 1960 Lit.).

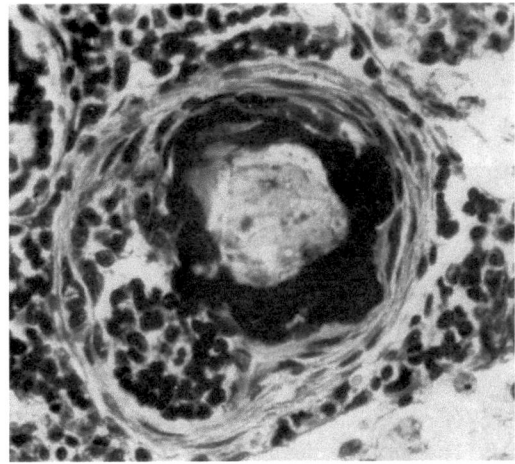

Abb. 250. Schwere Glomerulumverkalkung und sekundäre Degeneration bei idiopathischer Hypercalcämie, 3½jähriges Kind, Tod an infantiler Coronarsklerose. Vergr. 400 mal, HE

6. Metastatische Nephrocalcinose bei D-Hypervitaminose: Durch vermehrte Calciumrückresorption im Darm und Ausscheidungsvermehrung der Phosphate im Urin kommt es bei D-Hypervitaminose zu schwerer Hypercalcämie. Die Phosphatwerte im Blut sind meist ebenfalls erhöht, vermutlich zufolge Phosphormobilisierung aus dem Knochen. Wie beim Hyperparathyreoidismus werden Mucoproteine aus dem Knochen mobilisiert, im Urin ausgeschieden und von den Tubuli rückresorbiert, so daß sich in den Kalkniederschlägen der Nieren meist auch reichlich PAS-positive Massen nachweisen lassen (SCARPELLI et al. 1960). Während beim Menschen die Kalkcylinderbildung in allen Abschnitten der Tubuli auftritt (FERRIS et al. 1961: distale Tubuli), sind im Tierversuch in erster Linie Hauptstückepithelien (Abb. 247) sowie Glomerulumkapseln und Gefäße betroffen. Im übrigen zeigen die Tierversuche (EISENSTEIN und GROFF 1954, DELLMAN und ENGFELDT 1955, HASS et al. 1958), daß die sauren Mucopolysaccharide in Serum und Geweben erhöht sind. — Das Calcium schlägt sich primär in den Epithelien, sekundär interstitiell und in den Basalmembranen nieder. Vasculäre Verkalkungen benötigen höhere Dosen von Vitamin D. Auch nach normal dosierter Vitamin-D-Gabe kann sich eine Nephrocalcinose ausbilden, wenn z. B. zufolge vorbestehender Glomerulonephritis eine verminderte Calciumausscheidung besteht (PROPST 1955). Der Tod kann bei der Vitamin-D-Nephrocalcinose durch Calciumverlust erfolgen (FERRIS et al. 1961).

Bei Frühgeburten mit interstitieller lymphoplasmocytärer Pneumonie (Pneumocystis carinii) wird gelegentlich (PLIESS 1957: 50%) ebenfalls eine Nephrocalcinose

gefunden (HALLMANN 1955, HJELT et al. 1956, RANDERATH und BOHLE 1959
u. a.), welche, wie die idiopathische Hypercalcämie, auf eine Vitamin-D-Über-
empfindlichkeit usw. zurückgeführt wird.

7. Nephrocalcinose bei Morbus Boeck: Die beim Boeck in rund 16% beobachtete
Hypercalcämie (MURPHY und SCHIRMER 1961) führt in zahlreichen Fällen zu einer
Nephrocalcinose (BELLER et al. 1959), welche durch Cortison funktionell und
morphologisch stark gebessert werden kann. Die Ursache der Hypercalcämie bei
Boeck ist unbekannt (SCHOLZ und KEATING 1956 Lit., KOGUT und NEUMANN 1961,
KRÜCK 1960). UEHLINGER (1955) denkt an eine respiratorische Insuffizienz und
vergleicht die Verhältnisse mit denjenigen bei lymphoplasmocellulärer interstitieller Pneumonie (s. jedoch oben). Im allgemeinen wird diese Form der Nephrocalcinose als rein metastatisch aufgefaßt, eine Kombination von metastatischer
und dystrophischer Verkalkung (SCHÜPBACH und WERNLY 1953) ist jedoch nicht
auszuschließen. Andere Autoren (SORGER und TAYLOR 1961) deuten den Kalk in
den Nieren dieser Fälle ausschließlich als Residuum von Boeck-Granulomen, was
wir aber keineswegs bestätigen können (s. a. LÖFGREN et al. 1957). Niereninsuffizienz bei Nephrocalcinose im Verlaufe eines Morbus Boeck wird verschiedentlich
beschrieben (KLATSKIN und GORDON 1953, SCHOLZ und KEATING 1956, KRÜCK
1960), im allgemeinen aber ist die Nierenprognose gut (UEHLINGER 1955, JACCOT-
TET 1959).

**8. Die metastatische Kalknephrose bei Alkalose, Milchdiät usw.; Burnett-
Syndrom** (BURNETT et al. 1949): Patienten mit Duodenalulcera weisen häufig eine
Nephrocalcinose auf. Der Zusammenhang zwischen den asymptomatischen Alka-
loseschüben durch Milch- und Alkalidiät und der Nephrocalcinose konnte einwandfrei bewiesen werden (BECKER et al. 1952 Lit., HOLTEN und LUNDBACK 1955 u. a.).
Die Hauptmasse der Kalkcylinder wird in den Mittelstücken und in den Sammelröhren gefunden. Kompliziert wird die Beurteilung durch die Tatsache, daß bei
diesen Patienten sehr häufig noch Erbrechen mit Hypochlorämie bestanden hatte,
so daß möglicherweise ein Kombinationseffekt vorliegt. Entscheidend scheint die
Alkalinisierung zu sein (SNAPPER et al. 1954, MILLIEZ et al. 1957 Lit.).

9. Die Nephrocalcinose bei hyperchlorämischer Acidose (Lightwood-Albright):
Wahrscheinlich gibt es zwei verschiedene Formen von hyperchlorämischer Acidose,
nämlich eine idiopathische bei Kindern als angeborenes Leiden, häufig mit Nierenmißbildung kombiniert (weitere Unterteilung s. S. 108), und eine erworbene Form
nach Sulfonamidtherapie bei chronischer Pyelonephritis bzw. nach Uretero-Sigmoidostomie (ENGEL 1951, MITCHELL und VALK 1953 u. a.). Die Epithelläsion
verhindert die H-Ionenbildung in den distalen Tubuli und die Synthese von Ammoniak. Wie bei der primär renalen Acidose wird deshalb kompensatorisch Calcium
mobilisiert und ausgeschieden, wodurch es zur Nephrocalcinose und eventuell auch
zur Nephrolithiasis kommt (weitere Lit. s. JACCOTTET 1959, HUTCHISON und MAC
DONALD 1951).

10. Übrige metastatische Nephrocalcinosen: Bei primärer Pyelonephritis und
Glomerulonephritis kann eine Nephrocalcinose beobachtet werden, bei welcher die
Calcium- und Phosphorwerte im Blut normal sein sollen, jedoch bedingt eine sehr
starke Hyperchlorämie eine Alkalose, welche zur Nephrocalcinose führt (GERACI
et al. 1950, ARONS et al. 1955, ROSENBAUM et al. 1951, HAINTZ 1956). Nach unseren
eigenen Untersuchungen (ZINGG 1960) sind Nierenverkalkungen bei Glomerulo-

nephritis allerdings ausgesprochen selten, wenigstens die ausgedehnteren Formen; bei Pyelonephritis können einzelne Kalkcylinder dagegen relativ häufig beobachtet werden. Die Ablagerung erreicht aber auch hier nie bedeutende Ausmaße.

Die dystrophischen Kalknephrosen

Definitionsgemäß handelt es sich um Nierenverkalkungen zufolge vorgängiger Epithelschädigung und ohne Hypercalcämie. Nekrotische Gewebe sind stark alkalisch (KOLLER und LEUTHARD 1934) und deshalb ausgesprochene Kalkfänger.

1. Kalknephrose bei Metallintoxikation mit nekrotisierender Nephrose: Das klassische Beispiel stellt die akute Quecksilbernephrose dar (s. S. 204). Auch die

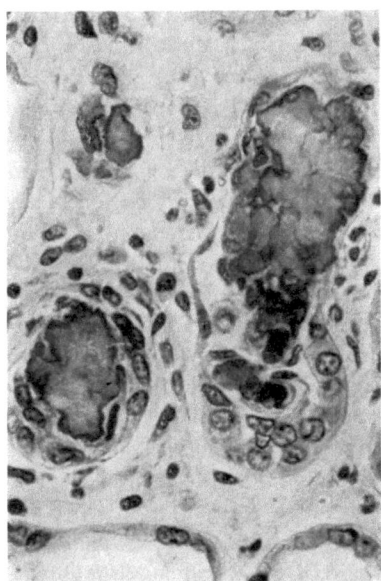 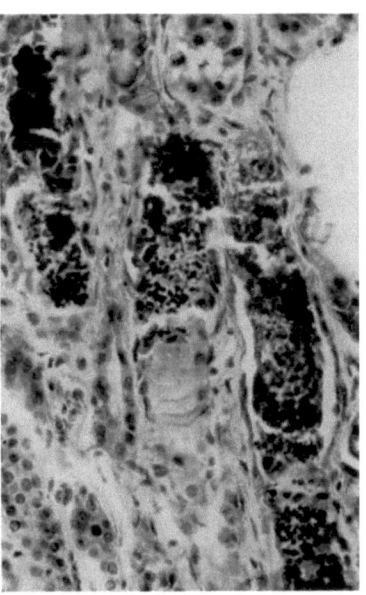

Abb. 251. Dystrophische Nephrocalcinose bei Sublimatvergiftung vor 8 Tagen: Verkalkte abgelöste nekrotische Epithelien in Mittelstücken; das Mittelstückepithel ist proliferativ verändert, in der Umgebung geringgradige entzündliche Reaktion. Vergr. 380mal, HE

Abb. 252. Feinkörnige Nephrocalcinose bei Hypochlorämie. Vergr. 250mal, HE

akute Uranvergiftung ergibt die nämlichen Bilder. Die Lokalisation der Verkalkung entspricht derjenigen des primären Zellschadens, d. h. es handelt sich in der Regel um eine Hauptstückverkalkung (Abb. 251). Beziehungen zu Mucopolysacchariden bestehen hier keine, wie dies übrigens auch für die restlichen Formen dieser Gruppe gilt (DAHL 1955). Während früher die Hypochlorämie als die wesentliche Ursache der Kalknephrose bei Metallvergiftung angesprochen wurde, zeigten spätere Tierversuche die Unhaltbarkeit dieser Theorie. Vielmehr handelt es sich um eine direkte Quecksilber- usw. bedingte Epithelschädigung (Lit. JACCOTTET 1959).

2. Die hypochlorämische Kalknephrose: Eine entscheidende Bedeutung der Hypochlorämie, bedingt durch Chlorverlust (Erbrechen) oder durch Natriumverlust (Diarrhoe) (BÜCHNER 1939 u. a.), kann heute nicht mehr voll anerkannt

werden, obschon die Tierversuche (Büchner 1939, Hatano 1939, Rohland 1936
u. a.) gezeigt haben, daß im Extremfall die Hypochlorämie tatsächlich zu einer
nekrotisierenden Nephrose mäßigen Grades im Bereich der Hauptstücke und der
Mittelstücke führt. Während einzelne Autoren (Roland 1936, Büchner 1939,
Schröder 1949) den Chlorverlust als solchen in den Vordergrund rücken, zeigte
Gsell schon 1935, daß der Alkalose eine wesentliche Bedeutung zukommt (s. a.
Kerpel-Fronius und Martyn 1940, Martz 1940 Lit., Allen 1951). Gsell vermutete, daß eine Produktionsurämie entstehe und nicht eine renale durch Reten-
tion. Ferner können auch resorbierte Spaltprodukte aus dem obersten Dünndarm,
z. B. bei arterio-mesenterialem Darmverschluß, eine schwere toxische Komponente
darstellen, welche in Kombination mit der Hypochlorämie bzw. der Alkalose zur
Nierenschädigung führt (Abb. 252; Gömöri und Sárnai 1939, Meili und Zollinger 1949). Schließlich muß noch der Flüssigkeitsverlust mit Bluteindickung in
Betracht gezogen werden, welcher Faktor zur heute in den Vordergrund gerückten
Kreislauftheorie überführt. Diese letztere nimmt eine vorwiegend ischämisch bedingte Nierenläsion an (s. unten), wobei Alkalose die Niederschlagsbildung von
Kalksalzen begünstigt (Cain und Zolnhofer 1954, Koburg 1959). — Bei schweren
Pneumonien, insbesondere der interstitiellen lymphoplasmocytären Säuglings-
pneumonie (Pneumocystis carinii) beobachtete Nierenverkalkungen (s. S. 295)
werden von einzelnen Autoren auf die bei Pneumonie fast durchweg festzustellende
Hypochlorämie bezogen (Veith 1944, Lit. s. Randerath und Bohle 1959).

   3. Dystrophische Kalknephrose bei Anoxie: Voll entwickelte Niereninfarkte
zeigen sehr häufig Verkalkung, welche auch in Ossifikation übergehen kann (Lit.
Gruhn und Fisher 1960). Jedoch können auch leichtere anoxische Schäden wegen
des besonderen Ionenmilieus in der Niere zu Verkalkung neigen. Auch experimentelle Untersuchungen ergaben das Vorkommen von anoxisch bedingten Kalknephrosen (Staemmler et al. 1957, Edwards 1958, Goebel und Koburg 1959).
Dabei spielt vermutlich die CO_2-Anreicherung eine wesentliche Rolle, da Calcium
dabei in höherer Konzentration gelöst wird und bei plötzlichem Säureabfall massiv
ausfällt.

   4. Pathogenetisch unabgeklärte Kalknephrosen: Hirnschäden, insbesondere
solche kongenitaler Natur, sind gelegentlich von Kalknephrosen gefolgt, ebenso
Lebercirrhosen, ohne daß eine einwandfreie Erklärung für den Epithelschaden und
den Kalkniederschlag erbracht werden könnte (Jaccottet 1959). Ferner wurde
anhand von experimentellen Untersuchungen (Selye 1956, 1958) auf die Bedeutung der Mineralocorticoide und der Oestrogene für die Entstehung der Kalknephrose aufmerksam gemacht (Jaccottet 1959 Lit.).

Die Folgen der Nephrocalcinose und der Kalknephrose

   Bei Anwesenheit sehr zahlreicher Kalkcylinder kann es in seltenen Fällen zu
Niereninsuffizienz kommen, wie dies vor allem bei Morbus Boeck beschrieben
wurde (s. S. 513). Häufiger dagegen findet sich eine geringgradige distaltubuläre
Insuffizienz oder eine Nephrolithiasis als Komplikation; auch Pyelonephritiden
treten sekundär in Erscheinung; sie entwickeln sich wahrscheinlich auf dem Boden
der lokalen Harnstauung in den einzelnen Nephronen (Claireaux 1953).

   Experimentell und empirisch konnte gezeigt werden, daß auch schwere Nephrocalcinosen, z. B. bei Hyperparathyreoidismus, weitgehend reversibel sind (Gedicke

und PONSOLD 1955, HAINTZ 1956). Es scheint somit, daß die sekundäre perifokale interstitielle Entzündung, welche durch die festgefahrenen Cylinder ausgelöst wird, funktionell nur von untergeordneter Bedeutung ist im Vergleich zur direkten Tubulusverstopfung durch die Kalkmassen. Dagegen wurde bei 80% der Patienten mit Nephrocalcinose im Verlaufe eines Hyperparathyreoidismus Hypertonie beschrieben, welche dem Nierenschaden parallel gehen soll (HELLSTRÖM et al. 1958). Anscheinend hat es sich dabei um sehr alte Nephrocalcinosen mit schwerster Parenchymdestruktion und Durchblutungsdrosselung gehandelt. — Die im Tierexperiment beobachtete Hyalinisation der Glomerula (BELLMAN und ENGFELDT 1955) haben wir beim Menschen mit Kalknephrose oder Nephrocalcinose nie beobachtet.

Der sog. Kalkinfarkt der Nierenpapillen

Makroskopisch können bei alten Leuten sehr häufig feine radiäre weiße Streifchen und Stippchen in den Nierenpapillen beobachtet werden. Histologisch handelt es sich um eine feinkörnige Verkalkung der tubulären Basalmembranen und des

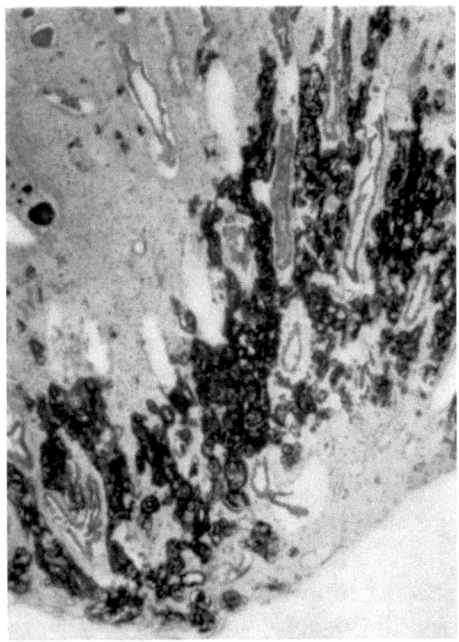
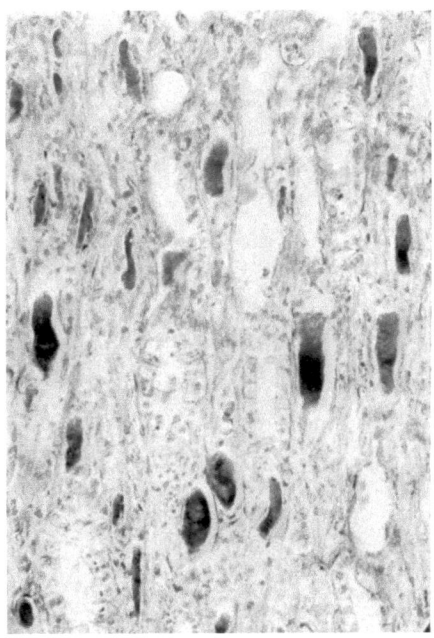

Abb. 253. Sog. Kalkinfarkt der Nierenpapille: Kalkablagerung vor allem in den Basalmembranen und auch im übrigen Interstitium. 79jähriger Mann. Vergr. 70mal, HE

Abb. 254. Pseudokalkcylinder in den Sammelröhren: Stark basophile, homogene, glattrandige Eiweißcylinder. 82jähriger Mann. Tod an Kachexie bei Coloncarcinom. Keine Symptome von Seiten der Nieren. Vergr. 160mal, Gefrierschnitt-HE

umliegenden hyalinisierten Bindegewebes (Abb. 253; LUBARSCH 1925, STAEMMLER 1957). Auch Lipoide können in den Kalkmassen regelmäßig nachgewiesen werden. Ascendierende Entzündung und Gravidität sollen die Entwicklung der Kalkinfarkte begünstigen (STAEMMLER 1957, LETTERER 1959). Kalkinfarkte sind bei Männern zweieinhalbmal so häufig wie bei Frauen; sie haben klinisch keine

Bedeutung (UNGAR 1950 Lit., s. dagegen RANDALL 1940: Nierensteinentwicklung s. S. 548).

Nicht mit Kalkablagerungen zu verwechseln sind die bei Hämalaun-Eosin-färbung dunkelblau gefärbten kompakten Cylinder in den Nierenpapillen, welche bei chemischer Untersuchung keinen Kalk aufweisen und ziemlich lipoidreich sind (Abb. 254). Sie sollen vor allem bei Kollaps vorkommen (STAEMMLER et al. 1957), was wir jedoch anhand von zahlreichen Unfallsektionen nicht bestätigen können.

dd) Nierenveränderungen mit Calciumoxalatkristallen [1]

Calciumoxalatniederschläge können in den Nieren grundsätzlich drei Ursachen haben:

1. Die endogen bedingte Hyperoxalurie (Krankheitsbild: Oxalose).

2. Die akute Vergiftung mit Diäthylenglykol und

3. die symptomatische Form der Calciumoxalatniederschläge in den Nieren bei schwerer renaler Acidose.

Morphologisch unterscheiden sich diese drei Formen nur in quantitativer Hinsicht. Das größte Interesse beansprucht zweifellos die endogene Oxalose, von der wir bis heute rund 60 Fälle im Schrifttum auffinden konnten, acht davon haben wir selbst beobachtet (ZOLLINGER und ROSENMUND 1952, LARGIA-DÈR und ZOLLINGER 1960). In der überwiegenden Mehrzahl der Fälle handelt es sich um Kinder beiderlei Geschlechts (Abb. 255). Sie zeigen klinisch entweder die Befunde eines Steinleidens oder Entwicklungsstörungen, Dystrophie und schleichend eintretende Urämie mit oder ohne Hypertonie (PARMENTIER und DURET 1961). Die dem Leiden zugrunde liegende Hyperoxalurie tritt familiär auf (DANIELS

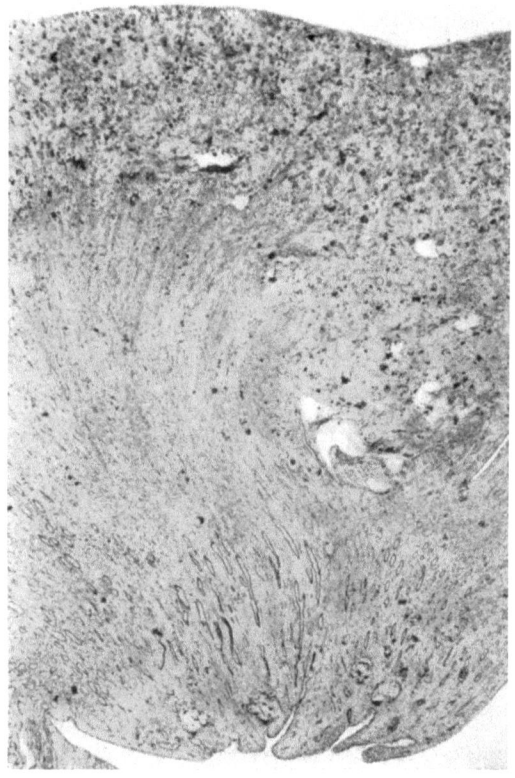

Abb. 255. Idiopathische Oxalose. Die Niere ist stark geschrumpft. In der Rinde, weniger deutlich im Mark, finden sich massenhaft Calciumoxalatkristalle (schwarz wiedergegeben). 7 Wochen altes Kind. Vergr. 6mal, HE

et al. 1960, HARRIS 1962: recessive Vererbung, Lit.). Die Diagnose kann klinisch gestellt werden: Röntgenologisch nachweisbare Nephrokristalle, Hyperoxalurie, Calciumoxalat-Urolithiasis.

---

[1] Allg. Lit.: PYRAH et al. 1959, LARGIADÈR und ZOLLINGER 1960; experimentell: LARGIADÈR 1960; histochemischer Nachweis: JOHNSON und PANI 1962.

Die Nieren sind makroskopisch klein, sie weisen Kapselverdickung und -verwachsung auf. Oberflächlich sind sie fein granuliert, gelegentlich auch etwas

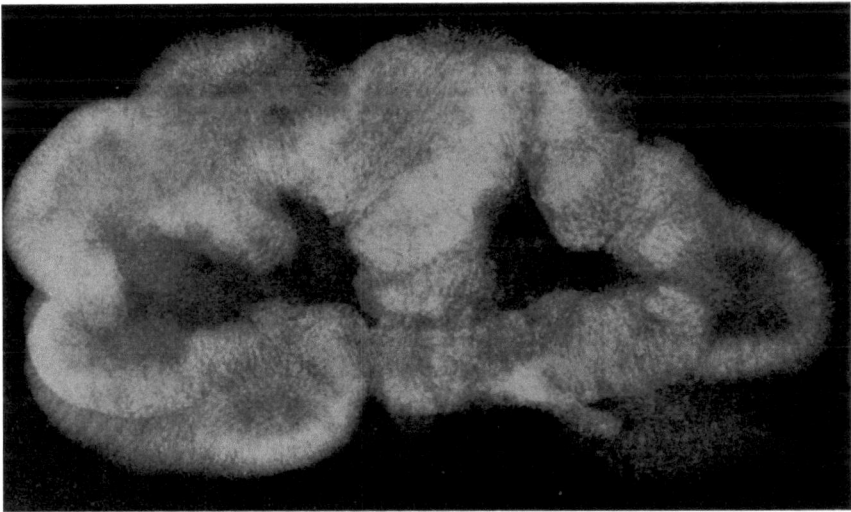

Abb. 256. Röntgenbild einer Nierenscheibe bei idiopathischer Oxalose. Die intensive Kristallablagerung in der Rindensubstanz ist deutlich erkennbar. Vergr. 1,5mal (aus LARGIADÈR und ZOLLINGER 1960)

höckerig und ausgesprochen blaß. Beim Schneiden knirschen die Kristalle. Die Nierenzeichnung ist stark verwischt, die Farbe etwas gelblich-blaß, Konsistenz vermehrt, Brüchigkeit herabgesetzt. In knapp der Hälfte der Fälle finden sich Steine in den Harnwegen. Die Schnitte und die Röntgenbilder der Niere zeigten eine außerordentlich dichte Kristallose, vor allem der Rinde, zum Teil aber auch im Mark (Abb. 256).

Die Glomerula lassen bei älteren Kindern und bei Erwachsenen, also bei längerer Dauer der Oxalose, herdförmige Verbreiterung von Basalmembranen und Mesoangium ohne entzündliche Veränderung erkennen (Abb. 258). Auch die Basalmembranen der Tubuli können sehr stark verdickt sein (Abb. 257), meist als

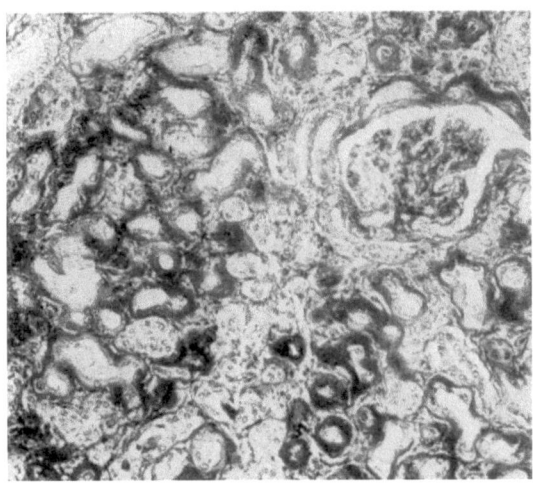

Abb. 257. Idiopathische Oxalose: Hochgradige hyaline Verdickung der Tubulusmembranen, angedeutete Glomerulonephrose. Vergr. 150mal, Membranfärbung nach ALLEN

Reaktion auf eine Tubulusatrophie durch Kristallverstopfung der Tubuli. Das Stroma ist hochgradig sklerosiert und enthält lymphoplasmocytäre Infiltrate in ziemlich diffuser Ausdehnung. Die Stromafasern sind hyalinisiert, die Gefäße unverändert.

Die Kristalle sind mikroskopisch stark doppelbrechend (Abb. 259), sie enthalten Calcium (VOIGT 1957: Methode), während die von Kossasche Reaktion negativ ist, da sie nicht Calcium sondern Phosphat nachweist. Die Kristalle sind radiär gebaut und zeigen Büschel-, Rosetten- oder Garbenstruktur (Abb. 260), ihre Größe schwankt stark, oft sind sie deutlich geschichtet und enthalten noch Harnmucoid (PAS-Färbung positiv). Die Eigenfarbe ist meist leicht gelblich. Chemisch bestehen sie aus Calciumoxalat-Monohydrat (Whewellit: ZOLLINGER und ROSENMUND 1952 u. a., quantitative Bestimmung: NIEDICK 1958, histochemisch: WALDMANN 1962). Die Hauptmasse der Kristalle findet sich in den distalen Tubuli der inneren Rinde (Abb. 259), nur vereinzelte Kristalle sind in den Papillen zu finden (GASSER und WUCKETICH 1964: Proximale Hauptstücke). Meist sind sie von ausgedehnten Granulomen mit Fremdkörperriesenzellen umgeben (Abb. 260). Die intratubuläre Lage ist zum Teil eindeutig feststellbar, jedoch kann das Epithel hochgradig nekrotisch und zerstört sein, so daß die topographische Bestimmung Schwierigkeiten bereitet.

Die Nierenveränderung muß gesamthaft als abakterielle chronisch-interstitielle Nephritis mit nephrotischer Komponente bezeichnet werden. Sie kann experimentell erzeugt werden (Lit. LARGIADÈR 1960). In der akuten Phase wird dabei vor allem eine nekrotisierende Tubulonephrose, durch Calciumoxalat (freie Oxalsäure?) bedingt, beobachtet, dazu gesellt sich eine Nephrohydrose durch distalen Ver-

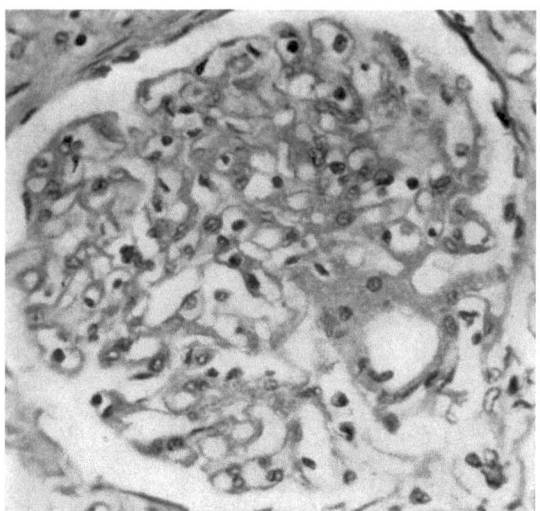

Abb. 258. Unspezifische Glomerulonephrose bei idiopathischer Oxalose. Vergr. 350mal, PAS. Beide Abbildungen aus LARGIADÈR und ZOLLINGER 1960

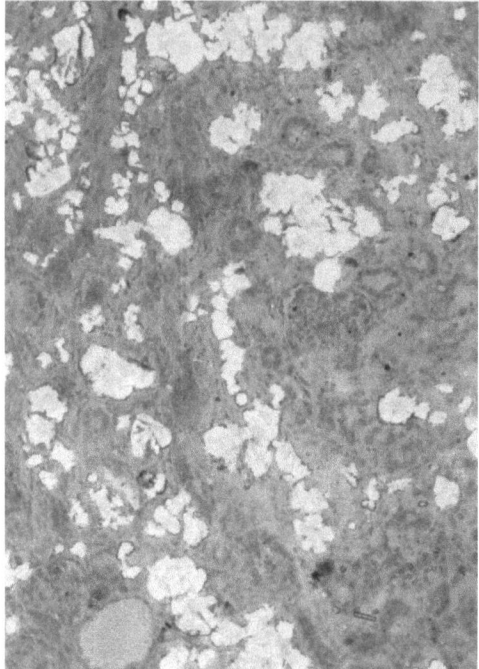

Abb. 259. Massenhaft Calciumoxalatkristalle in der Nierenrinde bei idiopathischer Oxalose. 5½ Monate altes Mädchen. Vergr. 80mal, Gefrierschnitt-Sudan, gekreuzte Nicols

schluß der Tubuli. Einzelne Tiere sterben an einer akuten interstitiellen Nephritis. Erst bei chronischem Verlauf verschiebt sich das Veränderungsbild im

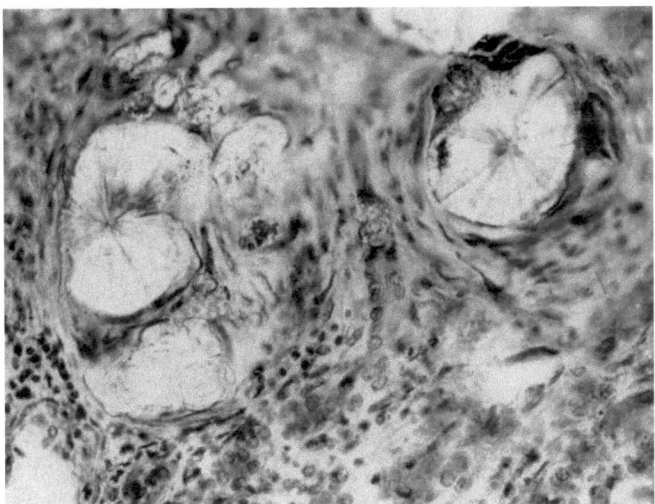

Abb. 260. Calciumoxalatkristalle mit deutlicher radiärer Struktur und umgeben von Fremdkörper-Riesenzellen und chronischer Entzündung in idiopathischer Oxaloseniere. 7 Wochen altes Kind. Vergr. 400mal, Gefrierschnitt-HE

Versuch mehr gegen die Rinde, wo nun reichlich Kristallablagerungen (Abb. 261) und entzündliche Veränderungen des Stromas gefunden werden. Die beim Men-

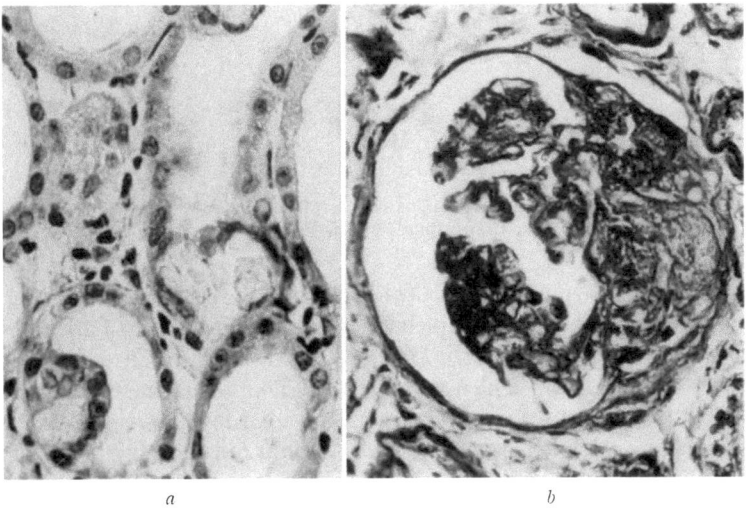

Abb. 261. Experimentelle chronische Oxalose bei der Ratte. *a* Calciumoxalatkristalle umhüllt von Tubulusepithel in den Mittelstücken, *b* schwere Glomerulonephrose mit teilweisem Untergang der Schlingen. Vergr. 300mal, HE bzw. PAS (LARGIADÈR und ZOLLINGER 1960)

schen beobachtete Glomerulonephrose wird auch beim Tier festgestellt (Abb. 261). Sie ist sehr wahrscheinlich Folge einer unspezifischen Oxalsäureschädigung der Glomerula. Auch Schrumpfnieren wurden im Tierversuch erzeugt.

Extrarenale Ablagerungen von Oxalat werden sowohl beim Menschen wie beim Tier vor allem in Knochen beobachtet (Lit. LARGIADÈR und ZOLLINGER 1960, LARGIADÈR 1960, BEDNÁR und JIRÁSEK 1961: 27 von 200 Fällen). Über weitere Fundorte s. BATZENSCHLAGER et al. 1963.

Die pathogenetische Bedeutung der Hyperoxalämie konnte sowohl empirisch wie experimentell bewiesen werden. Beim Menschen wird eine Fermentinsuffizienz angenommen, welche zu einem Umbau der Glykolsäure zu Oxalsäure statt zu Ameisensäure führt. Bei der leichteren Form kommt es zu einer dauernden Oxalurie mit wiederholter Steinbildung (allg. Lit. über Stoffwechselveränderungen bei Oxalose: LARGIADÈR 1960, McLAURIN et al. 1961, CATTELL et al. 1962).

Die bei symptomatischer Calciumoxalatbildung im Verlaufe von schweren renalen Acidosen beobachteten Kristalle entsprechen dem beschriebenen Bild, nur

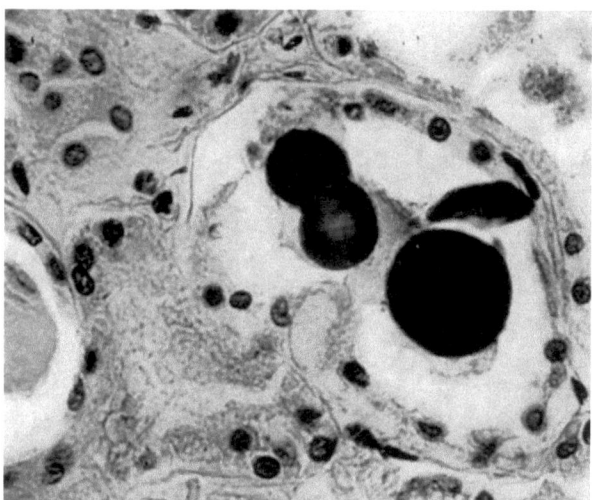

Abb. 262. Im Original grün gefärbte Calciumoxalatkristalle in einem Mittelstück der Niere bei acidotischer Urämie und Ikterus. Vergr. 400mal, HE

sind sie oft ikterisch pigmentiert (Abb. 262) und zahlenmäßig sehr viel geringfügiger, auch fehlen sekundäre Epithelschäden in den meisten Fällen (Lit. LARGIADÈR und ZOLLINGER 1960, BEDNÁŘ und JIRÁSEK 1960). In Chromoproteinnieren (Hämolyse, Myolyse usw.) fehlen vereinzelte Calciumoxalatkristalle eigentlich nie (ZOLLINGER 1952). BENNINGTON et al. 1964 fanden in 6,4% von 500 Autopsien solche Kristalle; sie lehnen als einzige uns bekannte Autoren einen Zusammenhang mit einer Nierenkrankheit ab.

Bei akzidenteller oder suicidaler Oxalsäurevergiftung wird ein Nierenbefund vermißt, wenn der Patient schon im perakuten Stadium stirbt. Überlebt er länger, so entwickeln sich, wie bei den Äthylenglykolvergiftungen, typische akute entzündliche Nierenveränderungen mit Kristallniederschlägen (akute Oxalsäurenephritis, s. unten).

2. Exogene, histologisch „spezifische" Tubulonephrosen

α) *Die Diäthylenglykol-Nephrose*

Glykolvergiftungen treten vor allem nach peroraler Zufuhr von Diäthylenglykol (Gefrierschutz Glysanthin) in Erscheinung (DOERR 1944, 1949, ALTMANN 1955, RANDERATH und BOHLE 1959). In Amerika wurde 1938 eine Riesenendemie von Glykolvergiftungen nach Einnahme von Sulfonamid-Elixier auf 72% Glykolbasis beobachtet (GIELING und CAMERON 1938 Lit.).

Grundsätzlich können bei der Diäthylenglykolvergiftung zwei Schädigungsformen nebeneinander auftreten (DOERR 1944, SMITH 1951 u. a.):

1. Die akute Oxalsäureschädigung mit Ablagerung von Calciumoxalatkristallen in den Nieren (s. S. 300; BERMAN et al. 1957, VOIGT 1957, HYELT et al. 1958, FLANAGAN und LIBEKE 1964). Eine Calciumoxalatschrumpfniere wurde auch bei einem Hund beschrieben, der auf einer Tankstelle reichlich Gelegenheit hatte, Glysanthin, welches bekanntlich etwas süßlich schmeckt, zu sich zu nehmen (SCHIMMELPFENNIG 1960).

2. Grobvacuoläre Hauptstückschädigung (Abb. 263; DOERR 1949). Diese Epithelveränderung wird zum Teil auf künstliche Reduktion der Zellatmung zurückgeführt, die Vacuolen somit als

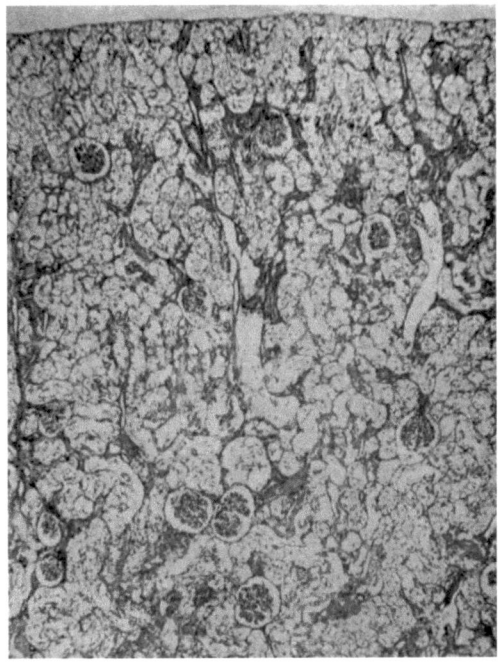

Abb. 263. Diäthylenglykol-Nephrose bei der Ratte: Ausgedehnte grobvacuoläre Veränderung der Hauptstücke. Vergr. 70mal

anoxische Erscheinungen gedeutet (DOERR 1949). Von anderer Seite (GIELING und CAMERON 1938) werden die Vacuolen als Ausdruck einer Membranschädigung durch Äther aufgefaßt, welche vermehrte Wasseraufnahme der Zellen bedingen soll. Wir selbst sind der Auffassung, daß es sich um eine tubuläre Speichererscheinung handelt, wahrscheinlich wird dabei Glykol, welches stark hygroskopisch ist, gespeichert, was sekundär zur grobvacuolären Umwandlung führt. Diese Form der Nierenveränderung wäre damit der Zuckerspeicherniere an die Seite zu stellen (s. a. ALLEN 1951), wie dies auch neueste elektronenoptische Befunde bestätigen (DAVID und UERLINGS 1964). — Bilaterale Nierenrindennekrosen wurden ebenfalls beschrieben (ALLEN 1951, SMITH 1951, weitere Lit. s. LARGIADÈR 1960). — Analoge Veränderungen erzeugt Dioxan im Tierversuch (DAVID 1964).

β) *Die Sulfonamidnephrose*[1]

Obschon heute Sulfonamidniederschläge und -schädigungen in den Nieren kaum mehr beobachtet werden — wir sehen sie jedoch noch häufig im veterinär-pathologischen Beobachtungsgut — verdient die Sulfonamidnephrose eine Besprechung wegen der zahlreichen grundsätzlichen Fragen, welche sich bei ihr erheben. Besonders Kinder reagieren auf Sulfonamidbehandlung sehr häufig mit ein- bis mehrtägiger Hämaturie (MORE et al. 1946, ARNEIL 1958). Von 375 mit Sulfonamiden behandelten Patienten zeigten 22 schwere Schäden (6%), sieben starben an den Sulfonamidnierenschäden, bei weiteren sieben stellten dieselben einen wesentlichen Cofaktor beim Zustandekommen des Todes dar (MORE et al. 1946 Lit.). Diesen erschreckend hohen Zahlen stehen unsere eigenen, fast negativen

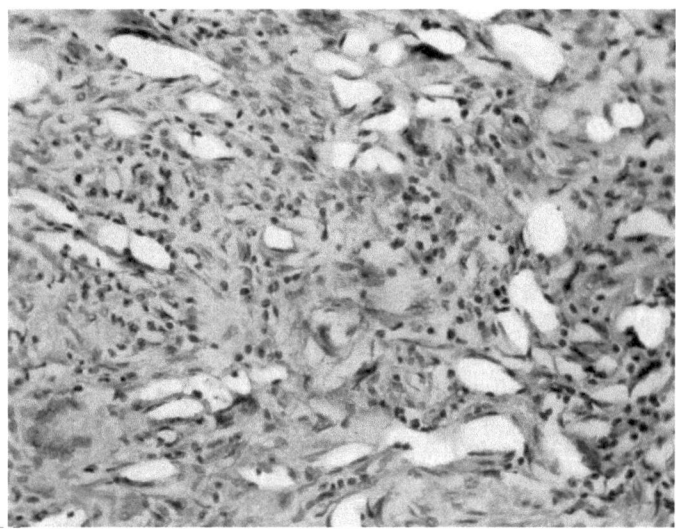

Abb. 264. Ausgedehnte Fremdkörperentzündung im Nierenmark bei Sulfonamidablagerung. Auf dieser Seite bestand eine hochgradige Pyelonephritis, gegenseitige Niere intakt. Die Ablagerung erfolgte nur auf dieser Seite. Vergr. 200mal, HE

Befunde gegenüber. Auch andere europäische Pathologen haben nur ganz vereinzelte Beobachtungen von Sulfonamidnieren mitteilen können, so daß vermutlich ein Unterschied in der Dosierung und in der Auswahl der Patienten bestanden hat.

Auf dem Sektionstisch sind die Sulfonamidnieren auffällig blaß, sonst aber kaum verändert. Gelegentlich sind sie etwas vergrößert.

Mikroskopisch können verschiedene Schädigungstypen der Nieren festgestellt werden: Kristallverstopfung, unspezifische Nephrose, akute interstitielle Nephritis, granulomatöse Veränderung und Vasculitis.

Bei der *kristallinen Tubulusverlegung* handelt es sich anscheinend um die häufigste Form der Sulfonamidnephrose (SADUSK et al. 1940, SOBIN et al. 1943, WILDBOLZ 1943, BERGSTRAND 1944, 1947, BAKKEN 1947, ANDERSEN und ANDERSEN 1948, AUGUSTIN 1950 u. a.). Die Niederschläge können sich in den Tubuli finden. Sie werden auf die Säuerung des Urins einerseits und auf die abnorm starke

---

[1] Allg. Lit. s. SIMON 1943, MURPHY et al. 1944, BLACK-SCHAFFER 1945, AUGUSTIN 1950, ALLEN 1951, STAEMMLER 1957.

Rückresorption zufolge ungenügender Flüssigkeitszufuhr oder interstitieller Nephritis zurückgeführt (WILDBOLZ 1943, RÖLLINGHOFF 1949). Die Formen der Kristalle wechseln ungemein stark (Abb. 264), in der Regel findet man Tafeln und plumpe Prismen (PRIEN und FRONDEL 1941, AUGUSTIN 1950). Am zuverlässigsten ist der Nachweis in unfixierten und ungefärbten Schnitten (GEISER 1957 Lit.). Nicht selten pfropft sich eine sekundäre Pyelonephritis auf diese Schäden auf (BAKKEN 1947), wie dies ja auch bei Cylinderverstopfung anderer Art (Kalk, Plasmocytom usw.) häufig beobachtet wird. Die Deutung von intratubulären Kristallen ist jedoch nicht ganz einfach, sehr oft wurden schon Calciumoxalatkristalle als Sulfonamidniederschläge oder als Leucinkristalle angesprochen (s. z. B. Abb. 137d bei ALLEN 1951).

Kristalline Niederschläge wurden besonders in der Anfangsperiode der Sulfonamidverwendung auch in den Ureteren beschrieben, darunter Fälle mit tödlichem Ausgang (BELL 1946 Lit., BAKKEN 1947, ALLEN 1951, STAEMMLER 1957 u. a.).

Über *unspezifische Nephrosen*, zum Teil mit nekrotischem Einschlag, als Folge von Sulfonamidwirkung berichten zahlreiche Autoren [WILDBOLZ 1943, ROESSLE 1944, BELL 1946, BAKKEN 1947, THIESSEN und AUGUSTIN 1950, BRUNSON und EDWARDS 1950, ALLEN 1951 (Kombination mit Glomerulonephrose), MORARD 1955 (mit Papillennekrosen)]. Auch vacuoläre Veränderungen kommen vor (BELL 1946, LÜDER 1949). Durch die tubulären Nekrosen soll es zu schweren tubulovenösen Aneurysmata wie bei der Hämolyse- und der Crushniere kommen (BERGSTRAND 1946). Vielfach hat man aber doch den Eindruck, die Autoren hätten eine unspezifische nekrotisierende Nephrose dem Sulfonamid zugeschrieben, während das Grundleiden mindestens ebenso nephrotoxisch gewesen ist. Wir selbst konnten überhaupt nie einen derartigen Fall von toxischer Sulfonamidnephrose beobachten (s. a. ENDICOTT und KORNBERG 1945, MORE et al. 1946).

Ebenfalls als vorwiegende Folge des Grundleidens ist die häufig beschriebene *interstitielle Nephritis* zu deuten, welche vom abakteriellen nicht granulomatösen Typ ist (ROESSLE 1944, BLACK-SCHAFFER 1945, ENDICOTT und KORNBERG 1945, MORE et al. 1946, MELNICK 1947, HEUCHEL und SUNDERMANN 1949, HEUCHEL 1950, STAEMMLER 1957).

Die anscheinend erstmals von BLACK-SCHAFFER (1945) beschriebene *Arteriitis* bzw. *Panvasculitis* in Sulfonamidnieren wurde seither auch von anderen Autoren gesehen (MORE et al. 1946, BAKKEN 1947, RÖLLINGHOFF 1949, ALLEN 1951). An der allergischen Natur dieser Gefäßveränderung kann wohl kein Zweifel bestehen, sie ist jedoch außerordentlich selten.

Die *granulomatöse interstitielle Nephritis* (MORE et al. 1946, BERGSTRAND 1947, ALLEN 1951 u. a.) hat anscheinend keine große funktionelle Bedeutung. Sie wurde gelegentlich auch bei Dagenan-Überempfindlichkeit beschrieben (Lit. ZOLLINGER 1945). Ganz massive Kristallgranulome nach Sulfonamidtherapie werden in nicht funktionierenden Nieren bzw. solchen mit totaler Rückresorption gelegentlich beobachtet (Abb. 264; ZOLLINGER 1960).

Auch eine *akute Glomerulonephritis* soll gelegentlich durch Sulfonamidtherapie hervorgerufen werden (MORE et al. 1946, BAKKEN 1947, RIGDON et al. 1949, ALLEN 1951), jedoch steht der Beweis für den pathogenetischen Zusammenhang zwischen Sulfonamidanwendung einerseits und Glomerulonephritis andererseits noch aus. Ein direkter Zusammenhang scheint uns außerordentlich fraglich.

Experimentell konnte durch schwer lösliche Sulfonamide eine chronisch-interstitielle Schrumpfniere mit Nephrohydrose erzeugt werden (Abb. 265; LEHR und CHURG 1952, GEISER 1957 Lit.). Klinisch zeigen die Tiere Urämie, Blutdrucksteigerung, Phosphatretention und Hypercalcämie mit renaler Osteopathie. Die Glomerula sind unverändert (s. a. BRUNSON und EDWARDS 1950, STAEMMLER 1957). Vorgängige Blutverluste verstärken im Tierversuch vermutlich wegen der hohen Konzentration des Medikamentes die Kristallablagerung sehr stark, dabei lassen sich Epithelschäden vor allem in den distalen Hauptstücken und den Henleschen Schleifen nachweisen (AUGUSTIN 1951).

In pathogenetischer Hinsicht ist zu unterscheiden zwischen den allergischen Reaktionen und der Nephrokristallose. Letztere wird auf ungenügende Flüssigkeitszufuhr einerseits bzw. vermehrte Rückresorptionsleistung zurückgeführt (WILDBOLZ 1943, ZOLLINGER 1960 u. a.). Ferner sollen allergische Reaktionen des

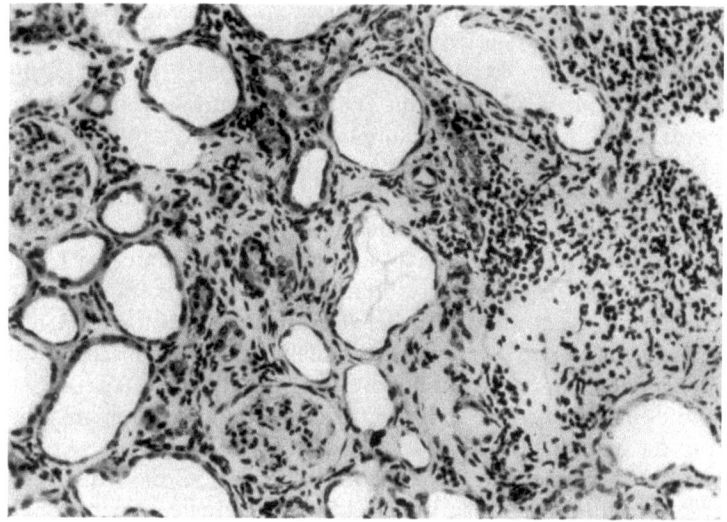

Abb. 265. Nierenrindenabschnitt bei experimenteller Sulfonamid-Schrumpfniere: Das Tubulusepithel ist hochgradig abgeflacht, das Interstitium verbreitert, mit ausgedehnten lypmho-plasmocytären Infiltraten (chronische interstitielle Nephritis). Vergr. 70mal, HE

Gefäßsystems nicht nur zur serösen Entzündung, sondern auch zur nekrotisierenden Nephrose Anlaß geben (RÖLLINGHOFF 1949, HEUCHEL 1950).

Daß allergische Erscheinungen mit im Spiel sein können, zeigt vor allem die nekrotisierende Form der Arteriolenerkrankung (BLACK-SCHAFFER 1945, BAKKEN 1947, LÜDERS 1949, RÖLLINGHOFF 1949 u. a.). Ob dagegen die interstitielle Nephritis tatsächlich auf Antigen-Antikörperreaktion beruht, wie dies angenommen wird (MORE et al. 1946, MELNICK 1947, HEUCHEL und SUNDERMANN 1949, HEUCHEL 1950), scheint uns doch sehr fraglich. Die Grundkrankheiten, bei welchen Sulfonamide in derartig hohen Dosen gegeben werden, erzeugen in der Regel für sich allein schon eine interstitielle Nephritis (ZOLLINGER 1945). — Ein als allergisch gedeutetes Ödem der Ureterschleimhaut wurde im Verlauf einer Sulfonamidanurie bei einem Asthmapatienten mitgeteilt (FINEGOLD 1946).

Die Epithelschädigung wurde früher als Ausdruck einer mechanischen Läsion durch die ausgeschiedenen Kristalle aufgefaßt, jedoch besteht kein Parallelismus zwischen Epithelschaden und Kristallen, so daß eine direkte toxische Schädigung näher liegt (ENDICOTT und KORNBERG 1945 Lit., STAEMMLER 1957).

Anhang
aa) Die Bleiniere[1]

Schon seit langer Zeit ist ein Zusammenhang zwischen Bleivergiftung und Nierenveränderung bekannt. Über die Art dieses Zusammenhanges sind die Akten jedoch keineswegs geschlossen. Als sicherstehend kann das Vorkommen einer akuten Bleinephrose bezeichnet werden, die vor allem bei Kindern beobachtet wird. Ob dagegen die Nierenspätveränderungen bei chronischer Bleivergiftung durch direkte Bleischädigung bedingt sind, ist fraglich.

Ein charakteristisches makroskopisches Nierenbild ist weder empirisch noch aus Tierversuchen bekannt. Eine allgemeine Vergrößerung der Nieren ist sowohl

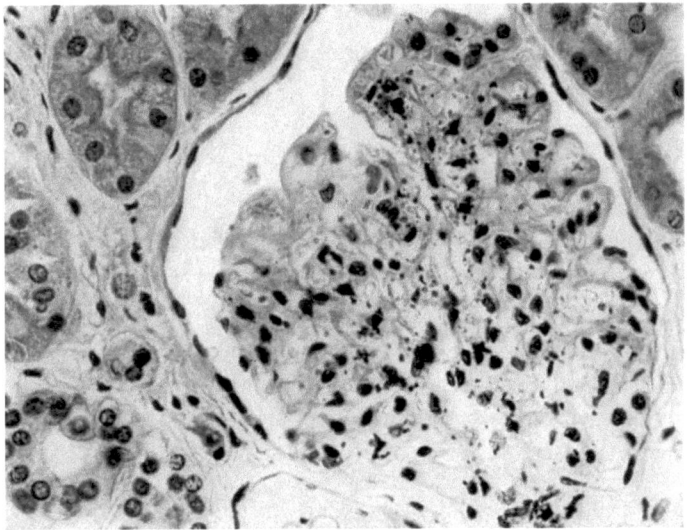

Abb. 266. Ausgedehnte Bleiniederschläge im Glomerulum bei eindeutiger akuter Bleivergiftung. 54jähriger Mann, SN 956/60. Vergr. 400mal, Gefrierschnitt-HE

bei den akuten Vergiftungen bei Kindern wie auch im Tierversuch die einzige Veränderung (DALLDORF, WILLIAMS und CALVERY 1938, WACHSTEIN 1949, TÖNZ 1957, CHIODI und SAMMARTINO 1957). Einer eigentlichen und eindeutigen spezifischen Bleischrumpfniere sind wir in unserem eigenen Beobachtungsgut nicht begegnet, dagegen sollen solche nach den in Australien häufigen Bleiintoxikationen bei Kindern später oft in Erscheinung treten (EMMERSON 1963, s. a. LACHNIT 1961).

Mikroskopisch sind die Glomerula und die Gefäße beim Menschen wie beim Tier primär nicht verändert (s. a. EGER 1937, FINNER und CALVERY 1939, RUTISHAUSER 1946, COTTIER et al. 1953, TÖNZ 1957, s. dagegen PEJIC 1928: Experimentell erzeugte Glomerulonephrose mit Gefäßveränderungen, und LITZNER 1937: Glomerulonephritis). Beim Menschen werden sicher gelegentlich hyaline Glomerula beobachtet (PETRI 1936), jedoch nie ohne vorgeschaltete Arteriosklerose oder -Nekrose. In einer Beobachtung von perakuter schwerer Bleivergiftung bei einem Arbeiter einer Akkumulatorenfabrik fanden wir feinste schwarze Bleiablagerungen in den Schlingen der Glomerula (Abb. 266).

---

[1] Allg. Lit. PEJIC 1928, TÖNZ 1957, BELSER 1959.

Große Bedeutung wird von den Autoren allgemein den Tubulusveränderungen beigemessen. Sie finden sich besonders in den Nieren von Kindern mit akuter Bleivergiftung (Ablecken von Bleifarbe usw.) im Bereich der Hauptstücke und bestehen in Kernschwellung mit Kernpolymorphie sowie vor allem in der Ausbildung

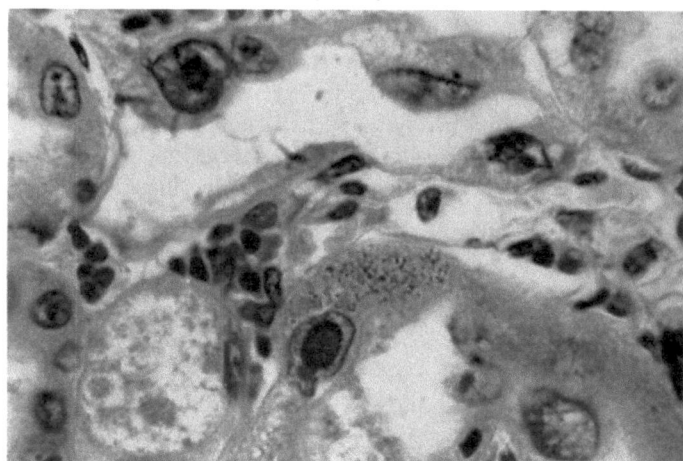

Abb. 267. Zell- und Kernatypie sowie Einschlußkörperbildung und feingranuläre Pigmentablagerung bei experimenteller Bleischrumpfniere der Ratte. Vergr. 800mal, HE

von riesigen Einschlußkörpern (Abb. 267; BLACKMAN 1936, WACHSTEIN 1949 u. a.). Letztere wurden auch im Tierversuch beschrieben (TÖNZ 1957, EGER 1937 u. a.). Die Einschlußkörper sind als Ausdruck einer tiefgreifenden Kernstoffwechselstö-

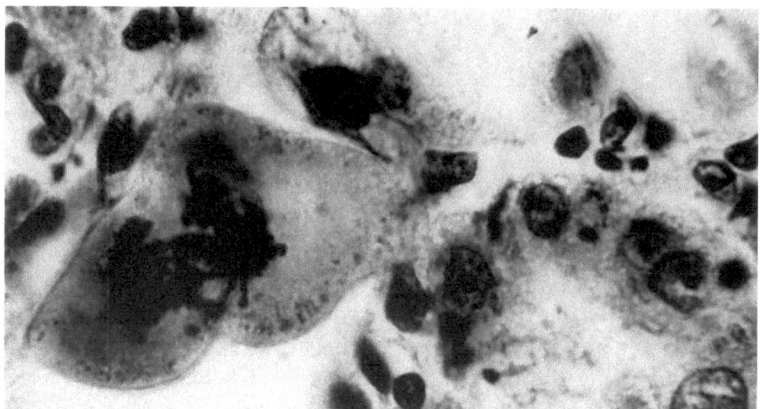

Abb. 268. Pathologische Mitose in hochgradig vergrößerter Tubuluszelle bei experimenteller Bleivergiftung der Ratte. Vergr. 800mal, HE

rung, ausgelöst durch die Bleiwirkung, anzusprechen (ZOLLINGER 1951), sie bestehen fast ausschließlich aus Ribonucleoproteinen, sie sind acidophil und zeigen oft einen ausgezackten Rand (ZOLLINGER 1951). Nach neuesten Untersuchungen muß zwischen den direkten, im Kern entstandenen und den indirekten, durch Cytoplasmaeinschlüsse bedingten Einschlußkörpern unterschieden werden (MÜLLER und STÖCKER 1964). Ihr Vorhandensein ermöglicht retrospektiv die Diagnose einer Bleivergiftung (NICOLAN und BAFFET 1937, CALVERY 1938, ZAK, GERMUTH und EAGEL 1948, FINKELSTEIN 1952, ANGEVINE et al. 1962). Das Maximum der Einschlußkörperbildung wird an der Mark-Rindengrenze beobachtet (BLACKMAN 1936, TÖNZ 1957). Blei läßt sich in den Einschlußkörpern nicht nachweisen (BLACKMAN 1936, WACHSTEIN 1949, BEAVER 1961, ANGEVINE et al. 1962, elektronenmikroskopisch)[1].

Ähnliche, jedoch morphologisch kompaktere, kleinere und regelmäßiger konturierte Einschlußkörper werden noch jahrzehntelang nach Wismuteinwirkung gefunden (GRYBOSKI und JOTOFF 1961, BEAVER und DURR 1963, MÜLLER und RAMIN 1963).

Die bleibedingte Stoffwechselveränderung kann auch zu Mitosestörungen und schließlich zur Enthemmungshyperplasie mit pathologischen Mitosen (Abb. 268)

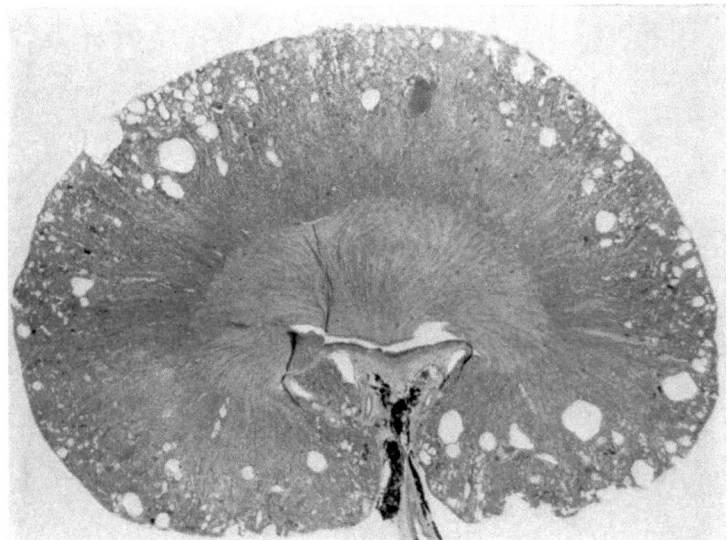

Abb. 269. Experimentelle Bleischrumpfniere mit geringgradiger tubulärer Cystenbildung bei der Ratte (ZOLLINGER 1953). Vergr. 5mal, HE

führen. Die entsprechenden Tubuli werden immer weiter (JORES 1902, PETRI 1936, BROGSITTER und WODARZ 1922), es bilden sich im Tierversuch reichlich Cysten (Abb. 269, 270; TÖNZ 1957), und schließlich entstehen in einer relativ großen Zahl der Tiere Adenome (Abb. 271, 272) und Carcinome (s. Abb. 630, S. 713; ZOLLINGER 1953).

Die ultrastrukturelle Untersuchung ergibt einen deutlichen Cytoplasma- und Kernschaden in den proximalen Tubuli, welche kristallines Blei in Cytoplasmagranula enthalten (TOTOVIĆ 1964). Die Tubuli enthalten häufig ein braunes grobkörniges Pigment (JORES 1902, EGER 1937, FINNER und CALVER 1939, FAIRHALL und MILLER 1941, TÖNZ 1957). In den Lumina finden sich Cylinder und Konkremente, welche einwandfrei Blei enthalten (DIAZ und HORN 1945, TÖNZ 1957), ferner können darin Calcium und Calciumphosphat nachgewiesen werden (WACHSTEIN 1949 u. a.).

Bei der chronischen Bleivergiftung des Menschen werden in der Regel Gefäßveränderungen gefunden, welche in den Rahmen der hypertensiven Vasculopathie

[1] Siehe dagegen DALLENBACH (1964).

gehören (Arteriosklerose, Arteriolosklerose, s. FAHR 1925, RÜHL 1929, VOLDET 1944); nur vereinzelte Autoren beschreiben eine Endarteriitis obliterans oder andere vom Bild der hypertensiven Vasculopathie abweichende Veränderungen

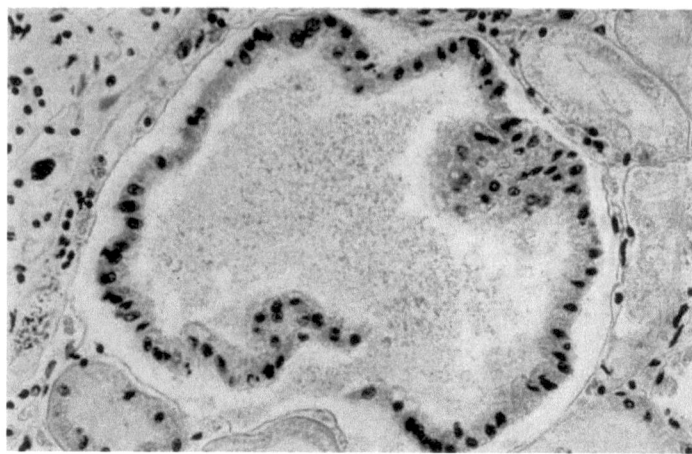

Abb. 270. Hyperplasie der Tubuluszellen mit beginnender Cystenbildung bei experimenteller chronischer Bleivergiftung der Ratte. Vergr. 300mal, HE

(PETRI 1936, EGER 1949, LACHNIT 1961). Die experimentell arbeitenden Autoren sind sich darüber einig, daß die Gefäße primär intakt sind. Der wesentliche Unter-

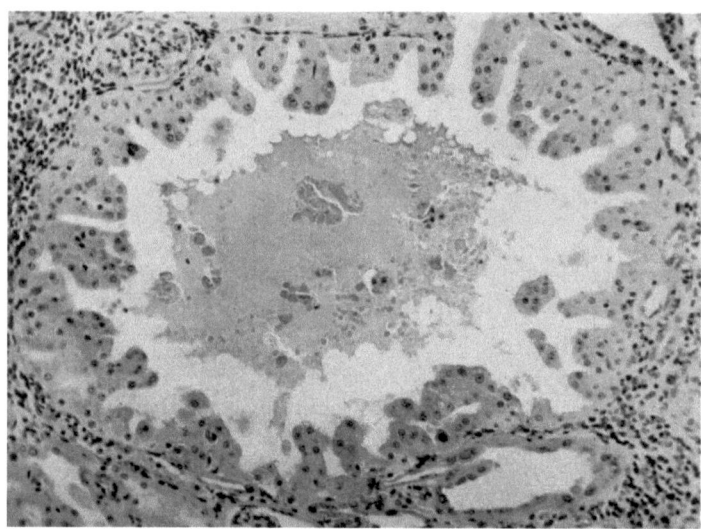

Abb. 271. Deutliche Hyperplasie oncocytenähnlicher Zellen in einem cystisch ausgeweiteten Tubulus bei experimenteller chronischer Bleivergiftung der Ratte. Vergr. 200mal, HE

schied zwischen diesen beiden Untersuchungsgruppen besteht darin, daß die Tierversuche sehr viel kurzfristiger sind als die chronischen Bleivergiftungen beim Menschen. Auf der anderen Seite kann aber chemisch Blei in den Gefäßwänden einwandfrei nachgewiesen werden (RAUH 1934), allerdings anscheinend nur nach subcutaner Gabe, während die Tiere mit oraler Applikation nur in den Tubuli Blei aufweisen.

Das Interstitium ist zum Teil etwas verbreitert, besonders in der Gegend von starkem Epitheluntergang. Eine Bedeutung kommt dieser Veränderung jedoch nicht zu. — Nach Calciumversenatbehandlung werden schwere zusätzliche Tubulonekrosen gefunden, da das Bleiversenat durch die Niere massiv ausgeschieden wird und dabei schwer schädigt, denn das Blei soll vom Versenat in den Tubuluszellen dissoziiert werden (IVEMARK und SELDINGER 1957, BRUGSCH 1959, BELSER 1959).

Nach den vorliegenden Befunden muß somit angenommen werden, daß das Blei zwei grundsätzlich voneinander verschiedene Schadentypen hervorruft: Erstens eine Epithelläsion, welche zu Einschlußkörperbildung, vermehrter Proliferation, Cystenbildung und schließlich sogar zur Tumorformation (Tierversuch)

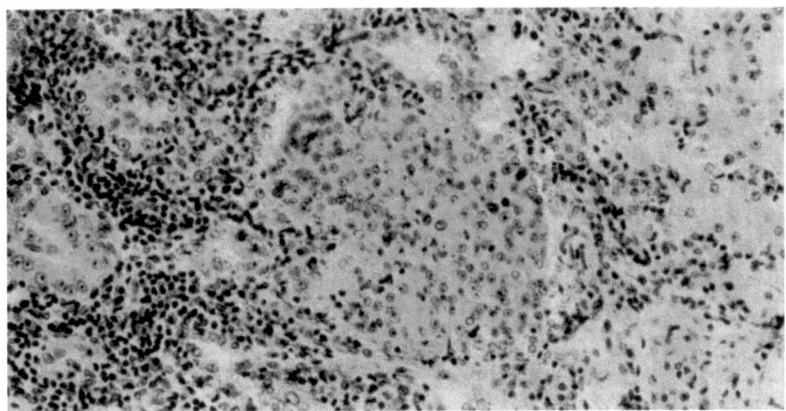

Abb. 272. Solide Zellhyperplasie (tubulogenes solides Adenom) und perifokale chronische Entzündung in experimenteller chronischer Bleischrumpfniere der Ratte. Vergr. 250mal, HE

führen kann. Sie tritt praktisch nur bei subakuter Vergiftung in Erscheinung und ist besonders bei Kindern deutlich. Zweitens eine vorwiegend funktionelle Schädigung der Nierengefäße im Sinne von spastischen Erkrankungen (PEJIC 1928, FAHR 1925, PETRI 1936, LITZNER 1947 u. a.). An isolierten Organen konnte die vasoconstrictorische Eigenschaft des Bleis einwandfrei belegt werden (TSCHERKESS 1925). Auf der Basis dieser Spasmen entwickelt sich eine Hypertonie, wobei vermutlich dieselben spastischen Veränderungen auch im Hirn auftreten (LITZNER 1935). Ob die Hypertonie renal bedingt ist (CREPET et al. 1956), oder ob die cerebralen Vasospasmen primär sind, konnte nicht eindeutig abgeklärt werden. Experimentell wird die Bleihypertonie erst nach längerem Verlauf und vor allem nur bei optimaler Dosierung des Bleis beobachtet, und zwar eindeutig vor Auftreten von morphologisch erfaßbaren Nierenveränderungen (COTTIER et al. 1953, LACHNIT 1961), wie dies übrigens von klinischer Seite ebenfalls angenommen wurde [VOLHARD 1942 (Lit. betreffend Hypertonie bei experimenteller Bleivergiftung, s. GRIFFITH und LINDAUER 1944, COTTIER et al. 1953, TÖNZ 1957]). Ein Beweis für diese Auffassung stellt auch die Beobachtung dar, daß im Bleianfall der Blutdruck stark ansteigt (TELEKY 1935).

Die Folge der Hypertonie ist dann die hypertensive Vasculopathie, welche ihrerseits wiederum zur Schrumpfniere führen kann. Das Auftreten einer malignen Nephrosklerose ist in einzelnen Fällen von vornherein zu erwarten, ein toxischer Faktor des Bleis (RUTISHAUSER 1946) scheint dabei jedoch keine wesentliche Rolle zu spielen. Die im Tierversuch mit enormen Bleimengen und langer Dauer erzeugbare Bleischrumpfniere kommt unseres Erachtens beim Menschen nicht vor (s. MOESCHLIN 1959), wohl aber eine hypertensiv bedingte sekundäre Nephrosklerose unspezifischer Art, die bei Bleiarbeitern wesentlich früher auftritt als bei der Durchschnittsbevölkerung (TELEKY 1935). — Über Auslösung einer akuten Gicht durch Bleivergiftung (EMMERSON 1963: 50% der Bleipatienten) s. S. 288.

In Serbien wurde kürzlich über eine Endemie von Bleischrumpfnieren berichtet, wobei bleihaltiges Mehl die Ursache darstellen soll (DANILOVIČ et al. 1957). Nach den vorliegenden Befunden scheint die Bleinatur der Veränderung aber noch sehr fraglich. Auch entspricht das morphologische Bild nicht demjenigen der typischen chronischen Bleivergiftung beim Erwachsenen (s. S. 423).

bb) Die Niere bei chronischer Schwefel-Kohlenstoff-Vergiftung[1]

Im Vordergrund der chronischen Schwefel-Kohlenstoff-Vergiftung stehen fraglos die Hirnveränderungen, welche man lange Zeit ausschließlich auf die fettlösenden Eigenschaften des Schwefel-Kohlenstoffs zurückführte (PENTSCHEW 1958 Lit.). Die weiteren Beobachtungen eines praktischen Arztes (ATTINGER 1948, 1954) zeigten aber eindeutig, daß der Schwefel-Kohlenstoff daneben noch ein vasotropes Gift ist, welches zu progredienter Arterienveränderung führt. Daß dabei auch die Niere beteiligt sein kann, ist schon längere Zeit bekannt (GSELL 1948, UEHLINGER 1954).

Die chronische CS_2-Vergiftung ist allgemein gesehen sicher eine seltene Erscheinung, jedoch in Cellulosefabriken usw. doch wieder nicht so selten, wie dies allgemein angenommen wird. Wir verfügen über sieben typische Beobachtungen dieser Art, welche wir unter 13 klinisch als fragliche CS_2-Vergiftung angesprochenen Fällen finden konnten. Meist handelt es sich um Männer zwischen 50 und 60 Jahren, nur zwei unserer Fälle waren 46 bzw. 47 Jahre alt. — Die Arbeitsanamnese ist durch eine jahrelange Exposition bei CS_2-Konzentrationen von über 1 bis 2 mg/L ausgezeichnet, einzelne Fälle zeigen aber schon Erkrankung bei 0,1 mg/L (VIGLIANI und PERNIS 1954).

Klinisch handelt es sich um das Bild einer auffällig verfrühten Arteriosklerose mit schwerem psychoorganischem Syndrom, Stammhirnschäden, Neuritis sowie Nierenläsion (RECHENBERG 1957 Lit.). Rein klinisch kann die Nierenaffektion mit einer Glomerulonephritis verwechselt werden (GSELL 1948). Eine Proteinurie besteht praktisch in allen Fällen, ferner deutlicher Konzentrationsverlust und in den meisten Fällen auch eine Hypertonie (VON RECHENBERG 1957: fünf Sechstel der Fälle, eigene Serie: sechs von sieben). Bei der Hälfte der Patienten entwickelt sich eine eigentliche „Nephropathia sulfocarbotoxia" (VON RECHENBERG 1957) mit Ödemen und Albuminurie sowie Mikrohämaturie und Cylinderurie. Wichtig ist ferner die in sehr vielen Fällen beobachtete Polyneuritis, welche zusammen mit dem Psychosyndrom und dem hypertensiven Nierenschaden eine wichtige Trias

---

[1] Allg. Lit. VON RECHENBERG 1957, ISLER 1957, VIGLIANI 1961.

darstellt (UEHLINGER 1952). Selbstverständlich ist auch die Arbeitsanamnese für die Diagnose von größter Bedeutung.

Das makroskopische Bild ist dasjenige einer Nierenarteriosklerose; das Nierengewicht ist vereinzelt über der Norm gelegen, meist aber deutlich reduziert, in zwei unserer Fälle lag es unter 190 g.

Mikroskopisch zeigen unsere sieben typischen Fälle eine charakteristische aber keineswegs pathognomonische Form der Glomerulonephrose (Abb. 273, 274) oder, wenn man so will, der glomerulären Capillarerkrankung (s. a. VIGLIANI 1961), wie sie auch im Tierversuch einwandfrei erzeugt werden kann (ISLER 1957 Lit.). Das Mesoangium ist im typischen Fall verbreitet und leicht kollagenisiert (van-Gieson-rot), die Basalmembran ist verdickt, aber nicht aufgesplittert (Abb. 273). Die

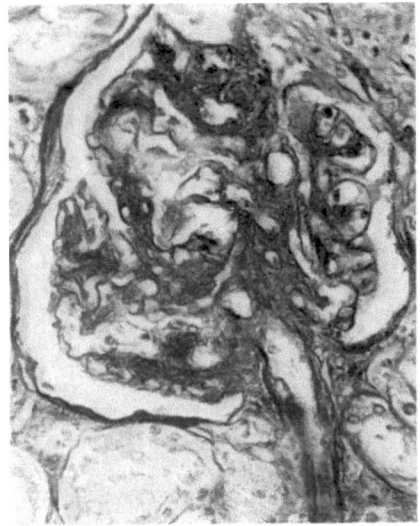 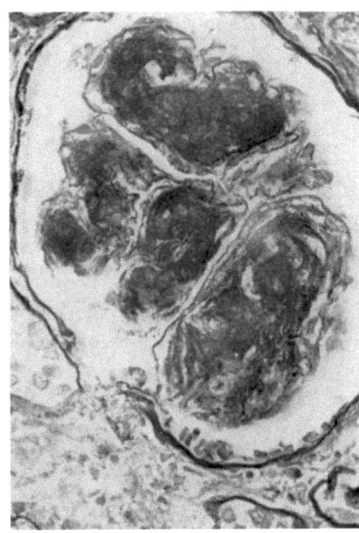

Abb. 273. Schwere chronische Glomerulonephrose bei chronischer CS$_2$-Vergiftung, Autopsiepräparat (Präparat Priv.-Doz. Dr. M. AUFDERMAUR, Luzern). Vergr. 400mal, PAS

Abb. 274. Chronische CS$_2$-Glomerulonephrose. Starke Ähnlichkeit mit diabetischer Glomerulosklerose. Vergr. 400mal, PAS

Schlingen sind kollabiert, Endothel und Epithel absolut unverändert und ohne Proliferation. Hyaline Glomerulakugeln, welche dem Bild der diabetischen Glomerulosklerose Kimmelstiel-Wilson entsprechen, haben wir nur in einer Beobachtung ganz eindeutig nachweisen können (Abb. 274). Es ist dies auch der Fall mit den weitaus größten Nieren (Gesamtgewicht 440 g). Leider ist kein Pankreasgewebe mehr vorhanden, und die vorliegenden klinischen Befunde lassen unseres Erachtens einen Diabetes mellitus entgegen der Auffassung von UEHLINGER (1952) nicht ausschließen. Bei allen übrigen Fällen haben wir nicht die Spur von hyalinen Kugeln nachweisen können. Fibrinoide Schlingenkappen, die bekanntlich aber keineswegs spezifisch sind für die diabetische Glomerulosklerose, fanden sich in zwei weiteren Fällen, in beiden bestand aber eine sehr schwere Arteriolopathie (Abb. 275, 276). Diese letztere wurde in allen einwandfreien Fällen von chronischer CS$_2$-Vergiftung nachgewiesen (VIGLIANI 1961). Die großen Arterien zeigen nur das

Bild einer fortgeschrittenen Arteriosklerose. Nach VON RECHENBERG (1957) soll eine Mediasklerose in sämtlichen Fällen gefunden werden, was wir allerdings nicht bestätigen können. — Tubuli und Interstitien sind beim Menschen nur sekundär verändert, während die Tubuli im Tierversuch Kernvergrößerung und Poly-

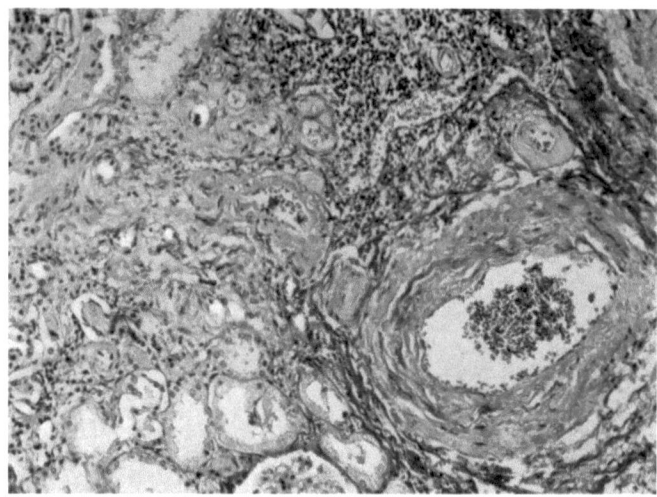

Abb. 275. Niere bei chronischer CS$_2$-Vergiftung: Schwere Fibrose der kleinen Arterien und Arteriolen mit sekundärer Parenchymatrophie und entzündlichen interstitiellen Herden. Vergr. 100mal, HE

morphie mit Einschlußkörpern sowie Aposiderinablagerung aufweisen. Die für die CS$_2$-Ratte typische Glomerulumverfettung bei chronischer CS$_2$-Vergiftung wird beim Menschen vermißt.

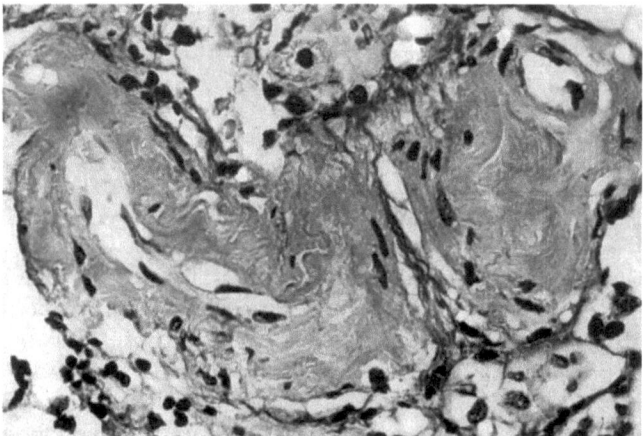

Abb. 276. Arteriolopathie in der Niere bei chronischer CS$_2$-Vergiftung. Gefäßwände unregelmäßig verdickt. Endothel erhalten. Wie Abb. 275 53jähriger Mann mit schwerstem Status lacunaris cerebri. Vergr. 300mal, HE

Im Tierversuch ist es gut gelungen, die entsprechenden Nierenveränderungen hervorzurufen (ISLER 1957, VIGLIANI 1961 Lit.). In einer erneuten Serie, die wir kürzlich abgeschlossen hatten, zeigten die Tiere wiederum starke Lähmung der Hinterläufe, histologisch Polyneuritis und Stammganglienverkalkung; die vor allem glomerulären Nierenprozesse sind immer typisch und entsprechen denjenigen beim Menschen (Abb. 277, 278).

Wie die Gefäß- und Nierenveränderungen mit der chronischen CS$_2$-Vergiftung zusammenhängen, ist noch nicht vollkommen abgeklärt. Eine direkte Läsion der Glomerula bei der Ausscheidung des Schwefel-Kohlenstoffes (UEHLINGER 1952)

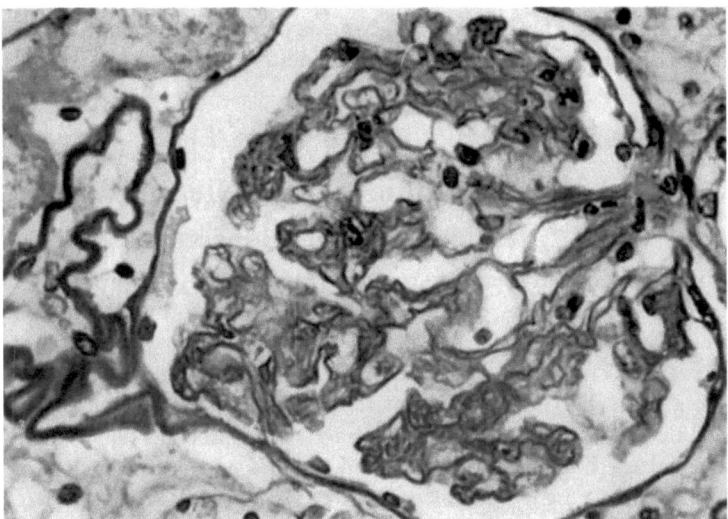

Abb. 277. Glomerulonephrose bei langdauernder CS$_2$-Vergiftung der Ratte. Vergr. 350mal, PAS

scheint sich nicht zu bestätigen (VON RECHENBERG 1957). Heute wird eher angenommen, das Fettlösungsmittel Schwefel-Kohlenstoff hemme den Lipoidstoffwechsel. Es konnte nämlich gezeigt werden, daß parallel zur Konzentration am

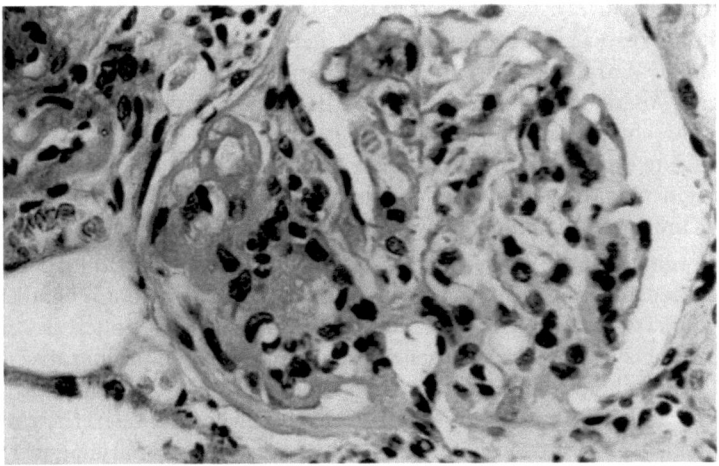

Abb. 278. CS$_2$-Glomerulonephrose bei der Ratte mit Schlingenverdickung und -verbackung und Lipoidablagerung (helle Vacuolen). Vergr. 350mal, HE

Arbeitsort die Lipoproteine im Serum der Arbeiter vermehrt sind; auch die Gamma-Globuline und das Cholesterin sind stark vermehrt (NESSWETHA 1956). Der Quotient von veresterten zu unveresterten Cholesterin ist reduziert. Dieselben Beobachtungen können auch im Tierversuch gemacht werden (HARASHIMA et al.

1960). Die Störung des Lipoproteinstoffwechsels ist derjenigen beim Diabetes mellitus recht ähnlich, was vielleicht auch die unbestreitbare Ähnlichkeit — jedoch nicht Identität — der CS_2-Niere mit der diabetischen Glomerulosklerose erklärt (s. a. VIGLIANI und PERNIS 1954, VON RECHENBERG 1957, ISLER 1957). Die nosologische Stellung der chronischen CS_2-Niere ist zwiespältig, man kann sie zu den vasculären oder zu den glomerulonephrotischen Veränderungen (Capillaropathie) rechnen.

I. Die entzündlichen glomerulären Nierenerkrankungen[1]

I. Die diffuse Glomerulonephritis

Die diffuse, nicht eitrige Glomerulonephritis ist wohl die problemreichste Veränderung der Niere und eine der interessantesten Erkrankungen überhaupt. Kaum eine andere Organveränderung hat eine derartige Summe von klinischen, morphologischen, serologischen und vor allem auch experimentellen Untersuchungen ausgelöst wie gerade die Glomerulonephritis. Die dadurch gewonnenen Einblicke in das Wesen der diffusen Glomerulonephritis (d. Gn.) haben in den letzten drei Jahrzehnten gewaltige Fortschritte gemacht, doch sind wir immer noch weit von einer grundsätzlichen Lösung des Problems entfernt. Sicher hat die frühzeitige Behandlung der Streptokokkeninfekte durch Antibiotica die Zahl der d. Gn. stark heruntergedrückt. Dagegen scheinen die nephrotischen Dauerformen an Zahl eher zuzunehmen. Außerordentlich erschwerend bei der ätiologischen und pathogenetischen Erforschung ist die Tatsache, daß ein Großteil der d. Gn. in den Frühphasen oft klinisch nicht zu erfassen ist.

Definition: Die d. Gn. ist eine praktisch alle Glomerula erfassende, nicht eitrige Erkrankung, bei welcher im einzelnen befallenen Glomerulum sämtliche Schlingen lädiert sind. Während diese Umschreibung praktisch bei allen pathologischen Anatomen Anerkennung findet, gehen die Kliniker vielfach naturgemäß von anderen Gesichtspunkten aus, wobei dann zum Teil Mischungen zwischen anatomischen Glomerulonephrosen (Amyloidose, Eklampsie usw.) und Glomerulonephritiden in ein und derselben Gruppe zustande kommen (REUBI 1957, 1960 Lit.). Andere Kliniker anerkennen die anatomische Definition weitgehend (SARRE 1959).

Erschwerend ist die Tatsache, daß auch die Herdnephritiden aller Schattierungen so ausgedehnt sein können, daß sie praktisch alle Glomerula befallen. Die Erfahrungen bei der experimentellen Masugi-Nephritis lassen es auch als sehr fraglich erscheinen, ob zwischen der diffusen und der herdförmigen proliferativen Gn. prinzipielle Unterschiede bestehen. Ferner können bei nicht entzündlich bedingten Schlingenschäden sekundär proliferativ entzündliche Kapselepithelwucherungen vorkommen, was oft bei Spätstadien schwierige differential-diagnostische Probleme aufwirft. Andererseits jedoch benötigen wir wissenschaftlich wie praktisch saubere Klassifikationen der Krankheitsbilder, wobei aber nicht übersehen werden darf, daß der Mensch mit seinem groben Ordnungsbedürfnis den feinen Naturvorgängen nicht ganz gerecht werden kann[2].

---

[1] Vgl. Abb. 279.
[2] Allgemeine historische Entwicklung s. FREY 1951.

Die Häufigkeit der diffusen Glomerulonephritis betrug früher bei Berücksichtigung sämtlicher Lebensalter 0,78% im Sektionsgut (BELL 1946). Wir selbst fanden auf 10000 Sektionen 1,02% d. Gn. (0,16% akute, 0,20% subakute und 0,66% chronische), jedoch haben wir, basierend auf den neuen Erkenntnissen, auch zahlreiche Lipoidnephrosen und andere Spätstadien eingeschlossen, welche zur Zeit der früheren Untersuchungen (BELL 1946) nicht als d. Gn. angesprochen wurden. — Das männliche Geschlecht ist etwa doppelt so häufig befallen wie das weibliche (RUDEBECK 1946, ALLEN 1951, ZINGG 1960), während bei reinen Kinderfällen kein Geschlechtsunterschied festgestellt werden konnte (BÄCHTOLD 1956 Lit., ZINGG 1960).

Die Angaben über das Durchschnittsalter der verschiedenen Phasen der d. Gn. schwanken sehr stark (Lit. ZINGG 1960), was wohl zum Teil mit dem unterschiedlichen Beobachtungsgut zusammenhängt, zum Teil auch mit der Diskrepanz zwischen klinischen und pathologisch-anatomischen Zahlen, da die Prognose der akuten Gn. im Kindesalter im allgemeinen als gut bezeichnet wird (SCHNECKLOTH 1955, BÄCHTOLD 1956 u. a.). So fand ZINGG (1960) in unserem an Kindersektionen armen Autopsiegut ein Durchschnittsalter der akuten d. Gn. von 43,7 Jahren, was sich zwar mit den einen Angaben deckt (SARRE und MOHR 1952, Erwachsenen-Poliklinik), jedoch anderen (SEEGAL et al. 1940, MURPHY und RASTETTER 1938, BELL 1946 u. a.) diametral gegenübersteht. Im pädiatrischen Beobachtungsgut werden das 3. bis 8. Lebensjahr als häufigstes Alter angegeben (BÄCHTOLD 1956). Die relative Benignität der akuten Form der d. Gn. geht auch aus unserer Statistik (ZINGG 1960) hervor, da das Durchschnittsalter der subakuten Fälle mit 42,4, der chronischen intracapillären mit 41,0 und der chronischen extracapillären mit 38,5 Jahren unter demjenigen der akuten (43,7 Jahre) liegt, woraus geschlossen werden kann, daß die Prognose wohl des akuten Schubes, nicht aber bezüglich des Dauerresultates im jugendlichen Alter gut ist.

a) Die akute diffuse Glomerulonephritis[1]

Die akute d. Gn. wird heute nur noch selten im Autopsiegut beobachtet. Wir fanden sie unter 10000 Sektionen in 0,16% (ZOLLINGER 1951: 0,19%). Auf dem Sektionstisch wird die akute d. Gn. recht häufig übersehen. In den meisten Fällen ist die Niere allerdings vergrößert mit einem Durchschnittsgewicht von 380 g für beide Nieren und Maximalwerten von über 500 g (Abb. 280; ZINGG 1960; BELL 1946: in 12% der Fälle über 600 g). Das Organ ist in der Regel vermehrt konsistent und auch etwas brüchiger als in der Norm. Auf der Oberfläche können einzelne punktförmige Blutungen erkannt werden (Abb. 281). Die Zeichnung auf dem Schnitt ist deutlich. Bezüglich der allgemeinen Makroskopie der Nephritiden wird auf Abb. 279 verwiesen.

Im histologischen Schnitt stehen die Veränderungen der Glomerula im Vordergrund. Sie können von Fall zu Fall und auch von Glomerulum zu Glomerulum in quantitativer wie qualitativer Hinsicht sehr stark variieren. Grundsätzlich gesehen liegt allen Formen eine akute Capillaritis zugrunde, wie dies FAHR schon 1925 richtig erkannt hat. Die Reihenfolge der verschiedenen Veränderungsfaktoren bei

---

[1] Allg. Lit. über akute d. Gn.: STAEMMLER 1957, JENNINGS und EARLE 1961, KUSHNER et al. 1961.

d. Gn. deckt sich mit derjenigen der experimentellen Masugi-Nephritis (s. Abb. 305/6, S. 356/7; ZOLLINGER 1951). Den ausgezeichneten Beschreibungen der akuten d. Gn. von LÖHLEIN (1906) und OBERLING (1924) ist als neue Erkenntnis eigentlich nur die Veränderung der Basalmembran (PAS-Färbung) und des Mesoangium beizufügen.

Der Prozeß beginnt, wie dies ausgesprochene Frühfälle — meist Zufallsbefunde — erkennen lassen, mit einer Leukocytose der Schlingen, was als erstes spezifisches Symptom anzusprechen ist. Jedoch wissen wir auf Grund der Erfahrungen bei der Masugi-Nephritis, daß der lokalen Leukocytose — wie bei allen

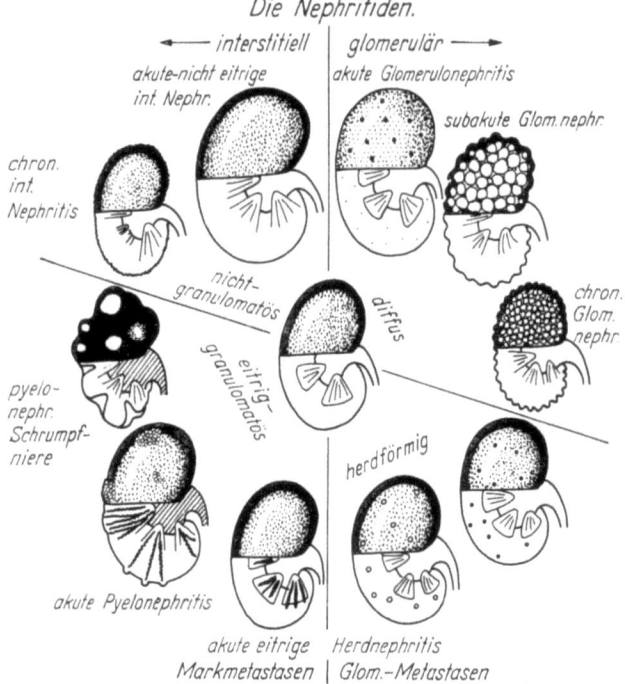

Abb. 279. Schematische Darstellung des makroskopischen Erscheinungsbildes der häufigsten entzündlichen Nierenerkrankungen. Die obere Hälfte der Einzelnieren gibt das Oberflächenbild, die untere Hälfte das Schnittbild wieder. (Nach ZOLLINGER 1951)

Entzündungen — eine kurze Phase mit starker Schlingendilatation vorangeht (ZOLLINGER 1951 u. a.). Im Einzelfall kann die hyperämische Phase jedoch noch nicht als Glomerulonephritis angesprochen werden, da wir nicht wissen, was sich daraus effektiv entwickelt hätte. Um diese erste Phase hat sich ein langer Streit in der Literatur entwickelt, nachdem VOLHARD (1918) immer wieder die Schlingenischämie betont hatte und auf derselben seine These der allgemeinen Vasoconstriction aufbaute. Die erwähnten Erfahrungen bei der Masugi-Nephritis sowie funktionelle Untersuchungen bezüglich der Nierendurchblutung (SARRE 1938, REUBI 1959) haben die These der primären Ischämie eindeutig widerlegt, wie dies FAHR schon 1925 ausgesprochen hat.

Wenn VOLHARD (1942) den Gegensatz zwischen morphologischer und funktioneller Betrachtung betont hat, so ist gerade das Beispiel der akuten d. Gn. und speziell die Frage der primären Schlingenischämie geeignet, auf die Notwendigkeit der Koordination an Stelle der Dissoziation dieser beiden Betrachtungsweisen aufmerksam zu machen.

Als Folge der primären Kreislaufstörung kommt es zu einer Exsudation von Flüssigkeit (JONES 1953) und basalmembranartiger Substanz (aus Serum stammend: KINOSHITA und FUJISAKI 1963) in das Mesoangium.

Als weiteres Zeichen der Kreislaufstörung und des Capillarschadens treten, allerdings in wechselnd starker Zahl, Erythrocyten in den Kapselräumen in Erscheinung. Diese Erscheinung wird vor allem bei Kindern beobachtet, während sie beim Erwachsenen histologisch mehr in den Hintergrund tritt, da die Kapselräume zufolge der Glomerulumschwellung leer gepreßt erschei-

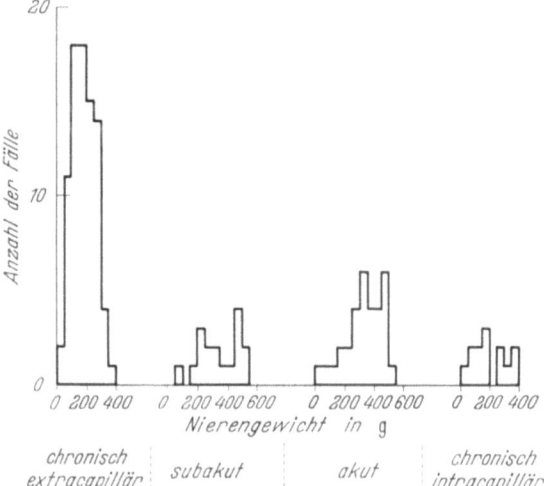

Abb. 280. Häufigkeitsverteilung der Nierengewichtsgruppen bei den verschiedenen Formen der Glomerulonephritis. Deutliche Rechtsverschiebung, d. h. Gewichtsvermehrung vor allem bei den akuten Glomerulonephritiden, weniger deutlich bei den subakuten und nur angedeutet bei den chronisch intracapillären. Deutliche, aber nicht obligate Schrumpfungsneigung, bei der chronisch extracapillären Glomerulonephritis (nach ZINGG 1960)

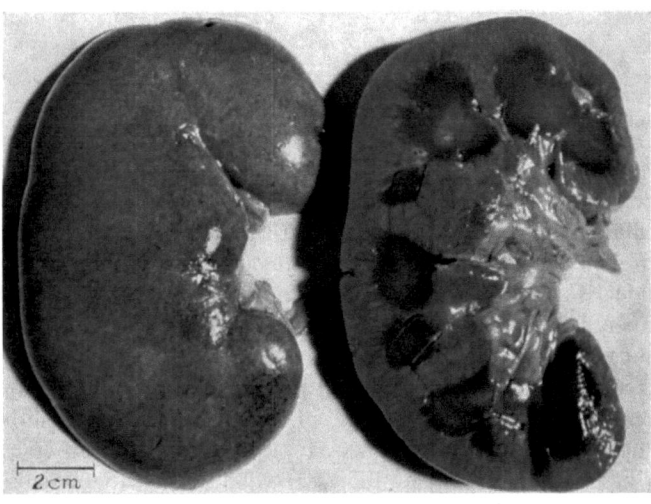

Abb. 281. Akute Glomerulonephritis: Feinste rote Stippchen (,,Flohstiche") auf der Oberfläche der deutlich geschwollenen Niere. Die Stase in den Papillen äußert sich durch Blauverfärbung

nen. — Übergang der primär geschädigten Schlingen in Nekrose kann gelegentlich beobachtet werden. Das Vollbild einer Nekrose ist jedoch auf eine der weiter unten beschriebenen Sonderformen der Herdnephritis verdächtig (s. dagegen ALLEN 1951

Lit., Frühestveränderungen bei Glomerulonephritis, STAEMMLER 1975, HÜCKEL 1938).

Unmittelbar nach dieser rein kreislaufbedingten ersten Phase, aber selbstverständlich ohne scharfe Grenze, stellt sich die Leukocytenadhäsion und -migration in das Mesoangium und zum Teil auch in den Kapselraum ein. Als Erster hat LANGHANS 1885 auf die Bedeutung der Leukocytose bei akuter d. Gn. hingewiesen. Ein 10 bis 15 μ dicker Nierenschnitt soll normalerweise pro Glomerulum etwa 145 Zellkerne aufweisen, davon zwischen drei und 30 polynucleäre Leukocyten (MERTZ 1918). Bei der akuten Glomerulonephritis ist die Leukocytenzahl bis auf das Fünffache erhöht (Abb. 282). Meist sind die Glomerula jedoch dermaßen zellreich, daß die Natur der einzelnen Kerne nicht sicher bestimmt werden kann, weshalb in jedem Zweifelsfall die Oxydasefärbung am kalt fixierten Material durch-

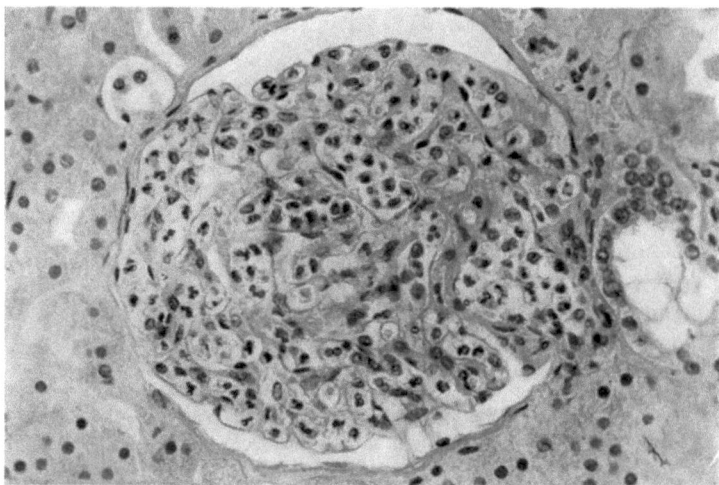

Abb. 282. Akute diffuse Glomerulonephritis: Die Schlingen sind ganz leicht verquollen und enthalten massenhaft segmentkernige Leukocyten. Gleicher Fall wie Abb. 283. Vergr. 280mal, HE

geführt werden muß (Abb. 283). In der Folge nehmen die polynucleären Leukocyten zahlenmäßig rasch an Zahl ab, vermutlich weil sie aus den Schlingen auswandern und eine Neueinwanderung wegen der übrigen Schlingenveränderungen nicht stattfindet. Nach 3 Wochen sind sie immer noch zahlenmäßig erhöht, nach 6 Wochen haben sie in der Regel die Normalzahl erreicht (s. Abb. 306).

Kurz nachdem die Leukocytose eingesetzt hat, kann auch eine Schwellung des Schlingenepithels, unmittelbar gefolgt von Endothelproliferation (Abb. 283a), beobachtet werden. Elektronenoptisch ist das Deckepithel jetzt hoch aktiv (Vermehrung des endoplasmatischen Reticulums, Hypertrophie des Golgi-Apparates usw., TRUMP und BENDITT 1962). Die Fußfortsätze der Deckepithelzellen sind relativ lange intakt; ihr späteres Verschwinden ist als sekundär anzusprechen (FARQUHAR et al. 1957, KOBAYASHI et al. 1960, TRUMP und BENDITT 1962). Endothelmitosen werden in dieser Phase häufig gefunden (McGREGOR 1929, HARTZ et al. 1941, STAEMMLER 1957 Lit., JENNINGS und HABER 1961, JENNINGS und EARLE 1961). In Punktionsuntersuchungen konnte elektronenoptisch beim Kind nach einer Woche das Maximum der Proliferation gleichzeitig mit der höchsten Einschränkung der

Filtration festgestellt werden. Nach 3 Wochen waren die Schlingen wieder fast vollkommen zart, und nach 2 Monaten ließen sich keine Veränderungen mehr nach-

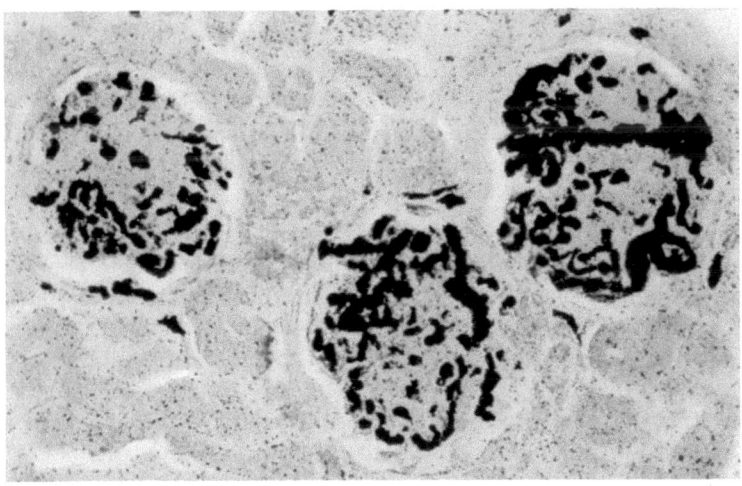

Abb. 283. Die Oxydasereaktion zeigt bei akuter Glomerulonephritis massenhaft segmentkernige neutrophile Leukocyten (oxydasepositive schwarze Punkte) in den Glomerulumschlingen. Vergr. 180mal

weisen (KOBAYASHI et al. 1960). —

Je nach der Phase, welche untersucht wird, und auch nach dem Typ (s. unten), stehen im histologischen Bild der akuten d. Gn. mehr die Endothelveränderungen im Vordergrund (LÖHLEIN 1910, HERXHEIMER 1917, JENNINGS und EARLE 1961 LAWRENCE et al. 1963) oder es überwiegt quantitativ die Leukocytenansammlung (VOLHARD 1918, JONES 1951 u. a.).

Vielfach werden auch monocytoide Elemente beschrieben mit endothelzellähnlichem Kern und ovalärem Zelleib (JONES 1953, GRISHMAN und CHURG 1957 Lit.). Nach unseren heutigen Kenntnissen bezüglich der Potenz der Endothelzellen (s. ZOLLINGER 1962) kann nicht bezweifelt werden, daß es sich um auswandernde, histiocytär umgewandelte Endothelzellen handelt (KUCZYNSKI und DOSQUET 1926, s. dagegen JONES 1953).

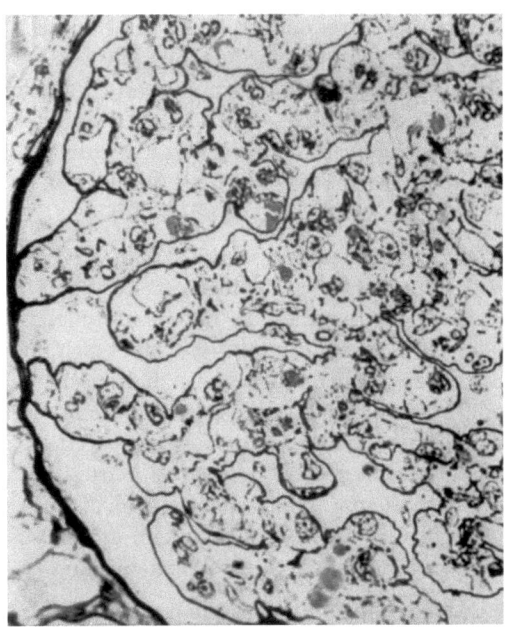

Abb. 283a. Akute Glomerulonephritis. Basalmembranen zart, umschließen die hochgradig geschwollenen Endothel- und Mesoangiumzellen, Lumina der Schlinge fast vollständig verlegt . Methenaminsilber. $\frac{1}{2}$ μ dicker Methylmetakrylatschnitt. Vergr. 800mal

Das Mesoangium läßt gleichzeitig mit dem Endothel, allerdings technisch schwieriger erkennbar, proliferative Veränderungen nachweisen, welche den

erwähnten exsudativen unmittelbar folgen (CHURG und GRISHMAN 1957). Etwa vom
12. Tag an lassen sich im Mesoangium neugebildete zuerst PAS-positive (LAWRENCE
et al. 1963), dann kollagene Fasern nachweisen (GRISHMAN und CHURG 1957).
Da es sich nach heutiger Auffassung bei den Mesoangiumzellen um ganz nahe Verwandte der endothelialen Elemente handelt (JONES 1951 u. a.), ist nicht erstaunlich, daß auch den Endothelzellen die Fähigkeit, Fasern zu bilden, zugeschrieben
wird (JENNINGS und EARLE 1961). Ob diese Fasern wieder verschwinden können
(JENNINGS und EARLE 1961), scheint doch sehr fraglich zu sein (s. a. FUJIMOTO
1954, ROBERTSON und MORE 1961).

In funktioneller Hinsicht äußerst wichtig sind die Veränderungen der Basalmembran der Schlingen. Schon kurz nach Beginn der leukocytären Phase kann
eine langsam zunehmende Membranverdickung lichtoptisch festgestellt werden
(ZOLLINGER 1951, s. dagegen LAWRENCE et al. 1963). Auf Grund von elektronenoptischen Untersuchungen wird gefolgert, daß das proliferierende Endothel Basal-
membranmaterial in streng lokalisierten Herden (BERGER und GANTER 1964)
zwischen Endothel und Membran ablagert, wodurch es zu dieser Verdickung
kommt (KOBAYASHI et al. 1960, MOVAT et al. 1961, 1962, BENCOSME und BERGSMAN
1962, KINOSHITA und FUJISAKI 1963). Oder dieses Material wird durch das hyperaktive Deckepithel gebildet (EARLE und JENNINGS 1961, TRUMP und BENDITT
1962). In einer Beobachtung von STRUNK et al. 1964 wurde am 9. Anurietag
reichlich elektronendichtes Material an der Außenseite der glomerulären Basalmembran abgelagert gefunden. Die im Lichtmikroskop (PAS-Färbung, Jones-
Färbung) festgestellte Membranverdickung wird somit durch diese Ablagerung nur
vorgetäuscht (HUHN et al. 1962). Die sezernierten und niedergeschlagenen Massen
entstehen sehr wahrscheinlich aus Proteinkörpern, welche aus den Schlingen bzw.
aus dem Plasma austreten (BERGER und GANTER 1964), möglicherweise handelt
es sich um Antigen-Antikörperkomplexe (DIXON et al. 1963, ANDRES et al. 1963).

Die Basalmembranveränderung wurde schon als „fibrinoid" bezeichnet (ALLEN
1951), was wegen der van-Gieson-Orangefärbung ohne weiteres angängig ist, doch
ist diese Bezeichnung als mißverständlich zu verwerfen (s. a. RANDERATH 1955),
denn die Veränderung unterscheidet sich doch grundsätzlich von einer fibrinoiden
Schlingenverquellung, z. B. bei diabetischer Glomerulosklerose Kimmelstiel-Wilson
oder bei maligner Nephrosklerose Fahr. — Bei ganz schwerer Ausprägung steht die
Membranveränderung im Vordergrund des ganzen Bildes, so daß BELL (1946) von
einer membranösen Glomerulonephritis sprach. Eine eigentliche Aufsplitterung
der Basalmembran kann lichtoptisch in dieser Phase noch nicht beobachtet werden.
Die rein exsudative Membranveränderung scheint, soweit wir dies heute beurteilen
können, grundsätzlich reversibel zu sein.

Das Schlingenlumen ist in der ersten Phase (reine Kreislaufstörung) weit, in der
zweiten (Leukocytose) sind die Schlingen ebenfalls noch ziemlich weit, aber prall
mit Leukocyten gefüllt, während in der dritten Phase (Zellschwellung und Proliferation) das Schlingenlumen ausgesprochen eng und meist praktisch vollkommen
frei von Erythrocyten ist. Gelegentlich kann die Endothelschädigung so schwer
sein, daß sich fibrinoide Thromben in den Schlingen entwickeln (FAHR 1925, BELL
1946, JONES 1953, FUJIMOTO et al. 1955, JENNINGS und EARLE 1961 u. a.). Im
allgemeinen jedoch ist das gehäufte Vorkommen von Schlingenthromben und

-nekrosen stark verdächtig auf das Vorliegen einer Spezialform der Herdnephritis. — Schlingenadhäsionen fehlen in dieser Phase (s. dagegen BRUN et al. 1958).

Die tubulären Veränderungen halten sich in der akuten Phase in sehr bescheidenem Rahmen. Gelegentlich jedoch findet man schon die für die subakute Phase so charakteristische Erweiterung der Lumina und vor allem die Epithelabflachung der Tubuli, welche man früher als Folge einer distal liegenden Tubuluskompression durch interstitielles Ödem und Tubulusverlegen durch Cylinder auffaßte (ROCHS 1918; Weiteres s. S. 155, 536). Um eine artefizielle Veränderung der Tubuli handelt es sich sicher nicht, da sie auch im Punktat festzustellen ist (BRUN et al. 1958). Die von STAEMMLER (1957) beschriebene desquamative Veränderung der Hauptstücke konnten wir im Punktat nicht bestätigen. Dagegen enthalten die Tubuli, besonders die Sammelröhren, oft reichlich Erythrocyten und granuläre Cylinder, ferner zeigt das Hauptstückepithel, allerdings in auffällig geringfügigem Grade, hyalintropfige Veränderung als Anzeichen für die Rückresorption von Eiweiß aus dem Glomerulumfiltrat.

Im Interstitium werden in der akuten Phase praktisch stets spärliche lymphohistioplasmocytäre Infiltrate perivasculär, insbesondere perivenös mit Bevorzugung der Mark-Rindengrenze, gefunden (ZOLLINGER 1945, STAEMMLER 1957, KUSCHNER et al. 1961 u. a.). Diese Infiltrate sind als Begleitnephritis auch bei zahlreichen anderen Nierenaffektionen bekannt (s. S. 398). — Auf das vermehrte Vorkommen von polynucleären Leukocyten innerhalb der Lympghefäße im periglomerulären Gewebe hat RANDERATH (1929) aufmerksam gemacht.

Gefäßveränderungen der Niere sind bei der akuten d. Gn. minimal oder fehlen vollkommen. Außer einer geringgradigen Endothelverquellung mit leichter Schwellung der Interzellularsubstanz konnten wir keine Läsionen nachweisen, es sei denn, eine Hypertonie habe schon vorbestanden, so daß sich eine hypertensive Vasculopathie ausbilden konnte (FAHR 1925). Eine nekrotisierende Arteriitis (FISHBERG 1927) ist uns in dieser Phase nie begegnet.

Als erster versuchte BELL (1946) verschiedene histologische Typen der d. Gn. herauszuarbeiten (s. a. SHIRAI 1961):

1. Akute hämorrhagische Glomerulonephritis (vor allem Kinder, gute Prognose).

2. Exsudative Glomerulonephritis (Leukocytose im Vordergrund).

3. Proliferative Glomerulonephritis (schlechte Prognose: 5 bis 10% in der akuten Phase verstorben, 40% werden chronisch).

4. Membranöse Glomerulonephritis (Membranverdickung lichtoptisch im Vordergrund).

Dieser Einteilung haben sich in den wesentlichen Punkten auch ALLEN (1951, 1962), RANDERATH (1955) u. a. angeschlossen, wobei ALLEN noch einen nekrotisierenden Typ angefügt hat, der nach unseren Erfahrungen sehr selten und vor allem bei Kindern in Erscheinung tritt. Leider hat derselbe Autor den Begriff der membranösen Glomerulonephritis durch Einschluß der Eklampsieniere usw. vollkommen verwässert (1955; s. a. RANDERATH 1955, EARLE et al. 1961). Bei uns hat sich diese Einteilung im allgemeinen aber nicht bewährt, da es sich wohl kaum um verschiedene Erscheinungsformen, sondern vielmehr um quantitative und Phasenunterschiede handelt. Jedenfalls ist es interessant zu vermerken, daß in größeren Arbeiten über Nierenpunktionen, welche ja gerade für die spätere prognostische

Auswertung von Bedeutung wären, kein Gebrauch von dieser Einteilung gemacht wird (JENNINGS und EARLE 1961 u. a.).

Das klinische Bild der akuten d. Gn. ist im allgemeinen recht uncharakteristisch, so daß das Leiden klinisch leicht übersehen wird, wenn nicht gezielte Urinuntersuchungen vorliegen (Lit. REUBI 1955, 1959, SARRE 1959). Die akute Anurie oder die hochgradige Oligurie sind stumm; die Hämaturie muß nicht schwer sein und besteht überdies nur in 88% der Fälle. Ödeme finden sich in 82%, Hypertonie in 72% und Lumbalgie in 47% der Fälle (REUBI 1959). Erfolgt der Tod in der akuten Phase, so steht bei rund einem Drittel der Patienten das Herzversagen im Vordergrund (ZINGG 1960). Da gelegentlich ein solches Herzversagen auch ohne Bestehen einer akuten Hypertonie auftreten kann (SCHNECKLOTH und PAGE 1955), wird eine

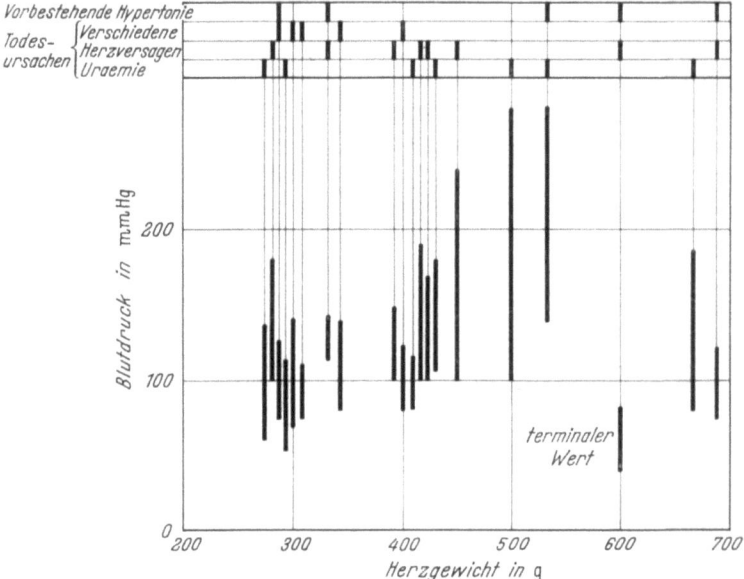

Abb. 284. Beziehungen zwischen Herzgewicht (Horizontale) und Blutdruckwerten (Vertikale) bei 20 Fällen von akuter Glomerulonephritis; ein Drittel der Patienten starb an Urämie (nach ZINGG 1960)

Simultanschädigung des Herzens angenommen (GIRARD et al. 1953). In diese Richtung (Capillardurchlässigkeit gefolgt von Myokardödem) deutet auch die oft beobachtete Gewichtsvermehrung des Herzens trotz nur wenige Tage dauernder Hypertonie (Abb. 284; ZINGG 1960 Lit.). Eine echte Myokarditis haben wir jedoch nur ganz ausnahmsweise nachweisen können (s. a. GOOLD 1953). In anderen Fällen stehen die cerebralen Krämpfe (eklamptische Urämie) im Vordergrund des Bildes, oder es fehlen die klinischen Symptome überhaupt, wobei die Prozentzahl dieser Gruppe schlechterdings nicht angegeben werden kann. Vermutlich ist sie aber sehr viel höher als angenommen wird, da sich aus solchen subklinischen Fällen die schleichend verlaufenden chronischen Glomerulonephritiden ohne Anamnese entwickeln.

Proteinurie besteht in allen untersuchten Fällen, allerdings ist sie in der Regel nicht schwer. Sehr charakteristisch ist ferner die starke Reduktion der Filtrationsfraktion (REUBI 1955, 1960) bei starkem Absinken der glomerulären Filtration durch Spasmen der vasa afferentia (BLACK et al. 1947). Dieser letztere Faktor erklärt auch das Zustandekommen der Azotämie. Der Tiefpunkt in der Filtrationsfraktion wird zwischen dem 20. und dem 30. Tag erreicht REUBI 1959). Die Plasmadurchströmung der Niere ist normal oder sogar erhöht (REUBI 1960), wie dies auch bei der akuten Masugi-Nephritis mit der Stromuhr festgestellt wurde (SARRE 1938). Vermutlich ist die PAH-Clearance von der Menge der offenen Glomerula abhängig, während die Entwicklung einer renalen Hypertonie von der Zahl der verschlossenen Glomerula abhängt. Gelegentlich wird auch eine deutliche Konzentrationsschwäche beobachtet, welche möglicherweise als Ausdruck einer tubulären Schädigung auf dem Boden einer intertubulären Capillarläsion beruht (HUTT et al. 1958). Dabei ist interessant, daß die durch Nierenpunktion festgestellten Schäden wesentlich ausgeprägter sind als die klinischen Funktionsausfälle (HUTT et al. 1958).

Die Pathogenese der Ödeme bereitet Schwierigkeiten, da dieselben zum Teil schon sehr früh, jedenfalls vor der Hypoproteinämie erscheinen. Mehrheitlich nimmt man deshalb an, die diffuse Glomerulonephritis gehe mit einer *generalisierten Capillaritis* einher, wodurch es zum peripheren Flüssigkeitsaustritt aus den geschädigten Gefäßen komme (FISCHBERG 1939, 1949, EPPINGER 1941, SPÜHLER et al. 1943, NONNENBRUCH 1949, SPÜHLER 1951, LANGE et al. 1951 u. a.). Die oben erwähnte Tubulusläsion deutet ebenfalls auf einen Befall der intertubulären Gefäße hin. Möglicherweise spielt auch die noch erhaltene NaCl-Rückresorption bei weitgehend darniederliegender Flüssigkeitsausscheidung bei der Entwicklung der Ödeme eine Rolle (EARLE et al. 1950). Auch die oben erwähnte Herzinsuffizienz wird durch die Annahme einer allgemeinen Capillaritis (inklusive Myokard) erklärt, wobei die Zunahme des Blutvolumens sicher mitspielt (LAWRENCE et al. 1963). Die inobligate Hypertonie wird von den einen Autoren (VOLHARD 1951, NONNENBRUCH 1949 u. a.) auf die renale Durchblutungsstörung zurückgeführt, während andere unter Hinweis auf die oben erwähnten Durchströmungsversuche usw. an dieser These zweifeln (REUBI 1960 u. a.). Vom Standpunkt der pathologischen Anatomie betrachtet, sind aber die Glomerula doch nach der kurzdauernden hyperämischen Phase dermaßen ischämisch, daß an der Durchblutungsdrosselung der Niere nicht gezweifelt werden kann. Die klinisch beobachteten Fälle von Hypertonie ohne Albuminurie (REUBI 1955 Lit.) sind anatomisch schwer zu deuten, möglicherweise liegt ihnen eine akute schwere interstitielle Nephritis und nicht eine Glomerulonephritis zugrunde.

Die Prognose der akuten Glomerulonephritis ist, besonders wenn letztere nach einem Infekt auftritt, gut (KEITH und ODEL 1953, LAWRENCE et al. 1963). So sollen nach einer großen Zusammenstellung nur 6,6% der Patienten mit akuter d. Gn. in dieser Phase ad exitum kommen (RUDEBECK 1946) und total über zwei Drittel der Fälle völlig ausheilen (s. a. REUBI 1959). Dauerschäden werden in 11%, unsichere Heilungen in 19,6% angegeben (s. a. EDITORIAL 1957). Im ganzen scheinen jedoch sowohl die Zusammenstellungen der Kliniker als auch diejenigen der Pathologen einseitig zu sein, denn rund ein Drittel der akuten d. Gn. kommt nach anderen Autoren am Grundleiden (Infekt) ad exitum (ZINGG 1960), und andererseits figurieren in den klinischen Statistiken nur die sicher erkannten Fälle. Der Verlauf der akuten d. Gn. wird mit zunehmendem Alter schwerer (ZINGG 1960 Lit.). Im Gesamtautopsiegut des Pathologen macht die akute d. Gn. zwischen 0,13% (BELL

1946) und 0,16% (Zollinger 1951) aus. Nach Ellis (1942) soll die extracapilläre akute d. Gn. (Typ I) in 82%, die intracapilläre (Typ II) in weniger als 5% in Heilung ausgehen, wobei man sich allerdings frägt, wie die beiden Typen klinisch in der akuten Phase differenziert werden sollen; entsprechende Punktionsbefunde sind uns nicht bekannt. In den letzten Jahren wurde die Prognose der akuten d. Gn. noch wesentlich besser, was auf die Anwendung der Antihypertensiva und Antibiotica zurückgeführt wird (Kushner et al. 1961), so daß in einer Serie von 45 Fällen nur einer an Urämie und zwei Patienten interkurrent ad exitum kamen; nur vier Patienten zeigten Rezidive. Die Zukunft wird zeigen, ob auch die Spätprognose entsprechend günstig beeinflußt wurde, wir haben den Eindruck, daß heute relativ häufiger das durch Schlingennarben bedingte nephrotische Syndrom auftrete (vgl. Strunk et al. 1964: Serienpunktionen).

b) Die subakute diffuse Glomerulonephritis

Eine subakute d. Gn. wurde in 0,2% unserer Sektionsfälle festgestellt. Sie macht 19% sämtlicher pathoanatomisch verifizierter Glomerulonephritiden aus, gegenüber 16% akuten und 65% chronischen (Zingg 1960).

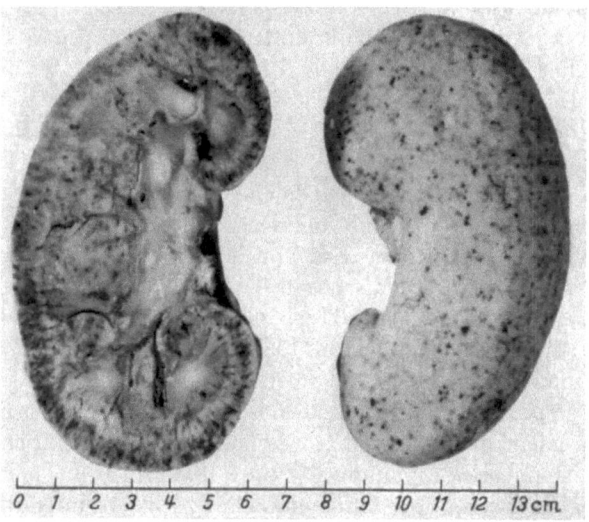

Abb. 285. Subakute Glomerulonephritis. Die Nieren sind blaß, die punktförmigen Glomerulumveränderungen sind deutlicher erkennbar als bei der akuten Form. Die Schwellung hat sich noch verstärkt

Makroskopisch wird in dieser Phase eine große Niere gefunden, die feucht und auffällig konsistent ist. In der Regel ist sie blaßrosa bis gelblich, doch kann sie auch zahlreiche rötliche Flecken oder flohstichartige Blutungen an der Oberfläche aufweisen, so daß eine „große, bunte Niere" resultiert (Abb. 285). Die Kapsel läßt sich leicht ablösen, die Oberfläche ist glatt. Die Schnittfläche entspricht in ihrer Farbe der Oberfläche, die Zeichnung ist meist noch deutlich erhalten; die Brüchigkeit leicht erhöht. Das Durchschnittsgewicht liegt rund 20% über der Norm (s. Abb. 280, S. 321; Zingg 1960: 357 g).

Histologisch ist der Übergang der akuten in die subakute d. Gn. natürlich ein schleichender und ebenso auch die Trennung zwischen subakuter und chronischer

Phase unscharf (s. a. BELL 1946). Bei der typischen subakuten Form steht die Proliferation der glomerulären Zellen im Vordergrund (Abb. 286, 287), wobei in jedem Fall Endothel und Mesoangium betroffen sind. Hoch charakteristisch, aber nicht absolut obligat ist ferner die Kapselepithelwucherung, wodurch es zu halb-mondförmigen Epithelpolstern kommt, welche den Kapselraum der Glomerula ausfüllen und die Glomerula komprimieren (Abb. 287). Das Deckepithel ist nur geringgradig proliferativ verändert und beteiligt sich an der Halbmondbildung nicht (s. dagegen ALLEN 1951). Es zeigt vereinzelt Riesenzellbildung (MONTALDO und FERRELI 1963: Tuberculotoxische Wirkung). Bei Glomerulonephritis im Verlauf der Serumkrankheit, wobei die Dauer exakt bestimmt werden kann, wurde einmal schon am 12. Tag eine deutliche Halbmondbildung beobachtet (DE LA PAVA et al. 1962).

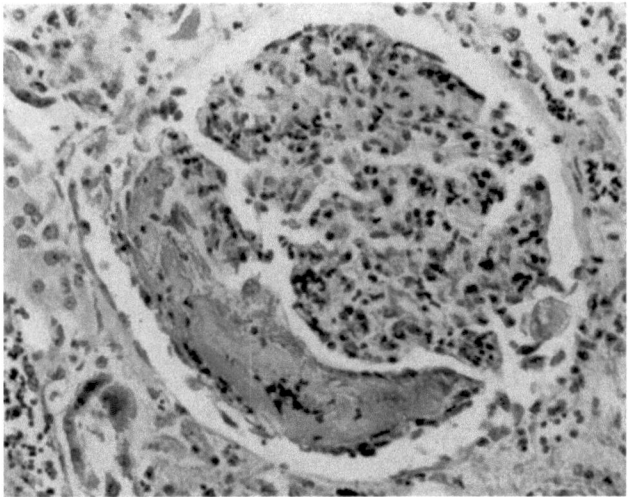

Abb. 286. Akute bis subakute diffuse Glomerulonephritis. Ausbildung eines Fibrinhalbmondes im Kapselraum, entzündliche Infiltration der Kapsel selbst und der blutarmen Schlingen. Vergr. 300mal, HE

Die Ursache der Halbmondbildung wird verschieden beurteilt. Am wahrscheinlichsten ist die direkte Einwirkung der entzündlichen Noxe durch die Schlingen auf das Kapselepithel (RANDERATH 1929 Lit.), wobei dann die Epithelproliferation einen überschießenden reaktiven Prozeß darstellt (STAEMMLER 1957).

Zwischen den Schlingen und dem Kapselepithel kommt es zu Adhäsionen, deren Entwicklung sich mit denjenigen in mesothelialen Organen (Pleura, Epikard) vergleichen läßt. Zuerst tritt Fibrinogen aus den Schlingen aus, dann entwickelt sich eine feine Fibrinmembran (Abb. 286), welche schließlich organisiert wird (POPPER 1949). Im weiteren Verlauf bilden sich im Halbmond zuerst Silberfasern, die dann kollagenisieren. Wahrscheinlich werden die Fasern von den Epithelzellen gebildet, möglicherweise sprossen sie auch von der Basalmembran der Kapsel ab (MCGREGOR 1929). Diese Veränderung des Glomerulum wird als „Granulom" aufgefaßt (FUJIMOTO et al. 1955).

Die Schlingen der Glomerula sind weitgehend blutleer. Das Mesoangium erscheint abnorm zellreich, wobei die Unterscheidung zwischen Mesoangiumkernen und Endothelkernen im Einzelfall nach unserer Erfahrung kaum mehr möglich ist. Völliges Veröden der Schlingen kommt in dieser Phase vor, ist jedoch selten (FAHR 1925, HARTZ et al. 1941, STAEMMLER 1957 u. a.). Oft kann auch schon Faserneubildung im Mesoangium beobachtet werden (JONES 1953). Die PAS-Färbung ist für die Beurteilung der Basalmembranen der Schlingen unerläßlich. Sie läßt eine deutliche Verdickung der Basalmembran erkennen, welche im Dünnschnitt aufgesplittert erscheint (BELL 1946, ZOLLINGER 1951, JONES 1953, CHURG und GRISHMAN 1957). Wie bei der akuten Form findet sich eine Einlagerung mit PAS-positivem Material zwischen Basalmembran und Deckepithel (FARQUHAR et al. 1957); andere Autoren sprechen von einer plasmatisch durchtränkten Membran (STAEMMLER 1957 u. a.). In einzelnen Fällen steht diese Membranverdickung im Vordergrund

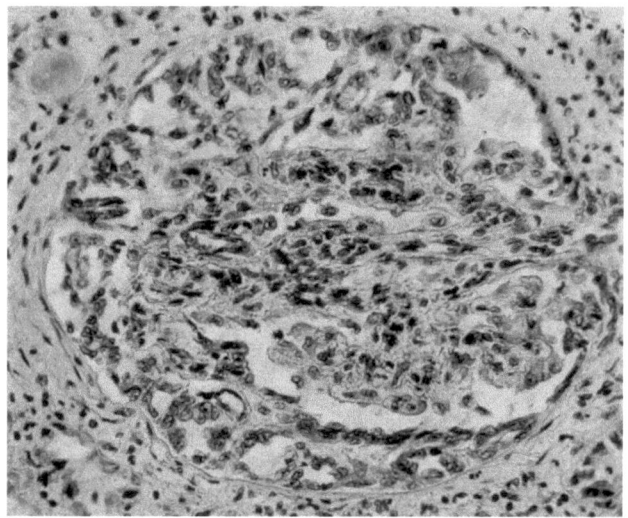

Abb. 287. Subakute Glomerulonephritis mit deutlicher Halbmondbildung; in der letzteren tubulusartige Lumina erkennbar, die Schlingen vollkommen kollabiert und zum Teil mit dem Halbmond verwachsen. Periglomerulär mäßig ausgedehnte lympho-plasmocytäre Infiltrate. Vergr. 350mal, HE

des Geschehens (membranöse Glomerulonephritis i. e. S.). Die Ablagerung von PAS-positivem Material allein ist aber keineswegs spezifisch für die d. Gn., sie wird auch bei unspezifischen Glomerulonephrosen beobachtet (s. S. 180; CHURG und GRISHMAN 1959).

Die Tubuli, insbesondere die Hauptstücke, sind immer noch auffällig weit, ihr Epithel ist niedrig. Die Mitochondrien sind ganz klein, körnig. Hyalintropfige Veränderung ist nur noch in einzelnen Nephronen nachweisbar (s. a. OLIVER und LUCY 1935 u. a.). Eine proliferative Hauptstückveränderung konnten wir nie feststellen (s. dagegen GARCÍA-CÁCERES 1959).

Das Interstitium läßt eine lympho-plasmocytäre Begleitnephritis nie vermissen (ZOLLINGER 1945). — Die Intima der großen Gefäße kann eine leichte Fibrose aufweisen, wesentliche Veränderungen sind aber noch nicht festzustellen. Dasselbe gilt für die Arteriolen, bei welchen man allerdings bei stark hypertensiv verlaufenden Fällen schon eine hypertensive Arteriolosklerose, gelegentlich auch eine Arteriolonekrose feststellen kann (Abb. 288). Im ganzen genommen sind aber die Gefäßveränderungen so geringfügig, daß sie für den Übergang der subakuten in die chronische Phase (VOLHARD 1918, 1942) nicht verantwortlich gemacht werden können (STAEMMLER 1957).

Über das zeitliche Auftreten der einzelnen Veränderungen bestehen recht wenig Untersuchungen. In Punktatserien (BRUN et al. 1958) wurden am 12. Tag schon ausgedehnte Adhäsionen, am 15. Tag Halbmonde und interstitielle Fibrose sowie am 16. Tag periglomeruläre Fibrose festgestellt. Da aber einer der Fälle schon am 9. Tag zahlreiche hyaline Glomerula aufwies, muß doch angenommen werden, daß die Krankheit sehr viel länger gedauert hat, als dies klinisch den Anschein hatte. In unseren Beobachtungen von subakuter d. Gn. ließ sich ein sicherer Beginn zeitlich überhaupt nie festlegen. Die allgemeine Krankheitsdauer schien in der Mehrzahl der Fälle zwischen $1\frac{1}{2}$ und 10 Monaten zu schwanken.

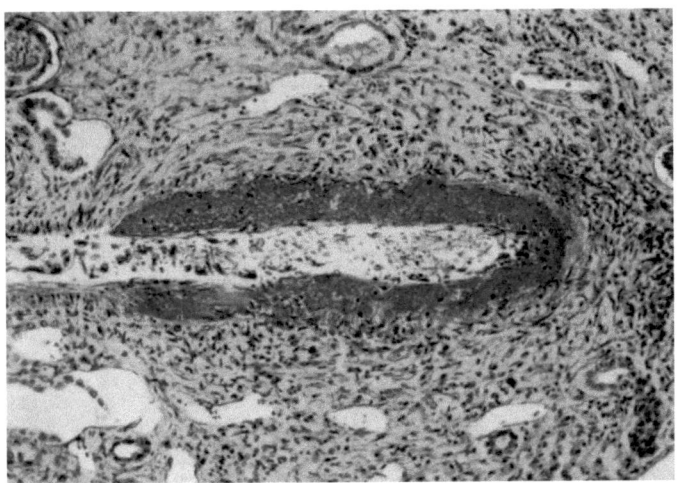

Abb. 288. Akute Arteriolitis necroticans hypertensiva bei subakuter Glomerulonephritis. 15jähriger Knabe, Vergr. 100mal, HE

Schon in dieser Phase, noch viel deutlicher aber in der chronischen, lassen sich verschiedene Schweregrade der glomerulären Läsion unterscheiden. Bei der anscheinend leichtesten besteht nur ein Membranschaden. Der zweite Schweregrad zeigt daneben eine herdförmige proliferative Veränderung des Mesoangium, während im dritten zusätzlich deutliche Endothelproliferation besteht (Abb. 289, 290). Diese letztere Form entspricht der intracapillären Glomerulonephritis (s. S. 343). Beim schwersten Typ finden sich neben den erwähnten Veränderungen auch Kapselepithelproliferationen, welche zur Bezeichnung extracapilläre Glomerulonephritis geführt haben, obschon natürlich dabei auch Intracapillärveränderungen nachzuweisen sind.

Im klinischen Bild steht die Niereninsuffizienz im Vordergrund. Ferner bestehen renale Ödeme und eine renale Hypertonie mit Papillenödem usw. Von 181 subakuten bis chronischen Glomerulonephritiden verliefen 40 hydropisch (BELL 1938). Die Nierendurchblutung ist sehr stark reduziert (REUBI 1960). Wiederholt durchgeführte Nierenpunktionen zeigen, daß ein Teil der Fälle auch jetzt noch in Heilung ausgehen kann (KARK et al. 1955: Fall II). Auch jahrelang bestehende Restschäden sind bekannt, wobei die Filtrationsfraktion am längsten unter der Norm bleibt (REUBI 1960). Dabei ist auffallend, daß die Clearancewerte viel geringgradigere Störungen aufweisen als die histologischen Präparate von

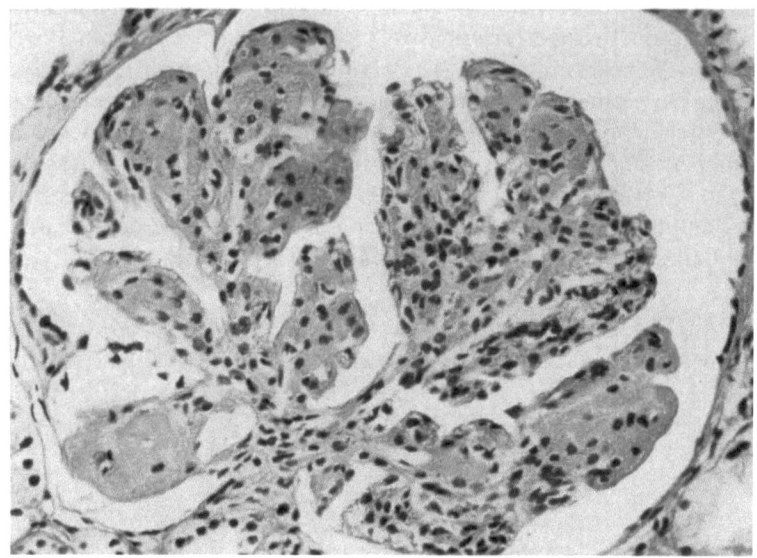

Abb. 289. Subakute intracapilläre Glomerulonephritis. Die Schlingen sind zum Teil fibrinoid durchtränkt, zum Teil findet man sehr starke Zellproliferation. 22jährige Frau, akuter Beginn vor 2 Monaten. Vergr. 280mal, van Gieson

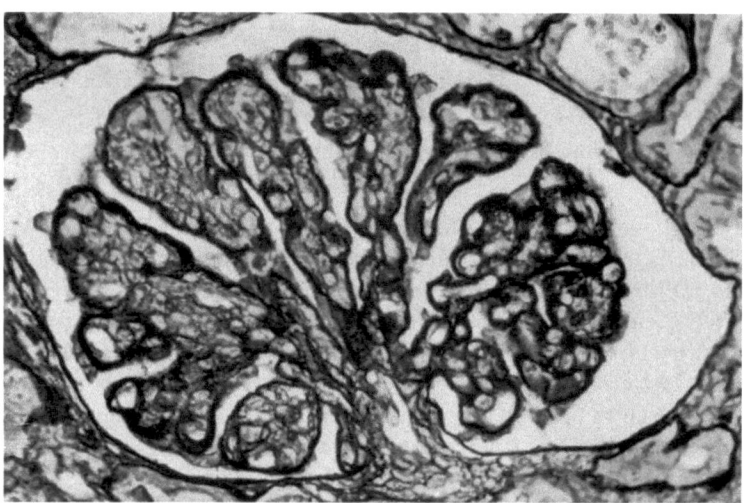

Abb. 290. Echte membranöse Glomerulonephritis subacuta: Die Basalmembranen sind hochgradig verdickt und aufgesplittert, das Mesoangium vermehrt, ebenso die Endothelzellen, während Kapselepithel und Deckepithel unverändert sind. Vergr. 280mal, PAS

Nierenpunktionen (KUSHNER et al. 1961). — Bei den tödlich verlaufenen Fällen der subakuten d. Gn. besteht in 82% eine Urämie, während in weiteren 18% das Herzversagen den tödlichen Ausgang bestimmt (ZINGG 1960).

c) Die chronische diffuse Glomerulonephritis

Die chronische d. Gn. wurde in unserem Autopsiegut in 0,66% sämtlicher Autopsiefälle beobachtet, eine Zahl, die sich gut mit derjenigen anderer Autoren deckt. Zum Teil werden höhere Zahlen angegeben, vermutlich wegen weniger strikter Differentialdiagnose im Bereich der Endstadien (Verwechslung mit chronischer Pyelonephritis). In der großen Mehrzahl der Fälle ist dabei anamnestisch der akute Schub nicht bekannt (BELL 1946: 75%, ZINGG 1960: 97%). Es stellt sich die Frage, ob in diesen klinisch stummen Fällen ein primär schleichend verlaufender Typ der glomerulären Erkrankung vorliege, oder ob es sich um banale akute Glomerulonephritiden handelt, welche inaperzept auftreten, die subakute Phase durchlaufen und erst später in Erscheinung treten. Eindeutig festgestellt ist die

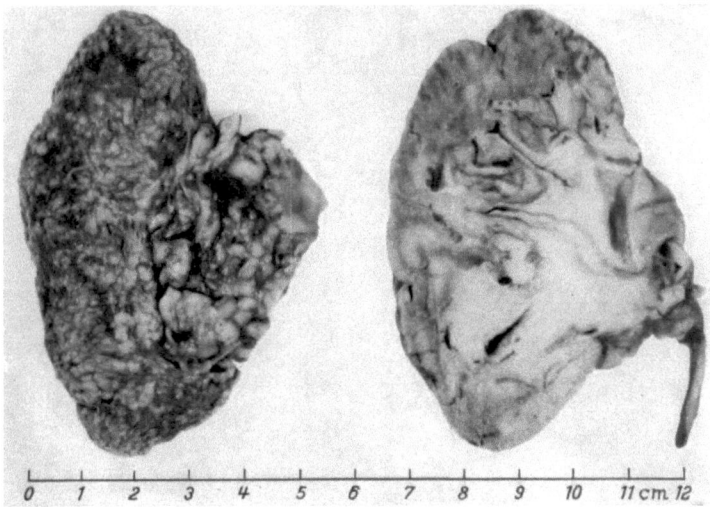

Abb. 291. Glomerulonephritische Schrumpfniere. Dichtes eingesunkenes Narbenwerk an der Oberfläche, dazwischen kleine blaßgelbliche Granula, entsprechend dem erhaltenen Nierenparenchym. Auf der Schnittfläche ist die Zeichnung vollkommen verwischt, leichte Fettgewebshypertrophie des Hilusgewebes

Möglichkeit eines akuten Beginns mit direktem Übergang in die chronische Phase (BELL 1946). Die Erfahrungen mit der Masugi-Nephritis des Kaninchens zeigen, daß quantitative Unterschiede genügen, um die Tiere im akuten, subakuten oder chronischen Stadium ad exitum kommen zu lassen. Wir nehmen somit heute an (VOLHARD 1918, MURPHY und SCHULZ 1956, FARRÉ 1959 u. a., s. dagegen RANDERATH 1955, REUBI 1955, 1960 u. a.), daß die sog. primär chronische Glomerulonephritis identisch sei mit dem Endstadium einer relativ geringfügigen, aber die Grenze der Reversibilität doch überschreitenden, gewöhnlichen d. Gn. Auf die Möglichkeit von sekundären Exacerbationen werden wir später zurückkommen. — In der Mehrzahl der verfolgbaren Fälle von chronischer d. Gn. lag der akute Schub zwischen 10 und 17 Jahren vor dem Tod (BELL 1946, MURPHY und SCHULZ 1956, FARRÉ 1959).

Das makroskopische Bild der chronischen d. Gn. variiert in ganz beträchtlichen Grenzen. Typisch ist die geschrumpfte, grobgranulierte, blaßgelbliche Niere (Abb. 291) mit leicht haftender fibröser Kapsel, verwischter Schnittzeichnung und deutlicher Induration. In seiner Zusammenstellung fand BELL (1946) bei rund einem Siebtel aller chronischen Glomerulonephritiden Nierengewichte zwischen 30 und 100 g, knapp in der Hälfte zwischen 100 und 200 g und etwa bei einem Fünftel zwischen 200 und 300 g, einzelne Fälle bewegten sich bis 600 g. In unserer eigenen Sammlung finden sich keine echten chronischen d. Gn. mit beidseitigem Nierengewicht über 400 g (ZINGG 1960; Abb. 280, S. 321). Das Durchschnittsgewicht unserer Serie betrug rund 200 g (ZINGG 1960) mit Extremwerten zwischen 45 und 400 g, immer für beide Organe zusammen. Bei nephrotischem Verlauf werden im allgemeinen etwas höhere Gewichtswerte gefunden als bei „trockenem" Bild, auch ist die Gelbfärbung der Niere bei ödemreichen Patienten sehr viel deutlicher. Dabei findet sich gelegentlich ein goldgelber radiärer Strahlenkranz in der Mark-Rindengrenze und eine feinste gelbliche Stippelung der Oberfläche.

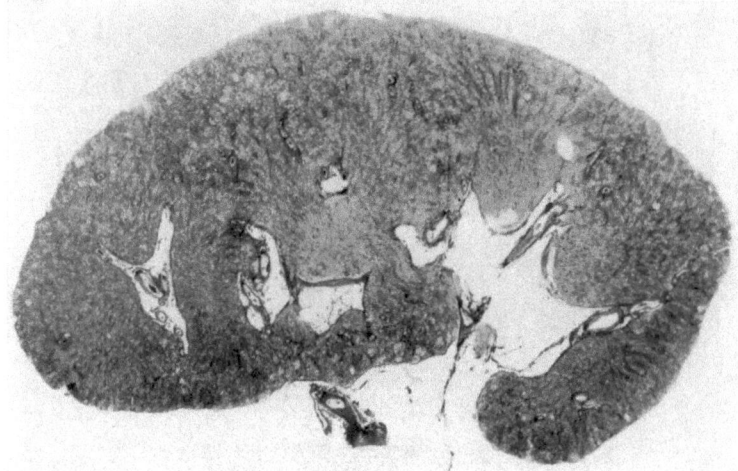

Abb. 292. Übersichtsschnitt (van-Gieson-Färbung) durch die Niere von Abb. 291. Das Narbennetz ist wiederum deutlich erkennbar, die Zeichnung ist auch hier vollkommen verwischt

Die makroskopische Differentialdiagnose gegenüber der arteriosklerotischen Schrumpfniere bei gleichzeitig bestehender Anämie, der diffusen Form der pyelonephritischen Schrumpfniere und der stark geschrumpften diabetischen Glomerulosklerose kann größte Schwierigkeiten bereiten (Abb. 279, s. a. STAEMMLER 1957).

Das *mikroskopische* Bild der chronischen d. Gn. ist ein ungemein buntes mit Vorherrschen der Narbenbildung (Abb. 292). Da sämtliche vier Elemente: Glomerula, Tubuli, Interstitium und Gefäße schwer verändert sind (Abb. 293), gestattet oft nur die subtile Analyse die endgültige Entscheidung, welches dieser Elemente zuerst erkrankt war. Dabei sind auch bei der chronischen d. Gn. ganz verschiedene Intensitätsgrade der Vernarbung festzustellen, so daß von einer kaum geschrumpften Niere mit relativ wenig vernarbten Nephronen mit Tod entweder interkurrent oder an Hypertonie alle Übergänge bis zur ganz kleinen, hochgradig geschrumpften Niere mit praktisch totaler Zerstörung sämtlicher Nephrone zu beobachten sind.

Grundsätzlich ist die chronische Phase der d. Gn. im Bereich der Glomerula durch die kollagene und hyaline Umwandlung der im Mesoangium und der halbmondförmigen Kapselepithelwucherung gebildeten feinsten Fasern ausgezeichnet (Abb. 294a). Dabei kommt es zur Verödung der Schlingen (Abb. 294b) und damit zur renalen Durchblutungsdrosselung, die im Vordergrund des Geschehens steht (Urämie, Hypertonie). Die Verödung der Schlingen ist in erster Linie eine Folge der bindegewebig organisierten Endothelproliferation, doch spielen auch die langsam zunehmende Fibrose des Mesoangium einerseits und die Glomerulumkompression durch den Halbmond andererseits eine wesentliche Rolle. Schließlich können auch sekundäre hypertensive Gefäßveränderungen tertiär zu progredienten Schlingenkollapserscheinungen führen (s. a. GRISHMAN und CHURG 1960). Silberfasern lassen sich im Glomerulum selbst und im Halbmond nur noch spärlich nach-

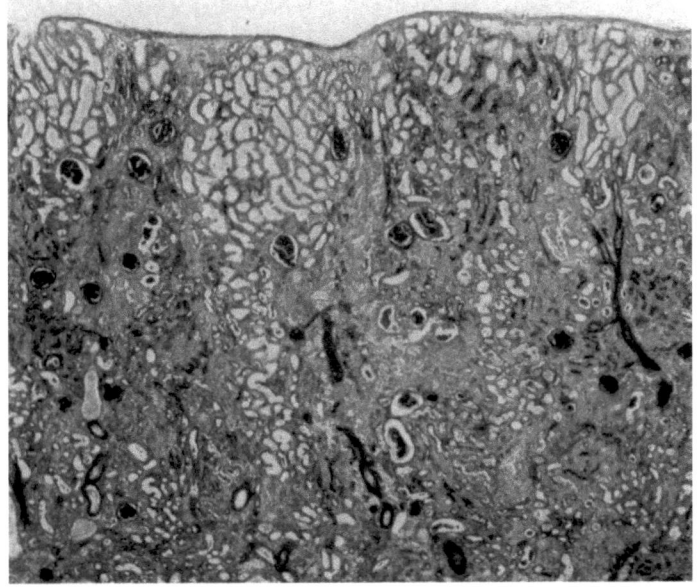

Abb. 293. Nierenrinde bei chronischer Glomerulonephritis: Glomerula hochgradig hyalinisiert, die zugehörigen Nephrone fast verschwunden und das Stroma narbig verbreitert, dazwischen einzelne Partien mit kompensatorisch hypertrophischen erweiterten Tubuli. Schwere hypertensive Vasculopathie! Vergr. 30mal, PAS

weisen, da sie schon kollagenisiert sind (Abb. 294c). Wichtig ist ferner die Analyse der Halbmondnarbe, welche meist noch innerhalb der Basalmembran der Glomerulumkapsel feststellbar ist, während die halbmondähnliche hyaline Narbenbildung in der pyelonephritischen Schrumpfniere außerhalb dieser Membran liegt.

Neben solchen total hyalinisierten Glomerula beobachtet man aber in jedem Fall auch weniger extreme Narbenbildung, wobei z. B. nur das Glomerulum selbst verödet ist (Abb. 294b und d), während das Deckepithel und das Kapselepithel weniger befallen sind. In solchen Glomerula lassen sich häufig noch alte hyalinisierte Synechien beobachten, welche, wenn sie in großer Zahl vorkommen, eindeutig für eine durchgemachte Glomerulitis sprechen. JONES (1953) spricht hierbei von einer mäßig ausgeprägten Narbe im Gegensatz zur hypertrophischen Narbe mit sehr reichlich Bindegewebsbildung; unter einer atrophischen Narbe versteht er schließlich den reinen Schlingenkollaps mit ganz spärlicher Bindegewebsbildung.

Schließlich verdienen auch die herdförmigen Glomerulanarben, wie sie vor allem in Nierenpunktaten häufig beobachtet werden (s. S. 50), der Erwähnung.

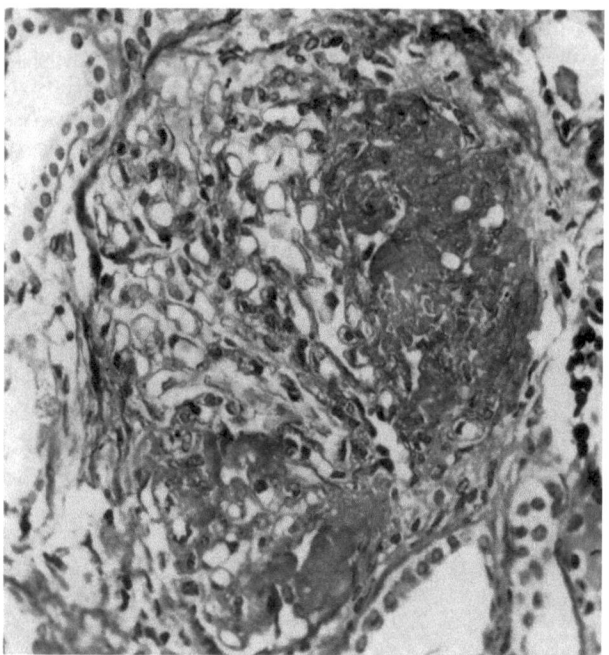

Abb. 294a. Partielle Schlingenverödung eines Glomerulum bei abgeheilter Glomerulonephritis. 25jährige Frau, Nierenpunktion. Vergr. 300mal, PAS

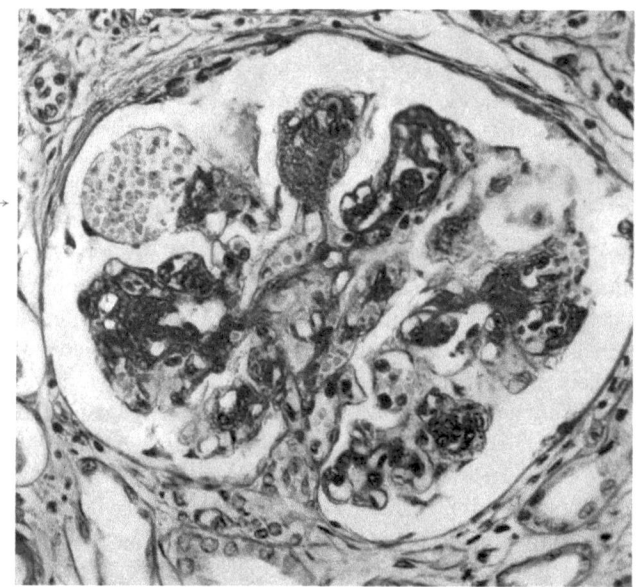

Abb. 294b. Narbig abgeheilte chronische Glomerulonephritis diffusa. Einzelne Schlingen sind noch durchgängig. ← Schlingenaneurysma; rein intracapillärer Prozeß. Vergr. 300mal, PAS

Es handelt sich dabei um circumscripte Verdickungen des Mesoangium mit Kollagenfaserbildung und scheinbarer Membranverdickung ohne wesentlichen Schlin-

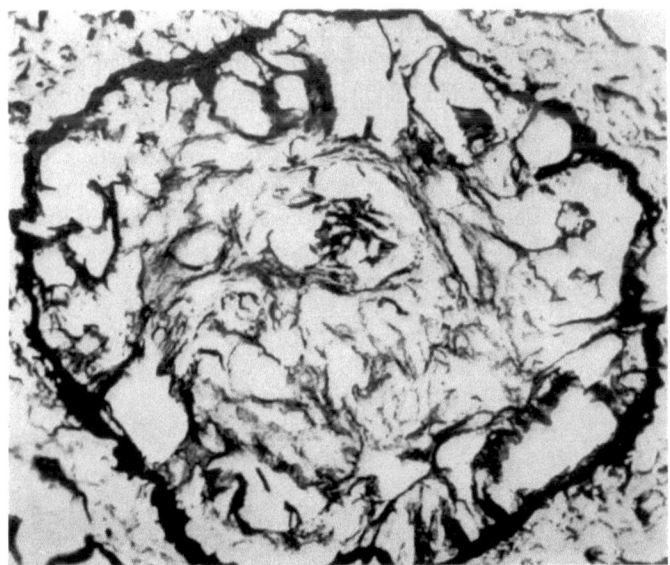

Abb. 294c. Vollkommene Auflösung des ursprünglichen Membranbildes bei chronischer Glomerulonephritis. Versilberung nach JONES. Vergr. 450mal

genkollaps (Abb. 295). Bei diesen Fällen steht nicht die Durchblutungsdrosselung, sondern der Schlingenschaden im Vordergrund der klinischen Bildes (Proteinurie;

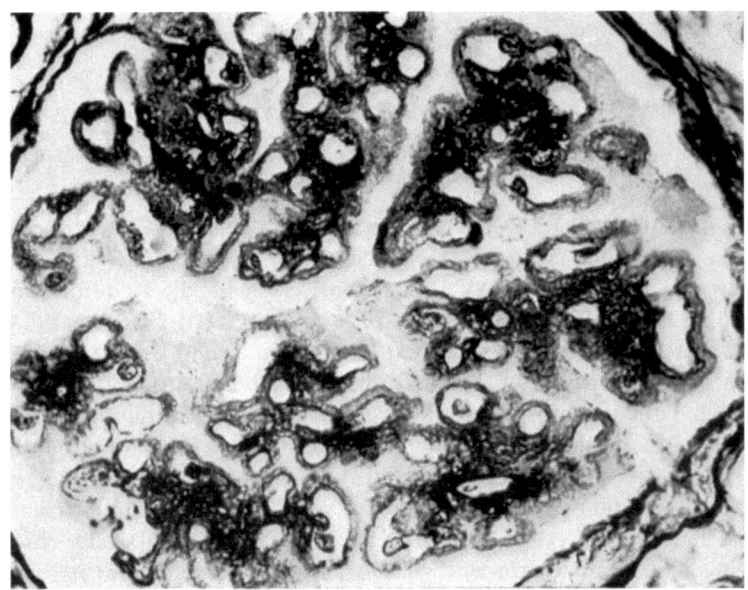

Abb. 294d. Abgeheilte chronische Glomerulonephritis mit vorwiegender Membranveränderung, sog. membranöse Form der Glomerulonephritis. Versilberung nach JONES, Vergr. 450mal

s. a. BELL 1938, BERGER 1961, JENNINGS und EARLE 1961 Lit.). Dieser Befund wird vor allem bei der chronischen Lipoidnephrose erhoben (s. S. 242). Die bei oberflächlicher histologischer Beobachtung nicht verändert erscheinenden Glomerula lassen bei allen Formen der chronischen d. Gn. vereinzelte Schlingenadhäsionen erkennen. Überdies sind diese Glomerula zum Teil ausgesprochen hypertrophisch, so daß ihre Maße das Mehrfache der Norm erreichen können (OLIVER und LUCY 1934).

Das Verhalten der Basalmembran kann in den weniger stark befallenen Glomerula analysiert werden. Es zeigt sich vor allem elektronenoptisch, daß neben einer Verdickung der Lamina densa osmiophiles Material innen an die Membran

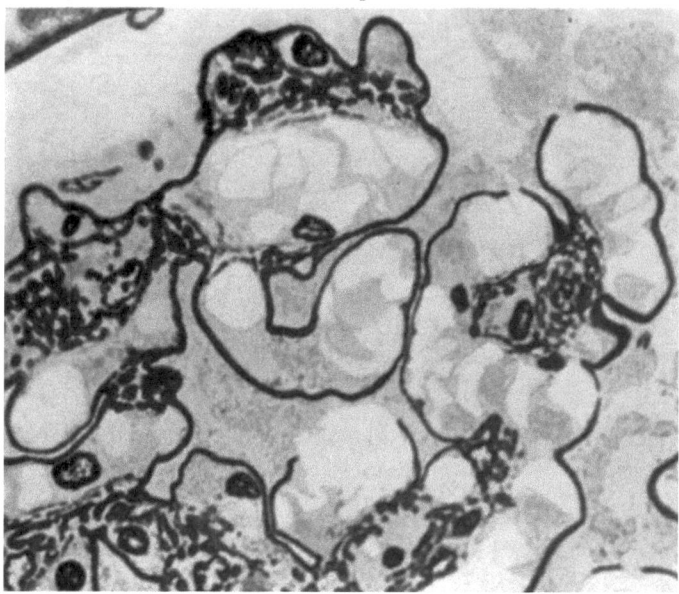

Abb. 295. Narbig abgeheilte, diffuse Glomerulonephritis in Nierenpunktat. Herdförmige Ablagerung von basalmembranartigem Material in plumpfaseriger Form im Bereich des Mesoangiums. Die Basalmembranen selbst sind unverändert. Vergr. 1400mal, Ultradünnschnitt, Methylmetakrylat, Methenaminversilberung

(STEINER et al. 1962) oder an Stelle der Podocytenfüßchen außen auf die Membran aufgelagert wird (MOVAT und MCGREGOR 1959, EARLE und JENNINGS 1960, BENCOSME und BERGSMAN 1962). Lichtoptisch erscheint die Membran durch das unregelmäßig angelagerte Material aufgesplittert (Abb. 294d, 295; ZOLLINGER 1950, MAC CLURE 1952, GRISHMAN und CHURG 1960, CHURG und GRISHMAN 1962), was besonders gut am versilberten Dünnschnitt beobachtet werden kann (Abb. 295). In einzelnen Fällen ist die Membranverdickung ziemlich diffus und steht weitgehend im Vordergrund, d. h. Kapselverdickung, Synechien und Endothelproliferation fehlen, so daß von einer membranösen Glomerulonephritis gesprochen wird (Abb. 294d; BELL 1936, ALLEN 1951 u. a.). Dabei ist jedoch Vorsicht in der Interpretation am Platz, denn die Differentialdiagnose gegenüber der chronischen Glomerulonephrose ist außerordentlich schwierig. BERGER hat 1961 in sorgfältigen elektronenoptischen Untersuchungen die verschiedenen Formen der diffusen Membranverdickung analysiert und gezeigt, daß auch die Hypertonie eine diffuse

Membranverdickung bedingen kann, ebenso der Diabetes, während die „Drahtschlingen" bei der Lupusnephritis auf der Einlagerung von fibrinoiden Substanzen
in die Membran selbst zustande kommen. Bei der echten membranösen d. Gn.
sollen nach diesem Autor die Einlagerungsdepots zwischen den Endothelzellen und
der Membran liegen (s. oben), während extramembranöse Depots vor allem bei
den Nephrosen beobachtet werden. Das an die Membran angelagerte elektronendichte Material scheint später in die Membran selbst eingebaut zu werden (FAITH
und TRUMP 1964).

Lichtoptisch charakterisieren folgende zwei Kriterien die echte membranöse
d. Gn.:

1. Verdickung und Aufsplitterung der Membran:

2. Vorhandensein von weiteren entzündlichen Veränderungen wie Synechien,
Kapselepithel- und Endothelproliferation (ZOLLINGER 1955).

Das Mesoangium ist stets verbreitert, allerdings schwankt das Verhältnis
zwischen Membranverbreiterung und Mesoangiumverdickung sehr stark. Es enthält kollagene Fasern (JONER 1963), welche sogar rückbildungsfähig sein sollen
(EARLE und JENNINGS 1961), was wir allerdings stark bezweifeln. Auch hier wird
elektronendichtes Material abgelagert (STRUNK et al. 1964)[1].

Die Tubuli, welche zu den hyalin umgewandelten Glomerula gehören, sind
vollkommen verschwunden oder schwer atrophisch (Abb. 296b). In einzelnen
Fällen findet man reichlich solide Mittelstücksprosse mit hellprotoplasmatischen
Zellen, welche morphologisch den Becherschen Zellgruppen entsprechen und sich
bei Versilberung nach DA FANO gut darstellen lassen. Möglicherweise kommt diesen
Zellen eine inkretorische Funktion zu. Ferner lassen sich bei Mikrodissektion oder
an Korrosionspräparaten aglomeruläre Nephrone erkennen (OLIVER und LUCY
1934, 1935, OLIVER 1939, GÖMÖRI et al. 1962a), welche von neugebildeten Gefäß-
kurzschlüssen ernährt werden. Schließlich sind die Tubuli, welche zu den
erhaltenen Glomerula gehören, zum Teil hypertrophisch (Abb. 296a) oder dann
auffällig weit mit abgeplattetem Epithel (Abb. 296b). Man hat schon vermutet,
daß diese Tubuli zum Teil eine glomeruläre Funktion übernehmen könnten
(OLIVER 1939), was aber bezüglich der Ausscheidung von Flüssigkeit doch sehr
fraglich ist. Das Epithel ist anscheinend meist nicht mehr speicherfähig, so daß
trotz schwerer Proteinurie keine hyalintropfige Veränderung beobachtet wird. Es
finden sich reichlich Cylinder in den distalen Tubuli, welche wegen ungenügendem
Urinfluß steckenbleiben, dann sekundär zur Verstopfung führen und auf diese
Weise bei der Dilatation der proximalen Hauptstücke beteiligt sein sollen (OLIVER
und LUCY 1934, WACHSTEIN und LANGE 1960). Ein Teil der dilatierten Tubuli
gehört aber einwandfrei zu noch funktionierenden erhaltenen Glomerula. Die Erweiterung der Tubuli und die Epithelabflachung müssen als Ausdruck der übermäßigen Funktion angesprochen werden. Analoge Veränderungen konnten bei
jungen Ratten nach Dreiviertelresektion der Nieren beobachtet werden (OLIVER
1944/1945). Neutralfettablagerung und zum Teil auch sehr reichliche Lipoidspeicherung der Tubuluszellen wird häufig beobachtet (Abb. 296c). — Die Veränderung der Gefäße in ungemein polymorph und sicher funktionell von großer Bedeutung. Die Gefäßläsionen verhindern nicht nur die Ausheilungsvorgänge, sondern

---

[1] ROTTER sowie LAPP (49. Verh. dtsch. Ges. Path. 1965) machen auf diese oft ausschließlich „axiale" Komponente aufmerksam.

auch die Hypertrophie der erhalten gebliebenen Elemente und führen in den Endphasen nicht selten wegen der Rarefizierung des Gefäßbaumes zur Durchblutungsdrosselung der Niere (Urämie, Hypertonie) und zum Tod (VOLHARD 1918). Früher
hat man diese Gefäßveränderungen gesamthaft betrachtet und als toxisch bedingt
aufgefaßt (MEYER 1947), während man heute mindestens vier verschiedene Ver-
änderungstypen der Gefäße unterscheiden kann:

1. Die Endarteriolitis proliferans.

Es handelt sich dabei um eine Aufsplitterung der Wandelemente bis hinaus zur
Adventitia. Sie wird vor allem in kleinen Arteriolen angetroffen. Bindegewebe

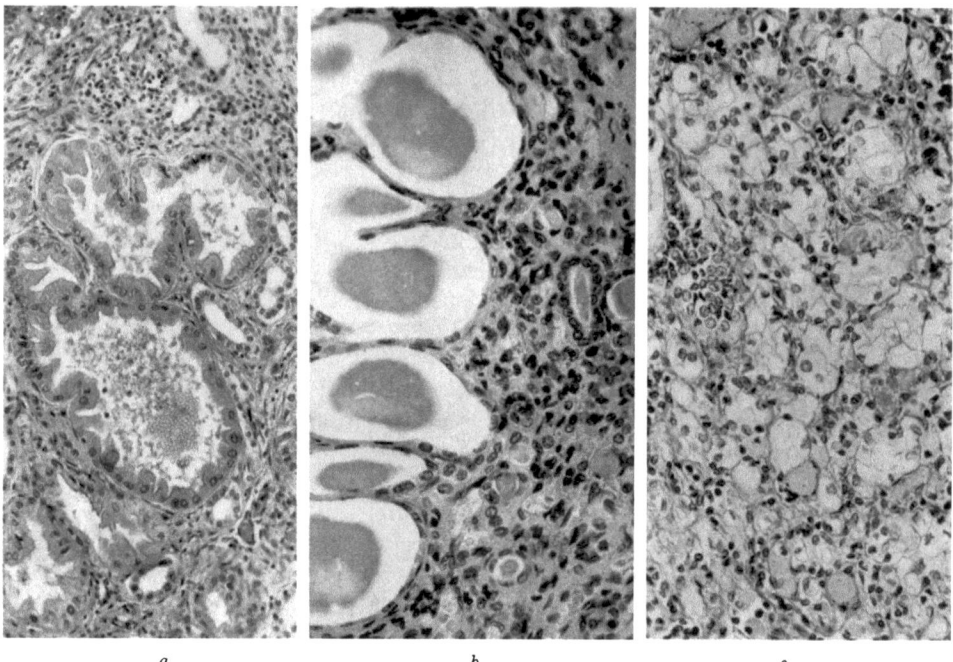

a   b   c

Abb. 296. *a* Hypertrophische Hauptstücke bei chronischer Glomerulonephritis. Vergr. 150mal, HE,
b Hochgradig atrophische neben stark erweiterten Tubuli bei chronischer Glomerulonephritis. Die erweiterten Tubuli zeigen stark abgeflachtes, entdifferenziertes Epithel, das Stroma ist verbreitert und
lymphocytär infiltriert. Vergr. 200mal, HE, *c* Massenhaft fetthaltige Schaumzellen bei chronischer Glomerulonephritis mit nephrotischem Einschlag. Vergr. 250mal, HE

ersetzt die glatte Muskulatur und engt das Lumen hochgradig ein. Eine analoge
Form wird bei der chronischen Pyelonephritis häufig beobachtet (s. S. 452,
Abb. 397), bei der d.Gn. ist sie dagegen eher selten. Vermutlich entsteht sie hier
simultan mit den glomerulären Veränderungen (allergische Arteriolitis).

2. Die progressive Intimafibrose (FISHBERG 1927, 1939, KOCH 1927, 1931,
FORBUS 1943).

In den größeren und mittelgroßen Gefäßen findet sich eine schwere Fibrose der
Intima, begleitet von Lumeneinengung und Atrophie der Media. Dagegen fehlen
entzündliche Veränderungen ohne Anhaltspunkte für Arteriosklerose. Die Elastica
ist deutlich verdickt, aber nicht aufgesplittert (Abb. 398, S. 453). Wir deuten diese

Veränderung als Anpassungserscheinung an das stark reduzierte periphere Gefäßbett. Auch diese Form wird bei der Pyelonephritis sehr häufig angetroffen (s. S. 452).

3. Die hypertensive Vasculopathie.

Wir verstehen darunter die Arteriolosklerose und die Arteriolonekrose (s. S.
598, sowie teilweise auch die Arteriosklerose; letztere spielt jedoch keine
große Rolle im vorliegenden Zusammenhang. Dagegen können bei chronischer
d. Gn. vereinzelt frische Veränderungen der Gefäße und der Glomerula

angetroffen werden, welche
ganz dem Bild einer malignen
Nephrosklerose entsprechen.
Hier beendet die tertiäre
hypertensive Vasculopathie,
bedingt durch die sekundäre
renale Hypertonie bei d. Gn.,
das Leben (s. a. LÖHLEIN
1906, 1910). Wir finden dies
vor allem bei Kindern und
Jugendlichen, bei welchen
dann das Mesenterium einen
fast so hochgradigen Befall
der Arterien aufweisen kann
wie bei der hypertensiven
Ratte (Abb. 530, S. 599). Je
älter das Individuum, desto
eher entsteht die arteriolosklerotische, je jünger desto
mehr die arteriolonekrotische
Form (Abb. 537; ZOLLINGER
1951). Im übrigen beschrieb
auch FAHR (1925) das Vor-
kommen von Gefäßverände-
rungen bei chronischer d. Gn.,
die an die maligne Nephrosklerose erinnern, er lehnte
jedoch die Hypertonie als
Ursache ab. Die große Be-
deutung der Hypertonie für

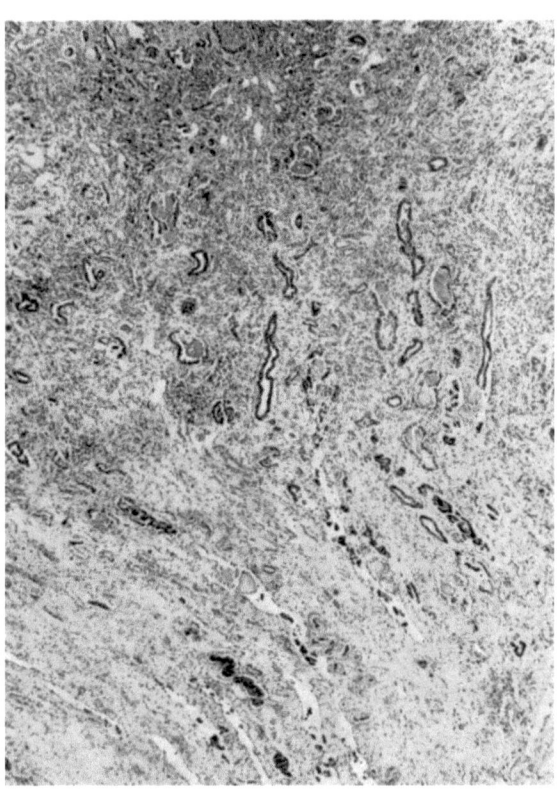

Abb. 297. Mark-Rindengrenze bei Glomerulonephritis chronica.
Geringgradige Kalknephrose. Der Großteil der Tubuli ist vollkommen durch Narbengewebe ersetzt, mäßig ausgedehnte
lymphocytäre Infiltration des Stromas. Vergr. 100mal, HE

die Entstehung der Gefäßveränderungen hat dagegen VOLHARD schon 1918 erkannt,
indem er einen gewissen Parallelismus zwischen der Schwere der Gefäßveränderungen und der Hypertonie feststellte.

4. Die oben erwähnten Untersuchungen (s. S. 339) haben gezeigt, daß sich bei
chronischer d. Gn. sehr häufig Kurzschlüsse neu bilden und sich die schon bestehenden Ludwigschen Äste sehr stark erweitern, so daß die Ernährung von
aglomerulären Nephronen gewährleistet ist (s. a. ALLEN 1951). Dabei werden
in erster Linie die juxtamedullären Glomerula gedehnt und zu eigentlichen Ge-
fäßstrecken umgewandelt, so daß Vasa recta vera entstehen (GOORMAGHTIGH
1956).

Das Interstitium ist bei jeder chronischen d. Gn. sowohl in der Rinde wie auch im Mark stark hyalin verbreitert (Abb. 297). Es zeigt alte lymphocytäre Infiltrate, jedoch fehlen die für chronische Pyelonephritis typischen herdförmigen Ersatznarben, d. h. die einzelnen Glomerula und die Umrisse der Tubulusmembranen lassen sich bei der d. Gn. immer noch erkennen, auch fehlt hier eine radiäre Anordnung oder überhaupt eine Streifung. Die Ursache dieser Interstitiumveränderung ist vermutlich uneinheitlich: Zum Teil handelt es sich um Residuen der akuten interstitiellen Begleitnephritis (s. oben), zum Teil um Vakatwucherung des Bindegewebes bei hochgradiger Atrophie und narbiger Umwandlung der Nephrone. Daneben sind im Interstitium noch inobligate destruktiv-entzündliche Herde zu erwähnen, welche auf eine begleitende Pyelonephritis hinweisen (OLIVER 1939). — Als weiteres Element sind relativ häufig zu beobachtende interstitielle Schaum-

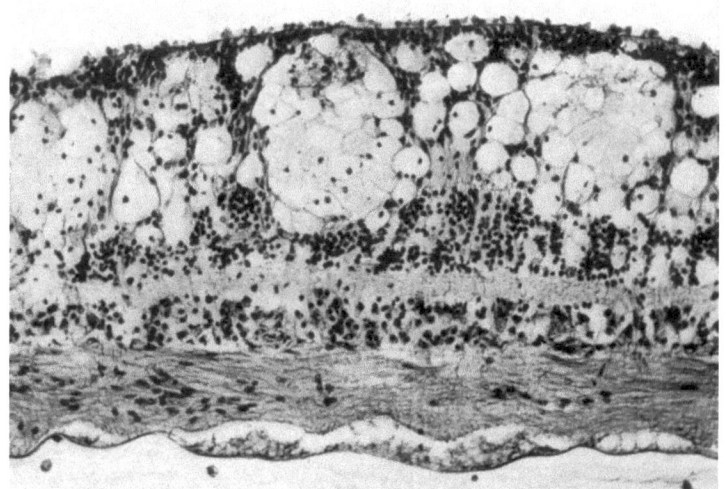

Abb. 298. Xanthomzellansammlung in der Retina bei chronischer Glomerulonephritis mit nephrotischem Einschlag (s. Abb. 296c). Vergr. 150mal, HE

zellen mit doppelbrechenden Lipoiden zu erwähnen (Abb. 296c, S. 340), wie sie auch in der Retina (Abb. 298) und anderen Organen gefunden werden. Eine Spezifität kommt diesen Elementen ganz sicher nicht zu, da wir sie auch in vereinzelten Fällen von chronischer Pyelonephritis mit nephrotischem Verlauf sowie bei maligner Nephrosklerose usw. nachgewiesen haben (s. dagegen WAHLEN et al. 1961: charakteristisch für hereditäre Nephritis mit Schwerhörigkeit s. S. 351). Meist werden diese Zellen als Phagocyten oder Lymphgefäßendothelien aufgefaßt (s. S. 240). Neueste Untersuchungen (SANERKIN 1963) zeigen aber eindeutig, daß zumindest ein Teil derselben tubulärer Herkunft ist. — Die gesamte Stromaveränderung kann zu starker Kompression der abführenden Tubuli führen, und wenn zugleich das Glomerulumfiltrat stark reduziert und eiweißreich ist, kann es zur Entwicklung sog. Strumabilder (s. S. 450) kommen, welche somit keineswegs spezifisch für die Pyelonephritis sind (OLIVER und LUCY 1934).

Der sonstige Autopsiebefund bei chronischer Glomerulonephritis ist durch die Urämiezeichen mit Anämie und durch die Hypertonie vorgezeichnet und an sich völlig unspezifisch. Eine eigenartige Akroosteolyse bei (oder mit?) chronischer Glomerulonephritis wurde von MARIE et al. (1963 Lit.), CHATELANAT und SIMON (1965) u. a. beschrieben.

Schon seit jeher wurde versucht, verschiedene Typen der chronischen Glomerulonephritis zu unterscheiden. So hat LÖHLEIN (1910) einen relativ milden Verlaufstyp bei denjenigen Fällen festgestellt, in welchen die chronische Entzündung vorwiegend auf die Schlingen beschränkt war und eine Kapselveränderung der Glomerula vermißt wurde (s. a. FREY 1951). FAHR (1925, 1944) bezeichnete diese früher als subchronischer Typ hervorgehobene Form (VOLHARD und FAHR 1918) als *intracapilläre Glomerulonephritis* mit langsamerem und weniger schwerem Verlauf (s. a. FISHBERG 1944, BOHLE 1964). Sehr oft steht dabei das nephrotische Syndrom ohne Blutdrucksteigerung jahrelang im Vordergrund und erst in der finalen Phase stellt sich eine Hypertonie ein (ZOLLINGER 1950). Der akute Beginn dieser Glomerulonephritisform ist meistens anamnestisch nicht zu erfassen (ELLIS 1942, Typ II). Andere Autoren sprechen von einer lobulären Form (ALLEN 1951: JENNINGS und EARLE 1961), da die einzelnen geschrumpften Glomerulaschlingen tatsächlich voneinander separiert sind, so daß ein lobuläres Bild entsteht. Auch RUSSELL (1934) fiel der besondere Verlauf dieser Fälle auf (Typ II der Nephritis repens). Leider haben sich die Begriffe in den letzten Jahren stark verwischt, so daß vom Typ II von ELLIS auch gesprochen wird, wenn nur eine Glomerulonephrose besteht (BERGSTRAND und BERGSTRAND 1949, BERGSTRAND 1951) oder der Typ II wird mit der primär-chronischen Glomerulonephritis identifiziert, was nach unseren Untersuchungen kaum zutrifft (ZINGG 1960). Die rein morphologische Bezeichnung: intracapilläre Glomerulonephritis scheint deshalb heute am ehesten angebracht zu sein. Auch nach anderen Autoren handelt es sich bei den intracapillären und extracapillären Glomerulonephritiden entgegen der Vorstellung von ELLIS (1942) nicht um grundsätzlich verschiedene Vorgänge, sondern nur um Variationen der Körperreaktion (ENTICKNAP und JOINER 1953, EARLE et al. 1961 Lit.).

Im Autopsiegut entspricht rund ein Viertel der Fälle von chronischer d. Gn. der intracapillären Form (BELL 1946, ZOLLINGER 1951, ZINGG 1960). Die Nierengewichte sind durchschnittlich eher etwas höher als bei der extracapillären Form (ZINGG 1960); die Altersverteilung erstreckt sich bei der intracapillären mehr gleichmäßig über sämtliche Altersgruppen (ZINGG 1960).

Auf den Entwicklungsweg der chronischen Glomerulonephritis sind wir schon oben eingetreten und dabei zum Schluß gekommen, daß die intracapilläre wie extracapilläre chronische d. Gn. das Endstadium einer gewöhnlichen akuten d. Gn. darstellen. Dabei darf jedoch nicht übersehen werden, daß die d. Gn. nicht auf einem einmaligen Vorkommnis beruht, sondern die Folge einer Antigen-Antikörperreaktion ist, welche sich nicht in einem explosionsartigen Ereignis zu erschöpfen braucht. Nachschübe oder Exacerbationen kommen bei Vorhandensein des Antigens vor (Abb. 299). So zeigten in einer klinisch sehr gut untersuchten Serie von 68 chronischen Glomerulonephritiden 13 Patienten zusammen 28 klinisch einwandfrei erfaßte Exacerbationen nach Superinfekt mit den entsprechenden Streptokokken der Gruppe A. Die Latenz zwischen dem Infekt und der Exacerbation betrug meist weniger als 4 Tage; alte Patienten waren sehr viel seltener von Exacerbationen befallen als junge (SEEGAL et al. 1940, RUDEBECK 1946, SARRE

1959, EDELMANN et al. 1964). Autoptisch werden besonders final noch Nachschübe beobachtet (ZOLLINGER 1950: fünf von zwölf Fällen, s. a. ALLEN 1946, 1951 Lit.).

Ein weiteres Argument, welches für die große Bedeutung der späteren Nachschübe oder Exacerbationen spricht, ist die Feststellung, daß die Fernprognose der schweren akuten Glomerulonephritis und des ganz leichten subklinischen Anfalles nicht verschieden ist (RUDEBECK 1946, SARRE 1959).

Die klinischen Untersuchungen und die Erfahrungen bei Nierenpunktionen zeigen, daß die Verlaufsdauer der chronischen Glomerulonephritis eine ganz unterschiedliche sein kann, wobei weder die primäre funktionelle Untersuchung noch die Ergebnisse der Punktion in der Frühphase über den weiteren Verlauf Auskunft

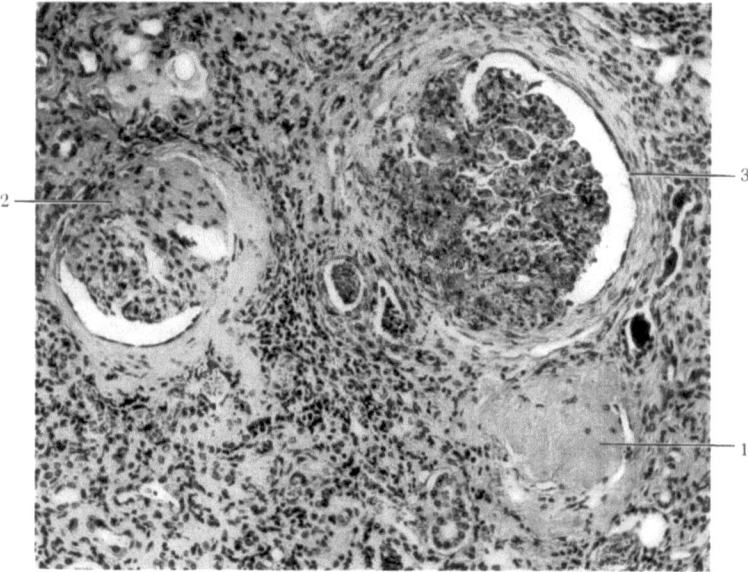

Abb. 299. Chronische Glomerulonephritis mit akutem Schub: *1* vollkommen hyalinisiertes Glomerulum, *2* partiell hyalinisiertes Glomerulum, *3* akute leukocytäre Infiltration eines partiell hyalinisierten Glomerulum mit deutlicher Fibrose der Bowmanschen Kapsel. Vergr. 150mal, HE

geben. Es sind außerordentlich lange Latenzstadien bekannt (MURPHY und SCHULZ 1956, ZINGG 1960), während welcher die Funktion sogar normal sein kann (BELL 1946, KEITH und ODEL 1953, SPÜHLER 1951 u. a.). Immerhin ist auch ohne weiteres möglich, daß selbst eine chronische Glomerulonephritis, also eine solche mit Narbenbildung, klinisch ausheilen kann (REUBI 1957, SARRE 1959). Die Narben werden zwar nicht verschwinden (KUSHNER 1962), aber bekanntlich hat ja das Nierengewebe außerordentliche Kompensationsmöglichkeiten, Voraussetzung ist, daß keine weiteren Exacerbationen erfolgen und noch keine schweren Gefäßveränderungen vorhanden sind.

Ist der Verlauf jedoch ein progredienter, so sind grundsätzlich drei verschiedene klinische Typen zu unterscheiden: der nephrotische, der azotämische und der hypertensive, wobei selbstverständlich Kombinationen sehr häufig vorkommen. Der nephrotische Verlauf wird — wenigstens temporär — in über 50% der Fälle beobachtet (BLOOM und SEEGAL 1946). Er stellt sich vor allem bei der intracapil-

lären Form ein (Löhlein 1906), da hier die Schlingenpermeabilitätsstörung im
Vordergrund steht, während die Durchblutungsdrosselung erst final auftritt
(Zollinger 1950, Zingg 1960). —

Die Hypertonie steht bei der Großzahl der Patienten während Jahren im
Vordergrund; sie wird in der finalen Phase nur ganz selten vermißt. In diesen
Fällen besteht dann das Bild der geköpften Hypertonie mit autoptisch dilatiertem
Hypertonieherz (Zingg 1960 u. a.). Beziehungen zwischen Lebensalter und Blut-
druckwerten (Abb. 300) sowie zwischen Nierengewicht und Blutdruckwerten lassen
sich nicht feststellen (Zingg 1960), auch verändern die akuten oder subakuten

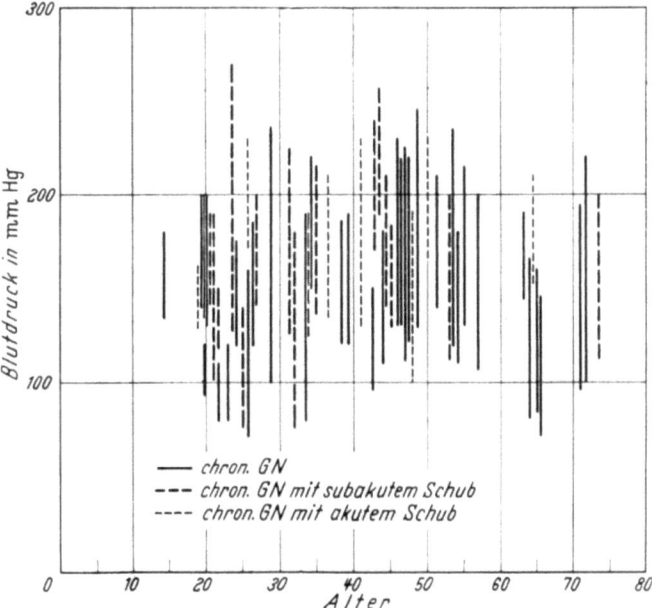

Abb. 300. Darstellung der Beziehungen zwischen Lebensalter (Horizontale) und Blutdruckwerten (Vertikale) bei chronischer Glomerulonephritis. In höheren Lebensstufen werden im allgemeinen etwas
niedrigere Blutdruckwerte gefunden, jedoch besteht keine Gesetzmäßigkeit (nach Zingg 1960)

Exacerbationen das Blutdruckbild nicht faßbar (Zingg 1960). In ganz reiner Form
wird der hypertonische Verlauf selten beobachtet. Arnold und Buck (1958) beschreiben jedoch neun derartige Fälle mit normalem Urin und guter Konzentration
bei absolut unveränderten Clearanceresultaten sowie sieben weitere Patienten mit normalem Urin und Konzentrationsfähigkeit, aber eingeschränkter PAH-
und Inulinclearance. Sie deuten die Hypertonie in diesen Fällen als extrarenal
bedingt. Unseres Erachtens ist aber eine isolierte Durchblutungsdrosselung mit
sekundärer renaler Hypertonie durch leichte glomeruläre Narbenbildung ohne
weiteres möglich, während die Schlingenpermeabilität der Norm entsprechen kann.

Die azotämische Verlaufsform ist bei weitem die häufigste. In der Endphase
erliegen rund drei Viertel der Patienten der Urämie bei extracapillärer Form und
rund ein Fünftel erliegt der Hypertonie und ihrer Folgen. Bei der intracapillären
Form ist die Urämie etwas seltener (54%), das Herzversagen und die übrigen
Folgen der Hypertonie sind auffälligerweise häufiger (Zingg 1960).

d) Die kindliche und die kongenitale Glomerulonephritis

Die d. Gn. des Kindes verläuft in der Regel günstiger als beim Erwachsenen (EDELMANN et al. 1964 Lit.); Dauerheilung wird in über 91% erreicht (BÄCHTOLD 1956 Lit.). Der nephrotische Typ soll seltener gesehen werden (?) als beim Erwachsenen (CLARK 1956: 26 von 265 Fällen). Als wichtige Form wird beim Kind die asymptomatische Proteinurie bezeichnet; bei der Punktion findet sich eine Mesoangiumproliferation (TAKATSU und SATO 1962 Lit.). Das klinische Bild der intracapillären d. Gn. entspricht demjenigen einer banalen Nephrose mit nephrotischem Syndrom (FRISCHKNECHT et al. 1951). Andere Autoren beobachten die hämorrhagische Form im Kindesalter wesentlich häufiger und beschreiben auch eine schlechtere Prognose mit über 7% Todesfällen (GUTIERREZ 1936 Lit., s. GOETTSCH und LYTTLE 1951). Unsere sämtlichen Kinderfälle vor dem 8. Lebensjahr zeigen histologisch das Bild einer ausgesprochenen intracapillären Glomerulonephritis mit reichlich Lipoidzellen im Interstitium und Lipoidablagerung in den Epithelien der stark erweiterten Hauptstücke.

Das Vorkommen einer kongenitalen Glomerulonephritis ist heute sichergestellt (Abb. 301 bis 303; Lit. THOMPSON 1951, FRISCHKNECHT et al. 1954, BIGNAMI 1960, CORDUN und SCRIPEAU 1961, ZEITLHOFER und ZWEYMÜLLER 1964). Die glomerulären Veränderungen sind dabei recht schwer zu analysieren, da es sich meist um noch nicht vollkommen entwickelte Glomerula handelt (Abb. 302, 303). Auch sind die tubulären Abweichungen vom gewohnten Bild bemerkenswert, wie dies vor allem auch Mikrodissektionen ergeben haben (OLIVER 1960, FETTERMAN und FELDMAN 1960, ONGRE 1961, HJELT 1962, PAATELA 1963), da solche cystische Erweiterungen mit Hyperplasie des Tubulusepithels anscheinend eine charakteristische Reaktion des jungen Säuglings darstellen (Abb. 303a). Dabei werden in zwei Drittel der Nieren „Schwanenhalsstrukturen" gefunden (PAATELA 1963; vgl. S. 106). Um eigentliche Cystennieren handelt es sich sicher nicht, sondern die

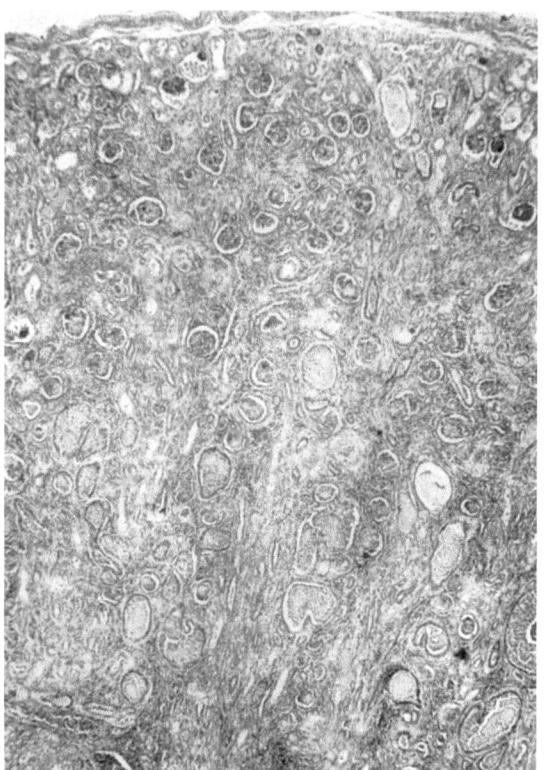

Abb. 301. Kongenitale chronische Glomerulonephritis bei 26 Tage altem Säugling. Viele Tubuli sind zerstört und schwer atrophisch, die restlichen sind hochgradig dilatiert, fast cystisch, das Interstitium ist verbreitert und lympho-plasmocytär infiltriert. Vergr. 18mal, HE

dysplastischen Tubuli sind als Sekundärveränderungen, d. h. Störungen im Wachstum, hervorgerufen durch die Entzündung, anzusprechen (TAFT 1956). Analoge

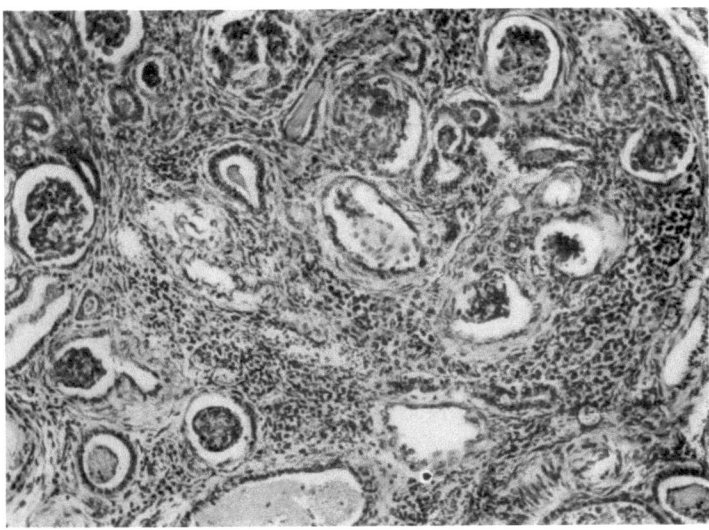

Abb. 302. Stärkere Vergrößerung des Tubulusbildes von Abb. 301, kongenitale chronische Glomerulonephritis mit sekundärer cystenähnlicher Umwandlung der Tubuli, im Interstitium neben Lymphocyten zahlreiche Blutbildungsherde und Mischinfiltrate. Vergr. 100mal, HE

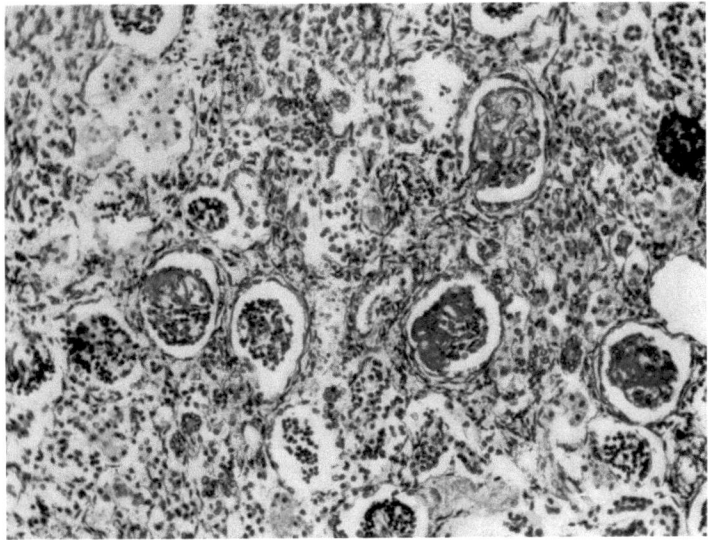

Abb. 303. Kongenitale chronische Glomerulonephritis. Neugeborenes Kind. Die entzündlich-narbige Veränderung hat sich vorwiegend intraglomerulär abgespielt, Kapselräume leer. Vergr. 100mal, van Gieson

Abweichungen vom Erwachsenenbild werden auch bei der frühkindlichen Pyelonephritis beobachtet (s. S. 466). Bei Säuglingen und Neugeborenen sind vor allem die juxtamedullären Glomerula befallen, vermutlich weil die mehr peripher liegenden Glomerula in dieser Phase noch unterentwickelt und auch funktionell nicht aktiv sind (STEBLAY 1963). Relativ oft handelt es sich bei diesen kongenitalen Glomerulonephritiden um familiäre Fälle (s. S. 351; THOMPSON 1951, ONGRE 1961, HJELT 1962, HOOFT und VAN ACKER 1964). Eine reine Toxineinwanderung von der Mutter auf das Kind (HERZOG 1951) ist als direkte Ursache abzulehnen. Dagegen ist der Übertritt von Antigenen mit folgender Antikörperbildung durch das Kind selbst anzunehmen. Diese letztere ist im frühen Säuglings- und im Fetenalter jedoch außerordentlich geringgradig, weshalb bei diesen Fällen in erster Linie unterschwellige Glomerulonephritiden (ZOLLINGER 1950, 1954, 1955, 1961, 1962)

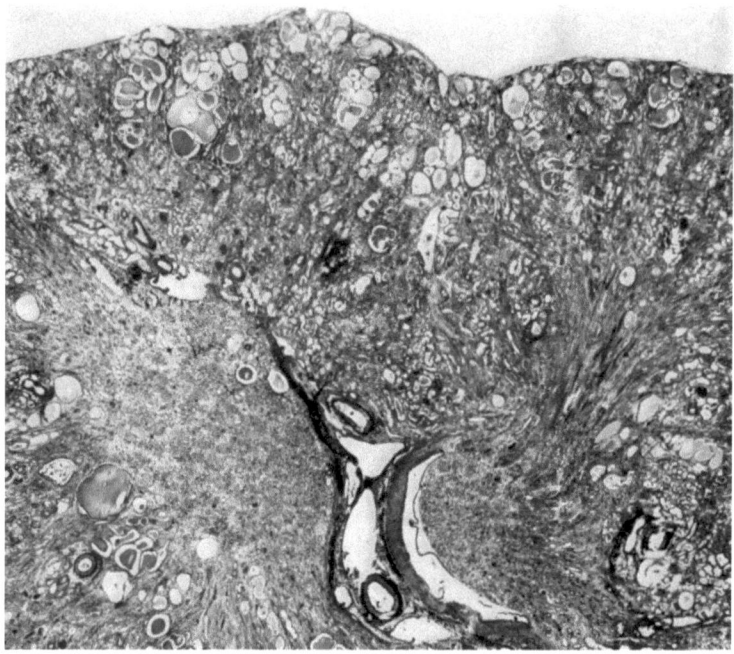

Abb. 303a. Frühkindliche Glomerulonephritis mit sekundärer Fehlentwicklung der Tubuli, so daß cystenartige Bilder entstehen. 2 Monate altes Kind mit kongenitaler Glomerulonephritis. Vergr. 4mal, PAS

mit Vorherrschen des Permeabilitätsfaktors (Proteinurie, nephrotisches Syndrom) vorkommen (Lit. FRISCHKNECHT et al. 1954).

In einer Beobachtung (FETTERMAN und FELDMAN 1960) bestand ein Nabelinfekt; doch begann das nephrotische Syndrom schon am 18. Lebenstag, so daß ein intrauteriner Beginn sehr viel wahrscheinlicher ist. Ferner hat man früher häufig die Lues congenita ursächlich angeschuldigt; nach neueren Untersuchungen handelt es sich jedoch bei den kongenital syphilitischen Kindern um sehr stark geschädigte Individuen, die leicht zu Streptokokken-infekten neigen (TAITZ et al. 1961 Lit.). — In einem Fall haben wir bei einem Neugeborenen zahlreiche ältere Narben in den Glomerula mit herdförmiger Verteilung gefunden, so daß eine intrauterine Herdnephritis angenommen werden mußte (Abb. 303; s. a. SCHULZ 1930).

Differentialdiagnostisch muß bei der Beurteilung von fraglichen Glomerulo-nephritiden im frühen Kindesalter stets auch an die Mikroangiopathie gedacht werden, welche sehr weitgehend einer akuten hämorrhagischen Glomerulonephritis mit Schlingennekrosen ähnlich sieht (s. S. 173).

e) Die Feldnephritis

Die Häufung von Glomerulonephritiden wurde erstmals im amerikanischen Sezessionskrieg beobachtet (14 117 Fälle). Nach VOLHARD (1942) handelt es sich bei dieser Feldnephritis um die Folge eines Streptokokkeninfektes, wobei dann die Nephritis durch Kälte, Nässe usw. ausgelöst wird. Auch die Erfahrungen der letzten beiden Weltkriege haben an der infektiösen Natur dieser Form der d. Gn. kaum einen Zweifel gelassen. Sie tritt epidemisch in Erscheinung und ergreift nicht nur die kämpfende Truppe (s. dagegen REUBI 1960), sondern auch Pflegepersonal und Büroangestellte (RANDERATH 1948, STAEMMLER 1957). Übertragung durch Bluttransfusion wurde eindeutig festgestellt (JACOBI und DÖRSCHEL 1948). Die nephrotische Komponente steht klinisch wie anatomisch im Vordergrund (FAHR 1944, SCHULTZ 1944, GÜNTHER 1947, ILLCHMANN 1947, RANDERATH 1948, STAEMMLER 1957, PILGERSTORFER 1958 u. a.), weshalb die schon bei der gewöhnlichen d. Gn. erwähnte generalisierte Capillaritis von den verschiedenen Autoren besonders hervorgehoben wird (JACOBI und DÖRSCHEL 1948, NONNENBRUCH 1949). Während einzelne Autoren einen grundsätzlichen Unterschied zwischen Feldnephritis und gewöhnlicher d. Gn. machen (JACOBI und DÖRSCHEL 1948), haben anderweitige sehr sorgfältige Untersuchungen absolut typische Glomerulaveränderungen ergeben, die nicht von dem Bild der gewöhnlichen d. Gn. zu trennen sind (DUNN und McNEE 1917). Wesentlich ist die abnorm starke seröse interstitielle Begleitnephritis, welche gelegentlich für das Eintreten der Anurie verantwortlich sein kann (FAHR 1944 Lit., SCHULTZ 1944). Die Virustheorie (ASSMANN 1944, GUTZEIT 1947) hat keine wesentlichen Anhänger gefunden. — So wird heute mehrheitlich angenommen, es handele sich um eine durch bestimmte konditionelle Faktoren (Nässe, Kälte usw.) in ihrer Gestalt leicht abgewandelte, sonst aber typische Streptokokkenglomerulonephritis (Lit. FAHR 1944).

f) Kombinationsformen der diffusen Glomerulonephritis

Die Kombination von d. Gn. mit anderen, meist erworbenen Nierenleiden ist häufiger als allgemein angenommen wird (ZINGG 1960: rund 10%). In etwas über 3% der Fälle besteht eine akute oder chronische Pyelonephritis (Tab. 2 bei ZINGG 1961, KUSHNER et al. 1961: ein Neuntel der Fälle), welche fast ausschließlich frischer ist als die Glomerulonephritis. Möglicherweise handelt es sich dabei zum Teil um iatrogene Pyelonephritiden nach Cystoskopie usw. (KASSIRER und SCHWARTZ 1961). Gleichmäßig vascularisierte Doppelnieren erkranken in beiden Abschnitten genau gleich; die Mißbildung scheint hier weder eine fördernde noch eine hemmende Rolle zu spielen (REUBI 1951). Auch in kongenitalen Cystennieren werden vereinzelt sekundäre d. Gn. beobachtet, während einseitige vasculäre Schrumpfnieren oder dysgenetische Nieren im Gegensatz zur normalen Gegenniere verschont bleiben (s. unten). Bei gleichzeitig bestehendem Diabetes mellitus kann das ganze Bild etwas abgewandelt und der diabetischen Glomerulosklerose recht ähnlich werden (Abb. 304).

g) Die Ätiologie der diffusen Glomerulonephritis

Schon seit langer Zeit ist die enge Beziehung zwischen Streptokokkenerkrankungen der oberen Luftwege und diffuser d. Gn. bekannt (OBERLING 1924). Dabei sind die Tonsillen besonders häufig primär erkrankt (BELL 1946: 56,5%, REUBI 1959: 95%, SARRE 1959: 50 bis 95% Infekte der oberen Luftwege). Gelegentlich führt ein Streptokokken-Superinfekt bei kavernöser Lungentuberkulose (Kavernensepsis) zu einer d.Gn. Wir verfügen über sieben derartige Beobachtungen. Meist aber entwickelt sich bei Kavernensepsis mehr der Typ einer Thrombocapillaritis wie bei Endocarditis lenta (ÜBELACKER 1939). In der Regel handelt es sich um Beta-hämolytische Streptokokken der Gruppe A, wobei der Typ 12 bei weitem überwiegt (FILIPP et al. 1958, RAMMELKAMP 1963), während beim Rheumatismus andere Typen der Gruppe A ebenso oft gefunden werden (FILIPP et al. 1958, CHRIST 1959, KASSIRER und SCHWARTZ 1961). Wenn auch in einzelnen Fällen die Kombination von Polyarthritis rheumatica mit einer diffusen (!) Glomerulo-

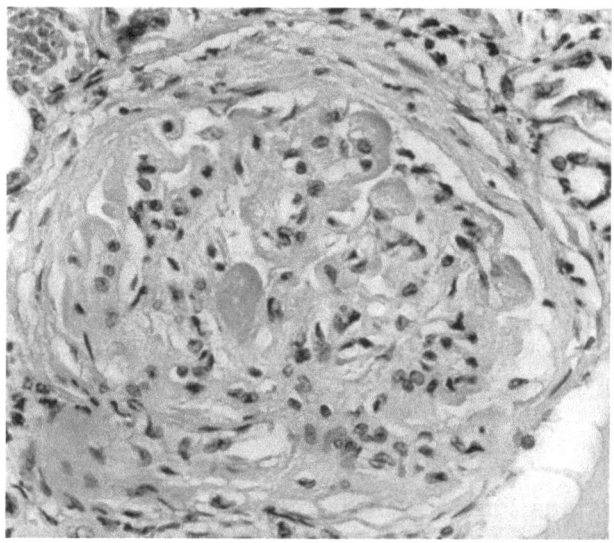

Abb. 304. Chronische Glomerulonephritis bei Diabetes mellitus. Das Glomerulum zeigt diabetische „Färbung" des glomerulonephritischen Entzündungsbildes, d. h. Schlingenkappenbildung und reichlich Einlagerung von kompakten Massen in die Schlingen. van-Gieson-rote Kimmelstiel-Kugeln konnten jedoch nicht nachgewiesen werden. Vergr. 300mal, HE

nephritis beobachtet wurde (DAUGHERTY und BAGGENSTOSS 1950, HARTMAN und BLAND 1951, VORLAENDER et al. 1959; 4,8% Nierenbeteiligung), so zeigen größere Untersuchungsserien doch eindeutig, daß ein Zusammenhang zwischen diesen beiden Affektionen nicht besteht (BRAUN 1961 Lit.). Die unterschiedliche nephritogene Wirkung der einzelnen Stämme des Typus 12 scheint ebenfalls festzustehen, wobei stammgebundene Enzyme entscheidend sein sollen (GRUMBACH 1959 Lit.). Die nephrotoxische Wirkung der nephritogenen Streptokokken vom Typ 12 ist anscheinend auf ein spezielles Protein dieser Erreger zurückzuführen, welches möglicherweise spezifisch gegen die Basalmembran gerichtet ist (RAMMELKAMP 1962). Dieses ist äußerst lange in den Nieren nachweisbar (MILLER 1961). Durch Einpflanzung von Diffusionskammern, welche A-12-Streptokokken enthalten, in das Peritoneum bei Mäusen konnte eine typische Glomerulonephritis experimentell erzeugt werden (KELLY und WINN 1958). Die im Verhältnis zu der Häufigkeit der Streptokokkeninfekte doch seltene Erscheinung von Rezidiven wird durch die typenspezifische Immunität erklärt (WAHL 1955, s. dagegen RAMMELKAMP 1962).

Die Eigenart nephritogener Stämme erklärt auch das Auftreten von eigentlichen Glomerulonephritisepidemien (Lit. MISCHON et al. 1960). Serienuntersuchungen bei Epidemien zeigen sehr häufig klinisch gesunde Patienten mit geringgradiger Hämaturie (GEORGE et al. 1958, PLEYDIEL und HALL-TURNER 1958). Oft geht der Glomerulonephritisepidemie auch eine solche von Scharlach parallel (KODAMA et al. 1958). Bei einer derartigen Epidemie wurden bei 184 Patienten mit Typ 12 Streptokokken in 12°₀ Glomerulonephritiden gefunden, während 146 Patienten mit anderen Typen keine Glomerulonephritiden aufwiesen (STETSON et al. 1955, weitere Epidemiebeobachtungen: FLEMMING 1949, BATES et al. 1957: Red-Lake-Typ).

Für die Virusätiologie einzelner Fälle und kleiner Epidemien von d. Gn. plädieren BATES und JENNINGS (1957) sowie MISCHON (1960), wobei aber der Beweis für den direkten Zusammenhang zwischen Virus und Glomerulonephritis aussteht. Dasselbe gilt für den Icterus infectiosus Weil, die Mononucleose und den Flecktyphus (REUBI 1960). — Die *familiären Fälle* von Glomerulonephritis (HERZOG 1951, KIDD 1882, POLI 1955, GOLDSMITH et al. 1958, REUBI 1961 u. a.) sind vermutlich in erster Linie eine Folge eines Familieninfektes (GOLDSMITH et al. 1958), wobei möglicherweise auch konstitutionelle Faktoren mitspielen (REUBI 1960). Letztere müssen vor allem bei weit in die Breite gezogenen Familieninfekten angenommen werden (POLI 1955), während bei eng zusammenwohnenden Familien, ähnlich wie bei den Gehöftinfektionen (FILIPP et al. 1958), ein simultaner Infekt mit einem hochvirulenten nephritogenen Stamm angenommen wird.

Daneben gibt es aber auch echte hereditäre, familiäre Nierenentzündungen, welche nicht selten in Verbindung mit Schwerhörigkeit auftreten (s. S. 477; WAHLEN et al. 1961, HARRI 1962, REUBI 1963, FUHRMANN 1963: Erblichkeitsuntersuchungen). Dieses Zusammentreffen wurde erstmals von ALPORT (1927) beschrieben. Nach den uns zur Verfügung gestellten Schnitten von WAHLEN handelt es sich um eine ganz typische chronische Glomerulonephritis (s. a. MULROW et al. 1964), welche reichlich Xanthomzellen im Interstitium aufweist (s. a. WILLIAMSON 1961). Man findet jedoch diese Fälle in der Weltliteratur zum größten Teil unter der Pyelonephritis eingereiht (s. S. 477) und es scheint uns nach den Beschreibungen möglich, daß ein Teil der Fälle auch dorthin gehört, womit anzunehmen wäre, daß die allgemeine Nierenanfälligkeit hereditär wäre und nicht eine bestimmte Nierenkrankheit. So beschreiben TILIAKOS et al. 1964 eine chronische interstitielle Nephritis mit sekundärer Glomerulosklerose. — Möglicherweise gehören auch die Fälle von familiärer Nephropathie mit Osteosklerose und Augenveränderungen hierher (DE SÉZE et al. 1963).

Es wurde vermutet, der Typ II der d. Gn. (ELLIS 1942) beruhe — im Gegensatz zum Typ I — nicht auf einem bakteriellen Infekt (GORRILL 1958). Wir glauben nicht, daß ätiologische Unterschiede zwischen Typ 1 und Typ 2 bestehen, müssen aber zugeben, daß beide Typen nicht gesetzmäßig und ausschließlich durch Streptokokkeninfekte bedingt sind (s. a. WILSON 1962). So ist die nichtbakteriell, aber eindeutig allergisch bedingte d. Gn. nach Injektion von Pferdeserum, neuerdings nach Behandlung von Carcinompatienten mit Pferdeserum, welches gegen menschlichen Krebs gerichtete Antikörper enthält (DE LA PAVA et al. 1962),

morphologisch von der bakteriell-allergisch bedingten d. Gn. nicht zu unterscheiden.
Von erfahrenen Klinikern wurden einzelne Fälle von diffuser Glomerulonephritis bei
Medikamentenallergie usw. (REUBI 1963) anerkannt. Diese nichtbakteriell-aller-
gisch bedingten d. Gn. scheinen jedoch außerordentliche Raritäten darzustellen. —
Eine akute Glomerulonephritis wird beim Erwachsenen auch gelegentlich im Ver-
laufe einer Lues beschrieben (FURMAN et al. 1951 Lit.), ohne daß aber einleuchtende
Beweise für den Zusammenhang zwischen beiden Affektionen vorgebracht würden.

Eine Verlaufsverschlimmerung der d. Gn. bei chronischem Abusus von phenacetinhaltigen Analgetika wurde vereinzelt beschrieben (ENGLERT 1959); wir
konnten unter sehr vielen Fällen mit chronischem Phenacetinabusus nur zweimal
Kombination mit d. Gn. feststellen, so daß ein zufälliges Zusammentreffen wahrscheinlich ist.

h) Die Pathogenese der diffusen Glomerulonephritis

An der vorwiegenden Streptokokkenätiologie der d. Gn. (nephritogene Stämme)
kann heute nicht mehr gezweifelt werden. Es steht fest, daß es sich um eine
allergische Erkrankung handelt, wobei die Streptokokken selbst in loco nicht mitspielen; Streptokokken werden im Urin denn auch nie nachgewiesen. Es fehlt eine
eitrige Streptokokkenentzündung im Nierengewebe, und die experimentellen Untersuchungen mit direkter Streptokokkeninjektion ergaben keine positiven Erfolge. Auch die Latenz von 2 bis 3 Wochen zwischen Streptokokkeninfekt (z. B.
Scharlach) und Auftreten der Glomerulonephritis spricht für einen Antigen-
Antikörpermechanismus. Diese Annahme wird auch durch den meist niedrigen
Komplementtiter im Serum von Nephritispatienten belegt (LANGE et al. 1951 Lit.).
Im Gegensatz dazu tritt die akute lympho-plasmocytäre interstitielle Scharlachfrühnephritis schon eine Woche nach dem Infekt auf, sie wird deshalb auch als
normergische Nephritis bezeichnet (FREY 1951), im Gegensatz zur d. Gn., welche
den hyperergischen Typ darstellt. Die allerdings nicht weiter bestätigte Beobachtung, daß massive Behandlung der akuten d. Gn. mit antiallergischen Medikamenten die Heilungsquote um rund 24% heraufsetzt (HERRERA et al. 1951), würde die
allergische These weiter stützen, ebenso der Nachweis von Antikörpern gegen
Menschennieren bei 78% der Fälle mit akuter Glomerulonephritis (LANGE et al.
1951). — Mit Corticon und ACTH kann wohl die Diurese gefördert und auch die
Hypertonie etwas beeinflußt werden (FARNSWORTH 1950, THORN et al. 1950),
jedoch sind Dauerresultate bezüglich der proliferativen Veränderungen nicht zu
erzielen, wie dies auch bei der Masugi-Nephritis beobachtet wurde (ZOLLINGER
et al. 1952).

Wesentlich neue Einblicke in das Geschehen bei der akuten d. Gn. haben die
experimentellen Untersuchungen mit nephrotoxischem Serum (Masugi-Nephritis)
ergeben (s. S. 355). Auf Grund dieser Versuche wird heute angenommen, daß es
durch den primären Streptokokkeninfekt zu generalisierten Membranschäden der
Capillaren kommt, wodurch ein Komplex aus Basalmembransubstanz einerseits
und Streptotoxin andererseits entsteht. Dieser haftet in allen Capillaren, in denen
reichlich Flüssigkeit ausgeschieden wird, somit vor allem in den Glomerulumcapillaren. Sekundär erzeugte Antikörper gegen diesen Komplex erreichen die
vasculär fixierten Komplexe und erzeugen in loco eine Antigen-Antikörperreaktion

mit konsekutiver Entzündung. Diese Hypothese erklärt das Erscheinen der generalisierten Capillaritis (s. oben). Extrarenale Gefäße können durch künstlich forcierte Filtrationsleistung zur vermehrten Komplexfixation und sekundär dann auch zur verstärkten Entzündung gebracht werden (s. S. 361). — Andere Autoren nehmen eine Komplexbildung zwischen dem Streptokokkentoxin und ihrem Antikörper, einem Gamma-Globulin, an, welche dann zur Erzeugung eines zweiten Antikörpers führt, der endotheliotop sein soll (STREHLER 1951). Mit Hilfe der Mikrofluoreszenzmethode können bei Glomerulonephritis an die Glomerula fixierte Gamma-Globuline (MELLORS und ORTEGA 1956, FREEDMAN et al. 1960) sowie Antigen-Antikörperkomplexe (KOCHEM 1962) nachgewiesen werden. Eindeutige Beweise für das Mitspielen von Auto-Antikörpern beim Chronischwerden der d. Gn. konnten bis heute weder klinisch noch experimentell beigebracht werden (MÜLLER-RUCHHOLTZ et al. 1962, MÜLLER-RUCHHOLTZ 1964).

Eine einfachere These, die aber nicht allen Beobachtungen gerecht wird, nimmt einen Nierenproteinzerfall durch den primären Streptokokkeninfekt an, wodurch ein renales Antigen entsteht, das zur Ausbildung von Nierenantikörpern führen soll (RIGDON et al. 1949). Diese Auffassung beruht auf den Versuchen von CAVELTI und CAVELTI (1945), nach welchen Organbrei zusammen mit Streptokokken einen Antikörper bilden soll; Versuche, die jedoch nicht bestätigt werden konnten (HUMPHREY 1948, RANDERATH 1955 u. a.). Nach SARRE (1959) sollen die Streptokokken direkt in der Niere haften und zu allgemeiner Antikörperbildung führen, so daß sich dann auch die Antigen-Antikörperreaktion in der Niere abspielen soll, eine Auffassung, die jedoch den durchweg negativen Bakteriennachweis in den Glomerula nicht erklärt.

Für die Bedeutung der erhaltenen Filtrationsleistung der Glomerulumcapillaren im Hinblick auf die Entwicklung einer akuten d. Gn. spricht auch die Tatsache, daß die betreffende Niere bei vorbestehendem einseitigem Nierenleiden mit ungenügender Nierendurchblutung (Nieren-Arterienthrombose: PAUL 1953, Hydronephrose: FAHR 1953, Pyelonephritis: ILLCHMANN 1947) von der Glomerulonephritis verschont bleibt, wie dies auch bei der Masugi-Nephristis durch temporäre Abklemmung der Nierenarterie gezeigt wurde (SARRE und WIRTZ 1942).

Vereinzelt wird auch behauptet, daß eine Sulfonamid-Überempfindlichkeit bei der Entwicklung der d. Gn. zum mindesten mitspielen könne (RIGDON et al. 1949, HERRMANN et al. 1956), jedoch zeigt die Zusammenstellung der Häufigkeit der d. Gn. im Verlaufe des Scharlachs nach Einführung der Sulfonamide nicht ein Ansteigen der d. Gn., sondern ein beträchtliches Absinken (BÄCHTOLD 1956: 42,7% gegenüber 5,4%).

Die traumatische Entwicklung einer d. Gn. wird auf Grund der bisher bekannten Tatsachen mehrheitlich abgelehnt (ZOLLINGER 1941, Lit., s. dagegen KIRCH 1949). Einzig bei schwerem Gewebszerfall und Infekt mit nephritogenen Streptokokken kann ein solcher Zusammenhang nicht ohne weiteres von der Hand gewiesen werden. Rein statistisch zeigte sich jedoch im 2. Weltkrieg, daß — abgesehen von der Feldnephritis, die mit traumatischen Läsionen nicht in Beziehung stand — keine Vermehrung der Glomerulonephritiden zustande kam. Über die sekundäre Glomerulonephritis transplantierter Nieren bei Patienten mit chronischer Glomerulonephritis s. S. 363.

i) Die experimentelle Glomerulonephritis
1. Einfache Injektionsversuche[1]

Die außerordentlich zahlreichen Versuche, durch einfache Injektion von Toxinen oder Bakterien eine diffuse Glomerulonephritis zu erzeugen, sind als gescheitert zu bezeichnen. Entweder entstehen nur glomerulonephrotische Veränderungen (BELL et al. 1925: Streptokokken, PATRASSI 1932, RIEDER und BALZER 1933: Diphtherietoxin, SEMSROTH und KOCH 1933: Pneumokokken; u. a.), oder es entwickeln sich leichte Schlingenschäden, die als Herdnephritis zu deuten sind. Auch mit der nephritogenen Substanz der Streptokokken Typ 12 sind die Versuche, jedenfalls nach den beigegebenen Abbildungen zu beurteilen, negativ verlaufen (MATHESON und REED 1959), obschon die Autoren selbst anderer Auffassung sind. Die intraperitoneale Injektion von Nierenbrei oder die intravenöse Verabfolgung von Eiklar (MASUGI und SATO 1934), die massive Injektion von Staphylotoxin in die Nierenarterie (AHLSTRÖM 1936) sowie einmalige oder täglich wiederholte Seruminjektion (AHLSTRÖM 1936, ZOLLINGER 1945) führen auch nicht zu einer echten Glomerulonephritis. Neuerdings wurde eine Glomerulonephritis nach Injektion von Methylcellulose beschrieben (HALL und HALL 1962 Lit.), wobei die Cellulose in großen Mengen im Glomerulumendothel abgelagert wird. Nach den Abbildungen zu urteilen, handelt es sich jedoch nicht um eine typische diffuse Glomerulonephritis, sondern um eine reaktive Glomerulitis, wie sie nach Schlingenverschlüssen bei zahlreichen Krankheiten auftritt. Die zum Teil als membranöse Glomerulonephritis, zum Teil als Glomerulonephrose bezeichnete Veränderung nach Injektion von Nierensuspension mit Freundschem Adjuvans (HEYMANN et al. 1959, HESS et al. 1962) dürfte ebenfalls eher eine lokal-reaktive Veränderung als eine diffuse Glomerulonephritis darstellen, doch sind diese Verhältnisse noch nicht genügend abgeklärt. Jedenfalls spielt die Histaminfreisetzung dabei keine Rolle (FONTANA et al. 1962).

2. Versuche mit Serum- oder Bakterienallergie

Schon 1934 haben MASUGI und SATO gezeigt, daß Fremdseruminjektionen beim allergischen Tier eine diffuse Glomerulonephritis hervorrufen können. Diese Beobachtung wurde von zahlreichen Autoren bestätigt, wobei zum Teil Glomerulonephritiden festgestellt wurden (MCLEAN et al. 1951 Lit.), während andere Autoren daneben Arteriitis und Endokarditis beschrieben (RITCH und GREGORY 1943, KOBERNICK und MORE 1959). Beide Veränderungen lassen sich durch Cortison unterdrücken. Die zum Teil sehr massiven Maßnahmen führen aber, wenn die beigegebenen Abbildungen und Beschreibungen gut analysiert werden, kaum je zu einer diffusen Glomerulonephritis, sondern in der Regel nur zu schweren Herdnephritiden (ANGHELESCO und ROIBAS 1935, AHLSTRÖM 1936, STAEMMLER 1957 Lit.).

Die Injektion von artfremden Gamma-Globulinen kann dagegen eine diffuse Glomerulonephritis erzeugen (WAUGH und MORE 1952 Lit., MELLORS et al. 1955, FELDMAN 1958, MORE und WAUGH 1959), ebenso die Verabfolgung von artfremder Basalmembran mit Freundschem Adjuvans (STEBLAY 1962).

In den Versuchen mit Gamma-Globulin- bzw. täglichen Fremdseruminjektionen lassen sich Antigen-Antikörperkomplexe in der Basalmembran der Glomerula nachweisen (MELLORS et al. 1955, DIXON et al. 1961). Eindeutig ist jedoch in all diesen Versuchen, daß die primären Antikörper nicht aus Nierensubstanz bestehen (DIXON et al. 1961 Lit.). Mittels der Immuno-Ferritinmethode konnte kürzlich der Durchtritt der Antigen-Antikörperkomplexe durch Schlingenendothel und -membran sowie ihre Ablagerung an der Membran verfolgt werden (ANDRES et al. 1963, ANDRES 1963). Zusätzliche Unterkühlung der Tiere fördert die Entwicklung der experimentellen Glomerulonephritis (BEREGI 1957: mit Pilocarpininjektion, KOBERNICK und MORE 1959). Auch die Abbildungen dieser Autoren sind aber nicht absolut beweisend für eine diffuse Glomerulonephritis.

Werden Antigen-Antikörperkomplexe bei Mäusen injiziert, so scheint sich eine echte diffuse Glomerulonephritis zu entwickeln, wobei angenommen wird, daß die injizierten Komplexe histaminähnliche Substanzen produzieren, welche zu Endothelschäden führen, worauf dann an den geschädigten Stellen die Antigen-Antikörperkomplexe fixiert werden und Anlaß zur lokalen Entzündung geben (MCCLUSKEY und BENACERRAI 1959 Lit., MCCLUSKEY

---

[1] Allg. Lit. s. STAEMMLER 1957, KOBERNIK 1952.

et al. 1962). Eine schwere Herdnephritis kann beim Kaninchen nach Sensibilisierung mit einem Gemisch von Kaninchennieren und Streptokokken erzeugt werden (FRÖHLICH und PRESINGER 1955). Dasselbe gilt von der Injektion von abgetöteten Pfeiffer- (TEILUM et al. 1951) und Proteusbacillen bei Mäusen (WOOD und WHITE 1956), oder von Kaninchenserum, welches Antikörper gegen Rattenkollagen enthält, bei der Ratte unter Beifügung von abgetöteten Mykobakterien (ROTBARTH und WATSON 1959).

Erschwerend für die Beurteilung ist bei allen diesen experimentellen Untersuchungen die Tatsache, daß die Laboratoriumstiere nicht selten schon spontan glomeruläre Entzündungszeichen aufweisen (ZOLLINGER 1945, KIRSCHBAUM et al. 1958), so daß man bei der Interpretation außerordentlich sorgfältig sein muß.

3. Die Masugi-Nephritis

Im Jahre 1900 hat LINDEMANN (zit. n. MOENCH et al. 1955) erstmalig eine Methode beschrieben, mit welcher eine der diffusen menschlichen Glomerulonephritis analoge Nierenveränderung beim Tier zu erzeugen ist. Seine Mitteilung wurde aber anscheinend übersehen und erst 1933 hat MASUGI diese Technik wieder aufgenommen (MASUGI 1933, 1934, TSUJI 1937). MASUGI erzeugte nach seiner Auffassung durch multiple intraperitoneale Injektionen von Kaninchennierenbrei bei der Ente die Bildung von Kaninchennieren-Antikörpern. Wurde dieses Serum in relativ geringer Menge intravenös einem Kaninchen verabfolgt, so entwickelte sich eine diffuse Glomerulonephritis, wie MASUGI glaubte, weil sich die Antikörper gegen die Kaninchenniere mit dem Antigen, d. h. der lebenden Kaninchenniere verbinden. Diese Auffassung ist heute aber überholt. Die Arbeiten von MASUGI haben jedoch eine enorme Flut von weiteren experimentellen Untersuchungen ausgelöst, welche unser heutiges Wissen um die Pathogenese und die Morphogenese der diffusen Glomerulonephritis enorm belebt haben. Im folgenden kann es sich nur darum handeln, einen Auszug aus diesem Forschungsgebiet zu geben (Lit. POLI 1953, Technik der Nephrotoxinherstellung: MOENCH 1955).

Bei *Kaninchen* als Erfolgstier findet man 2 bis 3 Tage nach Injektion des nephrotoxischen Serums eine schwere Schlingenhyperämie (EHRICH et al. 1938, RODA et al. 1950, ZOLLINGER 1951), welche am 4. bis 5. Tag von einer deutlichen Schlingenanämie gefolgt ist (vgl. Abb. 308, 309; SMADEL 1937). In diesem Zeitpunkt läßt sich auch eine starke Anschoppung der Schlingen mit polynucleären Leukocyten nachweisen (Oxydasereaktion). Auch beginnt am 4. Tag eine deutliche Proliferation des Endothels mit Schwellung der Zellen. Elektronenmikroskopisch ist die Schwellung der Deckzellen am 3. bis 4. Tag im Vordergrund des Bildes (BOHLE et al. 1957), ferner zeigen Kapselepithel, Deckepithel und Endothel elektronenoptisch grobe Vacuolen (MOVAT et al. 1961). Die Füßchen der Deckzellen verschwinden, und es erscheinen hyaline Tropfen. Zum Teil wird auch eine Kernvolumenzunahme der Endothelzellen schon am 2. Tag beobachtet, gefolgt von Endomitosen (NOLTENIUS 1959, 1960, NOLTENIUS et al. 1962). Parallel dazu wird eine stark erhöhte DNS-Synthese im Endothel, gefolgt von Mitosen, festgestellt (NOLTENIUS et al. 1962). Diese Veränderungen werden als Ausdruck einer Zell-Stoffwechselsteigerung betrachtet, welche auf die vermehrte Ausscheidungsfunktion zurückgeführt und als direkte Folge der Antigen-Antikörperreaktion angesprochen wird (NOLTENIUS 1960, NOLTENIUS 1962). Die marknahen Glomerula sind wesentlich stärker befallen als die peripheren (s. a. ERDMANN 1959).

Viel Beachtung gefunden haben die glomerulären Membranveränderungen. Schon am 3. Tag beginnt eine deutliche Schwellung der Membran (Abb. 305, 306), welche ihr Maximum nach etwa 7 bis 8 Tagen erreicht hat. Diese Schwellung wird von zahlreichen Licht- und Elektronenoptikern bestätigt (SMADEL 1937, ZOLLINGER 1951, WEINREB 1954, WAGENHÄUSER 1954, WACHSTEIN und LANGE 1960, MOVAT et al. 1961). Im Elektronenmikroskop soll die Verdickung der Membran nach

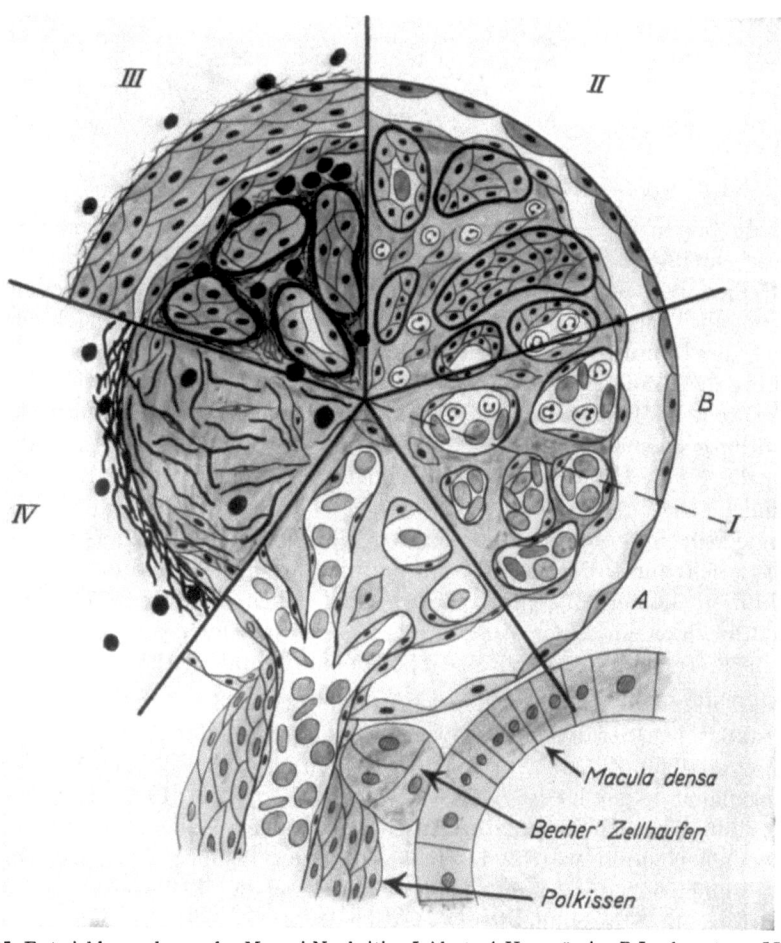

Abb. 305. Entwicklungsphasen der Masugi-Nephritis: *I* Akut, *A* Hyperämie, *B* Leukocytose. *II* Akut bis subakut: Endothelproliferation, Leukocytose des Mesoangiums, Membranverdickung. *III* Subakut: Endothel- und Kapselproliferation, Membranaufsplitterung, Mesoangium mit beginnender Fibroblastenwucherung. *IV* Narbige Phase (aus ZOLLINGER 1951)

6 Std (PIEL et al. 1955), ja sogar schon nach 2 Std sichtbar sein (BOHLE et al. 1957). Diese Frühveränderung der Basalmembran wird auf die Einwirkung des Fremdserums und nicht auf die entzündliche Noxe zurückgeführt (BOHLE et al. 1957). Die Verdickung der Membran geht lichtoptisch mit einer deutlichen Aufsplitterung einher (ZOLLINGER 1951), wie dies zum Teil auch elektronenoptisch bestätigt wurde (CHURG et al. 1960, MOVAT et al. 1961), was allerdings von anderen wieder bestritten wird (MILLER und BOHLE 1957/1958). Die Aufsplitterung der Membran ist

erstmals am 7. Tag angedeutet erkennbar; sie nimmt dann langsam an Intensität zu und erreicht ihr Maximum etwa nach 3 Wochen (ZOLLINGER 1951). Die Verdickung der Membran wird im Lichtmikroskop möglicherweise nur vorgetäuscht durch die Einlagerung von PAS-positivem fibrinoidem Material zwischen Endothel und Membran (LIPPMANN et al. 1952, WAGENHÄUSER 1954, WEINREB et al. 1954, WACHSTEIN und LANGE 1960). Sehr wahrscheinlich handelt es sich dabei um ein Produkt des aktivierten Endothels (MASUGI 1934, NOLTENIUS 1960, ARGHELGER et al. 1961), das von anderer Seite als Antigen-Antikörperkomplex angesprochen wird (MOVAT et al. 1961, FELDMAN et al. 1963). Weiter wird eine Depolymerisierung der Basalmembran als Folge der Antigen-Antikörperreaktion beschrieben (BENE-

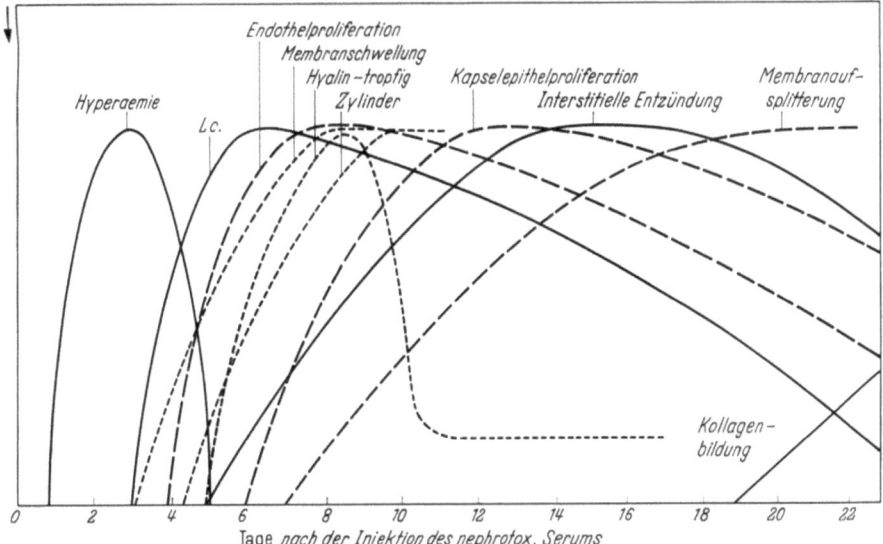

Abb. 306. Die zeitliche Entwicklung der verschiedenen Komponenten bei experimenteller Masugi-Nephritis des Kaninchens. Die Verhältnisse beim Menschen dürften ungefähr gleich liegen (nach ZOLLINGER 1951)

DETTI und COPPOLA 1957). Jedenfalls ist die Veränderung der Basalmembran nicht nur funktionell, sondern auch morphologisch von größter Bedeutung.

Selbstverständlich macht auch das Mesoangium beim entzündlichen Prozeß mit; etwa vom 7. Tag an läßt sich eine deutliche Proliferation der Mesoangiumzellen feststellen (MOVAT et al. 1961). In der Folge beginnen die Mesoangiumzellen neu Fibrillen zu bilden (Abb. 307), welche allmählich kollagenisieren (WAGENHÄUSER 1954). Schlußendlich werden die glomerulären Capillaren und das Mesoangium in ein eigentliches Fasermaschenwerk transformiert (Abb. 308; FUJIMOTO 1954). Dieser Schaden ist anscheinend irreversibel, während die reine Membranschwellung und -aufsplitterung noch weitgehend rückbildungsfähig ist (WEINREB et al. 1954, REICH et al. 1956). Synechien mit dem Kapselepithel werden etwa vom 12. Tag an vereinzelt beobachtet.

Die Tubuli lassen erstmals am 5. Tag hyalintropfige Veränderung und Cylinder in den Lumina erkennen. Am 10. Tag haben diese beiden Symptome ihr Maximum erreicht und nehmen dann allmählich an Intensität ab. Die Cylinderansammlung kann außerordentlich schwer sein, doch glauben wir nicht, daß es dadurch zu einer Verstopfung der Tubuli mit sekundärer Atrophie kommt (s. dagegen WACHSTEIN und LANGE 1960). Eine deutliche Atrophie des Tubulusepithels ohne Zusammenhang mit der Zahl der Cylinder kann etwa vom 14. Tag an beobachtet werden; die Veränderungen der tubulären Fermente gehen dem tubulären Schaden parallel (FISCHER und GRUHN 1957, WACHSTEIN und LANGE 1958, 1960). Für die Annahme einer direkten tubulären Schädigung durch das nephrotoxische Serum, welche über die reine Fremdserumwirkung hinausgeht (VOGT et al. 1952), finden wir keine Anhaltspunkte, die Schä-

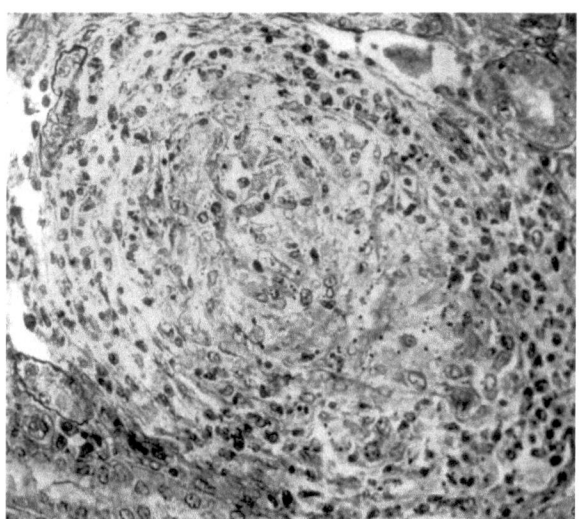

Abb. 307. Vollkommene Verödung der Glomerula durch hochgradige Endothel- und Epithelproliferation bei Masugi-Nephritis des Kaninchens. Vergr. 300mal, HE

digung des Tubulusepithels ist vielmehr eine Folge der schweren glomerulären Permeabilitätsstörung mit Auftreten von reichlich Plasmaeiweißkörpern im Glomerulumfiltrat. Dabei kann die tubuläre Veränderung vor der Proteinurie auftreten (MOENCH et al. 1953), da die Tubuli die ersten durchgetretenen Eiweißkörper noch resorbieren können.

Das Interstitium ist herdförmig, besonders perivasculär und an der Mark-Rindengrenze, lympho-plasmocellulär infiltriert (s. MASUGI 1934, TSUJI 1937). Zum Teil handelt es sich dabei sicher um eine direkte Reaktion auf das Fremdserum (s. S. 402), zum Teil ist die Veränderung als Perifokalentzündung zu werten;

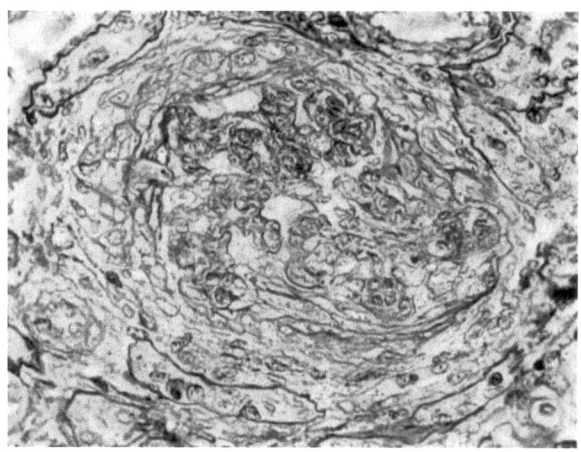

Abb. 308. Weitgehende Zerstörung und Aufsplitterung des Membransystems bei Masugi-Nephritis des Kaninchens (derselbe Fall wie Abb. 307). Vergr. 350mal, PAS

in ihr aber einen Beweis für eine allgemeine Mesenchymreaktion zu erblicken (RODA et al. 1950), geht doch etwas zu weit.

Die meisten Autoren sind sich darüber einig, daß die Schwere der glomerulären

Veränderung der Menge des injizierten Serums parallel geht; ganz kleine Serummengen erzeugen eine einwandfreie Herdnephritis (ZOLLINGER 1951, WAGEN-HÄUSER 1954, REICH et al. 1956, NETTESHEIM et al. 1962 u. a.).

Analoge Veränderungen lassen sich auch bei anderen Erfolgstieren erzeugen und auch mit anderen Serumspendern (LETTERER und SEYBOLD 1950: Frosch, MOVAT et al. 1961: Hund, u. a.), während es nicht gelang, bei der Maus eine echte Masugi-Nephritis hervorzurufen (GÖBEL-SCHMITT 1950). Beim Schaf erzeugt die Injektion von heterologer Basalmembran mit Freundschem Adjuvans in zweiwöchentlichen Abständen eine typische diffuse Glomerulonephritis (STEBLAY 1962). Außerordentlich interessant ist das Verhalten der Ratte als Erfolgstier bei Wahl des Kaninchens als Serumspender. Die eigentliche Latenzzeit zwischen Seruminjektion und Auf-

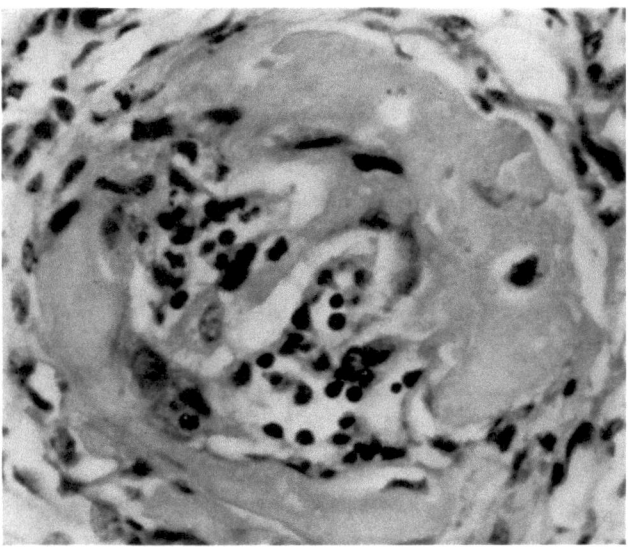

Abb. 309. Masugi-Nephritis der Ratte: Vorwiegend nephrotische Veränderung, d. h. „Ersticken" der Schlingen in den exsudierten Eiweißmassen. Vergr. 400mal, HE

treten der schweren Veränderungen von 8 bis 10 Tagen beim Kaninchen wird hier vermißt. Die Veränderungen erscheinen wesentlich früher, sind aber weniger stark proliferativ (Abb. 309), so daß morphologisch wie funktionell die dysorotischen Veränderungen (Glomerulonephrose) im Vordergrund stehen (SMADEL und FARR 1937, 1939, SMADEL 1937, HIERONYMI et al. 1952, BENEDETTI und COPPOLA 1957, HACKEL und HEYMANN 1959). Bei Anwendung genügend großer Serummengen erhält man aber doch auch bei der Ratte eine diffuse Glomerulonephritis, welche allerdings sehr viel mehr der intracapillären Form des Menschen als der extracapillären ähnlich sieht (WAGENHÄUSER 1954). Die Verfettung der Glomerulumschlingen ist bei der Ratte viel ausgeprägter als bei den übrigen Tierspezies und beim Menschen (Abb. 310), ebenso die hypertensiven Gefäßveränderungen (SMADEL 1939, SMADEL und FARR 1939, ZOLLINGER 1951).

Die *funktionellen* Untersuchungen ergaben beim Kaninchen wie bei der Ratte ein deutliches Ansteigen der Gamma-Globuline am 2. oder 3. Tag bei Abfall der Albumine (HIERONYMI et al. 1952, MOENCH 1953). Die Beta-Globuline und das

Cholesterin sind beim Kaninchen vom 4. bis 7. Tag an deutlich vermehrt (LA ROCHE und LAGRUE 1955). An diesen Veränderungen ist zum Teil sicher eine Antikörperbildung beteiligt (Gamma-Globuline), zum Teil kann es sich um Folgen des sekundären tubulären Schadens und der Proteinurie handeln, so daß ein nephrotisches Syndrom entsteht (MOENCH et al. 1953). Die Lipoidstörung ist bei der Ratte ganz besonders ausgesprochen (HEYMANN und LUND 1948, HEYMANN und HACKEL 1955); sie wird bei nephrektomierten Tieren nach Injektion von nephrotoxischem Serum vermißt. Folgt umgekehrt die Nephrektomie nach der Injektion des nephrotoxischen Serums, dann sinken die Cholesterinwerte ab, was beweist, daß die Niere bei der Hypercholesterinämie eine entscheidende Rolle spielt (s. S. 261; HEYMANN und HACKEL 1955). Im übrigen zeigen die Blutwerte bei der Ratte schon nach

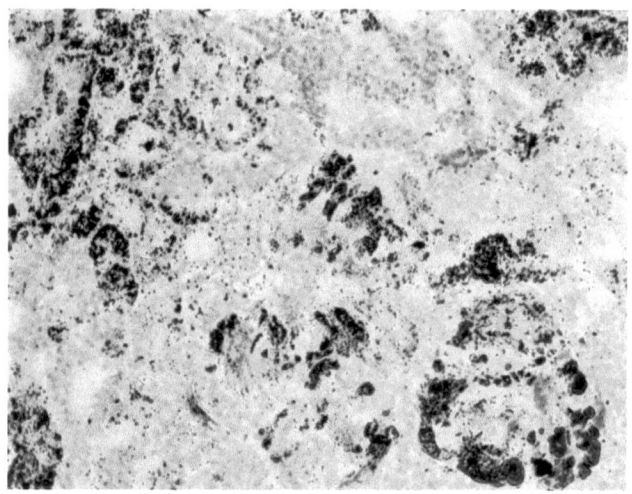

Abb. 310. Schwere Verfettung (schwarz reproduziert, Sudan-Färbung) von Glomerula und Hauptstükken bei Masugi-Nephritis der Ratte. Vergr. 100mal

2 bis 4 Std eine deutliche Rest-N-Steigerung, welche auf die injizierten Serum-Eiweißkörper zurückzuführen ist (HEYMANN und HACKEL 1952). Die Inulinclearance ist bei der Ratte vom 5. bis 10. Tag an deutlich reduziert, wobei aber die Funktionsstörung wesentlich weniger ausgeprägt ist als die morphologische Veränderung (DUTZ und KRETSCHMAR 1954). — Die Proteinurie tritt simultan mit den Endothelveränderungen in Erscheinung (NOLTENIUS et al. 1962). Beim Kaninchen sind die Ohrgefäße bei Masugi-Nephritis sehr eng gestellt, auch reagieren sie pathologisch auf Zusatzreize. Analoge Veränderungen werden bei der ischämischrenalen Hypertonie (GOLDBLATT 1937, 1938, 1947, 1948, 1951) beobachtet (IIJIMA 1958).

Der Ablauf der Masugi-Nephritis kann beim Kaninchen wie bei der Ratte durch zahlreiche Maßnahmen künstlich beeinflußt werden (Abb. 311). So genügt die Abklemmung beider Nierenarterien unmittelbar vor der Injektion des nephrotoxischen Serums während total 15 min, um die Entwicklung einer Nephritis zu verhindern (SARRE und WIRTZ 1939, ZOLLINGER et al. 1952). Dies zeigt, daß ein wesentlicher Anteil des nephrotoxischen Serums unmittelbar nach der Injektion mit den Nieren in Berührung kommen muß, damit eine Nephritis entsteht. Wird dieser Faktor an anderen Orten im Körper absorbiert, so verschwindet er im Laufe von 15 min aus dem zirkulierenden Blut. Diese mehrfach bestätigten Versuche (s. ROTHER und SARRE 1962) zeigen auch einwandfrei, daß die Autoantikörperbildung bei diesem Prozeß keine Rolle spielen kann; derartige Antikörper ließen sich auch nicht nachweisen (ROTHER und SARRE 1962). Andererseits hat die einseitige Nierendenervation praktisch keinen Einfluß auf die Entwicklung der Masugi-Nephritis (RIEBEN 1948). — Wird mit dem nephrotoxischen Serum noch Coli-Endotoxin injiziert, so ist die entstehende Masugi-Nephritis wesentlich ausgeprägter (ARGHELGER et al. 1961). Umgekehrt wird die proliferative Tendenz der Masugi-Nephritis bei B-2-Avitaminose fast vollkommen unterdrückt (EPPINGER 1949). Auf eine wesentliche Bedeutung der Filtrationsleistung der Glomerulaschlingen bei der Fixierung der

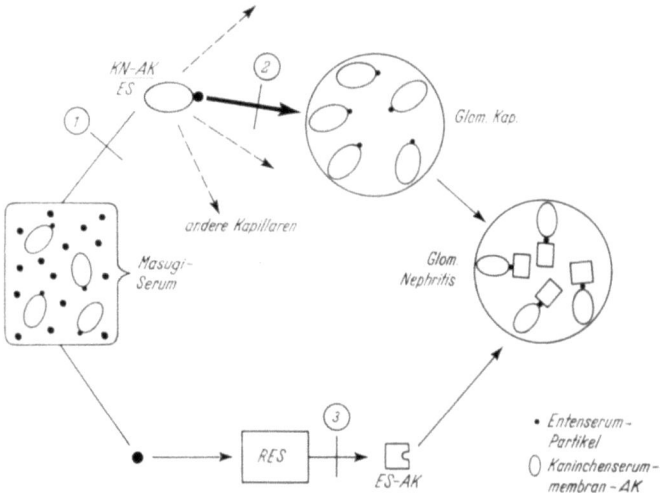

Abb. 311. Darstellung der verschiedenen Unterdrückungsmechanismen, welche bei der Entwicklung der Masugi-Nephritis bekannt sind. *1* Wird das injizierte Serum vorher mit Kaninchenbrei vermischt, so werden die Kaninchennieren-Antikörper (Basalmembran-Antikörper) fixiert. *2* Durch Abklemmung der Nierenarterie vor und unmittelbar nach der Injektion des nephrotoxischen Serums wird die Ablagerung der Kaninchennieren-Antikörper-Entenserumpartikel in den Nieren verhindert; vermutlich werden diese Komplexe dann in den übrigen Nierencapillaren in starker Verdünnung abgelagert. *3* Künstliche Unterdrückung der Entenserum-Antikörperbildung im Wirt durch Röntgenganzbestrahlung, massive Cortisonbehandlung usw. (nach ZOLLINGER et al. 1952)

oben erwähnten Körper des nephrotoxischen Serums deutet die experimentelle Feststellung, daß eine nichteitrige proliferative Endo- und Perivasculitis am Kaninchenohr experimentell erzeugt werden kann, wenn der venöse Ohrabfluß unterbunden und das Serum lokal intravenös injiziert wird (Abb. 312; GOLDSAND 1954). Die Masugi-Nephritis ist ferner wesentlich weniger ausgeprägt oder kann sogar vollkommen unterdrückt werden, wenn beim Empfängertier Antikörperschwäche besteht. So reagieren sehr junge Tiere wesentlich weniger stark als alte (KRAKOWER und GREENSPON 1954, ERDMANN 1959, HAMMER et al. 1963). Aus diesem Grund ist auch die diaplacentare Übertragung der Masugi-Nephritis nicht möglich (SCHÖFFLING et al. 1960); erwachsene Tiere zeigen jedoch eine um so stärkere Reaktion, je jünger sie sind (WEINREB et al. 1954). — Bei zusätzlicher Schädigung der Masugi-Ratten durch Staphylotoxin entwickeln sich tuberculoide

Granulome (Abb. 313; BAUMANN 1959). Die Unterdrückung der Antikörperbildung durch Röntgenganzbestrahlung oder Senfgas verhindert die Entwicklung der Masugi-Nephritis (CASHEY et al. 1951), dagegen haben Antihistaminica anscheinend keinen Erfolg (HAHN et al. 1954). Die Angabe über die Cortisonwirkung differieren ziemlich stark. Mit hohen Dosen kann die Entwicklung der proliferativen Veränderungen im Bereich der Glomerula unterdrückt werden, so lange die Medikation andauert (SPÜHLER et al. 1951, ENDERLIN et al. 1951, RICH et al. 1951,

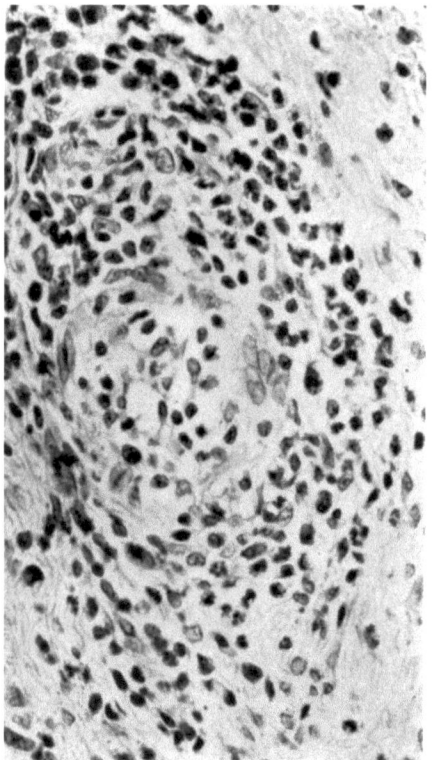

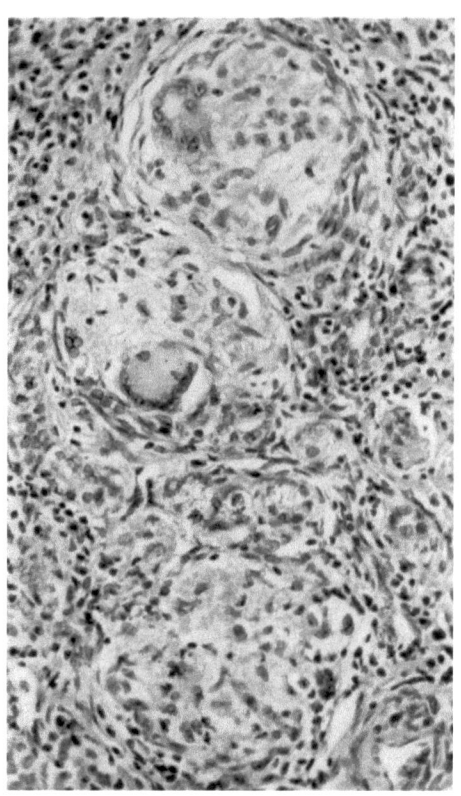

Abb. 312. „Masugi-Nephritis am Ohr". Nichteitrige Perivasculitis und proliferative Endovasculitis nach Injektion des nephrotoxischen Serums in die gestaute Ohrvene des Kaninchens. Vergr. 400mal, HE

Abb. 313. Tuberculoide Glomerulonephritis der Ratte nach Injektion von Staphylotoxin (s. BAUMANN 1959). Vergr. 200mal, HE

FORMAN und EHRICH 1951, VOGT et al. 1952, ZOLLINGER et al. 1952, MCCLUSKEY et al. 1960), wobei sich aber die rein degenerativ glomerulonephrotischen Veränderungen trotzdem entwickeln (ZOLLINGER et al. 1952, SUMIYOSHI et al. 1960). Bei der Ratte dagegen ist kaum ein Effekt des Cortison zu erkennen, was nicht erstaunt, da bei diesem Tier die proliferativen glomerulonephritischen Veränderungen an sich nur geringfügig ausgebildet sind (HACKEL et al. 1950, LIPPMAN et al. 1954, KNOWLTON et al. 1959). ACTH schwächt die experimentelle Nephritis beim Kaninchen wesentlich ab (RICH et al. 1950, FORMAN und EHRICH 1951, SUMIYOSHI et al. 1960); Desoxycorticosteronacetat verstärkt die proliferativen Veränderungen eindeutig (BOHLE und HIERONYMI 1953, LIPPMAN et al. 1954); Heparin soll nach den einen Autoren die Masugi-Nephritis hemmen (ROSENMAN et al. 1954), nach den andern verstärken (SARTORIUS et al. 1955). Durch massive Injektion von Calcium Sandoz soll die Mortalität bei der Masugi-Nephritis bei der Ratte von 50% auf 10% sinken; wir sahen jedoch beim Kaninchen keine Erfolge nach Calcium-Sandoz-behandlung. — Die Übertragung der Masugi-Nephritis auf Parabionten oder durch Kreuztransfusion ist bei der Ratte noch bis 71 Tage nach der Erfolgsinjektion möglich (SANDRITTER et al. 1960, PFEIFFER et al. 1960 Lit., Lit. über Einfluß von Dosis, Applikationsart, Geschlecht, Alter usw. s. LIPPMAN et al. 1954). Auch wurde beim Menschen nach Nierentransplantation wegen chronischer Glomerulonephritis die frische Entstehung der d. Gn. im Transplantat beobachtet (Lit. PFEIFFER und MERRILL 1962). Dabei sollen sekundäre nephritisauslösende Faktoren im zweiten Tier entstehen und die Ursache der Progredienz darstellen (MÜLLER-RUCHHOLTZ et al. 1962).

Die Pathogenese der Masugi-Nephritis

Wir wissen heute, daß nicht die Kaninchenniere als solche, sondern nur bestimmte Teile der Niere als primäres Antigen angesprochen werden dürfen. Auch die Vermutung, daß die im nephrotoxischen Serum vorhandenen Hämolysine die Glomerulonephritis hervorrufen könnten (KASHIDABARA 1933/1935), hat sich nicht bestätigt. Man kann auch mit Hirn-, Muskel- oder Lebergewebe (SPÜHLER et al. 1951), Aorta (STREHLER 1951), Lungengewebe (SPÜHLER et al. 1951, GREENSPON und KRAKOWER 1950, OTTO 1954) sowie mit Placentargewebe (SEEGAL und LOEB 1946, BEVANS et al. 1955, SEEGAL et al. 1955) eine einwandfreie proliferative diffuse Glomerulonephritis erzeugen (Lit. HILL und CRUICKSHANK 1953). Das primäre Antigen scheint somit in zahlreichen, und zwar besonders in gefäßreichen Organen vorhanden zu sein. In der Niere ist es im Glomerulum zu suchen, denn nephrotoxisches Serum wird durch Vermengung mit Glomerulumsuspension inaktiviert (SOLOMON et al. 1949, Lit. HEYMANN et al. 1950), auch kann mit der Immun-Fluorescenzmethode nachgewiesen werden, daß das injizierte nephrotoxische Serum größtenteils im Glomerulum lokalisiert wird (DIXON et al. 1958, FRIEDMAN et al. 1962, HAMMER et al. 1963). Entenglobuline können im Glomerulum auf diese Weise bis 291 Tage lang nachgewiesen werden (SEEGAL et al. 1962, FRIEDMAN et al. 1962). Andere Untersuchungen mit radioaktivem nephrotoxischem Serum ergaben dieselben Resultate (PRESSMAN et al. 1949, MASSON et al. 1957). Heute weiß man, daß die Basalmembran das primäre Antigen ist (KRAKOWER und GREENSPON 1951, HILL et al. 1953, HILL und CRUICKSHANK 1953, SCOTT 1957, SARRE 1959). Werden die Antikörper durch Ferritin bezeichnet, so kann elektronenmikroskopisch eine Antikörperablagerung in der Basalmembran und in den Zysternen des endoplasmatischen Zellreticulums der Deckzellen nachgewiesen werden (ANDRES et al. 1962, ARHELGER et al. 1963).

Bei den weiteren Versuchen zur Erklärung der Pathogenese der Masugi-Nephritis hat die Latenz, welche beim Kaninchen zwischen Injektion und Auftreten der ersten Krankheitserscheinung besteht und ihr Fehlen bei der Ratte eine sehr große Rolle gespielt. Die meisten Autoren erblicken in dieser Latenzzeit einen Hinweis auf einen zweiten Vorgang im Sinne der Bildung eines zweiten Antikörpers, und zwar vermutlich gegen das injizierte Entenserum, ein Vorgang, welcher bei der Ratte mit ihrer sehr geringen Antikörperproduktion weitgehend fehlt (KAY 1940, STREHLER 1951, PFEIFFER et al. 1954). Verwendet man Ratten als Erfolgstiere und Enten als Serumspender, so tritt allerdings sehr häufig auch bei der Ratte eine Latenzphase in Erscheinung (HASSON et al. 1957, VOGT und KOCHEM 1961). Die histofluorescenzoptische Methode zeigt, daß derartig injiziertes Entenserum frühestens nach 3 Tagen zu Komplementbindung im Glomerulum führt, während Kaninchenserum sofortige Komplementfixation zur Folge hat. VOGT und KOCHEM (1961) nehmen deshalb an, daß der Entenantikörper kein oder nur wenig Komplement nach seiner Fixierung konsumiere. Weiter ergaben die erwähnten Versuche

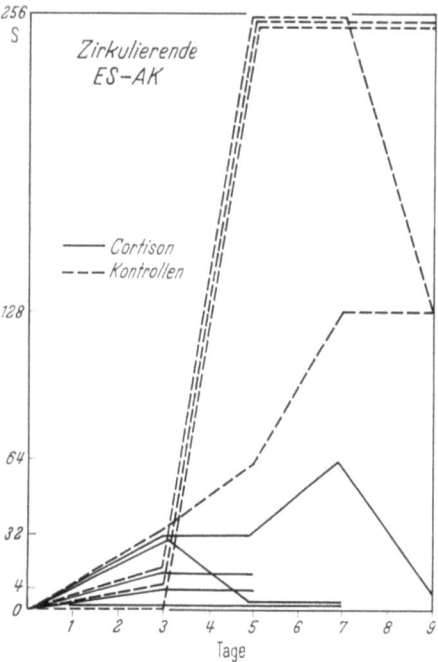

mit radioaktiv bezeichnetem Entenserum, daß sich bei der Ratte nach weniger hochdosierter Injektion eine Latenz einstellt (HASSON et al. 1957), so daß die Latenz eigentlich gleichbedeutend einem niedrigeren Titer sein müßte, eine Beobachtung, die auch von anderen Seiten bestätigt wird (WEINREB et al. 1954). Ein grundsätzlicher Unterschied zwischen dem Säugetier- und dem Vogelantiserum scheint somit doch nicht zu bestehen (s. jedoch LANGE et al. 1958).

Außerordentlich befruchtend haben sich für die Theorie der Pathogenese der Masugi-Nephritis die Arbeiten von KAY (1940, 1942) erwiesen. Dieser Autor zeigte, daß etwa am 4. Tag nach der Injektion des Masugi-Serum beim Kaninchen Antikörper gegen Normalentenserum aufzutreten beginnen und daß sie gleichzeitig mit den glomerulonephritischen Veränderungen ihr Maximum erreichen (s. a. SPÜHLER et al. 1951). Wird nun diese sekundäre Antikörperbildung beim Kaninchen unterdrückt (s. Abb. 311, S. 361), so bleibt auch die Entwicklung der

Abb. 314. Hochgradige Unterdrückung der Antikörperbildung des Kaninchens gegen Entenserum unter Cortison (nach ENDERLIN et al. 1951)

typischen diffusen Glomerulonephritis aus. Diese Unterdrückung kann durch Ganzkörpervorbestrahlung (KAY 1942, RATHE 1955, ARHELGER et al. 1961) oder durch massive Cortisongabe (s. oben) bewerkstelligt werden (Abb. 314). Diese sog. zweiphasische Theorie von KAY: 1. Phase: Antikörperbildung des Spendertieres gegen Basalmembransubstanz, 2. Phase: Antikörperbildung des Erfolgstieres gegen das Spenderserum, hat außerordentlich viele Anhänger gefunden und ist eigentlich bis heute noch nicht widerlegt worden (s. Abb. 311; RODA et al. 1950, ENDERLIN et al. 1951, ZOLLINGER et al. 1952, WAGENHÄUSER 1954, SEEGAL und BEVANS 1957, SPÜHLER et al. 1959, SARRE 1959, MOVAT 1960, FELDMAN et al. 1963). Dabei muß angenommen werden, daß der in den ersten Minuten nach der Injektion beim Erfolgstier renal fixierte Faktor (s. oben) aus Komplexen von Basalmembran-Antikörpern und Entenserum besteht (s. Abb. 311, S. 361). Bilden sich dann später die Antikörper gegen das Entenserum, dann reagieren sie an den Stellen mit fixierten Entenserumproteinen (Glomerulumschlingen). Diese These konnte elektronenmikroskopisch weitgehend untermauert werden (FELDMAN et al. 1963).

Die Frage, warum vor allem die Nierencapillaren die soeben erwähnten Komplexe abfangen, muß unseres Erachtens mit ihrer Filtrationsleistung zusammenhängen (ZOLLINGER et al. 1952). Tatsächlich konnte nachgewiesen werden, daß das Antigen in den Nierencapillaren 10 bis 20mal höher konzentriert ist als in den übrigen Gefäßen (KRAKOWER und GREENSPON 1958). Weiter kann durch künstliche Erzwingung einer Filtrationsleistung in den Ohrgefäßen eine „Masugi-Nephritis" auch hier lokalisiert werden (s. S. 361). Lungenserum wird nur ganz kurz temporär in der Lunge lokalisiert, wie Versuche mit radioaktiv bezeichnetem Serum ergeben haben (PRESSMAN und EISEN 1950); wird es jedoch intratracheal verabfolgt, dann entwickelt sich keine Glomerulonephritis sondern nur eine Pneumonie (READ 1958).

Nach dieser These muß somit angenommen werden, daß die genannten Komplexe grundsätzlich in allen Capillaren geringgradig fixiert werden, wie dies ja auch die Nachweisversuche mit radioaktiv bezeichnetem Masugi-Serum ergeben haben (BALE et al. 1955). Die im Vergleich zu den übrigen Capillaren unvergleichlich höhere Filtrationsleistung der Glomerulumcapillaren bewirkt jedoch auch eine entsprechend massivere Fixation von Basalmembran-Antikörper-Entenserumkomplexen und damit auch eine sehr viel ausgedehntere entzündliche Reaktion in der Reaktionsphase. Eine leicht abweichende Auffassung vertritt SPÜHLER (RATHE 1955), indem er die Möglichkeit in Betracht zieht, daß Reaktionsprodukte, welche in der Kaninchenniere durch die Fixation der nephrotoxischen Substanz entstehen, dann wieder zur Antikörperbildung führen (s. a. SARRE 1959).

Sowohl bei der Maus wie bei der Ratte wurde durch antikörperhaltiges Fremdserum + Antigeninjektion in einem sehr hohen Prozentsatz eine Glomerulumnephritis zusammen mit Endokarditis und Arteriitis erzeugt (McCLUSKY und BENACERRAF 1959, McCLUSKY et al. 1960, BENACERRAF et al. 1960). Histologisch handelt es sich um eine Endothelschädigung, bei der die Basalmembran wenig mitmacht. Anscheinend ist somit dieser Prozeß von der Masugi-Nephritis doch etwas verschieden.

Noch sehr viel größere Schwierigkeiten als die Erklärung der Masugi-Nephritis bereitet diejenige der menschlichen d. Gn. auf Grund der soeben geschilderten experimentellen Erkenntnisse und Hypothesen (SARRE und ROTHER 1954). Die Gleichsetzung sowohl der akuten wie vor allem auch der chronischen Glomerulonephritis des Tieres mit derjenigen des Menschen scheint nach allen uns zur Verfügung stehenden Unterlagen erlaubt und gerechtfertigt (GÖMÖRI et al. 1962). SPÜHLER (RATHE 1955) nimmt an, daß die Streptokokken zu einem Endothelschaden führen — heute muß man den Basalmembranschaden in den Vordergrund rücken —, worauf dann Auto-Antikörper gegen das geschädigte Gewebe entstehen würden. Diese Auto-Antikörperthese geht grundsätzlich auf SCHWENDTKER und COMPLOIER (1959) zurück. Durch die Verbindung des Streptokokkentoxins mit dem Niereneiweiß soll dieses letztere zum Vollantigen werden und Auto-Antikörper hervorrufen (Lit. über Auto-Antikörper HARGERS 1954). Diese These wurde später von CAVELTI und CAVELTI (1945) ausgebaut und experimentell untermauert, jedoch konnten ihre Resultate von Nachuntersuchern nicht mehr bestätigt werden (PECK und THOMA 1948, HUMPHREY 1948, LIDDLETON et al. 1953).

Von dieser Theorie zu trennen ist diejenige der sekundären Auto-Antikörperbildung nach Entwicklung der d. Gn. Solche Antikörper konnten experimentell einwandfrei nachgewiesen und für die Entwicklung der Glomerulonephritis in einer normalen, auf ein glomerulonephritisches Tier transplantierten Niere verantwortlich gemacht werden (PFEIFFER 1962, PFEIFFER und MERRILL 1962). Auch beim Menschen sollen Auto-Antikörper vorkommen, jedoch ist der Beweis für die Annahme ihrer Bedeutung bei der Progredienz der menschlichen Glomerulonephritis nicht erbracht (SARRE und ROTHER 1954, ROTHER 1956, SARRE 1959, vgl. S. 353).

Überblickt man den Wald von Mitteilungen, so geht jedenfalls das eine aus den Beobachtungen bei der Masugi-Nephritis für die menschliche Glomerulonephritis hervor, daß es sich auch beim Menschen um eine allergische Entzündung handeln muß, wobei der Patient aktiv Antikörper bildet, und zwar in den meisten Fällen gegen ein Produkt von Streptokokkentoxin und Eiweißabbaukörpern des eigenen Körpers, letztere hervorgerufen durch die primäre Streptokokkeninfektion. In seltenen Fällen erreicht eine streptokokkenunabhängige einfache Antigen-Antikörperreaktion dasselbe Ziel (Serumkrankheit, Medikamentenallergie usw.).

II. Die glomuläre Herdnephritis[1]

Die glomerulären Herdnephritiden werden häufig als Stiefkind der Nierenpathologie betrachtet. Sicher sind sie oft nur wenig ausgeprägt und im Gesamtbild nicht von entscheidender Bedeutung, auch ist ihre Interpretation gelegentlich nicht ganz leicht. Auf der andern Seite stellen sie aber eines der faszinierendsten Kapitel der pathologischen Anatomie überhaupt dar, da sie nicht selten die Erfassung allgemeiner Zustände mit außerordentlicher Klarheit erlauben, und zwar schon intravital in Nierenbiopsien (allergische Zustände, pyämische Streuschübe usw.). Ferner finden sich Herdglomerulitiden als fast spezifische Begleiterscheinung bei zahlreichen bestimmt umgrenzten Primärleiden (Endocarditis lenta, Purpura Schönlein-Henoch, Lungenhämosiderose, Wegener-Syndrom, Lupus erythematodes usw.). Schließlich stellen die Herdglomerulitiden proliferativer Natur ein außerordentlich interessantes Problem in pathogenetischer Hinsicht dar, da es sich dabei einerseits um nur ganz geringgradig ausgebildete „diffuse" Glomerulonephritiden handeln kann, auf der anderen Seite auch um Endstadien, wobei sämtliche Glomerula erfaßt sind, allerdings in verschiedenen Altersstufen (Löhleinsche Herdnephritis).

Im folgenden befassen wir uns nur mit den Abweichungen vom oben beschriebenen Bild der d. Gn. In Abb. 315 sind diese wesentlichen Punkte schematisch dargestellt.

a) Die embolisch eitrige Herdglomerulitis

Die eitrige glomeruläre Herdnephritis entsteht bei hämatogener Streuung von hochvirulenten Erregern. Weniger virulente Erreger führen zur sog. Ausscheidungsnephritis, d. h. die Bakterien bleiben erst im zweiten Capillarfilter, den Vasa recta spuria, haften (s. S. 368). Praktisch findet man jedoch immer beide Formen der eitrig embolischen Herdnephritis kombiniert, die quantitative Verteilung entscheidet über die Nomenklatur.

---

[1] Lit. PACHTER 1955.

Die eitrige Herdglomerulitis ist bei weitem die häufigste Form der Herdglomerulitis; wir fanden sie unter 10000 Autopsien 57mal (0,57%), wobei es sich aber um
ein speziell auf Nierenerkrankungen gesichtetes Untersuchungsgut handelte
(PACHTER 1955: 0,01%). Sie ist ferner die häufigste Organmanifestation bei

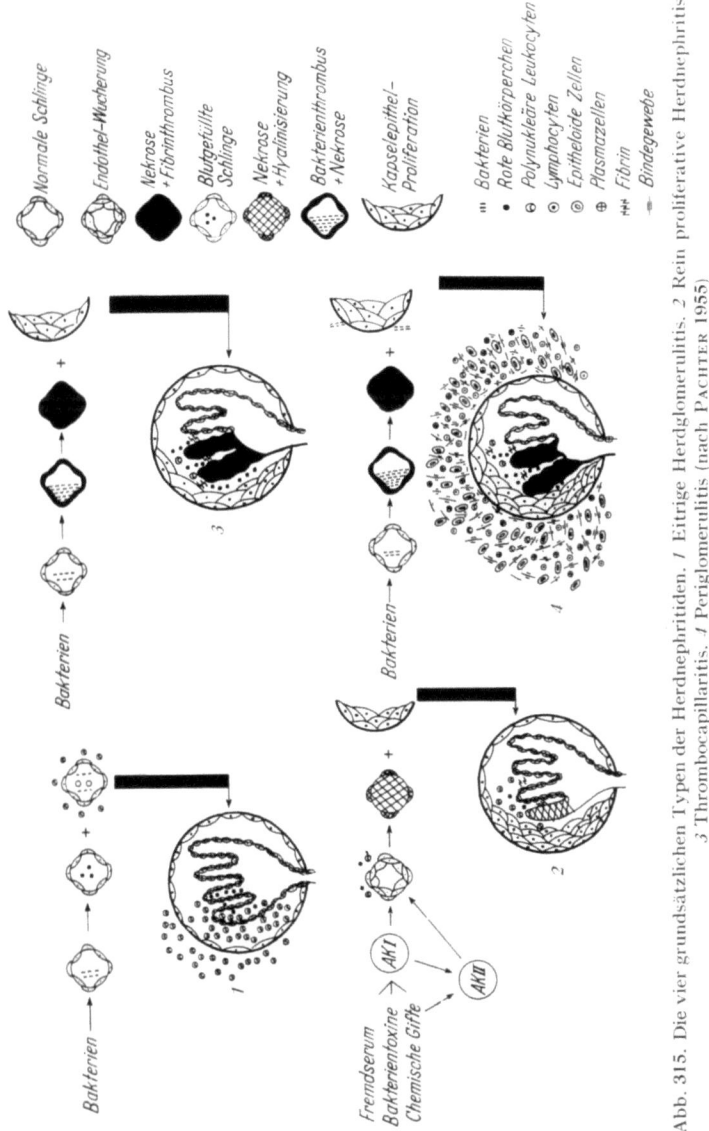

Abb. 315. Die vier grundsätzlichen Typen der Herdnephritiden. 1 Eitrige Herdglomerulitis. 2 Rein proliferative Herdnephritis. 3 Thrombocapillaritis. 4 Periglomerularitis. (nach PACHTER 1955)

Pyämie, was wohl auf die Filtrationsleistung der Niere zurückzuführen ist (Haften-
bleiben der Erreger bei Bluteindickung).

Makroskopisch sind die Nieren nur in extrem schweren Fällen vergrößert, meist
sind sie blaßrot und an der Oberfläche mehr oder weniger dicht übersät mit feinsten
gelblichen erhabenen Eiterherden, die eine schmale, hellrote Randzone aufweisen

und karbunkelartig zusammenfließen können (Abb. 316). In weniger schwer ausgeprägten Fällen findet man nur einzelne derartige Herdchen, die aber meist in
kleinen Gruppen beisammen stehen. Auf dem Schnitt sind die Herde im Rinden-
gewebe sehr viel weniger deutlich erkennbar, da sich der Eiter sofort entleert. Bei
genauer Inspektion wird man in den Papillen stets auch einige streifenförmige
gelbe Herdchen finden. Brüchigkeit und Konsistenz des Gewebes sind unverändert.
Die Nierenbeckenschleimhaut ist in den Frühstadien stets zart und nicht gerötet.

Der histologische Ablauf kann bei ausgewählten Fällen gut verfolgt werden:
Zuerst finden sich Bakterienrasen auf dem Endothel der Glomerulumschlingen,
welches sehr rasch geschädigt wird. Dann kommt es zu einer reaktiven Hyperämie
und bald schon zu einem Austreten von polynucleären Leukocyten in großer
Menge; diese finden sich auch im Mesoangium. Die Basalmembran der Schlingen
wird vollkommen zerstört, und die leukocytäre Infiltration greift auch auf die
Umgebung des Glomerulum
über. Im Kapselraum finden
sich massenhaft polynucleäre
Leukocyten und meist auch
Erythrocyten, nicht selten
kommt es zu eigentlichen
massiven Schlingenrupturen.

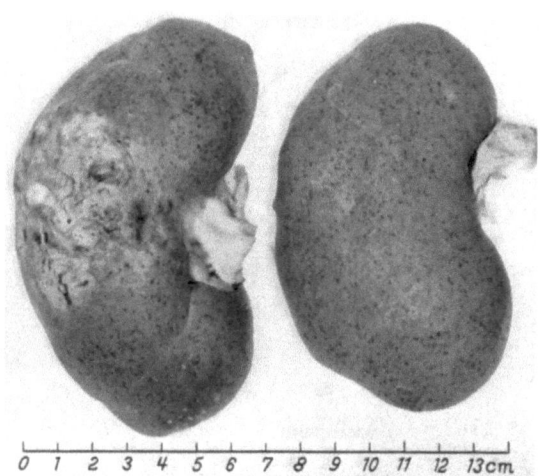

Wesentliche proliferative
Veränderungen können kaum
beobachtet werden. Mikroab-
sceßbildung durch totale Einschmelzung der Glomerula
stellt das Endresultat des
Prozesses dar (Abb. 317). In
den meisten Fällen wird
gleichzeitig eine eitrige Panarteriitis beobachtet (Abb. 318).

Abb. 316. Embolisch-eitrige Herdnephritis bei Endocarditis
ulcerosa (Staphylokokken). Die Oberfläche zeigt neben punktförmigen Blutungen links eine beginnende Karbunkelbildung

Auch postmortal können
sich Bakterien in einzelnen
Schlingen hochgradig vermehren und große Rasen bilden (Abb. 319). Das Fehlen von
vitalen Veränderungen läßt jedoch die Differentialdiagnose ohne weiteres stellen.

Als Grundleiden wird sehr häufig eine ulceröse Staphylokokkenendokarditis
gefunden (16 von unseren 57 Fällen). Als Sonderfall beobachteten wir einmal eine
embolisch eitrige Herdnephritis mit Soorpilzen bei schwerer Sooroesophagitis und
Agranulocytose. Wenn die Rindenherde sehr zahlreich sind und sich auch noch
relativ zahlreiche Markherde dazugesellen, kann es gelegentlich zu Papillennekrosen kommen (sog. Nephritis papillaris mycotica STOERK 1925, SCHÖMER
1931). In pathogenetischer Hinsicht scheint, wie dies auch die experimentellen
Untersuchungen erkennen lassen (s. S. 480), einerseits die Virulenz der Bakterien
und andererseits ihre Zahl im strömenden Blut entscheidend zu sein (GORRILL
1958). Nur bei sehr großer Virulenz haften die Erreger schon im ersten Capillarfilter der Niere, dem Glomerulum, während ihr Angehen im zweiten Filter, den
Vasa recta spuria, sehr viel häufiger ist (Abb. 320; STOERK 1925, HÄMÄLÄINEN
1928, CHRIST 1930, ZOLLINGER 1945, PACHTER 1955, vergl. S. 478).

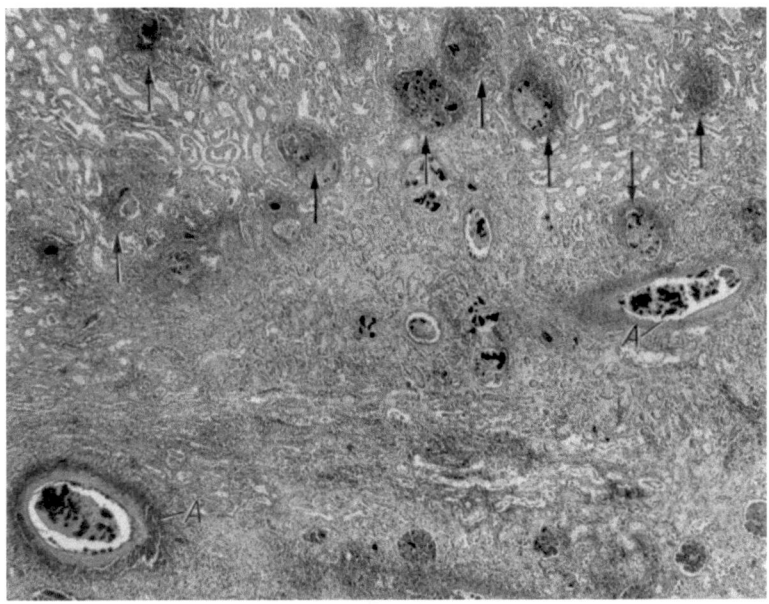

Abb. 317. Embolisch-eitrige Herdnephritis. Dunkle Bakterienrasen und leukocytäre Zerstörung zahlreicher Glomerula (→). Derselbe Prozeß läßt sich auch in zwei Ästen der Arteria radiata (A) feststellen. Vergr. 30mal, HE

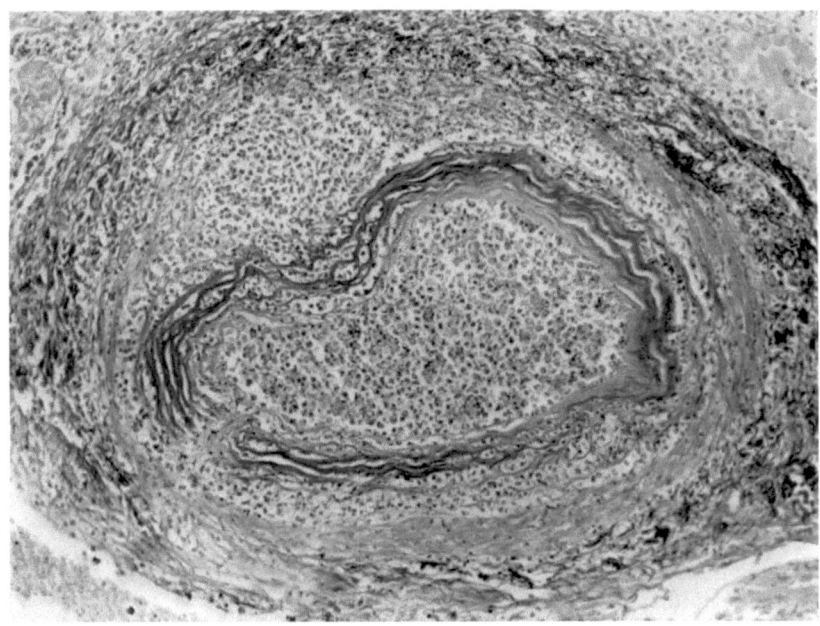

Abb. 318. Arteriitis purulenta der Niere bei Endocarditis ulcerosa. Vergr. 80mal, van Gieson

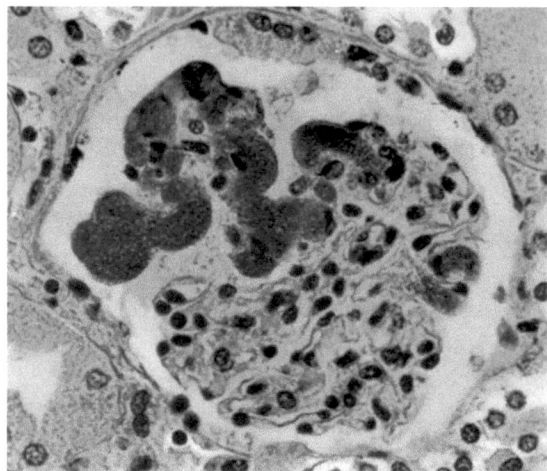

Abb. 319. Bakterienthromben in einzelnen Glomerulumschlingen bei Sepsis. Das völlige Fehlen einer Reaktion zeigt, daß es sich um postmortale Bakterienvermehrung gehandelt hat. Vergr. 400mal, HE

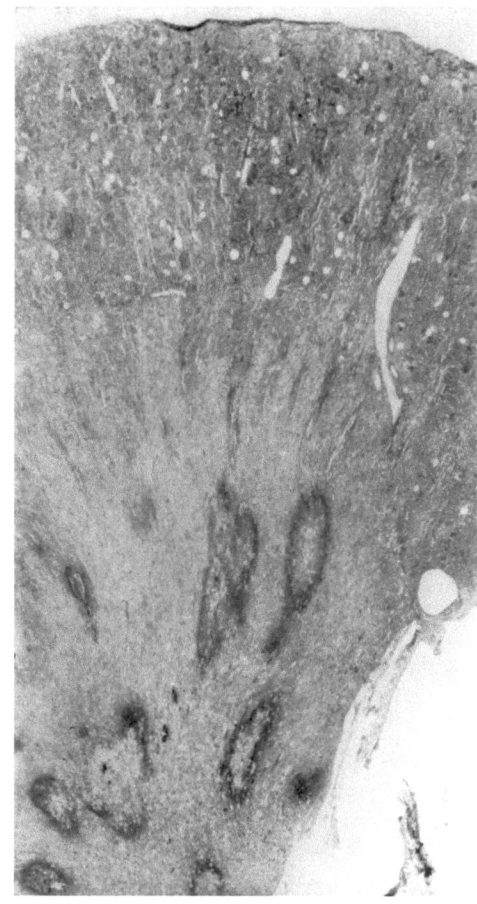

Abb. 320. Übersichtsschnitt bei embolisch-eitriger Herdnephritis. Die Rindenherde sind nicht erkennbar, wohl aber die streifenförmigen Markherde (sog. „Ausscheidungs-Nephritis"). Vergr. 7mal, HE

Über Spätresultate nach embolisch eitriger Herdglomerulitis ist kaum etwas bekannt. Entwickeln sich nur einige wenige Rindenstreuherde und ist das primäre Leiden nicht tödlich, dann kann sich im Verlauf von einer Woche bis zu einem Jahr (durchschnittlich 55 Tage Entwicklungsdauer, BERNING 1956) ein Nierenkarbunkel (Abb. 316) entwickeln. Ferner muß auf Grund der experimentellen Erkenntnisse angenommen werden, daß ein nicht unbeträchtlicher Teil der Fälle durch descendierende Ausbreitung der Entzündung zur Entwicklung einer Pyelonephritis Anlaß gibt (s. S. 474). Einzelherde können sicher auch narbig abheilen (Abb. 321).

Leichte Rest-N-Steigerungen können bei fast allen Fällen festgestellt werden, wobei es sich aber meist um extrarenale (kardiale usw.) Azotämien handelt; wir

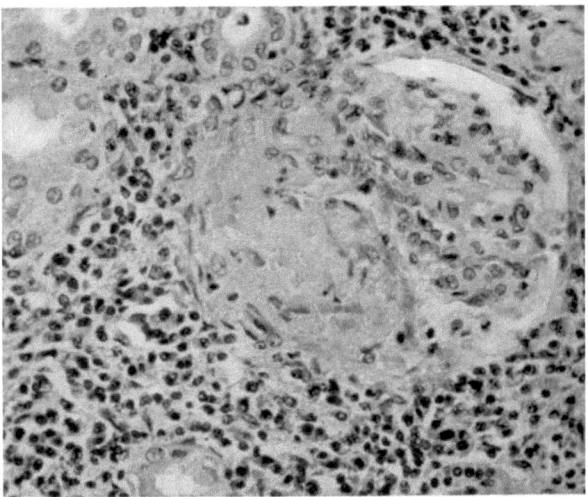

Abb. 321. Ältere, in Abheilung begriffene Herdnephritis bei Endocarditis ulcerosa mit Streptokokken. Vergr. 400mal, HE

haben nur drei Fälle mit tödlicher renaler Urämie beobachtet. Pyurie geringen Grades und Mikrohämaturie fehlt kaum je, Cylinder sind ganz selten, Blutdruckerhöhung fehlt.

b) Die Thrombocapillaritis
(sog. embolische, nicht eitrige Herdglomerulitis Löhlein)

Die von LÖHLEIN (1910) schon eindeutig und sehr sorgfältig beschriebene Herdnephritis, welche bei Endocarditis lenta beobachtet wird, ist als Reaktion auf eine bakterielle Streuung bei ganz bestimmter Reaktionslage des Wirtes zu werten. Dadurch gewinnt sie auch allgemeinpathologisch großes Interesse.

Bei eindeutig festgestellter Endocarditis lenta wird die Löhleinsche Herdnephritis etwa in einem Drittel der Fälle festgestellt (BELL 1932: 58%, VILLAREAL und SOKOLOFF 1950: 44%, MERZWEILER et al. 1953: 37%, SCHAUB 1960: 25%.) Bei behandelter Endocarditis lenta soll sie in neun Zwölftel, bei den unbehandelten nur in fünf Zwölftel der Fälle vorkommen (STÜCKLE 1949). Dies hängt in erster Linie mit der Verlängerung der Überlebensdauer durch Antibiotica zusammen, da die eigentliche Löhleinsche Herdnephritis erst 6 Wochen nach Beginn der

Erkrankung und oft bei negativen Blutkulturen auftritt (REUBI 1960). Im Gesamt-obduktionsgut hat jedoch die Thrombocapillaritis an Häufigkeit stark abgenommen. So konnten wir unter 10000 Autopsien der letzten Jahre nur neun Fälle von Löhleinscher Herdnephritis beobachten (0,9‰ gegenüber 1,27‰ von PACHTER 1955). Diese Beobachtung deckt sich gut mit der allgemeinen Prognoseverbesserung der Endocarditis lenta (SCHAUB 1960).

Klinisch sind Nierenveränderungen in rund 43% der Fälle festzustellen, jedoch ist ihre Bedeutung seit Einführung der Antibioticatherapie sehr stark in den Hintergrund getreten (FROM 1935, SCHAUB 1960). Urämie wird in rund einem

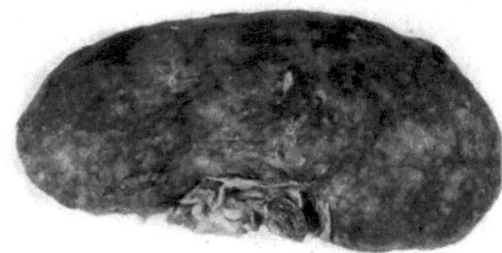

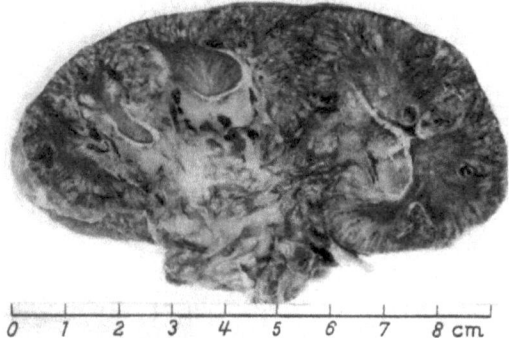

Fünftel der Fälle nachgewiesen (VILLAREAL und SOKOLOFF 1950, PACHTER 1955), wobei interessant ist, daß die Einführung der Antibioticatherapie die Zahl der azotämisch verlaufenden Fälle, wenn einmal eine Herdnephritis aufgetreten ist, nicht reduziert hat (FROMENT et al. 1956).

Im Vordergrund des klinischen Bildes steht die Hämaturie, welche als Leitsymptom gelten kann (HEUCHEL 1953, PACHTER 1955, SCHAUB 1960). Die zu Urämie führenden Fälle können gelegentlich eine Hypertonie aufweisen (PACHTER 1955); im ganzen aber ist die Hypertonie ein sehr seltenes Vorkommnis. Auch Cylinderurie wird eher selten gefunden, während Proteinurie in rund drei Viertel der Fälle besteht.

Abb. 322. Feinfleckige Narbenniere nach lokal geheilter Endocarditis lenta. Tod an Aorteninsuffizienz

Das makroskopische Bild der Thrombocapillaritis variiert sehr stark. Im allgemeinen sind flohstichartige Blutpunkte der einzige Hinweis auf ein Nierenleiden, es sei denn, daß eine schwere interstitielle Nephritis zu Nierenvergrößerung führt oder Infarkte auftreten (Makroembolien). Die Oberfläche ist im übrigen glatt, die Schnittfläche etwas dunkel. Herde sind auf dem Schnitt nicht zu erkennen; Brüchigkeit und Konsistenz sind unverändert. Sehr selten wird das Bild einer Narbenschrumpfniere, besonders nach intensiv behandelter Endocarditis lenta, als Endresultat beobachtet (Abb. 322).

Das mikroskopische Bild wird durch Fibrinthromben einzelner Glomerulumschlingen beherrscht (Abb. 323, 324a), welche bakterioskopisch in der Regel keine Erreger enthalten (BRASS 1949). Sekundär kommt es zu spärlichen Leukocytenaustritten in den Kapselraum mit Nekrosen der thrombotisch verschlossenen Schlingenwände (BELL 1946, PACHTER 1955). Das Kapselepithel wuchert im Bereich der verschlossenen Schlingen und bildet einen Partialhalbmond (Abb. 323, 324b). Ferner bestehen praktisch in allen Fällen herdförmige interstitielle Infiltrate, zum Teil in direkter Beziehung zu erkrankten Glomerula (Abb. 323, 324b), besonders an der Mark-Rindengrenze. Diese interstitielle Begleitnephritis kann so ausgeprägt sein, daß sie den terminalen azotämischen Ausgang herbeiführt, obschon die Glomerula nur wenig befallen sein können (ZOLLINGER 1945, MERZWEILER et al. 1953, SCHAUB 1960). Auch das Mesoangium wird nekrotisch, ebenso das Endothel. Schlingensynechien bilden sich erst später aus; sekundäre Tubulusveränderungen sind nur angedeutet. Die Gefäße können — wie bei der eitrigen Herdnephri-

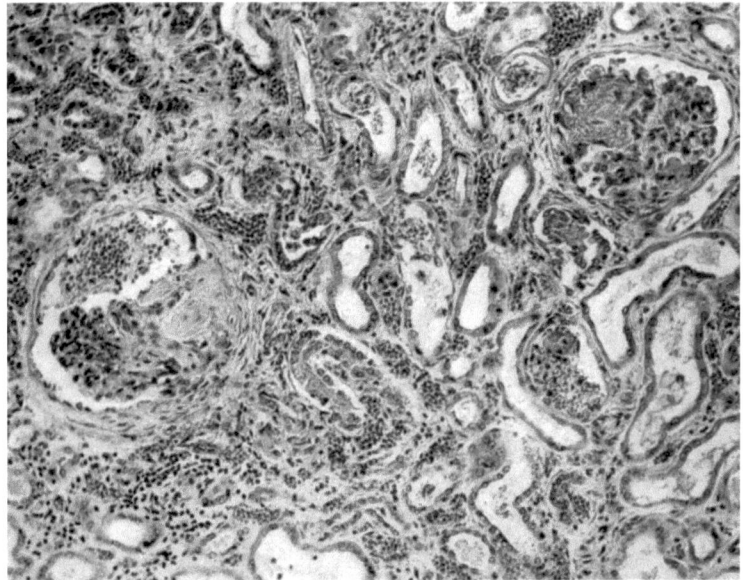

Abb. 323. Schubweise verlaufene Thrombocapillaritis Löhlein: Rechts frisches Fibringerinnsel in den Schlingen. Links weitgehende Verödung eines Teils der Glomerulumschlingen mit Kapselverdickung. Starke Atrophie der Tubuli mit Lumenausweitung. Interstitium bindegewebig und ödematös verbreitert mit entzündlichen Infiltraten. Vergr. 110mal, HE

tis — stark beteiligt sein, so daß auch aus diesem Grunde Infarkte recht häufig auftreten (VILLAREAL und SOKOLOFF 1950: 38%, MERZWEILER et al. 1953: 13,5%, SCHAUB 1960: 50%). — In den Spätphasen wird eine schwere Hyalinisation der befallenen Schlingenabschnitte und ihrer Synechien sowie der Halbmonde beobachtet, gelegentlich scheinen aber die Schlingen nicht ganz verschlossen zu sein und noch vital zu bleiben, so daß dann nur Schlingennarben unspezifischer Art resultieren (WÜTHRICH et al. 1957). Recht charakteristisch für diese Form der Herdnephritis ist das Auftreten von akuten Nachschüben (Abb. 323), so daß schlußendlich alle verschiedenen Entwicklungsphasen der Glomerulonephritis nebeneinander zu sehen sind.

Die morphologisch im Vordergrund stehende Thrombusbildung und die entzündliche Veränderung der Schlingen haben uns bewogen, die Veränderung als „Thrombocapillaritis" zu bezeichnen. Die Thrombocapillaritis ist jedoch nicht absolut pathognomonisch für die Endocarditis lenta (BELL 1932, BRASS 1949,

HEUCHEL 1953, s. dagegen ALLEN 1951), sie wird z. B. auch bei chronisch infizierter Lungenvenenthrombose (FORMER 1950) und Kavernensepsis (PACHTER 1955) beobachtet. Nicht bestätigen können wir dagegen das Vorkommen einer Löhleinschen Herdnephritis bei der lympho-plasmocytären interstitiellen Frühgeburtenpneumonie (Pneumocystitis carinii, STAEMMLER 1957). In unseren Fällen (DEAMER und ZOLLINGER 1953) fanden wir bei Nachkontrollen höchstens vereinzelte hyalinisierte Glomerula (PLIESS 1957; sog. kongenitale Glomerulosklerose s. S. 99 und 346). Auch bei Pilzendokarditis, besonders bei Soor, kommt eine anscheinend ebenfalls allergische thrombotische Herdnephritis vor, welche färberisch keine Pilze

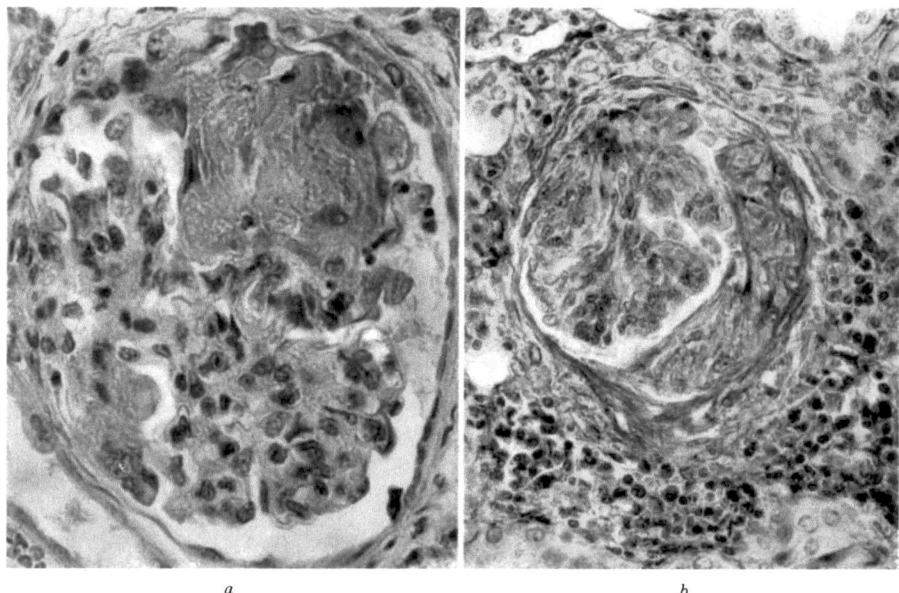

a   *b*

Abb. 324. *a* Frische Löhleinsche Thrombocapillaritis. Ein Schlingenkonvolut durch Fibrinthrombus verschlossen (T), reaktive Kapselepithelwucherung (K). Vergr. 400mal, HE, *b* In Abheilung begriffene Thrombocapillaritis Löhlein. Sehr stark proliferativer Halbmond, Schlingenfibrin verschwunden, ausgesprochene Periglomerulitis. Vergr. 300mal, HE

enthält. Die Literatur enthält 44 derartige Mitteilungen (ROBERTS und RANSON 1962).

Mischfälle zwischen proliferativer und thrombocapillärer Herdnephritis werden gelegentlich beschrieben (RANDERATH 1955), vermutlich handelt es sich dabei aber nur um eine etwas spätere Phase der Löhleinschen Thrombocapillaritis, in welcher die proliferativen Veränderungen schon voll entwickelt und die thrombotischen in Regression begriffen sind (Abb. 323).

Die Differentialdiagnose zwischen der Löhleinschen Herdnephritis und der gewöhnlichen proliferativen Herdnephritis ist in der Regel, besonders wenn ein genügend großes Nierenstück zur Beurteilung zur Verfügung steht, leicht (s. dagegen FROMENT et al. 1956).

Die Erklärung der Pathogenese der Thrombocapillaritis Löhlein hat sehr lange darunter gelitten, daß LÖHLEIN (1910; s. a. FAHR 1925) diese Form der Herdnephritis zwar als Thrombose beschrieben, jedoch als Mikroembolie (Ausgang:

Herzklappenvegetationen) gedeutet hat. Erst die Untersuchungen von VON ALBERTINI und GRUMBACH (1937) zeigten eindeutig, daß es sich nicht um Embolien sondern um autochthon entstandene Thromben in den Glomerulaschlingen handelt (BRASS 1949, Lit. HEUCHEL 1953). Man muß sich somit die Thrombocapillaritis Löhlein als Analogon zur Endocarditis polyposa denken. Bestimmte immunallergische Voraussetzungen müssen erüllt sein, damit eine Löhleinsche Herdnephritis entstehen kann. Ob es sich dabei um eine besondere Reaktion des Endothels handelt (REUBI 1956), ist ebenso wenig abgeklärt wie die Annahme, es handle sich um eine in der Gefäßwand selbst gelegene Antigen-Antikörperreaktion (SCHAUB 1960). Eine Reduktion des Resistenz-Virulenzverhältnisses (VON ALBERTINI und GRUMBACH 1937) scheint doch noch eher bewiesen als eine Hyperergie (BRASS 1949; vgl. HEUCHEL 1953). Eine gewisse Ähnlichkeit mit der Periarteriitis nodosa (STAEMMLER 1957) kann nicht übersehen werden, auch findet man gelegentlich periarteriitisähnliche Gefäßveränderungen in der Niere bei Sepsis lenta. Eine echte diffuse Glomerulonephritis mit gleichem Alter sämtlicher Glomerulaveränderungen haben wir selbst bei Endocarditis lenta nie beobachtet (s. dagegen REUBI 1963), wohl aber Fälle, in denen zufolge langer Dauer der Erkrankung allmählich sämtliche Glomerula erkrankt sind (s. a. SCHAUB 1960). Hierbei handelt es sich um diejenigen Patienten, welche auch klinisch hypertonisch sind (STÜCKLE 1949, VILLAREAL und SOKOLOFF 1950, MERZWEILER et al. 1953: 11°$_0$ der Lentaautopsien, SARRE 1959, REUBI 1960, LIBMAN und FRIEDBERG 1961). Diese sekundär diffuse Form wird hauptsächlich bei negativen Blutkulturen nach Penicillinbehandlung angetroffen und ihr Erscheinen auf einen penicillinbedingten starken Bakterienzerfall mit Hyperergie des Körpers zurückgeführt (HEUCHEL 1953). — Experimentell soll sich eine Thrombocapillaritis durch intrakardiale Injektion von Streptococcus viridans mit Agar zusammen erzeugen lassen (CLAWSON 1926, Lit. PACHTER 1955).

c) Die rein proliferative Herdglomerulitis

Definitionsgemäß handelt es sich dabei um dasselbe Bild, wie es bei der diffusen Glomerulonephritis beschrieben wurde, mit der einen Einschränkung, daß nur ein relativ kleiner Teil der Glomerula befallen ist und im einzelnen Glomerulum nur einzelne Schlingen. Dagegen sollte die reaktive herdförmige Kapselepithelproliferation, wie sie über kollabierten, ischämischen oder nekrotischen (HEPTINSTALL und JOEKES 1963: Periarteriitis nodosa) Schlingen auftritt (Amyloid s. S. 209, maligne Nephrosklerose s. S. 594 usw.), nicht als Herdnephritis gewertet werden. Diese proliferative Form der Herdnephritis hat heute überragende Bedeutung erlangt, da ihre Endstadien besonders in Nierenpunktaten sehr häufig angetroffen werden (HEPTINSTALL und JOEKES 1959, EARLE und JENNINGS 1960). Im Sektionsgut ist sie jedoch recht selten. Wir fanden unter 10000 Autopsien 19 derartige Fälle, worunter fünf bei Lupus erythematodes, drei bei Wegenerscher Krankheit und zwei bei Lungenhämosiderose (total 1,9°/$_{00}$, PACHTER 1955: 0,91°/$_{00}$). Eine quantitative Verschiebung gegenüber der Vorantibiotica-Aera scheint nicht vorzuliegen.

Im klinischen Bild überwiegt die Hämaturie, die aber nicht bei allen Fällen besteht (PACHTER 1955). Proteinurie ist häufig, Cylinderurie und Urämie sind selten. Blutdrucksteigerung wird nur ganz vereinzelt beschrieben.

24 b*

Das makroskopische Bild entspricht demjenigen der Thrombocapillaritis Löhlein, jedoch lassen sich kaum je Infarkte nachweisen.

Bei Besprechung des mikroskopischen Bildes muß mehrheitlich auf das bei der
diffusen Glomerulonephritis Gesagte verwiesen werden. Der herdförmige Charakter
und der wenig generalisierte Befall der Glomerula wurden schon erwähnt. Nekrobiosen einzelner Schlingen können beobachtet werden (VOLHARD 1918) sind aber
ausgesprochen selten. Auch bei dieser Form ist der primäre Läsionsort im Endothel
zu erblicken (FAHR 1925). Fibrinoide Herdnekrosen können als Ausdruck eines
schubweisen Verlaufs neben herdförmigen Narben auftreten (BERGER und DE
MONTERA 1964). Im Endstadium findet sich eine herdförmige Verdickung der
Basalmembran mit Aufsplitterung und Proliferation der Mesoangiumfasern. Die
Synechien scheinen nicht reversibel zu sein, sie hyalinisieren in den Spätstadien
(FAHR 1925, 1934). Auch die elektronenmikroskopischen Bilder decken sich mit
den schon bei der diffusen Glomerulonephritis beschriebenen (REGNIER und
BOUISSOU 1960).

Die von BAEHR 1913 erstmals beschriebene proliferative Herdnephritis nach Urannitrat
beim Kaninchen (Lit. PACHTER 1955) entspricht dem bisher beschriebenen Bild; bei Ratten
und Mäusen entsteht meist nur eine Glomerulonephrose evtl. mit Schlingennekrosen. —

Eine weitgehende Restitutio ad integrum scheint möglich zu sein, wenigstens
so lange die Basalmembran nicht irreversibel geschädigt ist (s. a. HEPTINSTALL und
JOEKES 1959). Doch geht REUBI (1956) sicher zu weit, wenn er glaubt, die Herdnephritis heile immer aus. Jedenfalls lassen uns die Erfahrungen der Nierenpunktionen an einer so extremen Formulierung zweifeln. So wurden unter 400 Nierenpunktionen 31mal Herdnephritiden gefunden, wovon 13 total ausheilten, während
zwölf einen späteren Dauerschaden aufwiesen (HEPTINSTALL und JOEKES 1961).
Bei Bestehen eines irreversiblen Schlingenschadens wird meist eine Proteinurie
beobachtet, welche zum nephrotischen Syndrom führen kann. Die Kenntnis dieser
Zusammenhänge ist für die Beurteilung der Prognose der akuten proliferativen
Herdnephritis heute von größter Bedeutung. Daß man im übrigen mit der pro-
gnostischen Beurteilung von Nierenbiopsien, Punktaten usw. außerordentlich vorsichtig sein muß, zeigt folgende Beobachtung:

Ein 15jähriges Mädchen erkrankt an einer schweren Hämaturie. Man vermutet in der
linken Niere einen Tumor und exstirpiert diese (MB 2568/56). Makroskopisch ist die 185 g
schwere Niere oberflächlich glatt, man findet keine roten Punkte, die Schnittfläche ist jedoch
etwas undeutlich und ganz leicht von knapp erkennbaren rötlichen Flecken übersät; die
Konsistenz leicht erhöht. Mikroskopisch handelt es sich um eine ausgesprochen schwere Herdnephritis, die aber nicht alle Glomerula erfaßt hat und auch in den einzelnen Glomerula eindeutig herdförmigen Charakter aufweist (Abb. 325). Die Nachkontrolle 6 Jahre später ergibt
absolutes Wohlbefinden mit normalen Clearancewerten!

Vereinzelt vorkommende glomeruläre Narben bei Neugeborenen sind zum Teil
auch als Residuen einer intrauterinen Herdglomerulitis anzusprechen, wie auch
eine diffuse Glomerulitis intrauterin vorkommen kann, da die Antigene anscheinend die Placenta passieren können (s. S. 346). Sicher sind aber nicht alle hyalin
veränderten Glomerula beim Neugeborenen als Entzündungsresiduen anzusprechen (s. S. 99). Einzelne solcher narbigen Veränderungen der Glomerula werden
auch nach lymphoplasmocytärer interstitieller Pneumonie (Pneumocystis carinii)
gefunden (PLIESS 1957).

Bezüglich der *Pathogenese* der rein proliferativen Herdglomerulitis stellt sich von vornherein die Frage, ob ein grundsätzlicher Unterschied zwischen der diffusen und der herdförmigen Form der nichteitrigen Glomerulonephritis besteht. Während früher (FAHR 1925, 1934, VOLHARD 1918) eine grundsätzliche pathogenetische Trennung zwischen diesen beiden Formen verlangt wurde (s. a. STAEMMLER 1957, HARRIS und MCNEIL 1958, HEPTINSTALL und JOEKES 1959, REUBI 1960 u. a.), wobei aber Einzelne den späteren Übergang in eine diffuse Glomerulonephritis zugeben (HEPTINSTALL und JOEKES 1963), neigen die modernen Autoren eher dazu, nur verschiedene Intensitätsgrade ein und desselben Leidens anzunehmen (ZOLLINGER 1951, FREY 1951, HEUCHEL 1953, SARRE 1959, ANDRES 1963).

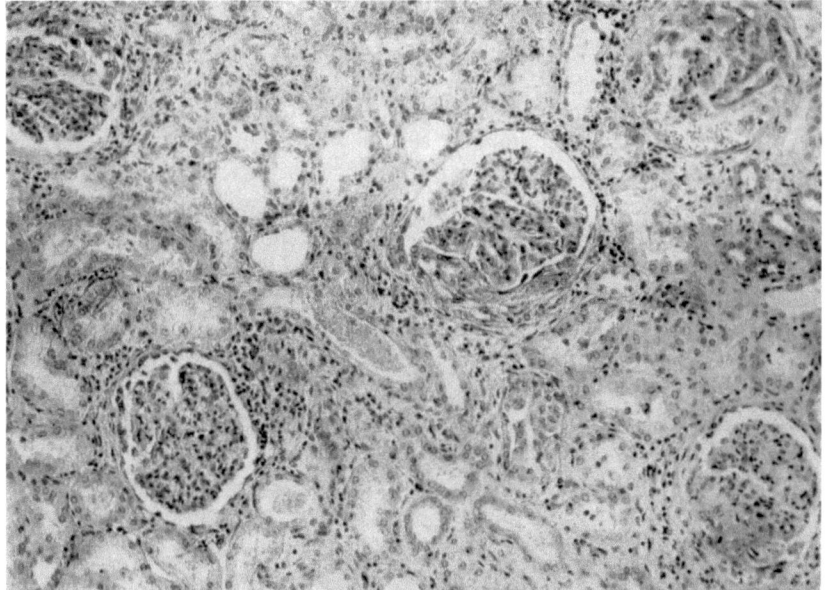

Abb. 325. Schwere, fast alle Glomerula ergreifende proliferative Herdnephritis bei 15jährigem Mädchen. Diese Niere wurde 1956 exstirpiert. Die klinische Nachkontrolle 6 Jahre später ergab absolut intakte Clearance- und Blutdruckwerte und nur eine angedeutete Proteinurie! Vergr. 100mal, HE

Eines der Hauptargumente für diese Anschauung stellt die Masugi-Nephritis dar, bei welcher mit hohen Dosen beim Kaninchen diffuse und mit ganz kleinen Dosen jedoch eindeutige Herdnephritiden erzeugt werden können (ZOLLINGER et al. 1951, 1952, PACHTER 1955). Auf der anderen Seite muß zugegeben werden, daß bei der Herdnephritis ein schubweiser Verlauf fast stets zu beobachten ist (REUBI 1960 u. a.), während ein solches Verhalten bei der diffusen Glomerulonephritis wohl vorkommt, aber nur als Ausnahme. Ferner tritt die proliferative Herdglomerulitis typischerweise während des Infektes unter dem Bild der febrilen Albuminurie in Erscheinung (STAEMMLER 1957) und zeigt keine Bevorzugung der Streptokokken vom Typ 12 (REUBI 1960), auch die serologischen Hinweise auf einen Streptokokkeninfekt fehlen sehr häufig (EARLE und JENNINGS 1960). Weiter wird eine diffuse Glomerulonephritis bei rheumatischer Herzmuskelentzündung usw. nicht häufiger gefunden als beim gesunden Herzen, während eine proliferative Herdnephritis dabei gehäuft auftreten soll (VORLAENDER et al. 1959, RUSSELL

1962: 38,6%, s. auch unten). Man kommt somit zum Schluß, daß es sich bei der herdförmigen proliferativen Glomerulitis um eine an sich typische Reaktionsform des Glomerulums auf eine nicht zu eitriger Einschmelzung führende Schädigung handelt, welche nur bei ganz besonderer Allergielage zur diffusen Form wird.

Als Ursache der Herdglomerulitis kommen neben Bakterientoxinen (FAHR 1934 u. a.) — wobei es sich meist um tonsillogene Infekte handeln soll (KUHN 1944) — möglicherweise auch andere Kokken sowie Viren und Sulfonamide in Betracht (REUBI 1960). Ferner wurde eine Herdglomerulitis 32 Tage nach Pockenimpfung bei einem 12jährigen Kind beobachtet (BERTRAND et al. 1959). Auch Schwermetalle wie Arsen, Sublimat usw. (ALLEN 1951), eine Medikamentenallergie (RICH 1963, BERNING 1956) werden angeschuldigt. Die schon erwähnten Tierversuche (ROTH und BLASS 1922, Lit. PACHTER 1955) zeigen, wie enorm groß das ätiologische Spektrum der Herdnephritis sein kann.

Eine wichtige und sicher oft übersehene Ursache der proliferativen Herdnephritis stellt die sog. *Kavernensepsis* dar, d. h. eine Superinfektion einer tuberkulösen Kaverne mit Streptokokken (FAHR 1925, ÜBELACKER 1939, PACHTER 1955). Eine eigentliche Herdnephritis bei nicht superinfizierter Lungentuberkulose (BERMAN et al. 1960) müssen wir jedoch ablehnen (s. a. LIEBERTHAL und HUTH 1933).

Eine weitere interessante Form ist die sog. *Überlastungsglomerulitis*, welche in hochgradigen pyelonephritischen Schrumpfnieren vereinzelt gefunden wird (ZOLLINGER 1961, s. S. 447). Die Veränderungen betreffen dabei nur einzelne Glomerula, sind in diesen aber absolut typisch und können, besonders wenn sie subakut oder akut in Erscheinung treten, gut von den sekundären Glomerulumveränderungen bei chronischer Pyelonephritis abgegrenzt werden. In pathogenetischer Hinsicht deuten wir die Veränderung als Folge der schweren Überlastung der spärlichen übriggebliebenen Glomerula, welche, wie alle überlasteten Organe, empfindlicher sind. Jedoch konnten wir ein infektiöses Grundleiden für diese Form der Herdglomerulitis, abgesehen von der chronischen Pyelonephritis, in unseren Fällen nicht nachweisen (HAUPTMANN 1965).

Die große Bedeutung allergischer Vorgänge bei der Entstehung der Herdnephritis geht aus ihrer häufigen Kombination mit der *Purpura Schönlein-Henoch*[1] hervor. Schon HENOCH war 1899 die Häufung von Nephritiden bei der von ihm beschriebenen allergischen Hautaffektion bekannt (Histologie der Hautgefäße s. RUITER und HADDERS 1959). Heute wissen wir, daß 30 bis 50% der Patienten mit Purpura Schönlein-Henoch Nierenbefall aufweisen (SPIESS 1955, BOUISSOU et al. 1959, BURKE et al. 1960), 6% sollen in eine chronische Nephritis übergehen (DERHAM und ROGERSON 1956). In einer anderen Serie von zwölf Fällen wurde elfmal eine Herdnephritis festgestellt (GAIRDNER 1948, s. a. LEVITT und LEVIN 1951, TVETERÅS 1956). Diagnostisch ist dabei die Nierenpunktion von großer Bedeutung, da die Nierensymptome sehr diskret sein können, und die Prognose nicht sehr günstig zu sein scheint (KOBAYASHI et al. 1961). So starben vier von 39 Fällen, weitere sieben zeigten Spätschäden (BURKE 1960). Anscheinend ist die Affektion um so bösartiger, je älter die betroffenen Individuen sind. Nachkontrollen an 37 Kindern, welche eine Purpura Schönlein-Henoch durchgemacht hatten, er-

---

[1] Allg. Lit. über Nierenveränderungen bei Purpura Schönlein-Henoch: LEVITT und BURBANK 1953, BOUISSOU et al. 1959, KOBAYASHI et al. 1959, BURKE et al. 1960, PEARL et al. 1963.

gaben bei 24 wesentliche Nachschäden (CAVAZZUTI 1958). Auch können die herdförmigen Veränderungen durch erneute Schübe so ausgedehnt werden, daß sich
das Bild demjenigen einer diffusen Glomerulonephritis nähert (SPIESS 1955,
REGNIER und BOUISSOU 1960, PANNER 1962, HARVEY et al. 1963, BARIÉTY et al.
1964: meist primär diffuse Glomerulonephritis). Dabei scheint die Veränderung
gar nicht so selten zu sein (HEPTINSTALL und JOEKES 1959: drei Fälle auf 100 Punktate, EARLE und JENNINGS 1960: zwei Fälle auf 217 Punktionen).

Das morphologische Bild deckt sich mit demjenigen der gewöhnlichen proliferativen Herdglomerulitis (Abb. 326; s. dagegen KOBAYASHI et al. 1959: „pur-
purische Glomerulonephritis"). Elektronenoptisch findet sich auch bei dieser Form
eine Ablagerung von homogenem Material an der Basalmembran sowie Epithel-

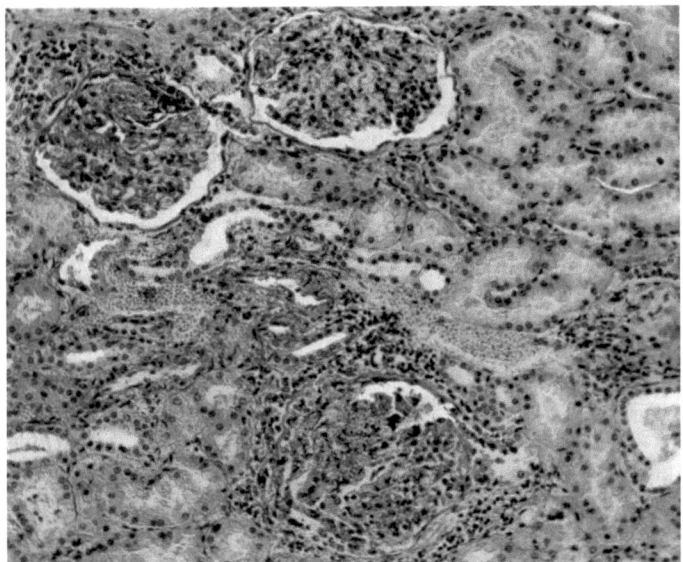

Abb. 326. Proliferative, vorwiegend intracapilläre Herdnephritis bei Purpura Schönlein-Henoch mit
starker periglomerulärer entzündlicher Infiltration. Vergr. 100mal, HE

proliferation (PANNER 1962). Einzig die vermehrte Mitbeteiligung der Arteriolen
scheint das Besondere der Schönlein-Nephritis darzustellen (s. jedoch unten;
LEVITT und BURBANK 1953, DRAGENDYK und SCHLESINGER 1961). Möglicherweise
gehören auch die bei Erythema nodosum beobachteten Herdnephritiden hierher
(COMAISH und KERR 1961).

Allgemein wird die Purpura Schönlein-Henoch als bakteriell-allergische Spät-
reaktion aufgefaßt (MIESCHER 1957 Lit.), wobei vermutlich eine Allergie gegen
Streptokokken besteht, ohne daß aber die Erkrankung in den rheumatischen
Formenkreis einbezogen werden sollte (SPIESS 1955). Fluoreszierende Antikörper
konnten nicht nachgewiesen werden (PANNER 1962).

Eng mit der Purpura Schönlein-Henoch-Nephritis verbunden scheinen die
Nierenveränderungen, welche bei *idiopathischer Lungenhämosiderose* nicht selten
gefunden werden (DOERING 1960 Lit.: achtmal entzündliche Nierenleiden unter
104 auswertbaren Fällen des Schrifttums, GLANZMANN und WALDHART 1941,

SCHEIDEGGER und DREYFUSS 1945, PROBST 1955, BREWER et al. 1956, IWANOW 1958, ZOLLINGER und HEGGLIN 1959, RUSBY und WILSON 1960, SOERGEL und SOMMERS 1962). Die drei Affektionen: Purpura Schönlein-Henoch, idiopathische Lungenhämosiderose und proliferative Herdglomerulitis können zusammen vorkommen (PARKIN et al. 1955, ZOLLINGER und HEGGLIN 1958, HEPTINSTALL und JOEKES 1959). Während wir eine proliferative Herdglomerulitis nachgewiesen haben, wird gelegentlich auch eine nekrotisierende Form beschrieben (KAUFMANN 1954, ALLEN 1951, RUSBY und WILSON 1960, CROSNIER et al. 1962), welche sogar als spezifisch für die Lungenhämosiderose aufgefaßt wird (SALTZMAN et al. 1962 Lit.).

Das von GOODPASTURE (1919) beschriebene Bild der Lungenblutung mit Glomerulonephritis ist unseres Erachtens identisch mit dem hier beschriebenen (s. a. TORIN und GREOGOVATOS 1963, RUSBY und WILSON 1960, s. dagegen SOERGEL und SOMMERS 1962, DE GOWIN et al. 1963, LUNDBERG 1963, MÜLLER und MELZEROVA 1964, GIERSBERG und THOMAS 1963).

In pathogenetischer Hinsicht liegt der Schluß nahe, daß dieselbe allergische Affektion die Lungen- und die Hautgefäße sowie die Glomerulumcapillaren erfasse (PARKIN et al. 1955, ZOLLINGER und HEGGLIN 1958, SARRE et al. 1964 u. a.). Tod an Urämie scheint die Regel oder doch sehr häufig zu sein (PARKIN et al. 1955, RUSBY und WILSON 1960). —

d) Herdglomerulitis bei Lupus erythematodes und atypischer Endocarditis parietalis Libman-Sacks[1]

Diese Form der Herdnephritis ist sicher keine häufige Erkrankung (eigene Statistik: vier Autopsiefälle auf 10 000 Autopsien, fünf Nierenpunktionen auf total 330 Punktionen). Wie bei der Purpura Schönlein-Henoch und der Lungenhämosiderose ist bei der Lupusnephritis die Nierenpunktion diagnostisch von außerordentlicher Bedeutung geworden (LISTER und BAKER 1954, MUEHRCKE 1957, POLLAK et al. 1958, HEPTINSTALL und JOEKES 1959). Unter 41 Fällen von Nierenpunktaten bei rheumatischer Arthritis fanden sich zwei, welche einer Lupusherdnephritis entsprochen haben (POLLAK et al. 1962). Bei festgestelltem Lupus erythematodes ist die proliferative Herdnephritis dagegen sehr häufig. Sie wird bei 62% der klinischen Fälle beobachtet (REUBI 1960, SOFFER et al. 1961), ist die häufigste Todesursache nach Wochen oder Jahren (MUEHRCKE et al. 1957) und wird in 60 bis 75% der Autopsien von Lupus erythematodes mehr oder weniger ausgeprägt gefunden (WILSON et al. 1963).

Klinisch handelt es sich um das typische Bild einer Herdnephritis (SARRE 1959), die allerdings in etwa 10% der Fälle so schwer ausgeprägt ist, daß sie hypertensiv verläuft (MUEHRCKE et al. 1955, REUBI 1960, SOFFER 1961: 50%, WILSON et al. 1963: 40%). Auch ein nephrotisches Syndrom wird auffällig häufig beobachtet (SLAMA et al. 1951: über 50%, ALLEN 1955, MUEHRCKE et al. 1957: 33%, YAMAUCHI et al. 1962). Im übrigen bestehen klinisch nur leichte Abweichungen vom normalen Bild der Herdnephritis, bedingt durch die Grundkrankheit.

---

[1] Lit. Ross und WELLS 1953, HARVEY et al. 1954, SIEGENTHALER und HEGGLIN 1956, HILL 1957, MUEHRCKE et al. 1957.

Die Krankheit befällt in der Regel junge Frauen. Diese zeigen typische schmetterlingsförmige Hautveränderungen im Gesicht, Anämie, Fieber, Leukopenie, Lymphknotenschwellung, ferner Gelenk- und Lungenveränderungen, Pleuritis, Perikarditis (KLEMPERER et al. 1941, SUTNICK et al. 1960, REUBI 1960).

Pyurie besteht in über 50% der Fälle, ebenso Hämaturie, Proteinurie sowie Cylinderurie; etwa ein Fünftel der Fälle verläuft azotämisch (BENNETT et al. 1951, RUPE und NICKEL 1959). Je jünger die Patienten sind, desto schwerer und häufiger scheint der Nierenbefall zu sein (SOFFER et al. 1961, WEILL et al. 1962). In den letzten Jahren scheint sich die Zahl der Fälle mit Nierenbeteiligung zu vermehren, vermutlich da das Leben der Patienten durch die Therapie beträchtlich verlängert wird, so daß die Phase der Nierenläsion erreicht wird.

Ein grundsätzlicher Unterschied zwischen Lupus erythematodes und Libman-Sacks-Erkrankung kann heute nicht mehr anerkannt werden (s. a. LIBMAN 1938,

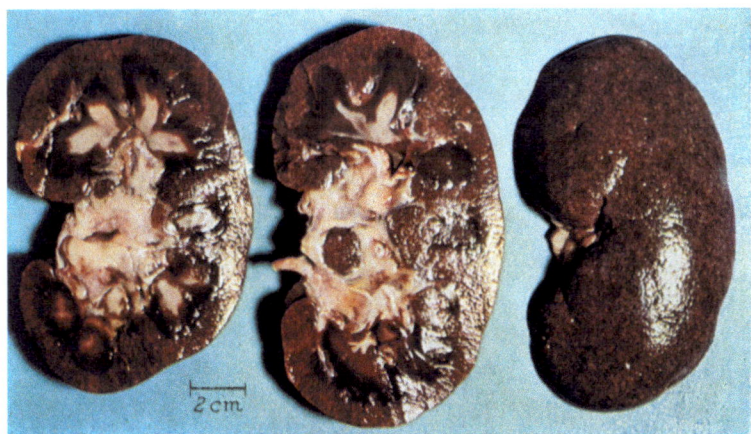

Abb. 327. Herdnephritis und Papillennekrosen bei Libman-Sacks-Syndrom. 31jähriger Mann. Tod an Urämie

KLEMPERER 1941, MOSCHCOWITZ 1946), es handelt sich nur um Spielformen ein und derselben Erkrankung.

Makroskopisch können die Nieren ganz unterschiedliche Befunde aufweisen (Abb. 327). In einem großen Teil der Fälle findet man keine Veränderungen oder höchstens einige punktförmige Flohstichblutungen an der Oberfläche, wie sie für die proliferative Herdnephritis typisch sind. Oder es bestehen mehr oder weniger ausgedehnte Infarktnarben, gelegentlich auch eine fein- bis grobgranuläre Oberfläche als Ausdruck der sehr ausgedehnten Ausbreitung des glomerulären Prozesses mit Narbenbildung. Kleine sternförmige dunkelrote Narben sind nicht von denjenigen bei maligner Nephrosklerose zu unterscheiden (KLEMPERER et al. 1941), aus ihnen geht selten einmal eine Schrumpfniere hervor (POLLAK et al. 1958).

Mikroskopisch handelt es sich um eine typische herdförmig verteilte Glomerulitis, bei welcher die proliferativen Veränderungen zwar vorkommen (Abb. 328a; s. a. BAEHR 1931, MUEHRCKE et al. 1955, TEILUM und POULSEN 1957: 14 von 16 Fällen, SMITH 1955: 11 von 18 Fällen, MUEHRCKE et al. 1957: 19 von 20 Fällen, u. a.), jedoch steht die Thrombenbildung der Schlingen viel mehr im Vordergrund

(Abb. 328b) als bei anderen Herdnephritiden. Von unseren total 17 Fällen zeigten elf schwere und schwerste Thrombenbildung in den Schlingen; ein Fehlen von Schlingenthromben haben wir nur zweimal vermerkt. Im Bereich der Thromben ist die Schlingenwand nicht mehr deutlich abgrenzbar; sie zeigt ebenso wie die Thromben selbst die histologischen Kriterien des Fibrinoids (TEILUM und POULSEN 1957: 16 von 19 Fällen, MUEHRCKE et al. 1957: 9 von 20 Fällen, CROSNIER 1960: 7 von 11 Fällen), so daß es sich anscheinend um eine lokale Fibrinoidablagerung handeln muß (KLEMPERER 1952). Elektronenoptisch konnte festgestellt werden, daß das Feulgen-positive Fibrinoid aus dem Schlingenlumen durch das Endothel hindurchtritt und als basalmembranartige Substanz subendothelial abgelagert wird (BROWN et al. 1963). Diese fibrinoide Insudation, welche unter anderem

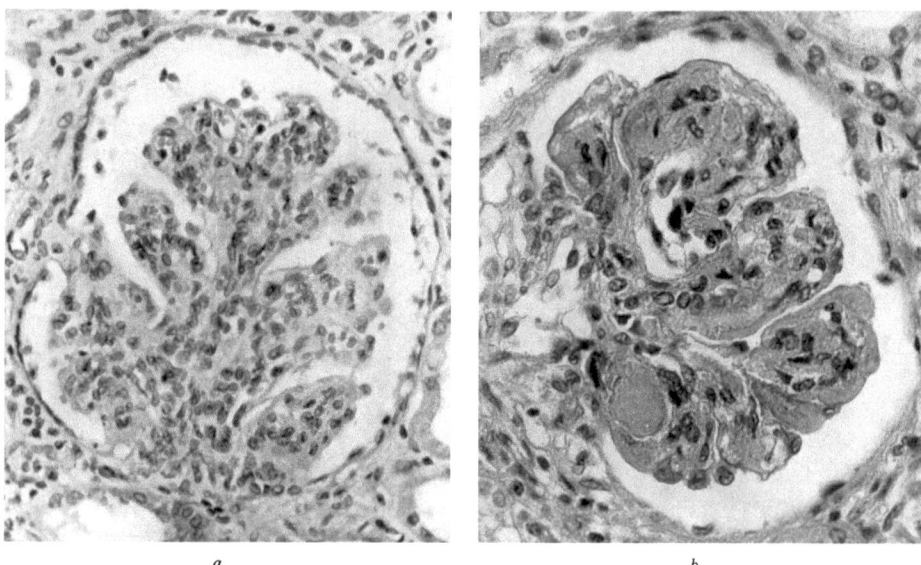

a   b

Abb. 328. a Herdnephritis bei Lupus erythematodes: Vorwiegend intracapilläre proliferative Form mit einer Adhäsion. Vergr. 230mal, HE, b Stark thrombotische intracapilläre Herdglomerulitis bei Lupus erythematodes, sog. Drahtschlingenläsion. Vergr. 400mal, Perjodat

auch ein Hauptcharakteristikum der hypertensiven Vasculopathie darstellt, wird jedoch auch bei zahlreichen primären Gefäßwandschäden gefunden, wie auch im vorliegenden Fall. Es kommt schlußendlich zu fokalen Nekrosen (SMITH 1955) und damit zu einem Schlingenbild, das sehr stark an eine Löhleinsche Herdnephritis erinnert (BUCKLEY 1946, BAGGENSTOSS 1952).

Als spezifisch galten lange Zeit die Drahtschlingenveränderungen (Wire-Loops) der Glomerula (Abb. 328b; BAEHR et al. 1935). Ein Faktor, welcher zu der Draht-schlingenveränderung führt, ist sicher die Verdickung der Basalmembran selbst, welche von sämtlichen Autoren als konstanteste Veränderung bei der Lupus-nephritis angeführt wird (KLEMPERER et al. 1941, SMITH 1955, MUEHRCKE et al. 1957, POLLAK et al. 1958, CROSNIER et al. 1960, WILSON et al. 1963 u. a.). Diese Läsion befällt mit Vorliebe die Peripherie der Glomerulumschlingen und ist auch elektronenoptisch einwandfrei festzustellen (FARQUHAR et al. 1957, MERILL et al. 1962, HARVEY et al. 1963); sie stellt sich erst nach längerer Dauer der Erkrankung ein (FARQUHAR et al. 1957). Nach anderen Autoren (MUEHRCKE et al. 1955) soll es sich um eine transitorische Veränderung handeln, die der membranösen Glomerulonephritis gleichgestellt wird (ALLEN 1951, MUEHRCKE et al. 1955, POLLAK et al. 1964). Wir glauben nicht, daß dieser Ausdruck empfehlenswert ist (s. a. BERGER et al. 1961), da ähnliche — wenigstens lichtoptisch ähnlich erscheinende — Membranveränderungen auch bei glomerulonephrotischen sowie anderen glomerulonephritischen Prozessen vorkommen. Es handelt sich hier um einen entzündlichen Schaden, wobei die ganze Schlingenwand von pathologischen Eiweißstoffen, möglicherweise von depolymerisierten Desoxyribonucleinsäuren (KLEMPERER 1952, MUEHRCKE et al. 1957) oder Gamma-Globulinen (HARVEY et al. 1963) durchtränkt wird. Ähnliche Massen werden auch zwischen Basalmembran und Deckzellen nachgewiesen (BERGER et al. 1961).

Die Drahtschlingen werden jedoch lange nicht in allen Fällen von Lupusnephritis nachgewiesen, wir fanden sie nur in sechs von total 17 Beobachtungen (TEILUM und POULSEN 1957: 3 von 4 Fällen, MUEHRCKE et al. 1957: 12 von 20 Fällen, POLLAK 1958: 72%, WILSON et al. 1963: 17 von 52 Fällen). Sie werden auch gelegentlich beobachtet, wenn anderweitige entzündliche Veränderungen der Glomerula fast vollkommen fehlen, man ist dann versucht, an eine Amyloidose zu denken (KLEMPERER et al. 1941). — Während früher die Drahtschlingenveränderung als weitgehend spezifisch für die Lupusnephritis angesprochen wurde, hat sich heute doch die Erkenntnis von ihrer unspezifischen Natur durchgesetzt (ALLEN 1954, FARQUHAR et al. 1957, SLAMA et al. 1959, CROSNIER et al. 1960, WILSON et al. 1963).

Serienpunktionen bei einer 33jährigen Patientin (Juni und November 1960, Februar 1961) haben uns gezeigt, wie sich aus einer ursprünglichen Glomerulonephrose bei der ersten Punktion mit ganz geringgradiger herdförmiger Drahtschlingenbildung eine deutliche proliferativ-sklerosierende Herdnephritis bei der zweiten Punktion und schließlich eine herdförmige bis diffuse, narbig abgeheilte Herdnephritis entwickelt hat (Abb. 329; publiziert SIEGENTHALER 1961, s. a. PIRANI et al. 1961).

Wenn die Veränderungen sehr ausgedehnt sind, kann das Bild einer diffusen Glomerulonephritis vorgetäuscht werden (CROSNIER et al. 1960), wie wir dies in drei unserer 17 Fälle feststellen konnten. Der verschieden starke Befall der einzelnen Glomerula und vor allem das unterschiedliche Alter der Veränderungen in den einzelnen Glomerula — es handelt sich ja um eine typische Schubkrankheit — läßt jedoch die Differentialdiagnose gegenüber der gewöhnlichen diffusen Glomerulonephritis ohne weiteres stellen.

Die von GROSS (1940) in den Endokardveränderungen entdeckten *hämatoxylinophilen Körper* sollen für die Lupusnephritis absolut spezifisch sein (POLLAK et al. 1958, KLEMPERER et al. 1950, WILSON et al. 1963, s. dagegen CROSNIER et al. 1960), sie sind jedoch lange nicht in allen Fällen in den Glomerula nachweisbar (KLEMPERER et al. 1950: 27 von 35 Fällen, SMITH 1955: 7 von 11 Fällen, TEILUM und POULSEN 1957: 6 von 16 Fällen, MUEHRCKE et al. 1957: 1 von 4 Fällen, CROSNIER et al. 1960: 1 von 11 Fällen). In unserer Serie von 17 Fällen konnten wir nur in einer Beobachtung derartige Körper in den mittelgroßen Gefäßen nachweisen (Abb. 554, S. 630). Es sind schollige Gebilde, unregelmäßig begrenzt, etwas größer als Endothelkerne, die sich definitionsgemäß mit Hämatoxylin sehr stark anfärben.

Vermutlich handelt es sich dabei um depolymerisierte Desoxyribonucleinsäure, welche aus Kernchromatin stammt (KLEMPERER et al. 1950, KLEMPERER 1954). Tatsächlich ist die Feulgen-Färbung am Anfang positiv, später scheinen die Desoxyribonucleinsäuren abgebaut zu werden, dann wird die Reaktion negativ. Chemische Untersuchungen sprechen ebenfalls für Kernzerfallsprodukte, ohne absolut beweisend zu sein (SMITH 1955).

Die übrigen Veränderungen entsprechen denjenigen einer gewöhnlichen Herdnephritis. Adhäsionen kommen in etwas über der Hälfte der Fälle, Halbmonde in einem guten Drittel vor (MUEHRCKE et al. 1957). Interstitielle entzündliche Infiltrate fanden wir in allen unseren 17 Beobachtungen (MUEHRCKE et al. 1957: 16 von 20 Fällen). In extrem seltenen Fällen können die interstitiellen Infiltrate die

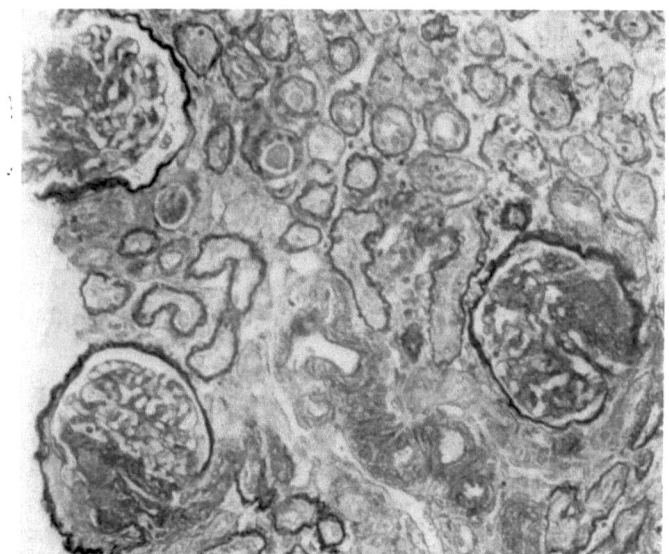

Abb. 329. Abgeheilte Herdnephritis bei Lupus erythematodes: Nierenpunktat (MB 10596/60). Vergr. 100mal, PAS

Papillengefäße derartig komprimieren, daß Papillennekrosen entstehen (Abb. 330, 327.

Auffällig ist hier, wie bei den im vorhergehenden Kapitel beschriebenen Krankheiten und bei der Wegenerschen Herdnephritis (s. unten), die sehr starke Gefäßbeteiligung in Form von entzündlich-fibrinoiden Nekrosen, welche an Periarteriitis nodosa oder maligne Nephrosklerose erinnern (KLEMPERER 1950, BAGGENSTOSS 1952, BAEHR et al. 1955, MUEHRCKE et al. 1957: ein Viertel, VORLAENDER und NÜSSGENS 1957: 60 bis 90%, SLAMA et al. 1959, CROSNIER et al. 1960, STOFFELDT 1963 u. a.). Zusätzlich können sich auch rein hypertensive Arteriolonekrosen finden, wenn die Affektion hypertensiv verläuft (SUTNICK et al. 1960, SLAMA et al. 1959). In einer unserer Beobachtungen stand diese hypertensive Arteriolopathie absolut im Vordergrund der Veränderungen (s. a. DAUGHERTY und BAGGENSTOSS 1950). Diese häufige Mitbeteiligung der Gefäße, welche übrigens wie bei der Wegenerschen Erkrankung erst in den Spätphasen auftritt (VORLÄNDER und NÜSSGENS 1957), erinnert sehr stark an die experimentellen Untersuchungen mit Bakterien- und

Fremdserumallergie, wobei ebenfalls — im Unterschied zur Masugi-Nephristis — Gefäßveränderungen häufig vorkommen.

Beizufügen bleibt, daß die parietale und ausgesprochen verruköse Endokarditis mit atypischer Lokalisation spezifisch ist für die Erkrankung (KLEMPERER et al. 1941), jedoch kann auch sie, wie alle übrigen aufgezählten Veränderungen, fehlen (LIBMAN 1938). — Über Kombination von Endokarditis Libman-Sacks mit Sklerodermie berichten SPÜHLER und MORANDI (1949); die beiden Fälle dieser Autoren zeigten jedoch nur eine fibrinoide Arteriolennekrose in den Nieren.

In ihrer Gesamtheit sind die Nierenveränderungen weitgehend charakteristisch für den Lupus erythematodes; sie werden von vielen Autoren sogar als absolut spezifisch aufgefaßt (SMITH 1955, VORLAENDER und NÜSSGENS 1957, HELLWEG et al. 1957, MUEHRCKE et al. 1957, SLAMA et al. 1959). — Die Differentialdiagnose

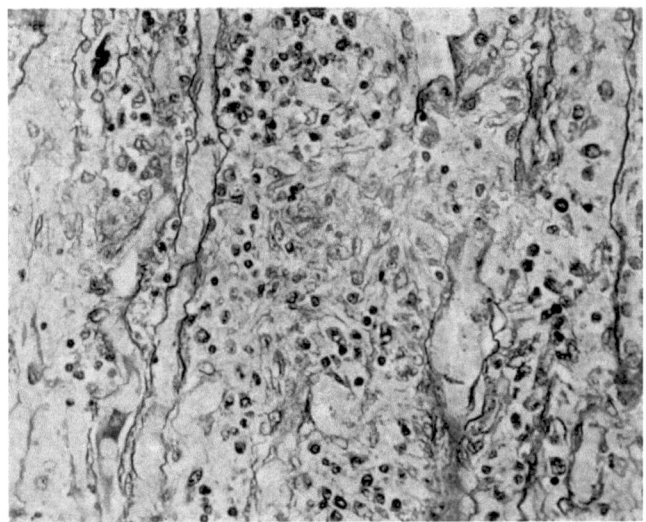

Abb. 330. Schwere proliferative interstitielle Herdnephritis bei Libman-Sacks-Syndrom. Die Gefäß-kompression (und -zerstörung?) hat zu Papillennekrosen geführt, PAS. Vergr. 220mal

der Lupusnephritis wurde vor allem von MUEHRCKE et al. (1957) bearbeitet. Nach unseren Beobachtungen kann die bei Sklerodermie beobachtete Nierenveränderung ebenso wie diejenige bei Dermatomyositis von der typischen Lupusnephritis abgegrenzt werden, insbesondere bei Autopsieuntersuchungen, wenn also genügend Untersuchungsgut zur Verfügung steht (s. dagegen ALLEN 1951, BAGGENSTOSS 1952, STAEMMLER 1957). —

In prognostischer Beziehung kann zwischen einer Glomerulitis mit wenig befallenen Glomeruli und unveränderten Tubuli und Interstitium einerseits und einer Glomerulonephritis mit starkem Befall der Glomerula sowie der Tubuli und des Interstitium andererseits unterschieden werden (POLLAK 1960, POLLAK et al. 1964). Die Prognose der letzteren Form soll ausgesprochen schlecht sein, lebte doch nach 3 Jahren von zwölf derartigen Fällen keiner mehr. Vermutlich handelt es sich aber bei diesen beiden Formen nur um quantitative Unterschiede.

Pathogenetisch wird die Lupusnephritis den übrigen Lupusveränderungen allgemein gleichgestellt, d. h. es handelt sich um eine Sekundärläsion einer allergischen Krankheit (SARRE 1959, RAITT und HOLMAN 1962). Während früher an eine Nucleinstoffwechselstörung gedacht wurde (KLEMPERER 1952, POLLAK 1959), neigt man heute dazu, einen Autoimmunisierungseffekt in den Vordergrund zu stellen (Lit. SIEGENTHALER und HEGGLIN 1956, DAMESHEK 1960, FUJIMAKI et al. 1963). Es ist auch denkbar, daß erst als zweites Geschehen Auto-Antikörper gegen die Nierenrinde entstehen (HELLWEG et al. 1957), während andere Autoren (VORLAENDER und NÜSSGENS 1957) einen Auto-Antikörper gegen Gefäßwände als zweiten Faktor annehmen. Interessant ist die Tatsache, daß die Sera von Menschen mit LE-Phänomen einen Globulinfaktor enthalten, welcher eine besondere Affinität zu den Zellkernen aufweist (HOLBOROW et al. 1957), was die oben erwähnte These (KLEMPERER 1952) unterstützt. Blutchemisch werden pathologische Gamma-Globuline festgestellt (LEE 1956), die auch bei den bisher in der Literatur bekannten 20 Fällen von familiärem Befall mit Lupus erythematosus bestätigt wurden. Dabei zeigten die nicht befallenen Familienglieder sehr häufig Gamma-Globulinwerte über 1,45 mg-%, sodaß eine familiäre Hyper-Gamma-Globulinämie bei diesen Fällen wahrscheinlich ist (BRUNJES et al. 1951, EHRICH 1952).

Von vielen Autoren wird der Lupus erythematodes als Kollagenkrankheit bezeichnet (Lit. KLEMPERER 1952). KLEMPERER schuf diesen Ausdruck um zu betonen, daß nicht die Fibrocyten, sondern das Kollagen der Sitz der Erkrankung sei (s. dagegen EHRICH 1962). Die Heteroproteinämie soll nach dieser These zur Durchtränkung des Bindegewebes führen. Ganz allgemein stammen die fibrinoiden Substanzen, welche bei dieser Erkrankungsgruppe gefunden werden, aus dem Plasma: Fibrin, Fibrinogen und Gamma-Globuline (MOVAT 1958 Lit.); in loco werden Muco- und Glykoproteine nachgewiesen (TEILUM und POULSEN 1957), welche auch Nucleoproteide enthalten sollen (FANCONI und ROSSI 1957). Der an sich rein morphologisch beschreibende Ausdruck der Kollagenkrankheit ist keine klinische Diagnose; die überbordende und kritiklose Anwendung des Begriffs wurde auch von KLEMPERER selbst bedauert (1950, 1954, 1955), jedenfalls sagt die gewebliche Ähnlichkeit über Ätiologie und Pathogenese absolut nichts aus (DUFF 1948, KLEMPERER 1950, BAGGENSTOSS 1952, VON ALBERTINI und VOGEL 1961). Aus diesen Gründen ist die Bezeichnung Kollagenkrankheit im täglichen Gebrauch nach Möglichkeit zu vermeiden.

Experimentell konnte der Lupus erythematodes und seine Nierenveränderung nicht einwandfrei nachgeahmt werden. Dagegen wurde über Kreuzungsversuche mit bestimmten Mausstämmen berichtet, wobei in 25% der Tiere ein positiver LE-Test gefunden wurde; die Tiere starben schlußendlich an Urämie und zeigten ein der Lupusnephritis recht ähnliches Bild (HELYER und HOWIE 1963).

e) Die Herdglomerulitis beim Wegener-Syndrom[1]

Beim Wegener-Syndrom handelt es sich um eine schleichend verlaufende, sehr wahrscheinlich infektiös bedingte Entzündung der oberen Luftwege, oft auch der Trachea, mit Zerstörungserscheinungen im Bereich der Nase und tuberculoiden Granulomen. Sekundär stellen sich Rundherde in den Lungen ein, die bis walnußgroß sein können und tuberculoiden Bau aufweisen. In einer noch späteren Phase können Arteriitiden vor allem in Nieren, Nebenhoden usw. erscheinen, und schließlich tritt das Bild einer nichteitrigen Herdglomerulitis immer mehr in den Vordergrund. Die Ursache der Erkrankung wird in einer bakteriellen Überempfindlichkeit erblickt (Lit. KESSELRING und ZOLLINGER 1961). Über den Zusammenhang mit dem *Granuloma gangraenescens faciei* sind die Akten nicht geschlossen (BLATT et al.

---

[1] Allg. Lit. GODMAN und CHURG 1954, WALTON 1958, ALTMANN und SCHICHE 1959, BLATT et al. 1959, KESSELRING und ZOLLINGER 1961, PANZRAM et al. 1964.

1959, KESSELRING und ZOLLINGER 1961). Das Krankheitsbild ist, im gesamten gesehen, sicher selten. Unter 10000 Sektionen fanden wir drei typische Wegener-Syndrome. Der Nierenbefall ist beim Wegener-Syndrom ein recht häufiger, über 80% der Patienten sterben schließlich an Urämie (FORMER 1950, FAHEY et al. 1954, HERBERTS et al. 1957, WALTON 1958, GODMAN und CHURG 1959). Es besteht das typische Bild einer Herdnephritis mit einem hohen Prozentsatz an Hämaturie; bis 24% der Patienten wiesen final eine Hypertonie auf (WALTON 1958), wobei möglicherweise auch die Gefäßveränderungen mitspielen. Das klinische wie das anatomische Bild zeigen eine unverkennbare Ähnlichkeit einerseits mit der Periarteriitis nodosa, andererseits mit der Thrombocapillaritis Löhlein und schließlich auch mit der Lupusglomerulitis. Möglicherweise ist es identisch mit der von BALL und DAVSON (1949) beschriebenen mikroskopischen Form der Periarteriitis nodosa.

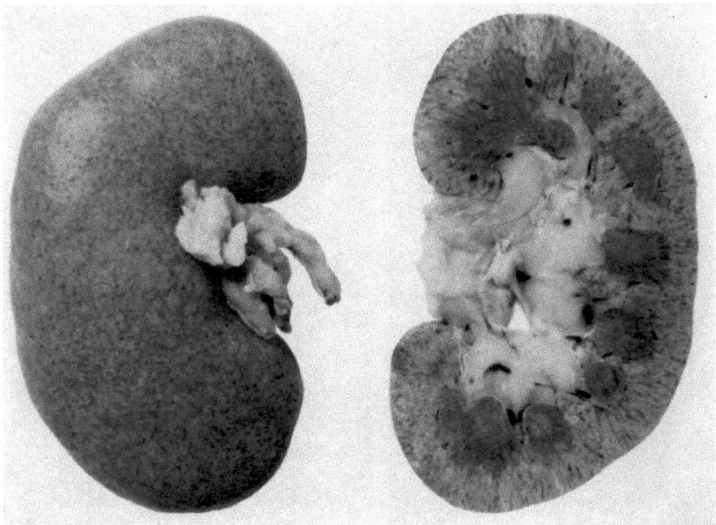

Abb. 331. Nierenveränderung bei Wegener-Syndrom: Leicht geschwollene Niere (Querdurchmesser verbreitert) mit spärlichen feinsten Flohstichblutungen der Oberfläche und entsprechenden Radiärherden auf der Schnittfläche

Makroskopisch sind die Nieren entweder normal groß oder ganz leicht vergrößert (Abb. 331), in seltenen Fällen auch verkleinert. Sie zeigen meist ganz kleine gelbe, leicht eingezogene Infarkte sowie flohstichartige kleine Blutungen. Das ganze Bild wirkt deshalb ausgesprochen bunt.

Histologisch findet man neben dem typischen Bild einer proliferativen Herdglomerulitis, die aber relativ spät im Verlauf des Krankheitsbildes auftritt (CHATILLON et al. 1956, KESSELRING und ZOLLINGER 1961), oft, aber lange nicht immer, eine sehr starke entzündlich-proliferative Veränderung in der Umgebung der Glomerulumkapsel (Abb. 332a; WEINBERG 1946, STRATTON et al. 1953, WALTON und LEGGAT 1956). Sie neigt sehr stark zu Granulombildung (Periglomerulitis granulomatosa) und gibt oft der ganzen Nierenerkrankung ein eigenes Gepräge (WEGENER 1937, 1939, JOHNSON 1948, FORMER 1950 u. a.). Diese Veränderung ist jedoch nicht spezifisch für das Wegener-Syndrom (FORMER 1950, KANTROWITZ 1957, Lit. BÄCKER 1961, KESSELRING und ZOLLINGER 1961); sie wird auch bei chronischer infizierter Lungenvenenthrombose beobachtet (FORMER 1950), ferner bei Periarteriitis nodosa. Als Ursache der periglomerulären Granulome wurde eine Insudation glomerulärer Zerfallsprodukte, gefolgt von lokaler Antikörperbildung vermutet (PIROTH 1963). Das übrige Bild der Glomerulaveränderungen ist ausgesprochen vielgestaltig. Es finden sich fibrinoide Schlingenthrombosen, Herde mit sehr starker leukocytärer Infiltration aber ohne Abszeßbildung, dann rein glomerulonephrotische Schlingenverquellung und schließlich auch destruktive Glomerulitiden (Abb. 332b; Lit. GODMAN und CHURG 1954, CHATILLON

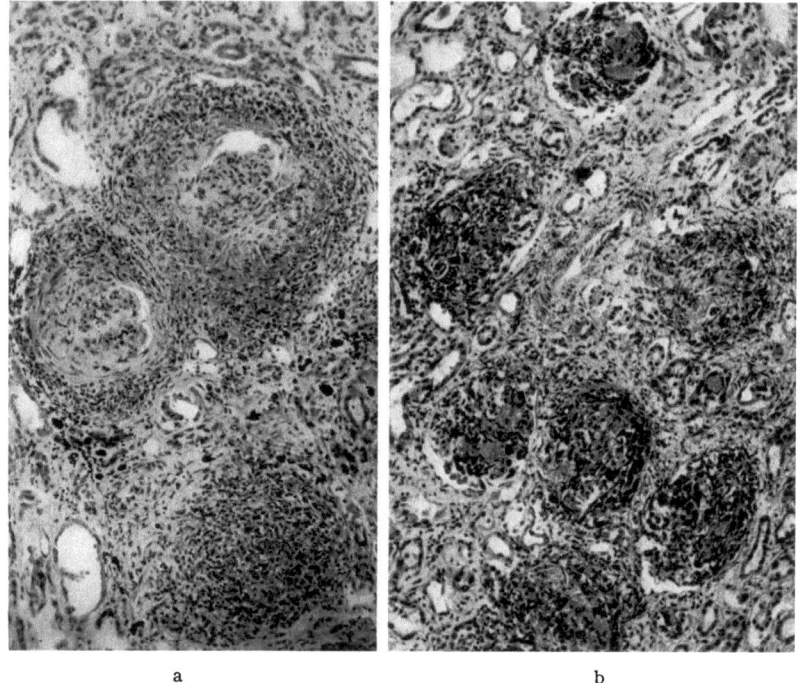

a   b

Abb. 332a—b. a Typische Periglomerulitis bei Wegener-Syndrom. b Destruktiv-thrombotische Herdnephritis und starke interstitielle Nephritis bei Wegener-Syndrom. Vergr. 80mal, HE

et al. 1956, KESSELRING und ZOLLINGER 1961). Glomeruläre Läsionen können aber auch vollkommen fehlen (GODMAN und CHURG 1954, AHLSTRÖM et al. 1953), wobei man dann annehmen muß, daß der Patient die renale Phase nicht mehr erlebt hat (ALTMANN und SCHICHE 1959). Der Prozeß beginnt entweder mit Schlingennekrose oder Schlingenthrombose, führt dann zu Deckepithel- und Membranschäden und schließlich zu den sekundären periglomerulären Entzündungsveränderungen (FAHEY et al. 1954, LEVINE und MADDEN 1957, ALTMANN und SCHICHE 1959, BUDZILOVICH und WILENS 1960).

Sehr typisch sind, wie bereits erwähnt, die arteriitischen Veränderungen in den Nieren, welche in einem bis drei Vierteln der Fälle beobachtet werden (WEGENER 1937, WALTON 1958, SINGH et al. 1958 u. a.). Sie können zu ausgedehnten Niereninfarkten führen (JOHNSSON 1948) und auch Papillennekrosen erzeugen (HEPPLESTON 1955). In einer Beobachtung (SN 1055/50: 29jährige Frau) fehlten die glomerulären Veränderungen fast vollkommen, die Patientin starb an einer renal bedingten Urämie zufolge der schweren Arteriitis. Von zahlreichen Autoren werden diese Gefäßveränderungen, welche übrigens auch in zahlreichen anderen Organen beobachtet werden, als entscheidend für die ganze Krankheit und als Hauptveränderung der Niere aufgefaßt (ALTMANN und SCHICHE 1959, HERBERTS et al. 1957), ja einzelne Autoren sind sogar der Meinung, daß die Gefäß-läsion in der Niere die Primärveränderung darstelle, welche ihrerseits Anlaß gäbe zur sekundären Glomerulumveränderung (PLUMMER et al. 1957, CHATELANAT 1957), eine Ansicht, die wir jedoch nicht unterstützen können. Interessant ist

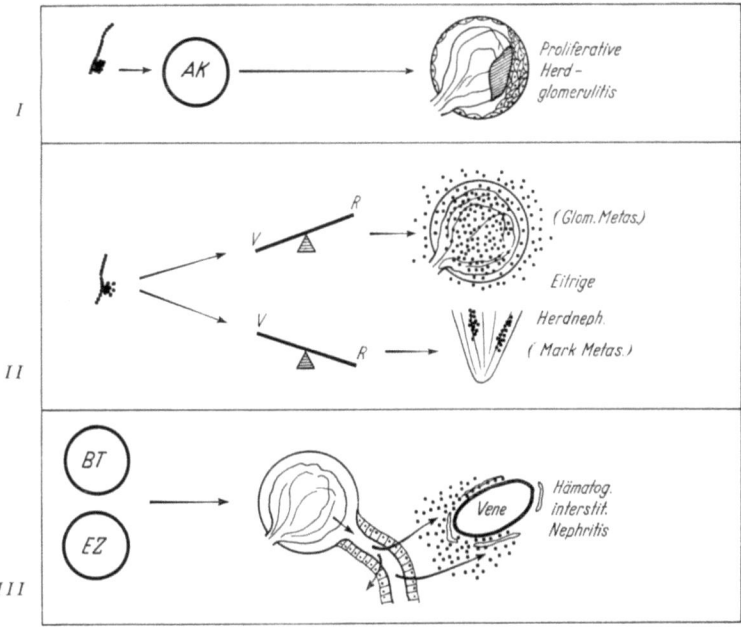

Abb. 333. Schematische Darstellung der Pathogenese der Herdnephritiden: *I* Streptokokken erzeugen Antikörper, und zwar vermutlich in relativ geringer Menge, weshalb eine proliferative Herdglomerulitis und nicht eine diffuse Glomerulonephritis entsteht. *II* Kokken (meist Staphylokokken) bleiben bei relativem Überwiegen der Virulenz gegenüber der Resistenz des Wirtes schon in den Glomerula stecken und führen zur eitrig-embolischen Glomerulitis (oben dargestellt). Bei relativ geringfügiger Virulenz und großer Resistenz (entscheidend ist nur das Verhältnis) kommt es zu Markmetastasen und damit zur sog. Ausscheidungsnephritis (unten dargestellt). *III* Bakterientoxine und Eiweißzerfallskörper werden glomerulär ausgeschieden, tubulär rückresorbiert und erzeugen vermutlich bei ihrer Passage durch das Interstitium die perivasculäre hämatogene interstitielle Nephritis (nach ZOLLINGER 1951)

ferner die Beobachtung, daß gelegentlich auch eine Schönlein-Henochsche Purpura (s. S. 380) gleichzeitig in Erscheinung tritt (KESSELRING und ZOLLINGER 1961).

Die in erster Linie in den oberen Luftwegen und den Lungen beobachteten tuberculoiden Granulome können auch in der Niere gelegentlich nachgewiesen werden (WALTON 1958: 76,7%, GODMAN und CHURG 1954: in 19/29), was differential-diagnostisch außerordentlich wichtig ist, da die Diagnose durch diese Granulome gesichert wird, während alle übrigen Veränderungen nicht einwandfrei pathognomon sind (MUEHRCKE et al. 1957, MARK und FEHER 1959). Von der gewöhnlichen Periarteriitis nodosa ist die Wegenersche Herdnephritis durch das Fehlen

von narbigen Veränderungen, durch die starke Ausbildung der Kapselepithelproliferation und durch das im allgemeinen doch größere Kaliber der befallenen
Gefäße abzugrenzen (FAHEY et al. 1954).

Die große Ähnlichkeit der morphologischen Nierenveränderung bei Wegenerschem Syndrom mit derjenigen bei Periarteriitis nodosa läßt an einen ähnlichen
Mechanismus denken. Das Vorkommen der Veränderung bei Thrombophlebitis
pulmonum (FORMER 1950), bei Endocarditis lenta und schließlich bei Thrombophlebitis im großen Kreislauf mit offenem Foramen ovale und vermehrtem Druck
im rechten Vorhof (LITZNER und HEILMANN 1941) läßt in pathogenetischer Hinsicht an eine pathologische, sehr wahrscheinlich allergische Reaktion auf eine
chronische bakterielle Streuung denken. Spezifisch scheint die pathologische Reaktion zu sein, nicht aber der Erreger, jedenfalls wurde bisher noch kein einheit-
licher Erregernachweis mitgeteilt (Lit. KESSELRING und ZOLLINGER 1961). Wegen
des Vorkommens von fibrinoiden Nekrosen wird auch diese Erkrankung zu den
Kollagenkrankheiten gerechnet (McDONAND und EDWARDS 1960), was natürlich
auch hier nicht viel weiter hilft. — Die Nierenerkrankung bei Wegenerschem
Syndrom muß wegen ihres späten Auftretens im Verlaufe der Krankheit als Ausdruck einer allmählich einsetzenden Antigenüberschwemmung des Körpers gewertet werden. Die großen Granulome in den Lungen und den oberen Luftwegen
kommen in erster Linie als Streuquelle in Betracht.

Die uns heute zur Verfügung stehende Hypothese zur Erklärung der Pathogenese der verschiedenen Herdnephristypen ist in Abb. 333 dargestellt, wobei
bezüglich der proliferativen Herdglomerulitis auch auf Abb. 311, S. 361 hingewiesen wird.

K. Die entzündlichen, interstitiellen Nierenerkrankungen

I. Die interstitielle nichtdestruktive abakterielle Nephritis[1]

Definition: Unter einer interstitiellen nichtdestruktiven Nephritis verstehen
wir eine entzündliche, lokal abakterielle, jedoch nichteitrige und nichtgranulomatöse Veränderung des Interstitium ohne entzündliche Veränderungen an Glomerula und Gefäßen einerseits und ohne *wesentliche* tubuläre Schäden andererseits
(s. a. HEUCHEL 1953, DIAZ et al. 1953: „reine Form" der interstitiellen Nephritis).
Werden diese beiden letztgenannten Bedingungen nicht erfüllt, so sprechen wir
von einer interstitiellen Begleitnephritis. Ist die Affektion eitrig oder granulomatös,
so nennen wir sie Pyelonephritis, bzw. eitrige Herdnephritis.

Häufigkeit der akuten interstitiellen Nephritis: Unter 10000 systematisch ausgewerteten Autopsien fanden wir total 147 Fälle von echter interstitieller Nephritis
(i.N.) (1,47% der Autopsien), davon 109 akute. Von diesen wiesen 81 eine Niereninsuffizienz auf, 28 sind als Zufallsbefunde zu werten. Nicht inbegriffen in diesen
Zahlen sind die nachher zu besprechenden 48 Fälle mit Chromoproteinnieren. Es
ergibt sich somit, daß die akute i.N. zwar nicht sehr häufig ist, oft auch ohne

---

[1] Lit. ZOLLINGER 1945, 1952, 1964, SPÜHLER und ZOLLINGER 1953, MASSHOFF und
HOLLMANN 1962, FABRE et al. 1964.

klinische Symptome und Folgen für den Patienten einhergeht, daß aber in einem um 0,8% liegenden Teil der Sektionen die i.N. eindeutig als Todesursache bestimmt werden konnte. Gegenüber früher (s. ZOLLINGER 1956) ist eine gewisse Zunahme der akuten i.N. im Sektionsmaterial festzustellen (s. a. MELNICK 1947).

a) Die akute interstitielle Nephritis

Nachdem vor allem die Untersuchungen von JORES, LÖHLEIN, FAHR und VOLHARD zu Beginn dieses Jahrhunderts klarstellten, daß nicht alle Nierenleiden, welche mit interstitieller entzündlicher Infiltration und Narbenbildung einhergehen, genuine interstitielle Prozesse darstellen, sind fast alle Autoren in das andere Extrem verfallen, indem sie das Vorkommen einer primären i.N. überhaupt leugneten (Lit. ZOLLINGER 1945). Dabei hat LÖHLEIN (1910) die echte i.N. schon

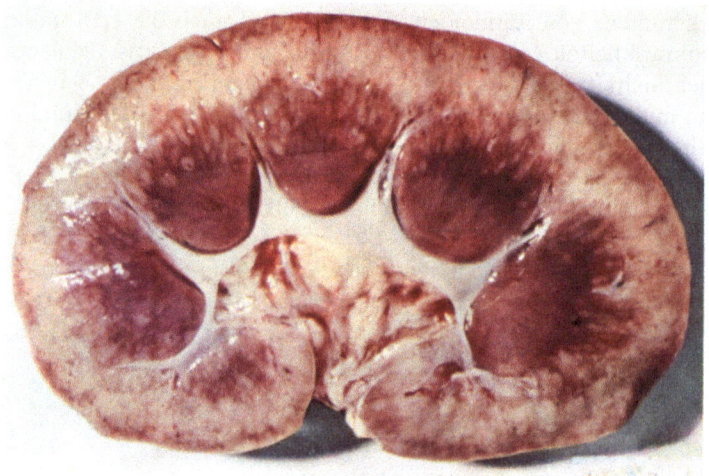

Abb. 334. Akute nichteitrige interstitielle Nephritis. Die interstitiellen Infiltrate sind sogar makroskopisch als weiße, grobe Flecken erkennbar

eindeutig abgegrenzt und das entsprechende Schrifttum zusammengestellt. Obschon heute die pathologische Anatomie genau weiß, daß es eine genuine i.N. gibt, muß der Begriff noch immer um seine Anerkennung ringen (s. z. B. SARRE 1959). Dies rührt vor allem davon her, daß keine Einigkeit über die quantitative Bedeutung der begleitenden Parenchymveränderung besteht. Ferner ist dem Kliniker der Begriff noch nicht in Fleisch und Blut übergegangen; ihm imponiert in den akuten Fällen nur die Anurie, weshalb ein großer Teil der betreffenden Fälle in der Literatur auch unter dieser Bezeichnung zu finden ist (s. PEZOLD und KESSEL 1960). Auch die Abgrenzung von der Pyelonephritis kann — meist allerdings nur bei der chronischen Form — Schwierigkeiten bereiten (s. a. WILSON 1962). Tatsächlich sind ja beides interstitielle Prozesse (REUBI 1958), die aber voneinander abgegrenzt werden sollten, denn ohne verfeinerte Analyse gibt es schließlich keinen Fortschritt in der Medizin.

Makroskopisches Bild: Eine voll entwickelte akute interstitielle Nephritis (a.i.N.) ist makroskopisch ohne weiteres zu erkennen. Die Niere ist stark vergrößert (s. a. KANEKO 1922, FUNK-BRENTANO 1953); wir haben Gewichte von bis 700 g (beide

Nieren zusammen) festgestellt (ZOLLINGER 1952). Die Zunahme der Dicke und der Breite ist ausgesprochener als diejenige der Länge (Abb. 334). Die Häufigkeit der verschiedenen Nierengewichtsklassen geht aus Abb. 335 hervor, wobei die urämisch verlaufenden Fälle eindeutig höhere Gewichte aufweisen als diejenigen ohne Niereninsuffizienz, wie dies auch bei Chromoproteinnieren der Fall ist (s. S. 305). Unsere Beobachtungsserie weist zwei Fälle von einnierigen Patienten mit a.i.N. und Urämie auf. Das Gewicht der Einzelniere betrug im einen Fall 160 g, im anderen 210 g. Der Wassergehalt solcher Nieren liegt über der Norm (BALTZER und BOHLE 1964). Auch röntgenologisch kann beim lebenden Patienten die Nieren- vergrößerung, vor allem die Zunahme des Querdurchmessers, eindeutig festgestellt werden mit Maximum am 9. bis 12. Tag (MOELL 1961). Eine ähnliche Nieren- schwellung wird auch nach reiner Nierenischämie experimentell beobachtet, sie soll jedoch nach 3 bis 24 Std ihr Maximum erreichen und am 4. Tag zurückgebildet

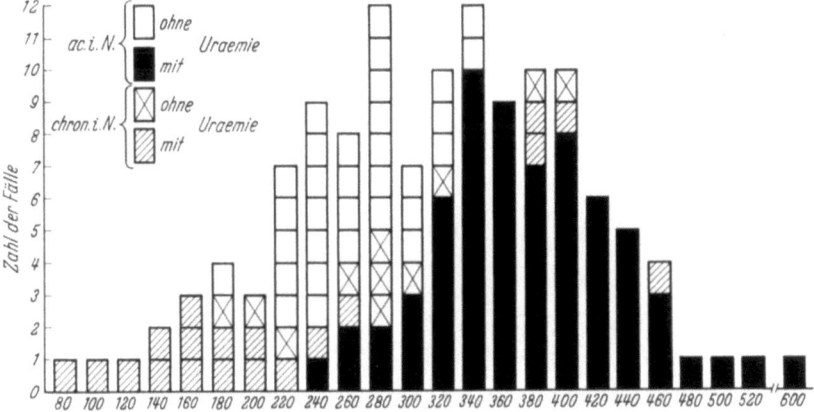

Abb. 335. Verteilung der interstitiellen Nephritiden auf die verschiedenen Nieren-Gewichtsklassen. 66 Fälle von akuter interstitieller Nephritis mit Urämie, 32 akute Fälle ohne Urämie, 19 Beobachtungen von chronischer interstitieller Nephritis mit Urämie, 11 chronische ohne Urämie

sein (ROTTER 1958, 1959); ein wichtiger Hinweis darauf, daß diese Schwellung mit derjenigen bei a.i.N. nicht identisch ist.

Die Kapsel ist meist abnorm leicht abstreifbar, und gelegentlich quillt die ver- größerte Niere aus der gespaltenen Kapsel geradezu hervor. Die Oberfläche ist abnorm stark glänzend und feucht sowie vollständig glatt. Die Niere ist sehr blaß und im typischen Fall gelblichrosa; bei Komplikation mit Ikterus ist die Ober- fläche grün, bei Hämolyse mehr bräunlich. Die beiden Pole scheinen gegen den Hilus eingerollt zu sein (Abb. 334).

Die Schnittfläche (Abb. 334) zeigt denselben Glanz und die nämliche Farbe wie die Oberfläche mit Ausnahme der Papillen, welche meist etwas dunkler getönt sind. Die Papillenspitzen lassen gelegentlich grünliche Verfärbung als Anzeichen der beginnenden Nekrose erkennen. Die Rinden-Markgrenze ist nicht ganz scharf, die Rinde auf 7 bis 9 mm verbreitert, sie quillt leicht hervor, ebenso die Columnae Bertini. Allgemein ist die Zeichnung leicht verwischt. Feine radiäre, dunkel rot- blaue Streifchen durchziehen das Markgewebe (Abb. 336). Die Nierenbecken- schleimhaut ist absolut zart. Brüchigkeit und Konsistenz des Parenchyms sind sehr deutlich erhöht.

Mikroskopisch lassen sich drei verschiedene Typen unterscheiden, doch seien vor ihrer Differenzierung kurz die ihnen allen gemeinsamen Eigenschaften aufgezählt: Es handelt sich um eine rein interstitielle lympho-plasmocelluläre Entzündung ohne granulomatösen Charakter, also ohne Zerstörung des Parenchyms durch Granulationsgewebe. Histiocyten sind spärlich. Ferner fehlen in der Regel polynucleäre Leukocyten, höchstens einige Eosinophile sind vorhanden, und schließlich können bakterioskopisch in der Regel keine Mikroerreger nachgewiesen werden. Das Maximum der entzündlichen Infiltrate liegt an der Mark-Rindengrenze (Abb. 337). Das Interstitium ist aber auch allgemein stark verbreitert (Abb. 338), wie dies auch auf

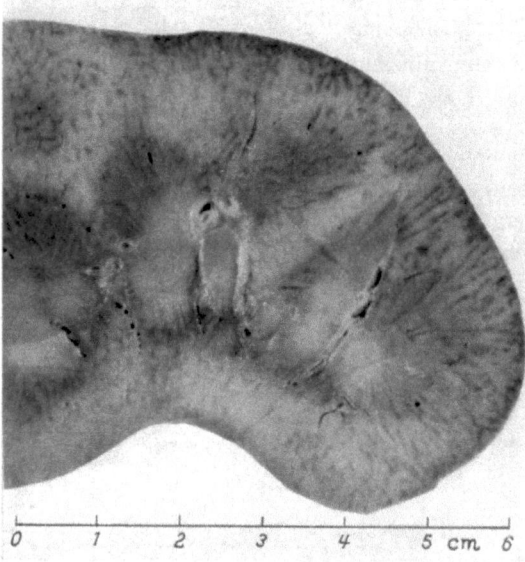

Abb. 336. Abnorm starke radiäre Streifung der Nierenrinde bei akuter interstitieller Nephritis im Verlaufe einer Sepsis

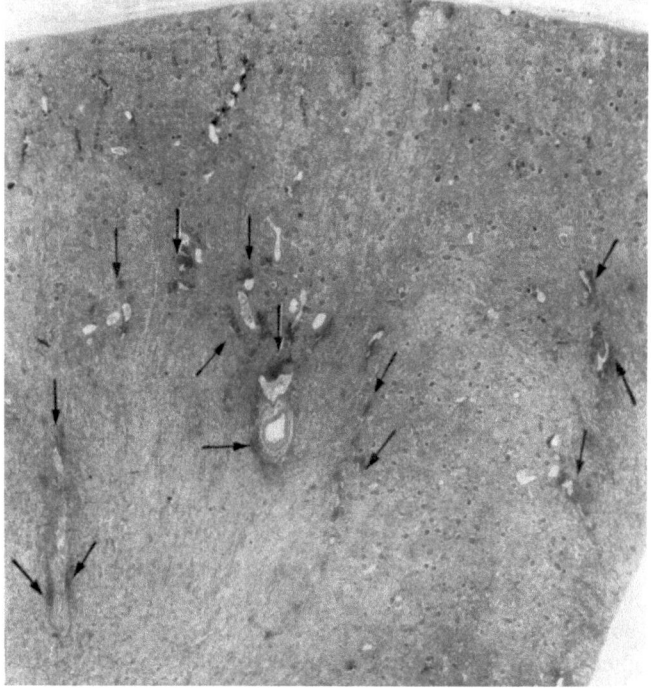

Abb. 337. Akute interstitielle Nephritis: Die Infiltrate sind vor allem um die Gefäße der Mark-Rindengrenze angeordnet (←). Vergr. 6mal, HE

Grund exakter Messungen festgestellt werden konnte (TREBBIN et al. 1962). Charakteristisch ist ferner die Auflockerung des Interstitium (Abb. 339) mit De-

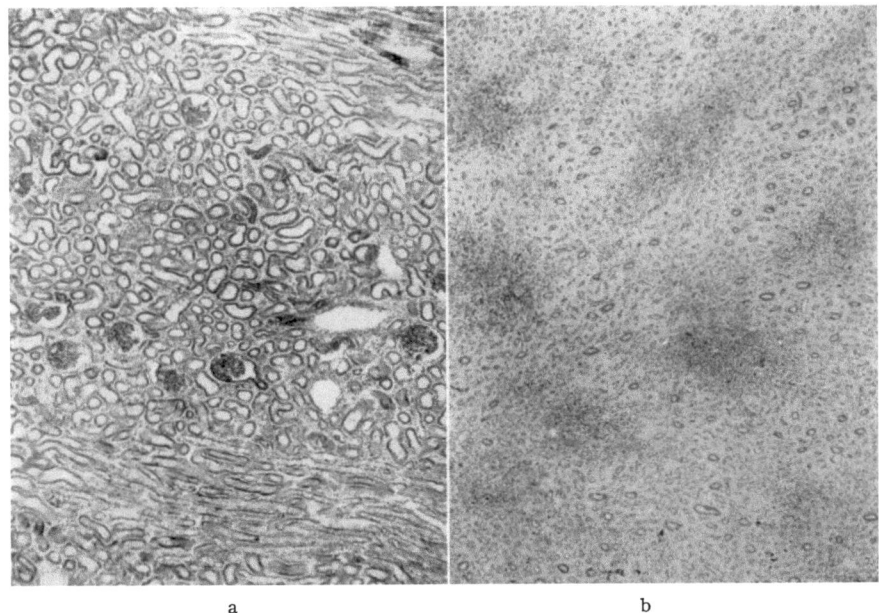

a   b

Abb. 338a—b. a Akute interstitielle Nephritis, seröser Typ bei schwerer Cholangitis abscedens. Das Interstitium ist ziemlich diffus verbreitert, das Tubulusepithel abgeflacht, Glomerula unverändert. Vergr. 45mal, HE. b Herdförmige Markinfiltrate bei hämatogener akuter interstitieller Nephritis. Das Interstitium ist jedoch ziemlich diffus ödematös. Vergr. 45mal, HE

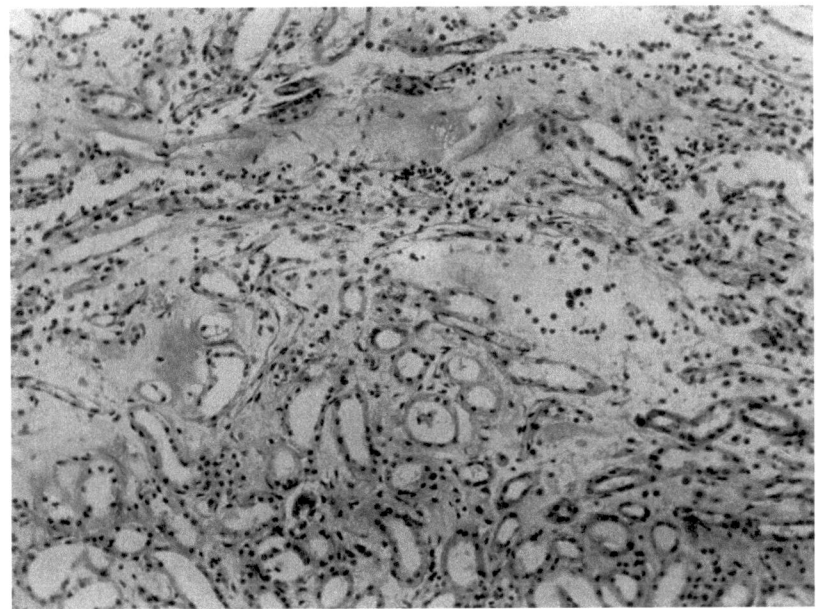

Abb. 339. Akute interstitielle Nephritis, serös intertubulärer Typ. Mark-Rindengrenze. Vergr. 140mal, HE

polymerisation der Mucopolysaccharide (ALTSCHULER und ANGEVINE 1951). Chemisch können reichlich freie Eiweißkörper und Aminosäuren nachgewiesen werden (MEYER-ARENDT 1953). Die Glomerula sind ischämisch und zeigen eine angedeutete Verdickung der Basalmembran mit Verquellung der Zellelemente, also eine Glomerulonephrose (s. a. FAHR 1942, ZOLLINGER 1945, RANDERATH 1953). Entzündliche Veränderungen im Bereich der Glomerula haben wir nie beobachtet (s. dagegen SCHÖNEMANN und BIENENGRÄBER 1962). Die Gefäße sind grundsätzlich unverändert und intakt; sog. Lymphgefäßthromboide (s. S. 455) werden nur bei schwersten Graden vereinzelt beobachtet (Abb. 340).

Die Tubuli sind bei beiden Typen der diffusen i.N. nur sehr wenig verändert (Abb. 338a, 339), wenn gut erhaltenes Beobachtungsgut vorliegt. Jedoch zeigen sie neben einer oft beobachteten deutlichen Lumenausweitung im Bereich der Rinde

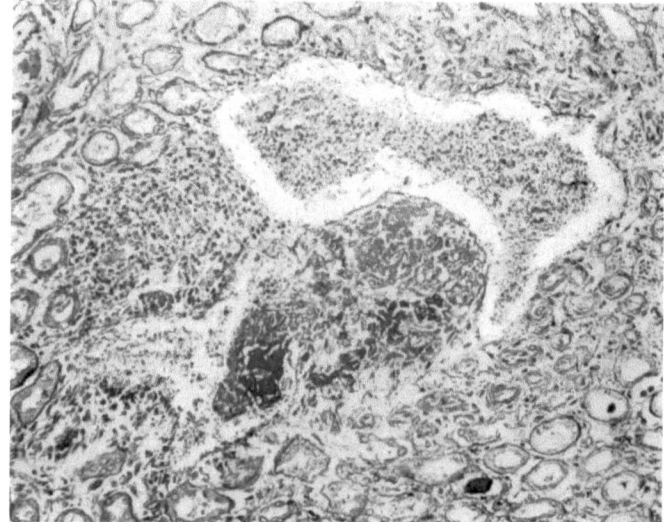

Abb. 340. Lymphgefäßthromboid an größere Nierenvene angelehnt und mit beginnendem Veneneinbruch. In der Umgebung geringgradige lympho-plasmocytäre Infiltration. Vergr. 100mal, PAS

und einer Kompression im Bereich der Mark-Rindengrenze eine ausgesprochene Neigung zu ungewöhnlich raschem postmortalen Zerfall, wie dies auch bei der ikterischen Nephrose (s. S. 273) zu beobachten ist. Nekrosen am 1. und 2. Tag (SCHÖNEMANN und BIENENGRÄBER 1962) konnten wir in unserer Serie nie beobachten. Auch die von diesen Autoren beschriebene Regeneration am 4. bis 8. Tag scheint uns stark verfrüht angegeben; wesentliche regeneratorische Veränderungen konnten wir in einer großen Serie überhaupt nicht beobachten. Die nicht selten vorkommenden akuten Papillennekrosen sind eindeutig ischämischer Natur.

Zusätzlich zeigen die einzelnen Formen noch folgende Eigenheiten:

1. Der serös-intertubuläre Typ

Die Tubuli sind in der Mark-Rindengrenzzone und zum Teil auch in den Papillen und in der Rinde selbst durch ein Ödem des Interstitium weit auseinandergedrängt (Abb. 338, 339). Das Stroma enthält locker verteilt Plasmazellen, einzelne oft auffällig große Lymphocyten (Proplasmoblasten, EHRICH 1956) und hier und da einen Eosinophilen. Die perivasculären Adventitiazellen sind aktiviert, d. h. es besteht eine ganz allgemeine Proliferation der Adventitiazellen mit Abströmen proliferierender Histiocyten. Diese letzteren enthalten nicht selten Eiweißtropfen. Die Bindegewebselemente sind nicht vermehrt, doch sind die Fasern etwas verquollen, ebenso die Basalmembranen der Tubuli. Das Tubulusepithel ist im typischen Fall abgeflacht (FAHR 1944, BRUN 1954 u. a.). Nach SCHMIDT (1942) handelt es sich dabei um die Folge einer Turgorabnahme der interstitiellen Gitterfasern bei interstitiellem Ödem, während FAHR (1944) darin einen Ausdruck der Sekretion der interstitiellen Capillaren erblickt. Wir fassen die Epithelabflachung als Folge eines anoxischen Epithelschadens bei ungenügender Durchblutung auf (s. S. 139; ZOLLINGER 1956), wobei möglicherweise auch die Drosselungswirkung auf die distalen Tubuli durch Verbreiterung der interstitiellen Räume hinzutritt.

Die Kapselräume und die Tubuli enthalten spärlich Eiweißmassen bzw. vereinzelte hyaline, je nach der Grundkrankheit ikterisch oder durch Hämo- oder Myoglobin bräunlich gefärbte Cylinder. Bei Betrachtung im doppelbrechenden Licht können fast in jedem mit Urämie verlaufenden Fall als Ausdruck der Acidose Calciumoxalatkristalle in den Mittelstücken auftreten (Abb. 262, S. 304).

In den meisten Fällen bestehen im Bereich der Mark-Rindengrenze etwas kompaktere und dichtere Infiltrate in perivasculärer Lagerung. Tubulovenöse Anastomosen und Thromboide (Abb. 340, S. 395) werden bei der banalen Form der akuten serösen i.N. nur selten angetroffen, bei der Chromoproteinniere (s. S. 305) dagegen sehr häufig (ZOLLINGER 1952, FUJIMOTO und MURO 1958 u. a.). Es handelt sich dabei um die Folge der besonders bei Chromoproteinniere in wechselnder Intensität gefundenen tubulären Epithelschäden, welche in diesem Fall bis zur Nekrose gehen. Sie führen zu einer interstitiellen Sekundärentzündung, welche nun ausgesprochen granulomatöser Art ist und auf die Wände kleiner Venen und Lymphgefäße übergreift. Diese tubulovenösen Anastomosen dürften zum Teil identisch sein mit den von GÜNTHER (1947) beschriebenen „Thromboiden".

Dieser auch als seröse Nephritis bezeichnete Typ der a.i.N. (FAHR 1936, 1944, SCHMIDT 1942, RÖSSLE 1944) findet sich vor allem nach Prozessen, welche zu allgemeinem Eiweißzerfall führen (Hämolyse, Myolyse, Verbrennungen usw.; ZOLLINGER 1945). Ferner tritt er bei den nephrotopen Leptospirosen in Erscheinung. Grundsätzlich scheint es sich vor allem um vorwiegend capillartoxisch wirkende und ganz diffus ansetzende schädigende Agentien zu handeln.

2. Der perivasculär-celluläre Typ

Bei diesem erstmals von COUNCILMAN (1898) beschriebenen Typ tritt das interstitielle Ödem zugunsten der cellulären Durchsetzung stark in den Hintergrund (Abb. 341). Unter den Zellen überwiegen die Plasmazellen und die kleinen Lymphocyten bei weitem; Histiocyten und Eosinophile sind nur spärlich nachzuweisen (Abb. 342). Bindegewebsproliferation fehlt wiederum. Die Anlehnung der Infiltrate an die Gefäße ist noch deutlicher als bei der serös-intertubulären Form zu erkennen (Abb. 343). Tubuli und Glomerula zeigen die nämlichen Veränderungen, Gefäße und Nierenbecken sind intakt.

Den Prototyp dieser früher als „septische interstitielle Nephritis" bezeichneten Form stellt die sog. Scharlachfrühneprithis dar (Abb. 341), welche vor allem vor

der Antibiotica-Aera meist am 7. Tag des Scharlachs in Erscheinung trat (gewöhnliche Scharlach-Glomerulonephritis: 21. Tag). Zwei besonders schwere Fälle von

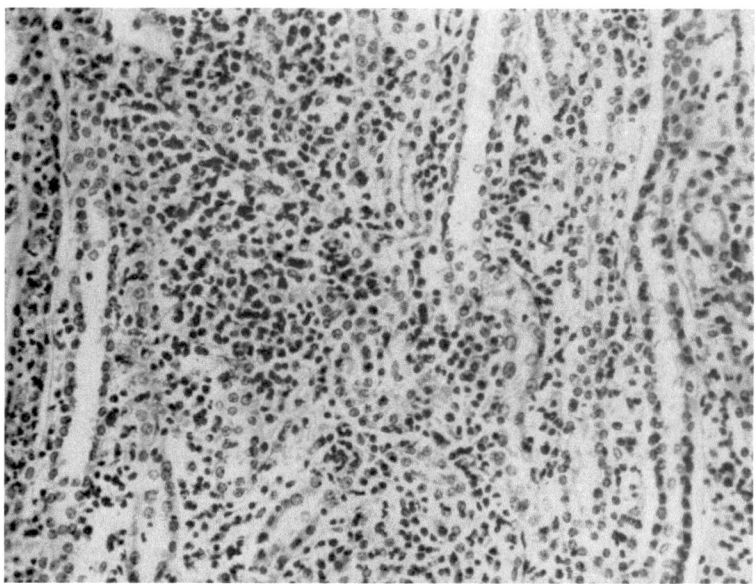

Abb. 341. Scharlachfrühnephritis am 7. Tag: Schwere lympho-plasmocytäre Infiltration des Stroma
mit Kompression der Tubuli und der Capillaren. Vergr. 200mal, HE

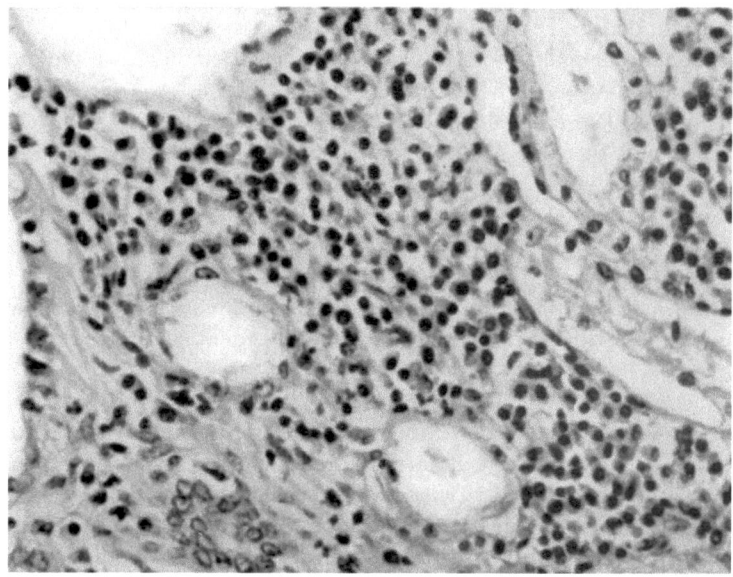

Abb. 342. Typisches Infiltrat bei hämatogener akuter interstitieller Nephritis: Lymphocyten, Histiocyten und Plasmazellen; keine Bindegewebsproliferation, keine Capillarsprosse, segmentherige Leukocyten fehlen ebenfalls. Vergr. 380mal, HE

a.i.N. beobachteten wir im Gefolge von Salmonelleninfekten, wobei möglicherweise
der massive Salz- und Wasserverlust bei Diarrhoe als Co-Faktor gewirkt hat (s. a.

BRUN 1952). Im gesamten tritt die celluläre Form vorwiegend bei Streptokokken-infekten in Erscheinung, jedoch lassen sich Streptokokken selbst nur selten in der Niere nachweisen. Es scheint sich somit um eine vorwiegend toxisch bedingte Er-krankung zu handeln. Im Unterschied zu den Noxen, welche zum serösen inter-

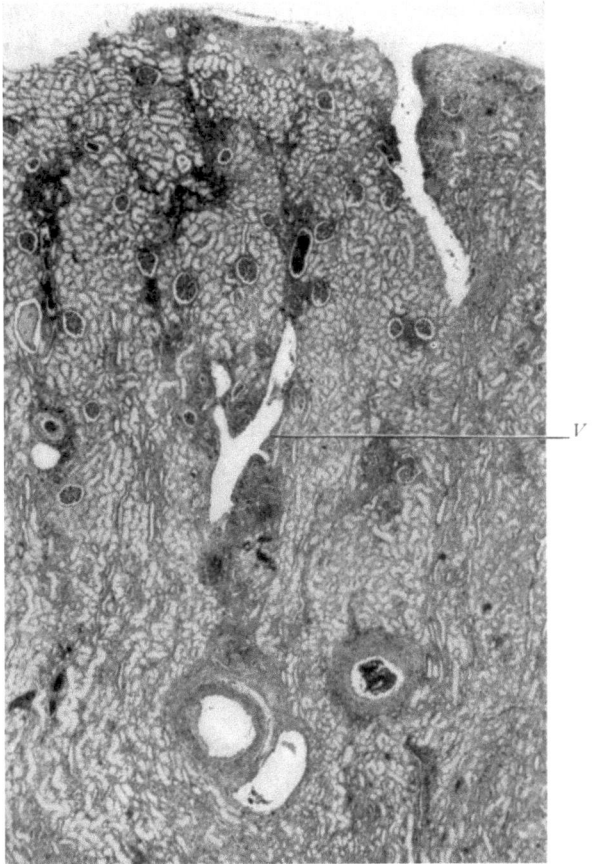

Abb. 343. Herdförmige nichteitrige interstitielle Nephritis bei Lues II. 55jährige Frau (SN 1598/49), cellulär-perivasculärer Typ. Die Infiltrate liegen vor allem um die Gefäße angeordnet. Rindenvene stark erweitert (V). Vergr. 20mal, HE

tubulären Typ führen, tritt hier die Capillarschädigung zugunsten der Entzün-dungsanregung in den Hintergrund. Auch scheint die Noxe weniger diffus als vor-wiegend perivasculär anzugreifen.

3. Die akute interstitielle Begleit- oder Perifokalnephritis

Es handelt sich um kleine, nichtgranulomatöse lympho-plasmocytäre Infiltrate in der direkten Umgebung anderweitiger Nierenprozesse [Tuberkulose (Abb. 461, S. 505), Glomerulitis, Nierentumoren usw.]. Diese Form ist außerordentlich häufig, klinisch jedoch nicht von Bedeutung. Nur bei ganz schweren tubulären Prozessen ist die Entscheidung schwierig, ob diese letzteren primär und die i.N. als Begleit-erscheinung zu werten sei oder ob es sich um eine primäre i.N. mit sekundärer Tubulusläsion handelt.

4. Sonderformen der akuten interstitiellen Nephritis

1. *Die a.i.N. bei Neugeborenen und jungen Säuglingen:* Bei Kindern dieser Altersstufe findet man anläßlich der Sektion nicht selten mehr oder weniger ausgedehnte interstitielle Niereninfiltrate (Abb. 344a). Diese sind an die Gefäße, insbesondere an die Vasa arcuatae angelehnt und erinnern in ihrer ganzen Verteilung an eine i.N. Bei stärkerer Vergrößerung bestehen sie jedoch aus typischen Blutbildungsherden mit Erythroblasten, Myelocyten usw. (Abb. 344b). Erst nach dem 3. Lebensmonat treten Plasmazellen in größerer Menge in Erscheinung. Besonders bei Lues congenita, jedoch auch bei anderen Infekten außerhalb der Niere lassen sich derartige Infiltrate nachweisen (BLOCH 1920, Lit. ZOLLINGER 1945); besonders häufig sind sie beim Morbus haemolyticus neonatorum (ZOLLINGER 1946, 1957).

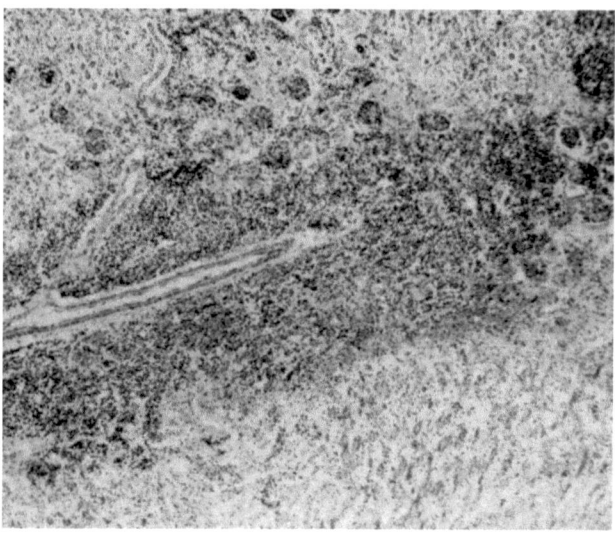

Abb. 344a. Perivasculärer Blutbildungsherd in der Niere eines jungen Säuglings bei Morbus hämolyticus neonatorum. Der Herd ist als frühjuveniles Analogon zur lympho-plasmocytären Entzündung zu betrachten. Vergr. 50mal, HE

Da sie bezüglich ihrer Ursache, ihrer Verteilung und ihrer Pathogenese anscheinend identisch sind mit den lympho-plasmocytären Infiltraten des Erwachsenen, ist anzunehmen, daß sie ihre Entstehung denselben Faktoren verdanken. Weil jedoch beim Feten sowie beim jungen Säugling die Potenzen der Adventitiazellen sehr viel größer sind als beim Erwachsenen, entwickeln sich anstelle der lympho-plasmocytären Herde entweder richtige Blutbildungsherde oder — beim älteren Säugling — sog. Mischinfiltrate (ZOLLINGER 1945). Diese Blutbildungsherde im Niereninterstitium sind somit, ebenso wie die Mischinfiltrate, als fetales bzw. frühpostnatales Analogon zu den lympho-plasmocytären Infiltraten des Erwachsenen zu betrachten. Eine klinische Bedeutung kommt ihnen nach unseren Erfahrungen nicht zu.

2. *Die eosinophile a.i.N.:* Hierbei überwiegen die eosinophilen Zellen, welche ja bei der banalen i.N. fast stets in einzelnen Exemplaren nachgewiesen werden, bei weitem.

Wir haben vier derartige Fälle beobachtet: Bei einem 3½jährigen Knaben und einem 83jährigen Mann, welche beide eine schwere Ascaridiasis aufwiesen; beim Knaben konnten analoge eosinophile Infiltrate auch in Leber und Lungen gefunden werden. Ferner fanden wir diese Form bei einem 76jährigen Mann mit Dermatitis herpetiformis *Duhring*, bei welchem auch in zahlreichen Organen eine eosinophile Entzündung bestand. Bei einer 64jährigen Frau (SN 11/65) fanden wir eine subakute eosinophile Nephritis, Hepatitis und Myokarditis ohne Ursache.

Über eine analoge Beobachtung bei Anticoagulans-Überempfindlichkeit berichten RAPIN et al. 1964 (Lit.). Nach diesen Befunden darf angenommen werden, daß eine an an sich banale i.N. unter dem Einfluß bestimmter sensibilisierender Faktoren „ihre Farbe wechseln", d. h. den Zelltyp ändern und sich entsprechend der allgemeinen Situation im Gesamtkörper vorwiegend durch eosinophile Leuko-

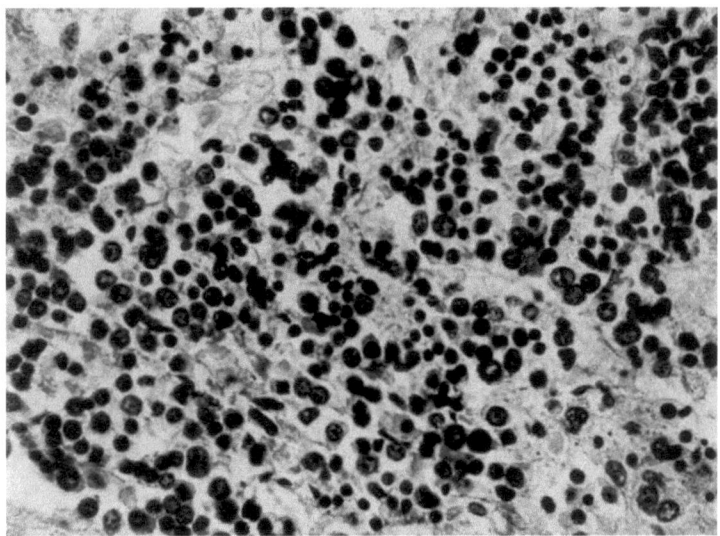

Abb. 344 b. Stärkere Vergrößerung von Abb. 344 a zeigt, daß massenhaft Erythroblasten und auch Zellen der weißen Reihe an der Bildung dieser Infiltrate beteiligt sind. Vergr. 350mal, HE

cyten äußern kann. Ein ganz analoges Verhalten konnten wir ja auch bei der Pyelonephritis nachweisen (s. S. 458).

Die a.i.N. bei Hämolyse und Myolyse (Chromoproteinniere) behandeln wir im Anhang (s. S. 405).

Ganz allgemein wird angenommen, daß nach a.i.N. eine völlige *Restitution* erfolgt. In einigen Fällen konnte dies auch eindeutig festgestellt werden (CALLAHAN et al. 1962), und wir glauben, daß dies auch in der Mehrzahl der Fälle zutreffe. Bei einzelnen Beobachtungen jedoch wurde ebenso eindeutig ein Übergang in eine chronische sklerosierende Nierenveränderung beobachtet (s. S. 416). Ferner ergaben Nachuntersuchungen 1 Jahr nach schweren Verbrennungen, welche ja häufig mit einer i.N. einhergehen, praktisch bei allen Patienten noch eine leichte Hyposthenurie (HASSELBACHER 1961), so daß ein geringgradiger Dauerschaden in vielen Fällen angenommen werden muß.

5. Die Differentialdiagnose der akuten interstitiellen Nephritis

Der sektorförmige Charakter der Pyelonephritis ist das beste Unterscheidungsmerkmal gegenüber sowohl der cellulär-perivasculären als auch der serösen i.N.
(PUTSCHAR 1934, KIMMELSTIEL 1938, FAHR 1944, MELNICK 1947). Ferner ist die
Bevorzugung der äußersten subkapsulären Rindenpartie bei Pyelonephritis ein
brauchbares Unterscheidungsmerkmal von der mehr die Mark-Rindengrenze be-
vorzugenden i.N. Sehr wichtig, besonders in mikroskopischer Hinsicht, ist der
granulomatöse und oft eitrige Charakter der Pyelonephritis, während derartige
Prozesse definitionsgemäß bei der i.N. nicht angetroffen werden (vgl. Abb. 364,
S. 424).

6. Ursachen und Pathogenese der akuten interstitiellen Nephritis

Seit Ende des letzten Jahrhunderts ist bekannt, daß vor allem nach Scharlach,
dann aber auch nach Diphtherie, Typhus usw. sich häufig interstitielle Nephritiden
nachweisen lassen (ältere Lit. ZOLLINGER 1945). Die Scharlachfrühnephritis ist
geradezu der Prototyp der cellulär-perivasculären Form der a.i.N. und zugleich
ein klassisches Beispiel für eine akute Entzündung, welche praktisch keine polynucleären Leukocyten aufweist. Auch ubiquitäre unspezifische Entzündungsprozesse, insbesondere Streptokokkenanginen usw. haben wir häufig als Ursache einer
a.i.N. nachweisen können (s. oben). Eine herdförmige i.N. wird bei septischen und
pyämischen Prozessen eigentlich fast stets gefunden, wobei auffällt, daß die Ent-
zündungsherde morphologisch identisch sind mit denjenigen, welche in Leber,
Myokard, Nebennierenmark usw. angetroffen werden können. Sie unterscheiden
sich durch das praktisch vollkommene Fehlen von Polynucleären von den eigentlichen pyämischen Herden. Diese Multiplizität der nichteitrigen akuten interstitiellen Organentzündungen bei a.i.N. ist schon lange bekannt (OBERLING 1924,
SCHWARZ 1927, 1928, STROHE 1927, RIVIER 1944, ZOLLINGER 1945, MELNICK 1947,
FRITZSCHE 1949).

So fanden wir unter unseren 109 akuten Fällen der 10000 ausgewerteten Autopsien 31 bei
Endocarditis ulcerosa, Sepsis oder Phlegmonen, wobei auffällig oft eine Agranulocytose festgestellt wurde. Bei einer Phlegmone nach Butazolidin und einer solchen nach Irgapyrin-
injektion wurde ebenfalls eine schwere a.i.N. gefunden, welche zur tödlichen Urämie geführt
hatte. Myokarditiden fanden sich in total 13 Fällen, superinfizierte Lungentuberkulose dreimal, eine nicht-urämische Colitis bzw. Enteritis bestand viermal.

Auch bei nichtseptischen Entzündungsherden im Körper werden interstitielle
Nierenprozesse beobachtet, z. B. bei der lympho-plasmocytären Pneumonie der
Frühgeburten (Pneumocystis carinii; PLIESS 1957, WÖCKEL 1959). Sehr typisch,
ja fast pathognomonisch ist die a.i.N. ferner bei den *Leptospirosen* (Icterus infectiosus Weil, Leptospirosis canicola). Beim Ikterus Weil sind die Nieren in 10 bis
100% beteiligt (KANEKO 1922, STILES et al. 1946).

Drei eigene Beobachtungen (RIPPMANN 1954) zeigten eine schwere serös-intertubuläre i.N.
Die Nieren wogen zwischen 410 und 450 g, alle drei Patienten waren an Lungenödem und
allgemeiner Überwässerung gestorben, eine therapeutische Komplikation, welche früher bei
der i.N., besonders bei der Chromoproteinniere sehr häufig war.

Die interstitielle Entzündung zeigt beim Ikterus Weil am 7. bis 8. Tag exsudativen und am 10. bis 14. Tag vorwiegend cellulären Charakter. Der Capillarschaden spielt bei der Leptospirose sicher beim Zustandekommen der Anurie mit
(AUSTONI und CORÀ 1961), entscheidend ist aber vermutlich doch die interstitielle

Entzündung mit Organschwellung. Bei Leptospirosis canicola wird das nämliche Bild gefunden (MCINTYRE und MONTGOMERY 1942, FREUDIGER 1952, KÖNIG 1957). Diese Erkrankung kann auch den Menschen ergreifen und wiederum dasselbe Bild erzeugen (Lit. ZOLLINGER 1945, WEETCH et al. 1949, LEROY et al. 1952).

Sehr häufig wird die a.i.N. auch im Gefolge von abakteriellen akuten Eiweißzerfallsprozessen gefunden (ZOLLINGER 1945, SPÜHLER 1960, ROYER 1960 u. a.). Wir müssen hier vor allem an die Verbrennung (ZINCK 1940), an die Hämolyse, die Myolyse, zerfallende Tumoren, generalisierte Hautaffektionen usw. erinnern. Ferner gehört die akute hypochlorämische Nierenschädigung, wenigstens teilweise, in diese Gruppe, ebenso die akute Quecksilbervergiftung, beide über den Umweg des Eigeneiweißzerfalles.

Experimentell lassen sich auch in anderen Organen durch Fremdseruminjektionen lympho-plasmocytäre Entzündungen hervorrufen (FRITZSCHE 1949: Myokarditis). Analoge Veränderungen werden beim Menschen spontan bei Eigeneiweißzerfall beobachtet (s. oben). Nach NUNES (1952) muß auch die akute Hepatitis und die Lebercirrhose als Ursache einer a.i.N. in Betracht gezogen werden. Auffällig ist jedenfalls, daß nicht weniger als 43 von unseren 109 Fällen der erwähnten Serie Zeichen für akute Leberinsuffizienz aufgewiesen haben, wobei die Ursache des Leberleidens ganz unterschiedlich gewesen ist. Als toxisch-resorptiv ist die in 21 Fällen beobachtete a.i.N. bei Ileus bzw. Peritonitis zu bezeichnen. Zwei Fälle betrafen Verbrennungen, weitere fünf wurden bei einem Myelom gefunden (s. S. 262), auffällig häufig bestand eine primäre Herzinsuffizienz und sehr oft haben sich die erwähnten Ursachengruppen überschnitten (komplexe Pathogenese). In drei Fällen wurde eine außerordentlich schwere a.i.N. bei einer relativ leichten diffusen Glomerulonephritis gefunden, so daß wir den interstitiellen Prozeß als entscheidend für die funktionelle Insuffizienz ansprechen mußten.

Auch sämtliche Formen der akuten wie der chronischen Nephrose sind regelmäßig von allerdings ganz unterschiedlich ausgedehnten interstitiellen lymphoplasmocytären Herden begleitet (ZOLLINGER 1945). Die i.N. ist dabei entweder eine Simultanerkrankung zur Nephrose, d. h. sie beruht entweder auf der primären Paraproteinämie bzw. Allgemeinstoffwechselstörung, oder sie erscheint als Begleitnephritis bei primärer Glomerulonephrose. Die nephrotischen tubulären Parenchymläsionen als solche rufen dagegen kaum je eine Begleitnephritis hervor, es sei denn, sie äußern sich in tubulären Nekrosen (z. B. akute Quecksilbernephrose).

Eindeutig auf allergischer Basis entstandene interstitielle Nephritiden wurden nach Pockenimpfung beschrieben (GARNUNG et al. 1950, PORGE 1950, LECHAT 1958, BERNHARD et al. 1959, ZOLLINGER 1959); morphologisch zeigt diese Form keine Besonderheiten. Ebenfalls als Überempfindlichkeitsreaktion muß die nach Transplantation auftretende i.N. gedeutet werden (SIMONSEN 1953; s. S. 121).

Schließlich kann sich auch bei akuter Harnstauung ohne Infekt eine i.N. einstellen (ZOLLINGER 1945, THÖLEN 1954), jedoch ist die reine Form außerordentlich selten und sehr wahrscheinlich nur ganz kurzlebig (s. S. 526). Sehr bald schon erfolgt in diesem Fall die hämatogene Kokkeninfektion der Niere, so daß es zu einer Mischerkrankung kommt, welche weder der einen noch der andern Krankheitsgruppe eindeutig zuzuordnen ist (MÜLLER 1912, PUTSCHAR 1934).

Experimentelle Untersuchungen haben im ganzen eine volle Bestätigung der oben angeführten Ursachengruppen bei der Erzeugung der i.N. ergeben (Lit. ZOLLINGER 1945). Außerordentlich wichtig ist dabei die Tatsache, welche jedem Experimentator bekannt sein sollte,
daß fast alle Species der Experimentaltiere schon spontan häufig interstitielle Nephritiden,
meist allerdings nur die Herdform, aufweisen. Da auch Pyelonephritiden häufig beobachtet
werden, stellen diese Spontannierenerkrankungen der Tiere eine große Fehlerquelle dar, wenn
Unerfahrene ihre Versuchsresultate mitteilen.

Experimentell lassen sich nicht nur durch Streptokokken-Allgemeininfekte, sondern auch
durch andere Erreger mit Leichtigkeit interstitielle Herdnephritiden beim Tier erzeugen (Lit.
ZOLLINGER 1945). Dasselbe gilt von den allergisch erzeugten experimentellen i.N. (LONGCOPE
1913 u. a.), wobei als Antigene sowohl artfremde Eiweißkörper als auch Bakterien und ihre
Antigene Anwendung fanden. Ferner kann durch wöchentlich ein- bis zweimalige intravenöse
Injektionen großer Fremdserummengen beim Kaninchen eine interstitielle Nierenentzündung
hervorgerufen werden (Abb. 345; ZOLLINGER 1945, DIAZ et al. 1952), wobei außerordentlich

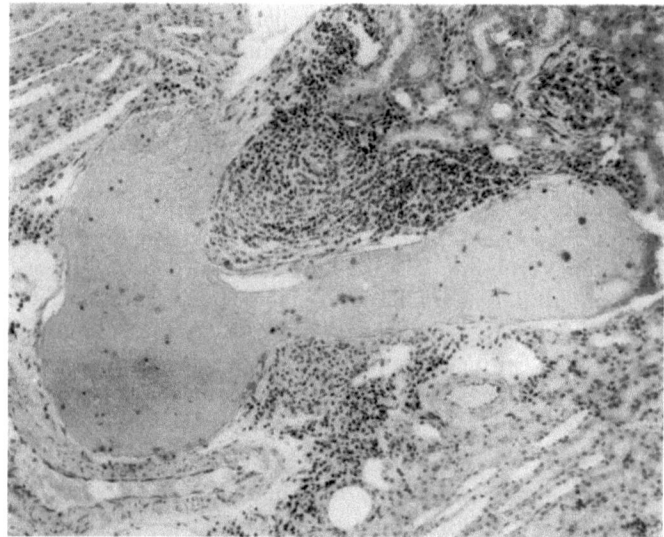

Abb. 345. Herdförmige nichteitrige interstitielle Nephritis beim Kaninchen nach lange dauernder und
oft wiederholter Fremdseruminjektion: Die Infiltrate bilden sich perivenös an der Mark-Rindengrenze
und engen die Gefäße zum Teil etwas ein. Vergr. 70mal, HE

eindrücklich die Bildung der Infiltrate aus den polyvalenten Adventitiazellen (MARCHAND
1879) verfolgt werden kann: Die Adventitiazellen runden sich ab und wandeln sich zum Teil
in Histiocyten bzw. Makrophagen, zum Teil aber in monocytoide Zellen um, welche beim
Altern das Aussehen von Plasmazellen und teilweise von typischen Gewebslymphocyten annehmen (vgl. EHRICH 1956, BRAUNSTEINER 1964). Die Infiltrate der a.i.N. scheinen somit in
loco zu entstehen und nicht durch Auswanderung von Lymphocyten und Plasmazellen aus
dem fließenden Blut (ZOLLINGER 1945, s. jedoch S. 122).

Grundsätzliche morphologische Unterschiede zwischen den interstitiellen Nephritiden,
seien sie nun beim normergischen oder beim sensibilisierten Tier bedingt, können nicht beobachtet werden. Ferner werden auch die begleitenden und meist sehr geringgradigen glome-
rulo-tubulonephrotischen Veränderungen, welche wir oben bei der menschlichen i.N. beschrieben haben, im Tierversuch festgestellt.

Bei der Beurteilung der *Pathogenese* der a.i.N. ist der Tatsache Rechnung zu
tragen, daß eine i.N. durch anscheinend ganz verschiedenartige Primärprozesse
hervorgerufen werden kann. Bei extrem starker Überschwemmung des Körpers
mit denaturierten Eigeneiweißkörpern oder Fremdeiweiß entwickelt sich dabei ein

schweres entzündliches diffuses Ödem des Niereninterstitium, während bei Einwirkung von reichlichen Streptokokkentoxinen (Beispiel: Scharlach) eine ausgedehnte, jedoch perivasculär konzentrierte celluläre Infiltration des Niereninterstitiums mit Lymphocyten und Plasmazellen gefunden wird. Übergänge zwischen
beiden Typen werden sehr häufig beobachtet. Nach der ganzen Sachlage muß
somit angenommen werden, daß toxische Stoffe (nicht unbedingt Toxine im
engeren Sinn des Wortes) auf hämatogenem Weg in die Niere gelangen und diese
schädigen. Die degenerativen Veränderungen der Glomerula und der Tubuli (begleitende Glomerulo-Tubulonephrose) zeigen, daß solche Stoffe durch die Wand der
Glomerulumschlingen hindurchtreten, im Glomerulumfiltrat erscheinen und in den
Tubuli teilweise rückresorbiert werden. Nach unserem heutigen Wissen werden
derartige Stoffe nach Resorption in den Tubuluszellen von diesen an die Capillaren
und an das Interstitium abgegeben, um dann einerseits in den perivasculär verlaufenden Lymphwegen und andererseits nach Eintritt in die peritubulären Capillaren abtransportiert zu werden. Die ödematöse Komponente der i.N. beruht somit
auf zwei Faktoren, von denen der eine einen Schaden des intertubulären Capillarnetzes darstellen dürfte. Während die Capillarläsion im Bereich der besonders intensiv geschädigten und andererseits der Beobachtung äußerst gut zugänglichen
Glomerulumschlingen morphologisch nachgewiesen werden kann, ist dies bei den
intertubulären Capillaren in der Regel nicht der Fall. Auch bei anderen derartigen
Veränderungen (Dysorie nach SCHÜRMANN und MCMAHON 1933) können meist
morphologische Veränderungen mit unseren Methoden nicht sichtbar gemacht
werden. Bekannt ist ferner, daß solche Membranschäden besonders beim Zusammentreffen von zwei verschiedenen membranotropen Noxen auftreten (Zweifaktorentheorie ZOLLINGER 1945). Besonders häufig stellt der Ikterus bzw. die Leberschädigung die eine Noxe dar (s. VAGUE 1935), auch Medikamente usw. kommen
in Betracht.

Als zweite Ursache für das Zustandekommen des interstitiellen Ödems müssen
Beeinträchtigungen des Lymphabflusses in Erwägung gezogen werden (FUCHS und
POPPER 1938, KAISERLING und SOOSTMEYER 1939, BABICS und RÉNYI-VÀMOS
1957). Tatsächlich lassen ja die vorwiegend perivasculär gelagerten lymphoplasmocytären Infiltrate eine solche Beziehung zu den Lymphgefäßen vermuten
(RIBBERT 1916). Diese Infiltrate komprimieren die ganz zartwandigen Lymphgefäße zweifellos. Pathogenetisch dürften diese Infiltrate auf einem vorwiegend
lymphogenen Abtransport der Bakterientoxine beruhen, wobei diese letzteren zur
Proliferation der pluripotenten Adventitiazellen Anlaß geben (Abb. 345 a). Ob durch
die Lymphgefäße die interstitiell-entzündlichen Infiltrate „aufgesogen" werden
(FRESEN 1943), scheint fraglich. Bei der Proteinvergiftung ist die proliferative
Komponente geringgradiger, während diejenige der Capillarschädigung im Vordergrund steht.

Einzelne Autoren betrachten die a.i.N. ganz allgemein als allergischen Vorgang
(KIMMELSTIEL 1938, MALLORY und KEEFER 1941, BELL 1946, MELNICK 1947,
RICH 1963). Die Zunahme der i.N. im Autopsiegut wird als Ausdruck der heute
häufigeren allergischen Reaktionen auf Medikamente insbesondere Sulfonamide
gedeutet (BAKKEN 1947). Vermutlich gehören die meisten der akuten Niereninsuffizienzen bei Allergie auf Butazolidin (BOLTON und BARRIE 1955, STREICHER
1964) hierher. Die Anhänger dieser Theorie (AHLSTRÖM 1936, KIMMELSTIEL 1938,

MELNICK 1947, DIAZ et al. 1952a, BAKER und WILLIAMS 1963) erblicken in den Infiltraten die Folge der Antigen-Antikörper*reaktion* („allergische Infiltrate"). Das sehr frühe Auftreten der Scharlachfrühnephritis, welche am 7. Tag schon voll entwickelt ist, spricht unseres Erachtens gegen diese Ansicht. In eigenen Versuchen ist es uns auf dem Wege der Allergie nicht gelungen, eine derartige allergische Entzündung beim Tier hervorzurufen (s. a. MOELLER 1952). Die lokal entstehenden Infiltrate sind somit als Ausdruck einer lokalen Antikörper*bildung* anzusprechen (EPSTEIN 1942, HEILMEYER 1942, ZOLLINGER 1964). Immerhin ist doch festzuhalten, daß die entzündlichen Infiltrate bei experimenteller wie empirischer Antigen-Antikörperreaktion grundsätzlich von den auf normergischer Basis entstehen-

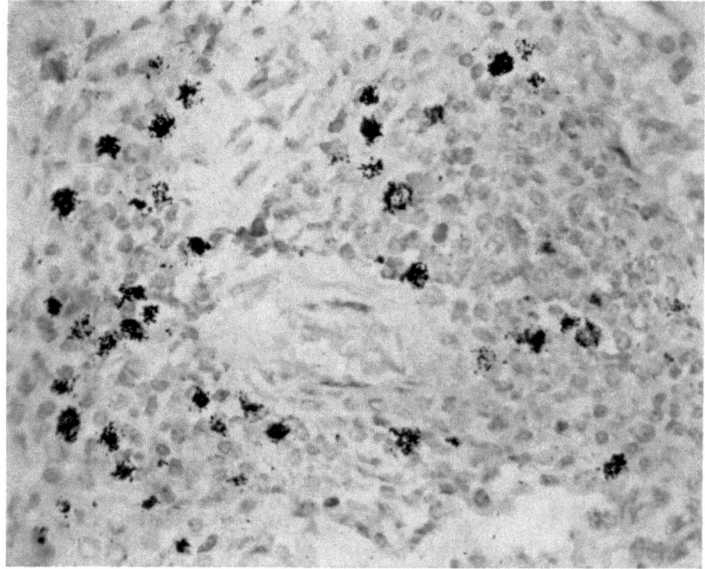

Abb. 345a. Mit ³H-Thymidin markierte proliferierende periadventitielle Zellen in der Niere bei interstitieller Nephritis der Maus nach Polyoma-Virusinjektion kurz nach der Geburt. Die Markierung beweist, daß zumindest ein Großteil der Zellen bei interstitieller Nephritis in loco entsteht. Nachfärbung mit Hämatoxylin. Nach NOLTENIUS et al. 1965

den nicht getrennt werden können. Im Einzelfall kann somit eine Antigen-Antikörperreaktion einer i.N. wohl zugrunde liegen (s. S. 121), in der überwiegenden Mehrzahl der Fälle haben wir jedoch für diese Annahme keine Grundlage.

Anhang: Die Chromoproteinniere (Hämolyse, Myolyse)[1]

Die Pathogenese und damit auch die nosologische Stellung der Nierenveränderung nach massiver Hämolyse bzw. Myolyse stellt einen der größten Zankäpfel in der Nierenpathologie dar. Es handelt sich dabei fraglos um eine polygenetische, d. h. auf mehreren Faktoren beruhende Nierenveränderung, welche je nach Einstellung des Autors bei den akuten Nephrosen, den Kreislaufstörungen (sog. Schockniere) oder den interstitiellen Entzündungen eingereiht wird. Aus den in den vorhergehenden Kapiteln dargelegten Gründen betrachten wir die Hämo- und

---

[1] Lit. BRUN 1952, ZOLLINGER 1952, WAUGH 1953, GROLLMANN 1954.

Myolyseniere als Sonderform der a.i.N., *wobei der akute interstitielle Prozeß die Hauptursache der klinisch im Vordergrund stehenden, entscheidenden Daueranurie darstellt.*

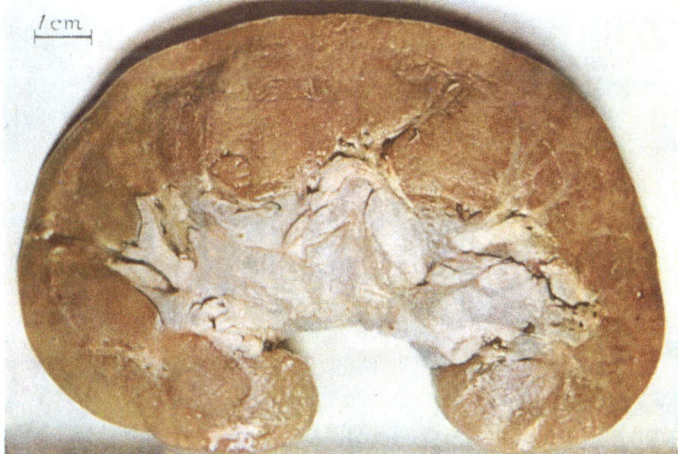

Abb. 346. Typische Chromoproteinniere, 9 Tage nach Fehltransfusion: Die Nierenenden scheinen eingerollt zu sein. Die Niere ist vergrößert, die Zeichnung verwischt, die Schnittfläche bräunlich verfärbt

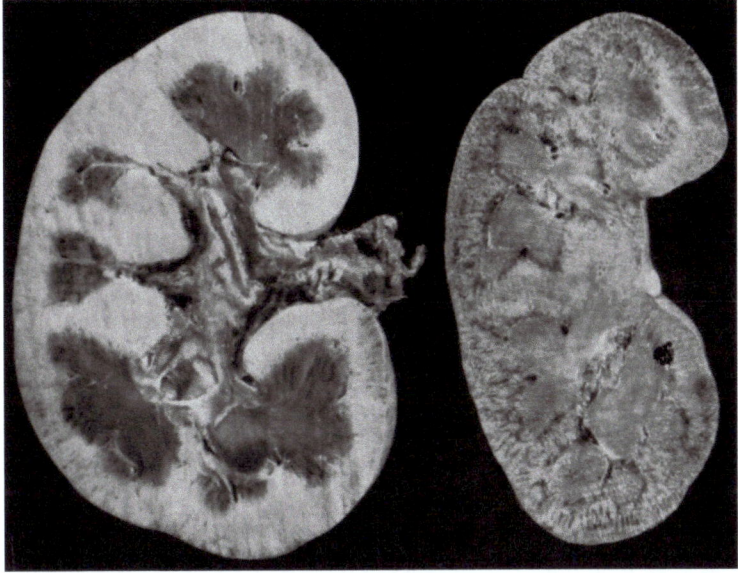

Abb. 347. Nierenveränderung bei Chromoproteinurie: Schwere Anämie von Rinde und Columnae Bertini. Deutliche Stauung im Bereich der Papillen. Die Niere ist vor allem verbreitert und allgemein geschwollen. 11 Tage nach Muskelcrush. Rechts = normale Vergleichsniere

Makroskopisch entspricht die Hämo- bzw. Myolyseniere dem Bild der a.i.N. mit dem einen Unterschied, daß das Parenchym oberflächlich und auf Schnitt gelblichbraun bis tief schokoladebraun gefärbt ist (Abb. 346). Sehr typisch ist auch die Organvergrößerung (Abb. 347), wobei eine ziemlich gute Übereinstimmung zwischen dem Grad der Nierenschwellung einerseits und der Niereninsuffizienz andererseits besteht, jedoch ist diese Beziehung nicht eine absolute (Abb. 348).

Da der Beginn der Erkrankung bei der Chromoproteinniere oft zeitlich genau erfaßbar ist, kann festgestellt werden, daß auch die für die a.i.N. typische Organ-

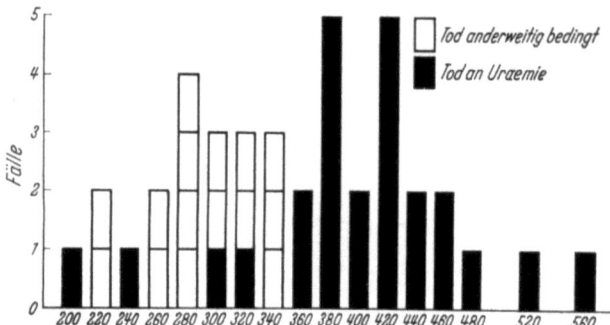

Abb. 348. Verteilung von 43 Chromoproteinnieren auf die verschiedenen Gewichtsklassen

vergrößerung am 2. bis 4. Tag beginnt und zwischen dem 7. und 9. Tag maximal ist (Abb. 349). Die Papillen sind meist ausgesprochen dunkel (Abb. 347), braunrot, gelegentlich sind einzelne schmutziggrünlich.

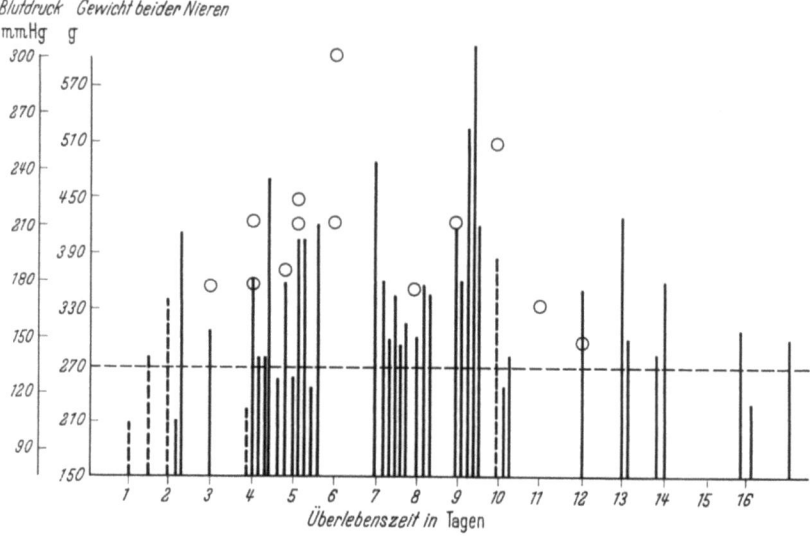

Abb. 349. Die Beziehung zwischen Überlebensdauer und Gewicht beider Nieren, dargestellt an 43 Autopsiefällen. Die Länge der Einzelstriche gibt das Nierengewicht, ihr Basalpunkt auf der Abszisse die Überlebensdauer an. Gestrichelte Linien = nichturämischer Tod. Alle übrigen sind an, bzw. mit schwerer Urämie gestorben. Deutlicher kurvenmäßiger Verlauf der Nierengewichte mit Maximum zwischen 7. und 9. Tag. Die Kreise entsprechen der Höhe des systolischen Blutdruckes der einzelnen Fälle. Die Blutdruckkurve verläuft derjenigen des Nierengewichtes ungefähr parallel (ZOLLINGER 1952)

Im *mikroskopischen* Bild sind die Veränderungen ebenfalls identisch mit denjenigen bei a.i.N. (serös-intertubulärer Typ; Abb. 350a; FAHR 1944, BRUN 1954, GLOOR 1957). Dazu kommen jedoch zahlreiche braunrot gefärbte, teils granuläre, teils mehr bandartige Cylinder, vor allem in den distalen Tubuli (Abb. 352) und besonders auch den Sammelröhren (Abb. 351). Der wenig Erfahrene spricht diese, wenn sie granulär sind, als Erythrocytencylinder an, doch zeigt eine genauere Analyse, daß die Granula wesentlich kleiner als Erythrocyten und in Form und Größe unregelmäßig sind. Granuläre Hämoglobinspeicherung wird in den Hauptstücken nur selten, in den übrigen Abschnitten überhaupt nie angetroffen. Sehr auffällig ist ferner das fast völlige Fehlen von Eisenpigmentspeicherung (s. a. OLIVER 1959), welches Symptom für eine funktionelle Epithelinsuffizienz typisch ist, da doch reichlich Eisenpigment bzw. Hämoglobin aus dem Lumen angeboten wird. Dagegen sind die nekrobiotischen Prozesse im Bereich der distalen

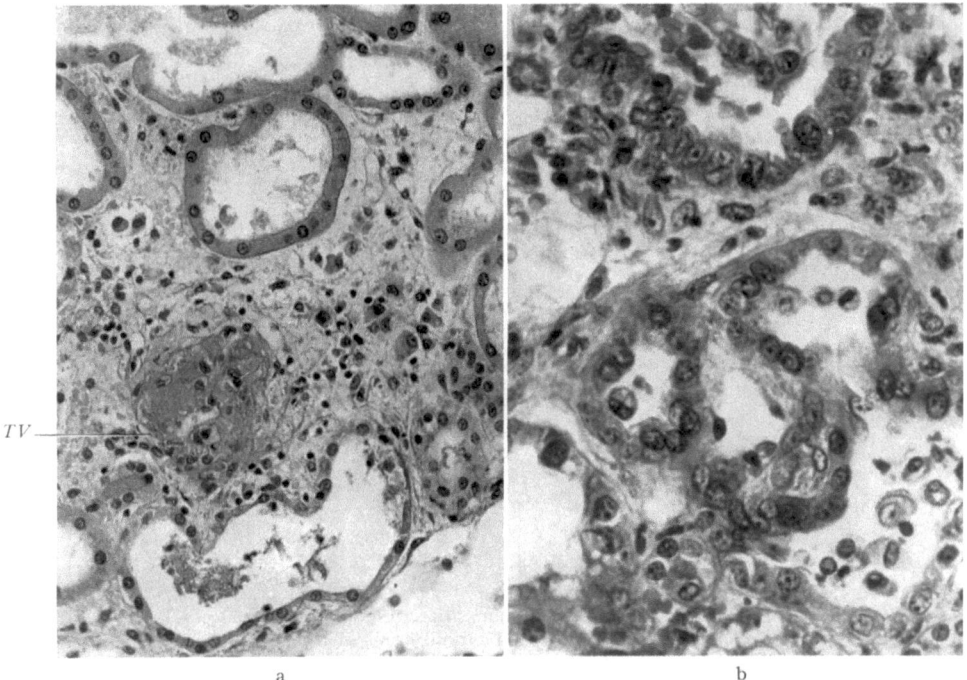

TV

a   b

Abb. 350a—b. a Starke Epithelabflachung und Lumenausweitung der Hauptstücke bei akuter Chromoproteinniere (Schwarzwasserfieber). Bildung eines tubulovenösen Aneurysma (*TV*). Interstitium ödematös, mit lockeren lympho-plasmo-histiocytären Infiltraten. Vergr. 250mal, HE. b Regeneratorische Proliferation des Mittelstückepithels nach akuter Chromoproteinniere vor 9 Tagen. Deutliche lympho-plasmo-histiocytäre Infiltrate im Stroma. Vergr. 650mal, HE

Hauptstücke und der Henleschen Schleifen doch wesentlich ausgesprochener als bei der banalen a.i.N. (BAKER und DAWES 1964); als schwer sind die Veränderungen jedoch unter keinen Umständen zu bezeichnen. In den späteren Phasen findet man regenerative Knospenbildung im Epithel dieser Abschnitte sowie der Sammelröhren, mit Mitosen usw. (Abb. 350b; ALLEN 1951, ZOLLINGER 1952). Die oben erwähnten tubulovenösen Anastomosen (Abb. 350a), bedingt durch entzündliche Zerstörung von Venen und Tubuluswänden, sind wesentlich häufiger als bei der banalen i.N., jedoch keineswegs gesetzmäßig. Eine weitere tubuläre Veränderung, die sehr häufig angetroffen wird, aber nur indirekt mit der Grundkrankheit zusammenhängt (Therapie!), ist die feinvacuoläre Speicherung, die wir als Zuckerspeicherniere bezeichnen (s. S. 267). Ferner kann als Ausdruck einer vorübergehenden Hypokaliämie recht häufig eine grobvacuoläre Veränderung der Hauptstücke angetroffen werden (s. S. 195; MIROUZE und PAGES 1961, MIROUZE et al. 1960, 1961), sonst aber ist das Hauptstückepithel ausgesprochen wenig verändert (s. a. RICHET et al. 1956). Dies zeigt, daß zirkulatorische Störungen allein sicher nicht für das Krankheitsbild verantwortlich gemacht werden können (s. unten). Eine Einstülpung des obersten Hauptstückepithels in das Glomerulum (WAUGH et al. 1964) wird vereinzelt beobachtet.

In den Tubuli lassen sich ferner bei genauem Durchmustern, besonders im doppelbrechenden Licht, praktisch in allen Fällen Calciumoxalatkristalle nachweisen, vor allem in den Mittelstücken (Abb. 352). Sie werden von den Autoren verschiedentlich als Harnsäure (MIROUZE et al. 1961) bzw. als Eiweißkristalle (ROSEMANN 1960) fehlgedeutet (s. S. 300).

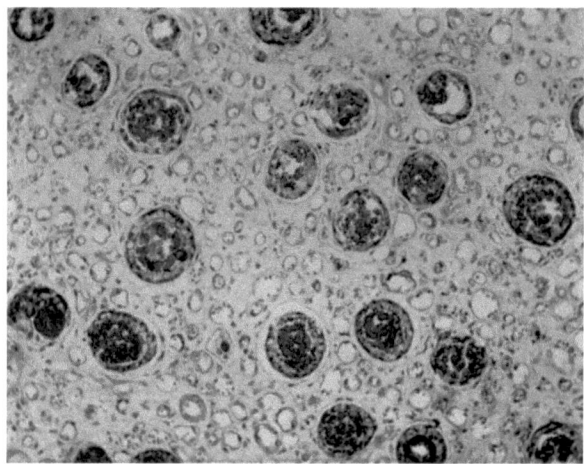

Abb. 351. Typische Chromoproteinniere: Die Sammelröhren sind durch krümelige, schollige Chromoproteincylinder ausgefüllt, welche häufig ringförmig sind. Vergr. 100mal, HE

Die interstitielle Entzündung zeigt vorwiegend den serös-intertubulären Typ; sie ist zwischen dem 7. und 9. bis 12. Tag maximal ausgebildet (ZOLLINGER 1952), wie dies auch an einer größeren Untersuchungsserie nach dem Erdbeben in Agadir festgestellt wurde (MIROUZE et al. 1960, 1961). In dieser Zeitspanne ist auch die Nierenschwellung makroskopisch am stärksten und die temporäre Hypertonie am deutlichsten (Abb. 349, 354).

Vereinzelte Autoren vertreten allerdings die Ansicht, es handle sich um eine rein sekundäre Entzündung, bedingt durch die primäre Tubulusläsion (RANDERATH 1955, FINCKH et al. 1962), jedoch kann der Tubulusapparat auch bei sehr schwer ausgebildeter i.N. fast unverändert sein.

Pathogenetisch sehr viel wichtiger ist aber das ausgesprochene Ödem des Interstitium, welches schon am 3. bis 4. Tag beginnt und am 10. Tag maximal ausgebildet ist (ZOLLINGER 1952, RICHET et al. 1956, NEZELOF 1961). Die Capillaren der Papillen sind in der Regel sehr stark gedehnt und blutgefüllt, während sie in der Mark-Rindengrenze fast völlig kollabiert bzw. komprimiert sind. Gelegentlich findet man in den Markcapillaren „hämotopoetische" Herde (Abb. 353; Finckh et al. 1962, Schoenemann 1962, Schoenemann und Bienengräber 1962, Baker

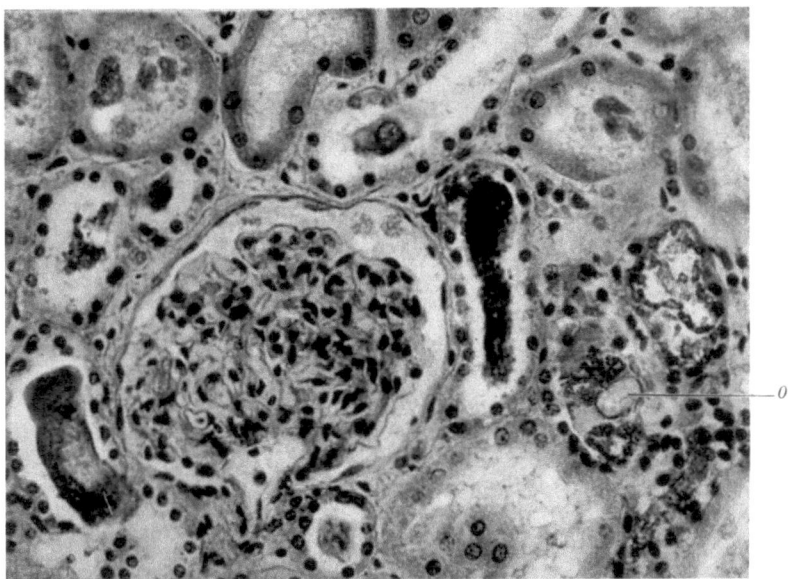

Abb. 352. Nierenrinde bei akuter Chromoproteinniere: Chromoproteincylinder in den Mittelstücken, in den Hauptstücken feinfädige Chromoproteinmassen, in einem Mittelstück ein Calciumoxalatkristall (O). Das Glomerulum ist blutarm. Entzündliche Infiltrate in der Rinde fehlen. Vergr. 350mal, HE

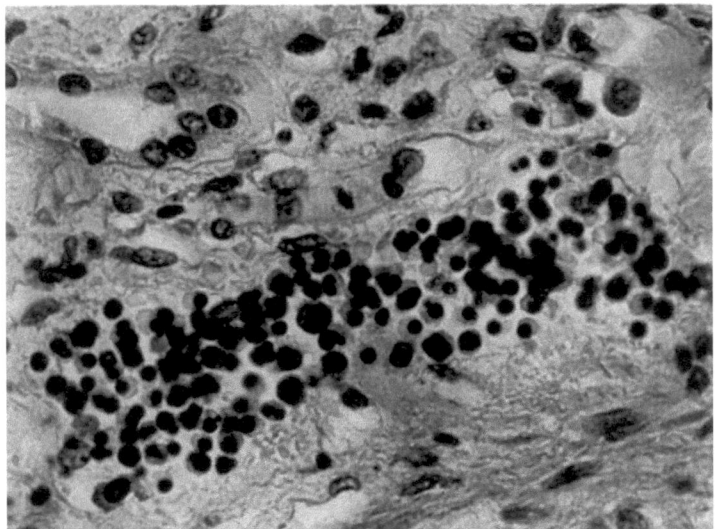

Abb. 353. Massenhaft Erythroblasten und vereinzelte undifferenzierte reticuläre Elemente in Markcapillare bei Chromoproteinniere. Vergr. 450mal, HE

und Dawes 1964), wie sie beim Kaninchen durch intravenöse Dextrangabe mit folgender Blutviscositatssteigerung experimentell erzeugt werden konnen (Baker 1962). Sie werden als postmortales Phänomen (Sheehan und Davis 1960), als intravasale Hämatopoese bei Stase des Blutes (BULL und DIBLE 1953) oder als kollapsbedingte Einschwemmung jugendlicher Blutzellen aus dem Knochenmark (REMMELE et al. 1964) gedeutet.

In den Fällen mit grünlichschmutzig erscheinenden Papillen ist eine beginnende Nekrose deutlich erkennbar, wobei eine wesentliche leukocytär-entzündliche Komponente, also ein Anzeichen für einen Infekt, nicht nachzuweisen ist. Da auch primäre Gefäßveränderungen fehlen, scheint es sich somit um den vasokompressiven Typ der Papillennekrosen zu handeln (s. S. 172).

Die erwähnten interstitiellen Veränderungen sind, soweit wir wissen, auch die am längsten andauernden histologischen Symptome der Chromoproteinniere. Die Fasern werden schließlich mehr und mehr verdickt (sklerosiert) und es kann schließlich zum klassischen Bild der echten chronischen i. N. kommen (ZOLLINGER 1952, MIROUZE und PAGES 1961, NEZELOF 1961; s. unten)

Die *Nomenklatur* dieser Nierenveränderungen hat enorme Schwierigkeiten bereitet (Lit. ZOLLINGER 1952). LUCKÉ (1946) sprach von einer „lower nephron nephrosis", womit er die gelegentlich beobachteten nekrotischen Veränderungen der „distalen Tubuli" in den Vordergrund stellte. In der Zwischenzeit konnte aber von zahllosen Autoren festgestellt werden, daß die tubuläre Läsion weder rein die distalen (lower) Nephronabschnitte betrifft, noch an sich im Vordergrund steht. Andere sprachen von einer akuten tubulären Nephrose (BULL und DIBLE 1953) oder von tubulo-interstitieller Nephritis (ALLEN 1951, BRUN 1952, RAASCHOU 1954, RICHET et al. 1956). Eine große Gruppe von Autoren bezeichnet die Veränderung als Schockniere

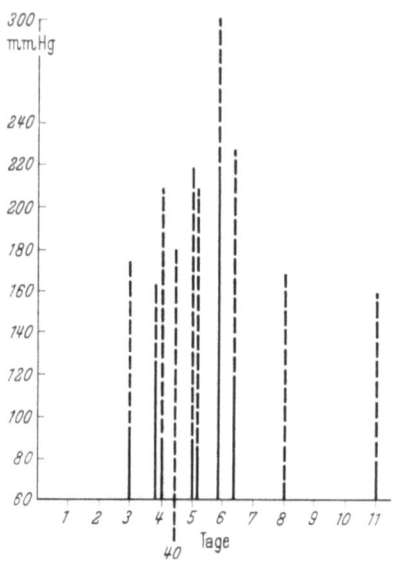

Abb. 354. Systolische (gestrichelt) und diastolische (ausgezogen) Blutdruckwerte bei einigen Fällen von akuter Chromoproteinurie in Beziehung zum Meßtag (Abszisse) gebracht (ZOLLINGER 1952)

(REUBI 1954, 1959 u. a.), was uns aber auch nicht angepaßt erscheint, da doch recht häufig ein primärer Schock nicht festzustellen ist (ZOLLINGER 1952, BROST 1956 u. a.). Zur Vereinfachung haben wir vorgeschlagen, diese Form der Nierenalteration als Chromoproteinniere zu bezeichnen, da die gefärbten Eiweißcylinder das histologische Leitsymptom darstellen, wobei sich jedoch histologisch nicht entscheiden läßt, ob es sich um Myoglobin oder Hämoglobin handelt, so daß wir einen nicht präjudizierenden Ausdruck wählen mußten.

Wenn auch die Ansichten der verschiedenen Autoren über die Bedeutung des interstitiellen entzündlichen Ödems bei der Chromoproteinniere weit auseinander gehen, so sind sich doch die meisten Untersucher darüber einig, daß das interstitielle Ödem ein fast konstantes Symptom ist (ALLEN 1962, ZOLLINGER 1952 Lit., BRUN und RAASCHOU 1958). Ganz vereinzelt haben auch wir ein Fehlen dieser Veränderung festgestellt, jedoch handelt es sich dabei stets um ausgesprochene Frühfälle (1. bis 4. Tag).

In ursächlicher Beziehung[1] kommen sämtliche Faktoren in Betracht, welche zu akuter Hämo- bzw. Myolyse führen, also vor allem Gruppenfehler bei Transfusionen, Schädigungen durch Konservenblut, Sensibilisierung durch vorangehende Transfusionen, Resorption von destilliertem Wasser bei endourethraler Prostatektomie (SWINNEY und TOMLINSON 1952), dann geburtshilfliche Krankheitsbilder wie vorzeitige Placentarlösung, retroplacentares Hämatom, Eklampsie usw. (CANNELL et al. 1953, BULL et al. 1955, RUSSELL et al. 1955, SCHREINER und BERMAN 1955, KÄSER 1956, RICHET et al. 1956). Die erhöhte Empfindlichkeit gegenüber Chinin in der Gravidität ist bekannt; es kann sich ein typisches Schwarzwasserfieber einstellen, wie bei behandelter Malaria (BROST 1956). Weiter kommen Schlangengifte (AMORIM und MELLO 1954), Pilzvergiftung (PONFICK 1882), Kaliumchloratvergiftung (LEHNERT 1912) und viele andere exogene Noxen in Frage. Auch bei Verbrennung wird Hämolyse, möglicherweise kombiniert mit Myolyse beobachtet (ALLGÖWER und SIEGRIST 1957). Die Infektion mit Clostridium welchii scheint auch bei Aborten eine wesentliche Rolle bei der Auslösung der Hämolyse zu spielen, während die Bedeutung der oft beobachteten Coagulationsinsuffizienz nicht ganz abgeklärt ist (s. a. RICHET et al. 1956). In der Gruppe der Myolysen (s. STICH 1957/8) ist vor allem die Druckischämie durch Muskelquetschung (crush) zu erwähnen, welche der Affektion in der Nomenklatur vieler Autoren ihren Stempel aufdrückt. Ferner finden wir analoge Muskelschäden bei arterieller Femoralisembolie mit erhaltenem venösen Rückstrom (meist nicht tödlich), dann ganz typisch nach Durchtritt von hochgespanntem elektrischen Strom (Wärmecoagulation der Muskulatur), nach CO-Intoxikation mit schwerem Kreislaufkollaps kombiniert mit Druckischämie der Muskulatur bei abnormer Lage der Verunfallten (HEDINGER 1948, LOUGHRIDGE et al. 1958, BURCK und PORTWICH 1964), ferner chemische Myolysen (Haffkrankheit), Marschmyoglobinämie usw.

Von 43 Fällen waren acht auf wahrscheinliche, aber ätiologisch nicht mehr genau eruierbare Transfusionszwischenfälle zurückzuführen, zwei auf eindeutige Transfusionsfehler, drei wiesen sehr ausgedehnte subcutane und intramuskuläre Hämatome auf, bei zwei handelte es sich um Seifenwasseraborte, einmal Eklampsie, einmal Verbrennung, dreimal endourethrale Prostatektomie; sechs Fälle wiesen eine schwere primäre Leberaffektion auf und hatten nachträglich korrekte Transfusionen erhalten und schließlich fanden sich zwei Fälle von massiver Femoralarterienembolie, welche vermutlich zu Myoglobinurie geführt hatten (ohne Urämie); vier Beobachtungen betrafen Blutkrankheiten: Tödliche nächtliche Hämoglobinurie Marchiafava (SN 557/61), Kältehämolyse Symmers-Brill (SN 398/60), akute Myeloblastenleukämie, chronische hämolytische Anämie bei einem 9 Monate alten Mädchen (SN 723/58). Eine chronische Form mit Sklerosierung des Interstitium, aber ohne Gewebszerstörung, also eine echte chronisch i.N., fand sich zweimal: Bei dem oben erwähnten Fall von hämolytischer Anämie bei 9 Monate altem Mädchen und bei einem 60jährigen Mann $2^{1}/_{2}$ Monate nach typischem Muskelcrush (SN 43/59). Vollkommen unklar war die Ursache der Chromoproteinurie in nicht weniger als neun Fällen, wie wir dies schon in einer früheren Serie feststellen mußten (ZOLLINGER 1952).

Die Häufigkeit der Chromoproteinniere zeigt in unserem Beobachtungsgut einen deutlichen Anstieg bis zum Jahre 1948 und darauf einen allmählichen Abfall. In den letzten 10 Jahren fanden wir unter 10 000 Sektionen total 48 Fälle mit schwerer Chromoproteinniere, wobei Fälle mit einzelnen Chromoproteincylindern nicht eingeschlossen wurden. Bei 13 Fällen handelte es sich um einen Zufalls-

---

[1] Ausführliche Zusammenstellung s. ZOLLINGER 1952.

befund, d. h. klinisch konnten keine Nierensymptome gefunden werden; drei starben an Urämie, zum Teil auch an akutem Schock.

Experimentell ist es nur ganz selten gelungen, eine echte Chromoproteinniere mit Urämie beim Tier hervorzurufen (Lit. ZOLLINGER 1952, DONNER und HOLLE 1958). Bei der Ratte erzeugt eine massive Injektion von hämolysiertem Blut kombiniert mit schwerem Blutungsschock zwar eine schwere Hämoglobinurie und massive Cylinderablagerung in den Nieren, jedoch keinerlei wesentliche Rest-N-Steigerung oder sonstige Zeichen der Urämie (MYERS 1950: Ebenso beim Meerschweinchen). Werden dagegen die Nieren durch feste Plastikkapseln umhüllt, so daß sie nicht schwellen können, so entwickelt sich das Vollbild einer Urämie (ZOLLINGER 1951). Beim Kaninchen wird nach Hämoglobininjektion bei ausgesprochenem

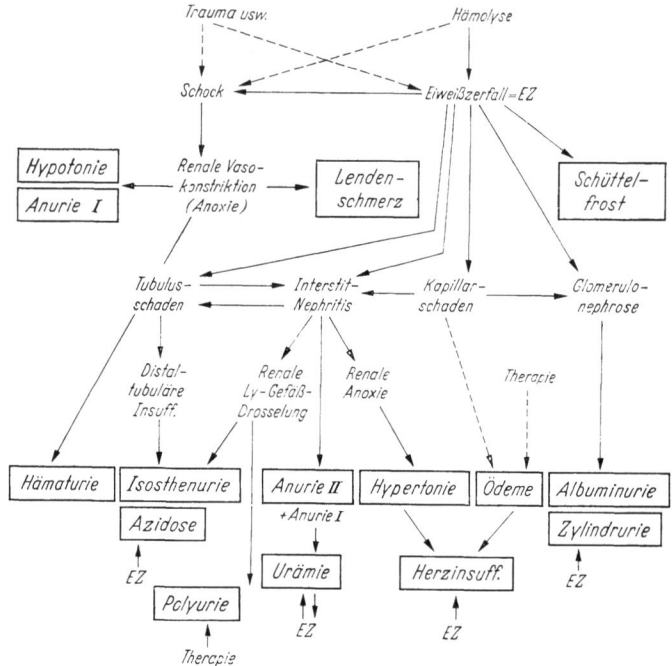

Abb. 355. Schematische Darstellung der Pathogenese der Chromoproteinniere und ihrer funktionellen Folgen (aus: H. ZOLLINGER: Anurie bei Chromoproteinurie. Thieme, Stuttgart 1952)

Wasserentzug das Bild der Chromoproteinniere beobachtet (SHIMAMINE 1956), wobei die von FISCHER et al. (1955, 1959 Lit.) betonte therapeutische und prophylaktische Bedeutung der Alkalinisierung der Tiere nicht bestätigt werden konnte (s. a. KÖNIG 1959, SCHAEFER et al. 1961).

Die *Pathogenese* der Chromoproteinniere deckt sich weitgehend, jedoch nicht vollständig mit derjenigen der banalen a.i.N. (Abb. 355). Die einzelnen klinischen Störungen sowie das ganze Bild und das pathologisch-anatomische Substrat — abgesehen von den spezifischen Chromoproteinelementen — stimmen bei beiden Krankheiten nach unserer Auffassung praktisch überein, so daß wir sie später zusammen besprechen können. Neben der Eigeneiweißintoxikation durch zerfallendes Blut bzw. Muskulatur spielt der direkt schädigende Einfluß der Farbstoffe eine wahrscheinlich untergeordnete Rolle (s. a. ZOLLINGER 1952 Lit., LALICH 1955, RANDERATH und BOHLE 1959, MOHR 1962). Nur vereinzelt wird dem Hämoglobin bzw. dem Myoglobin die entscheidende Rolle zugesprochen (FISCHER 1959 Lit.).

Schließlich spielen auch Störungen der Zirkulation eine sehr wichtige Rolle. Von den meisten Autoren werden dieselben sogar in den Vordergrund gestellt (ROSEN-MANN 1960, NEZELOF 1961, MOHR 1962 u. a.). Das klinische und anatomische Vollbild der Chromoproteinniere läßt sich durch keinen der einzelnen Faktoren experimentell erzeugen, so daß eine Komplexwirkung (i.N., Nierenanoxie und ihre Folgen sowie toxische Nephrose) als sicherstehend angenommen werden muß (s. a. ZOLLINGER 1952 Lit., TESHAN et al. 1955, RICHET et al. 1956, MIROUZE et al. 1960, 1961). Die einzelnen Faktoren können in ganz verschiedener Intensität einwirken und auch leicht unterschiedliche Spielformen ein- und derselben Erkrankung hervorrufen.

7. Zusammenhänge zwischen klinischen und pathologisch-anatomischen Befunden bei akuter interstitieller Nephritis[1]

Klinisch ist die typische a.i.N. durch ihren schleichenden asymptomatischen Verlauf ausgezeichnet. Im Vordergrund steht bei der schweren Form die akute Anurie, auf die COUNCILMAN schon 1898 aufmerksam gemacht hat. Bei leichteren Formen besteht eine ausgesprochene Polyurie mit Hyposthenurie (WOLLHEIM 1952). Die Urinbefunde sind ausgesprochen nichtssagend: Meist finden sich Spuren von Protein, während Cylinder sowie Erythrocyten ausgesprochen selten sind. Entzündungszellen sind ebenfalls nur spärlich nachzuweisen.

Weitere Einblicke in den klinischen Verlauf wurden einerseits durch die Verfolgung des klinisch ziemlich einheitlichen epidemischen hämorrhagischen Fiebers im Koreakrieg (OLIVER und MAC DOWELL 1957 Lit.), andererseits durch das Studium zahlreicher Fälle von Chromoproteinnieren erhalten, da bei diesen Formen der Beginn der Erkrankung nicht selten eindeutig klinisch festgehalten werden kann. Allerdings ist bei diesen Formen der Initialschock meistens sehr wichtig (Ausnahmen s. ZOLLINGER 1952), während er bei der infektiös bedingten i.N. in der Regel fehlt. Die Patienten weisen eine schwere Acidose mit Rest-N-Steigerung auf, ferner zeigen sie — was früher oft übersehen wurde — gesetzmäßig eine temporäre Hypertonie mit Maximum in der zweiten Erkrankungswoche (ZOLLINGER 1952). Der Tod erfolgt an Urämie; früher war diese letztere oft überlagert durch eine therapiebedingte Überwässerung der Patienten. Beim nicht behandelten Tier fehlt eine solche jedoch regelmäßig (ZOLLINGER 1951). Wird die akute Form überlebt, so kann sich eine sehr lange dauernde partielle Niereninsuffizienz einstellen (s. S. 426).

Die im Vordergrund des Bildes stehende *Anurie* wurde im Fall der Hämolyseniere vielfach mit Tubulusverstopfung durch die Cylinder erklärt (PONFICK 1875, BAKER und DODDS 1925, SHIMAMINE 1956 u. a.). Nachdem jedoch bei der a.i.N. im ganzen derselbe Verlauf und auch die nämlichen morphologischen Hauptbefunde erhoben werden können wie bei der Hämolyseniere, ohne daß wesentliche Cylinderansammlungen bestehen, muß diese Theorie verworfen werden. Auch die Tatsache, daß im Tierversuch durch Injektion von hämolysiertem Blut eine massive Cylinderansammlung — aber ohne Anurie — hervorgerufen werden kann (s. S. 413; MYERS 1950), spricht unbedingt gegen diese Ansicht (Lit. ZOLLINGER

---

[1] Lit. ZOLLINGER 1952, LOSSE und MOHR 1958, SARRE 1958, PEZOLD und KESSEL 1960.

1952). Die überwiegende Mehrzahl der Autoren lehnt deshalb heute die Verstopfungstheorie kategorisch ab (s. a. Mirouze und Pages 1961).

Andere Autoren schuldigen die tubulären Veränderungen als Ursache der Anurie an (Wollheim 1952, Moeller und Rex 1952 u. a.) und führen das Beispiel der akuten nekrotisierenden Quecksilbernephrose als Beweis an. Einzelne von ihnen sprechen, obschon auch sie ein interstitielles Ödem und interstitielle Infiltrate beschreiben, einfach von „toxischer Nephrose" (Neumann 1954; s. S. 198). Nun sind aber die Epithelläsionen bei der a.i.N. meist außerordentlich diskret (s. a. Allen 1951). Patienten mit schwerer tödlicher Anurie können fast vollkommen intaktes, höchstens etwas abgeflachtes Epithel aufweisen. Eine totale Filtratrückresorption, wie sie von zahlreichen Autoren als Ursache für das Versiegen des Harnstromes angenommen wird (Randerath 1953, van Slyke 1954), kommt deshalb unseres Erachtens nicht ernstlich in Betracht (Lit. s. Homer Smith 1951, Allen 1951, Funk-Brentano 1953; weitere Diskussion s. S. 47).

Unseres Erachtens (Zollinger 1952) muß zwischen zwei Phasen der Anurie unterschieden werden (Abb. 355): 1. Die ganz akute bei Fällen mit Schock, wobei die Vasoconstriction fraglos eine entscheidende Rolle spielt; 2. die Daueranurie. In dieser Phase besteht eine glomeruläre Insuffizienz (Hamburger et al. 1962). Auch in dieser zweiten Phase kann ein Dauerschock, z. B. bei Verbrennung mit Oligämie (Sevitt 1956, Allgöwer und Siegrist 1957) mitspielen, jedoch fällt er, wie die Blutdruckbestimmungen zeigen, als Hauptfaktor für die meisten Fälle von Chromoproteinniere außer Betracht. Unseres Erachtens spielt in dieser Phase die i.N. eine entscheidende Rolle, zu welchem Schluß auch die Untersucher der Opfer des Erdbebens von Agadir gekommen sind (Mirouze et al. 1960, 1961). Bei der Analyse der Anurie in der zweiten Phase muß man den klinischen Befund der temporären Hypertonie der Fälle in den Vordergrund stellen (s. Abb. 349, 354; S. 407). Bei genauer Untersuchung zeigen nicht weniger als 85% der Patienten dieses Symptom (Teshan et al. 1955). Eine derartige Blutdrucksteigerung entwickelt sich praktisch nur auf Grund einer Nierendurchblutungsdrosselung. Diese letztere kann nicht auf nervösvasculärer Basis beruhen (s. dagegen Kimmelstiel 1938, Sevitt 1959), da die Versuche mit Enervation der Niere und mit medikamentöser Beeinflussung durchwegs negative Resultate ergeben haben. Auch die ungenügende Nierendurchblutung bei Zuständen, welche mit Schock einhergehen, kann die temporäre Hypertonie nicht erklären, wenn wir auch ohne weiteres zugeben, daß eine langdauernde Schockischämie die Niere noch zusätzlich schädigen kann. Eine irreversible tödliche Anurie nur auf dem Boden eines Schockes haben wir selbst noch nie beobachtet (s. a. Brun 1954).

Eine leichte tubuläre Insuffizienz kann im akuten Stadium klinisch oft erfaßt werden (Zollinger 1945, Moeller und Rex 1952, Wollheim 1952, Spühler 1956). Es steht dabei die Störung des Säure-Basen-Gleichgewichtes mit schwerster Acidose im Vordergrund. Als morphologisches Substrat für diese Schädigung wird von vielen Seiten die Abflachung des Tubulusepithels angesprochen (Diskussion s. S. 139). Das Auftreten von Calciumoxalatkristallen ist anscheinend ganz charakteristisch für diese akute Acidose, wobei jedoch noch ein unbekannter Faktor mitspielen muß, da selbst bei schwerster diabetischer Acidose derartige Kristalle nicht auftreten.

Eine geringgradige Albuminurie besteht stets. Wir betrachten sie als Folge der Glomerulumschädigung, welche simultan mit derjenigen des Niereninterstitiums zu entstehen scheint. Diese unspezifische Glomerulonephrose wird bei Eiweißzerfallsprozessen und schweren Infekten fast regelmäßig beobachtet (s. S. 184; ZOLLINGER 1945) und scheint auch für die i.N. mehr oder weniger obligat zu sein (FAHR 1944, ZOLLINGER 1945, 1952, SCHMIDT 1952, RANDERATH 1953). Sie spielt sicher pathogenetisch keine wesentliche Rolle, sondern höchstens klinisch-diagnostisch; immerhin stellt sie einen Hinweis auf die Gesamtpathogenese des Leidens dar.

Von nicht unbeträchtlicher Bedeutung sind die Kaliumstörungen, welche diese Fälle fast stets begleiten. 70% der Patienten mit akuter Niereninsuffizienz sollen rein metabolisch sterben (BLÜMLE et al. 1959), ein Zehntel dieser Patienten zeigt eine deutliche Hyperkaliämie. In der Regel wird ganz akut und dann wieder in der Restitutionsphase eine Hyperkaliämie mit entsprechenden Muskelveränderungen und Myokardläsionen beobachtet (DÉROT et al. 1953, LOUGHRIDGE et al. 1958, HUGONOT et al. 1961), jedoch zeigen die gelegentlich gefundenen grobvacuolären Tubulusveränderungen, daß auch hypokaliämische Zustände, vor allem in der Erholungsphase mit Polyurie eine wesentliche Rolle spielen können. — Bezüglich der Pathogenese dieser Nierenaffektion und ihrer funktionellen Folgen sei auf Abb. 355, S. 413 hingewiesen.

b) Die chronische, nichtdestruktive interstitielle Nephritis[1]

Schon 1924 hat OBERLING auf das Vorkommen einer primär im Niereninterstitium verankerten Entzündung aufmerksam gemacht, die er von der Pyelonephritis abgetrennt hat. In einer neueren Arbeit (1939) hat er diesen Standpunkt noch präzisiert (s. a. LÖWENTHAL 1927, ASCHOFF 1928, DELAFONTAINE 1929, HAMPERL und WALLIS 1932, HIRZEL 1942, FORBUS 1943). Anläßlich einer ausführlichen Besprechung der a.i.N. haben wir (ZOLLINGER 1945) ebenfalls auf das gelegentliche Vorkommen einer chronischen interstitiellen Nephritis (ch.i.N.) sui generis hingewiesen und das Krankheitsbild später ausführlich beschrieben (SPÜHLER 1949, ZOLLINGER 1950, SPÜHLER und ZOLLINGER 1953). Wir waren vor allem beeindruckt durch die Tatsache einer eindeutigen Zunahme dieser Fälle im Sektionsgut etwa seit 1946; während wir früher im Jahr nur einen Fall zu Gesicht bekamen, stieg die durchschnittliche Zahl unter jährlich 1600 Autopsien auf sechs bis zehn Fälle. Heute hat sich diese Zahl mit durchschnittlich vier Fällen auf 1000 bis 1200 jährliche Autopsien stabilisiert. In der von uns ausgewerteten Serie von 10000 aufeinanderfolgenden, unausgewählten Sektionen fanden sich total 38 Fälle von ch.i.N. (0,38%), davon 25 mit Urämie.

Im neueren Schrifttum finden sich entsprechende Mitteilungen in letzter Zeit gehäuft (ROUSSY et al. 1950, LYON 1955, THÖLEN et al. 1956, HILSCHMANN 1957, SCHEIDEGGER und BATZENSCHLAGER 1957, UEHLINGER 1958; s. ferner S. 429). Einzelne Autoren (RANDERATH 1958, REUBI 1958) lehnen das Vorkommen einer ch.i.N. allerdings grundsätzlich ab und behaupten, es handle sich dabei um eine primär chronisch verlaufende Pyelonephritis. Das häufige Vorkommen von Papillennekrosen bei der ch.i.N. wird zum Teil ebenfalls als Hinweis auf ihren angeblich

---

[1] Lit. SPÜHLER und ZOLLINGER 1953, GLOOR 1961, ZOLLINGER 1964.

pyelonephritischen Charakter aufgefaßt (STAEMMLER 1957), was unseres Erachtens jedoch kein überzeugendes Argument ist.

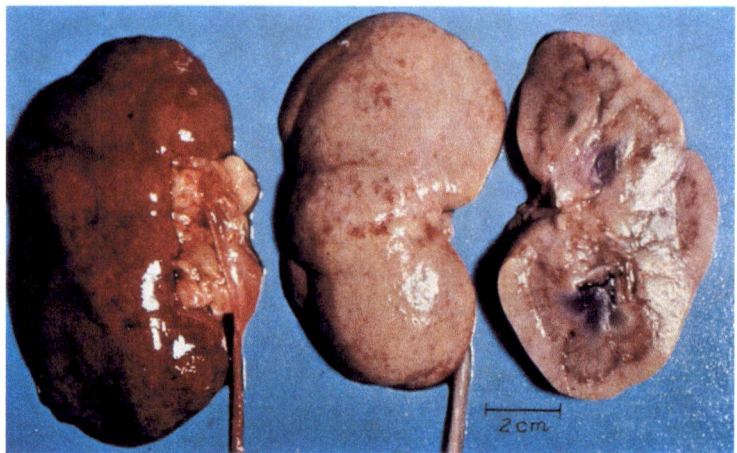

Abb. 356. Chronische interstitielle Nephritis mit Papillennekrosen. Die Oberfläche ist sehr blaß, glatt, das Nierenbecken intakt. Links normale Vergleichsniere

Definition: In Anlehnung an den Begriff der a.i.N. definieren wir die chronische Form als nichteitrige und vor allem nichtdestruierende und auch nichtgranuloma-

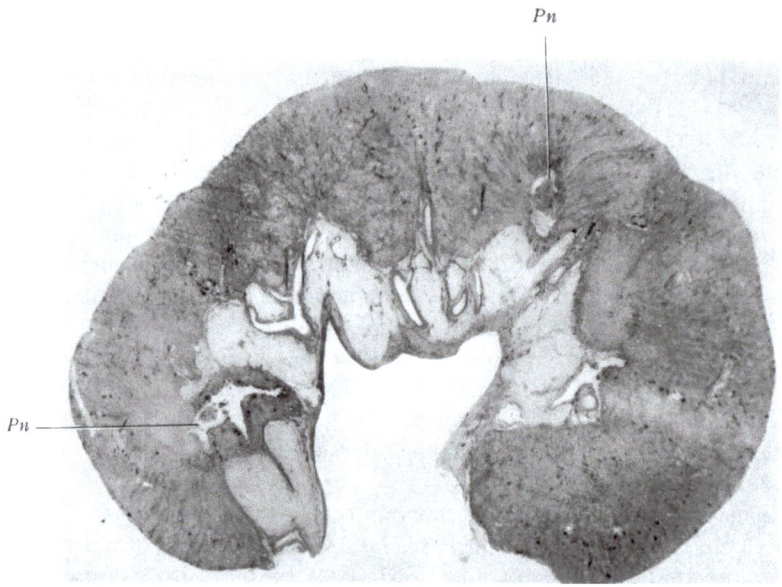

Abb. 357. Übersichtsschnitt bei chronischer interstitieller Nephritis. Die Gesamtzeichnung ist weitgehend verwischt, das Organ blutarm. Papillennekrosen erkennbar (*Pn*). Hilusfettgewebe zart. Oberfläche ziemlich glatt

töse chronische Entzündung des Niereninterstitium bei primär intaktem Parenchym (Glomerula, Gefäße, Tubuli) und Nierenbecken. Selbstverständlich gibt es auch eine chronisch interstitielle Begleitnephritis, welche anderweitige chronische Nierenprozesse umgibt, doch soll von dieser im folgenden nicht die Rede sein.

Makroskopische Befunde: Die Gewichte beider Nieren schwanken in der Regel zwischen 180 und 230 g, doch haben wir auch ausgesprochene Schrumpfnieren von 120 g und andererseits sehr wenig geschrumpfte Organe von 260 g beobachtet. Die Verteilung auf die verschiedenen Nierengewichtsklassen geht aus Abb. 335, S. 392 hervor. Fälle mit Niereninsuffizienz zeigen meist sehr viel niedrigere Gewichte als solche ohne Insuffizienz. Im allgemeinen ist das Nierengewicht um so stärker reduziert, je jünger die Patienten sind.— Die Nierenoberfläche (Abb. 356) ist ausgesprochen blaß und entweder glatt oder grobbuckelig. Eigentliche narbige, scharf begrenzte Einziehungen, wie sie für die pyelonephritische Schrumpfniere typisch sind, werden nicht beobachtet. Im Bereich der großen flachen Buckel und der leichten Einziehungen ist das Parenchym entweder ganz fein gehöckert oder dann grob gewellt. Die Kapsel läßt sich in der Regel sehr leicht abziehen. Auf dem Schnitt sind die Mark-Rindengrenze sowie die übrige Zeichnung weitgehend verwischt, auch ist das Parenchym sehr blaß und im ganzen entsprechend der all-

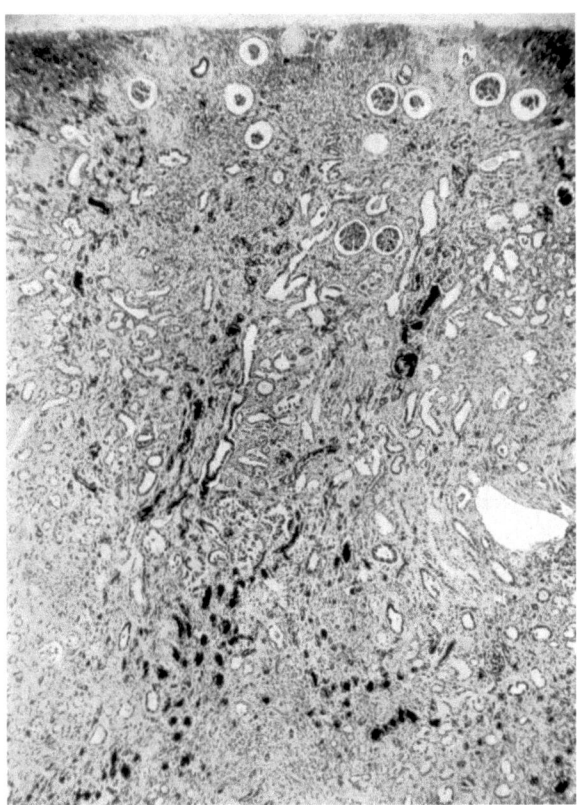

Abb. 358. Chronische interstitielle Nephritis. Interstitium diffus verbreitert; die Tubuli zum Teil kollabiert, zum Teil erweitert, ebenso die Capillaren (dunkel). Glomerula intakt. Nierenoberfläche glatt. Große Gefäße zartwandig. Vergr. 30mal, HE

gemeinen Schrumpfung mehr oder weniger stark reduziert. Die Papillen zeigen in rund 80% der Fälle eine grünbraune Verfärbung (Abb. 356) sowie alle Zwischenstadien über in Ablösung begriffenen Sequester (Abb. 357) bis zu Reststümpfen nach abgestoßenen Papillennekrosen. Das Parenchym ist stets stark vermindert brüchig, seine Konsistenz ist vermehrt. Die Nierenbeckenschleimhaut ist in den meisten Fällen zart, das subpelvine Gewebe im Unterschied zur Pyelonephritis nicht induriert, doch findet·man gelegentlich auch akute Rötung und leichte Verdickung des Nierenbeckens (sekundäre komplizierende Pyelonephritis). Fälle mit deutlicher hydronephrotischer Ausweitung des Nierenbeckens haben wir in unsere Betrachtungen nicht einbezogen.

Im Vordergrund des *mikroskopischen* Bildes steht die diffuse Erkrankung der gesamten Niere (Abb. 357, 358) im Gegensatz zur herdförmigen sektorartigen Erkrankung bei der Pyelonephritis. Das Interstitium ist stark verbreitert und herdförmig von mäßig locker angeordneten Lymphocyten, Plasmazellen sowie Histiocyten und vereinzelten eosinophilen Leukocyten durchsetzt (Abb. 359). Diese Infiltrate liegen sehr häufig an Gefäße angelehnt und sind an der Mark-Rindengrenze am dichtesten, während sie in der Rinde etwas lockerer und in den Papillen nur spärlich sind. Mastzellen fanden wir auch bei geeigneter Färbung nur in ganz vereinzelten Exemplaren (s. dagegen PAVONE-MACALUSO 1960). Ganz vereinzelt kann man auch einmal ein sehr starkes Überwiegen der eosinophilen Leukocyten

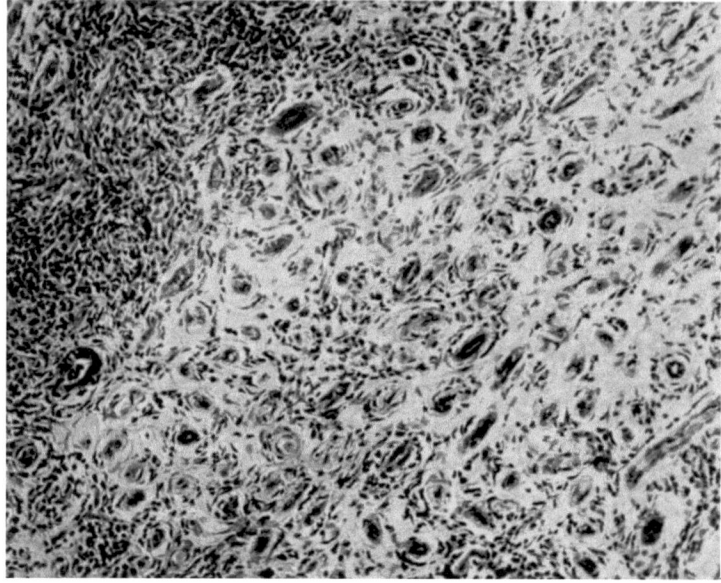

Abb. 359. Typische, noch aktive, chronische interstitielle Nephritis mit Verdickung der Stromafasern und der tubulären Basalmembranen. Kompression der Tubuli und der Capillaren. Stellenweise noch ausgedehnte lympho-plasmocytäre Infiltrate vorhanden. Keine eigentliche Parenchymzerstörung Vergr. 100mal, HE

nachweisen (SN 1145/60), ohne daß sonst irgendwelche Anhaltspunkte auf allergische Prozesse zu bestehen scheinen (vgl. S. 399).

Auffällig und sehr wichtig ist das völlige Fehlen eines Granulationsgewebes (Abb. 359). Insbesondere lassen sich weder Gefäßsprosse noch eine wesentliche Fibroblastenwucherung nachweisen. Dagegen sind die Bindegewebsfasern gegenüber der Norm eindeutig verdickt und hyalinisiert (Abb. 359). Wir sprechen deshalb von einem inveterierten Ödem (s. a. RÖSSLE 1943). Die Basalmembranen der Tubuli und der Glomerula lassen ebenfalls eine leichte, aber eindeutige hyaline Verdickung erkennen (Abb. 359). Eine unregelmäßige und ungeordnete Vermehrung der Gitterfasern wird — im Unterschied zu der destruktiven Entzündung — bei der ch.i.N. nicht beobachtet (s. a. LÖWENSTADT 1924, ZOLLINGER 1945, THIEL et al. 1964).

Die Glomerula sind bei flüchtiger Betrachtung auffällig lange weitgehend unverändert. Im allgemeinen fällt ihre Blutarmut auf; die Schlingen lassen jedoch bei PAS-Färbung fast regelmäßig eine geringgradige Basalmembranverdickung erkennen (Glomerulonephrose). Das Kapselepithel und das Schlingendeckepithel zeigen nur ganz vereinzelt minimale Proliferationen, welche jedoch nicht mit einer Glomerulonephritis verwechselt werden können. Die Bindegewebskapsel ist in den Spätstadien oft hochgradig halbmondförmig verdickt ohne daß aber in der Regel das Kapselepithel parallel damit verändert wäre. In diesen Fällen sind die Glomerula schon stark komprimiert und praktisch vollkommen blutleer, die Schlingen weisen beginnende Hyalinisation auf und in den Schlußphasen ist ein beträchtlicher Teil der Glomerula in hyaline, van-Gieson-gelbe Kugeln umgewandelt. Während jedoch in pyelonephritischen Narben Glomerula und Tubuli weitgehend ausfallen und zerstört werden, respektiert die ch.i.N. die Basalmembranen weitgehend, so daß der Gesamtaufbau des Parenchyms auch in den Endstadien gut erkennbar ist.

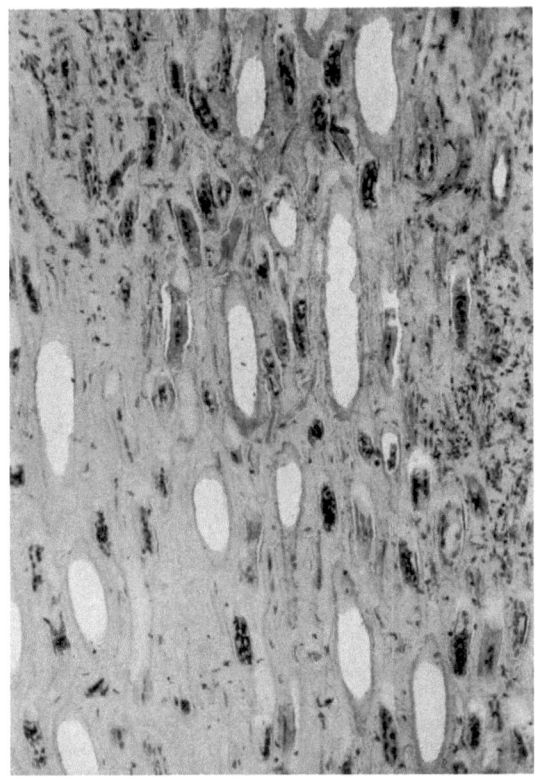

Abb. 360. Chronisch interstitielle, sklerosierende Nephritis bei 38jähriger Frau. Zehn phenacetinhaltige Schmerztabletten täglich während 13 Jahren. Der Schnitt stammt aus der Papille und zeigt eine beginnende Papillennekrose, bedingt durch Capillardrosselung. Vergr. 100mal, HE

Die Tubuli sind, besonders im Bereich der Mark-Rindengrenze, stark komprimiert (Abb. 359); in der Rinde wechseln Kompressionserscheinungen mit dem Bild einer angedeuteten Nephrohydrose ab (Erweiterung der Tubuli durch distale Verlegung). Das Epithel der Hauptstücke läßt allgemein starke Abflachung und vereinzelt hyalintropfige Speicherung erkennen. Solide Mittelstücksprosse (Bechersche Zellhaufen) sind im Gegensatz zu anderen Schrumpfnieren ausgesprochen selten anzutreffen. Cylinderbildung kann wohl fast in allen Fällen festgestellt werden, doch sind die meist in den Sammelröhren gelegenen Cylinder ausgesprochen spärlich. Calciumoxalatkristalle können gelegentlich nachgewiesen werden (s. a. SCHEIDEGGER 1958, RUTISHAUSER et al. 1950), doch sind sie eigenartigerweise trotz der sehr schweren Acidose viel seltener als bei der a.i.N. (ZOLLINGER 1955).

Die Papillen zeigen auch mikroskopisch in 86% unserer Fälle unterschiedliche Stadien der Papillennekrosen (Abb. 360, 357; s. a. GLOOR 1960). Falls das Parenchym noch vital ist, fällt in den Spitzenbereichen eine starke Erweiterung und Blutfüllung der Capillaren auf, gelegentlich kommt es sogar zu Blutaustritten in

das Parenchym, was auf eine Stase schließen läßt. Auffällig ist die relativ gering-
gradige entzündliche Reaktion in der Randzone voll ausgebildeter Nekrosen. Die
Nekrosen sind somit nicht infektiösentzündlich bedingt, sondern sie beruhen auf
Kompression der Vasa recta spuria in der Mark-Rindenzone. Nach Abstoßen der
Papillennekrose bleibt eine wie von Mäusen angefressene Restzone zurück, welche
gelegentlich vom Nierenbeckenepithel epithelisiert wird (Pathogenese s. S. 165).

  Die Arterien weisen außer den für das Alter der betreffenden Patienten charakteristischen Veränderungen keine pathologischen Prozesse auf. Die Arteriolen sind
in ganz typischen Fällen vollkommen unverändert, doch zeigen sie nicht selten
eine Kompressionseinengung. Bei gleichzeitig bestehender Hypertonie können
arteriolosklerotische und -nekrotische Veränderungen nachgewiesen werden. —
Die anderweitigen entzündlichen Veränderungen des Niereninterstitium folgende
Endarteriolitis proliferans (s. S. 452) fehlt bei der ch.i.N.

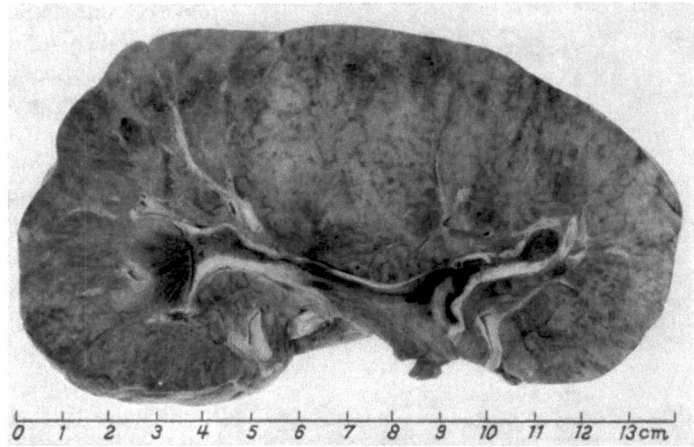

Abb. 361. Nierenschnittfläche bei großzelliger interstitieller Nephritis. Zeichnung vollkommen ver-
waschen; massenhaft feinste, weiße, unscharf begrenzte Knötchen in Rinde und Mark

  Eine besondere, außerordentlich seltene Form von ch.i.N. ist die großzellige
ch.i.N. (Abb. 361). Dabei finden sich große, fast epithelial aussehende polygonale
Zellen in außerordentlich dichter Lagerung im Interstitium (Abb. 362). Die Kerne
sind relativ klein, rundlich und sehr uniform, das leicht eosinophile Protoplasma
enthält körnige Einschlüsse in großer Zahl. Ob es sich dabei um Stromazellen
handelt, wie wir 1945 annahmen, oder um Tubulusepithelzellen (RAMSPERGER
1949), konnte bisher nicht abgeklärt werden (s. S. 457). Es scheint sich um einen
besonderen Reaktionstyp des Niereninterstitium zu handeln, welcher an sich nicht
von der Noxe abhängen dürfte, da morphologische Zellunterschiede zwischen der
pyelonephritischen und der interstitiellen Form nicht nachzuweisen sind.

  Die in Bulgarien vorkommende endemische Nephritis, welche auf wenige Dörfer
beschränkt ist und in rund 50% mit Polypen, Papillomen oder Carcinomen der
ableitenden Harnwege einhergeht (PUCHLEV 1960), stellt sicher etwas Besonderes
dar. Präparate, die wir der Liebenswürdigkeit von Frau Dr. WENKOWSKA verdanken, zeigen eine vorwiegend subkapsulär lokalisierte, also periphere ch.i.N.
und zusätzlich in den meisten Fällen noch eine destruktive Pyelonephritis

(Abb. 363; s. dagegen NIKULIN und ROTTER 1964, Lit.). Die bulgarischen Autoren denken an einen chronischen Strahlenschaden (Uran?), während eine Bleieinwirkung ausgeschlossen werden konnte. Die auffällig häufige Begleitung von Ver-

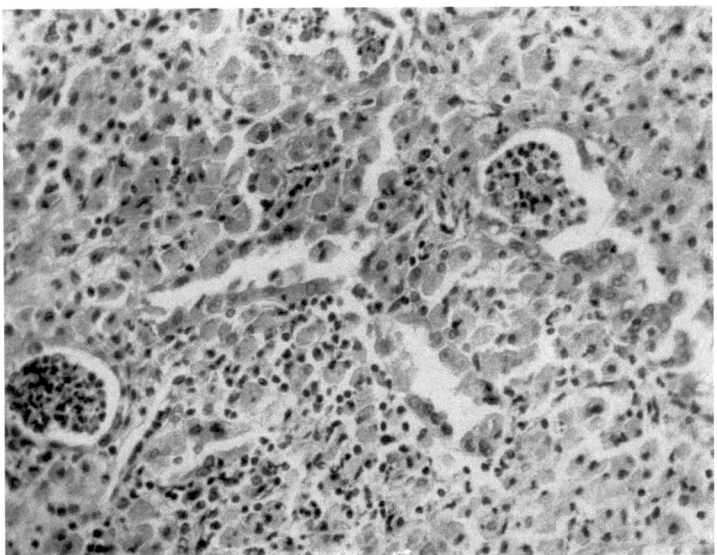

Abb. 362. Großzellige interstitielle Nephritis. Das Interstitium ist durch polygonale, sehr protoplasmareiche Zellen verbreitert, daneben spärliche Infiltrate aus Lymphocyten und Plasmazellen, Glomerula stark komprimiert. Vergr. 200mal, HE

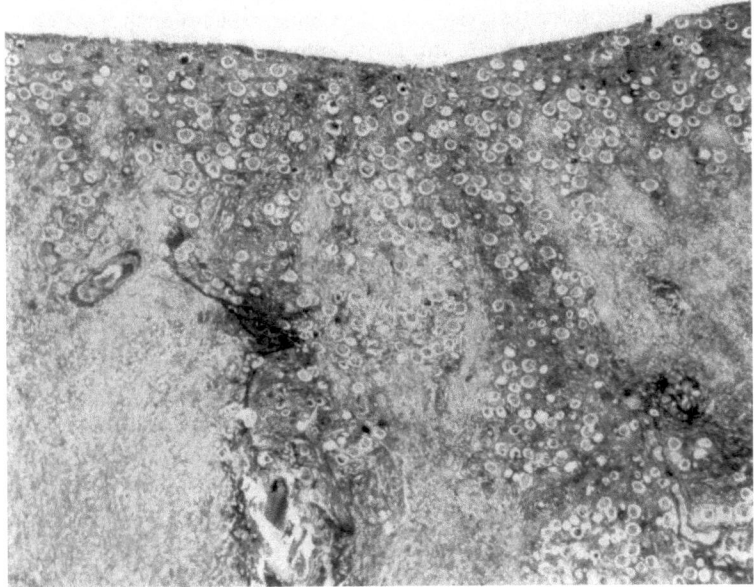

Abb. 363. Epidemische bulgarische Nephritis (Präparat von Frau Dr. med. WENKOWSKA zur Verfügung gestellt). Das Bild entspricht demjenigen einer chronischen interstitiellen Nephritis mit erhaltenen Glomerula. Auffällig ist nur, daß vor allem die subkapsulären Partien sklerosiert sind. Vergr. 10mal, van Gieson

änderungen des ableitenden Urothels stellt ebenfalls etwas Einmaliges und Ungeklärtes dar[1].

Eine weitere Spezialform der ch.i.N. vermuten wir auch bei der sog. Nephronophthise (FANCONI et al. 1951), einer besonders beim Kind vorkommenden interstitiellen Nierenerkrankung, bei welcher von anderer Seite eine primäre Tubulusatrophie angenommen wird (EDER und BURKHARDT 1951, FANCONI 1952, HACKZELL und LUNDMARK 1958, IVEMARK et al. 1960). Das Fehlen einer Hypertonie, die anscheinende Vererbung (BROBERGER et al. 1960) und der gelegentlich rein lymphocytäre Charakter der Infiltrate soll sowohl gegen eine Pyelonephritis als auch gegen eine primäre ch.i.N. sprechen (SEIFERT et al. 1960, GRÜTTER et al. 1961; s. a. S. 487).

Ferner kommen gelegentlich bei Kleinkindern Schrumpfnieren zur Beobachtung, welche sich nur unter größten Schwierigkeiten klassieren lassen. Makroskopisch sind die Nieren ganz blaß und eher klein, im mikroskopischen Bild fallen die sehr ungleich weiten Hauptstücke vor allem in der Rinde auf. Daneben besteht eine mehr oder weniger schwere chronische Glomerulonephrose, zum Teil mit Übergang in Glomerulosklerose. Das Interstitium ist stark verbreitert, sklerosiert, aber nicht granulomatös. Auf den ersten Blick erinnert vor allem das tubuläre Bild sehr stark an eine kongenitale tubuläre Insuffizienz im Sinne des Fanconi-Syndroms. Bei den drei uns zur Verfügung stehenden Fällen waren jedoch die Aminosäuren im Urin normal und es bestand keine Zuckerausscheidung. Zwei der Fälle (SN 921/59 und 258/51) waren Geschwister und zeigten zudem eine sehr schwere Lebercirrhose vom periportalen Typ. Besonders diese beiden Beobachtungen zeigen, daß nicht einfach eine ch.i.N. sehr frühkindlich entstanden sein und dann sekundär zu all den Veränderungen geführt haben kann, sondern sehr wahrscheinlich eine primäre Stoffwechselstörung vorlag, welche auch die Leber in Mitleidenschaft zog und in der Niere ihrerseits zum Bild der ch.i.N. führte. Welcher Art diese Stoffwechselstörung aber war, kann nicht mehr entschieden werden.

Sehr selten findet man auch eine zellarme ch.i.N. bei chronischem Harnödem der Niere, allerdings ist diese Form äußerst selten, da sie meist durch sekundäre Infekte überdeckt wird. Solche Nieren sind ganz blaß, groß und zeigen im übrigen die Symptome einer Harnstauung.

1. Differentialdiagnose (Abb. 364)

Die meisten Autoren sind sich darüber einig, daß die ch.i.N. von der chronischen Pyelonephritis in der Regel zu unterscheiden ist (GREENE 1922, HAMPERL und WALLIS 1933, WELZ 1936, ROSENKRANZ 1958, LINDENEG et al. 1959, GLOOR 1961, 1962, LAKEY 1961, LARCAN et al. 1961, SPÜHLER 1962). Einzelne Autoren allerdings wollen sie von der Pyelonephritis (DIAZ et al. 1952, REUBI 1960) bzw. von der chronischen Glomerulonephritis (RANDERATH 1955) nicht abgrenzen. In technischer Hinsicht haben wir schon mehrfach die außerordentlich große Bedeutung des makroskopischen Befundes für die Differentialdiagnose erwähnt (s. a. PUTSCHAR 1934). Bezüglich der histologischen Einzelheiten s. S. 419. Die Differentialdiagnose ist schon in größeren Nierenbiopsien recht schwer (ZOLLINGER 1955,

---

[1] Sie wird gelegentlich auch in Endemiegebieten vermißt. Nach neuesten Untersuchungen [GLAVTSCHEV., P.: Z. ges. inn. Med. **20**, 251 (1965)] spricht die festgestellte Coliverseuchung für eine frühkindliche Pyelonephritis (vgl. S. 466).

1960) und wird in Nierenpunktaten gelegentlich unmöglich. Besonders schwierig ist die Diagnose im Endstadium, da eine Superposition sowohl des einen wie des anderen Leidens auf das andere möglich ist. Gelegentlich findet sich — vermutlich zufolge der Nierenschädigung — eine sekundäre Pyelonephritis (ZOLLINGER 1959,

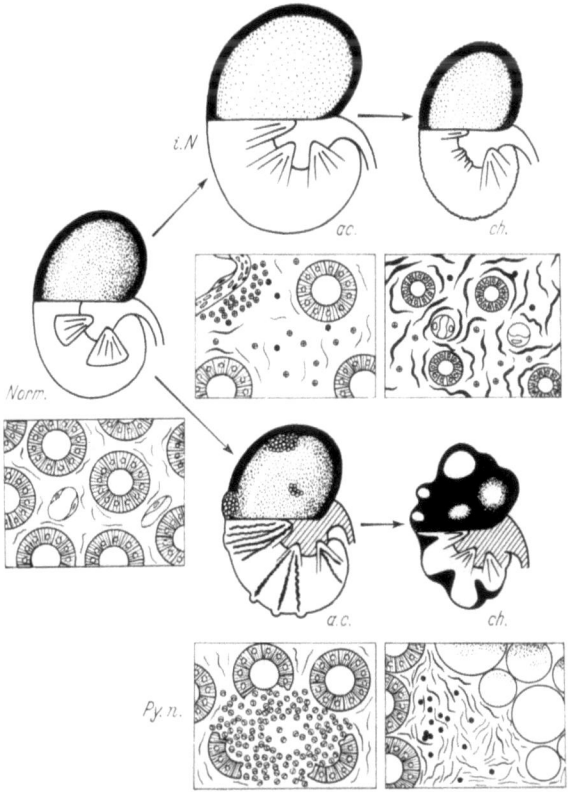

Abb. 364. Schematische Darstellung der Differentialdiagnose der interstitiellen Nephritis (oben) und der Pyelonephritis (unten). Unterhalb der jeweiligen makroskopischen Oberflächen- und Schnittstruktur ist das histologische Bild angegeben (aus ZOLLINGER 1960)

THIEL et al 1964: zwei Drittel). Auch erkrankt das Nierenbecken bei der ch.i.N. nicht selten sekundär und umgekehrt fehlt die Nierenbeckenbeteiligung gelegentlich bei der Pyelonephritis.

2. Die Pathogenese der chronischen interstitiellen Nephritis

Das Verständnis der *Pathogenese* der ch.i.N. ist nur bei Kenntnis der akuten Formen möglich. Unter dieser Voraussetzung ist die Annahme einer gemeinsamen Noxe als Ursache der chronischen i.N. und der Pyelonephritis (THIEL et al. 1964) kaum haltbar. Entscheidend scheint bei der akuten wie bei der chronischen Form eine Permeabilitätszunahme der verschiedenen Grundmembranen in den Tubuli und in geringem Maße auch in den Capillaren und den Glomerula zu sein. Auf dieser Störung beruht die mehr oder weniger stark ödematöse Komponente der akuten Formen und die Sklerosierung des Stroma bei der ch.i.N. Eine ähnliche Erscheinung kann bei der chronischen Stauung im Kreislauf in Form der Stauungssklerose der Organe beobachtet werden, nur ist sie sehr viel weniger ausgeprägt als nach entzündlicher Membranstörung bei i.N.

Die Pathogenese der Papillennekrosen bei der ch.i.N. dürfte mit der schweren Stromasklerose ohne Schwierigkeiten zu erklären sein. Schon bei der akuten Form entstehen gelegentlich Papillennekrosen, wobei primäre infektiösentzündliche Veränderungen sowie Gefäßwandläsionen fehlen, so daß die Kompression der intertubulären Markcapillaren, welche ja die längsten Capillaren des Körpers darstellen, zur Erklärung der Papillennekrosen herangezogen werden muß. Im Unterschied zum vasculären und zum infektiösen Typ der Papillennekrosen sprechen wir in diesen Fällen vom vasokompressiven (s. S. 172). Daß solche Papillennekrosen nicht spezifisch sind für die ch.i.N., liegt auf der Hand, denn sämtliche Prozesse der Niere, welche zu Durchblutungsverschlechterung der Papillen führen, können auch Papillennekrosen hervorrufen.

3. Ursache

Bezüglich der *Ursache* der ch.i.N. haben wir schon in unseren früheren Arbeiten (ZOLLINGER 1945, SPÜHLER und ZOLLINGER 1953) auf das Unbefriedigende der Gesamtsituation hingewiesen. Weder klinisch noch pathologisch-anatomisch können eindeutige infektiöse Streuquellen nachgewiesen werden. Allerdings will dies ja bei einer chronischen Entzündung nicht allzuviel besagen. In erster Linie denken wir an die Möglichkeit einer unvollständig ausgeheilten akuten i.N., besonders unter dem Einfluß der Antibiotica (SPÜHLER und ZOLLINGER 1953). In unserer hier verarbeiteten Serie fanden sich zwölf multiple medulläre Myelome, bei welcher Grundkrankheit die i.N. auch akut recht häufig angetroffen wird (s. S. 262).

OBERLING (1924, 1939) unterscheidet zwischen einer primär schleichend verlaufenden und einer primär akuten, langsam in das chronische Stadium übergehenden i.N. Er beobachtete zwei Fälle von akuter interstitieller Scharlachnephritis, welche chronisch wurden (s. a. ROUSSY et al. 1950). Auch als Endstadium des epidemischen hämorrhagischen Fiebers (OLIVER und MCDOWELL 1957) wurde vereinzelt das Bild einer ch.i.N. beschrieben. Bei der in Skandinavien beobachteten „Nephropathia epidemica" (MYHRMAN 1951) wird ebenfalls ein Übergang einer a.i.N. in die chronische Form angenommen (KUHLBÄCK et al. 1964). Im ganzen sind jedoch derartige Beobachtungen, in denen der Beweis für diesen Übergang erbracht werden kann, außerordentlich selten (s. FORBUS 1953).

Wir besitzen ferner Nierenpräparate eines 9jährigen Mädchens (SN 138/58 Zürich, überlassen von Herrn Prof. UEHLINGER, Zürich), welches 42 Tage nach einer Pockenimpfung verstorben war. Eine Woche nach der Impfung trat eine Anurie auf, welche mittels Dialyse bekämpft wurde. Die Urinmenge stieg nie über 100 ml/die und das Kind starb am 42. Tag doch urämisch. Die Nieren wogen zusammen 89 g, waren also schon leicht geschrumpft. Oberfläche glatt, Schnittzeichnung mäßig deutlich (Abb. 365), starkes Ödem und histologisch beginnende Faservermehrung sowie diffus verteilte Lymphocyten, Plasmazellen und Histiocyten (Abb. 366). Die Tubuli zeigten schon deutliche Kompressionserscheinungen, ebenso die interstitiellen Capillaren, während die Glomerula intakt waren. Tubulusepithel vollständig unverändert.

Es handelt sich dabei geradezu um einen Paradefall einer unter der Behandlung in das subakute Stadium übergetretenen i.N., wie sie akut nach Impfung vereinzelt beobachtet wurde (s. S. 402). Nach den klinischen Symptomen zu urteilen, muß es sich um einen sehr schweren Nierenprozeß gehandelt haben, und das histologische Bild zeigt eindeutig, daß eine i.N. vorgelegen hatte.

Eine weitere Beobachtung betrifft ein 9 Monate altes Kind (SN 723/58), welches an einer eindeutigen A-O-Inkompatibilität gelitten hatte und an einer schweren Hirnläsion zugrunde ging. Klinisch hatten sich mehrfache Schübe von Hämolyse eingestellt. In den Nieren fanden wir neben einer schwersten Hämosiderose eine typische, sehr zellarme ch.i.N. (Abb. 367). — Einen ähnlichen Fall haben wir 1952 beschrieben (s. a. REUBI 1954, Fall E. N.).

Bei einem 60jährigen Mann (SN 43/59) fand sich $2^{1}/_{2}$ Monate nach einem subletalen echten Crush-Syndrom eine diffuse Sklerose des Nereninterstitium ohne entzündliche Infiltrate; die

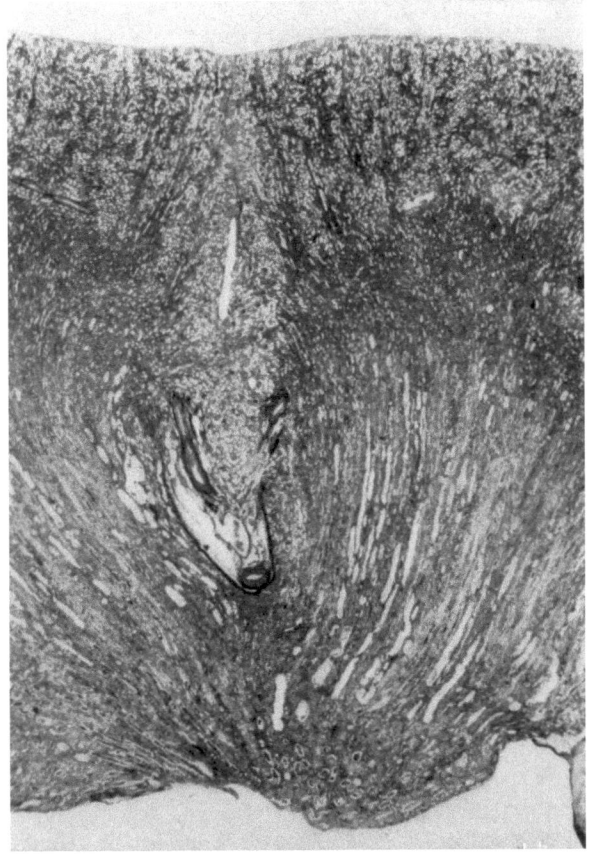

Abb. 365. Subakute bis chronische interstitielle Nephritis bei 9 Monate altem Mädchen mit interstitieller Nephritis nach Pockenimpfung. Das Kind wurde 42 Tage lang durch Dialyse am Leben erhalten (SN 139/58, Zürich. Präparat von Prof. E. UEHLINGER, Zürich). Vergr. 4,5mal, PAS

Nieren wogen 260 g, das Epithel war absolut intakt, Myoglobincylinder nicht mehr nachweisbar (Abb. 368). — Weitere Beobachtung s. Abb. 369.

Neuerdings betonen auch zahlreiche andere Autoren die außerordentlich lange Erholungszeit der Nierenfunktion nach durchgemachter a.i.N. bzw. Chromoproteinurie; oft bleibt ein geringer Dauerschaden (BURWELL et al. 1947, OLIVER 1954, REUBI 1959).

In einer Beobachtung (ALWALL und TORNBY 1950) betrug die Harnstoffclearance noch 2 Monate nach dem akuten Ereignis nur 50%, die Konzentration hatte knapp 1017 erreicht und nach 4 Monaten wurde eine Nierenschrumpfung festgestellt. Anhand von 14 Nachuntersuchungen wurde eine meist praktisch genügende Erholung der Nierenfunktion festgestellt

(LOWE 1952), welche jedoch unter der unteren Grenze der Norm blieb. Dieser Autor glaubte auch eine vermehrte Hypertoniequote in seiner Serie feststellen zu können.

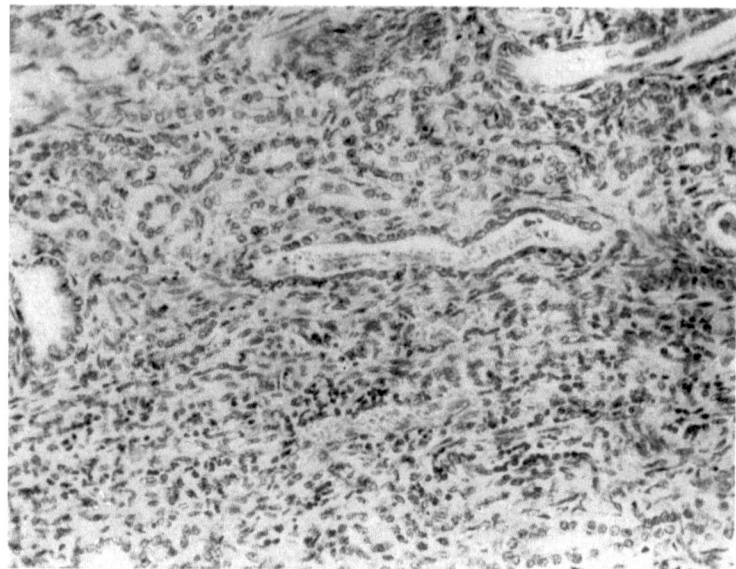

Abb. 366. Starke Vergrößerung der Mark-Rindengrenze der in Abb. 365 gezeigten Niere mit chronischer interstitieller Nephritis nach Pockenimpfung. Stromazellen vergrößert, Übergang des Ödems in Sklerose. Lockere, vorwiegend lymphocytäre Infiltrate im Stroma. Tubuli und Capillaren stark komprimiert. Vergr. 150mal, HE (aus ZOLLINGER 1960)

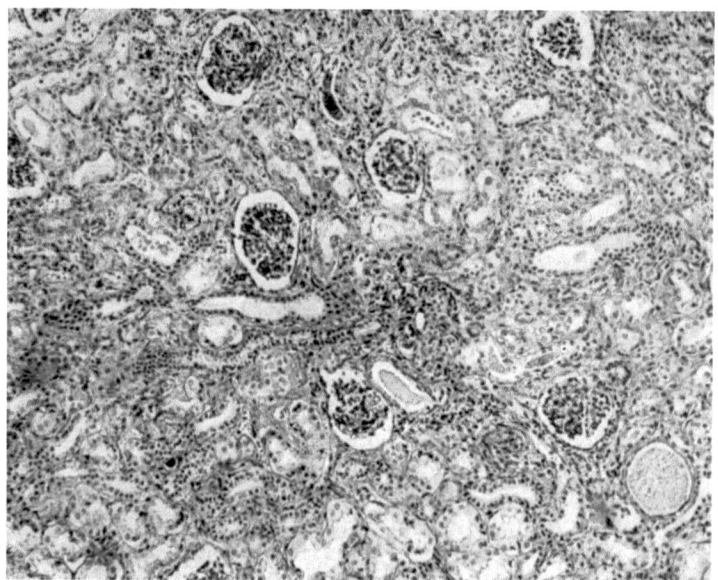

Abb. 367. Chronische interstitielle Nephritis nach A-O-Inkompatibilität. 9 Monate altes Kind. Vergr. 50mal, van Gieson (nach ZOLLINGER 1960)

Auch bei Tod am 24. Tag an Leptospirosis canicola wurde eine beginnende ch.i.N. gefunden (WEETCH 1949). Im übrigen hat schon FAHR (1944) die Möglichkeit des Überganges der a.i.N. in die ch.i.N. in Erwägung gezogen, ohne aber damals zu einem eindeutigen Schluß zu kommen.

Diese zwar spärlichen, aber doch eindeutigen Beobachtungen zeigen, daß jedenfalls grundsätzlich eine a.i.N. bei unvollständiger Ausheilung in die chronische Form übergehen kann. Die Überbrückung der akuten Anuriephase z. B. durch die künstliche Niere kann somit den Dauerschaden in der Niere nicht verhindern, ob dies bei akuter Entlastung des „Nierenglaukoms" durch beidseitige Nierendekapsulation gelingt, ist nicht abgeklärt. Ferner ergeben sich Anhaltspunkte dafür, daß eine ch.i.N. mit Narbenbildung ausheilen kann.

Einen eindeutigen derartigen Befund konnten wir nur einmal bei einer 79jährigen Frau (SN 67/56) erheben, bei welcher entzündliche Infiltrate im stark verbreiterten hyalinen Nieren-

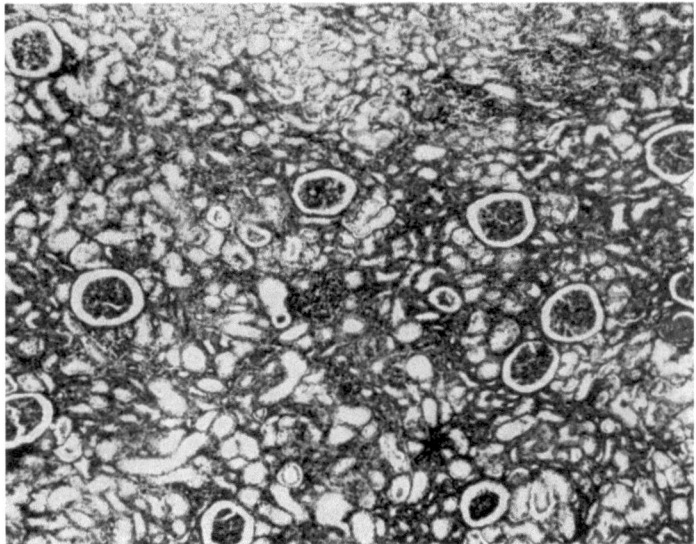

Abb. 368. Diffuse Nierenrindenfibrose ohne Parenchymzerstörung nach subletaler Chromoproteinurie (Crush) vor 6 Monaten. Vergr. 70mal, van Gieson

interstitium nicht mehr gefunden werden konnten, obwohl alle übrigen Kriterien einer ch.i.N. erfüllt waren. Das Gewicht der Nieren betrug 160 g.

Die Hypothese, daß ein Teil der Fälle von ch.i.N. ungenügend ausgeheilte a.i.N. darstellen könnten, wird durch diese Überlegungen und Beobachtungen als richtig erwiesen (vgl. Abb. 369). Allerdings können keinerlei Angaben über die Häufigkeit dieses Vorkommnisses gemacht werden.

Da sich die akute i.N. häufig bei Paraproteinämie einstellt, sollte eine entsprechende chronische Form bei lange dauernder Ausscheidung von pathologischen Eiweißstoffen ebenfalls gefunden werden. Das klassische Beispiel für diese Forderung stellt die Nierenveränderung bei Plasmocytom dar, bei welcher Krankheit die i.N. fast regelmäßig auftritt (s. S. 262). Leider sind diese Fälle aber nicht absolut beweisend für die Entwicklung einer diffusen ch.i.N. bei Paraproteinämie, da beim Plasmocytom stets auch unregelmäßig begrenzte Plasmocytomcylinder in den Tubuli festgestellt werden. Diese führen zu einer starken Epithelproliferation und auch zu einer entzündlichen Umgebungsreaktion, welche allerdings fast nur auf die Markgegend beschränkt ist, während die interstitielle entzündliche Sklerose auch die Rinde ergreift. Ferner ist die Fibrose diffus, die entzündliche Reaktion auf die eingeklemmten Cylinder jedoch herdförmig (s. a. RUTISHAUSER et al. 1950). — Auch bei anderen chronischen Stoffwechselstörungen (z. B. Amyloidose, Gicht usw.) wird eine — allerdings meist nur geringgradige und herdförmige — ch.i.N. kaum je vermißt. — Im Gefolge von Streptokokkeninfekten der Gruppe A Typ 12 (Rheumaerreger) tritt im chronischen Stadium nicht selten eine ch.i.N. in Erscheinung, welche jedoch mit der im akuten Stadium beobachteten nicht verknüpft, sondern durch Medikamente bedingt sein soll (VORLAENDER et al. 1959), was wir jedoch stark bezweifeln.

Schon bei der ersten Bearbeitung der ch.i.N. ist uns aufgefallen (ZOLLINGER

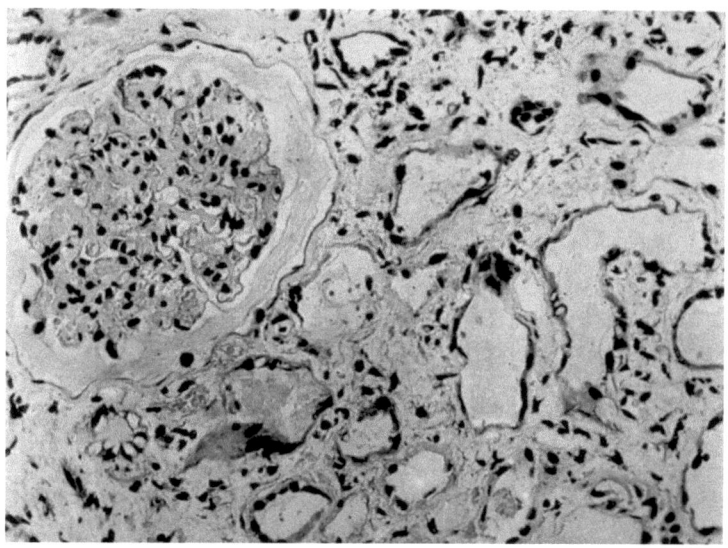

Abb. 369. Subakute interstitielle Nephritis: Am 24. Dezember 1962 plötzlicher Lendenschmerz und Anurie, am 1. Februar 1963 (38 Tage) Nierenbiopsie: Das Interstitium ist ödematös und zeigt noch spärlich, anscheinend lymphocytäre Infiltrate neben leichter Faserverdickung; Tubulusepithel höchstgradig atrophisch, Glomerulumschlingen angedeutet verquollen, sonst ist das Glomerulum intakt. Vergr. 170mal, HE

1952, SPÜHLER und ZOLLINGER 1953), daß bei diesen Patienten enorm häufig ein Abusus phenacetinhaltiger Analgetika gefunden wird (Lit. ZOLLINGER 1964). Die Zunahme dieses Abusus in der allgemeinen Bevölkerung (s. a. HEGG 1962) geht der Zunahme der ch.i.N. in den letzten Jahrzehnten anscheinend parallel (GLOOR 1962). Von unseren 38 Beobachtungen von ch.i.N. unter 10 000 Autopsien wiesen 16 einen schweren Phenacetinabusus in der Anamnese auf. Wir zweifeln heute nicht mehr, daß Zusammenhänge bestehen müssen (s. dagegen LASCH 1958, RANDERATH 1958, REUBI 1958, 1960). Anfänglich schien es, als ob der Phenacetinabusus als Zeiterscheinung eine spezifisch schweizerische Angelegenheit sei (ZOLLINGER 1955, THÖLEN et al. 1956, GSELL et al. 1957, HORRISBERGER et al. 1958, PLETSCHER 1958, ROSSI und MÜHLETHALER 1958, SCHEIDEGGER 1958, UEHLINGER 1958, DORET und JUNOD 1959, MOESCHLIN 1959, 1964, SCHEID et al. 1961; s. a. SARRE et al. 1958). In der Folge zeigte sich aber, daß diese Zusammenhänge auch in Österreich

(SALOMON und SUPPAN 1962), in Skandinavien (NISSEN und PEDERSEN 1957, LARSEN und MØELLER 1959, 1962, MØELLER und HEIDLAND 1959, HARVALD und VALDORF-HANSEN 1960, BRUN und RAASCHOU 1961), ferner in Deutschland (PENSE 1960, HENGSTMANN 1962, LINKE 1962, MASSHOFF und HOLLMANN 1962, PANZRAM 1964, SARRE und ROYAL 1964: Erneute Umfrage!) und schließlich auch in den USA (MOOLTEN und SMITH 1960, s. a. SCHREINER 1962, HARROW et al. 1963, REYNOLDS und EDMONDSON 1963, TAN et al. 1964, FORDHAM und HUFFINES 1964), Kanada (LAKEY et al. 1963, RAPOPORT et al. 1962, Neuseeland (BUCHANAN 1961), Australien (JACOBS und MORRIS 1962, McCUTCHEON 1962) und in Südafrika (LEVIN et al. 1962, RUBENSTEIN et al. 1964) festzustellen sind. Auf der anderen Seite ist aber immer wieder festzuhalten, daß eine gesetzmäßige Verbindung zwischen Phenacetinabusus und ch.i.N. nicht besteht. Wir konnten in rund einem Drittel unserer Fälle von ch.i.N. die Angaben des chronischen Phenacetinabusus vom Kliniker erhalten, in den übrigen fehlten entsprechende Aussagen, wobei allerdings zu bemerken ist, daß die Patienten kaum je spontan von ihrer Sucht sprechen. Weiter sind uns viele Fälle von sehr schwerem, jahrelangem Phenacetinabusus bekannt, welche autoptisch keinerlei Nierenveränderungen aufgewiesen haben. Auch finden wir bei chronischem Phenacetinabusus sehr häufig eine banale chronische Pyelonephritis und nicht eine echte nichtdestruktive ch.i.N. (s. S. 477). Schließlich gibt es auch keine für den chronischen Phenacetinabusus pathognomonische Nierenveränderung (s. dagegen REYNOLDS und EDMONDSON 1963): Die tubuläre Basalmembranverdickung, die Lipofuscinablagerung (RUBENSTEIN et al. 1964) sowie die Papillennekrosen können auch bei phenacetinfreien Fällen gefunden werden.

Die von den süchtigen Patienten genossenen Phenacetinmengen sind ganz beträchtlich; sie schwanken in der Regel zwischen 5 und 20 Tabletten pro Tag, die Dauer schwankt zwischen einigen bis 20 Jahren. In einem Fall erreichte die Gesamtmenge 37 kg reines Phenacetin (AMMANN 1962; s. a. SPÜHLER 1960, 1961, SPIESS 1961). Gelegentlich kann in Nierenbeckenkonkrementen Phenacetin chemisch nachgewiesen werden (SOLISCH 1964). Ein Großteil dieser Patienten ist ausgesprochen süchtig (GSELL et al. 1961). Von einzelnen Autoren (REUBI 1958, 1960) wird angenommen, es handle sich stets um einen primär renal bedingten Kopfschmerz mit sekundärem Abusus. Diese Beantwortung des Problems scheint uns nun doch etwas zu einfach, denn es ist kaum denkbar, daß eine Urämie oder Suburämie mit Kopfschmerz über 10 Jahre, ja sogar über 20 Jahre bestehen kann. Andererseits hat der Psychiater (KUHN, mündliche Mitteilung) gefunden, daß die Kopfschmerzen bei chronischem Analgetikaabusus fast gesetzmäßig verstärkt werden; während einer Entziehungskur verschwinden die Schmerzen häufig vollständig.

Experimentell ist es bisher nicht einwandfrei gelungen, eine ch.i.N. beim Tier durch Verfütterung großer Mengen phenacetinhaltiger Analgetika zu erzeugen (eigene Versuche an Kaninchen, Ratten und Goldhamstern; s. a. STUDER und ZBINDEN 1955). Mäuseversuche (THÖLEN et al. 1956) sind unzuverlässig, da die Mäuse schon spontan sehr häufig interstitielle lymphoplasmocytäre Herde aufweisen. Werden jedoch bei Tieren zusätzlich nierenpathogene Keime intravenös verabfolgt, so soll sich eine wesentlich schwerere Pyelonephritis entwickeln als bei nichtvorbehandelten Kontrolltieren (MIESCHER et al. 1958, STUDER et al. 1958).

Diese Versuche konnten jedoch nicht allseitig bestätigt werden (KELLER et al. 1961, MIESCHER und STUDER 1961). EISALOH und TALANTIE (1961) erzeugten durch Phenacetinverfütterung allein bei Ratten eine angeblich eindeutige i.N. mit Abnahme der tubulären Enzyme. In Dauerversuchen, ebenfalls mit Ratten, wurden ein selektiver Abfall der Konzentrationsfähigkeit (ANGERVALL et al. 1964) sowie Neigung zu Papillennekrose (ABRAHAMS et al. 1963, 1964, RUBENSTEIN et al. 1964) festgestellt.

Über die pathogenetischen Zusammenhänge zwischen Phenacetinabusus und ch.i.N. sind wir nur ganz unvollkommen orientiert. Es bleibt bis heute nur die Annahme einer nicht näher faßbaren Nierenschädigung durch den chronischen Phenacetinabusus, möglicherweise ein Eingreifen in die tubulären Ferment-systeme. Bisher konnte aber nur eine vermehrte Aminosäureausscheidung bei solchen Patienten festgestellt werden (SPÜHLER 1960).

Nachdem wir die Häufigkeit der a.i.N. und ihren gelegentlichen Übergang in eine chronische Form bewiesen haben, muß auch mit der Möglichkeit der Förderung dieses Überganges durch eine chronische Phenacetinschädigung der Niere erwogen werden, wie dies auch die Versuchsresultate von ABRAHAMS et al. 1964 vermuten lassen. Andererseits zeigen diese Überlegungen, daß es sicher ungerechtfertigt ist, von einer „Phenacetinnephritis" (RANDERATH 1958, REUBI 1958, MOESCHLIN 1959) zu sprechen, da ein *direkter* Zusammenhang zwischen Phenacetinabusus und i.N. keineswegs bewiesen, übrigens von uns auch nie behauptet wurde. Grundsätzlich ist der Phenacetinabusus unseres Erachtens (s. a. THIEL et al. 1964) nur ein sehr stark fördernder Faktor bei der Entwicklung der ch.i.N. — wie übrigens auch der Pyelonephritis und der Nierentuberkulose — und nicht ihre eigentliche Ursache (vgl. dagegen BROWN und PELL-ILDERTON 1964). Diese letztere kann heute noch nicht mit Sicherheit bestimmt werden, sehr wahrscheinlich handelt es sich dabei um nicht ausgeheilte a.i.N., wie wir dies in einzelnen Fällen einwandfrei nach massiver Behandlung einer akuten Angina mit Antibiotica beobachten konnten: Die Angina verschwand prompt, während die i.N. langsam chronisch wurde. Analoge Fälle sind ja auch im Gefolge einer akuten Chromoproteinurie beschrieben worden (s. oben). Nicht auszuschließen, aber sicher auch nicht zu beweisen ist das Mitspielen allergischer Zustände, da einzelne Fälle von a.i.N. bei Allergie gegen PAS (OWEN 1958 Lit.) bzw. gegen Sulfonamide (MELNICK 1947) bekannt geworden sind und die Noxe bzw. das Medikament möglicherweise über längere Zeit oder mehrfach verabfolgt zur Wirkung kam.

Von einzelnen Autoren wurden auch hereditäre Einflüsse angenommen (MARIN und TYLER 1961), die beigegebenen Abbildungen lassen aber viel eher an eine chronische Pyelonephritis denken.

Experimentell ist es außerordentlich schwer, eine ch.i.N. zu erzeugen. Uns gelang es, durch Verfütterung oder Injektion von schwerlöslichen Sulfonamidstoffen ein der menschlichen Erkrankung sehr ähnliches pathologisch-anatomisches Bild hervorzurufen (GEISER 1957). Auch durch wöchentliche intraperitoneale Injektion großer Mengen von hämolysiertem Menschenblut gelingt es, bei der Ratte eine ch.i.N. zu erzeugen (Abb. 370). Über analoge Resultate wird bei chronischer Fluorvergiftung (LINDEMANN et al. 1959) sowie bei längere Zeit fortgesetzter niedrig dosierter Schlangengifteinwirkung (SUZUKI 1921) berichtet.

Das klinische Hauptsymptom der ch.i.N.[1], die funktionelle Insuffizienz der distalen Tubuli, äußert sich vor allem in einer Reduktion der Säureausscheidung der Niere mit schwerster Acidose. Ferner besteht ein symptomatischer Diabetes insipidus mit Polyurie, welcher auf die erworbene Adiuretinresistenz der Tubuli zurückgeführt wird (MERTZ und SARRE 1952). Das morphologische Bild der Niere erklärt diese funktionelle Störung ohne weiteres, da im Bereich der Henleschen Schleifen und der Sammelröhren eine schwere Sklerose des Stroma mit Diffusionsverschlechterung und Kompression sowohl der Tubuli als auch der Capillaren besteht. Diese letztere ist insofern wichtig, als sie zu einer schweren Ernährungsstörung der Tubulusepithelien führt, wie dies im Extremfall die Papillennekrosen deutlich dartun. Dasselbe gilt von der Isosthenurie und der gelegentlich beobachte-

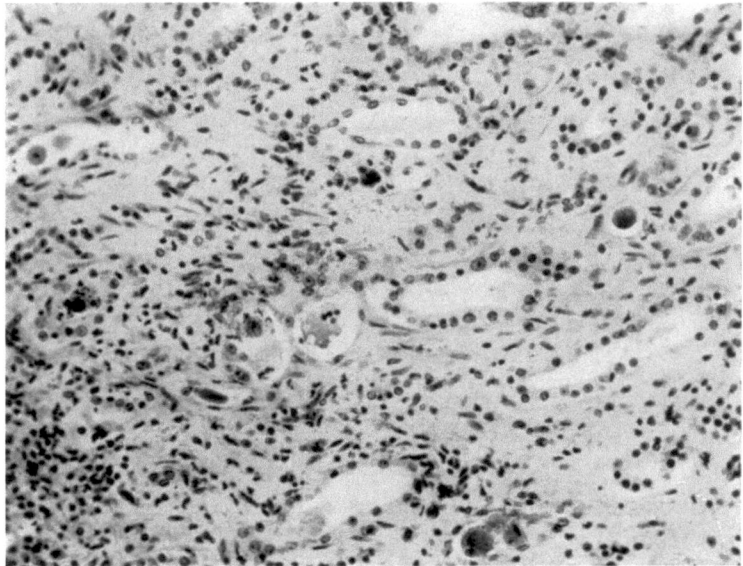

Abb. 370. Chronische sklerosierende interstitielle Nephritis bei der Ratte nach monatelanger wöchentlicher intraperitonealer Injektion von je 10 ml hämolysiertem Menschenblut. Vergr. 200mal, HE

ten Hypokaliämie. Die einschneidenden Störungen des Säure-Basen-Gleichgewichtes, bedingt durch den distal-tubulären Ausfall, führen ausgesprochen häufig zur renalen Osteopathie. Die interstitielle entzündliche Sklerose erzeugt nicht nur eine Durchblutungsdrosselung im Bereich der distalen Tubuli, sondern sie erfaßt allmählich auch die Rinde und stört damit die glomeruläre Durchblutung. Die Urämie, welche fast bei sämtlichen unseren Patienten mit ch.i.N. das Leben beendigt hat, ist unseres Erachtens auf diese Drosselungsischämie zurückzuführen.

An sich ist die ch.i.N. ein anhypertones Leiden, welches erst in der Schlußphase zu einer zudem inobligaten Hypertonie führt. Dies überrascht eigentlich, da nach unserem heutigen Wissen eine chronische Durchblutungsdrosselung der Niere fast gesetzmäßig eine Hypertonie hervorruft. Die einzige Erklärungsmöglichkeit erblicken wir in dem relativ langen Intaktbleiben der glomerulären Durchblutung im Gegensatz zur chronischen Glomerulonephritis und auch zur eigentlichen

---

[1] Lit. SPÜHLER und ZOLLINGER 1953, BERNING 1956, JUNOD und DORET 1960.

Pyelonephritis, welche ja mit ihren sektorförmigen Narben auch die Rinde praktisch stets schwer erfaßt. Eine Blutdruckerhöhung fehlt bei rund einem Drittel unserer Fälle auch in der Finalphase, ein weiteres Drittel zeigt eine leichte, ein letztes schließlich eine schwere fixierte Hypertonie (HABLÜTZEL 1960).

Die in diesen Fällen besonders ausgesprochene und oft als Leitsymptom den Patienten zum Arzt führende Anämie wurde auf S. 36 abgehandelt. Versuche mit Diamox (HOLTMEIER et al. 1953) zeigten, daß ein funktionell der i.N. sehr ähnliches Bild hervorgerufen werden kann, welches von schwerer Anämie begleitet ist, obschon pathologisch-anatomisch keinerlei Nierenveränderungen zu erkennen waren. Das finale Herzversagen wird durch die Anämie und die schweren Elektro-

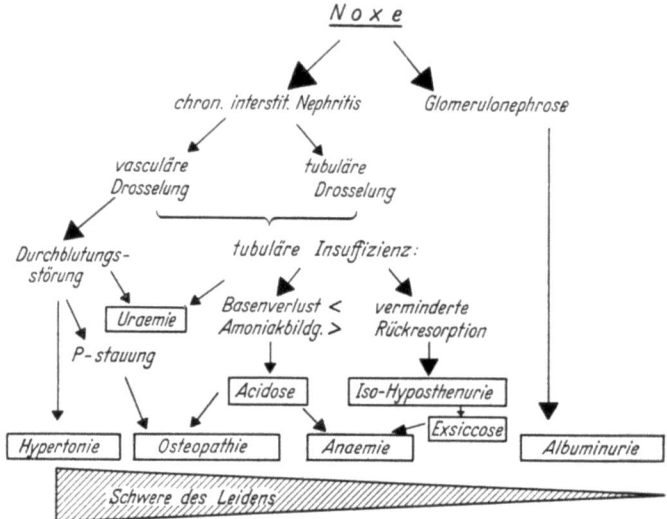

Abb. 371. Schematische Darstellung der Symptomatologie der chronischen interstitiellen Nephritis und ihrer Entstehung (aus SPÜHLER und ZOLLINGER 1953)

lytstörungen hervorgerufen oder zum mindesten stark beschleunigt, wofür die entsprechenden EKG-Veränderungen sprechen (HENSLER 1956).

In Abb. 371 ist die Pathogenese der verschiedenen funktionellen Störungen bei der ch.i.N. dargestellt.

II. Die Pyelonephritis
(interstitielle bakteriell-destruktive Nephritis)[1]

Obschon die Pyelonephritis bei weitem die häufigste Nierenerkrankung darstellt, hat sie erst in den letzten Jahren größeres Interesse bei Klinikern und pathologischen Anatomen gefunden. Ganz neue Aspekte bezüglich des Lebensalters, in welchem die Krankheit meistens beginnt, der Pathogenese sowie vor allem auch der Folgen machen die Pyelonephritis heute zu einem brennend interessanten Kapitel der Nierenpathologie sowohl für den Praktiker wie für den Spezialisten und den pathologischen Anatomen. Die ungemeine Vielfalt ihrer Erscheinungsformen und die zahlreichen bedeutungsvollen Zusatzfaktoren, welche

---

[1] Lit. STAEMMLER und DOPHEIDE 1930, PUTSCHAR 1934, WEISS und PARKER 1939, RAASCHOU 1948, KLEEMAN et al. 1960, GLOOR 1961, ZOLLINGER 1964, FABRE et al. 1964.

die Entwicklung der Pyelonephritis erleichtern, machen die zusammenfassende Besprechung dieser Krankheit zu einer wahren Crux. Das Überdecken des ursprünglichen Leidens durch die Folgezustände (Urämie, Hypertonie usw.) und die oft fast unüberwindlichen differentialdiagnostischen Schwierigkeiten sind weitere Faktoren, welche das Studium der Pyelonephritis ebenfalls erschweren.

Abweichungen in der Definition der Pyelonephritis erklären die sehr starken Unterschiede bezüglich der Häufigkeit, welche die verschiedenen Autoren bei Pyelonephritis angeben. Die Extreme bewegen sich hier zwischen der Beschränkung auf eitrige Erkrankungen von Niere und Nierenbecken (PUTSCHAR 1934) bis zur Zusammenfassung aller nichtvasculären und nichtglomerulären entzündlichen Veränderungen der Niere (REUBI 1960). Zur Betonung des primär renalen — im Gegensatz zum pyelogenen — Charakters wird gelegentlich die Bezeichnung „Nephropyelitis" angewendet (SPIESS 1961, SPÜHLER 1961).

Definition: Wir verstehen unter Pyelonephritis eine destruktive eitrige oder granulomatöse, unspezifische Entzündung der Niere. Das Nierenbecken kann, muß aber nicht ergriffen sein. In der akuten Phase handelt es sich um eine febrile, mit starker Pyurie einhergehende Erkrankung, welche leider immer noch als Pyelitis bezeichnet und entsprechend behandelt wird, obschon sich heute die meisten Kliniker darüber im klaren sind, daß eine mit schweren klinischen Beschwerden einhergehende febrile Pyelitis gar nicht existiert.

Häufigkeit der Pyelonephritis

Einzelne pyelonephritische Narben sind außerordentlich häufig (WEISS und PARKER 1939: 20% aller Autopsien), jedoch lassen sich diesbezüglich keine genauen Angaben machen, da über die Natur der Einzelnarben oft in guten Treuen diskutiert werden kann. Voll ausgebildete, also schwere Pyelonephritiden werden in knapp einem Zehntel der Autopsiefälle beobachtet (Abb. 372; Schwankungsbreite 2,7%; STAEMMLER 1957, KIMMELSTIEL 1960, KIMMELSTIEL et al. 1961, 1963: 3,1%, bis 17,3%: ALLISON 1962). Zu einer starken Verfälschung der Statistik gelangt man, wenn die Fälle mit Harnstauung und ähnliche willkürlich weggelassen werden (BELL 1946: 0,2%). Die Angaben über die chronische Pyelonephritis schwanken naturgemäß ebenfalls (RAASCHOU 1948: 5,6%; eigene Befunde: 7,4%, Abb. 372). Eigentliche pyelonephritische *Schrumpfnieren* (Gewicht einer Niere weniger als 90 g) werden in 1% (STAEMMLER und DOPHEIDE 1930, LINDER 1938, DREYER 1951) bis 6,9% (HAGE 1939) der Autopsien beobachtet. In rund einem Drittel der autoptisch festgestellten Pyelonephritiden wird das Nierenleiden als Todesursache angesprochen (JACKSON und GRIEBLE 1957, KIMMELSTIEL et al. 1961, 1963 u. a.). Es führt meist urämisch zum Tode (s. dagegen SANJURJO und FORTUNO 1957: 1/60). Umgekehrt wird, was wir bestätigen können, in rund der Hälfte aller Urämiefälle eine Pyelonephritis als Ursache gefunden (GALL 1961).

Abb. 372 gibt unsere eigenen Zahlen wieder; sie basieren auf dem unausgewählten Sektionsgut unserer früheren Prosektur mit rund 5% Neugeborenensektionen und zahlreichen Unfallautopsien und geben somit einen guten Querschnitt; sie decken sich im ganzen mit denjenigen anderer Autoren (s. a. JACKSON et al. 1957, JACKSON und GRIEBLE 1957). (Bedeutung der Harnstauung und des Diabetes s. S. 475.) Wir fanden 77 Fälle von doppelseitiger und 60 einseitige

Schrumpfnieren (MEINE 1965), wobei wir unter der einseitigen Schrumpfniere ein erworbenes Leiden verstehen mit einem Gewicht der geschrumpften Niere von weniger als 100 g und einem Gewichtsunterschied zur gegenseitigen Niere von mindestens 50 g. Rund ein Drittel sämtlicher Pyelonephritiden war einseitig (BERNING 1956: 25%).

Das *Alter* der Pyelonephritispatienten ist in der Regel bei männlichen Individuen (Prostatahyperplasie) wesentlich höher als bei den weiblichen. Sehr häufig sind Kinder befallen (s. S. 466). Nicht weniger als 10% der Kinder in einer chirurgischen Klinik zeigten Pyurie (RUMMELHARDT 1962) oder 5,56% der überhaupt behandelten Kinder, wobei das erste Jahr zehnmal häufiger betroffen war (ZAPP 1960, BARAUSCH 1962: 3,3% aller Säuglinge). Autoptisch wird bei 1,6% der Kinder eine Pyelonephritis gefunden (NEUMANN und PRYLES 1962). Mädchen erkranken etwa dreimal häufiger als Knaben (ZAPP 1960; s. dagegen BARAUSCH 1962, NEUMANN und PRYLES 1962, RUMMELHARDT 1962).

Statistik der Pyelonephritiden auf 10000 Autopsien
In Klammern die Zahl der Hypertoniefälle

	Akut 83 (0,83%)				Chronisch 742 (7,4%)				Total	% aller Autopsien	% der Pyelonephritiden
	♂ 38		♀ 45		♂ 405		♀ 337				
	eins.	dupl.	eins.	dupl.	eins.	dupl.	eins.	dupl.			
Harn-Stauung	3	5	—	—	80 (24)	259 (118)	54 (7)	81 (12)	482	4,8	58
Diabetes	—	6	1	7	1	3	2	38 (25)	58	0,6	7
Ursache?	13	11	18	19	21 (13)	41 (27)	64 (35)	98 (40)	285	2,8	34,5
Total	16	22	19	26	102 (37)	303 (145)	120 (42)	217 (77)	825	8,25	—

Abb. 372

Das klinische Bild der akuten Pyelonephritis ist im typischen Fall durch Pyurie und Infektzeichen charakterisiert, wozu eine akute Niereninsuffizienz treten kann. In der überwiegenden Mehrzahl der Fälle jedoch verläuft die Affektion ganz schleichend, ohne daß überhaupt an eine Nierenkrankheit gedacht wird. Wahrscheinlich sind viele Fälle von in der Praxis diagnostizierter ,,Sporadischer Grippe" eben Pyelonephritiden. Daß die ,,Pyelitis" im Kindesalter in der Regel eine Pyelonephritis ist, wurde schon oben ausgeführt.

Außerordentlich vielfältig ist das Spektrum des klinischen Bildes der chronischen Pyelonephritis. Zwischen vollkommen stummem Verlauf und hochgradiger chronischer Urämie mit Hypertonie finden sich alle Übergänge. Sehr charakteristisch ist im ganzen doch der schubweise Verlauf der Erkrankung, wobei nach jedem Schub eine Verschlechterung der Nierenfunktion festzustellen ist. Auch bei vollkommen klarem Urin kann die Affektion — wie bioptische Untersuchungen, die Blutsenkung usw. zeigen — weiterschwelen. Vielfach wird deshalb von primär chronischer Pyelonephritis gesprochen (SCHOEN 1930, BERNING und PRÉVÔT 1952); in solchen Fällen wird die klinische Diagnose meist nicht gestellt (RAASCHOU 1948, KLEEMAN et al. 1960, NESSON und ROBBINS 1960). Auch Dysurie und Lumbalschmerzen können, besonders bei indolenten Patienten, fehlen (s. dagegen BROD 1956). Das Fehlen einer Pyurie (WEYRAUCH und ROSENBERG 1954, BRAINERD und CECIL 1956, LINNEWEH 1957, JACKSON et al. 1958 u. a.) ist klinisch sehr häufig irreführend. Vielfach wird den sog. *Sternheimer-Malbin*-Zellen (1951), d. h. großen Histiocyten mit Vacuolen, wesentliche Bedeutung zugesprochen, da sie eine Parenchymläsion beweisen sollen (HANSCHKE und SITOS 1962, HELENHEGYI et al. 1962). Diese Zellen scheinen nach unseren Untersuchungen jedoch eher aus Blase oder Ureter zu stammen und nicht aus dem Nierenparenchym. Auch von klinischer Seite wird an ihrer Bedeutung stark gezweifelt (SCHMUZIGER 1960). — Hämaturie, besonders ihre Mikroform, wird bei chronischer Pyelonephritis nicht selten angetroffen (GÜNTHER 1949, 1950, HARLIN und FOSTER 1950, BERNING und WALTER 1951, ALKEN und HASCHE-KLÜNDER 1952; s. dagegen THELEN und WIEGERS 1954, BLOCH 1957, JACKSON et al. 1958). Die Blutungen können von Kelchwinkelinfiltraten herrühren und auch bei sehr geringgradigen Pyelonephritiden in Erscheinung treten. In anderen Fällen kann es sich um massive Blutungen bei Papillennekrosen handeln. Bei ausgedehnter aktiver Entzündung wird Proteinurie fast stets beobachtet, sonst spielt sie keine Rolle (BROD 1956, COTTIER et al. 1958, JACKSON et al. 1958). Das Eiweiß entspricht zum größten Teil einem entzündlichen Exsudat (postrenale Proteinurie; s. Abb. 218, S. 256), zum kleineren Teil stammt es aus den geschädigten Glomerula (s. unten).

Bei den chronischen Formen der schweren beidseitigen Pyelonephritis steht die distaltubuläre Insuffizienz im Vordergrund des Bildes. Sehr ausgeprägt ist bei diesen Formen auch die chronische (renoprive) Anämie und schließlich auch die Urämie mit ihrem Vollbild, wobei ein direkter Zusammenhang zwischen Nierengewicht einerseits und Niereninsuffizienz andererseits nicht festgestellt werden kann (s. ZOLLINGER 1964).

Pathologische Anatomie der Pyelonephritis
a) Die perakute Pyelonephritis

Nur sehr selten findet der Pathologe — meist als Zufall — vereinzelt über reiskorngroße, leicht erhabene, weiche, rötliche Flächenherde der Nieren, welche gelegentlich in Keilform auf dem Schnitt in die Tiefe ziehen. Sie entsprechen einer perakuten nekrotisierenden, oft hämorrhagischen Entzündung mit schwerem Perifokalödem.

b) Die akute Pyelonephritis

Makroskopisch finden sich neben ganz kleinen, hirsekorngroßen, gelblichen Herden und Herdgruppen, meist umgeben von einem schmalen roten Saum (Abb. 373a, b) an der Nierenoberfläche fast in allen Fällen auch streifenförmige Eiterstraßen im Mark. Eine Niere kann dabei bis 420 g wiegen (Einzelniere; s. Abb. 374). Das Gewebe ist ödematös und vermehrt brüchig. Das Nierenbecken wird oft vollkommen unverändert gefunden, gelegentlich ist es gerötet. Papillennekrosen treten sehr oft in Erscheinung (Abb. 140, S. 166).

Unter dem Mikroskop erweisen sich die gelblichen Herde als eitrige Einschmelzungsherde mit massenhaft polynucleären Leukocyten (Abb. 375a) und gelegentlich auch einer nicht unbeträchtlichen Zahl von fetthaltigen Phagocyten. Bakterien sind in diesen Herden sowie in den Leukocytencylindern praktisch stets nachweisbar. Die Tubuli sind in den Herden vollkommen zerstört; perifokal findet sich ein interstitielles Ödem (Abb. 375b). Die Glomerula können innerhalb der Einschmel-

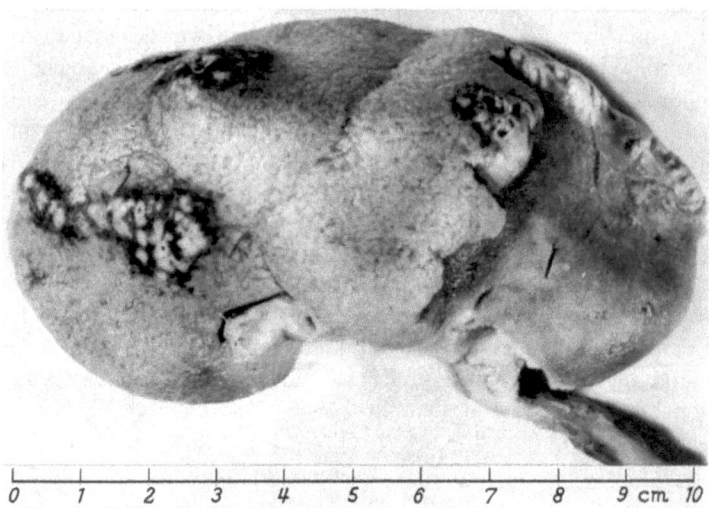

Abb. 373a. Frischer Schub einer Pyelonephritis: Gruppenweise beisammenstehende erhabene Eiterherde, zum Teil perforiert, mit Hyperämie der näheren Umgebung. Rechts ist der untere Pol der Niere narbig geschrumpft

zungsherde eitrigen Zerfall aufweisen (KIMMELSTIEL und WILSON 1936: Invasive Glomerulitis). Innerhalb der Herde sind auch die Gefäße zerstört oder zum

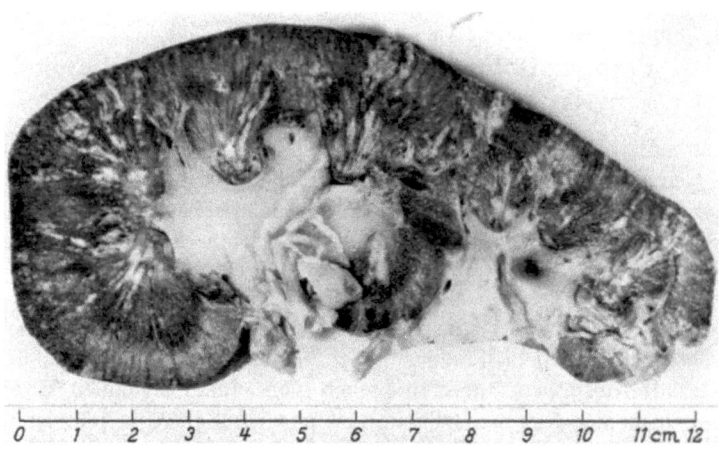

Abb. 373b. Radiäre Eiterstraßen in Rinde und Mark mit umgebender Hyperämie bei akuter Pyelonephritis

mindesten miteinbezogen (Abb. 376; PUTSCHAR 1934, BERNING und WALTER 1951, WEISS und PARKER 1951, KINCAID-SMITH 1955, THELEN et al. 1956). Venenthrombosen treten gelegentlich in Erscheinung (PUTSCHAR 1934, WEISS und PARKER 1940). Papillenherde allein (sog. Ausscheidungsnephritis; Abb. 377a)

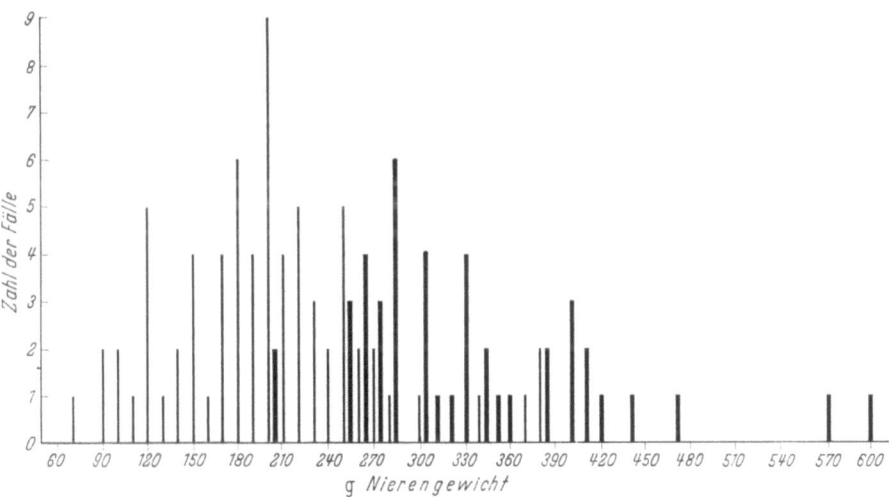

Abb. 374. Schematische Darstellung des Nierengewichts (beide Nieren zusammen gewogen) bei 71 Fällen von chronischer Pyelonephritis (dünne Striche) und 44 Beobachtungen von akuter Pyelonephritis (dicke Striche). Es ergibt sich eindeutig, daß die akute Pyelonephritis in der Mehrzahl der Fälle eine mäßige bis sehr starke Gewichtszunahme aufweist, während bei der chronischen Pyelonephritis eine leichte bis schwere Schrumpfung die Regel ist (ZOLLINGER 1964)

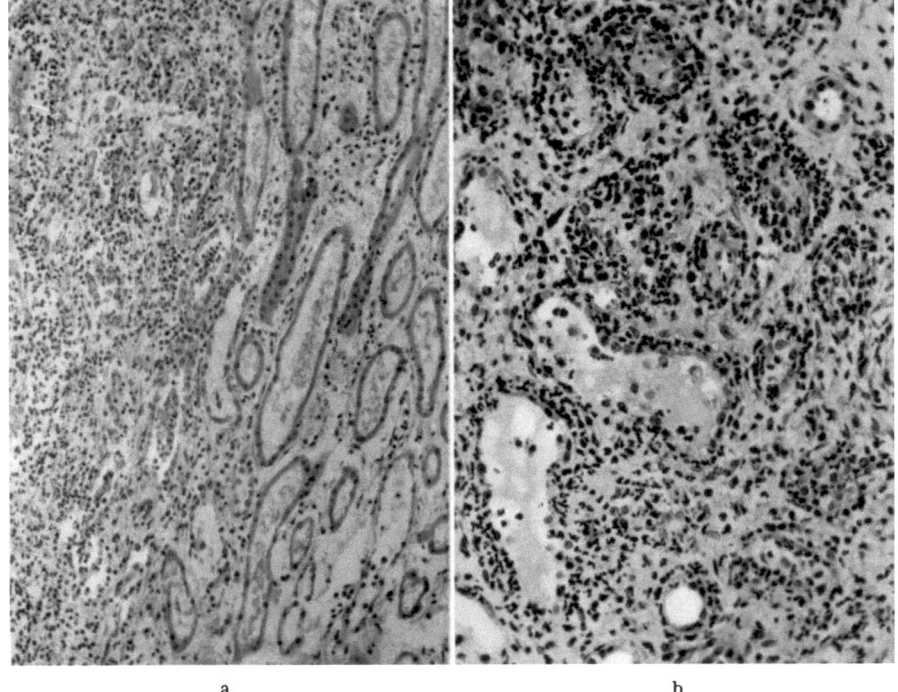

a   b

Abb. 375a—b. a Akute Pyelonephritis: Massenhaft peritubuläre Infiltrate aus segmentkernigen Leukocyten, welche die Tubuli zum Teil schon zerstören. Vergr. 80mal, HE. b Akute Pyelonephritis mit Zerstörung der Tubuli und schwerem perifokalem Ödem. In der Ödemzone ist das Tubulusepithel hochgradig abgeflacht, die Tubuli erscheinen ausgeweitet. Vergr. 150mal, HE

werden recht häufig beobachtet. In den absceßfreien Bezirken besteht in jedem Fall eine mehr oder weniger starke perivasculäre interstitielle Begleitnephritis

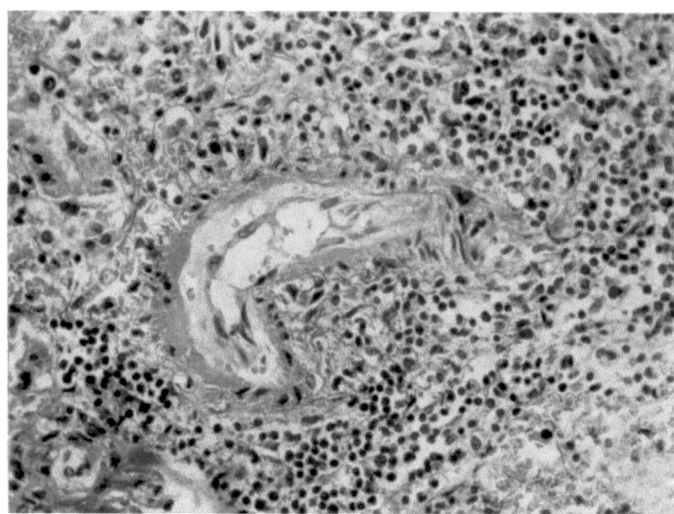

Abb. 376. Akute Pyelonephritis: Übergreifen auf eine kleine Arterie; Media teilweise zerstört, das Endothel ödematös abgehoben. Vergr. 200mal, HE

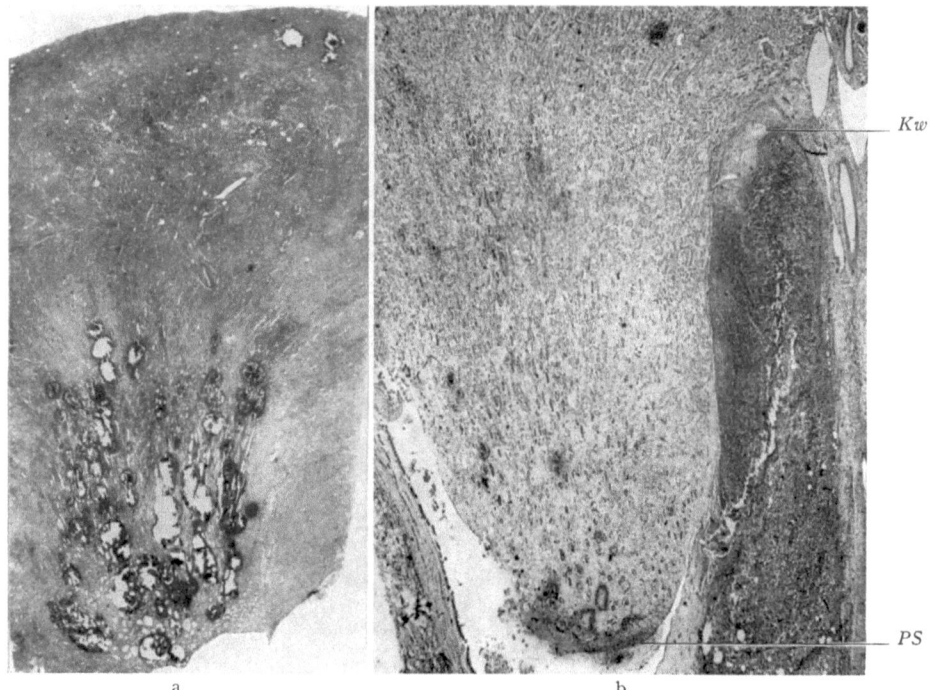

a   b

Abb. 377a—b. a Multiple größtenteils einschmelzende Eiterherde in einer Nierenpapille sowie vereinzelte Rindenherde bei akuter Pyelonephritis. Das Bild entspricht demjenigen der sog. Ausscheidungsnephritis. Vergr. 3mal, HE (nach ZOLLINGER 1957). b Akute Pyelonephritis: Die schlecht ernährte Papillenspitze zeigt beginnende Nekrose mit entzündlicher Infiltration (PS). Im Kelchwinkel ein ausgedehntes eitriges Infiltrat, welches auf den Kelch selbst übergegriffen hat (Kw). Vergr. 6mal, HE

(ZOLLINGER 1945), welche differentialdiagnostisch Schwierigkeiten bereiten kann.

Die Nierenbeckenbeteiligung ist auch in dieser Phase absolut inobligat, nur die Kelchwinkel und ihre Lymphgefäße sind sehr früh infiltriert (Abb. 377b).

c) Die subakute Pyelonephritis

In dieser Phase scheiden sich die Wege in eine eitrige Form, welche der späteren Entwicklungsform der oben beschriebenen entspricht und eine nichteitrige, aber trotzdem destruktive Form. — Die Nieren sind immer noch stark vergrößert; die oberflächlichen, leicht erhabenen Herde sind bis linsengroß und eher grau als gelb, zum Teil sind sie schon eingedellt. Auf Schnitt dagegen sind keine deutlichen Straßen mehr erkennbar, die Zeichnung ist ziemlich allgemein verwischt; das Nierenbecken ist in dieser Phase meist deutlich gerötet.

Mikroskopisch hat sich das Infiltratbild mehr in Richtung Lymphocyten und Plasmazellen sowie Histiocyten verschoben, auch ist der Parenchymzerstörungsprozeß weiter fortgeschritten, besonders im Bereich der Nierentubuli und des Nierenbeckenepithels.

d) Die chronische Pyelonephritis

Makroskopisch lassen sich alle Übergänge zwischen der groben Narbenniere mit tiefen trichterförmigen Einziehungen von meist dunkelroter Farbe (Unterschied zur weißgelben Infarktnarbe!) mit auffällig blaß erscheinenden erhaltenen

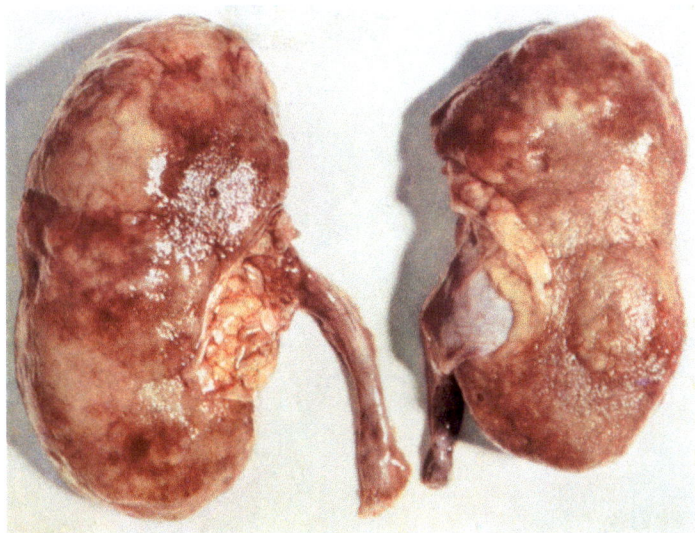

Abb. 378. Pyelonephritische Schrumpfniere. Die erhaltenen Parenchymbezirke sind blaß und erscheinen grobbuckelig vorgewölbt. Dazwischen ausgedehnte rote Narben. 51jährige Frau, Tod an Urämie und Hypertonie

Gewebsbuckeln (Abb. 378) bis zur glatten, ganz kleinen pyelonephritischen Schrumpfniere (Abb. 379) beobachten. Echte Schrumpfnieren fanden wir in total 137 Fällen auf 10000 Autopsien (1,37%); dreimal häufiger bei Frauen als bei Männern. Das kleinste Gewicht beider Nieren betrug 45 g (s. Abb. 374). —

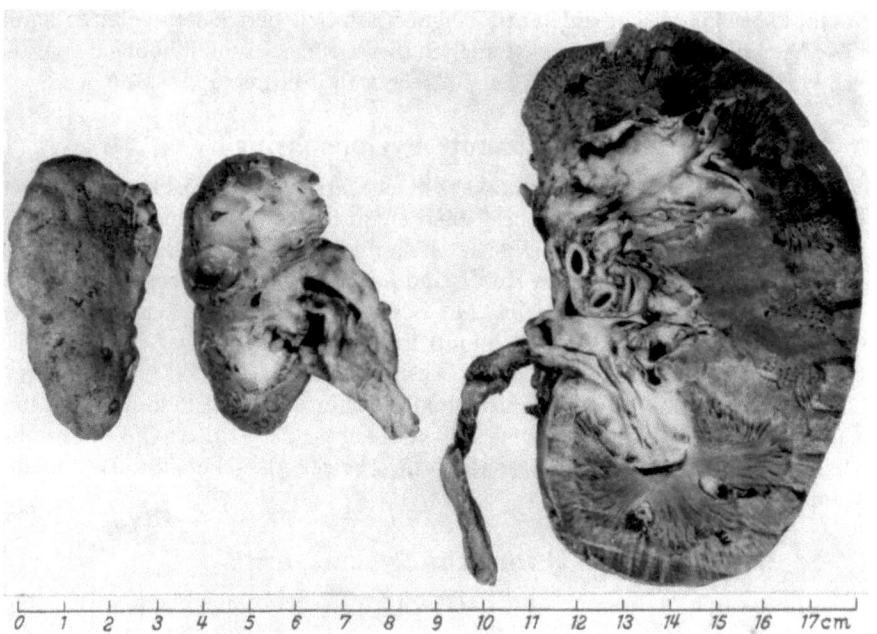

Abb. 379. Glatte, in Natura dunkelrote pyelonephritische Schrumpfniere links mit Vergleichsniere. Geringgradige Vakatwucherung des Hilusfettgewebes

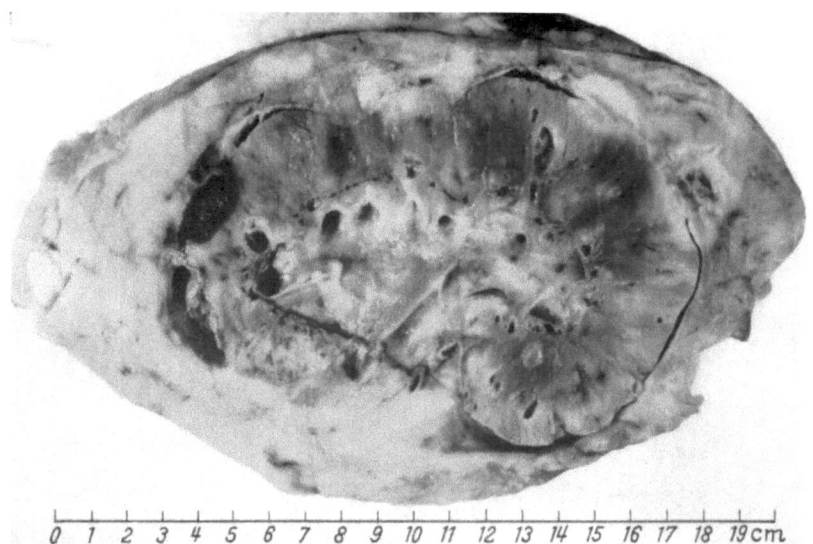

Abb. 380. Chronische sklerosierende Perinephritis bei Pyelonephritis chronica und Diabetes mellitus (aus ZOLLINGER 1964)

Die fibröse Kapsel ist besonders über den narbigen Einziehungen meist sehr stark schwartig verdickt (Abb. 380) und läßt sich nur mit Schwierigkiet abziehen, jedoch ist die letzterwähnte Erscheinung keineswegs beweisend für eine durchgemachte Pyelonephritis! Unter der Kapsel finden sich in der Nierenoberfläche nicht selten feinste, bis reiskorngroße, sekundäre Cystchen; sie sind — ebenso wie die goldgelben, flachen, leicht erhabenen, bis linsengroßen sekundären Narbenpapillome (Abb. 381; Trinkle 1936, Largiadér 1958) — aber wesentlich seltener als in vasculären Schrumpfnieren.

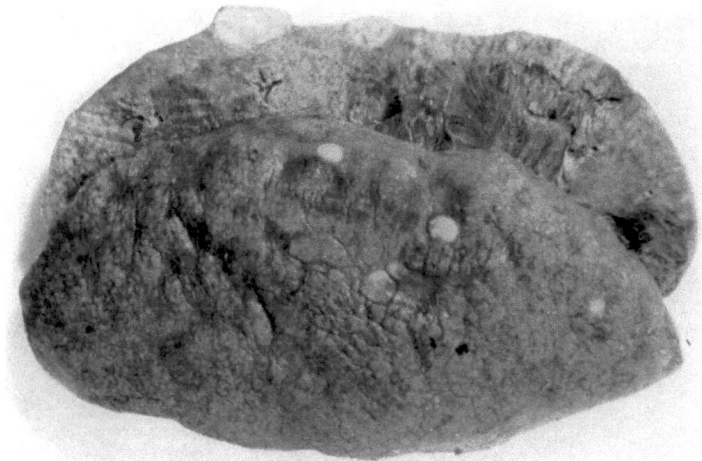

Abb. 381. Multiple goldgelbe Nierenrindenpapillome bei aufgeschnittener pyelonephritischer Schrumpfniere

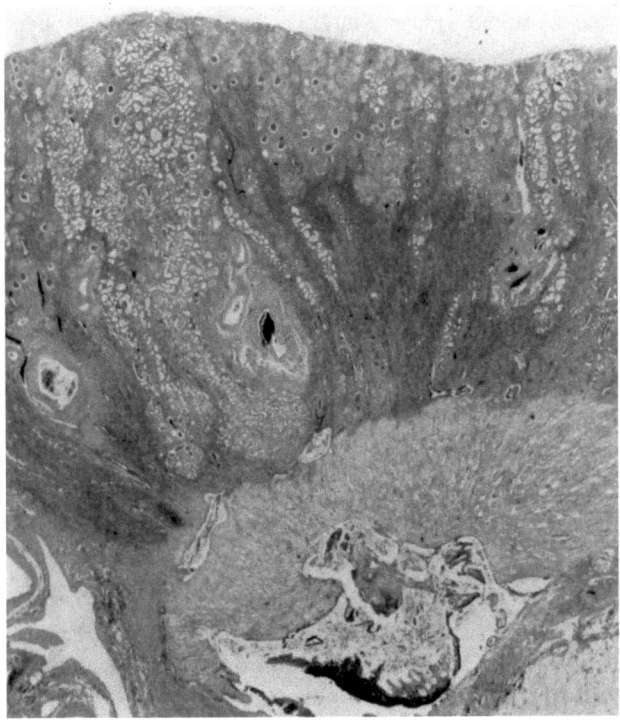

Abb. 382. Narbig abgeheilte chronische Pyelonephritis mit Papillensequester in situ. Deutlicher radiärer Verlauf der Narbenstraßen. Vergr. 4mal, van Gieson (nach Zollinger 1960)

Die oberflächlich eingezogenen Partien entsprechen auf dem Schnitt dunkel-
roten bis weißlichen narbigen Bezirken, welche bis zum Nierenbecken reichen
können (Abb. 382). Verschmälerung des Parenchyms bis auf wenige Millimeter
wird oft beobachtet. Die Zeichnung ist im Bereich der Narbe vollkommen ver-

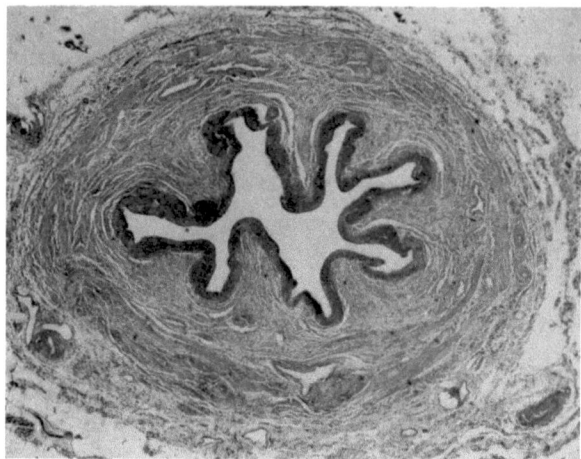

Abb. 383. Narbige Verdickung der Ureterwand bei chronischer Pyelonephritis. Vergr. 7mal, van Gieson

wischt, das Parenchym hochgradig sklerosiert und derb. Recht häufig finden sich
Papillennekrosen (Abb. 382). Das Nierenbecken wird durch größere Parenchym-
narben in Richtung Nierenkapsel verzogen (SMITH 1962).

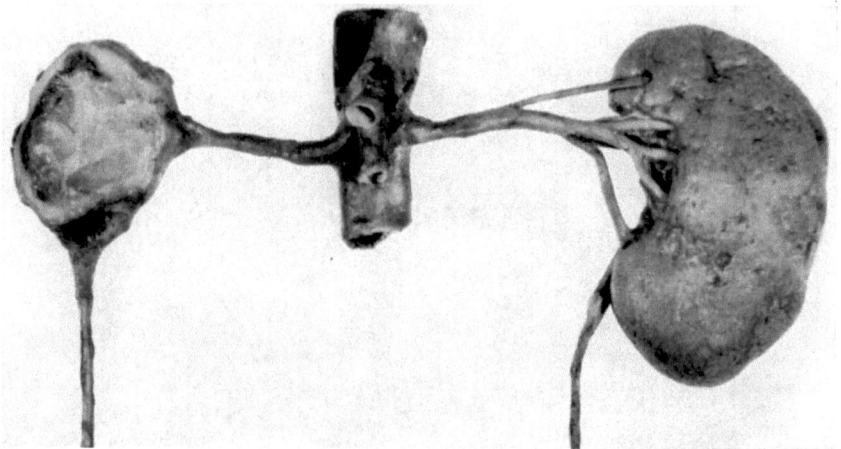

Abb. 384. Pyelonephritische Schrumpfniere rechts (im Bild links) mit sekundärer Lipomatose

Nierenbeckenschleimhaut und Ureter sind häufig, aber nicht in jedem Fall,
verdickt (Abb. 383). Das Nierenbecken kann auch bei fehlender Abflußstauung
ganz leicht erweitert sein, was auf Atrophie des Parenchyms, von anderer Seite auf
Muskellähmung (STAEMMLER 1957) zurückgeführt wird. Auch das hiläre Fettgewebe ist in der Regel vermehrt (e vacuo) und oft sklerosiert, so daß eine scheinbar

tumorbedingte Stenose des Nierenbeckens resultieren kann (Abb. 384; LEBBIN 1942).

Entscheidend für die Beurteilung des mikroskopischen Bildes sind Übersichtsschnitte, welche eine ausgesprochen radiär-herdförmige Anordnung der Verände-

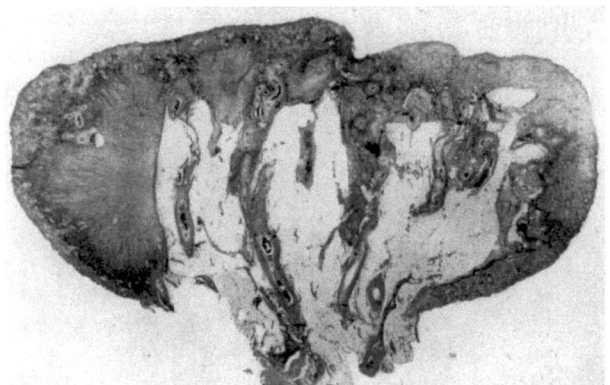

Abb. 385. Übersichtsschnitt durch subtotale pyelonephritische Schrumpfniere. Nur der linke Pol ist ziemlich erhalten. Gefäße überall sehr dickwandig, leichte Vakatwucherung des Hilusfettgewebes. van Gieson

rungen erkennen lassen (Abb. 385). Charakteristisch ist definitionsgemäß der destruktive, meist granulomatöse Prozeß (Abb. 386), was die Unterscheidung von der echten interstitiellen Nephritis ermöglicht. Immerhin wird die Beurteilung

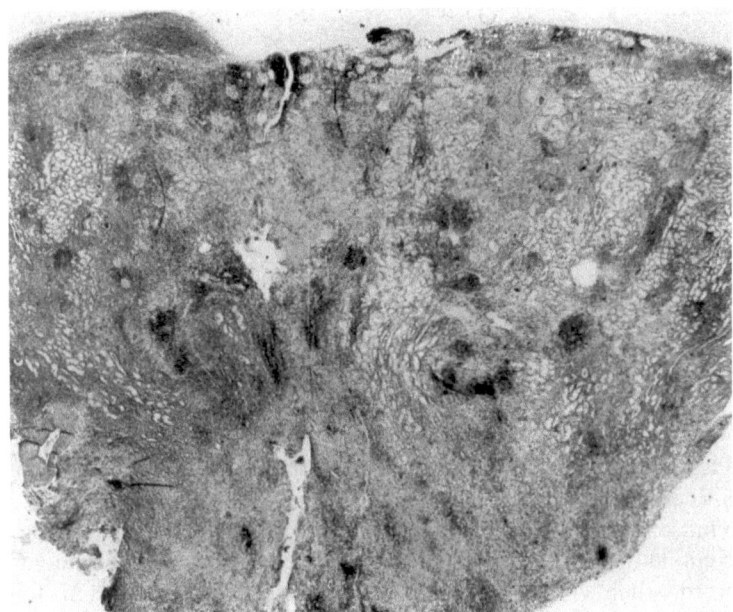

Abb. 386. Intravitales Rindenexcisat bei chronischer, noch aktiver Pyelonephritis: Radiäre Narbenstraßen mit noch ausgedehnten entzündlichen Infiltraten, dazwischen hypertrophische Tubulusgruppen. Links entzündliche Kapselverdickung der Niere. Vergr. 13mal, HE

kompliziert durch das oft beobachtete Zusammenfließen der Streifennarben zu sog. Massennarben (Abb. 387 a; ZOLLINGER 1963). Neben der radiären Struktur läßt sich gewissermaßen auch eine zirkuläre erkennen (Abb. 386), denn subkapsulär breiten sich die Narben meist etwas aus, sie erreichen diese Zone fast in jedem Fall und andererseits findet sich an der Mark-Rindengrenze, besonders bei ganz alten Fällen nicht selten eine grobe, besonders ausgeprägte Narbenzone (Abb. 386), möglicherweise als Folge einer lokalen Ischämie (STAEMMLER und DOPHEIDE 1930). Innerhalb der Narben lassen sich meist noch alte Entzündungsresiduen in Form von lymphocytären Infiltraten nachweisen (Abb. 387 a), oft enthalten sie aber auch

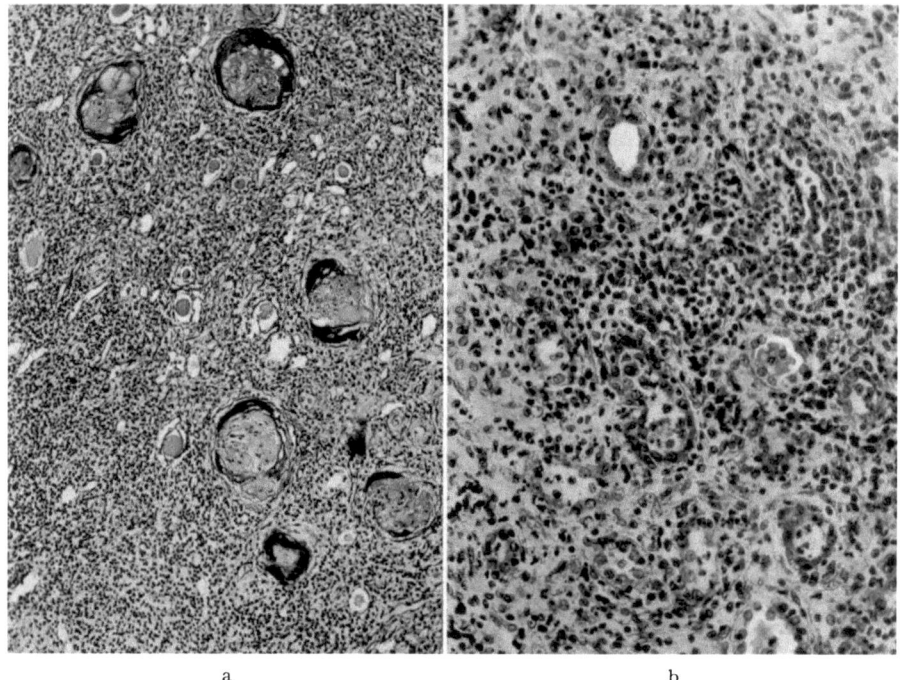

a   b

Abb. 387 a—b. a Noch aktive chronische Pyelonephritis: In der Rinde sind die Glomerula hyalinisiert; die Kapsel ist bindegewebig sehr stark verbreitert (Vortäuschung von Halbmonden); die Tubuli praktisch vollkommen zerstört. Vergr. 80mal, van Gieson. b Subakute bis chronische Pyelonephritis mit Arrosion und Zerstörung zahlreicher Tubuli sowie Tubuluseinbrüchen der entzündlichen Prozesse. Vergr. 200mal, van Gieson

einige Plasmazellen und Histiocyten (Abb. 387 b; SANFORD 1959), wobei von einzelnen Autoren an eine primär unterschiedliche Verlaufsform der Pyelonephritis gedacht wird (SAPHIR und COHEN 1959), während wir eher an ein unvollständiges Ausheilungsstadium denken. Bei stärkerer Vergrößerung fällt vor allem der zerstörende Charakter der Entzündung auf (Abb. 387 b), welcher nicht nur das Parenchym, sondern auch die tubuläre Basalmembran erfaßt und andererseits zu starker Neubildung und nicht nur zu Sklerose von Bindegewebselementen führt.

     Außerordentlich vielgestaltig und eigentlich erst in den letzten Jahren voll erfaßt sind die zwar sicher nicht im Vordergrund stehenden, aber differential-diagnostisch doch außerordentlich wichtigen glomerulären Veränderungen (ZOL-LINGER 1961, 1962, 1963, LUPTON und McMANUS 1962). An sich sind ja die

Glomerula bei chronischer Pyelonephritis in ihrer Großzahl ziemlich lange erhalten, während die Tubuli schon viel früher zugrunde gehen. In der narbigen Phase ergibt sich dies recht charakteristische Bild mit dicht aneinanderstehenden

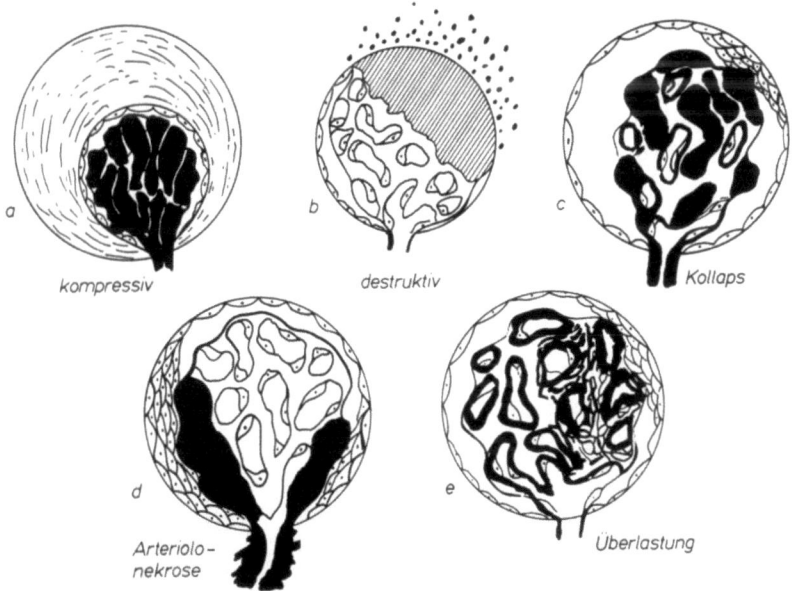

Abb. 388. Glomerulumveränderungen bei chronischer Pyelonephritis (nach Zollinger 1961)

Glomerula. Wir können mindestens fünf verschiedenen Formen der sekundären Glomerulumläsionen unterscheiden (Abb. 388):

1. Kompressiver Typ der Glomerulumveränderung

Durch Übergreifen der Entzündung des Interstitium auf die Glomerulumkapsel kommt es zu einer plumpen, hufeisenförmigen hyalinen Narbenbildung, durch welche die Schlingen komprimiert werden, ohne daß Kapselepithelwucherung beobachtet wird (Abb. 387a, 389).

2. Destruktiver Typ der Glomerulumveränderung

Ergreift der entzündliche Prozeß nicht nur die Glomerulumkapsel, sondern — besonders in der akuten Phase — auch die Schlingen selbst, dann kommt es zu schweren entzündlich-destruktiven Veränderungen und völligem Untergang der Glomerula, ohne daß eindeutige hyaline Narben zurückbleiben. Wir sehen diese Form vor allem nach frühkindlicher Pyelonephritis (s. S. 466). Sie wird auch als „alterative Glomerulonephritis" bezeichnet (KIMMELSTIEL und WILSON 1936, KIMMELSTIEL et al. 1961).

3. Kollapstyp der Glomerulumveränderung

Die sehr häufigen sekundären Gefäßveränderungen bei Pyelonephritis (s. S. 451) fuhren oft zu Lumeneinengung und damit zum Kollaps der Schlingen mit starker Verquellung und Verbreiterung der Basalmembran (LUPTON und McMANUS 1962;

experimentell: HEPTINSTALL et al. 1963). Sekundär verschwindet das Endothel und schließlich auch das Lumen, und es kann zu vereinzelten Synechien kommen (STAEMMLER und DOPHEIDE 1930). Das Endresultat ist ein meist verfettetes, van-Gieson-gelbliches Schlingenkonvolut umgeben von einem van-Gieson-roten, unregelmäßig gestalteten Narbenring (Abb. 387a).

4. Schlingennekrosen

Das Übergreifen der hypertensiven Arteriolopathie kann im Extremfall (Arteriolonekrose) zu einzelnen Schlingennekrosen, eventuell begleitet von reaktiven Kapselepithelwucherungen führen (s. S. 594).

5. „Überlastungsglomerulitis"[1]

Diese eindeutig entzündliche Form der Glomerulumläsion kann bei intakter Glomerulumkapsel beobachtet werden, d. h. es liegt ihr nicht ein Übergreifen interstitieller Entzündungsprozesse auf das Schlingenkonvolut zugrunde. Makro-

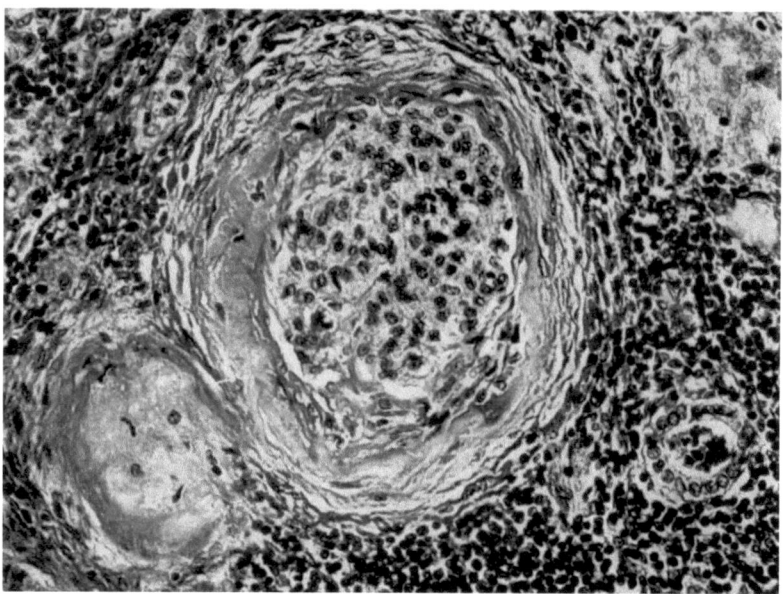

Abb. 389. Kompressiver Typ der Glomerulumveränderung: Kontinuierliche hyaline Verdickung der Glomerulumkapsel bei chronischer Pyelonephritis. Links völlig hyalin umgewandeltes Glomerulum. Vergr. 200mal, van Gieson

skopisch kann diese Veränderung in einzelnen Fällen schon am Erscheinen feinster flohstichartiger Blutungen in der Oberfläche der erhaltenen Parenchymbuckel bei schwerster pyelonephritischer Schrumpfniere diagnostiziert werden (Abb. 390). Einzelne Schlingen sind hochgradig eingeengt und zeigen Basalmembranaufsplitterung sowie Endothel- und Kapselepithelproliferation (Abb. 391), d. h. es handelt sich um das typische Bild einer herdförmigen Glomerulitis. Diese Veränderung wird jedoch nur in den guterhaltenen Partien der pyelonephritischen Schrumpfniere,

---

[1] Lit. HAUPTMANN 1965.

und zwar nur bei sehr hochgradiger Parenchymzerstörung der Umgebung nachgewiesen (s. a. LUPTON und MCMANUS 1962). In einer eigenen Beobachtung entwickelte sich final das Bild eines nephrotischen Syndroms. Die befallenen Nephrone

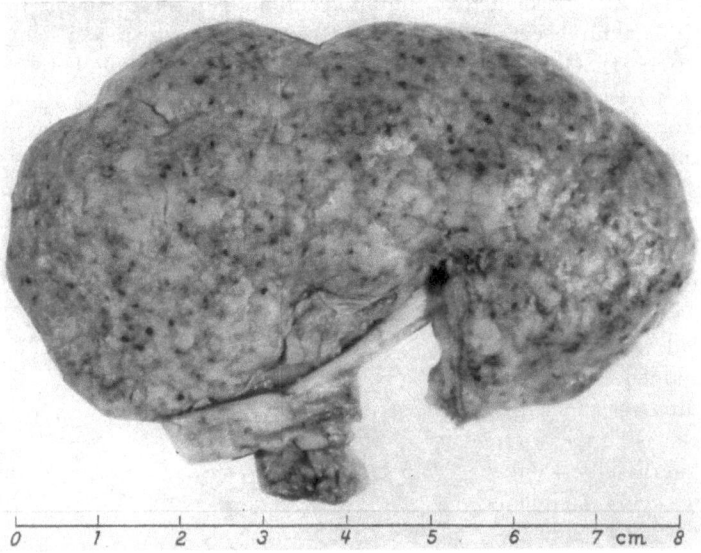

Abb. 390. Pyelonephritische Schrumpfniere mit flohstichartigen Rindenblutungen. Histologisch: „Überlastungs"-Glomerulitis (vgl. Abb. 391)

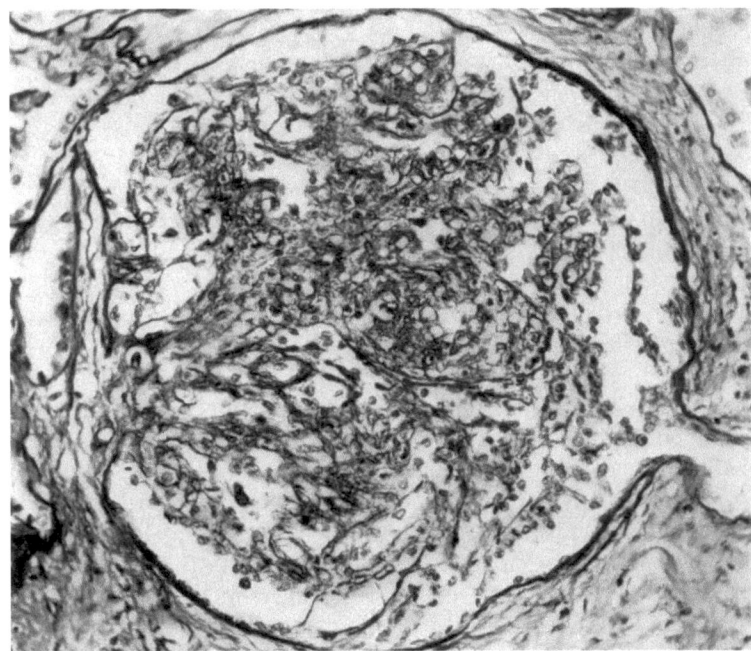

Abb. 391. Einzelnes Glomerulum mit sog. „Überlastungs"-Glomerulitis. Endothel- und Deckepithel-
proliferation. Vermehrung der Kapselzellen. Aufsplitterung der Basalmembranen. 20jähriger Mann mit
Urethrastriktur. Tod an Urämie (vgl. Abb. 390). Vergr. 250mal, PAS

und nur diese zeigten starke Lipoidablagerung. — Wir deuten die Veränderung als Folge einer hochgradigen funktionellen Überlastung der spärlichen verbliebenen Glomerula, welche im Sinne einer Glomerulonephrose verändert und gegenüber entzündlichen Zusatzläsionen hochgradig empfindlich sind. Anoxische Veränderungen bedingt durch vorgeschaltete Gefäßveränderungen spielen sicher mit (s. a. ZOLLINGER 1961). Ob immunologische Schädigungen ebenfalls beteiligt sind, ist nicht abgeklärt (KLEEMAN et al. 1960).

Die Tubuli sind im Bereich der Narben praktisch vollkommen verschwunden. In den Randzonen findet man gelegentlich Mittelstücksprosse, welche nach DA FANO versilbert werden können. Ihre Ähnlichkeit mit Becherschen Zellgruppen ist unbestreitbar; ob sie dieselbe Funktion entwickeln, ist nicht abgeklärt (s. S. 20). — In den relativ gut erhaltenen Bezirken ist eine zum Teil sehr hochgradige Erweiterung der Tubuli, besonders der Hauptstücke sowie Abflachung und Entdifferenzierung ihres Epithels zu vermerken (Abb. 392; MURPHY et al. 1952, RANDERATH und BOHLE 1959). Die Veränderung ist als Anpassung an eine hochgradige funktionelle Überlastung anzusprechen; sie wird auch in den erhaltenen Nephronen anderweitiger Schrumpfnieren beobachtet.

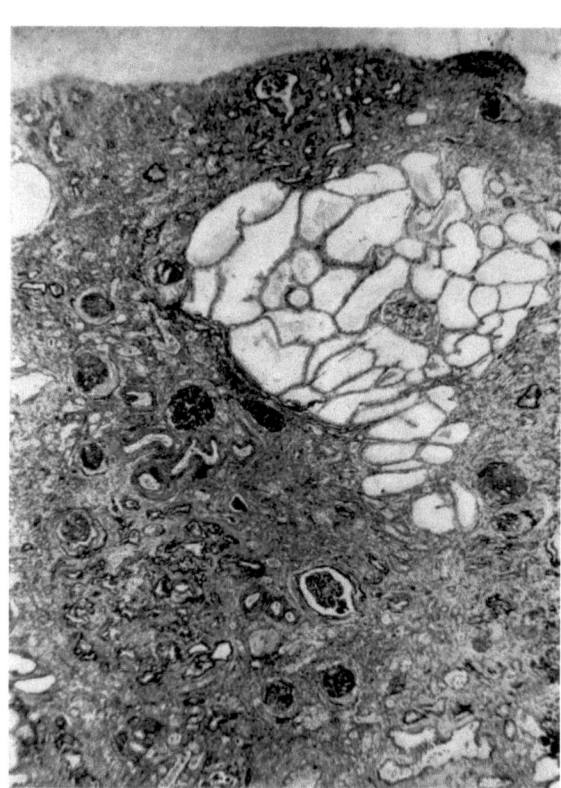

Abb. 392. Tubuläre Hypertrophie eines erhaltenen Nephron (Glomerulum im Zentrum) in pyelonephritischer Schrumpfniere. Klinisch zeigte der Patient das Bild einer Wasserverlustniere. Vergr. 70mal, PAS

Peripher von Papillen- und anderen Marknarben entwickeln sich sog. „Strumaherde" (Abb. 393), d. h. dicht aneinandergelagerte mittelweite Tubuli mit ganz niedrigem, abgeflachtem Epithel und stark eosinophilen, homogenen, kolloidähnlichen Massen im Lumen (STAEMMLER und DOPHEIDE 1930). Die frühere Deutung dieser Herde als Mißbildungen (ASK-UPMARK 1929, FAHR 1937, GLOOR 1939, 1941, BATZENSCHLAGER 1962 u. a.) ist heute sicher nicht mehr haltbar, da derartige Herde auch peripher von tuberkulösen und andersbedingten Narben (experimentell s. S. 483) fast gesetzmäßig auftreten und überdies in Zupfpräparaten ihr Zusammenhang mit beidseits verschlossenen Tubuli (SHIMAMURA und HEPTINSTALL 1963: Sammelröhren) nachgewiesen wurde (OLIVER 1939). Auch bei Leukocytenverschluß der Tubuli können sich „Strumaherde" entwickeln (KINCAID-SMITH 1955), so daß heute allgemein die distalen narbigen Tubulusverschlüsse als Ursache für die Entwicklung dieser Strumaherde angesprochen werden (OBERLING 1924,

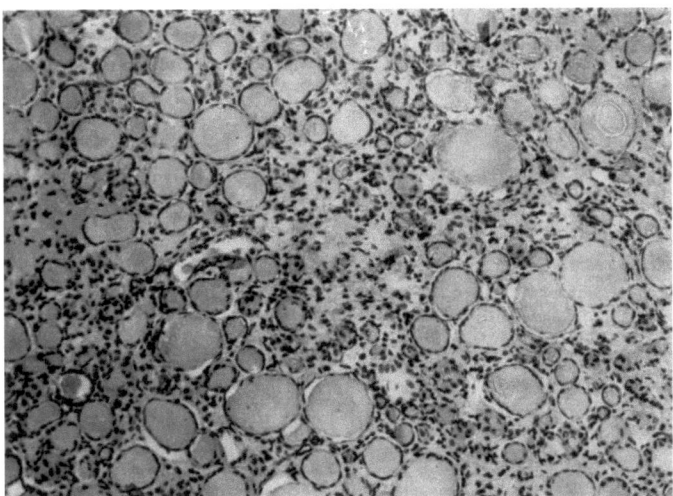

Abb. 393. Strumaähnliche Umwandlung der Tubuli in frühkindlicher pyelonephritischer Zwergniere: Hochgradige Atrophie des Tubulusepithels, geschichtete Eiweißmassen in den Lumina. Stroma geringgradig verbreitert und locker lymphocytär infiltriert. Vergr. 150mal, HE

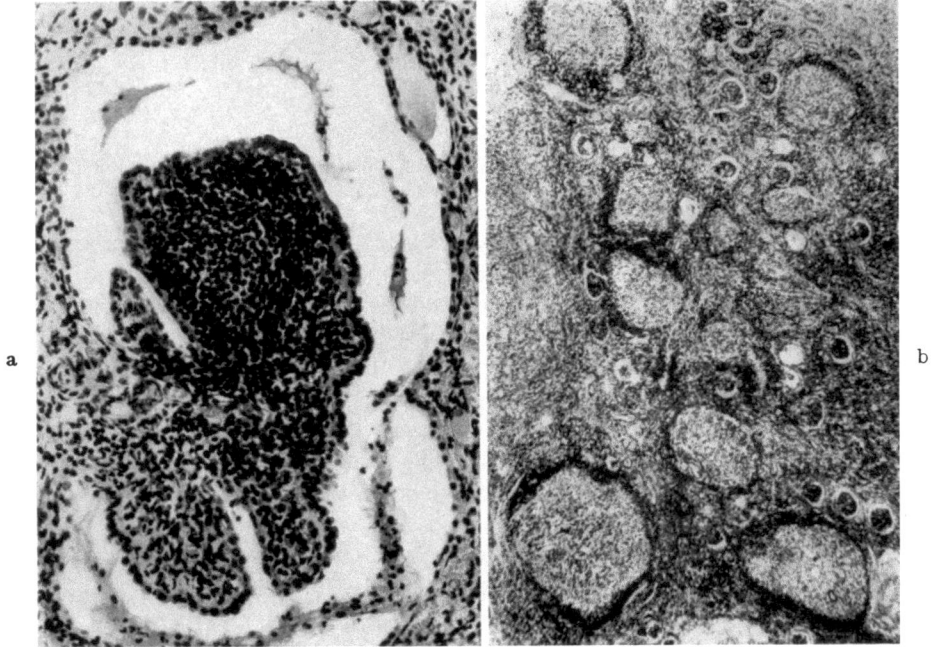

Abb. 394a—b. a Hernienartig in das Tubuluslumen eingestülpter neugebildeter Lymphfollikel bei chronischer Pyelonephritis. Vergr. 120mal, HE. b Neubildung von Lymphfollikeln in der Nierenrinde bei chronischer Pyelonephritis. Vergr. 25mal, HE

1954, STAEMMLER und DOPHEIDE 1930, WEISS und PARKER 1939, MALLORY et al. 1940, PLATT und DAVSON 1950, ZOLLINGER 1957, 1964, SCHREINER 1958). Durch Rückresorption der weiter ausgeschiedenen Flüssigkeit — proximal sind die Tubuli und Glomerula noch relativ intakt — kommt es zu einer Konzentration von nichtrückresorbiertem Harnmucoid und Eiweißmassen. Eine weitere Umwandlung dieser Herde ist sehr unwahrscheinlich (FAHR 1937; s. dagegen STAEMMLER und DOPHEIDE 1930).

Narbige Veränderungen der Nierenbeckenschleimhaut können in dieser Phase praktisch immer nachgewiesen werden (Abb. 392), entzündliche Infiltrate werden aber nicht selten vermißt. Subpelvin und zum Teil auch im Nierenparenchym

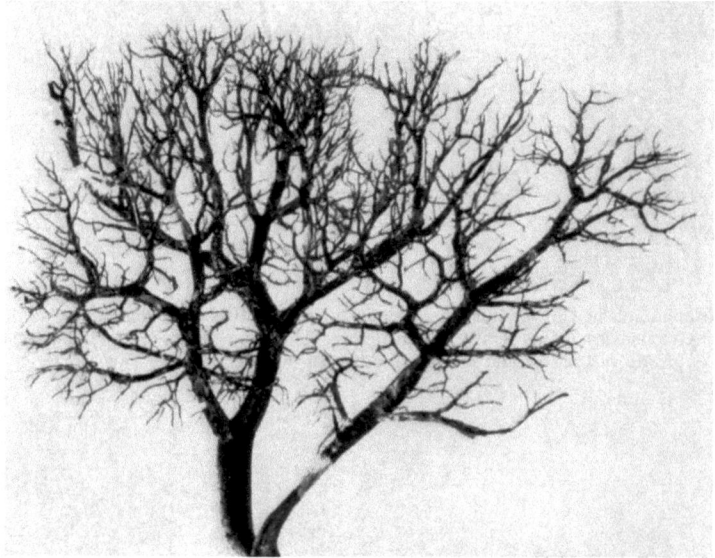

Abb. 395. Gefäßausguß — Korrosionspräparat einer pyelonephritischen Schrumpfniere. Herdförmige Rarifizierung des Gefäßbaumes (aus ZOLLINGER 1964)

können sich sekundär Lymphfollikel entwickeln (Abb. 394). Die Nierenbeckenschleimhaut kann in seltenen Fällen Pflasterzellmetaplasie aufweisen.

Ebenso wichtig wie vielfältig sind die Gefäßveränderungen. Der Gefäßbaum ist in pyelonephritischen Schrumpfnieren hochgradig rarefiziert (Abb. 395). Mikroangiographien zeigen, daß die Gefäße präglomerulär geschlängelt sind und postglomerulär häufig völligen Verschluß aufweisen; aglomeruläre Arteriolen werden nicht selten beobachtet (LAGERGREN und LJUNGQVIST 1962). Schon seit langem ist bekannt, daß eine gewisse Parallelität zwischen der Schwere dieser Veränderung und dem Auftreten einer renalen Hypertonie besteht (OBERLING 1924, WEISS und PARKER 1939).

Die genaue histologische Analyse der Gefäßveränderungen läßt verschiedene Gruppen unterscheiden (Abb. 396; ZOLLINGER 1961, 1962):

1. *Arteriosklerose.* Die typische Arteriosklerose der Nierenarterienäste tritt in pyelonephritischen Schrumpfnieren ganz wesentlich früher in Erscheinung, als dies sonst der Fall ist, und bei einseitiger Pyelonephritis ist diese Seite viel stärker befallen als die andere. Lokale Schädigungen der Arterien (Druckerhöhung,

Anoxie usw.) kommen ursächlich in Betracht. Bei Blutdruckerhöhung kann sich anfänglich eine Elastose in den größeren Arterien entwickeln.

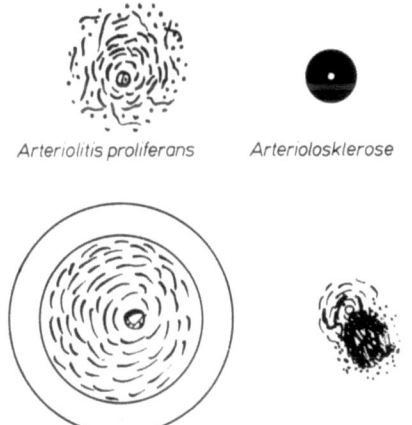

Arteriolitis proliferans   *Arterioloskerose*

Intimafibrose   *Arteriolonekrose*

Abb. 396. Schematische Darstellung der verschiedenen Gefäßveränderungen in pyelonephritischen Schrumpfnieren (nach ZOLLINGER 1961)

2. Die *Intimafibrose.*[1] Es handelt sich dabei um eine pathogenetisch noch nicht vollkommen abgeklärte, durch stark verdicktes, lockeres fibröses Intimagewebe bedingte Lumeneinengung der Arterien mit einzelnen Elasticafasern (Abb. 397; WEISS und PARKER 1939, KINCAID-SMITH 1955, KIMMELSTIEL 1960 u. a.). Die Media kann ganz leicht diffus fibrosiert sein ohne aber eine eigentliche Narbe aufzuweisen (Abb. 398). Ferner sind die Muskelfasern atrophisch, die Elastica interna ist verdickt. — Am häufigsten haben wir diese Veränderung in pyelonephritischen Schrumpfnieren im Bereich der Arteriae arcuatae und der Arteriae radiatae beobachtet (Abb. 397). Beim Erwachsenen ist die Arteria renalis selbst nur in diesem Sinne verändert, wenn eine Ostiumstenose am Abgang der Arteria renalis aus der Aorta besteht. In kindlichen pyelonephritischen Schrumpfnieren und übrigens auch bei alten tuberkulösen Kittnieren ist diese Intimafibrose des Nierenarterienstammes sehr viel häufiger (vgl. S. 576).

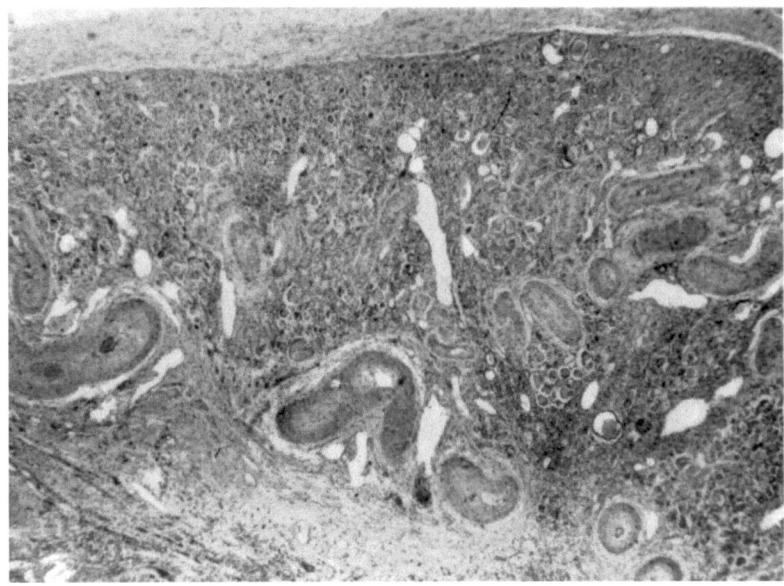

Abb. 397. Pyelonephritische inaktive Schrumpfniere. Dichtes Gewirr der durch den Schrumpfungsprozeß einander genäherten Arteriae arciformes mit starker Intimaverdickung (Intimafibrose). Vergr. 6mal, HE

---

[1] Vgl. S. 576.

Die Veränderungen können nicht als Arteriosklerose gewertet werden, da Lipoidablagerungen grundsätzlich fehlen und die feine zirkuläre Struktur des kollagenen Netzwerkes für die Arteriosklerose ganz atypisch ist (s. a. PUTSCHAR 1934). Ein Teil der Autoren deutet die Veränderung als Folge einer abgelaufenen perifokalen Entzündung (WEISS und PARKER 1939, ALLEN 1951, SAPHIR und TAYLOR 1952), andere sind wesentlich vorsichtiger in ihrer Deutung (VOLHARD 1931, LINDER 1937, 1938, BARKER und WALTERS 1940, EMMETT et al. 1952, HOLLE 1959). Unseres Erachtens handelt es sich um eine Anpassungserscheinung der Arterien bei hochgradiger Reduktion des peripheren Gefäßbettes bzw. Reduktion des Blutstromes durch proximale Stenose (s. S. 567; ZOLLINGER 1957).

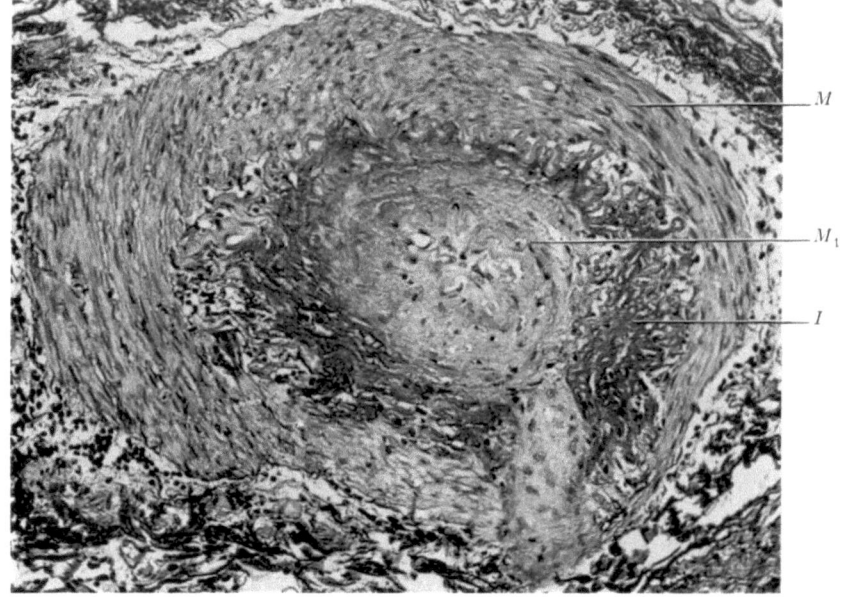

Abb. 398. Schwere Intimafibrose bei chronischer Pyelonephritis. *M* Ursprüngliche Media. *I* Intimafibrose. M_1 Neugebildete Media. Das Lumen ist fast vollkommen verschlossen. Vergr. 180mal, van Gieson-Elastin

Bei alten Schrumpfnieren, insbesondere aber bei frühkindlichen Zwergnieren ist der Außendurchmesser der zugehörigen Arteria renalis oft sehr stark reduziert (Abb. 429, S. 472; WEISS und PARKER 1939, ZOLLINGER 1957). Histologisch findet man eine sehr starke Intimafibrose und Mediaatrophie, so daß wohl eine Mißbildung nicht in Betracht kommt und die Veränderung ebenfalls in den Rahmen der Anpassungsintimafibrose mit zusätzlicher Wachstumshemmung (s. S. 471) verwiesen werden muß.

3. *Arteriolosklerose.* Diese in Form einer fibrinoiden Wanddurchtränkung auftretende Arteriolenveränderung wird von den meisten Autoren als Folge der Hypertonie angesprochen (s. S. 585; s. dagegen LINDER 1938, WEISS und PARKER 1939, KIMMEL 1942, SAPHIR und COHEN 1959). Die Veränderung ist, wenn man genau beobachtet und von anderen Arteriolenveränderungen (s. unten) absieht, in den narbigen Abschnitten sehr viel weniger ausgeprägt als in den noch erhaltenen, was mit der hypertensiven These gut übereinstimmt.

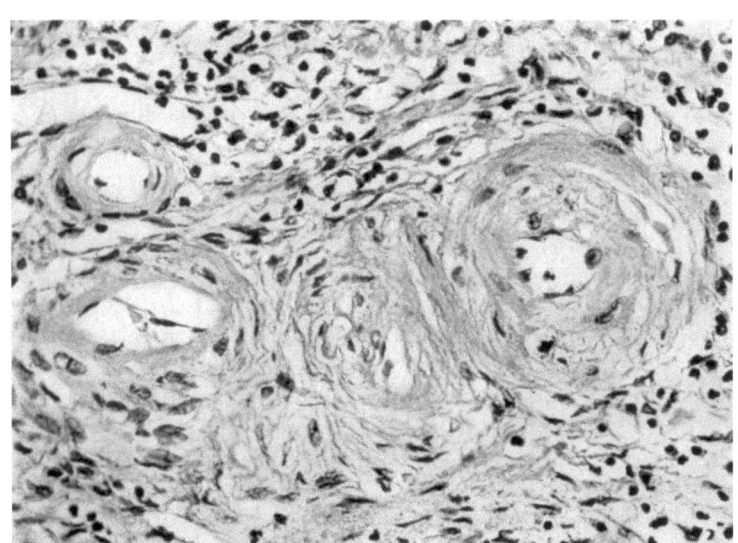

Abb. 399. Alte Arteriolitis proliferans in pyelonephritischer Schrumpfniere. Vergr. 260mal, HE (aus ZOLLINGER 1964)

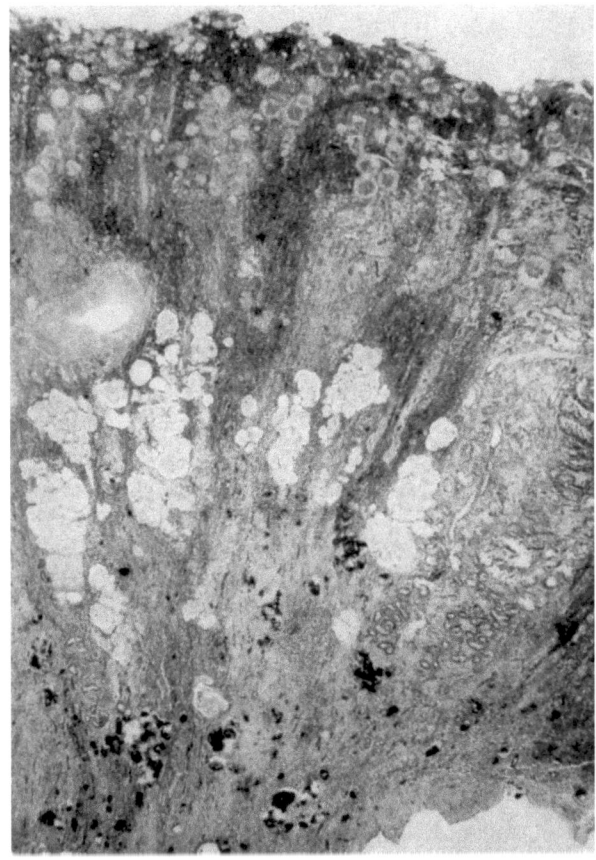

Abb. 400. Chronische Pyelonephritis: Ausgedehnte Lymphgefäßcylinder (hell) im Mark. Gegen die Papillenspitze massenhaft Kalkcylinder. Vergr. 6mal, van Gieson

4. *Arteriolonekrose*. Für diese in relativ guterhaltenen Abschnitten pyelonephritischer Schrumpfnieren nicht selten angetroffenen Arteriolenveränderungen gelten die oben angeführten Überlegungen (s. S. 453).

5. *Arteriolitis proliferans*. Diese als „hyperplastische Arteriolosklerose" beschriebene Wandaufsplitterung (Abb. 399; WEISS und PARKER 1939) muß als Endzustand der bei akuter Pyelonephritis angetroffenen, durch Übergreifen der Entzündung auf Gefäße hervorgerufenen Veränderung angesprochen werden (s. a. WEISS und PARKER 1939, KLEEMAN 1960).

Während die Venen keine spezifischen Veränderungen aufweisen, zeigen die Lymphgefäße, besonders in der Umgebung der Kelchnischen, oft Ausgüsse durch thrombotische Massen, welche von großen Granulomen umgeben werden können (GÜNTHER 1937, STAEMMLER 1957). Bei hochgradiger narbiger Umwandlung des perihilären Bindegewebes kommt es zu einem Verschluß der abfließenden Lymphgefäße und proximal — also in den Nierenpapillen — zu lymphogenen Cysten (Abb. 400). (Bezüglich Punktionsdiagnostik s. S. 50.)

e) Sonderformen der Pyelonephritis

Die *Pyonephrose* ist durch Ausweitung des Nierenbeckens, welches mit Eiter gefüllt ist, gekennzeichnet, daneben bestehen alle Zeichen der Pyelonephritis (Abb. 401). Sie wird besonders häufig bei Prostatahyperplasie und auch bei Miß-

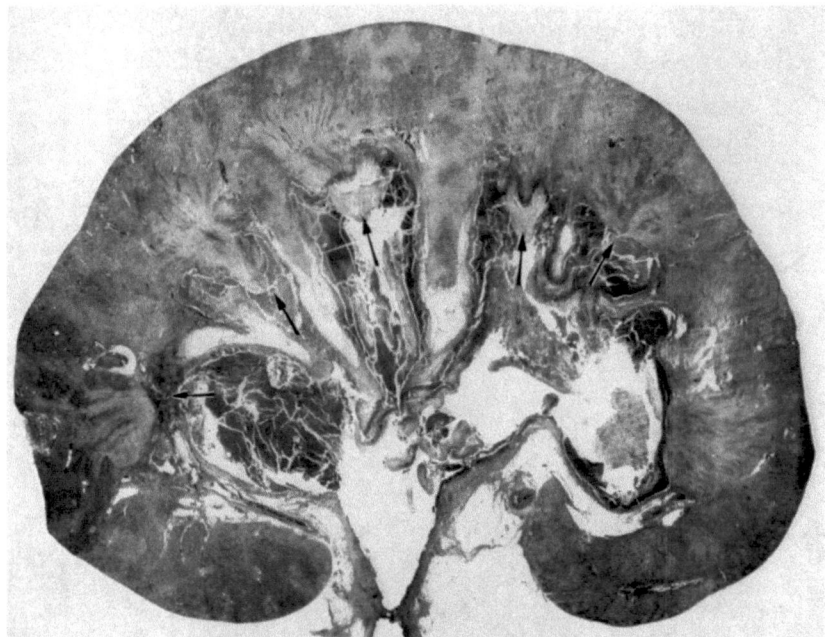

Abb. 401. Ganzschnitt einer Niere mit akuter Pyelonephritis, Papillennekrosen (→) und akuter Pyonephrose. HE

bildungen der ableitenden Harnwege beobachtet. Durch narbige Abschnürung eines Kelches oder einer Kelchgruppe kann es zur seltenen Bildung der „Pyokalikose" (STAEMMLER 1957) kommen; Nierentuberkulose ist relativ häufig ihre

Ursache. Die Nierenbeckenschleimhaut zeigt schwerste ulcerophlegmonöse Zerstörung (Abb. 402). — In der Endphase bleibt vom Nierenparenchym nur noch ein Bindegewebssack übrig (Abb. 403).

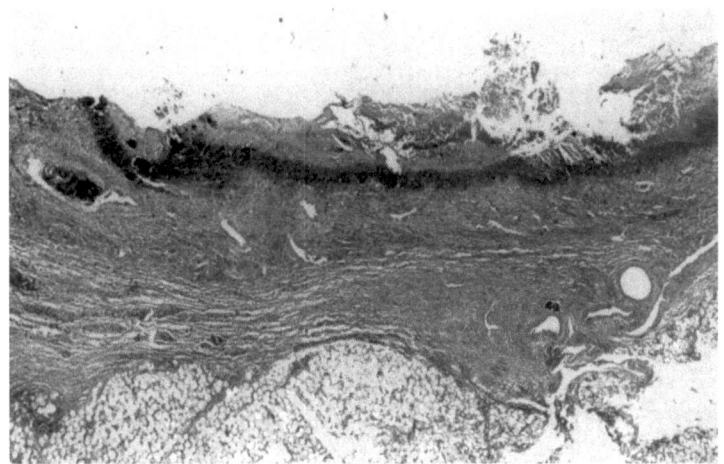

Abb. 402. Ulcerophlegmonöse Pyelitis bei akuter Pyonephrose (vgl. Abb. 401). Vergr. 6mal, HE

Die *emphysematöse Pyelonephritis* ist eine sehr seltene Form der akutnekrotisierenden Entzündung, meist durch coliforme Erreger, welche Glucose spalten- wodurch es zu CO_2-Bildung kommt. Diese auch als „Pneumonephrosis" bezeich-

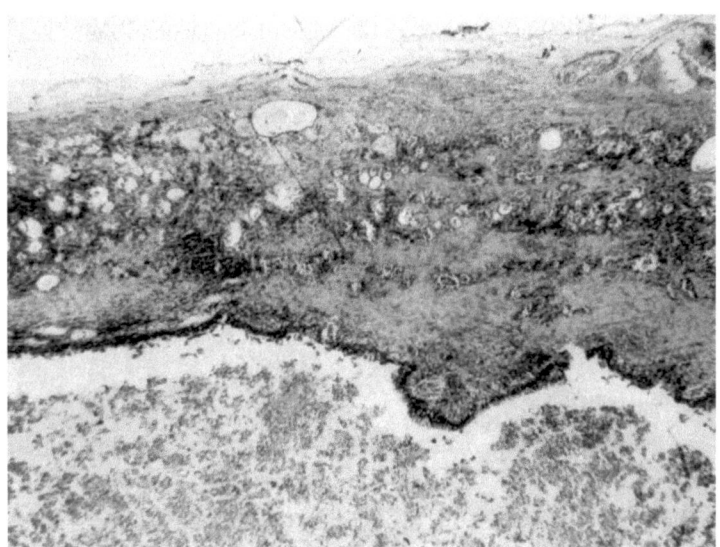

Abb. 403. Ausschnitt aus der Wand einer Pyonephrose: Totale Zerstörung des Parenchyms durch Narbengewebe. Im erweiterten Pyelon Eitermassen. Vergr. 6mal, HE

nete Erkrankung verläuft foudroyant und führt zu vollkommener Zerstörung der Niere (WELCH und PRATHER 1949). In der Literatur finden sich nur zwölf derartige Fälle (SCHULTZ und KLARFEIN 1962); als Grundleiden kommt in erster Linie ein

Diabetes mellitus in Betracht, sehr häufig besteht eine Obstruktion der ableitenden Harnwege. Die emphysematöse Pyelonephritis stellt ein Analogon zur Cystitis bullosa dar (s. S. 755), sie kann auf die Weichteile übergreifen und ein Flankenemphysem hervorrufen (CLIFFORD und KATZ 1962).

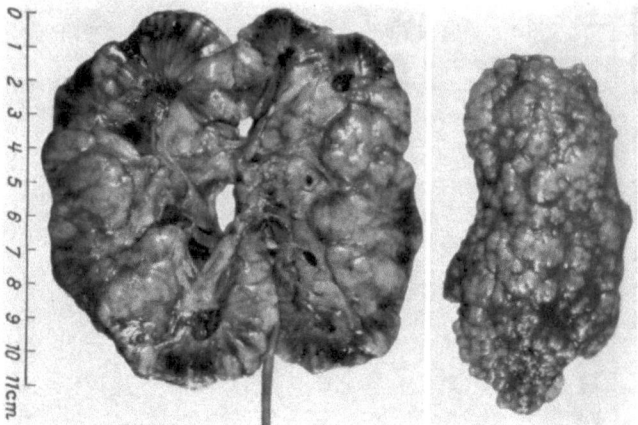

Abb. 404. Großzellig-granulomatöse Pyelonephritis: Die Herde sind knotig, dazwischen Narbenstraßen und Narbeneinziehungen

Das Auftreten besonderer Infiltratzellen läßt ferner eine großzellige, eine eosinophile und eine xanthomatöse Pyelonephritis unterscheiden. Bei der *großzelligen* Form (Abb. 404) liegen im Stroma massenhaft große, polygonale, scharf begrenzte, sehr uniforme Zellen neben Lymphocyten und Plasmazellen. Zum Teil hat man

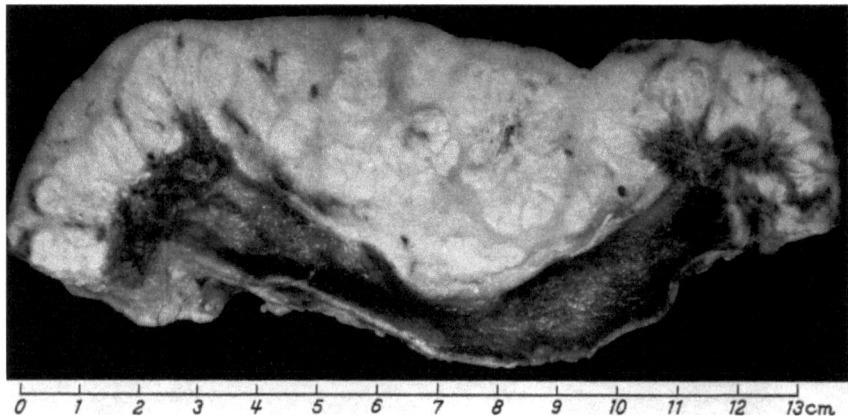

Abb. 405. Xanthomatöse Pyelonephritis: Goldgelber (hier weiß wiedergegebener) Granulationsgewebssaum, welcher das erweiterte und gerötete Nierenbecken umgibt. Stellenweise auf Tuberkulose verdächtige Knotenbildung

den Eindruck, daß die großen Zellelemente direkt aus Tubuli aussprossen, wenn die Basalmembranen zerstört sind (RAMSPERGER 1949). Die phagocytäre Natur dieser Zellen (FROBOESE 1952) ist jedoch nicht eindeutig widerlegt. Die Krankheit ist selten, wir haben bisher nur sieben derartige Fälle beobachtet. Eine analoge

Form der echten interstitiellen nicht destruktiven Nephritis wurde beschrieben (ZOLLINGER 1945; s. S. 421).

Bei der *eosinophilen Pyelonephritis* überwiegen unter den Infiltratzellen die eosinophilen Leukocyten bei weitem (vgl. S. 399). Unter vier eigenen Beobachtungen waren zwei largactilbehandelte Patienten, davon einer mit Exanthem. In den beiden weiteren Fällen ergaben sich keine Anhaltspunkte für einen allergischen Prozeß. Der einzige aufgefundene Schrifttumshinweis betrifft eine eosinophile Pyelonephritis bei Medikamentenüberempfindlichkeit (PIRANI 1960).

Größere praktische, vor allem operativ-diagnostische Bedeutung hat die *xanthomatöse Pyelonephritis* erlangt. Man findet dabei neben dem Bild einer

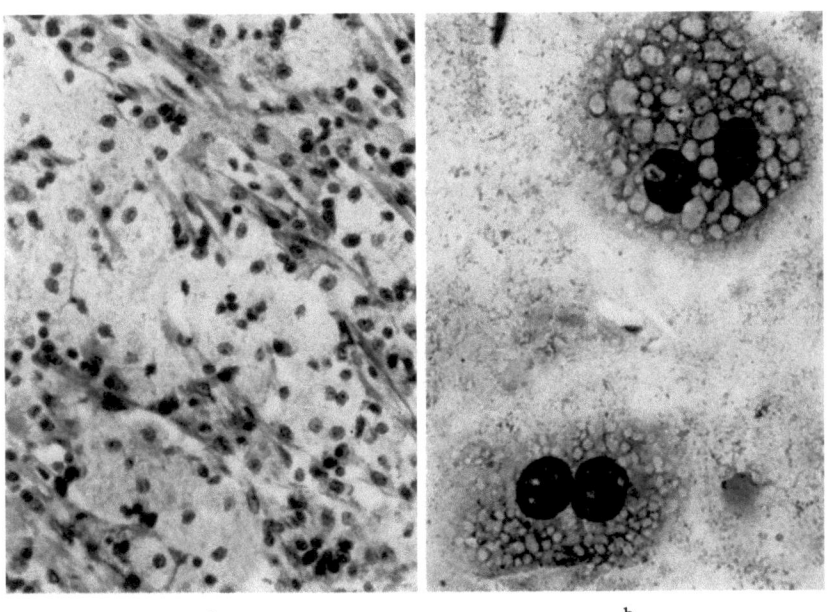

a   b

Abb. 406a—b. a Gruppen und Reihen von fettbeladenen Schaumzellen (Phagocyten), dazwischen banale Entzündungsinfiltrate bei xanthomatöser Pyelonephritis. Vergr. 300mal, HE. b Schaumzellen und einige Lymphocyten im Urinausstrich bei xanthomatöser Pyelonephritis. Die Zellen wurden wegen der Kernirregularität und der starken Verfettung als Hypernephromzellen angesprochen. Vergr. 1200 mal, HE

chronischen Pyelonephritis mit angedeuteter Pyonephrose einen ein- bis mehrere Millimeter breiten goldgelben Randstreifen der Kelche (Abb. 405), welcher mikroskopisch aus einer dichten Ansammlung von fett- und zum Teil lipoidhaltigen Phagocyten besteht (Abb. 406a; GHOSH 1955 Lit., SELZER et al. 1957). Staphylokokken werden sehr häufig, aber nicht in jedem Fall nachgewiesen, so daß nicht unbedingt von einer „Staphylomykose" (SCHLAGENHAUFER 1916, ROSENBERGER 1947) gesprochen werden kann; andere Autoren fanden vor allem Proteus (HOOPER et al. 1962: 6 von 15 Fällen). In einer eigenen Beobachtung entwickelte sich eine tödliche Proteussepsis bei einer 78jährigen Frau (SN 178/63), als deren Ursache eine xanthomatöse Proteuspyelonephritis gefunden wurde. Verwechslung der xanthomatösen Pyelonephritis auf dem Operationstisch mit einem hypernephroiden Nierencarcinom (SELZER et al. 1957, HOOPER et al. 1962 Lit., HATCH und

COCKELT 1964), mit Tuberkulose (eigene Beobachtung) oder Aktinomykose (SCHLAGENHAUFER 1916) ist bekannt. Vermutlich stammen die Fettstoffe der Phagocyten aus polynucleären Leukocyten und zum Teil auch aus Staphylokokken, jedoch ist ihre Herkunft nicht einwandfrei festzulegen (PUTSCHAR 1934, OESTERLIND 1944). Diese Zellen werden auch in den Urin abgestoßen und sehr leicht mit Hypernephromzellen verwechselt (Abb. 406b; s. a. MIROUZE und PAGES 1959). Eine Beziehung zum echten Fettgewebe scheinen diese Zellen jedoch nicht zu haben (s. dagegen FARROW et al. 1949), ebensowenig zu den Lipophagocyten der Lipoidnephrose (s. S. 241, Abb. 210).

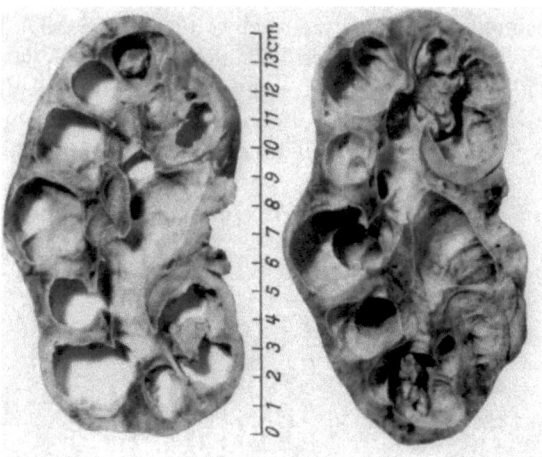

Abb. 407. Pyelonephritis exsudativa bei Diabetes mellitus schwere Papillennekrosen, Verlegung des Ureters, Pyonephrose perakutes diabetisches Coma. 54jährige Frau

Ein besonderes Erscheinungsbild bietet die *Pyelonephritis bei Diabetes* nicht nur quantitativ, sondern auch in qualitativer Hinsicht. Die seltene Form der akuten

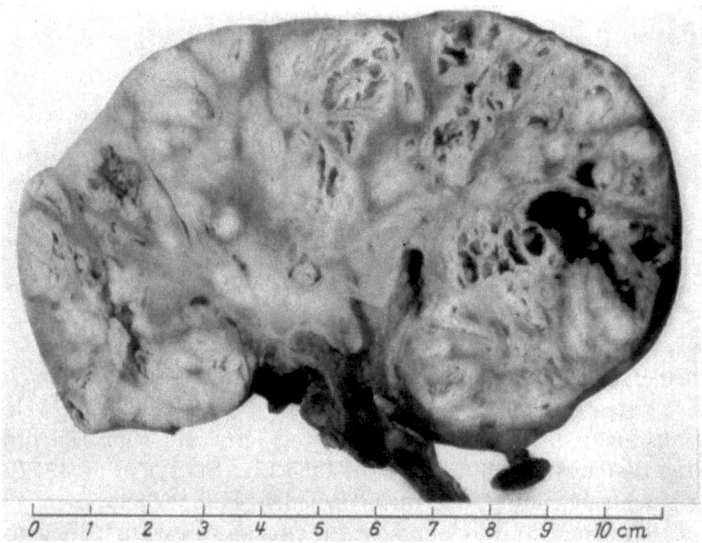

Abb. 408. Schwere, das Parenchym fast vollkommen zerstörende eitrig einschmelzende Pyelonephritis nach Langzeitbehandlung einer primär chronischen Polyarthritis mit Cortison. 71jährige Frau (ZOLLINGER 1961)

nekrotisierenden Pyelonephritis (Abb. 407) wird beim Erwachsenen fast nur beim Diabetes beobachtet. Der Gewebszerfall führt zu einer eigenartigen, mit Rattenfraß zu vergleichenden Zerfallserscheinung der Niere. Histologisch fehlen Abwehr-

veränderungen, abgesehen von der Leukocytenexsudation fast vollkommen. —
Ein ganz analoges Bild beobachteten wir nach massiver Cortisonbehandlung
(Abb. 408, 409) und bei Morbus Cushing (ZOLLINGER 1961).

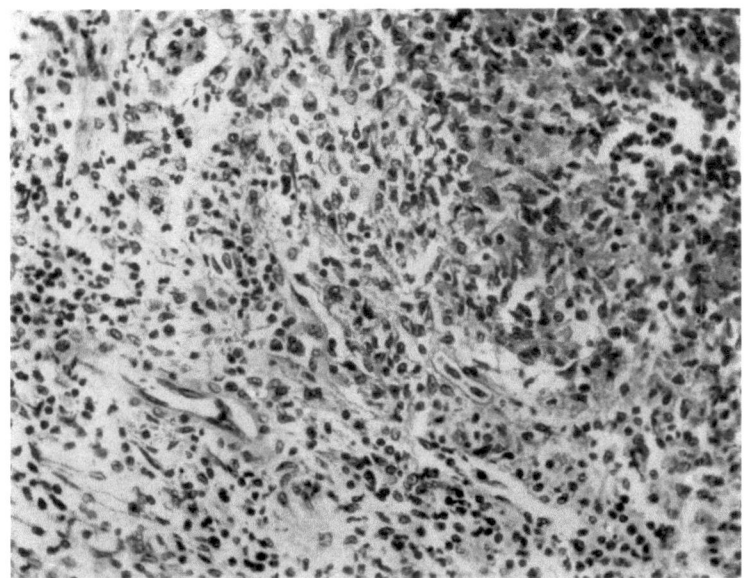

Abb. 409. Tuberculoide Granulombildung in exsudativer Pyelonephritis nach Cortisonbehandlung (vgl.
Abb. 408). Vergr. 150mal, HE

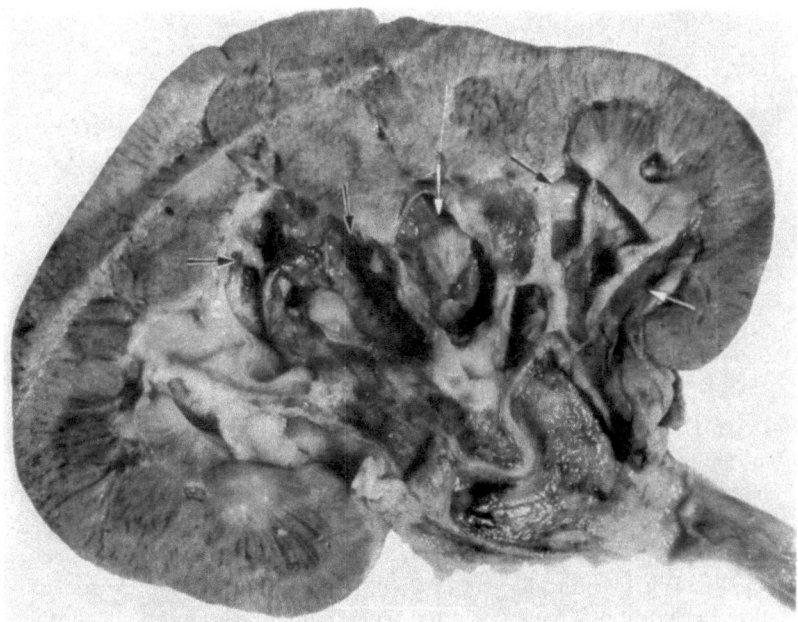

Abb. 410. Subpelvine Phlegmone bei vereinzelten perihilären Cysten (Z). Das subpelvine Gewebe ist
ödematös, sulzig, ebenso das Nierenbecken selbst. Die Niere scheint intakt zu sein

Eine weitere Sonderform der Pyelonephritis stellt die seltene *subpelvine Phleg-*
mone dar, welche wir in vier Exemplaren beobachten konnten. Bei zwei davon
bestanden perihiläre lymphangiektatische Cysten (Abb. 410); vermutlich erleichtert diese Cystenbildung die Entwicklung von phlegmonösen Veränderungen im
subpelvinen Gewebe. Makroskopisch ist das Gewebe unter der Nierenbeckenschleimhaut sulzig, grünlich-gelblich, die Schleimhaut selbst schwer entzündlich

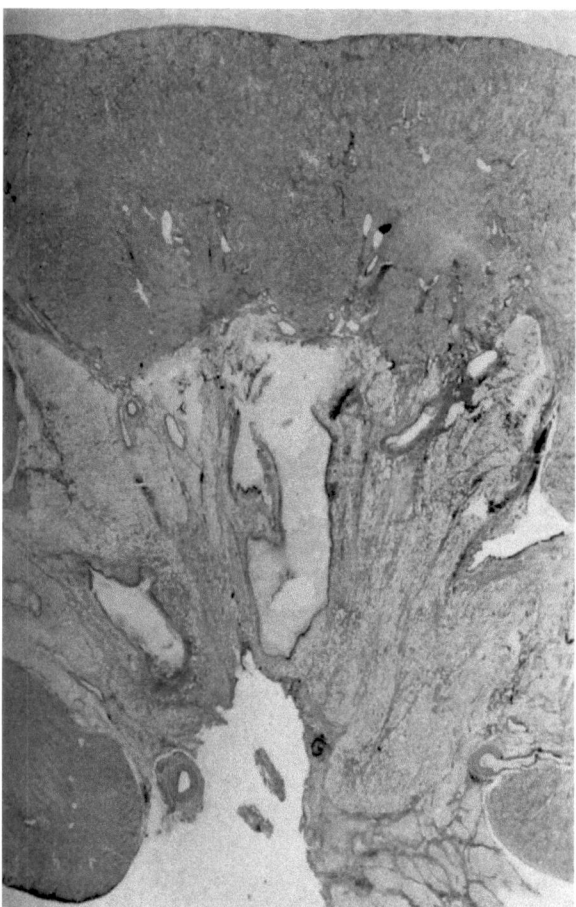

Abb. 411. Subpelvine Phlegmone der Niere (vgl. Abb. 410). Ausgedehnte phlegmonöse Veränderung des
subpelvinen Fettgewebes. Vergr. 4mal, HE

verändert. In Übersichtsschnitten ist die phlegmonöse Entzündung sehr deutlich
erkennbar, sie scheint von den Kelchwinkeln auszugehen (Abb. 411). Die Niere ist
in der Regel sehr stark ödematös, was wir auf die Verschlüsse der peripelvinen
Lymphgefäße zurückführen. Als Spätveränderung der subpelvinen Phlegmone
wird die Verkalkung des nekrotischen subpelvinen Fettgewebes beobachtet
(Abb. 412). — Wir vermuten, daß die subpelvine Phlegmone Ausdruck eines
Urinrefluxes in die subpelvinen Weichteile sei. Jedenfalls konnten wir dies in einer
Beobachtung im Röntgenbild einwandfrei feststellen (Abb. 413). Als Ursache
wurde ein Ureterstein gefunden (MB 10914/61).

Ein ähnliches, sehr seltenes Vorkommnis ist das *subpelvine Granulom* (Abb. 414; PAWLOWSKI 1960), welches sich möglicherweise im Anschluß an eine subpelvine

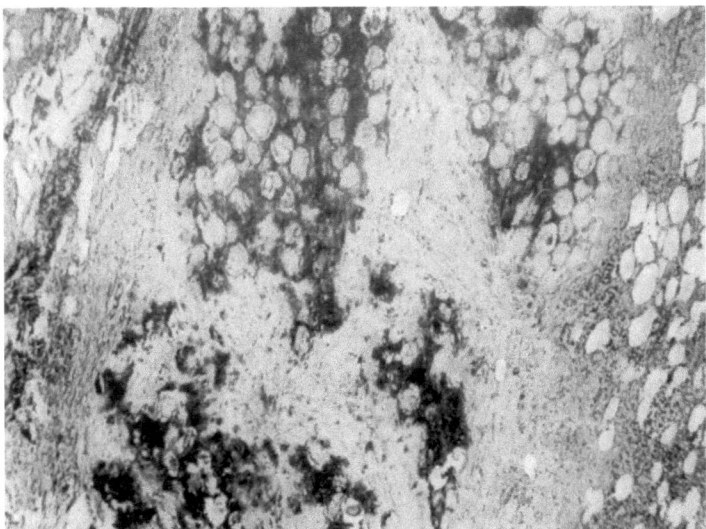

Abb. 412. Sekundäre Verkalkung des nekrotischen Fettgewebes nach subpelviner Phlegmone. Vergr. 25mal, HE

Phlegmone einstellt. Einmal sahen wir sekundären Einbruch in das Nierenbecken mit schwerer Hämaturie, so daß zur Nephrektomie geschritten werden mußte.

Bei *Neugeborenen und ganz jungen Säuglingen* kann eine der diabetischen

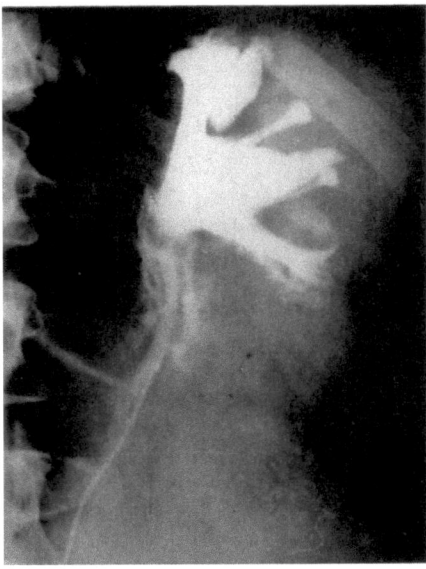

Abb. 413. Retrogrades Pyelogramm bei subpelviner Phlegmone: Von den Kelchwinkeln ausgehende Infiltration des subpelvinen Gewebes mit Kontrastbrei. Primär bestand ein Ureterstein und plötzliche einseitige Anurie

Pyelonephritis recht ähnliche Form der foudroyant verlaufenden, schwerst nekrotisierenden eitrigen Nierenentzündung beobachtet werden. Ganz generell ist die

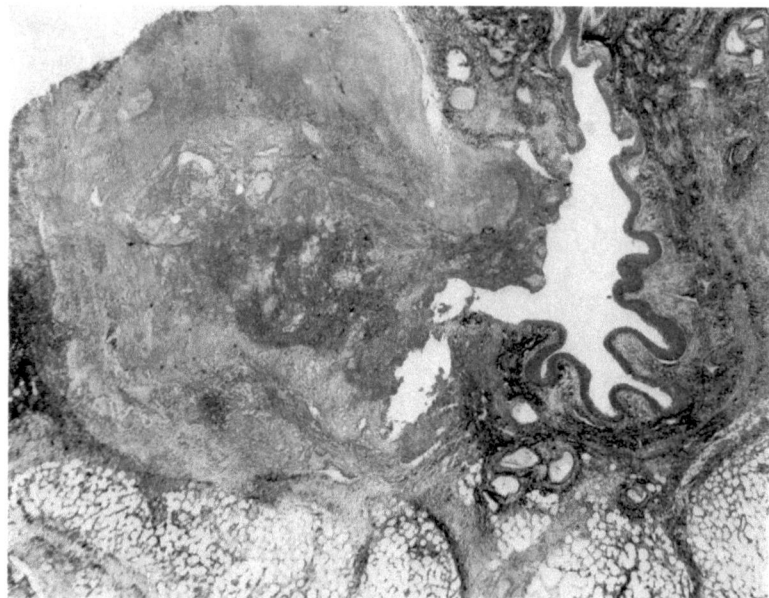

Abb. 414. Subpelvines Granulom nach akuter subpelviner Phlegmone. Sekundärer Einbruch in das Nierenbecken mit schwerer Hämaturie, deshalb Nephrektomie. Vergr. 6mal, HE

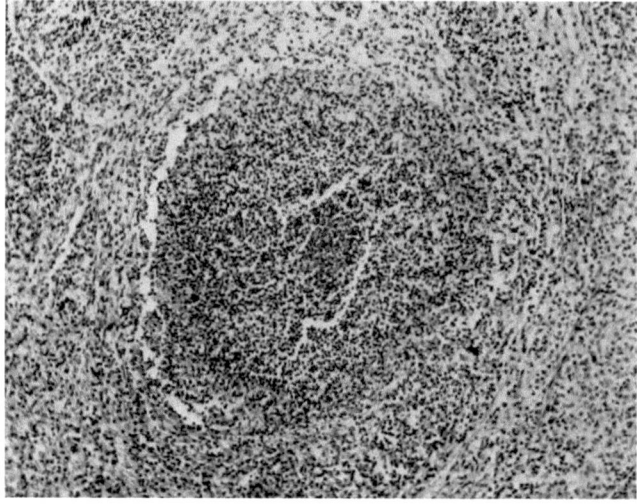

Abb. 415. Eitrige Einschmelzung mit schwerster Umgebungsinfiltration bei Pyelonephritis des Säuglings, 3 Wochen. Vergr. 100mal, HE

Pyelonephritis im frühen Kindesalter sehr viel mehr zerstörend (Abb. 415) als im späteren Alter. Entsprechend sind die Narben und Narbennieren nach frühkindlichen Pyelonephritiden durch das weitgehende Verschwinden der ursprünglichen Strukturen ausgezeichnet (s. Abb. 424, S. 469).

Ferner ist bei Neugeborenen und jungen Säuglingen mit Pyelonephritis die perifokale interstitielle Begleitnephritis (s. S. 398) durch die Bildung von eigentlichen Blutbildungsherden bzw. bei etwas älteren Säuglingen (3 bis 9 Monate) durch das Auftreten von Mischinfiltraten ausgezeichnet (s. S. 399; BLOCH 1920). — Über sekundäre Mißbildungen bei fetaler und frühinfantiler Pyelonephritis s. S. 470.

Als *Begleitpyelonephritis* werden diejenigen Formen bezeichnet, welche sich sekundär, besonders bei primärer Nierentuberkulose, einstellen. Ihre Bedeutung

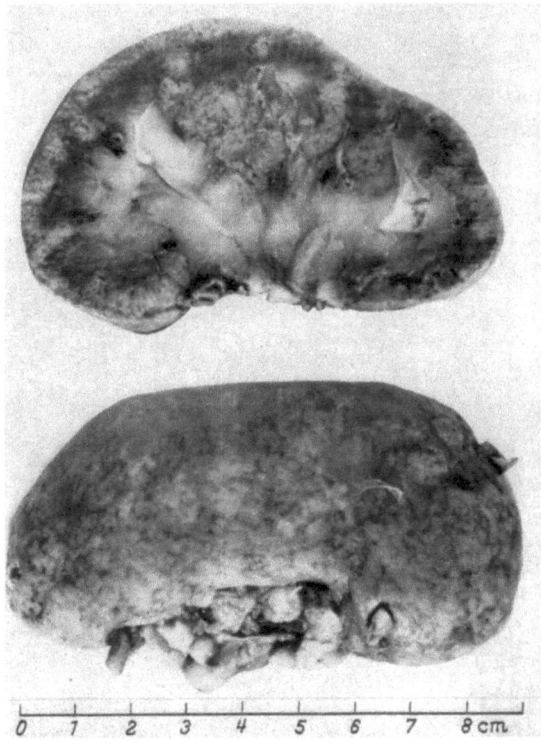

Abb. 416. Sog. senile Randsklerose der Niere: Nierenoberfläche minimal feinhöckerig, das Organ ist im gesamten verkleinert, die Zeichnung nicht verwischt, das Nierenbecken zart

wurde sicher häufig unterschätzt (COUVELAIRE 1954). Etwa die Hälfte aller Patienten mit Nierentuberkulose scheidet neben Tuberkelbacillen auch Eitererreger im Urin aus und rund ein Viertel der operierten Fälle zeigt — wie wir dies bestätigen können — schwere unspezifische pyelonephritische Veränderungen neben der Tuberkulose (s. JENNI 1958)[1].

Als *senile Randatrophie* (MONTALDO 1940) wird eine ziemlich seltene und in pathogenetischer Hinsicht noch umstrittene Nierenveränderung bezeichnet, bei welcher die Niere leicht verkleinert und die Oberfläche ganz fein granuliert ist, ohne daß aber auf Schnitt die Zeichnung verwischt wäre (Abb. 416). Mikroskopisch ist das Interstitium der äußersten Rindenzone unter der fibrösen Kapsel stark verbreitert und zeigt alle Kriterien einer chronischen Pyelonephritis mit Untergang der Tubuli und eigenartiger, zum Teil cystischer Ausweitung der glomerulären

---

[1] Über die serbisch-bulgarische „endemische Nephritis" s. S. 423.

Kapselräume (Abb. 417). Eine Durchblutungsstörung durch narbige Verdickung der Nierenkapsel oder durch Arteriosklerose scheint nach unseren Untersuchungen dem Prozeß nicht zugrunde zu liegen (s. dagegen MONTALDO 1940); wir deuten sie

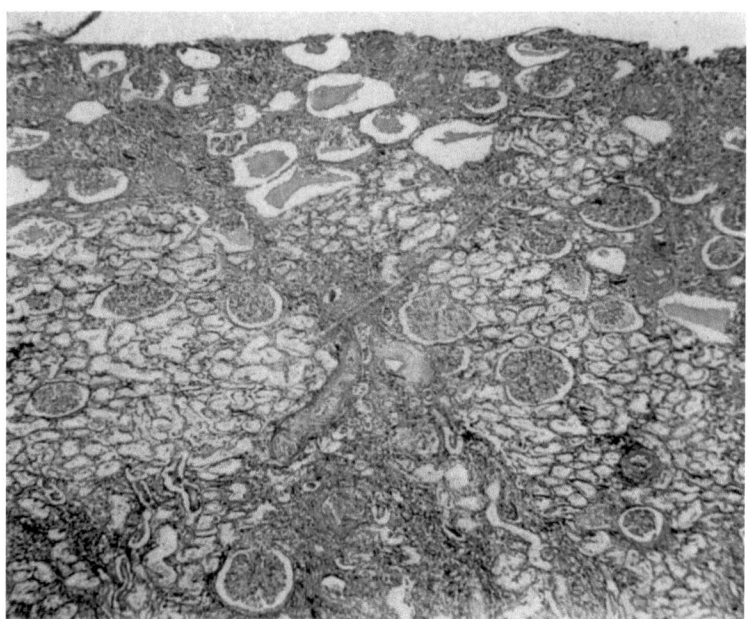

Abb. 417. Senile Randsklerose der Niere: Die äußerste Rindenzone zeigt zum Teil völlig untergegangene Glomerula mit cystoid ausgeweiteten Kapselräumen; das Interstitium ist im Sinne einer chronischen Pyelonephritis narbig umgewandelt. Einzelne sektorförmige Narben greifen auch auf die tieferen Rindenschichten über. Vergr. 80mal, van Gieson

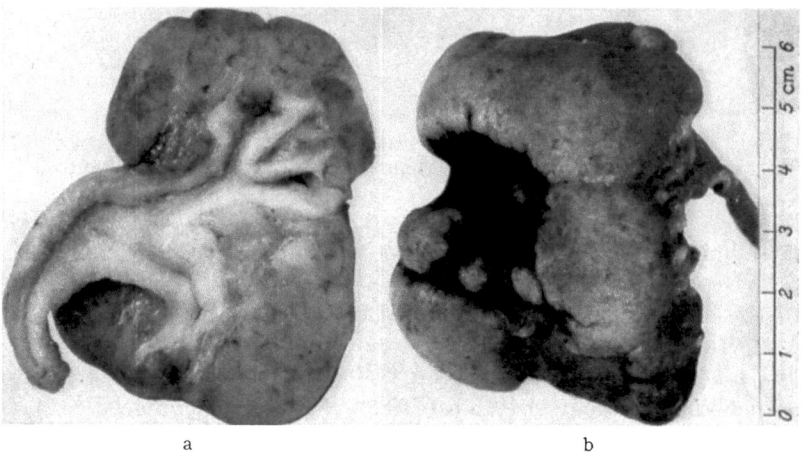

a   b

Abb. 418a—b. a Einseitige frühkindliche pyelonephritische Zwergniere. 23jährige Frau, Hypertonie 170/100, postoperativ geheilt. Die Niere ist hochgradig geschrumpft und deformiert. Das Nierenbecken stark verdickt. Zeichnung auf der Schnittfläche vollkommen verwischt. b Frühkindliche einseitige pyelonephritische Zwergniere bei 40jähriger Frau. Nierengewicht 70 g. 1951 Präeklampsie und Hypertonie, 1958 Eklampsie, 1960 Blutdruck 190/110, nach Nephrektomie geringgradiges Absinken des Blutdruckes. Im Operationspräparat oberflächlich eingezogene rote, unregelmäßig begrenzte, typische pyelonephritische Narben

vielmehr als Restzustand nach hämatogener Pyelonephritis ohne Ausbreitung hiluswärts.

Von großer praktischer Bedeutung ist die sog. *einseitige pyelonephritische Zwergniere* (Lit. ZOLLINGER 1957, BATZENSCHLAGER 1962, BATZENSCHLAGER et al. 1962). Es handelt sich dabei um eine abnorm stark geschrumpfte, meist grobhöckerige Niere (Abb. 418a, b), welche heute vor allem im Operationsgut eine nicht unbeträchtliche Rolle spielt. Meist erfolgt die Operation wegen juveniler renaler Hypertonie, gelegentlich wegen rezidivierenden pyelonephritischen Schüben oder Lendenschmerzen. Im Autopsiegut konnten wir unter 10000 Autopsien 41 Fälle finden: 29 betrafen Frauen, 12 Männer; 23mal war die rechte, 18mal die

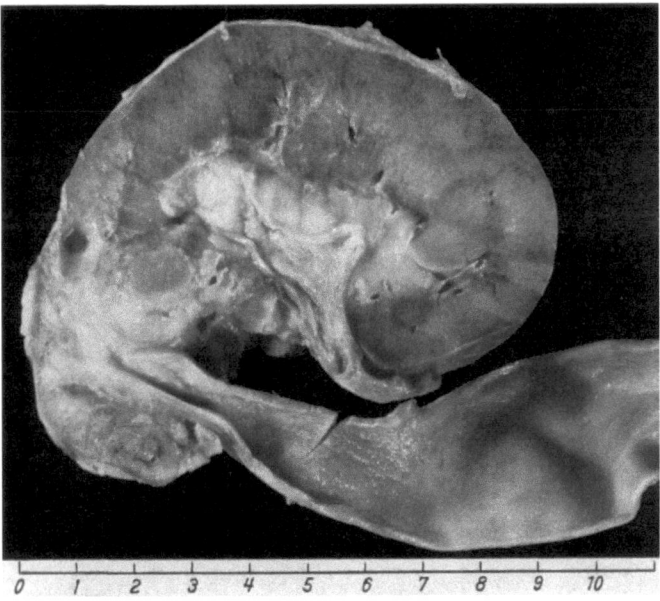

Abb. 419. Doppelniere mit Hydroureter des cranialen Abschnittes. Dieser letztere ist schwer narbig geschrumpft durch chronische Pyelonephritis. Der untere Abschnitt mit normal weitem und normal mündendem Ureter ist unverändert

linke Seite befallen (s. a. DREYER 1951). In acht Fällen fanden wir ein doppeltes Nierenbecken mit Ureter fissus oder duplex (s. S. 722), wobei meist nur die craniale Hälfte der betreffenden Niere erkrankt war (Abb. 419; MATHÉ 1956). Anamnestisch bestanden nur in wenigen Fällen Anhaltspunkte für eine im Kindesalter durchgemachte Harnwegsinfektion, die meisten Fälle verliegen anscheinend jahrelang vollkommen stumm. Die Nierengewichte und ihre Beziehung zur Hypertonie gehen aus Abb. 420 hervor.

Der histologische Übersichtsschnitt, welcher das ganze Organ erfaßt, ist besonders bei dieser Affektion von großer Bedeutung. Es lassen sich grundsätzlich zwei Typen unterscheiden: Die total geschrumpfte Niere mit narbiger Umwandlung von Rinde und Mark (Abb. 421) und die grobbuckelige Form mit einzelnen groben narbigen Einziehungen und spärlichen Parenchymresten (Abb. 422). Das Nierenbecken ist in allen Fällen stark narbig verdickt, das Hilusfettgewebe ver-

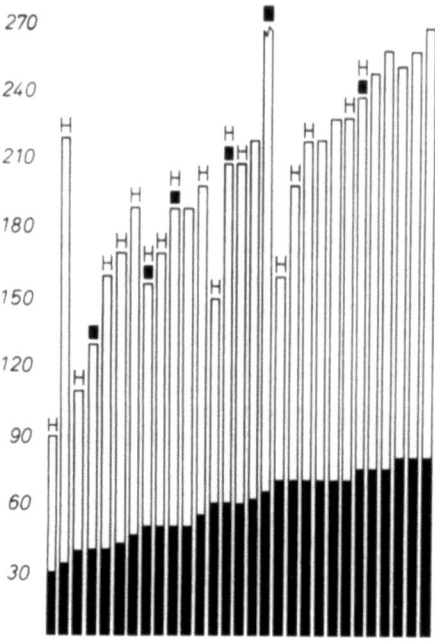

Abb. 420. Verteilung der Nierengewichte (schwarz = Zwergniere, weiß = Gegenseite) bei 29 Fällen von einseitiger pyelonephritischer Schrumpfniere. *H* Hypertonie. Schwarze Quadrate = Urämie (aus Zollinger 1964)

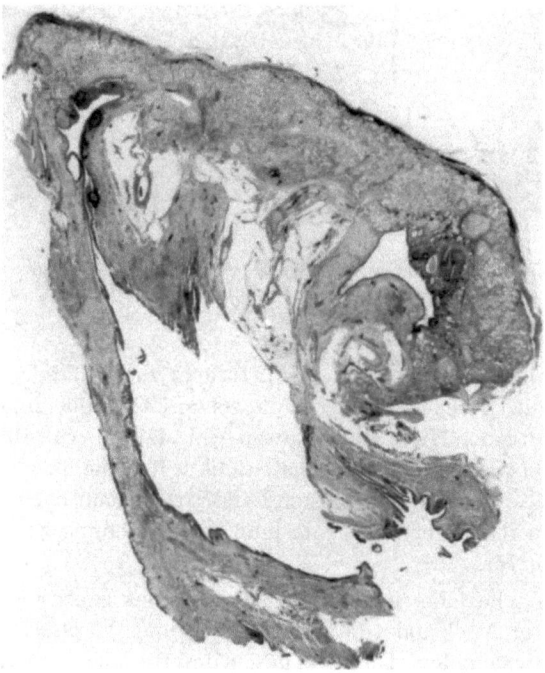

Abb. 421. Frühkindliche pyelonephritische Zwergniere. Vollkommene Schrumpfung des Parenchyms, hochgradige Verdickung des Nierenbeckens und des subpelvinen Gewebes. Nierengewicht 45 g. 32jährige Frau. Natürliche Größe. van Gieson

30*

mehrt. Die total geschrumpften Nieren können Gewichtszahlen zwischen 5 und 25 g erreichen und eine ziemlich glatte Oberfläche aufweisen (s. a. MALLORY et al. 1940).

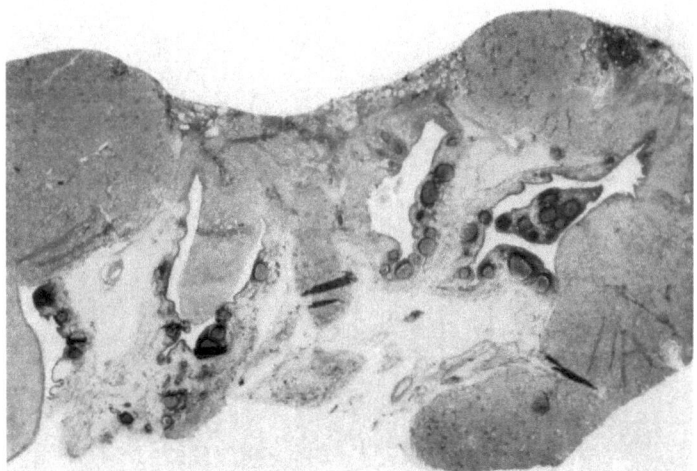

Abb. 422. Frühkindliche pyelonephritische Zwergniere, Operationspräparat. Ausgedehnte eingesunkene Narbenbezirke, in deren Bereich auch das Nierenbecken chronisch entzündlich verdickt ist. Massenhaft neugebildete Lymphfollikel im Nierenbecken. Rechts einige Oberflächennarben, noch aktiv. Vergr. 1,5mal, HE

Stärker vergrößert zeigt das Parenchym den für Pyelonephritis chronica typischen schwersten Parenchymuntergang (Abb. 423). Abweichend vom Bild des Erwachsenen ist das fast völlige Verschwinden der Glomerula, welcher Befund

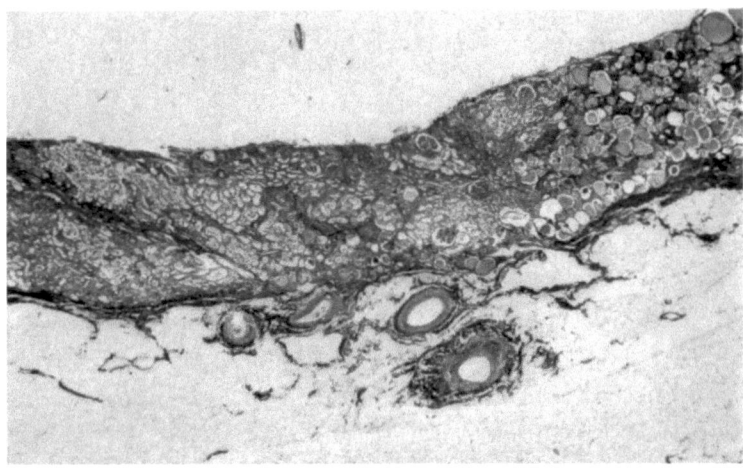

Abb. 423. Rindenausschnitt aus frühkindlicher pyelonephritischer Zwergniere: Das Parenchym ist praktisch vollkommen zerstört und ersetzt durch sog. Strumaherde. Vergr. 10mal, van Gieson

früher als Hinweis auf die Mißbildungsnatur der Veränderung aufgefaßt wurde (FAHR 1937), während wir heute wissen, daß gerade für die frühkindliche Pyelonephritis die Zerstörung der Glomerula recht typisch ist (Abb. 424, s. S. 469;

ZOLLINGER 1957). Auch die in solchen Nieren oft besonders ausgeprägten „Strumaherde" (Abb. 424, 425) werden heute als Sekundärveränderung aufgefaßt.

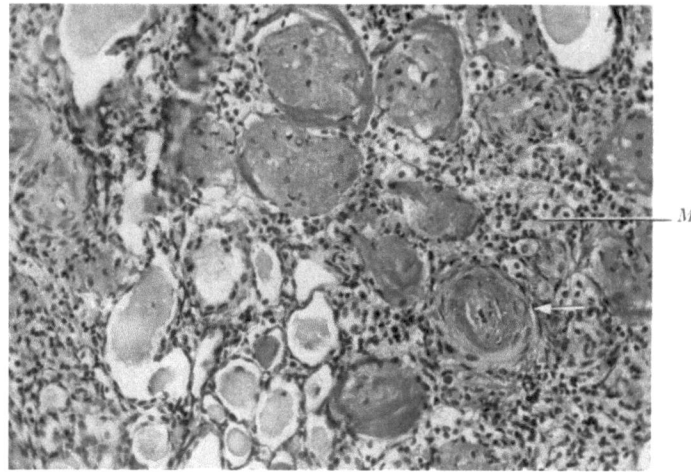

Abb. 424. Nierenrinde bei frühkindlicher pyelonephritischer Zwergniere: Vereinzelte Strumaherde, d. h. atrophische, erweiterte Tubuli, gefüllt mit Kolloid. Glomerula hyalin umgewandelt oder zerstört. Eine Arteriole mit schwerer Arteriolitis proliferans (→). Im Stroma lockere Lymphocyteninfiltrate, mäßige Bindegewebsvermehrung und vereinzelte solide Mittelstücksprosse (M). Vergr. 180mal, van Gieson

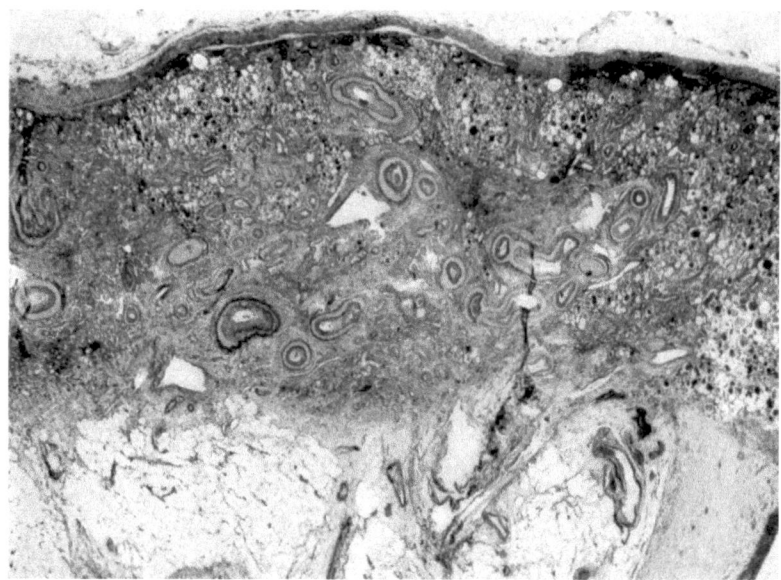

Abb. 425. Frühkindliche pyelonephritische Zwergniere mit schwerer Hypertonie. 19jährige Frau, Nephrektomie. Die Rinde zeigt im vorliegenden Ausschnitt praktisch nur Narbenherde und Bezirke mit strumaähnlicher Umwandlung. Ferner zeigt sich, daß die Gefäße nicht abgebaut werden, weshalb das Gewebe außerordentlich reich an Arterien ist; diese letzteren weisen sehr starke Intimafibrose und Elastose auf. Vergr. 4mal, Elastin

Innerhalb dieser Herde sind die Gefäße relativ zahlreich, sie zeigen jedoch sehr starke Intimafibrose (Abb. 425), so daß man eine sekundäre Gefäßschrumpfung mit Sicherheit annehmen kann (CLAIREAUX und PEARSON 1955, PORTER und GILES 1956, PASTERNACK 1960, KLEEMAN et al. 1960).

Im Schrifttum werden diese Nieren nicht selten auch heute noch als hypogenetische Schrumpfnieren bezeichnet (ASK-UPMARK 1929, FAHR 1937, GLOOR 1941, MILLIEZ et al. 1958, LJUNGQVIST und LAGERGREN 1962 u. a.). Wir konnten nur in zwei unserer 29 operativen Fälle vereinzelte eindeutige hypogenetische Herde,

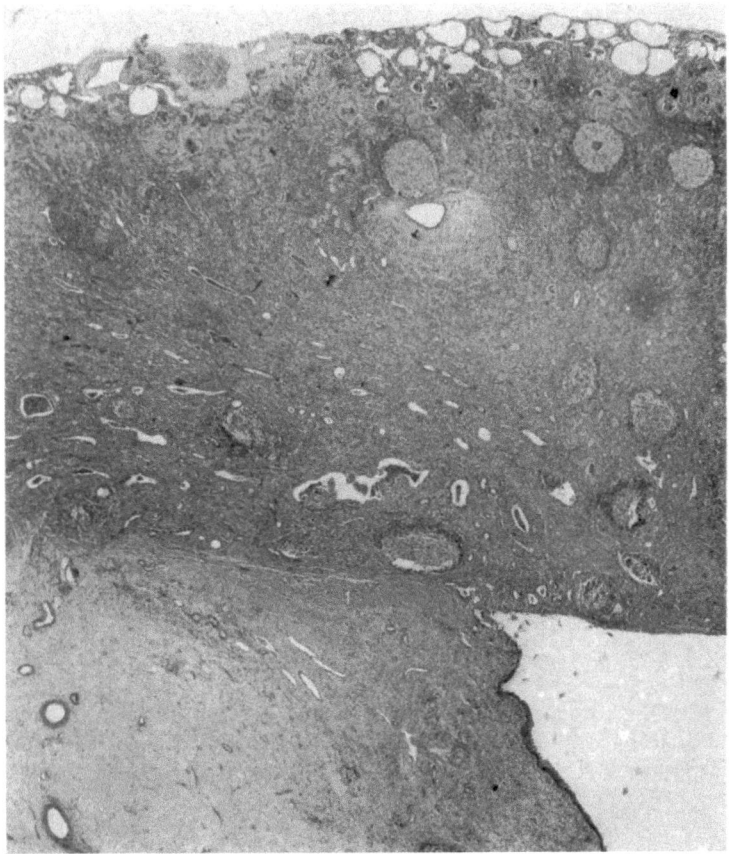

Abb. 426. Pyelonephritische Schrumpfniere bei 2jährigem Mädchen mit Neubildung von Lymphfollikel. Unten links größeres hypogenetisches Feld als vermutliche Ursache der Pyelonephritis. Vergr. 6mal, HE

bestehend aus fetalen Cylinderzellschläuchen, umgeben von zirkulär angeordneter glatter Muskulatur, nachweisen (Abb. 426). Daß solche Herde — wie übrigens auch andere Mißbildungen — häufig zu sekundärer Pyelonephritis führen, ist bekannt (s. S. 476). Nachdem wir sie jedoch so selten in den operativen Präparaten und überhaupt nie in den autoptischen nachweisen konnten und ihr sekundäres Verschwinden nie beschrieben wurde, dürften sie generell als Ursache der einseitigen Zwergniere nicht ernstlich in Betracht kommen. Dagegen haben wir verschiedentlich beobachtet, daß sich bei eindeutig sehr frühzeitigem Beginn der Pyelonephritis gewisse sekundäre Entwicklungsstörungen in den Nieren einstellen können. Insbe-

sondere handelt es sich dabei um ganz abnorme Tubulusstrukturen (Abb. 427),
wie sie in Mikrodissektionspräparaten dargestellt werden konnten; PORTER und
GILES 1956, BIALESTOCK 1958, ERICSSON und IVEMARK 1958, ANDERSEN und
JACKSON 1961, BERNSTEIN und MEYER 1961, PASTERNACK 1960). Eine eigene Beobachtung betraf ein 2 Monate altes Kind mit einer Ureterocele und typischen
hypogenetischen Bildungen in den beiden schwer hydronephrotischen Nieren
(Abb. 428). Nach Röntgenbestrahlung neugeborener Mäuse treten analoge Entwicklungsstörungen auf (GUTTMAN und KOHN 1963). Weiter wurde das Erscheinen
von Lymphfollikeln im Nierenparenchym als Mißbildung gedeutet (MARSHALL

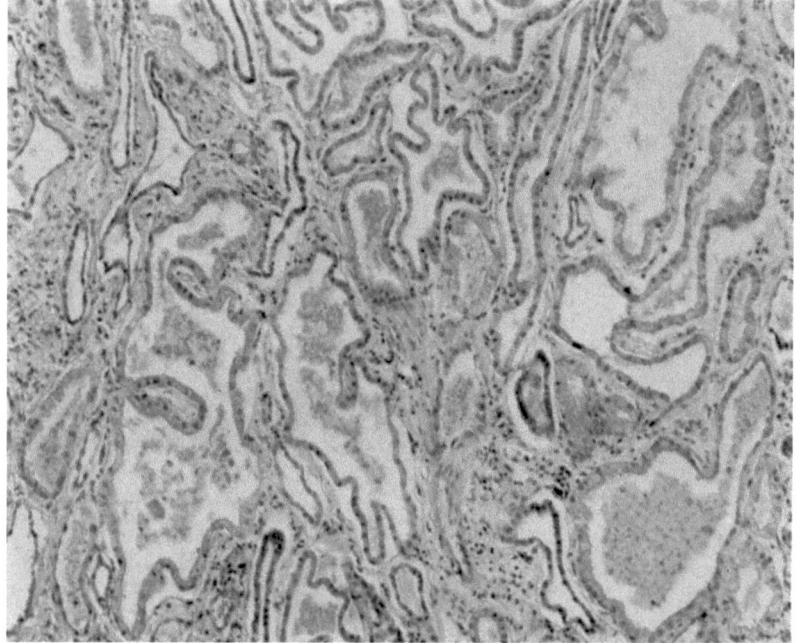

Abb. 427. Sekundäre cystoide Veränderung der Tubuli bei kindlicher chronischer Pyelonephritis. 8jäh-
riges Mädchen. Tod an Urämie. Vergr. 180mal, HE

1953, 1956), was aber sicher nicht den Tatsachen entspricht (s. S. 451; HASCHE-
KLÜNDER 1954, PASTERNACK 1960; vergl. auch S. 240, 348).

Die Nierenarterie ist bei Zwergniere im allgemeinen sehr viel schlanker als auf
der Gegenseite (Abb. 429; ZOLLINGER 1957). Auch dieser Befund wurde als Hinweis auf eine primäre Mißbildung aufgefaßt. Nachdem aber bei tuberkulösen Kittnieren (s. Abb. 446, S. 495) und anderen Schrumpfnieren eine derartige, sicher
postnatale Arterienhypoplasie mit starker Intimafibrose als Ausdruck der Anpassung an das reduzierte periphere Gefäßbett gefunden wird, ist wohl an der
erworbenen Natur dieser Gefäßveränderung nicht zu zweifeln (WEISS und PARKER
1939, ZOLLINGER 1957).

Unseres Erachtens weisen somit sämtliche Befunde auf die pyelonephritische
Natur dieser Form der einseitigen Zwergniere hin, welche übrigens auch im Tierversuch reproduziert werden kann (GORRILL und DE NAVASQUEZ 1960). Zahlreiche

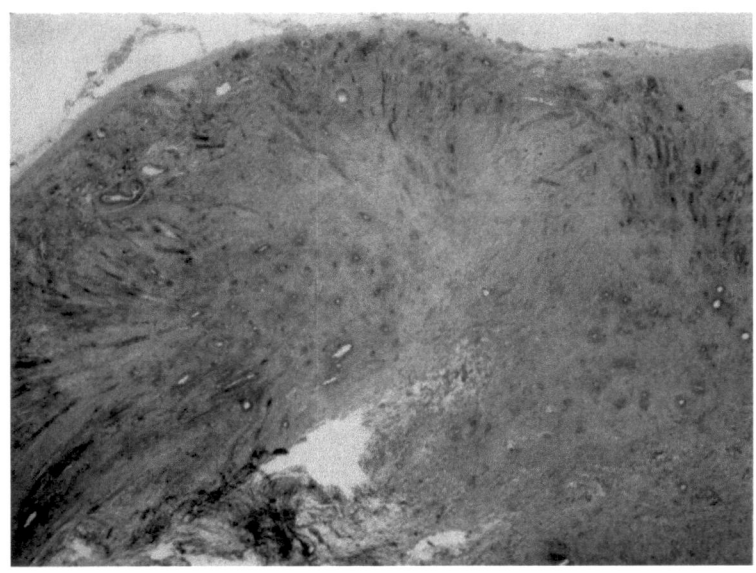

Abb. 428. Eigenartige, wahrscheinlich sekundär erworbene Mißbildung der Niere bei 1½ Monate altem Knaben mit Urethraverschluß durch Colliculusfalte (s. Abb. 654, S. 735). Vergr. 4mal, HE

neuerkannte Besonderheiten der einseitigen pyelonephritischen Zwergniere sind unter der Annahme des Beginns dieser Pyelonephritis im frühesten Kindesalter

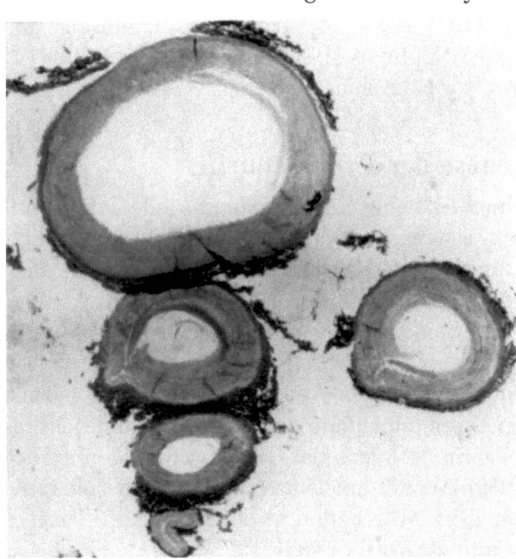

Abb. 429. Querschnitt durch die A. renalis bei frühkindlicher pyelonephritischer Schrumpfniere (1) und durch die Gegenseite (2). 59jährige Frau. Vergr. 10mal, van Gieson

erklärbar. So zeigen die operativen Präparate, daß auch junge Leute, oft sogar schon Kinder, ausgebildete einseitige pyelonephritische Zwergnieren aufweisen können: Unser jüngster Fall war 14jährig. Ferner wird immer deutlicher, daß die Pyelonephritis im frühen Kindesalter ausgesprochen häufig ist (s. S. 435), wenn sie auch fälschlicherweise oft nur als Pyelitis bezeichnet wird (WEISS und PARKER 1939, BERNING und WALTER 1951, GOETTSCH und LYTTLE 1951, BRAINERD und CÉCIL 1956 u. a.); selbst bei Neugeborenen wird Pyurie nicht selten beobachtet (FLORMAN und BASS 1943). Vermutlich ist die physiologische Oligurie der Feten kurz vor der Geburt prädisponierend für die Pyelonephritis, so daß der pränatale Beginn der Pyelonephritis in einzelnen Fällen nicht erstaunt (CLAIREAUX und PEARSON 1955). Auch die früher als „Ernährungsstörungen" der Säuglinge aufgefaßten Infekte haben sich vielfach als Pyelonephritis erwiesen (SCHWARZ 1927, 1928, STROHE 1927). Nach einzelnen Angaben sollen bei 1,5% aller lebendgeborenen Kinder Pyelonephritiden klinisch nachgewiesen werden können (JAMES 1959). Die Rezidivgefahr scheint im frühen Kindesalter noch größer zu sein als beim Erwachsenen (STANSFIELD 1954: 60%, MACAULAY und SUTTON 1957: 40%). Retrospektiv kann der Beginn der Pyelonephritis im frühen Kindesalter bei derartigen Zwergnieren allerdings nur selten nachgewiesen werden (WEISS und PARKER 1939, VON TÖRNE 1953, OBERLING 1954, PORTER und GILES 1956, KÄSER 1956, 1958, ZOLLINGER 1957). Meist handelt es sich bei diesen Patienten um weibliche Individuen (JAMES 1959, PALKEN und KENNELLY 1960), wie auch die einseitige pyelonephritische Zwergniere vor allem bei Frauen angetroffen wird. Möglicherweise hängt dies mit der stärkeren Schmutzexposition der kurzen weiblichen Urethra in der Windelperiode zusammen (BEESON 1955; Weiteres s. S. 474).

Nicht selten wird über *Kombinationsformen* der Pyelonephritis mit Glomerulonephritis berichtet (EHRSTRÖM 1942, STAEMMLER 1957, PIRANI 1961 u. a.). Nach unseren eigenen Erhebungen ist dieses Zusammentreffen jedoch so selten, daß es sich um einen Zufall handeln muß (ZINGG 1960: sieben Fälle auf 196 Beobachtungen von chronischer Glomerulonephritis). Sicher wird zum Teil die sog. Überlastungsglomerulitis (s. S. 447) mit der echten diffusen Glomerulonephritis verwechselt (SAPHIR und COHEN 1959: acht Kombinationsfälle auf 27 Beobachtungen von ,,Pyelonephritis lenta"). — Die Kombination von Pyelonephritis mit nichtdestruktiver interstitieller Nephritis kommt sicher vor (s. S. 424; FAHR 1944), jedoch sind die beiden Affektionen morphologisch so ähnlich, daß oft nur bei Kenntnis des Grundleidens (Plasmocytom usw.) die Vermutungsdiagnose gestellt werden kann. Bei der sog. bulgarischen Nephritis (PUCHLEV 1960, PUCHLEV et al. 1961) liegt möglicherweise eine derartige Kombination vor (s. S. 421).

f) Die Pathogenese der Pyelonephritis

Die Pyelonephritis ist unseres Erachtens eine eindeutig bakterielle Erkrankung (s. dagegen PAWLOWSKI et al. 1963 u. a.; vgl. S. 480), wobei die Bakteriurie schon monatelang vor der Nierenerkrankung manifest werden kann (KASS 1960). Möglicherweise sind die Bakterien aber nur zu Beginn der Affektion kausal entscheidend, denn in Biopsiepräparaten konnten nur in rund 8% der Fälle Bakterien nachgewiesen werden (JACOBSON und NEWMAN 1962, SALVISBERG und SCHLEGEL 1962: 9 von 31 Fällen), so daß auch an Antigen-Antikörperreaktionen gedacht wurde. Die Ursache der besonderen Empfindlichkeit der Niere auf Coliinfekte ist möglicherweise auf ein antikomplementäres Agens der Tubulusepithelien zurückzuführen (BEESON und ROWLEY 1959). Weiter spielen vermutlich die Coli-Endotoxine eine Rolle, da sie zu starkem Kreislaufschaden in der Niere und damit zu Infektlokalisation führen (MORARD und HALPERN 1961 a, b).

1. Die ascendierende Infektion

Die häufig beobachtete Komplikation der chronischen Harnstauung durch Pyelonephritis ließ den ascendierenden Infektweg als gegeben erscheinen (SCHOEN 1930, BEESON 1955, 1958, STAEMMLER 1957, TALBOT 1958, ANDERSEN und JACKSON 1961, DAVIS 1961). Bei Fehlen von sichtbarer Harnstauung wurde angenommen,

daß funktionelle Ureterstenosen oder Störungen des vesico-ureteralen Verschluß-
mechanismus die Ursache einer funktionellen Harnstauung darstellen können
(TALBOT 1958, KLEEMAN et al. 1960, ROSENHEIM 1963). Eine ascendierende
canaliculäre Infektion dieser Art kommt sicher vor, stellt aber eher die Ausnahme
als die Regel dar (BELL 1946, BERTRAND-FONTAINE et al. 1954, GORRILL 1956,
1958, ZOLLINGER 1957, COLBY 1959, SAPHIR und COHEN 1959, KLEEMAN et al.
1960; s. dagegen KASS 1960, COTRAN 1963 Lit.).

Andere Untersucher denken an eine lymphogene Ausbreitung des Infektes im
Ureter (STUMPF 1931, GIRGENSOHN und MILLETTI 1939, STAEMMLER 1957, TALBOT
1958, COLBY 1959, MURPHY und SCHOENBERG 1960). Histologische Untersuchung
des Ureters bei ganz akuter Pyelonephritis läßt diese These als Regel ablehnen
(BELL 1946, GORRILL 1958, RÉNYI-VÁMOS et al. 1960), auch die Tierversuche
sprechen unbedingt gegen diese Ansicht. Unter Druck in die Harnblase injizierte
Tusche erscheint wohl in den Lymphgefäßen der Ureteren, aber nicht in der Niere
(WINSBURY-WHITE 1933, MAC KENZIE und WALLACE 1935). Andererseits ist unbestritten, daß Verschluß der Nierenlymphgefäße das Angehen von hämatogenen
experimentellen Pyelonephritiden erleichtert (MURPHY und SCHOENBERG 1960,
RÉNYI-VÁMOS und HORVATH 1961).

2. Die lymphogene Perifokalentzündung

Die Häufigkeit des Befundes von Colibacillen bei Pyelonephritis hat zur These des
lymphogenen Übergreifens eines Dickdarminfektes auf die Niere geführt (FUCHS
1950 u. a.). Bei eindeutig festgestellter chronischer Infektion des Colon wird aber
eine Pyelonephritis nicht häufiger gefunden als bei darmgesunden Patienten, so
daß heute diese These weitgehend verlassen ist (Lit. KLEEMAN et al. 1960). Tritt
eine Pyelonephritis während einer Darmerkrankung auf (oft Rezidiverkrankung!),
so scheint es sich um einen hämatogenen Infekt zu handeln (BERNING 1963).

3. Die hämatogene Niereninfektion

Schon früher wurde von einzelnen Autoren vermutet, die embolisch-eitrige
Herdnephritis und die sog. Ausscheidungsnephritis seien nur besonders ausgeprägte Vorstadien einer chronischen Pyelonephritis (STOERK 1925, SCHWARZ 1927,
1928). Diese These konnte sich jedoch nur langsam festsetzen, da in den meisten
Fällen Streuquellen im Körper vermißt werden und die voll ausgebildete Pyelonephritis keine Anhaltspunkte für hämatogenen Infekt mehr erkennen läßt. Die
Tierversuche zeigen aber eindeutig, daß nur ganz bestimmte nephrotope Erreger
imstande sind, eine experimentelle Pyelonephritis zu erzeugen, wobei trotz hämatogenem Infekt andere Körperherde nicht entstehen. Weiter ergab sich die außerordentlich wichtige Tatsache, daß die Schleimhaut der unteren Harnwege, insbesondere der Urethra in erster Linie als Eintrittspforte für nephrotope Erreger in
Betracht kommt. Auf die Urethralschleimhaut verbrachte Erreger können schon
nach kürzester Zeit im Blut nachgewiesen werden (THIELE und EMBLETON 1914,
vgl. HEPTINSTALL 1964, S. 480). Auch nach operativen Eingriffen im Bereich der
Urethra tritt eine temporäre Bakteriämie sehr häufig auf (BARRINGTON und
WRIGHT 1930, MC HENRY et al. 1962, TALBOT 1962). Die Bevorzugung der Mädchen
durch Pyelonephritis in der Windelperiode (s. S. 473) wird damit verständlich

(GÖPPERT 1908, STANSFIELD 1954, BEESON 1955, 1958). Diese Feststellungen erklären ferner die sehr häufige sekundäre Pyelonephritis bei Patienten auf urologischen Stationen (GARROD et al. 1954, DUTTON und RALSTON 1957, RHOADS 1957, BEESON 1958a). Ein Drittel der Patienten mit sterilem Punktionsurin der Blase zeigt 5 Tage nach Katheterismus infizierten Blasenurin (SALVISBERG und SCHLEGEL 1962). Dieser iatrogene Infekt kann perakut-anurisch auftreten (KARCHER und VAHLENSIECK 1964). Bei Trägern von Dauerkathetern wird in 95% der Fälle eine Bakteriurie festgestellt (KASS 1955; s. a. DIETRICK und RUSSI 1958), wobei angenommen wird, daß die Erreger sich im Spaltraum zwischen Katheter und Schleimhaut vermehren (DUTTON und RALSTON 1957, KASS und SCHNEIDERMAN 1957). Vor nicht indiziertem Katheterismus wird deshalb heute ernsthaft gewarnt (KLEEMAN et al. 1960, NESBIT 1960, TALBOT 1962 u. a.; s. dagegen PRATHER und SEARS 1960). Besonders bei alten, bettlägerigen Patienten sowie bei graviden Frauen und bei bestehender Harnstauung darf nur bei strengster Indikation und unter absolut sterilen Kautelen katheterisiert werden (BRUMFITT et al. 1961, TURCK et al. 1962 Lit.).

Im ganzen gesehen ist jedenfalls die hämatogene These der Entstehung der Pyelonephritis zwar nicht die einzig annehmbare, aber doch die in den meisten Fällen zutreffende (s. a. PUTSCHAR 1934, BELL 1946, BABICS und RÉNYI-VÁMOS 1955, RÉNYI-VÁMOS 1956, GORRILL 1958, SCHREINER 1958).

Über die Resultate der experimentellen Pyelonephritisforschung s. S. 480.

d) Zusatzfaktoren

Wenn somit heute die hämatogene Genese der Pyelonephritis im Vordergrund steht, so ist doch unbestritten, daß bestimmte Zusatzfaktoren im Sinne einer wesentlichen Förderung der Entstehung und vor allem auch der Weiterentwicklung der Pyelonephritis anerkannt werden müssen. So konnten wir in unseren 825 hier verarbeiteten Beobachtungen von Pyelonephritis im Sektionsgut in rund 58% eine Harnstauung nachweisen. Zu ganz ähnlichen Zahlen gelangten auch andere Autoren (KLEEMAN et al. 1960: 80%, GLOOR 1961b: 60%), so daß heute die überwiegende Mehrzahl der Autoren der Harnstauung bei der Entwicklung der Pyelonephritis eine große Bedeutung zumißt (BELL 1942, 1946, THELEN et al. 1956, STAEMMLER 1957, TALBOT 1958 u. a.). Durch die Harnstauung wird nicht nur die Schleimhaut der ableitenden Harnwege ausgedehnt und damit infektanfälliger, sondern es kommt auch zu wichtigen Kreislaufumschaltungen in der Niere, welche zu vermehrtem Angehen hämatogener Infekte und übrigens auch von Tumormetastasen führt (s. Abb. 620, S. 705).

Ein weiterer Hinweis auf die Bedeutung der Harnstauung sind die pyelonephritischen Herde corticalwärts von festgefahrenen Plasmocytomcylindern oder von Gichttophi. Ferner wurde festgestellt, daß beim pyelonephritischen Hund ein zusätzlicher Ureterverschluß zu einer Umkehr des Lymphflusses, d. h. in Richtung Nierenkapsel statt gegen den Nierenhilus, und damit zu einer starken Förderung der intrarenalen Ausbreitung des entzündlichen Prozesses führt (KATZ und GARBACH 1958; s. S. 478).

Die Autoren sind sich jedoch darüber einig, daß bei der akuten Pyelonephritis im Gegensatz zur chronischen nur relativ selten eine Harnstauung gefunden wird

(SCHOEN 1930, PUTSCHAR 1934, HAGE 1939, RAASCHOU 1948, BERNING und
PRÉVÔT 1952, STAEMMLER 1957, SARRE 1958, KLEEMAN und FREEDMAN 1960,
GLOOR 1961).

Unter den Ursachen für die Harnstauung (Abb. 430) kommen beim Mann vor
allem das Prostatacarcinom und die Prostatahyperplasie in Frage, während bei der
Frau das Collumcarcinom des Uterus im Vordergrund steht (KÄSER und IKLÉ
1961, POCKRANDT 1961). — Von großer Bedeutung ist ferner die akute Pyelonephritis bei der graviden Frau, bei welcher in 6 bis 7% eine Bakteriurie gefunden
wird (KASS 1960; s. a. LEPAGE und LEMERRE 1957, HOCHULI und KÄSER 1958).
Von den graviden Frauen mit Bakteriurie sollen 40% später eine Pyelonephritis

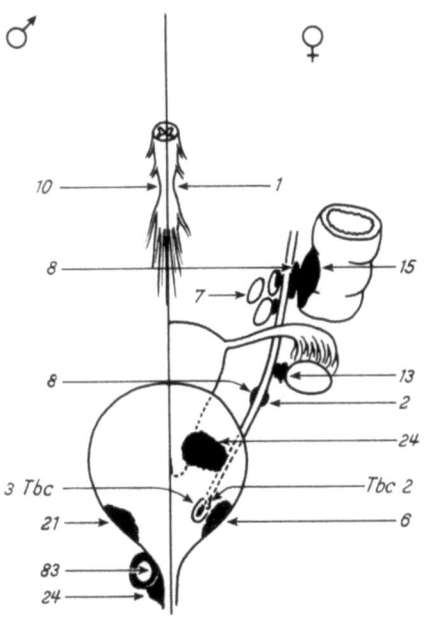

entwickeln, falls die Bakteriurie nicht
medikamentös massiv bekämpft wird
(KASS 1960). Äußerst wichtig sind die
Rezidive bei späteren Graviditäten,
welche oft von Graviditätstoxikose gefolgt sind (PETERS et al. 1936, WOOD-
RUFF und EVERETT 1954, FINNERTY
1956, KEEFER 1957, HOCHULI und KÄ-
SER 1958 u. a.).

Über die wechselseitige Beziehung
zwischen Nephrolithiasis und Pyelonephritis s. S. 550. — Durch lokale
Harnstauung und zirkulatorische Störungen sind die relativ häufigen Pyelonephritiden bei Nierenmißbildungen zu
erklären. Wenn man allerdings einen
sehr strengen Maßstab an die Bezeichnung ,,Mißbildung'' legt, ihn nur auf die
Niere selbst bezieht und die Pyelonephritis vor der nichtdestruktiven interstitiellen Nephritis trennt, so zeigt
sich — wenigstens in unserem Beobach-

Abb. 430. Autoptisch festgestellte Ursachenverteilung für die Harnstauung bei 227 Fällen von
Pyelonephritis chronica (s. ZOLLINGER 1964)

tungsgut — daß die hämatogene interstitielle Nephritis als Komplikation bei

Nierenmißbildungen etwa dreimal so häufig ist wie die Pyelonephritis (s. dagegen
WELZ 1936, KÖHNE und GELINSKY 1942, ERICSSON und IVEMARK 1958, KLEEMAN
et al. 1960). In praktischer Hinsicht kann aber an der Bedeutung von Nieren-
parenchymmißbildungen, besonders bei der kindlichen Pyelonephritis, nicht gezweifelt werden (FAHR 1937, LIEBERTHAL 1939, WEISS und PARKER 1939, EICHEN-
BERGER 1950, HIGGINS et al. 1951, BERNING und PRÉVÔT 1952, EMMETT et al. 1952,
OBERLING 1954, BOEMINGHAUS 1958, ERICSSON und IVEMARK 1958, MILLIEZ et al.
1958, ZOLLINGER 1958, BIALESTOCK 1963). Cystennieren zeigen beim Erwachsenen
etwa in einem Fünftel der Fälle zusätzliche pyelonephritische Herde (KLEEMAN
et al. 1960: 50 bis 70%).

Noch größer ist sicher die Bedeutung von Mißbildungen der ableitenden Harnwege für die Entwicklung einer Pyelonephritis (ZOLLINGER 1958). Neuerdings werden vielfach funktionelle Störungen des Harnblasenureterventils, besonders bei

Kindern, verantwortlich gemacht, da in rund 50% der Kinder mit rezidivierenden Pyelonephritiden kinofluoroskopisch Refluxveränderungen nachgewiesen werden konnten (PALKEN und KENNELLY 1960, HUTSCH 1962, BIALESTOCK 1963). Ferner sind heterotrop mündende zusätzliche Ureteren mit den dazugehörigen Nierenanteilen außerordentlich gefährdet und schließlich sind hier die kongenitalen Urethrafalten usw. (s. S. 735) zu erwähnen.

Unter den *Stoffwechselstörungen* spielt für die Entwicklung der Pyelonephritis der Diabetes mellitus die überragende Rolle (BERNING und WALTER 1951; s. Abb. 372, S. 435), wie dies auch experimentell gezeigt werden konnte (BROWDER und PETERSDORF 1964). Der Diabetiker erliegt nicht selten der akuten Pyelonephritis (SMITH et al. 1955, indem diese ein akutes Coma diabeticum auslöst. Während um die Jahrhundertwende nur 3,4% der Diabetiker einem Nierenleiden erlagen, sind es heute 10,1% (MARBLE 1963), wobei allerdings die diabetische Glomerulosklerose mitspielt.

Auch andere Stoffwechselstörungen können — allerdings weniger augenfällig als der Diabetes — eine Pyelonephritis fördern. Bei der Gicht geschieht dies möglicherweise durch Verschluß der Tubuli durch renale Gichttophi (KOLLER und ZOLLINGER 1945, ZOLLINGER 1954, 1962, 1964, SALVISBERG und SCHLEGEL 1962), ebenso durch festgefahrene Cylinder bei der Plasmocytomniere. In letzter Zeit wurde ferner auf die Häufung von Pyelonephritiden bei primärer Hypokaliämie hingewiesen (MILNE et al. 1957, KARK 1958), wie dies auch im Tierversuch gezeigt wurde (MUEHRCKE 1960); einerseits wird tubuläre Stenose durch die interstitielle Fibrose als Erklärung herangezogen (PIRANI 1960), andererseits die verminderte Infektabwehr bei vermehrter Ammoniakausscheidung (SALVISBERG und SCHLEGEL 1962), auch anoxische Schäden werden angeschuldigt (GODLEY und FREEDMAN 1964).

Weiter hat sich gezeigt, daß nicht nur die echte, nichtdestruktive interstitielle Nephritis, sondern auch die destruktive bakterielle Pyelonephritis durch chronischen Abusus phenacetinhaltiger Analgetika gefördert wird und bei derartigen Patienten sehr viel häufiger in Erscheinung tritt. So sind in den Serien zahlreicher Autoren nach den Beschreibungen eindeutige pyelonephritische Fälle enthalten (THÖLEN et al. 1956, UEHLINGER 1958, GLOOR 1961, 1962 u. a.). Unter den hier ausgewerteten 10000 Autopsien fanden wir 29 derartige Fälle (allg. Lit. s. S. 429; vgl. HEGG 1962). Vereinzelt wurden auch derartige Fälle nach Schlafmittelabusus beschrieben (KALBFLEISCH 1937, FROBOESE 1937).

Familiär gehäufte Fälle von Pyelonephritis haben wir in unserem Beobachtungsgut nicht finden können. Eindeutige Stammbäume wurden jedoch verschiedentlich veröffentlicht (PERKOFF et al. 1958, PERKOFF 1960). Es war schon lange bekannt, daß eine hereditäre Nierenaffektion vorkommt (ALPORT 1927, STEPHENS et al. 1951, JACKSON und GRIEBLE 1957, CHAPPELL et al. 1960, PERKOFF 1960 u. a.), welche zudem nicht selten mit Taubheit und Augenläsionen einhergeht und bei Männern schwerer verläuft als bei Frauen (ALPORT 1927, GOLDBLOOM 1957, WILLIAMSON 1961 Lit., HARRIS 1962 Lit., Genetik s. LENZ 1964). Nach den leider oft etwas ungenügenden Beschreibungen der Autoren und den beigefügten Abbildungen zu urteilen, scheint es sich aber nicht um eine gewöhnliche Pyelonephritis zu handeln; oft kann eine diffuse Glomerulonephritis eindeutig festgestellt werden (WILLIAMSON 1961, GLOOR: 49. Verh. dtsch. Ges. Path. 1965; s. S. 351).

e) Intrarenale Ausbreitung
und weiterer Verlauf der Pyelonephritis

Die primären Absiedelungsherde in den Nieren sind entweder in den Glomerula oder in den intertubulären Capillaren zu suchen. Bei hoher Virulenz entstehen vor allem glomeruläre Herde, bei geringerer Virulenz stehen die intertubulären Herde im Vordergrund (HÄMÄLÄINEN 1928, CHRIST 1930), wie dies ja auch z. B. bei der Tuberkulose beobachtet werden kann. Bei der banalen Pyelonephritis, bei welcher keine primäre Sepsis mit hochvirulenten Erregern angenommen werden muß, scheinen die Markherde die Regel darzustellen, und zwar liegen sie vermutlich wie bei der Tuberkulose in den Nachbargebieten der Kelchnischen (MÜLLER 1912).

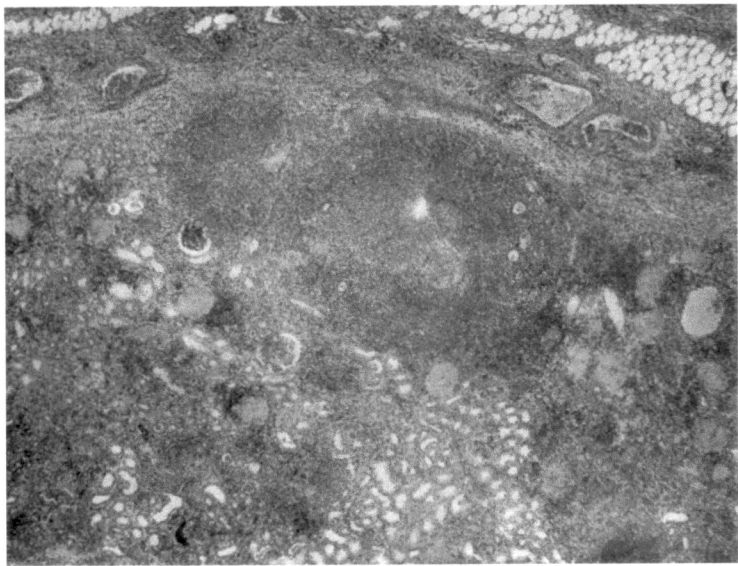

Abb. 431. Subkapsulärer Nierenrindenabsceß bei chronischer rezidivierender Pyelonephritis. Vergr. 80mal, HE

Die weitere Ausbreitung der Erreger und damit der Entzündung geht vor allem in den Interstitien vor sich. Daneben kommt aber auch den Lymphgefäßen eine nicht unbedeutende Rolle zu, indem die großen Lymphwege im perihilären Gewebe thrombotisch oder später sklerotisch verlegt werden, so daß es zu einer Umkehr des Lymphstromes gegen die Rinde kommt. Dies erklärt den häufigen Befund von Lymphgefäßcylindern bei chronischer Pyelonephritis und die ausgesprochene Tendenz zur rindenwärtsgerichteten Ausbreitung der Entzündung (s. a. MÜLLER 1912, PUTSCHAR 1934, BABISC und RÉNYI-VÁMOS 1952, STAEMMLER 1957). Auf entsprechende Tierversuche von KATZ und GARBACH (1958) haben wir schon oben aufmerksam gemacht. Die Ausbreitung des Prozesses innerhalb der Venen (RIBBERT 1915) wird heute als unbedeutend betrachtet. Aus peripheren glomerulären Herden können eigentliche Nierenrinden- (Abb. 431) und schließlich pararenale Abscesse (Abb. 432) entstehen.

Die ausgesprochene Rezidivneigung der Pyelonephritis sowie ihr häufiger Übergang in die chronische Form sind wohlbekannt (WOODRUFF und EVERETT

1954, STANSFIELD 1954); nach jedem neuen Schub wächst die Rezidivgefahr (BURKE 1961). Die Hauptschuld an diesen fatalen Eigenschaften der Pyelonephritis muß in der Sekundärerkrankung des Lymphgefäßsystems gesucht werden. Dadurch kommt es zur oben erwähnten Umkehr des Schlackentransportes in Richtung Nierenkapsel, wie dies mit radioaktivem Gold gezeigt werden konnte (NICOLAI 1960). Auch die Stagnation des Urins in strangulierten Marktubuli fördert sowohl ein Neuangehen eines Infektes (DE NAVASQUEZ 1956) — wie jede Harnstauung — als auch die retrograde Ausbreitung (MARSHALL 1953). Einige Autoren messen auch der sekundär narbigen Veränderung des Ureters, welche zu Peristaltikstörungen führt, wesentliches Gewicht bei (BERNING und WALTER 1951, TALBOT 1958).

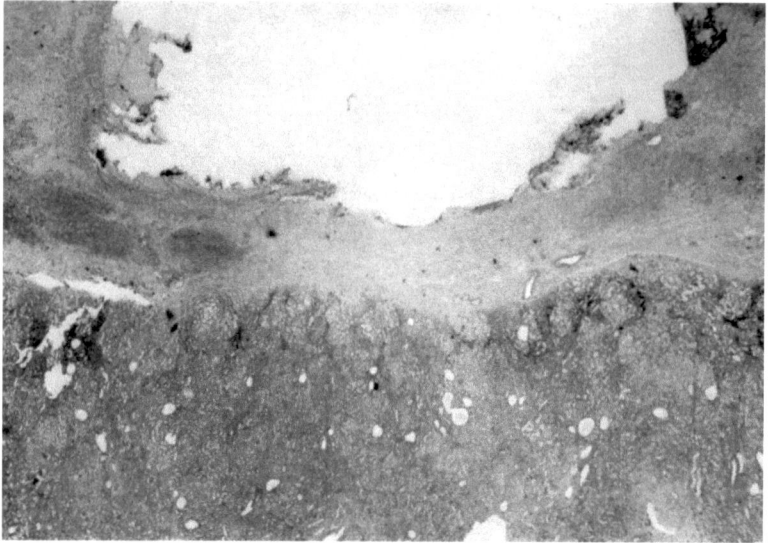

Abb. 432. Alter pararenaler Absceß bei chronischer Pyelonephritis. Vergr. 7mal, HE

Rezidive werden meist durch die ursprünglichen Erreger hervorgerufen, wobei ganz geringfügige Nierenläsionen (Harnstauung, mechanisches Trauma usw.) zu einem Aufflammen, d. h. einem Rezidiv führen können (HEPTINSTALL und BRUMFITT 1960). Die tägliche Beobachtung zeigt, daß sich Rezidive besonders gerne in den narbigen Bezirken einstellen, was durch die Lymphgefäß- und Tubulusstrangulation ohne weiteres zu erklären ist. Daneben spielt aber sicher auch die in pyelonephritischen Narben sehr ausgedehnte sekundäre Gefäßveränderung eine nicht zu unterschätzende Rolle (STAEMMLER und DOPHEIDE 1930, FAHR 1938, KINCAID-SMITH 1955, COTTIER et al. 1958, BRESLAU et al. 1964: exper.), wobei aber andererseits die Beteiligung der Gefäßveränderung am Zustandekommen der Narbe sicher auch nicht überschätzt werden darf (ZOLLINGER 1957, HEPTINSTALL et al. 1960; s. dagegen HOLLE 1959).

Die eindeutige Zunahme der Fälle mit chronischer Pyelonephritis in den letzten Jahren ist möglicherweise eine Folge einer ungenügenden Antibioticabehandlung, so daß infolge kurzfristiger Behandlung wohl der Urin momentan sterilisiert wird, der Entzündungsprozeß jedoch in der Niere weiter fortschreitet (STANSFIELD 1954, STANSFIELD und WEBB 1954 u. a.). wie wir dies auch für die chronische interstitielle Nephritis annehmen müssen (SPÜHLER und ZOLLINGER 1953). Die Kliniker berichten aber doch über relativ zahlreiche Fälle von Pyelonephritis, welche unter Langzeitbehandlung geheilt werden konnten (BOHN und KOCH 1959, HASCHEK 1959).

f) Die experimentelle Pyelonephritis

Der Tierversuch hat eindeutig ergeben, daß bestimmte nephrotrope Bakterienstämme und -species notwendig sind, um positive Resultate zu erzeugen. Meist handelt es sich dabei um Colibacillen (KUCZYNSKI und WOLFF 1920, BRAINERD und CÉCIL 1956); daneben wurden auch positive Resultate mit Streptokokken (KUCZYNSKI und WOLFF 1920), Pyoceaneus (GORRILL 1952, COTRAN 1963, COTRAN et al. 1963 u. a.), Monilia (BENHAM 1931), Proteus und Streptokokken (SHAPIRO et al. 1959) erhalten (s. a. GORRILL und DE NAVASQUEZ 1964: Maus). Auch mit abgetöteten Bakterien gelang es, eine Pyelonephritis hervorzurufen (BRAINERD und CÉCIL 1956; allg. Lit. s. KLEEMAN et al. 1960).

Durch direkte Injektion der Erreger in den Ureter oder das Nierenbecken versuchte man, die ascendierende Natur der Pyelonephritis zu beweisen (KENNEDY 1932, THELEN et al. 1956), jedoch wurde verschiedentlich über vollkommen negative Resultate berichtet (BRAINERD und CECIL 1956, FREEDMAN und BEESON 1958). Coliinfektion in Kombination mit Fremdkörperreiz (MONTALDO 1942) oder Injektion der Erreger direkt in die Harnblase (SIESS 1950, ROCHA et al. 1958, KASS 1960, COTRAN 1963, COTRAN et al. 1963, SCHLEGAL et al. 1964) kann im Tierversuch eine Pyelonephritis erzeugen. Bei vorher sensibilisierten Tieren ist die Entzündung wesentlich ausgedehnter (TSUDA 1924, SAHEKI 1955, THELEN et al. 1956).

Fast gesetzmäßiger entwickelt sich eine Pyelonephritis nach Injektion der nephrotropen Erreger direkt in die Blutbahn, wobei ein gewisser zahlenmäßiger Schwellenwert an Bakterien überschritten werden muß (FREEDMAN und BEESON 1958, GORRILL 1958, BRESLAU et al. 1964). Weiter scheinen immunbiologische Vorgänge eine Rolle zu spielen, da die Coli-Pyelonephritis mit starker Agglutininbildung beim Tier spontan ausheilt, während dies nach Infektion mit Klebsiella pneumoniae nicht der Fall ist (SANFORD et al. 1962). Bakterienantigene können noch monatelang im Parenchym nachgewiesen werden (COTRAN 1963, COTRAN et al. 1963).

Die auch beim Menschen bekannten Zusatzfaktoren wurden vielfach in den Tierversuchen benützt, um das Angehen einer Pyelonephritis nach hämatogener Injektion der Erreger zu fördern. Vor allem gilt dies für die Harnstauung, z. B. durch Anlegen einer muskulären Schleife um den Ureter (Abb. 433, 434; HEIM et al. 1957). Die Empfindlichkeit gegenüber hämatogen injizierten Erregern wird damit schon nach wenigen Minuten stark erhöht (LEPPER 1921). Nach Lösen der Drosselungsursache entwickelt sich das typische Bild einer Pyelonephritis bei 75 bis 90% der Tiere, während die Gegenseite meist verschont bleibt (MALLORY et al. 1940, CECIL et al. 1955, HEPTINSTALL und GORRILL 1955, BRAINERD und CECIL 1956, THELEN et al. 1956, WEYRAUCH et al. 1957, BRUMFITT und HEPTINSTALL 1958, ROCHA et al. 1958). Nachdem gezeigt werden konnte, daß eine Niere mit Harnstauung von intravenös injizierter Tusche sehr viel mehr speichert als die Gegenseite (ASHER und SOKOL 1941), müssen wir annehmen, daß Kreislaufstörungen im Sinne einer subtotalen Rückresorption des Glomerulumfiltrates eine Rolle spielen. Versuche mit Bakterienzählung haben allerdings ein gegenteiliges Resultat ergeben, indem primär die Erreger in beiden Nieren gleich zahlreich waren und nur sekundär die weitere Vermehrung fast ausschließlich auf die Niere mit Harnstauung beschränkt war (GORRILL 1956, GUZE und BEESON 1956, BRUMFITT und HEPTINSTALL 1958). Diese — sei es nun durch vermehrtes Abfangen, sei es durch vermehrtes Bakterienwachstum — Neigung der Niere mit Harnstauung zur Entwicklung einer Pyelonephritis nach hämatogener Injektion der Erreger gilt fast ausschließlich für die akute Form der Harnstauung, während sie bei der chronischen weniger deutlich ist (BRAUDE et al. 1955, GORRILL 1960).

Die Tatsache, daß durch steril durchgeführte Ureterligatur eine scheinbar abakterielle Pyelonephritis ausgelöst werden kann (ebenso durch Injektion von Kochsalzlösung in die Urethra: HEPTINSTALL 1964), ist dahingehend geklärt worden, daß bei Anwendung spezieller Verfahren doch Saprophyten als Ursache nachgewiesen wurden (PANDOLA et al. 1964).

Im gesamten betrachtet, hat jedenfalls der Tierversuch die hämatogene Infektionsart der Niere als Ursache der Pyelonephritis sehr stark untermauert. Es hat sich auch gezeigt, daß dabei das Nierenbecken erst sekundär erkrankt (FREEDMAN et al. 1961). Ferner konnte eine Phase der asymptomatischen Bakteriämie mit sterilem Urin experimentell erzeugt werden (McCABE und JACKSON 1960).

Mechanische Schäden, wie Nierenmassage (SHAPIRO et al. 1956, McCABE und JACKSON 1960), der beim Menschen wichtige Katheterschaden (ROCHA et al. 1958, BRUMFITT und HEPTINSTALL 1959, SAMELLAS und SZYMBER 1961), experimenteller Diabetes mellitus (BEASER et al. 1963, BROWDER und PETERSDORF 1964) sowie rein toxische Schäden (ROSENAU et al. 1961:

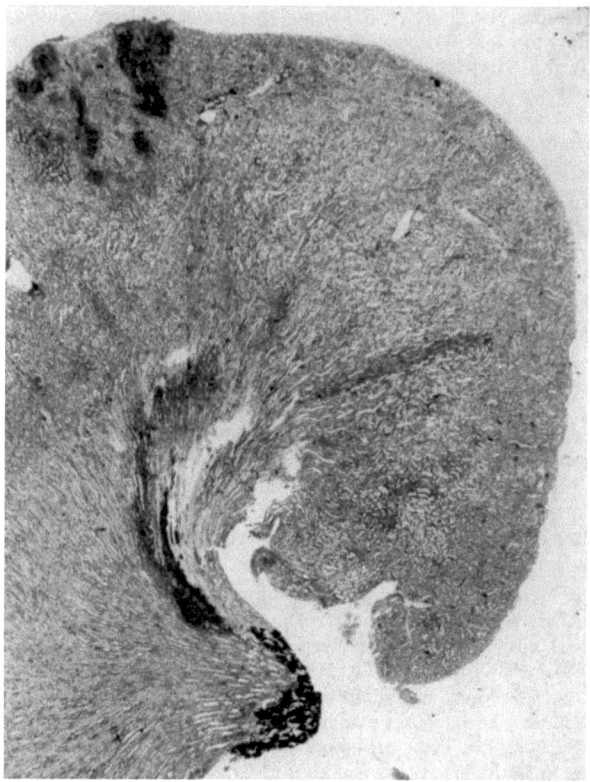

Abb. 433. Experimentelle Pyelonephritis bei der Ratte: Ureterschleife und intravenöse Coliinjektion. Eiterherde in der Rinde und in der Papille. Die Papillenspitzen sind von Kokkenrasen bedeckt. Vergr. 80mal, HE

Aminonucleosidnephrose) fördern das Angehen der Pyelonephritis. Weiter konnte gezeigt werden, daß auch im Tierversuch vorbestehende Nierenrindennarben Prädilektionsstellen für neue Infekte darstellen (POURSINES et al. 1950, DE NAVASQUEZ 1956), wobei keilförmige Gefäßspasmengebiete bevorzugt sein sollen (BEHRENDT und SCHNEIDER 1962).

Die primäre Ansiedelung der Erreger nach hämatogener Injektion erfolgt sowohl in den Glomerulumschlingen (Abb. 434) als auch in den intertubulären Gefäßen (Abb. 435; VON BONSDORFF 1899, POURSINES et al. 1950, GORRILL und HEPTINSTALL 1954). Einzelne Autoren haben nur in den Glomerula (TSUDA 1924, MALLORY et al. 1940, ELOVAINIO 1938, 1942) bzw. nur intertubulär (ASHER und SOKOL 1941, ROCHA et al. 1958) Bakterien gefunden. Wir bestätigen jedoch in eigenen Tierversuchen zusammen mit HEIM (1957), daß die Erreger stundenlang in allen Organen gleichmäßig verteilt nachgewiesen werden können, in der Niere schon nach 10 min in Glomerulumschlingen und Vasa recta (s. a. SANFORD et al. 1962). Nach einem

Tag sind die Bakterien in den Schlingen, wenn nicht sehr hohe Virulenz vorliegt und Eiterherde entstehen, verschwunden, während sich die Markherde, vor allem in der Umgebung der
Kelchwinkel, weiter ausbreiten (s. a. HÄMÄLÄINEN 1928, CHRIST 1930, DE NAVASQUEZ 1950,

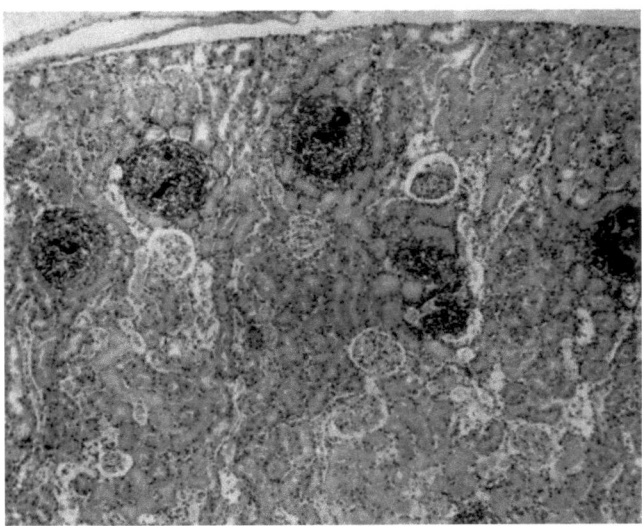

Abb. 434. Experimentelle Pyelonephritis bei der Ratte (vgl. Abb. 433). Massenhaft Kokkenrasen in den
Glomerula (embolisch-eitrige Herdnephritis). Vergr. 160mal, HE

GUZE und BEESON 1956, ROCHA et al. 1958, GUZE 1960). Schuld an dieser Markempfindlichkeit
trägt die ungünstige Hämodynamik; nach Hitzeschock ist die reaktive Leukocytose im Mark
stark verzögert gegenüber der Rinde (ROCHA und FEKETY 1964). Entzündlich bedingte
Tubulusverschlüsse im Bereich der Papillenspitze wurden von einzelnen Autoren beschrieben

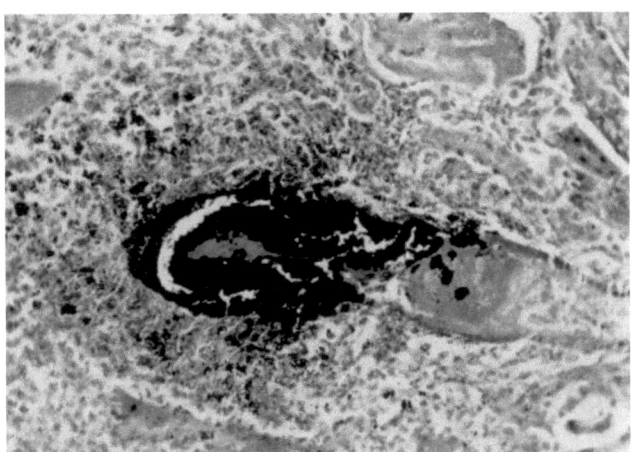

Abb. 435. Experimentelle Pyelonephritis bei der Ratte (vgl. Abb. 433). Großer Kokkenherd in Rinden-
arteriole. Akute Entzündung der Umgebung. Vergr. 200mal, Gramfärbung

(FISHER et al. 1960), ebenso die Bildung pyelovenöser Anastomosen (DOMINGUEZ und ADAMS
1960), was wir aber mit anderen Untersuchern nicht beobachten konnten.
     Sehr schön läßt sich im Tierversuch verfolgen, wie die Infektion den perivasculären
Lymphwegen folgt und sich weiter im Parenchym ausbreitet. Schließlich erkrankt auch das

Nierenbecken (VON BONSDORFF 1899, HÄMÄLÄINEN 1928, MONTALDO 1942, WEYRAUCH und ROSENBERG 1954). Später heilen die Rindenherde vollkommen ab, wie wir dies ja auch bei der Tuberkulose gut kennen (GUZE und BEESON 1956). Die Markherde können schließlich ebenfalls vernarben; es wurde aber auch beim Tier analog den Verhältnissen beim Menschen (KIPNIS et al. 1959) beobachtet, daß aktive Herde sehr lange Zeit weiterbestehen können, obschon keine Bakteriurie vorhanden sein muß. Bei Weiterbestehen der Harnstauung kann eine Pyonephrose entstehen (Abb. 436).

Die Entwicklung der sog. „Strumaherde" (s. S. 449) konnte auch im Tierversuch beobachtet werden (SHAPIRO et al. 1956, GORRILL 1960, SHIMAMURA und HEPTINSTALL 1963, DE NAVASQUEZ 1950). Narbenbildung wurde mit Gefäßveränderungen und Thrombosen (POURSINES et al. 1950, THELEN et al. 1956), teils ohne solche (HEPTINSTALL 1960) beobachtet.

Experimentelle Untersuchungen zum Studium der Ausheilung der Pyelonephritis unter Sulfonamidbehandlung (HAGEMANN et al. 1962) ergaben, daß in

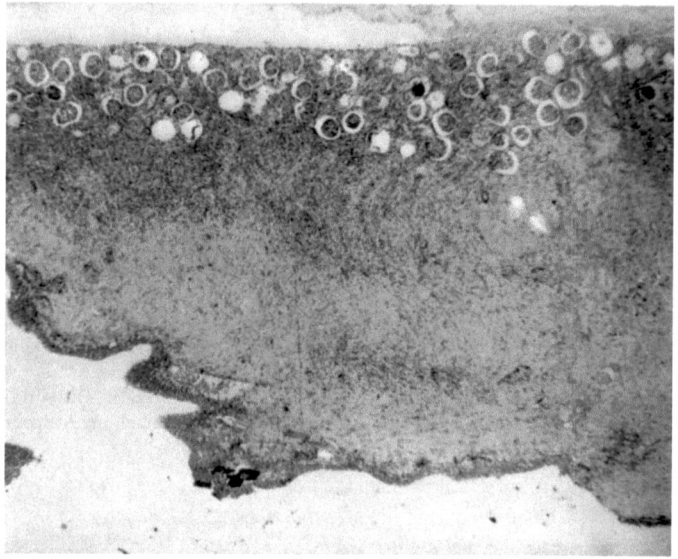

Abb. 436. Experimentelle Pyelonephritis bei der Ratte: Chronische Pyonephrose mit auffällig langem Intaktbleiben der Glomerula. Vergr. 18mal, HE

erster Linie der Blutspiegel der Sulfonamide entscheidend ist, während der Harnspiegel erstaunlicherweise keine große Rolle spielt. Ferner konnte gezeigt werden, daß die Pyelonephritis trotz sterilem Urin weiter gehen kann, und zwar unter diesen Umständen ausnahmsweise mehr in der Rinde als im Mark, so daß eine höhere Sulfonamidkonzentration im Mark in Erwägung gezogen wurde.

g) Morphologische und funktionelle Folgen der Pyelonephritis

Distaltubuläre Insuffizienz wird bei chronischer Pyelonephritis praktisch regelmäßig angetroffen; die Acidose sowie die Hypo- und die Isosthenurie sind nur noch bei der chronischen interstitiellen Nephritis ausgeprägter als bei der Pyelonephritis, bei allen übrigen Nierenleiden sind diese Symptome weniger augenfällig (SPÜHLER und ZOLLINGER 1953, MOELLER und REX 1952, BROD 1955, LINNEWEH 1957, RELMAN und LEVINSKY 1961 Lit. u. a.). Als Ursache des distal-tubulären Versagens ist einerseits der direkte Tubulusschaden, andererseits der indirekte

Ernährungsschaden durch die Verbreiterung des Interstitiums und schließlich auch die Erschwerung des tubulocapillären Austausches zu erwähnen (BECK et al. 1961).

Es können auch nur Einzelfunktionen wie die Salzrückresorption, die Wasserrückresorption usw. durch Eingriffe in das Gegenstromprinzip gestört sein (BUCHBORN 1964), wobei aber keine morphologisch unterschiedlichen Bilder gefunden werden. Auch ausschließliche Störung der Konzentrationsleistung wird gelegentlich beobachtet (RELMAN und LEVINSKY 1961). Umgekehrt wird als Ursache der Kaliumverlustniere in den meisten Fällen eine chronische Pyelonephritis gefunden (LAROCHE et al. 1958 Lit.). Calciumverlust und Acidose sind die Hauptursachen der renalen Osteopathie (s. S. 653).

Das Vollbild der Niereninsuffizienz, die *Urämie*, beendigt bei etwa einem Drittel der Patienten mit chronischer Pyelonephritis das Leben (RAASCHOU 1948; s. a. PAWLOWSKI et al. 1963: 50%). Entscheidend für die Entwicklung der Urämie scheint die Zahl der ausgeschalteten Nephrone zu sein. Dagegen kann keine Relation zwischen Gesamtnierengewicht und Azotämie festgestellt werden (s. Abb. 420, S. 467).— Plötzliche Anurie nach retrograder Pyelographie wird auf eine Überempfindlichkeit auf das Kontrastmittel zurückgeführt (positiver Hauttest; BURROS et al. 1958). Die allergische Entzündung kann zu einem schweren Ödem des subpelvinen Gewebes führen (BURROS et al. 1958 Lit.).

Die Beziehung zwischen Pyelonephritis und *Nephrolithiasis* ist zweigleisig, d. h. es erzeugt eine primäre Nephrolithiasis sehr häufig eine Pyelonephritis, andererseits wird zufolge harnstoffspaltender Erreger bei primärer Pyelonephritis oft alkalischer Urin und relativ häufig eine Nephrolithiasis beobachtet (SCHREINER 1958). Weiter spielt die Hypercalciurie durch distaltubulären Defekt eine unterstützende Rolle (HENNEMANN et al. 1958). Und schließlich ist auch an die gestörten intrarenalen Harnabflußbedingungen zu denken. Kürzlich haben wir in einer Niere mit ausgedehnten pyelonephritischen Narben im Bereich der Narben sehr starke Ablagerung von Sulfonamidkristallen nachgewiesen, während solche in den noch erhaltenen Nierenpartien mit gutem Filtratabfluß nicht aufgefunden werden konnten (Abb. 264, S. 306). Unter unseren hier verarbeiteten total 825 Fällen von Pyelonephritis zeigten 27 eine Kombination mit Nephrolithiasis. — Neben der embolisch-eitrigen Herdnephritis ist die chronische Pyelonephritis die häufigste Ursache peri- und paranephritischer Abscesse (s. S. 717).

Nachdem die Pyelonephritis während Jahrzehnten als anhypertone Erkrankung betrachtet wurde, beginnt sich die Auffassung durchzusetzen, daß eine chronische Pyelonephritis doch recht häufig zu Hypertonie führt (WEISS und PARKER 1939, BARKER und WALTER 1940, BAGGENSTOSS und BARKER 1941, BRETSCHGER 1951, BERNING und PRÉVÔT 1952, BROD 1956, 1962). Unter unseren 742 Fällen von chronischer Pyelonephritis wiesen 301 (= 40,6%) eine Hypertonie auf, bei zahlreichen weiteren Fällen war früher eine Hypertonie bekannt gewesen, wobei oft ein Marasmus vorlag, so daß eine geköpfte Hypertonie angenommen wurde. Die Angaben über die Häufigkeit der Hypertonie bei Pyelonephritis schwanken beträchtlich (WEISS und PARKER 1937: 68%, RAASCHOU 1948: 15%, BROD 1962: 63,1%; Lit. ZOLLINGER 1964). Auch wenn man das Problem umgekehrt anpackt, d. h. die Häufigkeit der Pyelonephritiden unter allen Hypertoniepatienten ermittelt, so kommt man auf eine starke Häufung, welche bis 50% geht (KLEEMAN et al. 1960, ROSENBAUM et al. 1960). Vereinzelt wird diese Feststellung allerdings umgekehrt damit erklärt, daß der Hypertoniker vermehrt zu Pyelonephritis neige (SHAPIRO 1963). Wenn auch im Einzelfall der Ausschluß einer zufälligen essentiellen Hypertonie heute noch nicht möglich ist, so zeigen die genannten statistischen Untersuchungen doch eindeutig die große Bedeutung der chronischen Pyelonephritis für die Entwicklung einer Hypertonie, was vor allem für die Kinderfälle gilt (ZOLLINGER 1957, SCHÖNENBERG und STAEMMLER 1960, ZAPP 1960, NEUMANN und PRYLES 1962). Endgültig beweisend sind aber vor allem die Fälle von einseitiger pyelonephritischer Schrumpfniere mit Hypertonie, welche operativ geheilt werden konnten. Die einseitige pyelonephritische Schrumpfniere zeigte in unserem Autopsiegut in 33,6% eine einwandfreie Hypertonieanamnese, wobei viele Fälle nicht eingeschlossen wurden, bei welchen die Hypertonie nach dem Autopsiebefund nur wahrscheinlich war. Werden diese Fälle einbezogen, so kommen wir auf 44,4% (MEINE 1965). Diese Zahl liegt weit über derjenigen der statistisch zu erwartenden essentiellen Hypertonien (BRETSCHGER 1951, BROD 1962; s. dagegen LANZ und SEILER 1957). Auch die Zusammenstellungen im Schrifttum zeigen unter den geheilten renalen Hypertonien bei einseitigen Schrumpfnieren über 50% chronische Pyelonephritiden (ABESHOUSE 1941, HOMER SMITH 1948, 1956, JACKSON und GRIEBLE 1957). Nur noch vereinzelte Autoren zweifeln an diesen Zusammenhängen (BELL 1946, SHURE 1952).

Auf dem Sektor der experimentellen Pathologie stehen sich eindeutig positive Versuche, d. h. Hypertonieerzeugung durch Pyelonephritis (SPITZNAGEL und SCHROEDER 1951, BRAINERD und CECIL 1956, CECIL et al. 1958, VIVALDI et al. 1960, HEPTINSTALL 1962) und negative (SHAPIRO et al. 1956, 1959, 1961, GUZE 1960, GUZE und KALMANSON 1961) gegenüber. Dabei sind verschiedene Punkte zu berücksichtigen: So muß die Pyelonephritis eine gewisse Ausdehnung haben, um zu einer Hypertonie zu führen; auf der andern Seite darf die Gewebszerstörung aber auch nicht zu ausgedehnt sein (s. S. 486) und schließlich sind Kaninchenversuche auf diesem Gebiete ungeeignet, da die einseitige renale Durchblutungsdrosselung auch in anderen Versuchsanordnungen bei dieser Tierart zu nur temporärer Hypertonie führt (s. HEPTINSTALL und GORRILL 1955). Es ergab sich ferner, daß bei Pyelonephritis eine durch zusätzliche Gefäß- oder Nierendrosselung erzeugte Hypertonie schwerer verläuft als beim Normaltier (SHAPIRO und KOBERNICK 1961).

Die akute Pyelonephritis verläuft in der Regel anhyperton. Allerdings gibt es Fälle mit sehr starker Nierenschwellung, welche auch in der akuten Phase zu renaler, operativ behebbarer Hypertonie führen (TANQUIST und EMERSON 1950, SAPHIR und TAYLOR 1952). Auch statistische Zusammenstellungen (BRETSCHGER 1951) zeigten vereinzelte Fälle von hypertensiver akuter Pyelonephritis. Weiter konnte beobachtet werden, daß bei chronischer Pyelonephritis jedes neue Rezidiv zu einem erneuten Ansteigen des Blutdrucks führt (BERNING und WALTER 1951). Quantitativ gesehen wird jedoch das Auftreten einer akuten Hypertonie klinisch eher gegen eine akute Pyelonephritis sprechen (BERNING und WALTER 1951, KIMMELSTIEL und WILSON 1956).

Entscheidend für die Entwicklung der renalen Hypertonie bei chronischer Pyelonephritis ist die Einengung des intrarenalen Strombettes, wobei die Endovasculitis proliferans (s. dagegen BROD 1952, 1962) und vermutlich auch die reaktive Intimafibrose in erster Linie beteiligt sind (WEISS und PARKER 1939, RAASCHOU 1948, BERNING und WALTER 1951, SMITH et al. 1955, BONOMINI 1959, SAPHIR und COHEN 1959). Auch die großen Hilusgefäße können von Narbengewebe

umschlossen und damit gedrosselt werden (BURNS 1923). Ferner wird das Gefäßsystem ganz allgemein durch die interstitiellen entzündlichen narbigen Veränderungen eingeengt (s. a. WEISS und PARKER 1939, ZOLLINGER 1957). Dies geht
auch daraus hervor, daß nach Antibioticabehandlung die Hypertonie in einem
relativ hohen Prozentsatz der chronischen Pyelonephritiker reduziert wird (KARK

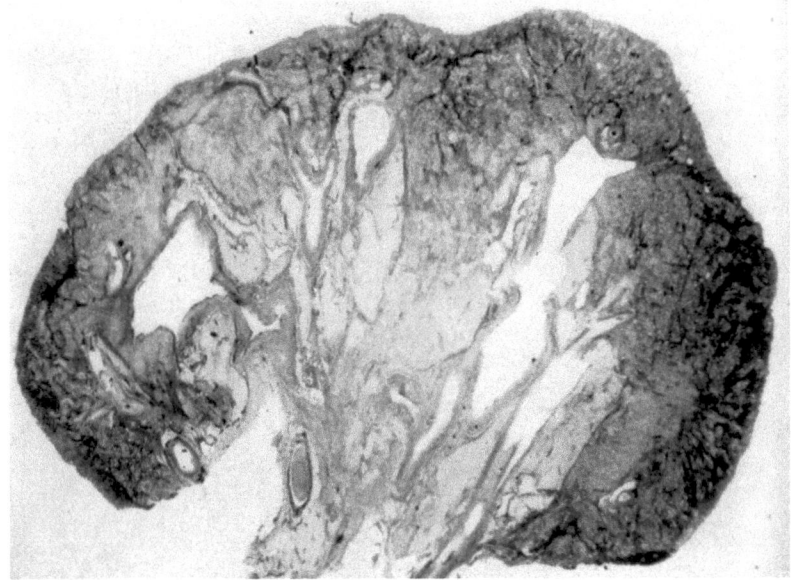

Abb. 437. Anhypertone pyelonephritische frühkindliche Schrumpfniere. Das Parenchym ist praktisch
vollkommen zerstört, möglicherweise deshalb keine Hypertonie. Natürliche Größe. van Gieson

et al. 1955, BOHN und KOCH 1959). — Bei der akuten Pyelonephritis muß ursächlich vor allem an die Gefäßbahneinengung durch das interstitielle Ödem gedacht
werden, wie es auch bei der akuten interstitiellen Nephritis beobachtet wird.

Andere Autoren führen die renale Hypertonie bei Pyelonephritis chronica auf
entzündliche Reizung der juxtaglomerulären myoepithelialen Zellen zurück (Lit.
GROSS 1958), welche bei hypertensiver Pyelonephritis vermehrt granuliert sind
(SOMMERS und TURGEON 1960). Wieder andere ziehen eine entzündliche Reizung
der Mittelstücksprosse in Betracht (FANCONI et al. 1951); schließlich wird auch die
renoprive These in Erwägung gezogen (s. S. 641). Tatsächlich ergeben ja auch die
klinischen Untersuchungen bei hypertensiven pyelonephritischen Patienten stets
schwere Parenchymfunktionsstörungen, welche auf Ausfälle hindeuten (EDVALL
1958), jedoch spricht das Fehlen einer direkten Beziehung zwischen Nierengewicht
und Häufigkeit oder Höhe der Hypertonie (s. oben) gegen diese Ansicht.

Das ganze Problem wird noch dadurch kompliziert, daß Fälle von *anhyper-
tonischer pyelonephritischer Schrumpfniere* (ZOLLINGER 1957, KLEEMAN et al.
1960) bekannt sind. Nach unseren Untersuchungen (ZOLLINGER 1957) handelt es
sich entweder um Patienten, die aus anderen Gründen (Herz, Nebennieren) nicht
imstande sind, eine hypertensive Reaktion auszulösen, oder aber, die Nieren zeigen
eine vollkommene Zerstörung des Parenchyms, so daß man von einer „ausgebrannten" pyelonephritischen Schrumpfniere sprechen kann (Abb. 437, 438). Man muß

dabei annehmen, daß die das Renin produzierenden Bestandteile der Niere ebenfalls zerstört sind. Paradoxerweise kann auch eine solche „ausgebrannte" pyelonephritische Schrumpfniere mit Hypertonie einhergehen, nämlich dann, wenn die Hypertonie schon extrarenal (vasculär) fixiert ist, wie dies im Tierversuch mit Gefäßdrosselung der Niere gezeigt werden kann (HUBER 1960). Solche Nieren

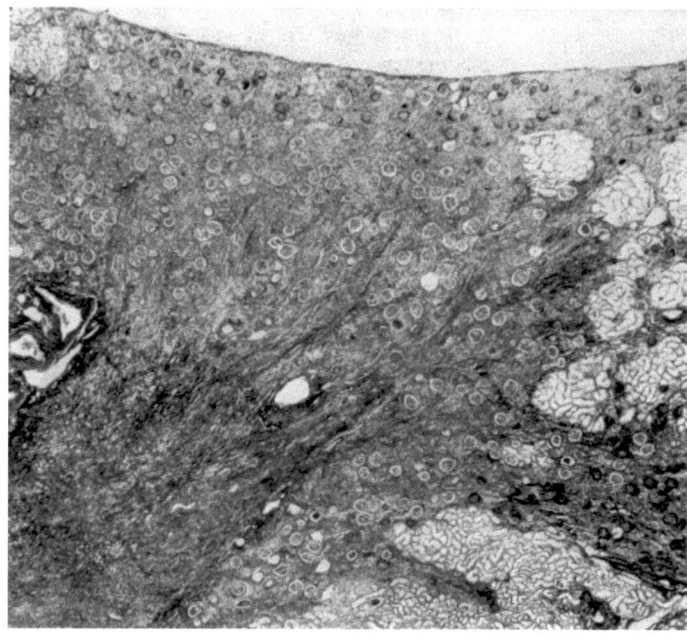

Abb. 438. Anhypertone pyelonephritische Zwergniere. Die Narbenstränge enthalten auffällig viele gut erhaltene Glomerula, so daß die Durchblutung vermutlich erhalten blieb. Die umgebenden Nephrone sind herdförmig hypertrophisch. Vergr. 10mal, van Gieson

stellen insofern eine Crux dar, als eine einseitige Schrumpfniere mit Hypertonie besteht und postoperativ der Blutdruck trotzdem nicht normalisiert werden kann.

Anhang: Differentialdiagnose der Schrumpfnieren

Beim Zustandekommen der Schrumpfniere spielt nicht nur die primäre Krankheit eine Rolle, sondern es handelt sich um einen ungemein komplexen Vorgang, wobei sekundäre Veränderungen z. B. der Gefäße durch Entzündung oder durch Hypertonie, dann auch aufgepfropfte Infekte (komplizierende Pyelonephritis) usw. eine enorme Rolle spielen können. Die Differentialdiagnose kann somit im Schlußstadium in einzelnen Fällen vor unüberwindlichen Hindernissen stehen, wenn es sich darum handelt, nachträglich zu entscheiden, welcher Prozeß der primäre war. In der Regel aber ist der Entscheid möglich, wenn man den klinischen Verlauf genügend berücksichtigt und das makroskopische Bild der Niere und der ableitenden Harnwege genügend in Rechnung stellt. Sehr hilfreich sind bei Lupenvergrößerung betrachtete histologische Ganzschnitte der Niere (ZOLLINGER 1962). In Abb. 439 sind die verschiedenen makroskopischen und histologischen Kriterien der Schrumpfnieren zusammengestellt (vgl. Abb. 279). Zentral ist in den einzelnen

Sektoren das makroskopische Bild und der Grad der Schrumpfung angegeben. In der Peripherie finden sich die einzelnen Specifika der verschiedenen Affektionen, z. B. die fetalen Tubuli bei der Hypogenese, die sog. Strumaherde bei der pyelonephritischen Zwergniere usw.

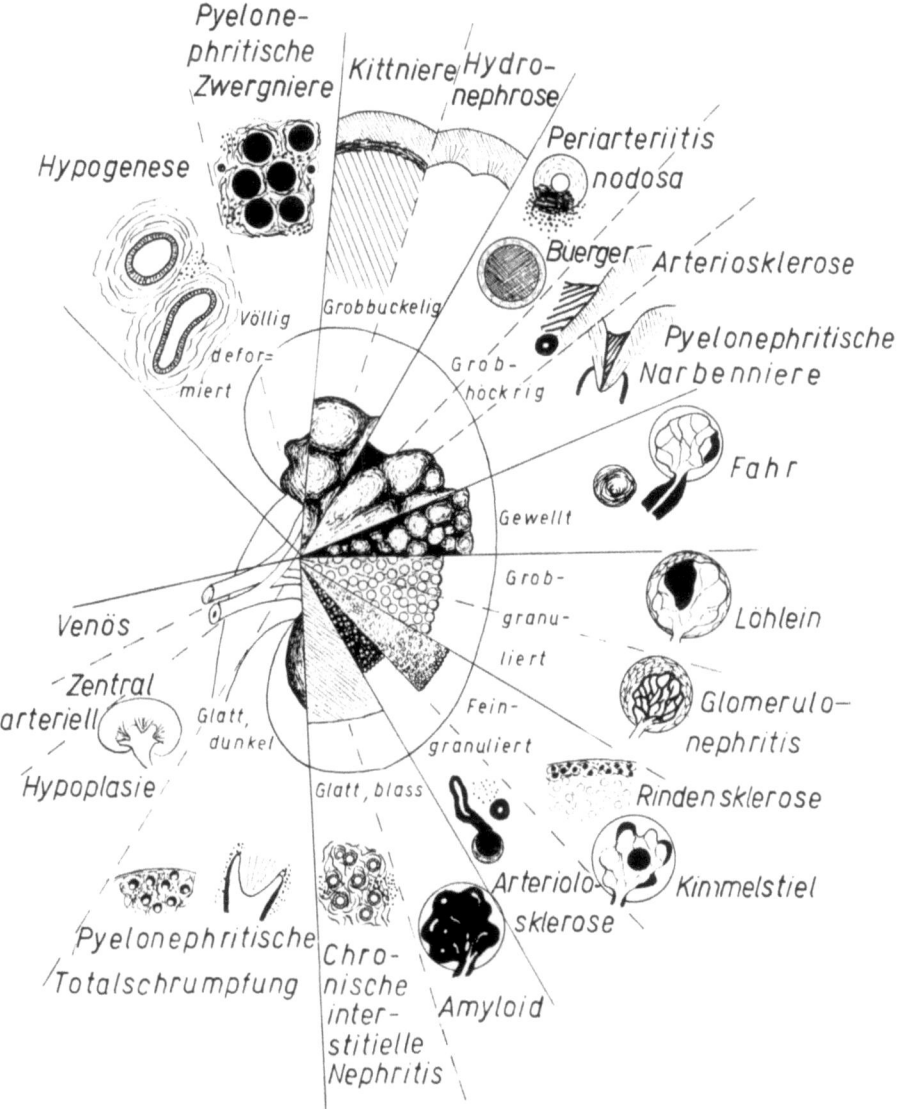

Abb. 439. Differentialdiagnose der Schrumpfnieren nach makroskopischen (zentral dargestellt) und histologischen Kriterien (peripher dargestellt). (Nach ZOLLINGER 1962)

Zu wesentlichen Diskussionen hat die Unterscheidung zwischen Pyelonephritis und interstitieller Nephritis geführt, welche unseres Erachtens sowohl in der akuten (GOMÖRI und SZENDEI 1958 u. a.) als auch in der chronischen Phase (SPÜHLER und ZOLLINGER 1953, ZOLLINGER 1950, OBERLING 1954, KIMMELSTIEL

1960, COLOMBI 1961, GLOOR 1961, 1962, KIMMELSTIEL et al. 1961 u. a.) durchführbar ist, was allerdings einzelne andere Autoren nicht wahrhaben wollen
(COTTIER et al. 1958, REUBI 1958, 1960). Dabei muß auch hier zugegeben werden,
daß in einzelnen Fällen in der Endphase eine Unterscheidung nicht mehr möglich
ist, wenn sich die Pyelonephritis mit einer Perifokalreaktion im Sinne einer
herdförmigen interstitiellen Nephritis kombiniert, oder wenn bei chronischer interstitieller Herdnephritis die verschlechterte Zirkulation zu Pyelonephritis führt.
Diese Fälle sind aber sicher die Ausnahme. In der Regel wird die diffuse Sklerose
bei der chronischen interstitiellen Nephritis und die granulomatös zerstörende,
schließlich in Narbengewebe übergehende interstitielle Veränderung bei Pyelonephritis die Unterscheidung zulassen. Strumaherde haben wir bei der chronischen
interstitiellen Nephritis nie angetroffen. — Die Unterscheidung zwischen chronischer diffuser Glomerulonephritis und pyelonephritischer Schrumpfniere mit
Überlastungsglomerulitis ist nicht schwer, da die Glomerulitiden im letzteren Fall
ganz unterschiedliches Alter aufweisen und im allgemeinen auch sehr viel jünger
sind als die Gesamtschrumpfung. Ferner sind die pyelonephritischen Narbenherde
nicht zu übersehen (LIEBERTHAL 1939; s. dagegen RAMMELKAMP 1953).

Die Unterscheidung zwischen pyelonephritischer und vasculärer Narbe ist im
allgemeinen recht schwierig. Nur die Infarktnarbe ist leicht abzugrenzen, da in
ihrem Bereich die Strukturen nur noch schattenhaft erhalten sind. Erfolgt der
Gefäßverschluß jedoch langsamer, so entwickelt sich eine sektorförmige Narbe,
welche in der Regel im Bereich der Arteria arciformis oder sogar der Arteria
radiata endigt, während sie bei Pyelonephritis bis in das Markgewebe, oft sogar
bis zum Nierenbecken reicht (s. a. WEISS und PARKER 1939). Eine auch röntgenologisch feststellbare grobe Ausbuchtung der Calices spricht für eine pyelonephritische Narbe (SMITH 1962).

Die hypogenetischen Nierenveränderungen können bei Anlegen eines strengen
Maßstabes als selten bezeichnet werden; jedenfalls beobachten wir sie viel seltener
als die pyelonephritischen Zwergnieren. Bei exaktem Durchmustern der Übersichtsschnitte findet man bei ersteren immer einzelne hypogenetische Herde mit
fetalen Tubuli und zirkulär angeordnetem muskulärem Stroma. Als Hypoplasie
dagegen bezeichnen wir eine sehr kleine, sonst aber regelmäßig gestaltete Niere
mit abnorm spärlichen Papillen.

III. Sogenannte spezifische Infekte der Niere
a) Die Tuberkulose der Harnorgane[1]

Die Nierentuberkulose hat in der letzten Zeit wieder erhebliches Interesse gefunden, da ihr Gestaltwandel unter der Chemotherapie neue morphologische wie
therapeutische Probleme aufgeworfen hat. Es scheint auch, daß sie in letzter Zeit
eher zunimmt, möglicherweise zufolge der therapeutischen Beeinflussung der Lungentuberkulose (LJUNGGREN 1959). Im übrigen stellt sie 17% (LJUNGGREN 1959)
bis 20% (HAENSELT 1961) aller extrapulmonalen Herde dar. Zahlenmäßig steht
sie nur hinter der Lungen- und der Knochentuberkulose zurück und umfaßt etwa
2 bis 6% aller Tuberkulosefälle (1% sämtlicher Tuberkuloseautopsien; HERBUT
1952 Lit.); bei Tuberkulose der Lungen werden Nierentuberkulosen in 16%

---

[1] Lit. SCHLEUSSING 1939, LJUNGGREN 1959.

(LJUNGGREN 1959; FISCHER 1910: 50%) angetroffen, bei Knochentuberkulosen in 5 bis 23%. Die chronischen Nierentuberkulosen sind jedenfalls im Vergleich zur Pyelonephritis als seltene Erkrankungen zu bezeichnen, während noch 1934 die Tuberkulose 24,1% aller infektiösen Harnwegserkrankungen ausmachte (PUTSCHAR 1934).

Im Autopsiegut werden zwischen 2,1 und 7,09% Nierentuberkulosen gefunden (PUTSCHAR 1934, LJUNGGREN 1959), wobei jedoch die miliaren Streuungen inbegriffen sind, welche rund zwei Drittel der Nierentuberkulosen ausmachen (JACCARD 1945, GLOOR und JACCARD 1948). Wir fanden unter 10000 Autopsien 41 chronische Nierentuberkulosen (0,41%; ebenso BELL 1946). Diese Häufigkeitsangaben hängen sicher sehr stark von der allgemeinen Häufigkeit der Tuberkulose im betreffenden Einzugsgebiet ab, dann auch vom Zeitpunkt der Untersuchung (vor, während oder nach Einführung der Chemotherapie). In unserer Zusammenstellung waren vier Fälle doppelseitig, während andere Autoren auf sehr viel höhere Zahlen kommen (GLOOR und JACCARD 1948: 57,7%, SPORER und OPPENHEIMER 1956: 88,2%), wobei allerdings die stets bilateral auftretenden Fälle von Miliartuberkulose miteingerechnet wurden. In unserer Serie betrafen 30 Fälle die linke und sieben die rechte Niere.

Männer sind etwas häufiger befallen als Frauen (BELL 1946, GLOOR und JACCARD 1948: 7:3, LJUNGGREN 1959 Lit.), woran vor allem die männliche Genitaltuberkulose die Schuld tragen soll, welche viermal häufiger gefunden wird als diejenige der Frau (GLOOR und JACCARD 1948). Gesamthaft zeigen 26% der Patienten mit Nierentuberkulose Genitalherde.

Die Kurve der Altersverteilung zeigt einen deutlichen Gipfel im 3. bis 4. Lebensjahrzehnt für die nodösen und kavernösen Formen (PUTSCHAR 1934, BELL 1946, GLOOR und JACCARD 1948, STAEMMLER 1957, LJUNGGREN 1959); bei den miliaren Formen überwiegen naturgemäß das erste Jahrzehnt und das höhere Alter (GLOOR und JACCARD 1948).

1. Makroskopische Erscheinungsformen der Nierentuberkulose

Als Ausdruck des Therapieerfolges darf die Feststellung gewertet werden, daß unter unseren 41 Fällen nicht weniger als neun totale und 13 partielle Kittnieren, also sog. Ausheilungsstadien, vorlagen. In sieben Fällen war vor mehr oder weniger langer Zeit eine einseitige Nephrektomie wegen Nierentuberkulose erfolgt, bei fünf davon wurden keine weiteren aktiven Tuberkuloseherde im Urogenitalsystem gefunden. Eine andere Zusammenstellung (PUTSCHAR 1934) ergab folgende Verteilung der verschiedenen Erscheinungsformen unter 171 Fällen von Nierentuberkulose: 115 Miliartuberkulosen, 5 tuberkulöse Infarkte, 9 knotige Formen, 8 isolierte Kavernen, 2 käsige Markherde, 30 kavernöse Nierentuberkulosen (vom Autor als tuberkulöse Pyelonephritis bezeichnet) und 11 tuberkulöse Pyonephrosen. Kittnieren scheinen in dieser Serie gefehlt zu haben.

Unzählige, meist aber nur in kleinen Einzelheiten voneinander abweichende Einteilungsschemata der makroskopischen Erscheinungsformen der Nierentuberkulose erschweren das gegenseitige Verständnis nicht unbeträchtlich. Folgende grobe Einteilung hat sich bei uns bewährt, da sie die bestehenden grundsätzlichen Unterschiede auch im klinischen Verlauf berücksichtigt:

1. Die miliare Nierentuberkulose,
2. die produktive nodöse Nierentuberkulose,
3. die käsig-kavernöse Form,
4. die tuberkulöse Kittniere und
5. die Pyelitis caseosa.

Die von verschiedenen Autoren erwähnte granulomfreie, unspezifische tuberkulöse Nephritis (s. unten) sowie die sekundäre Amyloidose stellen nicht tuberkulöse Veränderungen dar, sondern sie sind in das Kapitel der Komplikationen einzureihen.

Die *Miliartuberkulose* der Niere ist durch mehr oder weniger dicht gelagerte stecknadelkopfgroße, weißliche Knötchen ausgezeichnet, welche schon nach Ablösen der Kapsel an der Oberfläche erkennbar sind (Abb. 440), während sie nur in

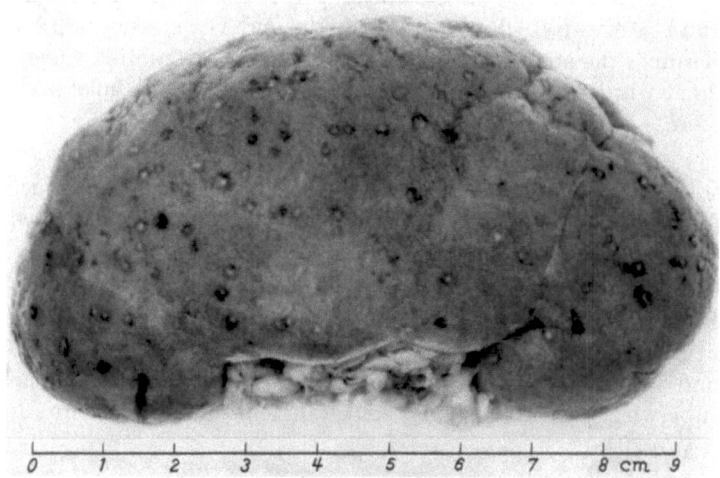

Abb. 440. Miliartuberkulose der Niere. Die locker verteilten, gelblichweißen, stecknadelkopfgroßen Rindenherde sind von einem roten Entzündungsherd umgeben

seltenen Fällen auf der Schnittfläche nachgewiesen werden können. Bei ganz frischer Streuung können die Knötchen auch bläulich hyperämisch, später ischämisch erscheinen (STOERK 1925). In noch späteren Phasen bilden sich oft kleine Konglomeratherde mit Gefäßverschluß am tiefsten Punkt der Knötchenkette (STOERK 1925). Je höher die Virulenz und je massiver die Streuung ist, desto mehr überwiegen die Rindenherde gegenüber den Markherden, wie dies auch bei der eitrigen Herdnephritis beobachtet wird (s. S. 368).

Die *nodöse Form* entspricht dem Tuberkulom in Hirn, Lunge usw. Sie stellt nach unseren Beobachtungen eine ausgesprochene Seltenheit dar (WILDBOLZ 1924: 1% der Nierentuberkulosen, STAEMMLER 1957: 6 bis 7% der Operationspräparate.) Dabei finden sich vereinzelte bis walnußgroße, gelblichweiße, ziemlich konsistente, scharf begrenzte Knoten in einer oder beiden Nieren. Sie überragen meist die Schnittfläche und auch die Oberfläche. Die Peripherie ist ganz geringgradig feinknotig gebaut, das umliegende Nierenparenchym kann Kompressionserscheinungen aufweisen. Eine Kommunikation mit dem Nierenbecken besteht nie.

Die *käsigkavernöse Nierentuberkulose* stellt die weitaus häufigste Form im Operationsgut dar. In der Regel sind die Nieren etwas vergrößert (Abb. 441), die Kapsel ist verdickt und adhärent, nach ihrer Ablösung findet man entweder kleine Gruppen von stecknadelkopfgroßen miliaren Knötchen, welche stark an eine akute Pyelonephritis erinnern, oder aber breite, unscharf begrenzte, ganz blasse, narbige Einsenkungen, unter welch letzteren das Nierengewebe weitgehend kavernös zerstört ist. Die Kavernen weisen eine bis 3 mm dicke, derbe, weiße Wand und käsige

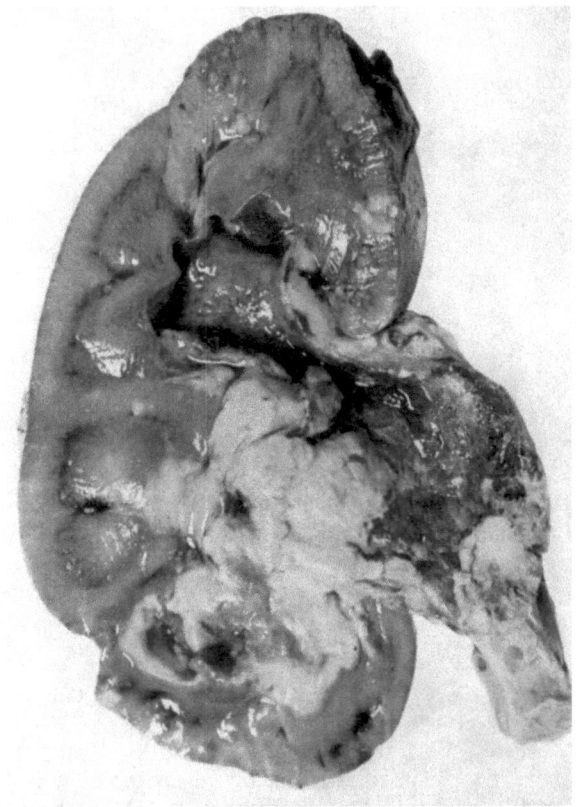

Abb. 441. Kavernöse Tuberkulose des unteren Nierenpols mit schwerer käsiger Nierenbecken- und Uretertuberkulose

Massen an der Innenfläche auf (Abb. 441). Das umliegende Nierengewebe ist in den meisten Fällen von radiär gestellten Knötchenketten durchsetzt (Abb. 442). Solche Kavernen können in ganz seltenen Fällen geschlossen sein, d. h. ihre ursprüngliche Kommunikation mit dem Nierenbecken ist durch narbige Schrumpfung eines Kelches geschlossen worden, während primäre isolierte Kavernen ohne Nierenbeckenkommunikation nur sehr selten vorkommen. Einzelne Autoren nehmen an, daß sich diese Kavernen aus nodösen Herden entwickeln, wenn eine Kommunikation mit dem Nierenbecken zustande kommt (HERBUT 1952 Lit.), sehr viel wahrscheinlicher ist aber die primäre Entwicklung eines verkäsenden Herdes in einer Papille (s. unten). Die Nierenbeckenschleimhaut ist in solchen Fällen stets verdickt und sie zeigt auch häufig einzelne Knötchen und Knötchengruppen. Durch Stenose des Ureters kann es zu einer Pyonephrose kommen, wobei aber der käsige Charakter der Inhaltsmassen nie ganz verloren geht. Narbige

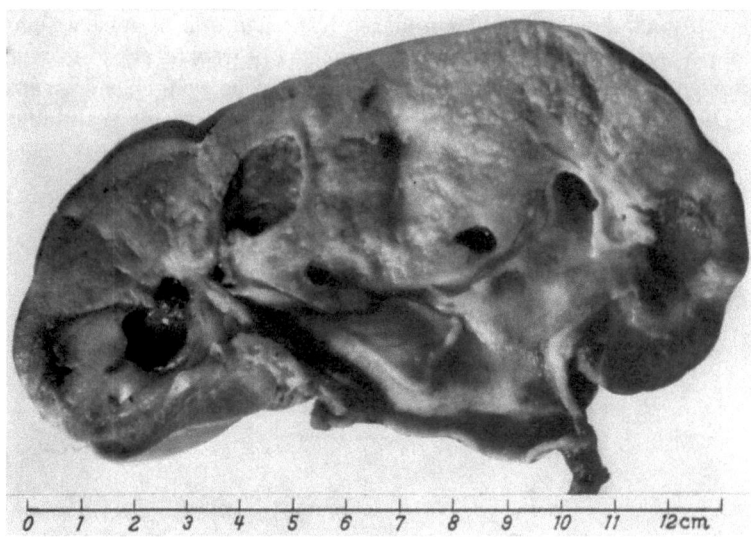

Abb. 442. Alte kavernöse Nierentuberkulose. Die Kavernen haben sich unter langdauernder PAS-Behandlung gereinigt. Im Parenchym sind aber noch massenhaft produktive Tuberkelknötchen erkennbar

Nachbarschaftsveränderungen bei kavernöser Nierentuberkulose können einmal zu partieller Hydronephrose ohne tuberkulöse Infektion im Bereich der erweiterten

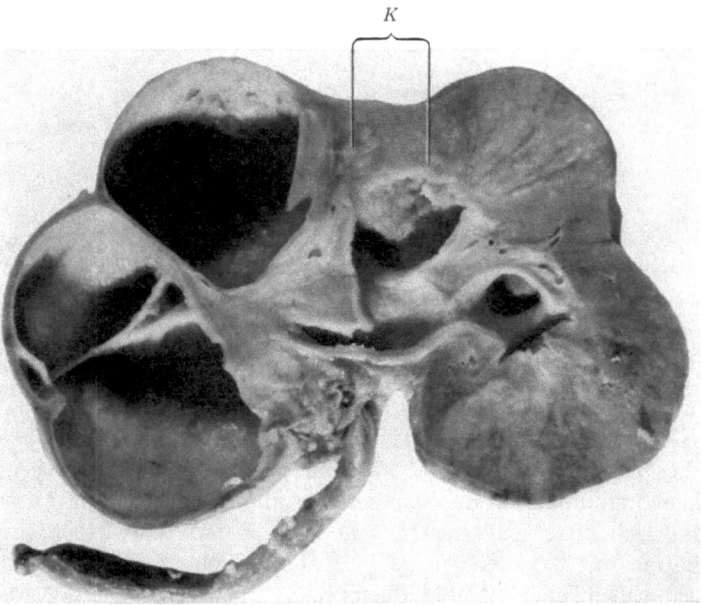

Abb. 443. Partielle sekundäre Hydronephrose in den unteren Polen bei kavernöser Nierentuberkulose (K) im mittleren Abschnitt und Verschluß der Nierenkelche. 26jähriger Mann

Kelche führen (Hydrocalicnose, s. S. **732**, Abb. **443**), jedoch ist diese Veränderung sicher ausgesprochen selten.

Als *Kitt- oder Mörtelniere* wird das günstigste Spätresultat der chronischen Nierentuberkulose bezeichnet. Es kommt dann zustande, wenn entweder einer oder mehrere Kelche für sich abgeschlossen werden (partielle Kittniere), oder wenn ein vollkommener Ureterverschluß besteht. Die Schatten der verkalkten Kreidemassen sind im Röntgenbild erkennbar (Abb. **444**). Solche Nieren sind in der Regel stark geschrumpft, ausgesprochen grobbuckelig und schwer dekapsulierbar; die Buckel sind blaßgelblich, ganz glatt, die Einsenkungen sehr scharf. Auf Schnitt ist das Nierenparenchym bis auf eine 2 bis 4 mm breite narbige Zone zerstört und der dadurch entstandene, mit dem Nierenbecken breit kommunizierende Raum ist mit

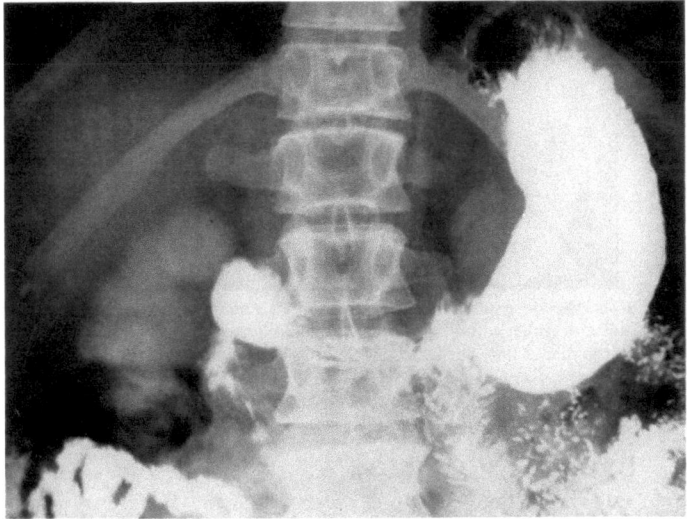

Abb. 444. Zufällig entdeckte tuberkulöse Kittniere rechts im Röntgenbild bei Magen-Darmpassage

verkreideten Kitt- oder mörtelähnlichen Massen gefüllt (Abb. **445**). Gelegentlich findet man auf dieser Seite auch eine narbige Zerstörung der Nebenniere. In einzelnen Fällen allerdings sind Kittnieren gegenüber der Norm stark vergrößert; bis kindskopfgroße Exemplare wurden beschrieben (PUTSCHAR 1934 Lit.). Außerordentlich interessant ist die nicht seltene Beobachtung, daß die Arterie der betroffenen Niere sekundär schrumpfen kann (Abb. **446**), meist auf der Basis einer alten Thrombose (Abb. **447**). Allgemein wird vermutet, daß der Entwicklung einer Kittniere zuerst eine tuberkulöse Pyonephrose vorangehe (PUTSCHAR 1934, STAEMMLER 1957).

Als Sonderform wurde die *Pyelitis caseosa* beschrieben. Es handelt sich um eine exsudative, sehr rasch verlaufende Frühform der Nierentuberkulose ohne größere destruktive Parenchymherde (s. aber Abb. **441**; STOERK 1925, PUTSCHAR 1934, GLOOR und UEHLINGER 1949 Lit.). Es soll sich in der Regel um hämatogene Frühmetastasen bei Späterstinfekt handeln, wobei im Sinne eines Arthus-Phänomens eine hyperergische Reaktion im Vordergrund steht (GLOOR und UEHLINGER 1949). Sie tritt 9 bis **17** Monate nach dem Primärinfekt auf; der Tod erfolgt meist nach 3 bis 36 Monaten infolge Nachstreuung mit Meningitis. Auch Ureter und Harnblase können von der akuten tuberkulösen Oberflächenentzündung befallen werden.

Die von vielen Autoren angeführte fibrös-indurative Form (tuberkulöse Schrumpfniere) ist wahrscheinlich keine besondere Erscheinungsform. Entweder

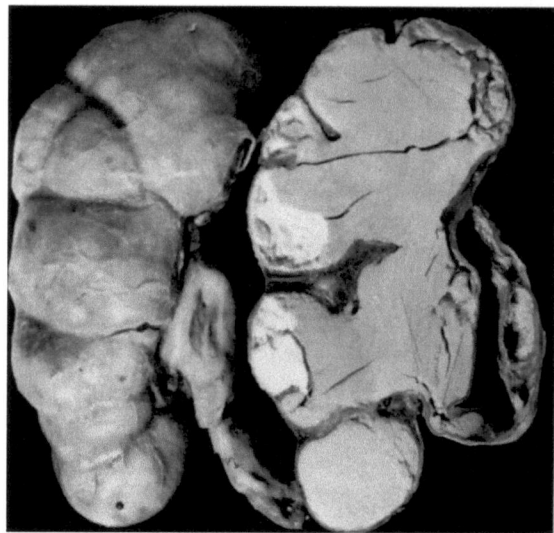

Abb. 445. Tuberkulöse Kitt- oder Mörtelniere. Es handelt sich nicht um eine sekundär infizierte Hydronephrose, sondern um eine tuberkulöse subtotale Zerstörung des Nierenparenchyms, welche aber vor der Nierenkapsel Halt gemacht hat. Die grobe Buckelung der Oberfläche ist recht charakteristisch

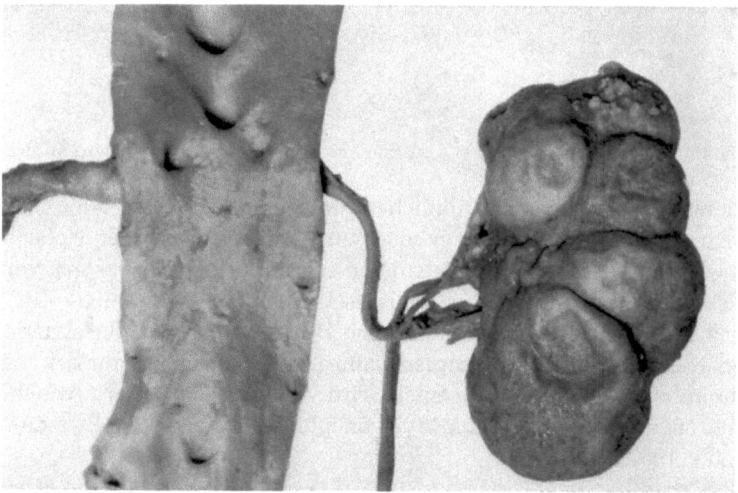

Abb. 446. Atrophische, thrombosierte rechte Nierenarterie bei tuberkulöser Kittniere. 32jähriger Mann (vgl. Abb. 447)

handelt es sich um Kittnieren (CEELEN 1915) oder dann um eine sekundäre Pyelonephritis (STAEMMLER 1957).

Die Veränderungen von Nierenbecken, Ureter und Blase ergeben sich aus dem oben Gesagten: Man kann miliare Formen (nicht unbedingt hämatogener Natur) von ulcerösen unterscheiden. Die Peripherie der Blasenulcera läßt in der Regel noch makroskopisch Knötchenstrukturen erkennen. In den Spätfällen, vor allem

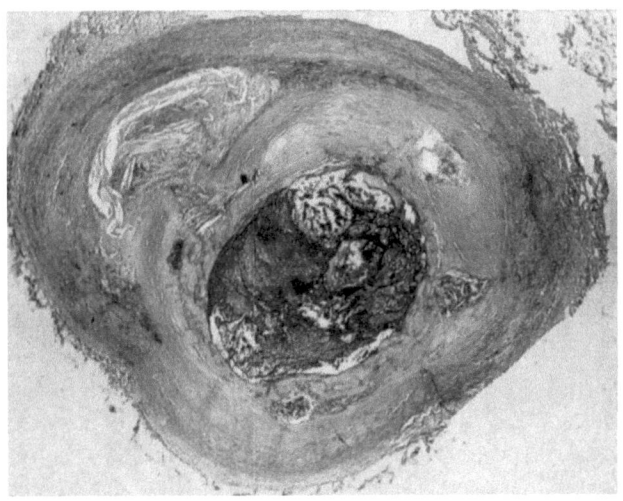

Abb. 447. Thrombose bei verstärkter Arteriosklerose der A. renalis; tuberkulöse Kittniere (vgl. Abb. 446). Vergr. 40mal, van Gieson

bei Kittnieren, findet man narbige Stenose des Ureters (Abb. 448). Ferner lassen sich sternförmige Narben im Trigonum der Harnblase und Stenosen der Ureter-

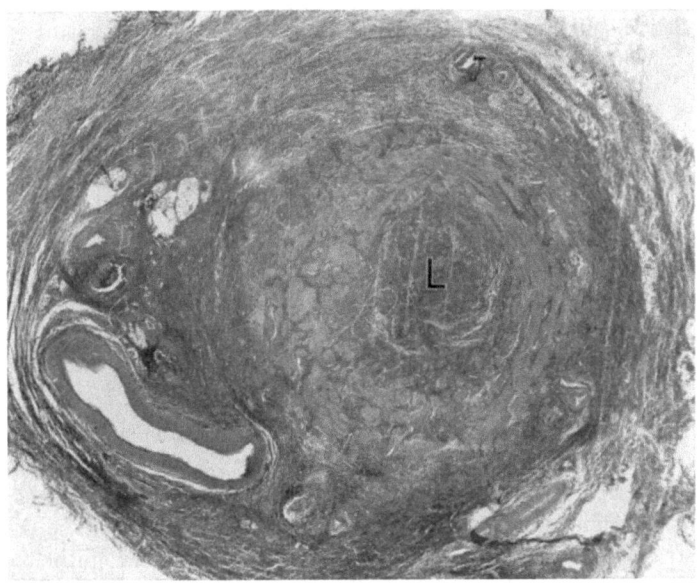

Abb. 448. Teils durch Käsemassen, teils durch narbige Schrumpfung bedingter Ureterverschluß bei tuberkulöser Kittniere. L Ureterlumen durch Eiter ausgefüllt. Vergr. 12mal, van Gieson

mündung erkennen. Schließlich kann sich eine Schrumpfblase mit stark fibrös verdickter Wand entwickeln (PUTSCHAR 1934, STAEMMLER 1957).

Die von vielen Autoren erwähnten tuberkulösen Niereninfarkte (STOERK 1925, PUTSCHAR 1934, SCHLEUSSING 1939 u. a.) sind nach unseren Erfahrungen ein

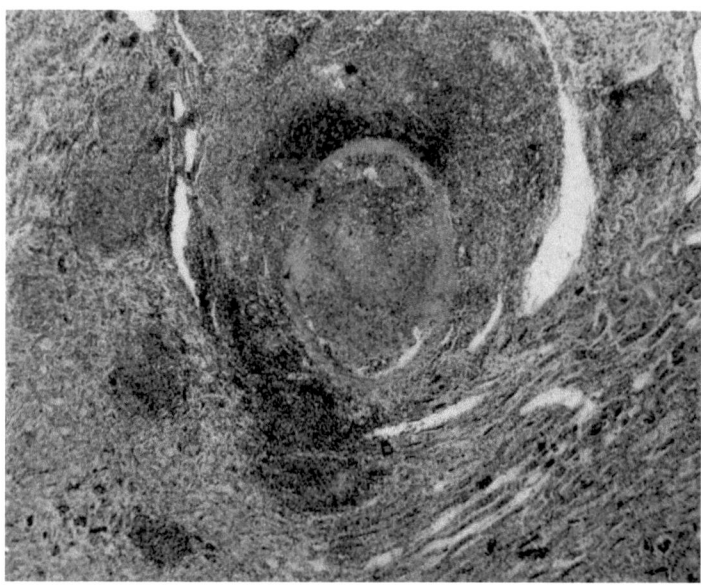

Abb. 449. Tuberkulöse Nierenembolie. Ast der Arteria arciformis durch verkästes Gewebe verschlossen. In der Umgebung frische, stark exsudative Tuberkelknötchen, konfluierend. Vergr. 40mal, HE

außerordentlich seltenes Vorkommnis (Abb. 449). Sie sollen sich auf embolischer Basis durch Ablösung eines Lungenvenenthrombus entwickeln (STOERK 1925).

2. Die Histologie der Nierentuberkulose

Das histologische Grundelement der Nierentuberkulose ist das gefäßfreie Epitheloidzellknötchen mit Lymphocytenwall und (inobligaten) Langhansschen Riesenzellen (Abb. 450). Verkäsungen können fehlen. Die verschiedenen Spielformen drücken nur das unterschiedliche Alter sowie abweichende immunbiologische Vorgänge aus (Abb. 451). In differentialdiagnostischer Hinsicht können Echinococcusblasen erhebliche Schwierigkeiten bereiten, wenn die Chitinmembranen nicht mehr deutlich erkennbar sind, denn die umgebenden Granulome zeigen typische tuberculoide Struktur und das Zentrum erscheint käsig (s. S. 523).

Die frischen *miliaren* Herde weichen insofern vom üblichen Bild ab, als man nicht selten zentral noch Reste eines Glomerulum (Abb. 452) oder einer intertubulären Capillare nachweisen kann. Ferner können die Herde in ausgesprochenen Frühfällen noch massenhaft polynucleäre Leukocyten enthalten, so daß nur die Knötchenstruktur als solche und das Erscheinen vereinzelter epitheloider Zellen die Diagnose ermöglichen. In solchen Fällen sind meist Tuberkelbacillen bakterioskopisch nachzuweisen, während sie in älteren Herden häufig fehlen. Die später sehr reichlichen Epitheloidzellen entwickeln sich aus den Gewebshistiocyten unter dem Einfluß der Lipoidfraktion der Tuberkelbacillen. Die Bildung aus Endothel ist möglich, aber sicher nicht die Regel (CLAUSEN 1927).

Die Topographie der miliaren Knötchen variiert beträchtlich, wobei nach unseren Erfahrungen die Streuherde bei wenig intensiver Virulenz und wenig

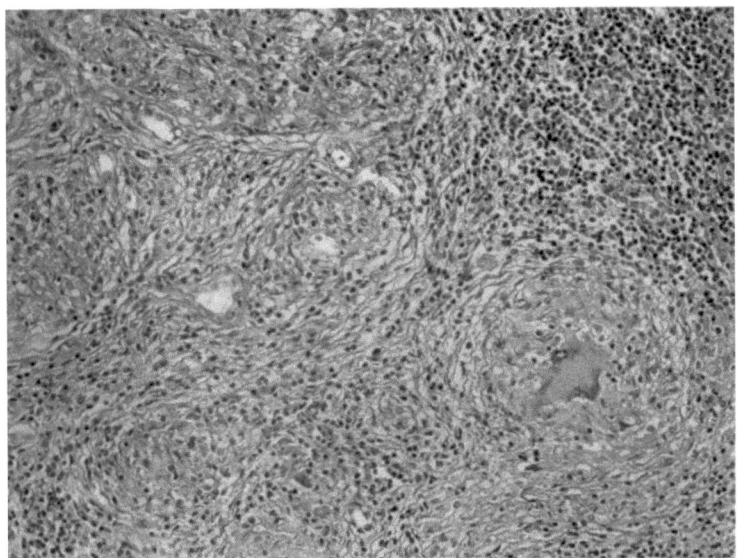

Abb. 450. Produktive Tuberkelknötchen mit vereinzelten Langhansschen Riesenzellen und breitem Lymphocytensaum = perifokale Ausbreitung innerhalb der Niere. Vergr. 100mal, HE

massiver Aussaat mehrheitlich in den Markgebieten gefunden werden. Hier liegen sie mit Vorliebe im Bereich der Papillenspitzen (Abb. 453) oder um die Kelch-

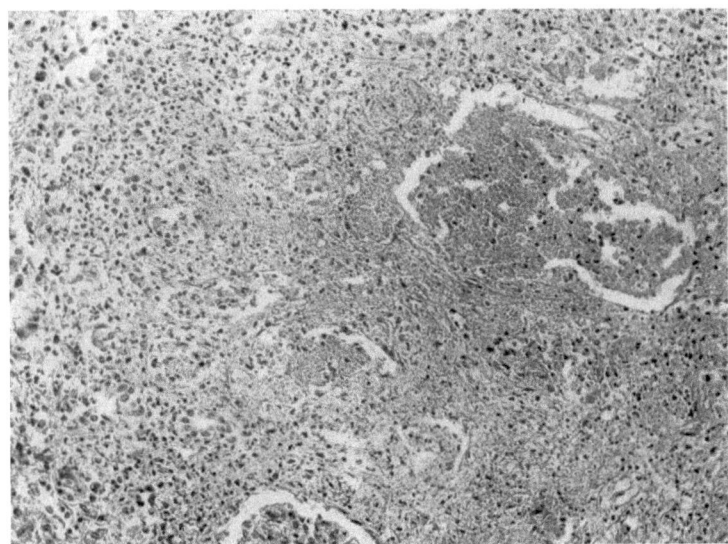

Abb. 451. Hochgradiger exsudativer miliarer tuberkulöser Streuherd in der Niere bei Tuberculosepsis Landouzy (33jähriger Mann, Morbus Hodgkin). Der Herd besteht aus nekrotischen Massen und ganz spärlichen Lymphocyteninfiltraten in der Umgebung. Die Tuberkelbakterienfärbung ergab massenhaft fuchsinophile Stäbchen innerhalb des Herdes. Vergr. 100mal, HE

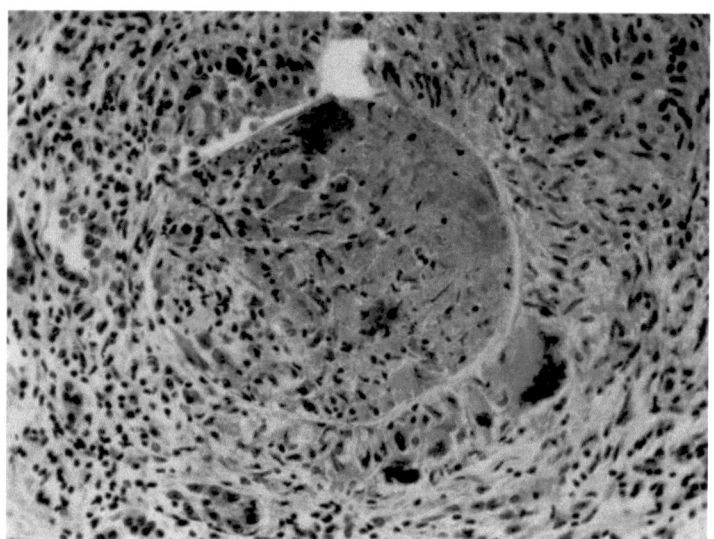

Abb. 452. Miliarer Tuberkel im Glomerulum. Starke Verkäsung der Schlingen. Perifokal Epitheloidzellen, Langhanssche Riesenzellen und Lymphocyten. Vergr. 200mal, HE

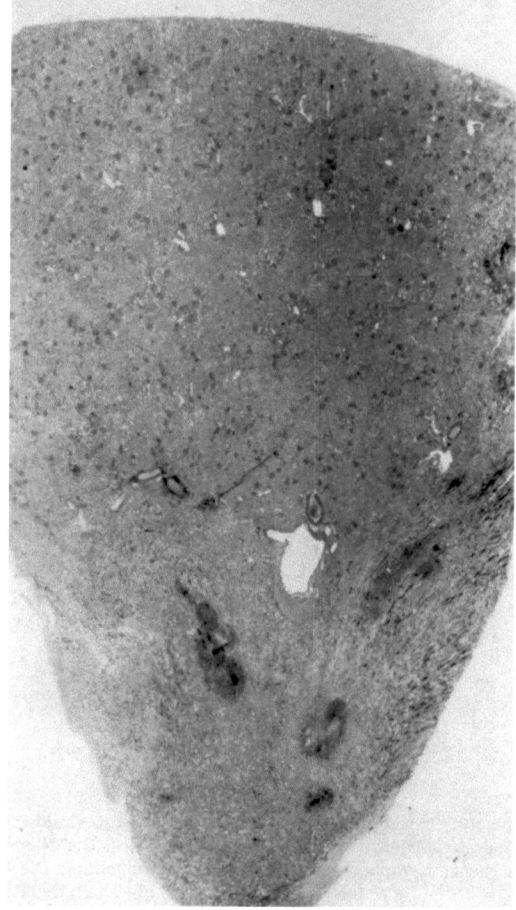

Abb. 453. Miliartuberkulose der Niere. In der Rinde nur ganz vereinzelte kleine Herde, in den Papillen größere strichförmige Tuberkelbezirke, das ganze Bild ist einer akuten Pyelonephritis sehr ähnlich. Vergr. 5mal, HE

nischen herum (Abb. 454a, b; PUTSCHAR 1934 u. a.). Bei geringgradiger Streuung scheinen die spärlichen, gleichzeitig entstehenden glomerulären Herde in der Regel

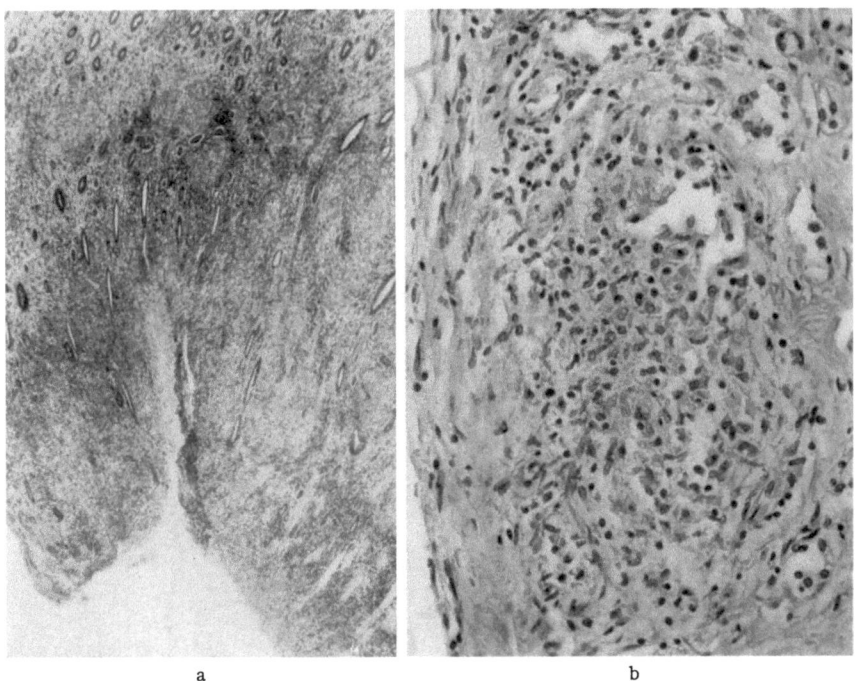

a   b

Abb. 454a—b. a Papillenspitzenherd bei ziemlich frischer Nierentuberkulose. Vergr. 30mal, HE.
b Frischer produktiver Tuberkelknoten ganz seitlich an Nierenpapille. Vergr. 200mal, HE

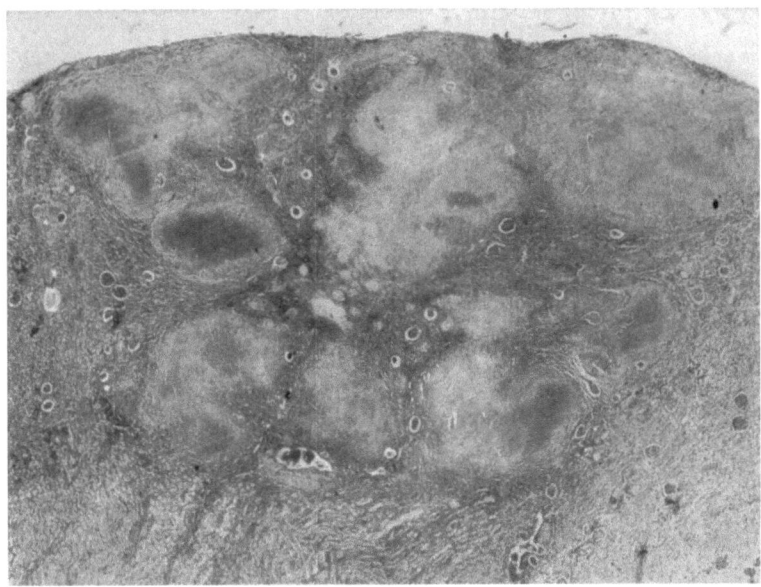

Abb. 455. Alte Nierenrindentuberkulose. Nodöse Form. Die Herde sind vollkommen abgeschlossen,
deshalb keine distale Ausbreitung. Vergr. 10mal, HE

zu heilen (BAUD 1935), aus einzelnen können sich auch die erwähnten nodösen Herde entwickeln. Über das Aussehen der Narben nach geheilter miliarer Streuung haben wir keine Kenntnisse. Sehr wahrscheinlich jedoch sehen sie unspezifisch aus und äußern sich in Form von hyalinen Glomerula mit entsprechender interstitieller perifokaler Narbe.

Das histologische Bild der *nodösen Nierentuberkulose* (Abb. 455) entspricht demjenigen eines Tuberkuloms im Hirn, d. h. dabei handelt es sich vorwiegend um Konglomerattuberkel produktiver Natur, wobei aber einzelne zentral abgeschlossene Käseherde vorkommen können.

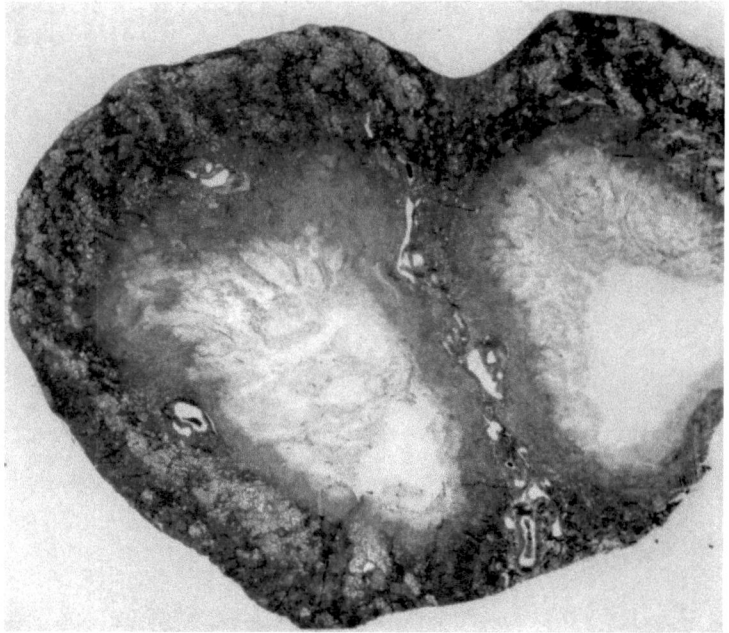

Abb. 456. Kavernöse Nierentuberkulose: Die verkästen Massen würden nicht abgestoßen; sie sind von einem breiten Narbensaum umgeben, darauf folgt das etwas dunklere, von radiären Narben durchsetzte Nierenparenchym mit sekundärer Tubulushypertrophie. Vergr. 2,5mal, van Gieson

Die *chronische kavernöse Nierentuberkulose* zeigt ein außerordentlich wechselndes Bild, besonders bezüglich der perifokalen Veränderungen. Der käsige Zerstörungsbereich wird, wenn keine Ureterkommunikation besteht, meist nicht abgeschwemmt (Abb. 456). Andernfalls findet man nur eine schmale, sehr bacillenreiche Käsezone, welche in einen ebenfalls schmalen Epitheloidzellwall übergeht. Ist die Kaverne schon ziemlich alt (Abb. 457), dann folgt nach außen eine zirkulär angeordnete hyaline Bindegewebsschicht, die aber immer wieder von kleinen, meist produktiven Epitheloidzellknötchen unterbrochen wird. Solche Knötchen breiten sich auch entlang der Gefäße in radiärer Richtung im Parenchym aus. Sie können bei ganz kleinen Kavernen das ganze mikroskopische Bild weitgehend beherrschen, jedoch zeigt ihre radiäre perlenkettenartige Anordnung (Ausbreitung in den Lymphgefäßen; Abb. 458) stets ihre sekundäre Natur. Eine perifokale, vorwiegend lymphocytäre Entzündung wird kaum je vermißt, sie kann jedoch inten-

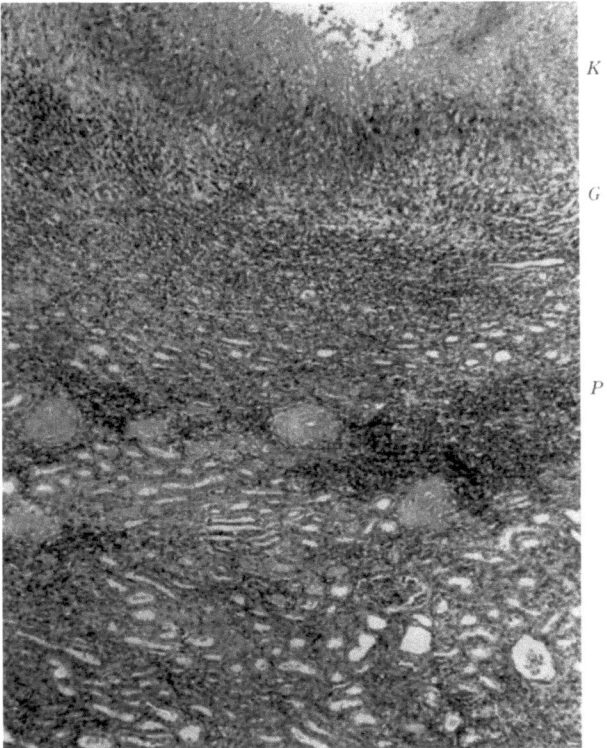

Abb. 457. Wand einer frischen tuberkulösen Kaverne. *K* käsige Massen, *G* spezifischer Granulationsgewebssaum, *P* Perifocalentzündung mit hyaliner Entartung der Glomerula. Vergr. 80mal, HE

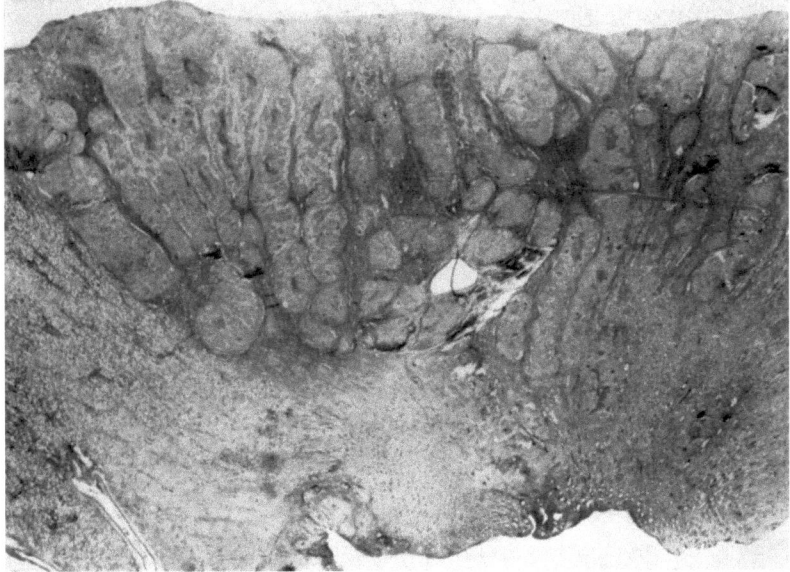

Abb. 458. Perlschnurartige Ausbreitung der produktiven Tuberkelknötchen innerhalb der Niere bei
chronischer Nierentuberkulose. Vergr. 4mal, PAS

sitätsmäßig sehr stark schwanken. Ebenso findet man lympho-plasmocytäre Infiltrate in perivasculärer Anordnung in der weiteren Umgebung (interstitielle Begleitnephritis; Abb. 457, 461). Im Bereich von größeren käsigen Zerfallsherden werden relativ häufig Intimatuberkel der Venen angetroffen (WEGELIN und WILDBOLZ 1915: 11 von 15 Fällen), während Infarkte und dadurch entstandene atrophische Keilherde nur sehr selten auftreten (s. a. PUTSCHAR 1934). Die Wand der ganz alten Kavernen ist gleichartig aufgebaut wie diejenigen der Kittniere (s. unten).

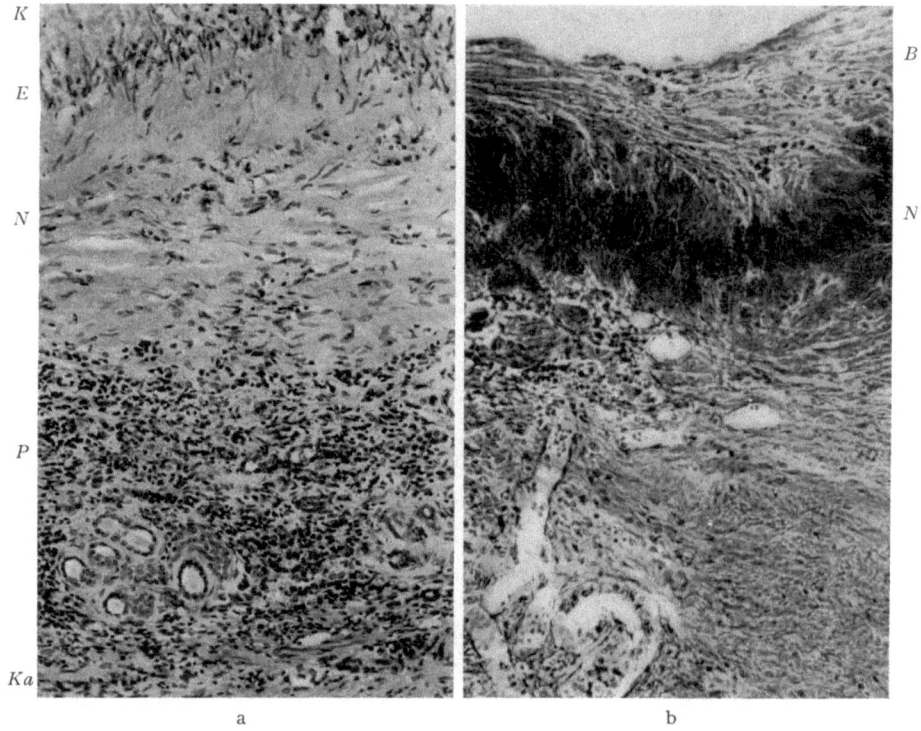

Abb. 459a—b. a Wand einer noch aktiven tuberkulösen Kittniere. K Käsemassen, E Epitheloidzellsaum, N Narbe mit einzelnen glatten Muskelfasern, P perifokale Entzündung des fast vollkommen zerstörten Nierenparenchyms. Ka Nierenkapsel. Vergr. 100mal, HE. b Wand einer „sterilisierten" tuberkulösen Kittniere. Käsemassen herausgefallen. B Bindegewebssaum, N hyaliner Narbenwall, Ka verdickte Bindegewebskapsel der Niere. Kein Parenchym mehr vorhanden. Vergr. 100mal, van Gieson

Die Altersbestimmung der chronisch kavernösen Nierentuberkulose ist außerordentlich problematisch. Sie kann makroskopisch und histologisch nicht zuverlässig durchgeführt werden; einigermaßen verläßliche Resultate werden nur unter Beizug der klinischen Befunde erhalten. Bei Beschränkung des Prozesses auf eine Papille soll auf ein Alter von weniger als 4 Jahren geschlossen werden können (LÜTOLF 1946).

Das mikroskopische Bild der *Kittniere* entspricht einer ganz alten (Abb. 459a), meist „ausgebrannten" Tuberkulose. Im letzteren Fall sind die feinst verkalkten, typischen Kittmassen direkt von einem hyalinen, äußerst kernarmen Narbenring umgeben, der nur in den seltensten Fällen noch Epitheloidzellen erkennen läßt

(Abb. 459b). Knötchenstrukturen fehlen meist vollkommen. Peripher vom genannten Ring besteht im typischen Fall ein zweiter Ring aus vollkommen atrophischem Nierengewebe mit hochgradiger Pseudostrumabildung (Abb. 460, s. S. 449). In weniger alten Fällen können auch noch erhaltene Nephrone bestehen, wobei dann meist der Reichtum an soliden Mittelstücksprossen auffällt (ZOLLINGER 1949). Erwähnenswert ist ferner die schwere Intimafibrose der Arterie und die alte Arteriolitis proliferans (s. S. 455; BÖHRINGER 1921). Derartige Gefäßveränderungen und Mittelstücksprosse haben wir in unseren sämtlichen fünf Fällen von operativ geheilter renaler Hypertonie bei tuberkulöser Kittniere nachweisen können, während die Mittelstücksprosse bei den anhypertonen Kittnieren durchwegs fehlen. Das Alter der Erkrankung ist bei Kittnieren natürlich außerordentlich schwierig zu schätzen. Man wird aber nicht fehlgehen in der Annahme, daß sie über 15 Jahre alt sind (LÜTOLF 1946).

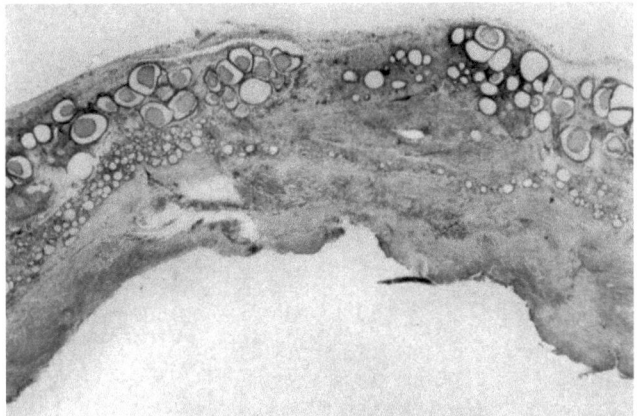

Abb. 460. Wandausschnitt aus tuberkulöser Kittniere. Die Käsemassen sind herausgefallen, es findet sich ein breiter Narbensaum und eine ganz schmale Restzone des Parenchyms, welche nur noch aus Pseudostrumaherden besteht. Vergr. 6mal, HE

Verschiedene Autoren glauben immer noch, eine *unspezifische* aber doch auf tuberkulöser Basis entstehende *Nephritis* annehmen zu müssen (WILDBOLZ 1924, FRIEDMAN 1956, STAEMMLER 1957, HAENSELT 1961 u. a.). Durch intraarterielle Tuberkulininjektion kann beim tuberkulösen Tier zwar tatsächlich eine interstitielle Nephritis erzeugt werden (LONG et al. 1930, MAKI 1939), jedoch sind die dabei verwendeten Mengen des Toxins mit den spontan anfallenden wohl kaum zu vergleichen. Mit FISHER (1910; s. a. PUTSCHAR 1934, ALLEN 1962 u. a.) lehnen wir eine eigentliche tuberculotoxische Nephritis ab, anerkennen aber die interstitielle Begleitnephritis (Abb. 461) sowie die interstitielle Nephritis, welche sich im Gefolge von Mischinfekten einstellt, wobei sich ja auch Herdglomerulitiden nicht selten entwickeln (Kavernensepsis; s. S. 378). Für die Annahme einer allergischen interstitiellen Entzündung (ISRAEL 1949) wurden unseres Erachtens keine überzeugenden Argumente beigebracht.

Eine weitere Verwechslungsquelle stellt die sekundäre Pyelonephritis dar,[1] welche bei chronischer Nierentuberkulose, besonders unter Chemotherapie sehr viel häufiger ist, als dies allgemein angenommen wird (s. S. 464; JENNI 1958: 23 von

[1] STRAUSS, I. [Der Urologe **4**, 29 (1965)]: Deutung als Glomerulonephritis!

26 Fällen, s. a. STAEMMLER 1957, HASCHEK 1960 Lit.). Ihre Entwicklung ist nicht
an das Bestehen einer Ureterstriktur oder schwerer ulceröser Veränderungen gebunden (s. dagegen HERBUT 1952). Wahrscheinlich sind es auch vor allem pyelonephritische Veränderungen, welche zur sog. fibrösen oder indurativen Form der
Nierentuberkulose führen (s. SCHOENBERG 1915, PUTSCHAR 1934, SCHLEUSSING
1939 Lit. u. a.).

Patienten mit Lungentuberkulose sollen ferner eine alterative Glomerulumveränderung aufweisen, welche zu Stase führe; diese zusammen mit der lokalen
Gewebssensibilisierung soll einen Locus minoris resistentiae für spätere Schübe
bilden (SCATTOLIN 1961). Außer einer unspezifischen, teils toxischen, teils anoxi-

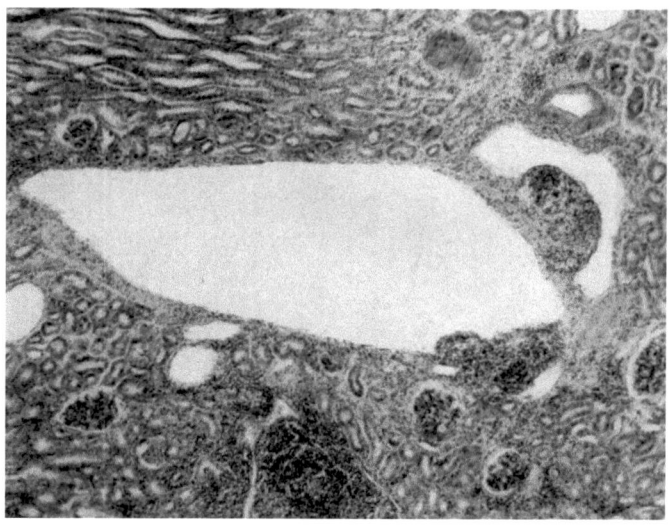

Abb. 461. Typische, vorwiegend lymphocytäre perifokale Begleitnephritis bei kavernöser Nierentuberkulose. Die Infiltrate liegen vor allem an die Venen angelehnt und buchten zum Teil die Venenwand vor.
Vergr. 100mal, HE

schen Glomerulonephrose konnten wir jedoch in unserem eigenen Beobachtungsgut
in den Nieren von Lungenphthisikern keine glomerulären Veränderungen nachweisen.

Neben der Pyelonephritis stellt die *Steinbildung* eine der wichtigsten Komplikationen der Nierentuberkulose dar. Zum Teil handelt es sich dabei um eine
Inkrustation von tuberkulösen Käsebröckeln (PUTSCHAR 1934), zum Teil aber
sicher um die Folge einer sekundären Pyelonephritis (LJUNGGREN 1956, STAEMMLER
1957: 1,4% der operierten Tuberkulosenieren). Die Nephrolithiasis ist seit Einführung der Chemotherapie häufiger geworden (LJUNGGREN 1956, NAOUMIDIS
1962: 5%, Lit.).

3. Heilungsvorgänge und Chemotherapeutica[1]

Die klinischen Beobachtungen lassen keinen Zweifel an der äußerst günstigen
Beeinflußbarkeit der Nierentuberkulose durch die moderne Chemotherapie aufkommen. Miliare Herde scheinen — wie dies auch in anderen Organen beobachtet

---

[1] Lit. GLOOR 1956, SINGER 1956, LJUNGGREN 1959.

wurde (ZOLLINGER 1948) — zu verheilen und auch Patienten mit schwerer kavernöser Nierentuberkulose werden in 98% der Fälle beschwerdefrei und arbeitsfähig;
selbst bilaterale Nierentuberkulosen können nach langjähriger Behandlung in fast
der Hälfte der Fälle inaktiviert werden (GLOOR 1956, 1959). Es scheint auch, daß
einzelne Tuberkulome unter dem Einfluß der Chemotherapie ausgestoßen werden
können (HRYNTSHAK und HASCHEK 1952) oder es bilden sich Steine aus Käsemassen mit unspezifischer Hülle (GLOOR 1958). Auch die Bildung unspezifischer
Cysten aus tuberkulösen Kavernen wird beschrieben (MÄDER 1961). Weiter wird
durch die spezifische Behandlung die Bildung von Nierenkelchstenosen mit partieller Kittnierenbildung befördert (RANDERATH 1958), ebenso die Ureterstenose,
gefolgt von tuberkulöser Kittnierenbildung (GLOOR 1956). Experimentell (KRAE-
MER 1956) wie empirisch (DICK 1953, 1954, LJUNGGREN 1959) konnte gezeigt
werden, daß die Vascularisation um die tuberkulösen Käseherde unter Chemo-

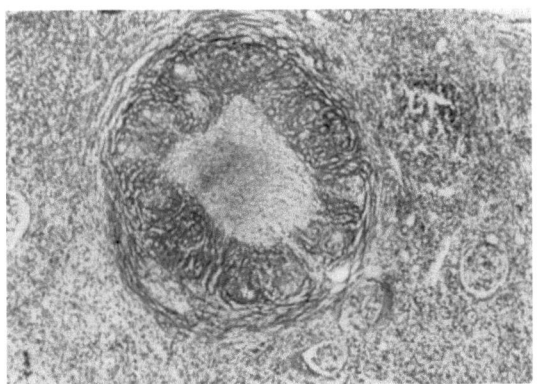

therapie sehr viel ausgeprägter
ist; auch die spätere Fibrose
ist viel kräftiger ausgebildet
(Abb. 462), die Käsemassen
werden durch das vascularisierte Gewebe resorbiert (DICK
1953). Die Epitheloidzellen altern rasch und die eigentliche
Narbe entwickelt sich weniger
massiv als bei den unbehandelten Fällen (DICK 1953). Das
frühzeitige Einsetzen der Fibrose wird als Streptomycin-
effekt aufgefaßt, während Isoniacid mehr die Bildung der
Epitheloidzellen und der Riesenzellen fördert. PAS und
Isoniacid verhindern ferner die

Abb. 462. Älterer isolierter Nierenrindenstreuherd bei kavernöser Nierentuberkulose der anderen Seite. Starke hyaline
Umwandlung des Granulationsgewebssaumes unter lange
dauernder antituberkulöser Therapie. Vergr. 130mal, van
Gieson

Streptomycinresistenz (DICK 1954). Die Umwandlung der Kittniere in eine unspezifische cystische Höhle wird beschrieben (WEYENETH 1953). Wir haben auffällig
häufig komplizierende Pyelonephritiden in behandelten Nierentuberkulosen festgestellt (s. a. DICK 1954).

Die Tatsache, daß die Nierentuberkulose durch Chemotherapie inaktiv werden
kann (GLOOR 1959), ist unbestreitbar. Auf der anderen Seite aber darf sie nicht
übersehen lassen, daß zwischen Inaktivierung und Heilung grundsätzlich Unterschiede bestehen. So gibt GLOOR schon 1956 an, daß eine völlige Vernarbung nur
in 16,5% erreicht werde und sich sogar viele Herde noch vergrößern, jedoch fehlt
bei ihnen oft die bekannte perifokale Aussaat. Trotz Ausscheidung des Strepto-
mycins im Urin werden oft noch große Bakterienrasen an den Kavernenwänden
gefunden, auch ist die Ausheilungstendenz, besonders der Papillen, eine ausgesprochen schlechte (ZOLLINGER 1948). Ganz grundsätzlich hat sich die von uns
schon am Anfang der Streptomycinaera aufgestellte These bestätigt, nach welcher
einmal verkäste Herde wohl durch Bildung eines anularen Bindegewebswalles vernarben können, eine echte Heilung in Form einer reticulären Narbendurchsetzung

jedoch nur bei produktiven Tuberkelknötchen möglich ist (ZOLLINGER 1948, WILDBOLZ 1952, LJUNGGREN 1959). In sorgfältigen Untersuchungen stellte SINGER (1956) in 50% eindeutige Therapieerfolge fest, während in den restlichen Fällen trotz $5^1/_2$jähriger intensiver Behandlung histologisch keine Heilung festgestellt werden konnte. Eine vollkommene Abheilung einer kavernösen Nierentuberkulose unter der Chemotherapie haben wir nicht gesehen (RANDERATH 1958). Eine echte Heilung eines käsigen Nierenherdes, d. h. die Schaffung von Sanierungsverhältnissen ohne Möglichkeit eines erneuten Aufflammens der Infektion, also mit totaler Sterilisation, kann auch heute noch nur durch operative Maßnahmen erzwungen werden (DEAN 1955). Die Abschnürung einer Kaverne kann nicht als echte Heilung betrachtet werden, ebensowenig die Bildung einer Kittniere. In einer Serienuntersuchung waren nur vier von 39 derartigen Herden frei von aktiven tuberkulösen Veränderungen (HOESS 1962). Dazu kommt, daß abgeschnürte Kavernen der Chemotherapie kaum mehr zugänglich sind, da eine Urindurchspülung dafür anscheinend nötig ist. Aus diesem Grund wird die offene Kavernenbehandlung empfohlen (HOESS 1962), wobei selbstverständlich ein Vergleich mit der Lungentuberkulose nicht am Platze ist.

Der Vollständigkeit halber sei erwähnt, daß alle die genannten Ausheilungsvorgänge grundsätzlich auch spontan, d. h. ohne Chemotherapie beobachtet werden können und schon früher beobachtet wurden (SCHAFFHAUSER 1935 Lit.). Dabei haben sich — wenn die Hohlräume vom Nierenbecken abgeschlossen waren — ebenfalls Kavernen in Cysten umgewandelt, welche epithelisiert wurden (s. a. GLOOR 1958).

Die heute vielfach diskutierte und bei einnierigen Patienten sicher indizierte Teilresektion der Niere ist anscheinend nur in sehr geübten Händen erfolgreich. Voraussetzung ist eine deutliche Abgrenzung des tuberkulösen Herdes und Berücksichtigung der anatomischen Verhältnisse (LÖFGREN 1949, SIEGEL 1961). — Eine ausgesprochen schlechte Beeinflussung der Nierentuberkulose mit Sprengung der Bindegewebsringe um die tuberkulösen Herde haben wir bei einem Morbus Addison beobachtet, welcher massiv mit Cortison behandelt worden war (MB 11768/61).

4. Nierentuberkulose und Hypertonie

Es kann heute als feststehend betrachtet werden, daß eine Nierentuberkulose — und zwar fast ausschließlich die Kittniere — eine renale Hypertonie erzeugen kann (ZOLLINGER 1949). Tatsächlich bestehen in Kittnieren außerordentlich schwere Gefäßveränderungen, die zu einer Lumeneinengung und damit zu einer verminderten Parenchymdurchblutung führen. Insbesondere die proliferative Arteriolitis und die Intimaproliferation sind, wie wir von der Pyelonephritis her wissen, geeignet, eine Hypertonie zu erzeugen (ZOLLINGER 1949). Die Angaben über die Häufigkeit der Hypertonie bei Nierentuberkulose schwanken ziemlich stark (PUPPEL und ALYEO 1952: 21%, JENNI 1958: 8%, WOLLHEIM und MOELLER 1960 allg. Lit.: 2 bis 7,6%, TCHERDAKOFF und MILLIEZ 1961: 6 bis 7%). Unter unseren neun Fällen von totaler Kittniere im Autopsiegut wiesen sieben eine Hypertonie auf, wobei natürlich nachträglich der renale Charakter der Hypertonie nicht eindeutig bewiesen werden kann. 13 Beobachtungen von partieller Kittniere waren mit zwei Ausnahmen anhyperton. Bei zwei Patienten mit totaler tuberkulöser Kittniere hatte sich eine maligne Hypertonie eingestellt mit schwerem Gefäßbefall der zweiten Niere, während die Kittniere selbst keine hypertensive Vasculopathie aufwies, woraus man auf den sekundären Charakter der Hypertonie schließen kann.

Der direkte Zusammenhang zwischen Nierenerkrankung und Hypertonie kann anhand operativ geheilter Fälle eindeutig bewiesen werden (MANOR 1962: 21 Fälle in der Lit.)[1]. Wir verfügen über sechs Fälle von operativ entfernter Kittniere bei Hypertonie: Bei vier Patienten, die alle unter 40jährig waren, konnte der Blutdruck normalisiert werden, bei einer 55jährigen Frau wurde nur der diastolische Blutdruck beeinflußt und bei einem 45jährigen Mann blieben die Blutdruckwerte gleich, die Niere zeigte kein aktives Parenchym mehr, so daß eine kontralaterale Fixation der Hypertonie wahrscheinlich ist, wenn auch eine essentielle Hypertonie naturgemäß nicht ausgeschlossen werden kann. Die Normalisierung des Blutdruckes nach Nephrektomie bei Nierentuberkulose ist jedoch nicht die Regel (MULLHOLLAND 1940, DELTON 1950, WOLLHEIM und MOELLER 1960, JENNI 1958, PCHERDAKOFF und MILLIEZ 1961: 50% erfolgreich, u. a.). Das temporäre Absinken des Blutdruckes mit sekundärem Wiederanstieg ist nach unseren Erfahrungen ein charakteristisches Zeichen für die sekundäre Fixation der Hypertonie durch Vasculopathie der zweiten Niere (s. a. LAVENDER 1957). Beweisend für die primär renale Natur der Hypertonie bei Nierentuberkulose sind jedoch nicht die negativen Fälle (AMSLER 1958 u. a.), sondern die positiven!

Im ganzen ist jedenfalls zuzugeben, daß die Hypertonie bei Nierentuberkulose im Gegensatz zu den Verhältnissen bei der Pyelonephritis auffällig selten ist (BOEMINGHAUS und GÖTZEN 1952 Lit.). Dabei ist zu berücksichtigen, daß in der entzündlich-granulomatösen und vor allem der exsudativen Phase das Auftreten einer Hypertonie kaum je beobachtet wird, wohl aber, wenn die Kaverne im Röntgenbild verschwindet (MÄDER 1961). Weiter läßt sich bei länger dauernden Untersuchungen feststellen, daß die renal bedingte Hypertonie dieser Fälle hie und da nach längerer Zeit verschwindet, vorausgesetzt natürlich, daß die Hypertonie nicht durch hypertensive Vasculopathie der Gegenniere fixiert ist (ZOLLINGER 1949). Wir müssen annehmen, daß das sekundäre Verschwinden der Hypertonie eine Folge der völligen Parenchymzerstörung ist, wobei die Entwicklung sog. Strumaherde als völliger Parenchymverlust gedeutet werden kann. In unserer Serie ist eine gewisse Parallele zwischen dem Vorhandensein von Mittelstücksprossen einerseits und Hypertonie andererseits nicht zu leugnen.

Der Vollständigkeit halber sei auf die Möglichkeit der Entstehung einer renalen Hypertonie bei tuberculoider Periarteriitis nodosa (FRIEDMAN 1956) hingewiesen, obschon an der tuberkulösen Natur dieser Erkrankung starke Zweifel bestehen (s. S. 622).

5. Die Pathogenese der Nierentuberkulose[2]

Die heutige Anschauung von der Pathogenese der Nierentuberkulose, die übrigens keineswegs Anspruch auf allgemeine Anerkennung erheben kann, hat einen ebenso dornenvollen Weg hinter sich, wie diejenige der Pyelonephritis. Die beiden Krankheiten sind ja als bakteriell bedingte Nierenentzündungen grundsätzlich nahe verwandt. Auch in ihren Erscheinungsformen können viele Parallelen

---

[1] Neueste Zusammenstellung KAUFMAN u. GOODWIN: Amer. J. Med. 37, 337 (1965).

[2] Lit. SCHLEUSSING 1939, GÜTGEMANN 1951, KRAEMER 1956: experimentell, LJUNGGREN 1959.

gefunden werden. Wie bei der Pyelonephritis nehmen wir heute mehrheitlich an, daß die Nierentuberkulose auf hämatogenem Weg entsteht (PUTSCHAR 1934, SCHLEUSSING 1939 u. a.). Wiederum parallel zur Pyelonephritis kann aber in einzelnen Fällen die ascendierende Genese bei Sekundärerkrankung der zweiten Niere nicht ausgeschlossen werden (PUTSCHAR 1934, STAEMMLER 1957, HAENSELT 1961 u. a.), wie dies WILDBOLZ (1908) grundsätzlich experimentell gezeigt hat. Die lymphogene Entstehung muß für die Nierentuberkulose heute abgelehnt werden (PUTSCHAR 1934 Lit., STAEMMLER 1957 Lit.), während sie für die Entstehung der Ureter- und der Blasentuberkulose ihre Berechtigung hat.

Bis vor wenigen Jahren wurde die Nierentuberkulose, basierend auf den experimentellen Untersuchungen von WEGELIN und WILDBOLZ (1915), als primär einseitiges Leiden aufgefaßt, obschon CHUTE (1921) und MEDLAR (1926) eindeutig gezeigt hatten, daß bei einem hämatogenen Schub eine doppelseitige tuberkulöse Erkrankung der Nieren erfolgt. Heute haben sich auch die europäischen Autoren dieser Auffassung mehrheitlich angeschlossen (GLOOR 1954, KRAEMER 1956; experimentell: GÜTGEMANN 1951). Bei sorgfältigen autoptischen Untersuchungen wurden 50% (SPORER 1946, BELL 1946: bis 88,2%) bilateral gefunden. Nach klinischen Untersuchungen sind die Frühstadien der Nierentuberkulose in 12 bis 15% doppelseitig (WILDBOLZ 1952).

Ein weiterer Streit dreht sich um die Topographie der hämatogen entstandenen Streuherde: Rindenherde oder Markherde? Die autoptischen wie die bioptischen Beobachtungen schienen einwandfrei zu belegen, daß die Nierentuberkulose im Mark, wahrscheinlich in den Papillen, beginnt (WEGELIN und WILDBOLZ 1915, PUTSCHAR 1934 Lit.), denn tatsächlich sah man, daß anscheinend in Frühfällen vor allem die Fornices befallen waren, was man auf die Einengung der Harnstrombahn bezog (STOERK 1925). Heute steht jedoch die Mehrzahl der Autoren auf dem Standpunkt, daß bei der hämatogenen Frühstreuung primär bilateral Rindenherde entstehen mit einzelnen Markstreuherden, so daß nicht zwischen zwei Formen, einer corticalen und einer medullären, unterschieden werden muß (CHUTE 1921, MEDLAR 1926, GÜTGEMANN 1951, LJUNGGREN 1959 u. a.), wie dies auch WILDBOLZ und WEGELIN (1939) auf Grund eines operierten Frühfalles mit vorwiegend corticalen Tuberkeln zugegeben haben (s. a. EUFINGER 1951). Isolierte Markherde können jedoch extrem selten einmal vorkommen (JANSEN 1961). Im übrigen konnte COULAUD (1936) experimentell eindeutig nachweisen, daß die Nieren bilateral und sowohl cortical wie medullär befallen werden (s. a. LÜCHTRATH 1958); wesentlich ist ferner seine Beobachtung, daß die Rindenherde zu Heilung neigen (s. a. KRAEMER 1956, BELL 1946, LJUNGGREN 1959, HAENSELT 1961), während die Markherde eine ausgesprochen schlechte Heilungstendenz aufweisen, so daß sich aus ihnen die chronische Nierentuberkulose entwickeln kann. Die schlechte Durchblutung des Marks wird für die Prädilektion der nicht ausheilenden hämatogenen Streuherde verantwortlich gemacht (negative Selektion). Einseitigkeit der chirurgischen Tuberkulose kann auf eine positive Selektion zurückgeführt werden, d. h. auf die Fälle mit geringer Virulenz der streuenden Bakterien, wobei nur wenig Herde entstehen (STAEMMLER 1957). Praktisch ist der Satz: Kein Papillenherd ohne Rindenherd (LJUNGGREN 1959) sicher richtig. — Intratubulär entstandene Ausscheidungsherde bei intaktem Glomerulum sind wie bei der Pyelonephritis nicht mehr anerkannt (s. dagegen STOERK 1925).

Die Pathogenese der hämatogenen Streuherde in der Niere kann vor allem am Beispiel der Miliartuberkulose studiert werden. Dabei ergibt sich, daß die Herde durch primäre Ansiedelung der Bacillen in den beiden Capillarnetzen (Glomerula, intertubuläre Capillaren) entstehen (s. a. LÜCHTRATH 1958, LJUNGGREN 1959 Lit., JANSEN 1961). Dabei entwickeln sich die Markherde aus Bacillen, welche die Glomerula ohne Läsion oder Wandhaftung passiert haben, wie dies bei den eitrigen Infekten wohl bekannt ist, während vereinzelt angenommen wird, daß Markherde nur durch Shunt über die juxtamedullären Glomerula entstehen könnten (SPORER 1946). Ob Einzelbakterien oder eigentliche Bakterienkonglomerate bzw. bakterielle Embolien zum „Angehen" lokaler Tuberkelbildung nötig sind, ist nicht abgeklärt. Bakteriell konnte jedenfalls gezeigt werden, daß wäßrige Bakterienaufschwemmungen sehr viel weniger Herde erzeugen als ölige (WILDBOLZ 1924).

Die klinisch außerordentlich wichtige Frage, ob eine Tuberkelbacillurie auch ohne organische Nierenläsion vorkommt, wurde früher vielfach bejaht (STAEMMLER 1957 Lit.), heute aber übereinstimmend verneint (DIMTZA et al. 1932, SCHAFFHAUSER 1935, SCHLEUSSING 1939, HERBUT 1952, JANSEN 1961; experimentell: KRAEMER 1956 u. a.). Im Tierversuch kann schon 30 min nach Bacilleninjektion eine Bakteriurie festgestellt werden; ihr zugrunde liegen verquollene, fibringefüllte Glomerulumschlingen und schon nach 60 min auftretende Glomerulumnekrosen. Erst nach 7 Tagen wird die Veränderung der Rindenglomerula histologisch spezifisch (JANSEN 1961). Tuberkelbacillurie heißt somit, daß tuberkulöse Nierenherde bestehen, allerdings können dieselben wieder ausheilen (s. oben). Bei der Auswertung von Tierversuchen ist zu berücksichtigen, daß die Niere des Meerschweinchens vor Tuberkuloseinfekten weitgehend gefeit ist; es entstehen nur selten Rindenherde und ganz vereinzelt Papillentuberkel (FUST und STUDER 1952).

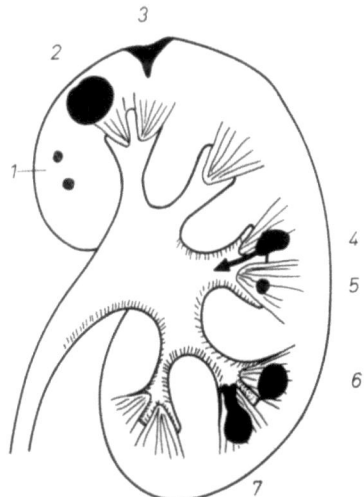

Abb. 463. Die Formen der Nierentuberkulose (modifiziert nach GLOOR 1954). *1* miliare Nierenrindentuberkel, *2* isolierte Nierenrindenkaverne, hervorgegangen aus miliaren Rindentuberkel (sehr selten), *3* tuberkulöser Nierenrindeninfarkt, *4* beginnende typische Kavernenbildung aus Papillenrandtuberkel, mit dem Nierenbecken kommunizierend, *5* miliarer Markstreuherd, *6* Markkaverne, hervorgegangen aus *5*, *7* mit Nierenbecken kommunizierende Markkaverne, hervorgegangen aus *6*. Bei *4* und *7*: sekundäre Pyelitis tuberculosa

Eine weitere Frage betrifft die Weiterentwicklung nach einmal gelegten Streuherden in der Niere (Abb. 463). Sicherzustehen scheint, daß bei Bestehen von miliaren Herden in den Glomerula Bacillen in das Glomerulumfiltrat gelangen und sekundär zu sog. Ausscheidungsherden in den Tubuli und ihrer Umgebung führen können (WEGELIN und WILDBOLZ 1915, COULAUD 1936, VORLAENDER et al. 1956, LÜCHTRATH 1958 experimentell, LJUNGGREN 1959).

Auch nach RANDERATH (1958) breitet sich der tuberkulöse Prozeß canaliculär aus, um dann in den Sammelröhren wegen der Summation (ein Ductus papillaris auf 1000 Glomerula) zur Ansiedlung der Bakterien zu führen. Eine retrograde Ausbreitung der Erreger vom Mark gegen die Rinde lehnt RANDERATH ab, anerkennt aber, daß die distalwärts gerichtete Ausbreitung auch hämatogen und lymphogen (WEGELIN und WILDBOLZ 1915, STOERK 1925, LJUNGGREN 1959, HAENSELT 1961 u. a.) erfolgen kann. Diese Streuart kann vor allem bei älteren Nierentuberkulosen in Form der radiär angeordneten perlschnurartigen Tuberkelketten deutlich erkannt werden (Abb. 458, S. 502). — Selbstverständlich breiten sich Tuberkel auch per continuitatem perifokal in das umgebende Nierengewebe aus. — Und schließlich ist als sicher seltenes Vorkommnis auch der tuberkulöse Infarkt zu erwähnen (STAEMMLER 1957), wobei größere tuberkulös infizierte Thromben aus Lungenvenen Nierenarterienäste embolisch verschließen, oder indem z. B. die Arteria arciformis von einem kavernösen Herd erfaßt wird, so daß es zu keilförmigen Infarkten mit tuberkulöser Randzone kommt (WEGELIN und WILDBOLZ 1915, WILDBOLZ 1924, Abb. 449, S. 497).

Der Weiterverlauf scheint so zu sein, daß sich aus den Markherden primär noch abgeschlossene Markkavernen bilden, welche sekundär mit dem Nierenbecken in Kontakt treten, nach welchem Ereignis eine Selbstheilung nur noch durch die Bildung einer Kittniere möglich zu sein scheint (STAEMMLER 1957 u. a.). Erfolgt der Nierenbeckeneinbruch noch in der hyperergischen Phase, so entwickelt sich die gefährliche Pyelitis caseosa (s. S. 494; STOERK 1925, GLOOR 1954).

Genauere Einblicke in die zeitlichen Verhältnisse der Entwicklung der Nierentuberkulose verdanken wir vor allem GLOOR (1946, 1952, 1954, 1958) und WALLGREN (1948), welche heute allgemein anerkannt sind (LJUNGGREN 1959 Lit.). So konnte gezeigt werden, daß über 60% der Nierentuberkulosen nachweisbar zur Zeit der postprimären Frühstreuung entstanden sind (Abb. 464), die Latenz bis zum Manifestwerden der Nierentuberkulose dauert jedoch viel länger als früher angenommen wurde. Nur etwa ein Fünftel der Fälle (stark exsudative Formen) äußert sich schon nach 6 Monaten bis 2 Jahren (GLOOR 1952), was insbesondere für die Pyelitis caseosa gilt (GLOOR 1954). Die Mehrzahl der Nierentuberkulosen tritt jedoch klinisch erst nach 7 bis 20 Jahren in Erscheinung (MISCH 1944: 10 bis 12 Jahre durchschnittlich). Die graphische Zellzusammenstellung (Abb. 464) zeigt deutliche Kurvengipfel im 1. bis 2. Jahr und im 7. bis 8. Jahr (GLOOR 1954, GÜTGEMANN 1951). Diese Beobachtungen sind vor allem versicherungsmedizinisch von außerordentlicher Bedeutung. — Bei Kindern entstehen im allgemeinen sehr viel weniger Organstreuherde — insbesondere Nierenherde — als bei Erwachsenen (15 Nierenherde auf 584 kindliche Lungentuberkulosen gegenüber 375 Nierentuberkulosen auf 2022 Lungentuberkulosen bei Erwachsenen; GLOOR 1943). Die Prognose der Nierentuberkulose ist jedoch bei Kindern sehr viel schlechter; der Befall ist auch häufiger doppelseitig (LÜSCHER 1946).

Als unterstützende Faktoren bei der Entstehung der Nierentuberkulose werden u. a. auch Mißbildungen angeführt (PUTSCHAR 1934 Lit.), was wir allerdings empirisch nicht bestätigen können; auch eine besondere Neigung von Pyelonephritiden oder Steinnieren zur sekundären tuberkulösen Infektion lehnen wir ab. Ein massives Nierentrauma kann natürlich eine Nierentuberkulose aktivieren, auch ist es denkbar, daß *schwere* posttraumatische Nierenveränderungen mit Stase usw. das Angehen einer Nierentuberkulose im Sinne eines lokalisierenden Faktors erleichtern (Lit. STAEMMLER 1957). Die Latenz wird dabei mit Wochen bis Monaten, zum Teil bis 2 Jahren angegeben (CABOT 1941). Sichere primäre Nierentuberkulosen

auf traumatischer Basis sind jedoch nicht bekannt (allg. Lit. ZOLLINGER 1926,
1927, DUBOIS und ZOLLINGER 1945).

Eine reine *Nierenbeckentuberkulose* ohne Befall der Niere wurde nur ganz vereinzelt beobachtet (PUTSCHAR 1934 Lit.), wobei aber sehr wahrscheinlich mikroskopisch kleine Markherde als Streuquelle übersehen wurden. Im übrigen bietet
die Nierenbeckentuberkulose als Sekundärerkrankung der Niere pathologisch-
anatomisch wie pathogenetisch keine Besonderheiten. — Dasselbe gilt grundsätzlich auch vom *Ureter*. Zu erwähnen ist, daß hier die canaliculäre Ausbreitung
ebenso anerkannt ist wie die lymphogene. Auch ein direktes Übergreifen tuber-

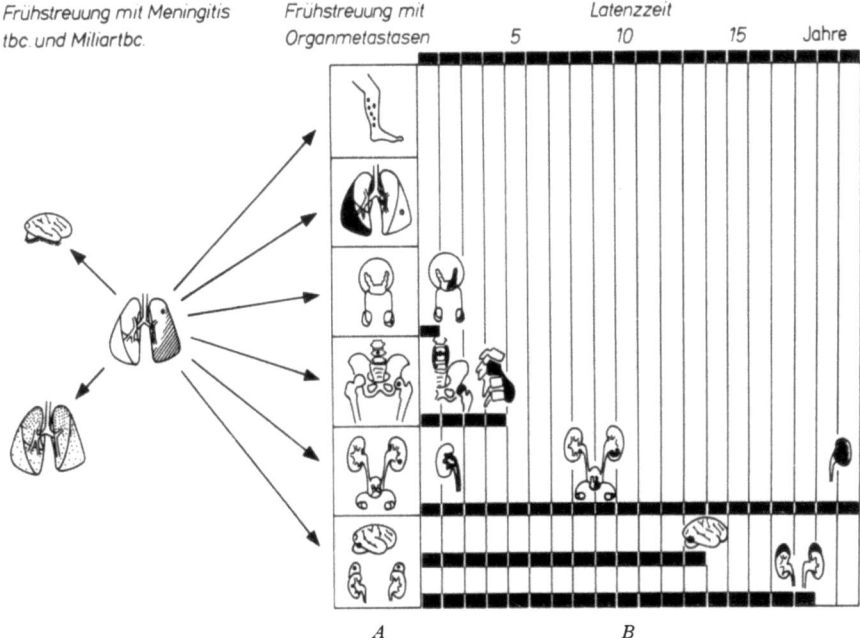

Abb. 464. Hämatogene Streu- und Manifestationstypen nach pulmonalem tuberkulösem Primärkomplex. *A* latenzfreie Frühmanifestation, *B* Organtuberkulosen mit jahrelanger Latenzzeit. Die Pyelitis
caseosa steht unter den Nierenerkrankungen am meisten links, darauf folgt etwa in der Mitte die kavernöse Nierentuberkulose und ganz rechts mit der längsten Latenzzeit die tuberkulöse Kittniere (aus
UEHLINGER, in SCHINZ et al. 1952)

kulös erkrankter Lymphknoten auf einen Ureter kann vorkommen, ist aber
äußerst selten. Die Uretertuberkulose hat für den weiteren Verlauf der Nierentuberkulose eine nicht unbeträchtliche Bedeutung, da Stenosen des Ureters und
Verlegung durch Käsemassen häufig auftreten. In der Folge entwickelt sich eine
tuberkulöse Kittniere oder eine tuberkulöse Pyonephrose mit massiver Ausbreitung der Tuberkulose canaliculär in die Niere.

Blasentuberkulose wird in etwa 15% der Patienten mit Nierentuberkulose
cystoskopisch nachgewiesen, bei Frauen häufiger als bei Männern (HERBUT 1952).
Sie entsteht in der Mehrzahl der Fälle canaliculär und zeigt ausgesprochene
Neigung zu Abheilung bei Sanierung des Nierenstreuherdes. Geringgradiger Befall
führt nur zu banalen Schleimhautnarben in den Endstadien der Ausheilung. Die
chronische Blasentuberkulose endigt häufig in einer narbigen Schrumpfblase

(Abb. 683, S. 758). Auch hier sind Fälle von lymphogenem oder direktem Übergreifen von Beckenherden (Genitalorgane, Lymphknoten) auf die Blase bekannt. Meist ist die Blasentuberkulose ulcerös, seltener miliar; eigentliche Tuberkulome werden äußerst selten beobachtet (HERBUT 1952).

Anhang: Die Nierenveränderungen bei Boeckscher Granulomatose[1]

Bei dieser produktiven granulomatösen Erkrankung, über deren Ätiologie noch keine Einigkeit besteht, welche aber doch sehr starke Ähnlichkeit mit der Tuberkulose aufweist, können die Nieren auf verschiedene Art miteinbezogen werden: Boeckgranulome in den Nieren; Nephrocalcinose; glomeruläre Veränderungen; interstitielle unspezifische Läsionen. Niereninsuffizienz wird in 2,5% der Boeck-Fälle beobachtet (OTTO 1963). Das Vorkommen von Boeckgranulomen in der Niere wurde erstmals 1933 von SCHAUMANN beschrieben. Der Befall kann einseitig sein, die Niere fast total zerstören und auch den Ureter ergreifen, so daß operative Entfernung der Niere notwendig wird (COLOMBO 1961). Die Häufigkeit von Nierengranulomen bei Boeckscher Erkrankung soll zwischen 6,8% (BRAUSON und PARK 1954) und 19% (OTTO 1963) schwanken; bei Kindern ist sie extrem selten (MC GOVERN und MERRITT 1956: 5,3% aller Nierenboeckfälle sind Kinder; KOGUT und NEUMANN 1961: zehn Fälle bekannt).

Das mikroskopische Bild der Boeckgranulome entspricht demjenigen einer produktiven Tuberkulose in miliarer Anordnung, wobei die einzelnen Knötchen aber konfluieren (Abb. 465) und nicht verkäsen. Sämtliche der bisher angeführten angeblich differentialdiagnostisch wichtigen Kriterien wie ,,asteroid bodies", Schaumann-bodies usw. sind jedoch unzuverlässig. Eine mikroskopische Diagnose ohne Kenntnis des Hauttestes — dieser selbst soll definitionsgemäß negativ ausfallen — ist somit nicht möglich.

Über die Entwicklung der Boeckgranulome in der Niere ist wenig bekannt. Anscheinend findet zuerst eine diffuse lympho-plasmocytäre Infiltration der Niere statt (RUTISHAUSER und RYWLIN 1950). Zugleich entstehen langsam die einzelnen Knötchen, welche in einer zweiten Phase zu größeren Konglomeraten zusammenschmelzen und fibrosiert werden. In dieser Phase treten auch die ersten Glomerulumläsionen in Erscheinung. In einer dritten Phase überwiegt die schwere Narbenbildung, welche zu Schrumpfniere führen (FICK 1950) und Hypertonie hervorrufen kann (RUTISHAUSER und RYWLIN 1950, PLATTNER und HATAM 1957).

Die Ursache der bei Morbus Boeck häufig beobachteten Hypercalcämie wird in einer Vitamin-D-Stoffwechselstörung mit exzessiver Calciumresorption sowie in einer vermehrten Mobilisation von Calcium aus dem Knochen erblickt (HENNEMAN et al. 1954, s. S. 296; über Calciumstoffwechsel bei Morbus Beck s. KRÜCK 1960). Als Folge der Nephrocalcinose wird eine tubuläre Insuffizienz mit Polyurie beobachtet (MEYER et al. 1956, KRÜCK 1960). Steroidtherapie setzt die Calciumwerte im Serum herab (SCHOLZ 1959). Heilungen wurden beschrieben (MEYER et al. 1956).

Die glomerulären Läsionen bei Morbus Boeck mit und ohne Granulombildung in der Niere werden von verschiedenen Autoren ganz unterschiedlich beschrieben

---

[1] Lit. über Boecksche Erkrankung: UEHLINGER 1955; Lit. über Nierenbefall: LONGCOPE und FREIMAN 1955, STAEMMLER 1957, PLATTNER et al. 1959, KRÜCK 1960, OTTO 1963.

und gedeutet. In unseren eigenen Beobachtungen fand sich eine wenig ausgeprägte Glomerulonephrose ohne proliferative Veränderungen und eigentliche Narbenbildungen. Das hervorstechendste Merkmal der glomerulären Veränderungen ist die Verdickung der Basalmembranen (BERGER und RELMAN 1955 Lit.). Eine hyaline Umwandlung der Schlingen mit Kollaps kann jedoch in einzelnen Fällen auftreten und sogar zu glomerulo-sklerotischen Schrumpfnieren führen (UEHLINGER 1955). Einzelne Autoren deuten diese glomerulären Läsionen als Glomerulitis (TEILUM 1951, PLATTNER et al. 1959, KOGUT und NEUMANN 1961, OTTO 1963). Bei einigen dieser Fälle scheint es sich tatsächlich um Glomerulonephritiden zu handeln (PLATTNER et al. 1959), wobei aber nicht entschieden ist, ob es sich um

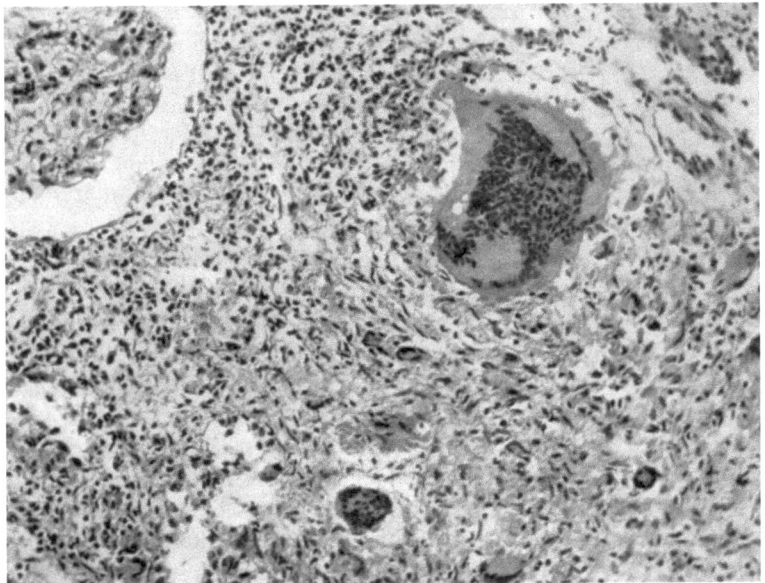

Abb. 465. Rein produktives Epitheloidzellknötchen mit großer Langhansscher Riesenzelle und Lymphocytensaum bei Nieren-Boeck (Präparat von Prof. E. RUTISHAUSER, Genf). Vergr. 100mal, HE

superponierte entzündliche oder durch den Morbus Boeck bedingte glomerulonephritische Veränderungen handelt; das letztere scheint uns wenig naheliegend. Der Morbus Boeck soll ja, wie dies UEHLINGER (1955) ausgeführt hat, einem hyperergisch-allergischen Zustand entsprechen, wobei es zu Ausfällung von Eiweißfraktionen kommt; ferner besteht ein eindeutiger Hyperglobulinismus (TEILUM 1951), so daß die Entstehung glomerulonephrotischer Veränderungen ohne weiteres verständlich ist.

Ob interstitielle Nephritiden bei Morbus Boeck auch ohne Granulombefall der Nieren vorkommen (OTTO 1963), scheint uns fraglich. Eine wesentliche interstitielle Entzündung konnten wir in unseren eigenen Beobachtungen jedenfalls nicht feststellen und in der Beobachtung von RUTISHAUSER und RYWLIN (1950) bestanden ausgedehnte Boeckgranulome in den Nieren (interstitielle Begleitnephritis). Andere Antoren halten am Vorkommen einer sogar als spezifisch bezeichneten interstitiellen Nephritis fest (PLATTNER und HATAM 1957).

b) Seltene Infekte der Niere

Die *Bangerkrankung* (Brucellose) der Niere ist selten. Sie äußert sich in Form einer sehr stark an Tuberkulose erinnernden Pyelonephritis mit eigenartigen großen Abscessen, welche auch Verkäsung aufweisen können (BICKEL 1954, ABERNATHY et al. 1955, KELALIS et al. 1962 Lit.). Mikroskopisch ist das Bild von einer exsudativen Tuberkulose nicht eindeutig zu unterscheiden, wenn auch die Knötchenbildung bei der Brucellose sehr viel weniger ausgeprägt ist und wir in unseren Fällen von Brucellosegranulomen wesentlich mehr Plasmazellen als bei der Tuberkulose nachweisen konnten. Auch sind die Riesenzellen unregelmäßiger als die eigentlichen Langhansschen Zellen (ZINNEMAN et al. 1961 Lit.).

Obwohl sich eindeutige Erkrankungen von *Listeriose* beim Menschen in den letzten Jahren häufen (MOPPERT 1961 Lit.), scheint der Nierenbefall bei dieser Krankheit fast unbekannt zu sein. Die Erkrankung wird meist erst autoptisch bei Totgeburten oder ganz jungen Säuglingen gefunden. Sie sieht ähnlich aus wie eine Miliartuberkulose ohne Primärkomplex und mit hauptsächlichem Befall der Leber, wobei die Einzelknötchen etwas größer sind als miliare Granulome. Bei einer eigenen Beobachtung (SN 85/62) fanden wir im Nierenmark vereinzelte typische Listerioseherde. Sie bestehen aus stark zerfallenden polynucleären Leukocyten, welche das hochgradig nekrotische Gewebe durchsetzen. Blockversilberung läßt die Listerien als plumpe Stäbchen gut erkennen. Die Erkrankung der Mutter verläuft inaperzept; oft findet man aber mehrere Aborte in der Anamnese. Nierenveränderungen beim Erwachsenen sind nicht bekannt.

Die Nierenmanifestation steht bei den meisten Fällen von *Weilschem Ikterus (Leptospirosis ictero-haemorrhagica)*[1] im Vordergrund (BEITZKE 1921, SCHITTENHELM 1934, GSELL 1952). Sie äußert sich morphologisch in einer akuten nichteitrigen, lymphoplasmocytären interstitiellen Nephritis mit besonders starker Ausprägung des ödematösen Charakters (AUSTONI und CORA 1961, AREAN 1962). Das Maximum der Veränderungen wird wie bei der Chromoproteinniere am 7. bis 8. Tag beobachtet, während tubuläre Nekrosen, die zum Teil als sehr wichtig bezeichnet werden (was wir allerdings nicht bestätigen können) am 10. bis 14. Tag im Vordergrund stehen (AUSTONI und CORÀ 1961). Nierengewichte bis über 600 g sind keine Seltenheit (AREAN 1962); dazu treten ein schwerer Ikterus der Niere und Parenchymblutungen. Leptospiren lassen sich bei Blockversilberung nachweisen.

Die Krankheit wird durch Ratten übertragen und meist beim Baden in rattenverseuchten Gewässern oder bei der Arbeit in Kellern acquiriert (PORCHET 1950, GSELL 1952, WIESMANN 1952 Lit., RIPPMANN 1954 Lit.). Typisch sind die zweigipflige Fieberkurve, das Auftreten von Ikterus am 3. bis 5. Tag der Erkrankung und ausgesprochene Wadenschmerzen. Die außerordentlich hohen Rest-N-Werte müssen teilweise durch Produktion von Schlackenstoffen, teilweise durch die Anurie erklärt werden. Die hämorrhagische Tendenz ist eine Folge der schweren toxischen Hepatose unterstützt durch zirkulatorische Störungen, welche ihrerseits zu allgemeinen Kollapserscheinungen mit sekundärer Nierenischämie führen können. Ob die Tubulusnekrosen tatsächlich rein ischämischer Natur sind (AUSTONI und CORÀ 1961, AREAN 1962) scheint fraglich, da sie bei den im Gefolge

---

[1] Lit. AREAN 1962.

von Streptokokkeninfekten beobachteten diffusen interstitiellen Nephritiden auch ohne Schock andeutungsweise auftreten können.

Eine weitere Leptospirose, das *Canicolafieber*, entspricht der epidemischen Gelbsucht der Hunde und befällt den Menschen nur äußerst selten. Nierenveränderungen scheinen dabei die absolute Ausnahme zu sein; das histologische Bild entspricht demjenigen der Weilschen Erkrankung (GSELL 1952).

Unter den Rickettsienerkrankungen beansprucht aus dem Blickwinkel der Nierenpathologie nur das *Fleckfieber* eine kurze Erwähnung. Dabei werden in etwa einem Viertel der Fälle akute herdförmige lymphohistiocytäre Infiltrate in den Nieren angetroffen (CAFFERENA 1937, ALLEN 1951). In nicht weniger als 67,5% findet sich eine akute diffuse Glomerulonephritis, welche an sich nicht spezifisch ist. Nur, wenn in den Infiltraten die für Flecktyphus typischen Gefäßveränderungen nachgewiesen werden, kann aus dem histologischen Nierenbild auf die Gesamtkrankheit geschlossen werden. Die Patienten sterben jedoch nicht an den Nierenläsionen, sondern an denjenigen des Gehirnes (schwere vasculopathische Purpura) oder an der Myokarditis in der 1. bis 2. Woche (SCHOPPER 1943, WEPLER 1949[1]).

Über *luetische* Veränderungen der Nieren wurde früher vor allem im französischen Schrifttum sehr häufig berichtet, sicher oft nach dem Prinzip post ergo propter! Während der gummöse Befall heute praktisch nicht mehr beobachtet wird (s. dagegen STOERK 1925, HUNTER 1939 Lit., HERBUT 1952), steht die interstitielle Nephritis, auf welche RICH (1932) aufmerksam gemacht hat, im Vordergrund der Diskussion (s. THALER 1960 Lit.). RICH hat bei 13 von 200 Luesfällen eine typische, in nichts vom gewohnten Bild abweichende interstitielle, lymphoplasmocytäre Herdnephritis nachgewiesen, welche als syphilotoxisch angesprochen wurde (HERBUT 1952, STAEMMLER 1957), ohne daß weitere entsprechende Untersuchungen vorliegen würden. Diese Form der interstitiellen Herdnephritis scheint mit der Lues abzuheilen (THALER 1960, Punktionsuntersuchung). Über eigene Fälle verfügen wir nicht.

Eine direkte Beziehung zwischen Lues und Lipoidnephrose wird heute nicht mehr anerkannt (s. S. 249). Sie steht zwar noch in ziemlich allen Lehrbüchern, wird aber bei der modernen Luesbehandlung nicht angetroffen. Zur Zeit, da MUNK (1918, 1919) die Häufigkeit der Lipoidnephrose bei behandelten Syphilitikern betonte, war die massive Quecksilberbehandlung noch an der Tagesordnung. Diese letztere kann jedoch allein schon eine Lipoidnephrose erzeugen (s. S. 249; Lit. STAEMMLER 1957, KING 1959).

Bei der Lues congenita haben wir in unseren eigenen Autopsiefällen häufig Blutbildungsherde oder sog. Mischinfiltrate, d. h. Blutbildungsherde mit reichlich reifen Elementen nachweisen können (STOERK 1925; s. S. 399). Die von STOERK (1925) als charakteristisch beschriebenen Einschlußkörperveränderungen sind nachträglich schwer zu deuten, jedenfalls wurden sie von späteren Autoren nicht mehr beobachtet. Ob es luesbedingte Hypogenesen im Nierenparenchym gibt (STAEMMLER 1957) muß offen bleiben, unsere Erfahrungen mit frühkindlicher Pyelonephritis (s. S. 470) lassen dies jedenfalls vermuten. Sehr fraglich ist dagegen das Vorkommen einer akuten diffusen Glomerulonephritis bei kongenitaler Lues (YAMPOLSKY und MULLINS 1945, KING 1959 Lit., MITCHELL 1951).

Ein pathognomonischer Befund wird bei der *Cytomegalie* der Niere gefunden

---

[1] Dtsch. Arch. klin. Med. **196**, 177 (1949).

(Abb. 466): Einzelne Hauptstücke und zum Teil auch Sammelröhren, ganz selten auch Glomerula, zeigen hochgradige Schwellung der Zellen und der Kerne mit Bildung von sehr großen acidophilen, bis 15 μ messenden Einschlußkörpern in Protoplasma und Kern (Abb. 466; Lit. BURMESTER 1949, PURGEON 1957, SEIFERT und OEHME 1957, FLAMM 1959)[1]. Die Erkrankung wurde von RIBBERT (1904) entdeckt und als protozoenartige Zellveränderung in Niere und Parotis beschrieben (s. a. WAGNER 1930). Die Virusnatur der Erkrankung scheint heute bewiesen zu sein (FLAMM 1959), die experimentelle Übertragung des Virus vom Menschen auf die Gewebekultur ist gelungen (Lit. SEIFERT und OEHME 1957). Die Cytomegalie ist sehr viel häufiger als allgemein angenommen wird (SEIFERT und OEHME 1957: In der Parotis bei 10% aller Neugeborenen). Wir kamen allerdings bei früheren

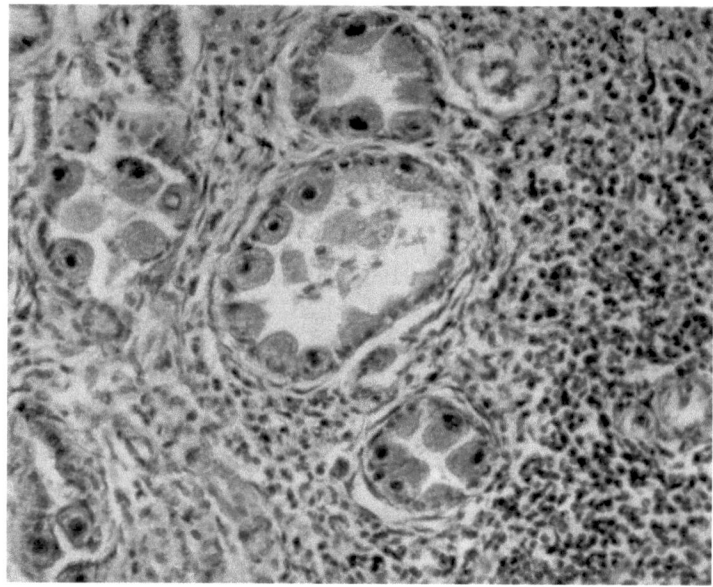

Abb. 466. Cytomegalie (Einschlußkörperkrankheit) der Niere: Massenhaft einkernige riesige Tubuluszellen und starke perifokale entzündliche Reaktion. Vergr. 220mal, HE

Untersuchungen nur auf 2%. In 1% der Fälle ist die Affektion generalisiert. In der Reihenfolge des Organbefalles steht die Niere nach den Lungen und vor der Leber an zweiter Stelle (109 von 187 Literaturfällen: SEIFERT und OEHME 1957; DUPLAY 1958: 54 Nieren befallen unter 123 Fällen von generalisierter Cytomegalie). Die Cytomegalie kommt auch beim Erwachsenen vor (NEZELOF et al. 1961, TING-WA WONG und WARNER 1962 Lit.). Nierenherde wurden dabei anscheinend äußerst selten beobachtet.

Die Einschlußkörperbildung muß als Störung des cellulären Eiweißstoffwechsels aufgefaßt werden, wobei sehr große, pathologische Nucleolen entstehen (ZOLLINGER 1951 Lit.). Im Elektronenmikroskop lassen sich große runde Kugeln nachweisen, welche dem Virus entsprechen sollen (MINDER 1953 Lit.). Die Einschlußkörper bestehen aus Desoxyribonucleoprotein (ZOLLINGER 1951; weitere Lit. über Einschlußkörper s. VON GLAHN und PAPPENHEIMER 1925) und enthalten Mucopoly-

[1] MOLZ, G.: Helv. paediat. Acta 19, 597 (1964).

saccharide (KIND 1961). In der Umgebung der befallenen Tubuli können nicht selten lymphoplasmocytäre interstitielle Infiltrate angetroffen werden. — Die Erkrankung scheint nicht unbedingt tödlich zu sein, doch weisen Überlebende häufig eine Cerebralschädigung auf (WELLER und HENSHAW 1962 Lit., MÉGEVAND 1963). Oft sollen sich im Urin Einschlußkörperzellen nachweisen lassen (MÉGEVAND 1963).

Als Überträger des im Koreakrieg bekannt gewordenen *hämorrhagischen Fiebers* (OLIVER und MAC DOWELL 1957) wird die Feldmaus angesehen (MAYER 1952). Im Vordergrund des anatomischen Bildes steht der schwere toxische Capillarschaden mit sekundärer Tubulonekrose.

Trotz intensivem Suchen haben wir bei *Masern* nie einschlußkörperhaltige Riesenzellen in Nieren beobachtet, obschon dies in Zellkulturen von Nieren beschrieben wurde (ENDERS und PEEBLES 1954; Varicellen, Herpes: BOYD und NEDELKOSKA 1964). — Eine direkte Mitbeteiligung der Nieren bei anderweitigen Viruserkrankungen ist nicht bekannt.

c) Pilzerkrankungen der Niere[1]

Unter dem Einfluß der modernen Therapie (Antibioticabehandlung) haben sich die Fälle von Pilzsepsis, besonders bei behandelten Leukämiefällen (Lit. GRUHN und SANSON 1963), stark gehäuft (ZIMMERMANN 1955, WEGMANN 1961 Lit.). Dabei stehen jedoch vor allem die Herde in den Lungen im Vordergrund; Nierenbefall wird praktisch nur autoptisch vermerkt. Wichtig ist auch, daß Pilzbefunde im Urin nicht überwertet werden dürfen, da bei 5 bis 8% der Gesunden Pilze im Urin nachgewiesen werden können (WEGMANN 1961).

Rein morphologisch gelingt die Pilzbestimmung im Schnitt lange nicht in jedem Fall. — Charakteristisch ist immer die starke Tendenz zur Gefäßarrosion und -invasion, wie sie ja auch bei den Lungenmykosen festgestellt wird.

Die am längsten bekannte und abgesehen von den Fällen eigentlicher Pilzsepsis auch häufigste Nierenpilzerkrankung ist die *Aktinomykose*, welche peri- und paranephritische Abscesse erzeugt (ALLEN 1951, HERBUT 1952 Lit.). Makroskopisch bieten die Actinomycesherde ein eigenartig cribröses Bild, das mit der Tuberkulose verwechselt werden kann. Die Herde sind oft einschmelzend, nur selten produktiv. Auch andere Pilzerkrankungen führen zu einem klinisch wie pathologisch-anatomisch der Nierentuberkulose recht ähnlichen Bild (GÜTTER und HASCHEK 1951: Fusarium); Verwechslungen mit Tumoren sind wegen der gelblichen Färbung leicht möglich (BEGG 1959).

Histologisch finden sich im Zentrum der rundlichen leukocytären Herde, umgeben von massenhaft lipoidhaltigen Phagocyten die charakteristischen Actinomycesdrusen. Die häufige Ausbildung von retroperitonealen Abscessen und die Fistelbildung lassen schon makroskopisch eine Aktinomykose vermuten (BARON und ARDUNIO 1949). Eigenartigerweise ist ein Drittel der Fälle auf die Niere beschränkt, d. h. primär in der Niere entstanden (COHEN 1943, JUTZLER et al. 1961 Lit.) und kann durch Nephrektomie geheilt werden. Auch Papillennekrosen werden beobachtet (BARON und ARDUNIO 1949, WILLE-BAUMKAUFF 1950 Lit., JUTZLER et al. 1961), Steinerkrankungen begleiten die Nierenaktinomykose auffällig häufig. — Bei den isolierten Nierenaktinomykosen muß an eine hämatogene Infektion gedacht werden (STOERK 1925, STAEMMLER 1957). In allen übrigen Fällen

---

[1] Allg. Einteilungsprinzip der pathogenen Pilze s. FISCHER 1953.

muß selbstverständlich auch ein Übergreifen vom erkrankten Dickdarm auf die Niere in Erwägung gezogen werden.

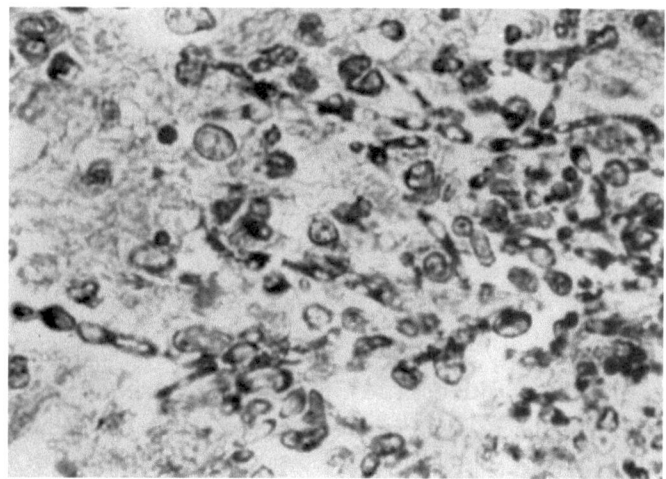

Abb. 467. Soor-Nephritis bei Leukämie. Massenhaft Soor-Fäden und Sporen erkennbar, daneben mäßig dichte lymphocytäre Infiltration. Parenchym weitgehend zerstört. Vergr. 500mal, Gramfärbung

Die häufigste Pilzsepsisform stellt nach unseren Erfahrungen diejenige mit *Monilia albicans* (SOOR) dar (LOURIA et al. 1962 Lit.). Sie äußert sich in Form einer reaktionsarmen embolisch-eitrigen Herdnephritis mit Rinden- und Markherden,

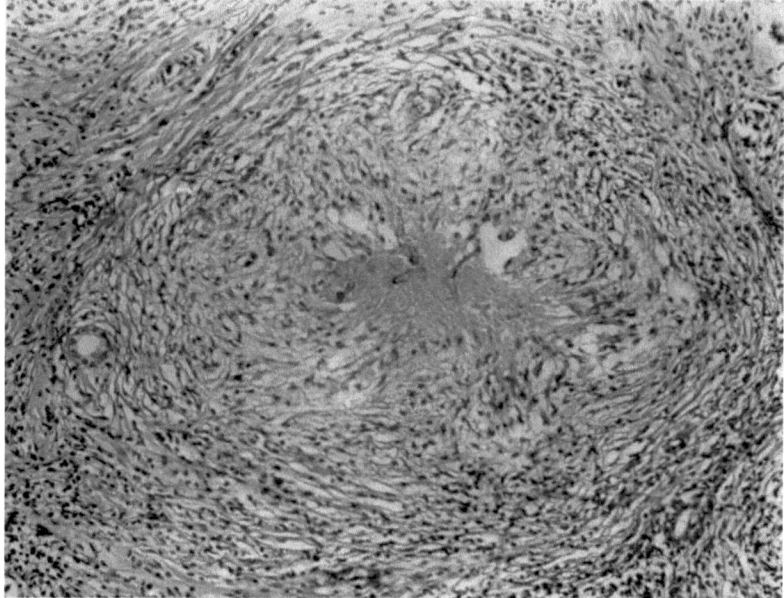

Abb. 468. Tuberculoides Granulom der Niere bei Pilzsepsis (Aspergillose). Die Epitheloidzellen haben länglichere Kerne als bei Tuberkulose; die Bindegewebsbildung steht mehr im Vordergrund und zentral in den nekrotischen Massen sind einzelne Pilzmycelien als röhrenförmige Aussparungen zu erkennen. Vergr. 100mal, HE

in denen erst nach genauer Durchsicht Monilien in großer Zahl gefunden werden
können (Abb. 467; DAVIS et al. 1956 Lit., MATTHIAS und REES 1956, BEGG 1959
u. a.). In anderen Fällen mit weniger massiver Aussaat oder günstigerer Abwehr-
lage entwickelt sich eine eigentliche Soor-Pyelonephritis (LUNDQUIST 1931); isolierter Nierenbeckenbefall kommt vereinzelt vor (PUTSCHAR 1934). Im Tierversuch
(s. a. HURLEY und WINNER 1963) entstehen eigenartige Herdnephritiden, die an
die Löhleinsche Herdnephritis erinnern können (EVANS und WINNER 1954).

Weitere Mitteilungen von Pilzerkrankungen der Niere betreffen die der Aktinomykose sehr nahestehende *Nokardiosis* (BEGG 1959), dann die *Aspergillose*, welche
käsigkavernöse, der Tuberkulose ähnliche Herde erzeugt (Abb. 468; WEGELIN
1933). Auch bei generalisierter *Mukormykose* kann Nierenbefall beobachtet werden,

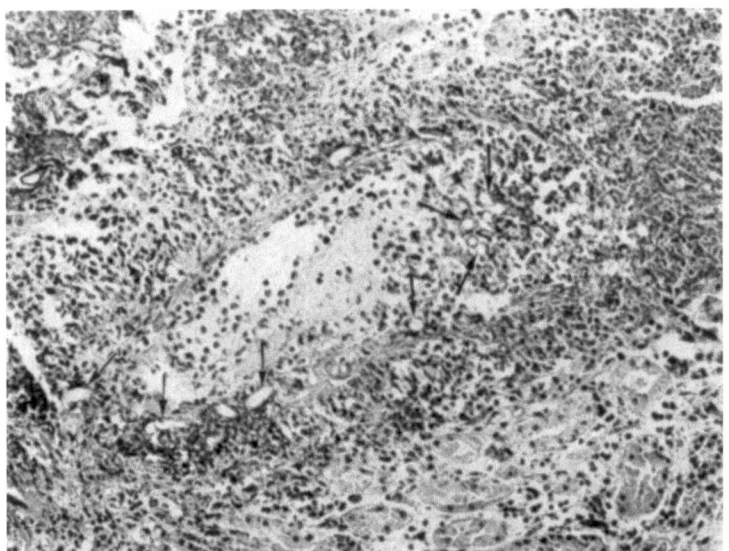

Abb. 469. Charakteristischer Gefäßbefall bei Aspergillusnephritis (vgl. Abb. 468). Innerhalb des Gefäßes
sind einzelne quergetroffene Pilzfäden erkennbar (→). Vergr. 150mal, HE

wobei die Pilze wie bei anderen Mykosen (Abb. 469) die Gefäße derartig durch-
wuchern, daß es zu septischen Infarkten kommt (GLOOR et al. 1961 Lit.). Vor allem
soll es sich dabei um Fälle von unkontrolliertem Diabetes handeln (ZIMMERMANN
1955). Weiter beobachtet wurden *Cryptococcus* und *Histoplasmose* (ZIMMERMANN
1955), *Torulopsis* (MELONI 1955), letztere in Form einer Cystopyelonephritis bei
Lungentuberkulose mit intensiver Behandlung und sekundärer Steinbildung.
Ferner sind Fälle von Pilzpyelonephritis bei *nordamerikanischer Blastomykose* bekannt (ROLNICK und BAUMRUCKER 1958 Lit., ALLEN 1961, BLACKARD und
BERMAN 1962). Auch die *Blastomykose* und die *Coccidiomykose* können zum Teil
tuberculoide Herde in den Nieren erzeugen.

d) Parasitäre Nierenerkrankungen

Im Vordergrund des Interesses steht die *Echinokokkenerkrankung*, wobei der
Nierenbefall in etwa 3 bis 4% der Echinococcusfalle gesehen wird (JUCKER und
GRASSER 1941: 2 bis 3%, WILDBOLZ 1952, GOLDSTEIN et al. 1959: 1,9%). Meist

liegt ein Echinococcus hydatidosus vor, welcher zu Einbruch in die Nierenkelche und Entleerung mit dem Urin neigt (WILDBOLZ 1952, BEGG 1959 Lit.). Die Erkrankung ist in 93% der Fälle einseitig (DAVSON 1941, STOPP 1961). Die Niere

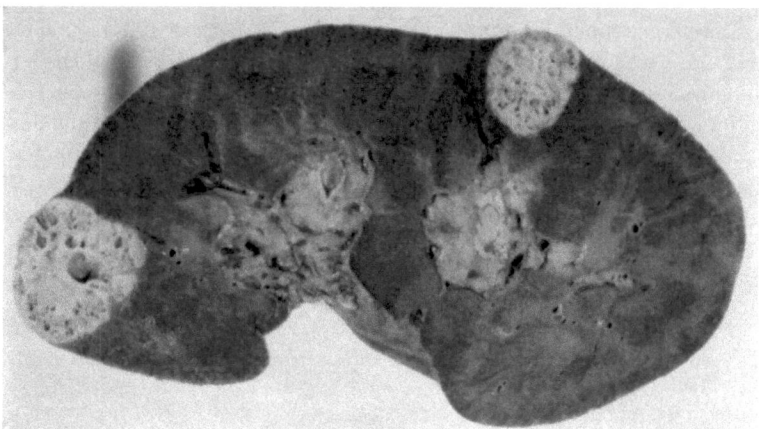

Abb. 470. Zwei Knoten von Echinococcus multilocularis in der Niere (Präparat Prof. Dr. CH. HEDINGER Winterthur)

kann praktisch vollkommen zerstört sein (DOMART et al. 1960); partielle Nephrektomie heilt das Leiden (JUCKER und GRASSER 1941, ASCHNER und GECHMAN 1956

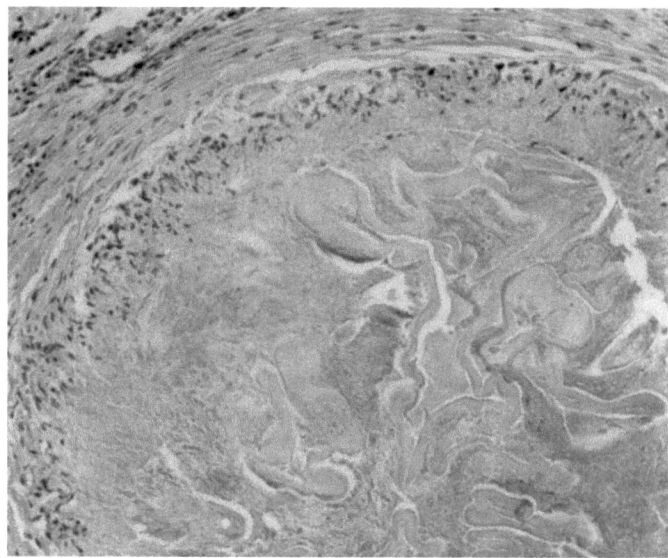

Abb. 471. Echinococcus multilocularis der Niere. Im Zentrum des Knötchens deutlich erkennbar die gefalteten hyalinen Chitinmembranen, umgeben von einem Epitheloidzellsaum, welcher in eine zirkuläre Narbenzone übergeht. Vergr. 100mal, HE

Lit.). Die Primärerkrankung liegt in der Regel wie bei der Tuberkulose sehr lange Zeit zurück (Kindesalter: ASCHNER und GECHMAN 1956, STOPP 1961). — Die Infektion der Niere erfolgt grundsätzlich hämatogen, indem die Schale der durch den Mund aufgenommenen Eier im Magen zerstört wird, so daß die 2 bis 5 mm langen Parasiten in das Dünndarmepithel einwachsen können. Von dort gelangen sie in das Blut und schlußendlich in die Niere. Hier entwickeln sich die Parasiten

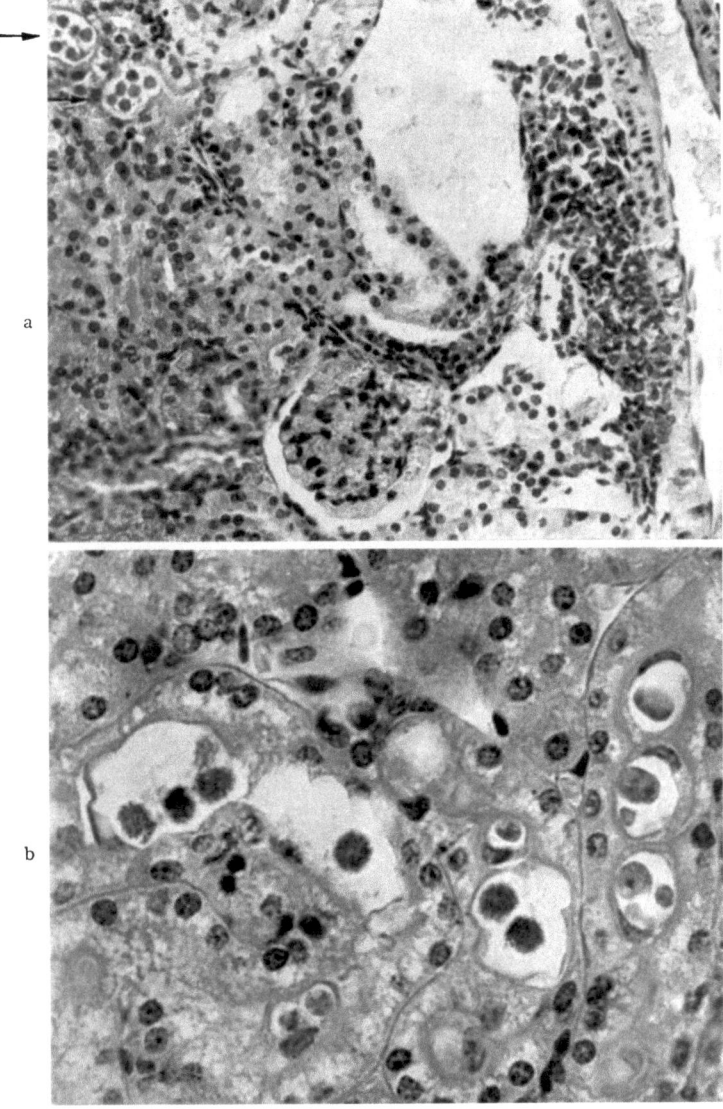

Abb. 472a—b. a Klosiella muris (→) mit ausgesprochener periarterieller interstitieller Begleitnephritis, Vergr. 250mal, HE. b Klosiella muris: Die Parasiten sind abgelöst in den Tubuli als maulbeerförmige Gebilde erkennbar. Vergr. 680mal, HE

zu Blasen, welche röntgenologisch erfaßt werden können (JUCKER und GRASSER 1941, STOPP 1961). Weiter hilft bei der klinischen Diagnose der Nachweis von Scolices oder von Chitinmembranen im Urin. Bluteosinophilie wird häufig, aber nicht in allen Fällen beobachtet. In 92% der Erkrankungen ist die Weinbergsche

Hautprobe positiv. Eine seltene Komplikation stellt die maligne Hypertonie dar, bedingt durch Hyalinisation und Kompression der anliegenden Nierengefäße (DAVSON 1941). In unserem früheren Einzugsgebiet (Ostschweiz) ist der Echinococcus alveolaris sive multilocularis relativ sehr häufig (SCHMID 1958 Lit.), trotzdem haben wir nur zwei Beobachtungen mit Nierenbefall zu verzeichnen (Abb. 470). Die oft tuberculoide Struktur der Granulome ist von großer Bedeutung, da die im Zentrum der Granulome enthaltenen Chitinmembranen (Abb. 471) leicht übersehen werden, wodurch es zur Fehldiagnose einer Nierentuberkulose kommt.

Die *Schistosomiasis (Bilharziose)* ist eine charakteristische Erkrankung der Harnblase (s. S. 759; Schistosoma haematobium). Nierenbefall soll außerordentlich selten erfolgen (BEGG 1959). Noch seltener ist die Nierenerkrankung bei Schistosoma Mansoni, welche sich in einer schweren Hämaturie äußert (SANJUNO und KOPPISCH 1951).

Bei der heute sehr selten gewordenen *Trichinose* werden generalisierte Gefäßschäden sowie Glomerulonephritiden beschrieben (GUEATTERY et al. 1956), während die *Trichomonaden* gelegentlich eine Pyelitis erzeugen sollen (BEGG 1959). — Für den experimentell Arbeitenden ist die Kenntnis eines recht typischen Parasiten in der Mausniere, der *Klosiella muris*, notwendig, um ihn vor Fehldeutungen zu schützen. Diese Sporozoenerkrankung ist an den rundlichen, oft stechapfelförmigen Gebilden in den Hauptstücken (Abb. 472a, b) ohne weiteres zu erkennen (MENDHEIM 1958, RANDERATH und HIERONYMI 1958), in der Umgebung tritt stets eine interstitielle Begleitnephritis auf (Abb. 472a).

L. Die Hydronephrose[1]

Unter Hydronephrose wird die Ausweitung des Nierenbeckens mit sekundärer Druckatrophie des Nierenparenchyms bedingt durch ein Abflußhindernis verstanden. Grundsätzlich ebenfalls hierher zu zählen sind die Pyonephrosen (Hydronephrose mit eitriger Entzündung). Dagegen wird die tuberkulöse Kittniere nicht hier eingeordnet, weil in diesem Fall die Ausweitung des Nierenbeckens fehlen kann, oder durch Parenchymzerfall vorgetäuscht wird.

Das Leiden ist häufig; wir fanden 387 schwere Hydronephrosen auf 10000 Autopsien (3,9%; BELL 1946: 3,5%). Unter 15919 Kinderautopsien fanden sich 316 Hydronephrosen, welche meist vor dem 1. Jahr aufgetreten waren (CAMPBELL 1951); Geschlechts- und Seitenunterschiede konnten nicht festgestellt werden. Bei 0,5 bis 12% (?) der Neugeborenen wird das Leiden gefunden (SARRUT 1961). Fast die Hälfte der Fälle zeigt beidseitigen Befall (167 von 387). Die linke Niere scheint etwas häufiger betroffen zu sein als die rechte (125:95).

Bei schwerer, akut einsetzender Abflußbehinderung des Urins wird makroskopisch ein prall gefülltes Nierenbecken und eine vergrößerte, deutlich ödematöse Niere beobachtet, welche blaß und brüchig ist. Nicht selten findet man dabei zwischen Parenchym und Nierenbeckenwand glasige, gelatinöse Ablagerungen als Ausdruck eines *Refluxes* (s. unten). Die Vergrößerung der Niere mit schwerer Gewichtszunahme (Leergewicht!) wird auch im Tierversuch beobachtet und zwar während Wochen bis sogar Monaten (HENSCHEL 1957, SHEEHAN und DAVIS 1959),

---

[1] Lit. GRUBER 1934, NARATH 1951, KAIRIS 1962.

was übrigens schon PONFICK (1910) festgestellt hat. In der Regel wird das Gewichtsmaximum etwa nach 14 Tagen erreicht.

In der nächsten Phase platten sich die Papillen ab, während die Kelchnischen ausgeweitet werden. Die Oberfläche wird leicht grobbuckelig, wobei die Einziehun-

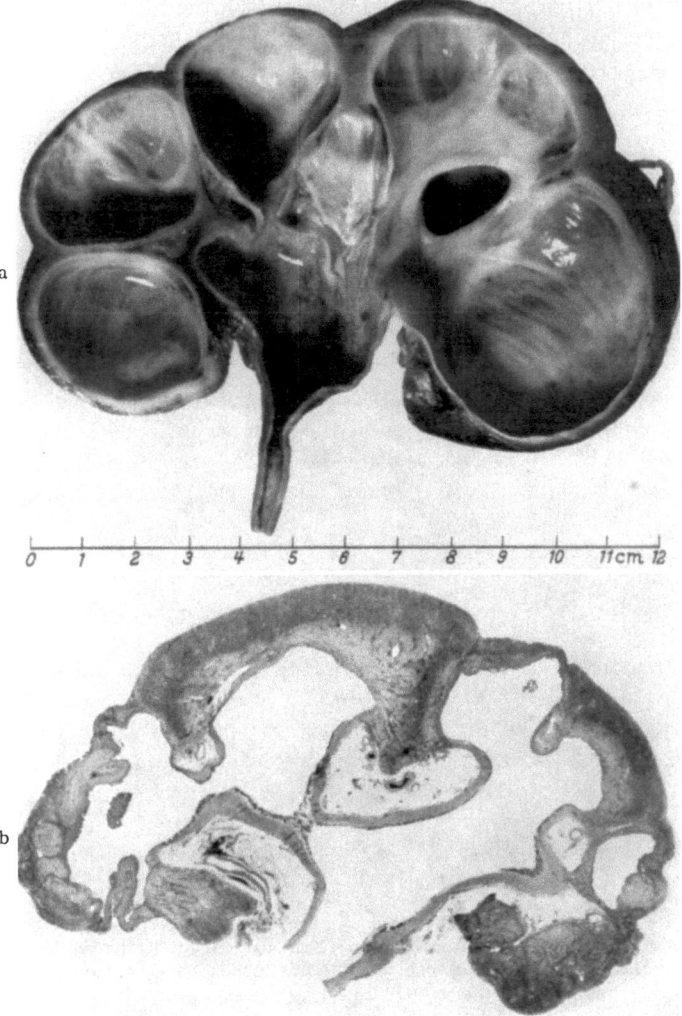

Abb. 473a—b. a Hydronephrose bei 12jährigem Knaben mit distalem narbigen Ureterverschluß. Operationspräparat. Ausgeweitet sind in erster Linie die Papillen, während die Columnae Bertini stehen geblieben sind. Im Nierenbecken deutlich Bündel glatter Muskulatur als weiß schimmernde Stränge erkennbar. b. Übersichtsschnitt durch hydronephrotische Schrumpfniere. Nierenbeckenschleimhaut stark verdickt. Das Nierenparenchym ist außer im Mittelabschnitt schwer pyelonephritisch verändert. Verkleinerung 1,3mal, van Gieson

gen den Columnae Berthini, die Buckel den Papillen entsprechen (Abb. 473a, b). In der letzten Phase ist die Niere durch einen dünnwandigen, prall gespannten Sack ersetzt. Nur sehr selten findet man eine eigentliche hydronephrotische Schrumpfniere (Abb. 474b; entzündliche Komplikation; s. a. STAEMMLER 1957).

Als Spielform sind die ampulläre oder extrarenale Hydronephrose, die gekammerte Hydronephrose und die partielle Hydronephrose zu unterscheiden (GRAUHAN 1934). Bei der letzterwähnten Form bestehen noch Meinungsverschiedenheiten bezüglich der Abgrenzung gegen Kelchdivertikel und Cysten (Lit. KAIRIS 1962). Bei der partiellen Hydronephrose entspricht jedoch die grundsätzliche Struktur der Wand immer noch derjenigen des Nierenbeckens, während Cysten ganz anders gebaut sind (s. a. GRUBER 1934).

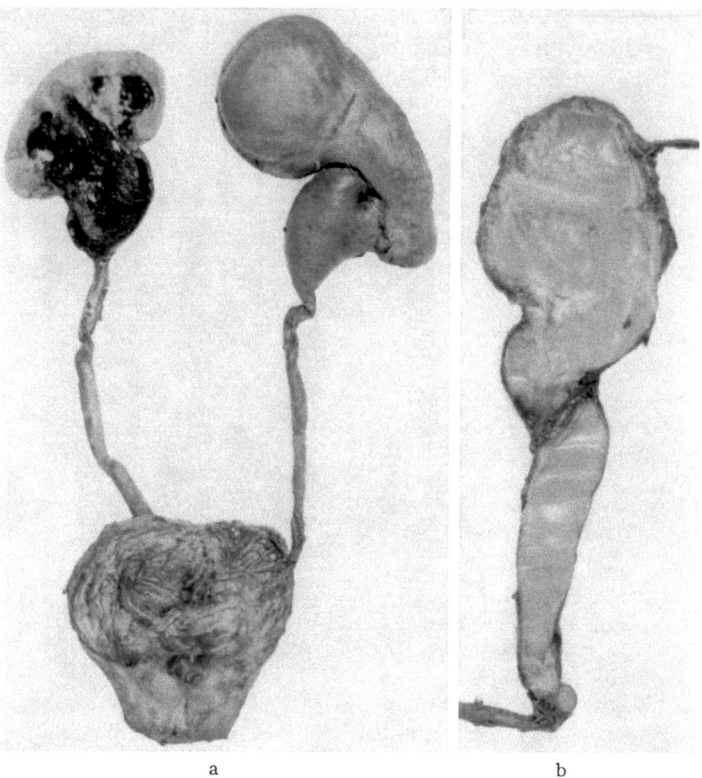

a   b

Abb. 474a—b. a Hydronephrose mit akuter Blutung bei Prostatahyperplasie und Pyelonephritis. b Hydronephrotische Schrumpfniere mit Hydroureter. Nierenbecken und Ureter gefüllt mit gallertigen Massen. Das Nierenparenchym ist praktisch vollkommen zerstört

Der Inhalt solcher Hydronephrosen kann bis zu 36 Liter betragen (Lit. KAIRIS 1962). Riesenhydronephrosen unter der Fehldiagnose eines Ascites werden gelegentlich punktiert (WEIL und ROSENBERG 1962). In einer Beobachtung bestanden trotz 9,2 Liter Inhalt und Infekt mit Steinen fast keine klinischen Symptome (WYRENS 1949). Derartige Bildungen benötigen natürlich eine sehr lange Entwicklungszeit und sind immer einseitig. Die intrarenalen Formen entwickeln sich im allgemeinen eher bei jüngeren Patienten und bei Mißbildungen, die extrarenalen im höheren Alter, jedoch besteht keineswegs absolute Gesetzmäßigkeit. — Als weitere Form wird häufig auch die perirenale Hydronephrose angeführt. Unseres Erachtens gehört sie aber nicht hierher (s. S. 563).

Bei der reinen Hydronephrose ist die Nierenbeckenschleimhaut innen glänzend, zart und atrophisch; die Nierenbeckenwand ist im ganzen jedoch muskulär verdickt. Makroskopisch sind Fornixblutungen, besonders bei plötzlicher Harnstauung (Schleimhautrisse) gelegentlich zu beobachten (DALLENBACH 1957). Massenblutungen (Abb. 474a) können zu akuter Anurie und zum Tode führen. In seltenen Fällen kann es zu einer Ansammlung von gallertigen Massen in der Hydronephrose kommen (Abb. 474b), wobei es sich vermutlich um Harnmucoide handelt. Ebenfalls selten ist die Pflasterzellmetaplasie im Nierenbecken (s. S. 770).

Mikroskopische Veränderungen: Bei der plötzlich einsetzenden schweren Harnverhaltung wird eine leichte Abflachung des Tubulusepithels, vor allem im Bereich der Mittelstücke, gefunden. Nach künstlicher Colchicin-bedingter Mitosearretierung wurde festgestellt, daß am 2. bis 7. Tag der akuten Hydronephrose sehr viele Mitosen in den Tubuli wie im Interstitium vorkommen (HERLANT 1948, FAUTREZ

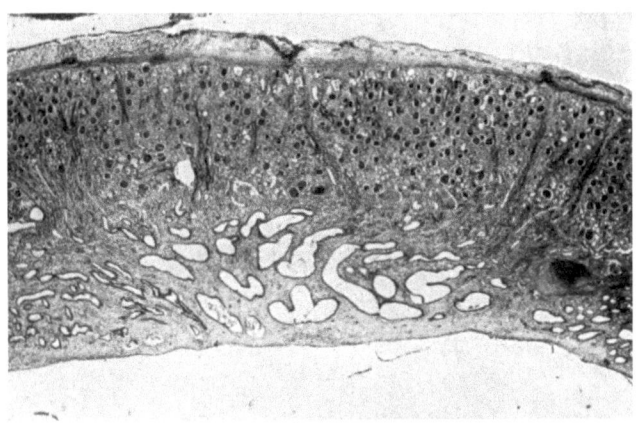

Abb. 475. Parenchymrest bei hochgradiger Hydronephrose. Sammelröhren zum großen Teil cystoid ausgeweitet. 8jähriger Knabe. Vergr. 60mal, van Gieson

und ROELS 1954). Auch die Gegenniere läßt eine starke Mitosevermehrung bis zum 30. Tag erkennen, woran resorbierte toxische Stoffe schuld sein sollen (HERLANT 1948). Das Interstitium ist in der akuten Phase stark ödematös, wobei es sich um ein Harnödem handelt (ZOLLINGER 1945, STAEMMLER 1957 u. a.). Histochemisch verliert der Bürstensaum im Verlaufe von 6 Std seine alkalische Phosphatase zum Teil vollkommen; der Saum selbst verschwindet in den Hauptstücken an Stellen, an welchen Protoplasmakugeln in das Lumen ausgeschieden werden sollen (elektronenoptische Untersuchungen: NOVIKOFF 1959, DAVID 1963). Auch die saure und die alkalische Phosphatase verschwinden sehr bald (ERÄNKÖ und NIEMI 1954, KISSANE und HEPTINSTALL 1964); die Dehydrogenasen sind dagegen am 2. bis 7. Tag vermehrt (KISSANE und HEPTINSTALL 1964.

Diese akute ödematöse Phase geht unmerklich über in eine zweite, in welcher das Tubulusepithel allgemein abgeflacht ist, wie dies auch die Tierversuche gezeigt haben (SHEEHAN und DAVIS 1959, ANTOINE und DE MONTERA 1960). Etwa vom 7. Tag an läßt sich eine eindeutige Atrophie des Epithels im Tierversuch feststellen, beim Menschen eher etwas später. In dieser Phase sind vor allem die Sammelröhren (Abb. 475) und die distalen Tubuli betroffen (FYLLING 1952). In den Hauptstücken ist der Bürstensaum zerstört und im Protoplasma finden sich ausgeprägte vacuoläre Veränderungen (DAVID 1963). Eine voll ausgebildete Macula densa wird nur noch selten angetroffen (SCHLOSSER und HUBMANN 1958). Am Ende der 2. Woche beginnt die interstitielle Sklerose, welche im nichtinfizierten Fall zuerst ohne eine schwerere Zellvermehrung einhergeht.

In der dritten und letzten Phase besteht eine hochgradige Epithelatrophie mit Entdifferenzierung der Zellen. Der äußere Hauptstückdurchmesser der Tubuli ist nicht vermehrt, die Ausweitung der Kanälchen wird nur durch die Atrophie des Epithels vorgetäuscht (STRONG 1940). Das Stroma ist jetzt schwer sklerosiert,

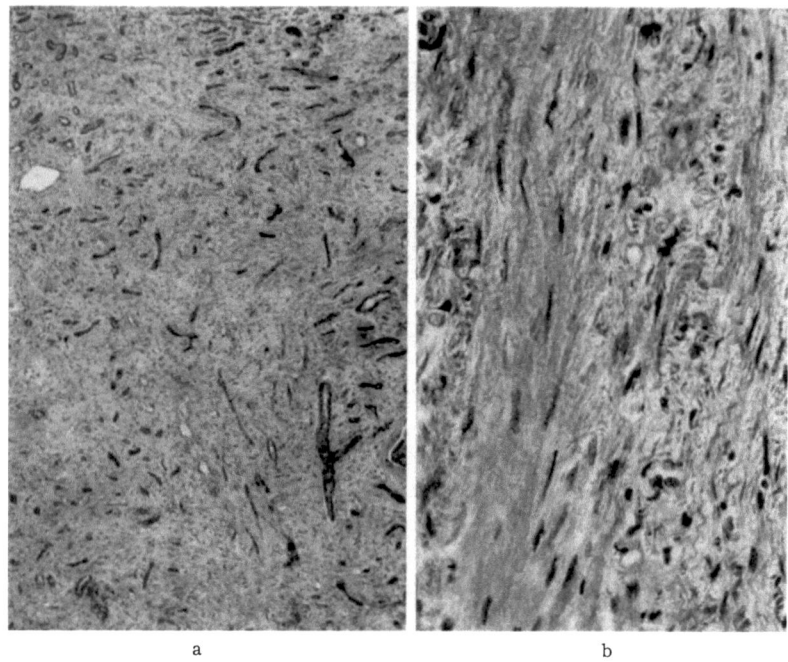

a   b

Abb. 476a—b. a Hydronephrotische Schrumpfniere: Das Nierenparenchym ist weitgehend ersetzt durch ein dichtes Flechtwerk aus Bindegewebe und Bündeln glatter Muskulatur. Vergr. 30mal, HE. b Stärkere Vergrößerung aus Abb. 476a: Bündel glatter Muskulatur im atrophischen Rindenparenchym einer hydronephrotischen Niere. Vergr. 200mal, HE

ohne eigentliche Narbenbildung, dagegen kann neugebildete glatte Muskulatur festgestellt werden. Auch wird das ursprünglich radiär angeordnete Bindegewebe umgeschichtet und verläuft nun vorwiegend zirkulär (PONFICK 1910), ebenso die Gefäße. Entscheidend bei der Bindegewebssklerose, welche auf einer Verdickung der Einzelfasern ohne wesentliche Vermehrung der Kerne beruht (Abb. 476a), ist wohl das Ödem des Interstitium (ZOLLINGER 1945), welches möglicherweise durch forcierte Rückresorption sowie den tubulovenösen Reflux zustande kommt (ZOLLINGER 1945 Lit., s. a. STAEMMLER 1957). Ein solches Ödem kann auch durch Ligatur der Ureterlymphgefäße hervorgerufen werden (RUSZNJAK et al. 1957). Ferner muß angenommen werden, daß auch die Anpassung an die mechanische Mehrbelastung des Nierenparenchyms eine Rolle spielt, denn die von verschiedenen Autoren festgestellte Neubildung von glatter Muskulatur in zirkulärer Richtung ist zum Teil sehr ausgeprägt (Abb. 476b; BOSSART 1912, ZOLLINGER 1945). Ob es sich um eine metaplastische Veränderung handelt — fetal wird glatte Muskulatur schon normalerweise in der Niere angetroffen (BIENENGRÄBER und PÜSCHEL 1954 Lit.) — oder ob die Fasern von den Venenwänden absprossen, ist nicht entschieden.

Für die Erklärung der Pathogenese der interstiellen Entzündung kommen zwei Möglichkeiten in Betracht. Selbstverständlich sind bei Hydronephrosen Pyelonephritiden außerordentlich häufig (s. unten). Neben dieser Entzündungsform werden experimentell wie empirisch perivenöse lymphoplasmocytäre Infiltrate fast regelmäßig gefunden (PONFICK 1910, STRONG 1940 u. a.), welche vermutlich nicht auf hämatogenen Infekten, sondern auf einer lokalen Schädigung (forcierte Harnrückresorption?) beruhen. Interessant ist jedenfalls die Tatsache, daß die erwähnte Sklerose vorwiegend perivenös auftritt, in welcher Lokalisation auch die lymphoplasmocytären Infiltrate gefunden werden (PONFICK 1910, ZOLLINGER 1945). — Ferner enthält das parapelvine Interstitium oft amyloidähnliche homogene Massen, welche stark PAS-positiv sind, sich also wie Urincylinder verhalten. Sie sind als Urinpräcipitate angesprochen worden (PALOWSKI 1960, HAMPERL und DALLENBACH 1957) und wirken als Fremdkörper, welche von wenig Fibroblasten und Phagocyten umgeben werden. Bei ihrer Entstehung dürften Lymphgefäßverschlüsse eine wesentliche Rolle spielen (DINA und MAGHETTI 1962). Zum Teil können auch einwandfrei tubulovenöse und tubulolymphatische Anastomosen nachgewiesen werden, welche lymphogene Polypen, d. h. Thromben, neben Extrusionspolypen (nekrotische ausgestoßene Tubulusmassen) enthalten (BARRIE 1961). Als Ursache dieser Veränderungen wird der pyelovenöse und zum Teil auch der pyelorenale Reflux angeschuldigt (DINA und MAGHETTI 1962). Wahrscheinlich genügt schon ein sehr kleiner Druckanstieg im Nierenbecken, um zu einem solchen Reflux zu führen, wurde doch sogar bei intravenösen Pyelographien in 8% der Fälle ein solcher Reflux nachgewiesen (OLSSON 1948 Lit.). Beim retrograden Pyelogramm tritt der Reflux sogar sehr häufig in Erscheinung, wie uns vor allem die bösen Erfahrungen nach Thorotrast-Pyelographie gelehrt haben (s. S. 563). Experimentell kann der pyelovenöse Reflux mit Leichtigkeit erzeugt werden. Es rupturieren dabei die elastischen Mucosaelemente an der Fixationsstelle der Nierenbeckenschleimhaut an der Papille (FAJERS und IDBOHRN 1957 Lit.). — Von anderer Seite wird vor allem der pyelorenale Reflux in den Vordergrund gestellt, also das direkte Zurückdrängen des Urins in die Sammelröhren. Die Veränderungen der Lymphgefäße werden dann als Folge resorptiver Vorgänge angesprochen (STAUBESAND 1956), was aber mit den Befunden der übrigen Autoren in Widerspruch steht (POLITANO 1957, DINA und MAGHETTI 1962 Lit.). — Sogenannte Strumabilder (s. S. 449) werden gelegentlich in Hydronephrosen beschrieben (GRUBER 1934). Beim Tierversuch treten sie ohne Infektion jedoch nicht auf (ANTOINE und DE MONTERA 1956); in menschlichen unkomplizierten Hydronephrosen haben wir derartige Herde nicht beobachtet. Bei ihrem Auftreten ist an eine Pyelonephritis zu denken.

Die Glomerula sind beim Menschen erst sehr spät geschädigt (GRUBER 1934 Lit.), nur elektronenmikroskopisch läßt sich schon relativ früh eine Basalmembranverdickung erkennen (DAVID 1963). Die für Pyelonephritis typische Kapselverdickung der Glomerula besteht bei der reinen Hydronephrose nicht oder jedenfalls nur ganz angedeutet (STRONG 1940). Die Kapselräume sind im Tierversuch und gelegentlich auch beim Menschen erweitert; im akuten Versuch enthalten sie nur geronnene Eiweißmassen als Ausdruck der leicht gestörten Funktion der Schlingen (STAEMMLER 1957). Erst bei ganz hochgradiger Organatrophie kommt es ziemlich plötzlich zu Schlingenkollaps und Glomerulumverödung.

Viel Interesse haben auch die sekundären Gefäßveränderungen gefunden. Beim Tier sind die Gefäße in Hydronephrosen außerordentlich lange vollkommen erhalten (eigene Befunde; ANTOINE und DE MONTERA 1960). Andere Autoren allerdings beschreiben schon nach 2 Wochen eine Verdickung und Hyalinisation der Arteriolen (STRONG 1940). Elasticarisse mit und ohne Wandhyperplasie wurden gelegentlich beobachtet (ALTSCHUL und FEDOR 1953), über den Rissen soll es zu Endothelproliferation kommen. Analoge Veränderungen fanden wir in unseren Präparaten nicht. Auch eine eigentliche Hyperplasie der Arterien (GRUBER 1934 u. a.) konnten wir nicht bestätigen, wohl aber das Vorhandensein einer schweren Intimafibrose, wie sie auch bei anderen Formen der Parenchymatrophie als Anpassungserscheinung gefunden wird (s. S. 576). Der ganze Gefäßbaum wird schließlich stark reduziert, und zwar gehen Parenchym- und Gefäßreduktion ziemlich parallel (IDBOHRN 1956). Einzelne Autoren schieben die Gefäßveränderungen pathogenetisch für die Parenchymatrophie ganz in den Vordergrund (HOLLE und SCHNEIDER 1961), unseres Erachtens allerdings nicht zu recht; immerhin soll zugegeben werden, daß ischämische Bezirke bei Hydronephrose besonders im Bereich der Papillen (SHEEHAN und DAVIS 1949, STRONG 1940) in Kaninchenversuchen eindeutig vorkommen. Beim Menschen haben wir eine derartige Papillennekrose bei reiner Hydronephrose nie gesehen. Zur Erklärung der beobachteten Papillennekrosen beim Kaninchen wird die Gefäßkompression durch das verbreitete Interstitium herangezogen (STRONG 1940), nach welcher These die interstitielle Fibrose der kausalgenetisch im Vordergrund stehende Faktor wäre. Eine unitarische These scheint uns jedoch nicht am Platz zu sein, sondern wir messen der Gefäßkompression durch den intrarenalen Druck eine ebenso große Rolle zu (s. S. 48).

Die Venen lassen in der Regel eine sehr schwere muskuläre Wandhypertrophie erkennen, wohl als Folge einer herzwärts gelegenen Vasokompression. Daneben findet man typische tubulovenöse Rupturen mit sekundärer Thrombenbildung in den Venen (HELMKE 1938, BYWATERS 1945 u. a.). Ferner werden auch Lymphgefäßeinbrüche beobachtet mit Bildung von Harnmucoidniederschlägen (HELMKE 1938, DALLENBACH 1957 Lit.). Die Lymphgefäße sind jedoch nur in der akuten Phase und lange nicht bei jedem Fall auf diese Art und Weise verändert, dagegen findet man bei chronischen Hydronephrosen recht häufig eine Erweiterung der Lymphgefäße (GIRGENSON 1954, KETTLER 1958 u. a.), wobei entweder das vermehrte Angebot an Lymphe wegen Totalrückresorption des Urins (RUSZNYAK et al. 1957) oder eine Strangulation der Lymphgefäße durch das sklerosierte Stroma (s. a. DOMANIG 1957) ursächlich in Betracht kommt.

Das Nierenbecken selbst zeigt bei Hydronephrosen eine starke Muskelhypertrophie (Abb. 477a) und eine zunehmende Fibrose mit Vermehrung der elastischen Fasern zwischen den muskulären Elementen. Diese fibroelastische Phase (CAVAZZANA und AMBROSETTI 1957) soll noch reversibel sein. Wenn aber dann die elastischen Fasern, die Nervenfasern sowie die Muskulatur weitgehend degenerieren und durch Kollagen und retikuläres Bindegewebe ersetzt werden, ist die Phase der Irreversibilität erreicht (s. a. OESTLING 1942).

In seltenen Fällen kommt es im hydronephrotischen Parenchym beim Säugling zu einer Verzögerung der Parenchymentwicklung, d. h. zu einer erworbenen Mißbildung, wie sie bei Pyelonephritis (Abb. 477b; s. S. 471) und bei kongenitaler Glomerulonephritis beobachtet werden kann.

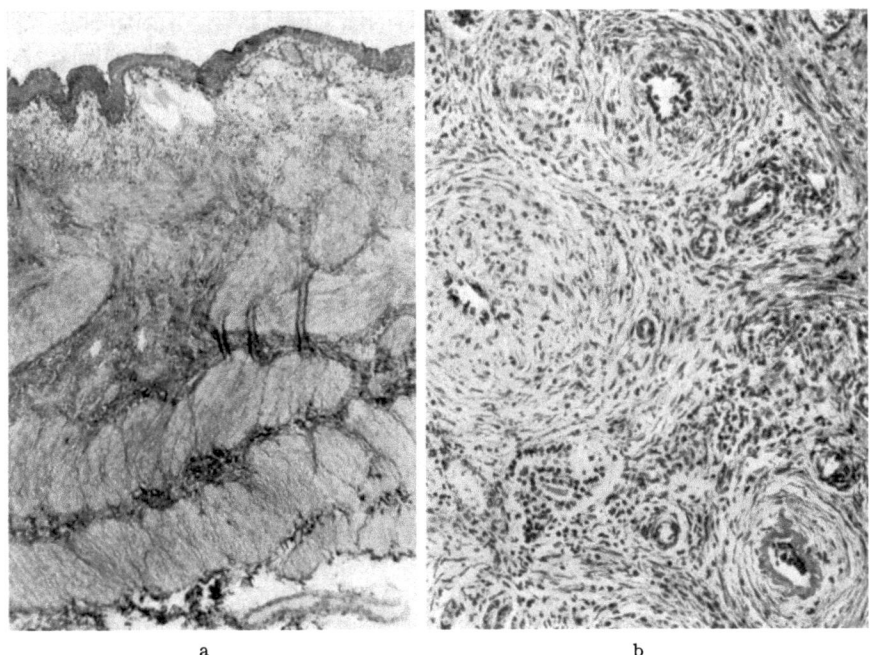

a   b

Abb. 477a—b. a Hochgradige Muskelhypertrophie des Nierenbeckens und subpelvines Ödem bei hydronephrotischer Sackniere. Vergr. 30mal, van Gieson. b Nierenausschnitt aus Hydronephrose bei 3 Monate altem Kind. Man findet zahlreiche fetale Tubuli, umgeben von glatter Muskulatur = hypogenetische Herde. Vergr. 70mal, HE

I. Die Restitutionsfähigkeit der Hydronephrose[1]

Nach klinischen Beobachtungen können sich selbst sehr ausgeprägte Hydronephrosen wieder zurückbilden (Lit. KAIRIS 1962), wie dies auch tierexperimentell morphologisch wie funktionell festgestellt werden konnte (DOMINGUEZ und ADAMS 1958, FIGDOR 1960). Die glomeruläre Funktion wird dabei wesentlich rascher normalisiert als die tubuläre (PRIDGEN et al. 1961). Noch 30 Tage nach totaler Ureterligatur ist eine Rückbildung der Hydronephrose restlos möglich (FYLLING 1952; s. dagegen GAVON 1961, KAIRIS 1962 Lit.). Beim Kaninchen kann 2 Wochen nach Ureterligatur radiologisch keine Funktion der Niere mehr festgestellt werden; eine in diesem Moment erfolgende Ureterostomie ergibt jedoch sofortiges Wiederfunktionieren der Niere; selbst nach 8 Wochen dauerndem Verschluß wurde ein analoges Resultat erhalten, während nach 10 Wochen nur eine geringe Restitution der Funktion beobachtet wird (ZIMSKIND et al. 1962). Beim Menschen wurde einmal nach 69 Tagen eine versehentlich bei Hysterektomie angelegte, festsitzende Ligatur des Ureters gelöst und völlige Erholung der Nieren-

[1] Lit. FIGDOR 1960, GAVON 1961.

funktion beobachtet (LEWIS und PIERCE 1962). Als entscheidend muß das Alter des Individuum angesprochen werden; je niedriger dasselbe, desto besser die Regeneration. Schließlich hängt die Restitutionsmöglichkeit sehr weitgehend vom Fehlen sekundär entzündlicher pyelonephritischer Veränderungen ab.

II. Patho-Physiologie und Klinik der Hydronephrose

Die glomeruläre Filtration ist bei totaler Stenose während mindestens 10 Tagen noch voll erhalten (GOMÖRY et al. 1960), was daraus ersichtlich ist, daß bei Injektion von Hühnereiweiß gleichzeitig mit dem Anlegen der Ligatur vorerst in beiden Nieren gleich viele hyaline Cylinder gefunden werden (SHUSTER und CALLAGAN 1961). Auf vermehrte, möglicherweise auch totale Rückresorption in der hydronephrotischen Niere weist die Beobachtung hin, daß Tumormetastasen ebenso wie ikterische Verfärbung zum Teil nur, oder jedenfalls sehr viel stärker in der hydronephrotischen Niere gefunden werden, als in der nichthydronephrotischen Gegenseite (Abb. 619, S. 705).

In der akuten Phase des Verschlusses wird der Filtrationsdruck der Glomerula noch durch eine vermehrte Kontraktion der Kelchwände des Nierenbeckens und der Ureter verstärkt, so daß Werte bis zu 100 mm Hg im Nierenbecken erreicht werden (STAEMMLER 1957). Weiter konnte beim Hund gezeigt werden, daß nach Ureterligatur ein Druck von 45 mm Hg erreicht wird; derselbe kann auf 70 mm erhöht werden, wenn noch osmotische Diurese dazutritt (sog. maximaler Ureterdruck). Beim ersterwähnten Druck wird noch filtriert und total rückresorbiert. Die Nierendurchblutung sinkt während des Versuches (ENGER et al. 1937). Wird physiologische Kochsalzlösung unter hohem Druck in das Nierenbecken des Hundes injiziert, so sollen die Sammelrohrmündungen geschlossen werden, wodurch das Nierenparenchym vorübergehend vor dem Druck geschützt wird (DOMINGUEZ und ADAMS 1958). Dabei soll kein pyelovenöser und kein pyelolymphatischer Reflux auftreten, was allerdings durch Isotopenversuche (PERSKY et al. 1955) widerlegt wurde. In funktioneller Hinsicht spiegelt der Urin beim unvollständigen Ureterverschluß den tubulären Zellschaden wieder: Kreatinin- und NaCl-Konzentration sind deutlich reduziert (FIGDOR 1960); gelegentlich kann sich auch das Bild einer Wasserverlustniere (renaler Diabetes insipidus) einstellen (KNOWLAN et al. 1960).

Klinisch stehen entweder gastrointestinale Symptome im Vordergrund (DOROBISZ 1945) oder spastische Schmerzen in der Nierengegend, die allerdings bei angeborenem Verschluß meist fehlen. Der Blutdruck ist bei unkomplizierter Hydronephrose nicht erhöht (BELL 1946, RAASCHOU 1949, BOEMINGHAUS und GÖTZEN 1952), dagegen findet man bei akuter Harnverlegung nicht selten eine temporäre Hypertonie wie bei der akuten interstitiellen Nephritis (s. S. 415; BELL 1946). Ferner entwickelt sich bei Sekundärinfekt relativ häufig eine Hypertonie, wobei die operativen Resultate als recht gut zu bezeichnen sind (BOUQUIN und IMBERT 1949, RAASCHOU 1949, BOEMINGHAUS und GÖTZEN 1952, HOUSTON 1956).

Bei zwei Patienten konnten wir beobachten, wie sich der anfänglich stark erhöhte Blutdruck (210/100 bzw. 230/120 mm) im Verlauf der Jahre auf leicht übernormale Werte spontan gesenkt hat (150/100 bzw. 155/95). Bei beiden Fällen bestand makroskopisch das Bild einer geschrumpften Sackniere und histologisch fanden sich sehr schwere sekundäre Gefäß- und Parenchymveränderungen wie bei banaler Pyelonephritis. Wir haben diese Fälle als „ausgebrannte" Pyelonephritiden in hydronephrotischen Sacknieren aufgefaßt (vgl. S. 486).

III. Die Komplikationen der Hydronephrose

Die wichtigste Komplikation der Hydronephrose stellt fraglos die sekundäre Infektion dar, wobei die Urinstase und möglicherweise auch die veränderten Durchblutungsverhältnisse der Niere bei Totalrückresorption (s. oben) eine wesentliche Rolle spielen. Von unseren 387 Hydronephrosen waren 203 eindeutig infiziert (s. a. GRUBER 1934, KAIRIS 1962 Lit.). Neueste Untersuchungen bei Ratten zeigen, daß sich auch nach absolut steril durchgeführter Ureterligatur eine Pyelonephritis einstellen kann. Sie wird auf die in der normalen Rattenniere saprophytären Mycoplasmatoceen zurückgeführt (PANDOLA et al. 1964).

Die nicht selten beobachtete Hämaturie ist möglicherweise eine Folge des sekundären Infektes (Kelchnischeninfiltrate); zum Teil ist sie auch auf Calixrisse bei akuten Drucksteigerungen zurückzuführen. Als weitere Komplikationen sind Nierenrupturen anzuführen, welche meist traumatischer Natur sind (WAITMANN 1915 u. a.), gelegentlich aber auch spontan zustande kommen (KAIRIS 1962 Lit.). Sekundäre Steinbildung wird dagegen recht selten und praktisch nur nach vorgängiger Infektion beobachtet. Beim Kaninchen jedoch entwickelt sich bei unvollständiger Ureterstenose trotz Fehlens einer pyelonephritischen Komponente häufig eine Nephrolithiasis (ANTOINE und DE MONTERA 1960).

IV. Pathogenese und Ursache der Hydronephrose

Experimentell wurde schon seit langer Zeit mit der Hydronephrose gearbeitet (Lit. NOSOWSKY 1961, WEAVER und HOL 1961, KAIRIS 1962). Viele dieser Versuche kranken daran, daß ein vollkommener Verschluß des Ureters erzeugt wurde. Gut bewährt hat sich die Bildung eines strangulierenden Lappens aus dem Musculus obliquus externus (HEIM et al. 1957), oder das Anbringen einer Cellophanmanchette um den Ureter (NOSOWSKY 1961). Auf Grund seiner experimentellen Untersuchungen an Mäusen kam HENSCHEL (1957) zum Schluß, daß sich die schwere Parenchymdistension erst dann entwickeln könne, wenn das Parenchym schon atrophisch sei, was mit den Beobachtungen beim Menschen allerdings nicht übereinstimmt. — Interessant ist die Entwicklung einer Nierenbeckenpapillomatose in einer experimentell erzeugten hydronephrotischen Sackniere (HEIM et al. 1957; Abb. 478). — Spontane Hydronephrosen werden bei Mäusen eines bestimmten Stammes gefunden und auf Bildung eines Schleimpfropfes in der Urethra zurückgeführt (SILVERSTEIN et al.

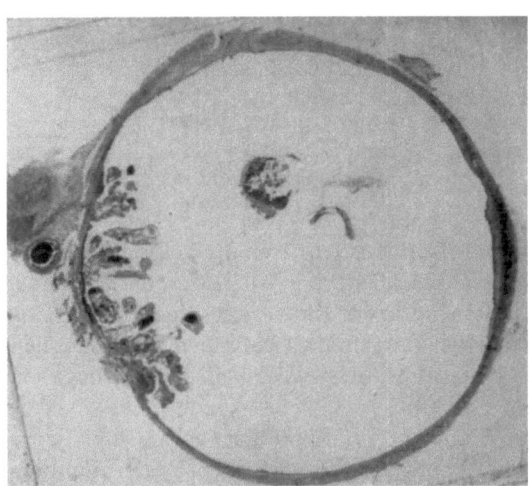

Abb. 478. Nierenbeckenpapillom in experimenteller Hydronephrose bei der Ratte (s. HEIM, ISLER und ZOLLINGER 1957). Vergr. 6mal, van Gieson

1961). — Schließlich haben Versuche an aglomerulären Fischnieren (SCHMIDT 1955) ergeben, daß sich nur dann Rindenatrophie einstellt, wenn Glomerula vorhanden sind. Daraus kann geschlossen werden, daß die glomeruläre Filtration die Voraussetzung für die Ausdehnung von Nierenbecken und Nierenparenchym ist. Die distalen Tubuli haben sich bei diesen Fischen gleichartig verändert wie beim Menschen.

Für die Entwicklung einer Hydronephrose mit Parenchymatrophie werden grundsätzlich zwei Faktoren verantwortlich gemacht: Die Druckatrophie und die ischämische Atrophie. Ob zwischen diesen beiden Thesen überhaupt grundsätzliche Unterschiede bestehen, will uns fraglich erscheinen. Eine wesentliche venöse Stauung (SHEEHAN und DAVIS 1959) scheint nach den histologischen Bildern zum mindesten nicht bewiesen zu sein. Entscheidend ist und bleibt die Druckzunahme im Nierenbecken, welche durch das weitere Andauern der glomerulären Sekretion aufrecht erhalten wird (s. a. HINMAN 1945). Interessant ist die Tatsache, daß Cortison die Entwicklung einer Hydronephrose etwas hemmt, was auf die Gefäß-abdichtung zurückzuführen sein soll (GUZE und BEESON 1957).

Als Ursache einer Hydronephrose kommt in erster Linie ein mechanisches Abflußhindernis in Betracht (s. Tab. 2)[1], doch lehren die klinischen Untersuchungen und die zum Teil negativen anatomischen Befunde, daß auch funktionelle bzw. Innervationsstörungen zu schweren Hydro-nephrosen führen können. Dieselben sind in der Regel angeboren, und zwar kann es sich um eine Hemmung oder um eine Steigerung der nervösen Funktionen handeln. Da keine morphologischen Primärschäden gefunden werden, spricht man von der idiopathischen Form, wobei an eine Atonie (LEHMANN 1932: „Achalasie") gedacht wird, welche zum vesicorenalen Reflux führt (Lit. BOEMINGHAUS 1929, KAIRIS 1962). Daneben kommen auch spastische Zustände vor, in erster Linie bei Spina bifida (ALLEMAN 1928/29, MORALES et al. 1956 Lit.).

Tabelle 2.
Ursachenspektrum bei Hydronephrose
(auf 10 000 Sektionen)

Vas aberrans	19
Ventilartiger Ureterabgang	17
Kongenitale Mißbildungen (Ureterocele, Beckennieren usw.)	12
Nierenptose	1
Nierenarterienaneurysma	2
Nieren- und Uretersteine	14
Ureteritis cystica	2
Andere Tumorstenosen des Ureters	77
Prostatahyperplasie und -carcinom	102
Portiocarcinom	46
Blasencarcinom	33
Blasenlähmung (Multiple Sklerose)	7
Urethranarben nach Entzündung	21
Urethranarben nach Operation	7
Urethralfalte	2
Keine Ursache gefunden	25
Total	387
davon Schrumpfnieren	29
davon Hypertonie	14

Noch nicht abgeklärt ist die Frage nach der primären Ursache des Megalo-ureters. Die Ansicht, daß es sich um ein abnorm starkes Wachstum des Ureters in der Phase kurz nach der Geburt bei kongenitalem Entleerungshindernis handeln soll (BOEMINGHAUS 1957), hat am meisten Zustimmung gefunden. Ein Ganglien-zellmangel analog dem Befund bei Megacolon (SWENSON et al. 1952) wurde von Nachuntersuchern nicht bestätigt (s. S. 730).

Bei der kindlichen Hydronephrose stehen die Mißbildungen weit im Vordergrund: Unter 820 Fällen zeigten 225 eine Striktur der distalen Uretermündung, 89 eine solche in der Mitte des Ureters und 110 eine Anomalie am Abgang des Ureters aus dem Nierenbecken (CAMPBELL 1951; s. a. NIXON 1953). In 55 Fällen bestand eine Ureterocele, 52 Fälle waren durch Veränderungen der Urethra bedingt und in 73 fand sich eine Kontraktur, zum Teil neurogener Natur, am Blasenausgang. Bei Neugeborenen findet man in etwa einem Viertel der Fälle kein

---

[1] Bei peripherem Abflußhindernis gefolgt von Balkenblase kann die muskuläre Trigonum-hypertrophie eine zusätzliche, zum Teil seitenungleiche Ureterstauung hervorrufen [TANAGHO und MYERS: Z. Urol. (Baltimore) 93, 678 (1965)].

Hindernis; meist sind die Hydronephrosen hier auch doppelseitig (Lit. SARRUT 1961).

Von 19 eigenen Kinderfällen betrafen neun Verschlußbildungen in der Urethra (zwei Faltenbildung, eine entzündliche Striktur, sechs Colliculushypertrophie), bei vier handelte es sich um Megaureteren, davon einer mit Ureterocele. Ferner fanden wir eine Narbenstenose des Ureters und eine Ventilstenose am Ureterabgang aus dem Nierenbecken; in vier Fällen konnte die Ursache nicht abgeklärt werden.

Auch bei Cystennieren, Doppelnieren, Hufeisennieren, retrocavalem Ureterverlauf, besonders aber bei dystopen Nieren werden Hydronephrosen beobachtet (Lit. KAIRIS 1962). Exzessive Hydronephrosen wurden gelegentlich auch als Meganieren mitgeteilt (GLOOR und SIEBENMANN 1961).

Einen ausgesprochenen „Wetterwinkel" für die Entstehung der Hydronephrose stellt die pelvinoureterale Nahtstelle dar. Hier werden nicht selten Schleimhaut-

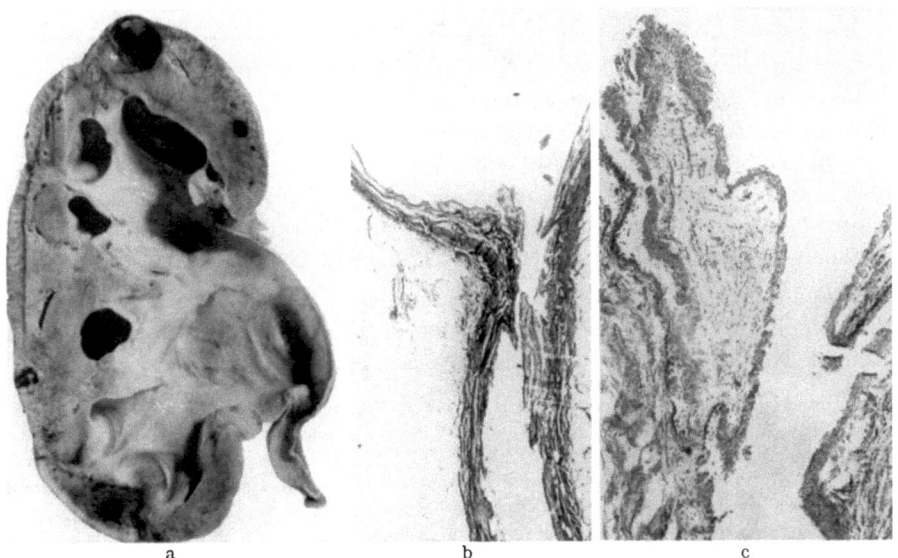

a   b   c

Abb. 479a—c. a Hydronephrose bei ventilartigem Abgang des Ureters. b Übersichtsschnitt durch Faltenbildung am Ureterabgang. Das Bindegewebe (dunkel wiedergegeben) ist hier sekundär stark vermehrt. Vergr. 3mal, van Gieson. c Stärkere Vergrößerung von b. Polypenartige Vorstülpung einer Schleimhautfalte in den Ureterabgang. Vergr. 25mal, HE

falten gefunden, welche den Ureterabgang ventilartig einengen (Abb. 479). Solche Falten sind schon bei Feten beschrieben worden, sie sind eine häufige Ursache der kongenitalen Hydronephrose. Ferner entstehen Falten auch dadurch, daß der Ureter seitlich am Nierenbecken fixiert wird, wobei es sich um eine Mißbildung handelt, die etwa im 4. Monat entsteht (OESTLING 1942, KAIRIS 1962 Lit.). Zusätzliche entzündliche Veränderungen der Nierenbeckenschleimhaut verstärken die Ventilwirkung (OESTLING 1942). Es ist auffällig, daß recht häufig neben diesen Falten zugleich ein aberrierendes Gefäß gefunden wird, welches unmittelbar hinter der Falte verläuft (LICH et al. 1956). Wahrscheinlich ist diese Kombination, eventuell noch durch Entzündung kompliziert, die häufigste Ursache der uretero-pelvinen Stenose (s. a. BELL 1946). Allgemein ist ja schon lange bekannt, daß aberrierende untere Polgefäße zur sekundären Ausbildung einer Hydronephrose führen können (Abb. 75, S. 96; KAIRIS 1962 Lit.). Die Häufigkeit des Vas aberrans als Ursache einer Hydronephrose wird zwischen 20% (PETRÉN 1927, 1934) und 33,8% (JEWETT 1948) angegeben. Unter 316 Kinderautopsien mit Hydronephrose wiesen 37 ein Vas aberrans als Ursache auf (CAMPBELL 1951, NIXON 1953: 25 von 78). Auch in den gelegentlich mitgeteilten Fällen von familiärer Hydronephrose (JEWETT und BURCHET 1962) wird meist ein Vas aberrans gefunden. Durch das Gefäß kommt es gewissermaßen zu einem Aufhängen des Nierenbeckens mit Abknickung desselben (Abb. 75), so daß sich ein Circulus vitiosus ausbilden kann (SIMON 1949, DEUTICKE 1950). Eine solche Hydronephrose äußert sich charakteristischerweise in intermittierend auftretenden Schmerzen (MALUF 1956, ANSELL und PATERSON 1962). Es bestehen ferner Übergänge zu Nieren mit abnorm weiter extrahilärer Bifurkation der Arteria renalis, wobei dann „Nierenbeckenhernien" entstehen können (MALUF 1956). — Beim geteilten Gefäßtypus sollen nach anderer Meinung Dyskinesien verantwortlich sein für die Entwicklung einer Hydronephrose (ALLEMAN 1943 Lit.). Die Ligatur der Vasa aberrantia ist gefährlich wegen Infarktbildung (s. S. 149; s. dagegen SIMON 1949).

Auch im übrigen Verlauf des Ureters können gelegentlich kongenitale Klappenbildungen auftreten (s. S. 725). Wesentlich häufiger sind aber hier die postinflammatorischen Stenosen (JEWETT 1948: 60,5%) sowie Knicke oder Bänder (JEWETT 1948: 5,6%). Bei einem Teil der Stenosen fehlt auffälligerweise die Muskulatur, während eine eigentliche entzündliche Narbe vermißt wird, so daß über die Natur der Stenose keine Einigkeit besteht (OESTLING 1942, NIXON 1953).

Traumatische Schäden können ebenfalls zu Ureterstenosen und damit zu Hydronephrose führen, sei es durch Läsion des Ureters selbst, sei es durch periureterale Narbenbildung (WILDBOLZ 1910, BLUMENSAAT 1936).

In einer eigenen Beobachtung mußte bei einem 35jährigen Mann die eine hydronephrotische Niere entfernt werden, nachdem vor 21 Jahren bei einem schweren Abdominaltrauma ein Retroperitonealhämatom entstanden war, welches den Ureter im Laufe der Jahre vollkommen zum Verschluß gebracht hatte (MB 1406/55). Damit ein solcher Zusammenhang angenommen werden darf, muß das Trauma jedoch erheblich und geeignet sein, vor dem Unfall dürfen keine Nierensymptome bestanden haben, auch müssen andere ätiologische Faktoren wie Adnexerkrankung, Blasentumoren usw. ausgeschlossen sein.

Eine relativ geringe Bedeutung haben die spezifischen Entzündungen, insbesondere die Tuberkulose, bei welcher nur relativ selten durch Ureterostiumstenose eine Hydronephrose der primär gesunden Gegenniere entsteht. Die retroperitoneale Periureteritis plastica (s. S. 757) findet in der heutigen Literatur einen sehr breiten Raum, sie scheint aber doch zahlenmäßig sehr selten vorzukommen, konnten wir sie doch unter 387 Fällen nicht ein einziges Mal beobachten.

Als weitere Ursachen sind Uretersteine zu erwähnen, dann Tumoren (s. S. 780) sowie Kompression des Ureters durch den graviden Uterus (BELL 1946) oder durch große Aneurysmata, Tumoren des kleinen Beckens, Lymphknoten usw.

Rein quantitativ betrachtet überwiegen bei Mann und Frau die peripheren Hindernisse bei weitem. An erster Stelle steht die Prostatahyperplasie, darauf folgen die Tumoren des kleinen Beckens, inklusive Metastasen, an dritter Stelle folgen die Portiocarcinome, welche durch Übergreifen auf Parametrien und Ureteren zu ein- oder doppelseitiger Hydronephrose führen, dann folgen die Blasencarcinome (s. Tab. 2, S. 533).

Konstitutionelle Momente spielen nach der Ansicht erfahrener Autoren eine beträchtliche unterstützende Rolle (ALKEN 1955). Familiäres Vorkommen bei einer Frau und ihren drei Tanten väterlicherseits ohne eindeutige Ursache wurde beschrieben (RAFFLE 1955).

Anhang: Die Nephrohydrose

EHRICH (1932) bezeichnete erstmals die Erweiterung des intrarenalen Tubulussystems bedingt durch Abflußhindernis innerhalb der Niere als Nephrohydrose.

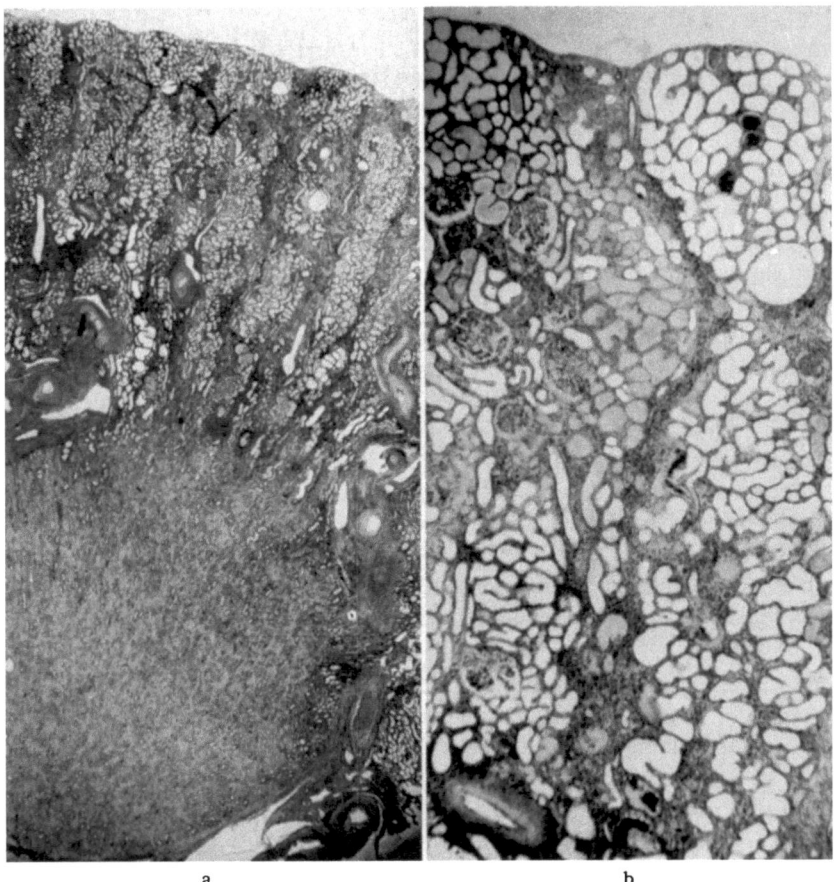

a   b

Abb. 480. Nephrohydrose, d. h. rein intrarenale Rückstauung des Urins in den Hauptstücken bei hochgradiger Sklerose des Markes (vasculär bedingt). a Übersichtsvergrößerung, b Vergr. 25mal, HE

Die Veränderung wurde aber als solche schon früher exakt beschrieben und in ihrer Bedeutung erkannt (BOHNENKAMP 1922).

Experimentell soll eine typische Nephrohydrose durch partielle Dekortikation der Niere beim Kaninchen erzeugt werden können, wobei es zu einer Enzymblockierung der Tubuli sowie einer Erweiterung der Lymphgefäße kommt (KETTLER et al. 1958 Lit.). Wir selbst haben allerdings den Eindruck, es handle sich nicht um eine durch Rückstauung bedingte Veränderung, sondern um einen

Überlastungsschaden des Epithels, da wir analoge Veränderungen im noch erhaltenen Parenchym bei Schrumpfnieren (s. S. 339) häufig antreffen. Die echte Nephrohydrose wird beim Menschen vor allem bei festgefahrenen Plasmocytomcylindern beobachtet (s. S. 262), ferner gelegentlich bei schwerer Kalknephrose, Oxalatnephrose und anderen zu Tubulusverstopfungen führenden Niederschlagsbildungen innerhalb des Tubulussystems. Ferner wird sie auch bei der narbigen Papillensklerose im Gefolge einer chronischen Pyelonephritis usw. gelegentlich beobachtet (Abb. 480) und schließlich kann als ihr extremes Endresultat die sog. Strumaherdbildung aufgefaßt werden (s. S. 449).

M. Die Urolithiasis[1]

Das Problem der Urolithiasis ist wohl vorwiegend auf der chemischen Ebene zu lösen, jedoch gibt es auch zahlreiche morphologische Fragen, die den pathologischen Anatomen besonders angehen; diesen wollen wir uns vor allem zuwenden.

Die Angaben über die Häufigkeit der Urolithiasis schwanken naturgemäß außerordentlich stark je nach Bevölkerungsaufbau, geographischer Lage usw. Im letzten Jahrzehnt wurde eine deutliche Zunahme der Urolithiasis nachgewiesen (ALKEN und HERMANN 1957, VAN DER VUURST 1961 Lit., SCHUMANN 1963). Meist handelt es sich um Patienten im 3. bis 5. Lebensjahrzehnt, wobei Männer in der Regel jünger sind als Frauen. Die Kurve bei der Frau ist zweigipflig: Der erste Gipfel entspricht dem 35. bis 40. Lebensjahr wie bei den Männern, der zweite dem 55. bis 60. Jahr (ALKEN und HERMANN 1957). Männer scheinen wesentlich häufiger befallen zu sein als Frauen (HERBUT 1952: 3 bis 4:1, ALKEN und HERMANN 1957: 2:1, McDONALD und EDDINGS 1957, STAEMMLER 1957; HEUSCH 1941: Kinder 96:4). Möglicherweise spielen dabei die vermehrten protektiven Kolloide der Frau eine Rolle (McDONALD und EDDINGS 1957), denn mit Magnesiumkernen in der Harnblase der Ratte erzeugte Steine (McDONALD und EDDINGS 1957) zeigten folgende absteigende Reihe bezüglich der Häufigkeit:

Männliche Kontrollen
Männchen mit Stilboestrolbehandlung
Männliche Kastraten
Männliche Kastraten mit Oestrogenbehandlung
Weibchen

Bei den *Blasensteinen* ist die Bevorzugung des männlichen Geschlechtes noch viel ausgeprägter. Nach großen Statistiken sollen unter den Blasensteinträgern nur etwa 3 bis 4% Frauen sein (HENNIG 1961 Lit.), was auch für die Kinder gilt. Auf der anderen Seite sind Harnröhrensteine bei der Frau wieder häufiger als beim Mann, was auf das häufige Vorkommen von Urethraldivertikeln bei der Frau zurückgeführt wird (HENNIG 1961).

Kinder sind besonders in endemischen Steingebieten häufig befallen (Blasen- und Nierenbeckensteine; GÖTZEN 1958). In Europa ist ein sehr starker Rückgang der Urolithiasis im Kindesalter in den letzten 100 Jahren festzustellen (HÖSLI 1960, ZINSSER 1960). Immerhin sollen auch in den europäischen Gebieten 2,2%

---

[1] Lit. GRUBER 1934, BOSHAMER 1961, HENNIG 1961, MAURICE und HENNEMAN 1961, VAN DER VUURST 1961.

aller Steinträger Kinder sein, wobei Steine schon im Alter von 13 Monaten beobachtet wurden (HEUSCH 1941 Lit., GÖTZEN 1958, BOSHAMER 1961, HENNIG 1961).
Unter 42 Kinderfällen wurden neunmal kongenitale Mißbildungen der Harnwege,
viermal Stoffwechselstörungen und neunmal Entzündungen gefunden; in 20 Fällen
blieb die Nachsuche resultatlos (FOX 1960). Familiäre Hyperoxalämie liegt ge-
häuften Kinderfällen vereinzelt zugrunde (DAVIS 1959). Auch bei Tieren treten
Harnsteine spontan auf (GRÜNBERG 1964 Lit.).

Autoptisch fand BELL (1946) in 0,97% eine Urolithiasis und in 0,38% durch
Urolithiasis bedingten Tod. In unserer Zusammenstellung von 10000 Autopsien
fanden sich 153 Fälle von Urolithiasis (1,53%).

Von großer Bedeutung bezüglich der Pathogenese ist die geographische Verteilung der Urolithiasis. Außerordentlich verbreitet ist sie in Dalmatien, Anatolien,
dann auch in Persien, Mesopotamien und im Wolgatal (HEUSCH 1941, STAEMMLER
1957 u. a.), wobei bemerkenswert ist, daß in diesen Gebieten vor allem die Blasensteine häufig sind (statistische Angaben HENNIG 1961). In Südamerika, in der
Normandie und in der Schweiz sind primäre Nierensteine dagegen selten. Eine
große Fragebogenuntersuchung in den USA ergab, daß im allgemeinen in heißen,
trockenen Gebieten die Urolithiasis häufiger auftritt (BURKLAND und ROSENBERG
1955). Auch andere Zusammenstellungen aus den USA zeigen, daß die Südstaaten
sehr viel häufiger Urolithiasis aufweisen als die Nordstaaten und daß Steine vor
allem in den heißen Monaten auftreten, wohingegen die Luftfeuchtigkeit nicht von
Bedeutung sein soll (PRINCE et al. 1956). Der Wasserverlust des Körpers scheint
somit eine große Rolle zu spielen (s. dagegen STAEMMLER 1957). Auch die *Rasse* ist
bedeutungsvoll; Neger sind viermal seltener befallen als Weiße (HERBUT 1952,
BOSHAMER 1961). Eine vererbte familiäre Disposition kann bei Erhebung der
Familienanamnese oftmals eindeutig festgestellt werden (MCGEOWIN 1960), wobei
die familiäre Hyperoxalurie eine nicht unbeträchtliche Rolle spielt (DANIELS et al.
1960). Ein entscheidender Einfluß muß ferner der beruflichen Tätigkeit beigemessen werden, wobei vor allem sitzende Berufe, dann auch wetterausgesetzte und
stehende Schwerarbeiter im Vordergrund stehen. Eigenartig ist im Hinblick auf
die Schweißverlusttheorie der relativ seltene Befall der Hüttenarbeiter und der
Bergleute (graphische Darstellung bei BOSHAMER 1961; s. dagegen ALKEN und
HERMANN 1957).

Daß Beziehungen zwischen Ernährung und Steinvorkommen bestehen, ist
schon lange Zeit bekannt. Dabei scheinen Schwankungen im pH mitzuspielen, wie
Tierversuche gezeigt haben (GILL und VERMEULEN 1962). Ebenfalls auf Grund von
experimentellen Arbeiten wurde die These vertreten, daß ein Vitamin-A-Mangel
der Nephrolithiasis zugrunde liegen müsse (HIGGINS 1944), welche These allerdings
nicht bestätigt werden konnte (BOSHAMER 1961, SCHUMANN 1963), wenn auch zugegeben wird, daß die bekannten Epithelveränderungen bei A-Avitaminose häufig
zu sekundären Entzündungen und auf diesem Umweg zu Steinbildung führen
können.

I. Lokalisation der Nierensteine[1]

Die Verteilung der Harnwegssteine (Niere, Nierenbecken, Ureter und Harnblase) variiert in den verschiedenen Statistiken sehr stark und scheint vor allem

---
[1] Lit. BOSHAMER 1961.

von geographischen Faktoren abzuhängen. Das Verhältnis von Nierenbecken- zu Uretersteinen schwankt zwischen 1:1 in Ägypten, 2:1 in der Tschechoslowakei und 5:1 in England (BOSHAMER 1961 Lit.). Die Blasensteine machen zwischen 4,3% (Tschechoslowakei) und 30% (Ägypten: Bilharziosis) aus. Wir fanden 19mal Blasensteine (darunter zwölf bei gleichzeitiger Nephrolithiasis und vier bei Blasencarcinom), 14 Uretersteine (drei mit Nierensteinen) und in 135 Fällen Nephrolithiasis. Eine wesentliche Bevorzugung der einen Seite besteht nicht. Doppelseitiger Befall wird in durchschnittlich 13% festgestellt. In unserer eigenen Statistik waren 53 Fälle doppelseitig, davon handelte es sich in 13 um mehr oder weniger massive Grießbildung bei Leukämie usw.

Innerhalb der Nieren ist der unterste Calyx am häufigsten befallen, da er tiefer liegt als der Ureterabgang und es hier am ehesten zu einer Urinstase kommt (HERBUT 1952). Die Harnleitersteine werden zu drei Viertel im Beckenabschnitt, vor allem im Bereich der Kreuzung des Ureters mit der Arteria iliaca und dem Uretereintritt in die Blase gefunden (HERBUT 1952; graphische Zusammenstellung: VAN DER VUURST 1961). In einer größeren Serie von 205 Uretersteinfällen wurden folgende Positionen festgestellt: 118 im Ureterursprung aus dem Nierenbecken, 48 Intravesicalabschnitt, 19 im proximalen Drittel und 2 im mittleren Drittel (SAUTER-SERWETNIK 1956). Es sind somit vor allem die physiologischen Engen, an welchen sich die Uretersteine festklemmen.

In der Harnblase kann von einer besonderen Topographie nicht gesprochen werden, höchstens die sog. Vorblase, d. h. die innerste Pars prostatica der Harnröhre weist als Kloake der Blase besonders häufig Steine auf (HENNIG 1961). Divertikelsteine sind in der Harnblase im Unterschied zur Harnröhre ziemlich selten. In der Urethra werden beim Mann fast 50% der Steine in der Pars membranosa nachgewiesen, bei der Frau überwiegen Divertikelsteine (s. oben).

II. Morphologie und Chemismus der Urolithen

Auf eine ins einzelne gehende Schilderung des Chemismus können wir verzichten, da diesbezüglich ausgezeichnete Zusammenfassungen bestehen (BOSHAMER 1961, HENNIG 1961, VAN DER VUURST 1961). In der Untersuchungsmethodik haben sich neben der chemischen Bestimmung (s. BOSHAMER 1961: Tab. 4) die Beurteilung am Steinschliff und die Röntgendiffraktion (BRANDENBERGER 1947, EDLING 1952, GRÜNBERG 1964) bewährt.

Im Vordergrund stehen die Calciumoxalat-, die Phosphat-, die Urat- und die Cystinsteine. Calciumoxalatsteine werden vorwiegend in den oberen Harnwegen angetroffen, sie sind am gesamten Steinmaterial mit 60 bis 65% beteiligt. Die Magnesium-Ammoniumphosphat-(Tripelphosphat- oder Struvit-)Steine machen etwa 22% aus, Uratsteine 5%, Cystinsteine 0,5 bis 1% (Tab. zur Schnellbestimmung des chemischen Aufbaues der Urolithen: WIENER 1959, MAURICE und HENNEMAN 1961).

Calciumoxalatsteine (Monohydrat = Whewellit, Bihydrat = Weddellit) sind vielzackig, oft maulbeerförmig, grau oder oberflächlich dunkelbraun bis schwarz. Sie sind selten ausgesprochen groß. Die bei akuter interstitieller Nephritis und allgemein bei akutem Nierenversagen sehr häufig gefundenen Calciumoxalatkristalle (s. S. 300) führen wir auf die allgemeine Acidose und die Anurie zurück;

sie stehen vermutlich aber nicht in Zusammenhang mit der eigentlichen Urolithiasis.

Phosphatsteine: Unregelmäßig geformte, rauhe, graue bis weiße und oft krümelige Gebilde, die nicht selten einen hirschgeweihartigen Ausguß des Nierenbeckens darstellen (Abb. 481). In einzelnen Fällen bilden sie auch grobe Steinkonglomerate (Abb. 482).

Calciumcarbonatsteine (Apatit) sind grauweiß, meist sehr klein und auf Schnitt gelegentlich geschichtet.

Uratsteine sind rund bis ovalär, glatt, gelbbraun, entweder weich (Calciumurat) oder sehr hart (Harnsäure). Bei Neugeborenen kommt es trotz der massiven Harnsäureausscheidung nur äußerst selten zu Steinbildung (STAEMMLER 1959).

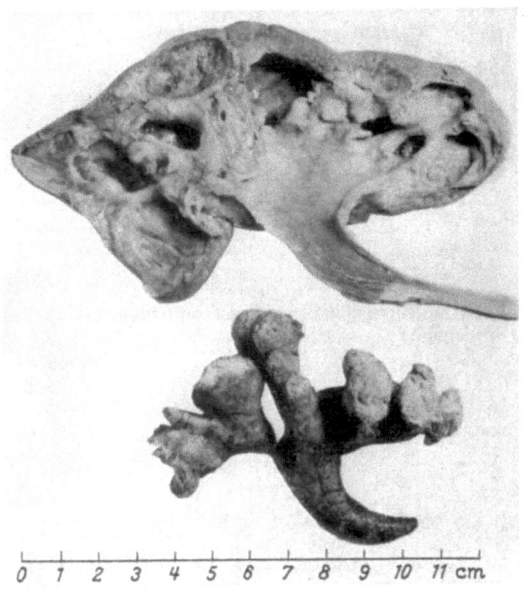

Abb. 481. Hirschgeweihähnlicher Ausgußstein neben zugehöriger schwer lädierter Niere

Ammoniumuratsteine: Es handelt sich um weiche, bröckelige, gelbliche bis dunkle Massen, die besonders bei behandelter Leukämie angetroffen werden. Für die Steinentstehung scheint hier in erster Linie der saure Urin wichtig zu sein (McCREA 1955).

Cystinsteine: Gelblichgrün, deutlich kristallin und radiär gebaut.

Die sog. „weichen Urolithen" (ALPI 1949 Lit.) beruhen entweder auf entzündlich-aseptischen (Fibrin, Albumin, Amyloid) oder entzündlich-septischen Vorgängen (pseudo-diphtherische Membranen, Bakterien usw.). Sie können auch exogener Natur sein (Oleolithen, Paraffinolithen) oder aus parasitärem Material bestehen (Echinococcus). — Ganz allgemein variiert die Größe der Urolithen außerordentlich stark. Das bei der behandelten Leukämie häufig beobachtete Grieß stellt wohl die kleinste Form dar, auf der andern Seite sind Riesensteine von bis fast 1 kg Gewicht operativ gewonnen worden (VAN DER VUURST 1961 Lit.).

In pathogenetischer Hinsicht ist die *Steinmatrix* von größter Bedeutung. Diese besteht aus den organischen Anteilen des Steines und ist in der Regel fibrillär aufgebaut. Zwischen den Fibrillen liegt amorphe Substanz, in welche die Kristalle des intakten Steines eingebettet liegen. Fibrillen und amorphe Substanz sind PAS-positiv und oft auch metachromatisch. Sehr wesentlich ist die Feststellung, daß der chemische Aufbau der Steinmatrix demjenigen der Harnmucoide nicht vollkommen entspricht (DULCE 1958), wenn es sich auch bei beiden Stoffen um Mucopolysaccharide und Mucoproteine handelt, welche 2,5% des Steingewichtes ausmachen (BOYCE und GARVEY 1956). Nach anderen Autoren beträgt ihr Gewichts-

anteil 0,2 bis 1,4% und es werden chemisch neben Polysacchariden auch Aminosäuren und Desoxyribonucleinsäuren gefunden (HAVADA und SAITO 1958). Interessant ist ferner die Feststellung, daß eine Hypermucoproteinurie mit Ausnahme der

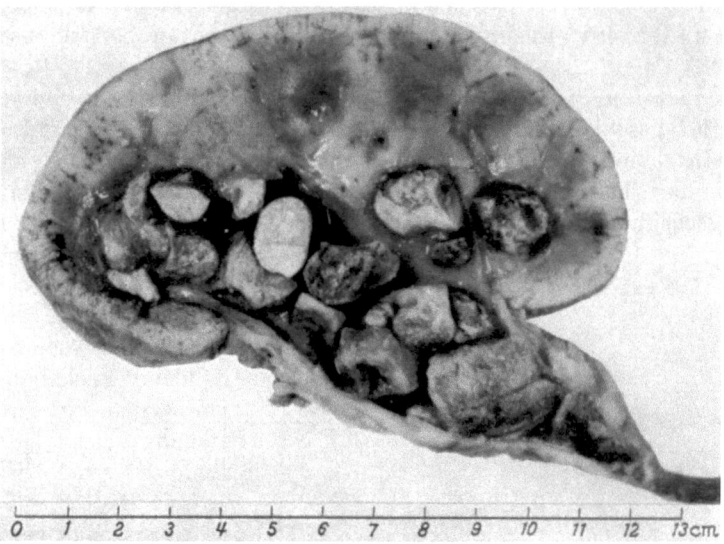

Abb. 482. Nephrolithiasis bei multipler Sklerose. Die Einzelsteine stehen nicht miteinander in Zusammenhang

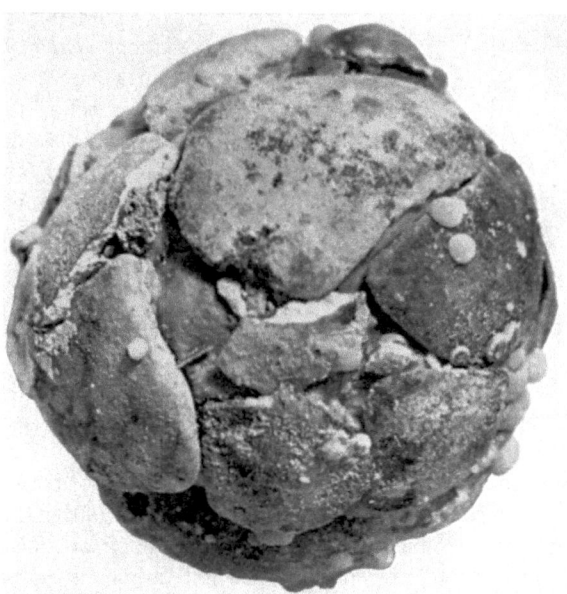

Abb. 483. Zusammengebackene Kathetersteine der Harnblase

Oxaluriepatienten bei allen Steinträgern festgestellt werden kann (THOMAS et al.
1960). Es scheint somit, daß die Steinmatrix entscheidende Bedeutung bei der
Lithogenese hat (s. unten).

Das *Wachstum* der Steine erfolgt in der Regel cyclisch, was sich auch in der Schichtung des Schnittbildes äußert. Calciumoxalat-, Harnsäure- und Uratsteine wachsen in der Regel langsam, Phosphatsteine wesentlich schneller. — Zerfalls-erscheinungen werden besonders bei Blasensteinen relativ häufig beobachtet (Frakturen, Aufblättern, Totalzerfall), was auf die Alterung des Steinmaterials zurückgeführt wird. Diese Veränderungen sind fast ausschließlich auf die Phos-phatsteine beschränkt. Auch spontane Auflösung von Steinen wird vereinzelt be-schrieben (Lit. BOSHAMER 1961), experimentell wird heute in den verschiedensten Laboratorien die medikamentöse Auflösung angestrebt. Zahlreiche Steine der Harnblase können auch zu einem nagelfluhartigen Komplexstein zusammenge-backen werden (Abb. 483).

III. Die Genese der Urolithiasis[1]

Als wesentlich *unterstützende Faktoren* bei der Urolithiasis haben die Harn-stauung und die Harninfektion schon seit langer Zeit gegolten. Dies erklärt, daß in Blasendivertikeln (Abb. 692, S. 766) und bei einer relativ großen Zahl von Miß-bildungen der Harnwege (30,6%) Steine gefunden werden (ALKEN und HERMANN 1957). Bei Hufeisennieren sollen in 30% der Fälle Steine zur Beobachtung kommen (HERBUT 1962), was wir allerdings auf Grund unseres Beobachtungsgutes nicht bestätigen können. Eine sehr große statistische Untersuchung in den USA ergab in 41,5% aller Fälle von Urolithiasis eine primäre Harnstauung (BURKLAND und ROSENBERG 1955). Der Faktor Harnstauung erklärt, wenigstens zum Teil, den häufigen Befall von Paraplegikern durch Urolithiasis (COMAR 1955: 6,8% Nieren-und Uretersteine, 28% Blasensteine), allerdings spielt bei diesen Patienten auch die gehäufte Harninfektion und die Inaktivitätsatrophie des Knochens eine Rolle. In unseren 153 Fällen von Urolithiasis lag 25mal eine primäre Harnstauung vor, davon acht Fälle mit Hydronephrose. Diese letzte Zahl ist recht charakteristisch, denn sie zeigt, daß eine exzessive Harnstauung im Sinne einer Hydronephrose nur selten zur Steinbildung führt (s. a. BOSHAMER 1961). Daß immerhin eine leichte Harnstauung aber doch wesentlich ist, zeigt der oben erwähnte häufige Befall des unteren Nierenkelches (allg. Statistik s. BOSHAMER 1961).

Bei der Entwicklung von Blasensteinen ist die Harnstauung ebenfalls ein wichtiger Zusatzfaktor, allerdings kommt hier den primären Steinkernen (Fremd-körper usw.) eine ungleich größere Bedeutung zu (Lit. HENNIG 1961). Schließlich zeigt auch das Beispiel der Urethra, wobei Steine vor allem in Divertikeln der weiblichen Urethra gefunden werden, wie wichtig die Harnstauung ist.

Bei der pathogenetischen Beurteilung der Bedeutung der Harninfektion liegen die Verhältnisse insofern komplizierter, als hier sehr schwierig zu entscheiden ist, was primär und was sekundär in Erscheinung trat. In der schon mehrfach erwähn-ten großen amerikanischen Statistik wurde in 47% ein vermutlich primärer Infekt der Harnwege bei Urolithiasis angenommen (BURKLAND und ROSENBERG 1955). Schon früh hat sich die Erkenntnis durchgesetzt, daß bei primärer Harninfektion fast nur Phosphat- oder Carbonatsteine entstehen. Dabei sollen harnsäurespaltende Bakterien entscheidend beteiligt sein (PRIEN 1955, ZINSSER 1960), denn der Urin ist dabei ausgesprochen alkalisch (s. a. STAEMMLER 1957). Harnstoffspaltende Er-

---

[1] Lit. FORBES und DEMPSEY 1963.

reger wurden bei Steinkranken doppelt so häufig gefunden wie bei Steinfreien, auch bei Rezidiven sind sie sehr viel häufiger (OBRECHT 1944). Ob man daraus aber schließen kann, daß die Mehrzahl der Steine infektbedingt sei (OBRECHT 1944), erscheint doch sehr fraglich, fanden doch ALKEN und HERMANN (1957) auch bei Phosphat- und Carbonatsteinen in 29% keinen Infekt. Ferner werden gerade bei keimfreien Ratten sehr häufig Nierensteine gefunden, welche auf den stark alkalischen Urin mit reichlich Calcium und Citrat zurückgeführt werden (GUSTAFSSON und NORMAN 1962). Die typische distaltubuläre Insuffizienz bei chronischer Pyelonephritis führt ferner zu einer vermehrten Calciumausscheidung, da die H-Ionen und die NH_3-Ionen im distalen Tubulus nicht abgesättigt werden können (UEHLINGER 1956 u. a.). Die Tatsache, daß bei poliomyelitisgelähmten Kindern mit Katheter häufig Steine auftreten, kann nicht interpretiert werden, ohne zu berücksichtigen, daß diese immobilen, oft im Respirator liegenden Patienten eine starke Acidose und natürlich auch Inaktivitätsatrophie des Knochens aufweisen (RODGERS et al. 1956). Wichtig ist ferner die Feststellung, daß bei Harninfekt in der Regel auch eine sekundäre Entleerungsstörung, also eine Harnstauung besteht.

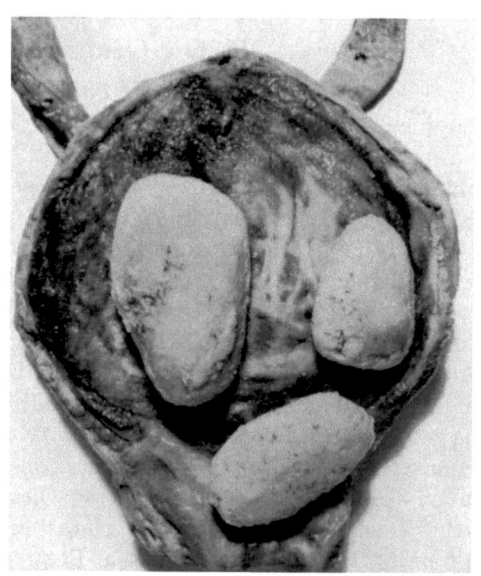

Abb. 484. Drei walnußgroße Blasensteine und schwere chronische Cystitis nach Dauerkatheter

Allgemein wird die Förderung der Lithogenese durch den Harninfekt mit der Bildung eines organischen Steinkerns einerseits und einer Verschiebung der Harnkolloide sowie der Harnreaktion andererseits erklärt (weitere Möglichkeiten s. BOSHAMER 1961). Im Tierversuch kann gezeigt werden, daß nach Fremdkörpereinführung (Injektion von gelöstem Celluloid: FORMANEK et al. 1964) in die Harnblase bei der Ratte fast bei 100% der Tiere Steine entstehen; wird jedoch mit Antibiotica behandelt, so unterbleibt die Steinbildung (CHAKRAVARTI und BANERJIE 1958). Die gefürchteten Kathetersteine der Harnblase beruhen ebenfalls auf einer mechanisch ausgelösten und sekundär bakteriell unterhaltenen Entzündung (Abb. 484). Bei der Nierentuberkulose scheint die Urolithiasis nur leicht gehäuft vorzukommen (BOSHAMER 1961: 1,4 bis 9,1% in der Lit.). In einer größeren Untersuchung wurden in 18% der Nierentuberkulosen Kalkniederschläge und in 9,3% kleine Steine nachgewiesen; Parenchymverkalkung bestand in 8,7%; als Ursache für die Lithiasis wird die sekundäre Pyelonephritis angeschuldigt (APPERSON et al. 1962). — Der Harninfekt und vermutlich auch die Harnstauung erklären, daß bei fast einem Fünftel der Nierenbeckencarcinome sekundäre Steine beobachtet werden. Bei hypernephroiden Carcinomen und Sarkomen dagegen soll dieses Zusammentreffen außerordentlich selten sein (Lit. BOSHAMER 1961). Nach unserer allerdings einseitigen Erfahrung ist die Kombination von Infekten und

Harnstauung bei Nephrolithiasis außerordentlich häufig zu beobachten (Abb. 485).

Von klinischer Seite wird ferner die Herdinfektion bei der Genese der Urolithiasis als bedeutend angesehen unter Hinweis auf die Tatsache, daß in sehr vielen Fällen von Urolithiasis Herdinfekte festgestellt werden können (BOSHAMER 1961 Lit.). Man stellt sich dabei vor, daß ischämische Prozesse in den Nieren ausgelöst würden, welche ihrerseits zur Steingenese beitragen sollen. Auch allergische Zustände wurden angeschuldigt, unter der Annahme, daß sie eine interstitielle Nephritis mit Kreislaufstörungen und sekundärer Nephrocalcinose hervorrufen würden (UNGER 1958). Objektiv faßbare Argumente unterstützen diese Thesen jedoch nicht.

Die Frage der traumatischen Nierensteinbildung ist nicht nur theoretisch, sondern auch versicherungsrechtlich von großer Bedeutung. Unter den Begut-

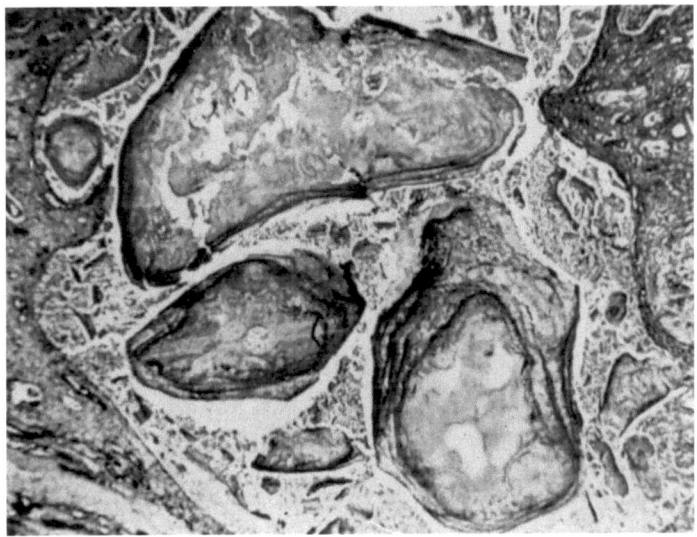

Abb. 485. Steinbildung in Nierencyste, proximal von Papillennekrose bei Pyelonephritis. Vergr. 70mal, PAS

achtern herrscht im allgemeinen die Ansicht vor, daß bei sicherstehenden und geeigneten Traumata, bei vorher unbelasteter Anamnese sowie vor allem bei Bestehen von Brückensymptomen zwischen Unfall und Steinentdeckung die traumatische Genese wenigstens als wahrscheinlich anzunehmen sei (ROSENO 1929). Es soll dies in 1% aller Nierentraumata der Fall sein (MAURER 1940 Lit.). Dabei wird in der Regel angenommen, ein Blutcoagulum stelle den Steinkern dar, gewissermaßen wie man mit einem Coagulum eine übersättigte Salzlösung impfen kann (ENGEL 1962). Solche sog. „echte traumatische" Steine (s. ROSENSTEIN 1927) sind jedoch nur äußerst selten (ENGEL 1962: 0,25%) als eindeutig bewiesen anzusprechen, auch wurden trotz der sehr häufig auftretenden Blutcoagula nach Nierenoperationen nie postoperative Nierensteine beschrieben (BOSHAMER 1961). Immerhin kann bei Bestehen der oben angeführten unfallmedizinischen Voraussetzungen die posttraumatische Genese bei sicherstehenden Nierenverletzungen nicht abgelehnt werden. Die Häufigkeit solcher Vermutungsfälle ist sehr schwer einzuschätzen, sicher handelt es sich um ein seltenes Vorkommnis (ALKEN und HERMANN 1957: 3 auf 1112, ENGEL 1962: 7 auf 400 Steinfälle). Als alleinigen Faktor würden wir das Trauma jedoch nicht anerkennen, da die weiteren Faktoren vorhanden sein müssen, damit sich ein Stein entwickelt (s. a. MAURER 1940, ROTHE 1950). Man kann sich im übrigen vorstellen, daß ein Trauma zu periureteralen Verwachsungen führt oder daß Papillennekrosen entstehen (ALKEN und HERMANN 1957, BOSHAMER 1961). Derartige Papillennekrosen haben wir jedoch in traumatisierten Nieren eigentlich nie beobachtet (s. dagegen STAEMMLER 1959b). — Indirekt können posttraumatische Nierensteine bei Frakturpatienten entstehen (s. S. 295).

Stoffwechselstörungen und Urolithiasis[1]

Zahlreiche Stoffwechselstörungen sind bekannt, welche so häufig zu Urolithiasis führen, daß sie als kausale Faktoren und nicht als unterstützende Momente bezeichnet werden sollten. Die Tatsache, daß auch bei diesen primären Stoffwechselstörungen lange nicht immer und gesetzmäßig Steinbildung erfolgt, zeigt jedoch, wie komplex der Vorgang der Steinbildung ist.

1. *Die Hyperurikämie:* Hyperurikämie kann auf einer vermehrten Aufnahme (nutritiv), einer endogenen Stoffwechselstörung (Gicht usw.) oder einem vermehrten Zerfall von Nucleoproteinen (Leukämie usw.) beruhen. In der amerikanischen Harnsteinstatistik betrafen 4% Gichtpatienten; umgekehrt wird Urolithiasis bei rund 30% aller Gichtpatienten beobachtet. Die vermehrte Harnsäureausscheidung scheint somit sehr wichtig zu sein, jedoch bestimmt sie allein die Steinbildung nicht, da ein Parallelismus zwischen Häufigkeit der Harnsäureausscheidung einerseits und Harnsteinbildung andererseits nicht besteht. Auch wird bei behandelten Leukämien, die zum Teil eine sehr hohe Harnsäureausscheidung aufweisen, nur in etwa 2,5% Lithiasis beobachtet. Umgekehrt besteht lange nicht bei allen Uratsteinträgern eine Hyperurikämie oder -urie. Es muß somit noch ein weiterer (renaler?) Faktor zur Stoffwechselstörung hinzutreten um die Steinbildung zu realisieren.

2. *Die Cystinurie:* In der Regel liegt ihr eine recessiv vererbte Stoffwechselstörung zugrunde, wobei Männer überwiegen; möglicherweise handelt es sich um eine Rückresorptionsinsuffizienz der Nierentubuli (GASSER und PREISINGER 1960 Lit.). Die Häufigkeit der Steinbildung bei Cystinurie schwankt zwischen 2 und 4%; zwischen 1 und 3,8% aller Nierensteine gehören in diese Gruppe (BURKLAND und ROSENBERG 1955, GASSER und PREISINGER 1960). — Xanthinsteine sind äußerst selten und beruhen auf einer nicht näher bekannten Stoffwechselstörung.

3. *Die Oxalsäurediathese:* Vermehrte Oxalsäureausscheidung wird bei der essentiellen Oxalose (s. S. 300), bei der vermehrten Aufnahme von oxaligen oder oxalsäurehaltigen Nahrungsmitteln und schließlich bei akuter Kleesalzvergiftung usw. beobachtet.

4. *Kalkstoffwechsel:* Die vermehrte Ausscheidung von Calcium im Urin stellt fraglos eine der wichtigsten Ursachen der Urolithiasis dar. Grundsätzlich kommen für die Hypercalcämie folgende Faktoren in Betracht: Abnorm vermehrte Resorption von Calcium aus dem Darm, vermehrte Parathormonwirkung auf den

---

[1] Lit. BOSHAMER 1961.

Knochen, verstärkter Knochenabbau anderer Genese, Störungen des Blutphosphorspiegels (Calcium und Phosphor sind gewissermaßen Antagonisten im Blut) und Störungen des pH (s. a. UEHLINGER 1958/59, MAURICE und HENNEMAN 1961).

Im Falle der *essentiellen Hypercalciurie* scheint eine angeborene Störung der Calciumrückresorption vorzuliegen (JESSERER 1957). Als symptomatische Form kann die entsprechende Störung bei chronischer Pyelonephritis oder chronischer interstitieller Nephritis aufgefaßt werden (s. unten). Für sich allein stellt die Hypercalcurie keine Steinursache dar, sie muß aber als erstklassiger Unterstützungsfaktor gewertet werden, wird sie doch bei 60% aller Steinträger gefunden (MAYOR 1962).

Unter den *symptomatischen Hypercalciurien* steht nicht zahlenmäßig, aber wegen der theoretischen Überlegungen der *primäre Hyperparathyreoidismus* im Vordergrund. Beim primären Epithelkörperchenadenom (bzw. -hyperplasie) kann eine ossäre (VON RECKLINGHAUSEN), eine renale (MANDL und UEBELHÖR) sowie eine gastrointestinale Form (LIÈVRE) unterschieden werden (MAYOR 1962). Rund zwei Drittel der Fälle von primärem Hyperparathyreoidismus zeigen eine Nierenläsion, weitere 14,5% noch eine zusätzliche Knochenschädigung (NORRIS 1947). Betreffend der Häufigkeit der verschiedenen Formen besteht allerdings eine starke Diskrepanz zwischen verschiedenen Autoren (STAEMMLER 1957 Lit.). Auch die Angaben über Steinhäufigkeit schwanken etwas (1,65 bis 8% aller Steine; Lit. BOSHAMER 1961). In einer Serie konnten in 30 von 36 Patienten mit primärem Hyperparathyreoidismus Nierensteine nachgewiesen werden, über die Hälfte zeigten solche doppelseitig (CHUTE 1939, ALBRIGHT und REIFENSTEIN 1948 Lit.). Man rechnet, daß in den USA ein Zehntel, in Europa etwa ein Zwanzigstel aller Nierensteine durch primären Hyperparathyreoidismus bedingt ist (LABHART 1962). Chemisch handelt es sich in der Mehrzahl der Fälle um Calciumphosphat- und Calciumoxalatsteine.

Die Wirkung des Parathormons wird einerseits in der Osteoclastenanregung, andererseits in der Rückresorptionshemmung der Tubuluszellen für Phosphor erblickt (s. S. 292). Sekundär schlägt sich phosphorsaurer Kalk interstitiell und in den Lymphgefäßen vor allem des Marks nieder. Es sollen sich daraus Mikrolithen entwickeln, welche in das Urinsystem der Kelche einbrechen (STAEMMLER 1959). Die Steine erhalten ferner eine metachromatische Mucopolysaccharidkomponente, welche aus dem Knochen, dem Bindegewebe, dem Urothel oder den Tubuli (BOYCE et al. 1956, BOYCE und KING 1963) stammt.

Zahlreiche primäre Knochenprozesse führen ebenfalls häufig zu Hypercalcurie. Insbesondere ist dies für die Frakturen bekannt, welche zu einer Nebennierenrindenaktivierung führen; die Glucocorticoide bedingen eine Stoffwechselosteoporose, welche durch die zusätzliche Inaktivitätsatrophie gefördert wird (UEHLINGER 1958/59). Unter unseren 153 Fällen von Urolithiasis waren nur fünf im Gefolge von Frakturen aufgetreten, was bei der Häufigkeit von Frakturen im heutigen Untersuchungsgut doch erstaunt (s. a. HEUBERGER 1962). Auch bei orthopädischen Patienten wird Nephrolithiasis relativ selten gefunden (15 von 800 Fällen: KIMBROUGH und DENSLOW 1949). Als wichtig wird dabei der Infekt der Harnwege angesprochen, welcher das pH ändert. Ferner spielen die Diät und die Harnstauung eine Rolle. Die vermutlich hormonal bedingte senile Osteoporose war in unserer Serie in zwölf Fällen als Ursache der Nephrolithiasis anzusprechen; eine Osteomyelitis kam einmal in Frage (Lit. BOSHAMER 1961). Bei gelähmten Patienten

(Poliomyelitis!) spielt neben der Inaktivitätsatrophie auch die Hyperventilation eine nicht zu unterschätzende Rolle (s. oben); Nierensteine treten dabei in 15% auf (DOLL et al. 1958). Weiter findet man auch bei osteolytischen Knochenmetastasen (acht von unseren 153 Fällen), bei Ostitis deformans Paget und bei multiplen Myelomen in etwa 10% eine Urolithiasis.

Recht unklar sind die Verhältnisse beim Morbus Boeck, bei welchem eine deutliche Hypercalcämie in 16,3%, Steine aber nur in 1,3% der Fälle bestehen (MURPHY und SCHIRMER 1961; s. S. 296, 513). Und schließlich sind noch die verschiedenen Hypercalciurieformen bei Nephropathien zu erwähnen.

Als einfachste Methode zur Erzeugung einer experimentellen Urolithiasis muß die Verfütterung von Oxamid, CaCO$_3$ oder von Ammoniumchlorid und Ammoniumoxalat (Ausbeute 69%) angeführt werden (MARKOWITZ et al. 1954, DOMANSKI 1950). — [Über medikamentös hervorgerufene Urolithiasis (Sulfonamide, Diamox, Parathormon, Vitamin B, Benemid, Dicumarole, Cytostatika und Cytotoxika) s. BROMIG und ANREALIS 1960.] Stark gehäuftes Vorkommen von Nephrolithiasis wurde bei Colitis ulcerosa und Ileitis regionalis zufolge saurem Urin und Oligurie beobachtet (DEREN et al. 1962: 28 von 523 Fällen).

Vorgänge bei der Steinbildung

Die Tatsache, daß eine ganze Reihe von Theorien diskutiert werden muß, zeigt, daß diese Frage noch keineswegs abgeklärt ist. Vermutlich erklärt auch nicht nur eine Theorie allein den komplizierten Vorgang, sondern es handelt sich um einen komplexen Prozeß, bei dem mehrere Faktoren beteiligt sind.

Die Kristallisationstheorie kann wohl als die älteste gelten. Sie hat die Annahme einer Mineralübersättigung des Urins zur Voraussetzung, wobei die Kristalle um bestehende „Kerne" ausfallen (Lit. DULCE 1958). Für sich allein erklärt diese Theorie die Urolithiasis sicher nicht, da in vielen Fällen eine derartige Übersättigung nicht besteht, in anderen trotz Übersättigung keine Steine entstehen.

Eine zweite These wird als Kolloidtheorie bezeichnet. Sie postuliert, daß die Schutzkolloide des Harnes (Lit. LICHTWITZ 1944, BOSHAMER 1961) unter Dehydrierung an einen primären Steinkern fixiert werden. Der Stein ist zufolge der Struktur der entstehenden Kristalle radiär gebaut; er zeigt Schichtung (Abb. 486) wegen des appositionellen Wachstums. Der Niederschlag der Kristalloide aus dem übersättigten Harn erfolgt, wenn die Schutzkolloide aufhören, die schwerlöslichen Ionen zu umhüllen (über andere Abarten dieser These s. BOSHAMER 1961). — Das grundsätzliche Element der These ist immer die Voraussetzung, daß hydrophile Harnkolloide das Vorhandensein von Elektrolyten in übersättigter Lösung gestatten, eine Ansicht, die heute aber stark bestritten wird, wenigstens in dieser generellen Fassung (HERMANN 1958). Verminderte Schutzkolloide konnten jedenfalls bei Steinträgern nicht bestätigt werden (VON BERLEPSCH 1957). Nur bei Vorhandensein von Infekten mit pH-Verschiebung usw. trifft sie vermutlich zu. Trotzdem wird diese These als generelle Lösung von zahlreichen Autoren noch immer verteidigt (WILDBOLZ 1924, OBRECHT 1944, SCHULTHEIS 1950 Lit., BUTT et al. 1952, STAEMMLER 1957).

Gegenüber dieser rein chemischen Auffassung des Steinproblems steht die morphogenetische These von RANDALL (1936, 1937) und CARR (1954), welche sich gewissermaßen mit der Initialzündung bei der Bildung der Nierensteine befaßt. RANDALL zeigte, daß bei Steinträgern seitlich an den Papillen häufig kleine Kalkplatten in Erscheinung treten (Abb. 487). Diese Platten sollen durch sekundäre Verkalkung von toxisch oder durch Vitamin-A-Mangel bedingten Epithelnekrosen entstehen. Ein Teil dieser Plaques liegt auch im Interstitium um die Sammelröhren angeordnet (19,6% der Steinträger); bei einem weiteren Typ ist das Tubulusepithel selbst verkalkt (1,9%; PRIEN 1955). Solche Kalkablagerungen konnten in 9,3% der männlichen und 4,4% der weiblichen Nieren von Nierengesunden nachgewiesen werden

(VERMOOTEN 1941). Im 7. Jahrzehnt wurde sogar eine Häufigkeit von 67% gefunden, was starke Zweifel an der Gültigkeit der Randallschen Theorie aufkommen läßt. Auch in Nerzzuchten wurden ähnliche Befunde erhoben (NIELSEN 1956). Als entscheidend wird in diesen Fällen die Infektion betrachtet, welche in über 80% der steintragenden Tiere gefunden wurde.

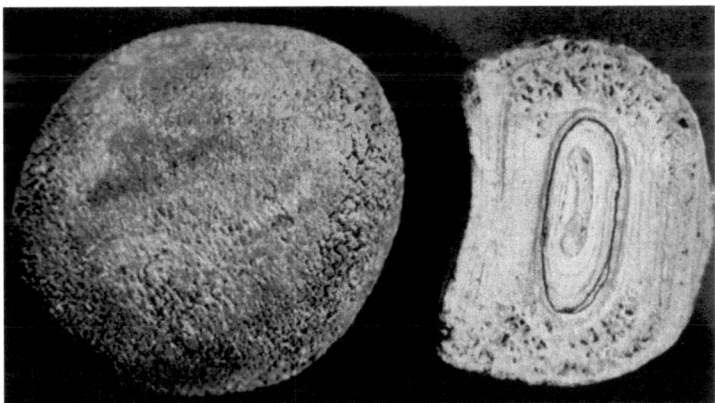

Abb. 486. „Jahresringbildungen" in einem Blasenstein bei Morbus Little

Ureterläsion beim Kaninchen, welche zu Harnstauung führt, zeitigt in 25% der Tiere Steinbildung (KARCHER und LINKE 1960). Rund die Hälfte der Tiere zeigt dabei Randallsche Plaques, wobei der primäre Epithelschaden bestätigt werden kann. Als Ursache werden zirkulatorische Störungen der Niere zur Erklärung herangezogen (s. a. STOUT et al. 1955). Von wieder anderer Seite (ENGFELDT und LAGERGREN 1958) wird die Bildung der Randallschen Plaques auf Cylinderverkalkung zurückgeführt.

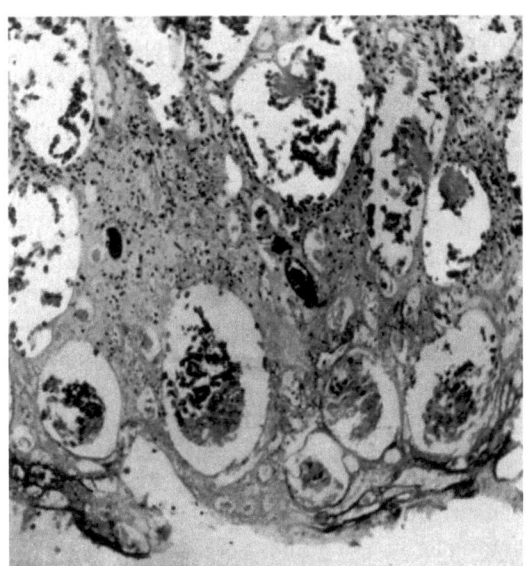

Abb. 487. Papillenspitzennekrose mit beginnender Konkrementablagerung (dunkel wiedergegeben). Vergr. 120mal, HE

Die These von RANDALL wurde durch die Untersuchungen von CARR (1954) zum Teil bestätigt, zum Teil erweitert. Röntgenologisch konnte dieser Autor sehr häufig in Steinnieren kleinste (1/10 mm) Kalkablagerungen entlang der Gefäße, besonders an der Mark-Rindengrenze und subcortical, also im Bereich der großen Lymphgefäße, nachweisen. Er erblickt in der Lymphstauung die Ursache der Entwicklung der Randallschen Plaques, da sie den normalerweise anfallenden Mikrolithen durch Stagnation laufendes Wachstum erlaubt. Beide Thesen, die Randallsche wie die Carrsche, haben das Verständnis der Steingenese stark gefördert, ohne aber zu einer endgültigen Lösung geführt zu haben.

Eine weitere Belebung auf diesem theoretischen Sektor haben die tierexperimentellen Untersuchungen gebracht, welche auf Oxamidverfütterung beruhten (KOCH 1950, KOCH et al. 1958 Lit.). Dabei entstehen in einer ersten Phase intratubulär kugelige bis längliche Eiweißbildungen, welche als Kolloidkörperchen bezeichnet werden. Sie sind 5 bis 20 μ groß und nehmen später Radiärstreifung an. Sie wachsen weiter (10 bis 40 μ) und werden dann als Sphärolithen bezeichnet. Schließlich werden sie 30 bis 50 μ groß und zeigen konzentrische Schichtung (Mikrolithen). Beim Menschen wurden in 8,3% der untersuchten Präparate derartige Bildungen nachgewiesen (HILLENBRAND und ROESNER 1955). Die verschiedenen Körperchen werden auch im Urin ausgeschwemmt, wo sie in 77,6% bei Männern, 17,2% bei Frauen und 5,2% bei Kindern nachgewiesen wurden. Als entscheidend für die Entstehung der Körperchen sollen Durchblutungsstörungen der Niere sein, welche zu Eiweißausscheidung führen sollen. Dies würde erklären, warum auch bei Hirngeschädigten, bei Frakturen und allgemein entzündlichen Prozessen PAS-positive Kolloidkörperchen entstehen. Von anderer Seite (UEBEL 1958) wird der Primärvorgang bei der Kolloidkörperchenentstehung in einer degenerativen Veränderung des Tubulusepithels erblickt.

Auch diese Theorie kann jedoch die Tatsache nicht erklären, daß Kolloidkörperchen außerordentlich häufig in steinfreien Nieren beobachtet werden und andererseits in Steinnieren vollkommen fehlen können. Auch ist der Beweis noch nicht erbracht, daß Kolloidkörperchen tatsächlich regelmäßig den Kern der Nierensteine bilden.

Die neueste Hypothese beschäftigt sich vor allem mit der Bildung der organischen Steinmatrix (BOYCE et al. 1956, 1958, BOYCE und GARVEY 1956, DULCE 1958). Unter Hinweis auf analoge Stoffe der Knochenmatrix wurde gezeigt, daß auch die Steinmatrix Toluidinblau-Metachromasie sowie positive PAS-Reaktion ergibt. Es zeigte sich zwar, daß die im Normalurin ausgeschiedenen Mucoproteine qualitativ auch beim Steinkranken unverändert gefunden werden, quantitativ jedoch sind sie beim letzteren wesentlich erhöht. Auch soll im Steinkrankenurin ein bestimmtes Mucoproteid vorhanden sein, das kochsalzlöslich ist und Calcium bindet. Die organische Steinmatrix ist allerdings nicht ganz gleich aufgebaut wie dieses Harnmucoid (DULCE 1958a). Die Mucoproteide und die Steinsalzniederschläge zusammen werden als Copräcipitat aufgefaßt, welches durch Polymerisation die eigentlichen Steine bilden soll (FINLAYSON et al. 1961). Die metachromatischen Mucopolysaccharide stammen nach BOYCE aus dem Bindegewebe und den Knochen, während die Mucoproteide vermutlich vom Tubulusepithel gebildet werden (s. dagegen EDWARDS et al. 1963). Die von BOYCE vertretene These (Calcium-Chelatthese) vermutet eine Micellarbildung durch Mucopolysaccharide und Mucoproteine. Durch die eigentliche Calcium-Chelatbildung werden die Micellen stabil und unlöslich, an ihnen kristallisieren die Harnbestandteile aus. Diese intracellulär in den Tubuli entstandenen Matrixvorläufer, welche einerseits lymphogen, andererseits intratubulär abtransportiert werden, bilden die intraparenchymatösen Apatitablagerungen und die intratubulären Sphärolithen (BOYCE und KING 1963). Die Steinmatrix ist die Conditio sine qua non für die Steinbildung.

Diese These wurde umgebaut und erweitert durch DULCE (1958). Dieser Autor beschreibt grundsätzliche Unterschiede im chemischen Aufbau der Matrix zwischen Harnsäure- und Kalksteinen. Weiter werden der Matrix die Eigenschaften eines Ionenaustauschers beigemessen. Durch Kationenaustausch kommt es in der Matrix zur Anreicherung von Calcium oder Magnesium.

Die neuesten Untersuchungen über Nephrocalcinose bei Hyperparathyreodismus bewegen sich interessanterweise in recht ähnlichen Geleisen (s. S. 292), wobei die Verkalkung in nahe Beziehung zu PAS-positiven Harncylindern gebracht wird. Man kann somit heute annehmen, daß (ossäre?) Mucopolysaccharide durch die Glomerula filtriert werden, sich dann in den Tubuli mit tubulocellulären Mucoproteiden verbinden und die Steinmatrix abgeben. Die tägliche Ausscheidung von Mucoproteiden soll beim Steinträger bis 14mal höher sein als beim Normalen.

Diese glomerulotubuläre Funktionsstörung führt dann wieder zurück auf die schon oben mehrfach erwähnte These der primären Durchblutungsstörung als Grundlage der Urolithiasis.

Zusammenfassend ist somit festzuhalten, daß große Fortschritte im Ausbau der verschiedenen Theorien gemacht wurden und auch neue wertvolle Hypothesen aufgestellt wurden. Einer endgültigen Lösung der Urolithiasis als pathogenetisches Problem ist man sicher näher gekommen, erreicht ist dieses Ziel aber bei weitem noch nicht.

IV. Die Folgen der Urolithiasis[1]

Die drei direkten Folgen der Steinbildung in den Harnwegen sind: Die mechanische Reizung, die Harnstauung und die sekundäre Infektion.

Praktisch bei jeder Urolithiasis wird eine entzündliche Veränderung der Umgebung gefunden, wobei es im Einzelfall recht schwierig ist, zwischen Infektion und mechanischer Reizwirkung zu unterscheiden. In der überwiegenden Zahl der Fälle liegen beide Faktoren vor. Bei sicher aseptischem Verlauf findet sich eine reine Druckatrophie des Nierenparenchyms mit lokkerer, nichtdestruktiver lymphoplasmocytärer interstitieller Infiltration (perifokale interstitielle Nephritis). Die Atrophie wird stets gefunden, auch wenn eine Steinniere größer ist als eine Normalniere, was bei sehr großen Steinen gelegentlich beobachtet wird. Die sog. lipomatöse Stein-

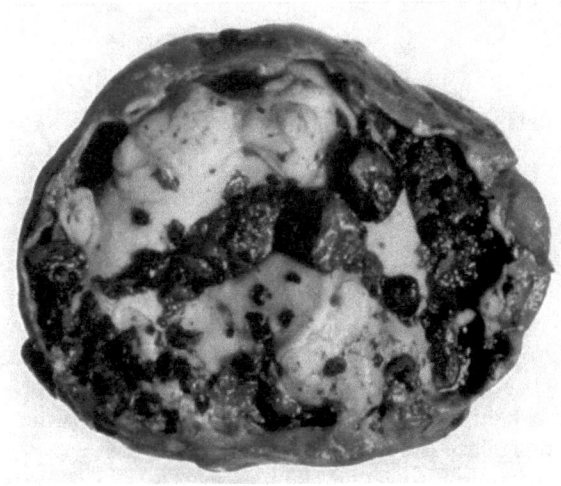

Abb. 488. Subtotale Nierenzerstörung durch Nephrolithiasis. Fettgewebsvermehrung. Operationspräparat

niere (Abb. 488) wird von einzelnen Autoren als Ausdruck einer mechanischen Reizung des Hilusfettgewebes aufgefaßt (van der Vuurst 1961 Lit.); aus Vergleichen mit der Pyelonephritis ziehen wir allerdings den Schluß, daß es sich um eine Vakatwucherung bei ganz alter pyelonephritischer Schrumpfniere handelt. (Betreffend Harnstauungsveränderungen s. S. 523.)

Die pyelonephritischen Sekundärveränderungen, einschließlich Pyonephrosen sind sehr häufig durch das Vorhandensein einer breiten xanthomatösen Zone, bestehend aus fetthaltigen Phagocyten, ausgezeichnet (xanthomatöse Pyelonephritis; s. S. 458). Die Folge von Stein und Infekt kann eine allgemeine Sepsis, in anderen Fällen auch eine Perforation, sei es in das umgebende Bindegewebe mit schweren perirenalen und peripelvinen Bindegewebsverdickungen oder in den Darm sein (Weisser 1956). Auch Steinperforation in den Psoas wurde beobachtet (Bergmann und Dietner 1962). Eine weitere Komplikation der pyelonephritischen Kompo-

---

[1] Lit. van der Vuurst 1961.

nente stellt die nicht selten beobachtete Hypertonie dar, welche auch bei primärem Hyperparathyreoidismus häufig sekundär auftritt (MAYOR 1962).

Eine sehr wesentliche Komplikation der Urolithiasis stellt die maligne Entgleisung des dauernd regenerierenden Epithels dar. Proliferative Veränderungen und Cystenbildungen der Tubuli wurden bei intrarenaler Konkrementablagerung (Hyperparathyreoidismus) beobachtet (STAEMMLER 1959). Bei Nierenbeckensteinen tritt nicht selten Leukoplakie des Nierenbeckenepithels auf, aus welcher sich Nierenbeckencarcinome entwickeln können (ECK 1960: acht auf 365 Steinträger; STAEMMLER 1957 Lit.). Eine Beziehung zur Bildung hypernephroider Carcinome ist bei der Steinkrankheit dagegen abzulehnen (s. dagegen STEFFEN-KREBS 1958 Lit.), ebenso zwischen Harnblasensteinen und Blasencarcinom (HENNIG 1961).

Die Rezidivgefahr der Urolithiasis ist, besonders bei primärer Entzündung der Harnwege, als recht hoch zu bezeichnen. In der amerikanischen Statistik (BURKLAND und ROSENBERG 1955) betrug sie 14% (HERBUT 1952: 5 bis 50% Lit., BOSHAMER 1961: 20%).

N. Traumatische Nierenläsionen[1]

Schwere traumatische Nierenläsionen sind in Friedensverhältnissen ausgesprochen selten. Im Autopsiegut schwanken die entsprechenden Angaben zwischen 0,1 und 0,22% (eigene Statistik 0,12%), während für den Krieg 4% Nierenverletzungen angegeben werden (WEGMANN 1939 Lit., SWAN 1940, ROBINSON et al. 1946). Betrachtet man nur die Unfallpatienten, so weisen etwa 0,5% Nierenschäden auf, wobei die rechte Niere häufiger betroffen sein soll als die linke (WALLENSTEIN 1957). Immerhin zeigen sorgfältige neuere Untersuchungen, daß rund die Hälfte aller nicht penetrierenden Abdominaltraumata zu Nierenläsionen führen, es sind aber auch Fälle bekannt, in denen eine plötzliche Muskelspannung zur Traumatisierung der Nieren genügte (SALICK 1962).

Grundsätzlich können makroskopisch folgende traumatische Läsionen unterschieden werden (Abb. 489; GUTIERREZ 1936, CABOT 1941, BRINKMANN 1962):

  1 = Kleine Kapselruptur mit perirenalem Hämatom,
  2 = Parenchymrisse ohne Kapselläsion,
  3 = Circumscripte Parenchymzertrümmerung,
  4 = Totale Nierenzertrümmerung,
  5 = Parenchymrisse mit perirenalem Hämatom (Abhebung der Nierenkapsel),
  6 = 5 + Kommunikation des Risses mit dem Nierenbecken, Hämatopyelon,
  7 = Innerer Parenchymriß, kommunizierend mit dem Nierenbecken, Hämatopyelon,
  8 = Abriß der Arteria renalis mit perirenalem Hämatom,
  9 = Subkapsuläre „Pseudohydronephrose" durch Abheben der Kapsel bei traumatischer Fistel zwischen Nierenbecken und subkapsulärem Raum,
 10 = Nierenbeckenruptur mit Infiltration des peri- und pararenalen Fettgewebes,
 11 = Alte Nierenbeckenruptur mit sklerosierender Periureteritis und Hydronephrosebildung.

---

[1] Lit. FAHR 1934, SWAN 1940, LISKA 1957.

In der Regel reißt das Nierengewebe quer zu seiner Längsachse (MAURER 1940 u. a.). — Das perirenale Hämatom bei Corticalisrissen kann durch akute Nierenkompression zu einseitiger Anurie führen; es wird auch ohne Corticalisriß beob-

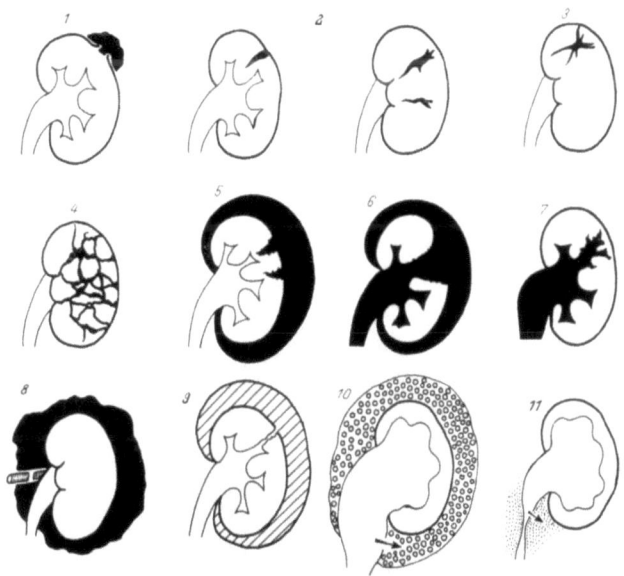

Abb. 489. Die verschiedenen Verletzungstypen der Niere, modifiziert nach GUTIERREZ 1936 (s. Text)

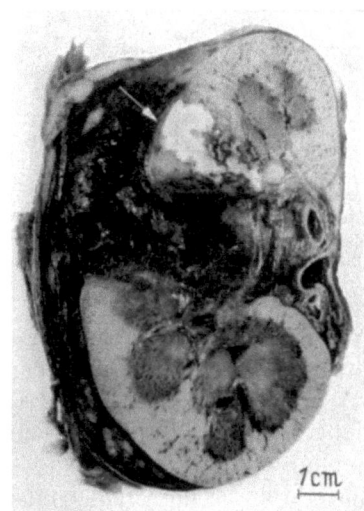

Abb. 490 A. Nierenläsion mit Querriß und sekundärer Infarktbildung (→) und perirenalem Hämatom nach Überfahrenwerden

achtet. Im späteren Verlauf wird das Hämatom weitgehend resorbiert und es entsteht ein sog. Serom, auch als falsche Hydronephrose bezeichnet (s. S. 716), wobei zu berücksichtigen ist, daß dieses Serom auch Urin enthalten kann (CABOT 1941, MAURER 1940 u. a.). Sekundäre Infektion eines perirenalen Hämatoms wurde ebenfalls beobachtet (MORITZ 1954).

Sehr wesentlich sind die Hilusverletzungen, wobei es zum Arterienabriß kommen kann; eine Verletzung, die nicht selten übersehen wird, da die entsprechende Niere keinen Urin mehr produziert und eine Hämaturie ausbleibt (BORSKI 1957; Lit. über traumatische Arterienläsion DIMTZA 1962). Nicht immer aber wird die Arterie abgerissen, sondern es kann auch nur zu Intimaeinrissen und sekundärer Thrombose und schließlich zu ausgedehnter Totalnekrose der Niere kommen (LICHTENHELD und AXLER 1958, BLANCH 1961, LICHTENHELD et al. 1961). Das Endresultat ist häufig eine Infarktschrumpfniere (Abb. 490a). Kleinere und größere Infarktbereiche kennzeichnen überhaupt die traumatischen Nierenläsionen, vermutlich wegen der Schädigung der quer zur Rißrichtung verlaufenden Arteriae arcuatae (Abb. 490 A). Unter 14 eigenen derartigen Fällen zeigten neun schwere Infarkte (s. S. 153) und vier zudem eine schwere komplizierende Pyelonephritis. Vorbestehende Nierenleiden disponieren anscheinend für traumatische Nierenläsionen (MAURER 1940, MORITZ 1954, MERTZ et al. 1963: 21% bei Kindern).

Unter 400 Fällen von traumatischen Nierenläsionen wurden 64 totale Rißbildungen, 180 reine Parenchymrupturen, 65 Risse mit subkapsulärer Blutung und 59 mit massivem Einbruch in das Nierenbecken beobachtet. In dieser Serie sind ferner zweimal Arterienrupturen und einmal eine Arterienthrombose der Niere vermerkt (MAYOR 1961).

Mikroskopisch bietet die traumatische Nierenläsion, abgesehen von der sehr starken Infarktbildung, keine Probleme. Die Heilungstendenz ist relativ gut, ins-

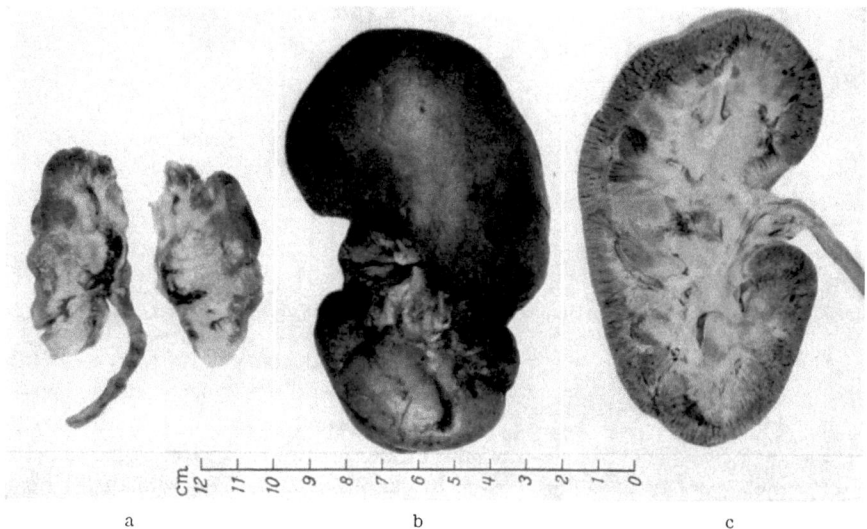

Abb. 490 a—c. a Traumatische Schrumpfniere (Infarktschrumpfniere). 56jährige Frau. Verkehrsunfall vor Jahren. Hypertonie 20/110 mm Hg. b Alte, vernarbte traumatische Nierenquerruptur bei 59jährigem Mann ohne klinische Symptome (Photo Prof. UEHLINGER, Zürich). c Normale Vergleichsniere im selben Maßstab

besondere wenn nicht zuviel genäht wird (ZENATY et al. 1960): Ein glatter Riß ist in 5 Tagen geschlossen, nach 15 Tagen kann er kaum mehr aufgefunden werden. Die Heilung folgt den allgemeinen Gesetzen der Wundheilung (ZOLLINGER 1962 Lit.; Abb. 491). Die Epithelisierung von Rißbildungen, welche nicht direkt ausheilen können, erfolgt — wie dies vor allem bei Nephrostomie beobachtet wird — vom Nierenbecken aus. Entsprechend dem Gefäßreichtum ist die Capillarsproßbildung sehr ausgesprochen. Am 9. bis 10. Tag kann schon reichlich jugendliches Narbengewebe gefunden werden (Abb. 492 a). Die Kanälchen zeigen kaum Sprossung, aber hier und da sekundäre Dilatation zufolge Narbenabschnürung (ZENATY et al. 1960; Tierversuche s. AWATAGUTI 1939). Eine wesentliche Parenchymneubildung wird nicht gefunden, auch läßt sich die Urininfiltration histologisch kaum erfassen, soweit nicht das Nierenbecken selbst betroffen ist (MORITZ 1952). Das Endresultat ist eine tiefreichende und ganz unregelmäßig gestaltete Narbe

(Abb. 490b). Das klinische Bild ist durch die äußerst wichtige Hämaturie ausgezeichnet (MAURER 1940: 97,9%, SWAN 1940: 90%). Sie dauert 4 bis 48 Std und kann in einzelnen Fällen durch Spätblutungen abgelöst werden (CABOT 1941, BOEMINGHAUS 1949). Die Nachblutungen können aus Kapselgefäßen erfolgen oder dann aus der perifokalen Hyperämiezone, welche den Infarkt umgibt, häufig auch aus Nierenbeckenrissen (Lit. WEGMANN 1939). Wichtig ist ferner der Schmerz und der Schock (WEGMANN 1939, MAURER 1940, JONES 1955 u. a.). Das retroperitoneale Hämatom kann zu ileusartigen Symptomen führen (JONES 1955).

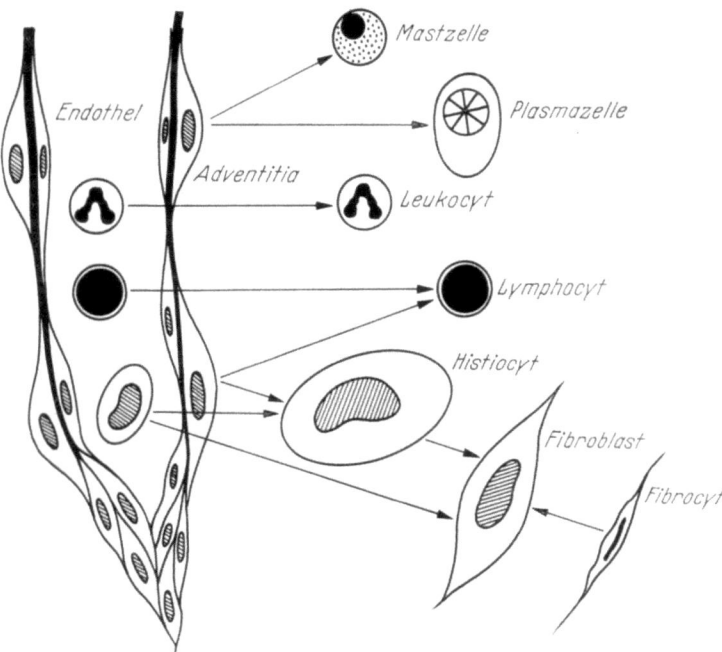

Abb. 491. Cytogenese der Elemente bei Wundheilung, ausgehend von einer Capillare mit Endothelsproß. Aus dem Gefäß ausgewanderte segmentkernige Leukocyten, Lymphocyten und Monocyten. Aus den pluripotentiellen Adventitiazellen entwickeln sich Mastzellen, Plasmazellen, Lymphocyten, Histiocyten und Fibroblasten (nach ZOLLINGER 1962)

Eigentliche Spätfolgen werden in 6% der Fälle beobachtet, wobei es sich um Hydronephrosen durch Ureterstenosen, die schon erwähnten perirenalen Hämatome, Infarkte, Spätblutungen und Steinbildung handelt (MAURER 1940 Lit.). Diese letztere wird damit erklärt, daß die Blutcoagula als Steinkerne dienen. Ferner bewirken sie Urinstase durch Verstopfung des Ureters und unterstützen damit die Entwicklung einer Sekundärinfektion, so daß alle drei wesentlichen Faktoren für die Steinbildung vorhanden sind (MORITZ 1952, 1954). In der oben erwähnten Serie von 400 Fällen wurde siebenmal Nephrolithiasis, dreimal posttraumatische Ptose und fünfmal eine Nephritis (?) beobachtet (MAYOR 1961; s. a. KÖRNER und GRUENAGEL 1959: sieben Schrumpfnieren auf 15 Nierenverletzungen). — Das perirenale Hämatom, welches bis 1 l Blut enthalten kann (MACQUET et al. 1959) führt schließlich oft zu einer schweren Kapselschrumpfung, wenn die Flüssigkeit total resorbiert wird. — Das traumatische Hämatopyelon

kann verschiedene Ursachen haben (Abb. 492b): Entweder ist nur das Nierenbecken gerissen oder aber, es besteht ein bis in das Nierenbecken reichender
Parenchymriß und schließlich kann eine parenchymatöse Spätblutung zum
Hämatopyelon führen. — Die Nierenbeckenruptur führt zu einer schweren perirenalen Urininfiltration.

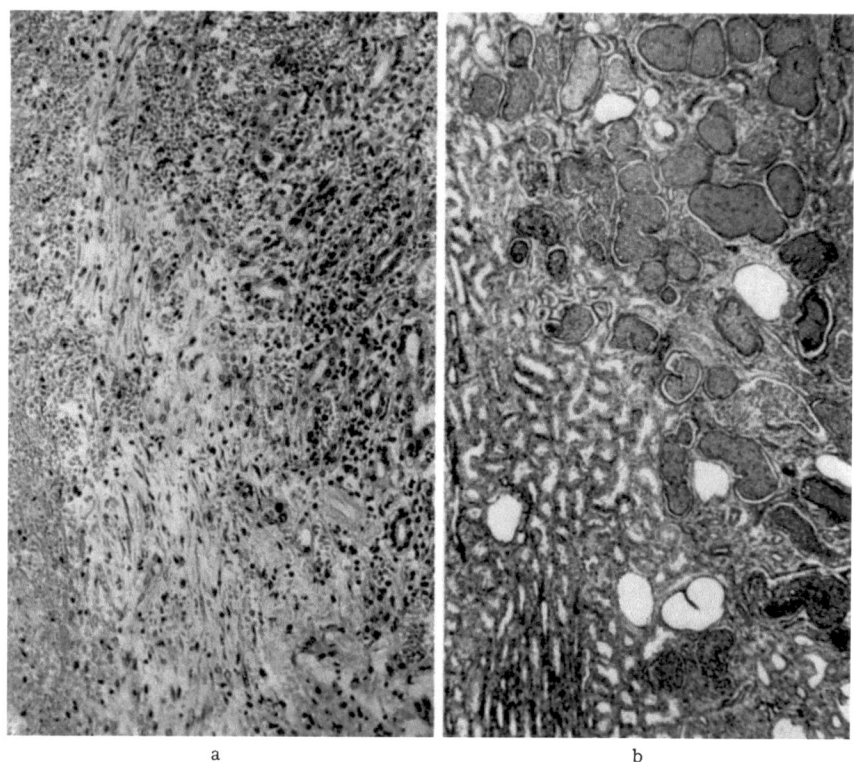

a   b

Abb. 492 a—b. a Rand einer traumatischen Nierenruptur, 9 Tage alt. Unten links das erhaltene Nieren-
parenchym mit lockerer lympho-plasmocytärer Infiltration und blutiger Durchsetzung, in der Mitte ein
Streifen aus neugebildeten Fibroblasten, oben rechts nekrotisches, in Abbau begriffenes Parenchym.
Vergr. 100mal, HE. b Ausgedehnte frische Tubulusblutungen nach Nierentrauma vor 6 Wochen.
Vergr. 80mal, HE

Eine sehr wesentliche Spätkomplikation stellt die posttraumatische renale
Hypertonie dar. Als ihre Ursache wurden u. a. ein schwer geschrumpftes subkapsuläres Hämatom (BRASCH und STROM 1943, WILDBOLZ und JENNY 1953, COTTIER
et al. 1958, SALICK 1962) mit oder ohne Infekt beschrieben. Diese einseitig
bedingte renale Hypertonie kann operativ geheilt werden (BRASCH und STROM
1953, HARTMANN 1956, BOPP und BLEICHING 1958, COTTIER et al. 1958,
CORDONNIER 1959, GLENN und HARVARD 1960 Lit., TOURNEUR et al. 1961,
ZIMMERMANN und RADDING 1961, ZIMMERMAN und RADDING 1961 u. a.). In
anderen Fällen wurde nur ein narbiger Ring am unteren Pol der Niere mit Hilus-
kompression (ZIMMERMANN und RADDING 1961) oder die schon oben erwähnte
Nierenarterienthrombose gefunden (s. S. 552; TOURNEUR et al. 1961 Lit., BOE-
MINGHAUS und GÖTZEN 1952). Interessant ist die Beobachtung einer temporären

Hypertonie während 2 Tagen bei totalem Abriß der einen Nierenarterie (BORSKI 1957).

Tumorbildung als Folge eines einmaligen Nierentrauma ist unseres Wissens nie beobachtet oder jedenfalls nie bewiesen worden. Vereinzelt wurde Hypernephrom-bildung mehrere Jahre nach einwandfreiem Nierentrauma bekannt, jedoch ist im Einzelfall schlechterdings nicht zu entscheiden, ob es sich um ein post oder ein propter handelte (SALICK 1962).

Die traumatisch bedingte einseitige Nephrektomie setzt die Lebenserwartung nicht wesentlich herab, falls die andere Niere intakt ist (GOLDSTEIN 1956; s. S. 62).

In ursächlicher Beziehung stehen die Verkehrsunfälle an der Spitze (MAURER 1950, LISKA 1957). Die Nierenläsion scheint in erster Linie eine Auswirkung des direkten Stoßes zu sein (MAURER 1940), während von anderer Seite mehr eine indirekte Läsion durch die Rippen und auch an eine hydromechanische Wirkung gedacht wird (Lit. WEGMANN 1939). Auf 196 Nierentraumata wurden fünf gefunden, bei welchen das Heben einer schweren Last genügt hatte, um zur sog. Spontanruptur zu führen (MAURER 1940). Diese letztere wird vor allem bei Hydronephrosen und Pyelonephritiden beobachtet, gelegentlich auch während der Wehentätigkeit unter der Geburt (JEPPERSEN 1961), bei schwerem Erbrechen oder bei Delirium tremens (JONES 1955), wobei die Ruptur vor allem durch hydromechanische Einwirkung zu erklären ist (FAHR 1934, HERBUT 1952, SPIRO 1957); auf einen vorbestehenden Lymphgefäßverschluß ist ein weiterer Fall von spontaner Nierenruptur zurückzuführen (KAUFMAN und GOODWIN 1958).

Auch endogene Nierentraumata sind bekannt, insbesondere die Perforation einer verschluckten Nadel in die Niere, wobei es zu massiven Blutungen kommen kann (MACAULAY und MOORE 1955). Die Anamnese ist dabei meist stumm, die rechte Niere häufiger befallen als die linke (Lit. OSMOND 1953, NAULLEAN und SAKKA 1958).

O. Nierenveränderungen durch ionisierende Strahlen (sog. „Röntgenniere").[1]

Parallel mit der Entwicklung der abdominellen Röntgentherapie, besonders bei Hoden- und Nierentumoren, mehren sich auch die Fälle, in welchen eine eindeutige Strahlenschädigung der früher als sehr resistent angesprochenen Niere klinisch wie anatomisch festgestellt werden kann. Experimentelle Untersuchungen haben auch auf diesem Sektor der Nierenpathologie äußerst interessante neue Einblicke gewährt. Eine besondere Form der renalen Strahlenschädigung stellt ferner die Thorotrastspeicherung dar, wie sie nach forcierter retrograder Pyelographie des von RADT (1928) in die Diagnostik eingeführten Thorotrast beobachtet wurde und schließlich sind auch die bei Mäusen und Ratten nach subletaler Ganzkörperbestrahlung beobachteten Nierenveränderungen an dieser Stelle zu besprechen.

Als eindeutig schädigende Dosis werden im allgemeinen 2000 bis 2300 r angegeben (ZOLLINGER 1960 Lit.), welche Dosis allerdings nach neuesten, vor allem experimentellen Untersuchungen zu hoch zu sein scheint; jedenfalls können im Tierversuch schon mit Dosen von 1300 bis 1500 r Schrumpfnieren erzeugt werden

---

[1] Lit. ZOLLINGER 1960, BIANCHI 1961, SARRE und MOSER 1961, WESTFAL 1961, LUXTON 1963, MOSTOFI et al. 1964.

(FEINE 1959, 1963). Auch beim Menschen soll es schon nach 1000 r zu Nephrosklerose kommen (SARRE und MOSER 1961, O'MALLEY et al. 1963: 1400 r). Andererseits sind auch Fälle bekannt, welche nach genau errechneten Nierendosen zwischen 5500 und 7000 r erst nach 10 Jahren ein wesentliches Nierenleiden aufwiesen (ZEIGERMAN et al. 1957). Sicher spielen Fragen der angewandten Technik und möglicherweise auch solche der individuellen Empfindlichkeit eine nicht unwesentliche Rolle. Jedenfalls sind die Strahlenschäden der Niere häufiger, als dies allgemein angenommen wurde, denn bei 33% der bestrahlten Adenomyosarkome der Nieren (höhere Strahlenempfindlichkeit kindlicher Organe!) und bei 34% der bestrahlten Hodentumoren traten nach einer Latenz von 1 bis 12 Monaten Urinveränderungen und Hypertonie auf (WESTFAL 1961). Bis 1963 sind 63 einschlägige Fälle veröffentlicht worden (s. LUXTON 1963).

Das klinische Bild kann ein stark wechselndes sein. Allgemein wird unterschieden zwischen: 1. der sog. akuten „Strahlennephritis" mit Ödem, Kopfschmerz, Dyspnoe, Anämie, Albuminurie, Hypertonie und distaltubulärem Syndrom; 2. der chronischen „Strahlennephritis", welche schleichend entstehen kann oder als Endstadium der akuten betrachtet wird; 3. Fällen mit benigner Hypertonie und 4. solchen mit maligner Hypertonie (LEVITT 1957, LUXTON 1953, 1961). Etwas über ein Viertel der Strahlenschäden der Niere geht schließlich nach einem Intervall von 18 Monaten bis 11 Jahren in die maligne Hypertonie über (RITTER und SCOTT 1949, LUXTON 1961, O'MALLEY et al. 1963: 19 Jahre). Andere Autoren (SARRE und MOSER 1961) unterscheiden zwischen der reinen Bestrahlungshypertonie als der leichtesten Form, der Röntgen-Nephrofibrose nach Dosen über 3000 r, welche urämisch und anhypertonisch ad exitum kommt, und schließlich der Bestrahlungsnephritis nach 2000 bis 2500 r, die sich in Hypertonie und Parenchyminsuffizienz äußert. Stark im Vordergrund des klinischen Bildes steht jedenfalls die renale Hypertonie (Lit. s. ZOLLINGER 1957), welche auch experimentell, besonders bei der Ratte (ZOLLINGER 1951), weniger deutlich beim Kaninchen (BIANCHI 1961 Lit.), erzeugt werden konnte. — Die Latenzzeit schwankt außerordentlich stark; sie ist beim Jugendlichen in der Regel kürzer, sei es, weil seine Niere strahlenempfindlicher ist, sei es wegen der schwereren Folgen der sekundären Hypertonie (SCHREINER und GREENDYKE 1959 Lit.).

Das makroskopische Aussehen entspricht sowohl im Tierversuch wie beim Menschen demjenigen einer unspezifischen Schrumpfniere mit ziemlich glatter Oberfläche und stark verwischtem Schnittbild (BIANCHI 1961, ZOLLINGER 1951, MOSTOFI et al. 1964). — Auch mikroskopisch ist die schwere Parenchymschrumpfung in den meisten Fällen sehr typisch (Abb. 493). Die interstitielle Fibrose ist eigenartig herdförmig (BIANCHI 1961) und oft durch ein schweres Ödem ausgezeichnet. Die Veränderungen der Glomerula sind bei Ratte und Mensch sehr ausgeprägt (Abb. 494a), bei Kaninchen und Hund dagegen nur angedeutet (ZOLLINGER 1951, BIANCHI 1961, MOSTOFI et al. 1964). In den frühesten Phasen (experimentelle Befunde) ist nur die Basalmembran der Glomerulumschlingen verdickt und es kommt zu Proteinurie mit allen ihren Folgen. Dann stellt sich eine Schwellung sämtlicher Zellen der Glomerula ein (Deckepithel, Endothel, Mesoangium und Kapselepithel), auch röntgenspezifische Kernveränderung und schließlich Kernverarmung der Glomerula sind feststellbar. Lamina densa-ähnliches Material kann elektronenoptisch zwischen Basalmembran und Endothel nachgewiesen werden

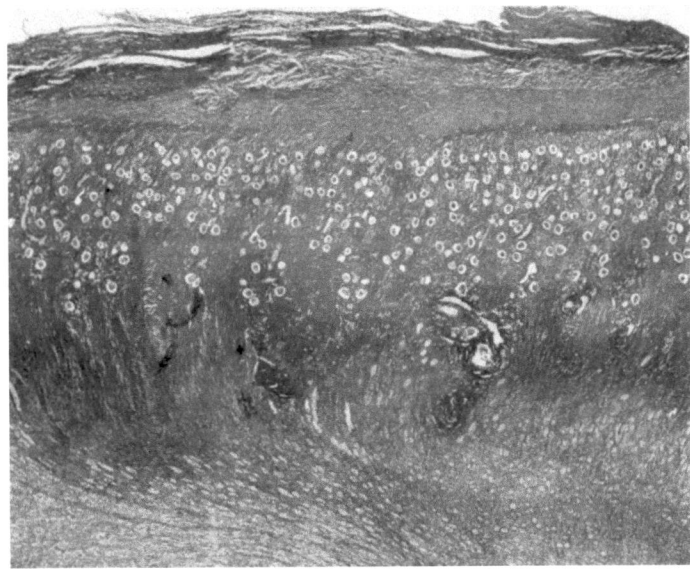

Abb. 493. Röntgenschrumpfniere beim Kaninchen: Hochgradige interstitielle Bindegewebsvermehrung mit Tubuluszerstörung; die Glomerula sind auffällig gut erhalten (BIANCHI 1961). Vergr. 7mal, van Gieson

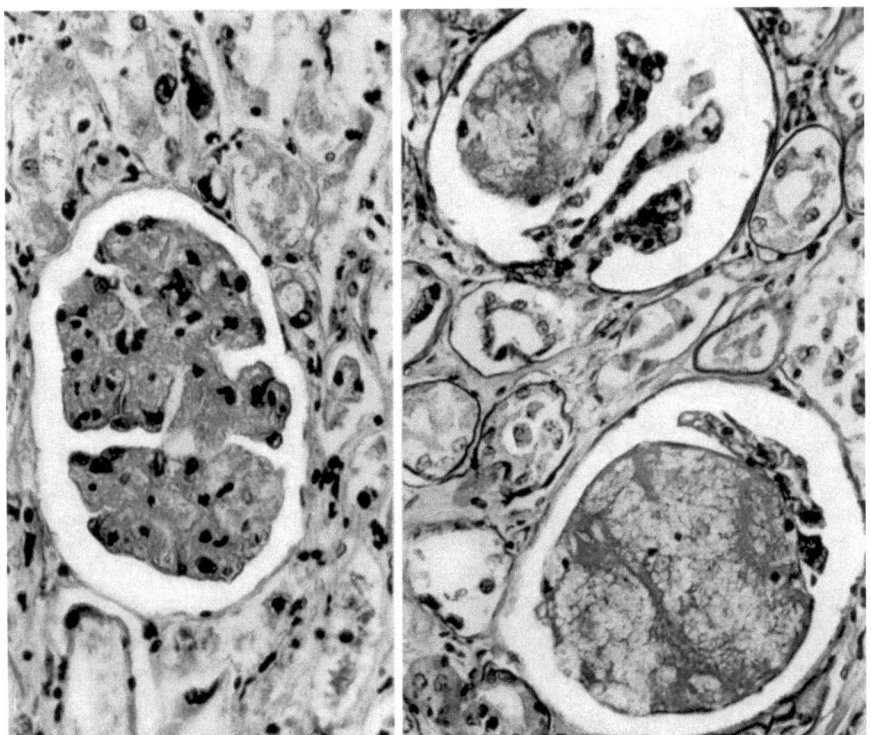

Abb. 494a—b. a Röntgenglomerulopathie bei der Ratte: Die Schlingen sind hochgradig verquollen, die Kerne pyknotisch; die umgebenden Tubuli zeigen starke Kernunregelmäßigkeit (ZOLLINGER 1951). Vergr. 300mal, HE. b Glomeruläre Aneurysmata nach Röntgenbestrahlung beim Kaninchen (BIANCHI 1961). Vergr. 300mal, PAS

(ROSEN et al. 1963, 1964). Ferner findet man wie in der Haut Capillarektasien und vereinzelte Schlingenaneurysmata (Abb. 494b; BIANCHI 1961). Weiter kommt es zu schwerem Schlingenkollaps und schlußendlich zu hyaliner Umwandlung des ganzen Glomerulums (s. a. FEINE 1959, BASERGA et al. 1960 u. a.). Primäre Cortisonveränderungen der Glomerula werden durch lokale Röntgenbestrahlung noch verstärkt (BERDJIS 1960), ebenso die rein exsudativen Veränderungen der Masugi-Nephritis, wohingegen die proliferativen entzündlichen weitgehend unterdrückt

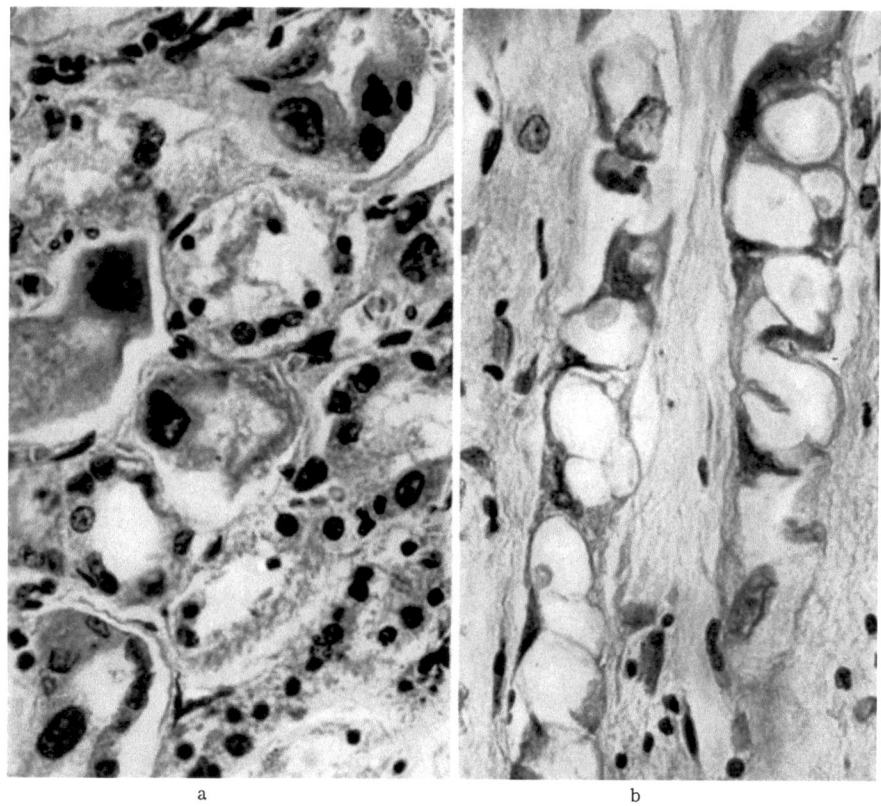

a   b

Abb. 495a—b. a Strahlenbedingte Tubulopathie bei der Ratte, 3 Monate nach 3000 r Herddosis: Die Tubuli sind bizarr geformt und zeigen zum Teil schwere Kernpyknosen, zum Teil vergrößerte Zellen mit hyperchromatischen Riesenkernen. Vergr. 400mal, HE. b Eigenartige vacuoläre Degeneration der distalen Tubuli und schwere interstitielle Fibrose in röntgenbestrahlter Kaninchenniere. Vergr. 400mal, HE (BIANCHI 1961)

werden, vermutlich weil die Lokalisation des Antiserum verhindert wird (ARHELGER et al. 1961). Bei der Ratte und zum Teil auch beim Menschen entwickelt sich damit eine vorwiegend glomeruläre Schrumpfniere (ebenso nach lokaler Einwirkung von Sr^{90} und $Yttrium^{90}$; ALTMANN et al. 1962).

Beim Kaninchen dagegen entspricht das Bild demjenigen einer tubulären Schrumpfniere. Der tubuläre Strahlenschaden kann im Kaninchenversuch auch in seinen Entwicklungsphasen verfolgt werden (Abb. 495; BIANCHI 1961, FEINE 1963). Es entsteht eine schwere Atrophie der Tubuli, wobei die distalen Tubuli weitaus im Vordergrund stehen. Die Hauptstücke sind viel weniger stark befallen (s. dagegen ALTMANN et al. 1962). Oft kann Epithelatypie mit schwerer für Strahlenwirkung typischer Polymorphie sowie atypische Hyperplasie beobachtet werden (Abb. 495; ZOLLINGER 1951 u. a.). In zeitlicher Hinsicht entwickelt sich der tubuläre Schaden wesentlich später als der glomeruläre (BASERGA et al. 1960), allerdings können feine Mitochondrienveränderungen unspezifischer Art (ZOLLINGER 1951) sowie enzymchemische Störungen (RICH et al. 1961) schon in den frühesten Phasen nachgewiesen werden. Das Maximum des Phosphataseabfalles wird zwischen 9. bis 12. Tag nach 5000 r beobachtet (PAPOUSEK et al. 1962). Die Enzym- und Mitochondrienveränderungen dauern nach niedrigeren Strahlendosen noch monatelang an, wenn sich das übrige Bild schon weitgehend normalisiert hat.

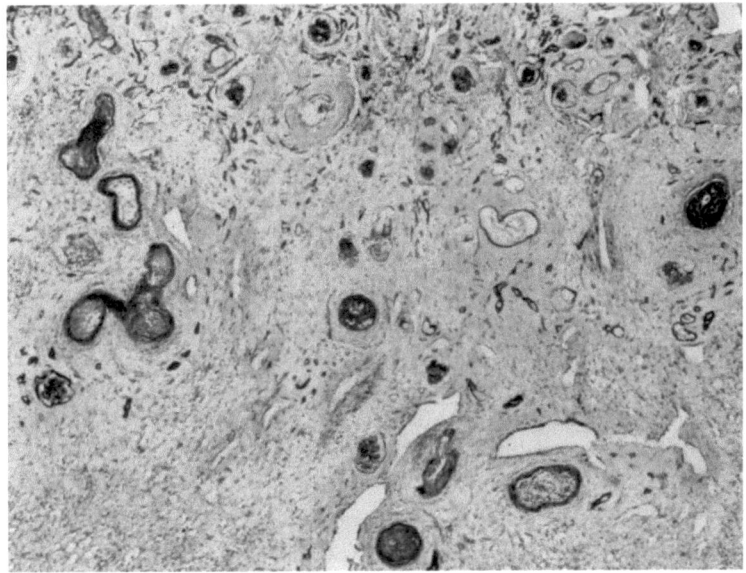

Abb. 496. Schwere Röntgenvasculopathie und interstitielle Fibrose, 20 Monate nach Röntgenbestrahlung der Niere beim Kaninchen. Vergr. 30mal, van Gieson

Nach einseitiger Nephrektomie (SAGERMAN 1964) sind die tubulären Röntgenveränderungen sehr viel ausgeprägter (Kombination mit Hypertrophie!).

Die Arteriolen und die Arterien zeigen im allgemeinen — abgesehen von der hypertensiven Vasculopathie, die vor allem beim Menschen beobachtet wird — nur sehr wenig Veränderungen. In den Spätphasen jedoch findet sich nicht selten eine Endarteriitis proliferans, welche derjenigen bei Pyelonephritis zum Verwechseln ähnlich sieht (s. a. RUBENSTONE und FITCH 1962). Die beim Kaninchen gelegentlich beobachteten Arteriolonekrosen und die Röntgenatheromatose der großen Arterien (Abb. 496) scheinen nur teilweise auf direkter Strahlenwirkung zu beruhen (s. unten; BIANCHI 1961).

Als Bezeichnung für die beschriebene Nierenaffektion bei Mensch und Tier wählen wir die „Strahlen- oder Röntgenniere" und fassen dieselbe als Glomerulo-Tubulo-Nephrose auf (ZOLLINGER 1960, FEINE 1959 u. a.). Von einer Strahlennephritis (LUXTON 1953, 1961, LEVITT 1957, SARRE und MOSER 1961, RUBENSTONE und FITCH 1962 Lit.) kann man kaum sprechen, da der Hauptprozeß keinen entzündlichen Charakter hat. Die zugegebenerweise in allen Fällen zu beobachtenden spärlichen entzündlichen interstitiellen Infiltrate sind als Begleitnephritis zu werten, welche aber an sich pathogenetisch und funktionell nicht entscheidend ist.

Die funktionellen Folgen der Strahlenniere haben wir oben schon erwähnt. Die Urämie ist einerseits durch den schweren glomerulären Prozeß, andererseits durch die interstitielle Sklerose und den Tubulusschwund ohne weiteres zu erklären, wobei besonders beim Menschen auch sekundäre hypertensive vasculopathische Veränderungen mitspielen. Das häufig zu beobachtende distaltubuläre Syndrom findet in der schweren Läsion der distalen Tubuli seine Erklärung.

Komplizierter liegen die Verhältnisse bei der Hypertonie. Experimentell konnte gezeigt werden, daß dieselbe zweigipflig verläuft (ZOLLINGER 1951), wobei der erste Gipfel bei der Ratte nach 2 bis 3 Wochen erreicht wird, in einem Zeitpunkt also, da die glomerulären und interstitiellen Veränderungen noch nicht sehr ausgeprägt sind. Man muß somit annehmen, daß wenigstens eine Form der Hypertonie bei diesen Fällen vor den histologischen Veränderungen erscheint (LUXTON 1953, 1961, WILSON et al. 1958, PEART 1959 Lit.), wobei ihre Pathogenese nicht abgeklärt ist. Es scheint möglich, daß beim Menschen ganz geringgradige Strahlendosen, welche die Nieren getroffen haben, eine Dauerhypertonie dieser Art auslösen (LEVITT 1957, WILSON et al. 1958, LUXTON 1961, SARRE und MOSER 1961), obschon eindeutige histologisch kontrollierte Fälle dieser Art uns nicht bekannt sind. Nach 400 r therapeutischer Nierenbestrahlung beginnt beim Menschen die Plasmadurchströmung der Niere zu sinken, ebenso die glomeruläre Filtration. Zwischen 550 und 1625 r findet sich dagegen wieder ein Anstieg der glomerulären Filtration, zwischen 2000 und 2400 r ein irreversibler Abfall (AVIOLI et al. 1963). Möglicherweise beruht der oben erwähnte erste Blutdruckgipfel auch auf direkt strahlenbedingten Einflüssen auf das Tubulussystem, insbesondere die Mittelstücke, wobei wir eher an eine Reizerscheinung als an eine schwere Läsion denken (ZOLLINGER 1951).

Der im Rattenversuch deutliche zweite Blutdruckgipfel, welcher nach 3000 r in der 5. Woche auftritt, muß unseres Erachtens auch in pathogenetischer Hinsicht vom ersten Gipfel getrennt werden. Da in dieser Phase sowohl im Tierversuch als auch bei den menschlichen Fällen meist eine schwere Durchblutungsdrosselung — bedingt vor allem durch die glomerulären Prozesse, in geringerem Maße auch durch die interstitielle Sklerose — besteht, scheint es sich um einen Drosselungshochdruck zu handeln (ZOLLINGER 1960). An der renalen Natur dieser Hypertonie kann nicht gezweifelt werden, da die operative Entfernung der betroffenen Niere zur Normalisierung des Blutdruckes führen kann (COGAN und RITTER 1948, SMITH 1948, DEAN und ABELS 1944).

Pathogenetisch (Abb. 497) muß die glomeruläre Läsion auf die direkte Strahlenschädigung zurückgeführt werden, denn die Endothel- und Epithelzellen zeigen die dafür charakteristischen Kern- und Zellveränderungen. Als Folge dieses Zellschadens scheint es zur Membranläsion zu kommen, wohingegen eine direkte Dauerläsion der Membran durch die Strahlen eher unwahrscheinlich ist. Die Folge ist eine Permeabilitätsstörung, welche ihrerseits zu einer weiteren Schädigung der Schlingen im Sinne einer Glomerulonephrose mit Ablagerung von membranähnlicher Substanz führt (ZOLLINGER 1951).

Der tubuläre Schaden ist ebenfalls als direkte Strahlenläsion zu werten, denn auch hier werden typische Strahlenschäden mit Kernpolymorphie usw. gefunden. Hierbei handelt es sich vermutlich um eine Regenerationsstörung, wie sie nach Strahlenschädigung häufig beobachtet wird (BASERGA et al. 1961, BIANCHI 1961; allg. Lit. ZOLLINGER 1960). Der vornehmlich distaltubuläre Befall, welcher auch zu der typischen distaltubulären Funktionsstörung (ZOLLINGER 1951) führt, wird von BIANCHI (1961) auf die ontogenetische Primitivität des distaltubulären Epithels, auf seine Wasserrückresorptionsfunktion und auf die ausgesprochene Vascularisationsdichte dieser Zone zurückgeführt. Die sekundären Folgen der

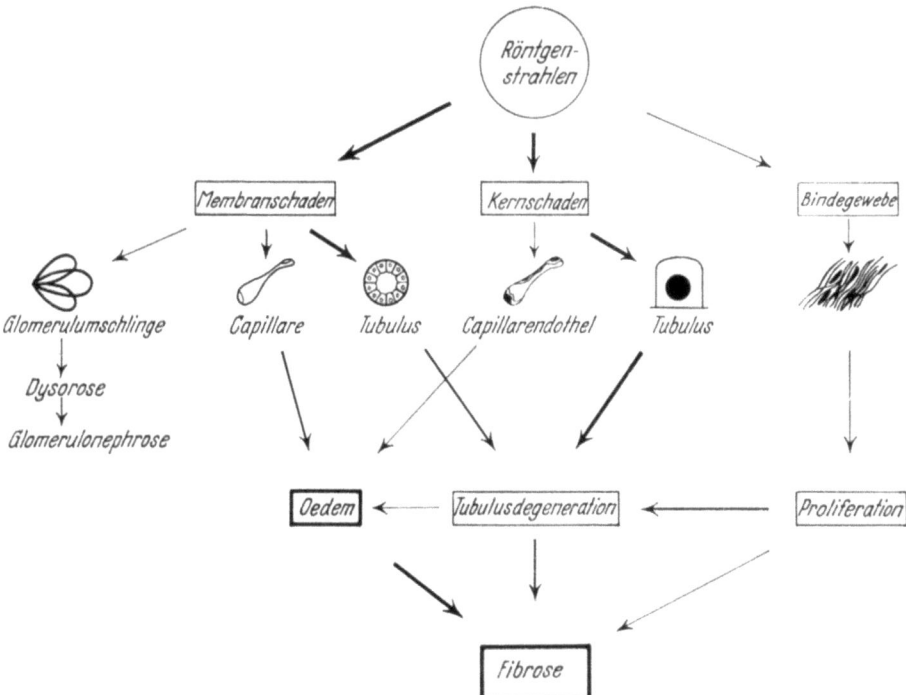

Abb. 497. Pathogenese der interstitiellen Fibrose bei Röntgenschrumpfniere (nach BIANCHI 1961)

tubulären Permeabilitätsstörung, nämlich das interstitielle Ödem gefolgt von Sklerose, hat seinerseits wiederum eine verschlechterte Durchblutung und möglicherweise auf dieser beruhende tubuläre Schäden zur Folge (s. a. RICH et al. 1961). Die Fibrose beruht zum Teil auch auf der direkten Strahlenwirkung, da sie eine typische Begleiterscheinung der chronischen Strahlenveränderungen in allen Organen ist (ZOLLINGER 1960, BIANCHI 1961).

Was die Gefäßveränderungen anbelangt, so sind sie nur zum kleinsten Teil direkt strahlenbedingt. Dagegen konnte gezeigt werden, daß ein latenter strahlenbedingter Gefäßschaden tatsächlich besteht, welcher durch diätetische Maßnahmen (GOLD 1962) oder die renale Hypertonie verstärkt wird (WILSON et al. 1958, BIANCHI 1961), wie dies auch im Zentralnervensystem bestätigt wurde (ASSCHER und ANSON 1962). Im Tierversuch konnte bewiesen werden, daß die Mesenterialarterien nach 1000 bis 1200 r gegen hypertensive Einflüsse empfindlicher sind als nicht vorbestrahlte Gefäße (ASSCHER et al. 1961). Die in Strahlennieren gefundenen Gefäßveränderungen stellen somit einen Kombinationseffekt dar; in ihrer Bedeutung sollten sie jedoch im Falle der Strahlenniere nicht überschätzt werden (s. dagegen FEINE 1959).

Etwas anders liegen die Verhältnisse bei der sog. *Thorotrastniere* (WALTHARD 1947, FRÜHLING et al. 1956, ZOLLINGER 1957, WERTHEMANN 1959, MARTI und HEILBRONN 1962 u. a.). Makroskopisch scheint das Organ, abgesehen vom Nierenbecken, unverändert. Das subpelvine Gewebe ist deutlich verhärtet, zum Teil etwas weißlich, und ein Röntgenbild zeigt eine feine fingerartige Schwärzung in dieser Zone (Abb. 498), welche gewissermaßen das Negativ der mit Vorliebe die Papillen befallenden Nephrocalcinose darstellt (FRÜHLING et al. 1956); auch schwere Ureterabgangstenosen werden beobachtet (WEYENETH 1962). In der Regel

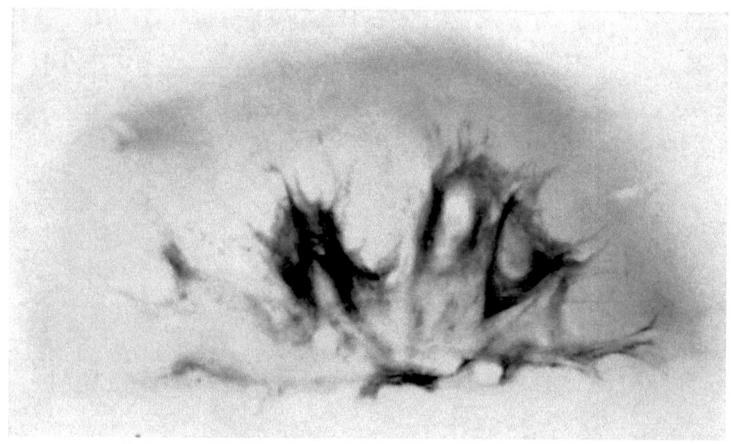

Abb. 498. Röntgenbild einer Thorotrastspeicherniere nach retrogradem Pyelogramm vor 28 Jahren. Auf der Gegenseite ebenfalls Thorotrastspeicherung und Entwicklung eines Nierenbeckencarcinoms (MB 451/62). Deutlich erkennbar ist, wie die Thorotrastablagerungen im subpelvinen Gewebe und zum Teil in feinen Streifen auch im Nierenparenchym liegen. 64jährige Frau

treten die Störungen erst viele Jahre nach einer Thorotrastpyelographie in Erscheinung und äußern sich in Lumbalschmerz (BOEMKE 1956, FRÜHLING et al. 1956, ZOLLINGER 1957, WEYENETH 1958). Vereinzelt wurde auch über eine renale Hypertonie berichtet (ZOLLINGER 1957, ALKEN et al. 1960, WEYENETH 1962).

Das beschriebene Bild entsteht dadurch, daß bei der forcierten retrograden Pyelographie Thorotrast in den subpelvinen Raum eindringt und hier entlang der Lymphgefäße (ZOLLINGER 1957, WEYENETH 1958) weiter in das Parenchym transportiert wird. Perivasculär entstehen damit große Thorotrastgranulome (Abb. 499a), die aus riesigen Phagocyten und reichlich Fibrocyten bestehen. Die Phagocyten enthalten glänzende, mit Glykogenfärbung darstellbare Thorotrastgranula (Abb. 499), die noch nach Jahren und Jahrzehnten Alpha-Strahlen abgeben (s. Abb. 132b bei ZOLLINGER 1960). Die von den Granulomen eingeschlossenen Arteriolen lassen oft eine schwere Vasculopathie erkennen (Abb. 499a), die Glomerula zeigen das typische Bild der Strahlenglomerulonephrose (Abb. 499b): Die Schlingen sind fibrinoid aufgequollen und zeigen deutliche Kernverminderung. Hypertonie scheint sich nur dann einzustellen, wenn sehr zahlreiche Gefäße oder

Glomerula befallen sind. — Bezüglich der Tumorbildung in Thorotrastnieren s. S. 714.

Die Glomerulumschäden, welche nach subletalen Dosen bei *total bestrahlten* Mäusen auftreten, äußern sich in einer Glomerulonephrose unspezifischer Art. In der Spätphase kommt es zu einer Kollagenisierung der Schlingen und auch der zuführenden Arteriolen (FURTH et al. 1954). Das Mesoangium ist stark verbreitert und scheint das Zentrum der Läsion darzustellen, wobei PAS-positives Material an der Membran abgelagert wird; diese soll jedoch nicht verdickt sein (GUTTMAN

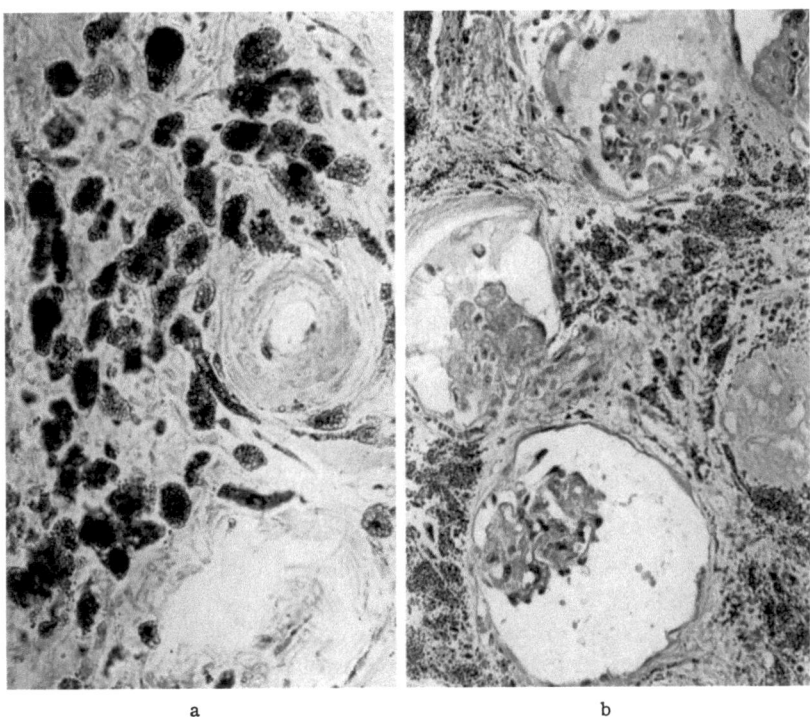

a   b

Abb. 499a—b. a Mit stark lichtbrechenden Granula sind prall beladene Thorotrastphagocyten, in der narbig veränderten Umgebung einer Nierenarteriole. Die letztere zeigt eine hochgradige Strahlenvasculopathie. Vergr. 280mal, HE. b Ausgedehnte Thorotrastdepots in der Nierenrinde. Die Glomerula zum Teil hyalin umgewandelt, andere zeigen eine deutliche Strahlenvasculopathie der Capillarschlingen. Vergr. 200mal, HE (publ. ZOLLINGER 1957)

und KOHN 1960; s. dagegen COTTIER 1961). Während die einen Autoren darin eine sekundäre hypertensive Schädigung erblicken (LAMSON et al. 1958), lehnen andere diese Deutung ab, da gar keine Hypertonie festgestellt werden konnte (GUTTMAN und KOHN 1960, COTTIER 1961), wieder andere nehmen einen verzögerten strahlenbedingten Gefäßschaden an (FURTH et al. 1954, BENNETT et al. 1953). Je jünger die Tiere im Zeitpunkt der Bestrahlung sind, desto schwerer sind diese Nierenschäden (GUTTMAN und KOHN 1963). Bei der Ganzkörperbestrahlung des Schweines mit subletalen Dosen entwickelt sich eine eigenartige Form der tubulären Schrumpfniere, welche derjenigen nach Direktbestrahlung des Kaninchens ähnlich sieht, jedoch sind auch die Glomerula und die Gefäße schwer verändert, und in der Spätphase stellt sich eine vasculär bedingte Hypertonie ein (NÜSSEL und SCHUNK 1961).

Nach der heute allgemein akzeptierten Ansicht handelt es sich bei diesen Veränderungen, die auch spontan bei ganz alten Mäusen beobachtet wurden, um eine vorzeitige Alterung unter dem Einfluß der allgemeinen Strahlenschäden des Körpers (GUTTMAN und KOHN 1960, COTTIER 1961, GUTTMAN et al. 1961, ROSEN et al. 1961). — Über das Auftreten von Adenomen in derartigen Nieren s. S. 677.

P. Die Gefäßveränderungen der Niere[1]

Im Verlauf des letzten Jahrzehntes haben die arteriellen Nierenveränderungen infolge des Ausbaues der Arteriographie eine vermehrte klinische Beachtung gefunden. Auch pathologisch-anatomisch kann die postmortale Angiographie zu wesentlichen neuen Erkenntnissen führen (CROWSON und KING 1957, VOGLER und HERBST 1958). Wie jede neue Methode kann aber auch die Arteriographie zusätzliche Schäden hervorrufen (z. B. renale Hypertonie; McCALLISTER et al. 1962) und selbst zu Todesfällen führen (McAFEE und WILSON 1956, Lit. s. CLARK 1958). Die größte Gefahr bildet vermutlich die lokale Reaktion, welche zu einer nekrotisierenden Tubulonephrose führen kann (experimentell: IDBOHRN und BERG 1954). Vereinzelt wird auch ein Vasospasmus angenommen, welcher zu Nierenrindennekrosen führen kann (ROY 1957; s. S. 164). Wenn die Veränderungen überlebt werden, kann sich eine Schrumpfniere einstellen (McAFEE und WILSON 1956).

I. Gefäßmißbildungen
a) Das Vas aberrans

Diese praktisch wichtige Fehlbildung wurde auf S. 95 abgehandelt.

b) Die Isthmusstenose und die Stenose der Aorta abdominalis

Stenosen der Aorta führen häufig, aber anscheinend nicht in jedem Falle, zur Hypertonie (WANG 1949 Lit., BRUST et al. 1959 Lit., DUEX und THURN 1962), wobei allerdings die Frage nicht abgeklärt ist, ob nicht ein Widerstandshochdruck extrarenaler Genese vorliege. Besonders bei distaler Aortenstenose wird eine Hypertonie häufig beschrieben (RICE und WITTSTRUCK 1951, FISHER und CORCORAN 1952). Die Nieren zeigen im allgemeinen bei diesen Fällen keine wesentlichen Veränderungen, nur bei genauester Durchsicht der Präparate erkennt man ischämische Schäden der Glomerula und der Tubuli. Auch Übergang in maligne Hypertonie wurde beobachtet, sogar bei einem 14jährigen Kind (FISHER und CORCORAN 1952). Bei tiefsitzender kongenitaler Aortenstenose kann die bekannte „Düsenwirkung", welche arteriosklerotische Sekundärveränderungen distal von der Stenose erzeugt, zu einer Veränderung der Arteria renalis führen, wenn dieselbe im Düsenbereich liegt (BRUST et al. 1959).

---

[1] Mikroangiographische Untersuchungen: LJUNGQVIST 1963; klinisch-röntgenologisch: VOGLER und HERBST 1958.

c) Das Aneurysma der Nierenarterie[1]

Aneurysmata der Nierenarterien sind im autoptischen Untersuchungsgut ausgesprochen selten (SPERLING 1940: 0,1⁰/₀₀, KAHLE und SCHENKEN 1946, ABESHOUSE
1951, HERBUT 1952, VON RONNEN 1953, DUEX und THURN 1962).

In unserer Serie von von 10000 Autopsien haben wir dreimal ein Aneurysma der Arteria renalis
beobachtet. Zweimal handelte es sich um den dissezierenden Typ mit schwerer Lumeneinengung und Niereninfarkten. Eine weitere Beobachtung betraf ein mykotisches Aneurysma
bei Staphylokokken-Endokarditis (SN 532/59, 71jähriger Mann). Früher sahen wir bei einem
14jährigen Knaben (SN 1009/32 Zürich) ein altes thrombosiertes Aneurysma einer Arteria
renalis, ebenso bei einer kürzlich durchgeführten Autopsie (Abb. 500). In zwei bioptisch untersuchten Fällen wurde je ein Aneurysma verum gefunden.

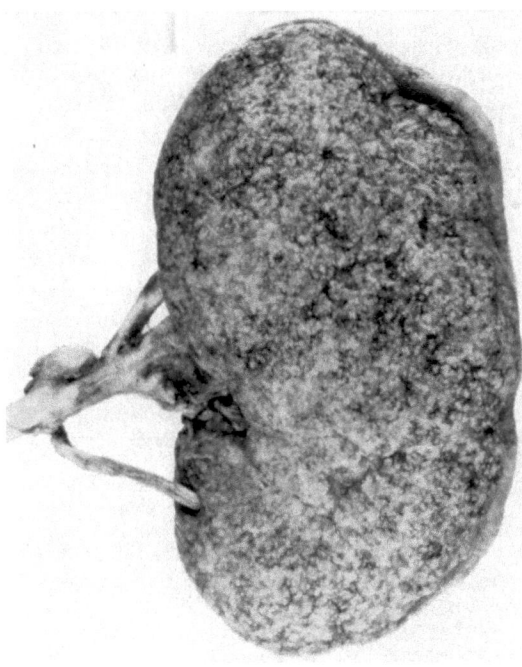

Klinisch scheint die Häufigkeit eher etwas größer zu sein,
was zeigt, daß die heutigen
radiologischen Untersuchungsmethoden, gezielt angewendet,
ausgesprochen gute Resultate
ergeben (VON RONNEN 1953,
DUEX und THURN 1962 u.a.).
Eine Seiten- oder Geschlechts-
bevorzugung wird ebenso vermißt. Klinisch klagen 50% der
Patienten über Schmerzen, ein
Drittel zeigt Hämaturie. Das
typische auskultatorische Ge-
räusch soll in keinem Falle fehlen (SCHEIFLY 1960). Eine renale Hypertonie wird in rund
einem Viertel dieser Fälle beobachtet; sie ist operativ durch
Nephrektomie oder Gefäßpla-
stik in der überwiegenden Zahl

Abb. 500. Kugeliges Aneurysma der Arteria renalis ohne
klinische Symptome. Senile Rindengranulierung ohne sonstige Nierenbefunde. 77jähriger Mann

der Fälle heilbar (BERMEIKE und POLLAK 1950, ABESHOUSE 1951, ANTIPA 1954,
PASTOR et al. 1955, MALISOFF und CERRUTI 1956, NESBIT und CRENSHAW 1956,
CORDONNIER 1959, MATHÉ 1959, NGUYEN-HUN et al. 1959, O'CONNOR 1960 u. a.).
Selbst nach 13 Jahren Dauer konnte bei einer 26jährigen Frau die Blutdrucksteig-
gerung operativ noch behoben werden (KLEIN und CHESNEY 1961). Dasselbe gilt
selbst von maligner Hypertonie bei Kindern (DEBRÉ et al. 1957). Beim dissezierenden Aneurysma steigt der Blutdruck unter Umständen schon im Verlaufe eines
Tages während der Aneurysmaentwicklung massiv an (LIEBOW et al. 1956), wie
dies den Tierversuchen mit Nierenarterienklemme (s. S. 638) entspricht. Die Nierenischämie muß als entscheidender Faktor für die Entwicklung der renalen Hypertonie
angesprochen werden; einzig beim arteriovenösen Aneurysma fragt man sich, ob

---

[1] Lit. ABESHOUSE 1951, HERBUT 1952, HAMILTON 1953, ANTIPA 1954, GARRITANO 1957,
WOLLHEIM und MOELLER 1960.

nicht auch die starke Vermehrung des Herzminutenvolumens ursächlich in Betracht kommen könnte (REUBI 1960).

Nosologisch kann zwischen intra- und extrarenalen Aneurysmata unterschieden werden. Die sonstige Einteilung entspricht in großen Zügen derjenigen der allgemeinen Pathologie (Abb. 501; s. POUTASSE 1951): Die sackförmigen Aneurysmata (Abb. 502), welche oft verkalken und deshalb radiologisch erkennbar sind (DUEX und THURN 1962), gelten als die häufigsten. Sie können bis 12 cm ∅ groß werden und durch Ruptur das Leben des Patienten schwer gefährden (SAEGESSER und PAHUD 1955). Als Ursache nimmt man bei diesem Typ in erster Linie eine kongenitale Wandschwäche an. Allerdings sind multiple Aneurysmata dieser Art, kombiniert mit anderen Gefäßaneurysmata, nur äußerst selten beschrieben worden (PLATT 1961), jedoch können sie in den Nierenarterien lokal multipel auftreten (ACKER et al. 1962). Dieselbe Pathogenese wird auch für die spindeligen Aneurysmata angenommen, welche seltener sind und auch kaum über 1 cm Durchmesser aufweisen. — Die dis-

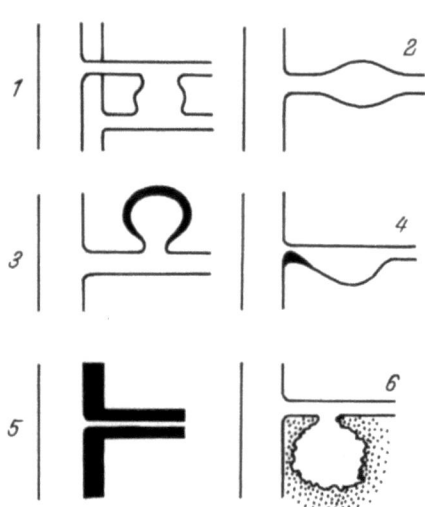

Abb. 501. Die Typen der Nierenaneurysmata: *1* arterio-venöses Aneurysma, *2* fusiformes, echtes Aneurysma, *3* verkalktes, sackförmiges Aneurysma, *4* poststenotisches, erworbenes Aneurysma, *5* Aneurysma dissecans aortae, übergreifend auf die Arteria renalis, *6* Aneurysma spurium: Sekundär mit Endothel ausgekleidetes Hämatom nach Riß der Arteria renalis

sezierenden Aneurysmata werden bei Arteriosklerose, Trauma (Abb. 130d, S. 154, LOWSLEY und CANNON 1953) und Periarteriitis nodosa beobachtet (ANTIPA 1954,

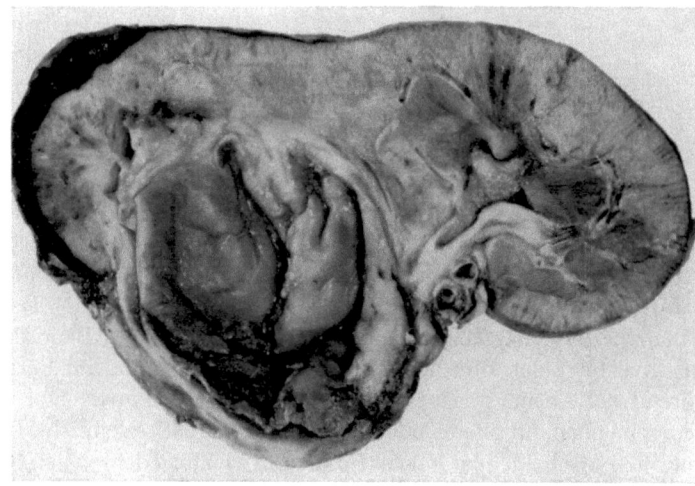

Abb. 502. Operationspräparat mit pflaumengroßem, sackförmigem Aneurysma verum im Nierenhilus. 35jährige Frau, litt seit Jahren an rezidivierenden Oberbauchschmerzen rechts. Jetzt plötzliche massive Hämaturie, weshalb die Nephrektomie vorgenommen wurde

HERBUT und PRICE 1945, FÖLSCH 1959), ganz vereinzelt wurden auch Fälle mit Medianekrosen entsprechend der Erdheim-Gsellschen Erkrankung der Aorta (LIEBOW et al. 1956, YENDT et al. 1960) mitgeteilt.

Das poststenotische oder Düsenaneurysma wurde erst in den letzten Jahren auf Grund arteriographischer Untersuchungen erkannt (POUTASSE 1957, CORDON-NIER 1959). — Das falsche Aneurysma beruht grundsätzlich auf einer Gefäßruptur, wobei dann die Hämatomumgebung zu einer Art Aneurysmasack ausgebildet wird (ORTH 1919); sie besteht jedoch nicht aus vorgebildeten Gefäßwandteilen, was als Unterscheidungsmerkmal gegenüber dem Aneurysma dissecans zu gelten hat. Als Sonderform der falschen Aneurysmata sind die arteriovenösen erworbenen Aneurysmata zu erwähnen, welche oft unter der Bezeichnung arteriovenöse Fistel erfaßt werden (SCHULZE und BERGMANN 1954, NGU-YEN-HUN et al. 1959, ESQUIVEL und GRABSTALD 1964 Lit.). Wahrscheinlich handelt es sich dabei nicht um eine einheitliche Gruppe, denn in einzelnen Fällen scheinen primär kongenitale arterielle Aneurysmata sekundär in Venen einzubrechen (SCHEIFLY et al. 1951, SCHEIFLY 1960 Lit.), während bei anderen eindeutig Traumata (oft operativer Natur) die Ursache der Aneurysmabildung darstellen (ADAMS 1951, SLOMINSKI-LAWS et al. 1956, NGUYEN-HUN et al. 1959 Lit., SAUTER und SARGENT 1960, HUTCH und CHRISHOLM

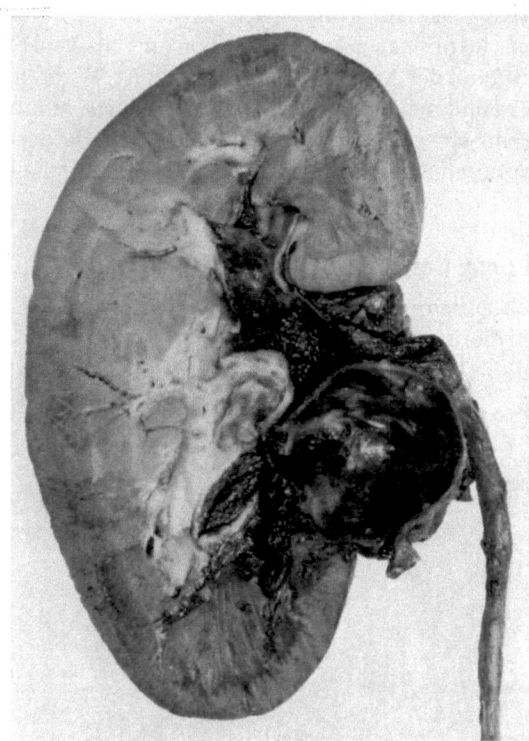

Abb. 503. Varixknoten des Nierenhilus, welcher klinisch auf den Ureter gedrückt und Koliken erzeugt hatte (MB 9061/54). Die Photographie verdanken wir Prof. Dr. E. UEHLINGER, Zürich

1962). Auch mykotische Arteriitiden können zur Bildung arteriovenöser Fisteln bzw. Aneurysmata führen (JOUVE et al. 1958). Herzinsuffizienz zufolge eines arteriovenösen Nierenaneurysmas wird selbst bei jungen Patienten gar nicht selten beobachtet und durch Operation prompt behoben (JOUVE et al. 1958 Lit.). — Varixknoten der Nieren, welche jedoch grundsätzlich nicht in dieses Kapitel gehören, sind selten; sie können bis 4 cm ⌀ groß werden (Abb. 503; BRIN et al. 1949). — Die ebenfalls seltenen Rankenangiome gehören streng genommen ebenfalls nicht hierher; sie können zu schwerer Hypertonie führen (SCHULZE und BERGMANN 1954, ISAAC et al. 1957).

Grundsätzlich muß somit in jedem Fall die Pathogenese sorgfältig abgeklärt werden, wobei zu berücksichtigen ist, daß der Druck auf die seitliche Wand nach den physikalischen Strömungsgesetzen um so größer ist, je größer der Durchmesser und je kleiner die Strömungsgeschwindigkeit ist (s. a. MALISOFF und CERRUTI 1956, IPPOLITO und LE VEEN 1960).

II. Arteriosklerotische Nierenveränderungen

In der großen Gruppe der Nephrosklerosen (besser: Nephroangiosklerosen) spielt die Arteriosklerose eine recht eigenartige Rolle (historische Entwicklung s. VOLHARD und FAHR 1914, FREY 1951). Sie läßt grundsätzlich zwei Typen unterscheiden, nämlich einen peripheren intrarenalen und einen von uns als zentral bezeichneten, bei welchem nur der Stamm der Arteria renalis erkrankt ist. Während der ersterwähnte Typ praktisch mehr und mehr an Bedeutung verloren hat, nimmt der zentrale Arterienprozeß heute ein sehr großes Interesse in Anspruch, da diese Veränderung intra vitam arteriographisch einwandfrei erfaßt und operativ geheilt werden kann.

a) Die intrarenale Form der Nierenarteriosklerose

Nierennarben werden autoptisch außerordentlich häufig gefunden; ihre Interpretation ist jedoch meist recht schwierig.

Makroskopisch zeigen die Nieren entweder scharf begrenzte, rote, unregelmäßige Narben, die recht tief reichen (Abb. 504), oder auch konfluierte, flache

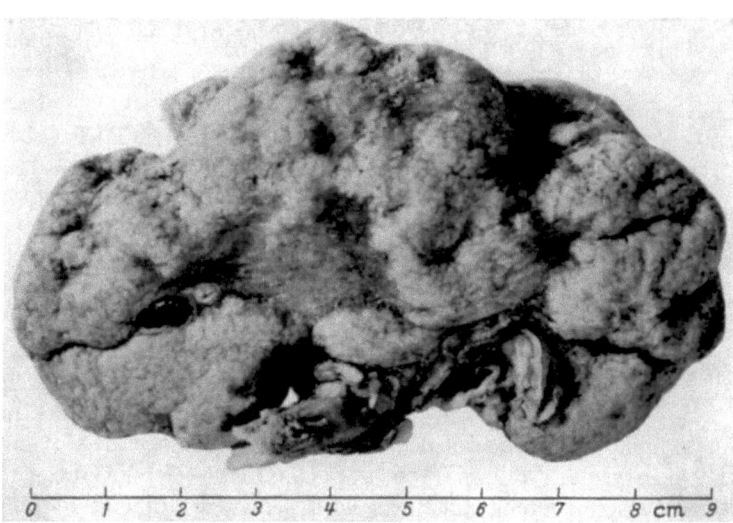

Abb. 504. Arteriosklerotische Narbenniere: Die unregelmäßigen Narben sind am Grunde dunkel getönt und etwas mehr gezackt als pyelonephritische Narben

Einzelnarben. Diese Narbenbildung ist nach unserer Erfahrung nur schwer von der pyelonephritischen zu trennen. Die Intaktheit des Nierenbeckens spricht nicht gegen eine pyelonephritische Narbe und auch bei schwerer Arterienveränderung kann eine Narbe trotzdem pyelonephritischer Herkunft sein. Eigentliche unregelmäßige Schrumpfnieren werden bei peripher arteriosklerotischer Narbenbildung selten beobachtet (ALLEN 1951, STAEMMLER 1957). Gelegentlich können sich — wie dies in senilen Nieren nicht selten der Fall ist — sekundäre Cysten entwickeln (STAEMMLER 1957).

Auch mikroskopisch ist die Differentialdiagnose schwierig. Kollaps der Glomerulumschlingen und Hyalinisation der Glomerula kommen selbstverständlich bei beiden Affektionen vor. Dagegen bestehen bei der Pyelonephritis chronica destruktive Prozesse oder ihre Residuen im Stroma, d. h. die Tubuli sind weitgehend zerstört, oder dann bilden sich sog. Strumaherde (s. S. 449). Bei der arteriosklerotischen Narbe besteht entweder ein Totalinfarkt oder dann eine typische Rindenischämie mit Entdifferenzierung der Tubuli (sog. „endocrine kidney"; Abb. 505;

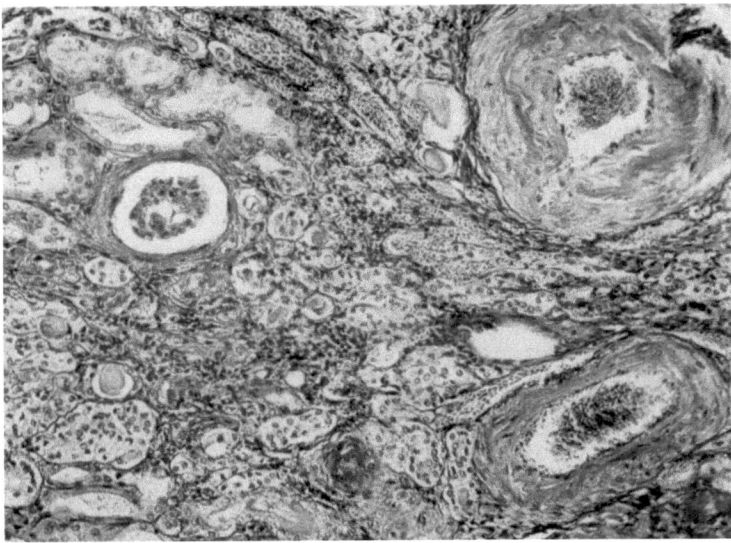

Abb. 505. Arteriosklerotischer Narbenherd der Niere. Rechts oben die arteriosklerotisch veränderte Arterie, links ein gut erhaltenes Glomerulum. Tubuli im Zentrum weitgehend ersetzt durch solide Mittelstücksprosse („endocrine kidney"). Das Interstitium verbreitert. 68jähriger Mann. Blutdruck 190/110 mm Hg. Vergr. 180mal, van Gieson

s. S. 144). Dieses Kriterium der Tubuli ist unseres Erachtens das zuverlässigste für die Differentialdiagnose, wobei allerdings zuzugeben ist, daß Strumabilder auch ganz vereinzelt einmal in arteriosklerotischen Herden vorkommen (STAEMMLER 1957).

Ischämische Bezirke können jedoch auch vollkommen fehlen, obschon arteriographisch eine einwandfreie Arterieneinengung gefunden und durch Operation die Hypertonie zur Ausheilung gebracht wurde (BERKLEY 1961, HOWARD und CONNOR 1962), woraus geschlossen werden muß, daß schon eine funktionelle Ischämie der Niere ohne morphologische Veränderungen zur Entwicklung einer renalen Hypertonie genügt. In einer Serie von 80 Fällen wurde in 30% keine Größenveränderung der betroffenen Niere festgestellt, obschon in 94% operative Heilung der Hypertonie erreicht wurde (SCOTT et al. 1961). Eine direkte Beziehung zwischen arteriosklerotischen Nierenrindenherden und Hypertonie besteht gesetzmäßig nicht (GREENBLATT 1963).

Die Gefäßveränderungen selbst (Abb. 506) sind differentialdiagnostisch nicht von sehr großer Bedeutung, da auch pyelonephritische Narbenbereiche sehr schwere vasculäre Sekundärveränderungen aufweisen können (s. S. 451). Bei reiner Arteriosklerose peripherer Art sind in erster Linie die fünf großen Äste der Arteria renalis und erst in zweiter Linie die Arteriae arcuatae befallen.

In den Papillen werden Fett-Kalk-,,Infarkte", verbunden mit allgemeiner Sklerose des Interstitium, recht häufig beobachtet (STAEMMLER 1957), Papillen-

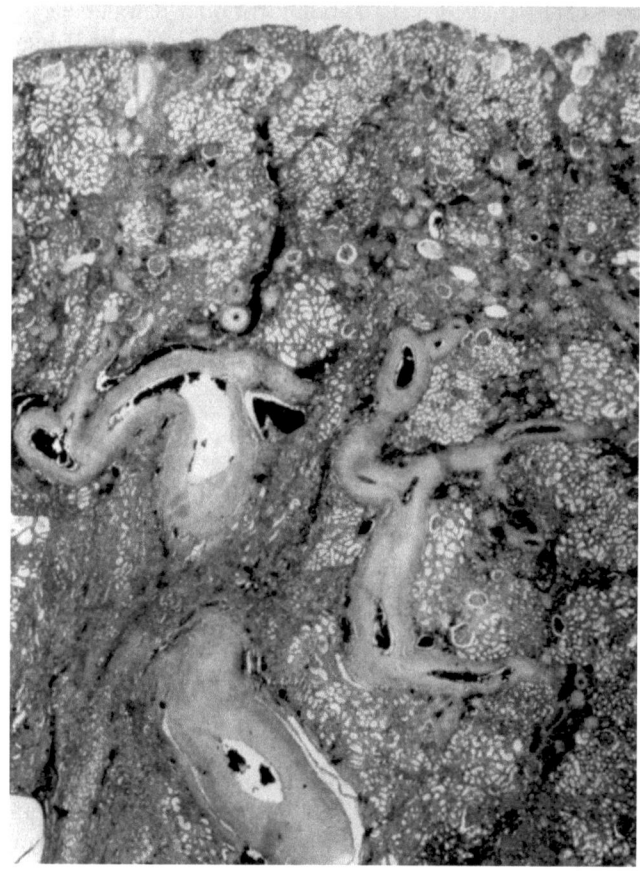

Abb. 506. Ziemlich diffuse Nierenschrumpfung bei allgemeiner schwerer Arteriosklerose. Die erhaltenen Tubuli stark erweitert mit atrophischem Epithel (Pseudo-Nephrohydrose). 73jährige Frau. Blutdruck normal. Vergr. 20mal, van Gieson

nekrosen sind dagegen ausgesprochen selten. Wir haben nur einen einzigen derartigen Fall beobachten können (SN 1341/53).

Wesentliche klinische Folgen haben einzelne arteriosklerotische Vollnarben sicher nicht, es handelt sich aber trotzdem um einen pathologischen Prozeß, der mit der einfachen senilen Nierenatrophie nicht verwechselt werden darf (s. dagegen ALLEN 1951). Dagegen können ausgedehnte Entdifferenzierungsbezirke (s. oben) gelegentlich zu Hypertonie führen.

b) Zentrale (proximale) Stenosen und Verschlüsse der Arteria renalis

Schwere Stenosen und totale Verschlüsse des Hauptstammes der Arteria renalis, insbesondere ihres Abganges aus der Aorta (Abb. 507) sind eindeutig häufiger als dies allgemein angenommen wird. Technisch wird die Durchgängigkeit der Nierenarterien routinemäßig von den wenigsten Obduzenten geprüft, besonders wenn die Nieren selbst makroskopisch keine Veränderungen erkennen lassen. Interessanterweise zeigen aber statistische Untersuchungen, daß bei Sektionen (BLACKMAN 1939, RICHARDSON 1943) und Arteriographien (POUTASSE und DUSTAN 1957) von Patienten mit sog. essentieller Hypertonie Nierenarterienstenosen besonders am Abgang ganz wesentlich häufiger sind als bei normotonen Patienten. Die serienmäßige angiographische Untersuchung von 617 Hypertonikern ergab bei nicht weniger als 173 einen arteriellen Verschluß oder eine schwere Stenose (POUTASSE

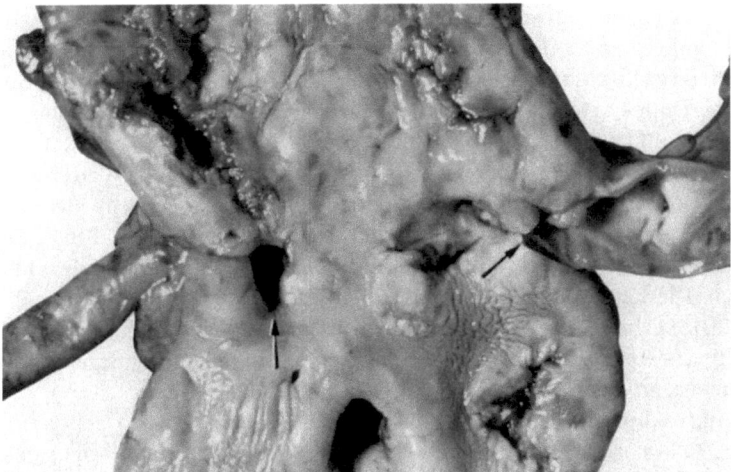

Abb. 507. Arteriosklerotische Rippenbildung am Abgang der Arteria renalis (→) mit vasculären Schrumpfnieren und Hypertonie (vgl. Abb. 508)

1961). In einer anderen angiographischen Serie wurden bei 27% der Hypertoniker primäre Nierenarterienveränderungen gefunden (PAGE et al. 1959). Eigentliche Narbennieren bedingt durch zentralarteriosklerotischen Verschluß beobachtet man dagegen selten (MONTALDO 1955: 4,11%, STAEMMLER 1957: 4,3% bei Hypertonien). Wir fanden nur in 0,61% aller Autopsien schwere zentralarteriosklerotisch bedingte Schrumpfnieren (0,49% einseitig). Geringgradige Stenosen sind dagegen keine Seltenheit (DUSTAN et al. 1959; s. dagegen SARRE 1959).

Das Pyelogramm kann völlig normale Verhältnisse zeigen. Entscheidend für die Diagnose ist die Arteriographie sowie die Reduktion der Natriumausscheidung auf der betroffenen Seite (BROWN et al. 1960, YENDT et al. 1960 Lit., STAMEY et al. 1961). Das klinische Hauptsymptom der in der dritten oder vierten Dekade stehenden Patienten ist fraglos die Hypertonie (YUILE 1944 Lit., CORCORAN et al. 1951, POUTASSE und DUSTAN 1957, WOLLHEIM und MOELLER 1960 Lit., SCHETTLER 1961 Lit., TCHERDAKOFF et al. 1964), was allerdings von einzelnen Autoren bestritten wird (LISA et al. 1943, BELL 1946, STAEMMLER 1957, ANELLO und IINDOVINA 1958, SARRE 1959). Dieser ablehnende Standpunkt ist jedoch heute kaum mehr vertretbar, da diese Form der Hypertonie, welche sehr häufig malignen Charakter hat (BARRIE et al. 1961), durch operative Maßnahmen noch nach jahrelangem Bestand und auch beim Jugendlichen geheilt werden kann (THOMPSON und SMITHWICK 1952, POUTASSE et al. 1956, DENIS 1958, GELLMAN 1958: Lit. über bis 15 Jahre dauernde maligne Hypertonie mit Heilung; BERKLEY 1961, POUTASSE 1961, SCOTT et al. 1961).

Das makroskopische Bild der Niere bei zentralem Arterienverschluß oder schwerer Stenose kann ganz beträchtlich variieren. Zwischen makroskopisch unveränderten Nieren (SCOTT et al. 1961: 30%; s. unten) und ganz hochgradigen einseitigen Schrumpfnieren finden sich alle Übergänge. Grundsätzlich sind die Nieren ganz fein granuliert, etwas dunkler als in der Norm (BATZENSCHLAGER et al. 1962 Lit.), leicht dekapsulierbar und homogen geschrumpft. Wie auch andere Zwergnieren werden sie oft als „hypoplastische Nieren" bezeichnet (KÁDOS und HAHN 1959 u. a.). Die feine granuläre Schrumpfung kann aber auch segmentär sein. Auffällig häufig sind Nieren mit Doppelarterien und besonders mit Vasa aberrantia von der Arteriosklerose befallen (GYÖRI 1952, DERRICK und HOOKS 1962, PETER 1964). Bei Doppelarterien zeigen die Einzelgefäße naturgemäß einen kleineren Durchmesser und werden deshalb durch arteriosklerotische Veränderungen sehr viel rascher stenosiert oder gar verschlossen (s. a. MALUF 1958). Weiter ergeben die makroskopischen Untersuchungen und diejenigen des histologischen Ganzschnittes des Organes eine ausgesprochene Rindenverschmälerung (s. S. 146; SCHINDLER 1962: Decortikation). Diese Rindenverschmälerung kann durch Gewichtsbestimmung von Rinden- und Markgewebe objektiviert werden: Das Verhältnis von Rinde:Mark verhält sich normalerweise wie 3:2, bei Arteriosklerose sinkt es bis 1:13 (BRUCHHAUSEN 1962). Sehr selten können Papillennekrosen nachgewiesen werden, meist ist das Mark relativ gut erhalten.

Die mikroskopische Untersuchung des zugehörigen Nierenparenchyms ergibt das auf S. 144 (s. a. LE FEBVRE und GENEST 1960) ausführlich beschriebene Bild des glomerulären und tubulären Kollapses mit Entdifferenzierung der Tubuluszellen, jedoch bei reiner ischämischer Schädigung ohne wesentliche Stromaverbreiterung. Oft jedoch werden sekundäre pyelonephritische Herde in solchen ischämischen Bezirken gefunden, so daß die Schlußbeurteilung außerordentlich schwierig sein kann. Die ersten glomerulären Veränderungen entsprechen dem Bild einer anoxischen Glomerulonephrose (s. S. 186). Dann fältelt sich die Basalmembran und das ganze Schlingenbild wird vereinfacht. Die Schlingen kollabieren, es kommt zur Nekrose des Endothels, und die Basalmembranen der Schlingen werden immer dicker. Der Kapselraum wird schließlich mit hyalinen Massen, meist vom Pol her, angefüllt und schließlich resultiert ein plumper Knäuel aus van-Gieson-gelben Schlingenresiduen mit einer van-Gieson-roten hyalinen, halbmondförmigen Zone (McMANUS und LUPTON 1960). Solche Glomerulumleichen können nach Ansicht verschiedener Autoren vollkommen resorbiert werden (STAEMMLER 1957, McMANUS und LUPTON 1960 u. a.). Gelegentlich bleiben einzelne Schlingen offen und wandeln sich in dünnwandige Arteriolen um, so daß die Annahme direkter Shunts zwischen Vas afferens und Vas efferens naheliegt (McMANUS und LUPTON 1960). — Rindennekrosen werden bei Arteriosklerose nur äußerst selten beobachtet (ARONSON und SAMPSON 1951, ALBORES-SAAVEDRA 1961).

Die peripheren Arterienäste solcher Nieren sind meist sehr stark verdickt, doch handelt es sich nicht um eine echte Arteriosklerose, sondern um eine reine Fibrose der Intima, zum Teil auch mit Degeneration und bindegewebigem Ersatz der Media (s. S. 576). Die Arteriolen sind in der Regel ganz dünnwandig. In der sonst gesunden kontralateralen Niere findet man dagegen starke hypertensive Gefäßveränderungen (BLACKMAN 1939), welche nicht selten bis zum Vollbild der malignen Nephrosklerose fortschreiten können (LAAS 1940, SCHWARTZ und GROSS 1949, BAUER und FORBES 1952, PEABODY und GATES 1958, KÀDOS und HAHN 1959).

Anhang: Analyse der stenotischen Veränderungen der Arteria renalis[1]

Bei schwerer Senkung und eventueller Drehung der Niere kann die Nierenarterie gedrosselt werden, wobei es ohne organische Veränderung der Nierenarterie zu Hypertonie kommt, welche bei aufrechter Körperhaltung manifest wird

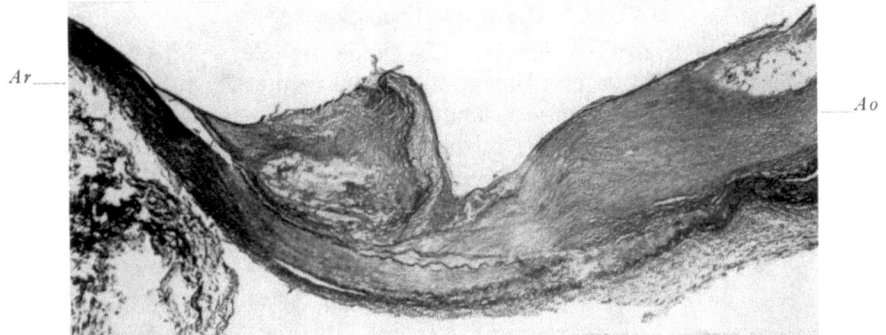

Abb. 508. Längsschnitt durch den Abgang der Arteria renalis (*Ar*) aus der Aorta (*Ao*) von Abb. 507. Die Stenose wird durch eine rippenartige Verdickung der Intima hervorgerufen. Vergr. 5mal, Elastin

(BOEMINGHAUS und GÖTZEN 1952, MATHÉ und SANCHEZ 1957). Auch sonst bestehen zwischen den autoptischen Untersuchungen und den Befunden an operativ gewonnenem Resektionsmaterial nicht unbeträchtliche Diskrepanzen. Autoptisch stehen die arteriosklerotischen Veränderungen, insbesondere der Arterienabgänge aus der Aorta (Abb. 508) bei weitem im Vordergrund, während bioptisch eine ungewöhnlich starke Beteiligung von unklaren Fibrosen und musculofibrösen Hyperplasien beschrieben wurde (s. S. 576).

1. Reine arteriosklerotische Veränderungen der Nierenarterie

Meist handelt es sich um über 40jährige Patienten (MCCORMACK 1961), vereinzelt aber wird Nierenarteriensklerose schon bei knapp über 20jährigen beschrieben. Analoge Beobachtungen konnten auch im übrigen Körper schon gemacht werden (STEWART 1940, LIEBEGOTT 1959). Häufig liegen diese arteriosklerotischen Platten an den Abgängen der Nierenarterien aus der Aorta (ZACHARJEWSKAJA 1936, BLACKMAN 1939). Sekundäre Thromben werden oft beschrieben (FAHR und VOLHARD 1944, BAUER und FORBES 1952 u. a.).

---

[1] TCHERDAKOFF et al. 1964.

Mikroskopisch ist das Bild dasjenige einer typischen Arteriosklerose mit Hyperplasie der Elastica interna. Übergänge zur Intimafibrose sind unseres Erachtens aber so häufig, daß eine absolute Trennung kaum möglich ist (DUFF und McMILLON 1951, TRICOT et al. 1960 Lit.). Ursache und Pathogenese der arteriosklerotischen Platten und Stenosen können wir hier nur streifen[1]. Für die von DUGUID (1949) und DIBLE (1958) vertretene These der lokalisierten Organisation von Thromben als Ursache der arteriosklerotischen Herde haben wir keine Anhaltspunkte finden können. Die Bevorzugung der Gefäßabgänge betont die Bedeutung von Wirbelbildungen, wie wir ja allgemein wissen, daß Drucksteigerung einer der wichtigsten Faktoren beim Zustandekommen der Arteriosklerose allgemein ist (s. ZOLLINGER 1950, SARRE 1959 u. a.). Daneben spielt der humorale Faktor (Cholesterinspiegel usw.) eine wesentliche Rolle (FISHER et al. 1958 Lit.). Sehr wesentlich ist auch die kompensatorische Wandverdickung der Arterien bei Hypertonie (SCHOENMACKERS 1949, BÜCHNER 1956), welche die einwandfreie Ernährung der inneren Wandschichten stört, so daß es zur Plasmainsudation kommt (MEYER 1949 u. a.).

2. Die Adventitiasklerose

Es handelt sich dabei um eine seltene hyalinnarbige Verdickung der Adventitia bei jungen Frauen (WOOD und BORGES 1963), die vermutlich auf retroperitoneale entzündliche Veränderungen zurückzuführen ist (HUNT et al. 1962). Sie gehört vielleicht zur großen Gruppe der retroperitonealen Fibrosklerosen (s. S. 757). In einzelnen Fällen bedingt ein Tumor die periarterielle Fibrose (BLATT und PAGE 1934), in anderen entwickelt sie sich auf dem Boden einer lokalen Thorotrastspeicherung (ZOLLINGER 1957).

3. Die idiopathische Thrombose der Arteria renalis[2]

Die Bezeichnung idiopathische Thrombose (McCORMACK 1961) will besagen, daß keine organische Grundlage für die Thrombose gefunden wurde. Wenn man jedoch das betroffene Gefäß in seinem ganzen Verlauf zur Verfügung hat und Stufenschnitte anfertigt, so findet man nach unserer Erfahrung in jedem Fall die primäre Läsionsstelle der Gefäßwand, wobei es sich fast ausschließlich um Arteriosklerosen, ganz vereinzelt auch um kleine entzündliche Intimaherde handelt (s. a. SCHWARTZ und GROSS 1949), oder es bestehen traumatische Gefäßwandläsionen (SAPHIR und BALLINGER 1940). In anderen Fällen greift eine Thrombose der Aorta (z. B. auf einer Mesaortitis nonspecifica beruhend: EHRLICH et al. 1953) auf die Nierenarterie über. Ferner werden sekundäre Thrombosen auch bei sehr hochgradigen Schrumpfnieren anderer Genese beobachtet. Wir haben dieses Ereignis dreimal bei pyelonephritischen Zwergnieren und einmal bei einer tuberkulösen Kittniere (Abb. 446, S. 495) beobachtet. In einzelnen Beobachtungen unserer eigenen Serie mit „thrombotischem" Verschluß der Arteria renalis ohne Wandveränderung konnte in der Anamnese eindeutig ein embolisches Geschehen oder autoptisch ein entsprechender Streuherd (meist Myokardinfarkt) nachgewiesen werden (s. S. 150).

Diese Fälle verlaufen praktisch alle hyperton, jedenfalls unter der Voraussetzung, daß kein Totalinfarkt der Niere auftritt (s. dagegen AMSLER 1958).

---

[1] Lit. ASCHOFF 1939, ROBBIN und DACK 1955, SCHETTLER et al. 1961.
[2] s. a. S. 152.

4. Die fibromuskuläre Hyperplasie und die sog. Intimafibrose
der Arteria renalis[1]

In einer ersten idiopathischen Untergruppe sind fast nur operative Befunde anzutreffen und zwar handelt es sich meist um relativ sehr junge weibliche Patienten, gelegentlich sogar um Kinder (ZUELZER et al. 1951, MANNERS 1955, POUTASSE et al. 1956). Oft soll es sich um aberrierende Arterien handeln (HUNT et al. 1962).

Die histologischen Befunde stimmen mit den intrarenalen Arterienveränderungen bei zentralem Arterienverschluß weitgehend überein (Abb. 397, 122, S. 145): Es handelt sich um eine lockere Fibrose der Intima, welche sehr auffällig umschrieben sein kann. Dabei schwankt die Vermehrung der elastischen Fasern im Bereich der Elastica interna in sehr starken Grenzen; sie kann auch vollkommen fehlen. Entzündliche Infiltrate werden kaum angetroffen. Neben der Elastica-Hyperplasie findet sich eine deutliche Atrophie und ein Ödem der Media zum Teil mit mucoiden Herden. Die Adventitia ist verbreitet; Fettablagerungen lassen sich nirgends nachweisen (CRAMER 1949). Vereinzelt wird angegeben, die entstandenen Querrippen (s. Abb. 508, S. 574) würden aus der Media hervorgehen (WYLIE et al. 1962; s. unten).

Die meisten Autoren sind bezüglich der Natur dieser Erkrankung sehr unsicher. Sie denken u. a. an Mißbildungen (POUTASSE et al. 1956, ULLMANN et al. 1959), vasomotorische Reaktionen (HOLLE 1959) oder eine Endarteriitis obliterans (ROTTER 1949). Syphilitische entzündliche Veränderungen sollen zwar vorkommen (LUTEMBACHER 1947, PRICE und SHELTON 1949), spielen aber nach der Beschreibung der Autoren und wegen des niedrigen Alters der hier zur Diskussion stehenden Patienten keine Rolle. Allerdings könnte man sich vorstellen, daß narbig abgeheilte unspezifische Arteriitiden ein solches Bild zurücklassen würden (s. a. MCCORMACK 1961). Zum Teil geben die Autoren auch ohne weiteres zu, daß die Affektion unklar ist (MANNERS 1955 u. a.). Jedenfalls liegt sicher keine echte Arteriosklerose vor (ADAMS et al. 1951, MCCALLISTER et al. 1962).

Die eigentliche idiopathische Form konnten wir selbst im Autopsiegut nie beobachten, wohl aber schwere *Intimafibrosen* distal von Stenosen (JORES 1924). Es handelt sich wahrscheinlich um eine kompensatorische Intimaverdickung zufolge Abnahme des Blutstromes und des Druckes. Als Ursache kommt neben der proximal liegenden Gefäßdrosselung eine schwere Reduktion des peripheren Gefäßbettes in Betracht (ZOLLINGER 1964)[2]. Experimentell kann die Veränderung leicht erzeugt werden (JORES 1924, ALTSCHUL 1950, MEHROTRA 1953, WILLIAMS 1956, BUCK 1961 Lit.). Es ist deshalb zu vermuten, daß bei den operativen Präparaten die eigentliche Stenose im Sinne einer Intimaplatte am Abgang der Arteria renalis aus verständlichen Gründen nicht untersucht und gefunden werden konnte. Andererseits soll nicht bestritten werden, daß vereinzelt alte Narbenstenosen vorkommen können. Distal von Stenosen jeglicher Art können sich sog. poststenotische Ektasien ausbilden (MAISSER et al. 1964: experimentell).

Einzelne Autoren beschreiben ferner eine *fibromuskuläre Mediahyperplasie* (LEADBETTER und BURKLAND 1938, MCCORMACK 1961. HUNT et al. 1962, WYLIE et al. 1962, WELLINGTON 1963), welche ebenfalls junge Leute befallen soll. Man

---

[1] Lit. WYLIE und WELLINGTON 1960, MCCORMACK 1961, SPENCER et al. 1961, HUNT et al. 1962; WELLINGTON 1963, DUCROT et al. 1964.   [2] Vgl. Abb. 40, S. 64.

findet dabei Elasticadefekte sowie -aufsplitterungen und weiß auch hier nicht, ob es sich um eine geheilte Arteriitis oder eine kongenitale Fehlbildung handelt (HUNT et al. 1962). Nicht selten bilden sich dabei sekundäre Mikroaneurysmata (WELLINGTON 1962). In einzelnen Fällen kann es sich auch um Endstadien von dissezierenden Nierenarterienaneurysmata handeln. Unseres Erachtens rechtfertigt es sich jedenfalls nicht, eine eigene Gruppe aufzustellen, sondern es handelt sich um etwas ähnliches wie bei der Intimafibrose, nur daß als Ursache dieser Form entzündlich-narbige Veränderungen wahrscheinlicher sind. — Zwischen Intimafibrose und Intimasklerose wird gelegentlich ebenfalls unterschieden (McCORMACK 1961); wir können zwischen diesen beiden Affektionen keine grundsätzlichen Unterschiede anerkennen.

III. Die Arteriolosklerose der Niere (genuine rote Schrumpfniere)[1]

Die Arteriolosklerose der Nieren hat über viele Jahrzehnte die Rolle der großen Sphinx unter den Nierenveränderungen gespielt. Dies ist vor allem darauf zurückzuführen, daß arteriolosklerotische Veränderungen bei sehr zahlreichen hypertensiven Nierenaffektionen — wie wir heute wissen — sekundär in Erscheinung treten und ihre experimentelle Erzeugung in reiner Form bei den üblichen kleinen Laboratoriumstieren nicht gelingt. Erschwerend bei der Beurteilung wirkt sich ferner die Tatsache aus, daß nicht nur die Hypertonie die Arteriolosklerose der Niere erzeugt, sondern umgekehrt auch durch die Arteriolosklerose der Hochdruck gefördert wird. Schließlich hat auch die häufige Beobachtung von Übergangsformen von Arteriolosklerose in Arteriolonekrose lange Zeit die Gemüter bewegt. Die früher etwa verwendete Bezeichnung „Capillarsklerose" (MUNK 1922) ist irreführend, da es sich primär nicht um die Capillaren handelt.

Eigentliche arteriolosklerotische Schrumpfnieren sind bei strenger Anwendung des Begriffs ein eher seltenes Vorkommnis. Als Schrumpfnieren bezeichnen wir Nieren mit einem Gesamtgewicht unter 160 g oder bei unilateralem Befall 80 g oder weniger. Einseitige arteriolosklerotische Schrumpfnieren kommen ebenfalls vor; bei genauer Durchuntersuchung der Gegenseite wird stets ein zentraler (proximaler) stenosierender Gefäßprozeß gefunden, welcher diese Niere gewissermaßen vor den hypertensiven Schäden bewahrt, gleichzeitig aber die Hypertonie durch Nierenischämie in Gang setzt (GYÖRI 1952). Auf 10000 Autopsien fanden wir 13 Fälle von arteriolosklerotischer Schrumpfniere sowie weitere sieben kombiniert mit schwerer Arteriosklerose der peripheren Äste (0,13 bzw. 0,07%), die Angaben anderer Autoren schwanken zwischen 0,9 (MONTALDO 1955) und 6,6% (STAEMMLER 1957; FAHR 1919: 2%; WOLLHEIM und MOELLER 1960 Lit.). Männer sind etwas häufiger betroffen als Frauen (SMITH 1955; s. dagegen ALLEN 1951).

Bioptische Untersuchungen an schweren hypertonischen Patienten anläßlich der Sympathektomie ergaben, obschon es sich um ein ausgewähltes Beobachtungsgut handelt, nur 5% schwere Arteriolosklerosen, wobei die Schwere dieser Gefäßveränderung umgekehrt proportional der postoperativen Besserung der Hypertonie ging (SALTZ 1957).

Klinisch entspricht der Arteriolosklerose der Nieren das Bild des roten Hochdrucks (VOLHARD 1918, 1942, 1943). Eine Hypertonie läßt sich in der Anamnese

---

[1] Lit. DUSTIN 1962, PAPPER 1963.

und meist auch auf Grund der Autopsiebefunde einwandfrei belegen (Lit. WOLL-
HEIM und MOELLER 1960, FREY 1961). Die Patienten stehen meist im 5. bis 7. Lebensjahrzehnt; bei jugendlichen Hypertonikern sind reine Arteriolosklerosen
äußerst selten (ZOLLINGER 1950). Funktionell ist in erster Linie die Nierendurchblutung herabgesetzt; sie scheint der Glomerulumverödung parallel zu gehen
(SARRE 1959, WOLLHEIM und MOELLER 1960). Die Filtrationsfraktion ist erhöht,
später ist das Glomerulumfiltrat erniedrigt. Die tubuläre Exkretions- und Konzentrationsfähigkeit ist sehr lange erhalten (SARRE 1959, REUBI 1960), das spezifische Harngewicht kann jahrelang um 1015 schwanken (ALLEN 1951, FREY 1951).
In prognostischer Hinsicht ist die Arteriolosklerose der Nieren nicht als schlecht
zu bezeichnen. Nach unserer Zusammenstellung (BRETSCHGER 1951) sterben nur
2% der Patienten mit arteriolosklerotischen Schrumpfnieren an Urämie. Andere

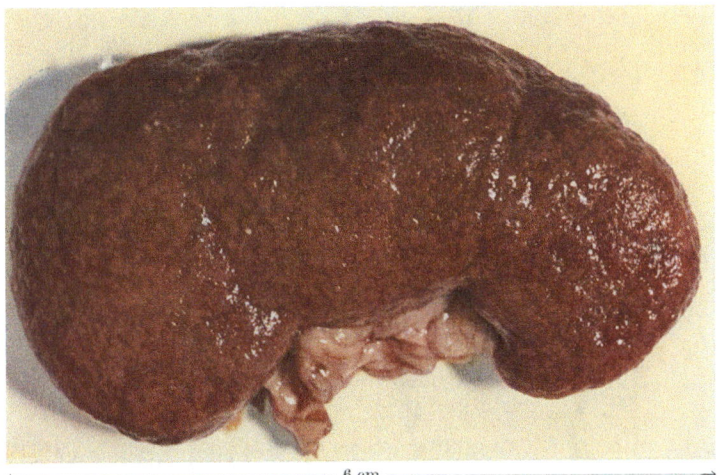

←————————————— 6 cm —————————————→
Abb. 509. Sog. rote Granularatrophie = benigne arteriolosklerotische Schrumpfniere. 82jährige Frau.
Tod an Herzinsuffizienz bei Hypertonie

Untersucher kommen allerdings auf wesentlich höhere Zahlen (BELL 1946, 1951),
was wohl mit der Grenzziehung zwischen Arteriolosklerose und Arteriolonekrose
zusammenhängt. Eine gewisse Parallelität zwischen Gefäßveränderungen des
Augenhintergrundes und Nierenarteriolosklerose wird vielfach angenommen
(ZENKER et al. 1952), konnte in unserem Beobachtungsgut jedoch nicht einwandfrei festgestellt werden.

    Auf dem Sektionstisch ist die schwere Arteriolosklerose der Nieren relativ leicht
zu erkennen: Es handelt sich um eine kleine, sehr derbe, dunkelrote Niere mit ganz
feingranulärer Oberfläche (Abb. 509; „rote Granularatrophie"). Die Schnittzeichnung ist einigermaßen deutlich, die Rinde hochgradig verschmälert. Die Papillen
sind ebenfalls atrophisch, das Hilusfettgewebe ist stark verbreitert (Vakatwucherung). Feine Nierenbeckenblutungen (submuköse Apoplexie: GÜNTHER 1943) sind
im Gegensatz zur malignen Nephrosklerose äußerst selten. Die Nierenkapsel ist
nicht adhärent (s. dagegen ASCHOFF 1927, STAEMMLER 1957). Kleine Cystchen
können gelegentlich beobachtet werden, ebenso kleine goldgelbe Nierenrindenadenome und Papillome (s. S. 677). Die Nieren können sehr stark schrumpfen,

ohne daß sich das Vollbild einer Urämie entwickelt. Wir haben in einem Fall ein Gesamtgewicht beider Nieren von 90 g gewogen (s. a. STAEMMLER 1957). Eine initiale Vergrößerung (ALLEN 1951) ist uns nie begegnet. Andererseits können auch fast normale Nierengewichte bei recht schwerer Arteriolosklerose der Nieren gefunden werden (MONTALDO 1955: 214 g Durchschnitt). — Gefäßinjektions- und Korrosionspräparate zeigen eine hochgradige Verödung des Gefäßbaumes (Abb. 510; MONTALDO 1955, BAEHR und RITTER 1929).

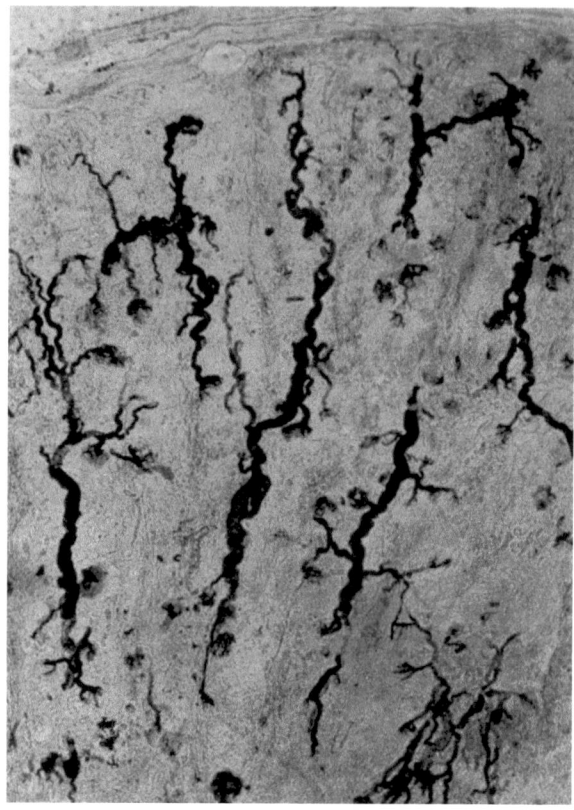

Abb. 510. Gefäßinjektionspräparat bei arteriolosklerotischer Schrumpfniere: Die injizierbaren Gefäße sind zahlenmäßig stark reduziert und geschlängelt. Vergr. 6mal, Nativpräparat nach Injektion von Berlinerblau-Gelatine

Mikroskopisch ist die reine Arteriolosklerose übersichtsmäßig am leichtesten bei Fettfärbung zu erkennen (Abb. 511; HERXHEIMER und SCHULZ 1931), eine Verwechslung mit der Arteriosklerose (s. DE WARDENER 1958) ist schon kalibermäßig unmöglich. Die Arteriolen der Nieren sind im übrigen sehr viel stärker befallen als diejenigen der Nierenkapsel. Ihr Befall geht demjenigen der Hirnarteriolen nicht unbedingt parallel, wohl aber dem Arteriolenbefall in den Nebennierenkapseln.

Übersichtsschnitte zeigen hochgradige Verschmälerung der Rinde und Sklerose sowie Atrophie der Papillen (Abb. 512). Oft ist die Atrophie herdförmig und ausgesprochen streifig (Abb. 513). Die Streifen sind radiär angeordnet und sehr viel schmäler und länger als bei der pyelonephritischen Narbenbildung.

Die Arteriolen lassen in den befallenen Bezirken eine herdförmig verteilte, hochgradige homogene Verdickung ihrer Wandung erkennen (Abb. 514), welche mit Hämalaun-Eosin stark eosinophil gefärbt wird; bei van-Gieson-Färbung ist sie gelblichorange, bei PAS-Färbung stark positiv. Die eingelagerte Substanz wird allgemein als Fibrinoid bezeichnet, wobei es sich aber nur um eine rein deskriptive Benennung handelt (BAEHR und POLLAK 1946). Die Wandverdickung kann bei einwandfreier Meßtechnik quantitativ erfaßt werden, indem das Verhältnis der doppelten Wanddicke zum Lumendurchmesser normalerweise 1,2 betragen sollte (MORLOCK 1939, CASTLEMAN und SMITHWICK 1943, SAMARCQ et al. 1956 Lit.;

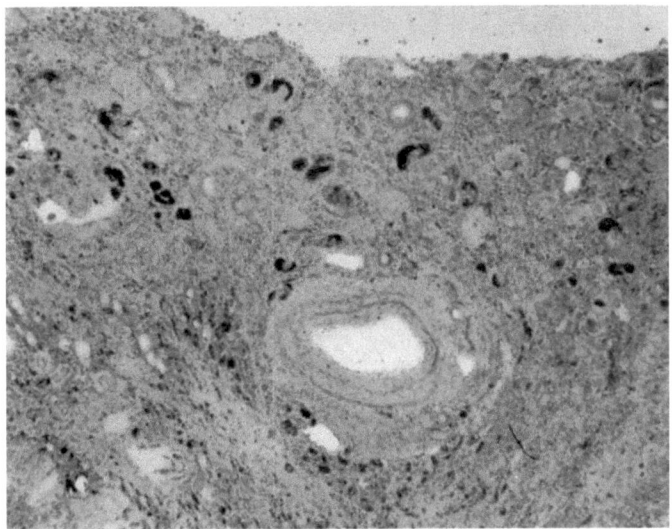

Abb. 511. Typisches Bild der arteriolosklerotischen Schrumpfniere im Routine-Sudanschnitt: Die sudanophilen (schwarz reproduzierten) Arteriolen sind sehr deutlich erkennbar. Vergr. 40mal

ROSENBERG et al. 1938: 1,0). Bei schwerer Arteriolosklerose liegt der Wert meist um 2. Die fibrinoiden Massen werden zwischen Intima und Media eingelagert (Abb. 514a, b; ANDRUS 1936, HERXHEIMER 1912, ZOLLINGER 1961 Lit.). Andere Autoren lokalisieren die fibrinoiden Substanzen in der Intima (HESSE 1934, MORITZ und OLDT 1937 u. a.). doch ist die eigentliche Intima, abgesehen vom Endothel, welches lange unverändert gefunden wird, dermaßen dünn, daß es sich wohl um einen Streit um Worte handelt. Die fibrinoiden Massen enthalten meist ziemlich reichlich Fett- und Lipoidsubstanzen (Abb. 514b). Auch histochemisch läßt sich Cholesterin einwandfrei nachweisen (BAKER und SELIKOFF 1952). Die Elastica interna wird zuerst aufgesplittert, dann kann sie vollkommen verschwinden. Die Media kann Hypertrophie aufweisen, besonders in den frühen Phasen (KERNOHAN et al. 1929); in älteren Veränderungen zeigt sie fast ausnahmslos schwere Atrophie (HESSE 1934, ANDRUS 1936). Im Vas afferens, nahe dem Glomerulum, wird eine afibrilläre Umwandlung der Muskelzellen mit Vermehrung der endokrinen Zellen beobachtet (GOORMAGHTIGH 1941, 1942), in diesen letzteren können vermehrt Granula nachgewiesen werden (s. S. 17). Die Vasa efferentia sind nur bei Diabetes mellitus in wesentlichem Maße von der Arteriolosklerose mitbefallen (SMITH 1955).

Übergänge zur Arteriolonekrose (s. S. 585) werden von zahlreichen Autoren beschrieben (VOLHARD 1931, KIMMELSTIEL und WILSON 1936, ZOLLINGER 1961 Lit.), während FAHR bis 1934 an der prinzipiellen Trennung der beiden Affektionen fest-

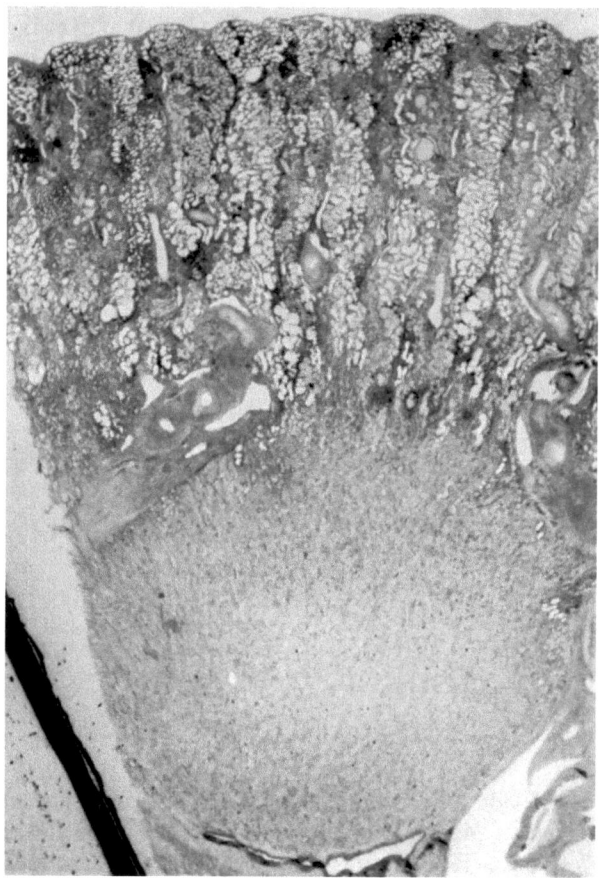

Abb. 512. Arteriolosklerose der Nieren: Feinhöckerige Oberfläche. Die Höcker entsprechen den hypertrophischen erhaltenen Nephronen, die Einsenkungen den radiären Narbensträngen. Diese sind viel schmäler als bei der Pyelonephritis und endigen bei den Vasa arciformes. Die Papille ist stark sklerosiert, was eine zusätzliche Erweiterung (Nephrohydrose) der Rindentubuli bedingt. Vergr. 8mal, HE

hielt. Mikrospektrographische und histochemische Untersuchungen (MONTGOMERY und MUIRHEAD 1954) ergeben jedoch absolut gleichartigen chemischen Aufbau des bei den beiden Affektionen gefundenen Fibrinoids.

Die mittelgroßen und die großen Arterien zeigen oft arteriosklerotische Veränderungen und daneben eine ausgesprochene lamelläre Verdickung der Elastica interna (Abb. 515; VOLHARD 1948). Regelmäßig findet sich eine subendotheliale Bindegewebsvermehrung der Intima im Sinne einer Intimafibrose (s. S. 576; ALLEN 1951, STAEMMLER 1957, IMHOF et al. 1960).

Übersichtsschnitte zeigen ferner, daß eine absolute Vermehrung der Arteriolae rectae verae vermutlichedurch das Verschwinden der juxtamedullären Glomerula zustande kommt (LJUNGQVIST 1962), so daß die medulläre Durchblutung eher

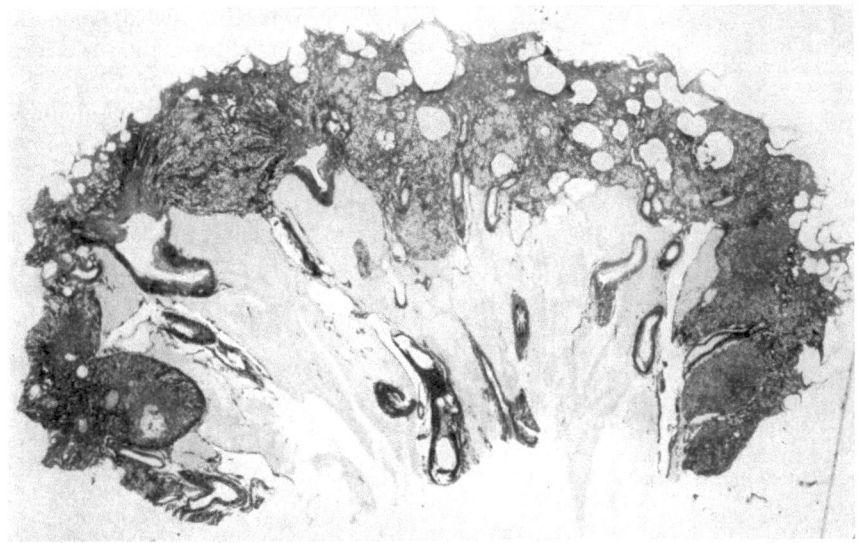

Abb. 513. Arteriolosklerotische Schrumpfniere mit wahrscheinlich sekundärer Cystenbildung und vereinzelten Papillennekrosen Hilusfettgewebe kompensatorisch vermehrt. Nierenbecken zart. Vergr. 1,4mal, van Gieson

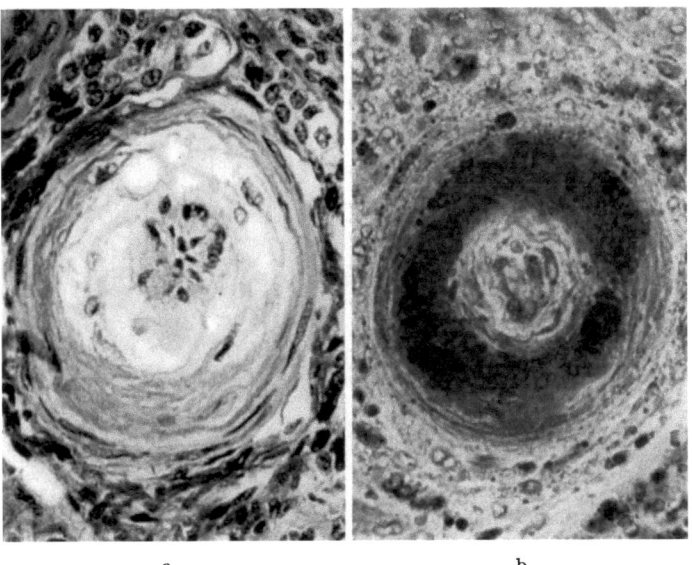

a   b

Abb. 514a—b. a Typische Arteriolosklerose der Niere: Zwischen Media und Endothel sind minimal anfärbbare kompakte Massen eingelagert. Vergr. 400mal, HE. b Dasselbe Gefäß im Gefrierschnitt dargestellt, Sudanfärbung: Die eingelagerten Massen sind sehr stark sudanophil, also fetthaltig. Vergr. 400mal

besser ist als in der Norm, während die corticale eine sehr starke Reduktion aufweist.

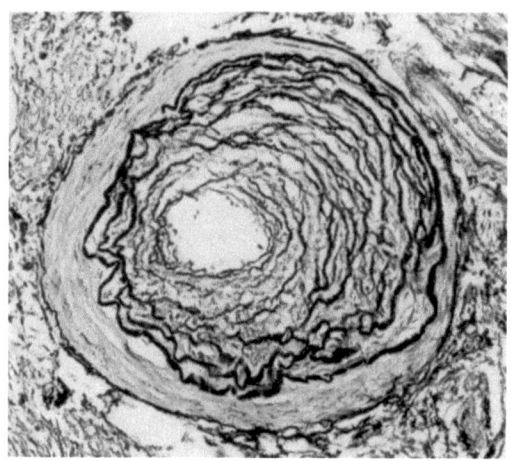

Von großer funktioneller und differentialdiagnostischer Bedeutung sind die glomerulären Veränderungen (Abb. 516), die als sekundär zu bezeichnen sind (s. dagegen GOORMAGHTIGH 1942). Die grundsätzlichen ischämischen Veränderungen der Glomerula haben wir schon auf S. 573 beschrieben. Ein Übergreifen der Arteriolosklerose auf die Glomerulumschlingen wird bei der reinen arteriolosklerotischen Nierenveränderung relativ selten beobachtet (FAHR 1919, KIMMELSTIEL 1935, STAEMMLER 1957). Sehr wesentlich ist die schon oben erwähnte Verdickung der Basalmembran als Folge der Ischämie (McGREGOR 1930,

Abb. 515. Elastose und Intimafibrose einer mittelgroßen Nierenarterie bei Pyelonephritis chronica. Vergr. 30mal, Elastinfärbung

KIMMELSTIEL 1935, SMITH 1955) und die ausgesprochene Rarefizierung des Capillarbaumes (Abb. 517a; BOYER 1960, McMANUS und LUPTON 1960), wodurch

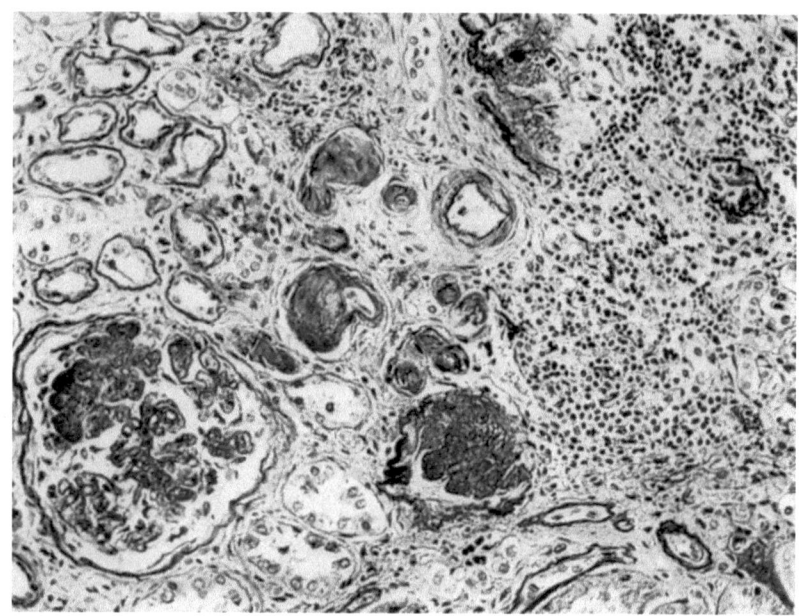

Abb. 516. Ausschnitt aus arteriolosklerotischer Schrumpfniere. In der Mitte die hochgradig eingeengten arteriolosklerotischen Gefäße. Partieller Schlingenkollaps und fibrinoide Durchsetzung des zugehörigen Glomerulum. Ein Glomerulum vollkommen hyalin umgewandelt. Das Interstitium stark bindegewebig verbreitert mit Lymphocyteninfiltraten. Tubuli zum Teil atrophisch mit verdickten Basalmembranen, zum Teil hypertrophisch. Vergr. 200mal, PAS

schlußendlich nur noch einzelne Gefäße zwischen Vas afferens und efferens übrig bleiben (Abb. 517b; s. a. OLIVER 1939, BOYER 1960: Plastische Rekonstruktionen). Ein eigentliches Erdrücken der Schlingen durch das van-Gieson-rote, verbreiterte Kapselhyalin (HERXHEIMER 1909) wird bei der reinen Arteriolosklerose nicht beobachtet. Die Kapselverdickung (Abb. 517b) ist als Vakatwucherung aufzufassen. Bei akutem schwerem Schlingenkollaps kommt es gelegentlich zu sekundären entzündlichen Veränderungen, zum Teil auch mit Synechien (s. BELL 1946), was die Gesamtbeurteilung erschweren kann (HERXHEIMER 1909, FAHR 1919, BELL und CLAWSON 1928, McGREGOR 1930, BELL 1946, STAEMMLER 1957).

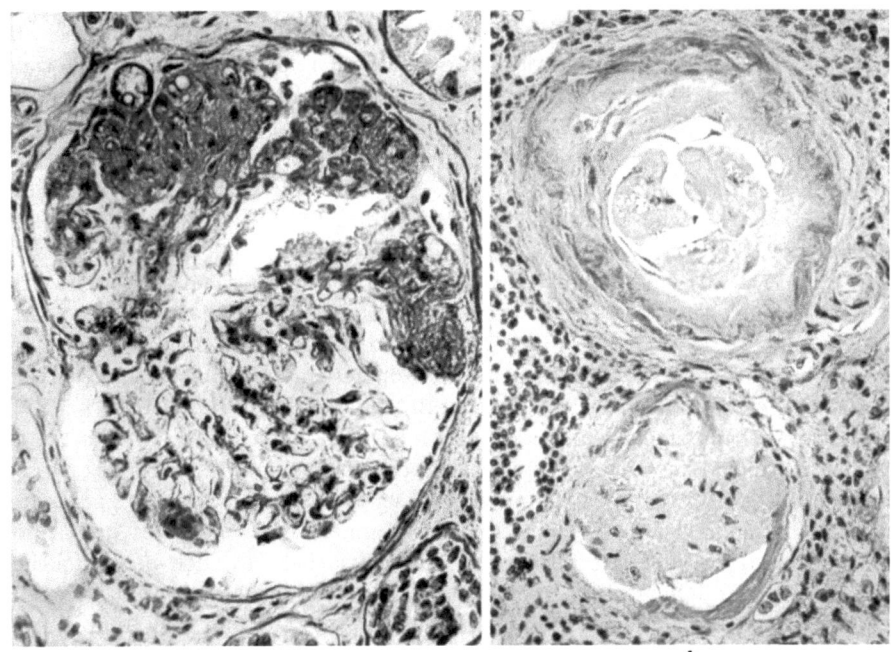

a   b

Abb. 517a—b. a Partieller Schlingenkollaps ohne Zellvermehrung mit einem Glomerulum bei Arteriolosklerose des zugehörigen Vas afferens. Vergr. 280mal, PAS. b Typische Form des glomerulären Unterganges in arteriolosklerotischen Schrumpfnieren: Die Bindegewebskapsel ist als Ganzes hyalin (van-Gieson-rot) geschrumpft. Die Schlingen kollabieren immer mehr und verschwinden schließlich. Eine Kernvermehrung fehlt. Dagegen findet sich eine reaktive periglomeruläre Lymphocyteninfiltration. Vergr. 180mal, van Gieson

Die Tubuli sind in arteriolosklerotischen Herden ausgesprochen atrophisch, in den benachbarten Abschnitten sind sie erweitert mit abgeflachtem Epithel (Abb. 512, S. 139); die Atrophie der Tubuli tritt vor derjenigen der Glomerula in Erscheinung (STAEMMLER 1930), was erklärlich ist, da die Tubuli sehr anoxieempfindlich sind. Typische sog. Strumabilder (s. S. 450) konnten wir in reinen arteriolosklerotischen Schrumpfnieren nie nachweisen (s. dagegen STAEMMLER 1957). — Das interstitielle Stroma ist verbreitert und lymphocytär infiltriert, jedoch erkennt man bei Membranfärbung, daß eigentliche Zerstörungsherde durch Arrosion (Granulationsgewebe) vollkommen fehlen. Die ursprüngliche Struktur läßt sich somit noch erkennen, allerdings sind die Elemente hochgradig zusammengerückt und kollabiert.

Die Folgen der schweren Nierenarteriolosklerose sind schon bei Besprechung der klinischen Befunde vorweggenommen worden. Hier sei nur noch einmal erwähnt, daß die Arteriolosklerose auf dem Wege der Ischämie zur Verstärkung der primären Hypertonie und damit zu einem Circulus vitiosus führt (MUNK 1922, MORITZ und OLDT 1937 u. a.).

Als entscheidende Ursache der Arteriolosklerose steht fraglos die Hypertonie im Vordergrund (LÖHLEIN 1916, FAHR 1937, HUECK 1937, MORLOCK 1939, GOORMAGHTIGH 1942, CASTLEMAN und SMITHWICK 1943, HUEPER 1945, FREY 1950, WILENS und ELSTER 1950, ZOLLINGER 1950, JORES 1924, FREY 1951 Lit., HEPTINSTALL 1954, MARQUARDT 1957, SARRE 1959, WOLFGARTEN und MAGAREY 1959, IMHOF et al. 1960), wobei man sich heute (alte Lit. HERXHEIMER 1912) darüber klar sein muß, daß zwischen der Arteriosklerose der größeren Gefäße und der Arteriolosklerose höchstens indirekte Beziehungen im Sinne einer ähnlichen Ursache bestehen (s. a. ROSENBERG et al. 1938). Andere Autoren erblicken in der Hypertonie nur einen Teilfaktor und messen insbesondere den Altersveränderungen eine große Bedeutung zu (HERXHEIMER und SCHULZ 1931, KIMMELSTIEL 1933, HERXHEIMER et al. 1934, KIMMELSTIEL und WILSON 1936, FAHR 1937, MORITZ und OLDT 1937, SCHMIDT 1938, BOYD 1944, BELL 1946, EVELYN 1947, SMITH 1955, STAEMMLER 1957 u. a.). Sie stützen sich in der Regel auf die Beobachtung, daß bei vereinzelten Arteriolosklerotikern anscheinend keine Hypertonie bestanden hatte (HERXHEIMER und SCHULZ 1931: 3,6%, MORITZ und OLDT 1935: 16%). Umgekehrt wird bei einem beträchtlichen Prozentsatz der Hypertoniker eine Arteriolosklerose vermißt (BELL und CLAWSON 1928: 10,5%, HERXHEIMER und SCHULZ 1931: 3%, BELL 1951). Abgesehen von der Milz zeigen jedoch nach unseren eigenen Erhebungen die Organe nur dann eine schwere Arteriolosklerose, wenn einmal eine Hypertonie bestanden hatte. Das große Problem ist in dieser Beziehung immer die „geköpfte" Hypertonie, bei welcher nur eine längere Anamnese und eine gute Analyse des Sektionsbildes zu einem Resultat führt. Die Tatsache, daß auch bei endokriner Hypertonie sehr häufig eine Arteriolosklerose gefunden wird, spricht jedenfalls stark zugunsten der hypertensiven Theorie (CASTLEMAN und SMITHWICK 1943, SMITHWICK und CASTLEMAN 1951, NICOL und SMITH 1957). Auch das Verschontbleiben einer gefäßgedrosselten Niere (z. B. eine arteriosklerotische Platte am Nierenarterienabgang) von der Arteriolosklerose spricht ganz gegen toxische Faktoren usw. und beleuchtet die entscheidende Bedeutung der intravasculären Hypertonie für die Entstehung der Arteriolosklerose. Dabei soll nicht bestritten werden, daß Stoffwechselfaktoren (Diabetes mellitus usw.) die Rolle eines beträchtlichen Zusatzfaktors spielen können. Wir konnten mit TOBLER (1954) zeigen, daß nicht weniger als ein Drittel der Diabetiker eine Arteriolosklerose der Nieren aufweist; sie ist bei diesen Patienten zehnmal häufiger als im übrigen Sektionsgut. BELL (1953) lehnt auch in diesem Zusammenhang die Bedeutung der Hypertonie ab; auch REUBI (1960) erachtet den Nachweis für die entscheidende Bedeutung der Hypertonie in der Pathogenese der Arteriolosklerose als noch nicht erbracht.

IV. Die maligne Nephrosklerose Fahr (Arteriolonekrose)[1]

Aus dem Rahmen der arteriolosklerotischen Nierenveränderung trennte FAHR (VOLHARD und FAHR 1914) zuerst eine „Kombinationsform" ab, die er dann 1916

[1] Lit. SCHÜRMANN u. MCMAHON 1933, FREY 1951, HÜRZELER 1954, WOLLHEIM u. MOELLER 1960.

als maligne Nephrosklerose bezeichnete. Er wollte damit hervorheben, daß in diesem Fall die Nephrosklerose als solche direkt maligne ist und zum Tode führt (Urämie), während dies bei der arteriolosklerotischen Nierenveränderung nur sehr selten der Fall ist. Für den pathologischen Anatomen hat sich diese Begriffsbestimmung seither ausgesprochen bewährt, dagegen kann der Kliniker naturgemäß nur für die Endphasen der Krankheit zustimmen. KEITH et al. (1924) schlugen deshalb den klinischen Begriff der malignen Hypertonie vor. Eine Nephrosklerose muß dabei noch nicht bestehen (s. a. ARNOLD und BOCK 1954). Der Kliniker fordert für seine Diagnose einen Blutdruck von über 120 mm Hg diastolisch, das Bestehen von Durchblutungsstörungen in Herz, Hirn oder/und Nieren und eine gewisse Progredienz; häufig besteht auch ein Papillenödem (PLATT und DAVSON 1950, ARNOLD und BOCK 1954 Lit.).

Anatomisch ist die maligne Nephrosklerose durch das Vorherrschen von arteriolonekrotischen Veränderungen mit inobligater entzündlicher Reaktion zu definieren. An sich handelt es sich um ein deutlich umgrenztes anatomisches Veränderungsbild, jedoch können die Nierenprozesse durch primäre, die Krankheit auslösende Veränderungen wie Glomerulonephritis, Pyelonephritis usw. stark kompliziert werden. In der Regel ist aber eine Analyse der Vorgänge möglich (s. dagegen SAPHIR und COHEN 1959). Die Diagnose von der Rest-N-Steigerung allein abhängig zu machen (BOEMINGHAUS und GÖTZEN 1952) scheint uns dagegen nicht angängig; auch der Augenfundus läßt einen einwandfreien Entscheid entgegen der früheren Ansicht (KEITH und WAGENER 1928) nicht zu. Im gesamten wird man deshalb heute zwei sich weitgehend überlappende, aber nicht vollkommen deckende Bezeichnungen, die klinische maligne Hypertonie und die anatomische maligne Nephrosklerose anerkennen müssen (s. a. KIMMELSTIEL und WILSON 1936).

Die maligne Nephrosklerose ist keine häufige Affektion: Auf 10000 unausgewählte Autopsien fanden wir 38 Fälle (0,38%); 4,99% aller Hypertoniker sterben nach autoptischen Untersuchungen unter dem Bild der malignen Nephrosklerose (BELTON 1951); 1% der Patienten mit über 170 mm Hg Druck soll eine maligne Nephrosklerose aufweisen (KINCAID-SMITH et al. 1958). Solche statistischen Angaben sind naturgemäß nur bedingt zuverlässig, da wir z. B. in unseren Zusammenstellungen nur die reinen malignen Nephrosklerosen, d. h. nicht die Sekundärläsionen bei chronischer Glomerulonephritis usw. aufgeführt haben, während andere Autoren diese mit Recht noch heute als Kombinationsformen zu bezeichnenden Fälle ebenfalls einschließen und damit auf viel höhere Zahlen kommen. Das Verhältnis von maligner zu benigner Hypertonie soll nach BECHGAARD (1960) 1:200 betragen. Nach diesem Autor geht die Hälfte der malignen Nephrosklerosen aus benignen hervor, was sich ungefähr mit unseren Feststellungen deckt.

Befallen sind vorwiegend Männer. Wir fanden das Verhältnis von Männern zu Frauen = 26:12 (s. a. VOLHARD und FAHR 1914: 30:9, BARÀTH 1941: 102:47, HÜRZELER 1954: 64:36), allerdings wird dies auch bestritten (KOEPSELL 1950: Frauen gleich häufig wie Männer). Die Verteilung auf die verschiedenen Altersklassen schwankt ganz beträchtlich. Im allgemeinen sind die Patienten wesentlich jünger als diejenigen mit arteriosklerotischen Schrumpfnieren (VOLHARD 1950, ZOLLINGER 1950; s. dagegen FAHR 1939). Unsere 38 Fälle standen in folgenden Dezennien: 3 im 3., 6 im 4., 7 im 5., 18 im 6., 3 im 7., 1 im 8. Außerhalb dieser Serie haben wir einige Fälle von Kindern mit maligner Nephrosklerose gesehen, praktisch fast nur bei einseitiger pyelonephritischer Zwergniere (s. S. 466; KOEPSELL et al. 1950). Das relativ niedrigere Alter der Patienten mit maligner Nephrosklerose im Vergleich zur Arteriolosklerose wird auch von anderer Seite bestätigt (KLEMPERER und OTANI 1931, ALLEN 1951, KINCAID-SMITH 1958; weitere Erörterungen s. S. 604).

Das klinische Bild kann ein außerordentlich variables sein. Aus der Nierenfunktion allein ist eine maligne Nephrosklerose kaum zu diagnostizieren (SARRE 1959), insbesondere ist die sekundäre Form (z. B. bei chronischer Glomerulonephritis) außerordentlich schwer von der primären (essentiellen Hypertonie) abzugrenzen. Das wichtigste klinische Symptom ist der über 120 (SARRE 1959: über 110) liegende diastolische Blutdruck. Ferner ergeben die Clearanceuntersuchungen Werte meist unter 50% (REUBI 1960). Im allgemeinen besteht eine Anämie und zudem oft eine Vasoconstriction (blasser Hochdruck). Die ursprüngliche Unterscheidung zwischen rotem, nichtrenalem und blassem, renalem Hochdruck (VOLHARD 1918) ist jedoch heute nicht mehr aufrecht zu erhalten (SARRE 1959). Augenhintergrundsveränderungen sind fast stets festzustellen; meist handelt es sich um schwere und sehr schwere Grade kombiniert mit Papillenödem (KINCAID-SMITH et al. 1958, SARRE 1959). Die Urinbefunde sind im allgemeinen nichtssagend, eine Proteinurie wird sehr häufig, eine Mikrohämaturie in 50% der Fälle festgestellt (ALLEN 1951). Oft bestehen auch in anderen Organen Blutungen, z. B. in der Arachnoidea, ferner werden neurologische Störungen fast in einem Drittel der Fälle beobachtet (CLARK und MURPHY 1956). Die Dauer der Hypertonie liegt in der Hälfte der Fälle unter 1 Jahr (KOEPSELL et al. 1950).

Als Todesursache fanden wir in 16 von 38 Fällen Urämie (42%; SCHÜRMANN und McMAHON 1933: 46%, McMAHON und PRATT 1935: 65%, BARÀTH 1941: 26,6%, KOEPSELL et al. 1950: 30%, HÜRZELER 1954: 70,7%). BELTON (1951 Lit.) konnte zeigen, daß die arteriolosklerotische Schrumpfniere in nur 2% der Fälle an Urämie stirbt, das durchschnittliche Alter beträgt 67 Jahre; bei der malignen Hypertonie wird in 66,7% Urämie gefunden und das durchschnittliche Todesalter beträgt 50 Jahre. Nicht selten erfolgt der Tod an Pseudourämie bei guter Nierenleistung als Folge einer perakuten cerebralen, hypertensiv bedingten Vasoconstriction.

In pathogenetischer Hinsicht sehr wichtig sind die heute rasch zahlenmäßig zunehmenden Fälle von operativ oder medikamentös geheilter oder zum mindesten gebesserter maligner Nephrosklerose. So konnte GELLMAN (1958) aus dem Schrifttum 26 durch Operation (einseitige Nephrektomie) geheilte Fälle von maligner Hypertonie beschreiben, in welchen die Hypertoniedauer zum Teil bis 15 Jahre betragen hatte. Nach intensiver antihypertensiver Behandlung wird das Leben um das 6- bis 8fache verlängert (HARRINGTON et al. 1959; KOEPSELL et al. 1950: 15 Jahre). Schließlich erfolgt der Tod aber oft doch an Urämie, da die Sekundärveränderungen der größeren Gefäße irreversibel zu sein scheinen, während die arteriolären Läsionen sich weitgehend zurückbilden können (McCORMACK et al. 1958; s. S. 603).

Auf dem Sektionstisch ist die Niere bei maligner Nephrosklerose (FAHR 1925, VOLHARD und FAHR 1914) dunkelrot, nicht eigentlich granuliert, sondern ganz fein gewellt und typischerweise oberflächlich gefleckt (Abb. 518), wobei die leicht erhabenen blaßrosa oder gelblich gefärbten Flecke durch ein wenig scharf begrenztes,

eingesunkenes, dunkelrotes Netzwerk voneinander getrennt sind (Abb. 519).
Ferner fallen häufig feinste punktförmige Glomerulumblutungen auf (Abb. 519).
Das ganze Bild ist ein ausgesprochen buntes. Die Niere zeigt gar nicht selten — be-

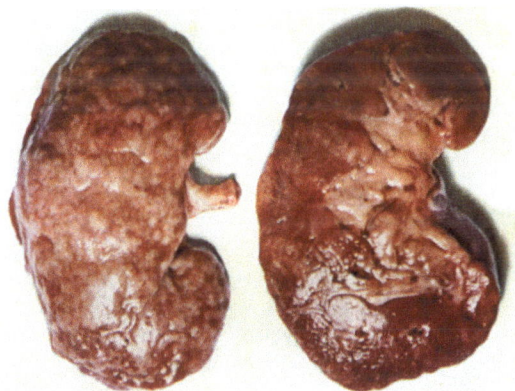

Abb. 518. Maligne Nephrosklerose Fahr (Arteriolonekrose der Niere). Die Nierenoberfläche leicht gewellt und deutlich gescheckt. Keine wesentliche Schrumpfung des Organs. Nierenbecken zart. Schnittzeichnung verwischt

sonders bei jugendlichen Patienten — eine leichte Vergrößerung, während sie in
den älteren Altersklassen ziemlich stark geschrumpft sein kann (Abb. 520). Unsere

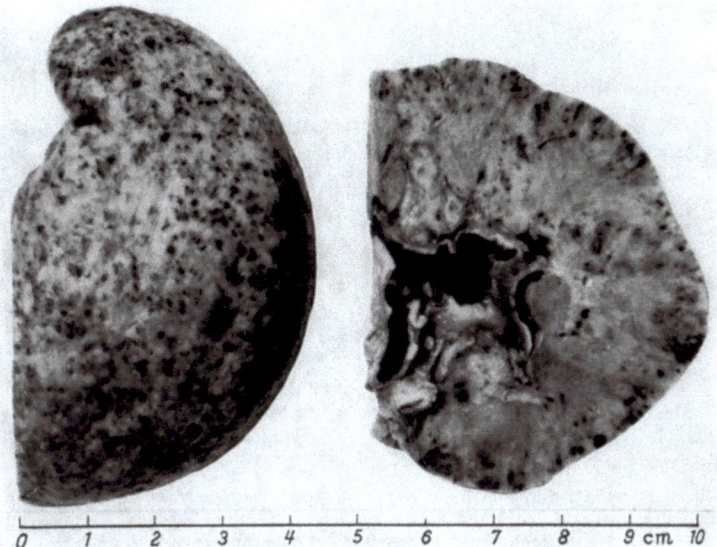

Abb. 519. Ausschnitt aus Ober- und Schnittfläche bei maligner Nephrosklerose: Beide sind mit punktförmigen Blutungen übersät. Zeichnung auf der Schnittfläche verwischt, 20jährige Frau. Tod an Urämie

Messungen an 38 Fällen zeigen folgende Werte für beide Nieren: Bis 150 g = 5,
150 bis 200 g = 11, 250 bis 300 g = 9, 300 bis 350 g = 5, über 350 g = 1 Fall (KEITH
et al. 1928, KLEMPERER und OTANI 1931, MCMAHON und PRATT 1935, KOEPSELL et

al. 1950, PLATT und DAVSON 1950, ALLEN 1951, STAEMMLER 1957). Die Brüchigkeit ist unverändert oder leicht reduziert, die Konsistenz vermehrt. Recht häufig findet man flächenhafte Blutungen im Nierenbecken (KLEMPERER und OTANI

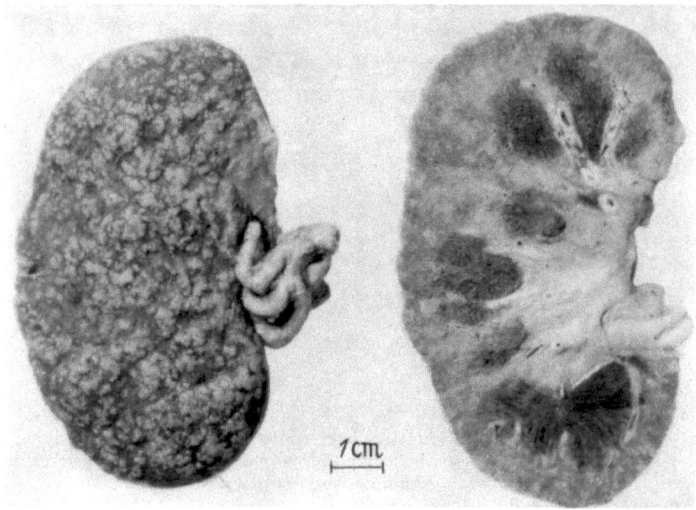

Abb. 520. Mischung von arteriolosklerotischer und maligner Nephrosklerose bei 63jährigem Mann. Tod an Urämie. Die Nieren sind nur sehr wenig geschrumpft, sonst sehen sie äußerlich aus wie arteriolosklerotisch veränderte Nieren. Blutungen fehlen

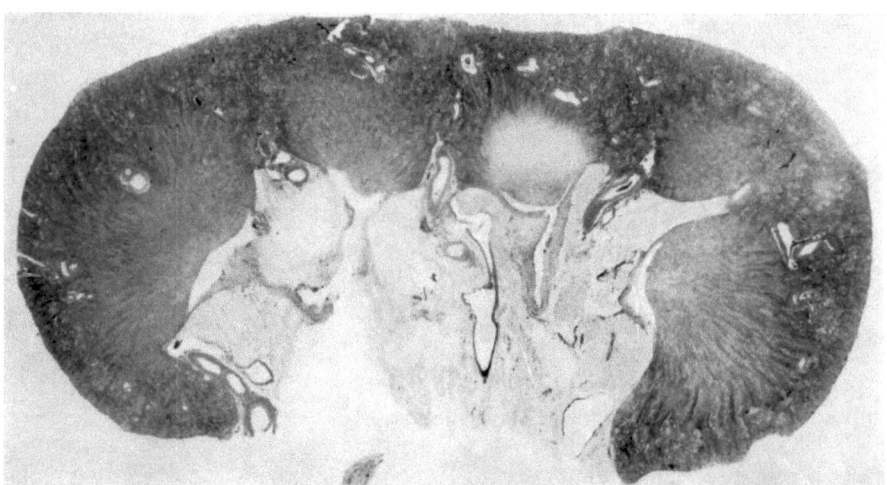

Abb. 521. Übersichtsschnitt durch maligne Nephrosklerose: Die Oberfläche ist ganz leicht gewellt. Die Zeichnung aber auch auf der Schnittfläche deutlich verwischt. Eine Papille ist nekrotisch, Hilusfettgewebe und Nierenbecken unverändert. HE

1931), auch in der Urethraschleimhaut wurden sie beschrieben (PASCOE und EVANS 1953).

In unserem gesamten Beobachtungsgut von 241 Fällen mit maligner Nephrosklerose FAHR fanden sich 17 mit anderweitigem primär einseitigem Nierenleiden: 3 tuberkulöse Kittnieren, 10 pyelonephritische Zwergnieren, 1 vasculär bedingte einseitige Schrumpfniere und 3 Hydronephrosen mit sekundärer Pyelonephritis (s. a. ARONSON und SAMPSON 1951, HÜRZELER 1954, KINCAID-SMITH et al. 1958, KÀDAS und HAHN 1959).

Der histologische Übersichtsschnitt zeigt eine sehr starke Verwischung der Gesamtstruktur mit Verschmälerung vor allem der Rinde (Abb. 521). Das Nierenbecken ist zart, das Hilusfettgewebe etwas kompensatorisch hypertrophisch. Papillennekrosen können angetroffen werden, sind aber selten (Abb. 521). — Bei stärkerer Vergrößerung ist das quantitative Verhalten der verschiedenen Elemente der Niere von größter Bedeutung, und zwar überwiegen dabei bezüglich Verteilung

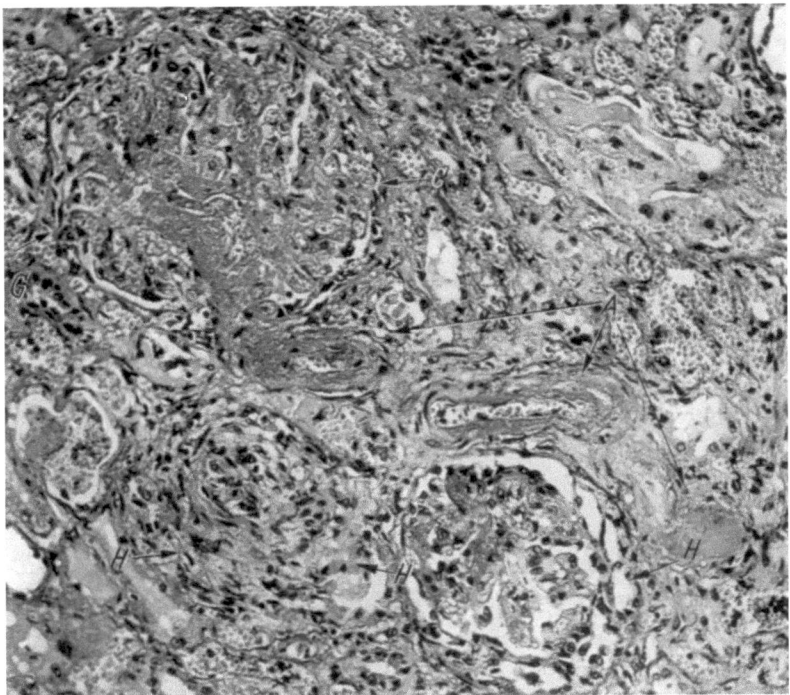

Abb. 522. Arteriolonekrose der Niere, 18jährige Frau, frühkindliche Zwergniere der Gegenseite. *A* Arteriolonekrose eines Vas afferens, übergreifend auf ein Glomerulum (G), *H* Halbmondbildung in Nachbarglomerula. Interstitium stark verbreitert, Tubuli atrophisch. Vergr. 180mal, HE

und Intensität die arteriolären Läsionen bei weitem, während die glomerulären in der Regel in den Hintergrund treten und die Tubuli meist nur angedeutet verändert sind (Abb. 520, 523; Lit. SCHÜRMANN und MCMAHON 1933). Im Bereich der Arteriolen, insbesondere der Vasa afferentia, läßt sich eine fibrinoide Wandnekrose mit starker PAS-positiver Färbung erkennen (Abb. 522). Am besten bewährt hat sich uns die van-Gieson-Färbung (selbstverständlich die europäische Version mit Kernfärbung). Die Gefäßwand erscheint dann gelblich-orange bis gelblich-bräunlich. Zell- und Kerngehalt sind sehr stark reduziert; das Lumen ist durch die Schwellung der Gefäßwand stark eingeengt bis völlig verschlossen.

Bei starker Vergrößerung ergibt sich, daß in erster Linie die Intima durch Einlagerung von reichlich fibrinoiden Massen verbreitert ist (Abb. 523, 524a).

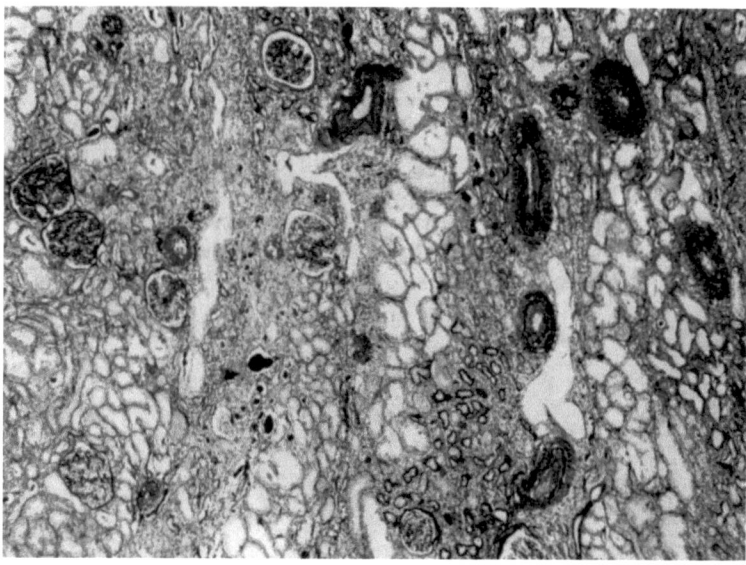

Abb. 523. Nierenrindenausschnitt bei maligner Nephrosklerose Fahr: Die Tubuli sind zum Teil atrophisch. Einzelne sind hypertrophisch mit abgeflachtem Epithel. Die Arteriolen viel weniger deutlich erkennbar als bei der arteriolosklerotischen Veränderung. Die Glomerula scheinen bei dieser Vergrößerung nur blutarm zu sein. Das Interstitium ist verbreitert und entzündlich infiltriert. Vergr. 50mal, HE

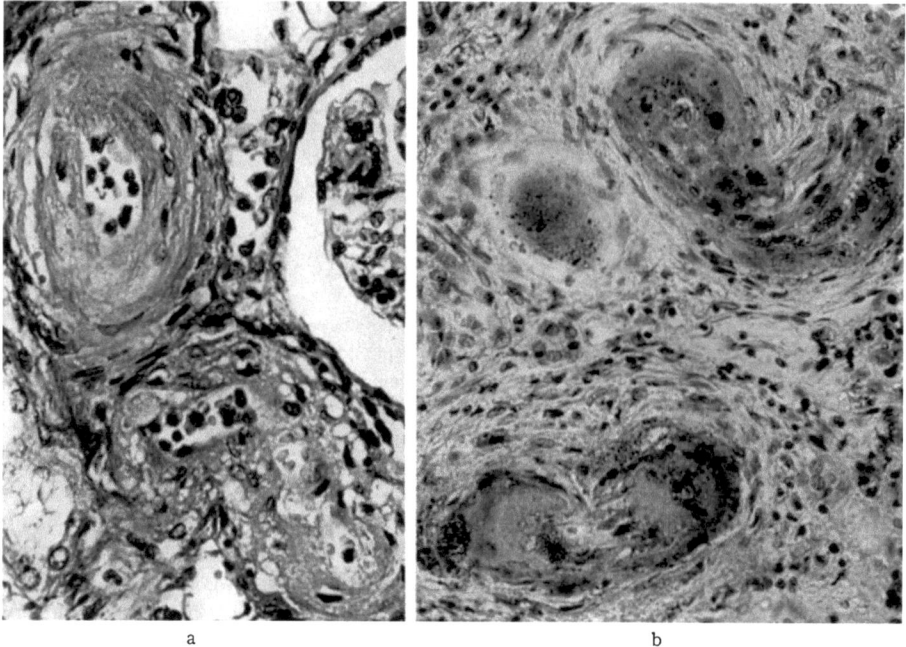

a   b

Abb. 524 a—b. a Typische Arteriolonekrose eines Vas afferens: Das Endothel ist weitgehend zerstört, die Wandschichten sind verdickt und zum Teil ödematös, zum Teil fibrinoid durchsetzt. Enthalten auch einzelne Erythrocyten. Perivasculär ganz spärliche lymphocytäre Infiltrate. Vergr. 300mal, HE. b Arteriolonekrose der Niere, Sudanfärbung: Die Wandnekrose enthält nur sehr spärlich sudanophile (schwarz reproduzierte) Niederschläge. Die Umgebung zeigt hier eine starke entzündliche Reaktion mit Bindegewebsneubildung. Vergr. 250mal, Sudan

Die Fettfärbung (Abb. 524b) zeigt eine sehr viel geringgradigere Verfettung als bei der Arteriolosklerose, auch sind die Fetttröpfchen kleiner, sie können sogar vollkommen fehlen. Zusätzlich zu diesem auch bei der Arteriolosklerose gefundenen Bild läßt hier auch die Media eine Durchfließung oder Durchsetzung mit fibrinoiden Massen erkennen, welche zum Teil sogar in die Adventitia ausströmen (Abb. 524a). Im letzteren Fall läßt sich auch fast ausnahmslos eine histiocytär-lymphocytäre Granulombildung in der Umgebung der ausgeflossenen fibrinoiden Massen im Bereich der Adventitia feststellen (Abb. 524b); Plasmazellen und Polynucleäre sind

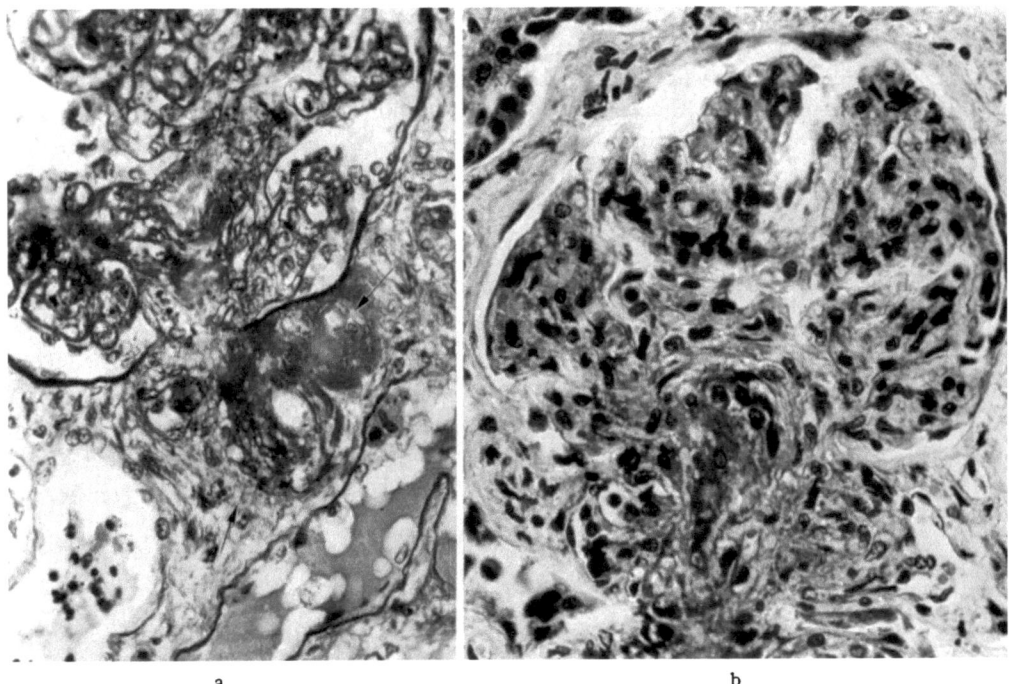

a   b

Abb. 525a—b. Wulstgranulome des Glomerulumstiels bei maligner Nephrosklerose Fahr. 58jährige Frau. Tod an Urämie. a Eindringen PAS-positiver Massen in die Wandungen des Vas afferens und in die Umgebung. PAS-Färbung. b In der HE-Färbung ist nur ein wulstartiges Granulom zu erkennen, welches den Glomerulumstiel umgibt. Vergr. 400mal, HE

in diesen Granulomen äußerst selten. Recht charakteristisch ist die wulstförmige Anordnung dieser Infiltrate um das Vas afferens bei seinem Eintritt in das Glomerulum (Wulstgranulom; Abb. 525). Diese besonders von FAHR (1919) hervorgehobenen entzündlichen Infiltrate sind jedoch keineswegs obligat (LÖHLEIN 1917, KLEMPERER und OTANI 1931); sie haben zur Bezeichnung „Myoarteriitis" geführt (MCGILL et al. 1958). Von einer echten serösen Entzündung der Gesamtaffektion (LÜDERS 1951) kann jedoch bei strenger Grenzziehung des Begriffes nicht gesprochen werden.

Nicht selten können einzelne Erythrocyten oder sogar massive Blutungen in den nekrotischen Wandabschnitten auftreten (Abb. 524a; SCHÜRMANN und MCMAHON 1933, ALLEN 1951).

In den kleinsten Arteriolen ist die Elastica bei der Arteriolonekrose nicht mehr nachweisbar. Die Media kann zum Teil hypertrophisch sein (SCHÜRMANN und McMAHON 1933, VOLHARD 1948, FURUYAMA 1962 u. a.). In der Regel aber ist die muskuläre Media aufgesplittert, der Großteil der Zellen ist nekrotisch (weitere Einzelheiten s. S. 598).

Die efferenten Arteriolen sind von den Veränderungen vollkommen verschont, die Nierenkapselgefäße sind viel weniger befallen als die Parenchymgefäße, wie dies auch bei der Arteriolosklerose festgestellt wird (FAHR 1934). Kollagenbildung kann in den Arteriolen nicht nachgewiesen werden.

Die größeren Arteriolen und die kleinen Arterien weisen ein etwas abweichendes Bild auf. Charakteristisch ist bei den Gefäßen dieser Größenordnung ein zwiebelschalenähnlicher Querschnitt (Abb. 526), welcher durch Aufsplitterung der zum Teil vermehrten fibrösen Elemente der Wand zustande kommt[1]. Nekrosen kommen gelegentlich vor, sind aber hier wesentlich seltener als in den Arteriolen (KLEM-

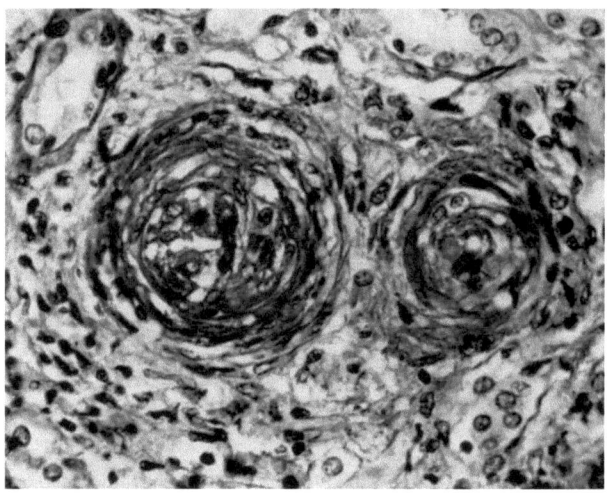

Abb. 526. Aufsplitterung der Arteriolenwandungen bei maligner Nephrosklerose Fahr, hier im PAS-Schnitt besonders deutlich erkennbar. Wiederum periarterielle entzündliche Infiltrate. Vergr. 400mal, PAS

PERER und OTANI 1931, SCHÜRMANN und McMAHON 1933, McMAHON und PRATT 1935, BOYD 1944, ALLEN 1951, HARRINGTON et al. 1959 u. a.). Diese Läsion kann derjenigen bei Sklerodermie täuschend ähnlich sehen; von einer eigentlichen Endarteriitis würden wir jedoch nicht sprechen, da entzündliche Infiltrate bei Gefäßen dieser Größenordnung fehlen (s. dagegen FISHBERG 1939, STAEMMLER 1957).

Die Wand der großen Arterien, insbesondere diejenige der Arteriae arcuatae ist hochgradig verdickt. Dies beruht teilweise auf einer Mediahypertrophie und -fibrose, zum größten Teil aber auf einer ausgesprochenen Intimafibrose, welche als Sekundärvorgang angesprochen werden muß (s. S. 567). Auch die Elastica interna ist stets stark hypertrophisch und zudem oft aufgesplittert.

Eine außerordentliche Bedeutung, besonders in differentialdiagnostischer Hinsicht, kommt den Glomerulumveränderungen zu. Grundsätzlich handelt es sich um Kollapserscheinungen der Schlingen, jedoch findet man nicht selten ein

[1] Elektronenmikroskopisch: SPIRO et al. [Amer. J. Path. **47**, 19 (1965)].

Überkriechen des nekrotischen Arteriolenprozesses mit fibrinoider Durchtränkung der Schlingen. Sehr viel häufiger als bei der reinen Arteriolosklerose stellen sich entzündliche Phänomene der Glomerula ein, welche zum Teil aus kleinen partiellen Halbmondbildungen, d. h. Kapselepithelwucherungen bestehen (Abb. 522, S. 590). Dieselben liegen immer um nekrotische Schlingen angeordnet. Naturgemäß treten dabei wie bei der echten Glomerulonephritis gelegentlich Mitosen in Endothel und Deckzellen auf (HARTZ und VAN DER SAR 1941). Auch bei dieser Veränderung wurde zum Teil von einer serösen Glomerulitis gesprochen (RÖSSLE 1943, LÜDERS 1951), während andere Autoren diesen Typ der Glomerulumveränderung als alterativen bezeichnen (KIMMELSTIEL und WILSON 1936). Im allgemeinen sind sich die Autoren darüber einig, daß es sich um eine sekundäre Glomerulitis handelt (FAHR 1916, 1919, SCHÜRMANN und MCMAHON 1933, BELL 1946, ALLEN 1951, STAEMMLER 1957, PAPPER 1963 u. a.), die an sich ebenso unspezifisch ist wie etwa eine entzündliche Reaktion auf einen akuten Myokardinfarkt (LÖHLEIN 1917, KLEMPERER und OTANI 1931). — Auch Schlingenaneurysmata treten gelegentlich auf (ROTH 1939), ebenso Rupturen der Glomerulumschlingen mit massiven Blutungen (BAEHR und RITTER 1929). Diese glomerulären Blutungen erklären die makroskopisch zu beobachtenden Blutpunkte an der Nierenoberfläche.

Weiter entwickeln sich auch reine kreislaufbedingte Störungen im Sinne einer unspezifischen ischämischen Glomerulonephrose (KLEMPERER und OTANI 1931). Solche Schlingen sind vermehrt für Eiweiß durchlässig, was an den hyalinen Tropfen im Deckepithel erkennbar ist.

Nicht selten weist die äußerste Rinde radiär angeordnete feinste streifenförmige Infarkte und Präinfarkte auf. Die Tubuli sind geringgradig atrophisch, gelegentlich finden sich hyaline Tropfen im Epithel. Die Lumina enthalten oft massive Erythrocytenhaufen als Folge der Glomerulumblutungen (LÜDERS 1951). Gelegentlich sind die Kanälchen in relativ guterhaltenen Nierenabschnitten auch hypertrophisch und dilatiert, mit abgeflachtem Epithel, wie dies auch bei der Arteriolosklerose (s. Abb. 512, S. 581) und anderweitig ausgelösten Nierenparenchymverlusten beobachtet wird. Für toxische Epithelschädigung (FAHR 1916) oder Epithelabflachung als Folge des intratubulären Druckes (LÜDERS 1951) finden wir keine Anhaltspunkte.

Das Interstitium ist in Fällen mit kurzdauerndem Verlauf fast ausnahmslos leicht ödematös verbreitert (RÖSSLE 1935), bei längerem Verlauf der Affektion geht das Ödem in eine interstitielle Sklerose über. — Bei schwerem Parenchymzerfall stellen sich spärliche lymphocytäre Infiltrate ein. Obligat entzündliche Veränderungen im Sinne einer Pyelonephritis lenta (SAPHIR und COHEN 1959) konnten wir mit zahlreichen anderen Autoren nicht feststellen. Die Pyelonephritis ist zwar eine häufige Ursache der der malignen Nephrosklerose zugrunde liegenden Hypertonie oder sie kann sekundär auftreten; sie ist jedoch nicht obligat mit ihr verbunden. Die entzündlichen Infiltrate unserer Fälle passen gut zum Bild der chronischen interstitiellen Begleitnephritis (s. Abb. 524, S. 591). — Das gelegentlich beobachtete Auftreten von interstitiellen fetthaltigen Schaumzellen (Abb. 527) muß als Sekundärläsion aufgefaßt werden, wobei die glomeruläre Permeabilitätsschädigung im Vordergrund steht (Lipoidnephrose).

Die Veränderungen der *übrigen Organe* sind bei der malignen Nephrosklerose oft recht charakteristisch, indem dieselben Fleckbildungen wie an der Oberfläche der Niere auch im Pankreas und im Myokard (durch das Epikard durchschimmernd) festgestellt werden können (KLEMPERER und OTANI 1931, SCHÜRMANN und MCMAHON 1933, AUFDERMAUER 1947, KOEPSELL et al. 1950 u. a.). Kleine Encephalomalacien sind auch bei relativ jugendlichen Patienten ausgesprochen häufig (HEIM 1951). In den befallenen Organen werden dieselben Gefäßveränderungen gefunden wie in der Niere. Man hat deshalb gelegentlich von einer generalisierten Endarteriitis obliterans gesprochen (LEWIN 1932 Lit.), besonders die Untersuchungen am Gehirn und an der Retina (KEITH et al. 1928, WEXLER und BRANOWER 1950) zeigen jedoch, daß entzündliche Veränderungen fast stets fehlen.

In differentialdiagnostischer Hinsicht kann die maligne Nephrosklerose außerordentliche Schwierigkeiten bereiten, insbesondere wenn die glomerulären Läsionen

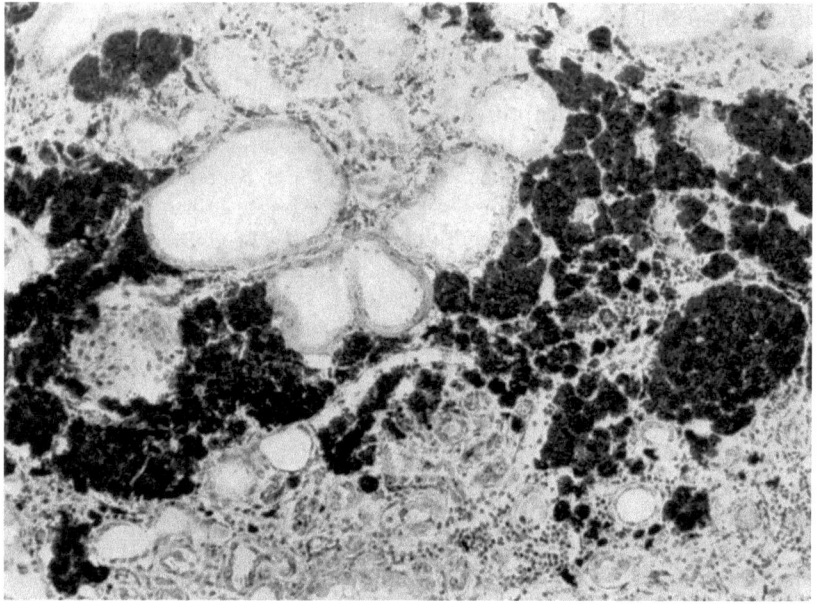

Abb. 527. Interstitielle Akkumulation von lipoidhaltigen Schaumzellen, zum Teil deutlich in Strängen angeordnet (Lymphgefäße?) bei maligner Nephrosklerose Fahr. Vergr. 100mal, Sudan

ausgedehnt sind. Analoge Gefäßveränderungen stellen sich bei chronischer Glomerulonephritis sekundär recht häufig ein; nach unseren Erfahrungen sind sie von denjenigen bei maligner Nephrosklerose nicht zu trennen (HÜCKEL 1930; s. dagegen KLEMPERER und OTANI 1931). Auch bei anderweitigen primären renalen Erkrankungen, wie Röntgenschrumpfnieren, Pyelonephritis usw. treten sie in Erscheinung (KINCAID-SMITH et al. 1958). Diese Beobachtung stellt eines von vielen Argumenten für die Annahme eines direkten Zusammenhanges zwischen der Hypertonie als Ursache und der Arteriolonekrose als Folgeerscheinung dar. Entscheidend wichtig für die Differentialdiagnose ist immer die Beurteilung des Gesamtbildes und die quantitative Abwägung der Einzelläsionen. — Dieselben Überlegungen gelten auch für die Abgrenzung gegenüber der Periarteriitis nodosa. Die beiden Affektionen sind zugegebenerweise außerordentlich ähnlich (s. a. SCHÜRMANN und MCMAHON 1933) und können am einzelnen Gefäß kaum auseinandergehalten

werden. Immerhin finden sich die Nekrosen bei der Periarteriitis nodosa vor allem in
Gefäßen mit größerem Durchmesser als 150 μ, während die Arteriolonekrose Gefäße unter 100 μ befällt (Lit. HEPTINSTALL 1953). Auch ist die Periarteriitis nodosa
viel stärker und ausgeprägter herdförmig verteilt, wobei zum Teil nur ein Sektor
eines Gefäßquerschnittes befallen sein kann (s. S. 619; Lit. FAHR 1941, WUHRMANN
1944, WILENS und GLYNN 1951). Von der thrombotischen Mikroangiopathie
(s. S. 173) kann die maligne Nephrosklerose bzw. die Arteriolonekrose ohne weiteres
abgetrennt werden, da bei dieser letzteren der primäre Vorgang in der Gefäßwand
liegt und Thromben äußerst selten sind (s. a. SOHLBERG 1956).

Die Pathogenese der malignen Nephrosklerose bzw. der generalisierten Arteriolonekrose hat während Jahrzehnten die Gemüter erregt, da der von FAHR (1916,
1920, 1924, 1937) postulierte toxische Faktor nie nachgewiesen, aber — wie dies
bei toxischen Faktoren eigentlich stets der Fall ist — auch nie sicher abgelehnt
werden konnte. Noch während des zweiten Weltkrieges wurden deshalb z. B. von
der Schweizer Militärversicherung die Fälle von maligner Nephrosklerose als Folge
eines Herdinfektes zum mindesten teilweise angenommen (RICKLIN 1946). Auch
haben SCHÜRMANN und MCMAHON (1933), zwar anscheinend nicht ganz überzeugt,
aber doch noch treu zu ihrem Meister FAHR gehalten (s. a. WUHRMANN 1944).
In einer seiner letzten Arbeiten verteidigte FAHR (1943) seine Toxintheorie erneut,
billigte aber doch der primären Blutdrucksteigerung mehr Gewicht zu als früher,
Andere Autoren betrachten das Mitspielen einer Niereninsuffizienz als wesentlich,
wobei harnpflichtige Substanzen den erwähnten toxischen Faktor darstellen sollen
(GOLDBLATT 1938, 1960, STREHLER et al. 1950, SAPHIR und COHEN 1959 u. a.),
während VOLHARD (1948) an chemische, durch die Niere produzierte Substanzen
dachte, welche die Gefäße für vasoconstrictorisch wirkende Agentien sensibilisieren sollen. SELYE (1950) faßt den Morbus Fahr als Alarmreaktion durch vermehrte Mineralocorticoid-Produktion auf. Schließlich aber zeigte es sich doch, daß
in sehr vielen Fällen ein Übergang von Arteriolosklerose zu Arteriolonekrose festgestellt werden konnte (LÖHLEIN 1917, KLEMPERER und OTANI 1931, JORES 1916,
1924, HERXHEIMER 1924, 1931 u. a.), wobei meist ein beschleunigtes Tempo der
Grundkrankheit festgestellt wurde (LÖHLEIN 1916, ZOLLINGER 1950, ALLEN 1951,
STAEMMLER 1957). Für die grundsätzliche Gleichartigkeit von Arteriolosklerose
und Arteriolonekrose und die entscheidende Bedeutung der Hypertonie traten
zahlreiche Autoren ein (HERXHEIMER 1924, BAKER und RITTER 1929, WILSON und
BYROM 1939, PICKERING 1941/42, 1952, WILSON 1953, BYROM 1954 u. a.). Als
primäre Grundkrankheit wird deshalb heute überwiegend — wie dies schon bei
der sehr eng verwandten Arteriolosklerose besprochen wurde — die primäre Hypertonie angesprochen (FISHBERG 1939, BRASS 1940, BOYD 1944, ALLEN 1951,
SARRE 1959, WOLLHEIM und MOELLER 1960 u. a.). Die gelegentliche Beobachtung
von anhypertonischen Fällen von maligner Nephrosklerose (FAHR 1925, SCHÜR-
MANN und MCMAHON 1933, VON MEYENBURG 1947 u. a.) besagt in diesem Fall
nicht allzuviel. Wir sind z. B. dem Falle von MEYENBURGS (1947) nochmals nach-
gegangen. In der Anamnese hieß es, der Patient habe keine Hypertonie gezeigt.
Eine erneute Nachfrage ergab jedoch, daß der Blutdruck früher nie gemessen
wurde! Auch kann eine durch sekundäres Herzversagen „geköpfte" Hypertonie
bestehen. Wir haben jedenfalls nie einen Fall von maligner Nephrosklerose beobachtet, in welchem nicht entweder klinisch, anamnestisch oder autoptisch einwand-

freie Anhaltspunkte für eine Hypertonie bestanden hätten (s. dagegen DE WARDE-NER 1958). Die Tatsache, daß bei anderweitig bedingter einseitiger Schrumpfniere nur die kontralaterale Seite (ARONSON und SAMPSON 1951) und bei einseitiger Abgangstenose der Arteria renalis nur der von einem Vas aberrans ernährte Pol dieser Niere (JANSEN 1963) von der Gefäßaffektion befallen wird, zeigt ebenfalls, daß eine Abhängigkeit zum Blutdruck bestehen muß. Ferner belegen die zum Teil einwandfrei festgestellten Heilungsvorgänge der malignen Nephrosklerose nach operativer Behebung der Hypertonie (s. S. 587; ROSSMAN und WIENER 1961), daß

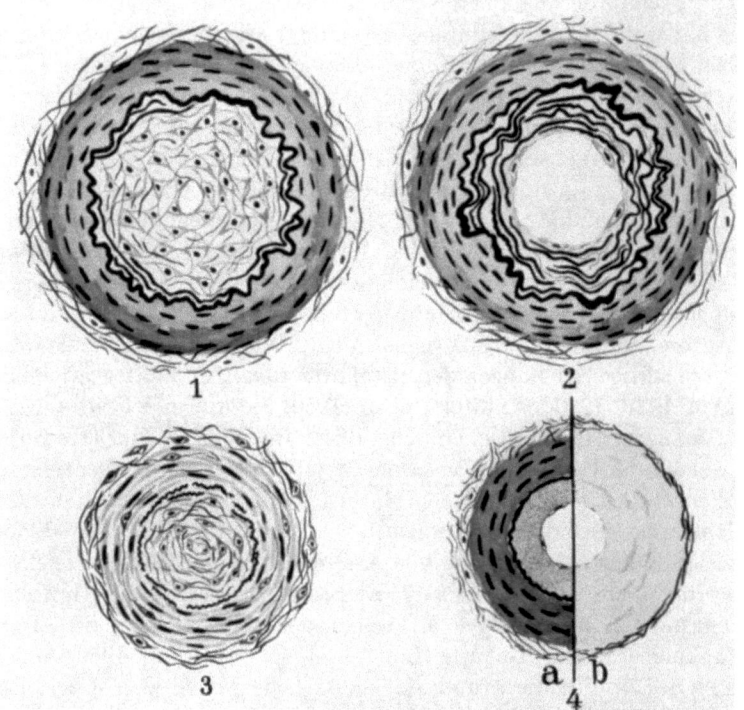

Abb. 528. Einige Typen von Nierengefäßveränderungen: *1* Intimafibrose, *2* Elastose der Intima, *3* Arteriolitis proliferans, *4* Arteriolosklerose und -nekrose (nach EICHENBERGER 1950)

diese letztere den kausalen Faktor darstellen muß. Schließlich sprechen auch die experimentellen Untersuchungen im selben Sinne (s. S. 598ff).

Die der malignen Nephrosklerose zugrunde liegende Hypertonie ist in der überwiegenden Zahl der Fälle eine essentielle (KINCAID-SMITH et al. 1958: 41,9%). An zweiter Stelle folgen Pyelonephritiden mit renaler Hypertonie (KINCAID-SMITH et al. 1958: 15,3%, OBERLING 1954: 10% der Pyelonephritisfälle; Weiteres s. S. 648). In einer Serie von 51 malignen Nephrosklerosen fanden sich als Ursache der renalen Hypertonie acht Pyelonephritiden (meist bei jungen Frauen), zehn Glomerulonephritiden, eine Cystenniere, vier Fälle von primärer Periarteriitis nodosa und drei arteriosklerotische oder thrombotische Nierenarterienprozesse; bei weiteren 25 Fällen bestand eine essentielle Hypertonie (HEPTINSTALL 1953). Ein Grund, warum der Begriff der malignen Nephrosklerose nur auf die Fälle mit essentieller Hypertonie beschränkt werden sollte (PULMAN und ALVING 1951), ist nicht einzusehen.

Eine weitere Gefäßveränderung, die Arteriolitis proliferans wurde auf S. 455 dargestellt. — Bezüglich der Differentialdiagnose einiger dieser Gefäßaffektionen s. Abb. 528.

Anhang: Die hypertensive Vasculopathie[1]

In den vorhergehenden Kapiteln wurde das Problem der Pathogenese und der Ursache der Arteriolosklerose und der Arteriolonekrose (maligne Nephrosklerose Fahr) schon mehrfach gestreift. Die große klinische Bedeutung dieser Gefäßveränderungen rechtfertigt ihre gesonderte Besprechung.

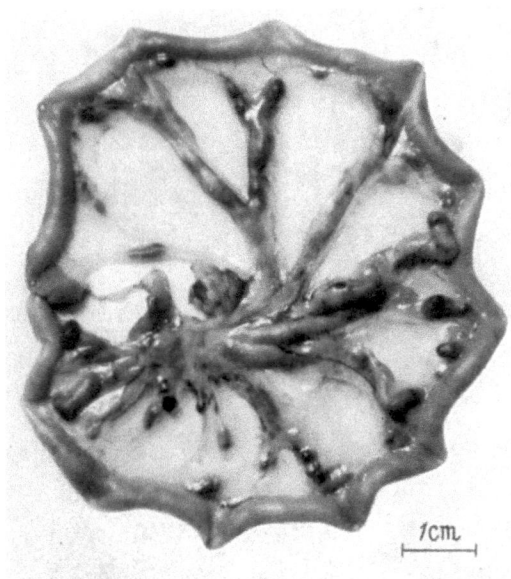

Abb. 529. Schwere knotige und strangförmige, durch experimentelle Hypertonie erzeugte Veränderung der sonst haardünnen Arterien im Mesenterium der Ratte

Bezüglich der histogenetischen Entwicklung der Veränderungen muß auf das Tierexperiment zurückgegriffen werden. Vor allem die Ratte ist ein sehr günstiges Versuchsobjekt (Abb. 529), obschon sich gezeigt hat, daß ihr ein im Vergleich zum erwachsenen Menschen abnorm starker entzündlicher Reaktionstyp zu eigen ist, welcher allerdings beim Kind ebenfalls angetroffen werden kann (Abb. 530). Ferner darf nicht übersehen werden, daß die Ratte auch spontan, besonders im höheren Alter, sehr häufig analoge Gefäßveränderungen aufweist, ohne daß Anhaltspunkte für Drucksteigerung bestehen (WILENS und SPROUL 1938: 9,7%, CROMARTIE 1943, LOUSTALOT 1955, SKOLD 1961: 43%; weitere Lit. s. S. 116). Unter Berücksichtigung dieser einschränkenden Faktoren darf die Gefäßveränderung im Tierversuch, insbesondere bei der Ratte, mit derjenigen des Menschen verglichen werden (WILGRAM 1957 Lit.).

Die ersten Einlagerungen von van-Gieson-orange gefärbten, PAS-positiven Massen findet man unter dem Endothel, welches zudem ödematös ist (McKINNEY 1962: Auf dem Endothel aufgelagert). Diese Substanzen sind zum Teil auf den subendothelialen Raum beschränkt (Arteriolosklerose; Abb. 514), zum Teil fließen sie in die Wandschichten und das umgebende Gewebe aus (Arteriolonekrose; Abb. 531). Besonders deutlich können diese fibrinoiden Massen mit Fluorochromierung dargestellt werden. Sie stammen aus dem Blutplasma (ZOLLINGER 1959, GIESE 1962, 1963, CAIN 1963, KOLETSKY et al. 1964) und bestehen aus umgewan-

---

[1] Lit. BALI und GOLDBLATT 1954, ZOLLINGER 1959, GIESE 1964.

deltem Fibrinogen und Plasmaproteinen (OONEDA et al. 1963: Mit radioaktiv markiertem Blutplasma gezeigt; ESTERLY und GLAGOV 1963, ANDERSON 1963,

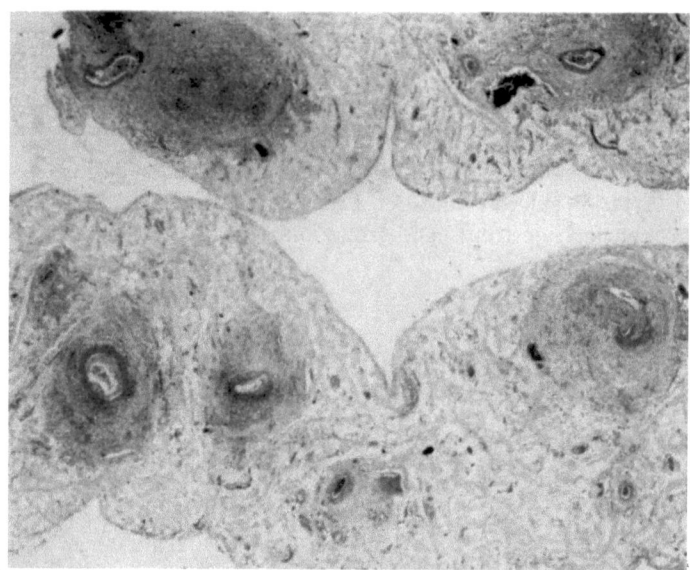

Abb. 530. Schwerste hypertensive Arteriolopathie im Meso eines 8jährigen Knaben mit subakuter diffuser Glomerulonephritis. Die Erkrankung erinnert weitgehend an die sog. Periarteriitis nodosa im Meso der hypertensiven Ratte: Ausgedehnte fibrinoide Wandnekrose mit sehr großen perifokalen Granulomen. Vergr. 6mal, HE

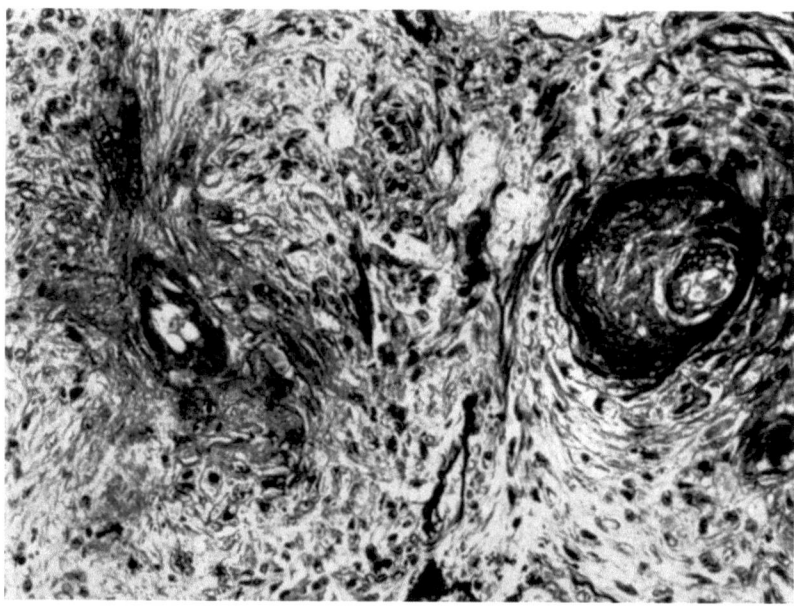

Abb. 531. Experimentelle hypertensive Vasculopathie in einem Nierenpol (vgl. Abb. 536): Rechts sind die schwarz dargestellten fibrinoiden Massen nach außen durch die Gefäßwand scharf begrenzt (= Arteriolosklerose); links dringen sie ungehemmt in die Umgebung ein und haben zur Bildung eines Granuloms Anlaß gegeben (= Arteriolonekrose). Vergr. 300mal, PAS (ZOLLINGER 1959)

BIAVA et al. 1964: Elektronenmikroskopie). Die Massen dringen zwischen die Fasern der Media ein und können anfänglich noch gut von den Mediaelementen selbst abgegrenzt werden (s. dagegen MUIRHEAD et al. 1951, 1953). Primäre Gefäßthrombosen (DUGUID und ANDERSON 1952) konnten wir und andere Autoren nicht feststellen. Im Gegensatz zum Verhalten beim Menschen werden die fibrinoiden Massen bald von kollagenen Fasern durchsetzt (MCKINNEY 1962), so daß eine Wandnarbe entsteht (LÖRING und GORACZ 1955). In der Folge entwickelt sich ein perivasculäres Granulom (Abb. 532), dessen Ausdehnung im allgemeinen mit den ausgeströmten fibrinoiden Massen übereinstimmt. Befallen werden in erster Linie diejenigen Arteriolen, welche frei im Netz, im Mesenterium (Abb. 529) oder auch

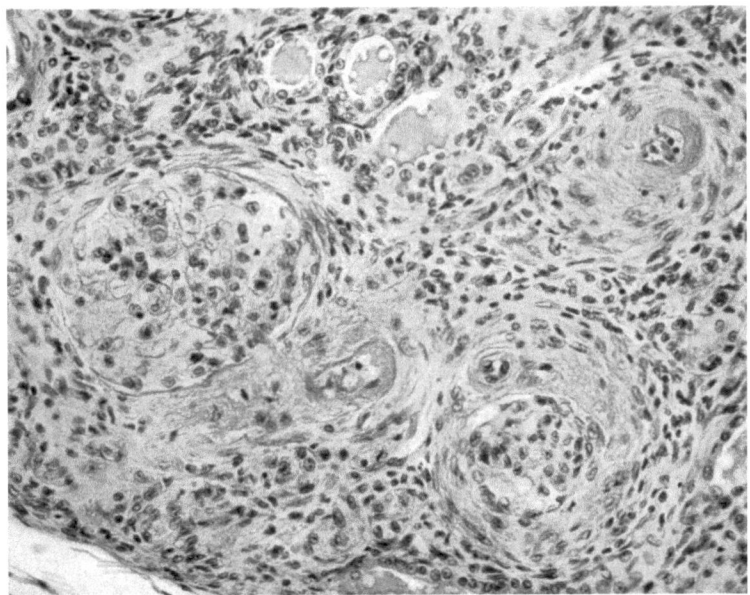

Abb. 532. Ausschnitt aus einem Nierenpol (vgl. Abb. 536) bei hypertensiver Ratte: Schwere Arteriolonekrose mit perivasculärer Granulombildung, übergreifend auf die Glomerula. Interstitielle Verbreiterung und Atrophie der Tubuli. Das Bild entspricht absolut demjenigen einer malignen Nephrosklerose Fahr beim Menschen. Vergr. 300mal, HE

in der rechten Herzkammer (Abb. 533; SELYE und HOENE 1952), also überall dort liegen, wo ein relativ geringgradiger Außendruck auf das Parenchym besteht (ZOLLINGER 1959, 1961).

Bei Kaninchen und Hund sind die entzündlichen Veränderungen sehr viel diskreter, sie können auch vollkommen fehlen (GOLDBLATT 1951 Lit.). Auch bei den übrigen Versuchstieren weichen Intensität und Verteilung der Gefäßveränderungen etwas von denjenigen beim Menschen ab. Die in der Gefäßwand nachgewiesenen fibrinoiden Substanzen enthalten zum Teil noch echtes Fibrin, daneben Mucopolysaccharide und Proteine (SCHÜRMANN und MCMAHON 1933). Ihre basalmembranähnliche Färbeeigenschaft beweist jedoch nicht, daß sie auch aus der Membran selbst stammen (s. dagegen MCGEE und ASHWORTH 1963). Mucopolysaccharide sollen nur im Granulationsgewebe und nicht in der fibrinoiden Substanz vorkommen (CRAM 1962), was aber durch die färberischen Reaktionen nicht be-

stätigt wird (Lit. ZOLLINGER 1959). Interessant ist die Feststellung, daß die Ablagerung von sauren Mucopolysacchariden in den Gefäßen ebenso wie die Choleste-
rin-Atheromatose des Kaninchens durch Cortisongabe reduziert oder sogar verhindert werden kann (CAVALLERO und PELLEGRINI 1951, SELYE 1956, FISHER und
TAPPER 1960), während die Hypertonie einen gegenteiligen Einfluß hat (JAFFÉ
und VON CAAVALLÉR 1958). Einzelne Autoren (MUIRHEAD et al. 1951, 1953,
MONTGOMERY und MUIRHEAD 1953, 1954 Lit., CHURG 1963; s. dagegen MOORE
et al. 1963 u. a.) wollen nur nekrotische Muskulatur nachgewiesen haben. Immuno-

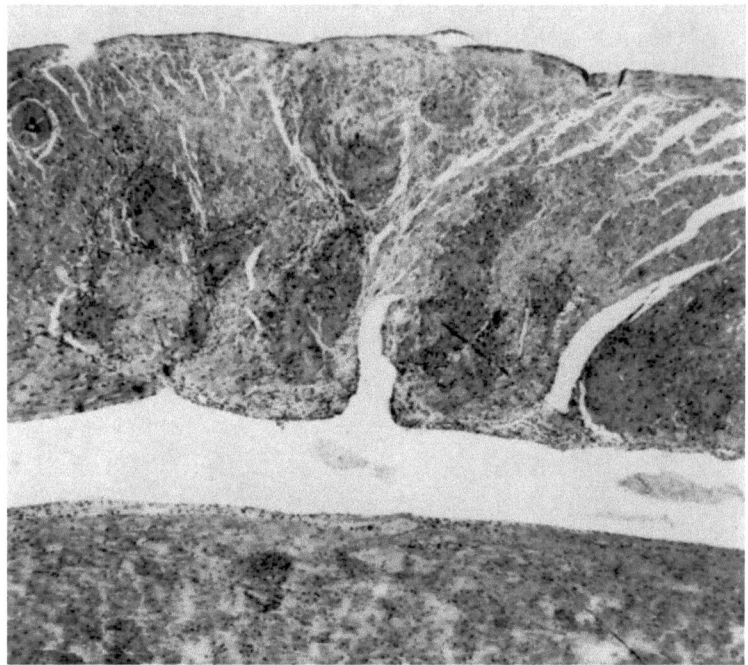

Abb. 533. Im Myokard ist die hypertensive Vasculopathie bei der Ratte fast ausschließlich auf die dünne
rechte Kammer beschränkt (R), während die linke (L) fast verschont bleibt. Vergr. 40mal, HE

chemisch konnte der Fibrincharakter aber bestätigt werden (CRAWFORD und
WOOLF 1960). Der eindeutige Nachweis von Gamma-Globulinen in den Gefäßveränderungen (VAZQUEZ und DIXON 1958, WIXON 1958 Lit., OHTA et al. 1959)
stellt nur einen Beweis für das Einströmen von Plasmamassen und keineswegs für
das Bestehen allergischer Gefäßläsionen (SMITH und ZEEK 1947)[1] dar.

Die entzündliche Reaktion, welche beim Menschen absolut inobligat ist, muß
als Sekundärveränderung auf die ausgetretenen fibrinoiden Massen gedeutet werden (SCHLOSS 1948, ZOLLINGER 1961 Lit.).

In Abb. 534 haben wir die wesentlichsten Faktoren der experimentellen Hyper-
tonieforschung zusammengetragen, welche Aufschluß über die Pathogenese der
hypertensiven Vasculopathie geben; die im folgenden genannten Nummern beziehen sich auf diese Abbildung:

1. Von parabiotischen Partnern zeigt nur diejenige Ratte Gefäßveränderungen, welche auch eine Blutdrucksteigerung aufweist, wobei allerdings die durch

---

[1] Vgl. auch SCHÄFER und SCHÄFER [Med. Welt (Stuttg.) 1965, 1144].

parabiotische Dysharmonie gelegentlich hervorgerufene generalisierte Vasculopathie von der hypertensiven abgetrennt werden muß (ZECKNER 1952).

2. In den Pulmonalarterien ist der Blutdruck bei der experimentellen Hypertonie normal (KATZ und STEINITZ 1939/40; s. dagegen WINTERNITZ und WATERS
1940) und die Lunge ist bei derartigen Versuchen von Gefäßveränderungen vollkommen verschont, was auch für den Menschen gilt.

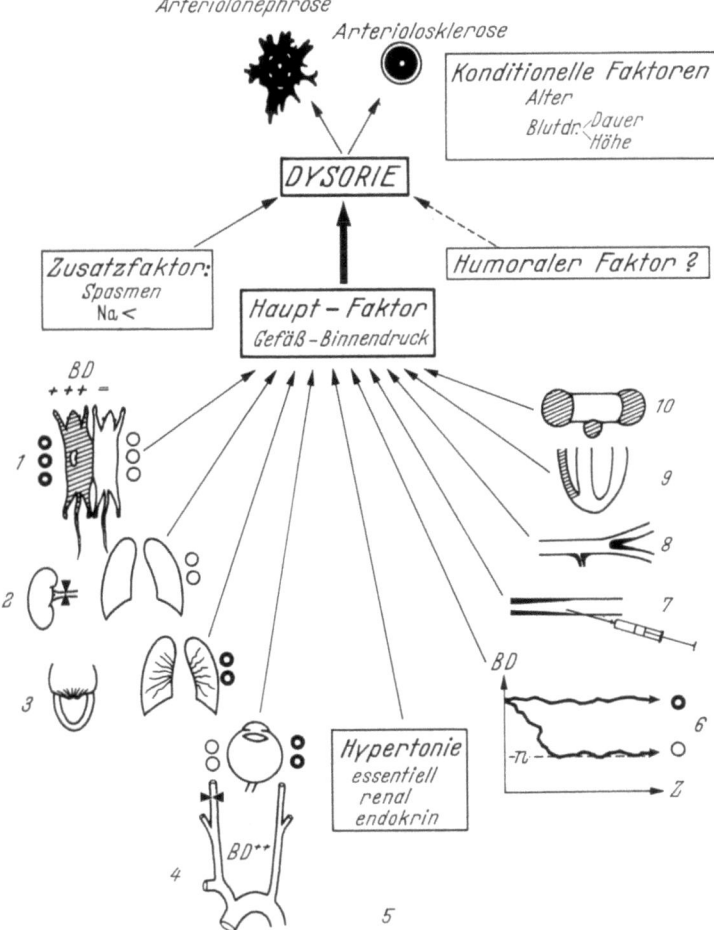

Abb. 534. Zusammenfassung der für die Insudationstheorie der hypertensiven Vasculopathie sprechenden vowiegend experimentellen Untersuchungen. Erklärung im Text (nach ZOLLINGER 1959)

3. Analoge Gefäßläsionen werden jedoch bei pulmonaler Hypertonie sowohl
experimentell als auch beim Menschen beobachtet.

4. Andererseits können auch beim Tier die Organe durch Drosselung der arteriellen Durchblutung vor diesen Gefäßveränderungen geschützt werden, wie dies
am Beispiel der Niere (s. Punkt 10) und der Retinagefäße gezeigt wurde (ROBERT
und NEZAMIS 1957; s. a. LAAS 1940).

5. Ganz allgemein findet man bei Hypertonie des Menschen, sei sie essentiell,

renal oder endokrin bedingt, vermehrt die als hypertensive Vasculopathie bezeichnete Gefäßveränderung.

6. Ein wesentliches Argument für die kausale Bedeutung der Hypertonie ist ferner die Beobachtung einer weitgehenden Regression der arteriolären Veränderungen nach therapeutischer Absenkung des zu hohen Blutdruckes. Dies wurde vor allem im Tierversuch gezeigt (SKELTON 1955, DUTZ und VOIGT 1957, MASSON et al. 1958 u. a.), wurde aber auch beim Menschen beobachtet (ROSENHEIM 1954, IMHOF et al. 1960 u. a.). Im letzteren Fall wird insbesondere eine ausgesprochene Verzögerung des Weiterverlaufs (Abb. 535; LICHTLEN und SCHAUB 1960) in den Fällen hervorgehoben, in welchen keine vollkommene Restitution festgestellt werden konnte, d. h. die maligne Hypertonie geht in eine benigne über, die Arteriolonekrose in die Arteriolosklerose (PICKERING et al. 1952, MILLIEZ et al. 1960).

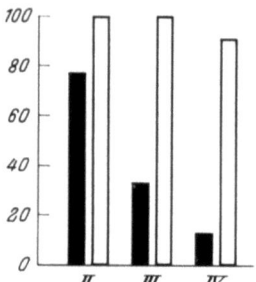

Abb. 535. Prozentuale Überlebensquote bei Patienten mit maligner Hypertonie (Stadium II bis IV zu Beginn der Beobachtung), 24 Monate nach Feststellung des Leidens ohne Behandlung (schwarze Säulen), bzw. nach 24 Monate dauernder intensiver antihypertensiver Behandlung (weiße Säulen). Nach LICHTLEN und SCHAUB 1960

7. Eine sehr große Stütze für die Annahme einer hypertensiv bedingten Insudation stellen vor allem die Tierversuche dar, in welchen praktisch nur auf dem Wege einer Hypertonie eine typische Gefäßveränderung der genannten Art hervorgerufen werden konnte. Durch forcierte Injektion von physiologischer Kochsalzlösung in die Arteria carotis konnten analoge Gefäßläsionen auch in den Nieren erzeugt werden (BYROM und DODSON 1948, MASSON et al. 1951, WOLFGARTEN und MAGAREY 1959; s. dagegen SCHAFFENBURG und GOLDBLATT 1957). Wird Serum mit einem fluorescierenden Stoff kombiniert bei einer hypertonischen Ratte injiziert, so lagern sich die fluorescierenden Stoffe subendothelial ab (GIESE 1961).

8. Die hypertensive Arteriolopathie entsteht vor allem an den Gefäßabgängen und Verzweigungen, was für eine wesentliche Bedeutung des mechanischen Momentes spricht (FRIEDMAN et al. 1941).

9. Bei der Ratte zeigt das dünne rechte Herz, in welchem eine große Diskrepanz zwischen Gefäßinnendruck und Kammerdruck besteht, starke hypertensive Vasculopathie, während diese in der linken Kammer oft völlig fehlt (Abb. 533).

10. In arteriell durchblutungsgedrosselten Nieren fehlen die Gefäßveränderungen; in Nieren, deren Durchblutung durch eine engliegende Plastikkapsel gedrosselt wurde, entwickeln sie sich nur in den freiliegenden Polen und dem Hilus (Abb. 536; ZOLLINGER 1959), obschon diese Gebiete an sich auch gedrosselt sind, jedoch sind sie keinem Gegendruck von außen ausgesetzt (s. a. HUBER 1960). Ferner zeigt empirisch bei arteriosklerotischer Polsterstenose einer Nierenarterie nur der von einem Vas aberrans ernährte Pol Arteriolonekrose (JANSEN 1963).

Die große Ähnlichkeit der experimentell durch Hypertonie erzeugten Gefäßveränderungen mit der Periarteriitis nodosa sowie die Schwierigkeiten, diese Affektion von der Arteriolonekrose abzugrenzen, haben verschiedentlich Anlaß gegeben, auch bei der Arteriolonekrose eine allergische Grundlage zu suchen (Lit. s. S. 596). Es hat sich jedoch gezeigt, daß die Differentialdiagnose zwischen allergischen und hypertensiven Gefäßveränderungen möglich ist (CAMPBELL und

SANTOS-BUCH 1959). Auf der anderen Seite aber ist unbestritten, daß durch Maßnahmen, welche zu einer zusätzlichen Gefäßentzündung führen, auch die hier beschriebenen Gefäßveränderungen im Tierversuch verstärkt werden können

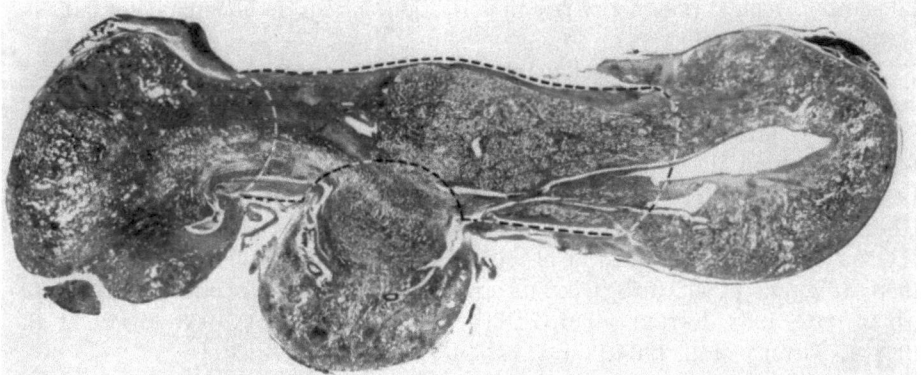

Abb. 536. Deformation der Rattenniere nach Anlegen einer starren Plastikkapsel im Alter von 2 bis
3 Monaten (schwarz eingezeichnet). Im komprimierten Abschnitt keine Arteriolenveränderungen, wohl
aber in den beiden hervorquellenden Polen und im entsprechenden Parenchymabschnitt in der Hilus-
aussparung. Vergr. 5mal, van Gieson (publ. ZOLLINGER 1959)

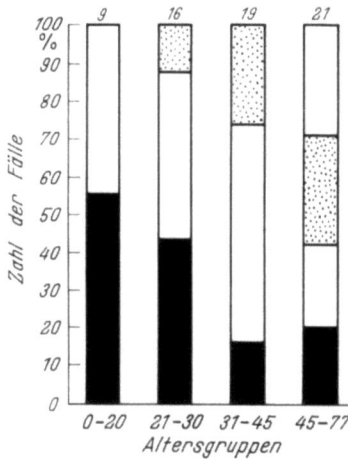

Abb. 537. Die hypertensive Vasculopathie in Beziehung zum Lebensalter der
Patienten, untersucht am Beispiel der
chronischen Glomerulonephritis, schwarz
= schwerste Arteriolonekrose, weiß =
schwere Arteriolonekrose, punktiert =
Arteriolosklerose, oberste weiße Säule
bei 45—77 Jahre = keine hypertensive
Arteriolenveränderung. Die einzelnen
Säulen beziehen sich auf die Altersgruppen der Autopsiefälle und geben in
Prozenten an, wie die einzelnen Schweregrade auf die betreffende Zahl der Fälle
verteilt sind. Es zeigt sich, daß mit stei-
gendem Alter die Schwere der hypertensiven Vasculopathie eindeutig abnimmt (aus ZOLLINGER 1951)

(KNOWLES et al. 1953, HEINZ et al. 1955). So
wurde unter anderem gezeigt, daß beim Kaninchen nach Cellophanumhüllung der Niere
die durch Hypertonie ausgelösten Gefäßveränderungen sehr viel stärker entzündlichen Charakter haben als nach Arteriendrosselung. Dies
ist auf die sich entwickelnde schwere Perinephritis zurückzuführen, welche auf die Niere
übergreift (SMITH et al. 1944, KIPKIE 1950).
Auch bei Serumkrankheit und vorbestehender
Hypertonie sind die Veränderungen sehr viel
schwerer als bei einer der beiden Erkrankungen
allein (FISHER und BARK 1961). Daß Stoffwechselstörungen wie Hypothyreoidismus,
Diabetes mellitus (WARREN und LE COMPTE
1952) usw. die Rolle eines wesentlichen Zusatzfaktors spielen können, wurde schon auf S. 581
ausgeführt.

Jugendliche neigen eher zu Arteriolonekrose
und alte Patienten mehr zu Arteriolosklerose
(VOLHARD 1942, LINZBACH 1943, ZOLLINGER
1951, 1957, TERBRÜCKEN 1952 u. a.), die Augen-
hintergrundveränderungen sind wesentlich
schwerer bei jungen Patienten (SMITH 1950).
Auch bei der im Gefolge einer chronischen Glomerulonephritis mit Hypertonie auftretenden
Gefäßaffektion, welche mit der hier besproche-

nen identisch ist, kann eine ausgesprochene Altersabhängigkeit des Schweregrades der Affektion festgestellt werden (Abb. 537; ZOLLINGER 1951). Es hängt dies vermutlich damit zusammen, daß im jugendlichen Alter die intercellulären Zementsubstanzen weniger polymerisiert und verfestigt sind als im höheren Alter (GERSH und CATCHPOLE 1949).

Die chemische Zusammensetzung der fibrinoiden Substanzen sowie die Analyse des ganzen Vorganges weisen darauf hin, daß es sich um eine *Insudation* von Plasmabestandteilen[1] handelt, also um eine Störung der Grenzfläche, welche von SCHÜRMANN und McMAHON (1933) als Dysorie bezeichnet wurde (LÖHLEIN schon 1916, JORES 1924; HUECK 1920, ASCHOFF 1927, SCHÜRMANN und McMAHON 1933, HESSE 1934, LINZBACH 1943, SCHLOSS 1948, BÜCHNER 1950, ZOLLINGER 1950, MASSON et al. 1953, ENDRES et al. 1955, SKELTON 1955, ŠOUSTEK 1957, MOVAT 1958, SOMMERS et al. 1958, OONEDA et al. 1959, CRAWFORD und WOOLF 1960, GIESE 1962, 1963, ESTERLY und GLAGOV 1963, DOERR 1961, 1963, BIAVA et al. 1964, KOLETSKY et al. 1964).

Als Ursache dieser Insudation kommt in erster Linie der erhöhte intraarterielle Blutdruck in Betracht (Lit. ZOLLINGER 1959), wobei die absolute Blutdruckhöhe wohl nicht entscheidend dafür ist, ob eine Arteriolosklerose oder eine Arteriolonekrose entsteht. Wichtiger scheint die Geschwindigkeit der Blutdruckentwicklung und das Alter des Patienten zu sein (VOLHARD 1931).

Interessanterweise wird ja auch die stoffwechselbedingte Arteriosklerose im Tierversuch durch erhöhten Blutdruck gefördert, wobei angenommen werden muß, daß bluteigene Stoffe in die Wand eingeprägt werden (HEPTINSTALL und PORTER 1957, FISHER et al. 1958, SAKO 1962).

Einzelne Autoren lehnen auch heute noch einen entscheidenden Einfluß der Hypertonie bei der Entstehung der beschriebenen Gefäßveränderungen ab (GOORMAGHTIGH 1944, KOLETSKY 1955, BEIN et al. 1957 u. a.), andere nehmen an, daß noch obligate konditionelle Zusatzfaktoren vorhanden sein müßten (SCHLOSS 1948, ABT und BRÜCKNER 1950, SIMONSON 1950: Pressorische Substanzen, FLEMING 1953, BYROM 1954, HEINZ et al. 1955, ŠOUSTEK 1957, SOMMERS et al. 1958: Spasmen). Elektrolytstörungen, insbesondere die Hypernatriämie, spielen möglicherweise ebenfalls die Rolle eines unterstützenden Faktors, wobei eine direkte Wirkung auf die Gefäße aber eher unwahrscheinlich, die indirekte über die Steigerung des Blutdruckes jedoch bewiesen ist (LARAMORE und GROLLMAN 1950, ZOLLINGER 1959 Lit.). Schließlich trifft man immer noch die ursprüngliche Meinung von GOLDBLATT (1951 Lit.) an, nach welcher die Niereninsuffizienz die Arteriolosklerose und -nekrose auslöse (PANNIER 1952, BALI und GOLDBLATT 1954), obschon schon lange gezeigt werden konnte, daß solche Gefäßveränderungen entstehen, lange bevor der Rest-N ansteigt (FRIEDMAN et al. 1941, MARQUARDT 1957, ZOLLINGER 1959).

Grundsätzlich darf man sich somit heute zur Perfusionstheorie für die Erklärung der Arteriolosklerose und der Arteriolonekrose bekennen. Als Ursache der Insudation kommt in erster Linie die Hypertonie in Betracht (s. dagegen KOLETSKY 1955). Dabei ist es selbstverständlich auch möglich, daß der Druck normal ist, jedoch die Wand eine wesentliche (z. B. entzündliche) Vorschädigung

---

[1] Blutplasmaproteine, die sich in loco in Fibrin umwandeln: Elektronenoptisch: OONEDA et al. [Angiology **16**, 8 (1965)].

aufweist oder daß humorale Veränderungen bestehen, so daß ein Mißverhältnis zwischen der Grenzmembran (Gefäßwand) und der Größe der Plasmamoleküle resultiert. Beim Menschen steht quantitativ und qualitativ die Hypertonie weitaus an erster Stelle. Die Arteriolosklerose der Milz muß anscheinend aus diesem Zu-

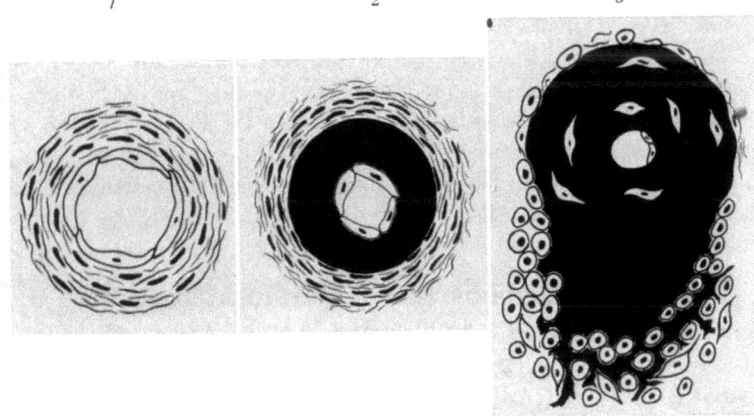

Abb. 538. Hypertensive Vasculopathie: *1* normale Arteriole mit Endothel und Media. *2* Arteriolosklerose: Die Media ist verdrängt, aber sonst intakt, das Endothel durch die schwarz wiedergegebenen fibrinoiden eingelagerten Massen abgehoben. *3* Arteriolonekrose: Die fibrinoiden Massen haben die Media aufgesplittert und zum größten Teil zerstört, sie dringen in die Umgebung ein und haben zur Ausbildung eines entzündlichen Granuloms geführt (aus Zollinger 1950)

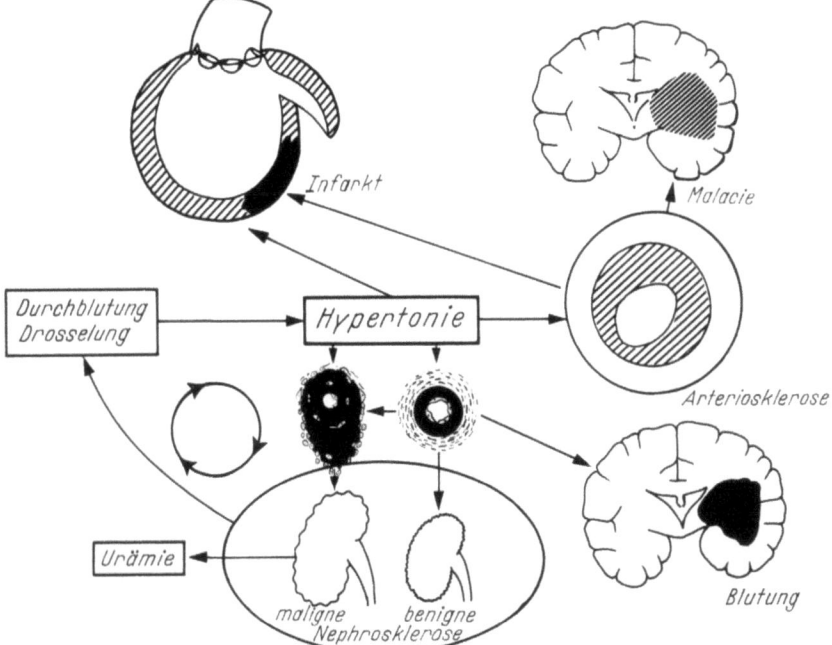

Abb. 539. Die Folgen der Hypertonie bezüglich Herz, Arterien (Herzinfarkt, Encephalomalacie) und Arteriolen (Encephalorrhagie, Nephrosklerose) mit angedeutetem Circulus vitiosus: Hypertonie — Arteriolopathie — Nierendurchblutungsdrosselung — renale Verstärkung der Hypertonie usw. (aus Zollinger 1950)

sammenhang als etwas Besonderes herausgenommen werden. — Ein grundsätzlicher Unterschied zwischen der Arteriolosklerose und der Arteriolonekrose besteht unseres Erachtens nicht (Abb. 538).

Im ganzen Hypertoniekomplex nimmt die hypertensive Vasculopathie eine zentrale Stellung ein (Abb. 539): Die arteriosklerotischen Veränderungen führen zu Hirn- und Myokardmalacie, die Arteriolenprozesse zu Encephalorrhagie einerseits und zu benigner bzw. maligner Nephrosklerose und damit zur Nierendurchblutungsdrosselung und konsekutiver Hypertonieverstärkung (Abb. 539). Für das ganze therapeutische Denken, insbesondere aber für die Prophylaxe der schweren hypertensiven Vasculopathie, sind diese Erkenntnisse von größter Bedeutung. Behebung oder zum mindesten Herabsetzung der Hypertonie bedeutet in der Regel Regression oder wenigstens Abdämpfung der lebensbedrohlichen hypertensiven Vasculopathie.

V. Die diabetische Glomerulosklerose[1]

Die Glykogenose der gestreckten Hauptstücke und der Henleschen Schleifen und die Glomerulosklerose KIMMELSTIEL-WILSON (1936) stellen die einzigen „spezifischen" diabetischen Nierenveränderungen dar. Die diabetische Glomerulosklerose ist eine Krankheit für sich, die eigentlich sowohl bei den glomerulären wie bei den vasculären Veränderungen eingeordnet werden kann. Sie zeigt aber soviel Ähnlichkeiten — zum mindesten bezüglich eines Teils ihrer Veränderungsfaktoren — mit der Arteriolosklerose, daß wir sie an dieser Stelle einordnen.

Bezüglich der Häufigkeit der diabetischen Glomerulosklerose bei Diabetikern gehen die Angaben des Schrifttums stark auseinander [HARMAN 1950: 29%, ALLEN 1951: 33%, DANA et al. 1951: 27%, BELL 1953: 30% Frauen, 19,5% Männer, ENGLESON 1954: 65%, TOBLER 1954: 25% Frauen, 10% Männer, SMITH et al. 1955: Frauen 21%, Männer 8%, MENDELOW und BRILL 1956: 32,1%, LUNDBACK 1957: 6%, FREEDMAN et al. 1958: 4,9%, bei über 70jährigen 31%, GELLMAN et al. 1959: 48%, PROPST 1959: 38%, MUNZ 1960: 13% (3,6% sämtlicher Sektionen, 50% der Diabetiker mit über 10jähriger Dauer, 100% der unter 30jährigen), HEUCHEL 1961: 18%, Todesursache in 2,6% der Diabetiker: DITSCHERLEIN 1963]. Aus unserer Serie von 10000 laufenden Autopsien errechnen wir total 53 (0,53%) diabetische Glomerulosklerosen bei 3,6% Diabetikerautopsien. Auf diese letzteren bezogen machen die diabetischen Glomerulosklerosen 14,2% aus. Dabei ist aber zu betonen, daß unser Sektionsgut auffällig viele Altersdiabetiker aufweist; 79% unserer Diabetiker waren älter als 60jährig. Die Diskrepanz zwischen den verschiedenen Statistiken ist sicher teilweise durch ein unterschiedliches Beobachtungsgut erklärlich, auf der anderen Seite jedoch ist daran die ganz gewaltige Verschiebung unter den Todesursachen bei Diabetes mellitus schuld. So zeigte REUBI (1961) aus der Literatur, daß in der Zeitspanne 1923 bis 1936 folgende Todesursachen bei Diabetes mellitus festgestellt wurden (in Klammern die entsprechenden Zahlen 1950 bis 1953): Coma diabeticum 56% (6,7%), Nephropathie 2% (63%) (s. a. BELL 1946, MUNZ 1960, WHITE 1960, DITSCHERLEIN 1963). Interessant ist ja auch, wie stark die Angaben über die Gesamtzahl der Diabetiker im Autopsiegut differieren (vgl. MUNZ 1960 und MENDELOW und BRILL 1956 u. a.).

---

[1] Lit. SPÜHLER und ZOLLINGER 1943, RIFKIN et al. 1952, LE COMPTE 1955, KIMMELSTIEL 1956, GELLMAN et al. 1959, HEUCHEL 1961.

Beim Zusammenstellen der betroffenen Altersklassen zeigt sich heute eindeutig, daß die jugendlichen Diabetiker sehr viel häufiger von der diabetischen Glomerulosklerose befallen werden als die älteren (Abb. 239a; MUNZ 1960; WARREN und LE COMPTE 1952, ENGLESON 1954, TOBLER 1954 u. a.), was allerdings auch bestritten wird (ALLEN 1951). Der jüngste Fall betraf einen 16jährigen Knaben (LAIPPLY et al. 1944). Daß die Dauer des Diabetes auf der anderen Seite eine sehr große Rolle spielt, geht aus Abb. 539a hervor (MUNZ 1960; ENGLESON 1954, FREEDMAN et al. 1958, HATCH und PARRISH 1961, HEUCHEL 1961 u. a.).

Das typische Bild ist durch ein nephrotisches Syndrom mit Hypertonie und schließlich Azotämie ausgezeichnet, Proteinurie soll in 100% der Fälle bestehen; die Hypertoniehäufigkeit wird verschieden angegeben (BELL 1946: 53,4% bewiesen, zusätzlich 11,4% wahrscheinlich, KIMMELSTIEL und PORTER 1948: 60%,

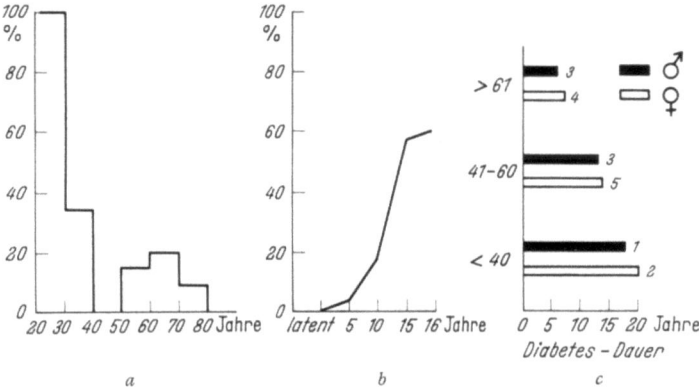

Abb. 539a. *a* prozentuale Häufigkeit der diabetischen Glomerulosklerose in den verschiedenen Altersklassen, wobei 100% sämtlichen Diabetikern einer Altersklasse entsprechen. Es zeigt sich, daß der jugendliche Diabetiker gesetzmäßig eine diabetische Glomerulosklerose aufweist, während sie bei älteren Patienten immer seltener wird. *b* prozentuale Häufigkeit der diabetischen Glomerulosklerose in den einzelnen, nach Dauer des Diabetes unterschiedenen Klassen. *c* die durchschnittliche Dauer des Diabetes vor Auftreten der Symptome der diabetischen Glomerulosklerose nach Manifestationsalter des Diabetes geordnet. Die Zahlen hinter den Säulen bezeichnen die Zahl der entsprechenden Patienten (nach MUNZ 1960)

ROGER et al. 1952: 69%, ENGLESON 1954: 65%, HENNIGAR et al. 1961: 85%). Das Gesamtsyndrom ist jedoch nur in etwa einem Viertel der Fälle vorhanden (MENDELOW und BRILL 1956; LAIPPLY et al. 1944: 6,3%). Die außerordentlich starke Diskrepanz zwischen anatomischem und klinischem Befund ist sehr zahlreichen Autoren aufgefallen (ALLEN 1951, ROGER et al. 1952 Lit., FREEDMAN 1957, GELLMAN et al. 1959, SARRE 1959, BECKER und MILLER 1960 u. a.). Ein sehr verläßliches klinisches Symptom ist die Retinopathie, welche den Nierenläsionen wohl am ehesten parallel geht (WARREN und LE COMPTE 1952, SARRE 1959, REUBI 1960). Die Inulinclearance ist bei 40 bis 50% der Diabetiker zufolge der vermehrten Capillarpermeabilität erhöht, die PAH-Clearance bei 70% vermindert wegen der Konkurrenz mit der Glucoserückresorption (AMSLER 1952).

Nach REUBI (1960) tritt der klassische Typ meist bei unter 40jährigen auf und ist durch ein nephrotisches Syndrom mit schwerer Funktionsbeeinträchtigung der Niere ausgezeichnet. Daneben anerkennt er eine atypische Form bei über 40jährigen, bei welchen die Hypertonie im Vordergrund steht, während die Albuminurie sehr diskret ist. Der erste Typ soll anatomisch der diffusen, der zweite der nodulären Läsion entsprechen (s. unten). Bei klinischem Manifestwerden der diabetischen Glomerulosklerose kann eine Besserung der diabetischen Symptome, auch der Hyperglykämie eintreten; auch benötigen die Patienten in diesem Zeitpunkt weniger Insulin. — Schwere, bis zum Koma führende Zustände, welche an Urämie denken lassen, verschleiern sehr häufig das klinische Bild; es kann sich dabei um sekundäre Stoffwechselläsionen oder funktionelle ischämische Störungen handeln (MICHON et al. 1961 Lit.), oder um eine echte akute reversible Niereninsuffizienz bei Ketose, welche zu Hypernatriämie und Hypokaliämie führt.

Die Todesursache ist heute nur noch selten ein diabetisches Koma (MUNZ 1960), sondern meist ein Kreislaufversagen (TOBLER 1954: 48%); Tod an Urämie beobachteten wir (TOBLER 1954) in 6% (BELL 1946: 0,7%!). Weitere wichtige Todesursachen sind die diabetische Gangrän und die Pyelonephritis, wie ja der Diabetiker ganz allgemein stark zu Pyelonephritis neigt (s. S. 477). In der vorliegenden Serie von 53 glomerulosklerotischen Fällen zeigten 19 alte und frische pyelonephritische Herde, 33 kamen an der Hypertonie und ihren Folgen ad exitum, drei starben am Koma und acht an der Urämie. Bei diesen letzteren konnte keine Beziehung zwischen Nierengewicht und Funktion festgestellt werden. Neun Patienten erlagen einem interkurrenten Leiden.

Dem bloßen Auge fallen die Nieren bei der diabetischen Glomerulosklerose meist nicht ohne weiteres als verändert auf (RIFKIN et al. 1952). Sie sind mittelgroß, zum Teil auch vergrößert (HERBUT 1941, SPÜHLER und ZOLLINGER 1943, ALLEN 1951). Unsere 53 Fälle auf 10000 Autopsien gehören in folgende Gewichtsklassen: Weniger als 200 g = 4, 200 bis 250 g = 14, 250 bis 300 g = 17, 300 bis 350 g = 10, 350 bis 400 g = 4, 400 g und mehr = 4 Fälle, letztere mit schwerer akuter Pyelonephritis. Die Oberfläche ist meist blaßrosa und kann eine ganz leichte Buckelbildung oder auch Wellung aufweisen (Abb. 540). Die Schnittfläche ist nicht ganz deutlich gezeichnet, nicht selten ist sie feingelblich gestippt. Ferner sind in vielen Fällen die klaffenden dickwandigen, goldgelben Arterienäste makroskopisch erkennbar (Abb. 540). Bei fortgeschrittenem Prozeß ist die Rinde verschmälert, die Konsistenz vermehrt, die Brüchigkeit herabgesetzt. Zweimal haben wir Papillennekrosen gefunden, ohne daß pyelonephritische Veränderungen bestanden hätten. Eigentliche Schrumpfnieren (zusammen 160 g) haben wir außerhalb der genannten Serie bei einem 22jährigen Mann, bei welchem der Diabetes schon seit 17 Jahren bekannt war, gefunden (Abb. 542; SN 1508/49 Zürich).

Neben der arteriolosklerotischen Veränderung mit ihren Folgeerscheinungen, welche man fast in jedem Fall bei diabetischer Glomerulosklerose findet (Abb. 543), lassen sich drei glomeruläre Läsionen erkennen, die bei der banalen Arteriosklerose nicht vorkommen: Bei den *hyalinen Kugeln* (Abb. 541, 544b, c) handelt es sich um van Gieson-*rote*, oft geschichtete, 20 bis 120μ große Gebilde, welche oft gegenüber dem Gefäßpol liegen, gegen den Kapselraum aber noch durch die Capillaren abgegrenzt sind (SPÜHLER und ZOLLINGER 1943, ALLEN 1951 u. a.). Sie sind ausgesprochen argyrophil (ALLEN 1951, LYNCH et al. 1957) und enthalten Mucopolysaccharide in mäßiger Menge (SOMMERS und HALEY 1956, GELLMAN et al. 1959, ODIN und TÖRNBLOM 1959). Während KIMMELSTIEL und WILSON (1936) eine rein intercapilläre Entstehung dieser Kugeln ohne Beteiligung der Capillarwand vertreten haben, zeigte sich später, daß die Kugeln in der Gefäßwand selbst entstehen (ALLEN 1953, 1961, ZOLLINGER und SPÜHLER 1953, MUIRHEAD et al. 1956; s. dagegen SCAPELLATO 1955), wie dies auch KIMMELSTIEL in einer seiner letzten

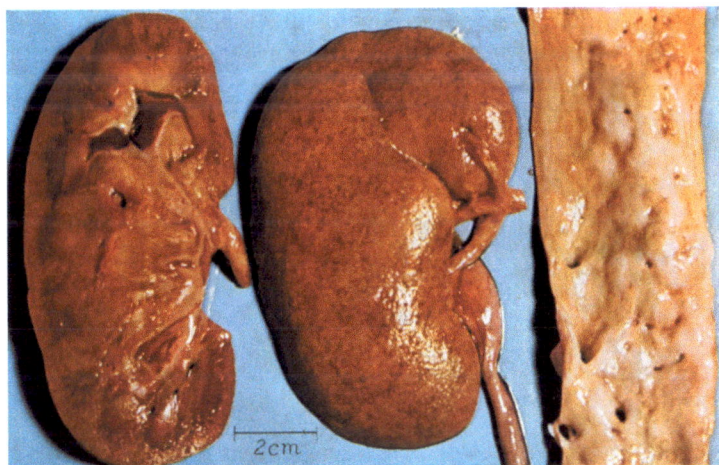

Abb. 540. Diabetische Glomerulosklerose Kimmelstiel-Wilson bei 34jährigem Mann. Tod an Urämie: Die Oberfläche der Niere ist blaß, ganz fein gekörnt. Auf der Schnittfläche ist die Gefäßatheromatose deutlich, die Zeichnung verwischt. Beachte die starke Atheromatose der nebenstehenden Aorta

Arbeiten (1956) anzunehmen scheint, allerdings liegen sie zwischen Basalmembran und Mesoangium (KIMMELSTIEL et al. 1962). Für primär mesangiale Entstehung plädieren SALOMON 1963, DACHS et al. 1964 und LANNIGAN et al. 1964. Im übrigen sprechen auch die elektronenoptischen Untersuchungen dafür, daß sich die später

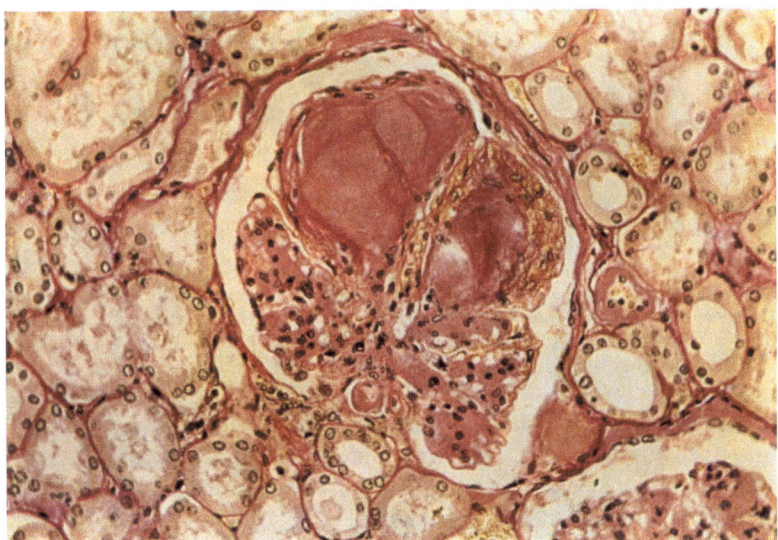

Abb. 541. Typische Glomerulumveränderung bei diabetischer Glomerulosklerose Kimmelstiel-Wilson. Entscheidend ist die van-Gieson-Färbung. Sie zeigt schöne rote Kugelbildungen. Die Tubuli sind fast unverändert. Vergr. 280mal

zu rotem Hyalin umwandelnden Massen zuerst im Endothel sowie in und an der Basalmembran niederschlagen (IRVINE et al. 1956, BERGSTRAND und BUCHT 1957, 1959 Lit., COSSEL et al. 1959 Lit., FARQUHAR et al. 1959, BENCOSME und BERGSMAN 1962, MÉRIEL et al. 1962, ORMOS und SOLBACH 1963, JAHNKE et al. 1964). Die peripher von den genannten Knoten liegenden Capillarschlingen sind zum Teil deutlich komprimiert, gelegentlich können sie capilläre Aneurysmata aufweisen (ANDERSON

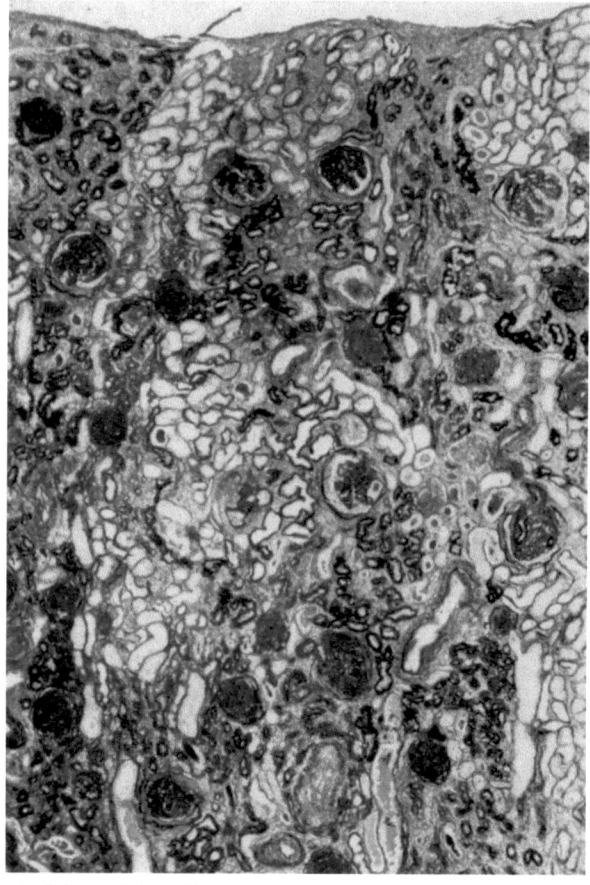

Abb. 542. Diabetische Schrumpfniere Kimmelstiel-Wilson bei 22jährigem Mann, Tod an Urämie. Die Großzahl der Glomerula ist kollabiert bedingt durch proximale Arteriolenerkrankung oder die spezifischen Kimmelstiel-Wilson-Veränderungen. Tubuli mit sehr stark verdickten Basalmembranen. Überlebende Tubuli mit atrophischem Epithel und erweitertem Lumen. Vergr. 100mal, PAS

1954), wobei es sich um einen Sekundärvorgang auf Grund des Schlingenwandschadens handelt (GÜNTHER 1941). Nach unseren eigenen Untersuchungen sind die Kugeln zuerst van-Gieson-gelb, dann werden sie allmählich rot und verlieren ihre Kerne; bei der Goldnerschen Trichromfärbung sind sie zentral grün und peripher mehr grünorange, was auf ein appositionelles Wachstum hinweist. Nicht mit hyalinen Kugeln zu verwechseln sind grobschollige Verfettungen (Abb. 544d).

Der Vollständigkeit halber soll noch erwähnt werden, daß die Schlingenveränderungen nach der Ansicht vereinzelter Autoren durch Proteincoagula, welche aus dem Blut entstehen (ANDERSON 1954) bzw. aus eingeschwemmter nekrotischer Muskulatur (MUIRHEAD et al. 1956) oder durch einfache Thrombosebildung (LYNCH et al. 1957) entstehen sollen. Die große Mehrzahl der Autoren vertritt aber die oben besprochene Insudationstheorie.

Eine zweite charakteristische Veränderung der Glomerula haben wir als *fibrinoide Schlingenkappen* bezeichnet (Abb. 544c; SPÜHLER und ZOLLINGER 1943, ZOLLINGER 1943, KOSS 1952 Lit.), wobei anzunehmen ist, daß es sich um eine abgewandelte Form der Arteriolosklerose handelt, welche in diesem Fall auf die Schlingen übergreift (ZOLLINGER 1943). Die van-Gieson-Färbung stellt diese

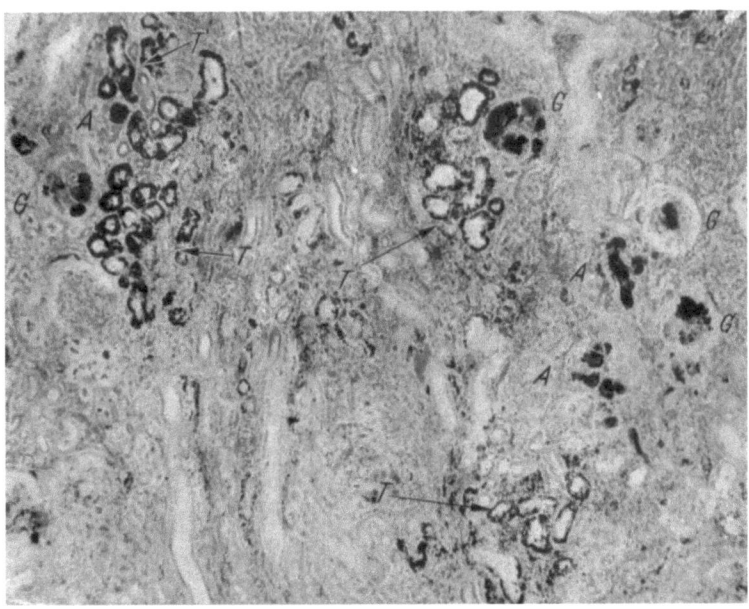

Abb. 543. Diabetische Glomerulosklerose bei Sudanfärbung: Die Glomerula zeigen zum Teil massiv verfettete Schlingen (G), Arteriolen hochgradig verfettet (A), auch die Tubuli zeigen in einzelnen gruppenartig zusammengelagerten Tubulusquerschnitten starke Fettablagerungen (T). Vergr. 40mal

Schlingenkappen leuchtend gelb, eventuell etwas orange dar; das Epithel fehlt darüber meist, ebenso das Endothel, jedoch finden sich nur ganz spärlich reaktive, proliferative Veränderungen (ALLEN 1941, SPÜHLER und ZOLLINGER 1943, RANDE-RATH 1952). Diese Läsionen sind sehr stark verfettet, ebenso das meist recht hohe (SCHÜTZ 1924) parietale Blatt der Bowmanschen Kapsel (Abb. 544d). Die Veränderung ist recht charakteristisch, aber keineswegs pathognomon für den Diabetes mellitus (s. a. LAUFER und STEIN 1959). Sie wird als exsudativer Typ von den meisten Autoren dem knotigen oder nodulären gegenüber gestellt.

Funktionell sind die beim Schlingenkappentyp gefundenen Störungen sehr viel ausgeprägter als beim rein nodulären (FAHR 1942, GELLMAN et al. 1959).

Eine weitere, vollkommen unspezifische Veränderung zeigt den Charakter einer *Glomerulonephrose* mit Verbreiterung des Mesoangium und geringgradiger diffuser Verdickung der Basalmembran (SPÜHLER und ZOLLINGER 1943, ZOLLINGER 1945, BERGSTRAND und BUCHT 1959, KIMMELSTIEL et al. 1962, ORMOS und SOLBACH

1963 u. a.). Dabei werden anscheinend spezifische Mucopolysaccharide angelagert (MÉRIEL 1962), wie dies auch elektronenmikroskopisch verfolgt werden konnte

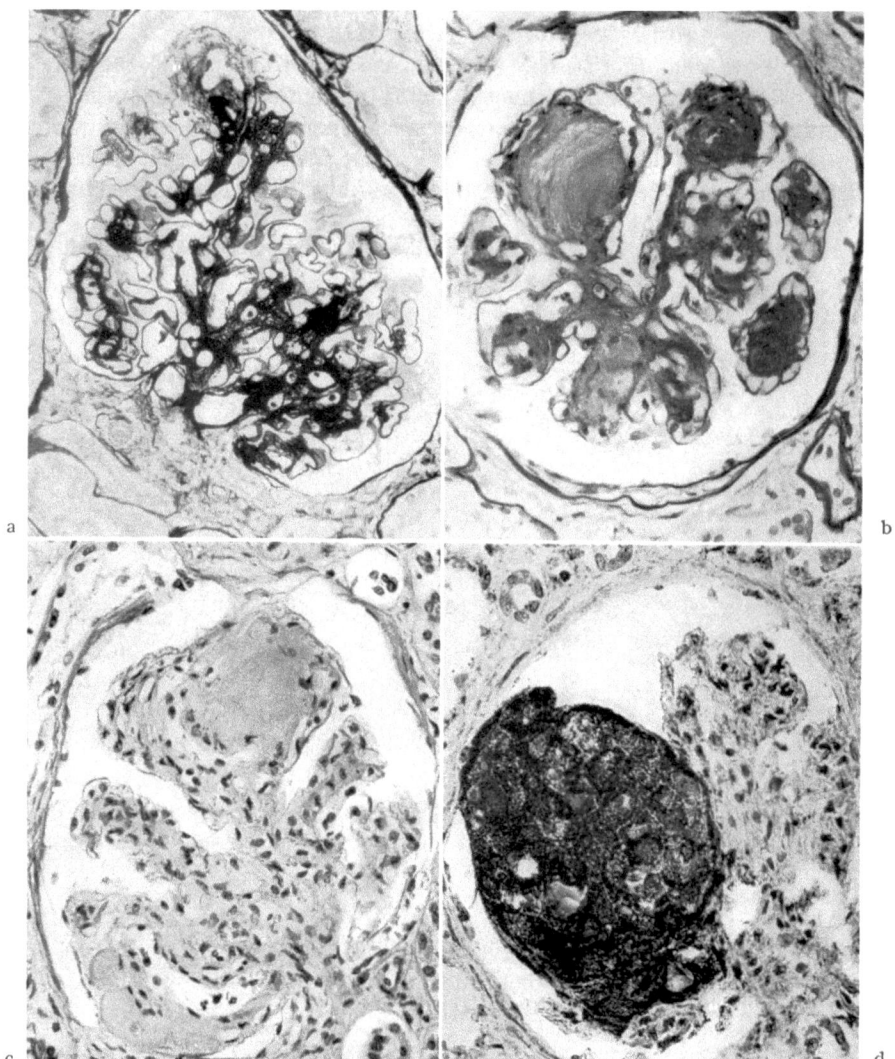

Abb. 544. Einzelheiten der Glomerula bei Diabetes mellitus: a Diffuse an sich unspezifische diabetische Glomerulosklerose mit Verbreiterung des Mesoangiums und nur geringgradiger Membranverdickung. Versilberung nach Jones. b Neben einer einzelnen van-Gieson-roten, leicht geschichteten Kugel (K) ist die diabetische Glomerulosklerose (vgl. a sehr viel weiter ausgebildet, das Mesoangium ist ganz diffus und sehr grob verbreitert. PAS. c Unten fibrinoide Schlingenkappe, oben hyaline Kugel mit sekundärer Synechie. van Gieson. d Hochgradige isolierte Schlingenverfettung mit Lipoidablagerung und Kompression der restlichen Schlingen bei Diabetes mellitus mit Hypercholesterinämie. Sudan. Alle Vergr. 280mal

(FAITH und TRUMP 1964, LANNIGAN et al. 1964). Diese unspezifische Glomerulonephrose kann schon bei normalem klinischem Befund, insbesondere bei Abwesenheit von Proteinurie und Hypotonie (SALOMON 1963, JAHNKE et al. 1964) und beim nichtdiabetischen Zwilling eines Diabetikers (ROSENBAUM et al. 1962) gefunden werden. Die hyalinen Kugeln der nodulären Form können sich auch ohne gleichzeitiges Bestehen einer Glomerulonephrose entwickeln (s. dagegen ORMOS und SOLBACH 1963). — Schlingenfettembolien (HARTROFT 1955: in 75% der diabetischen Glomerulosklerosen) sowie Thrombenbildungen als Vorstufe des nodulären Typs (MÉRIEL et al. 1962, MORAN et al. 1962) konnten wir nicht bestätigen.

Die tubulären und interstitiellen Veränderungen sind ganz uncharakteristisch. Die tubulären Basalmembranen sind stark verdickt (Abb. 542; SPÜHLER und ZOLLINGER 1943), das Tubulusepithel ist oft atrophisch (ORMOS und SOLBACH 1963). Armanni-Epstein-Zellen werden nur äußerst selten gefunden, da die Patienten meist insulinbehandelt sind. Entzündliche Infiltrate in Form von kleinen

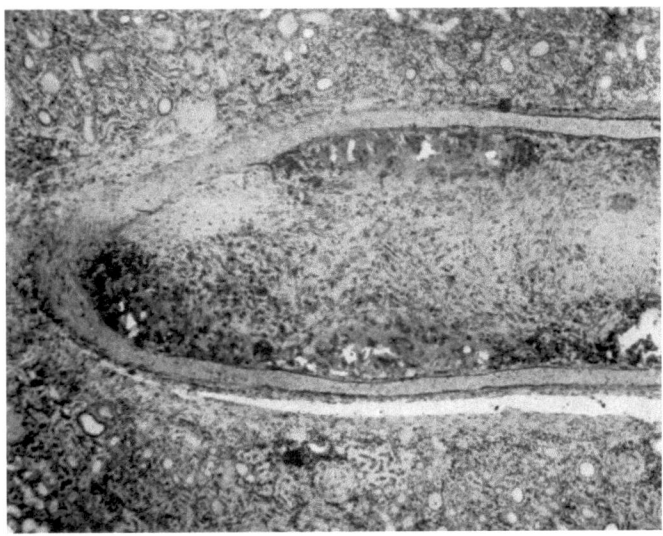

Abb. 545. Arteria arcuata bei diabetischer Glomerulosklerose Kimmelstiel-Wilson mit Mauriac-Ssyndrom bei 24jähriger Frau (SN 771/57): Das Lumen ist subtotal verschlossen durch ein xanthomatöses Granulationsgewebe, die Media unverändert. Vergr. 40mal, Sudan

lymphohistiocytären Ansammlungen werden häufig beobachtet und sind wohl als Ausdruck der chronischen Stoffwechselstörung in Zusammenhang mit entzündlichen Veränderungen in anderen Organen zu deuten. Das Stroma ist im übrigen verbreitert und zeigt dieselben Befunde wie bei der Arteriolosklerose (Abb. 542). Diese letztere wird beim Morbus Kimmelstiel-Wilson fast stets nachgewiesen (KIMMELSTIEL und WILSON 1936, SPÜHLER und ZOLLINGER 1943, BELL 1946, 1953, LE COMPTE 1955, GELLMAN 1959, HEUCHEL 1961), wie ja beim Diabetes mellitus ganz allgemein die Arteriolosklerose und die Arteriosklerose (Abb. 545) sehr viel häufiger und ausgeprägter ist (TOBLER 1954). Von zahlreichen Seiten wird betont, daß besonders die Vasa efferentia bei der diabetischen Glomerulosklerose sehr häufig eine Arteriolosklerose aufweisen, wohingegen dies bei der gewöhnlichen hypertensiven Arteriolosklerose nicht der Fall ist (ALLEN 1941, 1951, 1953, HARMAN 1950, RIFKIN et al. 1952, SMITH 1955).

Bei einseitiger Drosselung der Nierenarterie kann die entsprechende Niere von der diabetischen Glomerulosklerose verschont bleiben (RIFKIN et al. 1952), wie dies auch für die Arteriolosklerose und die maligne Nephrosklerose Geltung hat.

Über die Spezifität der diabetischen Glomerulosklerose wurde viel geschrieben. Ohne eine scharfe Unterteilung in die drei beschriebenen Typen der Glomerulumveränderung wird man sich nicht einigen können. Die nodulären Läsionen sind unseres Erachtens absolut spezifisch, wir haben sie nie ohne sonstige diabetische Veränderungen — wobei selbstverständlich die Pankreasinseln untersucht werden müssen — finden können (s. a. AUROI 1943, SPÜHLER und ZOLLINGER 1943, KIMMELSTIEL und PORTER 1948, HARMAN 1950, ALLEN 1951, DANA et al. 1951, KIMMELSTIEL 1951, RIFKIN et al. 1952, WARREN und LE COMPTE 1952, ALLEN 1953, MENDELOW und BRILL 1956, FREEDMAN 1957, FARQUHAR et al. 1959, GELLMAN et al. 1959, MÉRIEL et al. 1960, ALLEN 1961, HATCH et al. 1961, ORMOS und SOLBACH 1963), während die Schlingenkappen nur hochgradig charakteristisch sind und die Glomerulonephrose unspezifisch ist. Wirft man alle drei Veränderungen in einen Tiegel, dann kann natürlich die diabetische Glomerulosklerose nicht als spezifisch bezeichnet werden (HORN und SMETANA 1942, LAIPPLY et al. 1944, HENDERSON et al. 1947, KOSS 1952, RAPHAEL und LYNCH 1958, BLUMENTHAL et al. 1961 u. a.). UEHLINGER (1952) beschrieb eine Glomerulosklerose Kimmelstiel-Wilson bei chronischer Schwefelkohlenstoffvergiftung anscheinend ohne Bestehen eines Diabetes mellitus. Die uns zur Verfügung gestellten Schnitte dieser Publikation und zahlreiche eigene Befunde bei chronischer Schwefelkohlenstoffvergiftung haben jedoch den typischen Befund von hyalinen, van-Gieson-roten Kugeln nur in einer einzigen Beobachtung erheben lassen (s. S. 315).

Die histologische Differentialdiagnose der diabetischen Glomerulosklerose ist ohne weiteres möglich, wenn hyaline Kugeln vorhanden sind. Schlingenkappen können dagegen gelegentlich in arteriosklerotischen Schrumpfnieren gefunden werden, wir haben sie ganz selten auch bei maligner Nephrosklerose nachgewiesen (ZOLLINGER 1943).

Die Erklärung der klinischen Symptome auf Grund des anatomischen Befundes ist unschwer möglich: Die schwere Durchblutungsdrosselung der Glomerula geht aus den Befunden ohne weiteres hervor. Die Proteinurie ist damit verständlich, da die Schlingen hochgradige Schäden aufweisen. Das nephrotische Syndrom muß als Folge der chronischen Proteinurie aufgefaßt werden (s. a. AUROI 1943, SPÜHLER und ZOLLINGER 1943, ALLEN 1961). In unserer Serie hat sich gezeigt, daß die *rein* noduläre Form selten ist und fast keine klinischen Symptome macht, während die Schlingenkappenveränderung prognostisch entscheidend ist (s. a. SMITH et al. 1955). Über die Einordnung der Hypertonie ist man sich noch nicht im klaren. Sicher bedingt die schwere Durchblutungsdrosselung eine renal hypertensive Komponente (SARRE 1959), auf der andern Seite aber konnten wir in keinem einzigen Fall einwandfrei festlegen, daß die diabetische Glomerulosklerose vor der Hypertonie begonnen hätte (TOBLER 1954). Höchstwahrscheinlich ist die Hypertonie einer der kausalen Faktoren der diabetischen Glomerulosklerose. — Äußerst wichtig erscheint die mittels Punktionen bewiesene klinische wie histologische Reversibilität der diabetischen Glomerulosklerose (COLLENS et al. 1959).

Übrige Organe: Das Pankreas kann bei gewöhnlicher Färbung histologisch vollkommen unverändert sein; die häufig beobachteten hyalinen Veränderungen der Inseln stehen jedenfalls in keinem Zusammenhang mit dem Diabetes oder der diabetischen Glomerulosklerose (s. a. ALLEN 1961). Die Auszählung der Alpha-

Zellen nach Versilberung hat uns dagegen beste Dienste geleistet. — Analoge
Membranveränderungen, wie sie in der Niere beschrieben wurden, werden auch in
der Iris (SPÜHLER und ZOLLINGER 1943; s. dagegen ALLEN 1961) sowie in den
Capillaren der peripheren Muskulatur (FUCHS 1964) und der Haut (BANSON und
LACY 1964) gefunden, wobei allgemein ein diffuser von einem lamellären Typ
unterschieden werden kann. Eine nekrotisierende unspezifische Pancreatitis
(RAPHAEL und LYNCH 1958: 12 von 20 Fällen) konnten wir in unseren Beobach-
tungen nie nachweisen. Auch die Häufigkeit von Fettcirrhosen der Leber soll erhöht sein (RAPHAEL und LYNCH 1958: 6 von 33 Fällen); wir fanden 5 unter
53 Fällen. Ebenso sind Hepatitiden mit cirrhotischen Sekundärveränderungen bei
Diabetes eindeutig gehäuft. Ferner bestand in vier unserer Fälle eine chronische
Cholecystitis. Entzündliche Veränderungen sind allgemein beim chronischen Diabetiker stark vermehrt und spielen möglicherweise pathogenetisch eine wichtige
Rolle (SPÜHLER und ZOLLINGER 1943); in der vorliegenden Serie fanden sich neben
den 5 Lebercirrhosen und 4 Cholecystitiden 2 Myokarditiden, 26 alte, abgeheilte
Endokarditiden, 6 Lymphknoten- und 4 Lungentuberkulosen.

Experimentell: Zahlreiche Autoren behaupten, eine diabetische Glomerulosklerose im Tierversuch erzeugt zu haben (LUKENS und DOHAN 1946: Hypophyseninjektion; FOGLIA et al.
1950, MANN et al. 1951, HAGEMANN 1954, ALATAS 1955: Alloxan und Cortison; BLOODWORTH
und HAMWI 1955, BENCOSME et al. 1958: Glucocorticoidinjektion; MUIRHEAD und BOOTH
1958: Injektion autolysierter glatter Muskulatur; JANES 1959, MORAN et al. 1962: Cortison-
injektion; MOHOS et al. 1963: Insulinsensibilisierung; u. a.). Betrachtet man jedoch die den
Arbeiten beigegebenen Beschreibungen und die photographischen Aufnahmen der Glomerula,
dann sind die Resultate doch als sehr zweifelhaft zu bewerten. Insbesondere werden echte
hyaline, van-Gieson-rote Kugeln kaum je beschrieben. Dieselbe Meinung vertreten auf Grund
von eigenen Tierversuchen auch zahlreiche andere Forscher (CURTIS et al. 1947, BEVERIDGE
und JOHNSON 1950, CHUTE 1951, GREENBERG 1962). Die beschriebenen Veränderungen entsprechen in der Regel einer unspezifischen Glomerulonephrose, deren Schweregrad sich umgekehrt proportional zur Intensität der Behandlung verhält (BEASER et al. 1963). Bis heute sind
wir somit nicht imstande, beim Tier durch Erzeugung eines Diabetes mellitus oder durch
Glucocorticoide eine typische diabetische Glomerulosklerose zu erzeugen. Ob spezifische Faktoren notwendig sind, oder ob zur Erzeugung einer diabetischen Glomerulosklerose noch ein
weiterer Mechanismus (z. B. ein chronischer Infekt) mitspielen muß, ist bis heute noch nicht
abgeklärt.

Auch auf Grund der klinischen Untersuchungen und der anatomischen Befunde
kann die *Pathogenese* der diabetischen Glomerulosklerose noch nicht eindeutig
erklärt werden. Die in Abb. 546 angeführten Zusammenhänge haben wohl weitgehend hypothetischen Charakter. Als wichtigster anatomischer Befund ist die
Capillarpermeabilitätsstörung zu erwähnen, welche — wie wir gezeigt haben —
auch im Auge und anderen Organen vorkommt. Diese Membranschädigung ist
beim Diabetes an sich bekannt (SPÜHLER und ZOLLINGER 1943, ZOLLINGER 1943,
KIMMELSTIEL 1951, STAERCK 1954 Lit., LE COMPTE 1955, SARRE 1959 u. a.). Nach
anderer Ansicht soll die Vermehrung des Glomerulumfiltrates zu einer relativen
Oligämie der Niere und zu einem Spasmus der Vasa efferentia und dadurch zu
einer erhöhten Stauung mit Schlingendurchlässigkeit führen (STALDER und
SCHMID 1959). Über die entscheidende Bedeutung der diabetischen Stoffwechselstörung beim Entstehen der Capillarpermeabilität und der diabetischen Glomerulosklerose besteht im allgemeinen Einigkeit. Dadurch treten Plasmaproteine und
insbesondere saure Mucopolysaccharide in die Capillarwände aus, wo sich Fibrinoid

bilden kann (GREENBERG 1962). Ferner ist eine Beziehung zur Dauer des Diabetes eindeutig festzustellen (MENDELOW und BRILL 1956, MUNZ 1960; s. dagegen LAIPPLY et al. 1944); dagegen ließ sich trotz der ursprünglichen Vermutung eine direkte Beziehung zur Insulintherapie nicht bestätigen. Das Insulin hält die Patienten aber naturgemäß sehr viel länger am Leben, deshalb sehen wir heute mehr diabetische Glomerulosklerosen als früher (SHEA et al. 1959). Die meisten Autoren stellen ferner eine zahlenmäßige Häufung der diabetischen Glomerulosklerose bei den schlecht kontrollierten Patienten fest, was ebenfalls auf die große Bedeutung der diabetischen Stoffwechselstörungen hinweist (TOBLER 1954, MUNZ

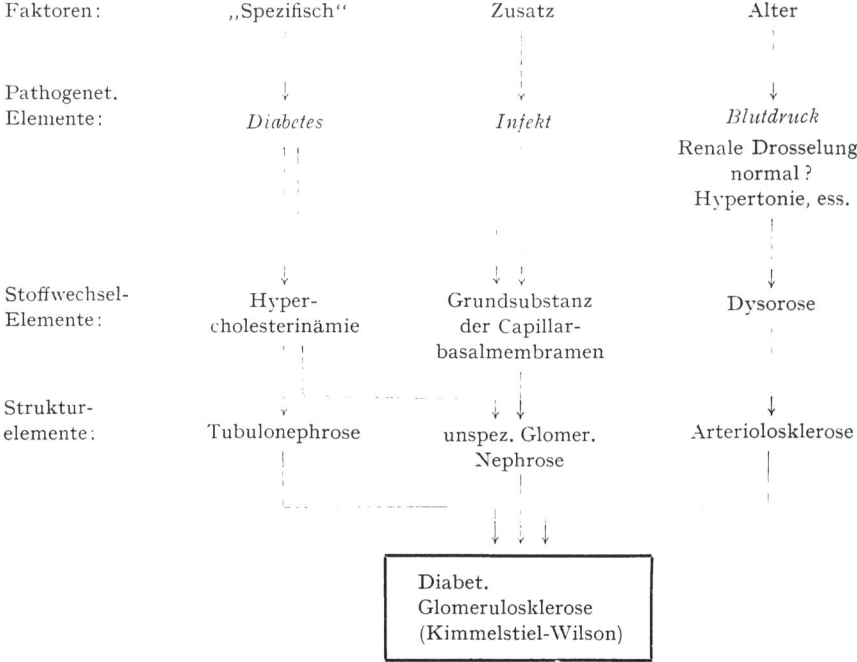

Abb. 546. Hypothese der Pathogenese der diabetischen Glomerulosklerose

1960, DAVSON et al. 1961 u. a.). Einzelne Autoren nehmen das Mitwirken von immunbiologischen Vorgängen an (STAERCK 1954, BLUMENTHAL et al. 1961), objektive Beweise für diese Annahme stehen aber aus.

Vermutlich spielen auch die Nebennieren eine gewisse Rolle in der Pathogenese der diabetischen Glomerulosklerose. Auf die ähnlichen Veränderungen der Glomerulumschlingen, welche im Tierversuch durch Glucocorticoidinjektion hervorgerufen werden konnten, sind wir schon weiter oben eingegangen (s. a. S. 224). Besonders beim unkontrollierten Diabetes sollen die Nebennieren stark stimuliert werden (ALATAS 1955, SOMMERS und HALEY 1956, MAHALLAWY und SABOUR 1960 u. a.), wobei die Glucocorticoide vermehrt sind. Immerhin glauben wir, daß man die Glucocorticoidwirkung nicht überschätzen sollte, da z. B. beim Morbus Cushing ähnliche Veränderungen der Nieren nicht gefunden werden. — Über die Wirkung der somatotropen Hormone der Hypophyse besteht keine Klarheit (KINSELL et al. 1954).

Als entscheidenden zweiten Faktor sprechen wir die primäre Hypertonie an, soweit sich dies auf Grund der bis heute vorliegenden Untersuchungen überhaupt beurteilen läßt. Wir haben schon mehrfach betont, daß eine sehr große Ähnlichkeit zwischen der reinen Arteriolosklerose und der diabetischen Glomerulosklerose besteht, wenigstens was die Schlingenkappen anbetrifft (s. a. KIMMELSTIEL 1951, 1956) und über die Beziehung zwischen Hypertonie und Arteriolosklerose bestehen heute wohl kaum mehr Zweifel.

Da sich lange nicht bei jedem Diabetiker mit Hypertonie eine diabetische Glomerulosklerose einstellt, müssen wir noch einen weiteren Faktor annehmen. Möglicherweise kommen dafür die beim Diabetiker sehr häufig beobachteten sekundären infektiösen Prozesse in Frage (SPÜHLER und ZOLLINGER 1943, ZOLLINGER 1943, HAGEMANN 1954), doch ist auch diese Frage noch keineswegs als abgeklärt zu bezeichnen (s. a. RANDERATH 1952).

VI. Unspezifische Arteriitiden

Unspezifische, d. h. nicht im Rahmen einer bestimmt charakterisierten Allgemeinerkrankung wie Lupus erythematodes usw. vorkommende Arteriitiden der Niere werden eigentlich im Schrifttum kaum je gestreift. Trotzdem ist zum mindesten zwei Formen eine ganz beträchtliche Bedeutung nicht abzusprechen: Der Arteriolitis proliferans, wie sie vor allem bei der Pyelonephritis chronica und der tuberkulösen Kittniere (ZOLLINGER 1949) vorkommt (s. S. 455) und der Arteriolitis und Arteriitis bei Glomerulonephritis. Die letzterwähnte Erkrankung ist recht schwer zu analysieren. Sicher spielen dabei hypertensive Wandschäden eine Rolle, doch ist die insudativ-nekrotische Komponente nur minim ausgebildet, während die entzündliche im Vordergrund steht. Aus diesem Grund ist anzunehmen, daß zum mindesten ein Teilfaktor in der Pathogenese dieser Form der Arterienentzündung die der Gesamtkrankheit zugrunde liegende Antigen-Antikörperreaktion darstellt, d. h. daß dieselbe sich nicht nur an den Glomerulumschlingen, sondern in geringerem Maße auch an den genannten Gefäßen abspielt (RIBBERT 1916, LÖHLEIN 1917a, KLEMPERER und OTANI 1931, FAHR 1934, STAEMMLER 1954).

VII. Spezifische Arteriitiden
a) Rheumatische Arteriitis

Die rheumatische Arteriitis wird in der Niere nur als ausgesprochene Seltenheit gesehen (STAEMMLER 1954, Lit. HEGGTVEIT et al. 1963). Eine wesentliche Bedeutung kommt ihr auch in funktioneller Hinsicht in diesem Organ sicher nicht zu (Lit. WEBER 1951). In einer eigenen Beobachtung (Abb. 547) einer generalisierten rheumatischen Arteriitis bestand keine Ähnlichkeit mit der Periarteriitis nodosa, daneben bestand eine herdförmige Glomerulonephritis.

Bei der nichteitrigen, unspezifischen Arteriitis, welche als allergisch angesprochen wird, können gelegentlich HE-Körper (s. S. 383) nachgewiesen werden ohne sonstige Anhaltspunkte für Lupus erythematodes (WORKEN und PEARSON 1953).

b) Die Periarteriitis nodosa[1]

Diese meist generalisierte, die Niere jedoch ausgesprochen bevorzugende Gefäßerkrankung wurde 1852 erstmals von VON ROKITANSKY beschrieben, dann von KUSSMAUL und MAIER (1866) ausführlich bearbeitet und schließlich von GRUBER (1925, 1926) als sehr wahrscheinlich allergische Erkrankung entlarvt. Sie wird auch beim Schwein nach Rotlaufimpfung usw. beobachtet (STÜNZI 1957). Nach vielen Autoren kommt sie in den letzten Jahren häufiger vor (GELLAND und ORONOFF 1949, ALLEN 1951, HICKS und COWLING 1952, STAEMMLER 1954, SARRE 1959; s. dagegen GRIFFITH und VURAL 1951), was mit dem vermehrten Gebrauch von Sulfonamiden in Zusammenhang gebracht wurde.

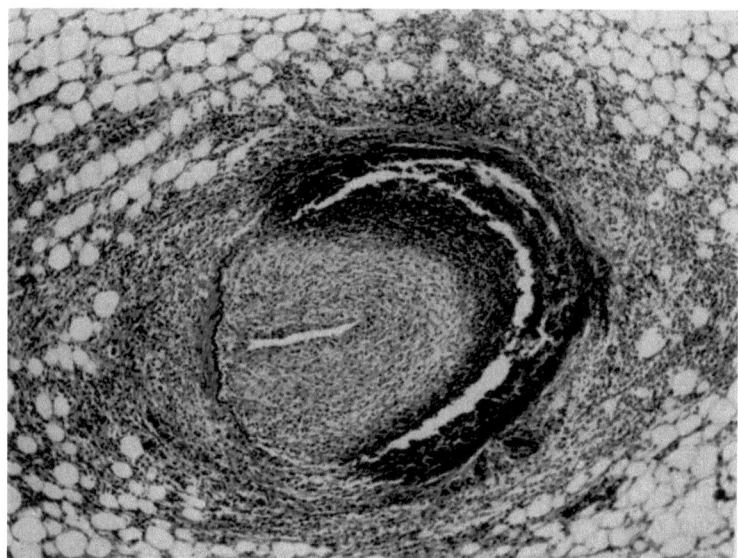

Abb. 547. Rheumatische Arteriitis des Nierenfettgewebes, stark proliferativ, mit halbmondförmigem, perakutem exsudativen Schub unter intensiver Cortisonbehandlung (publ. HOFSCHNEIDER und ZOLLINGER 1958). Vergr. 80mal, HE

Die Krankheit befällt Männer sehr viel häufiger als Frauen (VON ALBERTINI 1954: 5:1). Das Alter schwankt in der Regel zwischen 20 und 50 Jahren (GRIFFITH und VURAL 1951, VON ALBERTINI 1954), gelegentlich wird die Affektion aber auch bei Kindern beschrieben (KIPKIE und JOHNSON 1951, HICKS und COWLING 1952, JOHANNSMANN und ZEEK 1954, HABIB 1955, YONIS 1959 u. a.), wobei jedoch starke Zweifel an der Identität der Gefäßerkrankung mit derjenigen des Erwachsenen berechtigt sind (s. unten). Die Periarteriitis nodosa ist im ganzen recht selten, BELL (1946) beobachtete sieben Fälle auf 32000 Autopsien, wir fanden deren sechs auf 10000 Sektionen (0,06%); 18 weitere eigene Fälle stammen aus einer früheren Beobachtungszeit.

Die Patienten zeigen Fieber, Leukocytose, Gewichtsabfall, Anämie, sehr stark erhöhte Senkung und oft auch Bauchschmerzen (VON ALBERTINI 1954). Ferner

---

[1] Lit. HARRIS et al. 1939, WILENS und GLYNN 1951, NUZUM und NUZUM 1954, STAEMMLER 1954, VON GLAHN und SUN 1954, HABIB 1955, SUCHENWIRTH 1956, PORTWICH 1959, DOERR 1961.

können oft, aber lange nicht immer (SARRE 1959: 15 bis 20%), allergische Begleiterscheinungen beobachtet werden. Insbesondere wird häufig auf die sehr schwere Eosinophilie aufmerksam gemacht (ALLEN 1951), welche aber nicht obligat zu sein scheint; Asthma und Urticaria sollen gehäuft auftreten (GELLAND und ORONOFF 1949). Die Krankheit verläuft oft ausgesprochen schubförmig mit Intervallen von 1 bis 20 Jahren (KAMPMEIER und SHAPIRO 1953, LOOGEN 1952).

Der Nierenbefall steht auch klinisch häufig im Vordergrund: 60% sollen eine Proteinurie, 54% eine Hämaturie aufweisen (LOOGEN 1952), etwa ein Drittel der Fälle stirbt an Urämie, vereinzelt zufolge akuter Anurie (HARRISON et al. 1964).

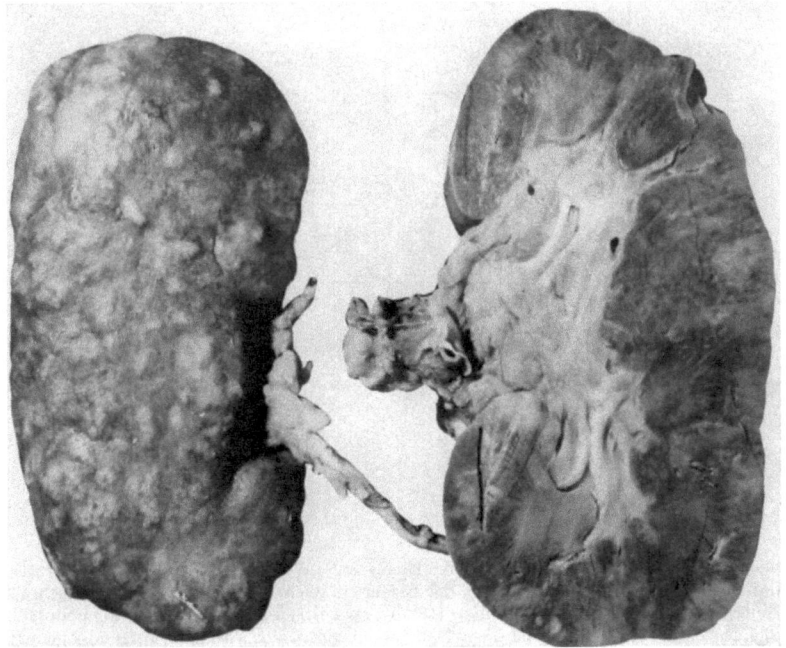

Abb. 548. Vasculäre Schrumpfniere bei Periarteriitis nodosa in Abheilung. Grobe Narbenfelder an der Oberfläche mit relativ kleinen, blassen erhaltenen Gewebsbuckeln dazwischen. Die Schnittfläche ist weitgehend verwischt

Die anatomische Nierenbeteiligung beträgt zwischen 75 und 80% (GRUBER 1925, 1926, RALSTON 1940, KERNOHAN und WALT 1954). Relativ häufig wird eine Hypertonie gefunden (GRUBER 1925b, HARRIS et al. 1939: 64%, RALSTON 1949: 69%, WILENS und GLYNN 1951: 67%, LOOGEN 1952: 57% Lit., NUZUM und NUZUM 1954: 54%, WOLLHEIM und MOELLER 1960: 50% Lit.; s. dagegen BANK 1955). Selbstverständlich muß bei diesen Prozentzahlen immer berücksichtigt werden, daß ein Teil der Fälle schon eine vorbestehende Hypertonie gehabt haben kann (WILENS und GLYNN 1951: rund zwei Drittel der Hypertoniefälle bei Periarteriitis nodosa). Einzelne Autoren glauben sogar, daß es sich dabei immer um eine essentielle Hypertonie handle trotz des Nierenbefalls (WUKETICH 1957). Es kann jedoch gelegentlich verfolgt werden, wie allmählich, besonders unter dem Einfluß der Therapie eine renale Hypertonie auftritt (ROSE und SPENCER 1957; s. unten). Klinisch wird zwischen einem vasculären Typ, der das

Bild der Wasserverlustniere mit Hypertonie aufweist und einem glomerulären Typ mit Glomerulitissymptomen unterschieden (Dawson et al. 1948, Reubi 1960).

Das makroskopische Bild der Nieren ist wenig typisch. Bei frischen Fällen ist die meist normal große Niere an der Oberfläche ganz geringgradig gefleckt. Die leicht erhabenen, gelblichen Flecke entsprechen kleinen Infarkten, welche sich in späteren Phasen in Narben umwandeln. Etwa in der Hälfte der Fälle bestehen größere, frische oder ältere Infarkte (s. a. Allen 1951, Siegenthaler und Isler 1956). Kleinere dunkelrote, leicht eingesunkene Bezirke entsprechen unvollständigen Infarkten. In den Schlußphasen kann sich eine echte Schrumpfniere mit

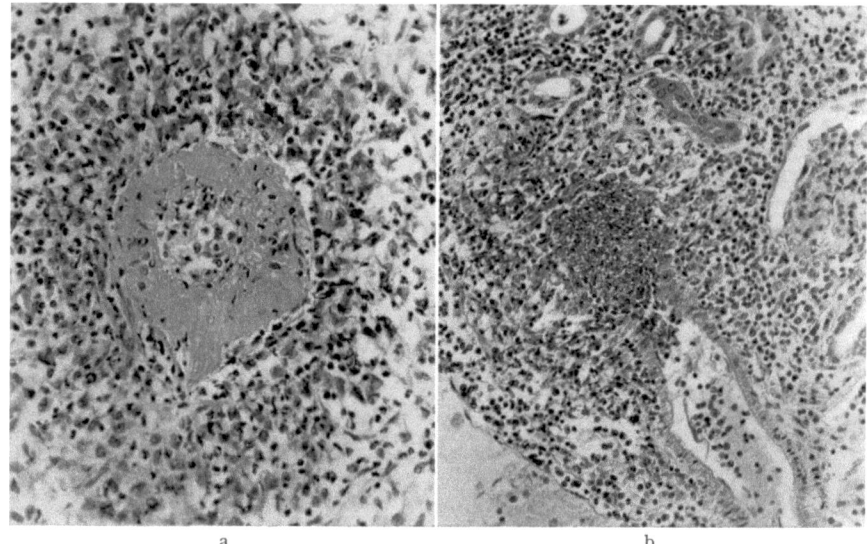

a   b

Abb. 549a—b. a Periarteriitis nodosa der Niere: Kleine Arteriole vollkommen fibrinoid nekrotisch, umgeben von einem Granulationsgewebskranz, der besonders reichlich Histiocyten, aber auch segmentkernige Leukocyten aufweist. Vergr. 180mal, HE. b Frischer Herd einer Periarteriitis nodosa in einer Arteria radiata der Niere: Hämorrhagische Nekrose, umgeben von frischem, entzündlichem Infiltrat. Vergr. 120mal, HE

groben Dellen- und Buckelbildungen entwickeln (Abb. 548; Siegenthaler und Isler 1956, Suchenwirth 1956 Lit., Sarre 1959). Gelegentlich kommt es auch zu ausgedehnten Nierenrindennekrosen, was wir in einer Beobachtung feststellen konnten (Allen 1951, von Albertini 1954). Eine charakteristische Komplikation ist ferner das perirenale Hämatom (Allen 1951), welches in einem unserer Fälle die Nephrektomie nötig machte. Kleine flohstichartige Blutungen werden nur sehr selten beobachtet, sie entsprechen einer Glomerulitis (Wainwright und Davson 1950).

Mikroskopisch stehen die ausgesprochen circumscripten nekrotischen Läsionen der kleinen und mittelgroßen Arterien im Vordergrund. Die unter $200\,\mu$ messenden Gefäße zeigen zirkulären Befall (Abb. 549a), die größeren nur partielle Erkrankung der Wand in Sektorform (Abb. 549b; Hicks und Cowling 1952). Der Primärschaden scheint in der glatten Muskulatur zu liegen und in einer primären Nekrose zu bestehen (Barner 1956), welche sekundär von akuter und dann granulomatöser Entzündung (Abb. 550) und schließlich von einer Narbe (Abb. 552a) gefolgt ist

(Gruber 1925, Arkin 1930, von Albertini 1954). Zu diesem Schluß kommt man besonders, wenn man ganz frische Fälle durchuntersucht, während subakute den Eindruck einer primären Adventitiaveränderung auslösen, denn die Entzündung äußert sich vor allem an dieser Stelle (Jores 1924). Primärer Beginn im Endothel wird vereinzelt beschrieben (Donat 1953). Die Granulome können viel eosinophile Leukocyten enthalten (Jores 1924, Allen 1951). Die Elastica zeigt ausgedehnte Rupturen und Zerstörung (Abb. 552a), es kommt zu Aneurysmabildung (Abb. 551) und gelegentlich auch zur Thrombose (Allen 1951). Grundsätzlich sollte man eigentlich von einer Panangiitis (Abb. 550) und nicht von einer Periarteriitis sprechen (Donat 1953, Schenk und Vollhaber 1954).

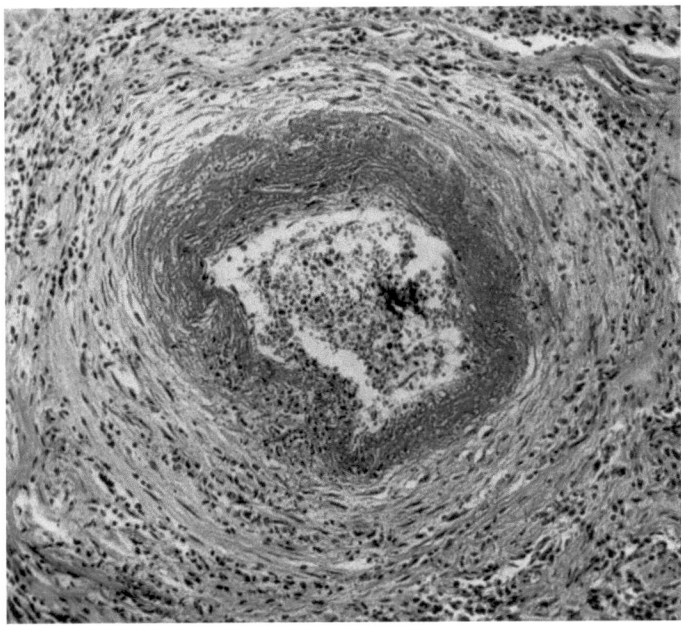

Abb. 550. Ältere Periarteriitis nodosa einer Arteria arciformis der Niere mit frischem Schub: Subendothelial frisch eingelagerte fibrinoide Massen, das Lumen ist noch durchgängig, die übrige Wand durch zirkulär angeordnetes altes Narbengewebe mit spärlichen entzündlichen Infiltraten ersetzt. Vergr. 100 mal, HE

Als Sonderform reihen wir die *tuberculoide Arteriitis* in den Formenkreis der Periarteriitis nodosa ein. Man findet dabei das für Periarteriitis nodosa typische Bild und zusätzlich multiple Riesenzellen vom Langhans-Typ innerhalb der Granulome (Abb. 552c; Künzli 1943, Boss 1945, Allen 1951, Hieronymi 1953, Randerath 1954, Freedman 1956). Während einige Autoren eine tuberculotoxische Affektion annehmen (Künzli 1943, Freedman 1956), lehnen wir mit anderen (Hieronymi 1953, Randerath 1954) einen solchen Zusammenhang ab. Nach unseren eigenen Präparaten und nach den Beschreibungen der Autoren handelt es sich nicht um tuberkulöse, sondern um tuberculoide Granulome und die Gesamtsituation bei der Autopsie ergibt in der Regel kein tuberkulöses Leiden. Die große Ähnlichkeit mit den Veränderungen bei Wegener-Syndrom (s. S. 628) ist unbestreitbar, dagegen fehlen die übrigen Kriterien, insbesondere die Lungenherde. Über eine Klassifizierung als Sonderform der Periarteriitis nodosa kommen wir somit heute nicht hinaus (s. a. S. 628). — Als Besonderheit erwähnen wir sog. HE-Körper in der Wand befallener Nierenarterien einer unserer Beobachtungen (Abb. 552b; s. S. 628), bei welcher aber sonst Anhaltspunkte für die Annahme eines Lupus erythematodes gefehlt haben.

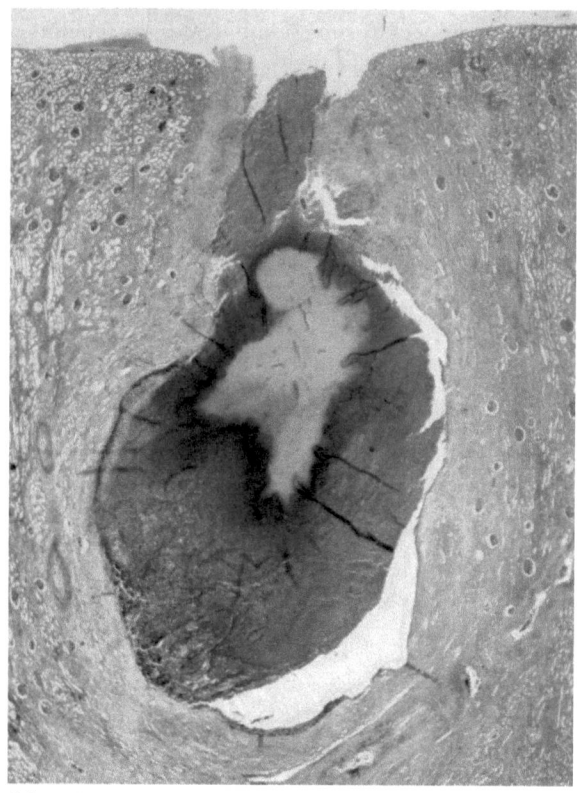

Abb. 551. Periarteriitis nodosa der Niere: Es hat sich eine größere Kugelblutung in der Rinde entwickelt, welche subkapsulär durchgebrochen ist, weshalb die Nephrektomie durchgeführt wurde. Vergr. 12mal, HE

Unter dem Einfluß der Corticosteroidtherapie kommt es zu einer besonders starken Vernarbung der Gefäßprozesse (Abb. 553) mit hochgradiger Durchblutungsdrosselung der Niere, so daß in diesem Moment trotz grundsätzlicher Abheilung des entzündlichen generalisierten Gefäßprozesses eine Narben- oder Schrumpfniere (Abb. 548; S. 620) mit progredienter renaler Hypertonie auftritt und innerhalb von Monaten bis Jahren zum Tode führt (SIEGENTHALER und ISLER 1956; weitere Lit. s. unten). In dieser Phase erinnern die Gefäße nicht selten an diejenigen bei Sklerodermie, da sich große mucoide Polster der Intima — allerdings übergreifend auf die Media — ausbilden. Auch sind die einzelnen Gefäßwandschichten zwiebelschalenartig aufgesplittert.

Unter den übrigen histologischen Veränderungen interessieren insbesondere diejenigen der Glomerula, da nicht selten Herdglomerulitiden gefunden werden. Von unseren total 23 Fällen zeigten sieben derartige Veränderungen (s. a. GRUBER

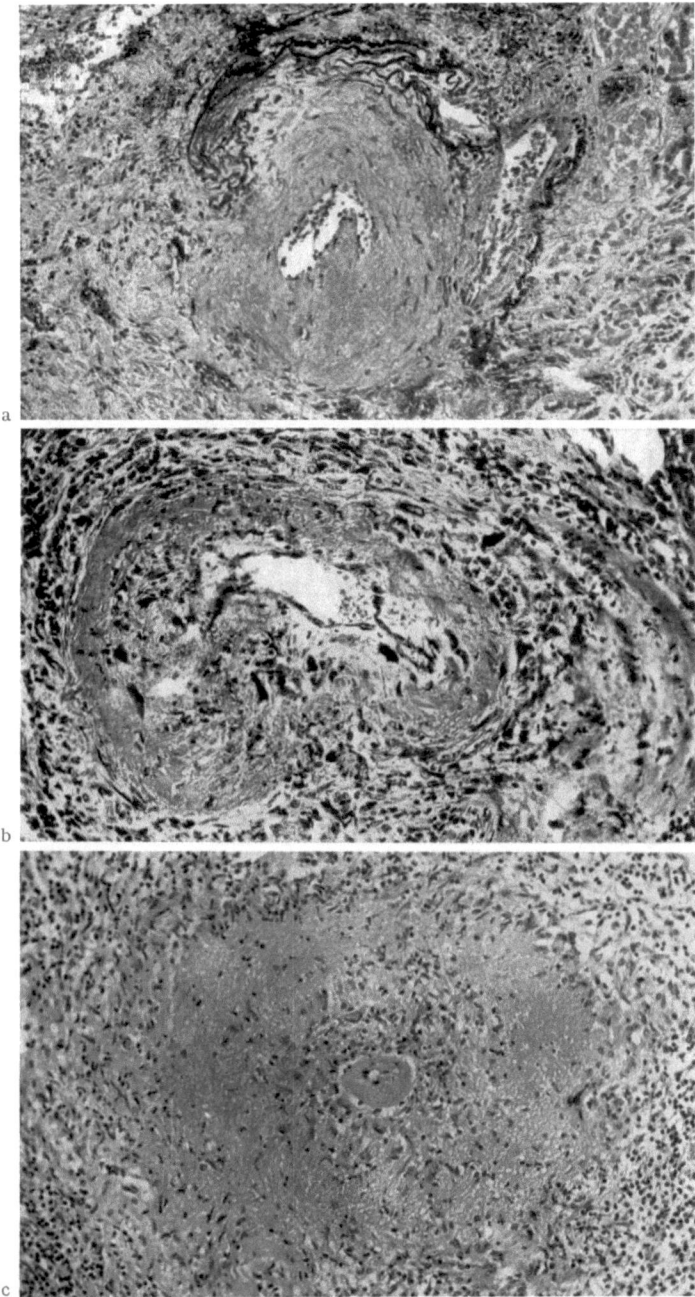

Abb. 552 a—c. a Ältere Periarteriitis nodosa der Niere. Die Elastica weitgehend zerstört und verschwunden. Vergr. 100mal. b Große hämatoxylinpositive Körper in der hochgradig verdickten Intima einer mittelgroßen Arterie bei Periarteriitis nodosa; diese HE-Körper werden als spezifisch für Lupus erythematodes aufgefaßt, ein solcher Bestand jedoch weder klinisch noch autoptisch (SN 1028/59). Vergr. 140mal, HE. c Tuberculoide Periarteriitis nodosa der Niere: Zentral das nekrotische kleine Gefäß, rundherum ein weitgehend nekrotisierendes ringförmiges Granulom, in dessen weiterer Circumferenz sich massenhaft Epitheloidzellen und Lymphocyten finden sowie vereinzelte Riesenzellen. Vergr. 100mal, HE

1925, KLINGER 1931, MASUGI 1935, MASUGI und ISIBASI 1936, DAVSON et al. 1948, RALSTON 1949: 5 von 30 Fällen, WAINWRIGHT und DAVSON 1950, ALLEN 1951: ein Drittel der Fälle, GRIFFITH und VURAL 1951, KIPKIE und JOHNSON 1951, WEBER 1951 Lit., ROSE und SPENCER 1957: 10 von 111 Fällen, CRUCHAUD et al. 1960), wie dies auch in den einschlägigen Tierversuchen beobachtet werden konnte. Einzelne Autoren wollen allerdings diejenigen Fälle, welche mit Herdglomerulitis einhergehen, als Sonderklasse („Überempfindlichkeitsangiitis") abgrenzen (ZEEK 1952, 1953, KNOWLES et al. 1953, HABIB 1955). Auf Grund eigener Untersuchungen können wir diesen Standpunkt jedoch nicht teilen. Die nicht seltene Beobachtung einer Herdglomerulitis bei Periarteriitis nodosa zeigt jedoch die sehr enge

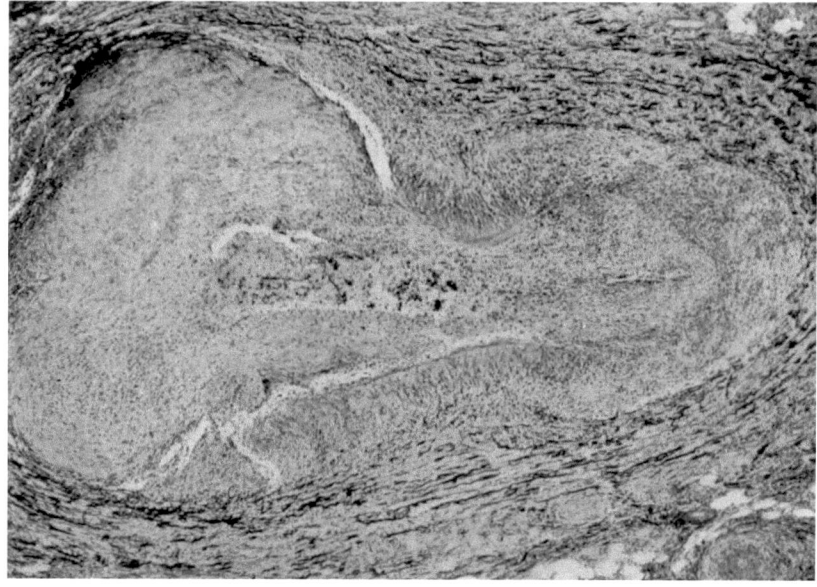

Abb. 553. Alte vernarbende Periarteriitis nodosa der Niere. Das Lumen ist praktisch vollkommen verschlossen. Vergr. 60mal, van Gieson

Verwandtschaft der Periarteriitis nodosa mit dem Krankheitsbild des Wegener-Syndroms, des Lupus erythematodes usw.

Die Tubuli weisen nur sekundäre unspezifische Veränderungen auf, die allerdings so schwer sein können, daß eine ausgesprochene Polyurie resultiert (DARMADY et al. 1955). — Das Interstitium zeigt spärliche unspezifische lympho-plasmocytäre Infiltrate vor allem an der Mark-Rindengrenze und in der weiteren Umgebung der Gefäßveränderungen (interstitielle Begleitnephritis; ZOLLINGER 1945, WAINWRIGHT und DAVSON 1950, DARMADY et al. 1955).

Auf die Veränderungen der übrigen Organe kann an dieser Stelle nicht eingegangen werden. Wir müssen nur darauf hinweisen, daß ihre Berücksichtigung bei der Differentialdiagnose[1] der renalen Gefäßveränderungen von größter Bedeutung ist, wie dies sehr viele Autoren ausführen. Insbesondere die Milzveränderungen (Entzündung von Kapsel, Trabekeln und Malpighischen Körperchen) sind ganz typisch für die Periarteriitis nodosa (BALL und DAVSON 1949). Auch ist der Befall

[1] Lit. HABIB 1955, BOSCH 1960.

der kleinen Arterien in der quergestreiften Muskulatur und den Nervenscheiden (Vorderarme, Biopsie!) sehr charakteristisch. Ganz sicher ist der Gefäßwand-prozeß allein differentialdiagnostisch nicht entscheidend, sondern die Verteilung der Veränderung sowohl in der Circumferenz des einzelnen Gefäßes als auch im ganzen Körper ist von fundamentaler Bedeutung (s. a. BOSCH 1960). Auch so ist aber eine scharfe Abgrenzung von der mikroskopischen Form der Periarteriitis nodosa (BALL und DAVSON 1949), welche sich wohl mit der oben gestreiften „Über-empfindlichkeitsangiitis" deckt, nicht in allen Fällen möglich (ALLEN 1951, RANDERATH 1954, BOSCH 1960, KESSELRING und ZOLLINGER 1961). Diese Erkran-kung soll häufiger die kleinsten Gefäße und auch diejenigen der Lunge befallen und meist mit einer Herdglomerulitis kombiniert und nicht schubweise verlaufend sein (s. PEARL et al. 1963). Wir glauben mit andern Autoren nicht, daß diese Unter-scheidung auch heute noch aufrecht erhalten werden könne (s. dagegen GRIFFITH und VURAL 1951, BANK 1955, HABIB 1955, CRUCHAUD et al. 1960).

Von größerer und grundsätzlicherer Bedeutung ist die Grenzziehung zwischen der Periarteriitis nodosa und der schweren hypertensiven Vasculopathie (Arte-riolonekrose mit Granulombildung). Beim Erwachsenen ist diese Unterscheidung nicht problematisch, da die hypertensive Vasculopathie praktisch ausschließlich die kleinen Arteriolen befällt, was bei der Periarteriitis nodosa typischerweise nicht der Fall ist (BANK 1955). Besonders deutlich gehen diese Unterschiede aus den Tierversuchen hervor (CAMPBELL und SANTOS-BUCH 1959). Etwas schwieriger sind dagegen die Verhältnisse beim Kind, insbesondere beim Kleinkind, bei welchem auch die größeren Gefäße auf eine schwere Hypertonie hochgradig entzündlich-proliferativ reagieren (s. Abb. 530, S. 599). Eine genaue Analyse der Einzelver-änderung zeigt jedoch, daß es sich dabei um eine primäre Insudation von Plasma-bestandteilen und nicht eine Muskelnekrose handelt. Die schon eingangs erwähnten Kinderfälle der Literatur mit sog. Periarteriitis nodosa haben sich mehrheitlich auf dem Boden einer primären Hypertonie in einem der beiden Kreisläufe entwickelt (KIPKIE und JOHNSON 1951, JOHANNSMANN und ZEEK 1954, HABIB 1955 u. a.).

Die Abgrenzung der Periarteriitis der Niere von der rheumatischen Arteriitis ist nicht schwierig, da die letztere keine wesentlichen Nekrosen aufweist (BALL 1954). Ferner ist die rheumatische Arteriitis der Niere ein ausgesprochen seltenes Vorkommnis; sie wird in erster Linie im Herzen beobachtet und befällt die kleinen muskulären Arterien und die Arteriolen (CRUICKSHANK 1954). Zwar werden bei Periarteriitis nodosa in fast 50% auch rheumatische Herzerkrankungen nachge-wiesen, doch scheint es sich dabei um ein zufälliges Zusammentreffen zu handeln (FRIEDBERG und GROSS 1934, ZEEK 1953). Eine gewisse Schwierigkeit erwächst aus der Tatsache, daß bei rheumatischen Erkrankungen, die massiv mit Cortison behandelt wurden, gelegentlich schwer exsudative, aber doch rheumatische Arte-riitiden auftreten, welche nach Absetzen des Cortison abzuheilen beginnen und dann von einer echten Periarteriitis nodosa nur noch unter Berücksichtigung des Gesamtbildes abgetrennt werden können (KEMPER et al. 1957, HOFSCHNEIDER und ZOLLINGER 1958, JOHNSON et al. 1959, JANSSEN und MICHOT 1960).

Eine Verwechslung mit der Arteriolitis cutis (Schönlein-Henoch) dürfte kaum in Betracht kommen. Wohl kann die Schönlein-Henochsche Arteriolitis auch die Nierengefäße befallen (s. S. 378), jedoch handelt es sich praktisch ausschließlich um kleinste Arteriolen (RUITER und HADDERS 1959).

Die Abgrenzung der Periarteriitis nodosa von der Lupusarteriitis ist am Einzelgefäß kaum möglich. Bei der letzteren wird das Fehlen der Medianekrose betont (VON ALBERTINI 1954), was wir allerdings nicht bestätigen können. Andere (ALLEN 1951) legen mehr Gewicht auf die Drahtschlingenveränderung der Glomerula beim Lupus, welche allerdings auch fehlen kann. Jedenfalls ist die Glomerulumbeteiligung in irgend einer Form beim Lupus sehr viel häufiger als bei der Periarteriitis nodosa. Entscheidend ist jedoch das Gesamtsektionsbild.

Die Arteriitis beim Wegener-Syndrom beginnt im Gegensatz zur Periarteriitis nodosa eindeutig in der Intima. Sie befällt auch die Lungen (Lit. KESSELRING und ZOLLINGER 1961), was bei Periarteriitis nodosa doch seltener ist (GLOOR und HUBER 1962). Ferner findet man beim Wegener-Syndrom häufig gefäßferne Granulome auch in den Nieren (Lit. GODMAN und CHURG 1954, CHATELANAT 1957).

Auch die Arteriitis temporalis Horton kann in seltenen Fällen generalisiert auftreten und einmal die Niere erfassen (ROUX 1954 Lit., WIEDERMANN et al. 1958, VON DITTRICH et al. 1960, eigene Beobachtung). Die riesenzellreichen produktiven Granulome beim Morbus Horton, welche vor allem die Media betreffen, lassen die Differentialdiagnose ohne Schwierigkeiten stellen. (Über Kombination von Periarteriitis nodosa mit anderen Affektionen s. SYMMERS und GILLETT 1951, SCHENK und VOLLHABER 1954, BOSCH 1960, DOERR 1961).

Unter den Folgen der Periarteriitis nodosa der Niere steht im akuten Stadium die Urämie im Vordergrund; auch Hypertonie renaler Genese wird nicht selten beobachtet (WOLLHEIM und MOELLER 1960: 57%, Lit.). In den chronischen Stadien, insbesondere nach intensiver Cortisonbehandlung, stellt die Hypertonie *die* große Gefahr für den Patienten dar (BAGGENSTOSS et al. 1951, EDGE et al. 1955 Lit., HABIB 1955, SIEGENTHALER und ISLER 1956, BOCK 1957, ROSE und SPENCER 1957, DAVSON et al. 1958, SARRE 1959). In einzelnen Fällen konnte die Entwicklung der Hypertonie unter der Therapie genau verfolgt werden (EHRENREICH und OLMSTEAD 1954 Lit., ROSE und SPENCER 1957).

Experimentell konnten Gefäßerkrankungen, welche der Periarteriitis nodosa zum mindesten außerordentlich ähnlich sind, durch Fremdserum- oder Gamma-Globulininjektionen auf dem Wege der Allergie hervorgerufen werden, wobei sehr häufig auch eine Herdglomerulitis auftrat (RICH und GREGORY 1943, HAAWN und JANEWAY 1947, RICH et al. 1950, LOOGEN 1952, GERMUTH und HEPTINSTALL 1957, CAMPBELL und SANTOS-BUCH 1959, KOBERNICK und MORE 1959 Lit.). Bei Ratten läßt sich eine analoge Gefäßläsion durch Autoimmunkörperbildung hervorrufen (WHITE und GROLLMAN 1964). Auch nach mehrfachen Bakterieninjektionen (METZ 1932, MASUGI und ISIBASI 1936) oder durch Embolisierung mit feinen Baumwollfragmenten (VON GLAHN und SUN 1954 Lit.) konnte ein analoges Bild erzeugt werden. Dagegen dürfen die zahlreichen Tierversuche, in welchen durch Erzeugung einer Hypertonie eine sog Periarteriitis nodosa hervorgerufen wurde (SELYE 1950, KOBERNICK 1952, PERRY 1955 u. a.) nicht zum Vergleich herangezogen werden, da nicht die Periarteriitis nodosa des Menschen, sondern die maligne Nephrosklerose den hypertensiven Gefäßveränderungen der Ratte entspricht.

Die überwiegende Mehrzahl der Autoren stellt bei Behandlung der Pathogenese der Periarteriitis nodosa allergische Vorgänge in den Vordergrund (FAHR 1925, 1934, 1941, GRUBER 1925, MASUGI 1935, VON ALBERTINI und NABHOLZ 1938, NABHOLZ 1939 (virulenzgedrosselte Streptokokken, Herdinfektion), HAAWN und JANEWAY 1947, KVALC 1947 Lit., VON ALBERTINI 1954, NUZUM und NUZUM 1954, STAEMMLER 1954, EDGE et al. 1955 u. a.). In diese Richtung deuten nicht nur die klinischen Symptome, sondern auch das Auftreten einer Periarteriitis nodosa im

40*

Gefolge von Serumkrankheit (BERBLINGER 1950, MÜLLER und HOPPE 1954) und nach Impfungen (BARNER 1956 Lit.). In gewissen Fällen spielt eine Sulfonamid-überempfindlichkeit die Rolle des auslösenden Faktors (RICH 1942, VAN RIJSSEL und MEYLER 1947, GELLAND und ORONOFF 1949, HICKS und COWLING 1952 u. a.). Auch der Nachweis von reichlich Gamma-Globulinen in der nekrotischen Gefäß-wand wird als Ausdruck einer Antigen-Antikörperreaktion angesprochen (MELLORS und ORTEGA 1956, PARONETTO und STRAUSS 1962 Lit.), ebenso die sehr starke Plasmazellvermehrung im reticulo-histiocytären System usw. (MORE und MOVAT 1958). Keines dieser Argumente hat aber absolute Gültigkeit. So wird die Sulfon-amidtherapie ebenso abgelehnt (GRIFFITH und VURAL 1951, ROSE und SPENCER 1957), wie die Allergie als solche (HARRIS et al. 1939). Auch RANDERATH (1954) betrachtet eine allergische Reaktion nicht als absolute Vorbedingung für die Ent-wicklung einer Periarteriitis nodosa. Ein Aufflammen parallel mit der als Primär-noxe bezeichneten Tuberkulose wurde vereinzelt schon beschrieben (CONTRATTO 1947, HICKS und COWLING 1952, SCHENK und VOLLHABER 1954: Salvarsan). Im Grunde genommen ist die Periarteriitis nodosa wahrscheinlich gar keine ätio-logische Krankheitseinheit, sondern — wie dies übrigens GRUBER (1925) schon an-genommen hat — nur ein bestimmter Reaktionstyp auf ganz verschiedene Noxen (s. a. GRANT 1941, HICKS und COWLING 1949, RANDERATH 1954 u. a.); der Grund-prozeß besteht in einem Wandschaden, der erst sekundär durch Insudation von Plasmabestandteilen überdeckt wird (ŠOUSTEK 1956, ZOLLINGER 1959).

c) Nierenveränderungen bei der Wegenerschen Granulomatose[1]

Bei dieser eigenartigen Erkrankung stellen die Gefäßveränderungen nur einen Teilfaktor dar; in der Niere sind die Läsionen der Glomerula wesentlich bedeut-samer und auch typischer (s. S. 386). In einer großen Zusammenstellung fanden sich in 18 von 22 Beobachtungen Nierengefäßläsionen (GODMAN und CHURG 1954). Unter unseren zwölf Beobachtungen zeigten fünf keine Gefäßveränderungen, vier-mal waren die Arteriolen geringgradig befallen und dreimal beschränkte sich die Veränderung auf die mittelgroßen Arterien.

Über die klinische Bedeutung der vasculären Veränderungen bei der Wegener-schen Granulomatose sind bezüglich der Niere keine eindeutigen Schlüsse zu ziehen. Eine sekundäre Hypertonie entwickelt sich, da die Gefäßveränderungen erst sehr spät auftreten, nicht mehr.

Die typische rötliche Fleckung der Nierenoberfläche (Abb. 331, S. 387) rührt von kleinen Infarkten, bzw. Subinfrakten her, welche mit den hier zu beschreiben-den Gefäßveränderungen in enger Beziehung stehen, während die flohstichartigen Blutungen auf die glomerulären Läsionen zurückzuführen sind.

Mikroskopisch liegt eine nekrotisierende Arteriitis vor, welche die mittelgroßen und die kleinen Gefäße befällt (MÁRK und FEHÉR 1959, KESSELRING und ZOLLIN-GER 1961). Die Nekrosen sind sektorförmig (GODMAN und CHURG 1954 Lit.) und oft von einer Phlebitis begleitet (MÁRK und FEHÉR 1959). Grundsätzlich aber kann der ganze Gefäßbaum herdförmig betroffen sein (MILLIEZ et al. 1959), auch die Arteriolen sind nicht selten verändert. Sehr ausgesprochen ist die granulomatöse periarterielle Reaktion um die Nekroseherde herum. Die Affektion kann narbig

---

[1] Lit. KESSELRING und ZOLLINGER 1961.

ausheilen (CHURG und STRAUSS 1951, CHATILLON et al. 1956). Wenn ganz große
Gefäße ergriffen werden, so können sich Nierenarterienthrombosen einstellen
(KINNEY et al. 1961).

Die Differentialdiagnose ist auf Grund der Gefäßveränderung allein unmöglich.
Nur unter Berücksichtigung der glomerulären Läsionen und insbesondere des Gesamtbildes kann die Wegenersche Granulomatose diagnostiziert oder abgelehnt
werden. Analoge Arteriitiden bestehen auch in den Lungen, wo die Venen ebenfalls
sehr ausgesprochen ergriffen werden (KESSELRING und ZOLLINGER 1961 Lit.). Der
primäre Befall der Intima ist ziemlich typisch für die Wegenersche Arteriitis,
während bei der Periarteriitis nodosa in erster Linie die Media erkrankt, ferner
werden bei dieser letzteren keine isolierten Granulome im Stroma gefunden.
Während die Periarteriitis nodosa in der Regel die mittelgroßen Arterien befällt,
können bei der Wegenerschen Arteriitis — wie schon ausgeführt — sämtliche
Kaliber befallen sein. — Von der sog. mikroskopischen Form der Periarteriitis
nodosa (BALL und DAVSON 1949), „Überempfindlichkeitsangiitis" von ZEEK et al.
(1948; s. S. 625), kann die Wegenersche Angitis nur unter größten Schwierigkeiten
abgegrenzt werden (s. KESSELRING und ZOLLINGER 1961). Ebenso kann die Gefäßveränderung bei chronisch interstieller hämorrhagischer Pneumonie mit Glomerulonephritis (LEFF und FAZEKAS 1962, s. S. 379) auf Grund der Gefäßveränderungen allein nicht vom Wegener-Syndrom unterschieden werden. Dabei scheint
es sich übrigens um eine Affektion zu handeln, welche zwischen der idiopathischen
Lungenhämosiderose und der Wegenerschen Erkrankung steht.

Schließlich kann auch die tuberculoide Periarteriitis nodosa (s. S. 622) beträchtliche differential-diagnostische Schwierigkeiten gegenüber der Wegenerschen
Erkrankung hervorrufen, da Wegener-Granulome, welche den Gefäßen anliegen,
genau dasselbe Bild erzeugen. Wir fragen uns überhaupt, ob nicht — wenigstens
bei einem Teil dieser Fälle — eine atypisch verlaufende Wegenersche Granulomatose vorliege.

d) Renale Arteriitis bei Lupus erythematodes[1]

Ähnlich wie bei der Wegenerschen Granulomatose ist auch beim Lupus erythematodes die Arteriitis im allgemeinen von untergeordneter Bedeutung (s. S. 380),
doch kann sie gelegentlich einmal — besonders bei Mitbeteiligung der Coronar-
arterien — im Vordergrund des ganzen Bildes stehen (HEGGLIN und ZOLLINGER
1956). Bei genauerem Suchen findet man aber arteriitische Prozesse in den Nieren
bei Lupus erythematodes doch recht häufig. Wir konnten sie in acht von 16 Fällen
einwandfrei nachweisen. Allerdings zeigten nur drei Beobachtungen entzündliche
Arteriitiden der interlobulären Gefäße, während bei weiteren fünf sekundäre
arteriolonekrotische Prozesse bei Hypertonie vorlagen. Nach anderen Autoren
allerdings werden die typischen Arteriitiden in fast sämtlichen Lupusnieren nachgewiesen (TEILUM und POULSEN 1957, PAUTRIER 1953, CROSNIER et al. 1960 Lit.).
Eine wesentliche Bedeutung scheint den Arterienprozessen klinisch nicht zuzu-
kommen, wenn auch häufig bei solchen Fällen Hypertonie und Niereninsuffizienz
angetroffen werden (SOFFER et al. 1955, SARRE 1959, SUTNICK et al. 1960 Lit.).
Sehr wahrscheinlich geht aber die Hypertonie mehr den glomerulären als den

[1] Lit. s. S. 380.

vasculären Prozessen parallel (CROSNIER et al. 1960). Wie beim Wegener-Syndrom sind die Nierengefäßveränderungen auch beim Lupus erythematodes eine ausgesprochene Späterscheinung der Erkrankung (VORLAENDER und NÜSSGENS 1957, KESSELRING und ZOLLINGER 1961).

Morphologisch finden sich Endothelproliferation und ein Endothelschaden mit subendothelialem Ödem, gefolgt von fibrinoider Wandverquellung. Erst sekundär entwickeln sich adventitielle Entzündungsprozesse (KVALC 1947). Wiederum wie bei der Wegenerschen Granulomatose können sämtliche Gefäßkaliber erkranken, was eine gewisse differential-diagnostische Handhabe gegenüber der Periarteriitis nodosa darstellt. Die Arteriitis bei Lupus erythematodes ist im allgemeinen sehr

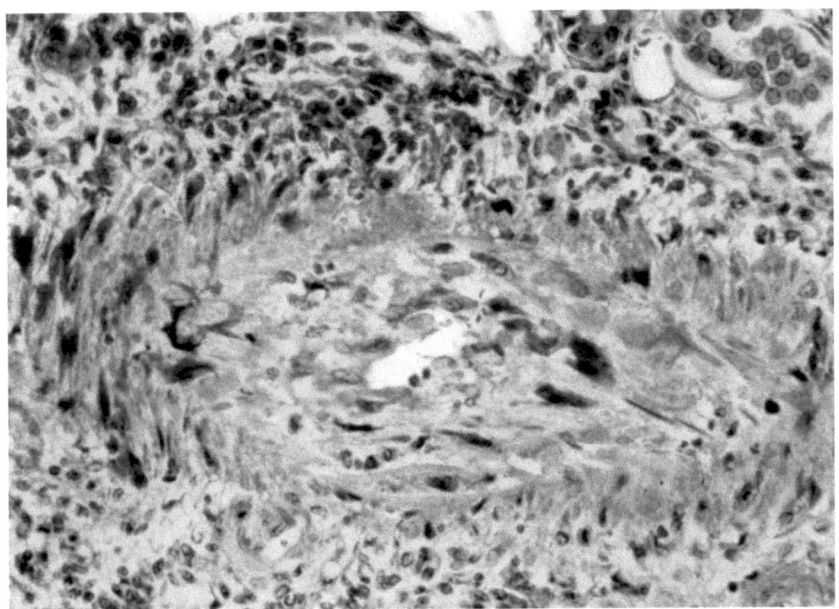

Abb. 554. Periarteriitis der Niere bei Lupus erythematodes. Subendothelial Ausbildung großer, sog. basophiler Haematoxylin-Körper. Gefrierschnitt-HE. Vergr. 300mal

viel weniger exsudativ als bei der Periarteriitis nodosa. In einzelnen Fällen können aber auch sehr schwere exsudativ-nekrotische Prozesse beobachtet werden.

Hämatoxylin-Körper (s. S. 383) haben wir verschiedentlich in Gefäßgranulomen bei Lupus erythematodes der Niere festgestellt (Abb. 554). Sie sind jedoch auch hier nicht spezifisch (WORKEN und PEARSON 1953). Im übrigen ist die Periarteriitis nodosa im Einzelbild nicht von der hier besprochenen Arteriitis zu trennen (ALLEN 1951, TEILUM und POULSEN 1957). Die Venen können ebenfalls befallen sein (LOWMAN und SLOCUMB 1952). Die von zahlreichen Autoren erwähnten Arteriolonekrosen (HAELLWEG et al. 1957, SUTNICK et al. 1960 u. a.) entsprechen in jeder Hinsicht der hypertensiven Vasculopathie und sind als Sekundärerscheinung zu werten.

Im ganzen wird man nicht fehlgehen, wenn man die Arteriitis beim Lupus erythematodes wie die glomerulären Prozesse als Ausdruck einer besonderen allergischen Reaktion betrachtet (s. a. TEILUM und POULSEN 1957 u. a.).

e) Die Thrombangiitis von Winiwater-Buerger der Niere[1]

Diese von VON WINIWATER (1879) entdeckte und von BUERGER (1908) exakt beschriebene Gefäßerkrankung ist sicher seltener als sie diagnostiziert wird, besonders was die Extremitäten anbelangt. Neuerdings wird auch ihre Spezifität weitgehend angezweifelt (WESSLER et al. 1960 Lit.). Es ist hier nicht der Ort, auf diese Problematik im ein-

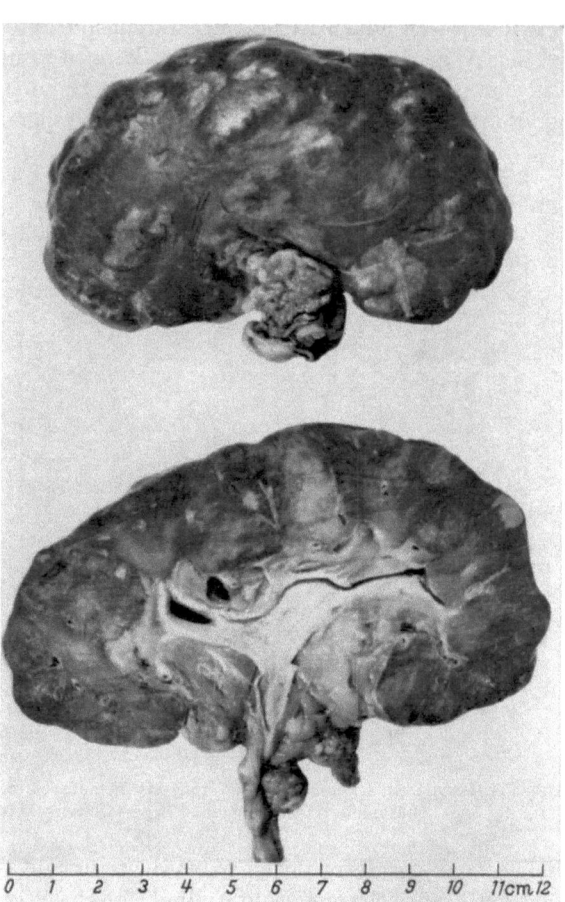

zelnen einzugehen. Bei genauer Anwendung der Kriterien von BUERGER (1908) haben wir doch selbst Fälle gesehen und auch solche im Schrifttum gefunden, welche einwandfrei dem Bild entsprechen. Sie sind allerdings ausgesprochen selten (s. dagegen SARRE 1959). Unter der hier ausgewerteten Serie von 10 000 Autopsien haben wir keinen einzigen Nieren-Buerger gefunden; unsere fünf Fälle von 50- bis 58jährigen Männern stammen sämtliche aus früheren Serien; bei drei davon handelte es sich charakteristischerweise um Ostisraeliten (s. a. BUERGER 1908); starke Zigarettenraucher sind besonders häufig betroffen (s. a. KUSICK et al. 1962). Die Krankheit verläuft bei Nierenbefall schubweise mit Hämaturie, jedoch wurde bei zwei Drittel der Patienten der Urin vollkommen normal gefunden, das Glomerulumfiltrat lag bei 20 von 21 Fällen über 0,20 (HILLENBRAND

Abb. 555. Nierenveränderung bei Thrombangitis obliterans Buerger-Winiwarter: Grobbuckelige Nierenoberfläche; die Einziehungen entsprechen Narben, die Buckelungen erhaltenem Parenchym, zum Teil mit frischen Infarkten, wie dies auf der Schnittfläche deutlich ist

und WOLF 1956; s. a. SARRE 1959). Ferner zeigen fast sämtliche Fälle eine renale Hypertonie (HEINTZ 1951, FIDA et al. 1959, WOLLHEIM und MOELLER 1960 Lit.; s. dagegen JÄGER 1932, FELLMANN und ZOLLINGER 1953 u. a.), sie kann außerordentlich rasch auftreten (BJORNEBOE und PIPER 1949). In einer Beobachtung (WUHRMANN und ESSELLIER 1945) trat die Hypertonie erst 7 Jahre

---

[1] Lit. JÄGER 1932, FELLMANN und ZOLLINGER 1953, WESSLER et al. 1960, WOLLHEIM und MOELLER 1960.

nach dem akuten Beginn unter dem Bild einer Glomerulonephritis in Erscheinung;
der Patient starb nach 24jähriger Beobachtung an maligner Nephrosklerose.

Das makroskopische Aussehen der Niere ist insofern recht typisch (Abb. 555),
als multiple verschieden große Niereninfarkte von ganz unterschiedlichem Alter
das Bild beherrschen, ohne daß eine allgemeine Embolusstreuquelle im Körper
gefunden werden könnte (BJORNEBOE und PIPER 1949, FELLMANN und ZOLLINGER

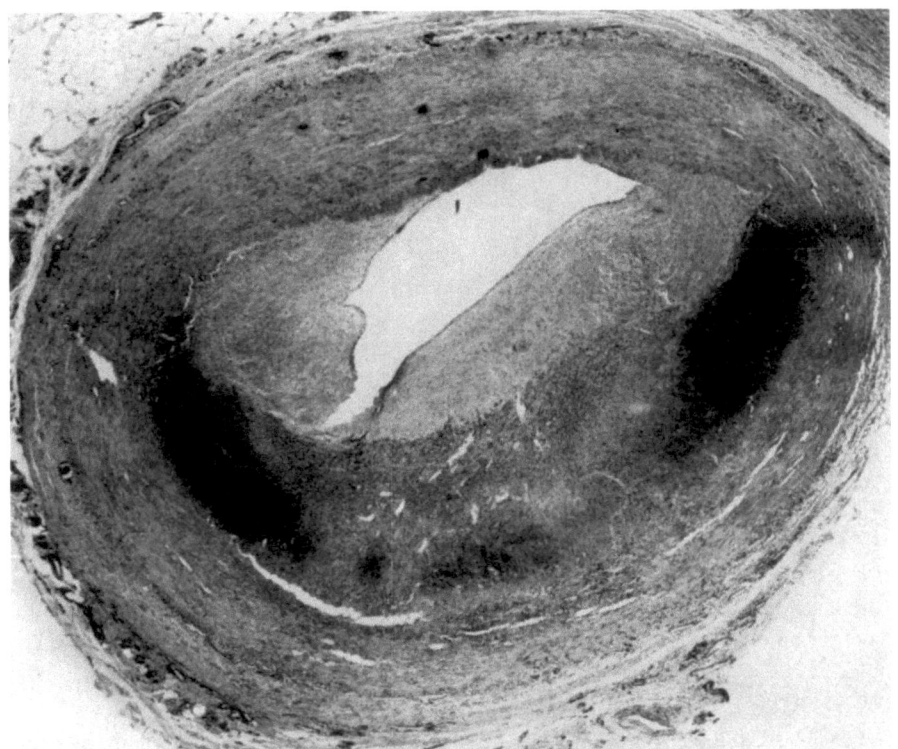

Abb. 556. Arteria renalis bei generalisiertem Morbus Buerger: In der bindegewebig verbreiterten Intima
ausgedehnte fibrinoide Nekrose mit frischen Blutungen. Subintimales Gewebe fibrös verbreitert.
Media unscharf abgegrenzt. Entzündliche Infiltrate in allen Schichten. Vergr. 20mal, HE

1953). In einem Teil der Fälle kommt es zu einer einseitigen Schrumpfniere ohne
wesentliche Narbenbildung, nämlich dann, wenn die Arteria renalis selbst betroffen
ist und thrombotisch verschlossen wird. Dabei entwickelt sich dann sehr häufig
eine maligne Hypertonie mit maligner Nephrosklerose auf der Gegenseite (SCHWARTZ
und GROSS 1949, HILLENBRAND und WOLF 1956).

Die Gefäßveränderung sieht in vielen Punkten einer Endocarditis lenta ähnlich
(JÄGER 1932, VON ALBERTINI 1946): Das Lumen der betreffenden Arterie kann
entweder durch frische oder durch alte rekanalisierte Thromben ausgefüllt sein
(Abb. 557a). Das Endothel zeigt schwere proliferative Veränderungen und fibri-
noide Nekrosen, welche auch weit auf die Media übergreifen können, so daß die
Veränderung der Periarteriitis nodosa recht ähnlich sein kann (Abb. 556, 557b).
In älteren Fällen zeigt die Intima sektorförmige Polster (VON ALBERTINI 1946).
Die Elastica interna ist oft zerstört. Sekundär kommt es zur Lipoideinlagerung,

so daß in Spätphasen die Veränderung kaum mehr von einer Arteriosklerose unterschieden werden kann. Das Typische an der Thrombangiitis obliterans v. Winiwater-Buerger ist jedoch ihr schubweiser Verlauf, was auch aus dem histologischen Bild meist hervorgeht. Die oft beschriebenen riesenzellhaltigen Granulome der Venen sind weder obligat noch spezifisch (s. dagegen JÄGER 1932, VON ALBERTINI 1946). Die kleinen Arterienäste sind im allgemeinen nicht oder nur sekundär befallen (Intimafibrose). Ein primär distaler Beginn mit retrogradem Wachstum wird be-

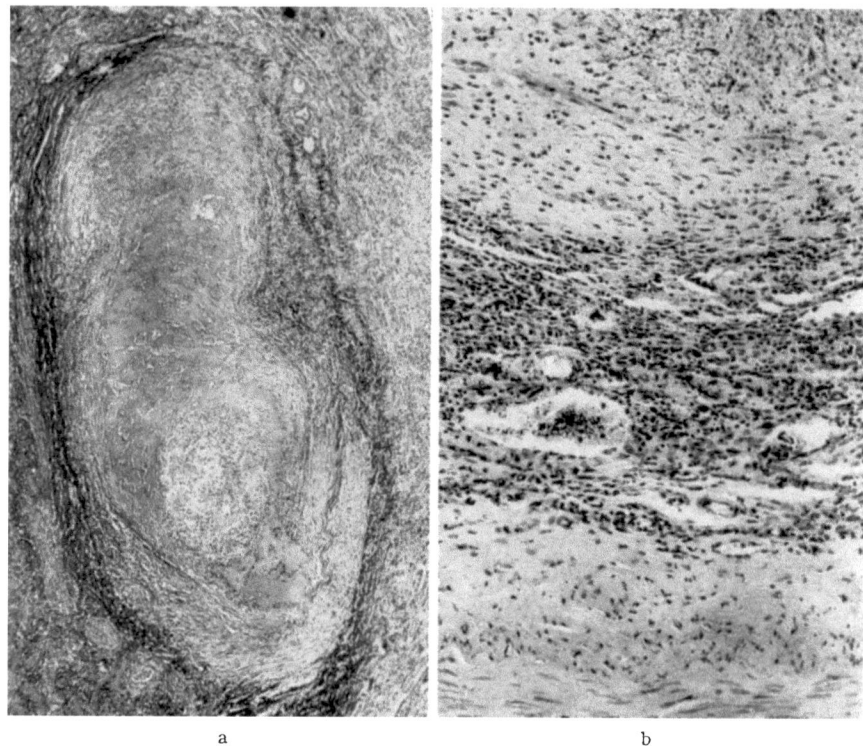

a   b

Abb. 557 a—b. a Arteria arciformis der Niere bei generalisiertem Morbus Buerger: Media weitgehend aufgesplittert, das Lumen durch alte, in Organisation begriffene Thrombenmassen verschlossen. In der Arterienwand und dem umgebenden Gewebe ausgedehnte lympho-plasmocytäre Infiltrate. Vergr. 40mal, van Gieson. b Ausschnitt aus der Wand einer größeren Nierenarterie bei Morbus Buerger: *M* unveränderte Media, *E* Elastica interna, *G* Granulombildung in der stark verbreiterten Intima mit Gefäßneubildung, *F* fibröses Gewebe, welches alten organisierten Thrombenmassen entspricht. Vergr. 90mal, HE

schrieben, die Affektion aber als unspezifisch erklärt (GORE und BURROWS 1958). Die Arteriolen sind entweder völlig intakt oder dann zeigen sie das Bild der hypertensiven Vasculopathie, besonders in Gebieten, in welchen die Ernährung durch nicht erkrankte Arterienäste gewährleistet ist.

Die Glomerula können Schlingenhomogenisierung (WOLF 1954) und -verbackungen mit sekundärer Verfettung aufweisen, was als typisch angesprochen wird (HILLENBRAND und WOLF 1956), auch finden sich Verdickungen der Basalmembranen (FIDA et al. 1959). In unseren eigenen Fällen konnten wir analoge Veränderungen ebenfalls nachweisen, sie entsprechen aber in jeder Einzelheit dem Bild der anoxischen Schlingenläsion und des Schlingenkollapses bei proximalem Gefäßverschluß. Jedenfalls scheinen keine für Thrombangitis Winiwater-Buerger spezifische Glomerulumläsionen bekannt zu sein.

Differential-diagnostisch ist in erster Linie eine Arteriosklerose mit sekundärer Thrombose in Erwägung zu ziehen. Eine Abgrenzung von derselben scheint uns dann unmöglich zu sein, wenn nur ein chronisches Endstadium und keine akuten Schübe gefunden werden (WESSLER et al. 1960 Lit.). In ganz akuten Phasen dagegen ist die Unterscheidung von der Periarteriitis nodosa schwierig. Diese letztere ergreift allerdings meist die ganzen Wandschichten, während die Thrombangitis vor allem die Intima befällt.

Unter den Folgen der renalen Thrombangitis obliterans steht unseres Erachtens die Hypertonie im Vordergrund, bei einseitigem Nierenbefall kann dieselbe durch Nephrektomie zur Ausheilung gebracht werden (MALISOFF und MACHT 1951, FELLMANN und ZOLLINGER 1953 Lit., WOLLHEIM und MOELLER 1960).

Unter den Ursachen werden Herdinfekte (VON ALBERTINI 1946) und der Nicotinabusus angeschuldigt. Bei 100 Patienten, die über 10 Jahre verfolgt wurden, hörte der progressive Charakter der Erkrankung mit Absetzen des Zigarettenabusus vollkommen auf (SILBER 1945), was allerdings von zahlreichen Autoren auch für die Arteriosklerose behauptet wird.

f) Die Niere bei Sklerodermie[1]

Diese noch weitgehend rätselhafte Erkrankung erfaßt die Nieren erst in den Spätstadien (LEINWAND et al. 1954, PEARL et al. 1963: 2,6 bis 86% in der Lit.; s. dagegen ALLEN 1951). Auch klinisch tritt die Nierenbeteiligung erst in der Spätphase in Erscheinung (REUBI 1960), d. h. der Nierenbefall fixiert die Prognose. Die wesentlichen Nierensymptome sind die Urämie und die Hypertonie; letztere tritt anscheinend nach ACTH- und Cortisontherapie häufiger auf (s. S. 638; PFISTER und NÄGELE 1954, TANGE 1959; s. dagegen REUBI 1960). Die Hypertonie ist jedoch inobligat (Lit. Klinik: GENNES et al. 1957, KHOO und STUMP 1960, LEVINE und BOSHELL 1960 Lit., MICHON et al. 1961). Als frühestes Symptom wird bei 80% der Patienten eine reduzierte Plasmadurchströmung gefunden (URAI et al. 1958). Wir verfügen über total neun Fälle, davon vier in der Serie von 10000 Autopsien; sechs darunter verliefen mit Hypertonie.

Die Oberfläche der Nieren war in sämtlichen unserer neun Fälle fein gewellt bis grobgranulär, drei zeigten größere Infarkte (Abb. 558; LEINWAND et al. 1954, CALVERT und OWEN 1956, CHEVALIER und PONTIUS 1959, ROTHENBERG et al. 1959, TAUGE 1959, KHOO und STUMP 1960), bei einem Teil der Fälle kommt es zu eigentlichen Rindennekrosen (GENNES et al. 1957, RODNAN et al. 1957). Frische Blutungen (MORARD et al. 1959) konnten wir nie beobachten.

Die charakteristischen Gefäßveränderungen befallen mit Vorliebe die interlobulären Gefäße (Arteriae radiatae) und äußern sich in einer mucoiden Intimaverdickung und einem schweren Ödem der Intima (Abb. 559; CALVERT und OWEN 1956, GENNES et al. 1957, FISHER und RODNAN 1958, RUTKAI 1958, TANGE 1959, HOERNI 1960, KHOO und STUMP 1960, FENNELL et al. 1961). Während einzelne Autoren von einer eigentlichen Arteriitis sprechen (EGER 1951 u. a.) haben wir

---

[1] Lit. MOORE und SHEEHAN 1952, PFISTER und NÄGELE 1954, RODNAN et al. 1957, HOERNI 1960, FISCHER 1963.

mehr den Eindruck einer Grundsubstanzstörung mit Einlagerung von reichlich sauren Mucopolysacchariden (Abb. 560; FISHER und RODNAN 1958, HOERNI 1960) ohne wesentliche Störung der Elastica interna (RUTKAI 1958). Erst sekundär

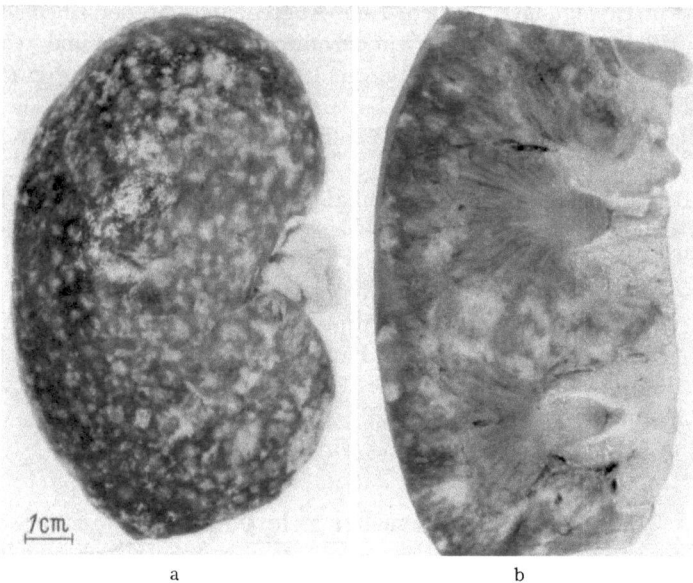

a   b

Abb. 558a—b. a Sklerodermieniere: Massenhaft kleinste Mikroinfarkte (helle punktförmige Gebiete) wechseln mit den netzförmigen, etwas älteren Subinfarkten (Narben) ab; nur noch ganz spärlich erhaltenes Nierenparenchym erkennbar. b Dieselbe Niere wie in a, auf der Schnittfläche dasselbe Bild

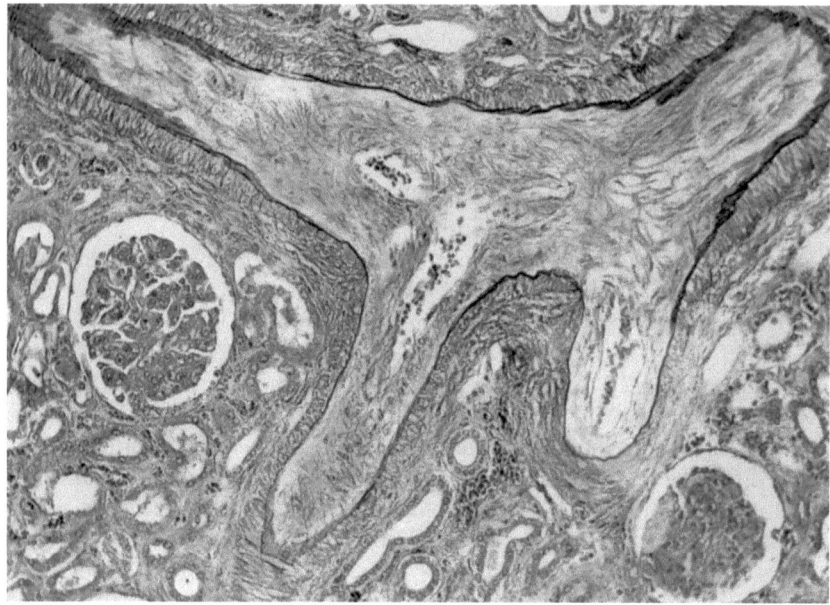

Abb. 559. Subtotaler Verschluß der Arteria arciformis und von zwei Arteria radiatae durch jugendliches Bindegewebe bei Sklerodermie. 33jähriger Mann. Anoxische Veränderung der Glomerula. Die Elastica selbst ist intakt, Vergr. 100mal, Elastin

kommt es zu einer starken Vermehrung der Retikulinfasern, die schließlich kollagenisieren.

Zahlreiche Autoren beschreiben auch fibrinoide Gefäßnekrosen, vor allem der
Vasa afferentia (POLLACK 1940, BANKS 1941, EGER 1951, CALVERT und OWEN 1956,

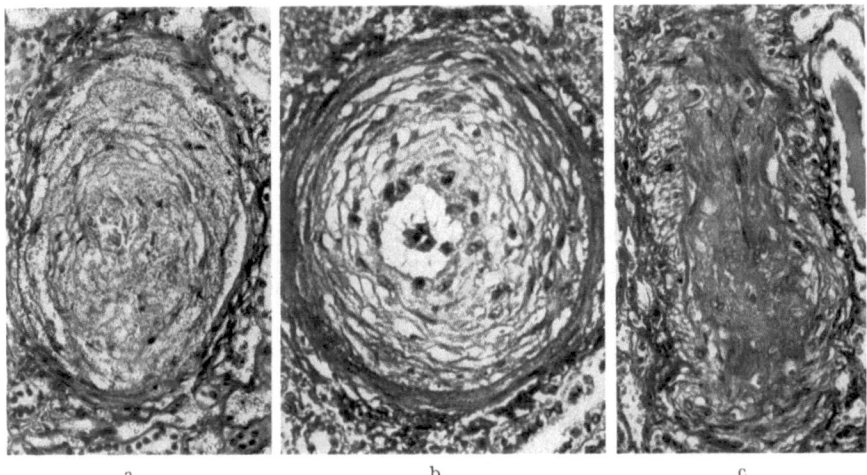

a   b   c

Abb. 560. Veränderungen der Arteriae radiatae bei Sklerodermie: a frische Wanddurchblutung mit vollkommener Auflockerung der Wandelemente, b mucoide Verquellung der Intima mit geringgradiger Zellproliferation, c finale Sklerose der Intima mit völligem Lumenverschluß. 33jähriger Mann. Vergr. 100mal,
van Gieson

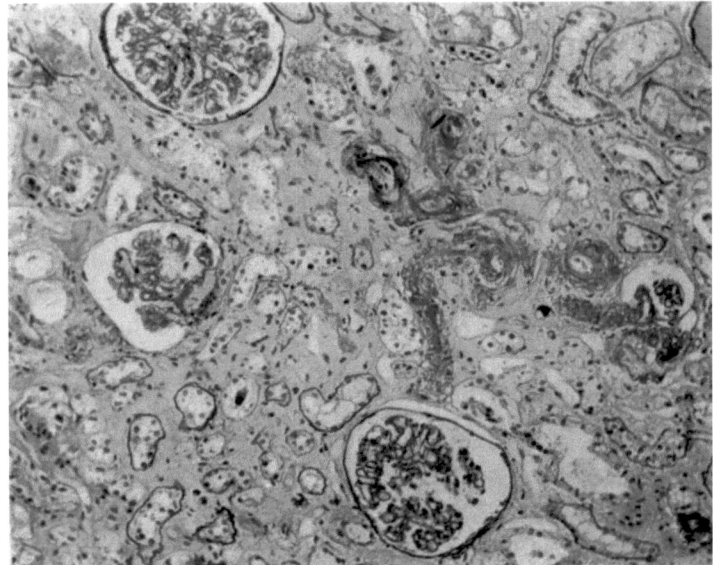

Abb. 561a. Sekundäre, vermutlich anoxische Arteriolonekrose distal von schwer erkrankter Arteria
radiata bei Sklerodermie. Vergr. 100mal, PAS

GENNES et al. 1957, RUTKAI 1958, MORARD et al. 1959, TAUGE 1959, KHOO und
STUMP 1960, MICHON et al. 1960, FENNELL et al. 1961). Dabei scheint es sich aber
um eine Sekundärläsion zu handeln (Abb. 561a), sei es auf Grund hochgradiger

zentraler Arterienstenosen, sei es als Folge der renalen Hypertonie (LEINWAND et al. 1954). Diese Nekrosen können dermaßen im Vordergrund stehen, daß die Abgrenzung von der malignen Nephrosklerose Fahr außerordentlich schwierig wird.

Wir haben dies kürzlich bei einer 21jährigen Frau (SN 357/59) beobachtet, welche im Verlaufe eines Jahres einer schweren malignen Hypertonie erlegen ist. Sie war schon ein Jahr früher wegen „Cardiospasmus" operiert worden und zeigte autoptisch das typische Bild einer Sklerodermie, welche fast isoliert am Ösophagus aufgetreten war. In den Nieren bestanden die typischen mucoid aufgequollenen kleinen Arterien und daneben eine sehr schwere Arteriolonekrose. Diese Veränderung und diejenige der Interlobulararterien ließ uns die Diagnose einer atypischen Sklerodermie stellen. Daß eine Sklerodermie ohne Hautveränderung — so paradox es tönt — vorkommen kann, ist bekannt (RODNAN und FENNELL 1962).

Die vielfach beschriebenen Glomerulumveränderungen bestehen in Schlingenverdickung und Basalmembranverbreiterung, so daß ein der Drahtschlingenveränderung bei Lupus erythematodes ähnliches, aber sicher nicht identisches Bild entsteht (BEVAN 1945, PAGEL und TREIP 1955, CALVERT und OWEN 1956 Lit., MORARD et al. 1959, ROTHENBERG et al. 1959, HOERNI 1960, KHOO und STUMP 1960). Diese Ähnlichkeit mit einer Herdnephritis darf jedoch nicht zu einer Verwechslung führen (ENTICKNAP 1952), denn es handelt sich ganz eindeutig um eine Sekundärläsion wie bei derjenigen der Arteriolen. Daß einmal eine Glomerulonephritis zufällig bei einer Sklerodermie auftreten kann (CONSTABILE und NATALE 1955), ändert nichts an dieser Feststellung, jedenfalls gehört eine Herdnephritis nicht zum Bild der Sklerodermieniere (s. a. CALVERT und OWEN 1956).

Die Veränderungen der Tubuli und diejenigen des Stromas sind sekundärer Natur und nicht von Bedeutung. — Analog wie in der Muskulatur und dem Bindegewebe (Thibièrge-Weissenbach-Syndrom) treten auch in der Niere Kalkablagerungen relativ häufig in Erscheinung (GLÜCK und HUMERFELT 1957: ein Drittel der Fälle).

Die Differentialdiagnose kann — wie wir dies schon oben angeführt haben — besonders gegenüber der malignen Nephrosklerose außerordentlich schwierig sein, so daß einzelne Autoren die Gefäßveränderungen in der Niere bei Sklerodermie als Folge der Hypertonie und nicht der Grundkrankheit auffassen (RODNAN et al. 1957, FISHER und RODNAN 1958, CHEVALIER und PONTIUS 1959, HOERNI 1960 u. a.). Demgegenüber halten wir unbedingt an der Spezifität der Gefäßveränderungen fest (s. a. CARPENT 1957), da auch Fälle ohne Hypertonie und ohne Arteriolenerkrankung beobachtet wurden. In unserer Serie von neun Fällen zeigten alle schwere renale Arterienläsionen, bei fünf bestand eine Hypertonie und entsprechende Arteriolenveränderung, bei den restlichen drei waren die Arteriolen intakt (EGER 1951, MOORE und SHEEHAN 1952, CALVERT und OWEN 1956, GENNES et al. 1957, RUTKAI 1958, KHOO und STUMP 1960, URAI et al. 1961). Solche Beobachtungen von ausgeprägten Veränderungen der kleinen und mittelgroßen Arterien bei normalem Blutdruck lassen im Bereich der Sklerodermie-Arterienveränderung eine hypertensive Genese ausschließen (ROTHENBERG et al. 1959). Es ist auch allgemein festgestellt worden, daß der Blutdruck erst final als Folge der Gefäßaffektion ansteigt (POLLACK 1940, GLÜCK und HUMERFELT 1957).

Wegen des Fehlens von Nekrosen im Bereich der kleinen und mittelgroßen Arterien kommt eine Verwechslung mit der Periarteriitis nodosa nicht in Betracht (CALVERT und OWEN 1956, RUTKAI 1958).

Auch bei Dermatomyositis können ähnliche Gefäßveränderungen auftreten, jedoch handelt es sich meist um Fälle mit (primärer?) schwerer Hypertonie (z. B. BOYLAN und SOKALOFF 1960 Lit.).

Über die Ursache und die Pathogenese der Sklerodermie sind wir nur ganz unvollkommen orientiert (allg. Lit. s. PFISTER und NÄGELE 1954). Sicher besteht eine Störung im Hyaluronsäure-Hyaluronidasesystem (EGER 1951), wobei möglicherweise immunbiologische Vorgänge mitspielen (BORDAWIL et al. 1958, FENNELL et al. 1961).

Cortison wie ACTH verschlimmern den Verlauf der Sklerodermie bezüglich der Nierenveränderungen sehr stark (CALVERT und OWEN 1956 Lit.). Kausal für die Gefäßprozesse können diese Medikamente jedoch nicht sein, da auch vor der Cortisonära analoge Veränderungen bei Sklerodermie gefunden wurden (CHEVALIER und PONTIUS 1959).

Anhang I: Niere und experimentelle Hypertonie[1]

Die empirisch erkannten Zusammenhänge zwischen Nierenerkrankung und Blutdrucksteigerung führten schon früh zu experimentellen Versuchen. So konnte JANEWAY (1909) zeigen, daß bei einem Hund nach Arteriendrosselung eine Hypertonie auftrat (ebenso KATZENSTEIN 1905, ALWENS 1909, HARTWICH 1929, 1930), aber erst die Versuche von GOLDBLATT (1934, 1937, 1938, 1947) trafen auf so fruchtbaren Boden, daß eine ungeheure Welle von neuen Tierversuchen ausgelöst und damit auch ganz wesentliche Einblicke in das Hypertoniegeschehen gewonnen wurden.

Im folgenden beschränken wir uns auf eine knappe Rekapitulation der verschiedenen Möglichkeiten, durch Manipulationen an den Nieren eine Hypertonie im Tierversuch zu erzeugen. Schon einleitend muß aber darauf aufmerksam gemacht werden, daß mit speciesbedingten Besonderheiten zu rechnen ist, so daß eine unmittelbare Übertragung der Resultate auf den Menschen große Gefahren in sich birgt. Auf der anderen Seite jedoch gestattet der Tierversuch die Gewinnung von *grundsätzlichen* Resultaten, welchen die Qualität biologischer Gesetze nicht abgesprochen werden kann.

1. Nierenarteriendrosselung

GOLDBLATT zeigte, daß bei einseitiger Nierenarteriendrosselung oft eine Hypertonie entsteht, welche beim Kaninchen relativ bald wieder verschwindet, es sei denn, die Gegenniere werde entfernt (PICKERING und PRINZMETAL 1937/8, DRURY 1938). Bilaterale Adrenalektomie verhindert die experimentelle Hypertonie unter diesen Umständen (GOLDBLATT 1937). Auch die an den Hals verpflanzte Hundeniere löst bei Arteriendrosselung denselben Vorgang aus (DUMONT 1946). — Bei der Ratte dagegen genügt oft die einseitige Nierenarteriendrosselung zur Erzeugung eines geringgradigen Hochdruckes. Wird die andere Niere entfernt, dazu 1%iges Salzwasser zum Trinken gegeben, so stellt sich eine Hypertonie regelmäßig ein (ZOLLINGER 1950 u. a.). Umgekehrt wird der Hochdruck zum Verschwinden ge-

[1] Lit. DUMONT 1946, GOLDBLATT 1947, 1948, CORCORAN et al. 1951, BOEMINGHAUS und GÖTZEN 1952, GREEN 1953, WILSON 1953, BEIN et al. 1957, MEIER und LICHTLEN 1957.

bracht, wenn eine normale Niere auf die hypertonische Ratte transplantiert wird (ROSAS et al. 1964). Auch Ligatur einzelner Nierenarterienäste kann zu Hypertonie führen (MARK und GEISENDÖRFER 1930, LOOMIS 1946, KOLETSKY 1955, MASSON et al. 1958). Wird die gedrosselte Niere nachträglich an den Hals verpflanzt, so bleibt der Blutdruck weiter hoch (BLALOCK und LEVY 1937). Entfernung der Arterienklemme nach 4 bis 15 Tagen bei einnierigen Kaninchen senkt den Blutdruck auf die Norm, Entfernung nach 6 bis 25 Wochen hat nur in einem Drittel der Tiere denselben Effekt, bei zwei Drittel sinkt der Blutdruck erst nach längerer Zeit (BLACKETT und SELLERS 1951). Bei einseitig gedrosselten Ratten konnten dieselben Resultate erzielt werden, doch blieb der Druck bei Spätentfernung der gedrosselten Niere bis 30 mm über der Norm (FRIEDMAN et al. 1941, FLOYER 1954, 1955, 1957), so daß ein extrarenaler Mechanismus in der Spätphase angenommen wurde. Während der ersten 4 Wochen muß somit ein renaler Pressormechanismus postuliert werden.

Die Entfernung der Drosselklemme zeigt im allgemeinen weniger gute Resultate als die Entfernung der gedrosselten Niere, was auf irreversible Schäden hinweist (OMAE und MASSON 1960), doch ist dabei nur das effektiv geschädigte Parenchym und nicht das fibrös ersetzte entscheidend (BOUNOUS und SHUMACKER 1962). Wird in der Spätphase die gesunde Niere entfernt und die Drosselklemme an der Gegenniere gelöst, so sinkt der Druck zur Norm (BYROM und DODSON 1948, 1949). Die Untersuchungen von HUBER (1960) zeigen, daß diese Spätfixation der Hypertonie durch hypertensive Vasculopathie der primär gesunden kontralateralen Niere bedingt ist, welche zu einer Durchblutungsdrosselung dieser Niere und damit zur Blutdruckfixierung führt. Wird beim einseitig nephrektomierten Hund die verbliebene Niere gedrosselt, dann steigt der Blutdruck; eine darauffolgende partielle Nephrektomie führt zu einer Normalisierung des Blutdruckes. Dies zeigt, daß die *relative* Ischämie des Nierengewebes für den Druckanstieg verantwortlich ist und nicht die Drosselung der Pulswelle (s. dagegen CORCORAN und PAGE 1940, CORCORAN et al. 1951, HARRIS et al. 1939). — Besonders bei maligner Hypertonie wird ein schwerer Vasospasmus gefunden (DANIEL et al. 1954). Bei Hunden mit Nierenarteriendrosselung zeigt der periphere Widerstand nach 2 Std eine Steigerung auf das vierfache. Bei totaler Nierenarterienunterbindung wird dieser Anstieg vermißt (BIERHAUS und LINDER 1952).

2. Aortendrosselung

Wird die Aorta zwischen dem Abgang der beiden Nierenarterien gedrosselt, so entsteht in der peripher liegenden Niere eine ischämische Atrophie, welche als „endocrine kidney" bezeichnet wurde (SELYE und STONE 1946). In dieser Niere finden sich dann keine hypertensiven Gefäßveränderungen, wohl aber in der proximal von der Stenose liegenden Gegenniere. Wird die distale Niere proximalwärts verpflanzt und die andere Niere entfernt, dann sinkt der Druck wieder (SCOTT und BALMSON 1951). Die Aortenklemme kann so reguliert werden, daß der Femoralisdruck normal ist, trotzdem entwickelt sich eine Hypertonie. Die Anhänger der Pulswellentheorie (s. oben) erblicken in diesem Versuch und den Befunden bei Aortenisthmusstenose (TIMMIS und GORDON 1964) Beweise für ihre Theorie (HAWTHURNE et al. 1953).

3. Periphere Gefäßdrosselung und Nierenkompression

Durch Siliciuminjektion in die Arteria renalis kommt es zu peripheren Gefäß-
verschlüssen und Hypertonie (BOEMINGHAUS und GÖTZEN 1952 Lit.), ebenso nach
intravenöser Injektion von Polyvinylalkohol (HALL und HALL 1963). Auch
die Nierenkompression durch Gummiumhüllung (LÖRINC und GORÁCZ 1955) bzw.
Cellophankapsel (FRIEDMAN et al. 1941) führt gesetzmäßig zu einer Hypertonie,
die auf Drosselung der peripheren Gefäße zurückgeführt wird. Der intrarenale
Druck steigt dabei im Sinne eines Ausflußwiderstandes (SWANN et al. 1952). Bei
Kompression der ganzen Niere tritt die Hypertonie nach 2 bis 7 Std auf (BARELL
1950). Umhüllung der Niere mit terpentingetränkter Seide führt beim Kaninchen
zu einer schweren Hypertonie und Vasculopathie, wenn die gegenseitige Niere am
7. Tag entfernt wird; erfolgt dies erst nach 4 Monaten, so bleibt die Vasculopathie
aus. Es muß somit das Mitspielen entweder der perirenalen Entzündung in der
akuten Phase oder aber ein gewisser Gefäßschutz durch das Verbleiben der gesunden Niere angenommen werden.

Weitere Beispiele für periphere Gefäßkompression durch intrarenale Drucksteigerung gefolgt von Hypertonie stellen die zahlreichen Tierversuche mit Pyelonephritis dar (s. S. 485), ferner die durch Ureterligatur erzeugte Harnrückstauung,
wobei der Blutdruck in der akuten Phase ansteigt, um dann aber wieder zur Norm
abzusinken (HARTWICH 1930). Auch die experimentelle Glomerulonephritis (s.
S. 355) führt zufolge der glomerulären Durchblutungsstörung zu Hypertonie.
Dasselbe gilt von der Spätveränderung nach Cholinmangel bei Säuglingsratten,
wobei ein schwerer Glomerulumausfall beobachtet wird (HARTROFT 1950, ASH-
WORTH und GROLLMAN 1959), während in der akuten Phase der Cholininsuffizienz
eine tubuläre Schwellung zu einer renalen Ischämie führen soll (BEST und HART-
ROFT 1949). Teils glomeruläre Prozesse, teils die interstitielle schwere Fibrose
können bei der experimentellen Röntgenniere zu Hypertonie führen (s. S. 556).

4. Renale Venendrosselung

Die Venendrosselung ist bezüglich Hypertonieerzeugung sehr viel weniger zu-
verlässig als die Arterieneinengung (MANN 1960 Lit.). Einigen negativen Resultaten
(VOGT 1940, DIVRY 1951) stehen positive gegenüber (BRAUN-MENÉNDEZ 1933,
DICKER 1938, FRIEDBERG 1944, GOLDBLATT 1948). Die an sich nicht sehr hohe
Hypertonie verschwindet wieder spontan, was auf die Ausbildung von Kollateral-
venen zurückgeführt wird (DICKER 1937; weitere Lit. s. S. 131).

Die bisher angeführten experimentellen Resultate zeigen, daß jede Form der
Nierendurchblutungsdrosselung zu Hypertonie führen kann. Der gemeinsame
Mechanismus dürfte am ehesten die relative Ischämie und nicht die Pulswellen-
reduktion oder die Anoxie sein. Zum mindesten in der Frühphase scheint der
hypertensive Impuls von der gedrosselten Niere auszugehen, so daß der renale
Charakter der Hypertonie als bewiesen angesprochen werden kann. Die Übertragung dieses experimentell ermittelten Grundgesetzes auf den Menschen hat sich
bisher gut bewährt, d. h. jede Durchblutungsdrosselung der Niere des Menschen
führt, wenn das Herz und die endokrinen Organe intakt sind, praktisch gesetzmäßig zu einer Hypertonie, welche — wenn sie nicht in der Gegenniere durch
hypertensive Vasculopathie fixiert ist — operativ während langer Zeit behoben
werden kann.

5. Doppelseitige Nephrektomie (renoprive Hypertonie)[1]

Die doppelseitige Nephrektomie kann bei Erhaltung des Lebens durch Peritonealdialyse zu Hypertonie führen (WINTERNITZ et al. 1940, DUMONT 1946, MUIRHEAD et al. 1951, DANIEL et al. 1954, KOLETSKY 1955a u. a.). Diese sog. renoprive Hypertonie wird auch beim doppelseitig nephrektomierten Parabiosepartner beobachtet (JEFFERS et al. 1940, MASSON et al. 1941). Dabei findet man Gefäßveränderungen, welche der hypertensiven Vasculopathie ähnlich, aber nicht mit ihr identisch sind und auch ohne Hypertonie auftreten können. Man macht dafür eine parabiotische Intoxikation (KOLFF und FISHER 1952) und allergische Vorgänge (ZECKNER 1952, TURIAF et al. 1954) verantwortlich. Werden bei diesem Partner die Nebennieren entfernt, so normalisiert sich der Blutdruck, um auf DOCA-Gabe wieder anzusteigen (GROLLMAN 1951, LEDINGHAM 1951, WILSON 1953). Bei dieser Form der Hypertonie muß somit die Nebenniere eine wichtige Rolle spielen (WILSON 1953; s. dagegen TURNER und GROLLMAN 1951). Man hat sich vorgestellt, daß die normale Niere den Blutdruck reguliere und ihr Wegfall zu einer Enthemmung und damit zu einer Hypertonie führe (renoprive Hypertonie; GOVAERTS et al. 1952, GROLLMAN 1954, FLOYER 1957). Umgekehrt verschwindet die Hypertonie bei einer primär nierengedrosselten Ratte, wenn sie in Parabiose gebracht wird. Werden die Tiere wieder getrennt, oder wird auch die zweite Ratte total nephrektomiert, dann steigt der Blutdruck wieder an (HALL und HALL 1951b, Lit.). In diesem Fall scheint das humorale Agens für die Hypertonie durch die intakten Nieren des zweiten Tieres zerstört zu werden.

Diese Resultate scheinen auf den ersten Blick gegen die renale Genese bzw. die renale Auslösung der bei Nierendrosselung beobachteten Hypertonie zu sprechen. Nun stehen aber die Beobachtungen beim Menschen im krassen Gegensatz zu diesen Resultaten, denn bei nierenlosen Menschen, die korrekt an der künstlichen Niere gepflegt werden, stellt sich keine Hypertonie ein (KOLFF und FISHER 1952, MERRILL et al. 1960). Ferner tritt die renoprive Hypertonie nur bei Gewichtszunahme des Tieres auf, so daß eine Volumenzunahme des Blutes angenommen werden muß, also eine Überwässerung (BRAUN-MENÉNDEZ und EULER 1947, BRAUN-MENÉNDEZ 1951, GOLDBLATT 1951). Ferner wird beobachtet, daß das Natrium dabei stark ansteigt und das Kalium absinkt (TURNER und GROLLMAN 1951, MUIRHEAD und JONES 1954); wird Natrium intraperitoneal appliziert, dann entwickelt sich auch beim korrekt dialysierten Tier eine Hypertonie (ORBISON et al. 1952), gelingt es dagegen, durch Peritonealspülung sämtliches überschüssiges Natrium wegzubringen, so bleibt die renoprive Hypertonie aus (MASSON et al. 1951). Auf Grund dieser Befunde muß doch angenommen werden, daß die renoprive Hypertonie in erster Linie durch die Überwässerung und die schwere Elektrolytstörung hervorgerufen wird (JEFFERS et al. 1940, ORBISON et al. 1956). Interessant ist ferner die Beobachtung, daß bei doppelseitig nephrektomierten Tieren der Druck absinkt und die Vasculopathie reduziert wird, wenn Nierengewebe autotransplantiert wird (MUIRHEAD et al. 1940).

Auch die subtotale Nephrektomie kann eine Hypertonie auslösen (PAESSLER und HEINECKE 1905); bei Ratten wird dieselbe in 56% der Tiere beobachtet (CHANUTIN und FERRIS 1932, KOLETSKY und GOODSITT 1960; s. dagegen FRIEDMANN

---

[1] Lit. MUIRHEAD et al. 1953.

und WACHSMUTH 1930). Bei diesen Tieren genügt schon die Resektion von 30% des Nierengewebes, um bei drei Viertel eine Hypertonie zu erzeugen (BING 1959), so daß die *relative* Ischämie als entscheidend angesehen werden muß (s. oben).

6. Experimentelle Hypernatriämie, Nebennierenrindenfunktion und Hypertonie

Dieser Faktor hat auf den ersten Blick zur Niere direkt keine Beziehung (Abb. 561b). Eine kurze Erörterung scheint aber doch am Platz, da gewisse Parallelen augenfällig sind und bei der chronischen renalen wie extrarenalen

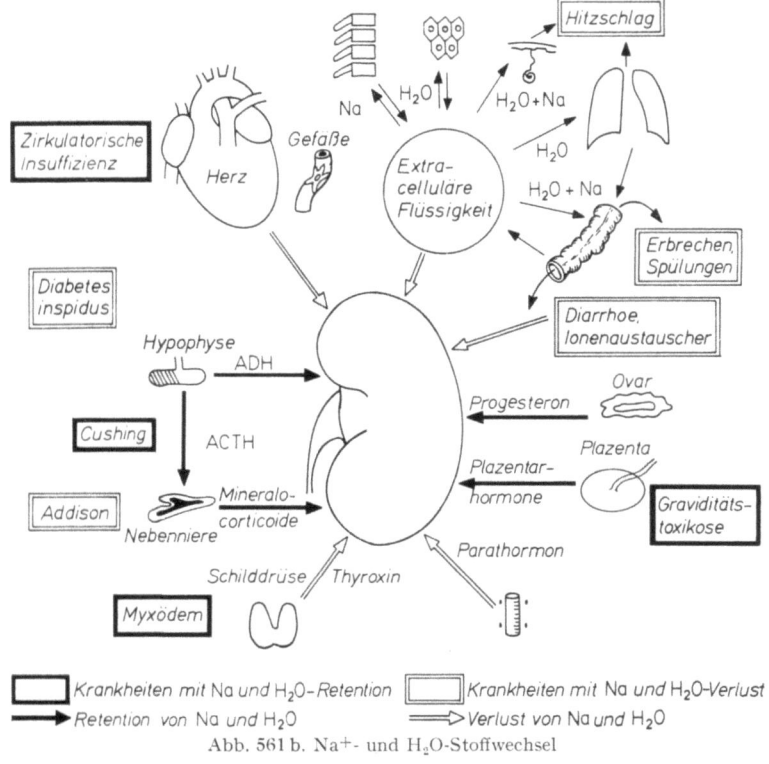

Abb. 561 b. Na$^+$- und H$_2$O-Stoffwechsel

Hypertonie der Nebennieren-Natriumkomplex nach heutiger Auffassung von entscheidender Bedeutung ist.

Schon seit längerer Zeit ist bekannt, daß die Tränkung von Ratten mit 1 bis 2%iger NaCl-Lösung zu Hypertonie führt, welche durch einseitige Nephrektomie verstärkt wird (SELYE und STONE 1943, LENEL et al. 1948, RACE und PESCHEL 1954, ZOLLINGER et al. 1954, KOLETSKY 1961 Lit. u. a.). NaCl- und Renininfusionen verstärken beim beidseitig nephrektomierten Hund die Hypertonie (MASSON et al. 1953a). Wird die Kochsalzlösung nach einiger Zeit durch das übliche Trinkwasser ersetzt, so bleibt bei zwei Dritteln der Tiere der Blutdruck hoch (DAHL 1961 Lit.) und die Tiere zeigen eine ausgesprochene Vasculopathie (KOLETSKY 1958, 1959, 1961 u. a.). Die Gefäßveränderungen entsprechen in der

Frühphase einer Wandhypertrophie der Arterien und Arteriolen, so daß ein Dauer-spasmus wahrscheinlich wird (ZOLLINGER 1954). Die Vasculopathie kann durch antihypertensive Behandlung verhindert werden (GARDNER 1960). Die Aorta der-artiger Tiere ist auf die Adrenalinwirkung viel empfindlicher als diejenige normaler Tiere (VICKS et al. 1956), wobei Männchen deutlicher reagieren als Weibchen; kastrierte Männchen verhalten sich wie Weibchen. Umgekehrt wird im Herz-muskel der Hypertonieratte ein deutlicher Anstieg des Natrium und ein Abfall des Kalium festgestellt (LARAMORE und GROLLMAN 1950). Elektrolytstörungen innerhalb der Gefäße scheinen deshalb bei dieser Form der Hypertonie eine wesent-liche Rolle zu spielen, wobei die Niere primär nicht beteiligt ist, wie dies am total nephrektomierten Kaninchen nach Kochsalzzufuhr gezeigt werden kann (FLOYER 1951). Es ist aber anzunehmen, daß die Niere in diesen ganzen Kreislauf wesent-lich eingreift und zwar über ihren juxtaglomerulären Apparat, der als Zeichen der Hypersekretion seine Granula beim NaCl-getränkten Tier ausschwemmt (TOUS-SAINT et al. 1953). Ferner muß angenommen werden, daß das Natrium das Mem-branpotential der Gefäße direkt beeinflußt (LEDINGHAM 1957).

Neben der direkten Wirkung auf die Gefäße muß selbstverständlich auch an die Wasservermehrung durch NaCl-Retention gedacht werden (SAPHIRSTEIN et al. 1950). Vieles spricht dafür, daß das Renin nicht direkt auf die Gefäße, sondern via Natriumstoffwechsel einwirkt (GROSS 1960; s. S. 646). Eine gewisse direkte Wir-kung des NaCl auf die Niere wird von BRAUN-MENÉNDEZ (1951) angenommen, der Wasserretention aber auch eine große Bedeutung zugemessen. — Neuerdings wird nicht mehr das Natrium direkt, sondern das NaCl als Komplex verantwortlich gemacht (HOLTMEIER 1964).

Sehr wahrscheinlich wirkt auch die Überdosierung von Desoxycorticosteron-acetat (DOCA) durch Na-Retention hypertensiv (KULMANN et al. 1939, GROSS 1950, MASSON et al. 1951, ZOLLINGER et al. 1954, HEINTZ et al. 1955, SKELTON 1955 u. a.), wobei eine Dauerhypertonie wie nach NaCl-Tränkung auftreten kann (STURTEVANT 1958 Lit.). Darauffolgende doppelseitige Nephrektomie senkt den Blutdruck nicht, was auf einen von der Niere unabhängigen Mechanismus hin-deutet (FRIEDMAN und FRIEDMAN 1949, HALL und HALL 1949, FRIEDMAN et al. 1951). Diese Form der Hypertonie wird auch auf den parabiotischen Partner über-tragen (HALL und HALL 1951). Die Nebenniere selbst zeigt bei diesen Ver-suchen häufig eine Atrophie (OMAE und MASSON 1960). Einzelne Autoren nehmen eine direkte DOCA-Wirkung auf die Gefäße an (SELYE und HOENE 1952, SKELTON 1955, ANDERSON 1963: Glomerulumschlingen), während wir eher an eine hyper-tensive Gefäßschädigung denken. Als Zusatzfaktor verschlimmert das DOCA die Masugi-Nephritis und die sie begleitende Hypertonie (BOHLE und HIERONYMI 1953).

Nach anderen Autoren soll die Vasculopathie eine Folge der durch DOCA be-dingten Hypokaliämie sein (GEPTS und DESCLIN 1952). — Thyroxin fördert die Gefäßläsion bei DOCA- und NaCl-Hypertonie (SELZE und BOIS 1956).

Elektronenoptische Befunde (vergrößerte Räume zwischen den Plasmamem-branen des Basallabyrinthes der Hauptstückepithelien) werden als Ausdruck der vermehrten Wasser- und NaCl-Retention bei Hypertonie gedeutet (BLAUFOX et al. 1964).

Eine sehr wichtige Rolle spielt das Aldosteron bei der Regulation des Natrium-spiegels und damit auch im Hypertoniekomplex (GROSS et al. 1955). Zu Aldo-steronausschüttung kommt es, wenn das Natrium in den Geweben reduziert und das Kalium vermehrt ist sowie bei Abnahme der peripheren Gefäßfüllung (FOUR-MAN 1962, LARAGH et al. 1963). Das aus dem Renin gebildete Angiotensin (Hyper-tensin) ist ein wesentlicher Regulationsfaktor des Aldosterons (GROSS 1955, 1963, DAVIS 1963, ITSKOVITZ et al. 1963 Lit., SIEGENTHALER 1963 Lit.). Bei einseitiger Nierenarterienstenose entwickelt sich klinisch wie experimentell das Bild des Hyperaldosteronismus (CONN 1961 Lit., HÄNZE et al. 1963, SCHWAB et al. 1963, SIEGENTHALER 1963).

Diese Feststellungen führen über zur Betrachtung der generellen Bedeutung der Nebennieren bei der Hypertonie. Das sehr häufige Vorkommen einer schweren

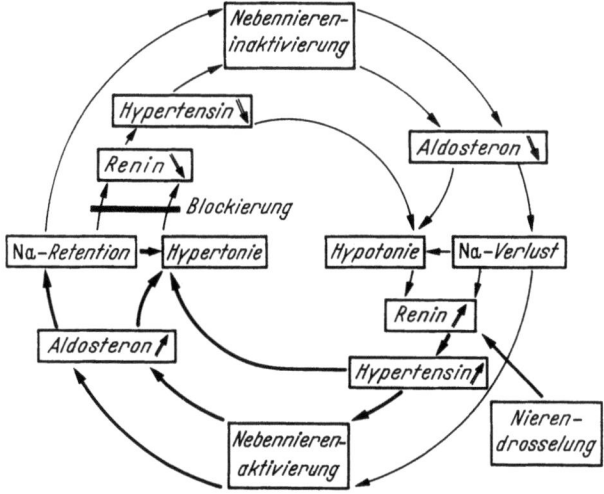

Abb. 561 c. Störung der kybernetischen Regelung des Renin-Natrium-Stoffwechsels und Hypertonie (modifiziert nach SARRE 1961 und GROSS 1958)

Nebennierenrindenhypertrophie beim hypertonen Menschen ist bekannt. Dieselbe Erscheinung wurde auch beim Tier beobachtet (RATHER 1950, EGER 1953). Adre-nalektomie setzt den vorher normalen oder erhöhten Blutdruck stark herab (BARRELL 1950, RATHER 1950, FLOYER 1951; s. dagegen ENGER et al. 1937).

Auch durch Hypophysektomie läßt sich der Blutdruck herabsetzen — eine Wirkung, die durch ACTH-Injektion verhindert wird (PAGE 1949), somit ist auch bei diesem Vorgang die Nebenniere entscheidend.

Weitere hormonale Einflüsse betreffen das Adrenalin, mit welchem direkt keine chronische Hypertonie zu erzeugen ist, wohl aber Gefäßschäden auf Grund der den jeweiligen Injektionen folgenden Schockzustände (HEIM 1962). — Eine schwere Hypertonie läßt sich experimentell durch Erzwingung einer Regeneration von Nebennieren*mark*gewebe hervorrufen (SKELTON 1956, CHAPPEL et al. 1958, GEER et al. 1961), indem die eine Nebenniere entfernt und in der anderen das Mark enukleiert wird. Die Tiere müssen jedoch einseitig nephrektomiert sein und NaCl-Trinkwasser erhalten. Weiter kann durch Pitressin bei Ratten eine Hypertonie erzeugt werden. Diese Versuchsordnung eignet sich jedoch nicht gut für den Tierversuch (BYROM 1937).

Der Einfluß der Gravidität wird verschieden beurteilt. Während gravide Kaninchen auf Nierendrosselung mit einer besonders schweren Hypertonie mit hochgradigen Gefäßveränderungen reagieren (DILL und ERICKSON 1941), soll die experimentelle Hypertonie bei graviden Hunden abnorm leicht verlaufen, so daß man an einen hormonalen Schutz gedacht hat (HOLMAN und JONES 1953)[1].

Wenn auch die Vielfältigkeit der einzelnen Versuchsresultate das Zusammen-fügen zu einem einheitlichen Ganzen bis heute noch nicht gestattet, so scheint doch soviel klar zu liegen, daß durch schwere Hypernatriämie und/oder Nebennieren-Hypophysenstörungen eine sehr wahrscheinlich primär nicht von der Niere ab-hängige Hypertonie fast gesetzmäßig zu erzeugen ist. Auf der anderen Seite muß heute angenommen werden, daß die Dauerhypertonie, welche aus der primär renalen hervorgeht, zum mindesten teilweise durch sekundäre adrenale Störungen unterhalten wird (Abb. 561c). Praktisch von größter Bedeutung ist dabei die Feststellung, daß bei all diesen ganz unterschiedlich bewirkten Hypertonieformen der Blutdruck durch antihypertensive Medikation gesenkt und die Vasculopathie verhindert werden kann (GROSS et al. 1955 Lit., DUTZ und VOIGT 1957, MASSON et al. 1958).

7. Weitere Formen der experimentellen Hypertonie

Die neurogene Hypertonie wurde vor allem beim Hund untersucht (DAMMIN et al. 1956). Sie tritt — wie dies auch bei der Bleihypertonie nachgewiesen werden konnte (COTTIER et al. 1953) — vor dem Auftreten von Nierenläsionen in Er-scheinung.

Nachdem klinisch bekannt ist, daß die essentielle Hypertonie und wahrschein-lich auch die renale Form familiäre Häufigkeitsunterschiede aufweist (Lit. s. WOLLHEIM und MOELLER 1960), ist außerordentlich interessant, daß auch bei Ratten genetisch unterschiedliche Stämme nach NaCl-Tränkung ganz verschiedene Hypertoniehäufigkeit aufweisen (DAHL et al. 1961).

8. Renin-Hypertensin bei experimenteller Hypertonie[2]

Die überwiegende Mehrzahl der Autoren ist sich heute darin einig, daß zum mindesten bei der akuten renalen Hypertonie in der Niere ein vasopressorischer Stoff gebildet wird, der schlußendlich durch den hepatisch gebildeten Reninakti-vator in Hypertensin übergeführt wird. Wenig Einigkeit besteht dagegen über den Gegenregulationsmechanismus, welcher — wie bei allen biologischen Vorgängen — gefordert werden muß. Auch ist über die Bildungsstätte des Renins, seine direkte Wirkung und schließlich seine Bedeutung bei der chronischen Hypertonie keines-wegs Einigkeit erzielt worden (s. BRAUN-MENÉNDEZ 1953, 1958).

Die Großzahl der Autoren verlegt die Reninbildung in den juxtaglomerulären Apparat und erblickt in den Granula der myoepithelialen Zellen die Vorstufen des Renins (BOUGHTON und SOMMERS 1963, s. S. 19), denn der Granulagehalt geht in

---

[1] Lit. über innere Sekretion bei experimenteller Hypertonie s. MEIER und LICHTLEN 1957.

[2] Lit. PAGE und CORCORAN 1948, BRAUN-MENÉNDEZ 1956, 1958, GROSS 1956, BARNETT et al. 1962, MILLIEZ et al. 1962, PEART 1959, 1962, BOGATZKI 1964, FISHER und TAMURA [Proc. Soc. exp. Biol. (N.Y.) **118**, 402 (1965)]: Beziehung zwischen Aldosteron und juxta-glomerulärem Granulaindex.

großen Zügen dem Reningehalt einer Niere parallel (MASSON et al. 1964 u. a.). Auf
der anderen Seite konnte gezeigt werden, daß durch Natriumtartrat die Tubuli
— und zwar wahrscheinlich die proximalen Hauptstücke — geschädigt werden
und dabei der Reningehalt der Niere praktisch verschwindet (FRIEDMAN und
KAPLAN 1943; s. a. BRAUN-MENÉNDEZ 1951). Auch läßt die häufig in gedrosselten
Nieren beobachtete Mittelstückssprossung (Abb. 122) daran denken, daß vielleicht
auch hier Renin gebildet werden könnte (MEYER 1950, ZOLLINGER 1951). Die Tatsache, daß Renin in fetalen Nieren vor Erscheinen des Polkissens nachgewiesen
werden kann, läßt ebenso an die tubuläre Genese denken, wobei vereinzelt die
Macula densa als Bildungsstätte angesprochen wird (BING und KAZIMIERCZAK
1962, 1964). Auch wird bei schwerer Hyperplasie des juxtaglomerulären Komplexes, einem neuen, sehr seltenen Krankheitsbild (BARTTER et al. 1962), interessanterweise keine Hypertonie gefunden. Andererseits kann bei Morbus Addison
zuweilen eine schwere Hypertrophie der myoepithelialen Zellen im Glomerulumstiel gefunden werden (SN. 705/64). Im ganzen läßt sich diese Frage aber sicher
noch keineswegs eindeutig beantworten (s. S. 19).

Chemisch handelt es sich beim Renin um ein proteolytisches Ferment. Der
Reninaktivator soll ein Alpha-2-Globulin sein (PAGE 1951). Das Hypertensin
(= Angiotensin) wird als Peptid angesprochen, welches aus dem Globulin des
Blutes abgesondert wird; das eigentliche aktive Hypertensin hat die Struktur
eines Octa-Peptids (SARRE 1961 Lit.). Nach Renininjektion steigt beim Versuchstier der Blutdruck sofort an (BLACHET et al. 1950) und kann durch Dauerinfusion
bis 18 Tage erhalten bleiben (MASSON et al. 1953), wobei es zu einer Vasoconstriction in der Nierenrinde kommt (DANIEL et al. 1954); vermutlich ist dabei vor
allem das Vas efferens betroffen, da die Inulinausscheidung ansteigt (CORCORAN
und PAGE 1940). In der durchsichtigen Ohrkammer läßt sich beim Kaninchen
die Arteriolenkontraktion nach Hypertensininjektion direkt beobachten (ABELL
und PAGE 1942). Nach dem oben Gesagten handelt es sich dabei um die Folge
des Renin-Hypertensin-bedingten Hyperaldosteronismus, der übrigens bei renaler
Hypertonie auch nachgewiesen werden konnte (HOLTEN und PETERSEN 1956).
Nach anderer Ansicht soll das Renin einen Natriumverlust und damit vermehrte
DOCA-Ausschwemmung bedingen, welche dann ihrerseits die Niere schädigt
(CORCORAN et al. 1951); diese Meinung muß heute wohl als überholt bezeichnet
werden. Beim normotonen Menschen führt Hypertensininjektion zu einer verminderten Natriumausscheidung, beim hypertonen zu einer vermehrten Ausscheidung (JONES und BARRACLOUGH 1962). Die Steroide, vor allem das DOCA sollen
die Gefäße für die Reninwirkung sensibilisieren (MASSON 1954), vermutlich aber
eher indirekt über die Na-Retention. Interessant ist ferner die Feststellung, daß in
einer gedrosselten Niere die pressorisch wirkende Substanz vermehrt ist, während
in der gesunden Gegenniere das Pressormaterial absinkt (GROSS und LICHTLEN
1958, REGOLI et al. 1962, MASSON et al. 1964). Wird eine Niere gedrosselt und die
andere entfernt, so bleibt der Reningehalt in der gedrosselten Niere normal. Man
nimmt deshalb an, daß die Drosselung zu Reninvermehrung in der entsprechenden
Niere führe; das Renin bedingt über Hypertensin und Hyperaldosteronismus Na-
Retention, worauf die andere Niere die Reninbildung herabsetzt. Die normale
Niere inaktiviert das angebotene Renin oder sie bildet einen Antagonisten, wodurch die zweite Niere bezüglich Reninbildung stimuliert wird (REGOLI et al.

1962). — Ferner wird vermutet, das Renin beeinflusse die Gefäßpermeabilität direkt und führe damit zu Proteinurie und Arteriolopathie (MASSON et al. 1953.) Die Auslösung der Reninbildung muß — nach allem, was wir wissen — in der intravasculären Druckabnahme der Niere gesehen werden (s. S. 639). Auch der ungenügenden Sauerstoffsättigung des Blutes innerhalb der Niere wird eine wichtige Rolle beigemessen (DOCK 1947). Massive Hypertensininjektion führt experimentell zu Medianekrose der Arteria renalis. Mehrfache Injektionen erzeugen neben einer Glomerulonekrose Thrombosen und Aneurysmata der Arterien (BYROM 1964).

Keine Einigkeit wurde bezüglich der Frage erzielt, wie lange der Reninmechanismus bei renaler Hypertonie wirksam ist. Die einen Autoren nehmen an, das Renin sei nach einer Woche nicht mehr von Bedeutung (PAGE 1949, WILSON 1953, 1961, SARRE 1959 Lit. u. a.) und spiele somit bei der chronischen Hypertonie keine Rolle (s. a. HAMBURGER et al. 1962), denn im Blut der Vena cava kann dann keine vasoconstrictorische Substanz mehr nachgewiesen werden (GOVAERTS 1954), auch bleiben gegen Renin desensibilisierte Tiere hyperton (WILSON 1952 Lit.). Von anderer Seite wird doch eine Dauerwirkung des Renins angenommen, da renal hypertone Hunde auf Zuführen von Hunderenin noch nach Monaten verstärkte Hypertonie (WAKERLIN et al. 1954), nach Behandlung mit homologem Antirenin jedoch Normalisierung des Blutdruckes zeigen.

Weiter komplizierend ist die Feststellung, daß die gesunde Niere wahrscheinlich einen den vasopressorischen Stoff abbauenden Faktor produziert *(Hypertensinase)* und damit der Niere auch eine antihypertensive Wirkung zugeschrieben werden muß (MICHON 1961 u. a.). Das Fehlen der Hypertensinase würde somit ebenfalls zu einer Hypertonie führen (GROLLMAN und HALPERT 1949, GROLLMAN 1951, PAGE 1951, DUSTAN et al. 1959 Lit. u. a.). Transplantation von normalem Nierengewebe oder Injektion von Schweinenierenextrakt schützt tatsächlich vor Hypertonie (BURNS und WAKERLIN 1953, MUIRHEAD et al. 1960). Diese „Nieren-Ausfalls-Theorie" der Hypertonie (GROLLMAN 1954) basiert vorwiegend auf der renopriven Hypertonie, deren Fundament heute allerdings stark ins Wanken geraten ist (s. S. 641). — Nach den Untersuchungen von BRAUN-MENÉNDEZ (1952, 1958) beruht die antihypertensive Wirkung der Niere auf dem sog. Renotrophin, welches auch eine Nierenhypertrophie hervorrufen soll. Wenn die Niere darauf nicht reagiert, dann kommt es nach diesem Autor zur Hypertonie. Dieser Stoff ist bis heute aber weitgehend hypothetischer Natur.

Der Vollständigkeit halber ist auch das von SHORR (1951) entdeckte VEM (vasoexcitatorisches Material), ein Enzym der Niere, das auf die kleinen Gefäße wirkt und der Gegenregulator, das VDM (vasodepressorisches Material), welches von der Leber gebildet wird, zu erwähnen. Dabei handelt es sich anscheinend nicht um die oben besprochenen Faktoren. VEM wird bei Ischämie der Niere nur initial in vermehrtem Maße gebildet; sehr rasch bildet sich ein Gegenferment, das zu einer abnorm starken Reduktion des VEM führt. Die Bildung des VEM in vitro ist an anaerobe Verhältnisse gebunden, was an die schon mehrfach erwähnte Sauerstoffmangeltheorie erinnert.

Anhang II: Renale Hypertonie beim Menschen und einseitige Schrumpfniere[1]

Die Synthese der empirischen und der experimentellen Resultate läßt keinen Zweifel mehr an der Existenz einer renalen Hypertonie bestehen. Praktisch sind diese Forschungsresultate vor allem für die Behandlung der einseitigen Schrumpfniere mit Hypertonie von größter Bedeutung, da es sich nicht selten um jugendliche Individuen handelt, bei welchen die Prognose der Hypertonie wegen der hypertensiven Vasculopathie besonders schlecht ist (FRANT und GROEN 1950, FRISCHKNECHT 1951, MCCRORY und NASH 1952, HILLENBRAND 1956 u. a.; s. S. 603). Die von GOLDBLATT noch 1947 vertretene renale Genese der essentiellen Hypertonie wird heute allgemein abgelehnt (s. SARRE 1959). Eine Unterscheidung der essentiellen Hypertonie von der renalen Form ist bis heute eigentlich nur beschränkt möglich, nämlich durch das Resultat der Operation einseitiger Schrumpfnieren. Nach dem Schrifttum soll BUTLER (1937) als erster durch operative Entfernung einer einseitigen Schrumpfniere Heilung einer renalen Hypertonie erzielt haben.

Bezüglich der Pathogenese der renalen Hypertonie beim Menschen wissen wir auf Grund der experimentellen Resultate, daß zum mindesten in der akuten Phase der Renin-Hypertensinmechanismus entscheidend ist, während er an der chronischen höchstens teilweise mitbeteiligt ist (Lit. OGDEN 1947, PAGE 1949, 1960, BOEMINGHAUS und GÖTZEN 1952, RANDERATH und BOHLE 1952, PEART 1959, WOLLHEIM und MOELLER 1960 u. a.). Weiter spielen neurogene Einflüsse die Rolle von wichtigen, aber nicht entscheidenden Cofaktoren, indem sie die Reaktionsfähigkeit des kardio-vasculären Systems bestimmen (PAGE 1960, WOLLHEIM und MOELLER 1960). Wie bei den Tierversuchen sind die Nebennierenrindenhormone, insbesondere für die Dauerhypertonie von Bedeutung (Lit. WOLLHEIM und MOELLER 1960). Dagegen sind eindeutige Beziehungen zum Hypophysenvorderlappen beim Menschen nicht sichergestellt.

Auf jeden Fall steht die periphere Vasoconstriction im Vordergrund des Geschehens. Sie kann zu zusätzlichen pathologischen Spasmen, besonders im Hirn führen, wie dies BYROM (1954) an der Ratte mit Hirnfenster ausgezeichnet gezeigt hat. Die außerordentliche Vielfalt der beteiligten Faktoren geht im übrigen sehr eindrücklich aus der Mosaiktheorie von PAGE (1960) hervor. Für die hyporenale, möglicherweise tubulär bedingte Form der Hypertonie (FINDLEY 1956, 1957), lassen sich beim Menschen keine Beweise erbringen, dagegen bewirkt die Transplantation einer ischämischen Niere auch beim Menschen eine Hypertonie (MERRILL et al. 1961).

Was die verschiedenen Typen der einseitigen Schrumpf- oder Zwergniere[2] anbelangt, welche zu Hypertonie führen, so ist schon lange bekannt, daß grundsätzlich alle Schrumpfungen der Niere renale Blutdrucksteigerung hervorrufen *können*, wohingegen die nicht komplizierten primären Hypoplasien und Hypogenesen

---

[1] Lit. ABESHOUSE 1941, SMITH 1948, 1956, SARRE und MOENCH 1951, SCHROEDER 1951, BOEMINGHAUS und GÖTZEN 1952, KÄSER 1956, WOLLHEIM und MOELLER 1960, SARRE 1961.

[2] Lit. über Formen der einseitigen hypertensiven Nierenleiden s. LINDER 1949, BOEMINGHAUS und GÖTZEN 1952, WAYMAN und FERRIS 1952, GLAZIER und LOMBARDO 1959, BATZENSCHLAGER et al. 1962, MEINE 1964.

anhyperton verlaufen. Erst sekundärentzündliche Komplikationen, welche an sich häufig sind bei der letztgenannten Nierenveränderung, rufen eine Hypertonie hervor (BELL 1946, EICHENBERGER 1950, HERBST 1959; s. dagegen ASK-UPMARK 1929, GÖTZEN 1956, BOEMINGHAUS 1958).

Eine Reihe von 280 klinisch untersuchten anscheinend aber schon selektionierten Hypertonikern ergab folgende quantitative Verteilung: 31% essentielle Hypertonie (!), 32,5% Pyelonephritis, 9,8% Mißbildungen, 10,7% Verschlußprozesse der Arteria renalis, 6% Glomerulonephritis, Periarteriitis nodosa oder Tumor, 1% Tuberkulose, 1,8% Nebennierentuberkulosen, 7,2% unklare (MILLIEZ et al. 1962; vgl. ROLAND et al. 1964). In dieser Serie zeigen von 214 Arteriographien 27 pathologische Prozesse (18 arteriosklerotische Stenosen, 3 fibromuskuläre Stenosen und 6 Thrombosen). In Abb. 561d sind die verschiedenen Ursachen der renalen Hypertonie schematisch dargestellt.

Wohl die häufigste Form der einseitigen Schrumpfniere mit Hypertonie ist die pyelonephritische (BELL 1946, SMITH 1948, PUPPEL und ALYEO 1952, SMITH 1956, LANZ und SEILER 1957, STAEMMLER 1957, BARRIE et al. 1961, MEINE 1964: 34,9%, RO-LAND et al. 1964: 19% u. a.; s. S. 648). An zweiter Stelle stehen die vasculären Prozesse (Arterienthrombose, Arteriosklerose usw.) (YUILE 1944 Lit., BELL 1946, SMITH 1948, 1956, BRETSCHGER 1951, BOEMINGHAUS und GÖTZEN 1952, 1953: Vas aberrans, GELLMAN 1958, PEABODY und GATES 1958 Lit., CORDONNIER 1959 u. a.).

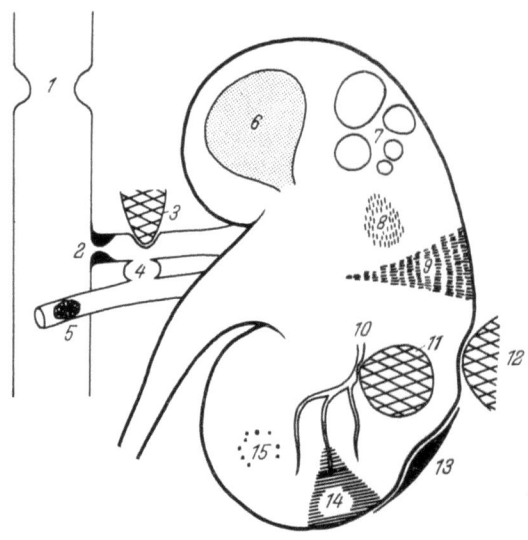

Abb. 561d. Die Ursache der renalen Hypertonie: *1* Isthmusstenose der Aorta. *2* Nierenarterienstenose, *3* Nierenarterienkompression durch Tumor, *4* arterio-venöses Aneurysma, *5* alte Nierenvenenthrombose, *6* tuberkulöse Kittniere (Frühstadium), *7* Cystniere mit interstitieller Entzündung, *8* chronische interstitielle Nephritis, *9* chronische Pyelonephritis, *10* vasculäre Prozesse, *11* Kompression der peripheren Gefäße durch intrarenalen Tumor, *12* Nierenkompression durch extrarenalen Tumorprozeß, *13* Nierenkompression durch narbige Kapselverdickung oder subkapsuläres Serom, *14* Subinfarkt des Nierengewebes, *15* glomeruläre Durchblutungsstörung

Eine von außen wirkende Kompression der Nierenarterie kann zu schwerer Ischämie mit Hypertonie führen; letztere kann operativ geheilt werden. Intraoperative Druckmessung in Aorta und Nierenarterie ergibt bei solchen Fällen eine sehr starke Diskrepanz. Als Ursache findet sich eine Abschnürung der Arteria renalis durch den Muskel-Sehnenschenkel des Musculus psoas minor oder durch einen Schenkel des Diaphragma (ABREU und STRICKLAND 1962). — Auch bei Nierenvenenthrombose kommt es im Ausnahmefall einmal zu einer Hypertonie, wie dies selbst beim Kleinkind beobachtet wurde (SCHÖNENBERG und STAEMMLER 1960; s. S. 131).

Bei der Hydronephrose (s. S. 523) sind die Verhältnisse ähnlich wie bei der

Hypoplasie, d. h. bei reiner Hydronephrose findet sich in der Regel keine Blutdrucksteigerung, wohl aber bei Komplikation durch Pyelonephritis (BOEMINGHAUS
und GÖTZEN 1952, SMITH 1956, STAEMMLER 1957 u. a.). Dasselbe gilt auch von der
Steinniere. — Bei der gewöhnlichen Nierentuberkulose wird nur sehr selten eine
Hypertonie gefunden, bei tuberkulöser Kittniere (MEINE 1965: 5,2% aller einseitigen Schrumpfnieren) ist sie dagegen nach unseren Befunden fast die Regel,
allerdings sinkt der Blutdruck meist spontan nach einigen Monaten oder Jahren
wieder ab, wenn das Parenchym total zerstört ist (ZOLLINGER 1949; weitere Fälle
s. ABESHOUSE 1941, BELL 1946, SMITH 1948, LINDER 1949, BRETSCHGER 1951,
BOEMINGHAUS und GÖTZEN 1952, PUPPEL und ALYEO 1952; s. S. 507). — Als
selten sind die posttraumatischen einseitigen, mit Hypertonie verlaufenden Nierenleiden zu bezeichnen (s. S. 555), wobei es sich um infizierte Hydronephrosen
(HEINTZ et al. 1954), arterielle Aneurysmata (PASTOR et al. 1955, MCDONALD et al.
1958), Nierenkapselnarben (WILDBOLZ und JENNY 1953) oder ähnliche Prozesse
handeln kann (s. a. BOEMINGHAUS und GÖTZEN 1952, CORDONNIER 1959). — Kongenitale Cystennieren zeigen an sich keine Hypertonie, wohl aber wenn sich zusätzlich entweder eine Pyelonephritis oder eine echte hämatogene interstitielle
Nephritis einstellt (s. S. 80; BOEMINGHAUS und GÖTZEN 1952, FICKEIS 1955). —
Große Solitärcysten der Nieren erzeugen vereinzelt ebenfalls Hypertonie (GAYET
und GAILLARD 1964).

Auch bei Nierentumoren besteht in der Regel keine Hypertonie (BOEMINGHAUS
und GÖTZEN 1952); in einzelnen Fällen jedoch wird eine solche gefunden, sie verschwindet nach Entfernung des Tumors (KOONS und RUCH 1940, ABESHOUSE
1941: 12,5% der Fälle, SMITH 1948, FUST und WARRES 1950, PULASKI 1950,
PUPPEL und ALYEO 1952: 46% aller Nierentumoren, STOCKER 1953, PEART 1959
Lit. u. a.). Nicht selten handelt es sich dabei um Metastasen eines Tumors in der
Gegend des Nierenstiels (DE SOLA POOL 1946: Lymphosarkom), in den übrigen
Fällen dieser Gruppe besteht eine Parenchymkompression der Niere. Eine endokrine Wirkung von hypernephroiden Nierencarcinomen scheint nicht vorzukom-
men (s. dagegen LINDER 1949).

Der gemeinsame Faktor all dieser Krankheiten ist fraglos wie im Tierversuch
die Durchblutungsdrosselung, welche entweder absolut oder relativ (Parenchymreduktion mit sekundärer kompensatorischer Hypertrophie) sein kann.

Über die Häufigkeit der kausalen Verbindung zwischen einseitigem Nierenleiden und Hypertonie gehen die Ansichten sehr weit auseinander (s. Zusammenstellung von BOEMINGHAUS und GÖTZEN 1952, ferner HOMER SMITH 1948, 1956).
Wir errechneten 7,5% einseitige Nierenleiden unter allen Hypertonikern (BRETSCH-
GER 1951), Nierenleiden fanden sich bei den Hypertonikern in 57,5%, welche Zahl
nach Abzug der zu erwartenden essentiellen Hypertonien auf 33,5% sinkt. Umgekehrt zeigten von 10 000 Autopsien 172 einseitige Schrumpfnieren, in 55,8% derselben bestand eine Hypertonie, während eine solche im Gesamtautopsiegut mit
27,57% verzeichnet wurde (MEINE 1965). Diese Zahl erscheint eher niedrig (YUILE
1944, SMITH 1948, VOLHARD 1950a, b, u. a.), es ist aber zu berücksichtigen, daß
besonders die sehr gefährlichen Ostieneinengungen, welche in 75% zu Hypertonie
führen (LEICHSENRING 1957) bei der Autopsie sehr leicht übersehen werden. Ferner
muß in Rechnung gezogen werden, daß sehr oft eine schwere Kachexie oder zum
mindesten eine braune Atrophie des Myokards vorlag, so daß sich eine Blutdruck-

steigerung möglicherweise nicht entwickeln konnte. Ferner fehlten Blutdruck-befunde nicht selten, so daß die Zahl der mit Hypertonie verlaufenden einseitigen Schrumpfnieren sicher noch höher war. Die Zahl ist aber auch so wenig imposant, wie dies auch andere Autoren erwähnen. Weiter ist zu bedenken, daß in unserer Statistik nur exzessive Schrumpfnieren — also Endstadien — Berücksichtigung fanden, während geringgradige einseitige Narbenbildungen und Gesamtverkleine-rungen nicht eingeschlossen wurden. Die Patienten mit einseitiger Schrumpfniere haben nach unserer, somit in dieser Richtung wenig günstigen Autopsiestatistik in 55,8% eine nachweisbare Hypertonie aufgewiesen (LANZ und SEILER 1957: 25%). Allgemein sind Nierenerkrankungen in der Hypertoniegruppe viermal häufiger als bei den Normotonen (s. a. WOSIKA et al. 1942). Die Auswertung von Aortogram-men bei allerdings ausgewählten Hypertonikern ergab bei 110 von 359 Fällen Arterienstenosen oder Aneurysmata, eine Zahl, welche weit über der normalen Erwartungsziffer liegt (GEYER und POUTASSE 1962; allg. Lit. s. Tabelle bei WOLL-HEIM und MOELLER 1960).

Große Schwierigkeiten bereitet immer wieder die Erklärung der Fälle von ein-seitiger Schrumpfniere, in welchen eine Hypertonie vermißt wird. Hier muß in erster Linie darauf hingewiesen werden, daß die Hypertonie sich nur entwickeln kann, wenn das Hypophysen-Nebennierensystem einerseits und das Myokard andererseits intakt sind. Weiter denkt man beim Fehlen einer Hypertonie an einen möglichen Hypertensinaseeffekt der verbleibenden gesunden Niere, wie dies beim Kaninchenversuch bekannt ist (Lit. BOEMINGHAUS und GÖTZEN 1952). Möglicher-weise spielt auch die individuelle Reaktion des Gefäßsystems sowie die Ausbildung eines Kollateralkreislaufes in der Niere eine Rolle (FAHR und VOLHARD 1942, BOEMINGHAUS und GÖTZEN 1952, BOEMINGHAUS 1958). Wir selbst glauben, daß das Fehlen von reaktionsfähigem Nierenparenchym in den Endstadien der Schrumpfnierenbildung die Ursache für das Ausbleiben einer Hypertonie darstellen könnte, wie dies ja bei der tuberkulösen Kittniere nachgewiesen wurde (ZOLLINGER 1949). Tatsächlich findet man bei ganz alten pyelonephritischen Schrumpfnieren mit praktisch vollkommen zerstörtem Glomerulum- und Tubulussystem ge-legentlich keine Hypertonie mehr (s. S. 486; PULASKI 1950). Wir haben in solchen Fällen von „ausgebrannter Pyelonephritis" gesprochen. Leider ließ sich bisher nicht entscheiden, ob das Fehlen von Mittelstücksprossen oder dasjenige von reaktionsfähigen Polkissen der Glomerula entscheidend ist. Neueste Untersuchun-gen zeigen, daß bei chirurgisch heilbaren Hypertoniefällen die erkrankten Nieren eine eindeutige Vermehrung der juxtaglomerulären Zellen aufweisen, während die resistenten nicht über die Normalzahl von 192 Zellen pro 25 Glomerula hinaus-gehen (BOUGHTON und SOMMERS 1963).

Sehr zahlreiche Autoren berichten über Heilungen des renalen Hochdruckes oder mindestens wesentliche Besserung, z. B. Überführung der malignen Hyper-tonie in eine benigne, durch Exstirpation einer einseitigen Schrumpfniere. Wir haben in den einzelnen Kapiteln schon auf diese Frage hingewiesen. Der Blutdruck kann schon innerhalb weniger Minuten nach der Operation auf leicht supra-normale Werte sinken (KOONS und RUCH 1940, CONNIHAN 1956). Die Heilungs-quote der Hypertonie beträgt rund 25% (BARKER und BRAASCH 1947: 6%, RATLIFF et al. 1947: 30%, SMITH 1948: 24%, GERBEAUX 1950: 20%, DUNN und BROWN 1958: 53%, OKULICZ und MARSHALL 1953, SMITH 1956: 26%, allg. Lit.,

LANZ und SEILER 1957: 14%). Die nur gebesserten Fälle machen bei den meisten
Autoren eine noch höhere Prozentzahl aus (BAKER et al. 1963: 65%). Besonders
günstig sind die jugendlichen Hypertoniker (SMITH 1948, GASUL et al. 1949 Lit.,
STORM 1951) und unter den verschiedenen Nierenaffektionen in erster Linie die
vasculären (PERERA und HAELIG 1952), in zweiter Linie die pyelonephritischen
Schrumpfnieren (GOLDBLATT 1948, SMITH 1956, 1958; allg. Statistik s. THOMPSON
1957). Selbst im 8. Lebensjahrzehnt sind Heilungen operativ noch möglich
(MORRIS et al. 1960). Bei rein vasculären Nierenveränderungen kann an Stelle der
Nephrektomie die Anastomose mit der Arteria splenica oder eine freie Gefäß-
transplantation vorgenommen werden. Die Resultate sollen ebenso gut sein
(PARTON und NABSETH 1958, POUTASSE 1957, 1959, 1961).

Auch die Hypertonie bei Röntgenschrumpfniere (s. S. 561) kann operativ geheilt werden (DEAN und ABELS 1944).

Jedenfalls zeigen die sich mehrenden positiven Operationsresultate, daß diese
Form der renalen Hypertonie auch nach sehr langem Bestand noch reversibel ist,
so daß doch ein rein renaler Mechanismus als kausal grundlegend angesprochen
werden muß. Sehr wesentlich ist die Tatsache, daß die vasculär bedingten Veränderungen vollständig zurückgehen können (s. S. 603; ZOLLINGER 1950, ALLEN
1951 u. a.) und selbst eine maligne Hypertonie völlig verschwinden kann (ROSSMAN
und WIENER 1961).

In den Beobachtungen mit negativem Resultat des operativen Eingriffes besteht einerseits die Möglichkeit, daß noch eine essentielle Hypertonie besteht und
andererseits diejenige einer renalen Fixierung der Hypertonie, d. h. einer hypertensiv bedingten Vasculopathie in der primär gesunden Gegenniere (SCHROEDER
und NEUMANN 1942, GOLDBLATT 1948, ZOLLINGER 1950 u. a.). Zu den Fällen der
ersten Gruppe sind diejenigen zu rechnen, bei welchen in der entfernten Niere
keine Parenchymatrophie gefunden wurde (CONNOR et al. 1957). Ein illustrativer
Fall für die zweite Gruppe wurde kürzlich mitgeteilt (THAL et al. 1963):

> Bei einem 14jährigen Kind mit 7 Jahre dauernder schwerer Hypertonie wird eine Stenose
> der rechten Arteria renalis gefunden und operativ behoben. Die Biopsie ergibt in der rechten
> Niere normale Verhältnisse, in der linken eine hypertensive Vasculopathie. Der Blutdruck
> sinkt nur wenig und erst die 8 Monate später erfolgte Nephrektomie *links* führt zu völliger
> Heilung. Diese Beobachtung bestätigt die erwähnten experimentellen Untersuchungen von
> HUBER (1960).

Ferner kann die histologische Untersuchung einer solchen mit negativem
Resultat entfernten Niere ein Fehlen von ischämischen Veränderungen ergeben,
obschon die Nierenarterie erkrankt war. In solchen Fällen ist eine extrarenal bedingte Hypertonie mit Sekundärerkrankung des Gefäßes als praktisch sicher anzusehen (CONNOR et al. 1957).

Für die klinische Diagnose der einseitigen hypertensiven Nierenerkrankung ist
neben dem Pyelogramm die Bestimmung der Urinkonzentration sehr wichtig, da
dieselbe in der erkrankten Niere in der Regel reduziert ist, auch sollte eine getrennte
Clearanceuntersuchung durchgeführt werden (GRABER und SHACKMAN 1956). Das
Pyelogramm kann allerdings vollkommen normal sein (HOWARD et al. 1954 Lit.).
Selbst die Nierenfunktionen können intakt sein, so daß dann nur die Arteriographie
weiter hilft (ULLMANN et al. 1959 Lit.). Wichtig ist auch die Grundregel, daß eine
essentielle Hypertonie beim Jugendlichen äußerst selten ist, so daß vor allem beim

unter 40jährigen eine intensive Suche nach einem primären Nierenleiden indiziert ist (PLATT 1948, ZOLLINGER 1964 u. a.). Als diagnostisch entscheidend wird vielfach die Nierenpunktion oder -biopsie angesprochen (s. S. 50; ROLAND et al. 1964 u. a.).

Q. Renale Osteopathie[1]

Funktionsstörungen der Niere können — wie die Erfahrung zeigt — zu schweren Läsionen des Knochens führen, welche in ihrer Gesamtheit als renale Osteopathie bezeichnet werden (STANBURY 1962: Azotämische Osteodystrophie). Wenn auch das Problem der Pathogenese der renalen Osteopathie heute noch nicht als absolut geklärt angesprochen werden kann, so steht doch das eine sicher, nämlich, daß Störungen des Elektrolythaushaltes von entscheidender Bedeutung sind. Wichtig ist ferner die chronisch progrediente Natur der Nierenaffektion (UEHLINGER 1949). Chronische glomeruläre Erkrankungen führen zu weniger schweren Knochenläsionen als interstitielle im weiteren Sinn (chronische Pyelonephritis, chronische nichtdestruktive interstitielle Nephritis).

Wesentliche Knochenläsionen finden sich bei rund 50% der chronischen interstitiellen Nierenerkrankungen (s. a. KAYE et al. 1960) und bei etwa 20% der chronischen Glomerulonephritiden. Fibroosteoklasie wird wesentlich häufiger angetroffen als Osteomalacie.

Einen entscheidend wichtigen Zwischenfaktor stellt dabei die Epithelkörperchenfunktion dar. Diese bildet zusammen mit den Nieren und dem Skelet eine Funktionseinheit zur Regulation des Calcium-Phosphatstoffwechsels (UEHLINGER 1953).

Klinisch klagen die Patienten vor allem über schwere Knochenschmerzen mit Spontanfrakturen im Bereich von Becken, Wirbelsäule und Rippen; im Bereiche des Beckens sind sie als „Milkman-Frakturen" bekannt (Lit. HEROLD 1944). Je nach Überwiegen der Fibroosteoklasie oder der Osteomalacie treten mehr eckige (infraktionsbedingte) oder runde Verbiegungen der Knochen in Erscheinung (UEHLINGER 1949). Betrifft die Erkrankung Kinder, so resultiert fast regelmäßig ein gewisser Zwergwuchs, wie dies vor allem HAMPERL und WALLIS (1933) und KLUGE (1937) bei der echten chronischen interstitiellen Nephritis gezeigt haben, wobei einzelne Autoren auch an eine primäre Mißbildung der Niere gedacht haben (WELZ 1936, KÖHNE und GELINSKY 1942). Auch beim nephrotischen Syndrom des Kindes wird ein leichter Zwergwuchs vermerkt (BAUER 1954; Lit. über renalen Zwergwuchs s. FANCONI und PRADER 1953). — Beim eigenartigen Bild der *hereditären Osteolyse* (SHURTEFF et al. 1964 Lit.[2]) wurde erwogen, ob eine familiäre Nierenerkrankung mit sekundärer renaler Osteopathie und Acrolyse vorliegen könnte. — Blutchemisch sind die Phosphate bei glomerulärer Insuffizienz erhöht, das Calcium ist in der Regel stark herabgesetzt, ebenso das Natrium und die Chloride (UEHLINGER 1959, KAYE et al. 1960, AMMANN 1962). Die Urin-Calciumausscheidung ist in der Regel vermindert oder jedenfalls nicht wesentlich vermehrt, was zusammen mit den Blutbefunden auf eine verminderte Calciumaufnahme im Darm schließen läßt. Im Gegensatz dazu findet man bei primärem Hyperparathyreoidismus stark vermehrtes Calcium und Phosphataseerhöhung im Blut sowie sehr stark erhöhte

---

[1] Lit. KUHLENCORDT 1958, STANBURY 1962, UEHLINGER 1963.
[2] CHATELANAT und SIMON [Virchows Arch. path. Anat. 339, 262 (1965)].

Urin-Calciumausscheidung (UEHLINGER 1949, 1955). Ganz terminal kann bei schwerer Niereninsuffizienz mit hochgradiger Filtrationseinschränkung das Calcium im Blut ansteigen (SCHINZ et al. 1951).

Die renale Osteopathie ist pathologisch-anatomisch eine äußerst komplexe Erkrankung des Knochens, bei welcher vier Einzelveränderungen in ganz wechselnder quantitativer Verteilung vorkommen können: Fibroosteoklasie, Osteomalacie, Osteoporose und Osteosklerose (Abb. 562).

Die Fibroosteoklasie (Abb. 563), d. h. die Längsaufspaltung oder lacunäre Resorption der Knochenbalken durch hyperaktives fibröses Mark mit Osteoklasten-saum wird vor allem im Stammskelet (Wirbelsäule, Becken) gefunden, beim Hund im Kiefer (PLATT 1951). Der Prozeß beginnt subperiostal und greift erst sekundär auf die zentrale Spongiosa über (AMMANN 1962). Als Ursache der Fibroosteoklasie (= dissezierende Markfibrose) kann heute wohl mit Sicherheit die Hyperfunktion der Epithelkörperchen — sei sie nun primär oder sekundär — angesprochen werden (AMMANN 1962).

Die Osteomalacie (Abb. 563) kann auch als Rachitis des Erwachsenen bezeichnet werden; sie äußert sich durch breite osteoide Säume der Spongiosa des Stammskeletes. In den Extremitäten wird sie fast stets vermißt, auch ist ihr Auftreten bei Nierenerkrankungen viel weniger häufig, als dasjenige der Fi-

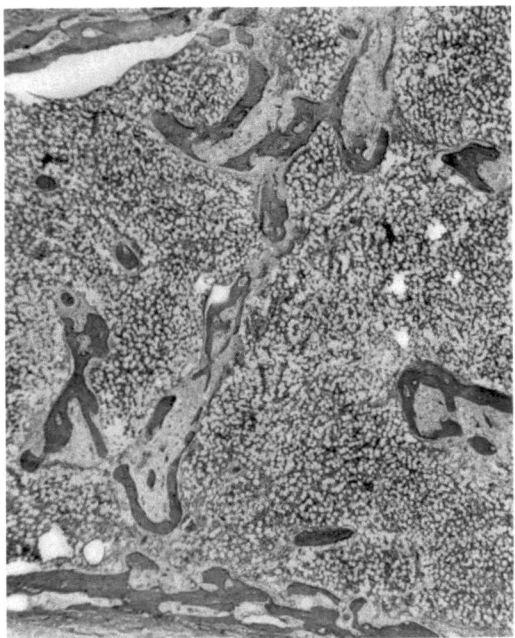

Abb. 562. Beckenkamm bei schwerer Fibro-Osteoklasie
Vergr. 18mal, HE

broosteoklasie (AMMANN 1962 u. a.; s. dagegen FOLLIS 1950: 50% der Patienten mit chronischen Nierenleiden). Bei schwerer renaler Osteomalacie sind Calcium und Phosphat in der Regel im Blutserum stark reduziert, im Urin dagegen erhöht (MARTIN und RUTISHAUSER 1951). Eine Beziehung der Osteomalacie zur Epithelkörperchenfunktion wird heute mehrheitlich abgelehnt (UEHLINGER 1955, AMMANN 1962 u. a.). Auch das Produkt von Calcium und Phosphat im Blutserum scheint — entgegen der früher vertretenen Ansicht — keine wesentliche Rolle zu spielen (STANBURY und LOMB 1962). Entscheidend ist der reine Calciummangel (JESSERER 1958) bzw. der tubulär bedingte Verlust von Calcium und Phosphaten (HEPP und MATTHIASH 1957). Möglicherweise hängt die Hypocalcämie von einer verminderten Resorption im Darm ab: Durch die vermehrte Phosphatausscheidung im Darm wird Calcium gebunden, wodurch ein unresorbierbares Produkt entsteht (JESSERER 1958). Die weitere Folge ist eine gewisse Vitamin D-Resistenz. Dieser Gedankengang leitet zur genuinen Osteomalacie über, welche als relative oder absolute Vitamin D-

Mangelkrankheit aufgefaßt wird (WERNLY 1952, STANBURY 1957). Noch wichtiger jedoch scheint uns der tubuläre Faktor zu sein, indem bei Ausfall der distalen Tubulussysteme eine schwere Acidose entsteht (s. unten). Jedenfalls beobachten wir immer wieder, daß bei tubulären Nierenerkrankungen die osteomalacische Komponente wesentlich ausgeprägter ist als bei glomerulären.

Eine Osteoporose wird bei praktisch allen Fällen von chronischen Nierenleiden beobachtet. Inaktivität und Inanition dürften diese Störung erklären.

Sehr selten nur (s. dagegen STANBURY 1962) lassen sich osteosklerotische Erscheinungen, vor allem im Bereich der Wirbelsäule (Abb. 564) nachweisen (Experi-

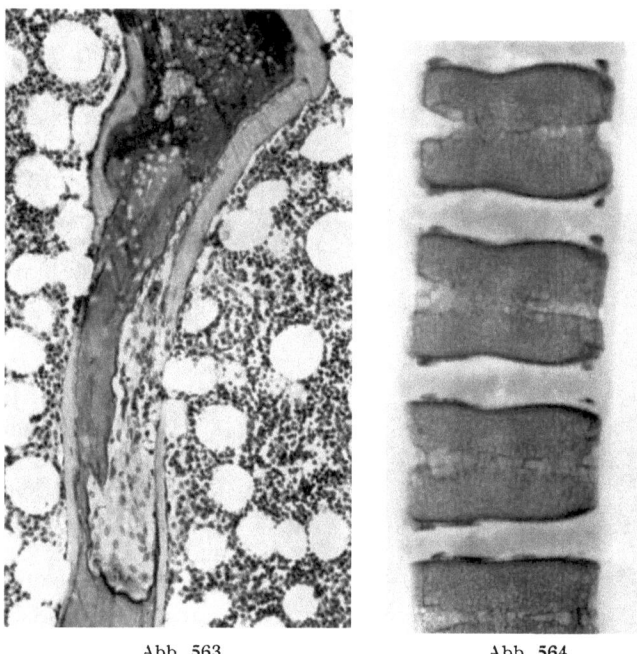

| Abb. 563 | Abb. 564 |

Abb. 563. Renale Osteopathie: Breiter osteoider Saum; Annagung des Bälkchens durch Osteoklasten mit Fibrose (Fibro-Osteoklasie); allgemeine Verschmälerung des Knochenbalkens (Osteoporose). Vergr. 90mal, HE

Abb. 564. Röntgenbild einer frontalen Wirbelsäulenscheibe: Renale Osteosklerose bei 19jährigem Mann mit Nierenmißbildung: Einseitige Nierenagenesie, Beckenkuchenniere der anderen Seite mit Pyelonephritis (s. Abb. 39, S. 64)

mentell: RUTISHAUSER 1936). Oft handelt es sich um intensiv Alkali-behandelte Kinder (HAUST et al. 1964) und ganz allgemein um Patienten mit extrem chronischem Verlauf (VALVASSORI und PIERCE 1964). Ob dabei ein Krankheitsbild für sich vorliegt (FANCONI und PRADER 1953) scheint uns fraglich. Einige Autoren führen eine Osteoblastenstimulation durch das Parathormon als Ursache an (CRAWFORD 1954, STANBURY und LOMB 1962). Am einleuchtendsten ist die Erklärung von RUTISHAUSER (1936), nach welcher die Ursache für das Entstehen der Osteosklerose in der Fluktuation der Elektrolytverhältnisse im Serum liegt. Man müßte dann annehmen, daß es sich dabei gewissermaßen um einen Ausheilungsvorgang der Fibroosteoklasie handelt (GINZLER und JAFFÉ 1941, STANBURY 1957).

Ferner wurde schon an eine Anämiefolge gedacht, da vor allem das blutbildende Skeletsystem (Wirbelsäule) befallen ist (WILLIS et al. 1961), jedoch ist eine Beziehung zwischen Knochenveränderung einerseits und Schwere der renalen Anämie andererseits — jedenfalls in unseren Beobachtungen — nicht festzustellen gewesen. Auch an die Folgen einer übermäßigen Vitamin D-Behandlung wird gedacht (STANBURY 1962). Ehrlicherweise müssen wir aber heute immer noch zugeben, daß die Ursache der gelegentlichen renalen Osteosklerose nicht bekannt ist (s. a. CLAIREAUX 1953, CRAWFORD et al. 1954, KAYE et al. 1960, UEHLINGER 1963 u. a.).

Als morphologische Hauptkomponente der renalen Osteopathie ist die Fibroosteoklasie zu bezeichnen. Eine renale Osteomalacie ohne Fibroosteoklasie haben wir nie beobachtet, und die Osteoporose ist zu unspezifisch, als daß sie wesentliche Bedeutung hätte. Somit interessiert in erster Linie das Zustandekommen der Fibroosteoklasie und damit Pathologie und Pathophysiologie der Epithelkörperchen.

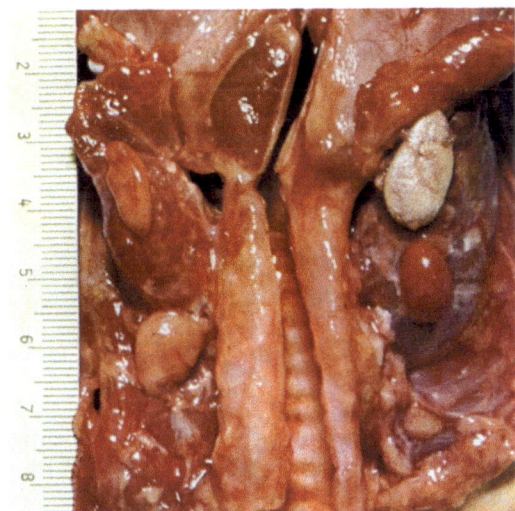

Abb. 565. Sekundäre Epithelkörperchenhyperplasie bei chronischer interstitieller Nephritis. 42jährige Frau. Tod an Urämie

Das Gewicht der Parathyreoidea ist parallel der Schwere des Nierenleidens und der Knochenaffektion erhöht (Abb. 565; BERGSTRAND 1920/21, PAPPENHEIMER und WILENS 1935). Die experimentelle Cellophannephritis sowie die einseitige Nephrektomie und Einkapselung der anderen Niere führen regelmäßig zu Epithelkörperchenvergrößerung mit renaler Osteopathie (NATUCCI 1949, ZOLLINGER 1951, EGER 1953).

Werden bei diesen Tieren die Nebenschilddrüsen entfernt, so bleibt der Knochen intakt, d. h. es entwickelt sich keine renale Osteopathie (EGER 1953).

Im mikroskopischen Übersichtsbild (Abb. 566) sind die Epithelkörperchen bei renal bedingter Fibroosteoklasie vergrößert, das Fettgewebe wird weitgehend durch Drüsengewebe ersetzt (AMMANN 1962). Bei stärkerer Vergrößerung ergibt sich in der überwiegenden Mehrzahl der Fälle eine Hyperplasie mit wasserheller Umwandlung der Zellen (Abb. 567; CASTELMAN und MALLORY 1935, GILMOUR 1947); gelegentlich soll auch eine Vermehrung der Hauptzellen bestehen (JACKSON et al. 1950, CASTELMAN und MALLORY 1935). Nach Untersuchungen von WERNLY (1957) wandeln sich dabei die Hauptzellen in dunkle, dann in helle und schließlich in wasserhelle Zellen um. Auch die Eosinophilen können Hyperplasie aufweisen (Abb. 567). Nur selten wird eine eigentliche noduläre Hyperplasie (UEHLINGER 1955) oder gar die Ausbildung echter Adenome (DRESKIN und FOX 1950) beobachtet.

Bezüglich der normalen Funktion der Epithelkörperchen (Lit. FOURMAN 1963, HAAS 1964) kann als gegeben angenommen werden, daß die Phosphatrückresorption in der Niere durch das Parathormon gehemmt wird. Es ist somit ohne weiteres zu verstehen, wenn vielfach eine erhöhte Parathormonausschwemmung als Folge der Phosphatsteigerung im Serum angenommen wird. Nun ist aber das ganze

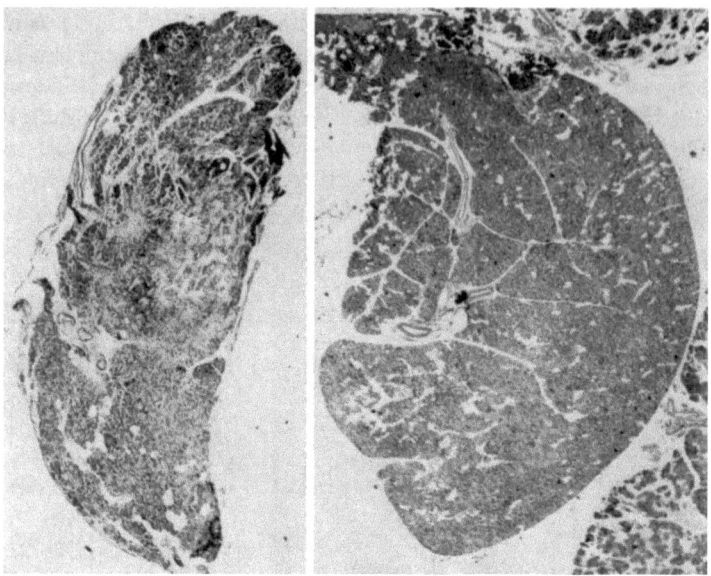

Abb. 566. Vergleich eines normalen Epithelkörperchens (links) mit einem hyperplastischen Epithelkörperchen (rechts) bei chronischer interstitieller Nephritis. Vergr. 15mal, HE

Problem wahrscheinlich doch etwas komplizierter, denn eine weitere wichtige Funktion des Parathormons ist die Regulierung des Calciumgehaltes im Blut,

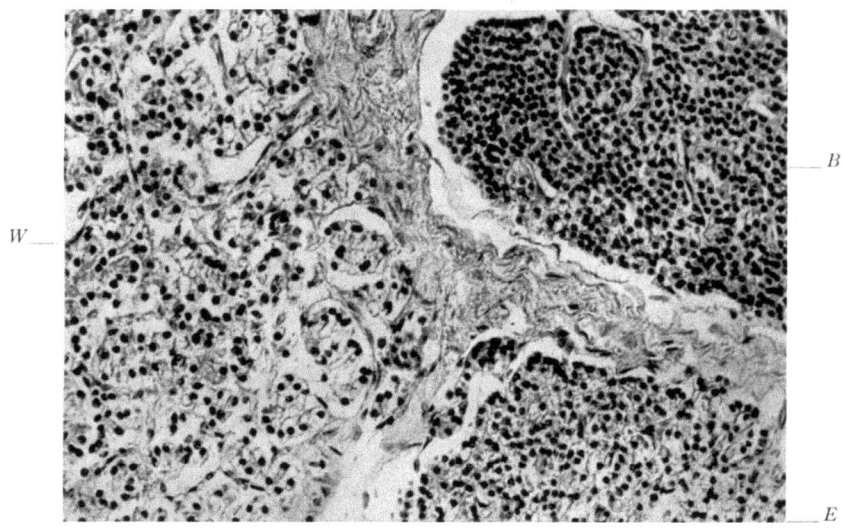

Abb. 567. Epithelkörperchenhyperplasie bei renaler Osteopathie. E eosinophile Hyperplasie, B basophile, W wasserhelle Hyperplasie. Die Mischung der drei Veränderungen ist nach unseren Erhebungen recht charakteristisch HE. Vergr. 200mal

wobei das Parathormon anscheinend die Osteoclasten stimuliert, indem es direkt
in das Enzymsystem der Knochenzellen eingreift (COURVOISIER 1959 Lit.) und
Pyruvat und Glucose in Milchsäure und Citronensäure umwandelt. Die entstehende
lokale Acidose mobilisiert Calcium und Phosphate aus den Apatitkristallen
(LABHART 1952). Der eigentliche parathyreotrope Faktor ist nicht eindeutig bekannt (Calciumverlust? Phosphatstauung? Acidose?; s. ALBRIGHT und REIFEN-
STEIN 1948, UEHLINGER 1953, LICHTWITZ und PARLIER 1959). Möglicherweise
spielt die Phosphatstauung insofern eine primäre Rolle, als sie zu einer Reduktion
des Calciums im Blut führt (HIGHMAN und HAMILTON 1938, GILMOUR 1947,
GESCHICKTER und COPELAND 1949, PLATT 1952 u. a.), wodurch es dann zu Stimula-

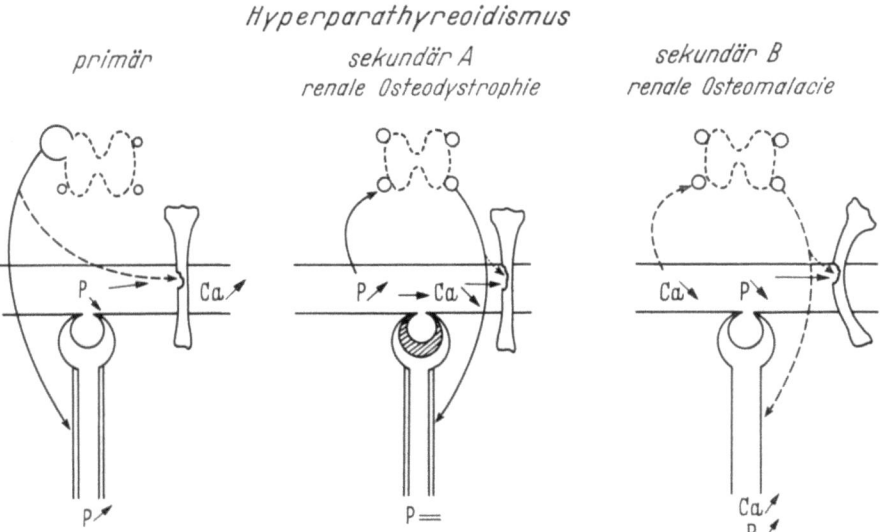

Abb. 568. Schematische Darstellung des primären und des sekundären Hyperparathyreoidismus, der
Typ A des letzteren entspricht nach Ansicht des Verfassers (LABHART 1962) der glomerulären Erkrankung, der Typ B mehr der distaltubulären, was sich allerdings nicht mit unseren Untersuchungen deckt,
welche eine renale Osteodystrophie am häufigsten bei chronisch interstitieller Nephritis und chronischer
Pyelonephritis ergeben, während sie bei glomerulären Affektionen recht selten sind

tion der Parathyreoidea kommt (s. a. LABHART 1962; Abb. 568). Eine entscheidende Bedeutung der Hyperphosphatämie bezüglich der Epithelkörperchen wird
zwar von vereinzelten Autoren angenommen (DRESKIN und FOX 1950, SWOBODA
1960), dem widerspricht jedoch die Tatsache, daß eine Phosphatstauung in vielen
Fällen von chronischer Niereninsuffizienz trotz schwerer renaler Osteopathie vermißt wird. Somit scheint entweder die verminderte Calciumaufnahme (DRESKIN
und FOX 1950, KAYE et al. 1960, STANBURY und LOMB 1962 u. a.) oder der vermehrte Calciumverlust (s. unten) die erhöhte Parathormonausschüttung zu bewirken.

Den Grundfaktor für die Epithelkörperchenhyperplasie und die renale Osteopathie erblicken zahlreiche Autoren in der Acidose. Tatsächlich kann beim Hund
durch Calciumentzug aus der Nahrung und Ammoniumchloridfütterung eine
schwere Acidose und eine klassische Fibroosteoklasie erzeugt werden (JAFFÉ et al.
1932). Auch RUTISHAUSER (1936) sowie MACH und RUTISHAUSER (1937) betonten

in ihren klassischen Arbeiten die große Bedeutung der Acidose (s. a. GINZLER und JAFFÉ 1941, BERNER 1944, UEHLINGER 1949, DAVIES 1953, EGER 1953, FAZEKAS 1954, WERNLY 1957, WOLF und DENKO 1958: Osteosklerose, KAYE et al. 1960, AMMANN 1962 u. a.). Einzelne Autoren betrachten jedoch die Acidose als unwesentlich (STANBURY und LOMB 1962). Auch ist ja tatsächlich eine analoge Knochenveränderung bei nichtrenal bedingter Acidose (Diabetes usw.) und bei Hemmung der Carboanhydrase der Niere durch Diamox, wobei eine hypochlorämische Acidose entsteht, nicht bekannt (REUBI und ROGGO 1957). Allerdings sind dabei auch Calcium und Phosphate unberührt. Bei der nephritischen Acidose wird ein Ausfall der distal-tubulären Funktion gefunden, weshalb vor allem die Pyelonephritiden und die chronisch interstitiellen Nephritiden zu dieser Form der renalen Osteopathie führen. Bei Ausfall der distalen Tubuli kommt es zur Acidose, weil das Carboanhydrasesystem ausfällt, ferner fehlt die Natriummonophosphatbildung durch den Natriumionenabtausch aus Bi-Natriumphosphat und schließlich wird die Säureausscheidung durch Ammoniakbildung verunmöglicht. Bei dieser Form der Acidose wird angenommen, daß vermehrt Calcium zur Absättigung der sauren Valenzen vermittels Parathormon aus dem Knochen herangezogen werde. Diese Annahme scheint uns bis heute nicht widerlegt zu sein (ALBRIGHT und REIFENSTEIN 1948).

Die große Bedeutung der tubulären Insuffizienz für die Entstehung der renalen Osteopathie geht auch aus den zahlreichen Arbeiten über das Vorkommen einer renalen Osteopathie bei primärer tubulärer Insuffizienz (s. S. 100 ff) hervor. Besonders die zu renaler Acidose führenden Formen der kongenital-tubulären Insuffizienz neigen zu Zwergwuchs und renaler Osteopathie (DENT 1952, DE TONI 1955 Lit. u. a.; s. S. 108). Bei den hyperphosphatämischen Formen scheint die reaktive Calciumverminderung im Blut, bei den hypophosphatämischen die Acidose wesentlich zu sein (GILMOUR 1957 u. a.), ebenso bei der distal-tubulären Acidose (Albright-Butler-Lightwood-Syndrom; ALBRIGHT et al. 1940, PINS und MUDG 1951, FANCONI und PRADER 1952, SWOBODA 1960). Zum Teil entwickelt sich aber nur eine unspezifische Osteoporose (FANCONI et al. 1948). Einzelne Autoren rechnen auch die sog. Nephronocirrhose von FANCONI et al. (1951; s. S. 423) hierher (EDER und BURKHARDT 1951). Vereinzelt werden bei Erwachsenen Störungen entdeckt, welche an das Fanconi-Syndrom erinnern und zum Teil mit Osteomalacie (MARTIN und RUTISHAUSER 1951), zum Teil nur mit banaler Osteoporose (HILTEMANN et al. 1952) einhergehen.

R. Die Nierentumoren[1]

Neben den ubiquitär vorkommenden Tumorformen, welche nicht nierenspezifisch sind, kommen in der Niere eine ganze Reihe von hochcharakteristischen Neubildungen vor, welche nicht nur diagnostisch, histogenetisch und klinisch, sondern auch ganz allgemein pathologisch-anatomisch zum Teil recht beträchtliche Probleme aufwerfen. Dies äußert sich naturgemäß vor allem in der Nosologie, welche die Quintessenz der morphologischen und pathogenetischen Auffassungen

---

[1] Lit. LINDSTRÖM 1921, FAHR 1925, LUBARSCH 1925, LUCKÉ und SCHLUMBERGER 1957, HERBUT 1952, LARGIADÈR 1958, BALOGH und SZENDRÖI 1960.

der betreffenden Autoren widerspiegelt. Je differenzierter jedoch die morphologische Unterscheidung wird, desto unzuverlässiger ist sie, da Übergänge und Mischungen der einzelnen Formen eben sehr häufig sind (z. B. die Einteilung von FITE 1945). Auch lassen sich leider aus diesem Grunde die verschiedenen Statistiken nur schlecht miteinander vergleichen (Lit. LARGIADÈR 1958, DEMING 1953). Allein schon die Bezeichnung „Hypernephrom" hat in den verschiedenen Arbeiten zum mindesten drei unterschiedliche Bedeutungen: Tumor eines versprengten Nebennierenkeims mit endokriner Aktivität, benignes hypernephroides Nierenadenom, malignes hypernephroides Nierencarcinom. Wir haben unsere eigene durch LARGIADÈR (1958) mitgeteilte Einteilung noch etwas vereinfacht:

1. *Mesenchymale Nierentumoren:*
   A. *Benigne mesenchymale Tumoren:*
      a) Fibrome, Leiomyome, Chondrome, Hämangiome, Lymphangiome, Schwannome, Ganglioneurome.
      b) Benigne mesenchymale Mischtumoren.
         (Paraarterielle Rinden-Markgrenzenhämartome.)

   B. *Maligne mesenchymale Nierentumoren:*
      Sarkome.

2. *Epitheliale Tumoren:*
   A. *Benigne:*
      a) Adenome.
      b) Benigner Grawitz-Tumor.
      c) Echtes Hypernephrom (Nebennierenrindentumor) der Niere.

   B. *Maligne:*
      a) Adenocarcinom.
      b) Hypernephroides Nierencarcinom.
      c) Echte maligne Hypernephrome.

3. *Embryonale Mischtumoren:*
      a) Benigne Dermoidcyste.
      b) Birch-Hirschfeld-Wilms-Tumor.
      c) Mesonephrogene embryonale Tumoren.

4. *Nierenmetastasen.*

I. Mesenchymale Nierentumoren
a) Benigne mesenchymale Tumoren
1. Fibrome

In erster Linie sind hier die *Markkegelfibrome* zu erwähnen, welche bei 10,2% aller Frauen und 6,7% aller Männer autoptisch gefunden werden; im höheren Alter sind sie häufiger als im jugendlichen (ZANGEMEISTER 1936, APITZ 1944). Bei Durchuntersuchung von Autopsienieren mittels Schinkenschneidmaschine konnten in 212 Nieren neben 31 Rindenadenomen und 25 Lipomen 78mal Markkegelfibrome nachgewiesen werden (REESE und WINSTANLEY 1948). Makroskopisch sind die Gebilde 2 bis 3 mm groß und werden vor allem in den Papillen gefunden. Histologisch handelt es sich um ein kernarmes Bindegewebe, in welchem noch einzelne Tubuli eingeschlossen sind (Abb. 569), die anliegenden Tubuli sind deutlich komprimiert. Die Fasern der Fibrome sind meist van-Gieson-rot, zum Teil aber auch gelblich (unreif); sie bilden Stränge und Wirbel.

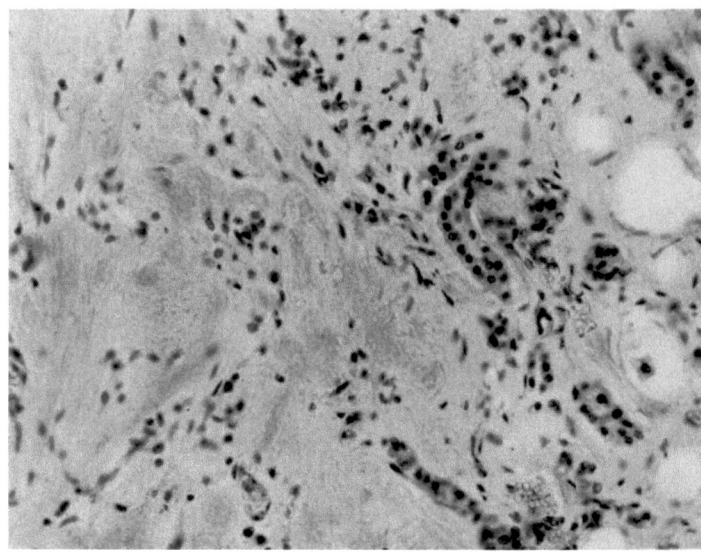

Abb. 569. Rand eines Markkegelfibroms. Das Bindegewebe ist ganz alt und kernarm, anliegendes Nierengewebe minimal komprimiert. Vergr. 200mal, HE

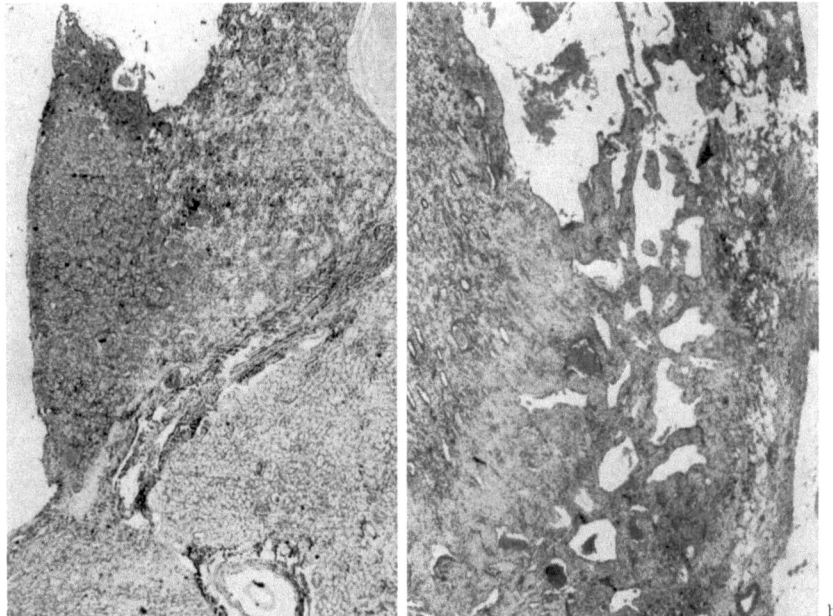

Abb. 570a—b. a Capilläres Hämangiom seitlich an der Nierenpapille. Klinisch rezidivierende Hämaturien. Vergr. 10mal, HE. b Kavernöses Lymphangiom des Nierenhilus mit chronischer Perifokalentzündung. Vergr. 16mal, HE

Die *Rindenfibrome* sind recht umstritten. Während einzelne Autoren an ihrem Vorkommen zweifeln (FAHR und LUBARSCH 1925, ZANGEMEISTER 1936, APITZ 1943), muß doch zugegeben werden, daß einzelne Fälle von eindeutigen renalen Fibromen publiziert wurden. Dabei handelte es sich fast stets um Riesentumoren, welche mehr oder weniger infiltrative Wachstumstendenz aufwiesen, ohne aber sonst Malignitätszeichen erkennen zu lassen (KRETSCHMER 1932, CHAUVIN et al. 1954 Lit., FORSTER 1956 Lit., LARGIADÈR 1958). In einer eigenen Beobachtung infiltrierte der Tumor die Wirbelsäule und führte schließlich zum Tod, ohne aber Metastasen zu setzen.

Die *Leiomyome* der Nierenrinde sind schwer von der Gruppe der benignen mesenchymalen Mischtumoren abzugrenzen. Die zahlenmäßigen Angaben schwanken darum außerordentlich stark (APITZ 1943: Von 312 benignen mesenchymalen Nierentumoren 227 Leiomyome). Wir beobachteten auf total 472 Nierentumoren (alle Typen) zwölf reine Leiomyome. Diese Tumoren können in einzelnen Fällen ziemlich groß werden (BAILEY und HARRISON 1937). Sie gehen entweder dysontogenetisch aus dem pluripotenten Nierenblastem hervor (STAEMMLER 1957, ZUCKERMAN et al. 1947), welches ja auch bei der Hydronephrose glatte Muskulatur bilden kann. Eine andere Möglichkeit ist die metontogenetische Entstehung aus Gefäßwandmesenchym (BIENENGRÄBER und PÜSCHEL 1951).

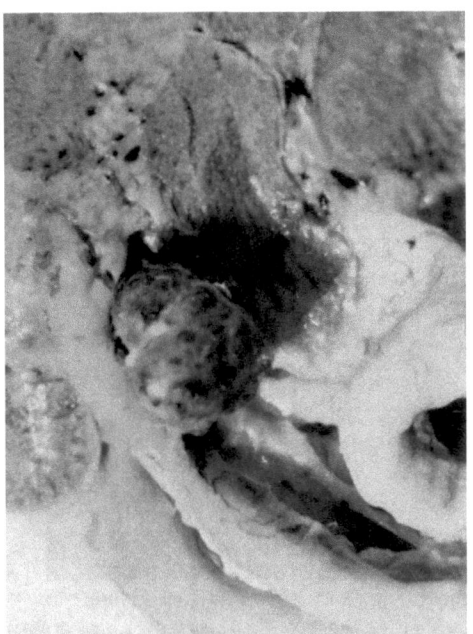

Abb. 571. Hämangioma arterio-venosum des Nierenhilus. Operationspräparat. 43jährige Frau mit Hämaturie

Unter den übrigen benignen mesenchymalen Tumoren kann das *Hämangiom* (Lit. LARGIADÈR 1958) eine gewisse praktische Bedeutung beanspruchen. Unter den schwammigen Formen werden capilläre (Abb. 570a), kavernöse (Abb. 570b), venöse und arterio-venöse (Abb. 571) unterschieden, unter den relativ soliden der sklerosierende Typ und das Hämangiopericytoma Murray-Stout (Lit. HAMSHER et al. 1958, BERK et al. 1960). In 17,5% der Fälle sind die Angiome doppelseitig (PALETZ und SEWELL 1951); die Patienten sind meist über 40jährig (FERGUSON et al. 1955, WALLER 1955, WALLACH et al. 1959, BALOGH und SZENDRÖI 1960). Unter 116 Fällen der Literatur (Varicen und Teleangiektasien ausgeschlossen) lagen 72 in der Niere, 4 im Ureter und 40 in der Blase (HAMSHER et al. 1958). In der Niere sind vor allem das Mark und die Papillenspitzen befallen (STAEMMLER 1957, HAGEN 1963).

An weiteren benignen Tumoren sind die *Lymphangiome* zu erwähnen, welche in der Mark-Rindengrenze (DYCKERHOFF 1914, PERLMANN 1928), in der Nierenkapsel (PULASKI 1950, WYNN-WILLIAMS 1950) oder im Hilusfettgewebe (s. Abb.

72, S. 94) liegen. Die meisten Autoren erblicken in den Lymphangiomen echte Tumoren, welche aber möglicherweise kongenital angelegt sind.

Lipome sind außerordentlich selten. Sie werden vor allem in der äußeren Rinde als goldgelbe, keilförmige, nur wenige Millimeter große Bildungen angetroffen (Abb. 572). Rund 40 Fälle sind im Schrifttum bekannt, 50% sind jedoch mit Fibromen usw. kombiniert (BRODY und LIPSHUTZ 1955 Lit.), sie gehören somit in die Gruppe der mesenchymalen Mischtumoren. Wir haben nur eine einzige Beobachtung eines reinen Lipoms der Nierenrinde zu verzeichnen. Nur selten werden diese Tumoren bis 20 cm groß, so daß sie klinische Erscheinungen machen können (Lit. STAEMMLER 1957). Von der Lipomatose, der kompensatorischen Hypertrophie des Nierenbeckenfettgewebes bei schwerster Nierenatrophie (s. S. 117) ist das Lipom streng abzutrennen (s. a. HERBUT 1952).

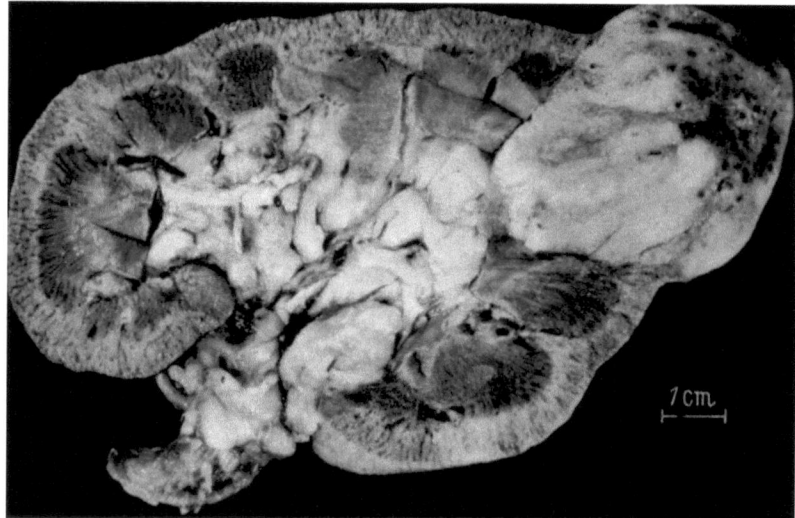

Abb. 572. Walnußgroßes, ganz scharf begrenztes Lipom der Niere mit frischen Blutungen

Unter den *neurogenen Tumoren* sind Neurofibrome (SAPHIR und APPEL 1941), Neurinome (= Schwannome; BRANDENBURG 1947, PHILLIPS und BAUMRUCKER 1955) sowie schließlich auch Ganglioneurome bekannt, letztere jedoch meist vom Nierenbecken ausgehend (ITO und TAKAYANAGI 1954). — Die gelegentlich beobachteten *Rabdomyome* (CONSTANCE 1947) und *Chondrome* (Lit. LARGIADÈR 1958) sind vermutlich als Hamartoblastome zu klassifizieren.

2. Die benignen mesenchymalen Mischtumoren der Niere (Hamartoblastome, paraarterielle Rinden-Markkegelfibrome)[1]

Diese Tumoren sind makroskopisch ziemlich weich, gelblich bis grau-weiß, meist erbsgroß und scharf begrenzt. In einer eigenen Beobachtung (MB 9164/62) rupturierte ein pflaumengroßer subkapsulär gelegener, aber eindeutig benigner Tumor dieser Art spontan (Abb. 573) und führte zu einer lebensbedrohlichen perirenalen und subkapsulären Blutung. Ein analoges Vorkommnis wird sonst nur bei Sarkomen beobachtet (POWELL und CLARK 1959).

[1] Lit. ZANGEMEISTER 1936, HULSE und PALIK 1951.

Mikroskopisch können diese Gebilde schon bei Neugeborenen und in der Mehrzahl gefunden werden (Abb. 574). Sie bestehen zur Hauptsache aus Bündeln
glatter Muskulatur untermischt mit Bindegewebe, Blutgefäßen und zum Teil auch
Fettgewebe (Abb. 575a). Charakteristisch ist die regellose Anordnung und
Mischung der einzelnen Komponenten sowie vor allem ihre Anlehnung an das
Gefäßsystem (Abb. 575). Sehr beunruhigend ist für den Unerfahrenen der oft
niedrige Differenzierungsgrad der Zellen,
d. h. man findet unreife Elemente mit
allen Übergängen bis zu reifen (Abb. 575).
Die undifferenzierten Zellen sind ovalär
bis eckig, mit stark basophilem Proto-

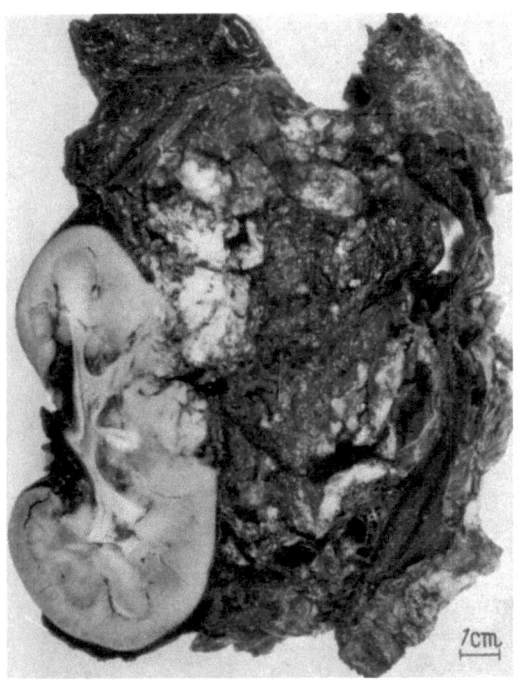

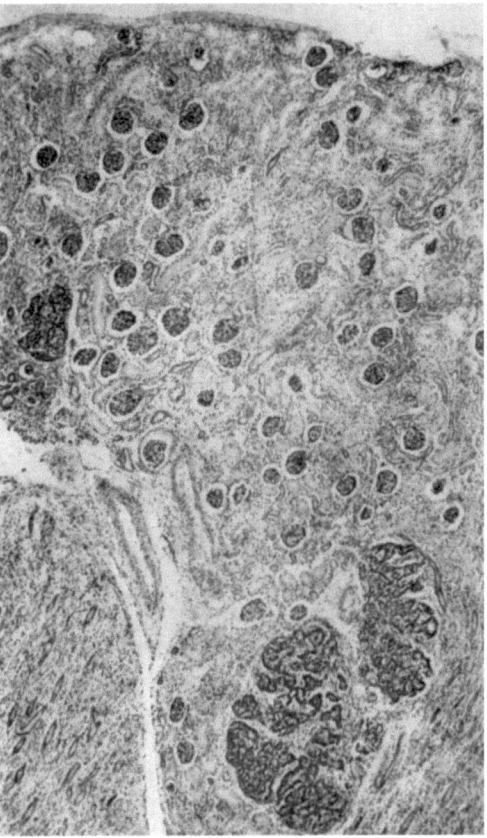

Abb. 573   Abb. 574

Abb. 573. Doppelt faustgroßes Hamartoblastom der Niere. Spontanruptur führte zur Nephrektomie
(vgl. Abb. 575a)

Abb. 574. Drei periarterielle Rindenhamartome der Niere bei Neugeborenem. HE. Vergr. 40mal

plasma und großem Kern. Eine Kernpolymorphie besteht aber unter den gleich-
entwickelten Zellen nicht, auch sind die Nucleolen klein, das Chromatinnetz ist
sehr zart; Mitosen konnten wir in unseren 46 Fällen nur ganz vereinzelt nachweisen, pathologische Formen fehlen völlig. Ferner findet man fast immer einzelne erhaltene Tubuli im Tumorgewebe eingeschlossen. Nierenveneneinbrüche
sollen gelegentlich einmal vorkommen (PEROU und GRAY 1960), wir haben solche
nie gefunden. Die Kenntnis der feinen Histologie dieser Geschwülste ist sehr wichtig, da sonst Fehldiagnosen im Sinne einer Sarkombezeichnung nicht zu vermeiden
sind. Grundsätzlich sind sie jedoch benigne, wenn auch zugegeben werden muß, daß

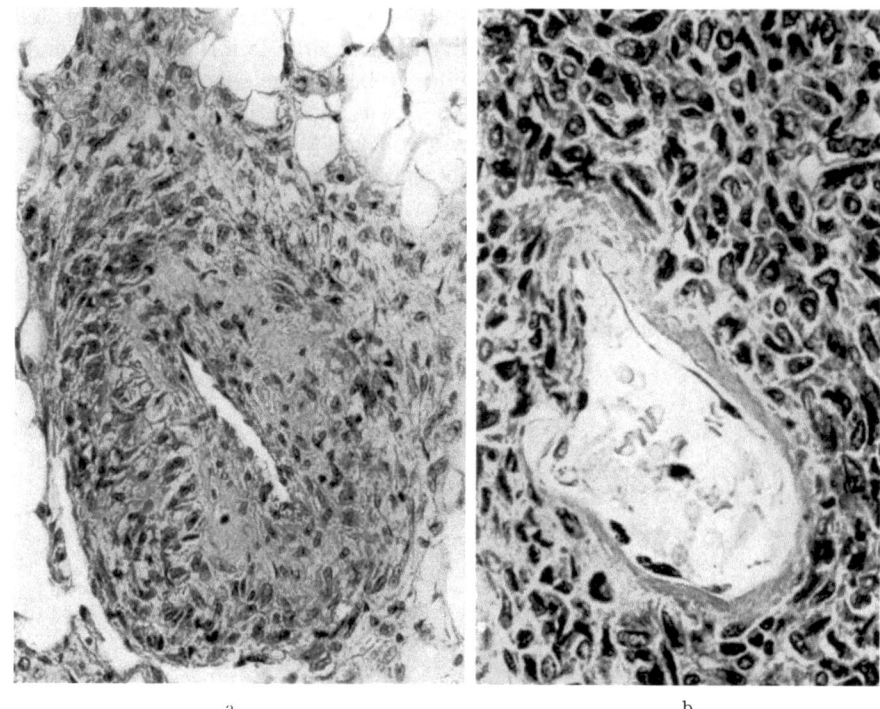

a   b

Abb. 575a—b. a Hamartoblastom (periarterielles Hamartom) der Niere (s. Abb. 573). Es handelt sich um ein mesenchymales Gewebe, das zum Teil auch Gefäße bildet, daneben findet sich Fettgewebe. Vergr. 300mal, HE. b Zelleinzelheiten des mesenchymalen Gewebes von Abb. 575a. Keine Mitosen, keine Infiltration der Gefäßwand. Vergr. 400mal, HE

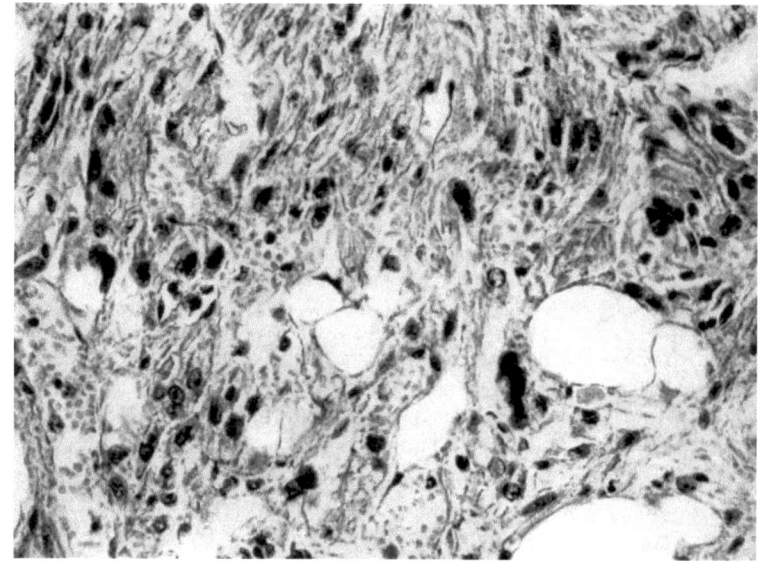

Abb. 576. Maligne entartetes Angiolipoleiomyom der Niere mit starker Kernpolymorphie. Vergr. 350mal, HE

eine maligne Entartung vorkommt (Abb. 576). — Ganz vereinzelt erreichen solche Geschwülste auch Kopfgröße (TAHARA und HESS 1945); myxomatöse Veränderungen als Sekundärerscheinungen werden gelegentlich beobachtet (LARGIADÈR 1958).

Früher wurden diese Tumoren als Choristome des Kapselgewebes bei der Renculusbildung aufgefaßt (Lit. LARGIADÈR 1958), wie dies auch aus der Bezeichnung „Capsulom" (COLVIN 1942) hervorgeht. Man dachte an versprengte Teile des

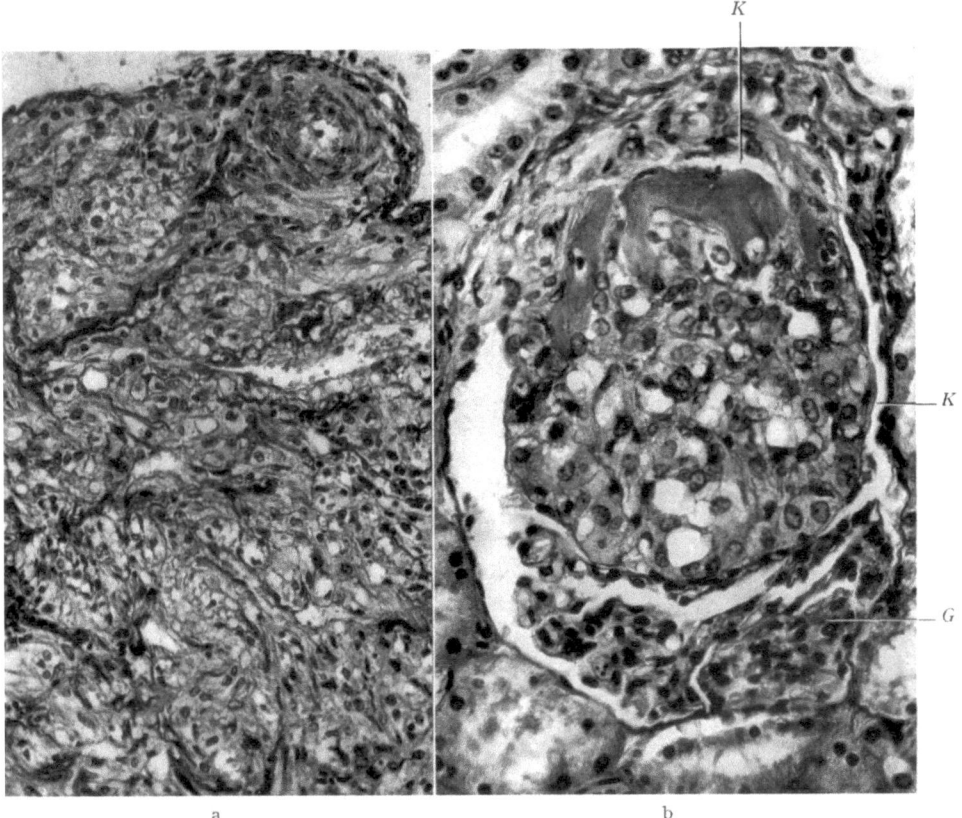

Abb. 577a—b. a Nierentumor bei tuberöser Hirnsklerose. Vorwiegend mesenchymale Zellen, die zum Teil an glatte Muskulatur erinnern. Rechts ein als Tumorbestandteil zu wertendes Gefäß mit ähnlicher Proliferation wie beim periarteriellen Hamartom. Vergr. 280mal, HE. b Glomeruläre Mißbildung in Form eines mesenchymartigen Knotens (K) bei tuberöser Hirnsklerose. Das Glomerulum (G) vollkommen an die Wand gedrückt. Vergr. 600mal, HE

Wolffschen Ganges oder an primitives Mesenchym des nephrogenen Stranges. Die heutige Meinung ist ganz allgemein die, daß Hamartome vorliegen (FERIZ 1930, LE BRUN et al. 1955, HALLERVORDEN und KRÜCKE 1956: Große Tumoren = Hamartoblastome, LUCKÉ und SCHLUMBERGER 1957, STAEMMLER 1957, PEROU und GRAY 1960 u. a.). Von entscheidender Bedeutung ist dabei die Beobachtung, daß bei der tuberösen Hirnsklerose histologisch identische Tumoren sehr häufig auftreten (Abb. 577a; CRITCHLEY und EARL 1932: 60%, STAEMMLER 1957: 60 bis 75%, GOLJI 1961: 89%, davon 78% bilateral). Umgekehrt zeigen manche, bei weitem nicht alle Patienten mit derartigen multiplen Tumoren die Stigmata der tuberösen Hirnsklerose: Adenoma sebaceum, Epilepsie usw. (LE BRUN et al. 1955: 60%, LUCKÉ und SCHLUMBERGER 1957: 50%). Auch diese Tumoren können bis 800 g schwer werden (HALLERVORDEN und KRÜCKE 1956 Lit.).

Die genaue Bestimmung des Gewebes, aus welchem sich die Nierentumoren bei tuberöser Hirnsklerose entwickeln, ist nicht möglich [INGLIS betrachtete die Tumoren zuerst als Neurilemmoblastome (1954), später als vasculäre, dem Myoepithel nahestehende Wucherungen (1960)].

Die vereinzelt mitgeteilten Übergänge zu epithelialen Formationen (FERIZ 1930) beruhen wahrscheinlich auf Täuschungen (s. a. LARGIADÈR 1958). Epitheliale Bildungen werden zwar beobachtet, jedoch handelt es sich dabei um tubuläre Mißbildungen, die anscheinend nicht direkt zu den Tumoren gehören (s. a. FISHER 1911 Lit., HALLERVORDEN und KRÜCKE 1956). Analoge Glomerulummißbildungen (Abb. 577b) sind ebenfalls bekannt (FERIZ 1930, HALLERVORDEN und KRÜCKE 1956). (Lit. über tuberöse Hirnsklerose und Nierentumoren s. PRATT-THOMAS 1947, über Angiolipomyome ohne tuberöse Hirnsklerose TWEEDDALE et al. 1955). — Ein weiterer Hinweis auf die dysontogenetische Entstehung der Hamartoblastome bietet ihr Vorkommen in Cystennieren (KLAPPROTH et al. 1959: Multipel, Lit., PEROU und GRAY 1960). — Die isolierten Tumoren dieser Art sollen nach einzelnen Autoren nie maligne werden (KLAPPROTH et al. 1959, PEROU und GRAY 1960), wir beobachteten jedoch eindeutige Fälle dieser Art (s. a. FERIZ 1930, INGLIS 1954, STAEMMLER 1957, LARGIADÈR 1958). Vermutlich ist auch die Großzahl der in der Literatur beschriebenen Leiomyosarkome der Niere aus solchen Bildungen entstanden, möglicherweise auch einige Lipo- und Hämangioendotheliosarkome.

b) Maligne mesenchymale Nierentumoren

Sarkome des Nierenparenchyms sind sehr selten. Wir fanden 13 unter total 472 benignen und malignen Nierentumoren. Die Zahlen anderer Autoren liegen eher etwas höher (FITE 1945: 5%, LUCKÉ und SCHLUMBERGER 1957: 3,3%), was wohl darauf zurückzuführen ist, daß Kapselsarkome und sarkomatöse Tumoren des Nierenbeckens eingerechnet wurden, was bei uns nicht der Fall war. Ferner werden vielfach die sarkomatös entarteten hypernephroiden Nierentumoren (s. S. 690) ebenfalls zu den eigentlichen Sarkomen gerechnet, was wohl kaum zweckmäßig ist. 55% der Patienten mit Nierensarkom sind 40 bis 60jährig, 33% sind 21 bis 30jährig; Männer und Frauen sind gleichmäßig befallen (ROSS MINTZ 1937 Lit.).

Die *Leiomyosarkome* (Abb. 578a) sind sehr selten. Sie werden von LARGIADÈR (1958) als Prototyp dysontogenetischer Tumoren bezeichnet, wobei die Entstehung ungefähr in denselben Zeitpunkt zu fallen scheint, wie diejenige der Nephroblastome, welche ja ebenfalls quergestreifte Muskulatur enthalten können. Viele Autoren betrachten deshalb die Rhabdomyosarkome als Nephroblastome im Sinne von BIRCH-HIRSCHFELD-WILMS und nehmen an, daß sich nur ein Gewebe, nämlich die quergestreifte Muskulatur dabei ausdifferenziert hat (LUCKÉ und SCHLUMBERGER 1957, Lit. LARGIADÈR 1958).

Abgesehen von der Subcutis ist die Niere dasjenige Organ, das am häufigsten *Liposarkome* aufweist, wenn auch diese Tumoren im ganzen doch ein seltenes Vorkommnis sind. Sie bevorzugen Frauen im 3. bis 4. Lebensjahrzehnt (HERBUT (1952) und machen im allgemeinen selten oder jedenfalls erst spät Metastasen (ZOLLINGER 1955), so daß operative Heilungen bei Früherkennung ohne weiteres möglich sind

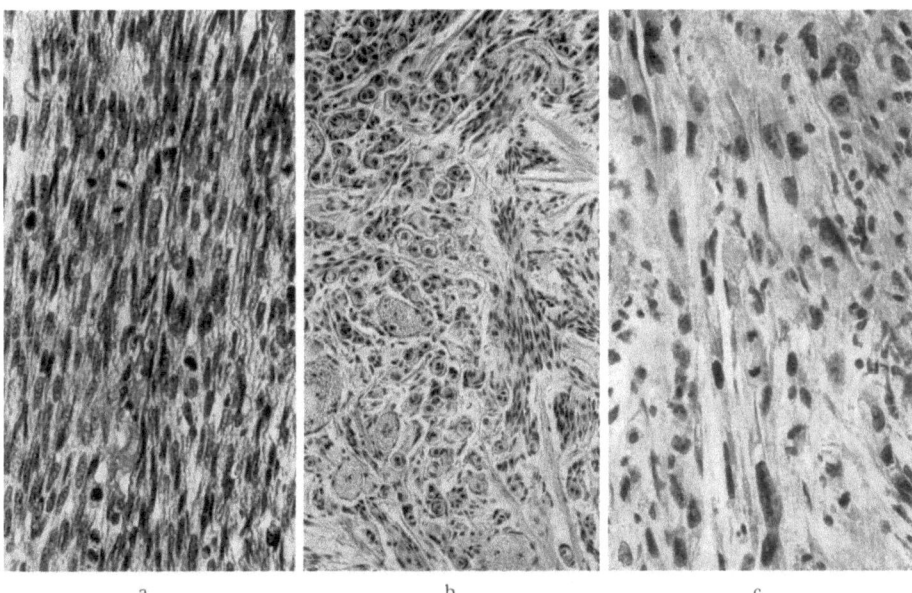

a   b   c

Abb. 578a—c. a Leiomyosarkom der Niere. Die Kerne in typischer Weise langgestreckt, aber die Enden stark abgerundet, leicht polymorph; sehr zahlreiche Mitosen nachweisbar. Vergr. 200mal, HE. b Neurosarkom der Niere: Zum Teil im Querschnitt achsencylinderartige Elemente getroffen, daneben wiederum angedeutete Palisadenstellung der Kerne und Bündelung der Fasern (Präparat Prof. CHR. HEDINGER, Winterthur). Vergr. 100mal, HE. c Rhabdomyosarkom der Niere. Längsstreifung zum Teil erkennbar, Querstreifung hier nicht nachzuweisen. Deutliche Kernpolymorphie mit Mitosen. Vergr. 300mal, HE

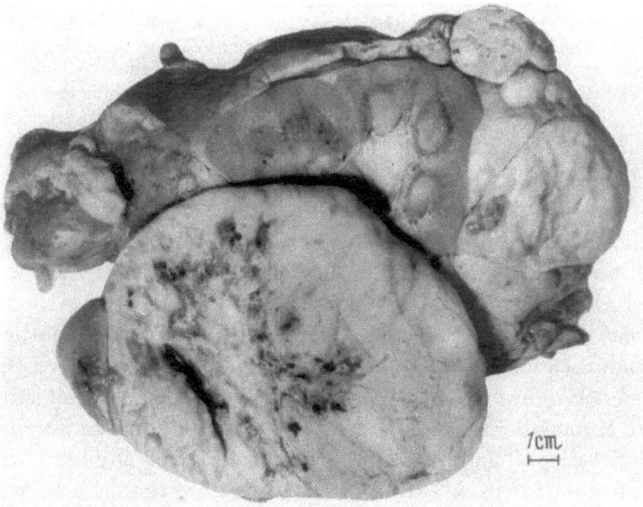

Abb. 579. Liposarkom der Niere: Der apfelgroße Tumor wächst grobknotig und zeigt kontinuierliches Übergreifen auf die Umgebung, insbesondere die restliche Nierenkapsel.

(McCartney und Wynne 1936). Makroskopisch handelt es sich um weiche, blaß gelbliche, markige, groblappig wachsende Tumoren (Abb. 579). Mikroskopisch lassen sich in den einzelnen Knoten alle Übergänge von ganz undifferenziertem Mesenchym (äußerst selten; Abb. 580b) über maulbeerförmige große Zellen, welche massenhaft kleinere Fettröpfchen enthalten (häufigste Zellform; Abb. 580a) bis zu reifen Fettzellen nachweisen (Zollinger 1955). Sie werden von einem grobmaschigen Silberfaserwerk durchzogen (Abb. 580c). Wichtig ist die Tatsache, daß rund ein Drittel der in der Literatur mitgeteilten Liposarkome der Niere bei tuberöser Hirnsklerose beobachtet wurden (Froug 1941, Newman und Reed 1949 Lit.).

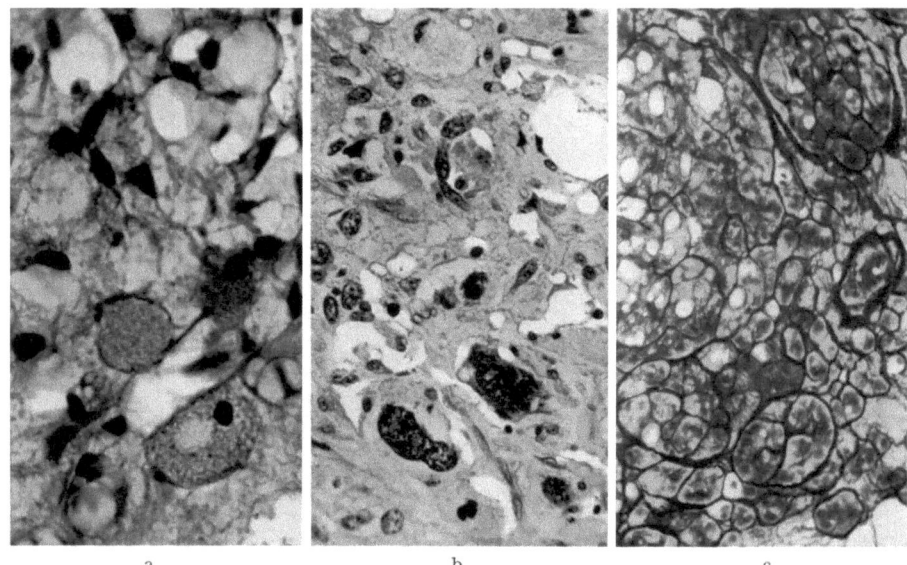

a   b   c

Abb. 580 a—c. a Maulbeerförmige Lipoblasten in Liposarkom der Niere; daneben zahlreiche Lipoblasten, welche nur eine Fettvacuole aufweisen. Vergr. 450mal, HE. b Polymorphzelliges Liposarkom der Niere mit zahlreichen Riesenkernen. Immer wieder dazwischen Tumorelemente, welche noch Fetttropfen enthalten. Vergr. 300mal, HE. c Dichtes Silberfaserwerk, welches zum Teil die einzelnen Zellen voneinander trennt, in einem Liposarkom der Niere. Vergr. 300mal, Versilberung nach Gömöri

Fibrosarkome, übergehend in spindel- und polymorphzellige Sarkome (Abb. 581) sind selten (Herbut 1952 Lit.). Sie können außerordentlich groß werden (Ruff 1953: 1340 g) und sind derb sowie ganz unscharf begrenzt (Abb. 581). Auch hier wird zum Teil vermutet, die Tumoren seien kongenitaler Natur im Sinne von Hamartoblastomen (Mogg 1957). Zum Teil handelt es sich aber um erworbene Bildungen, z. B. bei Hydronephrose (Gravey et al. 1951).

Die *malignen angiomatösen Tumoren* (maligne Hämangioendotheliome und Lymphangioendotheliome) sind ausgesprochen selten in der Niere (Lucké und Schlumberger 1957, Largiadèr 1958). In vielen Fällen handelt es sich sicher auch hier um Hamartoblastome (Berg 1955). — Maligne *neurogene* Tumoren (Neuroblastoma sympathicum, Medulloblastom, Neuroepitheliom, Spongioblastom) sind Raritäten (Lit. Largiadèr 1958). Über ein sarkomatöses Neurinom bei einem 70jährigen Patienten haben kürzlich Martinat et al. (1960) berichtet (s. Abb. 578b).

Eigenartig ist das Vorkommen von *osteogenen Sarkomen* in der Niere (HAINING und POOLE 1936, HAMER und WISHARD 1958 Lit.). Vermutlich handelt es sich dabei meist um Fibrosarkome, welche sekundär, möglicherweise zufolge der „Osteogenin"-Bildung des gereizten Urothels (s. S. 773), osteogene Potenzen entwickelt haben (LUCKÉ und SCHLUMBERGER 1957). Vereinzelte Autoren führen die Oskosarkome — wie übrigens auch die extrem seltenen Chondrosarkome — auf das metanephrogene Blastem zurück und wollen sie in den Kreis der Nephroblastome (BIRCH-HIRSCHFELD-WILMS) einreihen, was allerdings weder zu beweisen noch eindeutig zu widerlegen ist (Lit. LARGIADÈR 1958). Herkunft der osteogenen Sarkome aus metaplastischem Gewebe und nicht aus embryonalen Inseln scheint uns am naheliegendsten (s. a. HUDSON 1956). — Bei sehr reichlich Hyalinbildung im Interstitium von epithelialen Tumoren kann es zu Durchblutungsstörungen und sekundären Verkalkungen kommen, wodurch Pseudoosteosarkome entstehen (BINKLEY und STEWART 1940).

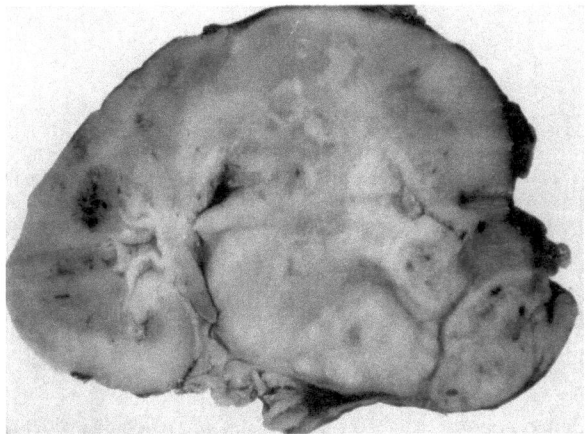

Abb. 581. Spindelzellsarkom der Niere. Der Tumor ist absolut unscharf begrenzt und ziemlich derb

An weiteren Tumoren erwähnen wir die zahlenmäßig von Autor zu Autor stark wechselnd häufigen *undifferenzierten Sarkome* sowie die spindelzelligen und polymorphzelligen Formen. Dann gehören auch die Tumoren des lympho-retikulären Systems hierher. Von den *Lymphosarkomen* sind sicher die meisten metastatisch in den Nieren entstanden (WOLFSOHN 1960 Lit.), jedoch gibt es einige Beobachtungen, welche auf die Möglichkeit der primär renalen Genese eines Lymphosarkoms hinweisen (GIBSON 1948, HERBUT 1952, LUCKÉ und SCHLUMBERGER 1957, BARONE und BATOLO 1958 Lit.). Die sehr starke heterotope Lymphfollikelbildung in pyelonephritischen Schrumpfnieren (Abb. 394, S. 450) zeigt jedenfalls die mögliche Potenz des Niereninterstitium in dieser Beziehung. Eine tumorartige Lymphomatose der Nieren kann auch beim Morbus Waldenström auftreten (BOULET et al. 1959), ist aber grundsätzlich nicht als Tumor zu werten. Nahe verwandt sind die *Retikulosarkome* der Niere (HERBUT 1952, TUBOKN-METZGER 1955, CORRADO 1958 Lit.) sowie die isolierten *Plasmocytome* (HERBUT 1952). Ihr grundsätzliches Vorkommen kann nicht verneint werden, da Reticulosarkome und extramedulläre Plasmocytome sich überall ausbilden können, wo adventitielle Zellen proliferieren

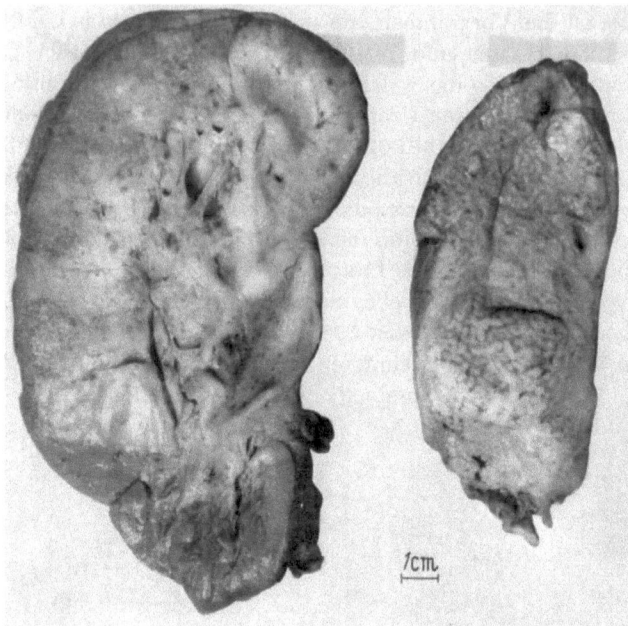

Abb. 582. Solitäres Plasmocytom der einen Niere (links). Das Nierengewebe ist vollkommen diffus durchsetzt, Zeichnung verwischt. Rechts vereinzelte retroperitoneale paraortale Lymphknotenmetastasen
mit deutlich erkennbaren weißlichen Tumorknoten. SN 81/52 Zürich

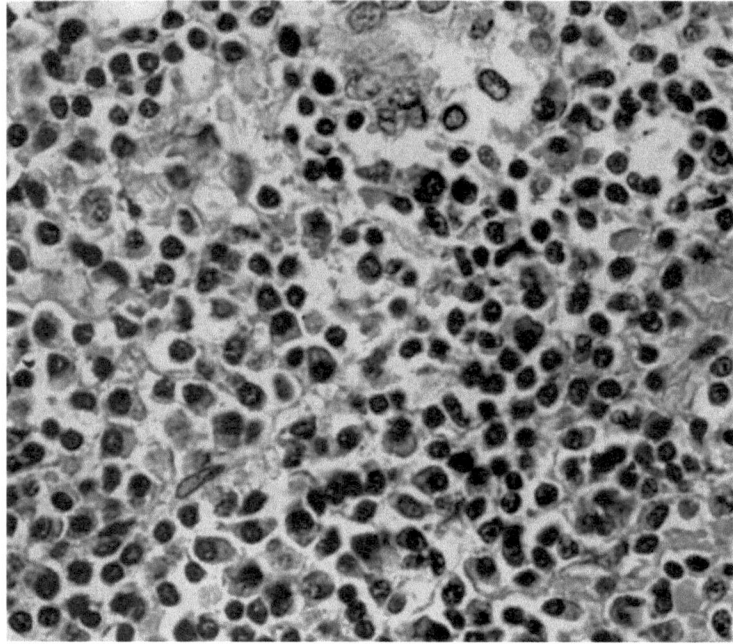

Abb. 583. Primäres Plasmocytom der Niere (vgl. Abb. 582). Plasmazellstruktur der Elemente deutlich
erkennbar. Vergr. 800mal, HE

(Lit. RICHARDS et al. 1958). In einer eigenen Beobachtung (s. LARGIADÈR 1958, Lit.) handelte es sich um eine außerordentlich blasse Niere mit vollkommen verwischter Zeichnung (Abb. 582) und dem typischen Bild eines malignen Plasmocytoms im histologischen Schnitt (Abb. 583); sonstige Organherde waren nicht nachweisbar.

Carcinosarkome werden verschiedentlich erwähnt (STAEMMLER 1957, FISHER und DAVIS 1962), wobei jedoch die Möglichkeit der sarkomatösen Entartung der sog. Hypernephrome einerseits und das zufällige Zusammentreffen andererseits (CAY 1957) zu berücksichtigen ist (HOU und WILLIS 1963).

II. Epitheliale Nierentumoren
a) Benigne adenomatöse Tumoren

Benigne adenomatöse Tumoren werden in den Nieren sehr häufig gefunden (NÜRNBERG 1907: 66 auf 2250 Sektionen, APITZ 1943: 725 auf 3331 Erwachsenensektionen); sie kommen in der Regel nur im höheren Alter vor (NÜRNBERG 1907,

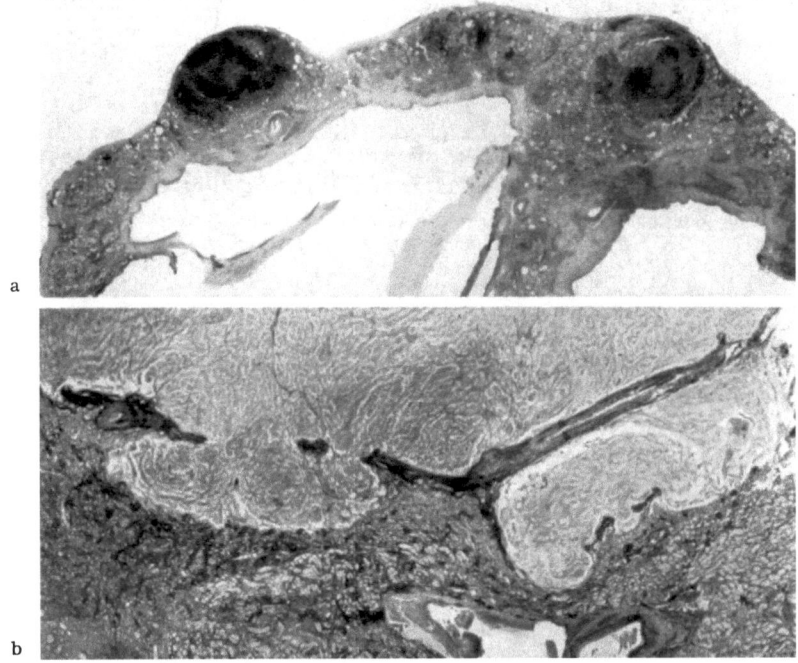

a

b

Abb. 584 a—b. a Papilläre Nierenrindenadenome in hydronephrotisch-pyelonephritischer Schrumpfniere. Vergr. 8mal, HE. b Papilläres Nierenrindenadenom mit Durchbruch durch die Kapsel an zwei Stellen. Diese beweisen die Malignität des Gebildes noch keineswegs, sondern werden im Gegenteil sehr häufig angetroffen. Vergr. 30mal, van Gieson

APITZ 1944). Gut ein Drittel tritt als Mehrfachtumoren auf (APITZ 1944, MEISEL 1954 Lit., LARGIADÈR 1958).

Die Adenome liegen in der Regel subkapsulär oder jedenfalls in der Rinde, sind weich, fast stets etwas gelblich; auf Schnitt sind sie prominent und scharf begrenzt (Abb. 584a). Mikroskopisch kann die meist sehr zarte Kapsel gelegentlich durchbrochen sein (Abb. 584b)! Neben cystisch-papillären (Abb. 585) und tubulär-papillären gibt es rein tubuläre Formen, seltener sind solidstrangförmige; Mischungen werden sehr häufig beobachtet. Die Zellen sind entweder basophil, klein und

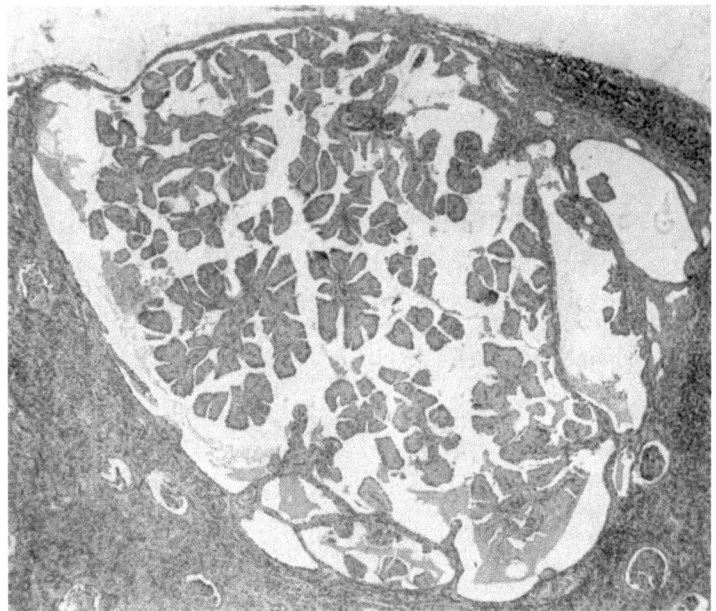

Abb. 585. Feinfiedrig gebautes septisches Nierenrindenpapillom bei chronischer Pyelonephritis. 70jähriger Mann. Vergr. 100mal, HE.

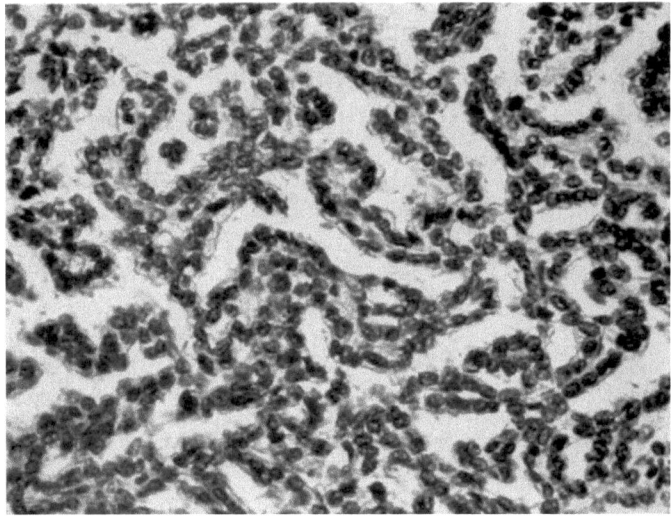

Abb. 586. Basophiles Nierenrindenpapillom. Vergr. 400mal, HE

protoplasmaarm (Abb. 586), gelegentlich auch zylindrisch mit runden, relativ großen, chromatinreichen Kernen, oder dann handelt es sich um eosinophile, große, polygonale Zellen mit scharfen Zellgrenzen und bläschenförmigen runden

Kernen (Abb. 585). Bei einer dritten Zellform spricht man von Onkocyten (Abb. 591 b; APITZ 1944, HAMPERL 1962). Sie zeigen ein stark granuliertes, zum Teil leicht fetthaltiges Cytoplasma. Die Kerne sind rund und mäßig chromatinreich.

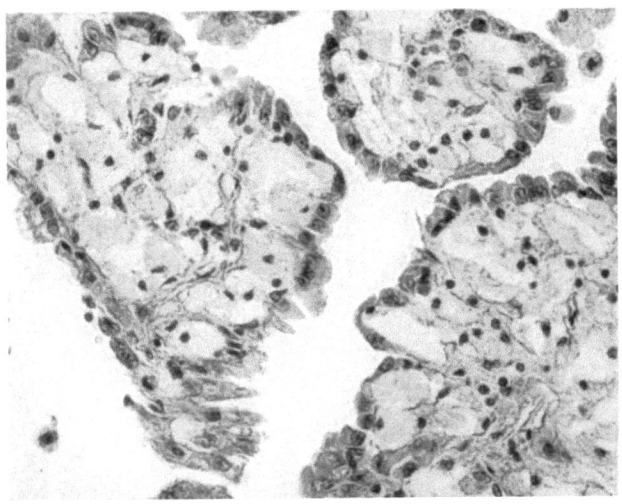

Abb. 587. Stromaverfettung mit Xanthomzellbildung in benignem Nierenrindenpapillom. Vergr. 400mal
HE

Auch die vorher genannten beiden Zellformen lassen häufig Verfettung nachweisen [Tumor-Schaumzellen (EVANS und SANERKIN 1964)], dagegen findet sich keine Glykogenspeicherung in diesen Tumoren. Das Stroma ist meist ausgesprochen zart, es enthält spärlich hämosiderinhaltige Phagocyten und in etwa einem Drittel der Fälle einzelne oder zum Teil sehr zahlreiche große, aufgetriebene Schaumzellen, welche mit Fetttröpfchen vollgepfropft sind (Abb. 587). Auch Verkalkungen mit Psammomkörperbildung werden gelegentlich beobachtet. Nekrosen sind sehr selten.

Diese Tumoren sind — wie gesagt — im allgemeinen nicht über erbsgroß, doch wurden einzelne bis über 10 kg schwere beschrieben. Auch können sie ausnahmsweise einmal so zahlreich sein, daß die Nieren damit total übersät und bis 800 g schwer werden (Abb. 588; MEISEL 1954.) Kombination mit anderen Tumoren (Myxadenomen, Nierenbeckenpapillomen, Hypernephromen) wird relativ oft beschrieben (CRISTOL et al. 1946, PENNISI et al. 1957 Lit.), was allerdings bei der Häu-

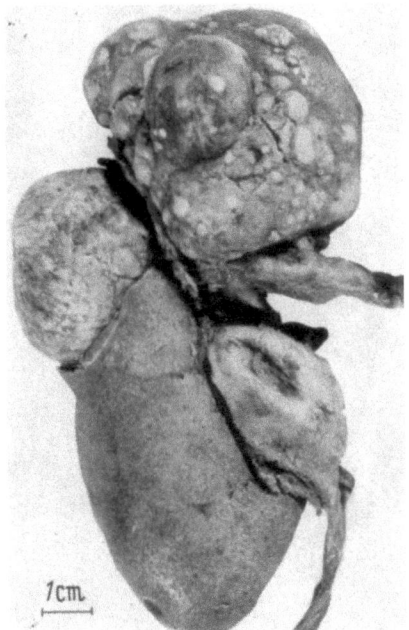

Abb. 588. Multiple oncocytäre Nierenrinden-adenome, Zufallsbefund

figkeit Adenome nicht unbedingt auf pathogenetische Zusammenhänge schließen läßt.

Grundsätzlich können somit drei Gruppen der Adenome unterschieden werden

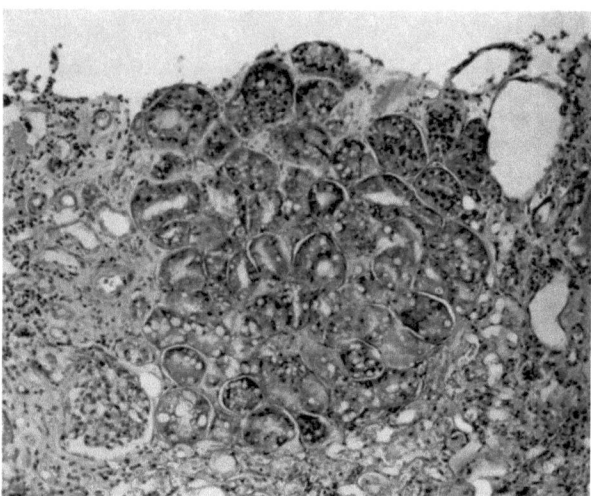

Abb. 589. Echtes eosinophilzelliges tubuläres Nierenrindenadenom. Die Zellen sind etwas vacuolär, da grobtropfig verfettet. Vergr. 80mal, HE

(Lit. über Gruppeneinteilung s. LARGIADÈR 1958), viele Autoren rechnen auch den benignen Grawitz-Tumor als 4. Gruppe hinzu:

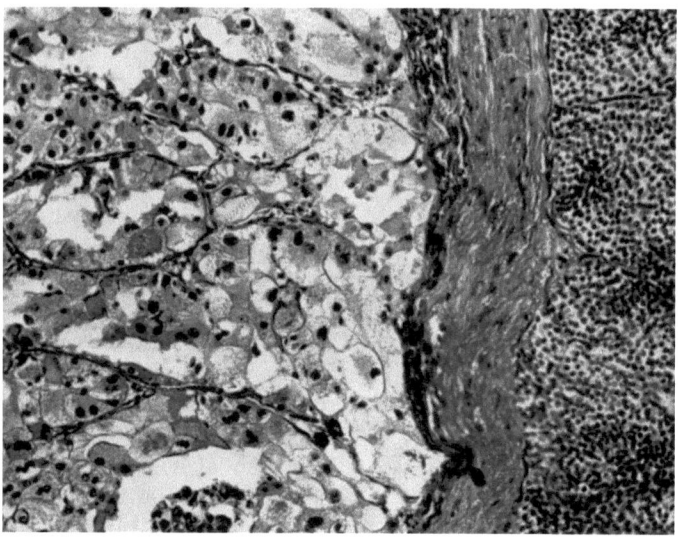

Abb. 590. Nierenrindenadenom mit maligner Entartung. Starke Kernpolymorphie und Zellvergrößerung. Die Bindegewebskapsel ist hier nicht durchbrochen. Rechts findet sich ein kleinzelliges carcinomatöses Gewebe. Vergr. 200mal, HE

1. Die basophilen cystopapillären Adenome, die meist kleiner und sehr viel häufiger multipel sind als die übrigen Adenome (Abb. 586);

2. Die eosinophilzelligen tubulären Adenome (Abb. 589);

3. Die onkocytären Adenome (Abb. 591b), welche meist größer sind als die übrigen Formen.

Das Durchschnittsalter bewegt sich um 65 Jahre; Männer sind drei- bis viermal häufiger betroffen als Frauen. Nur äußerst selten führen sehr große

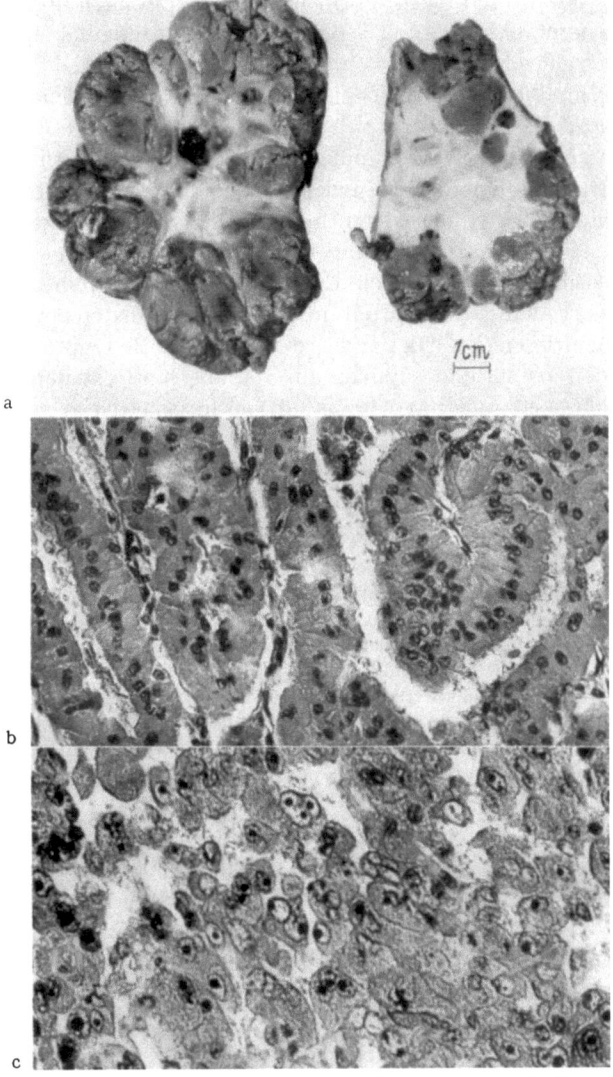

Abb. 591a—c. a Totalzerstörung der einen Niere durch ein eigenartiges tubuläres Adenom. Nephrektomiepräparat, 1959. Drei Jahre später eindeutige Knochenmetastasen, (vgl. Abb. 591c) nachgewiesen! 58jähriger Mann. b Stärkere Vergrößerung eines anscheinend benignen Oncocytoms der Niere (vgl. jedoch Legende zu Abb. 591a und c.) Vergr. 280mal, HE. c Knochenmetastase eines malignen Oncocytoms der Niere, 3 Jahre nach Nephrektomie (vgl. Abb. 591a und b). Immerhin ist zu bemerken, daß der Unterschied zur letzten Histologie (Abb. 591b) frappant ist. Der Tumor wächst solid und nicht mehr adenomatös, die Zellen sind sehr polymorph, zeigen viele Mitosen und ausgesprochen große Nucleolen. Vergr. 700mal, HE

Rindenadenome zu klinischen Symptomen (Cecil 1947, Jacobs und Salwen 1950).

In einzelnen Fällen ist die Dignität nicht mit Sicherheit zu bestimmen (s. a. Staemmler 1957). Solche Gebilde werden auch als fraglich benigne Adenome (Largiadèr 1958) oder destruierende Adenome (von Albertini 1955 Lit.) bezeichnet. Charakteristisch ist eine gewisse Polymorphie und Atypie der Zellen und das Auftreten von Mitosen. Diese Formen führen unmerklich über in die maligne entarteten Adenome (Abb. 590; s. S. 684). Stark beunruhigend ist für den Histodiagnostiker das gelegentliche Vorkommen von Fernmetastasen bei lokal anscheinend ganz regelmäßig gebauten benignem, oncocytärem Adenom (zwei eigene Beobachtungen; Abb. 591).

Histogenetisch entstehen die Papillome wohl eindeutig aus tubulärem Epithel (Feyrter 1953). Obschon das Kapselepithel der Glomerula unter bestimmten Umständen den Onkocyten der Nierentumoren recht ähnlich sehen kann, wird die glomeruläre Genese sicher zu recht abgelehnt (Lucké und Schlumberger 1957). Die cystischen Bildungen sollen sich aus verschlossenen Tubuli bilden (Trinkle 1936). Umgekehrt wurden vereinzelt in gewöhnlichen Nierencysten sekundäre Papillome nachgewiesen (Lit. Oka und Goto 1954). Die Behauptung, daß tubuläre Adenome aus den Tubuli und papilläre aus vorgängigen Cystenbildungen hervorgehen würden (Masset und Balo 1962) hat viel für sich, ist aber nicht ganz einwandfrei bewiesen.

Eine Beziehung zwischen den soeben beschriebenen Nierenrindenadenomen einerseits und den dunkelzelligen adenomatös-papillären Nierencarcinomen kann nicht sicher abgelehnt werden (Buckley 1944, Hicks 1954, Zeitelhofer 1954).

Bezüglich der Genese der Nierenrindenadenome hat ferner die Ursachenforschung wesentlich neue Gesichtspunkte gebracht, so unter anderem die Beobachtung, daß bei männlichen Goldhamstern durch Oestrogenwirkung derartige Tumoren erzeugt werden können (s. S. 711), was ein Hinweis auf die Bevorzugung des männlichen Geschlechts auch beim Menschen sein dürfte. Experimentell sollen Nierenrindenadenome auch durch Cholesterinablagerung in den Hauptstücken der Rinde erzeugt werden können (Learey 1950). Ferner zeigten eigene Versuche (Zollinger 1943), daß sich eindeutig aus Tubuli hervorgehende Rindenadenome bei chronischer Bleivergiftung der Ratte entwickeln können. Die Veränderungen sind dabei sehr schön bis zur Bildung von typischen nichthypernephroiden Nierencarcinomen zu verfolgen (s. S. 712).

Diese „Bleitumoren" sind als Hyperregenerate zu bezeichnen und damit ist auch die Brücke zur Erklärung der Tatsache geschlagen, daß Nierenrindenadenome vor allem im höheren Alter und insbesondere in vasculären und weniger in pyelonephritischen Schrumpfnieren (Abb. 381, S. 442) gefunden werden (Trinkle 1936, Apitz 1944, Lit. Largiadèr 1958). Zum Teil wird auch vermutet, es handle sich bei den Adenomen um dysontogenetische Bildungen, da dieselben gelegentlich in Hufeisennieren und anderen Mißbildungen angetroffen werden. Zahlenmäßig scheint uns aber dieses Zusammentreffen nicht über der statistischen Wahrscheinlichkeit zu liegen (Ladewig und Eser 1945).

b) Die benignen Grawitz-Tumoren

Nach dem Vorschlage von Stoerk (1908) nennen wir die sonst auch als hellzellige fragliche Adenocarcinome, Hypernephrome, Struma lipomatodes renis usw. bezeichneten Nierengeschwülste, soweit sie benigne sind, Grawitz-Tumoren,

während wir die malignen Formen mehr deskriptiv als hypernephroide Nierencarcinome klassieren.

Die Häufigkeit der benignen Grawitz-Tumoren beträgt in unserer Serie 34 auf
472. Das Durchschnittsalter bewegt sich um 75 Jahre; Männer:Frauen = 24:10.
Die rechte Niere ist häufiger befallen als die linke. Der Durchmesser der Tumoren
in unserer Serie schwankt zwischen wenigen Millimetern und maximal 4 cm (s. a.
MASSON 1956).

Die Tumoren sind meist subkapsulär gelegen, sehr schön rund, orange-gelb,
zum Teil auch bräunlich oder mit fibrösen weißen Strängen und meist sehr deutlicher Bindegewebskapsel. GRAWITZ hat in seiner Arbeit (1883) betont, daß es sich
um *kleine* Tumoren handle; viele Zentimeter große Gebilde sind deshalb kaum in
diese Gruppe einzureihen (s. a. MCCORMICK und BLAKE 1958).

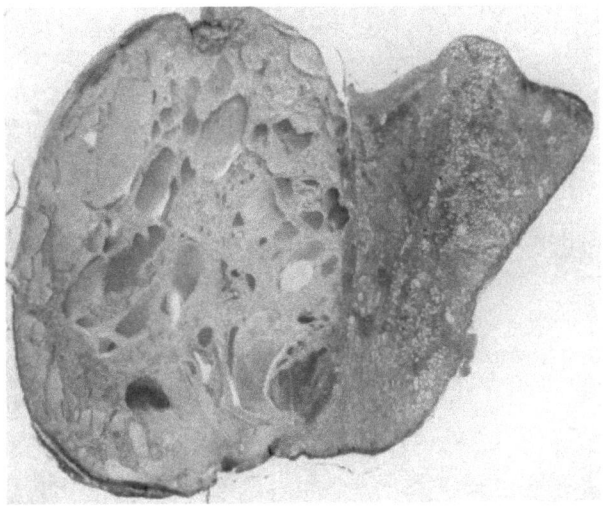

Abb. 592. Zufallsbefund bei Messerbiopsie aus der Niere: Benigner Grawitz-Tumor, scharf begrenzt,
zum Teil cystisch. Vergr. 12mal, HE

Mikroskopisch bestehen die Geschwülste aus mittelbreiten, eng aneinander-
liegenden großzelligen Epithelsträngen, die gelegentlich auch Drüsenlumina erkennen lassen, welche zu Cystenbildung führen können (Abb. 592, 593), Papillome
werden jedoch vermißt. Die Zellen sind polygonal, ausgesprochen scharf abgegrenzt, mit einem fast wasserklaren Protoplasma (Abb. 594), das reichlich Neutralfett, Lipoid und auch Glykogen enthält. Die Kerne sind ziemlich chromatinreich
und relativ sehr klein. Als jugendliche Formen sind die sog. plasmaarmen Zellen
anzusprechen (APITZ 1944). Das Stroma besteht fast nur aus Capillaren, denen die
Zellen direkt anliegen. Entzündliche Sekundärveränderungen fehlen fast stets. Wie
bei den Adenomen können ganz gelegentlich einmal Schaumzellen im Stroma auftreten. Spontanabheilung mit eigenartiger hyaliner Nabelbildung wird beobachtet
(Abb. 595).

Die Abgrenzung dieser Formen gegen die typischen hypernephroiden Nierencarcinome ist unscharf und oft recht schwierig. Wir nehmen Benignität an, wenn

der Tumor eine intakte Kapsel aufweist, keine peritumoröse Entzündung erkennen läßt und nur aus wasserklaren oder plasmaarmen Zellen besteht.

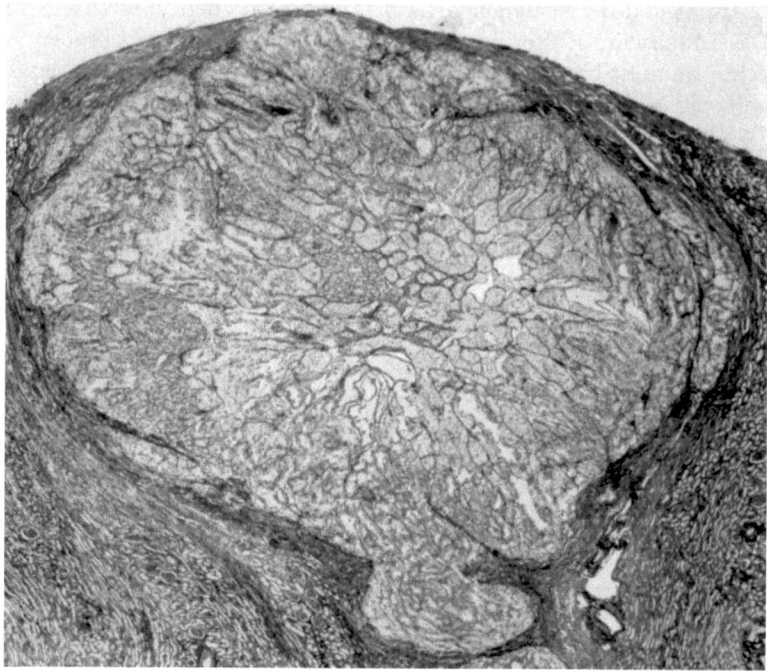

Abb. 593. Primär benigner Grawitz-Tumor der Nierenrinde mit deutlicher maligner Entartung: Mehrfache Durchbrüche der fibrösen Kapsel. Keine Metastasen. Vergr. 15mal, PAS

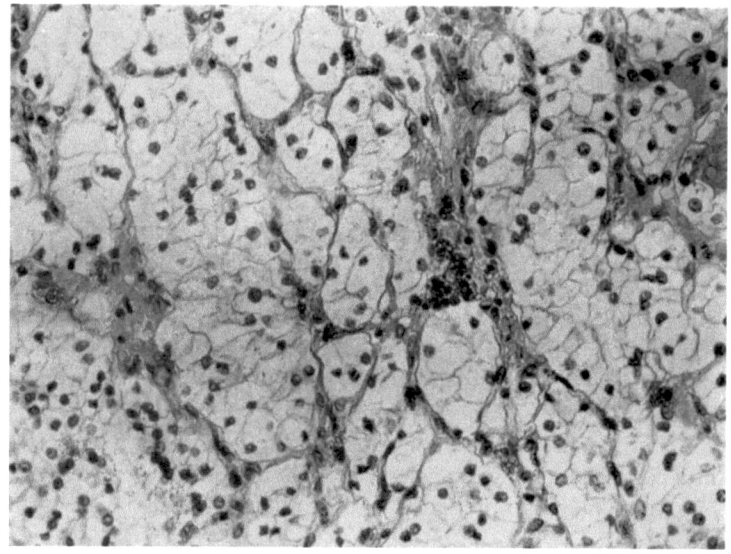

Abb. 594. Typischer benigner Grawitz-Tumor: Mittelbreite Stränge aus epithelial angeordneten großen Zellen mit scharfen Zellgrenzen. Zellprotoplasma vollkommen leer, die Kerne ganz uniform. Vergr. 200mal, HE

Als fraglich benigne Grawitz-Tumoren stellten wir mit LARGIADÈR (1958) eine Gruppe zusammen, welche ungefähr halb so groß ist wie diejenige der sicher benignen Grawitz-Tumoren. Histologisch findet man dabei Kapselinfiltration oder -durchbruch (Abb. 593). Die Zellen sind meist intermediär (APITZ 1944), d. h. das

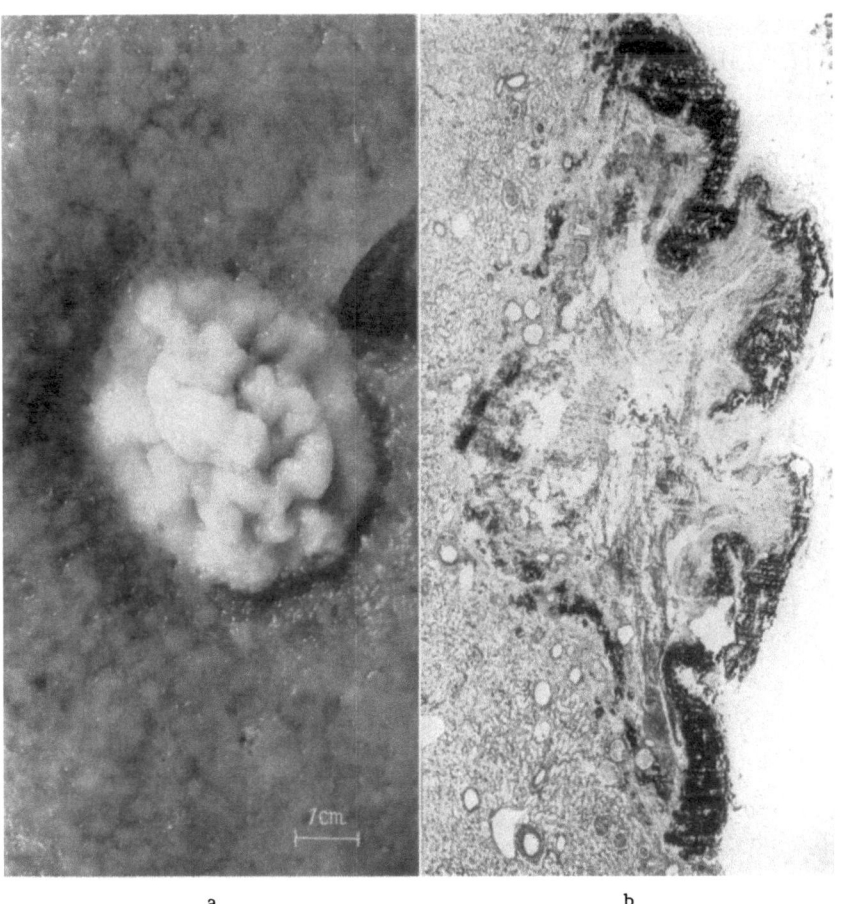

a   b

Abb. 595a—b. a Spontan abgeheilter benigner Grawitz-Tumor: Eigenartige hirnwindungsähnliche Struktur an der Nierenoberfläche. Vergr. 2¹/₂mal, vgl. b. b Spontan abgeheilter Grawitz-Tumor der Niere (vgl. a). Gefältelte, sehr breite, hyaline (dunkel wiedergegebene) Grenzmembran, im Innern nur feines Bindegewebe. Vergr. 4mal, van Gieson

Protoplasma ist leicht granuliert und noch kräftig entwickelt und der Kern ist leicht vergrößert und etwas atypisch sowie hyperchromatisch. Beide Veränderungen zusammen sind höchst verdächtig auf Malignität. Übergangsformen werden übrigens auch von anderen Autoren anerkannt (Lit. LARGIADÈR 1958).

Die prinzipielle Abtrennung der benignen Grawitz-Tumoren von den übrigen Nierenadenomen wurde vor allem von APITZ (1944) befürwortet. Genetisch handelt es sich nicht um Hyperregenerationstumoren, wie dies bei den Adenomen der Fall ist (Histogenese der Grawitz-Tumoren s. S. 696).

c) Echte Hypernephrome
(Nebennierenrindentumoren in der Nierenrinde)

Als echte oder wahre Hypernephrome bezeichnen wir (LARGIADÈR 1958) die äußerst seltenen subkapsulären Tumörchen, welche solid sind und in ihrem Aufbau noch mehr an Nebennierenrindengewebe erinnern als die gutartigen Grawitz-Tumoren (Abb. 596). Die Zellen sind mehr rundlich oder polygonal. Das Protoplasma enthält Lipoide und ist eosinophil gekörnt. Das Kernbild ist recht unruhig (Abb. 596b), der Chromatingehalt schwankt und die Chromatinbalken sind plump,

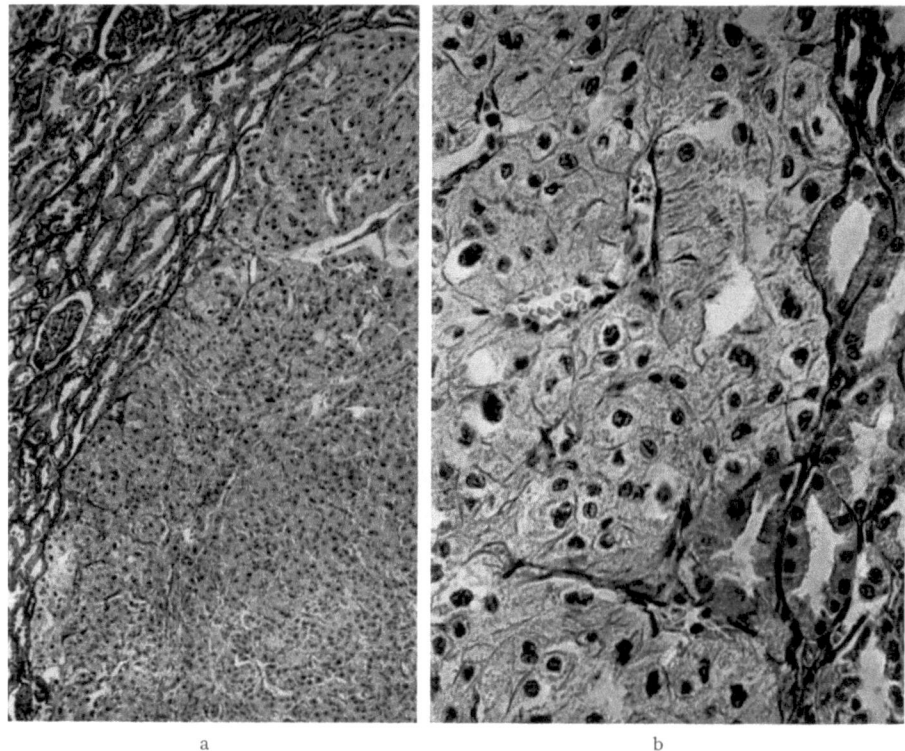

a   b

Abb. 596a—b. a Echtes, aus Nebennierenrindengewebe bestehendes Hypernephrom der Niere, Vergr. 70mal, HE. b Derselbe Tumor. Vergr. 280mal

auch sind die Nucleolen oft groß; Mitosen lassen sich vereinzelt nachweisen. Entscheidend ist die Gesamtstruktur, welche weitgehend derjenigen einer versprengten Nebenniereninsel im Nierengewebe entspricht. Bei größeren Tumoren dieser Art ist rein morphologisch eine Unterscheidung von hypernephroiden Nierencarcinomen allerdings nicht immer zu treffen. Es muß aber gefordert werden, daß echte Hypernephrome aus versprengtem Nebennierenrindengewebe endokrin aktiv sind. Solche Tumoren scheinen extrem selten zu sein (APITZ 1944), große wahre Hypernephrome konnten wir nur zwei im Schrifttum finden (DEBARGE 1928, KLIMPEL 1954).

Das Vorkommen von echten benignen und malignen Hypernephromen, die aber leider früher mit dem Namen Grawitz-Tumor unlösbar verknüpft waren, ist

anerkannt (ROSENFELD 1913, BALOGH und SZENDRÖI 1960). MASSON (1956) glaubte,
daß sie aus den fibro-lipomatösen Hamartomen hervorgehen und ungefähr 3% der
Nierentumoren darstellen. Diese Zahl ist aber sicher viel zu hoch, denn in der
Literatur findet sich nur ein gutes Dutzend mitgeteilt (RIOPELLE 1951). Tatsächlich sind sie aber auffällig häufig mit benignen Fibro-Lipomen oder sonstigen mesenchymalen Anteilen vergesellschaftet.

III. Die malignen epithelialen Tumoren der Niere

Während die amerikanischen Autoren grundsätzlich alle epithelialen malignen
Nierenneubildungen als Carcinome bezeichnen (s. dagegen FITE 1945), halten wir
die grundsätzliche Trennung der ganzen Gruppe der Grawitz-Tumoren — der
benignen wie der malignen — von den tubulär-papillär gebauten Adenomen und
den Carcinomen für sinnvoll. So haben ja auch chemische Untersuchungen gezeigt,
daß der Lipoidgehalt zwischen Hypernephromen und Nierencarcinomen quantitativ und qualitativ verschieden ist (LINDLAR 1961).

a) Die Adenocarcinome der Niere

Diese Tumoren sind nicht häufig (in unserer Zusammenstellung 18 von 472 Nierentumoren; FITE 1945: 10%, FRYFOGEL et al. 1948: 29 auf 768 Nierentumoren). Bei
Kindern sind die Nierencarcinome noch seltener, immerhin aber häufiger als die

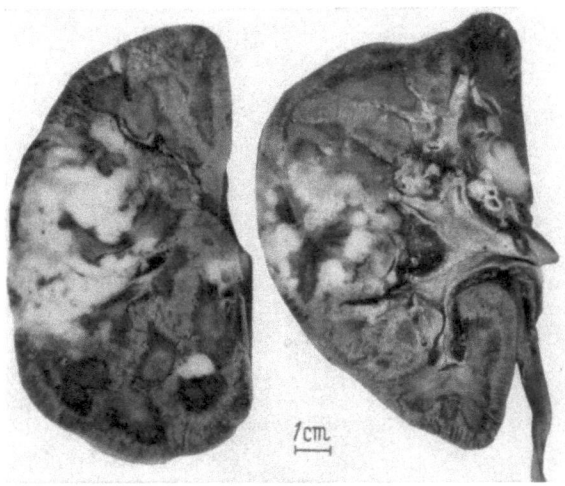

Abb. 597. Undifferenziertes Adenocarcinom der Niere: Vollkommen unscharf begrenzter, walnußgroßer
Tumor mit vereinzelten rundlichen Lokalmetastasen. Ausgedehnte Metastasen in Lungen und Knochen.
56jähriger Mann

Hypernephrome (HEMPSTEAD et al. 1953, CLINTON-THOMAS und ROBINSON 1956
Lit., MOGG 1957).

Makroskopisch handelt es sich um grobe, solide Knoten mit mäßig scharfer
Begrenzung ohne jegliche Gelbfärbung (Abb. 597); im allgemeinen sind sie ausgesprochen weich.

Mikroskopisch sind diese Formen durch ihre starke Neigung zu Drüsenschlauchbildung mit papillären oder trabeculären (Abb. 598) Strukturen ausgezeichnet

(Abb. 599). Ferner ist ihr Epithel ausgesprochen dunkelzellig, wie wir es schon bei gewissen Adenomen und benignen Papillomen beschrieben haben. Die Tumorzellen sind nicht verfettet (ZEITLHOFER 1954).

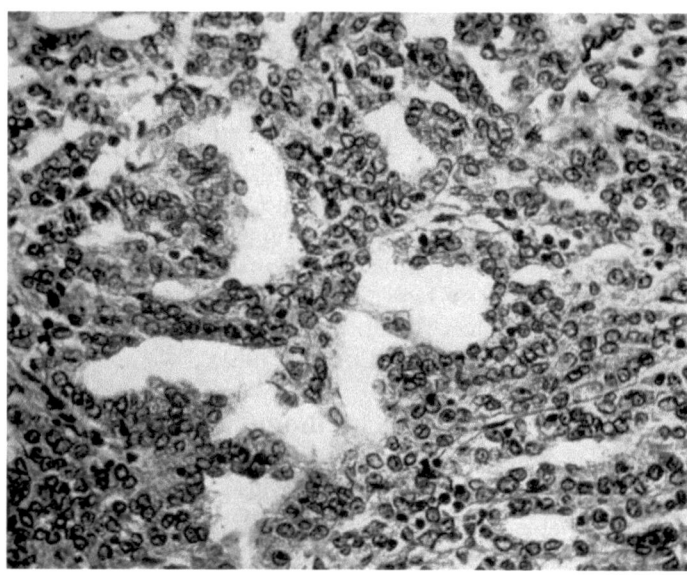

Abb. 598. Trabeculär adenomatöses Nierencarcinom. 65jähriger Mann. Keine Ähnlichkeit mit hypernephroidem Carcinom. Vergr. 350mal, HE

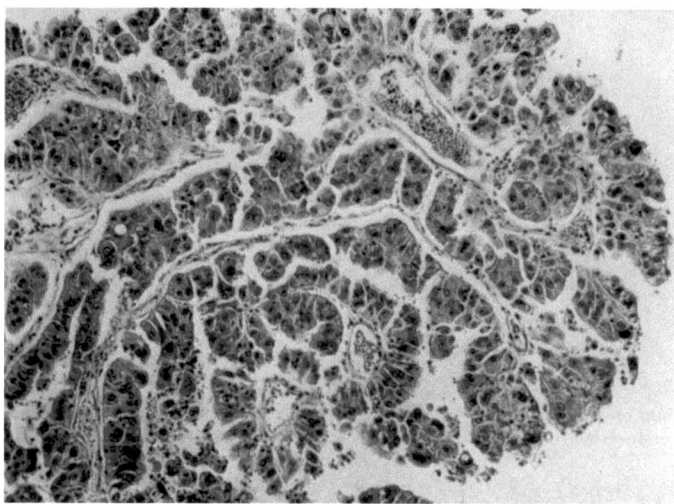

Abb. 599. Papilläres Nierenrindencarcinom (vermutlich maligne entartetes Nierenrindenpapillom). Keine hypernephroiden Anteile. Vergr. 180mal, HE

Nach allgemeiner Ansicht entwickeln sich die Adenocarcinome im Sinne einer Hyperregeneration aus Tubulusepithel, was vor allem daraus ersichtlich ist, daß sie relativ häufig in Nierencysten beobachtet werden (LOWSLEY 1955, PROVET et al. 1956, GÖTZEN 1962 u. a.). Ferner kann die maligne Entartung der Adenome in der

Gruppe der Adenome mit fraglicher Dignität (s. S. 677) verfolgt werden (LAR-
GIADÈR 1958) und schließlich deutet auch das Vorkommen analoger Tumoren bei
hyperregeneratorischen Prozessen in der Niere von Versuchstieren ganz in diese
Richtung (s. a. MASSON 1956). Eine direkte Entwicklung aus nichtadenomatös
verändertem Tubulusepithel ist an sich anzunehmen, konnte aber noch nie nachgewiesen werden (s. Abb. 613, S. 698; LARGIADÈR 1958). — In einem wahrscheinlich hierhergehörigen Fall mit schwerer Hypercalcämie konnte aus dem Tumor
eine immunologisch nicht von Parathormon trennbare Substanz isoliert werden
(GOLDBERG et al. 1964).

b) Die hypernephroiden Nierencarcinome

Die Bezeichnung „hypernephroide Nierentumoren" wurde 1913 von ROSEN-
FELD vorgeschlagen, welcher in dieser Tumorform eine Zwischenstufe zwischen
dem typischen benignen Grawitz-Tumor einerseits und dem adeno-papillären Nierencarcinom andererseits er-
blickte.

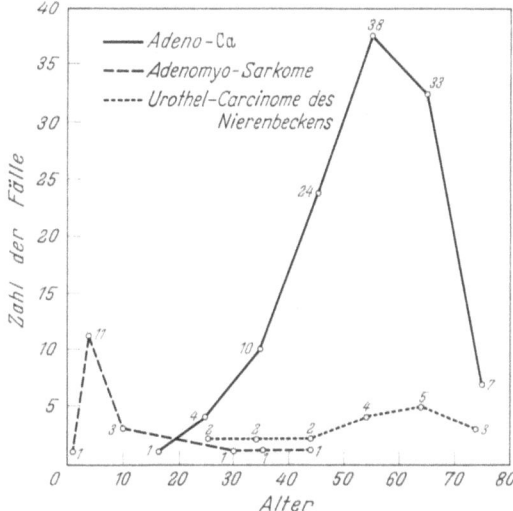

Abb. 600. Altersverteilung der drei wichtigsten Nierentu-
moren (nach BARRETT und McCAGUE 1954). Die Adeno-Ca-
Gruppe umfaßt unsere Adeno-Ca und die hypernephroiden
Nierencarcinome!

Die Häufigkeit der hyper-
nephroiden Nierencarcinome beträgt in unserer eigenen Statistik
170 auf 472 benigne und maligne
Nierentumoren. Unter den malignen Nierentumoren machen
sie rund drei Viertel aus (RICHES
et al. 1951, LARGIADÈR 1958),
unter den Autopsiefällen 0,3%
(LUCKÉ und SCHLUMBERGER
1957). Zusammen mit den Sarkomen und den Adenocarcinomen bilden sie etwas über 2%
aller malignen Tumoren (WAL-
THER 1948: 2,71% Lit., WILLIS
1948:2,5%,LUCKÉ und SCHLUM-
BERGER 1957: 2,2%). Leider
sind aber die Statistiken allge-
mein wegen der unterschiedlichen Nomenklatur nur sehr schlecht vergleichbar
(s. a. STAEMMLER 1957).

Das Alter der Träger hypernephroider Nierencarcinome zeigt ein ausgesproche-
nes Maximum im 6. Jahrzehnt (Abb. 600; LUCKÉ und SCHLUMBERGER 1957,
LARGIADÈR 1958, BALOGH und SZENDRÖI 1960). Ausnahmsweise kommen sie aber
auch bei Kindern vor; bisher sind rund 50 derartige Fälle beschrieben worden
(JOHNSON und MARSHALL 1955, CLINTON-THOMAS und ROBINSON 1956, NOURSE
und YURDIN 1959 Lit.; s. dagegen BLUM und FRUHLING 1953: Keine Hypernephrome beim Kind). Das Verhältnis von Männern:Frauen beträgt rund 2:1
(DEUTICKE 1931: 4:3, WILLIS 1948: 23:4, RICHES et al. 1951, HERBUT 1952,
LUCKÉ und SCHLUMBERGER 1957, EVANS et al. 1961).

Makroskopisch ist das typisch gebaute hypernephroide Nierencarcinom gelblich bis gelblich-bräunlich, ziemlich weich und oft polycyclisch gebaut mit zum Teil recht scharfer Begrenzung (Abb. 601). Die einzelnen Knoten, insbesondere die

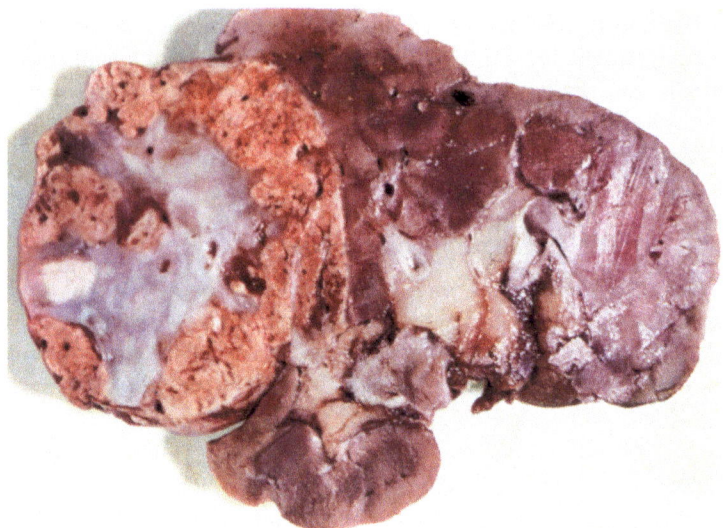

Abb. 601. Typisches hypernephroides Nierencarcinom. Goldgelbe Farbe, glasig-degeneriertes zentrales Gebiet, Eindringen in das Nierenbecken

ältesten, zeigen im Zentrum entweder glasig-gallertige, hyaline Degeneration (Abb. 601) oder weiße Narbenstränge, während die frischeren, randständigen Knoten oft ihre gelbe Farbe mehr und mehr verloren haben und weißlich, ziemlich

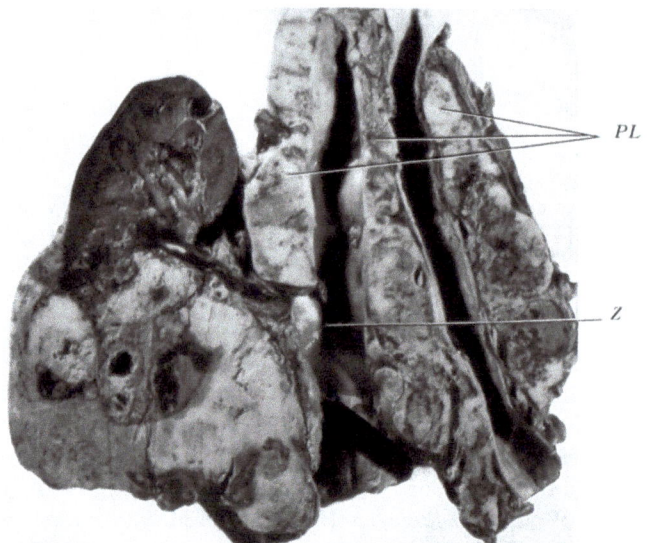

Abb. 602. Zapfenartiger Gefäßeinbruch eines hypernephroiden Nierencarcinoms in die Vena cava (Z). Die paraortalen Lymphknoten (PL) sind massiv von Tumorgewebe durchsetzt. Im Primärtumor fällt die ungleiche Färbung auf, wobei die weißlichen Bezirke die entdifferenzierten darstellen

weich und unscharf begrenzt werden. Verkalkungen des Stroma können relativ
selten festgestellt werden, dagegen findet man sehr häufig Blutungen. Eine Seiten-
bevorzugung wird nicht festgestellt; in etwa 50% soll der untere Nierenpol befallen sein (BAUM 1961; s. dagegen EVANS et al. 1961). Außerordentlich häufig
können Einbrüche in die Vena renalis festgestellt werden, wobei der Tumorzapfen
bis in die Cava wachsen kann (Abb. 602), was bei der operativen Entfernung
solcher Nieren berücksichtigt werden muß. Ein solcher Zapfen wird als häufigste
Ursache der Cavathrombose angesprochen (NEY 1946 Lit., BALOGH und SZENDRÖI

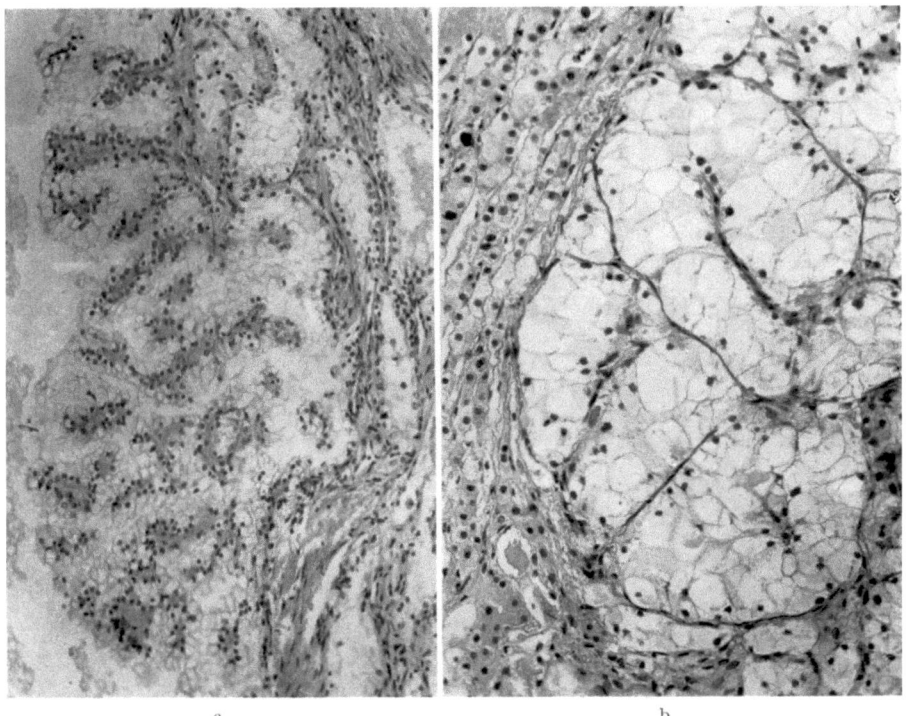

a   b

Abb. 603a—b. a Hochdifferenziertes papilläres hypernephroides Nierencarcinom (sog. Hypernephrom).
Aufgereiht auf schmalen Stromasepten finden sich verfettete, scharf begrenzte, ganz wenig polymorphe
Zellen. Vergr. 100mal, HE. b Lebermetastase eines hypernephroiden Nierencarcinoms. Das Zellbild läßt
den Tumor kaum unterscheiden vom benignen Grawitz-Tumor (vgl. Abb. 594). Vergr. 200mal, HE

1960: 8 von 92 Fällen). Auch Nierenbeckeneinbrüche, die dann zu schwerer
Hämaturie führen können, werden sehr häufig beobachtet und schließlich bricht
der Tumor auch durch die Nierenkapsel hindurch (LUCKÉ und SCHLUMBERGER
1957: 50%).

Bilaterale hypernephroide Nierentumoren wurden verschiedentlich mitgeteilt
(BASTABLE 1960 Lit.), einmal auch in Cystennieren (HILLENBRAND und HÖRSTER-
BROCK 1957 Lit.), wobei natürlich sehr strenge Kriterien angewandt werden
müssen, um Nierenmetastasen eines gegenseitigen hypernephroiden Carcinoms
ausschließen zu können, z. B. dadurch, daß der zweite, wesentlich kleinere Tumor
weniger maligne ist als der erste (BAELEY und YOUNGSBLOOD 1951 Lit.). Auch
Kombination mit anderen Tumoren der Harnwege ist bekannt, jedoch scheint sie

nicht häufiger zu sein als einem statistisch zufälligen Zusammentreffen entsprechen würde (KLINE et al. 1955 Lit.). — Primär extrarenale hypernephroide Nieren-

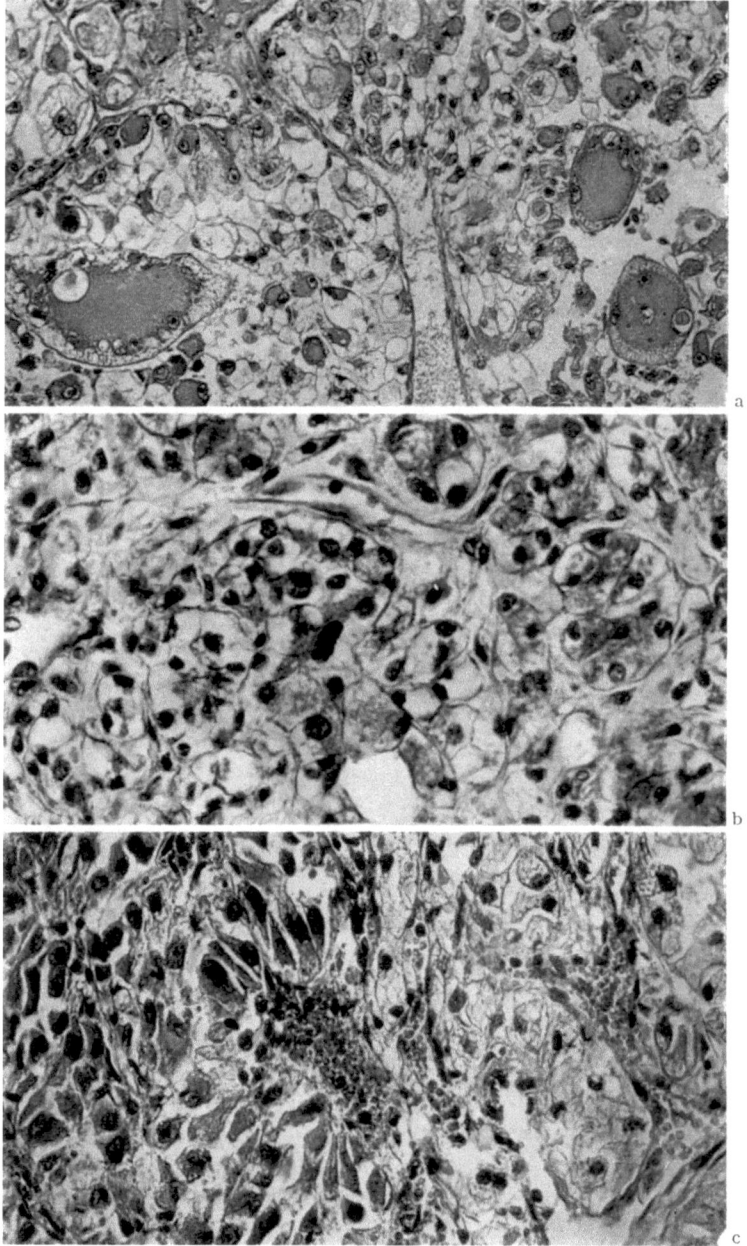

Abb. 604a—c. a Hypernephroides Nierencarcinom. Deutlich ist die direkte Angrenzung der Zellen an die Gefäßintima, ferner die Zellpolymorphie, welche hier ausgeprägt ist und zu Riesenzellbildung geführt hat. Vergr. 300mal, HE. b Hypernephroides Nierencarcinom, Mischung von intermediären und hellen Zellen. Kernpolymorphie mäßig deutlich. Vergr. 400mal, HE. c Hypernephroides Nierencarcinom; vorwiegend plasmaarme Tumorzellen. Vergr. 400mal, HE

tumoren wurden retroperitoneal (WEISBERG und STRENGER 1954), im Bereich des
Nierenhilus (KÖHLE und RECKENZAUN 1958) sowie in der Wand des Ureters
(PULASKI 1950, STAHL 1958) beschrieben. Meist geben die Autoren aber selbst an,
es handle sich um „atypische Hypernephrome" und die Beschreibung läßt im
allgemeinen nicht das Bild eines typischen hypernephroiden Nierentumors erkennen, so daß man mehr an dysontogenetische Carcinome (KÖHLE und RECKENZAUN
1958) denkt.

Mikroskopisch ist oft ein Teil des Tumors noch durch eine echte Bindegewebskapsel abgegrenzt, was als Rest des ursprünglichen benignen Grawitz-Tumors angesprochen wird (LARGIADÈR 1958), meist aber liegt höchstens eine aus komprimiertem Parenchym gebildete Pseudokapsel vor. Im allgemeinen schwankt die
histologische Struktur von Tumor zu Tumor ziemlich stark. Als feststehende

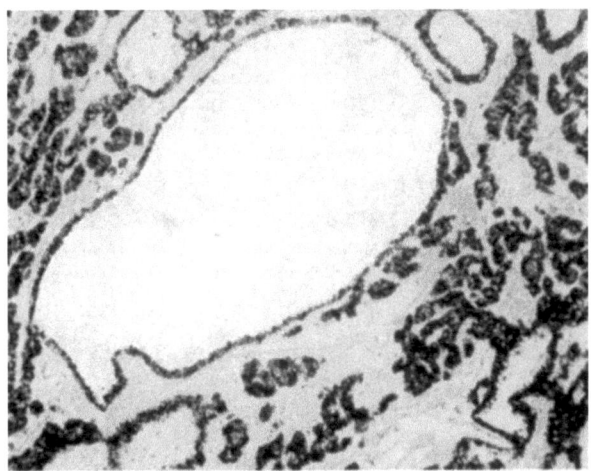

Abb. 605. Teils solides, teils adenomatöses hypernephroides Nierencarcinom bei Fettfärbung: Die Zellen
sind außerordentlich stark mit Fett (hier schwarz wiedergegeben) beladen. Vergr. 100mal

Elemente findet man aber immer alveoläre cystische, zum Teil leicht cystopapilläre
(Abb. 603) neben tubulären und trabeculären Bildungen. Die Drüsenformation ist
als echte zu bezeichnen, obschon gelegentlich auch drüsenähnliche Bildungen auf
Grund eines Zerfalls der soliden Stränge beobachtet werden können (s. dagegen
WEPLER 1940). Die Zelltypen entsprechen denjenigen des benignen Grawitz-
Tumors: Wasserklare (Abb. 604a), plasmaarme (Abb. 604c), intermediäre (Abb.
605) und dazu als 4. Form polygonale eosinophile Zellen mit feingranuliertem
Protoplasma. Bei den vorher genannten drei Typen ist der hohe Fett- und Glykogengehalt typisch. Die Zellen sind etwas unregelmäßig in der Form. Man findet
häufig Übergänge der einzelnen Zellformen (Abb. 604b), so daß eine Tumoreinteilung auf Grund dieser letzteren als unmöglich bezeichnet werden muß (s. dagegen
LOSLEY und KIRWIN 1948, LUCKÉ und SCHLUMBERGER 1957, BALOGH und SZEN
DRÖI 1960 u. a.). Die nicht selten angetroffenen Riesenzellen (Abb. 604a; VON
ALBERTINI 1955 u. a.) scheinen von den plasmareichen Zellen abzustammen.

Die Unterscheidung der vier verschiedenen Zelltypen verdanken wir bekanntlich APITZ (1944). Die grundlegenden Arbeiten dieses Autors haben die Zusammenfassung der Gruppe der hypernephroiden Nierentumoren erst ermöglicht, indem

sie gezeigt haben, daß die intermediären und die plasmareichen Zellen Abkömmlinge der wasserklaren Zellen sind. Leider ist die allgemeine Nomenklatur durch
diese Feststellungen nicht beeinflußt worden, da die Anglosachsen unter „clear

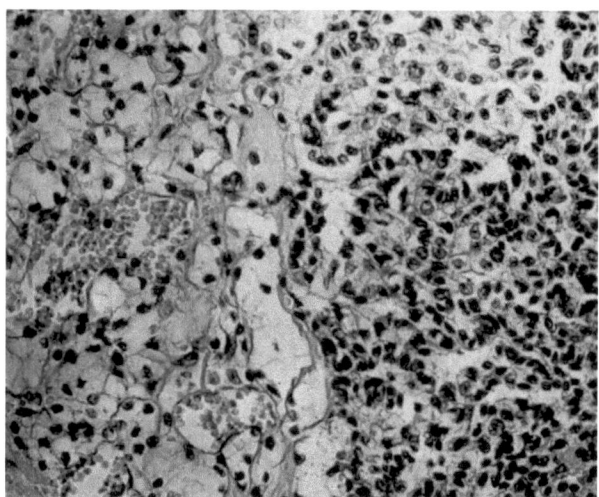

Abb. 606. Entdifferenzierung eines hypernephroiden Nierencarcinoms. Links die typischen, rechts die
ganz atypischen kleinen, protoplasmaarmen Zellen mit schwerer Kernpolymorphie. Vergr. 200mal, HE

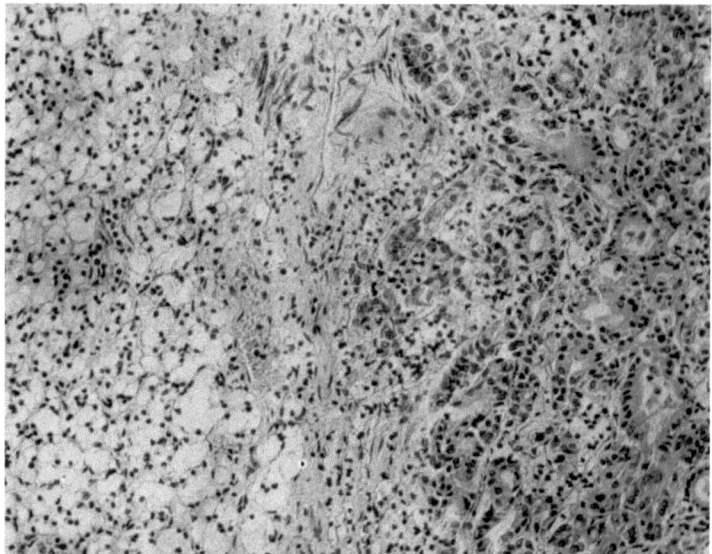

Abb. 607. Links typisches hypernephroides Nierencarcinom, rechts Übergang in cylindercelluläres
Adenocarcinom der Niere. Vergr. 100mal, HE

cells" einfach hellprotoplasmatische Zellen verstehen, die also viel Glykogen oder
auch Fettstoffe enthalten, d. h. neben den wasserklaren Zellen sind auch die intermediären sowie die Zellen der Adenome und der Adenocarcinome inbegriffen,
wenn sie verfettet sind. APITZ meinte, daß die eigentlichen wasserhellen Zellen,

welche er als undifferenzierte Elemente betrachtete, nicht die Träger der Malignität seien, also nicht oder nur äußerst selten und dann zu solitären Metastasen führen könnten. Dieser Ansicht können wir in der strengen Fassung nicht zustimmen (s. LARGIADÈR 1958), doch ist unzweifelhaft die wasserklare Zelle das am höchsten differenzierte Element des hypernephroiden Nierencarcinoms, ohne daß man allerdings aus ihrem Vorhandensein oder Fehlen prognostische Schlüsse ziehen könnte. — Erschwerend ist weiter die Tatsache, daß eindeutige Übergänge dieser Tumoren in maligne, ganz kleinzellige Formen (Abb. 606) sowie adenomatöse Carcinome (Abb. 607) beobachtet werden können.

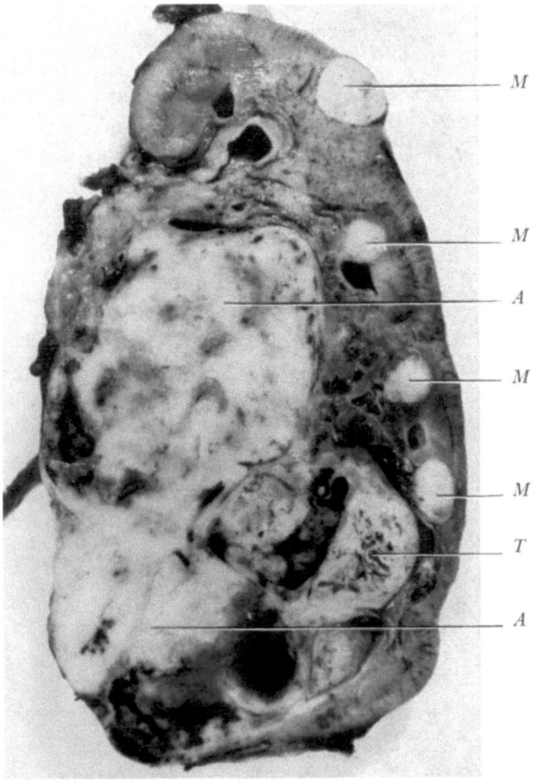

Rein cytologisch (Ausstrichpräparate oder paraffineingebettetes Urinsediment) sind die Elemente der hellzelligen Carcinome nur äußerst schwer von Pseudo-Xanthom zellen zu trennen (s. S. 458; LUCKÉ und SCHLUMBERGER 1957). Ganz allgemein ist ja die Cytodiagnostik des Urinsediments schwierig und jedenfalls nicht ganz zuverlässig (FAWCETT 1954, LUCKÉ und SCHLUMBERGER 1957; vgl. S. 696).

Die einzelnen Zellgruppen werden in der Peripherie des Tumors durch sehr zarte Stromasepten voneinander getrennt, welche wie beim benignen Grawitz-Tumor reichlich Capillaren enthalten. Mehr zentral kommt es zur Ausbildung sehr großer hyaliner De-

Abb. 608. Hypernephroides Nierencarcinom mit intrarenalen Rindenmetastasen (*T* typischer Abschnitt, *A* atypische weiße, ganz unscharf begrenzte Partien, *M* Metastasen)

generationsinseln, die auch verkalken können (CAHILL und MELICOW 1938: 14 von 82 Fällen). Pseudo-Xanthomzellen, welche in den Adenomen und den adenomatösen Carcinomen relativ häufig sind, haben wir in hypernephroiden Nierencarcinomen nie gefunden (LARGIADÈR 1958). Die perifokale Entzündung fehlt dagegen beim hypernephroiden Nierencarcinom, wie übrigens auch beim papillären Adenocarcinom der Niere, nie; Blutungen, Nekrosen usw. sind sehr häufig.

In rund 10% der nephroiden Nierencarcinome kann man makroskopisch an der Peripherie das Auftreten von weißen markigen, oft ziemlich derben und vor allem unscharf begrenzten Knoten feststellen (Abb. 608), in denen mikroskopisch ein sarkomatöses Bild gesehen wird (s. a. APITZ 1944, STAEMMLER 1957, LARGIADÈR 1958 u. a.). Spindelige Zellen mit ausgesprochen polymorphen, hyperchromatischen

Kernen, die viele Teilungsfiguren aufweisen (Abb. 609), sind häufig. Die mehr ovalzelligen Abschnitte sind fast frei von Interzellularsubstanz, in den spindelzelligen findet sich dagegen reichlich Kollagen. Bündelstruktur und Fischzugbildung wird nicht selten festgestellt. Die Metastasen solcher Tumoren können rein sarkomatöser Natur sein (NAGER 1945 Lit., LARGIADÈR 1958).

Ein Teil der Autoren nimmt an, es handle sich um eine sarkomatöse Entartung des ortsständigen Stroma, also um einen Kollisionstumor (Lit. LARGIADÈR 1958).

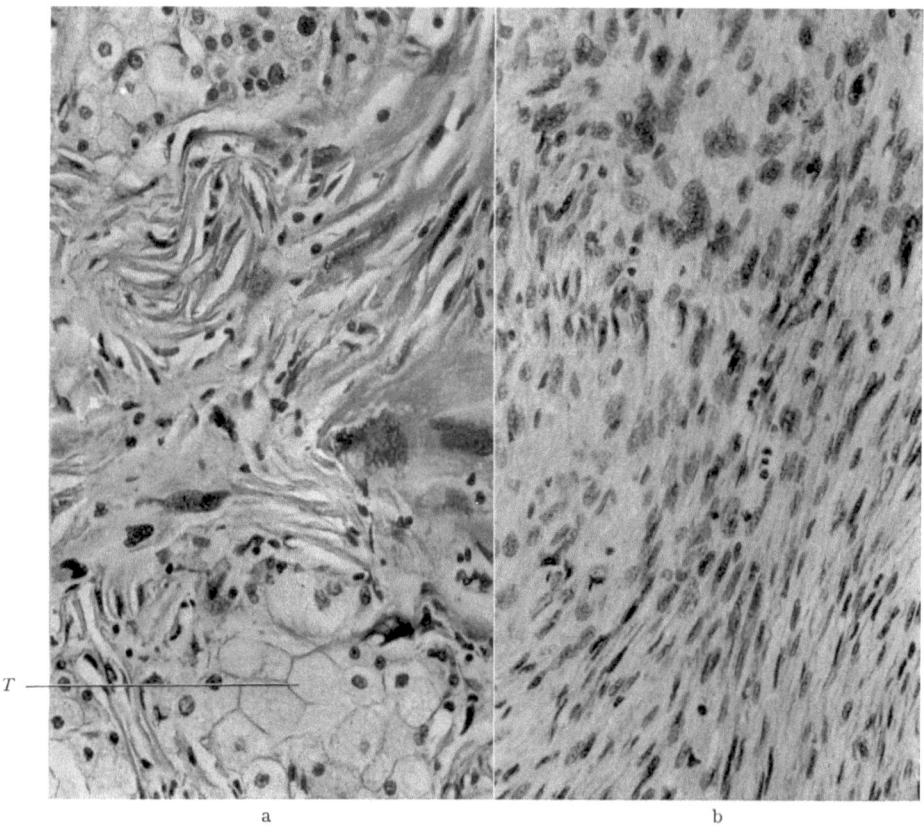

a   b

Abb. 609. Sarkomatöse Entartung eines sonst typischen hypernephroiden Nierencarcinoms. Holundermarkähnliche Zellen (T). Besonders in der Abb. b ist an der sarkomatösen Natur nicht mehr zu zweifeln. Vergr. 500mal, HE

Solche Gewächse der Niere wurden vereinzelt eindeutig festgestellt (CHWALLA 1936). Nach anderer Ansicht handelt es sich um die sarkomatöse Ausdifferenzierung eines auf embryonaler Stufe stehengebliebenen Meristem (WEPLER 1940, NAGER 1945). Wieder andere Autoren zweifeln an der echten sarkomatösen Natur dieser Gebilde und sprechen von fusocellulärem Carcinom (von ALBERTINI 1955; weitere Diskussion s. LARGIADÈR 1958). Nach unserer Meinung ist die strenge Trennung zwischen Epithel und Bindegewebe ganz allgemein gesehen überhaupt nicht korrekt durchzuführen (s. a. HAMPERL 1939). So sind ja auch die Tubuli mesodermaler Herkunft, so daß maligne Epithelabkömmlinge auch Sarkome erzeugen können, wie dies HAMPERL (1939) an zahlreichen Beispielen dartun konnte.

Wir fügen noch bei, daß diese sarkomatöse Entartung vereinzelt auch in Nierenadenomen zu beobachten ist und gelegentlich sogar bei einem papillären Nierencarcinom vorkommen kann (eigene Beobachtung). Diese sarkomatöse Entartung,
die übrigens auch mit einer sehr starken Malignitätssteigerung einherzugehen
pflegt, ist eine ganz charakteristische Eigenschaft der malignen Nierentumoren.
Im vorliegenden Fall deshalb von einem Mischtumor zu sprechen (NIELSEN und
KRACHT 1958), ist sicher nicht angängig.

Die ausgesprochene Gefäßaffinität (Gefäßeinbrüche) der hypernephroiden Nierencarcinome erklärt ihr vorwiegend hämatogenes Metastasieren (WALTHER
1948: 75%, RICHES et al. 1951: 43%), wobei keine Beziehungen zwischen der
Größe des Tumors und der Metastasehäufigkeit beste-hen (s. dagegen BELL 1946).
In erster Linie finden sich Lungenmetastasen (50 bis 56%), in zweiter solche der
Knochen (33 bis 40%; Abb. 610, 611; LUCKÉ und SCHLUMBERGER 1957, BAUM
1961), darauf folgen die Le-ber (30 bis 35%), das Gehirn (6,6 bis 15%; Abb. 610) und
die Nebennieren (7,5 bis 15%; Abb. 610; GRIFFITHS und THACKRAY 1949, BAS-
TABLE 1960 Lit.). Auch Milz-metastasen (LUCKÉ und SCHLUMBERGER 1957: 5,3%)
und solche der Haut (3,1%) werden beobachtet (RICHES

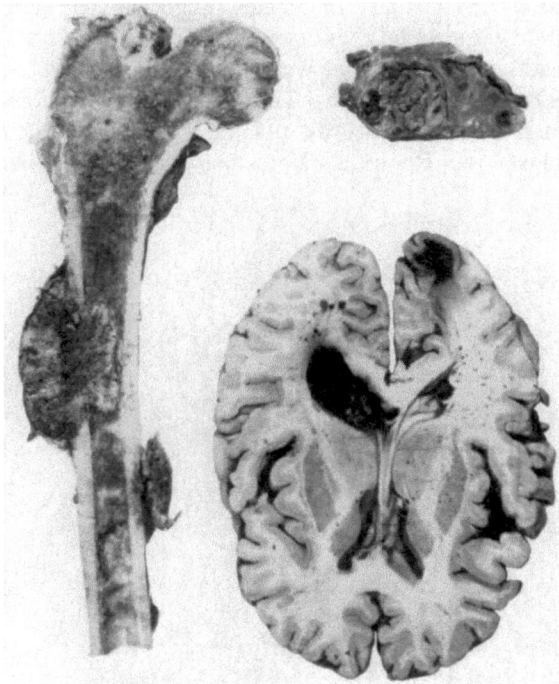

Abb. 610. Metastasen bei hypernephroidem Nierencarcinom: Femur, Nebenniere, Hirn (zwei Metastasen, beide mit frischen Blutungen)

et al. 1951). Bei 588 Fällen mit Hautmetastasen wurde 40mal ein hypernephroides
Nierencarcinom als Primärtumor gefunden (CONNOR et al. 1963). Wie bei Blasencarcinomen können auch bei hypernephroiden Nierencarcinomen sehr schwere Haut-
infiltrate beobachtet werden (BÜNGELER und DE CASTRO 1939). Im Autopsiegut sind
die paraaortalen Lymphknoten in 35 bis 40% (Abb. 602, S. 685) befallen (WALTHER
1948, BAUM 1961). Relativ häufig, verglichen mit der allgemeinen Seltenheit, sind
Hypernephrommetastasen in der Schilddrüse, wo sie bioptisch außerordentliche
diagnostische Schwierigkeiten bereiten können (BAEHRS und MILLER 1953); in einer
Beobachtung konnte 9 Jahre nach Nierenexstirpation eine anscheinend solitäre
Schilddrüsenmetastase entfernt werden (LONG und BLACK 1945). Implantationsmetastasen in Ureter und Harnblase wurden vereinzelt mitgeteilt (HESLIN et al.
1955 Lit., WILLIS 1934). Herzmetastasen treten fast in einem Drittel der Fälle in
Erscheinung (GRIFFITHS und THACKRAY 1949). Die Knochenmetastasen sind oft

osteolytisch, gelegentlich aber osteoplastisch (Abb. 611). Sie betreffen vor allem die Wirbelsäule, was auf paradoxen Blutfluß im paravertebralen Plexus bei positiver Bauchpresse zurückgeführt wird (BATSON 1940). Metastasen des hypernephroiden Nierencarcinoms sind nach unserer Erfahrung die häufigste Ursache von Spontanfrakturen (Femur!), bei welchen der Primärtumor klinisch keine Symptome macht. Nicht selten handelt es sich dabei um Solitärmetastasen, welche beim hypernephroiden Nierencarcinom ja relativ häufig sind (LAWRENCE und SINKOFF 1957: 0,4%) und gerade bei der Knochenlokalisation solcher Solitärtumoren wird nach Exstirpation des Primärtumors eine ungewöhnlich lange Latenzzeit nicht selten beobachtet (SCHINZ und UEHLINGER 1952).

Histologisch sind die Metastasen in der Regel weniger differenziert als der Primärtumor (LUCKÉ und SCHLUMBERGER 1957); bei Tumoren mit sarkomatösen Anteilen sind sie meist sarkomatöser Natur (NAGER 1945). — Eine wesentliche Bedeutung wird auch dem pyelovenösen Reflux als Metastaseweg zugeschrieben

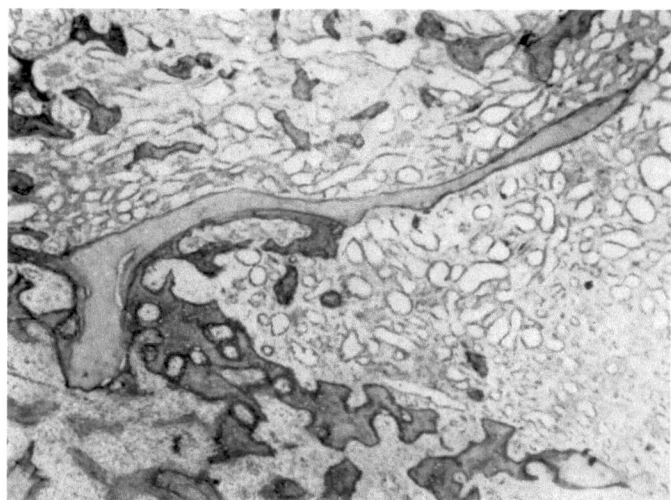

Abb. 611. Stark osteoplastische Knochenmetastase eines hypernephroiden Nierencarcinoms. An die vorbestehenden Spongiosabälkchen werden neue (hier dunkel wiedergegebene) Balken angelagert. Vergr. 80mal, HE

da Luft, welche in den Ureter eingepreßt wird, sehr bald auch in der Nierenvene erscheint (PYTEL 1960). Dieser Metastasenweg kommt aber vermutlich eher für die Nierenbeckencarcinome in Betracht.

Obschon das hypernephroide Nierencarcinom als hochgradig maligner Tumor gilt, kommt eigenartigerweise nicht allzu selten spontane Regression vor (MANN 1948 Lit., DEMING 1953 u. a.), wobei besonders das Verschwinden von Lungenmetastasen nach Operation des Primärtumors bemerkenswert ist (CHURCHILL und BARNEY 1938, MANN 1948, HALLAHAN 1959, SAMELLAS und MARKS 1961). In einer weiteren Beobachtung verschwanden alle miliaren Lungenmetastasen bis auf eine, welche autoptisch noch nachgewiesen werden konnte (LJUNGGREN et al. 1959, vgl. auch GONICK und JACKSON 1964, Lit.), so daß man heute trotz Bestehen von einzelnen Lungenmetastasen die Nephrektomie durchführt und — wenn vereinzelte Lungenmetastasen nicht zu verschwinden scheinen — auch noch die

Pneumonektomie vornimmt (POTAMPA 1961). Histologische Untersuchungen ergeben in über 10% der hypernephroiden Nierencarcinome Anzeichen von partieller Selbstheilung und Regression; bei vier von 150 Fällen fand sich völlige Ausheilung (HULQUIST 1944; s. a. BARTLEY und HULQUIST 1950, ZAK 1957). Die Beschreibung des zurückbleibenden narbigen Gebildes nach Spontanregression mit stark gewellter Oberfläche unter der Nierenkapsel läßt allerdings den Verdacht aufkommen, es handle sich bei diesen Gebilden zum Teil nur um benigne Grawitz-Tumoren mit Regression (Abb. 612). Im übrigen soll die Kachexie die stoffwechselbedingte Regression fördern (HULQUIST 1944).

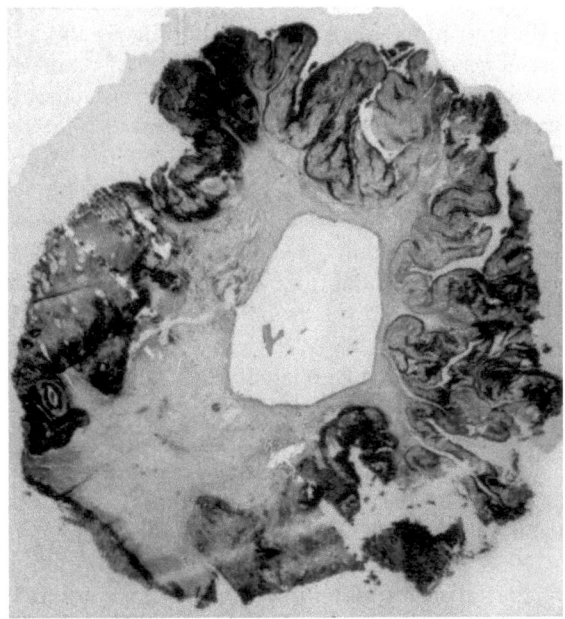

Abb. 612. Halskrausenartiges hyalinisiertes Gebilde mit zentralem cystoidem Raum. Vermutlich handelt es sich um ein spontan geheiltes hypernephroides Nierencarcinom oder einen benignen Grawitz-Tumor. Vergr. 5mal, HE

Die Verlaufsdauer der hypernephroiden Nierencarcinome ist launisch. Im allgemeinen sterben die Patienten innerhalb von wenigen Monaten bis maximal 1½ Jahren nach Entdeckung des Tumors. Auf der anderen Seite aber sind einige Fälle bekannt, in welchen schon bei der Nephrektomie Lungenmetastasen eindeutig festgestellt werden konnten, trotzdem waren die Patienten dann während 8 bis 12 Jahren vollkommen beschwerdefrei, um dann schließlich doch noch ihrem Leiden zu erliegen (BOTSZTEJN und ZOLLINGER 1948 Lit., LAWRENCE und SINKOFF 1957, JENKINS 1959, KUEHN und DAVIS 1959). Eine weitere eigene derartige Beobachtung mit 14 Jahren Überlebenszeit zeigte ebenfalls Frühmetastasen in den Lungen (SN 460/60). Auch Knochenmetastasen können sieben und mehr Jahre überlebt werden (SALA und POLLOK 1952) und schließlich wurden Rezidive noch nach 20 Jahren beschrieben (GRAVES und MABREY 1935). Eine eigenartige Beobachtung betraf einen Patienten, welcher nach der Nephrektomie 2 Jahre lang bis pflaumengroße Hypernephrompartikel im Darm (!) ausgeschieden hat, nach weiteren 9 Jahren aber immer noch gesund war (KLIMPEL 1957).

Die Prognose der hypernephroiden Nierencarcinome ist, daran ändern auch die wenigen soeben beschriebenen Fälle nichts, als sehr schlecht zu bezeichnen, ganz abgesehen davon, daß 40% der Tumoren bei ihrer Entdeckung schon in einer inoperablen Phase sind (GRIFFITHS und THACKRAY 1949). In einer größeren Serie überlebten immerhin doch 33% der Fälle mit Veneneinbruch zur Zeit der Operation 5 Jahre oder mehr (THROCKMORTON 1953 Lit.). Von 199 Fällen überlebten

19,6% die Operation 1 Jahr, 12,7% 3 Jahre; am Ende von 5 Jahren waren nur noch 6,5% aller Fälle dieser Serie am Leben. In vier Fällen wurde dabei ein „Hirntumor" und in zwei Fällen ein „Lungentumor" operiert und erst auf Grund der histologischen Diagnose das hypernephroide Nierencarcinom gefunden.

Von weiteren 80 operierten Patienten mit hypernephroidem Nierencarcinom starben 14% postoperativ und 35% waren nach 10 Jahren noch am Leben (6,9% der ganzen Serie inklusive Nichtoperierte; HANSEN 1952). Ähnlich lauten die Zahlen anderer Autoren (RICHES et al. 1951 Lit., BIBUS und HOHENFELLNER 1957).

Während das histologische Bild nur minimale Anhaltspunkte für die Prognose ergibt, scheint die makroskopische Beurteilung des Operationspräparates diesbezüglich günstiger zu sein (PETKOVIC 1959): Stadium I: Der Tumor ist organbegrenzt und gut eingekapselt. Stadium II: Der Tumor ist organbegrenzt, zeigt aber geringgradige Einbrüche in Venen und Kapsel. Stadium III: Die Kapsel ist breit durchbrochen, es finden sich große Veneneinbrüche und schon Lymphknotenmetastasen. Stadium IV: Keine Kapsel mehr vorhanden, massive Einbrüche in Venen und Nierenbecken, Vorhandensein von Lymphknoten- und Organmetastasen.

Im klinischen Erscheinungsbild steht die Hämaturie zahlenmäßig in der Mitte [DEUTICKE 1931: 54%, RICHES et al. 1951: 62%, LAWRENCE und SINKOFF 1957: 18% (Makro), BALOGH und SZENDRÖI 1960: 83%, EVANS et al. 1961: 60%, MURPHY und SCHIRMER 1963: 48%] zwischen dem Nierenbeckencarcinom (90 bis 100%) und dem Nephroblastom Birch-Hirschfeld (40%; RICHES et al. 1951, BALOGH und SZENDRÖI 1960). Auffällig häufig tritt Fieber auf (LINDSTRÖM 1921: 35%, LENKEI 1951: 40%, BALOGH und SZENDRÖI 1960: 22,7% beim hypernephroiden Carcinom und 100% beim Nierenbeckencarcinom, BÖTTIGER und IVEMARK 1959: Hypernephroide Carcinome 45%, papilläre dunkelzellige Nierencarcinome 10%, MURPHY und SCHIRMER 1963: 33%; s. a. SUMMER 1954). Ein palpabler Tumor kann meist nur in den Spätfällen festgestellt werden (LINDSTRÖM 1921: 85%, LENKEI 1951: 40%). — Früher wurde das Erscheinen einer Varicocele als sehr bedeutungsvoll angesprochen und auf den Tumoreinbruch in das Venensystem zurückgeführt, doch ist das Symptom selten vorhanden [LINDSTRÖM 1921, DEUTICKE 1931, GRIFFITHS und THACKRAY 1949 Lit., RICHES et al. 1951: 0,6%, SPITTEL et al. 1959, BALOGH und SZENDRÖI 1960; LENKEI 1951: 22% (!)].

Relativ häufig soll die Kombination eines hypernephroiden Nierencarcinoms mit einem papillären Nierenbeckencarcinom sein (GRAHAM und VYNALEK 1956 Lit.). Vereinzelt wird dabei angenommen, daß der Einbruch des hypernephroiden Carcinoms in das Nierenbecken hier zu Leukoplakie und sekundär zur Ausbildung eines Pflasterzellcarcinoms führe (DE VEER und HAMM 1950).

Das Auftreten einer Hypertonie wird bei Nierentumoren ganz allgemein nicht selten beobachtet (FEYRTER 1943, GRIFFITHS und THACKRAY 1959: 9%, CHWALLA 1952 Lit.; s. dagegen WOLLHEIM und MOELLER 1960). Einzelne Autoren führen die Blutdrucksteigerung als Beweis für die adrenale Genese des Tumors an (KLIMPEL 1954, 1959 Lit., CHWALLA 1952 u. a., vgl. S. 650). Dieses Argument ist aber sicher nicht stichhaltig, denn beim Nephroblastom (Birch-Hirschfeld) ist die Hypertonie noch viel häufiger zu beobachten (s. S. 703) und auch bei Fibromen (TAHARA und HESS 1945) sowie anderen Nierenstieltumoren (WOLLHEIM und MOELLER 1960 Lit.) tritt Blutdrucksteigerung nicht selten in Erscheinung und kann operativ behoben werden (s. S. 650). Auch BOHN (1949), welcher bei 57 Hypernephrompatienten 23mal Hypertonie feststellte, davon achtmal eine maligne, betrachtet dies nicht als Beweis für die hormonale Aktivität der Tumoren[1].

Die Vertreter der adrenalen Genese der hypernephroiden Nierencarcinome führen ferner einzelne Fälle an, in denen adrenale Symptome bestanden haben sollen (LINDER 1949, CHWALLA 1952, KLIMPEL 1954, 1957, 1959 Lit.). Da solche Symptome aber bei der überwiegenden Mehrzahl der Fälle mit hypernephroiden Carcinomen fehlen, kann in den positiven Einzelfällen nicht mehr als ein zufälliges Zusammentreffen und jedenfalls nicht ein Argument für die Genese der Tumoren erblickt werden (s. a. BALOGH und SZENDRÖI 1960).

Ein relativ neu erkanntes Symptom der hypernephroiden Nierencarcionme ist die Polycythämie, welche in 2 bis 6% der Fälle auftritt (LAWRENCE und SINKOFF 1957, DRIVSHOLM 1960 Lit., EVANS et al. 1961, MURPHY und SCHIRMER 1963). Durch Operation wird sie meist geheilt (DAMON et al. 1958 Lit.). Dieses Symptom weist darauf hin, daß vermehrt Erythropoietin gebildet wird (s. S. 36), d. h. ein Stoff, dessen Bildung eng mit den Nierentubuli verknüpft ist, was ein weiteres Argument für die Annahme der tubulären Genese der hypernephroiden Nierencarcinome darstellt.

An weiteren Symptomen seien die Schmerzen erwähnt (LENKEI 1951: 50%), ferner die röntgenologischen und spezifisch urologischen Untersuchungsresultate. Nicht übersehen werden darf aber, daß in einzelnen Fällen Symptome sehr lange fehlen (RICHES et al. 1951, HERBUT 1952, EVANS et al. 1961). — Die Ausstrich-methode ist diagnostisch aus oben angeführten Gründen (s. S. 690) unzuverlässig (s. a. SUPPAN 1961 Lit.). Von 55 mit dieser Methode untersuchten sicheren hyper-nephroiden Nierencarcinomen zeigte keiner ein positives Resultat (EVANS et al. 1961; s. dagegen BALOGH und SZENDRÖI 1960; weitere Angaben s. HANSCHKE und LITOS 1962).

Amyloidentwicklung soll beim Hypernephrom relativ häufig sein (ASK-UPMARK 1940, BERGER und SINKOFF 1957: 2,9%), das Hypernephrom wird als der am häufigsten Amyloid erzeugende Tumor angesprochen (PICARD et al. 1961). In unserer Serie fand sich jedoch keine derartige Beobachtung. — Subkapsuläre massive Blutungen kommen gelegentlich vor (s. S. 715).

Histogenese der hypernephroiden Nierencarcinome und der benignen Grawitz-Tumoren[2]

Über die historische Entwicklung unserer histogenetischen Anschauungen der Grawitz-Tumoren und der hypernephroiden Nierencarcinome ließe sich allein ein Buch schreiben!

Die besondere Natur der hier in Frage stehenden Geschwülste erkannte GRAWITZ 1883; er vermutete, es handle sich um versprengte Nebennierenkeime. Diese Theorie hielt sich eigentlich bis zum heutigen Tage wenigstens bei einzelnen Autoren, obschon sie STOERK schon 1908 verwarf und die tubuläre Genese in den Vordergrund stellte. Gegen die Nebennierenthese spricht u. a. die Tatsache, daß das Vorhandensein von corticoiden Hormonen weder klinisch noch chemisch bisher in solchen Tumoren festgestellt werden konnte (s. S. 695). Ein Übergehen der

---

[1] s. LAMPE und CROVATTO [J. Urol. (Baltimore) **93**, 673 (1965)].   [2] s. LARGIADÉR 1958.

intertubulären Becherschen Zellgruppen in Hypernephrome wurde vermutet und mit der gelegentlich beobachteten Hypertonie in Zusammenhang gebracht (FEYRTER 1940), eine Auffassung, die wir jedoch schon morphologisch nicht unterstützen können, ganz abgesehen davon, daß das Hypertonieargument sicher nicht zutrifft (s. S. 695). Dabei soll nicht bestritten werden, daß endokrine Faktoren primär bei der Entwicklung der hypernephroiden Nierentumoren eine Rolle spielen könnten; die Tierversuche (s. S. 710) weisen darauf hin, ferner die Tatsache, daß Männer wesentlich häufiger befallen sind als Frauen (LUCKÉ und SCHLUMBERGER 1957).

Eine Häufung von primären entzündlichen Nierenveränderungen kann bei Hypernephromträgern nicht festgestellt werden. Die gelegentliche Kombination von Hypernephrom und Nierentuberkulose (NEBLING und WALTERS 1948) will nicht viel besagen, da statistisch ein Zusammentreffen der beiden häufigen Nierenkrankheiten von vornherein zu erwarten ist.

Entscheidend hat dann die außerordentlich gründliche Arbeit von APITZ (1944) eingegriffen, in welcher gezeigt wurde, daß es sich um dysontogenetische Tumoren des Mesothel im embryologischen Sinne handelt, die sich von den maligne entarteten Adenomen unterscheiden (WILLIS 1948, 1950). Die amerikanischen Autoren haben dann meist aber die entarteten Papillome als den hypernephroiden Nierencarcinomen gleichwertig gesetzt. Die Mehrzahl der Autoren steht heute auf dem Standpunkt, daß die hypernephroiden Nierencarcinome und damit auch die benignen Grawitz-Tumoren grundsätzlich tubulären Geschwülsten entsprechen. Für die tubuläre Genese der Hypernephrome spricht auch die elektronenoptische Beobachtung, welche außerordentliche Ähnlichkeit zwischen Tubuluszellen und den Elementen der hypernephroiden Nierencarcinome ergeben hat (OBERLING et al. 1959).

Es verbleibt somit noch die Beantwortung der Frage, ob sich die Tumoren aus entwickelten, also differenzierten Tubuli bilden, wie dies für die maligne entarteten Nierenrindenadenome gezeigt wurde, so daß dann eine große Gruppe der Nierencarcinome bestehen würde, oder aber ob die These von APITZ (1944) der dysontogenetischen Entstehung zu Recht bestehe. Für die erste Meinung wird angeführt (CRISTOL et al. 1946, LUCKÉ und SCHLUMBERGER 1957 u. a.), daß relativ häufig (22 von 447 hypernephroiden Nierencarcinomen) Adenome in solchen Nieren gefunden werden. Auch rein histologische Ähnlichkeiten werden zur Stütze dieser Theorie herangezogen (WILLIS 1948, 1950), doch finden sich derartige Übergänge von Adenomen zu benignen Formen der Grawitz-Tumoren nicht.

Für uns sind die im Sinne der Apitzschen These (Dysontogenese) sprechenden Argumente wesentlich zugkräftiger. Nicht nur sind die benignen Adenome vollkommen verschieden von den benignen Grawitz-Tumoren und den hypernephroiden Nierencarcinomen, sondern auch die echten Nierencarcinome, welche bei Kindern beobachtet werden, sind praktisch immer hypernephroide Carcinome. Interessant ist ferner, daß bei anderen Mißbildungskrankheiten (tuberöse Sklerose, Morbus Hippel-von Lindau) doch relativ häufig hypernephroide Nierencarcinome gefunden werden (LARGIADÈR 1958, KAPLAN et al. 1961). Ein weiteres Argument stellen die experimentell erzeugten Tiertumoren dar, welche sich ja aus reifen Tubuli bilden, aber nie hypernephroide Strukturen aufweisen. Daß dysontogenetische Faktoren bei der Entstehung der Hypernephrome und der benignen

Grawitz-Tumoren, wie übrigens auch der Nephroblastome und der Sarkome, eine wesentliche Rolle spielen können, geht ferner aus der Beobachtung hervor, daß unter 500 Nierencysten 7% maligne Tumoren aufwiesen (WALSH 1951), wobei allerdings das hypernephroide Nierencarcinom bei weitem am seltensten vertreten war (s. a. BALOGH und SZENDRÖI 1960). Hypernephrome kommen auch in Hufeisennieren nur sehr selten vor (OPPENHEIMER 1948).

Über den Zeitpunkt der dysontogenetischen Störungen gehen die Meinungen auseinander. Nach APITZ (1944) soll es sich um eine sehr frühe Störung handeln, welche vor der Nierenblastembildung einsetzt (s. dagegen WEPLER 1940 u. a.), so daß Mesothel (im embryonalen Sinn) das Ausgangsgewebe darstellen würde (s. a. GERLACH und GERLACH 1915), jedoch wissen wir aus den Untersuchungen

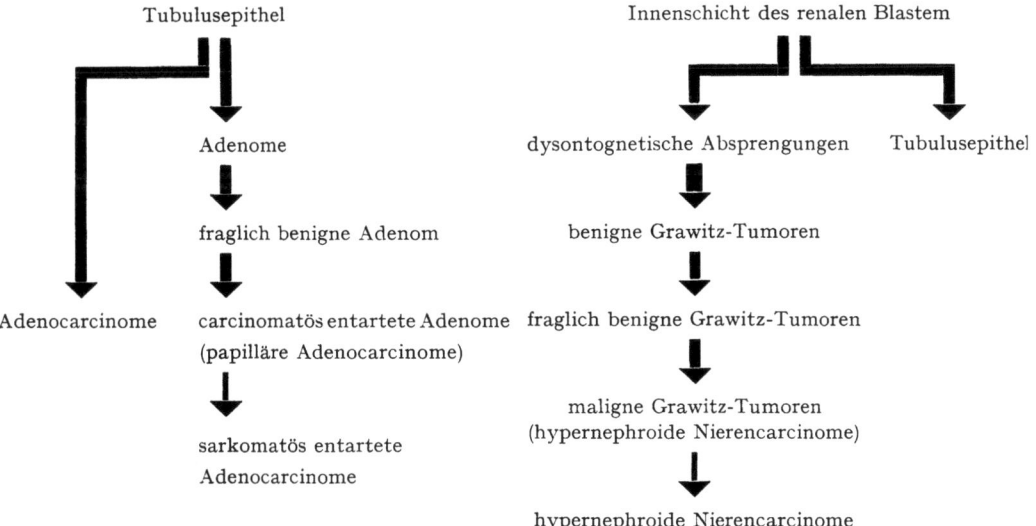

Abb. 613. Histogenese der Adenocarcinome der Niere (links) und der Grawitz-Tumoren (rechts), einschließlich der hypernephroiden Nierencarcinome (nach LARGIADÈR 1958)

von GRUENWALD (1942), daß im Mesonephros von 25 mm langen Embryonen immer noch Nebennierengewebe angetroffen wird, deshalb scheint uns doch das Nierenblastem der Ausgangspunkt dieser Tumoren zu sein. Vergleiche mit der Genese der Nephroblastome (Birch-Hirschfeld) ergeben, daß das hypernephroide Nierencarcinom und der benigne Grawitz-Tumor aus der Innenschicht des schon geteilten renalen Blastems entstehen dürften (LARGIADÈR 1958; Abb. 613).

Selbstverständlich gibt es wie in allen anderen Organen auch in der Niere Tumoren, die sich nicht klassifizieren lassen. Sie bilden unter unseren 472 Nierentumoren eine relativ kleine Gruppe von 15 Fällen. Meist sind es undifferenzierte Adenocarcinome, zum Teil mit sarkomatöser Entartung. LARGIADÈR (1958) nimmt an, es handle sich um papilläre Adenocarcinome oder hypernephroide Nierencarcinome, bei denen ein hochmaligner Anteil den relativ benigneren verdrängt habe.

IV. Embryonale Mischtumoren der Niere
a) Benigne Mischtumoren

Benigne embryonale Mischtumoren der Niere sind außerordentlich selten. So wurden einzelne Fälle von Dermoidcysten (Cholesteatom) des Nierenparenchyms als „Mischtumoren" bezeichnet, in welchen allerdings eine Metaplasie des Tubulusepithels angenommen wurde. Selbstverständlich sind solche Parenchymtumoren nur anzuerkennen, wenn sie nicht in Verbindung mit dem Nierenbecken stehen. Bisher sind zehn derartige Fälle bekannt (NAUMANN und SABALINI 1953 Lit., LARGIADÈR 1958 Lit.).

b) Nephroblastom[1]

Diese meist als Adenomyosarkome oder *Birch-Hirschfeld-Wilms*-Tumoren bezeichneten Geschwülste werden auch als maligne embryonale Nierentumoren (STAEMMLER 1957), als Nephrome (DEMING 1953) und als Nephroblastome (WILLIS 1948) beschrieben. In der deutschen Literatur wird meist der Eigenname BIRCH-HIRSCHFELD (1898), in der anglosächsischen WILMS (1899) dazugefügt (weitere Synonyme s. LUCKÉ und SCHLUMBERGER 1957). Sie machen rund 5 bis 10% aller Nierentumoren aus (FITE 1945, RICHES et al. 1951, BALOGH und SZENDRÖI 1960: 2 bis 5%) und stellen 20 bis 30% der malignen Kindertumoren dar (BLUM und FRUHLING 1953, DEMING 1953, STAEMMLER 1957). Unter 64 Nierentumoren bei Kindern betrafen 59 diese Form (neben zwei hypernephroiden Carcinomen und drei papillären Adenocarcinomen; JOHNSON und MARSHALL 1955). Von 470 Kindertumoren aller Organe wurden neben einzelnen Raritäten 31 als Nephroblastome, 170 als Tumoren des reticulo-endothelialen Systems und 143 als solche des Zentralnervensystems klassiert. In unserer Serie von 472 Nierentumoren fanden sich 21 Nephroblastome.

Gelegentlich sind schon neugeborene und sogar totgeborene Kinder betroffen (Lit. CULP und HARTMAN 1948, HUGUENIN und GÉRARD-MARCHANT 1953). Das durchschnittliche Alter beträgt 3,2 Jahre (ABESHOUSE 1957); Mädchen und Knaben sind gleichmäßig befallen (RICHES 1951, GLEICHMANN 1952). Daneben hat sich schon eine ganz beträchtliche Literatur über Nephroblastom bei Erwachsenen angesammelt (SVENDSEN 1940, CULP und HARTMAN 1948, HELLSTEN 1949, ADAM 1953, LIVERMORE 1953, FRUHLING 1954, STAEMMLER 1957, FITZPATRICK und DYRENFORTH 1960); Frauen erkranken gleich häufig wie Männer.

Der Tumor ist in der Regel unilateral (bilaterale Fälle: CULP und HARTMAN 1948 Lit., FEENEY et al. 1955, FITZGERALD und HARDIN 1955, JOHNSON und MARSHALL 1955, ABESHOUSE 1957, GOLDBERG und DIAZ 1961). Kombinationen mit anderen Tumoren werden sehr selten beobachtet (HELLSTEN 1949), dagegen scheinen Mißbildungen bei Nephroblastom gehäuft zu sein (FEENEY et al. 1955: Cystennieren, Lit.; LATHEM und SMITH 1962: Hufeisenniere, Lit.). Im übrigen entspricht das Bild makroskopisch einem grobknotigen, meist weichen, gelegentlich aber ziemlich derben weißen Tumor mit häufig violett verfärbten Partien und ödematösen Bezirken (Abb. 614). Vereinzelt ist der Tumor auch knollig aufgebaut, wobei die Knollen relativ gut begrenzt sind (Abb. 615). Der Tumor scheint makroskopisch mehr expansiv als infiltrativ zu wachsen, obschon keine eigentliche Kapsel besteht.

---

[1] Lit. KLAPPROTH 1959, BALOGH und SZENDRÖI 1960.

Im histologischen Schnitt können grundsätzlich drei Gewebstypen unterschieden werden (Abb. 616a, b): Mesenchym, ausdifferenziertes Stützgewebe und epitheliale Anteile. Obligat sind der mesenchymale und der epitheliale Anteil; in etwa einem Drittel der Fälle finden sich ausdifferenzierte mesenchymale Bestandteile. — Der mesenchymale Anteil wird von typisch fetalen spindeligen, mäßig protoplasmareichen Zellen gebildet, welche in Wirbeln und Netzen geordnet sind. Sie wechseln stark bezüglich ihrer Intercellularsubstanz. Die Zellgrenzen sind unscharf oder überhaupt nicht erkennbar. Die Kerne sind oval bis plump spindelig, gelegentlich rundlich, mäßig groß, das Chromatinnetz ist sehr dicht, die Nucleolen sind allgemein sehr plump. Mitosen, auch pathologische Formen findet man in ziemlicher Zahl. Primäre Verkalkungen dieses Gewebes haben wir nie beobachtet (s. dagegen FITZGERALD und HARDIN 1955).

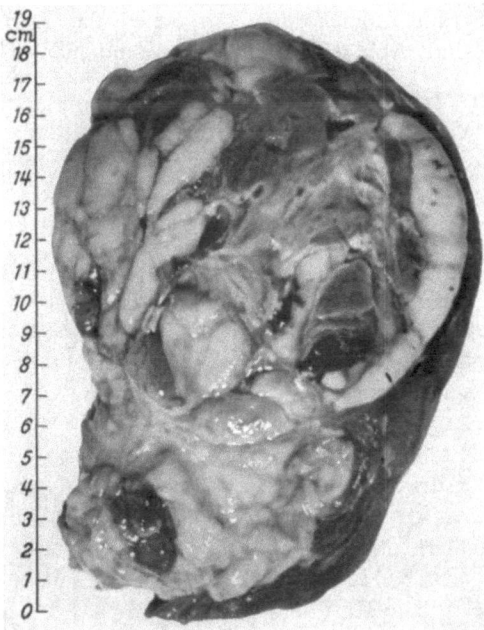

Abb. 614. Adeno-Myosarkom der Niere bei 3½jährigem Mädchen. Der Tumor hat die Nierenkapsel zum Teil schon breit durchsetzt, seine Schnittfläche ist homogen, markig

Der epitheliale Anteil fehlt nur ganz selten in den vollkommen undifferenzierten Formen (HARDWICK und STOWENS 1961). Er besteht im relativ ausdifferenzierten Tumor aus ganz kleinen hochzylindrischen Drüsenschläuchen (Abb. 616a, c), die zum Teil sogar eine Basalmembran aufweisen können. Daneben findet man auch mehr solide, schmale epitheliale Anteile, welche alle Übergänge aus dem oben erwähnten mesenchymalen Anteil erkennen lassen (LARGIADÈR 1958). Die Zellen sind protoplasmaarm, meist zylindrisch

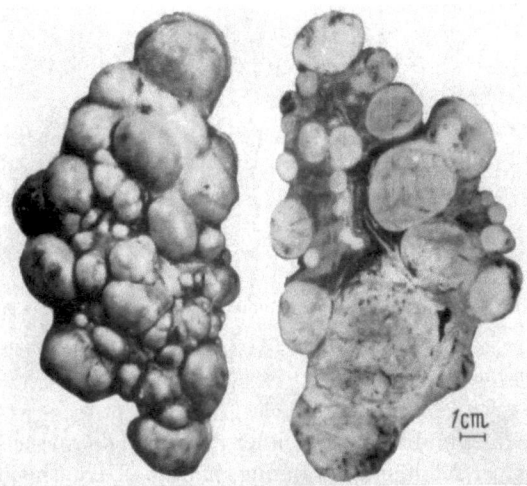

Abb. 615. Eigenartig polycyclische Form eines infantilen Adeno-Myosarkoms der Niere (MB 5007/61). 5jähriger Knabe Tod an Metastasen 3 Monate später

mit ziemlich großem ovalen Kern, der sehr chromatinreich ist und wiederum reichlich Mitosen aufweist. Abortive Glomerula können nicht selten nachgewiesen werden (Abb. 616c; HERBUT 1952, LARGIADÈR 1958, HARDWICK und STOWENS 1961). Das „Glomerulom" (OWEN 1938 Lit.) scheint grundsätzlich ebenfalls in die Gruppe der Nephroblastome zu gehören. In anderen Abschnitten liegen die Zellen in Form von mittelbreiten Strängen angeordnet, in denen die Kerne peripher palissadenförmig aufgereiht sind (Abb. 616b). Die Zellen sind hier pro-

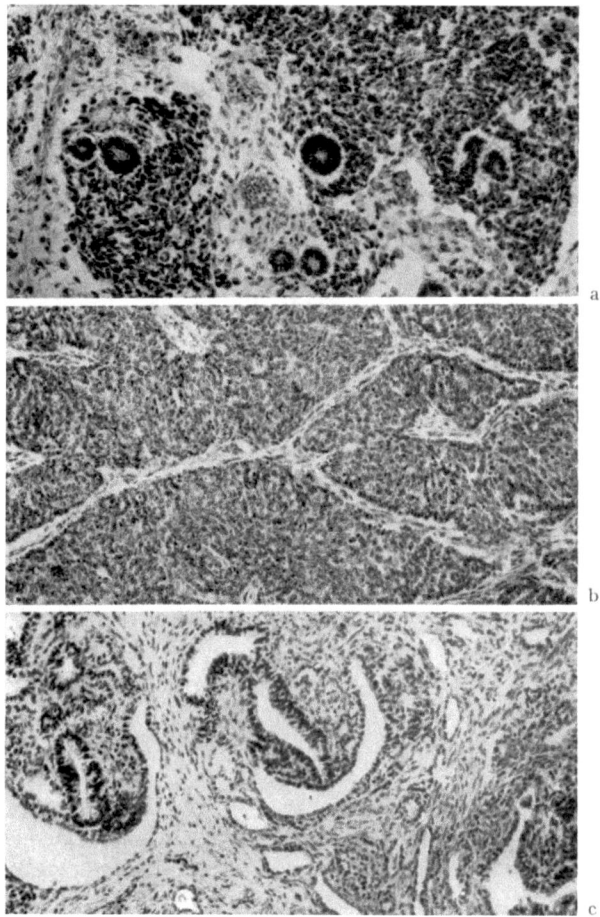

Abb. 616a—c. Nephroblastom. a Typische Mischung von mesenchymalen und fetal-epithelialen Elementen. Vergr. 150mal, HE. b Durch feine Bindegewebssepten abgegrenzte große Tumorgebiete, welche uniform nur aus mesenchymalen epithelähnlichen Zellen bestehen. Vergr. 100mal, HE. c Angedeutete Glomerulumbildung. Vergr. 100mal, HE

toplasmaärmer und weniger deutlich zylindrisch, sie erinnern mehr an die mesenchymalen Elemente. — Nach massiver Röntgenbestrahlung sind die Zellen hochgradig polymorph, ohne Ausreifung (Abb. 617).

Der ausdifferenzierte Stützgewebsanteil zeigt sowohl kollagene Fasern mit reifen Bindegewebskernen als auch glatte Muskulatur und quergestreifte Fasern; diese letzteren sind jedoch recht spärlich. Wir fanden sie in fünf von 21 Fällen (LUCKÉ und SCHLUMBERGER 1957: 50%). Knorpelige Herde (WILLIS 1950) sowie unreifes Fettgewebe werden gelegentlich angetroffen. MASSON (1938) will auch reichlich neuroepitheliale und nervöse Elemente nachgewiesen haben, was wir selbst mit anderen Autoren nicht bestätigen können.

Der Tumor wächst histologisch stark infiltrativ-destruktiv und zeigt Neigung zu frühem Veneneinbruch (WILLIS 1950). Eine bindegewebige Kapsel kann mikroskopisch nicht erkannt werden, dagegen ist das anliegende Nierengewebe wie bei anderen Nierentumoren komprimiert und fibrosiert. Die perifokale Entzündung ist außerordentlich geringfügig.

Metastasen sollen nach den einen Autoren relativ selten und spät auftreten (WALTHER 1948, HERBUT 1952, STAEMMLER 1957). In einer Beobachtung traten erst nach 7 Jahren Peritonealmetastasen in Erscheinung (FEENEY et al. 1955 Lit.)

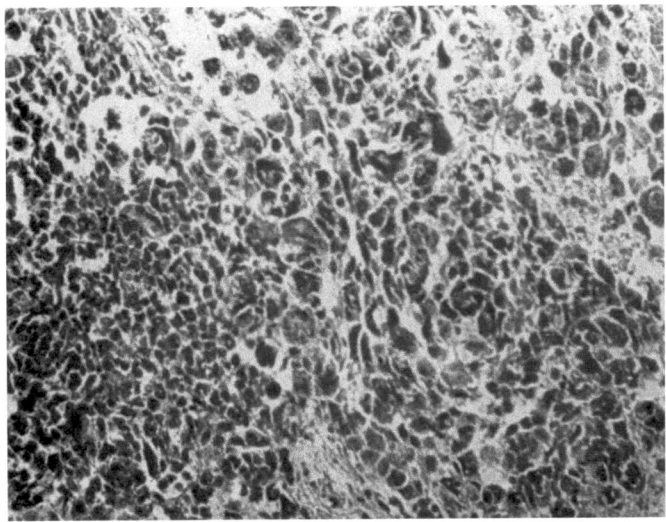

Abb. 617. Röntgeneffekt auf ein Adeno-Myosarkom der Niere: Die Zellen sind sehr viel polymorpher als vor der Bestrahlung (vgl. Abb. 616b). Kernvergrößerung und angedeuteter Zerfall des Tumors. Vergr. 300mal, HE

Nach Anderen allerdings zeigen schon 20% Metastasen, wenn der Tumor entdeckt wird (BAUM 1961). Befallen sind vor allem die Lungen, dann besonders die Leber, die Knochen, das Hirn (20%) und schließlich relativ spät die Lymphknoten (RICHES et al. 1951, BAUM 1961). Die Metastasen sind in der Regel wesentlich anaplastischer als der Primärtumor (LARGIADÈR 1957, STAEMMLER 1958).

Die Prognose hat sich in den letzten Jahren wesentlich verbessert (HERBUT 1952 Lit.). Da der Tumor ziemlich röntgensensibel ist, wird Kombination von Vorbestrahlung (cave Röntgenläsion der Gegenseite, s. S. 556), Operation und schließlich Nachbestrahlung empfohlen (HUGUENIN und GÉRARD-MARCHANT 1953). Die Fünfjahresüberlebensquote wird mit 20 bis 30% angegeben (SCOTT 1956, CULP und HARTMAN 1948, GAHAGAN und YEARWOOD 1949 Lit. u. a.). Immerhin ist zu berücksichtigen, daß Rezidive noch nach 8 Jahren möglich sind (FALKINBURG et al. 1954). Von 856 Fällen waren 54,3% nach 1 Jahr ihrem Leiden erlegen (ABESHOUSE 1957). Ein 6tägiges Kind wurde operativ geheilt (ANNAMUNTHODO und HUTCHINGS 1957), ebenso ein 6jähriges Kind, bei dem 13 Monate nach der Nephrektomie eine

Lungenmetastase entfernt worden war (Albers et al. 1961). Nach Hardwick und
Stowens (1961) überleben vom histologisch höchstdifferenzierten Typ 75%, vom
völlig undifferenzierten spindelzelligen Typ 0%; wir kamen jedoch zum Schluß
(Largiadèr 1958), daß keine Beziehung zwischen dem Differenzierungsgrad und
der Prognose besteht. Ganz eindeutig hat sich dagegen gezeigt, daß die Prognose
umso günstiger ist, je jünger die Patienten sind (Kolle 1959, Kern 1961). In
einer größeren Statistik (Lattimer et al. 1959) überlebten insgesamt 45%; von
den unter 2 Jahren alten Kindern 73,3% und von den über 2jährigen 18,5%. Im
übrigen ist der Tumor an sich nicht so maligne wie er allgemein angesehen wird,
jedoch ist das Durchschnittsgewicht der Tumoren bei der operativen Entfernung
immer sehr hoch (Lattimer et al. 1959: 540 g), so daß eine sehr späte Entdeckung
angenommen werden muß.

Klinisch handelt es sich um einen relativ stummen Tumortyp (Févre und
Huguenin 1953). So ist Hämaturie eher selten (Johnson und Marshall 1955:
7 von 59 Fällen). Sehr häufig wird dagegen Anämie und Leukocytose festgestellt.
Der Tumor wird in etwa drei Viertel der Fälle palpiert, auch Fieber tritt gelegentlich in Erscheinung wie beim Hypernephrom. Nicht weniger als 60% der Patienten
sollen eine Hypertonie aufweisen (Klapproth 1959, Lattimer et al. 1959, Kern
1961 Lit.), wobei Normalisierung des Blutdruckes nach Nephrektomie beobachtet
wurde (Koons und Ruch 1940 Lit.).

Die *Histogenese.* Wohl alle Autoren sind sich heute darüber einig, daß es sich
um dysontogenetische Tumoren handelt, welche auf das nephrogene Blastem
zurückzuführen sind (Lit. Largiadèr 1958). Zeitlich muß die Tumorentstehung
zwischen der Bildung des Blastems aus den Nierenstielen einerseits und andererseits vor der völligen Teilung des Nierenblastems in Innen- und Außenschicht liegen
(Culp und Hartman 1948, Lucké und Schlumberger 1957). Der gelegentliche
Befund von Blutgefäßsprossen und Blutbildungsherden, besonders bei sehr jungen
Patienten, kann nicht ohne weiteres als Beweis für die Bildung aus dem Pronephros
herangezogen werden (s. dagegen Svendsen 1940). Auch die neurogene These
(Masson 1938) läßt sich heute weder für den Spezialfall der Nephroblastome noch
generell embryologisch vertreten. Nach diesem Autor soll nämlich das metanephrogene Blastem vom Neuroepithel abstammen und sich aus der Crista neuralis entwickeln (Lit. Largiadèr 1958).

Für die dysontogenetische Entstehung der Nephroblastome sprechen im übrigen auch die doch relativ häufig beobachteten Nierenmißbildungen bei diesen
Fällen (Gütter und Hermanek 1957 Lit., Balogh und Szendröi 1960 Lit.)
sowie die Häufung von familiären Beobachtungen (Fitzgerald und Hardin 1955:
Vater, Mutter und drei Töchter; s. a. Balogh und Szendröi 1960 Lit.).

Sehr wichtig ist schließlich noch die Beobachtung von identischen Nephro-
blastomen bei eineiigen Zwillingen, wobei allerdings der eine rechts, der andere
links lag (Gaulin 1951).

c) **Mesonephrogene embryonale Tumoren**

Im Unterschied zu den soeben besprochenen, vermutlich metanephrogenen
Geschwülsten entwickeln sich diese Tumoren aus Resten des Wolffschen Körpers.
Sie werden von zahlreichen Autoren erwähnt, aber nur äußerst selten beschrieben

(ESREF und GURSEL 1950). Es scheint auch, daß diese Tumoren häufiger retroperitoneal als in der Niere selbst liegen (HANSMAN und BUDD 1931, SCANLAN 1959)
oder dann werden sie im Uterus nachgewiesen und als Mesonephrom bezeichnet
(STOWE 1955, DETREHÁZY und SZÖGI 1957, TEDESCHI et al. 1959). Irgendwie
scheinen auch die Nierenblastemcysten (GÜTTER und HERMANEK 1957 Lit.) hierher
zu passen. Gleichzeitig bestehen Mißbildungen der Arterien und der Ureteren; das
für Nephroblastom typische Mesenchym fehlt. Diese Neubildungen metastasieren.
Sie kommen gelegentlich auch bei Kindern vor und entsprechen histologisch den
analogen Ovarialtumoren (GUNZEL 1950).

Echte maligne Teratome sind selten (LUCKÉ und SCHLUMBERGER 1957,
LARGIADÈR 1958, BALOGH und SZENDRÖI 1960: drei Fälle Lit.).

V. Metastasen in den Nieren

Die Nierenmetastasen machen 5,6 bis 8,7% sämtlicher Metastasen aus (WAL-
THER 1948, WILLIS 1948). Unter den Primärtumoren stehen die Bronchuscarci-
nome im Vordergrund, da sie in rund einem Fünftel zu Nierenablegern führen und
an sich häufig sind. Auch die Mammacarcinome und die Magencarcinome führen

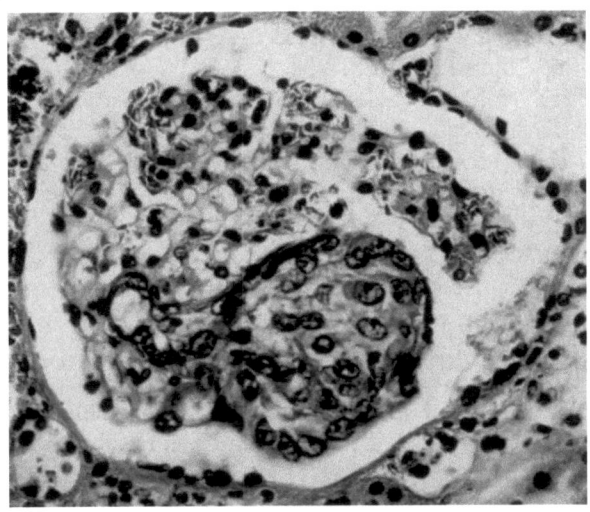

Abb. 618. Glomerulummetastase bei wenig differenziertem Pflasterzellcarcinom eines Bronchus. Vergr.
400mal, HE

gelegentlich zu Nierenmetastasen (LUCKÉ und SCHLUMBERGER 1957). Auffällig ist
jedenfalls im gesamten, daß ein Organ, welches rund ein Viertel des Herzauswurf-
volumens erhält, so wenig Metastasen aufweist. Relativ häufig sind Melanomme-
tastasen, was an sich nicht überrascht, da die Melanome auch andere sonst wenig
bevorzugte Organe häufig mit Metastasen beschicken (Milz, Herz usw.; WALTHER
1948, LUCKÉ und SCHLUMBERGER 1957, STAEMMLER 1957, WUKETICH 1960).

Die Metastasen sind in den Frühfällen in der Regel in den Glomerula nachzuweisen (Abb. 618), wobei sie anscheinend die Schlingen sehr früh durchsetzen und
sich dann im Kapselraum oder in den Tubuli ausbreiten (WALTHER 1948, LUCKÉ
und SCHLUMBERGER 1957). — Zum Teil finden sich die glomerulären Metastasen
fast ausschließlich intracapillär, in anderen Fällen in Nachahmung des entzünd-

lichen Halbmondes extracapillär; biochemische oder unbekannte Faktoren werden für diese verschiedene Metastasenform verantwortlich gemacht (WUKETICH 1962). In der Niere selbst findet die Ausbreitung dann meist lymphogen statt (RASON 1949, ONUIGBO 1958), so daß die Lymphwege besonders in der Mark-Rindenzone (Abb. 619) im histologischen Schnitt sofort erkannt werden können. — Eine weitere Ausbreitung erfolgt hämatogen retrograd: Pyelovenöser Reflux bei Nierenbeckencarcinom oder pyelolymphatischer Reflux. Harnstauung fördert das Angehen der Metastasen in hohem Maße (Abb. 620).

Eine besondere Gruppe stellen die lympho-reticulären Tumoren dar. Lymphosarkome befallen die Niere in 61,9%, Leukämien in 58,6% und Morbus Hodgkin in 6,6% (WATSON et al. 1959 Lit.). Dabei interessiert vor allem das *Lymphosarkom*, welches in 46% der Fälle zu Nierenablegern führt, wenn das Knochenmark mitbeteiligt ist; ohne Knochenmarkbeteiligung in 38,5% (WENTZELL und BERKHEISER 1955: Alle Lymphosarkomtypen 77,7%, RICHMOND et al. 1962). Die entsprechenden Zahlen für die übrigen lympho-reticulären Tumoren lauten: Reticulosarkom

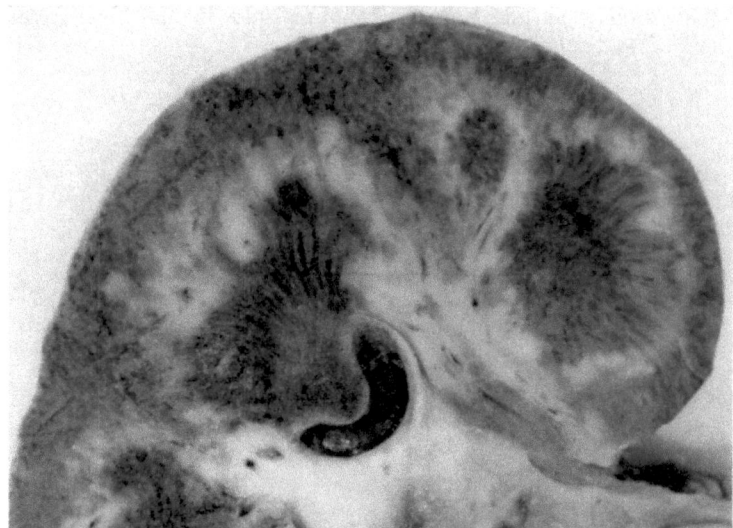

Abb. 619. Nierenmetastasen bei Magencarcinom: Die weißen, unscharf begrenzten Metastasen finden sich vor allem an der Mark-Rindengrenze und im Hilusgewebe

46 bzw. 16,6%, Lymphoma malignum Hodgkin 13 bzw. 20% (WENTZELL und BERKHEISER 1955, RICHMOND et al. 1962). Beim Morbus Hodgkin kann man jedenfalls nicht sagen, daß die Nieren selten befallen seien (s. dagegen FRESEN 1948). Die Nierenmetastasen bei Lymphoma malignum Hodgkin sind im allgemeinen flachbuckelig, mäßig scharf begrenzt; sie wachsen stark destruktiv (RODEHÜSER 1944). — Bei Lymphosarkomatose sind die Nieren makroskopisch zum Teil außerordentlich stark vergrößert (bis über 1000 g beide zusammen; ZOLLINGER 1945, DAVIS und OLIVETTI 1951, WALLACH et al. 1952). Die lymphosarkomatösen (ebenso die lympho-reticulo-sarkomatösen) Metastasen erscheinen in Form einer diffusen Infiltration (Abb. 621). Die seltenste Form zeigt einen großen Tumorknoten, daneben ist eine Zwischenform mit multiplen kleineren Knoten bekannt (Abb. 622;

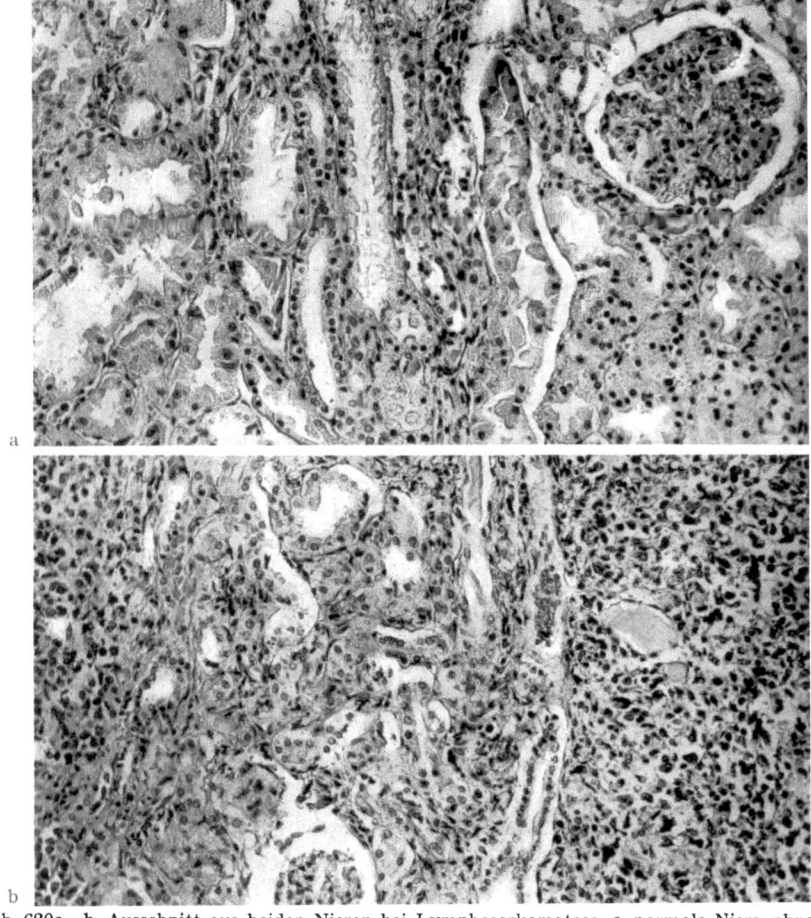

Abb. 620a—b. Ausschnitt aus beiden Nieren bei Lymphosarkomatose. a normale Niere ohne Metastasen, b hydronephrotische Niere mit sehr ausgedehnten Metastasen. Vergr. 180mal, HE

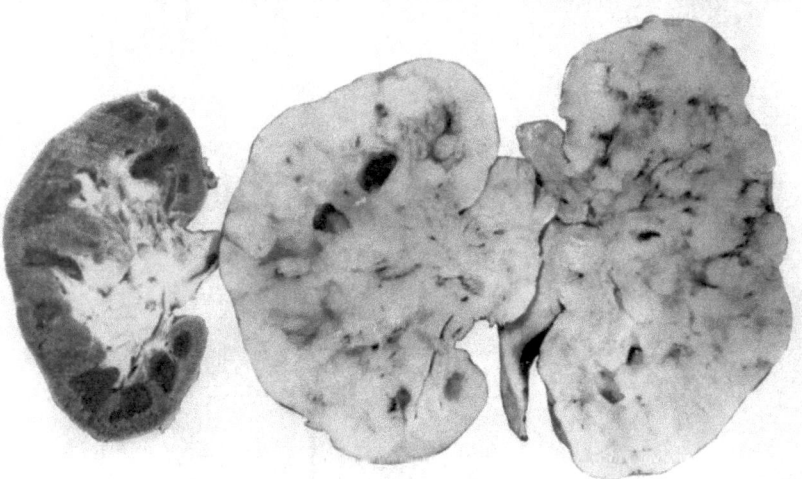

Abb. 621. Totale Nierenparenchymzerstörung durch Metastasen eines lympho-reticulären Sarkoms. Urämie bei 60jähriger Frau. Links: Normale Vergleichsniere

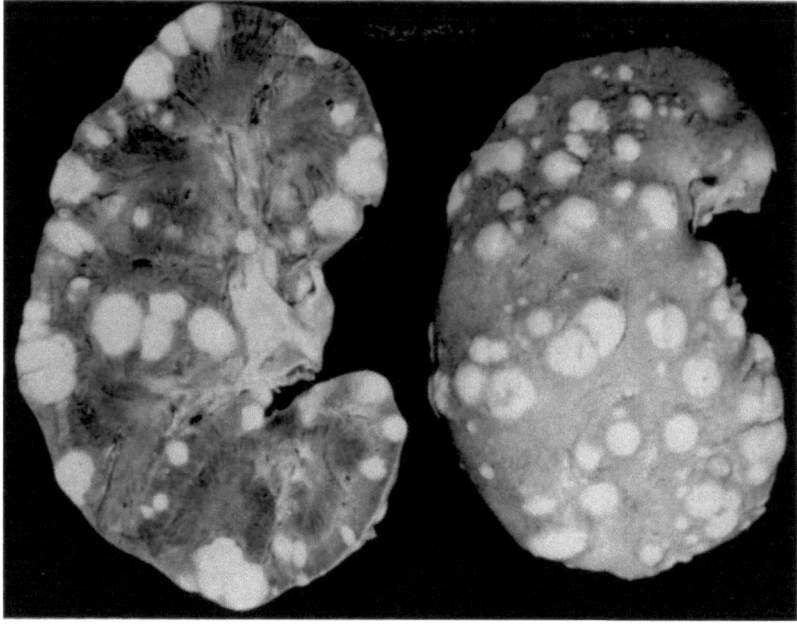

Abb. 622. Multiple Nierenmetastasen bei generalisierter Reticulosarcomatose. Die runde Form der Knoten ist recht typisch für Nierenmetastasen

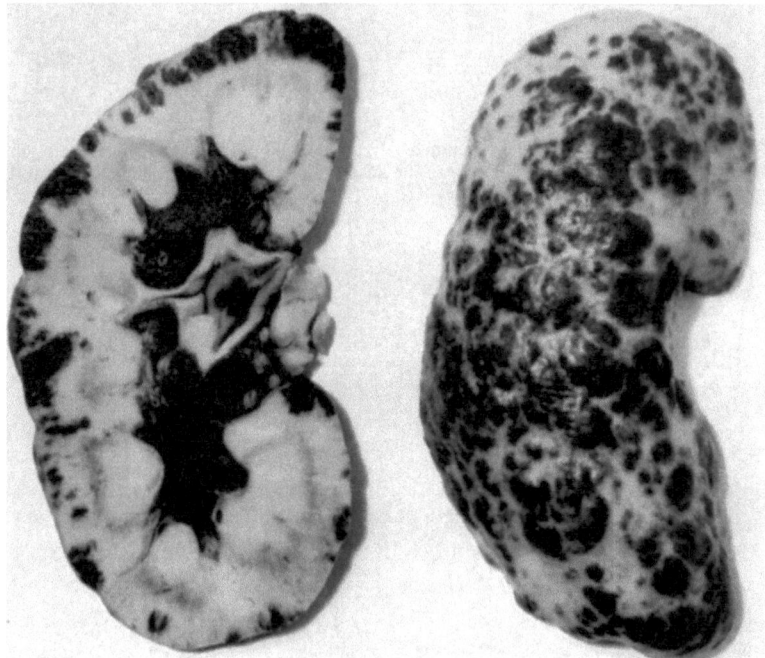

Abb. 623. Diffuse Niereninfiltration bei Paramyeloblastenleukämie. 7jähriger Knabe. Sekundäre Blutungen in der Rinde und im Nierenbecken. Funktionell klinisch sind keine Störungen aufgetreten

45*

GIBSON 1948, WOLFFSOHN 1960). — Bei Leukämie (alle Typen)[1] finden sich in rund
60% der Fälle Niereninfiltrate (POWELEIT 1938: 90%, WENTZELL und BERKHEISER
1955, NORRIS und WIENER 1961: 52%), wobei vor allem Kelchnischeninfiltrate
häufig sind. Die Leukämietypen scheinen nicht wesentliche zahlenmäßige Unterschiede zu bedingen (GLOGNER 1964). Makroskopisch sind die Nieren mehr oder
weniger stark vergrößert. Die Infiltrate sind nicht selten an der Oberfläche als ganz

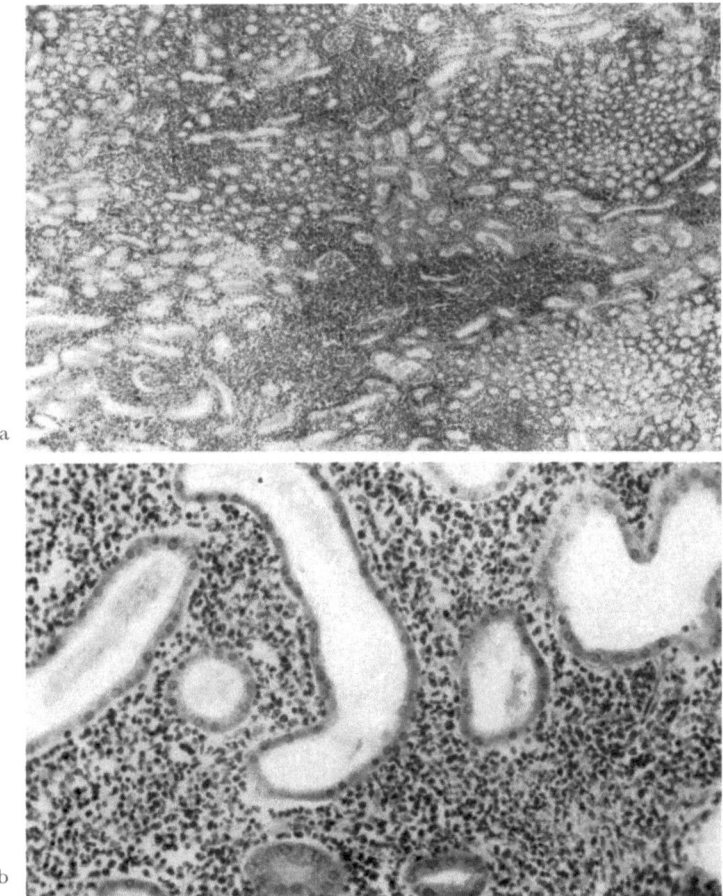

Abb. 624 a—b. a Ausgedehnte leukämische Infiltration der Niere. Die Einzelelemente des Nierenparenchyms sind jedoch erhalten, ebenso die Funktion. Vergr. 50mal, HE. b Stärkere Vergrößerung bei
myeloisch-leukämischer Infiltration der Niere. Die Interstitien durch die Infiltrate hochgradig verbreitert. Die Tubuli zeigen Epithelabflachung. Vergr. 160mal, HE

unscharf begrenzte, kaum erhabene, weißliche Bezirke erkennbar. Extrem schwer
befallene Nieren lassen radiäre weißliche, unscharf begrenzte und nicht prominente
Streifen erkennen, oder dann sind die Infiltrate auch hämorrhagisch durchsetzt;
knotige Formen (Abb. 623) sind seltener.

Histologisch ist das gute Erhaltenbleiben des Parenchyms auffällig, d. h. es
fehlt ein destruktives Wachstum. Die leukämischen Infiltrate sind entweder streifig
angeordnet oder diffus (Abb. 624).

[1] Vgl. VOIGT und HELBIG [Folia haemat. (Frankfurt) **81**, 121 (1963)].

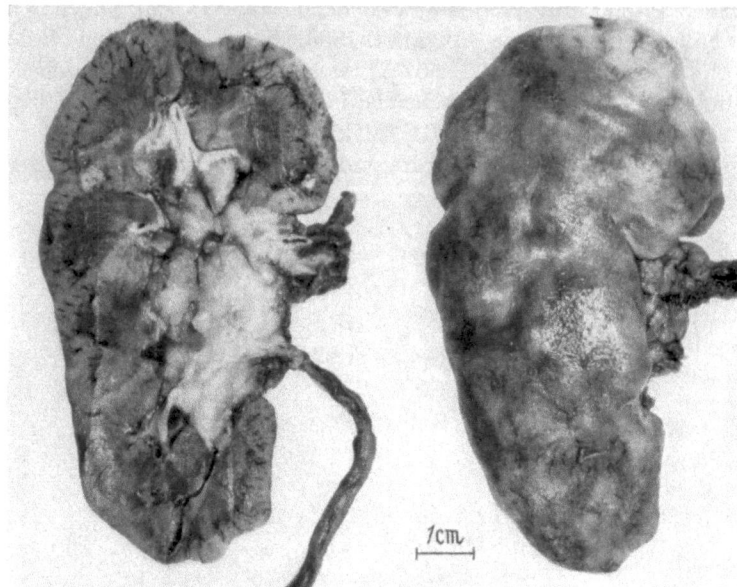

Abb. 625. Niere bei 10jährigem Knaben mit schwerer myeloischer Leukämie. Zwei Monate vor dem Tod waren die Nieren klinisch sehr stark vergrößert. Nach Glucocorticoidtherapie rapide Verkleinerung der Nieren auf normale Größe. Oberfläche blaß, ganz leicht gewellt, das Schnittbild etwas verwischt (vgl. Abb. 526a und b)

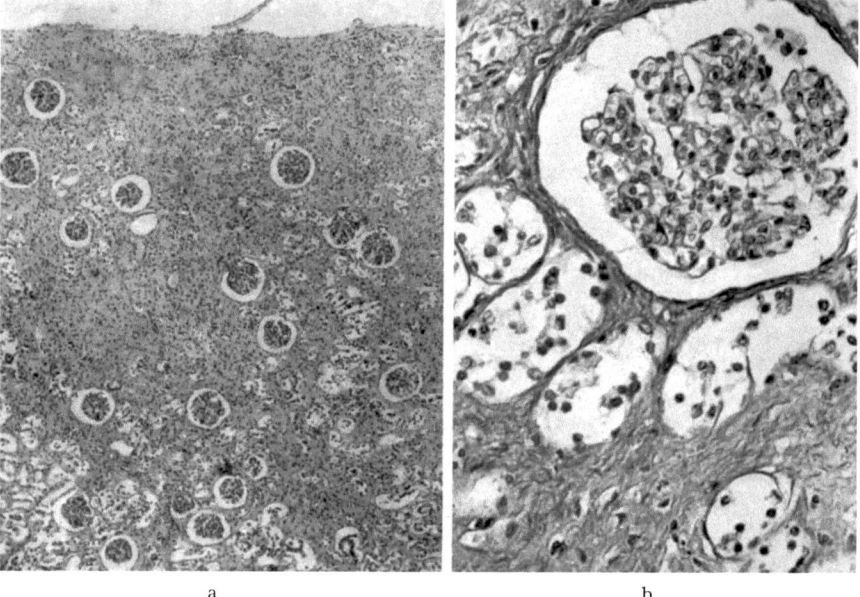

a   b

Abb. 626a—b. a Hochgradige interstitielle Nierenrindenfibrose nach Prednison-Behandlung bei Leukämie. Das Bild erinnert sehr stark an eine Röntgenschrumpfniere, jedoch wurde das Kind nie bestrahlt. Vermutlich handelt es sich somit um die interstitielle Schädigung durch die dann später therapeutisch zum Verschwinden gebrachten leukämischen Infiltrate. Vergr. 100mal, HE. b Stärkere Vergrößerung von a, welches die Atrophie der Tubuli und die schwere Sklerose des Interstitiums zeigt. Das Glomerulum ist vollkommen unverändert. Vergr. 220mal

Bei sehr gutem Ansprechen auf Steroidbehandlung kann es auch zu einer eigenartigen Form der interstitiell-tubulären Schrumpfniere kommen, wenn vorher starke Nierenvergrößerung durch ausgedehnte leukämische Infiltrate bestanden hat (SN 959/62: 10jähriger Knabe, Abb. 625). Das Stroma solcher Nieren ist sehr stark hyalinisiert und verbreitert, die Glomerula sind auffälligerweise fast unverändert, die Tubuli maximal atrophisch, zum Teil wasserhell (Abb. 626).

Eigenartige bräunlich-rote, mäßig derbe subpelvine Knoten beobachteten wir in einem Fall von Osteomyelosklerose (Hämoblastomknoten; Abb. 627).

Die klinischen Symptome der sekundären Lymphosarkomatose und der leukämischen Infiltrate der Niere sind auffällig geringfügig. Nur selten tritt Urämie in Erscheinung (Abb. 621; SHIVERS und AXILROD 1951, WALLACH et al. 1952 Lit., WOLFFSOHN 1960, RICHMOND et al. 1962; s. dagegen WATSON et al. 1959: 30 von 80 Fällen Urämie). Dagegen kommt es gelegentlich durch Nierenverdrängung zu

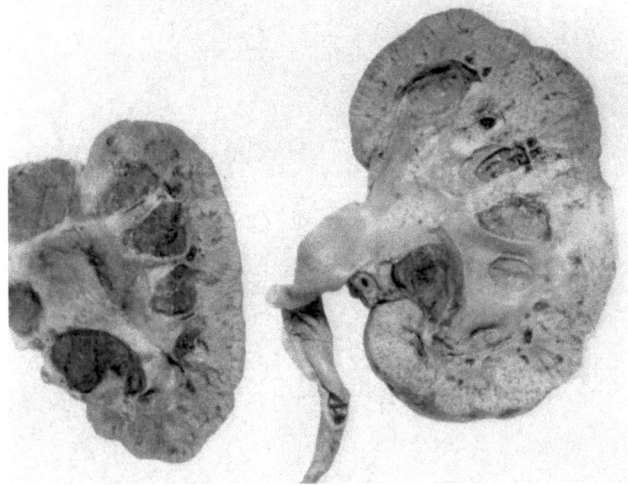

Abb. 627. Ausgedehnte subpelvine Tumorknoten bei generalisierter Osteomyelosklerose. Ein Knoten im Ureter mit sekundärer Hydronephrose

mechanischen Störungen (WATSON et al. 1949: 2 von 80 Fällen) und zu spezifischen Stoffwechselstörungen oder schließlich auch zu therapeutischen Schäden (ARDAILLON und SLAMA 1961 Lit.). Diese Störungen sind aber im ganzen unwichtig, so daß beim malignen Lymphom eine Gesamttodesziffer bedingt durch die Nierenmetastasen von nur 0,5% gefunden wurde (RICHMOND et al. 1962). Bei retikulären Sarkomen wird Urämie durch interstitielle Tumorinfiltration auffälligerweise häufiger beobachtet als bei reinen Leukämien (Abb. 621; DUNCAN et al. 1963). Sekundäre Pyelonephritis wird vor allem bei Steroidbehandlung beobachtet (NORRIS und WIENER 1961); über die vermehrte Neigung zu Harngrieß- oder Steinbildung s. 545 (POWELEIT 1938: 26% Lit.).

VI. Spontane und experimentell erzeugte Nierentumoren bei Tieren [1]

Große Nephroblastome (Birch-Hirschfeld-Wilms) sind in der Veterinärpathologie vor allem beim Schwein bekannt; sie sind jedoch auch bei diesem Tier selten (WILLIS 1941, 1948, DUKES 1951, SMITH und JONES 1957, KLAPPROTH 1959 Lit.

[1] Allg. Lit.: THOMAS und SCHMÄHL 1964.

u. a.). Hypernephroide Carcinome kommen nur als äußerste Seltenheit vor (STÜNZI 1953, SMITH und JONES 1957; s. dagegen FLIR 1952/53 Lit.), auch adenomatöse Carcinome werden beim Tier als Seltenheit bezeichnet (STÜNZI 1953, LOMBARD 1959 Lit.: 0,1 bis 0,3% Nierentumoren beim Schlachtvieh). Bei der Ratte und übrigens auch bei anderen Tieren werden gelegentlich familiär bedingte Adenome mit dominanter Vererbung beobachtet (EHER 1954, DUKES 1961 Lit., EHER und MOSSIGE 1961). In bestimmten Inzuchtmäusen werden bei über 40% der Tiere in beiden Nieren Adenocarcinome nachgewiesen, welche sich aus Cystadenopapillomen entwickeln (CLAUDE 1958, FOLEY et al. 1964: alte Sprague-Dawley-Ratten). Der Frosch zeigt gelegentlich Adenocarcinome (RAFFERTY 1963), welche auch durch Methylcholanthrenimplantation in der Niere erzeugt werden

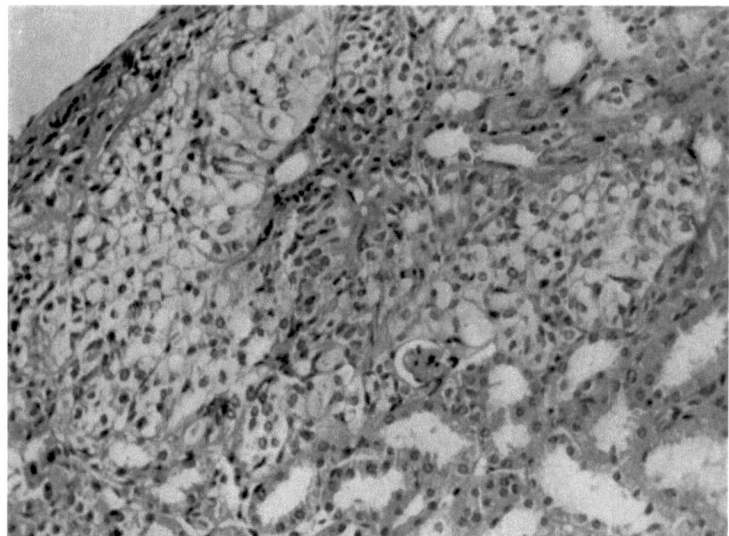

Abb. 628. Epithelialer Nierentumor bei männlichem Hamster nach Östrogenbehandlung (Präparat Dr. ULLA ISING 1956). Vergr. 200mal, HE

können (LUCKÉ und SCHLUMBERGER 1948). Bei Mäusen gelingt die Erzeugung von Nierensarkomen und -carcinomen ebenfalls mittels Methylcholanthren (STEVENSON und HAAM 1962). Nephroblastome können bei Ratten auch durch Nitrosamine und Nitrosamide (neben epithelialen Tumoren: THOMAS und SCHMÄHL 1964) hervorgerufen werden. Unter den experimentell erzeugten Nierentumoren sind ferner diejenigen nach Oestrogen- bzw. Stilböstroleinwirkung beim männlichen Hamster bekannt (KIRKMAN und BACON 1950, BLOOM et al. 1963 Lit.[1]), welche zum Teil metastasieren (HORNING 1954). Sie gehen eindeutig von den Tubuluszellen aus (HORNING und WHITTICH 1954), wie dies auch elektronenmikroskopisch nachgewiesen werden konnte (MANNWEILER und BERNHARD 1957). Diese Neubildungen enthalten spärlich doppelbrechende Substanzen und zeigen gelegentlich sarkomähnliche Strukturen (HORNING und WHITTICH 1954 Lit., ISING 1956). Sie werden deshalb auch als hypernephroide Carcinome angesprochen (DONTENWILL und RANTZ 1960), jedoch entspricht das histologische Bild sicher nicht einem hypernephroiden Carcinom (s. Abb. 628). Kastrierte sowie schwangere Weibchen zeigen

[1] LLOMBART-BOSCH (1964).

ebenfalls derartige Tumoren nach Stilböstrolgabe (ISING 1956). — Nach Verfütterung von Cycasnüssen (Guam) entwickeln sich bei Ratten typische Nephroblastome
(LAQUEUR et al. 1963; Abb. 629).

Eine weitere interessante Gruppe stellen die von uns (ZOLLINGER 1953) zufällig
entdeckten Cysten und Adenocarcinome der Rattenniere (Abb. 630) nach langdauernder Bleiintoxikation dar (s. a. TÖNZ 1959); nachträglich konnten solche auch
von anderen Autoren erzeugt werden (BOYLAND et al. 1960, DUKES 1961, VAN
ESCH et al. 1962). Die Nieren sind vergrößert und zeigen eine allgemeine Volumenzunahme der Tubuluszellen und des Kernes, vor allem der Mittelstückabschnitte

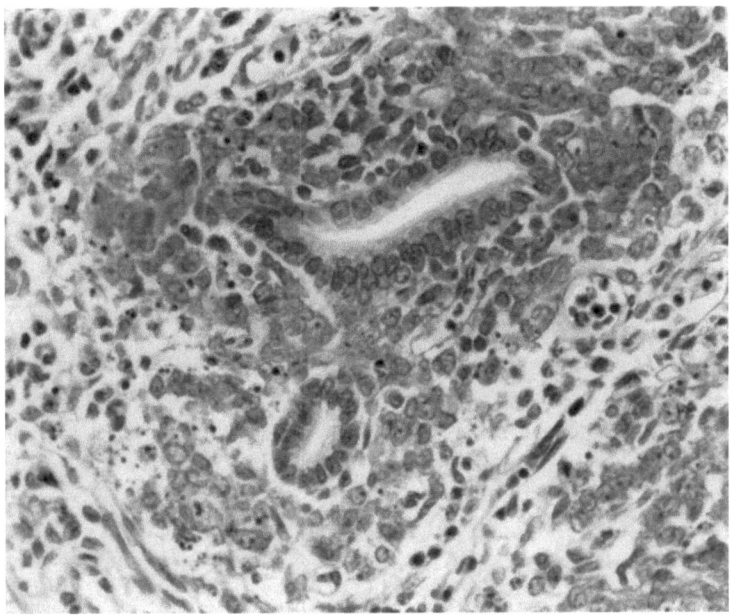

Abb. 629. Experimentell erzeugter Birch-Hirschfeld-Tumor (Nephroblastom) bei der Ratte. Das Tier
erhielt im Alter von 30 Tagen während 18 Tagen täglich 2% Cycasnüsse im Futter und wurde im
Alter von 281 Tagen getötet (Präparat G. L. LAQUEUR, National-Institute of Health, Bethesda, USA).
Vergr. 350mal, HE

(s. S. 311). Dann entwickeln sich eigentliche Proliferationsinseln mit Übergang in
echte Adenome (Abb. 631) und schließlich in Carcinome, welche auch metastasieren
können. Wir deuten diese Tumoren als Folge einer Regenerationshyperplasie und
stellen sie den menschlichen Adenocarcinomen, welche sich aus Adenomen entwickeln, zur Seite. Hypernephrome haben wir dagegen nie beobachtet, ebensowenig die übrigen Autoren.

Auch durch ionisierende Strahlen können Nierentumoren erzeugt werden
(COTTIER 1959, ZOLLINGER 1960 Lit.[1]). Sie entwickeln sich nach lokaler Einwirkung
von Sr^{90} (ALTMANN et al. 1962) oder bei ganzbestrahlten Tieren, wenn die Überlebenszeit sehr groß ist (rund 400 Tage; ROSEN et al. 1961, 1962). Einseitige
Nephrektomie beschleunigt diese Carcinogenese (ROSEN und COLE 1962). Die
Tumoren zeigen das Bild von Adenomen und Carcinomen. Sie werden als Folge
einer Direkteinwirkung aufgefaßt (ROSEN et al. 1962) und gehen bei der Ratte aus

---

[1] Vgl. auch S. 715.

miliaren Cystadenomen hervor (BERDJIS 1959, 1962). Auch die nachfolgende Generation bestrahlter Ratten zeigt derartige Nierentumoren (WEGNER et al. 1961).

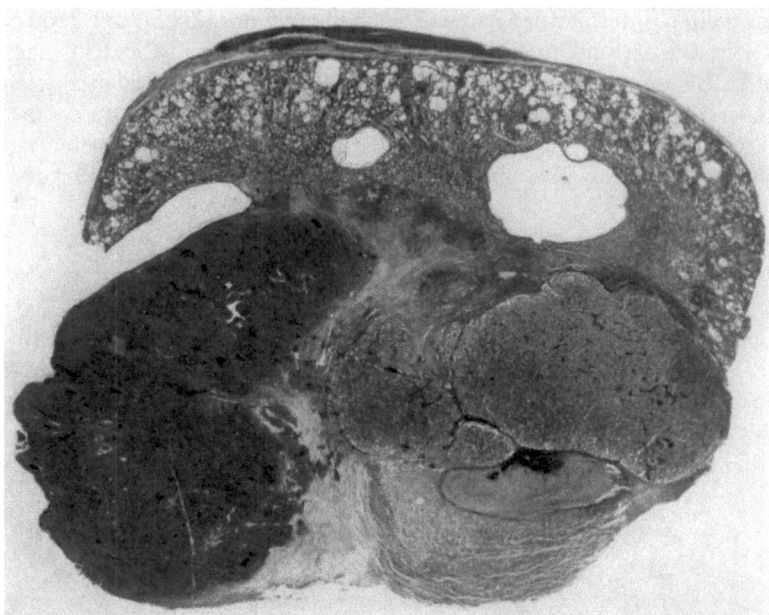

Abb. 630. Ausgedehntes Nierencarcinom, links solid, rechts tubulär in experimenteller Bleischrumpfniere der Ratte (s. ZOLLINGER 1953)

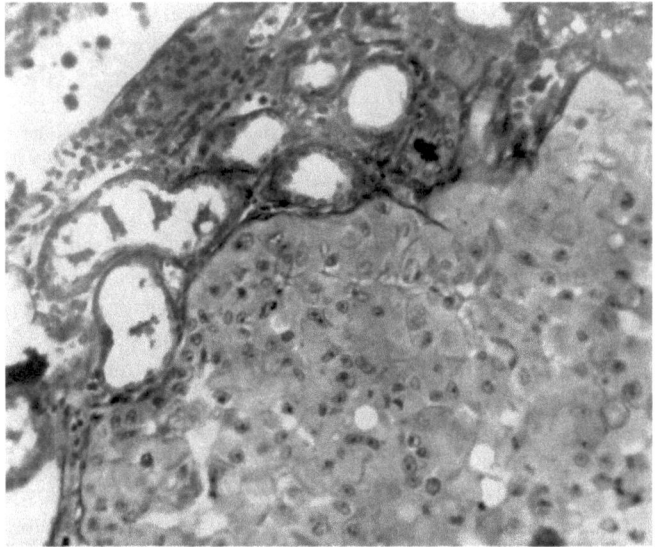

Abb. 631. Solides hellzelliges Nierenadenom bei Bleiratte (ZOLLINGER 1953)

Die Entwicklung aus dem Epithel der glomerulären Kapsel bei der Maus (BERDJIS 1959, 1962) ist — nach der betreffenden Abbildung zu urteilen — unwahrscheinlich.

Wir fragen uns, ob nicht hier ebenfalls wie bei den übrigen Nierenveränderungen nach Ganzbestrahlung stark verfrühte Alterung eine Rolle spielt, da das Alter ja bei den menschlichen Adenomen usw. sehr wesentlich ist und man annehmen könnte, daß die Mäuse normalerweise das entsprechende Alter gar nicht erreichen. Jedenfalls sind diese Tumoren nicht zu vergleichen mit denjenigen nach lokaler Thorotrastwirkung beim Menschen (s. unten).

Virustumoren der Niere beschreiben DUKES (1961 Lit.), CARR (1960) sowie HAM et al. (1962).

Anhang: Nierentumoren beim Menschen hervorgerufen durch ionisierende Strahlen

Wir konnten 1949 über ein Spindelzellsarkom berichten, welches sich in direkter Nachbarschaft eines sehr großen Thorotrastdepots (Th.) bei Hydronephrose gebildet hatte (Abb. 632; ZOLLINGER 1949). Dieser ganz eindeutig

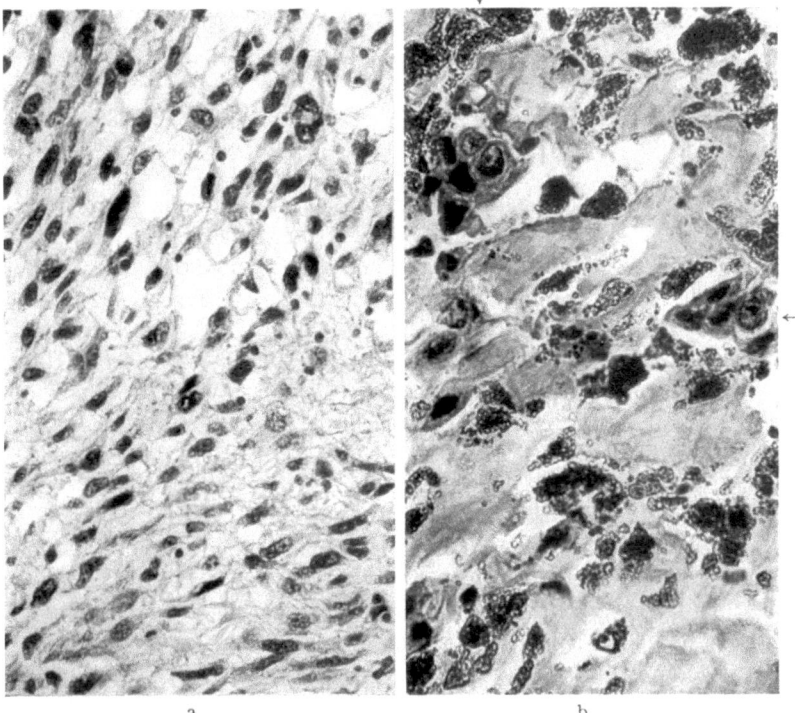

a   b

Abb. 632a—b. a Spindelzellsarkom der Niere nach 16 Jahre dauernder Thorotrasteinwirkung aus hilärem Speicherdepot nach Pyelographie (publ. ZOLLINGER 1949). Vergr. 350mal, HE. b Entwicklung eines Nierenbeckencarcinoms im Bereiche von Thorotrastdepots (→ = Tumorzellen). Vergr. 400mal, HE

liegende Fall von Strahlensarkom der Niere wurde von den meisten Autoren anerkannt (s. dagegen LUCKÉ und SCHLUMBERGER 1957); in der Folge haben sich die Fälle von thorotrastbedingten Nierentumoren gehäuft, allerdings handelt es sich meist um solide Carcinome vom Pflasterzelltyp (BOEMKE 1956, WEYENETH 1958, KRÜCKMEYER et al. 1960, FRIEDRICH 1960;[1] drei eigene Beobachtungen); in fünf

[1] A. VERHAAK [Oncologia (Basel) **19**, 20 (1965)].

Fällen lagen eindeutige Nierenbeckencarcinome vor (ALKEN et al. 1960, FINE und LEONHARDT 1961, drei eigene).

Das kolloidale Thoriumdioxyd[1] zeigt eine Halbwertzeit von etwa 1,3 mal 10^{10} Jahren. Es gibt reichlich Alpha- und Beta-Strahlen ab, und man kann rechnen, daß 20 cm³ Thorotrast 1 μg Radium äquivalent sind (BASERGA et al. 1960, DAHLGREN 1961 Lit.). Die Latenzzeit für die Thorotrasttumoren beträgt immer über 12 Jahre, meist zwischen 19 und 25 Jahren (KRÜCKEMEYER 1963: 29 Jahre). Experimentell konnten derartige Gewächse extrarenal mehrfach erzeugt werden, und zwar haben sich vor allem Sarkome, sehr viel weniger Carcinome entwickelt (NIELSEN und KRACHT 1958 Lit.). Hypernephroide Carcinome sind in zwei Beobachtungen erwähnt, wir möchten aber hinter diese beiden sehr ausgefallenen Beobachtungen Fragezeichen setzen, denn in einem Fall (NIELSEN und KRACHT 1958) scheint uns die hypernephroide Struktur nicht bewiesen und im zweiten (WUKETICH und MARK 1957) fehlt der Beweis, daß sich der Tumor in direktem Kontakt mit dem Thorotrast entwickelt hat.

S. Die Pathologie der Nierenkapsel

Pathologisch-anatomisch treten als wesentliche Veränderungen der Nierenkapsel Hämatome, cystische Bildungen, Entzündungen und Tumoren in Erscheinung.

Zum *subkapsulären Nierenhämatom* kann es spontan kommen, oder dann liegt ihm eine Periarteriitis nodosa (LINK 1953, MCCREA 1959 Lit.), ein Tumor, eine Cystenniere usw. zugrunde (O'SULLIVAN und DE WEERD 1962). Auch ein Aortenaneurysma oder ein lokaler Tumor sowie Niereninfarkte (AMAR und GRAY 1963), Tuberkulose, Sepsis, Hämophilie kommen in Betracht (DOLL 1929). Ferner können multiple Rindenkavernome (DOLL 1929) oder Nierenrindencysten mit Ruptur zu subkapsulären Hämatomen führen (O'SULLIVAN und DE WEERD 1962). Sehr selten handelt es sich um eine subkapsulär durchgebrochene akute Pyelonephritis oder eine subakute Glomerulonephritis (HAUSER 1957 Lit.).

Die eigentliche essentielle Hämatombildung, wofür keine Ursache ersichtlich ist, scheint nach dem Schrifttum fast die häufigste Form zu sein (GONZENBACH 1961: 15 bis 20%), sind doch heute schon über 300 Fälle mitgeteilt worden (DOLL 1929, POLKEY und VYNALK 1933 Lit., USON et al. 1959 Lit.). Klinisch äußert sich die Affektion durch akuten Bauchschmerz, Tumorbildung und progrediente Anämie. Nur bei einnierigen Patienten kommt es zu funktionellen Störungen der Niere mit akuter Anurie (FAHR 1925, ASCHNER und KLINGER 1951, HOFMAN 1959b), welche operativ behoben werden kann (ENGEL und PAGE 1955). Übergang in perirenale Pseudohydronephrose (s. unten) scheint relativ häufig die Folge zu sein.

Vom subkapsulären Hämatom muß die eigentliche *Nierenlagerblutung* unterschieden werden, welche extrakapsulär liegt (SUTER 1951 Lit., ZOEDLER 1958). Sie soll 81,5% der perirenalen Blutungen ausmachen (MILLER und CORDONNIER 1949). Als Ursache kommt in erster Linie ein Trauma, seltener ein Tumor in Betracht. Die klinischen Symptome sind wesentlich bedrohlicher als diejenigen der subkapsulären Blutung, da sich die Blutung retroperitoneal massiv ausbreiten

---

[1] Lit. und exper. Untersuchungen: W. WENZ [Ergebn. Chir. Orthop. **46**, 81 (1964)].

kann (ZOEDLER 1958). Hypertonie bei einnierigen Patienten durch diese Art der Blutung wurde nicht beschrieben.

Die sog. *perirenale Pseudohydronephrose*, auch als Hygroma renis bekannt (weitere Namen s. SCHOPPER 1937, SPRIGGS 1952, KAIRIS 1962) äußert sich klinisch durch Lumbalschmerzen und Tumorbildung; vereinzelt wurde auch eine operativ behebbare Hypertonie erwähnt (DOWNS und HEWETT 1962). Operativ oder autoptisch wird dabei ein mehr oder weniger großer, zwischen den Bindegewebsschichten der Nierenkapsel liegender Sack gefunden (Abb. 633), dessen Wand aus hyalinisiertem Bindegewebe mit Blutungsresten besteht. Eine gewisse Ähnlichkeit mit der Pachymeningosis haemorrhagica interna kann nicht geleugnet werden (FAHR 1926), was jedoch auf Grund unseres heutigen Wissens eine primäre Entzündung keineswegs beweist. Epithel kann in der Wand nicht gefunden werden. Der Sack kann verkalken (KAIRIS 1962). Er umfaßt die ganze Niere oder nur Teile davon (pararenale Pseudohydronephrose; SPRIGGS 1952). Im Cysteninhalt findet man eine seröse, oft bräunlich gefärbte Flüssigkeit, bei der es sich nicht um Urin handeln soll (KAIRIS 1962), allerdings kann darin Harnmucoid eindeutig nachgewiesen werden (DOMANIG 1957).

Pathogenetisch kommen verschiedene Möglichkeiten in Betracht: Bei einem Teil handelt es sich sicher um unvollständig resorbierte perirenale Hämatome (SPRIGGS 1952, GIRGENSOHN 1954, DOWNS und HEWETT 1962).

↓

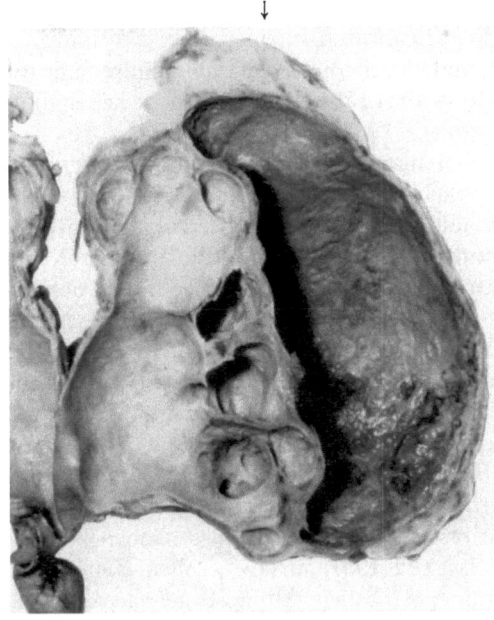

Abb. 633. Sog. perirenales Hygrom (→) bei schwerster Hydronephrose infolge eines Blasencarcinoms. 70jähriger Mann (Photographie Prof. E. UEHLINGER, Zürich)

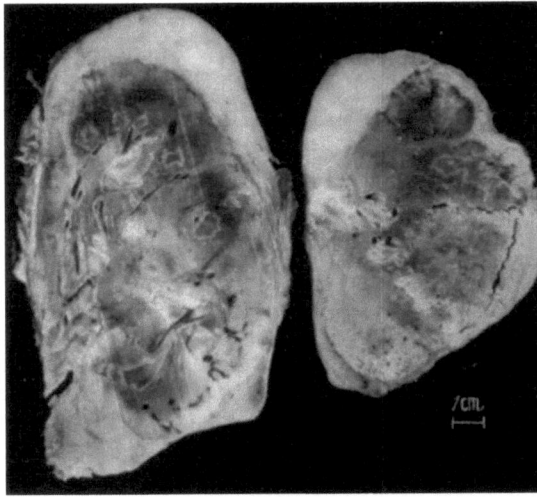

Abb. 634. Unspezifischer Nierenkarbunkel (abscedierende Pyelonephritis mit Kapseldurchbruch) bei alter kavernöser Nierentuberkulose. Kapseldurchbruch → Peritonitis diffusa (SN 1164/62)

In einzelnen Fällen wird eine entzündliche Genese angenommen. In der überwiegenden Mehrzahl jedoch scheint es sich um die Folge einer chronischen Urinstauung (Abb. 633; Säugling mit Colliculusfalte der Urethra; SCHOPPER 1937) oder einer alten traumatischen Läsion von Nierenbecken oder Ureter zu handeln (WILDBOLZ 1910).

Experimentell entsteht die perirenale Pseudohydronephrose beim Kaninchen nach Ureterligatur (DOMANIG 1957). Fornixrupturen scheinen dabei das Eindringen des Urins in das Nierenparenchym und durch dieses letztere hindurch in den „Kapselraum" zu gestatten (GIRGENSOHN 1954 Lit.). Tuscheversuche lassen diesen Austrittsweg eindeutig verfolgen (SCHOPPER 1937).

Entzündliche Veränderungen der Nierenkapsel werden im Verlaufe von chronischen Pyelonephritiden außerordentlich häufig beobachtet. Bei pyelonephritischen Schrumpfnieren ist die fibröse und sogar die fettige Nierenkapsel fast stets narbig verdickt (Abb. 634). Eine genuine fibroplastische Verdickung der Nierenkapsel analog der Periureteritis plastica (s. S. 757) wird verschiedentlich beschrieben (PAULL et al. 1955, THELEN 1961 Lit., HAFERKAMP 1959 Lit.). Bei dieser Form der Kapselverdickung ist das Nierenparenchym jedoch unverändert, die Pathogenese und die Ätiologie sind völlig unbekannt. — Perinephritische (zwischen Fascia renalis und Nierenkapsel) sowie paranephritische Abscesse (außerhalb der Fascia renalis) sind mehr klinisch als pathologisch-anatomisch bekannt (HENGGELER 1937 u. a.). In einem großen Teil der Fälle werden in der Anamnese eitrige Entzündungen in anderen Orten vermerkt, so daß man annehmen muß, daß es sich bei den Kapselherden um Metastasen handelt. Allerdings bleiben 28% der Fälle ohne faßbare Streuherde (HENGGELER 1937), in 17% sollen Nierentuberkulosen die Schuld tragen. Die paranephritischen Abscesse gehen vermutlich meist aus perinephritischen hervor (ALLEN 1951, BERNING und WALTER 1951), obschon direkte hämatogene Entstehung immer wieder beobachtet wird (HERBUT 1952). Bei Kindern ist das direkte Übergreifen eines eitrigen Nierenherdes auf die Nierenkapsel, die Fascia renalis und das umgebende Gewebe anscheinend sehr viel seltener; lymphogen entstandene perinephritische Herde sollen elfmal häufiger sein (SWAN 1943). — Die entzündlichen Herde können sekundär ausgedehnt verkalken (WIEDEMER und GARBER 1955). In einer eigenen Beobachtung (Abb. 635) war es im Gefolge des perinephritischen Abscesses zu einem tödlichen paralytischen Ileus gekommen.

Tumorbildungen der Nierenkapsel sind selten; gelegentlich einmal wird ein Lipom der Fettgewebskapsel beobachtet (PFEIFFER und GANDIN 1949, STAEMMLER 1957 Lit.). Etwas häufiger sind Leiomyome oder Fibrolipomyome, die als dysontogenetische, zum Teil metontogenetische Bildungen zu werten sind (LEBBIN 1949, LARGIADÈR 1958). Nach einer größeren Zusammenstellung soll rund ein Achtel der retroperitonealen Tumoren von der Nierenkapsel ausgehen, wobei das Durchschnittsalter rund 50 Jahre beträgt (PEMBELTON und McCAUGHAN 1933). Lymphangiome und Lymphcysten werden ebenfalls beschrieben (STAEMMLER 1957 Lit.), ihre Abgrenzung gegenüber der perirenalen Pseudohydronephrose ist oft nicht einfach. Eine Zusammenfassung der Kapseltumoren unter dem Begriff der „Capsulome" (COLVIN 1942) scheint uns weder notwendig noch sinnvoll zu sein.

Unter den *malignen Nierenkapseltumoren* überwiegen die spindel- bis polymorphzelligen Sarkome (Abb. 636), welche zum Teil noch eindeutig muskuläre Elemente aufweisen (DEUTICKE 1931, BOLCK 1949 Lit., ECKERT 1957 Lit.,

LARGIADÈR 1958 u. a.). Auch reticuläre Tumoren werden beschrieben (BOLCK 1949, ROUJEAU und STEG 1961), wobei anzunehmen ist, daß sie sich aus dem Mutter-

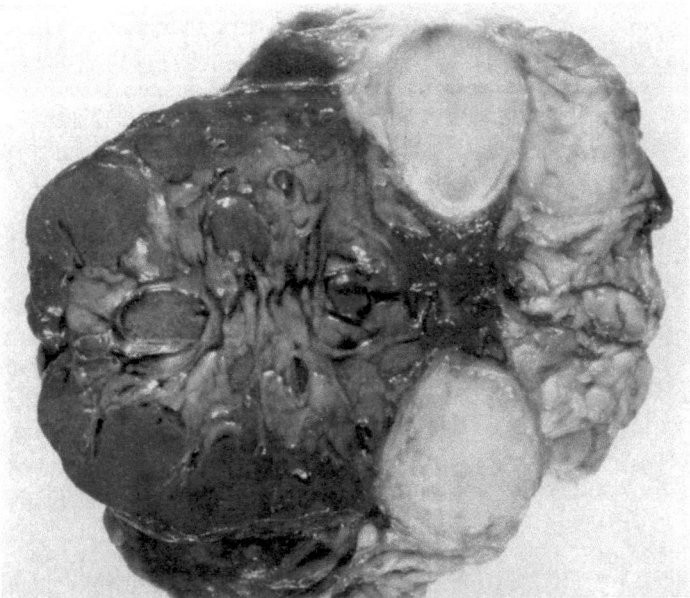

Abb. 635. Perinephritischer Absceß bei 63jähriger Frau, primäre Absceßursache nicht eruierbar. Tod an paralytischem Ileus ohne Peritonitis

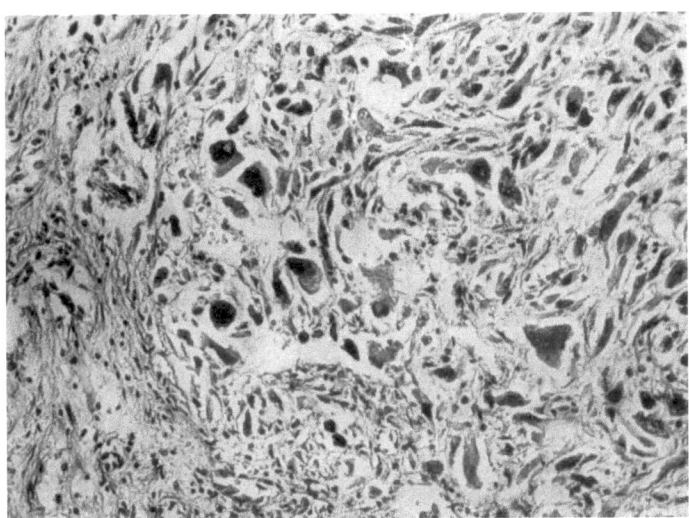

Abb. 636. Spontanes Nierenkapselsarkom beim Menschen: Spindel- bis polymorphzellig. 58jährige Frau. Tod an Metastasen. Vergr. 150mal, HE

gewebe des perirenalen Fettgewebes entwickeln. Zusammenhänge mit Mißbildungen können nicht nachgewiesen werden, obschon einmal ein Kapselsarkom bei Hufeisenniere beschrieben wurde (UNGEHEUER 1953). Ein als papilläres Adenom der Nierenkapsel gewertetes Gebilde (KRÜCKEMEYER und ZOEDLER 1958), welches zu Lungenmetastasen geführt hat, scheint doch eher von der Nierenrinde ausge-

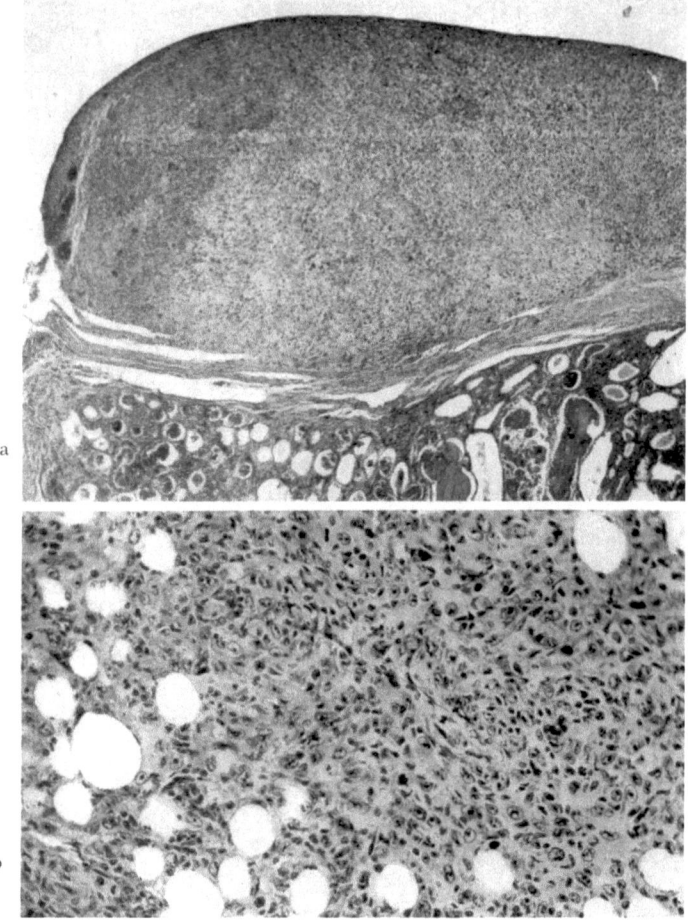

Abb. 637 a—b. a Experimentell erzeugtes Nierenkapselsarkom bei der Ratte nach Nierenkompression durch Plastikkapsel. Vergr. 40mal, HE, ZOLLINGER 1952. b Starke Vergrößerung aus Abb. b: Spindel- bis polymorphzelliges Kapselsarkom der Ratte. Vergr. 100mal, HE

gangen zu sein, als von der Nierenkapsel. — Experimentell wurden Kapselsarkome nach Umhüllung der Nieren von jungen Ratten mit Kunststoffplatten, welche einen Druck auf die wachsenden Nieren ausübten, beobachtet (Abb. 637; ZOLLINGER 1952).

T. Ableitende Harnwege[1]

An sich ist es eine leidige Sache, die Nierenveränderungen getrennt von denen der ableitenden Harnwege zu besprechen, da dies schlechterdings weder anatomisch noch pathogenetisch sauber möglich ist (z. B. Pyelonephritis). Auf der anderen Seite jedoch handelt es sich bei den ableitenden Harnwegen vor allem um Probleme

---

[1] Embryologie s. S. 56.

der Oberflächenpathologie und der Lumenausweitung, so daß eine gewisse Zusammengehörigkeit nicht geleugnet werden kann. Wir sind so vorgegangen, daß wir die generellen Mißbildungen, die Tuberkulose, die Pyelonephritis und die Urolithiasis gesamthaft für Niere und ableitende Harnwege behandelt haben, auf welche Kapitel hier verwiesen wird.

I. Anatomie und Physiologie der ableitenden Harnwege

Das Nierenbecken besteht aus der eigentlichen Ampulle und zwei bis drei Calices majores. Sie gehen über in die Calices minores, welche einzeln zu den Papillen gehören. Diese letzteren bilden grundsätzlich sieben Papillenpaare, die craniales (1. bis 3. Paar), intermediae (4. bis 5. Paar) und die caudales (6. bis 7. Paar; LÖFGREN 1957 Lit.). Durch Fusion von Papillenpaaren, welche cranial häufiger ist als caudal, kann es zu Abweichungen vom normalen Nierenbeckenbild kommen. Ferner können die ventralen Papillenreihen gegen die dorsalen verlagert sein, was besonders bei den intermediären Paaren beobachtet wird und schließlich kommt es durch verschiedenen Abstand der Uretersproßteilung vom Nierenparenchym zu wechselnd langen Calices majores. Im Extremfall entsteht einerseits der Ureter fissus oder bifidus, andererseits das rein ampulläre Nierenbecken ohne Calices majores.

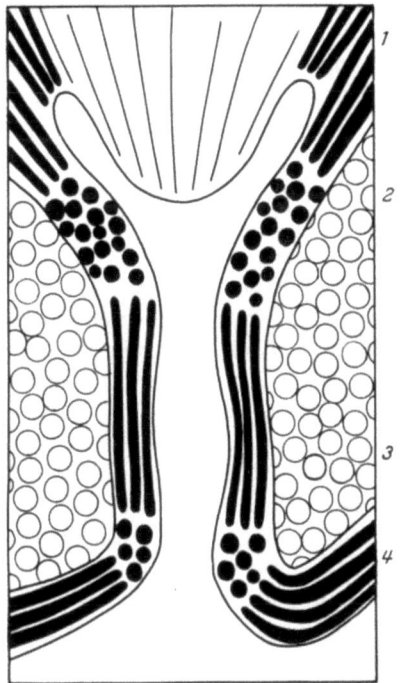

Abb. 638. Die verschiedenen zu einer Nierenpapille gehörigen Kelchmuskeln, (nach NARATH 1951). *1* Musculus levator fornicis, *2* Musculus sphincter fornicis, *3* Longitudinaler Muskel des Kelchhalses, *4* Sphincter des Kelchhalses

Die Wand des Nierenbeckens ist innen von mehrschichtigem sog. Übergangsepithel ausgekleidet, das wir im folgenden als Urothel bezeichnen. Der Levator fornicis ist ein Längsmuskel, der Sphincter fornicis ein Ringmuskel, ebenso der Sphincter des Kelchhalses (Abb. 638) Diese beiden letzteren sind für die kontinuierliche Harnentleerung verantwortlich; der Levator scheint unterstützende Wirkung zu haben. Wenn der Druck im Fornix über 7 mm Hg ansteigt, so kommt es bei schnellem Ansteigen zu Reflux in die Tubuli, bei langsamem Ansteigen wird der Fornix ausgeweitet (NARATH 1951). Ferner enthält die Wand des Nierenbeckens reichlich elastische Fasern, welche die Muskelfasern umhüllen. Diese elastischen Strukturen lassen sich auch im Ureter und in der Harnblase nachweisen. Die arterielle Blutversorgung des Nierenbeckens erfolgt aus Ästen der Arteria renalis, wie auch die Nierenbeckenvenen in die Vena renalis münden. Die Lymphgefäße des eigentlichen Nierenbeckens scheinen zu den paraaortalen Lymphknoten zu ziehen.

Der im allgemeinen 30 bis 35 cm lange Ureter weist drei Knickungen auf: Beim Abgang aus dem Nierenbecken die Flexura renalis, die Flexura marginalis über der Linea terminalis und die Curvatura Pelvina vor der Einmündung in die Harnblase. Die Mündungsstelle zeigt eine deutliche physiologische Lumeneinengung, zudem verläuft der Ureter schräg durch die Blasenwand, so daß eine Art Ventil entsteht.

Das den Ureter auskleidende Urothel ist im Normalzustand stark gefaltet (wie im Nierenbecken so fehlt auch hier eine subepitheliale Basalmembran). Darunter folgt die ziemlich kräftig gebaute Tunica propria, welche ohne ganz scharfe Grenze in die Tunica muscularis übergeht. In der letzteren findet man innen und außen Längsmuskulatur, in der Mitte Ringmuskulatur; alle Muskelschichten verlaufen leicht spiralig (STOLPMANN 1961). Die Adventitia besteht aus lockerem Bindegewebe. Markhaltige Nervenfasern werden in der Adventitia in ziemlich großer Zahl gefunden. Ganglienzellen finden sich vor allem im distalen Abschnitt des Ureters und im Gebiet des Ureterdurchtrittes in die Blase im Bereich der Adventitia, intramural fehlen sie dagegen (STOLPMANN 1961). Die Arterien des Ureters (Arteriae uretericae) stammen als craniale Äste aus der Arteria renalis, als caudale aus den Arteriae spermaticae et iliacae. Die Gefäßnetze anastomosieren jedoch weitgehend miteinander und bilden in der Adventitia einen eigentlichen Plexus, was für operative Maßnahmen wesentlich ist. — Ureter und Nierenbecken sind mesodermaler Herkunft (Ultrastruktur s. KEMMER und DAVID 1962).

Bei der Blase wird grundsätzlich zwischen Scheitel, Körper und Blasengrund (Fundus) unterschieden. Der Scheitel geht in einen meist soliden Strang über, der auch glatte Muskulatur enthalten kann und dem Urachus entspricht (Ligamentum umbilicale medium). Die Lage der ursprünglichen Nabelarterien ist an den Plicae umbilicales laterales zu erkennen.

Die Auskleidung der Harnblase besteht aus Urothel (Übergangsepithel, Ultrastruktur s. REALE et al. 1964), welches wesentlich dicker ist als dasjenige von Nierenbecken und Ureteren. Darunter folgt die Tela submucosa und schließlich die recht kräftige glatte Muskulatur. Die äußere Muskelfaserschicht verläuft weitgehend radiär gegen das Orificium internum der Urethra hin, also längs, die mittlere mehr ringförmig und die innerste Schicht wiederum längs (Anatomie der Muskulatur in Blasen-Uretergegend s. HUTCH et al. 1961 Lit.). Der für die Tumorpathologie sehr wichtige Verlauf der Lymphgefäße wurde vor allem durch Tuscheinjektionen in die Submucosa untersucht (BAKER et al. 1954). Die Lymphgefäße verlaufen nicht in der Schleimhaut, sondern nur in der Muskulatur und in geringer Zahl auch in der Submucosa und der Adventitia. Sie bilden ein weitgehend anastomosierendes Netz in der ganzen Blase, wobei aber der Abtransport anscheinend nur in die isolateralen Lymphknoten erfolgt. — Über die Physiologie der Miktion s. GIL-VERNET 1958, UEBELHÖR 1962 Lit.

Bei der Harnröhre des Mannes wird eine Pars prostatica (im Bereich der Prostata), eine Pars membranacea (Durchbohrung des Beckenbodens) und eine Pars cavernosa (zwischen den Schwellkörpern) unterschieden. Der Aufbau entspricht grundsätzlich demjenigen der Harnblase, nur findet man hier reichlich Drüsen: Neben der Prostata die Cowperschen bulbo-urethralen Drüsen, welche im hinteren Drittel der Pars cavernosa in den Boden der Urethra münden; die ebenfalls mit mehrreihigem Cylinderepithel ausgekleideten Glandulae urethrales

(Littré); die Morgagnischen Krypten in der Pars cavernosa des Mannes und
schließlich die intraepithelialen Drüsen, welche aus kleinen schleimbildenden Cy-
linderzellgruppen bestehen und vor allem in den hintersten Abschnitten der Urethra nachweisbar sind. Ferner wird in der männlichen Urethra — nahe der Mündung der Prostatakanäle im Colliculus — der Utriculus prostaticus gefunden, der
ein Residuum des Müllerschen Ganges ist.

II. Mißbildungen der ableitenden Harnwege

Kongenitale Fehlbildungen der ableitenden Harnorgane sind nicht nur die am
häufigsten beobachteten Mißbildungen überhaupt, sondern sie haben auch sehr oft
schwerste Konsequenzen für die Patienten durch sekundäre Komplikationen,
welche nicht selten therapeutisch verhindert oder jedenfalls günstig beeinflußt
werden können (ZOLLINGER 1958 u. a.).

Bezüglich der Ursachen der einzelnen Mißbildungen rücken heute mehr und
mehr intrauterine Umgebungseinflüsse gegenüber den Chromosomenstörungen
— wir haben jedoch kürzlich (SN 843/64) neben anderen Mißbildungen einen beidseitigen Ureter duplex bei Trisomie 18 beobachtet (allg. Lit. über Genetik der Harnwegsmißbildungen: LENZ 1964) — in den Vordergrund. Das Problem kann hier
nicht erschöpfend behandelt werden, es sei nur darauf hingewiesen, daß durch
Vitamin A-Insuffizienz bei graviden Ratten alle möglichen Harnwegsmißbildungen
produziert werden können (z. B. Verklebung des Ureterostiums mit Hydronephrose; WILSON et al. 1953, MONIE et al. 1957 u. a.). Auch mit Vitamin A-
Überdosierung können distale Verschlüsse der ableitenden Harnwege, Hydronephrose oder Blasenhypoplasie erzeugt werden (GIROUD et al. 1957, 1958), ebenso
wenn gravide Mäuse am 10. Tag röntgenbestrahlt werden (RUSSELL 1950).

a) Ureteren[1]
1. Zahlenmäßige Veränderungen

Echte Doppelureteren (Ureter duplex) sind von der Niere bis zur Harnblase
gedoppelt (Abb. 639, 639a) und zeigen auch zwei Ureterostien, während Ureter
fissus sive bifidus (Lit. LENAGHAN 1962) eine in der Regel nach cranial offene
Gabelung des Ureters bedeutet (Abb. 639) und nur halb so oft beobachtet wird wie
der Ureter duplex (GLOOR 1938). Die Doppelbildungen sind im ganzen ein recht
häufiges Vorkommnis (MOTZFELDT 1914: 1,3%, NATION 1944: 1,3%, BELL 1946,
KÖHNLEIN 1960: 100 auf 35949 Patienten einer chirurgischen Klinik, ZSCHOCH
1962: 1,1%). Die Veränderung befällt Frauen sechsmal (GLOOR 1938; ZSCHOCH
1962: 1,7mal; s. dagegen KÖHNLEIN 1960: Frauen gleich häufig wie Männer) so
häufig wie Männer und ist viermal (MOTZFELDT 1914) bis achtmal (ZSCHOCH 1962)
häufiger einseitig als doppelseitig. Über die primäre Ursache dieser Mißbildung ist
nichts Sicheres bekannt (Hypothesen s. KÖHNLEIN 1960).

Der Ureter duplex beruht auf einer primären Doppelbildung der Uretersprossung
sung aus dem Wolffschen Gang, während beim Ureter fissus eine vorzeitige erste
Gabelung im Verlauf der Nierenbeckenbildung angeschuldigt wird (GRUBER 1924).

---

[1] Lit. THOM 1928, EISENDRATH 1938, GLOOR 1938, NATION 1944, HERBUT 1952, WILLIAMS
1958, LAPP 1960, ZSCHOCH 1962.

Der Gabelungsort kann an einer beliebigen Stelle des Ureters liegen (Statistik: NATION 1944). Stenosen werden im Gabelbereich gelegentlich beobachtet. Dementsprechend bilden sich — vorausgesetzt, daß zwei Sprosse das Nierenblastem erreichen — auch zwei Nierenbecken aus. Unterbleibt die Vereinigung zwischen zusätzlichem Uretersproß und Blastem, so entsteht ein blind endigender Gabelureter (Ureter bifurcatus; Abb. 639), der von einem echten Divertikel streng abgegrenzt werden muß. Auch Tripelbildungen werden beschrieben (SMITH 1946). Die gedoppelten Ureteren kreuzen sich in der Regel, so daß derjenige, welcher zur cranialen Halbniere gehört caudal vom zweiten Ureter mündet (Abb. 639; Gesetz von WEIGERT 1877 und MEYER 1907). Grundsätzlich ist der vom caudalen Nierenbecken abgehende Ureter der normale, welcher an typischer Stelle in die Harnblase selbst mündet.

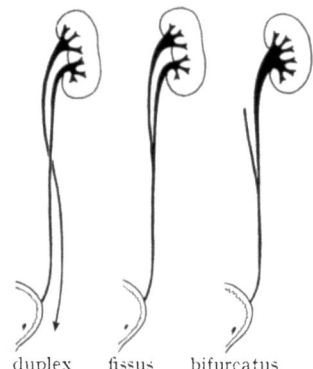

duplex   fissus   bifurcatus

Abb. 639. Schematische Darstellung der Doppel- und Spaltbildungen des Ureters

R   L

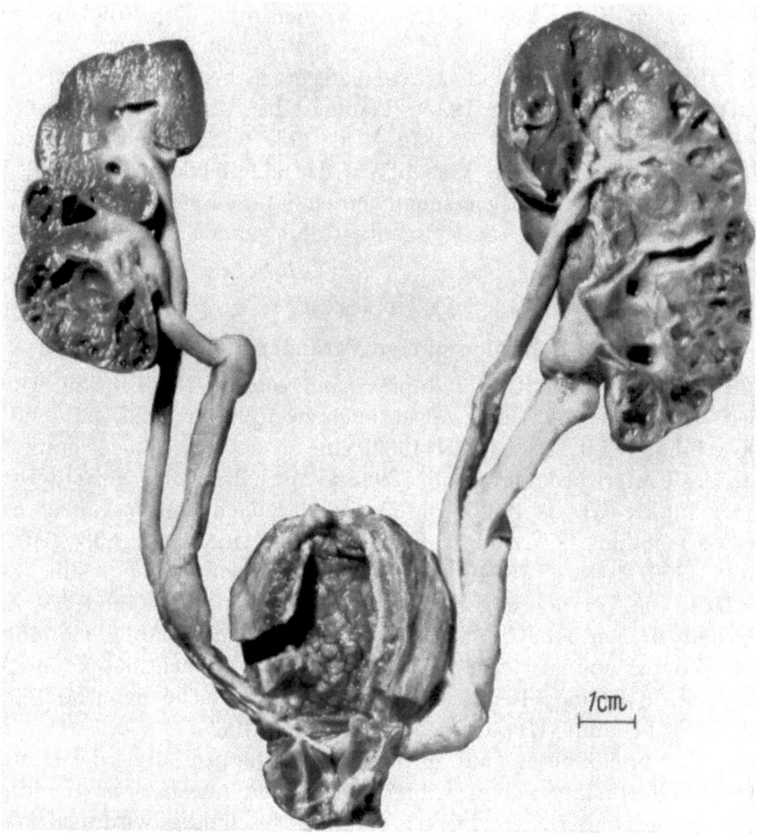

Abb. 639a. Ureter fissus der linken Seite (L), atypischerweise ist der distale Ureter erweitert. Ureter duplex rechts (R) mit zwei Mündungen. In beiden Nieren ist die caudale Nierenhälfte schwer hydronephrotisch verändert. 17 Monate alter Knabe

Bei verdoppeltem Nierenbecken (Abb. 639a) ist die Außenform der Niere meist durchaus normal, nur selten besteht zwischen den beiden Nierenanteilen eine bindegewebige Einziehung. Die Totalzahl der Papillen ist gegenüber der Norm in der Regel vermehrt. Der craniale Abschnitt der Niere ist meist wesentlich kleiner und auch häufiger von sekundären Veränderungen (Pyelonephritis!) befallen, da sein Ureter oft ektop mündet. Gelegentlich kann aber auch der zum caudalen Nierenteil gehörige, cranial mündende Ureter stenosiert sein (Abb. 639a). Besteht eine Striktur einer der beiden Ureteren, so resultiert eine partielle Hydronephrose, welche sich fast regelmäßig schon im frühen Lebensalter infiziert (Abb. 639a). Das Endresultat ist eine partielle Schrumpfniere, mit den Eigenheiten der frühkind-lichen Pyelonephritis (s. S. 466). So fand BELL (1946) unter 205 Doppelureteren mit doppeltem Nierenbecken 14mal (7%) Hydronephrose und Pyelonephritis (HERBUT 1952: 10 bis 15%). Umgekehrt beobachteten wir unter 41 pyelonephri-tischen Zwergnieren achtmal einen Ureter duplex bzw. fissus (s. S. 466). Zahlreiche Fälle von kindlicher renaler Hypertonie beruhen auf dieser Mißbildung, allerdings werden sie meist als „partiell hypogenetische Narbennieren" in der Literatur auf-geführt. Diese Fälle sollen sich ausgesprochen für die Heminephrektomie eignen (HELLSTRÖM 1927, FRIBERG 1932).

Eine eigene Beobachtung betraf eine Doppelniere mit Doppelureter, wobei die craniale Hälfte das typische Bild einer kongenitalen Cystenniere aufwies. Es dürfte sich dabei um die Folge einer unvollständigen Kontaktnahme zwischen zweitem Uretersproß und metanephro-genem Gewebe handeln.

Diese Mißbildungen sind auch deshalb von großer praktischer Bedeutung, weil ektopische Uretermündungen zu unwillkürlichem Harnabgang führen können.

2. Heterotope Ureterenmündungen[1]

Eine verspätete Trennung der Ureterknospe vom Wolffschen Gang führt zu einer *dystopen* Mündung im Trigonum vesicae oder der Pars prostatica urethrae. Als *ektope* Mündung dagegen wird die direkte Verbindung zwischen dem Ureter und einem der Derivate des Wolffschen Ganges bezeichnet, wobei als Ursache das Ausbleiben der Abtrennung der Ureterknospe vom Wolffschen Gang angesehen wird (TÖNDURY 1949). Entsprechend der Umwandlung des distalen Abschnittes des Wolffschen Ganges in den Ductus ejaculatorius, das Vas deferens und die Samenblasen beim Mann (MEISEL 1952) und in den Gartnerschen Gang bei der Frau können in diesen Organen auch ektopische Mündungen des Ureters beobach-tet werden. Ferner besteht die Möglichkeit, daß eine Verschmelzung zwischen Ureter und Müllerschem Gang stattfindet, woraus bei der Frau Mündungen in Uterus oder Vagina resultieren bzw. beim Mann im Colliculus seminalis. Nur selten allerdings handelt es sich um einen normalen Harnleiter; bei Doppelureteren da-gegen sind ektope Mündungen sehr häufig (s. oben; METTLER 1939). Einige der häufigsten Mißbildungen dieser Gruppe sind in Abb. 640 dargestellt.

Heterotope Uretermündungen sind häufiger bei Frauen als Männern (EISEN-DRAHT 1938: 2:1); die abnormen Uretermündungen werden sehr häufig über-sehen, besonders bei relativ indolenten Patienten, welche durch die dauernde

[1] Lit. GLOOR 1938, CECIL 1953.

Inkontinenz (Frauen) bzw. Dysurie und Pyurie (Männer) nicht gestört werden. Die Kenntnis der häufigen Zusammengehörigkeit von ektoper Mündung und Doppelbildung ist für den Operateur von großer Bedeutung.

3. Störungen des Ureterverlaufs

Abgesehen von den Verhältnissen bei ektopen Uretermündungen und Ektopie der Niere ist die *retrokavale* Lagerung von Bedeutung (Lit. BRULE et al. 1962). Dabei verläuft in der Regel der rechte Ureter zufolge einer Mißbildungsanomalie der Vena cava hinter derselben (Abb. 641). Als

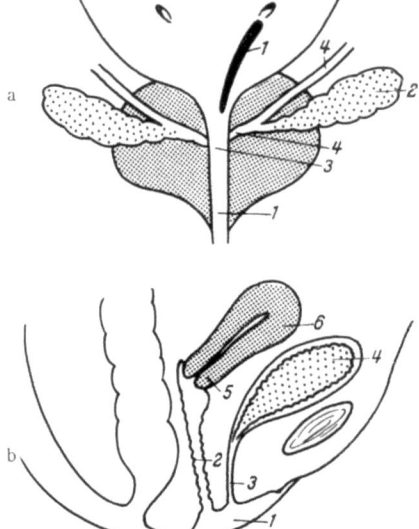

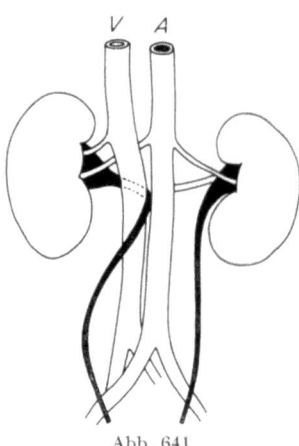

Abb. 640   Abb. 641

Abb. 640. Heterotope Uretermündungen bei Mann (a) und Frau (b), *1* häufigste, *4* bzw. *6* seltenste Lokalisation
Abb. 641. Retrokavaler Verlauf des rechten Ureters

Komplikation wurde gelegentlich ein Hydroureter oder eine Hydronephrose mitgeteilt (Lit. VON GIERKE 1928, ROTTER 1935, DE CARLO 1941, LOWSLEY 1946, CREEWY 1948).

4. Kongenitale Verengerungen des Ureterlumen
Hypogenesie

Sie werden in erster Linie bei entsprechender Mißbildung der Niere beobachtet. Bei cystischer Hypogenese der Niere ist der zugehörige Ureter oft nur als solider Strang angelegt (Atresie), wobei der Ureter vermutlich primär korrekt angelegt ist, jedoch zufolge Ausbleibens der Urinsekretion keine Weiterentwicklung zeigt. Eine weitere Erklärungsmöglichkeit ist ein Entwicklungsstop, denn physiologischerweise besteht bei Feten von 12 bis 30 mm Länge eine Atresie des Ureters (sog. Chwallasche Membran). — Echte Hypoplasie, d. h. unvollkommene Anlage oder regressive Veränderungen sind nicht bewiesen (GRUBER 1925).

Lokalisierte Einengung der Ureterlumen: Die häufigste und praktisch wichtigste der hierher gehörigen Mißbildungen stellt die Faltenbildung am Ureterabgang aus

dem Nierenbecken dar (Abb. 642, 643; s. S. 534; BISCHOFF 1961; s. dagegen HER-
BUT 1952). In einzelnen Fällen liegt ihr ein Vas aberrans zugrunde (MURNAGHAN
1958; s. S. 96), in anderen scheint eine fehlerhafte Fixation des Ureters am Nierenbecken zu bestehen, wodurch es zu einem Ureterknick und zu einer Art Ventilstenose kommt, besonders wenn noch ein entzündliches Ödem, eine Steinbildung

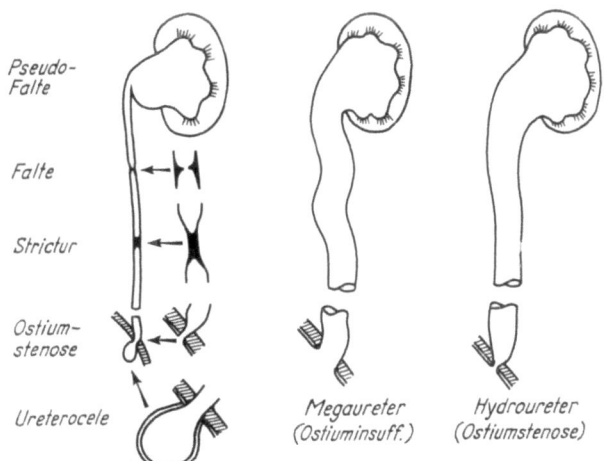

Abb. 642. Die verschiedenen Ursachen der kongenitalen Hydronephrose

oder ein Spasmus dazutritt (OESTLING 1942). Auch Tiefstand der Niere kann zu
Abknickung und zur Ausbildung einer pelvino-uretralen Pseudofalte führen, die
schon im Kindesalter zu beobachten ist (SOLEY 1946). Systematische Untersuchungen bei Neugeborenen zeigten bei 16% eine leichte Abknickung (JEWETT 1940).

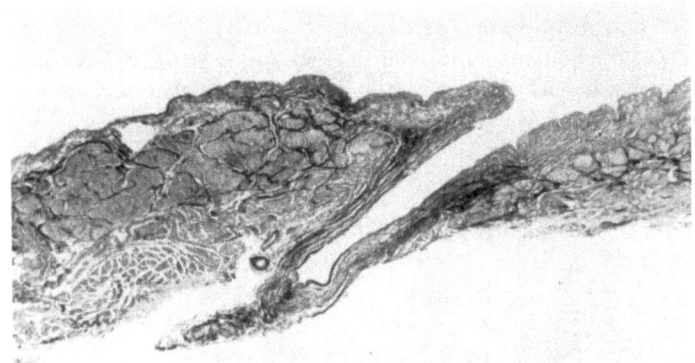

Abb. 643. Faltenartige Ureterabgangsstenose, längs geschnitten. Vergr. 8mal, van Gieson

Die dadurch entstehenden Pseudoklappen stellen Einstülpungen der Ureterwand
dar und enthalten im Unterschied zu den echten Klappen glatte Muskulatur
(Abb. 643; Lit. WILLICH und WÜRTENBERGER 1963).

　　Auch im übrigen Ureterverlauf kommen Falten (Abb. 644) wie Pseudoklappen
vor; sie sind jedoch sehr selten. Pseudoklappen werden vor allem als Ursache der

Megaureteren gefunden (HERBUT 1952). Echte Falten sind beim Feten bis zu 5 cm Länge im oberen Ureterabschnitt als physiologisch anzusehen (OESTLING 1942); vielleicht handelt es sich dabei um Reste der Trennfalte zwischen Ureter und Wolffschem Gang (SIMON et al. 1955 Lit.). Die Falten bestehen histologisch aus glatter Muskulatur und Übergangsepithel, normalerweise verschwinden sie später wieder (WALL und WACHTER 1952, SIMON et al. 1955, ROBERTS 1956). Einwandfreie Bildungen dieser Art wurden bei Kindern bisher aber nur sehr selten festgestellt (WALL und WACHTER 1952 Lit., KAIRIS 1962 Lit.).

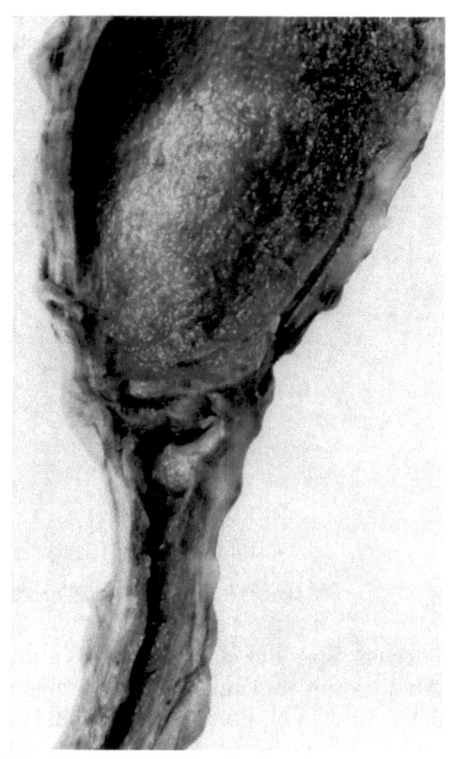

Eine *kongenitale Striktur* des Ureters ohne Klappenbildung ist extrem selten (Abb. 645, 644; SLATER 1957). Im Einzelfall ist die Entscheidung, ob eine echte Mißbildung oder eine erworbene Striktur vorliege, fast unmöglich, da sekundäre entzündliche Veränderungen zufolge Harnstauung und -infektion regelmäßig auftreten. Andererseits kann am Vorkommen echter Mißbildungsstrikturen und -atresien nicht gezweifelt werden, da analoge Vorkommnisse in allen anderen Ausführungsgängen sezernierender Organe beobachtet werden.

Abb. 644. Ureterstenose durch kongenitale Faltenbildung

In diesem Zusammenhang muß allerdings in Analogie zu den Verhältnissen bei den extrahepatischen Gallenwegen die Frage aufgeworfen werden, ob nicht auch

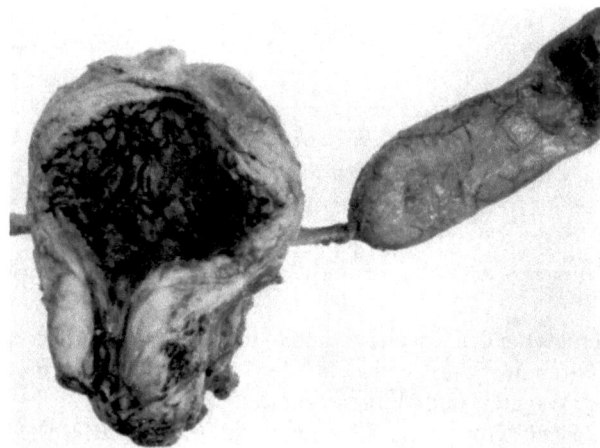

Abb. 645. Kongenitale Ureterstriktur mit hochgradiger proximaler Uretererweiterung. 26jähriger Mann

früheste postnatale Schäden zu gleichartigen Verschlußbildungen führen könnten (HEROLD 1955).

Bei den Stenosen und Strikturen des distalen Ureterendes scheint es sich vorwiegend um kongenitale Bildungen zu handeln, da sie fast nur bei Kindern gefunden und in 24 bis 50% kombiniert mit noch weiteren Mißbildungen beschrieben wurden (HERBUT 1952). In einer eigenen Beobachtung bestand eine Beckenniere dieser Seite und Agenesie der Gegenseite. Das gelegentliche Vorkommen postinflammatorischer Narbenstenosen kann jedoch nicht völlig negiert werden.

CHWALLA (1927) erklärt die Entstehung der distalen Ureterstriktur mit einer asymmetrischen Abfaltung des Gewebssporns im letzten Faltungsvorgang des Ureters aus dem Wolffschen Gang auf Kosten des Ureters. Eine weitere Möglichkeit ist die Persistenz der oben erwähnten physiologischen Verschlußmembran. Es darf auch nicht übersehen werden, daß lange nicht in allen derartigen Fällen eine anatomisch eindeutige Striktur gefunden wurde („funktionelle Stenose"; EDELBROCK 1955, POTTER 1952). Die begleitende Blasenhypertrophie bei solcher Dysfunktion soll eine winklige Abknickung des Ureters nach seinem Eintritt in die Blasenwand und dann zusammen mit der muskulären Hypertrophie eine schwere Harnrückstauung hervorrufen (Weiteres s. S. 729).

5. Kongenitale Erweiterungen des Ureterlumen [1]

Unter *Megalo- oder Megaureter* (Abb. 642, S. 726) versteht man eine kongenitale Erweiterung und meist auch Verlängerung des Ureters ohne primäres mechanisches Hindernis (GLOOR 1939, CAMPBELL 1948), während ein Hydroureter die Folge des primär gestörten Harnabflusses durch organische Stenose oder Blasenlähmung ist (Abb. 646). Eine strenge Trennung ist aber nicht in jedem Fall durchführbar (s. Abb. 656, S. 737), denn eine Kombination, also Megaureter mit sekundärer Zusatzerweiterung (Hydroureter) kommt ebenfalls vor (IRWIN und KRAUS 1948). Nach der Definition von HUTCH et al. (1955) muß beim Megaureter noch gefordert werden, daß kein vesicoureteraler Reflux besteht (s. dagegen GLOOR 1939). Im Laufe der Zeit stellt sich auch beim Megaureter eine Hydronephrose ein, doch steht diese quantitativ eindeutig im Hintergrund (GLOOR 1951), während sie beim Hydroureter parallel zu diesem verläuft.

Megaloureteren sind bis vorderarmdick und vielfach gewunden mit zahlreichen Knicken und Pseudofalten; die Wand ist relativ dick und muskelstark. Sekundär entzündliche Veränderungen verwischen das Bild. Das Alter, in welchem sich der Megaloureter entwickelt, kann nicht immer klar festgelegt werden. Bei einem Teil der Fälle liegt eine Mißbildung im Sinne eines Entwicklungsstops etwa im 4. bis 5. Fetalmonat vor (HERBUT 1952), wobei angenommen werden muß, daß der Ureter primär zu weit ist, so daß sein Blasenostium relativ zu eng erscheint (DEUTICKE 1962). Die Schlängelung weist darauf hin, daß ein abnormes Längenwachstum vorliegt (BOEMINGHAUS 1957, BISCHOFF 1961, DEUTICKE 1962), wobei aber nicht klar ist, ob dieses vermehrte Längenwachstum primär ist oder schon eine Reaktion auf eine distale Entleerungsbehinderung (Ostiuminsuffizienz; neuromuskulär) darstellt (BOEMINGHAUS 1957). Beim Neugeborenen enthalten die Ureteren fast keine Muskulatur, weshalb sich der Ureter bei angeborenem Hindernis

---

[1] Vgl. Abb. 647.

sehr stark ausweitet. Dabei degenerieren die elastischen Fasern in den inneren Schichten, in der Elastica nehmen sie zu. Die glatte Muskulatur, welche auf einem Querschnitt des Ureters flächenmäßig etwa 50% ausmachen soll, nimmt aber eher ab als zu (STOLPMANN 1961, STEIN und WEINBERG 1962; s. dagegen LEWIS und CLETSOWSKY 1956).

Während früher eine angeborene Dysplasie (Wandschwäche: BARD 1899, GLOOR 1939) im Vordergrund der Theorie stand, glaubt BELL (1946) an eine Paralyse der uretero-vesicalen Sphincterinnervation. In letzter Zeit nehmen viele

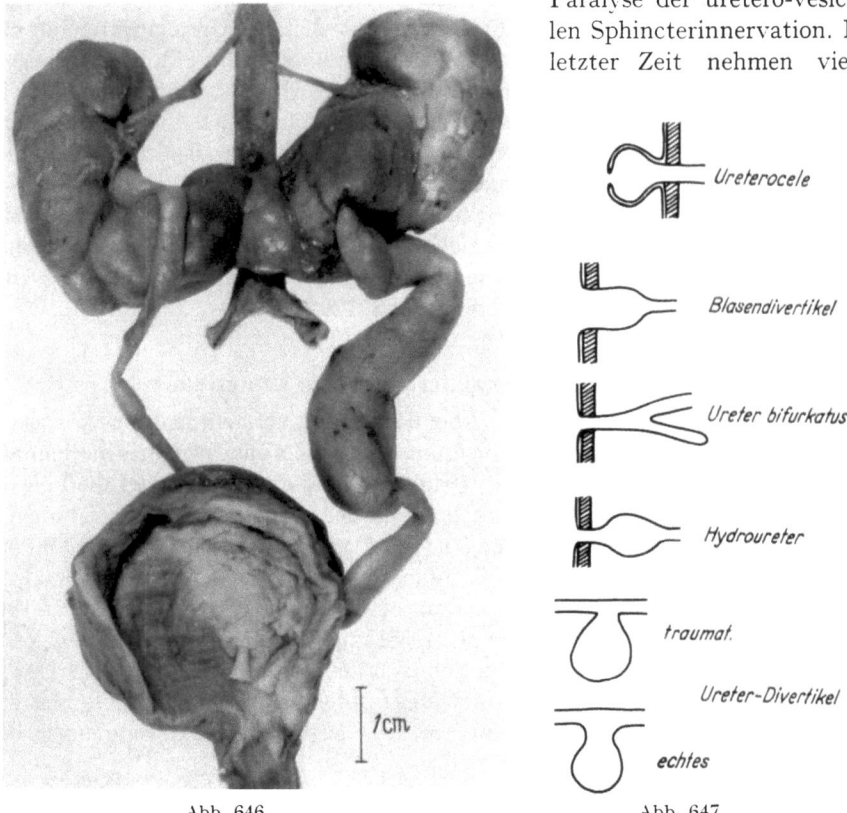

Abb. 646   Abb. 647

Abb. 646. Hufeisenniere. Deutlicher Megaureter links ohne Stenose. Leichter Megaureter rechts. Zusätzlich findet sich eine deutliche Stenose des linken Ureterabganges aus dem Nierenbecken. Neugeborener Knabe

Abb. 647. Die verschiedenen Typen der lokalen Uretererweiterungen

Autoren in Anlehnung an LEHMANN (1932) u. a. eine Achalasie (Insuffizienz des Sphincters) oder auch eine muskuläre Hypertrophie des Ostiums (GRUBER 1944) als Ursache an (Lit. LEWIS und CLETSOWSKY 1956). Die Erfahrungen beim Morbus Hirschsprung, bei welchem sich die Stenosen des Dickdarms im distalen Bereich entwickeln, wo die Ganglienzellen des Auerbachschen Plexus fehlen (BODIAN et al. 1950) sowie eine gewisse Häufung von Megaloureteren beim Morbus Hirschsprung (SWENSON et al. 1952) haben an einen ähnlichen Mechanismus beim Megaloureter denken lassen. Der Ganglienzellapparat in der Blase soll tatsächlich analog vermindert und verändert sein, wie beim Morbus Hirschsprung (SWENSON et al. 1952,

SWENSON und FISHER 1956), was allerdings von anderen Autoren bestritten wird (STOLPMANN 1961, LEIBOWITZ und BODIAN 1963); auch zeigt die Uretermuskulatur eine eigenartige Atrophie. Es darf hier nicht übersehen werden, daß der Ureter selbst anscheinend gar keine Ganglien, sondern nur reichlich sympathische Fasern enthält (PIEPER 1952), während die Blasenureterfalte normalerweise viele sympathische Ganglien aufweist (PIEPER 1951). Als umfassende Erklärung für die Entstehung von Megaloureteren kann diese These jedenfalls heute nicht mehr gelten, wenn sie auch in einzelnen Fällen noch immer anerkannt wird (BOEMINGHAUS 1957, BISCHOFF 1961). Die zahlreichen Erfolge der Einpflanzung des erweiterten Ureters in die Blasenwand (LEWIS und CLETSOWSKY 1956), also wie beim Megacolon Ausschaltung des engen distalen Abschnittes, zeigen jedenfalls, daß die Störung in der Uretermündung liegen muß.

Es sind einwandfreie Beobachtungen über das Vorkommen von neuromuskulären Störungen im Bereich der Ureter-Blasengrenze bekannt, z. B. bei kongenitaler Agenesie der Abdominalmuskulatur mit Fehlen der autonomen Ganglien (HENNLE und HYMAN 1953). Ferner werden bei Hirn- und Rückenmarksläsionen Entleerungsstörungen im Sinne eines *vesico-ureteralen Refluxes* beobachtet. Von 1083 paralytischen Patienten zeigten 144 einen solchen Reflux (COMARR und BORS 1955). Je höher die Rückenmarksläsion liegt, desto häufiger wird der Reflux beobachtet. Der rechte Ureter ist eigenartigerweise häufiger befallen als der linke. In rund der Hälfte der Fälle wird auch eine abnorme Ureterkontraktion beobachtet, jedoch braucht der vesico-ureterale Reflux keineswegs eine pathologische Veränderung darzustellen, da er bei 2% sämtlicher Kinder gefunden wurde (McGOVERN et al. 1960). Bei Megaloureter soll ein derartiger Rückfluß in 60% der Fälle bestehen (EDELBROCK 1955).

Die Ursache des Refluxes ist nicht eindeutig erklärt. Einzelne Autoren beschreiben die Harnblase als abnorm dünn und nehmen an, der intravesicale Druck sei reduziert, wodurch das Ureterventil ungenügend schließe. Zum selben Resultat gelangt man auch, wenn ungenügende Länge des Ureters in der Blasenwand, zu großes Kaliber oder zu starke Fixation des Ureters in der Blasenwand angenommen wird (GARRETT et al. 1952). Bei Kindern sollte normalerweise der intramurale Abschnitt des Ureters in der Blasenwand 5 mm, beim Erwachsenen 13 mm lang sein (HUTCH 1962). Andere Autoren erblicken in einer zu weit lateralen Mündung (Ektopie) des Ostiums die Ursache, wodurch ebenfalls die Durchtrittslänge des Ureters innerhalb der Harnblase reduziert wird (EDELBROCK 1955, HUTCH et al. 1955). Das Schleimhautdach des Ureters würde damit bei der Uretereinmündung in die Blase die Rolle eines Ventils spielen (SAMPSON 1903). Von wieder anderer Seite wird das normale Vorkommen einer muskulären Klappe, bestehend aus longitudinalen Fasern im submucösen Blasenanteil des Ureters postuliert. Wenn dieser Muskel fehlt, so kommt es zum Reflux (STEPHENS und LENAGHAN 1960). Eine weitere Erklärungsmöglichkeit für die Entwicklung eines Megaureter ist die Persistenz der bis zum 5. Fetalmonat bestehenden physiologischen Ausweitung des Ureters (IRWIN und KRAUS 1948). — Gesamthaft gesehen ist sicher das Problem noch nicht gelöst. Es ist aber wichtig, da in 53,5% der Fälle ein Reflux die Ursache an der Megaloureterbildung darzustellen scheint, während distale Obstruktionen nur in 38,4% gefunden wurden (McGOVERN et al. 1960).

Bei der *Ureterocele* (Abb. 647, 648) handelt es sich um eine sackartige Vorstülpung des erweiterten Ureterendes in das Blasenlumen, vermutlich unter dem Einfluß des Urindruckes. Die Wand der Ureterocele besteht außen aus Blasen-, innen aus Ureterschleimhaut, dazwischen liegt eine fibro-muskuläre Doppelschicht. Der Ureterocelensack kann das Ostium verlegen und bei der Frau nach außen geboren werden (OSTMAYER et al. 1946). Neben der Stenose des Ureterostium soll auch eine Schwäche der fibro-muskulären Hülle des Ureterendes Vorbedingung der Ureterocelenentstehung sein. Insbesondere die Waldeyersche Längsschicht der Uretermuskulatur ist bei diesen Patienten intramural und submucös in der Harnblase unterentwickelt (BETTEX 1954).

Für die Mißbildungsnatur der Ureterocele spricht ihr häufiges Zusammentreffen mit anderen Mißbildungen des Harnsystems (GUMMESS et al. 1955: 9 von 11 Fällen). Die Veränderung ist etwa in einem Siebtel der Fälle doppelseitig und wird in $0,3^0/_{00}$ aller Autopsien beobachtet (CAMPBELL 1941).

Die echten *Ureterdivertikel* stellen eine sehr seltene Fehlbildung dar; wenige Fälle der Literatur halten einer strengen Kritik stand (HERBUT 1952, McGRAW und CULP 1952, STAEMMLER 1957 u. a.). Nur das Vorliegen eines ovoiden, sackförmigen Gebildes, welches mit dem Ureter kommuniziert und alle seine Wandschichten aufweist, kann als echtes Divertikel angesprochen werden. Pseudodivertikel entstehen am Ort eines Trauma oder oberhalb von Stenosen, wobei — wie bei einem Pseudodivertikel in den übrigen Hohlorganen — nur ein Teil der

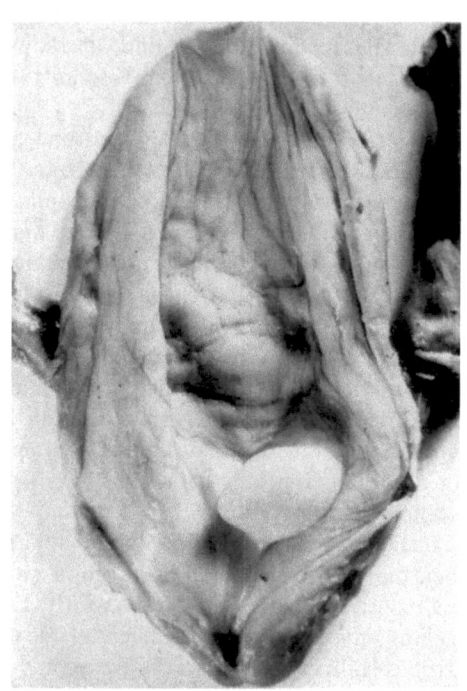

Abb. 648. Ureterocele links bei 4 Monate altem Knaben

Wand, meist die Schleimhaut ausgestülpt wird. Über weitere Verwechslungsmöglichkeiten orientiert Abb. 647. Bis 1947 waren 15 echte Divertikel in der Weltliteratur mitgeteilt worden (CULP 1947 Lit.). Entwicklungsgeschichtlich dürfte es sich um Nebensprosse des Wolffschen Ganges handeln, wobei sich unseres Erachtens die Frage erhebt, ob tatsächlich ein grundsätzlicher Unterschied zwischen Divertikel und Ureter bifurcatus besteht (McGRAW und CULP 1952). Diese Divertikel können sehr groß werden (RICHARDSON 1942: 3500 cm³, McGRAW und CULP 1952: 1600 cm³).

b) Mißbildungen des Nierenbeckens[1]

Cystische Bildungen im Hilusgebiet, welche von Urothel ausgekleidet sind und durch einen dünnen Gang mit einem Kelch in Verbindung stehen, werden als *Calyx-Divertikel* (Calyx-Cysten; Abb. 649, 650) bezeichnet. Sie sollen von der sekundären

---

[1] Lit. YOW und BUNTS 1955, NOSZKAY 1958.

Ausweitung eines Kelches, z. B. bei Steineinklemmung (Hydrocalicose; Abb. 649: 1) abgegrenzt werden. Calyx-Divertikel können schon bei Kindern beobachtet werden

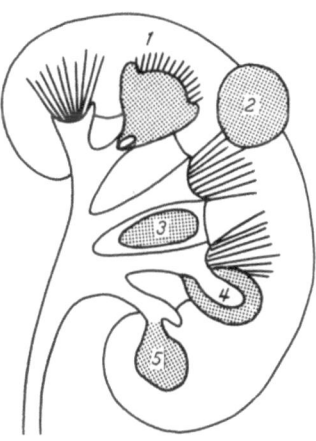

Abb. 649. Solitäre Cysten und cystenähnliche Bildungen der Nieren: *1* Hydrocalyx bei Steinverschluß im Kelchhals, *2* gewöhnliche solitäre Nierencysten, *3* subpelvine Lymphcyste, *4* Kelchnischenektasie = reepithelisierte kavernöse Veränderung der Niere, *5* Calyxdivertikel

(Götzen 1962); der untere und der obere Pol sind wesentlich häufiger befallen als die zentrale Partie. Ihre Ursache wird in einer Überproduktion des Nierenbecken-Kelch-Systems aus dem Wolffschen Gang gesehen (Noszkay 1958), wobei es sich dann um echte kongenitale Divertikel eines Calyx minor handeln würde. Möglicherweise liegt auch eine fehlende Regression der Kelchsprosse 3. bis 4. Ordnung mit sekundärer Ausweitung vor, ferner muß an das Unterbleiben der Verschmelzung metanephrogenen Gewebes mit einem einzelnen Sproß gedacht werden, wobei dann dieser letztere blind endigen und sekundär ausgeweitet würde. Schließlich soll die sekundäre Epithelisierung eines in Verbindung mit einem Calyx stehenden Abscesses zu einem Calyx-Pseudodivertikel führen (Abb. 649: 4; Spence et al, 1957). Klinisch sind die Bildungen durch rezidivierende Infekte ausgezeichnet, welche schon im Säuglingsalter beginnen können (Marie et al. 1961).

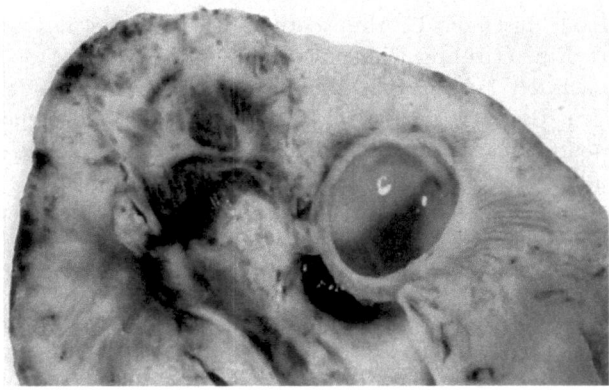

Abb. 650. Calyxcyste der Niere, konnte röntgenologisch dargestellt werden, deshalb Nephrektomie

c) Mißbildungen der Urethra[1]

1. Kloakenpersistenz

Diese äußerst seltene Mißbildung (Abb. 651), von der bisher etwa ein halbes Dutzend sichere Fälle bekannt geworden ist (Campbell 1951, 1956: 1:1533 Knabensektionen), beruht auf dem Fehlen oder der ungenügenden Ausbildung des Septum urorectale in der 3. Fetalwoche, so daß die Unterteilung in den ventral

[1] Lit. Priesel 1931, Herbut 1952, Paul und Kanagasuntheram 1956.

liegenden Sinus urogenitalis und die Blase einerseits und das Rectum andererseits unterbleibt oder unvollständig ist. Dabei können alle Stadien zwischen den Extremen zur Beobachtung kommen: Knapp sondendurchgängige Kommunikation zwischen Urethra und Rectum einerseits und nach außen offene Kloake mit

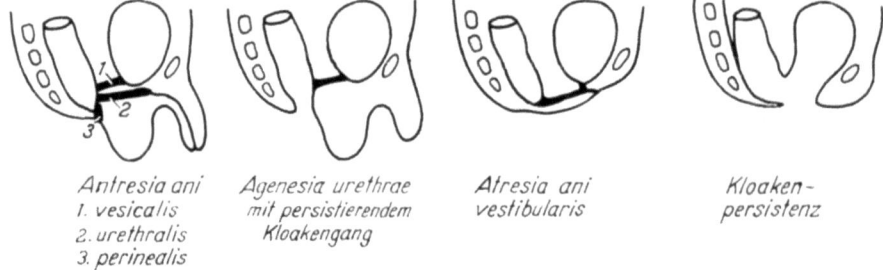

Antresia ani   Agenesia urethrae   Atresia ani   Kloaken-
1. vesicalis   mit persistierendem   vestibularis   persistenz
2. urethralis   Kloakengang
3. perinealis

Abb. 651. Mißbildungen von Urethra und Anus mit möglichen Fistelgängen (schwarz)

Einmündung von Darm, Harnsystem und Fortpflanzungssystem andererseits. Häufig besteht auch bei den leichten Störungen eine Persistenz der Analmembran (Lit. NICOLAI 1957).

2. Fehlerhafte Mündung der Urethra

Als *Hypospadie* wird beim Manne die dystope Mündung der Urethra an der Unterseite des Penis bezeichnet; bei der Frau mündet die Urethra in die Vagina. Die nach unten offene Urethralrinne des Mannes schließt sich normalerweise bis zur Glans, welche ihrerseits eine sich allmählich unten schließende Rinne bildet. Diese wird primär durch das Urethralseptum ausgefüllt, welches sich dann sekundär kanalisiert. Ein verfrühter Rinnenverschluß bedingt die dystope Mündung der Urethra. Je nach der Lokalisation der Mündung können folgende Typen unterschieden werden: Glandär (im Bereich der Glans), penil und perianal. Da häufig zudem eine Stenose des Meatus besteht, bedingt diese Mißbildung oft eine Harnstauung mit allen ihren Konsequenzen.

Unter *Epispadie* wird die dystope Mündung der Urethra auf dem Dorsum des Penis (penile oder glandäre Form) bzw. der Klitoris bezeichnet. Sie ist wesentlich seltener als die Hypospadie und geht meist mit einer Verkürzung oder Verkrümmung des Penis einher (penopubische Form). Auch ungenügender Epiphysenschluß und Blasenatresie werden beschrieben (Weiteres s. S. 737).

3. Doppelbildungen der Urethra

Diese entwicklungsmechanisch nur unvollkommen erklärbare, seltene Mißbildung geht gelegentlich mit Verdoppelung des Penis einher. In der Mehrzahl der Fälle führt der zusätzliche Gang in den Bereich der Corona glandis, um dann entweder blind im Penis zu endigen oder in die Urethra einzumünden. Auch völlige Verdoppelung der Urethra bis in die Harnblase wurde beschrieben (HERBUT 1952).

4. Einengungen der Urethra

Zufolge zu starker Schließung der Urethralrinne bzw. der durch die Glans gebildeten Furche können Stenosen als kongenitale Fehlbildungen entstehen. Sie sind relativ häufig und befallen meist Knaben. Nicht allzu selten bilden sie die

Ursache einer unklaren kindlichen Harninfektion oder einer Balkenblase mit
Hydroureter und Hydronephrose. Bei der Sektion eines Falles mit erweiterten
Harnwegen ist deshalb beim Kind stets die ganze Harnröhre zu entnehmen und
nach vorsichtiger Sondierung in Richtung des Harnstromes dorsal aufzuschneiden.
Die Stenose liegt meist im Meatus externus.

Als *Atresie* bezeichnen wir das Ausbleiben der Lumenbildung im Bereich der
Urethralrinne. Dabei ist es im Einzelfall nicht möglich, zwischen einer primären
Anlagestörung und einer sekundären Atresie eindeutig zu unterscheiden (SCHNEI-

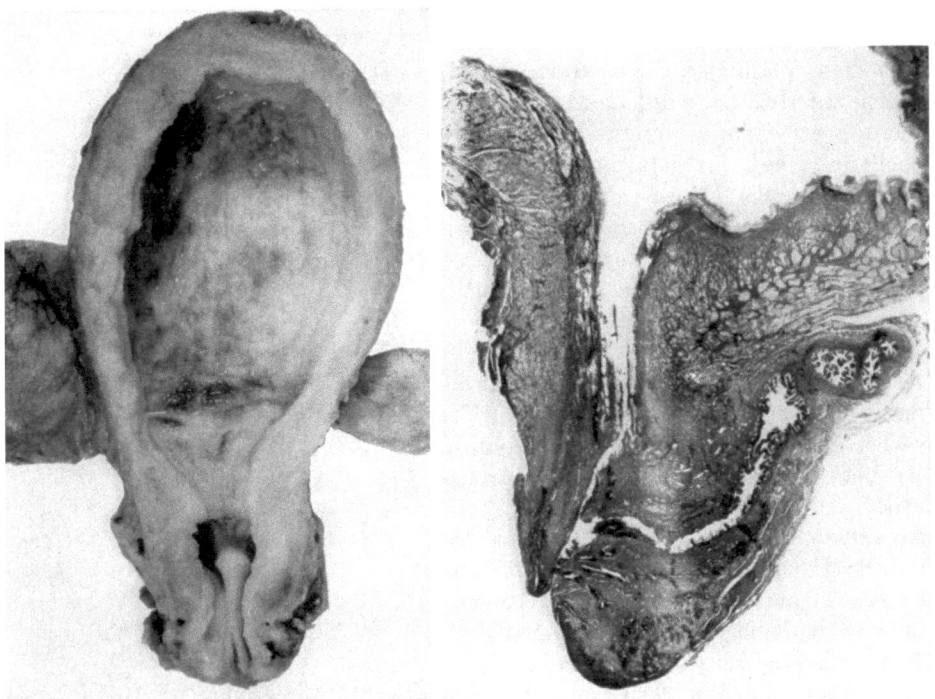

Abb. 652   Abb. 653

Abb. 652. Colliculushypertrophie mit hochgradiger Blasenhypertrophie und Hydroureterenbildung.
Tod an Urämie. 2½ Wochen alter Säugling
Abb. 653. Längsschnitt durch Blase und Urethra bei männlichem Neugeborenen mit deutlicher Hyper-
trophie des Colliculus seminalis. Vergr. 5mal, van Gieson

DER 1928). Meist handelt es sich nur um eine wenige Millimeter dicke Membran im
Bereich des Meatus externus beim Knaben, seltener liegt — besonders bei sehr
proximalem Verschluß — eine längere und strangförmige Bildung vor. Mädchen
werden nur sehr selten befallen[1].

Die praktisch wichtigste Lumeneinengung der Urethra ist jedoch in der Pars
prostatica lokalisiert, und zwar können wir drei Möglichkeiten unterscheiden
(TÖNZ 1956): Die Colliculushypertrophie, die Falten- und die Cystenbildung.

Bei der anscheinend erstmals von SWINBURNE (1910) beschriebenen *Hypertrophie des Colliculus seminalis* engt der vergrößerte Colliculus seminalis das Lumen

---

[1] Nach LYON und TANAGHO [J. Urol (Baltimore) **93**, 379 (1965)] handelt es sich in diesen
Fällen um einen fibrösen Ring in der distalen Urethra.

der Urethra ein (Abb. 652). Die Drüsenschläuche des Colliculus waren in einer
eigenen Beobachtung stark erweitert und vermehrt (Abb. 653). Andere Autoren
beschrieben nur eine Vermehrung der kollagenen und elastischen Bindegewebsfasern (BUGBEE und WOLLSTEIN 1923). Die Ursache der Hyperplasie ist nicht bekannt; meist handelt es sich um Säuglinge (TÖNZ 1956), doch wurden bis 19 Jahre
alte Patienten beobachtet (Lit. HERBUT 1952). Zahlenmäßig ist die reine Colliculushypertrophie unseres Erachtens seltener (TÖNZ 1956) als die Klappenbildung. In
größeren Serien wurden unter 316 Kinderhydronephrosen 22mal Colliculushyper-
trophien und 36mal Klappen gefunden
(CAMPBELL 1951). Im übrigen steht sicher,
daß diese Form der Obstruktion zahlenmäßig unterschätzt wird, da sie — wenn
nicht speziell darauf untersucht wird —
leicht übersehen wird (alte Lit. ANZÉN und
KARLMARK 1932). Klinisch spielt die Kenntnis dieser Obstruktionsformen der Urethra
eine enorme Rolle, da ihre Behebung zu
weitgehender Regeneration der Hydronephrose führen kann (s. S. 523).

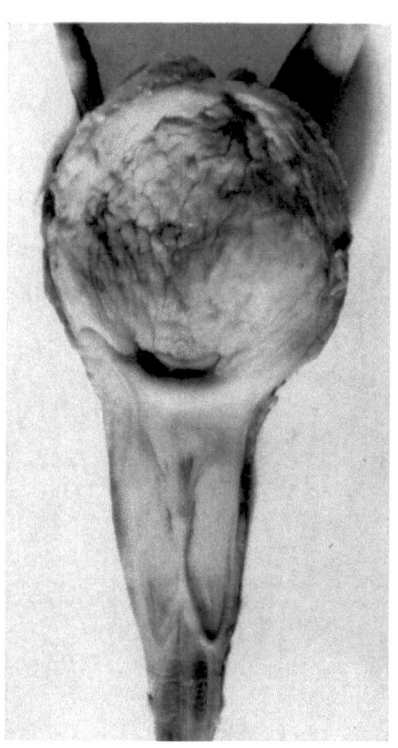

Die *kongenitale Faltenbildung* in der hinteren Urethra (infracolliculäre Urethralstenose; PRIESEL) ist eine der häufigsten Ursachen der frühkindlichen Hydronephrose
(HAMPERL 1937, MINKOWSKI und CLAISSE
1951 Lit., TÖNZ 1956 Lit.). Sie wird zahlenmäßig nur noch durch die Striktur des
Orificium externum übertroffen. Meist handelt es sich um männliche Kinder (Klappenbildung in weiblicher Urethra s. EVERETT
1958). Die Klappen stehen meist mit dem
Colliculus seminalis in Beziehung (Abb. 654,
655), wobei die Urethraschleimhaut schür-
zenförmig vorspringt. Auf Schnitt besteht
die Falte aus abgeflachtem Urothel, zum
Teil auch mit Pflasterzellmetaplasie. Das
Bindegewebe enthält nur sehr spärlich glatte

Abb. 654. Doppelfalte in der Urethra, ausgehend von Colliculus seminalis bei Neugeborenem. Beginnende Blasenhypertrophie
und Hydroureterbildung links

Muskulatur sowie vereinzelt Drüsen (KOOK et al. 1955). Die kongenitalen Klappen
liegen durchwegs an der hinteren Urethralwand, während erworbene, narbige die
vordere Urethralwand bevorzugen (COMARR und BORS 1951, WATERHOUSE und
HAMM 1961 Lit.). Als Ursache kommt vor allem ein flacher Urethralfaltenschluß,
möglicherweise unter Mitspielen des Wolffschen Ganges in Betracht (COMARR und
BORS 1951, KOOK et al. 1955). Neben dieser Form der Klappenbildung, welche
immer in Beziehung zum Colliculus seminalis gebracht werden kann, gibt es auch
Falten in der Mitte der Urethra anterior (Lit. s. WATERHOUSE und SCORDAMAGLIA
1962). Diese Formen sind vermutlich erworben (Trauma, Entzündung usw.;
COMARR und BORS 1951).

Exakte Angaben über die Häufigkeit der Faltenbildung konnten wir nicht finden; einzig TUDOR et al. (1962) geben an, daß sie unter 2403 pädiatrisch-urologischen Fällen ihrer Praxis 54mal Urethraklappen beobachten konnten. Etwa 20% der Fälle betreffen über 20jährige Patienten (LANDES und RALL 1945). Das häufige Übersehen der Urethralstenose hängt mit der allgemeinen Schwierigkeit der urologischen Diagnostik im Säuglingsalter zusammen, ferner mit der Tatsache, daß die Möglichkeit dieser therapeutisch leicht beeinflußbaren Affektion (FETTER und WARREN 1956, BURNS et al. 1957) übersehen wird (MELNICK und NARYKA 1952, TORP 1954, TÖNZ 1956). Das Leitsymptom ist eine chronische Pyurie und ein dünner Harnstrahl, wobei die Kinder deutlich pressen müssen. Das Abdomen ist in der Regel vergrößert. Die Diagnose wird mit Hilfe der Miktionsurethrographie gestellt (CAVENG 1958).

Urethrafalten können auch mit solchen der Ureteren kombiniert sein (ROBERTS 1956).

Als Hindernisse im Bereich der Colliculusgegend sind ferner die seltenen *Colliculuspolypen* zu erwähnen (BARRIE und SIMMS 1961 Lit.), wobei es sich nicht um echte Polypen, sondern um eine Schwellung der Schleimhaut handeln soll. Ob ein grundsätzlicher Unterschied zu den Falten besteht, entzieht sich unserer Kenntnis.

Neben diesen morphologisch erfaßbaren Typen wird ein weiterer muskulärer beschrieben, wobei eine ,,Achalasie" im Sinne einer vagosympathischen Koordinationsstörung bestehen

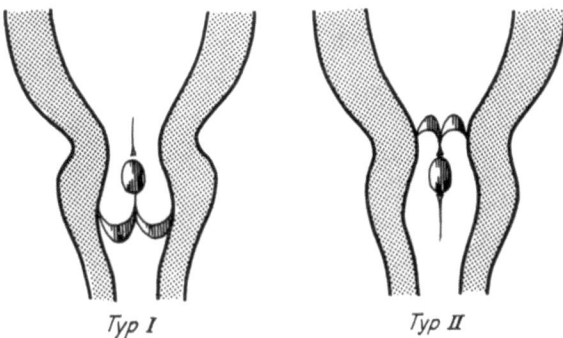

Typ I   *Typ II*

Abb. 655. Faltenbildung, ausgehend vom Colliculus seminalis in der Urethra (nach TÖNZ 1956 und YOUNG et al. 1919)

soll (Lit. ZAPP 1957). In unseren eigenen Fällen, welche mit dieser Diagnose zur Sektion kamen, wurde jedoch stets eine echte Stenose einer der drei erwähnten Typen (Cysten s. unten) oder eine mehr distal in der Urethra liegende Striktur gefunden.

5. Divertikelbildung und Cysten der Urethra

Kongenitale Divertikel der Urethra werden bei der Frau sehr viel häufiger beobachtet als beim Manne; sie liegen immer im Urethraboden. Als Ausgang können Cysten des Wolffschen oder des Gartnerschen Ganges (Frau), erweiterte periurethrale Drüsen oder Cowpersche Drüsen (Mann) in Betracht gezogen werden. Bei Knaben soll es sich um eine primäre partielle Agenesie der Urethra handeln (DEMOS et al. 1962 Lit.). Erworbene Divertikel s. S. 765.

Kongenitale Cysten der Urethra können ebenfalls zu Harnstauung und schweren Hydroureteren und Hydronephrosen im Kindesalter führen (Abb. 656; KOOK et al. 1955). Sie sind als Mißbildungen anzusprechen, werden vor allem in der Gegend des Colliculus gefunden (Abb. 656) und zeigen eine Auskleidung von Übergangsepithel, das nicht selten Pflasterzellmetaplasie aufweist. — Ureterostiumcysten können sekundäre Steinbildung zeigen. Weiter werden Cysten vereinzelt paraurethral beschrieben (WELLER 1956 Lit.), die gelegentlich fetalen Knorpel enthalten. Es kann sich auch um erweiterte Cowpersche Drüsen oder um Littrèsche Drüsen handeln. In Betracht kommt auch der Ausgang vom Utriculus oder vom Ductus ejaculatorius (Lit. WESSON 1925, HARTMANN 1962).

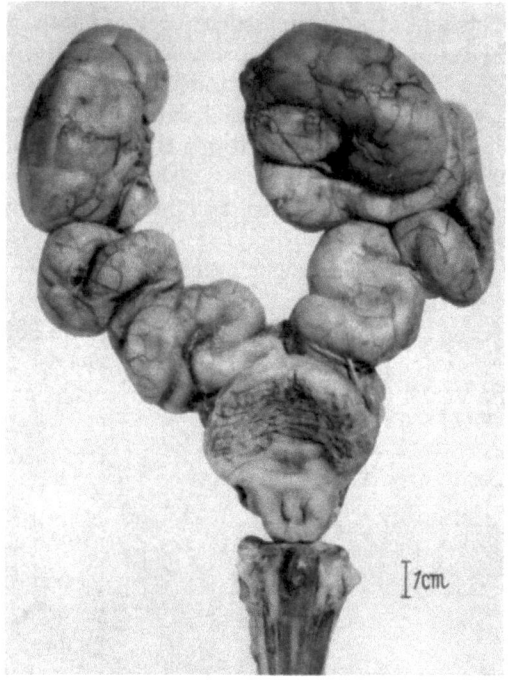

Abb. 656. Schwerer Hydroureter (geschlängelt wie Megaloureter!) und Hydronephrose beiderseits bei Cystenbildung in der hinteren Urethra

d) Die Mißbildungen der Harnblase[1]

Vollständiges Fehlen der Harnblase ist ebenso selten wie Hypoplasie. Die kongenitale *Hyperplasie* der Harnblase (Vesica gigantea) wird praktisch nur beim Manne angetroffen. Diese Bezeichnung umfaßt nur Fälle, bei denen weder ein mechanisches noch ein funktionelles Abflußhindernis besteht; auch fehlt eine Wandhypertrophie. Bei strenger Anwendung dieser Definition schmelzen die in der Literatur mitgeteilten Fälle (s. HERBUT 1952) auf einige wenige zusammen. — Streng zu trennen von der Blasenhyperplasie ist die *Kloakenblase* (vgl. S. 732), welche wegen Verschlußbildung zu exzessiver Ausfüllung und Vorwölbung des Abdomens führen kann (s. Abb. 27 bis 29 bei GRUBER 1934). Die Veränderung ist häufiger als die echte Hyperplasie. Sie beruht auf einem ungenügenden caudalen Vordringen des Septum urorectale, wodurch sich das Mesoderm im distalen Kloakenabschnitt abnorm stark entwickelt und dadurch die meist gleichzeitig bestehende Anal- und eventuelle Rectalatresie hervorruft. Verschiedene Möglichkeiten der Fistel- und Gangbildungen bedingt durch Störungen des Septum urorectale und der Kloakenmembran sind in Abb. 651, S. 733 dargestellt.

---

[1] Embryologie der Harnblase s. S. 56.

Auch das craniale Ende der Harnblase kann offen bleiben, was als totale oder partielle *Urachusfistel* (Vesico-Umbilicalfistel) relativ häufig bei Neugeborenen beobachtet werden soll; spätere Rückbildung ist die Regel (GRUBER 1934, SIMON und

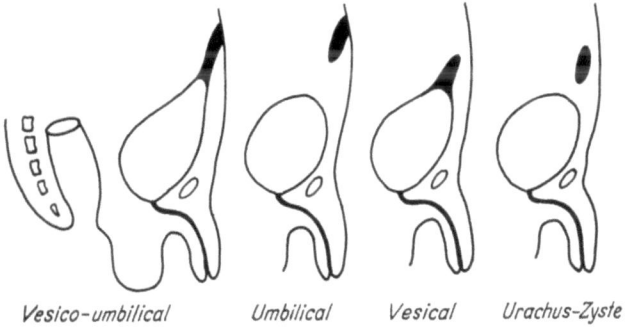

Vesico-umbilical   Umbilical   Vesical   Urachus-Zyste

Abb. 657. Urachusreste

BRANDEBERRY 1946 Lit.). Die verschiedenen Möglichkeiten sind in Abb. 657 dargestellt. Das normalerweise solide Ligamentum vesico-umbilicale mediale enthält als Residuum des Urachus schon normalerweise relativ häufig Epithelgruppen und -tubuli, welche zu den im Operationsgut des Pathologen gelegentlich beobachteten

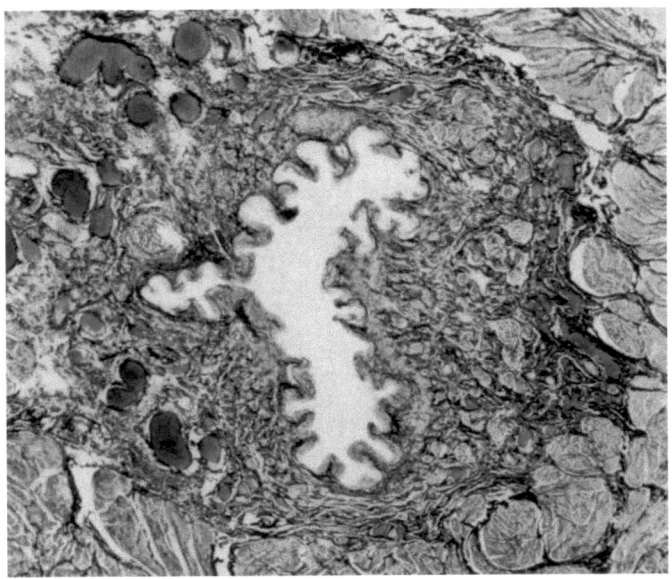

Abb. 658. Urachusfistel in der Nabelgegend bei 26jähriger Frau. Vergr. 10mal, Elastinfärbung

ein- oder mehrkammerigen *Urachuscysten* führen können (HERBUT 1952). Die Wand sowohl der Cysten wie der Fisteln besteht aus glatter Muskulatur bedeckt von Cylinderepithel oder Übergangsepithel, untermischt mit Becherzellen, eventuell auch mit Pflasterzellmetaplasie (Abb. 658). Differential-diagnostisch sind die Urachuscysten durch ihre Unabhängigkeit vom Peritoneum und ihren Zusammenhang mit dem Ligamentum vesico-umbilicale von den Cysten des Ductus omphaloentericus abzugrenzen. Cysten wie Fisteln sind häufig sekundär infiziert, können Steine enthalten und schließlich — wie andere unter chronisch entzündlichem

Stimulus dauernd regenerierende Organe — neoplastisch entarten (s. S. 793; BEGG 1931, GRUBER 1934, HERBUT 1952, FEIER und HUGUENIN 1954).

Die praktisch wichtigste und zugleich imposanteste Blasenmißbildung wird als *Exstrophia vesicae* (Spaltblase)[1] bezeichnet. Dabei fehlt ein Teil der caudalen Hälfte der Bauchwand sowie die ventrale Blasenwand, so daß die gerötete Blasenschleimhaut gewissermaßen die untere Bauchwand ersetzt (Abb. 659). Wahrscheinlich stellt die Epispadie bei Mann und Frau sowie die Fissura superiora den leichtesten, die Kloakenexstrophie mit Umbilicalhernie (VON GELDERN 1959) bzw. die Ektopia vesicae-abdominalis den

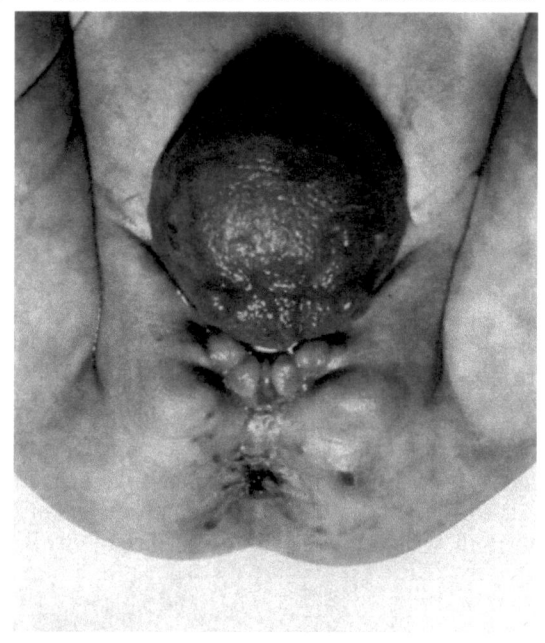

Abb. 659. Blasenekstrophie bei neugeborenem Mädchen

schwersten Grad dieser Mißbildung dar (Abb. 660; s. a. MARSHALL und MUECKE 1962). Meist bestehen auch gleichzeitig Mißbildungen der Genitalorgane.

Die Exstrophie wird in 0,02 bis 0,2% der Neugeborenen (HERBUT 1952), und zwar bei Knaben häufiger als bei Mädchen (WATTENBERG et al. 1956: 5:1) gefunden. Inkomplette Exstrophien oder Blasenfissuren sind ebenfalls bekannt.

Differential-diagnostisch muß die Exstrophie von der nach vorn offenen Kloakenbildung mit Störungen des Darmverschlusses (vgl. Abb. 651) unterschieden werden.

Regelmäßig besteht eine Infektion der freiliegenden Blase und in über 60% eine Pyelonephritis. Sekundäre Pflasterzellmetaplasie des Übergangsepithels ist bei längerem Bestand die Regel. Ob die sich in den meisten Fällen an die kryptenähnlichen Epitheleinstülpungen

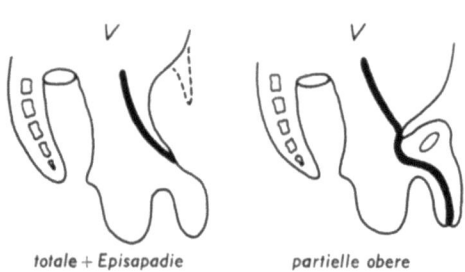

totale + Episapadie   partielle obere

Abb. 660. Totale und partielle Blasenekstrophie. *V* Ureter

anschließenden schleimbildenden Cylinderepithelschläuche metaplastisch entstehen oder als Überbleibsel des entodermalen Anteils der Kloakenmembran anzusprechen sind, ist nicht abgeklärt. Die Bildung von

---

[1] Lit. MARSHALL und MUECKE 1962.

malignen Tumoren (überwiegend Adenocarcinome) ist relativ häufig (s. S. 793, (SCHOLL 1922, ABESHOUSE 1943, WATTENBERG et al. 1956 Lit.).

Entwicklungsmechanisch stellt man sich vor, daß das Mesoderm in die aus Entoderm und Ektoderm bestehenden beiden Lagen der Kloakenmembran ein-wachse und zugleich die Entwicklung von vorderer Blasenwand und Bauchwand, bei einzelnen Fällen auch der Symphyse und der äußeren Genitale, unterbreche. Die abnorm dünne Kloakenwand soll dann durch Rupturen die Blasenschleimhaut freilegen. Umgekehrt wird auch angenommen, die Kloakenmembran sei abnorm

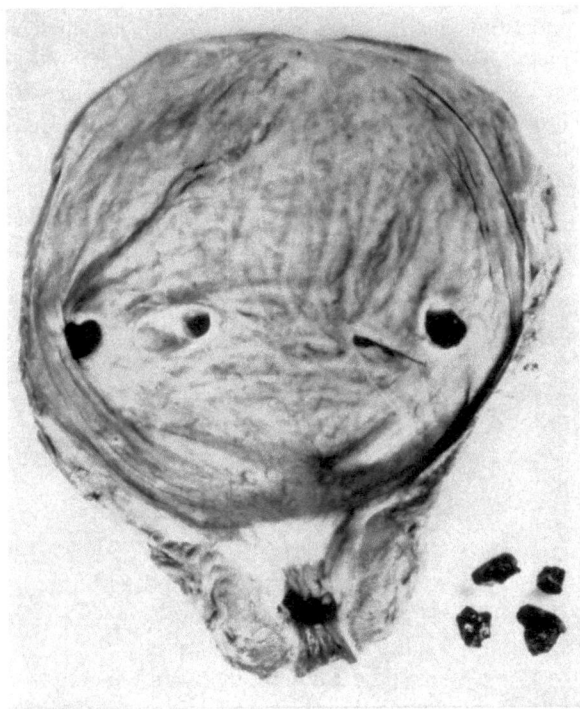

Abb. 661. Multiple kongenitale Blasendivertikel, welche zum Teil Steine enthalten. Die Blase zeigt nur angedeutete Balkenbildung

kräftig entwickelt oder ungewöhnlich lange persistierend (MARSHALL und MUECKE 1962, MUECKE 1964: Experimenteller Nachweis).

Durch eine Scheidewandbildung in der Sagittalebene entsteht die *Vesica bipartita* (sog. Vesica duplex sive multilocularis). Diese seltene Bildung wurde bisher in etwa 20 Fällen beobachtet (KOHLER 1940). Sie wird als Folge einer Agenesie, Aplasie oder Hypoplasie der Harnblase aufgefaßt, wobei dann die ausge-weiteten Enden der Ureteren die beiden sog. Blasenhälften darstellen sollen (KERMAUNER 1925, GRUBER 1934). In den meisten Fällen bestehen auch noch weitere Mißbildungen.

Durch inkomplette transversale Faltenbildung entsteht die sog. *Sanduhrblase* (Vesica isthmica; GRUBER 1934, ZELLMAYER und CARLSON 1944).

Die *kongenitalen Blasendivertikel* sind sehr viel seltener als die erworbenen; kongenital will dabei nicht unbedingt heißen, daß das Divertikel schon bei der

Geburt angelegt sei, sondern es handelt sich wahrscheinlich noch häufiger nur um eine angeborene Wandschwäche (KRETSCHMER 1934 Lit., HERBUT 1952 Lit., STAEMMLER 1957, SAUTER 1958 Lit.) mit sekundärer Ausweitung wie beim Basalaneurysma des Gehirns. In einem Drittel der Fälle sind die Divertikel multipel (Abb. 661). Meist schwankt die Größe zwischen 2 und 5 cm, doch sind bis 5500 cm³ enthaltende Divertikel bekannt (KRETSCHMER 1934). Am häufigsten ist die Lokalisation in der Nähe der Ostien. Da es sich um echte Divertikel handelt, sind stets alle Wandschichten der Harnblase vorhanden, wenn auch meist hypertrophisch (Abb. 662) und durch die Sekundärinfektion schwer entzündlich verändert. Wegen der Infektion und Stase des Inhaltes entwickeln sich häufig Konkremente, gelegentlich auch Perforationen und schließlich Tumoren, wobei Papillome und Carcinome weit überwiegen (s. S. 765; ABESHOUSE und GOLDSTEIN 1943). — Als Ursache dieser Bildung ist wohl eine kongenitale Dehiszenz der Muskelbündel analog dem Pulsionsdivertikel des Oesophagus anzunehmen.

Unter 10000 Sektionen fanden wir 106 Fälle von Blasendivertikeln ohne Balkenblase, also vermutlich auf kongenitaler Basis entstanden. Bei 30 davon bestand gleichzeitig eine Divertikulose des Sigma, so daß vielleicht ein gemeinsamer Faktor besteht (kongenitale Wandschwäche; s. oben).

Eine Mischung zwischen erworbener und kongenitaler Bildung stellt das *paraureterale Blasendivertikel* dar (HUTCH 1955). Diese Veränderung kann beim kon-

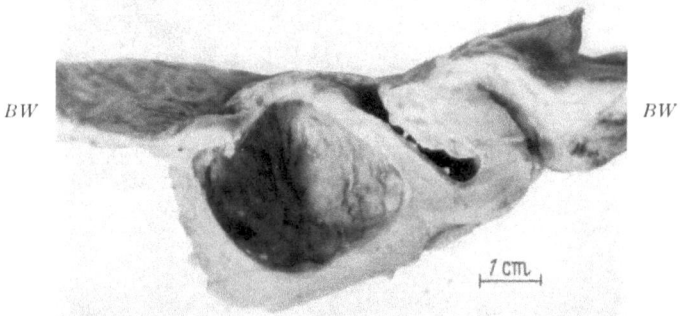

Abb. 662. Außerordentlich dickwandige kongenitale Divertikel in einer sonst unveränderten Harnblase (*BW* Blasenwand)

genitalen Urethralverschluß auftreten und beruht einerseits auf der intravesicalen Drucksteigerung, andererseits auf einer kongenitalen Wandschwäche an der Stelle der Uretermündungen.

III. Die Stoffwechselstörungen der ableitenden Harnwege

Hier spielen praktisch nur die Ablagerungen pathologischer Eiweißstoffe (Amyloidose, Paramyloidose) eine Rolle; Verkalkungen, Verfettungen, Glykogenablagerungen usw. werden nur als Zufallsbefunde erhoben und haben praktisch keine Konsequenzen.

Bei allgemeiner *Amyloidose* können die Gefäßwandungen der ableitenden Harnwege ebenfalls mitbefallen sein. Sehr viel wichtiger ist dagegen der isolierte Befall von Teilen der ableitenden Harnwege durch das sog. atypische oder Paramyloid,

besser *primäres Amyloid* genannt. Man bezeichnet damit die Ablagerung amyloid-
ähnlicher Substanzen mit mehr oder weniger abweichenden Färbereaktionen und
meist knotigem Aufbau an ungewöhnlichen Orten. Eine Grundkrankheit ist in
diesen Fällen nicht ersichtlich (KONRATH und MÖBIUS 1960). Das Nierenbecken
ist nur äußerst selten befallen (SATO 1957), ebenso die Urethra (CHWALLA 1932,
NAGEL 1962 Lit.), bei welcher vereinzelt eine früher durchgemachte Gonorrhoe als
Ursache angeschuldigt wurde (SCHMIDT 1956). Im Gefrierschnitt findet man blasse,
schmutzigbläuliche (HE-Färbung), kompakte, kernfreie Ablagerungen, welche die
normalen Organbestandteile verdrängen. Die Jodreaktion ist nicht selten negativ
(SCHMIDT 1956), die Kongorot- und insbesondere die Methylviolettfärbung sind
meist aber deutlich positiv. Die homogenen Bänder und Schollen enthalten oft
Kalk und Neutralfett (gute Darstellung der färberischen Untersuchungen bei
SCHMIDT 1956).

Die primäre Amyloidose des Ureters ist an sich ein sehr seltenes Vorkommnis,
welches sich durch eine akute Hydronephrose oder durch über Jahre und Jahrzehnte rezidivierende Nierenkoliken äußern kann (HIGHBEE und MILLETT 1956,
KONRATH und MÖBIUS 1960). Durch sekundäre Verknöcherung und Verkalkung
kann ein sehr kompliziertes Bild entstehen (LEHMANN 1937). Der jüngste Fall
betraf ein 12jähriges Mädchen, das operativ geheilt werden konnte (GRUBER 1934
allg. Lit., ANDREAS und OOSTING 1958, NAGEL 1962 Lit.).

Das primäre Amyloid der Blase ist etwas häufiger als dasjenige des Ureters
(NAGEL 1962: 23 Fälle im Schrifttum). Die abgelagerten Massen erwecken hier
deutlich den Eindruck eines Tumors, so daß man geradezu von Amyloidtumor
sprechen könnte (CORBITT et al. 1944, CRAIG 1949, LEITER 1950, BEANES 1955,
KLEY 1956, McDONALD und HECKEL 1956, SATO 1957 Lit., WERNER 1961).
Hämaturie wird fast in allen Fällen beschrieben, doch kann die Schleimhaut über
dem Amyloid intakt sein; die Ablagerung findet in der Regel im Bindegewebe
statt. Die Ursache der Affektion ist vollkommen unbekannt (alte Lit. s. GRUBER
1934).

IV. Die Kreislaufstörungen der ableitenden Harnwege[1]

Diese spielen nur insofern eine Rolle, als sie zu einem der Kardinalsymptome
der Nierensymptomatologie, der Hämaturie führen können. Massive oder punktförmige Schleimhaut*blutungen* werden im Nierenbecken, etwas seltener auch in der
Blase bei allgemeiner hämorrhagischer Diathese [Panmyelopathie, myeloische
Leukämie (behandelte Fälle!)] häufig beobachtet (Abb. 724, S. 800). Die Nierenkelche scheinen geradezu eine Prädilektionsstelle für derartige Blutungen darzustellen. Auch bei massiver Fettembolie haben wir eine schwere Purpura in den
ableitenden Harnwegen beobachtet. Weiter kann es bei plötzlicher Entleerung
einer hochgradig dilatierten Harnblase zu massiven Schleimhautblutungen kommen. Herdförmige Schleimhautblutungen sind oft das erste Anzeichen einer beginnenden Entzündung. — Ziemlich massive Blutungen können im Nierenbecken,
seltener in der Urethra (PASCOE und EVANS 1953) bei maligner Nephrosklerose
Fahr beobachtet werden.

---

[1] Lit. GRUBER 1934.

Im Anschluß an einen massiven *Schock* oder *Kollaps* entwickelt sich zuerst eine Hypertonie der Blasen- und Ureterenmuskulatur, welche in eine protrahierte Hypotonie übergeht. Durch Hypotonie des Blasendetrusors und Hypertonie des

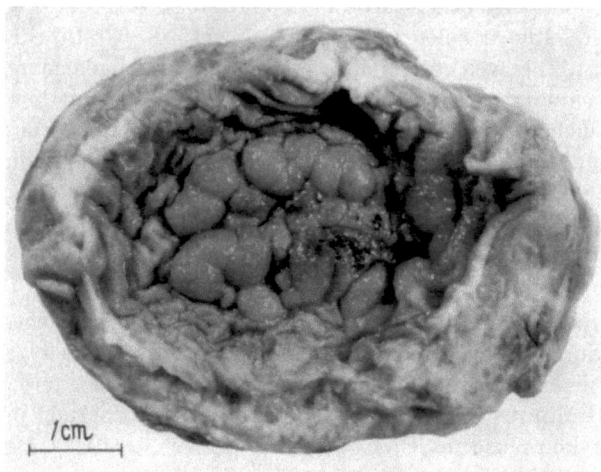

Abb. 663. Bullöses Blasenödem bei hypertrophischer Harnblase

Blasenhalses kommt es zur Retention von Urin, durch Hypotonie des Blasenhalses und vermehrte Anspannung des Detrusors zu Spontanabgang von Harn. Beim

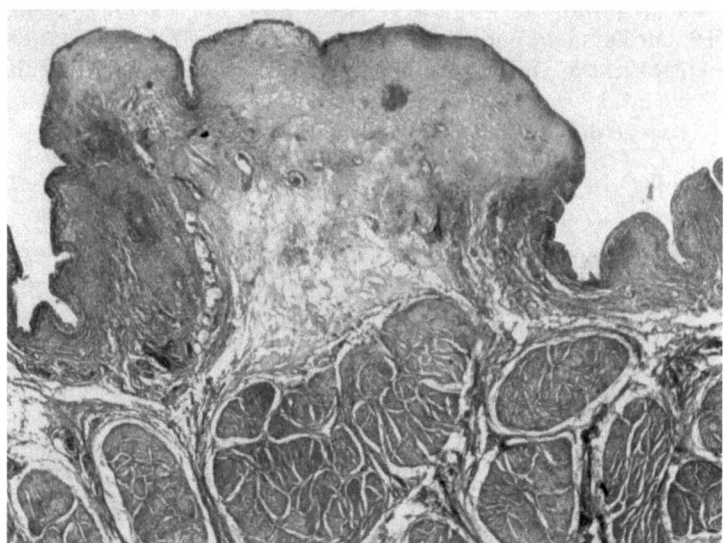

Abb. 664. Histologisches Präparat zu Abb. 663: Schweres Ödem der Blasenschleimhaut. Vergr. 12mal, HE

reinen Schock steht das Ödem der Schleimhaut im Vordergrund (EUFINGER 1955 Lit.). Dieses wird im übrigen autoptisch relativ häufig beobachtet (Abb. 663, 664). Meist handelt es sich um eine Kollateralerscheinung bei schweren entzündlichen

Veränderungen im kleinen Becken, wobei möglicherweise auch Venenverschlüsse eine Rolle spielen.

Von einer gewissen praktischen Bedeutung sind schließlich noch die Varicen (Abb. 665) der Harnwege (MASLOW und ARON 1949, KESHIN und JAFFÉ 1956).

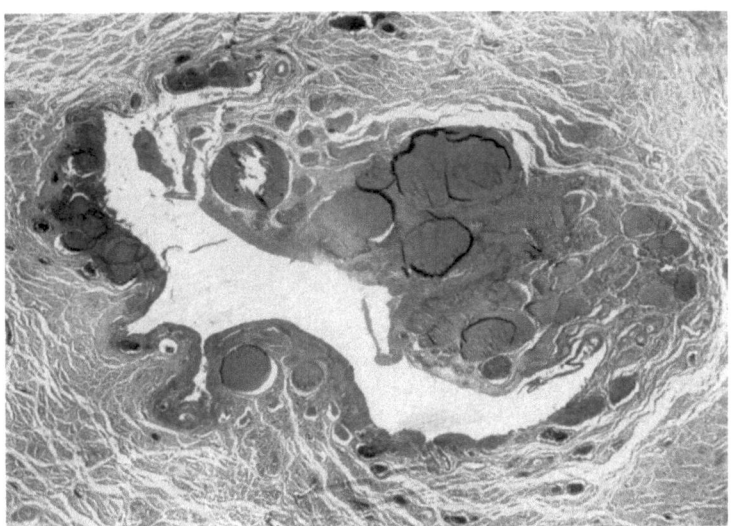

Abb. 665. Ausgedehnte Varicen der Urethra bei 61jähriger Frau. Rezidivierende Blutungen beim Wasserlösen. Vergr. 6mal, HE

Auch hierbei kann es zu massiven Blutungen kommen, deren Ursache klinisch sehr schwer zu erfassen ist.

V. Die Entzündungen der ableitenden Harnwege

Während *primäre* Entzündungen von Nierenbecken und Ureteren nach unserer Auffassung praktisch nur eine sehr geringe Bedeutung haben (s. S. 434), sind die entzündlichen Veränderungen der Urethra und vor allem der Blase als primäre Krankheiten sehr wohl bekannt; sie äußern sich durch Pollakisurie, Schmerz und Pyurie. Für den Kliniker stellen sie sehr häufig eine Crux dar, während der pathologische Anatom mit schlechtem Gewissen gestehen muß, daß er diese Veränderungen auf dem Obduktionstisch sicher häufig in ihrer Bedeutung unterschätzt. Im folgenden beschränken wir uns vor allem auf die Entzündungen der Blase und erwähnen nur die Abweichungen, welche in den übrigen Abschnitten der ableitenden Harnwege bekannt sind.

Die Cystitis äußert sich pathologisch-anatomisch grundsätzlich wie jede andere Entzündung und zeigt also auch je nach dem Überwiegen der verschiedenen entzündlichen Faktoren (Alteration, Kreislaufstörung, Exsudation der verschiedenen Elemente, Proliferation) die bekannten Spielformen der Entzündung. Daneben aber gibt es Sonderformen, welche für die Blase spezifisch sind.

Als primär cytotoxisch entstanden und eigentlich nicht entzündlicher Natur ist die gelegentlich beobachtete alterativ-ulceröse Veränderung der Harnblase zu bezeichnen, wie sie nach Cytostatika, vor allem nach Stickstofflost, beobachtet wird.

Sie kann zu tödlichen Blutungen oder zu einer sekundären Schrumpfblase führen. Neben der Annahme einer direkten cytotoxischen Wirkung wird noch an eine solche indirekter Natur gedacht, indem unter dem Einfluß der Cytostatika durch die Gewebe toxisch wirkende Substanzen gebildet und in den Urin ausgeschieden werden sollen (JENSCH 1962).

a) Die akute hämorrhagische Cystitis

Es handelt sich vor allem um einen klinisch-cystoskopischen Begriff; meist liegt die erste Phase einer akuten Entzündung vor, wobei die Gefäßdilatation mit sekundären Blutungen im Vordergrund steht. Eine bakterielle Streuung (Herdinfekt, Endokarditis; Abb. 666, usw.) kann in solchen Fällen autoptisch gelegentlich und klinisch anscheinend sehr oft nachgewiesen werden. Eine eigentliche katarrhalische Entzündung im engeren Sinn kann für die Blase nicht anerkannt werden, da Schleimzellen, welche für das Bild der katarrhalischen Entzündung entscheidend sind, hier fehlen. Dagegen wird sie in der Urethra nicht selten beobachtet, wobei häufig ein negativer bakteriologischer Befund erhoben wird (PARRINO 1954 Lit., TESSLER und RICHARDSON 1957 Lit.); pathologisch-anatomische Befunde liegen nicht vor. Meist sind die Patienten 17- bis 24jährige Männer, von denen fast die Hälfte früher eine Gonorrhoe durchgemacht hatte, so daß dieselbe als prädisponierender Faktor angesprochen wird (PARRINO 1954). In der amerikanischen Armee wurden in den Jahren 1953 bis 1955

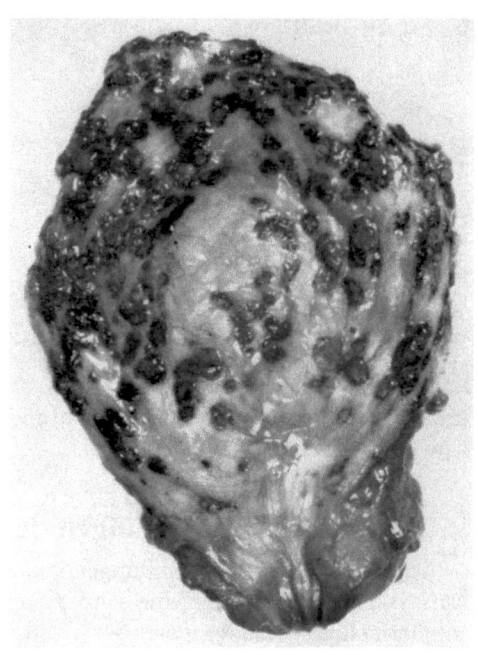

Abb. 666. Cystitis acuta haemorrhagica bei Endocarditis ulcerosa. 53jährige Frau

nicht weniger als 20000 derartige Fälle beobachtet (TESSLER und RICHARDSON 1957). Auch bei der Frau soll eine ähnliche Urethritis vorkommen, die aber chronisch verläuft. Betroffen sind alle Altersstufen zwischen 20 und 80 Jahren. Oft handelt es sich um Psychoneurotiker, gelegentlich wird auch an eine Allergie gedacht (GRIMES et al. 1956 Lit.). Auch bei diesen unspezifischen akuten Cystitiden werden — wie das praktisch bei allen Formen der Cystitis der Fall ist — zum mindesten einzelne phagocytäre Riesenzellen gefunden (s. unten). Desquamative Formen sind besonders im Nierenbecken beschrieben, sie gehen mit einem schweren entzündlichen Ödem einher (STAEMMLER 1957).

Ferner gehört, wenigstens morphologisch, auch das Reitersche Syndrom (Lit. REITER 1957) hierher, welches sich in unspezifischer Urethritis, Conjunctivitis, Arthritis und oft auch Hautveränderungen äußert. Die Affektion ist ätiologisch unabgeklärt (Pleuro-pneumonieähnliche Erreger?; BERG et al. 1957, WEINBERGER et al. 1962 Lit.). Sie befällt in erster Linie junge Männer und nicht selten wird auch Übergreifen auf die Blase beobachtet (GOLDEROS 1955). Schwere Nierenkomplikationen wie Hydronephrose usw. wurden ebenfalls gesehen (COLBY 1944, GOLDEROS 1955), auch Kombination mit Enteritis scheint häufig vorzukommen (MASBERNARD 1959, OATES und CSONKA 1959).

b) Die eitrige, die phlegmonöse und die fibrinöse Cystitis

Diese Formen sind als relativ selten zu bezeichnen. Die Wandläsion bedingt meist eine Blasenlähmung mit hochgradiger Dilatation. Die schmierigen Beläge sind von Blutungen durchsetzt. Es können sich auch Ulcera und bei längerer Dauer Abscesse bilden (Abb. 667). Meist bestehen primär anderweitige chronische Blasen-

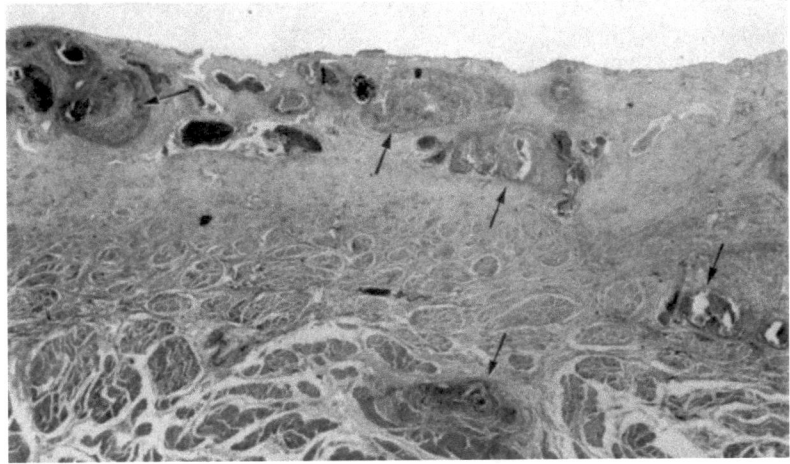

Abb. 667. Phlegmonös abscedierende Cystitis. Multiple Abscesse (→) in der Submucosa, das Epithel ist vollkommen zerstört. Vergr. 7mal

prozesse (Lithiasis, Blasencarcinom und andere Tumoren). Bei chronischem Bestand kommt es häufig zu einem Übergreifen der Entzündung auf die Lympghefäße und die Venen und damit zu sekundärer Ödembildung und schließlich zu einer schweren Induration der ganzen Blasenwand (STAEMMLER 1957).

Die periurethrale Urinphlegmone entsteht in erster Linie im Anschluß an eine Verletzung beim Katheterismus (via falsa). Sie ist durch ein Zusammenwirken des hydrostatischen Druckes, welcher sich bei Defekt der Urethrawand auf die Umgebung auswirkt mit der bakteriellen Invasion und der Tatsache, daß vor allem sehr früh eine Gefäßinvasion der Erreger erfolgt, zu erklären (FINESTONE 1941). Diese letztere führt zu einer allgemeinen Toxinausschwemmung, was den frühzeitigen Auftritt eines Ikterus erklärt. Die Entzündung entwickelt sich zwischen den pelvinen Fascien.

Die fibrinöse oder pseudodiphtherische Entzündung der Harnblase beruht auf der Bildung einer Pseudomembran, welche aus Fibrin und nekrotischer Schleimhaut besteht. Sie zeigt sich vor allem bei Steinen und Tumoren und wird auch im Nierenbecken nicht allzu selten angetroffen.

c) Die dissezierende oder gangränöse Cystitis

Diese Form ist von nicht unbeträchtlicher praktischer Bedeutung, da sie zu ausgedehnter Wandnekrose der Harnblase führt (Synonyme: Membranöse, diphtherische). Durch Eindringen des Urins kann wie bei einem Aneurysma dissecans

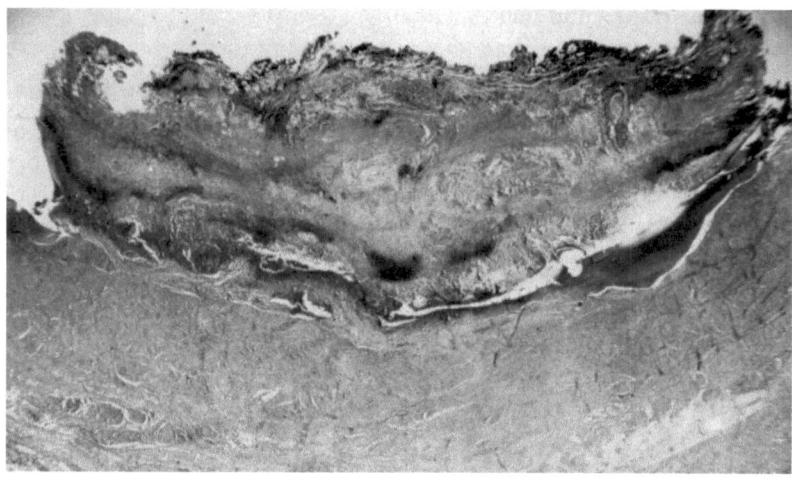

Abb. 668. Nekrotisierende ulceröse Cystitis mit Blutungen nach Heilung eines Blasenpapilloms mit Radiokobalt. Die Blutungen führten zum Tod. Vergr. 4mal, HE

die nekrotische Schicht abgehoben werden (Abb. 668, 669; Isaji 1940). Sie wird bei schweren Infekten wie Diphtherie, Typhus, Diabetes usw. beobachtet, wobei

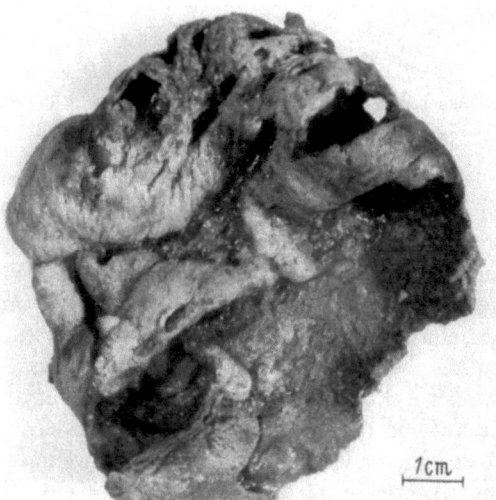

Abb. 669. Cystitis diphtherica: Abgestoßene, aus nekrotischem Material, Fibrin und Leukocyten bestehende Membranen

aber vermutlich nicht die Erreger selbst zur Cystitis führen. Ferner findet sie sich nach Abortversuchen, Trauma oder bei Druck des graviden Uterus, Embolie,

Thrombose (HERBUT 1952). Im Ureter wird sie nach Operationen von Uteruscarcinomen angetroffen, wobei vermutlich Gefäßligaturen entscheidend mitspielen (HERBUT 1952). Eine analoge Veränderung wird häufig im Wundbett nach Prostatektomie beobachtet (Abb. 670), wobei sich die zum Teil operativ, zum Teil entzündlich-infektiös bedingten Nekrosen jedoch nicht weiter ausbreiten. — Sekundär können sich nekrotische Schleimhautpartikel und Fibringerinnsel mit Kalksalzen beschlagen, besonders bei Vorhandensein harnstoffspaltender Erreger. Es ent-

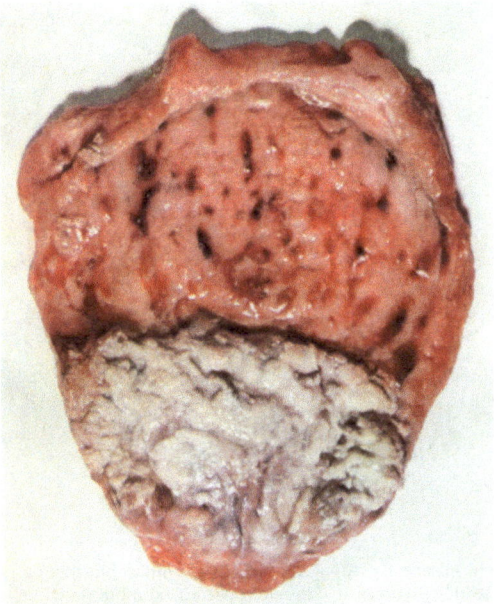

Abb. 670. Schwere Cystitis nach Prostatektomie

stehen dabei papilläre tumorartige Bildungen, welche chemisch Calcium- und Magnesiumphosphat enthalten. Der Urin ist alkalisch und meist besteht auch Stase (ZINGG 1958).

d) Die chronische interstitielle Cystitis (Hunner)[1]

Mikroskopisch ist das Bild dasjenige einer histologisch unspezifischen Cystitis (Abb. 671), welche häufig zu Ulcusbildung und nicht selten zu sekundärer Kalkinkrustation führt (Abb. 672). Es finden sich starke Gefäßsprosse, auch greift die Entzündung auf die Venen und die Nerven über (Abb. 671) und scheint damit der Spontanheilung einen Riegel zu schieben. Unter den Infiltratzellen überwiegen die Lymphocyten und Plasmazellen, während polynucleäre Leukocyten völlig fehlen können oder jedenfalls nur spärlich vorhanden sind. Die von einzelnen Autoren hervorgehobenen Mastzellen konnten wir nicht in wesentlich erhöhter Zahl finden (WEAVER et al. 1963). Oft findet man im Interstitium eigenartige Riesenzellen (Abb. 673), welche jedoch keineswegs spezifisch sind. Sie werden in rund einem Drittel aller Cystitisfälle beobachtet (WELLS 1938). Diese Zellen zeigen ein ziemlich

---

[1] Lit. WEAVER et al. 1963.

kräftig entwickeltes und stark basophiles Protoplasma sowie zentral gehäufte Kerne, die aber sehr regelmäßig sind. Äußerlich ist die Zellform leicht zackig und

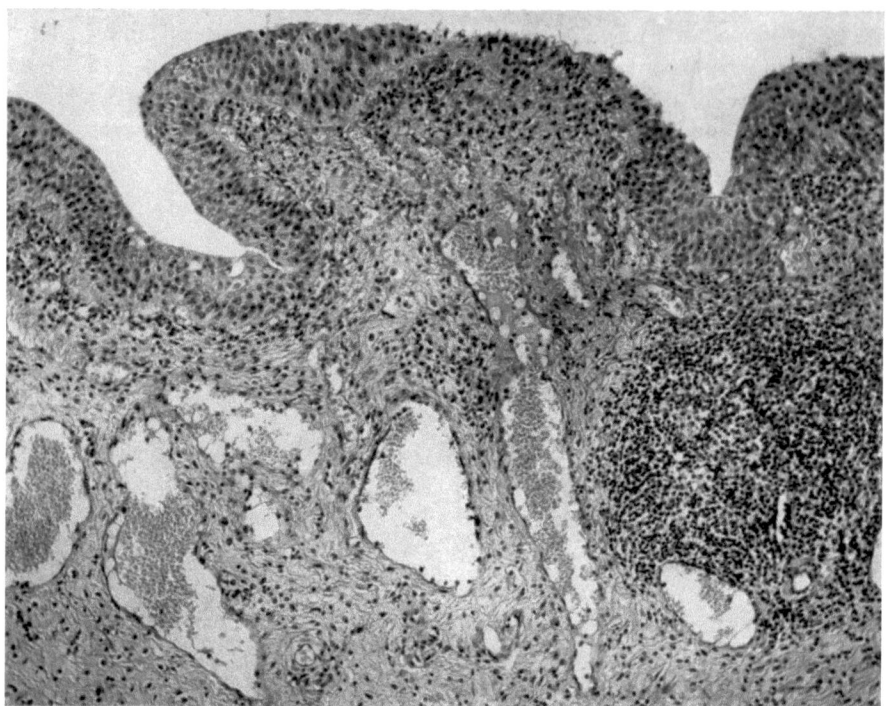

Abb. 671. Nichteitrige chronische Cystitis: Ausgedehnte lympho-plasmocytäre Infiltration und Ödem mit beginnender Sklerose des Stromas, Übergreifen der Entzündung auf die erweiterten Venen; Neubildung eines Lymphfollikels. Vergr. 70mal, HE

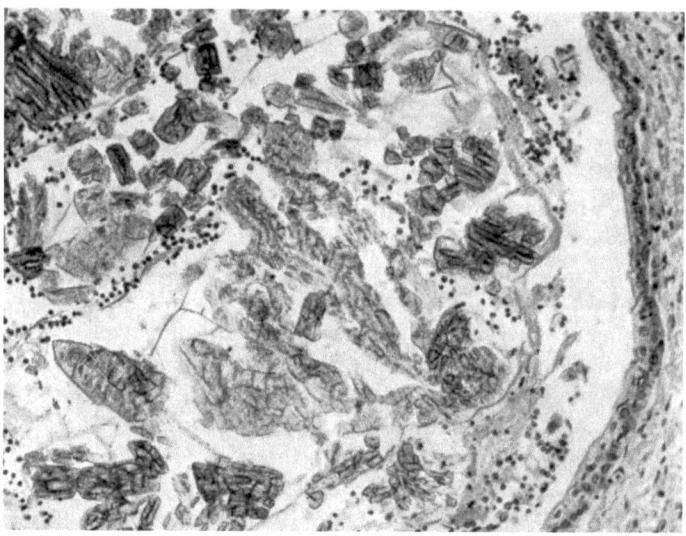

Abb. 672. Sulfonamidkristalle in Krypten bei chronischer Cystitis. Die Krypte ist von abgeplattetem Urothel ausgekleidet. Vergr. 90mal, HE

länglich. Phagocytierte Bestandteile lassen sich nicht nachweisen (s. a. HERBUT 1952), trotzdem glauben wir, daß es sich um phagocytäre Elemente handelt. Entscheidend für ihre Entstehung scheint die Urininfiltration zu sein.

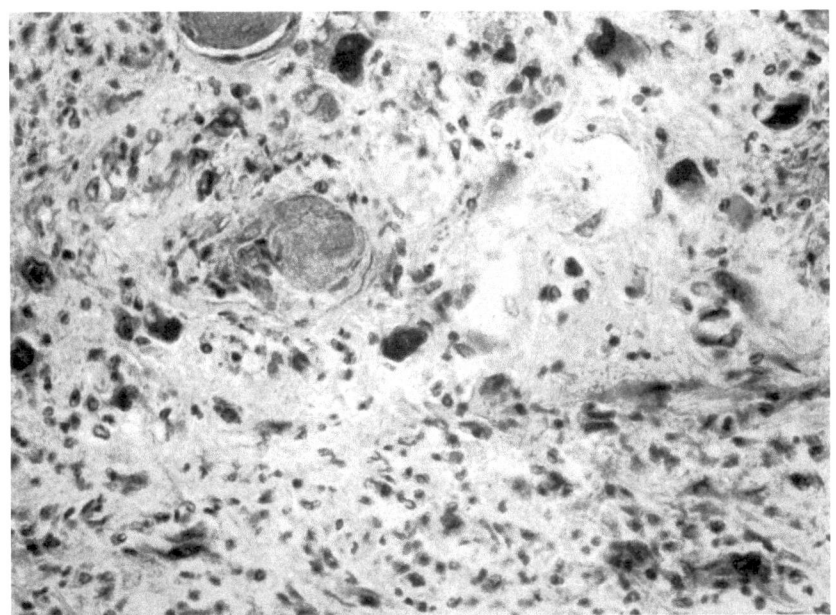

Abb. 673. Chronische Cystitis mit charakteristischer Bildung von einkernigen histiocytären Riesenzellen. Vergr. 180mal, HE

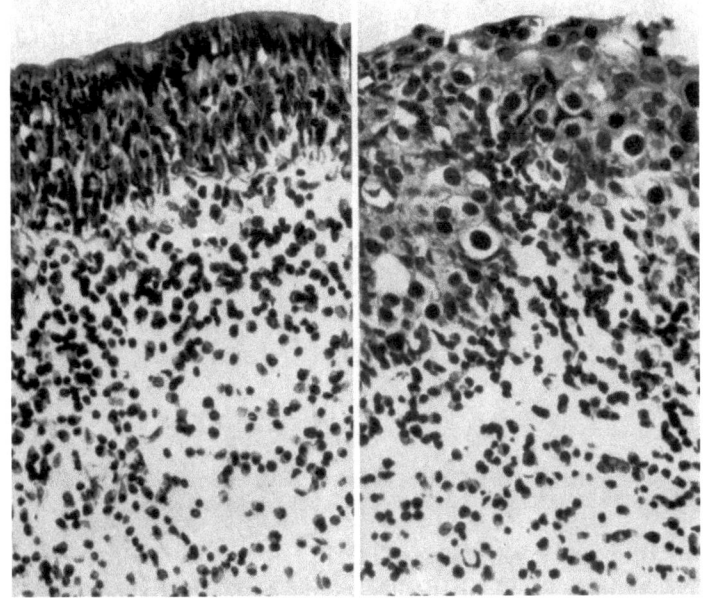

a　　　　　　　　　　　　　　　　　　　　　　　　　　　b

Abb. 674. Chronische Cystitis mit ausgedehnter lympho-plasmocytärer Infiltration des subepithelialen Bindegewebes. Links das Epithel noch typisch, aber doch schon stark basophil, mit relativer Kernvergrößerung. Rechts deutliche Atypie (= Praecancerose). Vergr. 300mal

Das Oberflächenepithel zeigt schon in relativ frühen Phasen der Cystitis Schädigung (Abb. 674a), in späteren Zeitpunkten wird es häufig teilweise oder vollkommen abgelöst und durch Regeneration ersetzt (Abb. 674b).

Die Affektion befällt vor allem Frauen. Sie ist ätiologisch wenig abgeklärt, in Betracht gezogen werden neben psychischer Belastung Beckenweichteilentzündung und Lymphgefäßverlegung (WEAVER et al. 1963), auch allergische Produkte oder Herdinfekte (HAND 1949, HERBUT 1952). Bei sehr lange dauerndem Befall stellt sich eine Schrumpfblase ein, wobei vor allem die subepithelialen Bindegewebsschichten stark verbreitert sind und die Muskulatur durch das Bindegewebe zerstört und ersetzt wird. — Experimentell gelang es bisher weder durch direkte Bakterieninjektion in die Blasenwand noch durch Erzeugung eines Sanarelli-Shwartzman-Phänomens eine interstitielle Cystitis zu erzeugen (McCREA 1962). Der besonders häufige Befall der Blasenkuppe wird mit der Tatsache erklärt, daß hier sehr wenig kollaterale Gefäße vorhanden sind und andererseits der Uterus diese Stelle besonders stark komprimiere (BURFORD und BURFORD 1958). Ein Übergang in Carcinom wurde erst einmal beobachtet (HAND 1949), was eigentlich erstaunt, wenn an die schweren sekundären Epithelläsionen gedacht wird (vgl. Abb. 674). Klinisch wird gefordert, es sei in jedem Fall eine Biopsie vorzunehmen, da ein flaches Carcinom nur histologisch von einem Hunnerschen Ulcus unterschieden werden kann (BAKER und CALLAHAN 1959).

e) Die Cystitis, Ureteritis und Pyelitis follicularis

Fast alle Entzündungen der ableitenden Harnwege, insbesondere aber die Cystitiden, welche längere Zeit dauern, zeigen naturgemäß eine starke proliferative

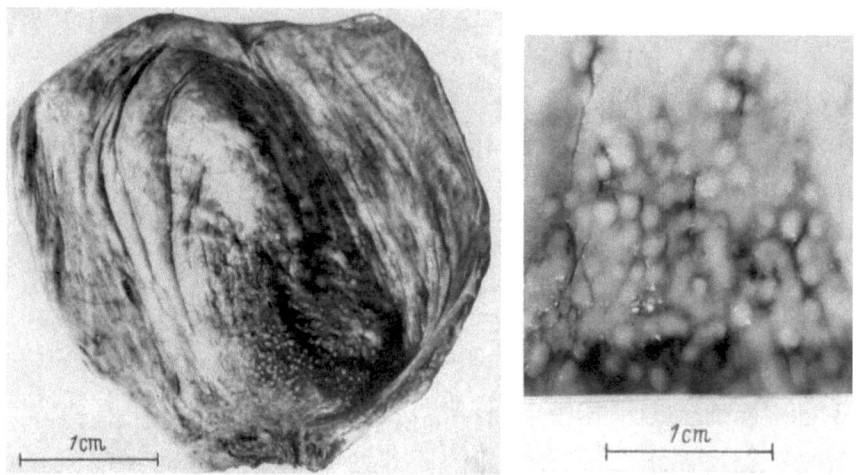

Abb. 675. Cystitis granularis mit stärker vergrößertem Wandausschnitt. Die Knötchen sind wesentlich flacher als Tuberkelknötchen, auch sind sie mehr weiß und unscharf begrenzt

Komponente (Abb. 671). Die follikulären Entzündungen sind durch die metaplastische Neubildung von Lymphfollikeln mit klar abgegrenzten Flemingschen Reaktionszentren ausgezeichnet (s. S. 671, Abb. 676). Diese Erscheinung (s. a. Abb. 394) kann auch in zahlreichen anderen Organen beobachtet werden (Lungen,

Schilddrüse). Teleologisch kann diese Form der Metaplasie als Versuch des Körpers gewertet werden, die antikörperbildenden Follikel direkt an den Ort der Verwendung zu bringen. Makroskopisch erscheinen die Follikel als hirsekorngroße weißliche Knötchen, die deutlich erhaben sind (Abb. 675) und für sich allein, wenn nur die Blase in Betracht gezogen wird, auf dem Sektionstisch kaum von einer Miliar-

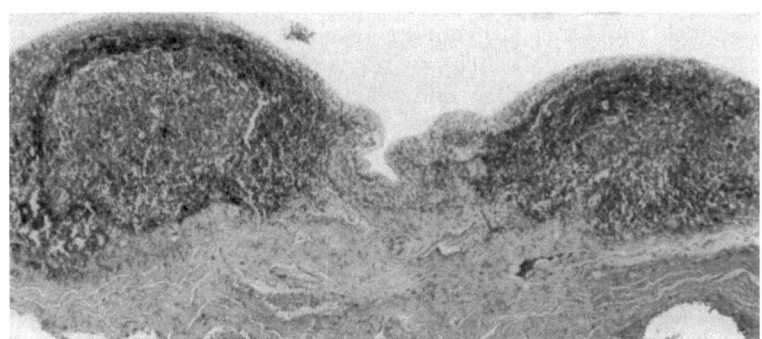

Abb. 676. Cystitis follicularis: Heterotop gebildete Lymphfollikel unter dem Epithel der Blasenschleimhaut. Vergr. 40mal, HE

tuberkulose zu unterscheiden sind, nur fehlt ihnen in der Regel ein roter Hof (Abb. 675). Nach Abheilung der Entzündung können die Follikel erhalten bleiben (Rezidivgefahr ?).

f) Die Cystitis und Pyelitis granularis bzw. polyposa

Dabei werden makroskopisch ähnliche, jedoch viel unregelmäßigere und dichter stehende Knötchenbildungen wie bei der Cystitis follicularis beobachtet (Abb. 676). Das Granulationsgewebe enthält massenhaft Capillaren und Capillarsprosse sowie praktisch in allen Fällen die oben erwähnten typischen makrophagocytären Riesenzellen, ferner Lymphpcyten, Plasmazellen, Fibroblasten und Fibrocyten. Diese auch als hyperplastisch bezeichnete Form kann Grade annehmen, welche die makroskopische Unterscheidung von einem Tumor sehr schwer machen (FRIEDMAN und ASH 1959).

g) Die Cystitis glandularis und cystica

Zu großen Kontroversen hat die sekundäre Metaplasie bei chronischer Cystitis geführt, welche als Cystitis glandularis und bei Ausweitung der Drüsen als Cystitis cystica (Abb. 677) bekannt ist. Beide Veränderungen werden auch im Ureter (Abb. 678) und im Nierenbecken beschrieben. Ferner stellt die chronische Urethritis mit reichlich Drüsenneubildung besonders bei der Frau ein sehr häufiges Leiden dar (EVERETT 1958, FRETZ 1959). Das metaplastische Epithel zeigt alle Übergänge von einer einfachen Cylinderzellmetaplasie (Abb. 679) über Bildung von mucoiden Drüsenschläuchen wie bei der Extrophie der Blase bis zur Entwicklung von Drüsenschläuchen vom Typ der Urethraldrüsen im prostatischen Abschnitt. Ganz vereinzelte Fälle von Pyelitis glandularis wiesen ein von der Dickdarmschleimhaut kaum zu unterscheidendes Cystenepithel auf (TORASSA 1948). Grundsätzlich entstehen diese Bildungen durch Absprossung von Oberflächenepithel unter den Einflüssen der chronischen Entzündung, vermutlich vor allem wegen der Zerstörung der subepithelialen Bindegewebsstruktur (MAEDA 1923, VON BRUNN 1893) und durch sekundäre cystische Ausweitung möglicherweise auf dem Boden einer sekretorischen Epithelleistung (STAEMMLER 1957). Es ist ja bekannt, daß transplantiertes Urothel stets Cysten bildet und die latente Potenz zur Schleimdrüsenbildung

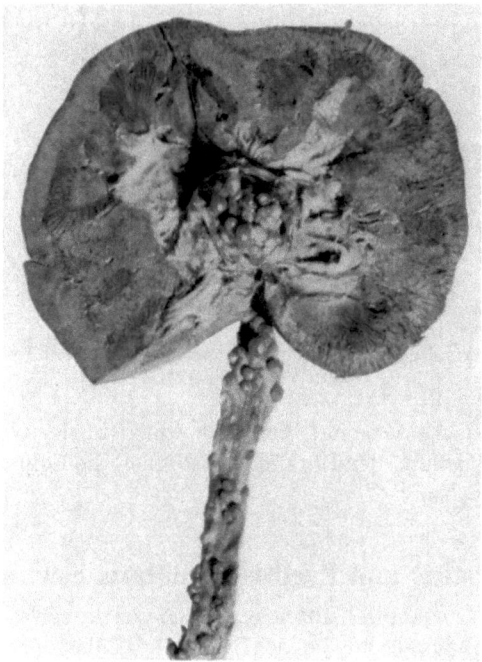

Abb. 677. Pyeloureteritis cystica

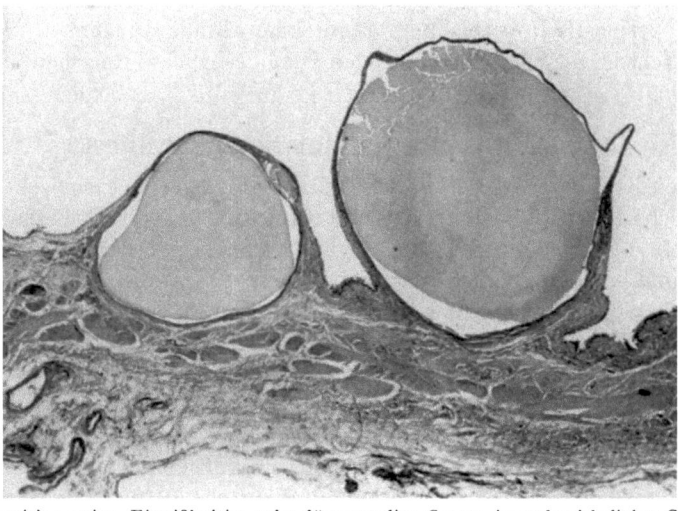

Abb. 678. Cystitis cystica. Eiweißhaltige sehr dünnwandige Cysten im subepithelialen Gewebe eingelagert und springen somit in das Blasenlumen vor. Vergr. 20mal, HE

in sich trägt (JOHNSON 1957). Nach älteren, heute aber überholten Ansichten entstehen durch nekrotische Zerfallserscheinungen Lumina und schließlich eigentliche Cysten (Cystitis bzw. Pyelitis cystica; MORSE 1928). Tertiär entwickeln sich in den Cysten selten einmal kleine Papillome, welche in Carcinome übergehen können (NESBIT 1956). In der Blase bildet das mesodermale Trigonum unter diesen Um-

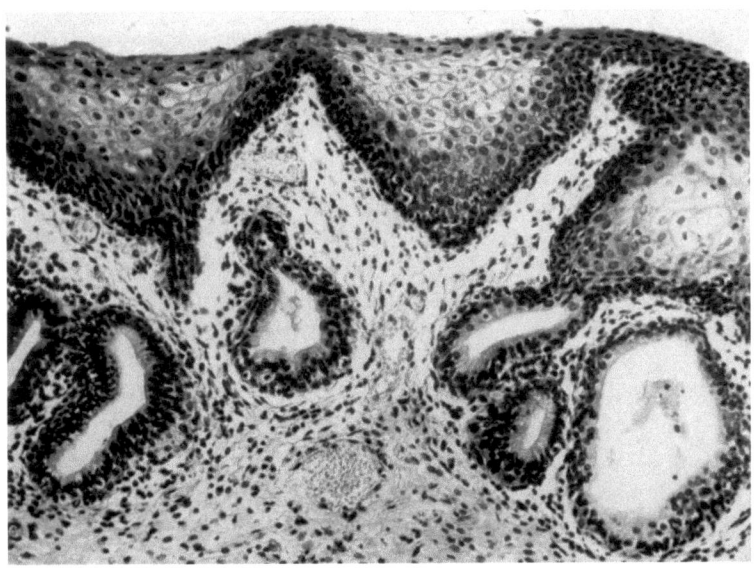

Abb. 679. Cystitis cystica: Mit Cylinderepithel ausgekleidete Cysten in der Tiefe. In der Umgebung eindeutige lympho-plasmocytäre Infiltration des Stromas. Oberflächlich beginnende Pflasterepithelmetaplasie. Vergr. 200mal, HE

ständen prostataähnliche Drüsenschläuche, während die übrige entodermale Harnblase sowie der Ureter und das Nierenbecken darmähnliches Epithel aufweisen, ebenso verhalten sich die daraus entstehenden Carcinome (PUTSCHAR 1934, PUND et al. 1952).

h) Die Malakoplakie

Als Sonderform der proliferativen Cystitis ist ferner die Malakoplakie zu erwähnen. Sie kann auch ganz selten einmal im Nierenbecken oder im Ureter beobachtet werden (VAN ZILC-SCOTT und SCOTT 1958, LEWIS et al. 1961). Es handelt sich dabei — wie der Name besagt — um weiche Platten, welche als gelbliche Bildungen über das Schleimhautniveau vorspringen. Sie sind bis über mandelgroß und bestehen mikroskopisch aus großen, rundlichen, protoplasmareichen, eosinophilen Zellen (Abb. 680), die als Phagocyten zu deuten sind. Meist enthalten diese Elemente reichlich feinste Kalk- und Fetteinschlüsse sowie Eisenpigment in Schollen (MELICOW 1957 Lit., CURTIS et al. 1961 Lit.). Diese *Michaelis-Gutmann*-Körperchen sind 1 bis mehrere μ groß und oft geschichtet. Sie wurden zuerst von VON HANSEMANN (1903) beobachtet, nach elektronenoptischen Untersuchungen (KIEL et al. 1962) sollen sie sich aus den Plasmagranula der Phagocyten bilden. Die Michaelis-Gutmann-Körperchen sind jedoch sicher nicht spezifisch für die Malakoplakie (s. a. HERBUT 1952). — Das Epithel ist über den Platten in der Regel intakt. Zwischen den Phagocyten finden sich massenhaft Lymphocyten und Plasmazellen. In einer eigenen Beobachtung (Abb. 680) fehlten die Kalkkörperchen vollkommen, das makroskopische Bild entsprach jedoch absolut der Malakoplakie. Befallen sind in erster Linie ältere Frauen (HERBUT 1952, NATION 1956 Lit.). Bei drei Vierteln der Patienten soll eine schwere Lungentuberkulose oder eine

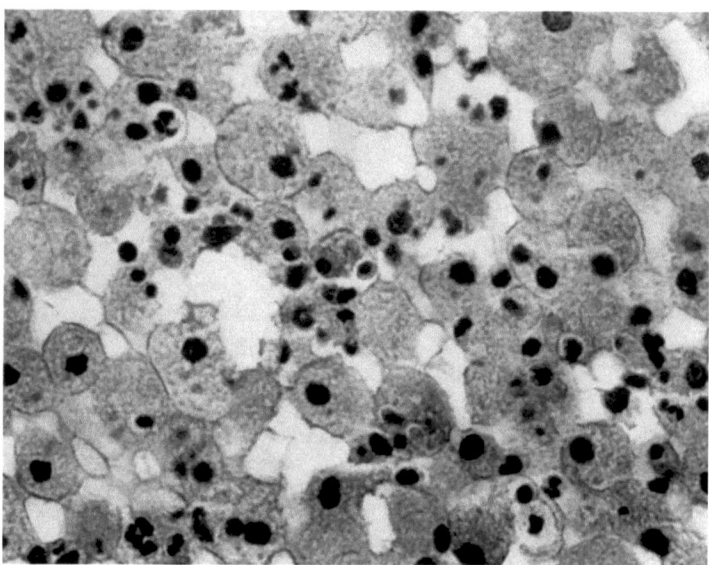

Abb. 680. Malakoplakie der Harnblase: Massenhaft sehr große Phagocyten mit granuliertem Protoplasma und kleinen pyknotischen Rundkernen, dazwischen Lymphocyten und Plasmazellen. Vergr. 400mal

anderweitig bedingte Kachexie bestehen. Die autoptische Häufigkeit wird mit 0,016% angegeben (BLEISCH und KONIKOV 1952). Die Ursache der eigenartigen Makrophagenproliferation ist nicht ganz sicher bekannt, vermutlich spielt jedoch der Urineinfluß eine entscheidende Rolle, wobei Stagnation die sekundäre Verkalkung fördert.

i) Die Cystitis bullosa sive emphysematosa[1]

Man beobachtet dabei das Auftreten großer bullöser Blasen (Abb. 681). Die Blasenschleimhaut ist makroskopisch übersät mit dünnwandigen, eindeutig mit Gas gefüllten Hohlräumen; entzündliche Veränderungen sind nur angedeutet vorhanden. Mikroskopisch liegt das Gas zum Teil in Lymphgefäßen (PUTSCHAR 1934), zum Teil einfach in Gewebsspalten (Abb. 682). Nur in einzelnen Fällen konnten Gasbranderreger nachgewiesen werden, meist handelte es sich um E. coli; zugleich bestand sehr oft ein Diabetes mit stark erhöhtem Blutzucker (HERBUT 1952, LANE und FRANCKE 1956: 12 von 23 Fällen, STAEMMLER 1957, HARROW und SLOANE 1963). Man glaubt deshalb, daß Kohlendioxyd aus Glucose fermentativ entstehe. In vereinzelten Fällen handelte es sich auch um eine traumatische Lufteinblasung

---

[1] Lit. TEMELIESCU 1962, HARROW und SLOANE 1963.

bei Cystoskopie (HERBUT 1952). Die Affektion kann heute röntgenologisch diagnostiziert werden (PENNISI et al. 1959; allg. Lit. s. LEE 1960). — Auch im Nieren-

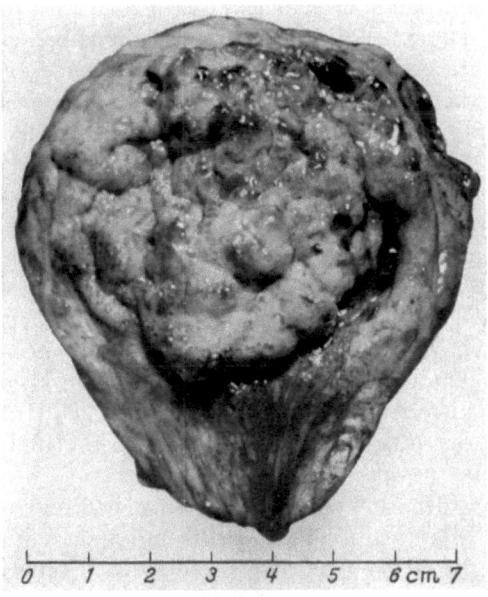

Abb. 681. Cystitis bullosa

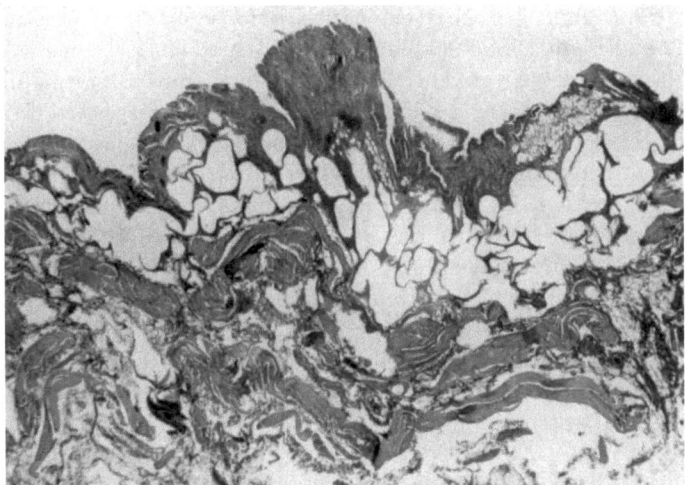

Abb. 682. Histologischer Schnitt durch Cystitis bullosa mit ausgedehnten lungenemphysemartigen Blasen in sämtlichen Wandschichten. Vergr. 30mal, van Gieson

becken ist die Veränderung gelegentlich beobachtet worden, sie wird hier als Pneumonephrosis bezeichnet (STAEMMLER 1957); Übergreifen auf die Niere ist sehr selten (HARROW und SLOANE 1963).

k) Die Periureteritis plastica [1]

Diese von ORMOND (1948) erstmals als gesonderte Erkrankung der Ureteren beschriebene Affektion kann in seltenen Fällen auch die Blase (HEWETT und HEADSTREAM 1960, THELEN 1961), die Niere, das Nierenbecken (CHRISHOLM et al. 1954) und die Urethra befallen (BRÜNING 1959). Es handelt sich um eine unspezifische chronisch-sklerosierende Entzündung, die vor allem jüngere Männer befällt und rechts häufiger angetroffen werden soll (BATES 1959). Von den Patienten sind 64% zwischen 40 und 60jährig; Männer sind mehr als doppelt so häufig befallen wie Frauen; häufiger sind beide Ureteren erkrankt, als nur einer (ORMOND 1960 Lit., PINTO DE CARVALHO 1960).

Mikroskopisch dringt eine massive Narbenplatte zwischen die Uretermuskelfasern hinein (PARK und JONES 1958). Sie ist nach außen auffällig scharf abgegrenzt und enthält erstaunlich wenig Entzündungszellen, insbesondere werden Eosinophile als selten bezeichnet (HAWK und HAZARD 1959 Lit., STUEBER 1959). In einzelnen Fällen wurden zahlreiche lipophage Schaumzellen nachgewiesen und eine Parallele zum sklerosierenden Lipogranulom gezogen (HAFERKAMP 1959). — Experimentell kann durch Umhüllung der Ureteren beim Hund ein recht ähnliches Bild erzeugt werden (FUNKLE et al. 1962).

Über die Ätiologie der Affektion ist man weitgehend im Ungewissen; zum Teil wird über gehäufte Diverticulitis, Pancreatitis und Spondylitis berichtet (BROSIG 1960). Sicher kann die oft röhrenförmig entlang dem Ureter angeordnete Narbe auch von einer primären Ureterentzündung ausgehen (LANTZIUS-BENINGA 1962). Von anderer Seite wird an eine Allergie gedacht und als Beweis die gelegentlich in Leber, Muskulatur, Niere und anderen Organen festgestellte Arteriitis angeführt (HOFFMAN 1961) ohne daß aber eindeutige Beweise erbracht werden konnten. HARDMEIER und HEDINGER (1964) kommen auf Grund einer eigenen Beobachtung und sorgfältiger Analyse von 114 Fällen des Schrifttums zur Annahme, daß in über 50% dieser Patienten ein Übergreifen einer Takayasu-Arteriitis auf den Ureter vorliege. Im ganzen sieht die Veränderung doch am ehesten wie die Reaktion auf einen nichteitrig verlaufenden retroperitonealen chronischen Infekt aus (ROSS und TINCKLER 1958), wobei die Entzündung wegen der retroperitonealen Lage sklerosierend verläuft, wie dies ja auch bei gewissen Infekten der Nierenkapsel der Fall ist (GÖTZEN 1960 Lit.). Auch ein konstitutioneller Faktor (Ähnlichkeit mit Narbenkeloid!) wurde vermutet (LUDWIG und BAUMGARTNER 1963). — Klinisch äußert sich die Erkrankung durch Rücken- und Flankenschmerzen, Dysurie, Anämie, eventuelle plötzliche Urämie oder ein dem Diabetes insipidus ähnliches Bild als Folge der Hydronephrose (KNOWLAN et al. 1960). Die operative Ureterlösung stellt anscheinend die Therapie der Wahl dar (VEST-BARELARE 1953, HEJTMANUK und MAGID 1956, GÖTZEN 1960, SIMONS und NYGAARD 1960).

l) Die spezifischen Entzündungen der ableitenden Harnwege

Die Tuberkulose wurde schon auf S. 489 (Abb. 683) abgehandelt. — Die *gonorrhoische Entzündung* befällt in erster Linie die Urethra, wesentlich seltener die Blase (Lit. MARESCH und CHIARI 1931). Histologisch liegt eine eitrige Entzündung vor, welche die vorbestehenden Krypten und Falten bevorzugt, später auf die

---

[2] Lit. BROWN et al. 1964.

Submucosa übergreift und hier zu einer Folliculitis und schließlich auch zu einer schweren chronischen Entzündung des umgebenden Bindegewebes führt, was die häufige Bildung von Strikturen erklärt. Sehr häufig sind die Urethraldrüsen schwer befallen und es bilden sich Abscesse (HERBUT 1952). — Im Bereich der alten Strikturen stellen sich Plattenepithelmetaplasie sowie subepitheliale hyaline Narben

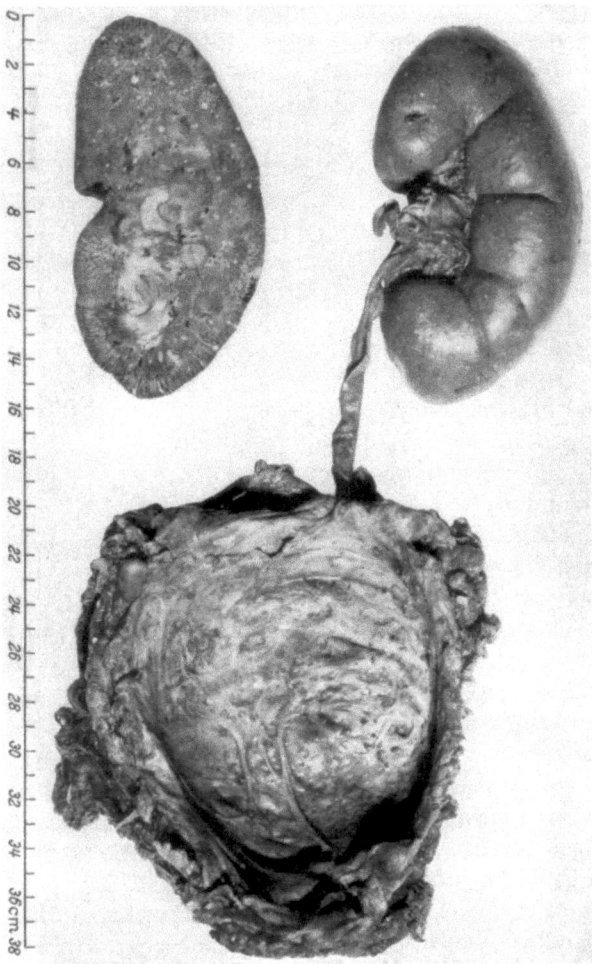

Abb. 683. Schrumpfharnblase bei chronischer Nierentuberkulose der einen Seite, vor 3 WochenNephroktomie, im Anschluß daran Miliartuberkulose

mit Endarteriitis und -phlebitis chronica ein. Beim Mann wird nicht selten auch das Corpus cavernosum befallen (Lit. WEYENETH 1960).

Die *luetischen Erkrankungen* der ableitenden Harnwege spielen heute praktisch keine Rolle mehr, da Gummata kaum mehr angetroffen werden. Die Lues II äußert sich durch eine histologisch unspezifische, allerdings sehr plasmazellreiche Entzündung der Schleimhäute. Papillome sollen dabei relativ häufig auftreten (HERBUT 1952). In der Urethra ist die entzündliche Veranderung nahe dem Meatus externus lokalisiert.

Unter den *parasitären* Erkrankungen der ableitenden Harnwege spielt die Infektion mit Filaria sanguinis und mit Echinokokken kaum eine wesentliche Rolle, dagegen ist die *Bilharziose (Schistosomiasis)* besonders im vorderen Orient von ganz beträchtlicher Bedeutung, sollen doch nach neuesten Feststellungen Millionen von Menschen davon befallen sein [Chron. OMS, Genf *13-* 3 (1959)]. Es erkranken in erster Linie Blase und Urethra, doch sind auch die Ureteren nicht selten infiziert (Cheynet 1961: 19 bis 30%; Sayegh und Dimmette 1956).

Makroskopisch werden kleine chronische Fibroseherde mit Ulcusbildung und sekundärer Verkalkung, zum Teil eigentliche Granulome gefunden. Histologisch enthalten die oft tuberculoid gestalteten „Bilharziome" (Abb. 685a) reichlich Eier (Abb. 684), in der Niere jedoch werden solche nur selten nachgewiesen (Sayegh und Dimmette 1956: 2 auf 168 Fälle). Dabei können einzelne Eier auch in der Muskulatur weiter wandern und noch ohne Begleitentzündung gefunden werden (Abb. 685b; Cheynet 1961). In unseren eigenen Präparaten ist die enorme Zahl von eosinophilen Leukocyten bemerkenswert.

Vom Infektionsweg weiß man, daß Embryonen im Wasser in die Schnecken gelangen, wo sich Cercarien bilden, die dann in das Wasser abgegeben werden. Von hier durchdringen sie die Haut des Menschen, gelangen schließlich in Blut und Lymphe, um durch die Venenplexus die Harn-

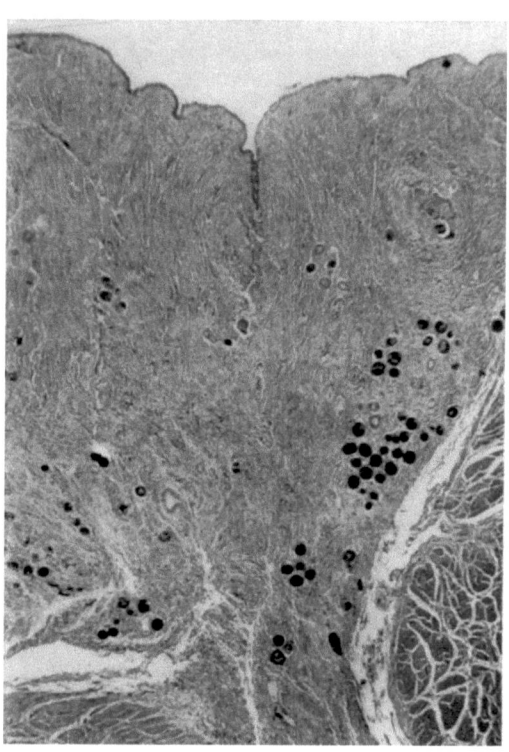

Abb. 684. Bilharziose der Harnblase: Hochgradige narbige Verdickung der Schleimhaut mit eingelagerten zum größten Teil verkalkten Bilharzien (Präparat Armed Forced Institute of Pathology, Dr. Mostofi und Dr. Townsend Washington). Vergr. 15mal, HE

blase zu erreichen. Die starke Neigung, Gefäße zu verstopfen, erklärt die zum Teil recht schweren sekundären Veränderungen der Harnblase (Herbut 1952, Begg 1959 Lit.). In der Regel erfolgt die Infektion in der Jugend, die Affektion scheint dann außerordentlich chronisch zu verlaufen (Sayegh und Dimmette 1956). Ob sich tatsächlich Blasencarcinome häufiger bei Bilharziainfektion entwickeln als beim Blasengesunden, was an sich ja ohne weiteres denkbar wäre, ist bis heute noch nicht eindeutig abgeklärt (Lit. Begg 1959; s. S. 812). Dagegen ist eindeutig erwiesen, daß bei Ureterbefall Hydronephrosen sehr häufig in Erscheinung treten (Cheynet 1961).

Die *Pilz-* und *Viruserkrankungen* der Harnblase sind nicht von großer Bedeutung. So ist die Aktinomykose außerordentlich selten; sie kann tumorförmig sein,

sonst unterscheidet sie sich nicht von der Erkrankung der Niere und anderer
Organe (s. S. 518; HERBUT 1952). Die *Soorcystitis* ist vielleicht etwas häufiger als
früher, wie ja die Pilzinfektionen unter der modernen Therapie ganz allgemein
zugenommen haben. Wir konnten jedoch unter sehr zahlreichen Fällen von Pilzsepsis keinen Blasenbefall nachweisen (s. dagegen GOLDMAN et al. 1960). — Über
Blasenbefall bei Herpes zoster sind nur klinisch-cystoskopische Untersuchungen
bekannt (DALES und WILSON 1956, GIBBON 1956).

Als Ursache der sog. *unspezifischen Entzündungen* der ableitenden Harnwege
kommen Bakterien, chemische Noxen und Schäden durch ionisierende Strahlen in

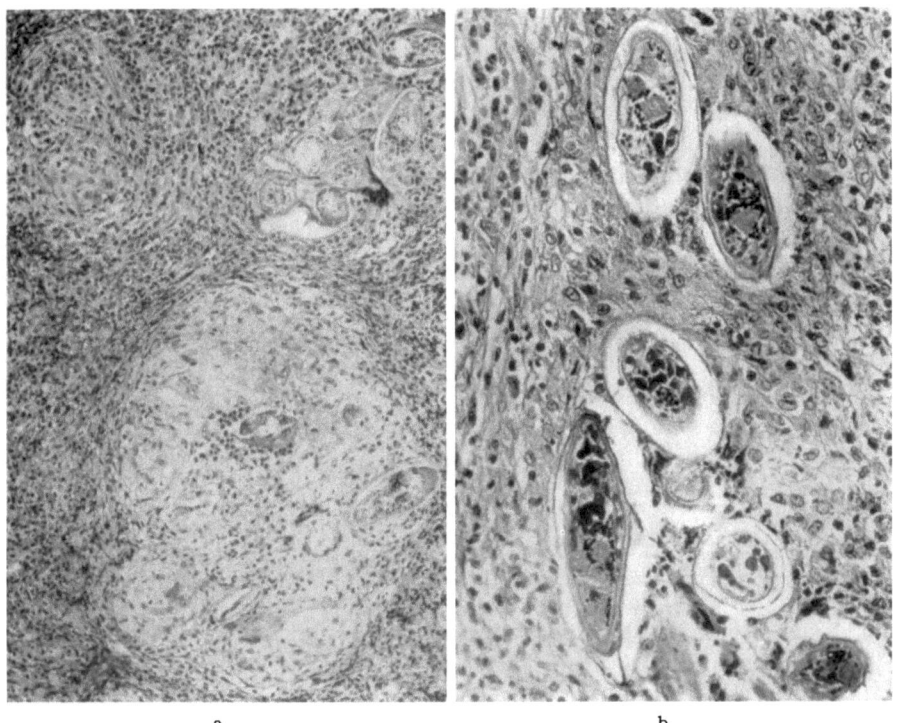

a   b

Abb. 685a—b. a Bilharziose der Harnblase mit tuberculoiden Granulomen. Vergr. 80mal, HE. b Noch
vitale Bilharzien in einem Blasenwandgranulom. Vergr. 300mal, HE

Betracht. Unter den mechanischen Schäden stehen die Steine im Vordergrund,
unter den chemischen Substanzen ätherische Öle und wahrscheinlich auch Anilin-
körper (s. S. 813; weitere Zusammenstellung PUTSCHAR 1934). Eine große Bedeutung müssen wir heute auch dem Katheterinfekt beimessen, wobei kleinste
Schleimhautverletzungen zum Eintritt von lokal schon vorhandenen Erregern
führen können oder die Erreger wandern zwischen der Urethraschleimhaut und
dem Katheter retrograd.

Über die Pathogenese ist man sich insofern einig, als der ascendierende und der
descendierende Weg sehr viel häufiger ist als der hämatogene, wenn auch zugegeben
werden muß, daß bei Sepsis und Pyämie vereinzelte Blasenherde gelegentlich gefunden werden. Bei der Frau ist die unspezifische Cystitis sehr häufig ascendierend

(Winsbury-White 1957), vermutlich spielen dabei die ausgedehnten Drüsen-schlauchbildungen in der Urethra eine unterstützende Rolle, indem sich hier die primäre Infektion ansiedeln kann.

Experimentell kann beim Meerschweinchen eine hyperergische Entzündung der Harnblase ausgelöst werden, wobei der Primärschaden im Capillarbett gesucht werden muß (Siess 1950). Eine direkte Übertragung dieser Ergebnisse auf den Menschen im Sinne der allergischen Reaktion auf Ausscheidung von Antigensubstanzen ist heute wohl noch nicht erlaubt. Auch bei Anwendung von Diphtherie- oder Ruhrtoxinen wird ein vasculärer Angriff der Toxine festgestellt (Letterer und Seybold 1949), wobei schon nach 2 Std Ödem und Blutungen, nach 8 bis 10 Std eine Lockerung des Epithelverbandes mit vacuolärer Degeneration und nach 3 Tagen Epithelverlust, Ödem und Infiltration des Bindegewebes in der Blasenwand beobachtet werden.

Die Folgen der entzündlichen Erkrankungen der ableitenden Harnwege sind vielfältiger Natur. Das Nierenbecken wird starr, seine Lymphgefäße sind verschlossen, so daß es zu Rezidiven kommt, was übrigens auch für alle übrigen Organe gilt. Entzündliche Veränderungen am Ureterabgang können zu fixierter Ureterknickung und damit zu Hydronephrose führen (Allemann 1930). Auch im übrigen Verlauf des Ureters können sich entzündlich bedingte Stenosen entwickeln, sie stellen jedoch eine relativ seltene Ursache der Hydronephrose dar (Gysi 1943 Lit.). — Über die Beziehungen der Entzündungen der ableitenden Harnwege zur Entwicklung von Steinen einerseits und von malignen Tumoren andererseits siehe die entsprechenden Abschnitte.

VI. Die erworbenen Lichtungsveränderungen der ableitenden Harnwege

Unter den Erweiterungen steht der *Hydroureter* im Vordergrund des Interesses. Beim Erwachsenen stellt seine Beurteilung kein Problem dar, da neben der Erweiterung eine schwere muskuläre Hypertrophie besteht und stets eine distale Stenose gefunden wird. Viel schwieriger sind die Verhältnisse beim Neugeborenen und beim Kleinkind zu beurteilen; wahrscheinlich sind in diesem Alter kongenitale Mißbildungen im Ureter selbst oder in seinen distalen, teilweise zur Blase gehörigen Abschnitten die Ursache (s. S. 728).

a) Stenosen

Sie werden im Ureter nach Entzündungen mit Ausnahme der Tuberkulose und der Pyelonephritis (Abb. 686) nur selten beobachtet (Abb. 687), dagegen spielen sie in der Urethra, besonders nach gonorrhoischen Infekten, eine große Rolle (Kairis 1962 Lit.); heute sind diese Stenosen allerdings sehr viel seltener geworden. Wir fanden auf 10000 Autopsien elf schwere Urethrastenosen mit Harnrück-stauung, vier davon nach einwandfreier Gonorrhoe, zwei posttraumatische, vier postoperative und eine posttuberkulöse. Die ursprünglich entzündliche Natur ist bei derartigen Stenosen vor allem am Vorhandensein von kleinen alten Lympho-cyteninfiltraten und Ersatzfibrosen in der zerstörten Muskulatur erkennbar (Herbut 1952). (Einzelheiten über die Histologie der Harnröhrenstrikturen s. Weyeneth 1960.) In der weiblichen Urethra sind Stenosen meist eine Folge eines vorangegangenen Traumas (Everett 1958).

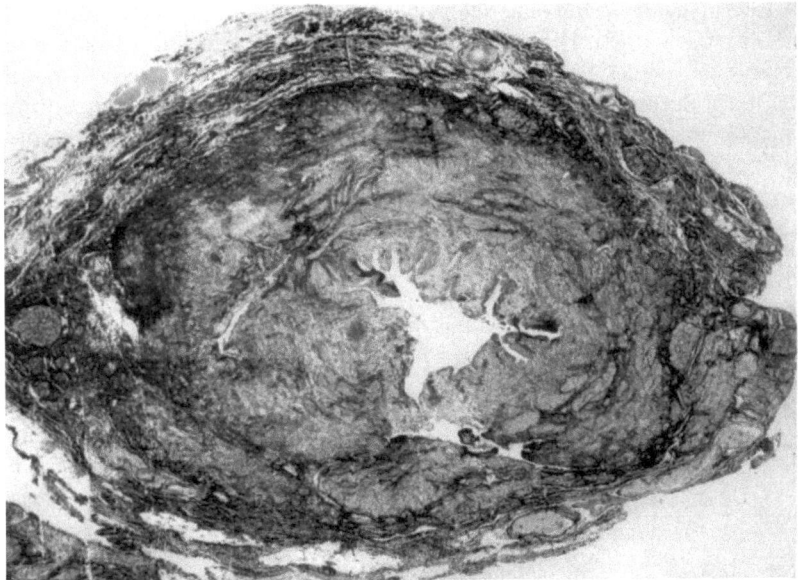

Abb. 686. Narbige Ureterstenose nach akuter Pyelonephritis. Vergr. 20mal, van Gieson

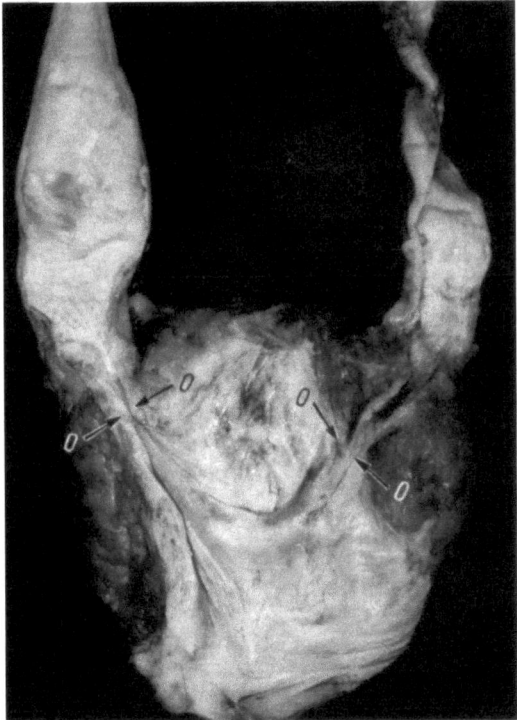

Abb. 687. Narbige Ureterstenose beiderseits im Bereich des Orificium internum (O) bei chronischer Cystitis

Blasenhalsstenosen sind eine relativ häufige Ursache der Urinabflußbehinderung (Lit. HARTMANN 1962). Diese sog. „Blasenhalsstarre" kann ihre Ursache in einer schweren Sklerose des Sphincters (Sphinctersklerose) auf dem Boden eines inveterierten, d. h. durch Bindegewebe ersetzten Ödems haben (Abb. 688). Fibrose des Blasensphincters wird auch bei Kindern gelegentlich beobachtet (ANDREASEN 1953, EDELBROCK 1955), sie führt in 84,4% dieser Fälle sekundär zu Pyelonephritis (TUDOR et al. 1962).

Als zweite Form wird die symptomatische Blasenhalsstenose aufgeführt (HARTMANN 1962), welche durch die schon erwähnte Achalasie, d. h. nervös bedingte spastische oder paralytische Störung des Schließungs-Öffnungsvorganges, bedingt sein soll (ZAPP 1957: Vagosympathische Koordinationsstörung). Ferner

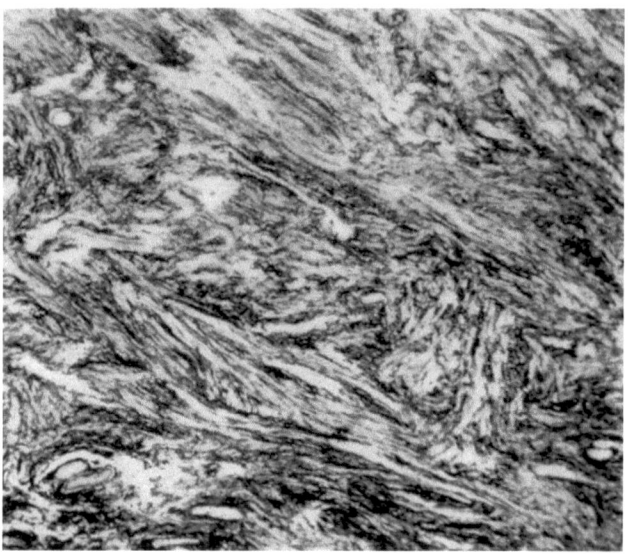

Abb. 688. Biopsiepräparat aus dem Blasenhals: Sphinctersklerose, d. h. Auseinanderdrängung der hypertrophischen glatten Muskelfaserbündel durch ausgedehnte (hier dunkel wiedergegebene) Narbenstränge. Vergr. 160mal, van Gieson

kann es sich um Tumoren oder natürlich um eine Prostatahyperplasie handeln (Abb. 689).

Vereinzelt wird auch bei derjenigen Form der Fibrose, welche mit starker Vermehrung der elastischen Fasern einhergeht, eine primäre neuromuskuläre Schädigung im Sinne der Bodianschen Theorie angenommen (s. S. 729; WILLIAMS 1958). Eine Ganglienzellmißbildung kann dabei jedoch nicht festgestellt werden (BODIAN 1957). Die Muskulatur ist zirkulär deutlich hypertrophisch, das Bindegewebe wird von allen Autoren als vermehrt angegeben (LEADBETTER und LEADBETTER 1959). — Weiter sind Blasenhalsstenosen durch Diaphragmabildung des ursprünglichen Blasenhalses bekannt (ROBINSON und GREEN 1962), welche eine infracolliculäre Mißbildung darstellen (HAMPERL 1937) oder durch Prostatektomie und operatives Trauma des Blasenhalses mit sekundärer Narbenbildung hervorgerufen werden (ROBINSON und GREEN 1962b). — Als idiopathische Blasenhalsstenose wurden einige Fälle von verlängerter Prostata beschrieben. Diese letztere reicht bis in das

Corpus cavernosum hinein, die muskulären und die drüsigen Elemente sind reduziert, die fibrösen und insbesondere die elastischen vermehrt, so daß es zu einer Stenose kommt. Im klinischen Bild steht nicht selten eine tubuläre Insuffizienz bezüglich der Reaktion auf antidiuretisches Hormon — also eine Wasserverlustniere — im Vordergrund (EARLEY 1956).

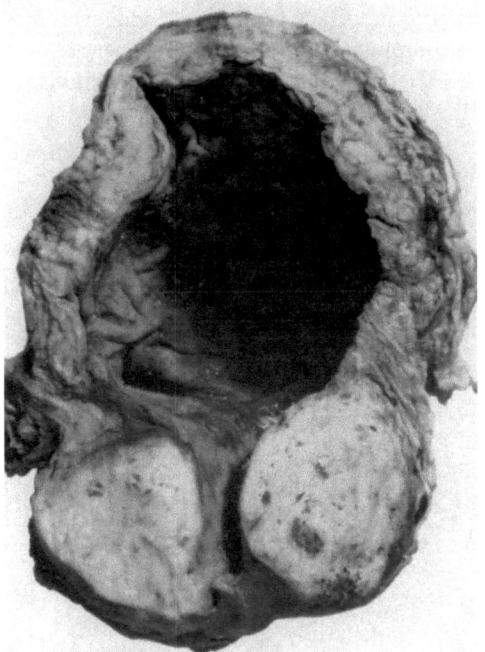

Abb. 689. Hochgradige Blasenhypertrophie bei myoglandulärer Prostatahyperplasie

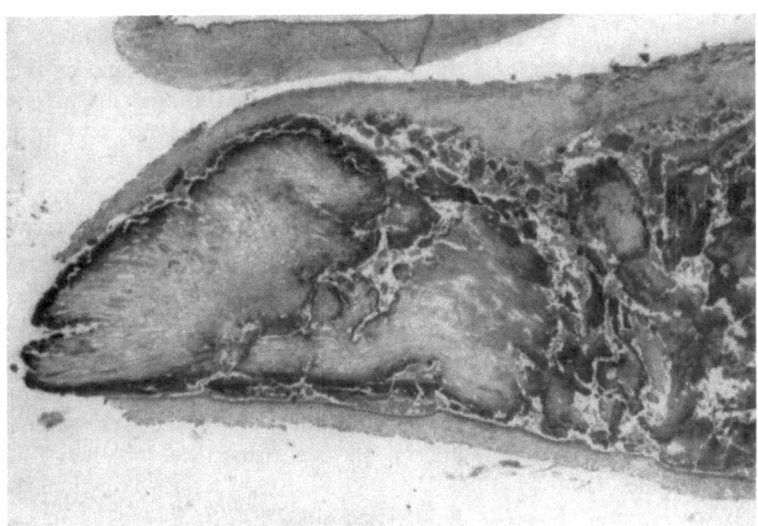

Abb. 690. Ureterverschluß durch abgestoßene Nierenpapillensequester bei chronisch interstitieller Nephritis. Vergr. 5mal, HE

Recht häufig werden vor allem temporäre Verschlüsse der Ureteren obturativ durch Steine usw. bedingt (Abb. 690, 691). Eine weitere Gruppe von Stenosen, welche ebenfalls in erster Linie im Bereich des Ureters beobachtet wird, beruht auf der Einwirkung von Tumoren, sei es durch direktes Übergreifen, sei es durch Metastasen (s. S. 781), wobei auch Narbenstenosen auftreten können. In einer Serie von 109 Todesfällen nach behandeltem Collumcarcinom waren 38, also mehr als ein Drittel, ihren Nierenkomplikationen erlegen (ALTVATER und IMHOLZ 1960 Lit.). Von diesen zeigten 36 Ureterstenose: 24 durch Tumorinfiltration und zwölf durch

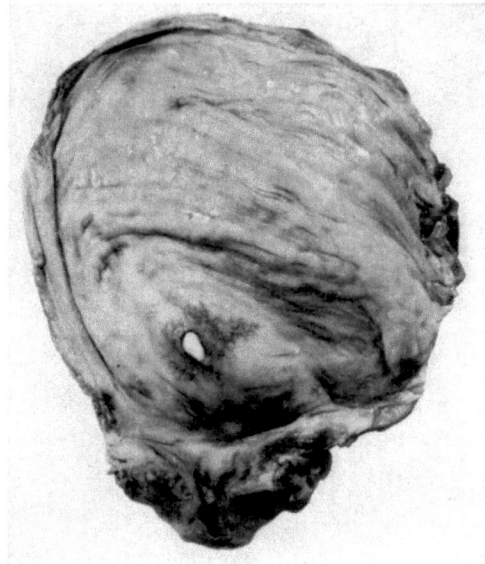

Abb. 691. Festgefahrener Stein im Ostium des rechten Ureters

tumorfreie Narbenbildung (kollaterale Entzündung, Röntgenschaden). — Daß schließlich auch Lymphknotenmetastasen oder anderweitige Tumoren im kleinen Becken (s. S. 476) sowie Ureterkompression durch ein abdominelles arteriosklerotisches Aneurysma zu Stenosen führen können (JELLINEK 1956) sei nur nebenbei erwähnt.

b) Die erworbenen Erweiterungen der ableitenden Harnwege

Die sehr häufigen *erworbenen Divertikel* (eigentlich Pseudodivertikel; Abb. 692) liegen zwischen den Balken der Balkenblase. Sie weisen oft Pflasterzellmetaplasie auf und als Komplikation werden neben Infekten, Steinbildungen und Perforationen auch in 2,9% sekundäre Tumorbildungen erwähnt (HERBUT 1962; s. S. 780).

Erworbene Urethradivertikel werden beim Manne proximal von Strikturen beobachtet, bei der Frau sollen sie aus periurethralen Abscessen, aus traumatischen Urethrarissen und schließlich aus periurethralen Drüsen hervorgehen (WARTHON und KEARNS 1950, HERBUT 1952 Lit.). Rund 10% dieser Divertikel enthalten Steine (WARTHON und KEARNS 1950, LANE 1957), auch Übergang in Carcinom wurde beobachtet (LANE 1957 Lit.). Im Unterschied zu den kongenitalen Divertikeln, welche alle Schichten der Urethra enthalten (s. S. 731), sind die erworbenen nur mit Mucosa ausgekleidet, also eigentlich Pseudodivertikel (BRÜNING 1959). Besonders häufig treten Divertikel der Urethra bei Paraplegikern auf (COMARR und BORS 1951: 50%), was auf den häufigen Katheterismus, gefolgt von periurethralen Abscessen und sekundärer Divertikelbildung zurückgeführt wird (PATE und BUNTS 1951).

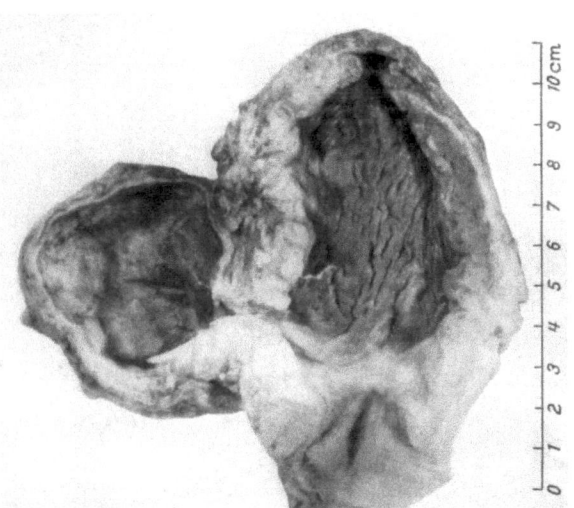 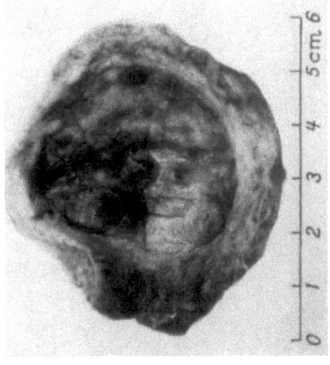

Abb. 692   Abb. 693a

Abb. 692. Pflaumengroßes Blasendivertikel bei hochgradiger Balkenblase und Prostatacarcinom

Abb. 693a. Schwere Schrumpfblase bei chronischer Cystitis, 68jährige Frau

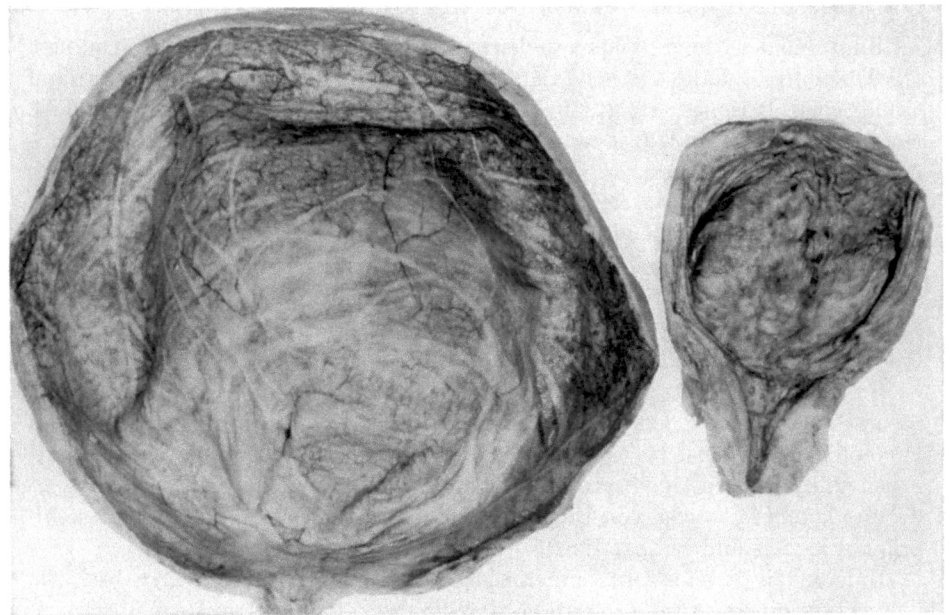

Abb. 693. Rechts normale Harnblase, links hochgradige Blasendilatation bei Schizophrenie

Hochgradige *Dilatation der Harnblase* wird bei Läsionen des Zentralnervensystems beschrieben; wir haben den höchsten Grad bei Schizophrenie beobachtet

(Abb. 493). Eine eigentliche idiopathische Blasendilatation, welche auch als Megacystis bezeichnet wird, fanden wir einmal, dabei bestand eine außerordentlich schwere Vermehrung der elastischen Fasern bei hochgradigem Untergang der glatten Blasenmuskulatur (Abb. 694).

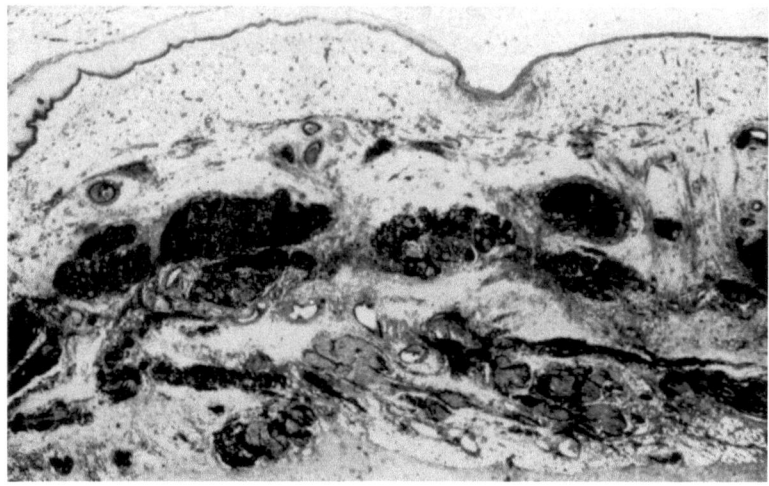

Abb. 694. Idiopathische Blasendilatation (Megacystis). Ausgedehnte Muskeldegeneration und Vermehrung der elastischen Fasern. Vergr. 15mal, Elastinfärbung

VII. Traumatische Läsionen der ableitenden Harnwege[1]

Rupturen des Nierenbeckens stellen ein seltenes Vorkommnis dar; ABESHOUSE (1935) konnte 61 Fälle aus der Literatur und drei eigene sammeln; 31 waren auf Grund eines Traumas erfolgt, drei durch Ureterenkatheterismus, vier anläßlich einer Pyelographie und 26 spontan. Weitere 72 Fälle betrafen rupturierte Hydronephrosen (hydrodynamische Wirkung!). Von diesen 72 zeigten 17 den Riß im Nierenbecken, die übrigen im Nierenparenchym. Bei spontanen Rissen wird eine Hydronephrose oder eine Pyelonephritis anscheinend in jedem Fall gefunden, es sei denn, es bestehe eine Papillom des Nierenbeckens, wobei Wandläsion mit spontaner Ruptur beschrieben wurde (CLARKE 1955 Lit.). Die Risse erfolgen meist radiär, wodurch es zur Urinphlegmone oder zum perirenalen Absceß kommt. — Calyxrupturen sind äußerst selten.

Ein Trauma, welches zu subtotalem Ureterabriß führt, kann eine ureteropelvine Stenose hervorrufen (CREEVY 1956). Ferner kann es bei traumatischer Läsion des Ureterabganges (meist bei Operationen) nach primärer Ausbildung einer eigentlichen phlegmonösen Durchsetzung sekundär zur Bildung einer pararenalen Pseudocyste kommen, welche von Bindegewebe ausgekleidet ist und den Ureter komprimiert (SAULS und NESBIT 1962).

Unfallmäßig entstandene Ureterläsionen sind ausgesprochen selten bzw. die übrigen Traumafolgen sind so schwer, daß die Patienten nicht so lange überleben, daß man auf die Ureterläsion aufmerksam wird (Lit. HERBUT 1952). Dagegen sind postoperative Ureterstenosen ein nicht seltenes Vorkommnis (KARCHER 1960:

[1] Lit. KÜBLER 1940, HERBUT 1952, ORKIN 1964 (Ureter).

4 bis 5% der Operationen in diesem Gebiet, Lit.); sie werden in 13% bilateral gefunden; in vier Fünftel der Fälle handelte es sich um Frauen; in letzter Zeit sollen sie häufiger geworden sein (HIGGINS 1962 Lit.). — Experimentelle Untersuchungen ergaben, daß vor allem die Adventitia des Ureters wegen der hier verlaufenden Nerven und Arterien äußerst empfindlich ist (KARCHER 1960). Glatte Längsincisionen heilen im allgemeinen gut, gefährlich sind dagegen Quetschungen, wobei Schleimhautrisse entstehen, durch welche der Urin die Wand infiltrieren und damit zu einer schweren Entzündung führen kann. Länger dauernder Ureterkatheterismus nach Ureterenoperationen fördert die Infektion und damit die Strikturentwicklung. Nach Ureterenoperationen zeigen 60% der Tiere und der Mensch in 52% der Fälle Harnstauungszeichen (KARCHER 1960, vgl. S. 765).

Traumatische Blasenrupturen erfolgen meist am Scheitel der Blase oder hinten; sie sind doppelt so häufig intraperitoneal wie extraperitoneal (FAHR 1934). Als Kriegsverletzungen und bei schweren Beckenbrüchen können außerordentlich komplizierte Blasenverletzungen entstehen (s. BOEMINGHAUS 1949). Die sog. spontanen Blasenrupturen werden vor allem bei Betrunkenen mit überfüllter Harnblase und bei Rückenmarkaffektionen (Tabes, multiple Sklerose) beobachtet, ferner bei progressiver Paralyse (BOEMINGHAUS 1949, LEHMANN 1926, CLINTON-THOMAS 1963). In allen übrigen Fällen wurde eine vorbestehende Veränderung wie Diverticulitis, schwere Cystitis usw. festgestellt (LEHMANN 1926, FAHR 1934, ALPEROVITCH und HAVRET 1963 Lit.). Eine Beobachtung betraf eine Cystotomie-Narbenruptur bei Pyelonephritis mit Nephrolithiasis (GARTMAN 1960). Die Folge der Blasenruptur ist entweder eine diffuse Peritonitis oder eine Urinphlegmone mit späterer Fistelbildung. Auch spontane Heilung durch Netzdeckung kommt vor (LEHMANN 1926).

Traumatische Läsionen der Urethra werden bei Fall rücklings auf ein Hindernis oder bei Beckenfrakturen beobachtet (Lit. FAHR 1934, HERBUT 1952, PETKOVIC 1956, KAIRIS 1962). Ferner spielt der „falsche Weg" beim Katheterismus immer noch eine beträchtliche Rolle. In der allgemeinen Statistik (PETKOVIC 1956) zeigt sich, daß die geschlossenen Verletzungen etwa doppelt so häufig sind wie die offenen, naturgemäß sind oft auch andere Beckenorgane schwer betroffen. Periurethrale Hämatome können zu schwerster Kompression der Urethra mit nachfolgender entzündlicher Striktur führen (PETKOVIC 1956). Als Folgeerscheinungen werden echte und Pseudodivertikel (s. S. 765), in erster Linie jedoch die sehr gefährliche Urinphlegmonen beobachtet. Diese können sich nur während weniger Tage entwickeln, nachher scheint das Granulationsgewebe und der Verschluß der Lymphwege eine weitere Ausbreitung von Harn- und Infektionserregern zu verhindern (BOEMINGHAUS 1949). Posttraumatische Strikturen werden relativ häufig angetroffen (GARTMAN 1956a Lit.).

VIII. Läsionen der abführenden Harnwege durch ionisierende Strahlen[1]

Über Urethra- und Nierenbeckenläsionen durch Röntgenstrahlen ist nichts bekannt. Auch über den Ureter weiß man relativ wenig, doch ist zu berücksichtigen, daß gerade nach bestrahlten Collumcarcinomen usw. manchmal äußerst

---

[1] Lit. PUTSCHAR 1934, ZOLLINGER 1960, HRADEC und MOTLIK 1962.

schwer zu entscheiden ist, was Strahlenschäden und was Residuen nach wegbe-
strahlten Carcinominfiltrationen und was entzündlich bedingte Narben sind
(HERBUT 1952, ALTVATER und IMHOLZ 1960). HOHENFELLNER und WEGHAUPT
(1963) glauben, daß nur bei schwerem Infekt Strahlenstenosen anstünden. Es
scheint jedenfalls sicher zu sein, daß narbige Ureterstenosen nach lokaler Bestrahlung vorkommen, welche sogar operatives Eingreifen erfordern (MURPHY 1955).
Kürzlich wurden 54 Fälle von Ureterschäden nach Beckenbestrahlung mitgeteilt
(REMÉ 1963; vgl. S. 765). —

Dagegen sind schwere Blasenstörungen nach therapeutischer Beckenbestrahlung ein nicht seltenes Ereignis, obschon das Blasenepithel relativ wenig strahlen-
empfindlich ist (WARREN 1942, MACKAY 1956). Allerdings weist die Blase im Tierversuch nach 1200 r Herddosis schon deutliche Epithelschäden auf (HUEPER et al.
1942. Einzelheiten s. ZOLLINGER 1960). Die akute Reaktion stellt sich zwischen
2 Tagen und 6 Wochen nach der Bestrahlung ein und äußert sich klinisch wie
histologisch in einer unspezifischen Cystitis; sie entspricht dem Früherythem der
Haut (Lit. ZOLLINGER 1960). Die Spätschäden treten in der Regel nach 6 bis
12 Monaten in Form von Hämaturie und Dysurie in Erscheinung; sie werden in
etwa 2 bis 4% der Beckenbestrahlungsfälle beobachtet (WATSON et al. 1947). In den
Spätfällen wird Epithelatrophie sowie auffällig wenig Entzündung gefunden. Das
Bindegewebe ist hochgradig vermehrt und sklerosiert sowie kernarm; wie in
anderen Strahlennarbengebieten bildet es eigentliche Falten und sogar Polypen
(HRADEC und MOTLIK 1962). Sehr charakteristisch ist die Veränderung der Gefäße,
die Strahlenvasculopathie (ZOLLINGER 1960): Teleangiektasie, Arteriolonekrose,
thrombotische Verschlüsse und produktive Endarteriitis. Ferner ist die Blasenmuskulatur schwer degeneriert. Im allgemeinen wird eine auffällig starke Beteiligung von Riesenzellen gefunden (ZOLLINGER 1960). Beim betrahlten Collumcarcinom werden diese Veränderungen in 4 bis 7% der Fälle beobachtet (STAEMMLER
1957, COUVELAIRE und MOZZANI 1960). Die akute ulceröse Läsion kann zu lebensbedrohlichen Blutungen führen, welche eine Lokalexcision der Ulcera notwendig
machen (TURNER 1962: 5000 r über 21 Tage; 4 von 17 Fällen).

IX. Regeneration von Teilen der ableitenden Harnwege; künstliche Blase

Die Regenerationsfähigkeit der ableitenden Harnwege ist eine erstaunlich gute.
Experimentelle Untersuchungen zeigten, daß sich beim Hund sogar die ganze
Harnblase um eine eingeführte Kunststofform nach 3 bis 4 Wochen wieder bilden
kann. Zuerst ist sie vom gewöhnlichen Granulationsgewebe ausgekleidet, nach
6 bis 10 Wochen jedoch weist sie durchwegs intaktes Urothel auf (BOHNE et al.
1955). Das Urothel scheint vom Rande her einzukriechen, wie das auch beim
Ureter beobachtet wurde (HINMAN 1957 Lit.). Bei Bildung eines künstlichen
Ureters aus einer Dünndarmlängsfalte erfolgt die Urothelauskleidung besonders
schnell, wenn Uretergewebe eingeschlossen wird (BRUEZIERE 1962). Weitere Versuche wurden mit Fascien, Peritoneum, Blutgefäßen, Haut, Bauchwandlappen
usw. durchgeführt (SANDERS und SCHEIN 1956 Lit.). Dieselbe Regeneration wird
beim Menschen (SISK und NEU 1939) sowie bei der Ratte (LIANG und GOSS 1963)

nach subtotaler Cystektomie gefunden. Immer wieder zeigte sich, daß eine epitheliale Auskleidung nur dann erzwungen werden kann, wenn entweder Epithel vorhanden ist oder transplantiert wird, was die bessere Lösung darstellt, oder aber, wenn das Epithel wenigstens vom Rande her einkriechen kann. Dabei ist die bekannte osteogene Eigenschaft des Urothels, besonders wenn Transplantate verwendet werden, zu berücksichtigen (s. unten; WELCKER 1950, HAMM und WEINBERG 1956, KLINGER 1956).

Das Problem der postoperativen Stenose, welches sich vor allem bei Eingriffen am Ureter stellt, wurde verschiedentlich experimentell angegangen (Lit. KARCHER 1960). Dabei zeigte sich, daß die glatte Muskulatur gut regenerieren kann, allerdings ist sie nachher wirr und nicht mehr schön regelmäßig angeordnet (PAPPENHEIMER und HINMAN 1955, BENJAMIN et al. 1956). Entscheidend wichtig ist jedoch die Schonung der Adventitia (LAPIDES und CAFFERY 1955). Die „Schienung" des Ureters durch Polyäthylenkatheter wird von einigen Autoren empfohlen (HUFFMANN et al. 1956, LAPIDES und CAFFERY 1955), von anderen aber als unnötig verworfen (HAMM und WEINBERG 1956, HINMAN 1957). In der Nahtstelle kommt es oft zur Ausbildung von epithelausgekleideten Cystenräumen.

Die künstliche Harnblase stellt mehr pathophysiologische und operationstechnische Probleme als pathologisch-anatomische. In Konkurrenz zu ihr steht die Nephrostomie und die ureterocutane Ableitung (DE VRIES 1955). Die Dickdarm-Blasenbildung ist wegen der schweren Elektrolytresorption mit hyperchlorämischer Acidose nicht ungefährlich (KARKE und LEADFETTER 1955 Lit., MELICK und NARYKA 1955 Lit., MOONEN 1958).

Erfolgversprechend sind Versuche mit Hunden, wobei nur die seromuskuläre Schicht des Ileum oder des Colon Verwendung fand (SHOEMAKER 1955). Dabei konnte die oben erwähnte rasche Urothelregeneration bestätigt werden, denn schon am 7. bis 10. Tag war sie am Rande der neugebildeten Blase deutlich zu erkennen und nach 2 bis 3 Wochen war eine mehrschichtige Lage in der ganzen Kunstblase vorhanden. Der Vorteil dieser Methode ist vor allem darin zu erblicken, daß die gefährliche Elektrolytresorption nicht stattfinden kann.

X. Epithelmetaplasie der ableitenden Harnwege

Die *Leukoplakie* der ableitenden Harnwege (Abb. 695) hat eine gewisse Bedeutung, vor allem auf dem Gebiete der Tumorgenese. Im Nierenbecken werden die leicht rauhen, weißlichen, nicht selten perlmutterartigen leukoplakischen Bezirke nur sehr selten angetroffen (LAVONIUS 1913, FRANCKE 1927, PUTSCHAR 1934, ABESHOUSE und TANKIN 1956). Die Leukoplakie soll anfänglich reversibel sein (SMITH et al. 1961 Lit.), was jedoch nach Eintreten der massiven Verhornung nicht mehr der Fall ist (SMITH 1962). In den ersten Stadien handelt es sich um ein vacuoläres, großzelliges Pflasterepithel (Abb. 696a), das sich metaplastisch gebildet hat. Später tritt oberflächliche Verhornung dazu (Abb. 696b) und schließlich kann das ganze Epithel nur noch ganz niedrig und von riesigen Hornperlen bedeckt sein; man spricht dann von einem Cholesteatom (LUCKÉ und SCHLUMBERGER 1957, OSIUS et al. 1962); es kann anhand von abgeschilferten Hornlamellen im Urin nachgewiesen werden (POLITANO 1956, SMITH et al. 1961, LIANG und ALLEGRA 1962). Die Affektion ist sicher außerordentlich selten (McCREA 1950: kein Fall unter 46000 Autopsien; s. a. FALK 1954). Sie tritt bei Frauen rund dreimal häufiger auf als bei Männern (HERBUT 1952, HOLLEY und MELLINGER 1961 Lit.) und befällt das mittlere Alter. Sehr häufig, aber nicht immer (McCrea 1950) besteht zudem eine Steinkrankheit, so daß eine pathologische Epithelausheilung nach steinbedingter Exulceration in Betracht gezogen wird (Smith et al. 1961). Herbut (1952) betont die Notwendigkeit einer persönlichen Empfindlichkeit bzw. Reaktionsfähigkeit auf die Noxe; er glaubt, daß die Cystitis eher als Folge, denn als Ursache auftrete, jedoch konnten diese Vermutungen bisher noch nicht bewiesen werden (Francke 1927). Ferner wird die bekannte keratinisierende Wirkung einer Vitamin-A-Insuffizienz in Erwägung gezogen (Holley und Mellinger 1961, Smith et al. 1961). Nach Untersuchungen von Dalldorf (1963) wurden bei oestrogenbehandelten, über 40jährigen Männern relativ häufig Pflasterepithelien im Urin

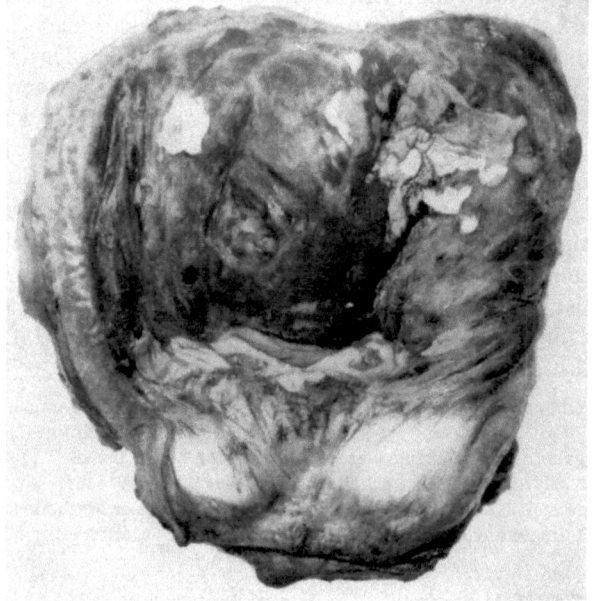

Abb. 695. Leukoplakie der Harnblase bei chronischer Entzündung, Balkenblase, Prostatahyperplasie

gefunden. Vereinzelt sind auch kongenitale Fälle mitgeteilt worden (Taylor 1936, McCrea 1950). Für die überwiegende Mehrzahl der Fälle ist jedoch bis heute nur die Metaplasie auf dem Boden einer chronischen Entzündung gesichert (s. a. Putschar 1934).

In der Harnblase ist die Leukoplakie häufiger als im Nierenbecken, sie kann auch hier ohne Verhornung einhergehen und zwar besonders im Blasenhals (Hartmann 1962). Experimentell konnte die Blasenleukoplakie durch Vitamin-A-Insuffizienz oder Follikelhormoninjektion erzeugt werden (Lit. Staemmler 1957). Frauen scheinen wiederum wesentlich häufiger befallen zu sein als Männer (Abeshouse und Tankin 1956). Die Entstehung aus einer pseudomembranösen Trigonitis wurde schon beobachtet, ferner — wie im Nierenbecken — Spontanregression (Clarke und Gheradi 1962). Relativ häufig wird Übergang der Leukoplakie in ein Pflasterzellcarcinom beobachtet, die Leukoplakie wird deshalb mit Recht als Präcancerose bezeichnet (Kelalis et al. 1963 Lit.).

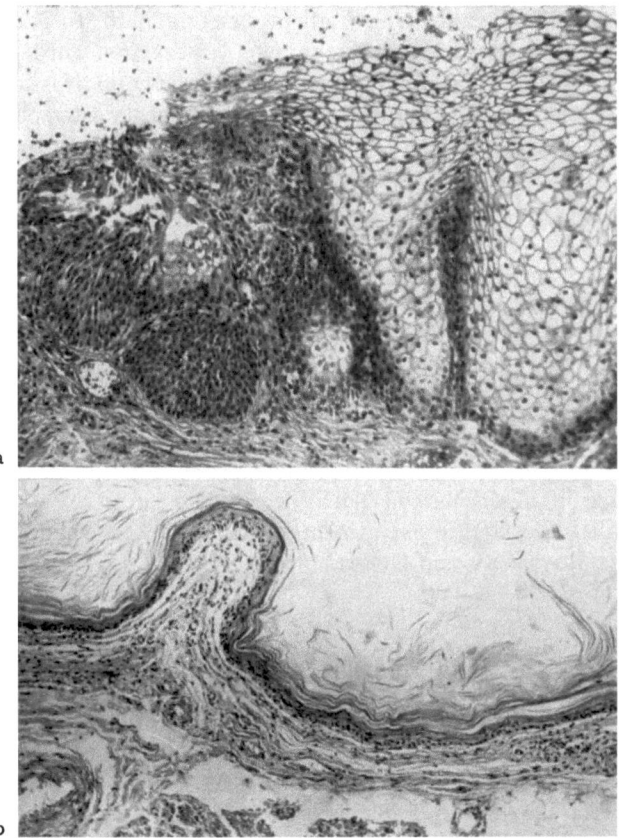

Abb. 696a—b. a Präleukoplakie des Harnblasenepithels: Pflasterzellmetaplasie ohne Verhornung.
Vergr. 100mal, HE. b Leukoplakie der Harnblase (vgl. Abb. 695). Vergr. 80mal, HE

Eine glanduläre Metaplasie kann im ganzen Harntrakt gelegentlich beobachtet werden, sie ist eine Folge der Pluripotenz des Urothels (LUCKÉ und SCHLUMBERGER 1957). Die Neigung zu Cystenbildung kann auch bei Transplantation von Urothel beobachtet werden (s. S. 773; JOHNSON 1957), unter entzündlichen Einflüssen chronischer Art ist die Bildung von Drüsenschläuchen fast die Regel (JOHNSON 1957; s. S. 752). Die Hauptfundstelle der drüsenschlauchartigen Metaplasie ist sicher die Harnblase, wenn auch entsprechende durch Absprossung aus dem Ober-flächenepithel entstandene Drüsenbildungen in der Urethra ebenfalls vorkommen (FAGERSTROM 1948). Von einzelnen Autoren werden die an Darmschleimhaut er-innernden Metaplasieprodukte als dysontogenetische Darmreste bezeichnet, was aber kaum haltbar ist (MOSTOFI 1954, MOSTOFI et al. 1955, HERMANEK und HASCHEK 1957 Lit.; s. a. S. 752). Gegen diese These spricht u. a. die Beobachtung, daß bei Neugeborenen derartige Drüsenschlauchbildungen nicht gefunden werden (DE LA PENA et al. 1959). Nach älteren Untersuchungen, die aber bis heute nicht überholt sind, entwickeln sich die Drüsen vielfach durch Tiefenwachstum von Übergangsepithel mit Vacuolisierung im Zentrum und eigentlicher Lumenbildung. Sekundär wandeln sich dann die Cylinderzellen in Becherepithel um (STOERK und

ZUCKERKANDEL 1907). Befallen ist vor allem das Trigonum. In pathogenetischer Hinsicht wird Oestrogenwirkung angenommen, was erklären würde, warum nach den meisten Autoren auch diese Metaplasie bei der Frau häufiger ist als beim Mann (NEY und EHRLICH 1955). — Ferner gehört hierher die Pflasterzellmetaplasie in Nephrostomiekanälen (Migration), welche carcinomatös entarten kann (Lit. HERMANEK und HASCHEK 1957).

Die schon mehrfach erwähnte Tatsache, daß transplantiertes Urothel ausgesprochene Neigung zu heterotoper Knochenbildung aufweist, wird mit einem „Osteogenin" genannten Stoff erklärt, welcher im Urothel gebildet werden soll (MAKIN 1962 Lit.). Die Transplantation führt zuerst zur Cystenbildung, die Cystenflüssigkeit diffundiert dann in das anliegende Bindegewebe und führt hier zuerst zur Formation von knorpeligen Inseln und schon nach 30 Tagen zu Bindegewebsknochen. Dabei scheint nicht nur erhaltene Vascularisation des umliegenden Bindegewebes, sondern auch ein relativ geringer Differenzierungsgrad desselben Vorbedingung zu sein (BRIDGES 1958). Besonders massiv kann diese metaplastische Knochenbildung in alten Narben nach Sectio alta auftreten (BROZMAN und ZWARA 1960 Lit.). Sie konnte experimentell mehrfach bestätigt werden (KUROKAWA 1955 Lit., BOYARSKY und DUGUE 1956).

Anhang: Die Endometriose der Harnwege[1]

Bei der unabgeklärten Situation der Pathogenese der Endometriose (Abb. 93, S. 120) scheint es uns gerechtfertigt, diese Affektion in Zusammenhang mit den Metaplasien zu behandeln (s. a. BLUM und FRUHLING 1953 Lit.). Sehr selten befällt sie den Ureter (MASSON 1955: 8 von 2686 Endometriosefällen; O'CONNOR und GREENHILL 1945, BEAHRS et al. 1957, LUCKÉ und SCHLUMBERGER 1957, BROCK 1960 Lit.). Sie kann zu schwerer Hydronephrose oder auch zu polypösen Bildungen führen (BEAHRS et al. 1957, CHIM et al. 1957 Lit., HARTMANN 1962 Lit.). Auch die Harnblase ist eine seltene Lokalisation der Endometriose (HEUSCH 1942, MASSON 1945: 62 von 2686 Fällen, RADMAN 1962). Die einzelnen Herde sind 1 bis 5 mm groß, können aber auch Pflaumengröße erreichen. Sie sind derb, bestehen auf Schnitt aus zirkulär angeordneten weißen Faserbündeln, welche feinste, mit bräunlicher Flüssigkeit gefüllte Cystchen umschließen. Das Trigonum ist sehr viel häufiger befallen als die übrigen Abschnitte der Blase. Die Patienten zeigen häufig Uterusverwachsungen und vorangehende gynäkologische Operation (IZAKI und NUMATA 1956); sie klagen über Schmerzen oberhalb der Symphyse (78%) und Cyclusstörungen (50%). Bei 40% ist ein Tumor palpabel und bei 25% findet sich Hämaturie (ABESHOUSE und ABESHOUSE 1960). Oft beginnen die Beschwerden gleichzeitig mit der Menstruation (BLUM und FRUHLING 1951 Lit., CRONE-MÜNZEBROCK 1956, POTEMPA 1963). Über carcinomatöse Entartung s. S. 789. — Als Ursache wird mehrheitlich eine Migration oder Verschleppung von Corpusmucosa angenommen (ABESHOUSE und ABESHOUSE 1960, STAMM 1962, POTEMPA 1963), doch kann die hämatogene Verschleppung in einem Teil der Fälle nicht ausgeschlossen werden (POPLUCA et al. 1962) und schließlich muß auch eine meta-

---

[1] Lit. ABESHOUSE und ABESHOUSE 1960, POPLUCA et al. 1962.

plastische Entwicklung aus embryonalem Mesenchym ins Auge gefaßt werden (FRIEDMAN und ASH 1959: Müllerscher Gang; STAMM 1962).

XI. Geschwulstbildungen der ableitenden Harnwege

Obschon die Tumoren der verschiedenen Abschnitte des Harntraktes außerordentlich viel Ähnlichkeiten aufweisen und vor allem in ihrer Problematik weitgehend übereinstimmen, scheint eine getrennte Besprechung richtig, da wir auf diese Weise vor allem die Besonderheiten hervorheben und dann die Hauptprobleme gemeinsam in einem besonderen Abschnitt behandeln können.

a) Tumoren des Nierenbeckens[1]

1. Epitheliale Nierenbeckentumoren

Benigne epitheliale Tumoren des Nierenbeckens: Benigne epitheliale Tumoren des Nierenbeckens sind nur in papillärer Form bekannt. Sie sind relativ selten und treten vor allem bei jüngeren Männern auf (LARGIADÈR 1958 Lit.). Die in der

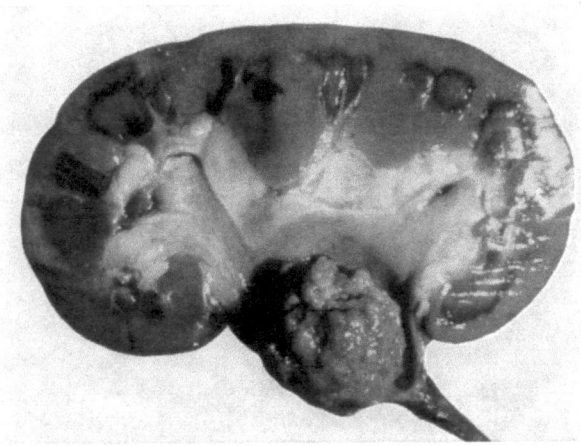

Abb. 697. Typisches Papillom des Nierenbeckens, zart gestielt

Flüssigkeit flottierenden, schlank gebauten Gebilde sind weißlich bis rosa und zeigen einen sehr schlanken, leicht abreissenden Stiel (Abb. 697). Mikroskopisch findet man ein zartes Stroma mit weiten, dünnwandigen Gefäßen (Abb. 698). Die Bedeckung besteht aus ganz regelmäßig gebautem Übergangsepithel (Einzelheiten s. S. 786). Die Bezeichnung Fibroepitheliom muß als nicht zutreffend verworfen werden, da die Wachstumstendenz bei diesen Tumoren nur dem Epithel zukommt (Lit. HÜCKEL 1934). Der Tumor kann auch spontan teilweise oder ganz abgestoßen werden, so daß es zu Blutungen kommt; Verblutungstod wurde schon beschrieben (MERKEL und HÜCKSTÄDT 1953). Maligne Entartung (Abb. 699) tritt häufig ein (s. S. 809).

Die *Nierenbeckencarcinome:* Die Angabe über die Häufigkeit der Nierenbeckencarcinome in Beziehung zu den Nierentumoren allgemein schwanken zwischen 3%

---

[1] Allg. Diskussion über die Tumoren der ableitenden Harnwege s. S. 809, 811.

(WAKELEY 1958, VILLIGER et al. 1955, UTZ und McDONALD 1957 Lit., LARGIADÈR 1958, ASCHKENASY 1960, SODER 1962) und 26% (HARVEY 1947). Unter 1314 durch

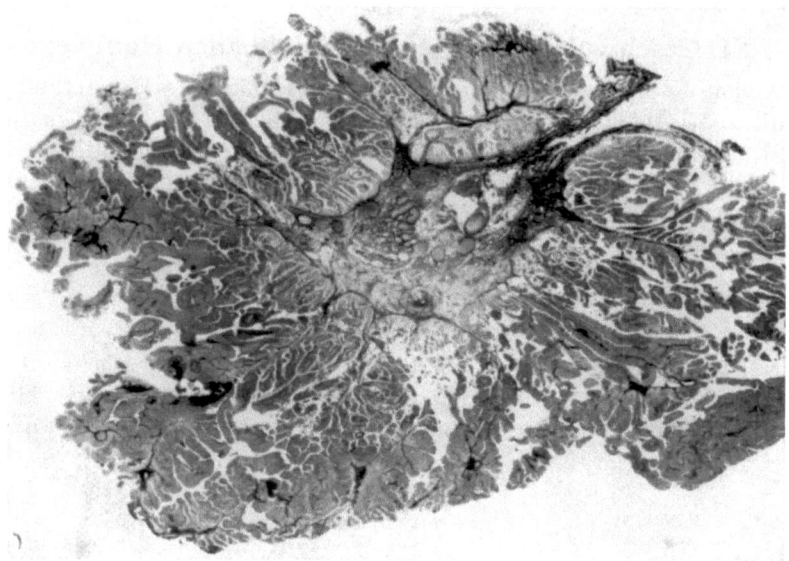

Abb. 698. Nierenbeckenpapillom, Übersichtsvergrößerung. Vergr. 2½mal, van Gieson. *S* Stiel

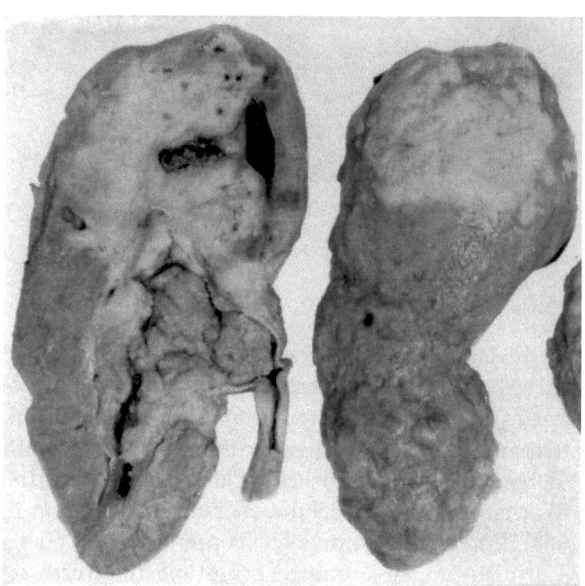

Abb. 699. Nierenbeckenpapillom im oberen Nierenpol mit carcinomatöser Entartung. 62jähriger Mann

Fragebogen erfaßten Tumoren der Nieren und der ableitenden Harnwege fanden sich 315 Carcinome des Nierenbeckens (RICHES et al. 1951). Beide Seiten erkranken gleich häufig; bilaterale Fälle wurden mitgeteilt (POTRAMPA und SCHNEIDER 1961).

Männer sind wesentlich häufiger befallen als Frauen (ASCHKENASY 1960; s. dagegen
KUTZMANN 1938, GAHAGAN und REED 1949). Die Carcinome sind etwa doppelt so
häufig wie die benignen Nierenbeckentumoren (VILLIGER 1956, SETH-SMITH 1959:
19%, BALOGH und SZENDRÖI 1960 Lit.); beide sollen wie die Uretertumoren in den
letzten Jahrzehnten zahlenmäßig absolut zugenommen haben (STÖCKER und

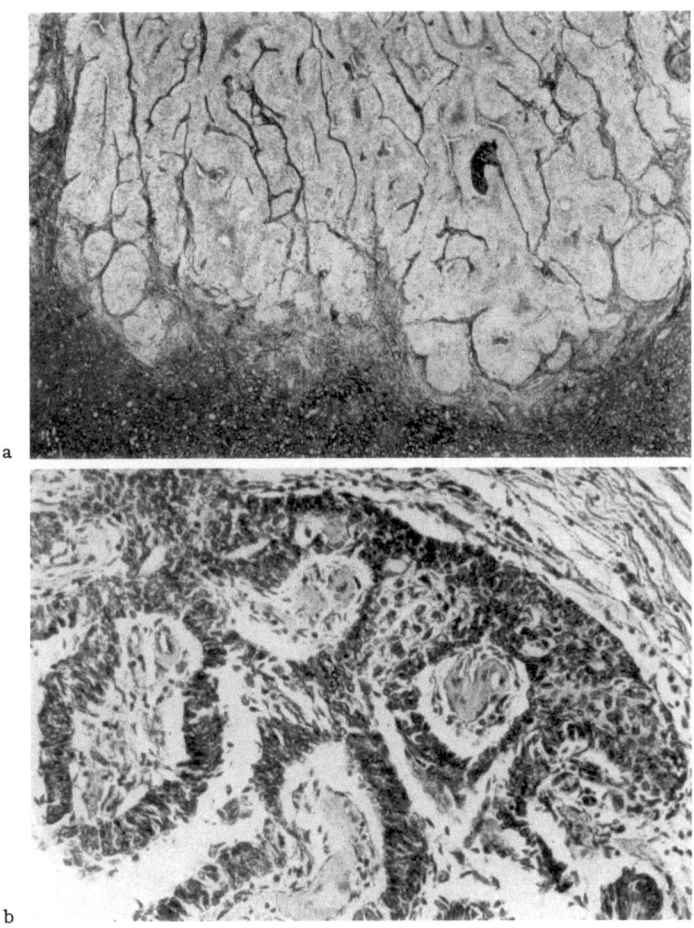

Abb. 700a—b. a Papilläres Nierenbeckencarcinom: Unscharfe Begrenzung der Carcinomstränge gegen
das infiltrierte Nierenparenchym. Vergr. 18mal, van Gieson. b Papilläres Nierenbeckencarcinom: Die
Carcinomzellschicht ist sehr stark basophil, die Zellen sind polymorph, zwischen Epithel und Stroma-
septum ödematöse Zone. Vergr. 150mal, HE

MÖLLHOFF 1958, ASCHKENASY 1960), 90% der Patienten befinden sich zwischen
dem 40. und dem 80. Lebensjahr.

Die *papillären Urothelcarcinome:* Es handelt sich dabei um die häufigste Form
des Nierenbeckencarcinoms (SETH-SMITH 1959; RICHES et al. 1951: 172 von 315).
Männer sind häufiger befallen als Frauen (4:1) (RICHES et al. 1951; Pflasterzellcarcinom = 3:1). In der Mehrzahl der Fälle handelt es sich — soweit sich dies
nachträglich noch entscheiden läßt — um entartete Papillome. Doch kommen

auch einwandfrei primäre papilläre Urothelcarcinome vor. Die infiltrativ wachsenden Abschnitte sind in der Regel weniger differenziert als die oberflächlichen, weshalb die Stieluntersuchung von Bedeutung ist. Die Struktur (Abb. 700) stimmt in allen Einzelheiten mit der entsprechenden Form des Blasencarcinoms überein (s. S. 789).

Pflasterzellcarcinome: Sie entwickeln sich auf dem Boden einer circumscripten Leukoplakie; wie bei dieser wird auch beim Pflasterzellcarcinom Nephrolithiasis sehr häufig angetroffen (GAHAGAN und REED 1949: 48%). Makroskopisch sind die Tumoren flach, oft exulceriert, weißlich-markig mit ganz unscharfen Grenzen gegenüber dem Nierenparenchym (Abb. 701). In 13% der Fälle wird ein Ureterverschluß festgestellt (LUCKÉ und SCHLUMBERGER 1957). Infiltration der unterliegenden Bindegewebsschichten wird in 100% gefunden und in 45% Veneneinbrüche (LUCKÉ und SCHLUMBERGRE 1957).

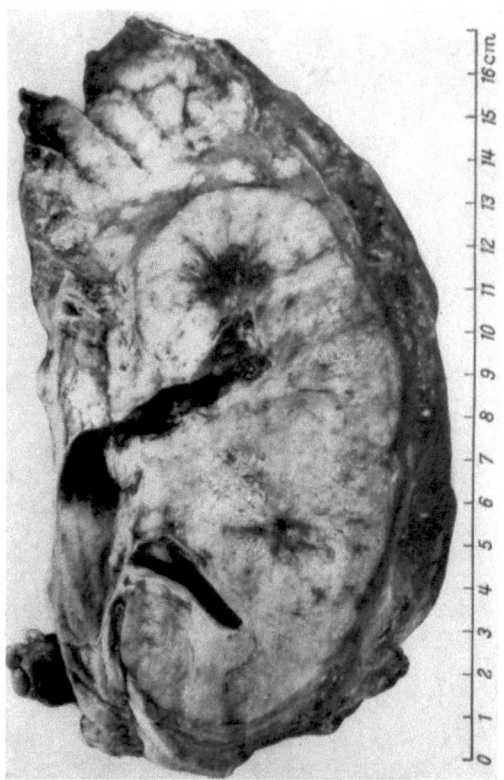

Abb. 701. Pflasterzellcarcinom des Nierenbeckens mit hochgradiger Infiltration der gesamten Niere und der Kapselschichten. 57jähriger Mann

Histologisch handelt es sich um ein ziemlich polymorphes Plattenepithel, das ganz verschieden ausdifferenzieren kann; selbst höchste Ausdifferenzierung mit Bildung von Hornperlen wird beobachtet (Abb. 702). Angedeutete Drüsenschlauchbildung (Adenoacanthom) sowie Schleimbildung kommen vor (MAC LEAN und FOWLER 1955). Die Einstufung in verschiedene Anaplasiegruppen (Grading) ist bei dieser Carcinomform noch am ehesten möglich, wobei der stärksten Entdifferenzierung auch die größte Malignität entspricht. Die Angabe des Differenzierungsgrades in Worten (nicht, wenig, mäßig, hochdifferenziert) ist unseres Erachtens, besonders wenn ein Befund in weniger erfahrene Hände gelangt, richtiger als das schematische Grading. Gelegentlich gelingt der Tumornachweis cytologisch im Urin (Abb. 703).

Solide Carcinome: Wir bezeichnen damit anaplastische Carcinome, bei welchen weder ein Urothel, noch ein Pflasterzellcharakter erkennbar ist, sondern nur solide Epithelstränge von wechselnder Breite gefunden werden (s. a. LARGIADÈR 1958). Diese Form ist selten.

Das Adenocarcinom des Nierenbeckens: Die seltenste Form der Nierenbeckencarcinome entsteht durch Metaplasie, während dysontogenetische Vorgänge keine Rolle zu spielen scheinen (LUCKÉ und SCHLUMBERGER 1957, KENNEDY und FIDLER

1958, ASCHKENASY 1960). Die metaplastische Eigenschaft des Urothels spielt ja auch bei den entzündlichen Veränderungen eine Rolle (s. S. 752). Auch papilläre Urothelcarcinome und sogar vereinzelt Pflasterzellcarcinome können im Nieren-

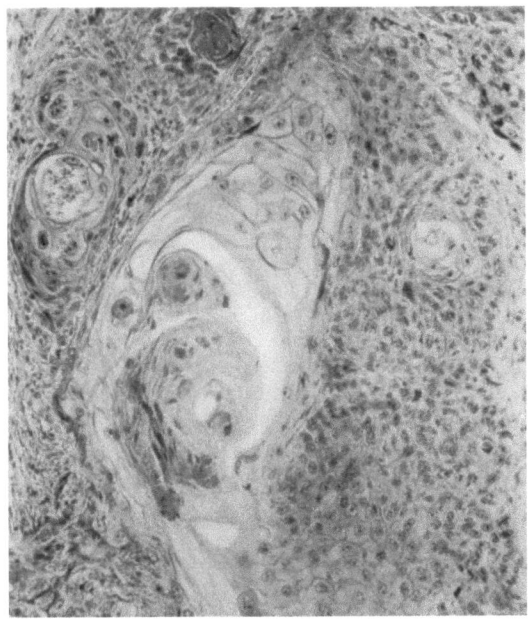

becken an einzelnen Stellen echte adenomatöse Bildungen enthalten (s. oben; VILLIGER 1956). Steine bestehen bei Adenocarcinomen fast nie; wenn sie doch beobachtet werden, so sind sie wohl als Folge des Ureterverschlusses zu deuten (ARCADI 1956). In einzelnen Fällen kommt die Schleimzellenmetaplasie bei Pflasterzellcarcinom erst in den Metastasen zum Vorschein (WAGENVOORT et al. 1961).

Ob *Basaliome* im Nierenbecken, wie übrigens auch in den übrigen ableitenden Harnwegen überhaupt vorkommen (Lit. HÜCKEL 1934), scheint äußerst fraglich.

Echte *Carcinosarkome* des Nierenbeckens stellen eine extreme Seltenheit dar (SODER 1962).

Abb. 702. Hochdifferenziertes Pflasterzellcarcinom des Nierenbeckens: Große, polygonale Zellen im Bereich der inneren Zonen; zu innerst zirkuläre Anordnung mit angedeuteter Verhornung. Vergr. 200mal, HE

2. Die mesenchymalen Nierenbeckentumoren

Unter den benignen Formen stehen die Hämangiome, welche kavernös, capillär, plexiform oder auch maligne (Hämangio-Endotheliome) sein können (WHITE und BRAUNSTEIN 1946 Lit.), und die Lymphangiome an der Spitze, wenn es sich auch hier um seltene Bildungen handelt (LUCKÉ und SCHLUMBERGER 1957, STAEMMLER 1957). Auch Varicen werden beobachtet (GILLENWATER et al. 1963). Vereinzelt wurden auch Fibrome und Lipome mitgeteilt (LARGIADÈR 1958, BALOGH und SZENDRÖI 1960). Als seltene Ausnahmen sind polypoide Hämangiome mit Kloakenresten zu erwähnen (MALLORY 1949), wie auch die seltenen fibro-epithelialen Polypen vor allem bei Kindern im Nierenbecken und im Ureter vorkommen. Bisher wurden 50 derartige Fälle (einschließlich Ureter) gesammelt (EVANS und STEVENS 1961; s. a. HERMANEK und SCHIMATZEK 1964). Vermutlich handelt es sich bei diesen aus Bindegewebe, glatter Muskulatur und leicht hyperplastischem Epithel bestehenden Polypoiden um Hamartome (MOONEY 1955).

Entsprechend selten sind auch die Sarkome des Nierenbeckens (STÖCKER und MÖLLHOFF 1958). Wir selbst beobachteten nur einen einzigen Fall 16 Jahre nach Thorotrast-Pyelographie (s. S. 714). Aus der Anlage des Nierenbeckens sollen sich auch neurogene Tumoren entwickeln können, die im Nierenbecken selbst liegen:

Neuroblastome, Medulloblastome, Ganglioneurome, Schwannome usw. (DEMING 1953).

Metastasen im Nierenbecken sind eine ausgesprochene Seltenheit (MAC LEAN

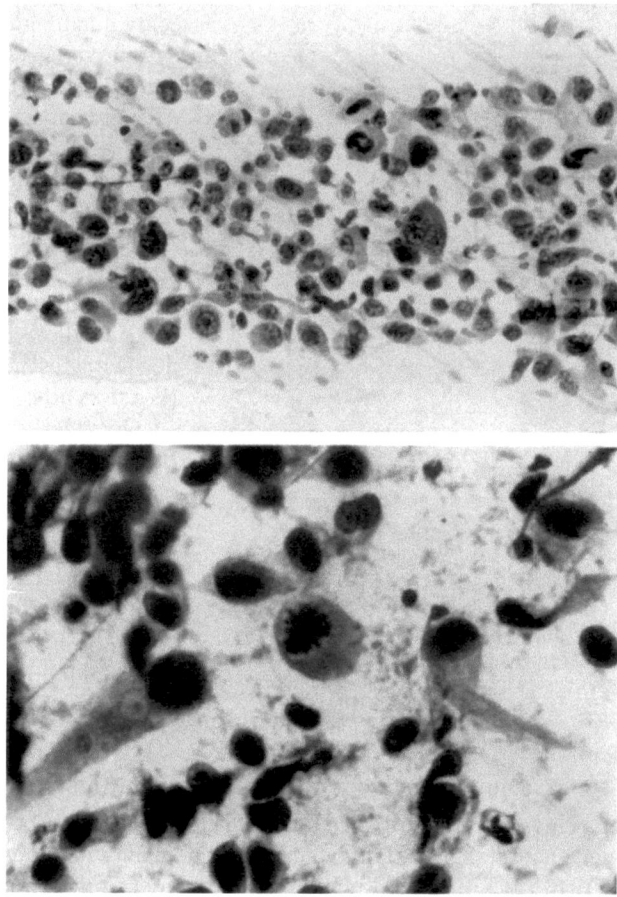

Abb. 703. Urinsediment bei Nierenbeckencarcinom. Massenhaft polymorphe Carcinomzellen mit ganz ungleich geformten hyperchromatischen Kernen Mitose. Vergr. 250/600mal, HE (Photo Priv.-Doz. Dr. HASCHKE, Homburg/Saar)

und FOWLER 1955). — Die Metastasen der Nierenbeckentumoren werden vor allem in der Lunge, seltener in Leber, Lymphknoten und Knochen nachgewiesen (RICHES et al. 1951, WALTHER 1948). Die Ausbreitung erfolgt dabei primär lymphogen vom Nierenhilus in die paraaortalen und die iliacalen Lymphknoten; sie scheint aber doch sehr früh auch den Blutweg zu benützen, so daß Metastasen bei der Entdeckung des Primärtumors meist schon vorhanden sind (GÜTGEMANN 1949, RICHES et al. 1951). Die Prognose ist deshalb eine ausgesprochen schlechte, am schlechtesten für die Pflasterzellcarcinome, bei welchen fast keine Fünfjahresheilungen bekannt sind (GAHAGAN und REED 1949, LUCKÉ und SCHLUMBERGER 1957, CARLSON 1960 u. a.); für die Urothelcarcinome und die Adenocarcinome soll sie etwas günstiger sein (DEES 1956). LUND und LUNDWALL (1956) berichten über eine Serie mit 50% rezidivfreien Fällen. Auf Seite 811 wird die Tendenz der Nierenbeckentumoren — besonders ihrer papillären Formen — zur Bildung von Implantationsmetastasen besprochen, ein weiterer Grund für die schlechte Prognose (BAUM 1961 allg. Lit. über Metastasen).

Unter den klinischen Symptomen der Nierenbeckentumoren steht an erster Stelle die Hämaturie, welche in 90% der Nierenbeckentumoren gefunden wird (RICHES et al. 1951), bei soliden Tumoren ist sie seltener als bei papillären (SETHSMITH 1959). Sekundäre Pyelonephritis besteht fast in allen Fällen.

b) Die Uretertumoren[1]

Wie die Nierenbeckentumoren so sind auch die Uretertumoren in den letzten Jahrzehnten häufiger geworden (SCOTT 1954, SINNER 1959, HARTIG 1961). Der Ureter weist allerdings ausgesprochen selten primäre Tumoren auf (RENNER 1931: 3 auf 13854 Autopsien, SOLOWAY 1951: 4 auf 26410 Autopsien, RICHES et al. 1951: etwa 0,9% aller Nierenbecken- und Ureterentumoren). Männer sind drei- bis zehnmal häufiger betroffen als Frauen (MORTENSEN und MURPHY 1950: 2:1, RICHES et al. 1951, TRESIDDER und WARREN 1954, WHITLOCK et al. 1955). Greifbare Seitenunterschiede scheinen nicht zu bestehen (s. dagegen WHITLOCK et al. 1955: links:rechts = 21:12). Zweimal wurde bilateraler Befall beobachtet (SENGER und FUREY 1953). In topographischer Hinsicht ist vor allem die untere Hälfte des Ureters bevorzugt: 25% oberes Drittel, 22% mittleres Drittel, 63% unteres Drittel (HARTIG 1961; s. a. WHITLOCK et al. 1955, TWINEM 1957), zum Teil hängen Tumorbestandteile aus dem Ostium heraus.

Das Alter der betroffenen Patienten schwankt zwischen 60 und 80 Jahren (MORTENSEN und MURPHY 1950, WHITLOCK et al. 1955, NAGEL und HAUGE 1963 u. a.), dabei bevorzugen die malignen Tumoren die 8., die benignen die 4. bis 6. Dekade (NAGEL und HAUGE 1963). Die klinischen Symptome sind wie bei den Nierenbeckentumoren Hämaturie und sekundäre Entzündungszeichen, daneben treten hier der Schmerz und die zum Teil palpable Tumorbildung mehr in den Vordergrund (MORTENSEN und MURPHY 1950, AMSLER 1958). Als sekundäre Folge stellt sich fast in jedem Fall eine unilaterale Hydronephrose ein (TWINEM 1957, HARTIG 1961 Lit.: 20 bis 74%). Recht häufig werden auch als Begleiterscheinung Blasenpapillome gefunden (TRESIDDER und WARREN 1954). Die gelegentlich beobachteten Uretersteine bei Uretercarcinom werden als Folge und nicht als Ursache betrachtet (HARTIG 1961), was allerdings nicht ganz überzeugend wirkt.

a) *Die epithelialen Uretertumoren:* Benigne Tumoren des Ureters sind selten (LUBINUS 1958: In der Lit. 96 Fälle; s. a. CAMPBELL 1951 Lit., MORTENSEN und MURPHY 1950, BAUMGART 1956). Es handelt sich dabei um Papillome (Abb. 704a, b), die in ihrem histologischen Aufbau in allen Einzelheiten denjenigen der Harnblase und des Nierenbeckens entsprechen. Sie erzeugen nicht selten Hydronephrosen (JOHNSON und SCHMITH 1942 Lit.).

Unter den *malignen* epithelialen Uretertumoren überwiegen die papillären (75%) gegenüber den soliden (25%) (Abb. 705); Adenocarcinome sind als äußerste

---

[1] Lit. MORTENSEN und MURPHY 1950, HERBUT 1952, WHITLOCK et al. 1955, CIBERT et al. 1960, HARTIG 1961.

Seltenheit zu bezeichnen (HERBUT 1952), auch reine Pflasterzellcarcinome (Abb. 704c) sind selten (6,8% aller Uretertumoren: SENGER und FUREY 1953). Nach anderen Zusammenstellungen sind 55% der Uretercarcinome papillär, 29 papillär-infiltrativ und 16% solid (WHITLOCK et al. 1955). Im allgemeinen sind die Tumoren sehr klein (Riesencarcinom in Megaloureter: HEPBURN 1962).

Metastasen werden im Ureter nur selten angetroffen (Abb. 706; MAC LEAN und FOWLER 1955: 39 auf 10223 Autopsien). Relativ häufig scheint dies beim Lymphoma malignum Hodgkin (sog. Lymphogranulom) der Fall zu sein (KNAUTH 1960:

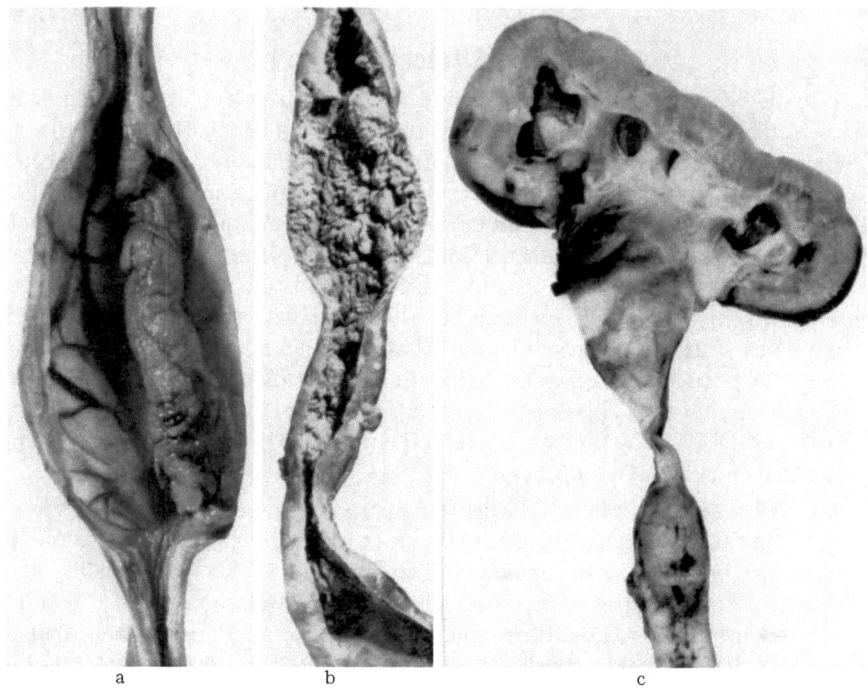

Abb. 704a—c. a Gestieltes Ureterpapillom. b Papillomatose des Ureters. c Kirschgroßes Pflasterzell-carcinom des Ureters mit sekundärer Hydronephrose. 53jährige Frau

13%). Ferner findet man im Ureterstumpf nicht allzu selten Impfmetastasen nach Nephrektomie wegen Nierencarcinom (SINNER 1959), ebenso bei Nierenbecken-papillom (FRAUBOES 1953). Nach Primärtumoren geordnet überwiegen die Nieren-carcinome, dann folgen Magen-, Mamma- und schließlich Prostatacarcinome (LUCKÉ und SCHLUMBERGER 1957). Nach einer anderen Zusammenstellung über-wiegen die Uterus-, Blasen- und Prostatacarcinome (direkte Invasion) bei weitem (HERBUT 1952), was wir an unseren eigenen Beobachtungen bestätigen können.

b) *Die mesenchymalen Tumoren des Ureters:* Unter den mesenchymalen Tumoren wurden Fibromyxome, Fibrolipome, Neurofibrome, Lymphangiome, Leiomyome mitgeteilt (Lit. LUBINUS 1958). Hämangiome des Ureters sind selten (HAMSHER et al. 1958: 4 von 116 Hämangiomen der ableitenden Harnwege)[1]. Daneben finden sich einzelne Mitteilungen über fibro-epitheliale Polypen, welche schlank gestielt sind (BURCKHARDT et al. 1954, OPPENHEIMER und NARINS 1955, WILLIAMS und

[1] Malignes Hämangioendotheliom: FEIN und HAMM [J. Urol. (Baltimore) **93**, 684 (1965)].

NIEDERHÄUSERN 1963 Lit.) und aus dem Ostium in die Blase hineinragen können (GYARMATHY und PETROLFFY-SZABO 1962). Diese Bildungen sind von Epithel bedeckt und enthalten ein fibröses, nicht selten von Muskulatur durchsetztes Stroma. Zum Teil wird vermutet, es handle sich um einfache Schleimhauthyperplasien

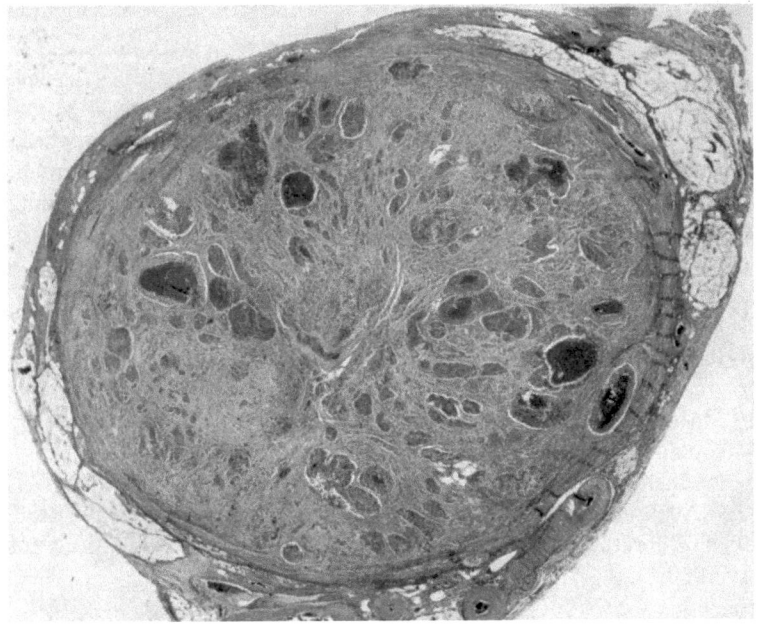

Abb. 705. Urothelcarcinom des Ureters. Nephrektomie wegen Hydronephrose. 54jähriger Mann. Vergr. 9mal, HE

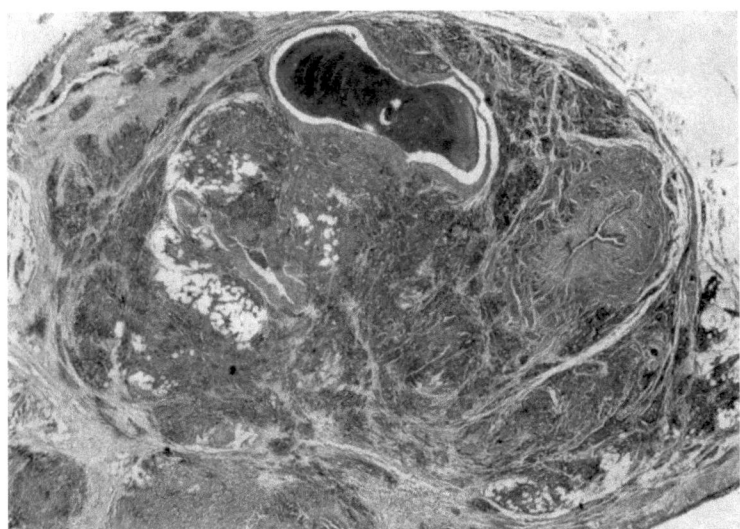

Abb. 706. Hochgradige Stenose des Ureterlumens durch Metastase eines soliden Magencarcinoms im Ureter. Starke Venektasien. Vergr. 7mal, van Gieson

(STAEMMLER 1957), allerdings läßt das Vorhandensein von glatter Muskulatur eher eine Mißbildung vermuten (PETTERSON 1955). Sekundäre entzündliche Veränderungen fehlen naturgemäß kaum je.

Uretersarkome sind extreme Seltenheiten (WERNER et al. 1959 Lit.: 8. Fall der Weltliteratur, ALZNAUER 1955, LUCKÉ und SCHLUMBERGER 1957: Carcinosarkom, AMSLER 1958: Rundzellsarkom).

Allgemein ist die *Prognose* der Uretertumoren sehr stark abhängig von ihrem Bau. Während die soliden Carcinome praktisch keine Dreijahres-Überlebensquote aufweisen, findet man bei den papillär-infiltrativen Carcinomen 14% und bei den rein papillären 82% (WHITLOCK et al. 1955), wobei allerdings einschränkend zu bemerken ist, daß die benignen Papillome ebenfalls einbezogen wurden. Die gesamte Fünfjahres-Überlebensquote dieser Autoren betrug 38,8%. Im allgemeinen werden die Aussichten dadurch verschlechtert, daß die Diagnose sehr spät gestellt wird (SENGER und FUREY 1953). Solange die Muskelschichten noch nicht vom Tumor durchsetzt werden, scheint die Prognose gut zu sein (TWINEM 1957), wobei einzelne Einbrüche in Venen und Perineuralscheiden anscheinend nicht überwertet werden dürfen (WHITLOCK et al. 1955).

Metastasen werden zuerst in den regionären Lymphknoten gefunden, als nächste Station auch in der Häufigkeitsstatistik stehen Leber, Lunge, Blase und Nieren (LAZARUS und MARKS 1945, BERGMAN et al. 1962). Wichtig ist bei den Knochenmetastasen der relativ häufige Befall der benachbarten Wirbelsäule, ferner die Ausbreitung in der Schleimhaut des Ureters (WESOLOWSKI 1959) und schließlich die retrograde Ausbreitung in das Nierenbecken (MORTENSEN und MURPHY 1950).

c) Die Tumoren der Harnblase[1]

Trotz der unbestreitbaren Fortschritte von moderner Chirurgie und Diagnostik stellt das Kapitel der Blasentumoren immer noch einen der schwärzesten Punkte der ganzen Krebsbehandlung dar. Auch für den Pathologen sind die Blasentumoren eine ausgesprochene Crux, da er meist auf Grund von sehr spärlichem und zudem an ungeeigneter Stelle (Kuppe des Tumors) entnommenem Untersuchungsgut eine lebenswichtige Diagnose stellen soll und dies gerade bei einem Tumor, dessen Dignität oft schon grundsätzlich schwer zu bestimmen ist. Dazu tritt noch die eigenartige Tendenz zur Malignitätssteigerung, welche in der Regel nur am Stiel der Gebilde erkennbar ist. Da die epithelialen Tumoren sehr häufig, die mesenchymalen dagegen ausgesprochen selten vorkommen, können Häufigkeit, Geschlecht usw. gesamthaft besprochen und nur die abweichenden Einzelheiten gesondert vermerkt werden.

Wichtig ist vor allem die Feststellung, daß die Blasencarcinome heute besonders bei Männern häufiger auftreten, auch sterben die Patienten jünger als früher (WALLACE 1958), wie dies auch bei den Ureter- und Nierenbeckencarcinomen beobachtet wurde (s. S. 776, 780). Die Blasencarcinome stellen rund 2% aller Tumoren dar (FRIEDMAN und ASH 1959) bzw. 4,5% aller Carcinome beim Mann und 1,5% bei der Frau (FETTER et al. 1952). Unsere eigene Statistik ergab auf 10000 Autopsien 17 reine Papillome mit einem Durchschnittsalter der Patienten von 72 Jahren

---

[1] Lit. HÜCKEL 1934, FETTER et al. 1959, FRIEDMAN und ASH 1959, WALLACE 1959.

(zwölf Männer und fünf Frauen) und 63 maligne Tumoren mit einem Durchschnittsalter von 70,1 Jahren, darunter ein 38jähriger Mann und ein 16jähriges Mädchen.
Drei von den 63 malignen Tumoren zeigten noch andere maligne Bildungen:
Prostata-, Larynx- und Bronchuscarcinom, wobei Rauchercarcinome (Larynx und
Bronchus) typisch sind. Ferner fanden wir in dieser Serie ein Leiomyosarkom und
ein polymorphzelliges Sarkom. Man rechnet im übrigen, daß auf 100000 Lebende
7,4 Patienten mit Blasencarcinomen gefunden werden (McDONALD 1948; weitere
statistische Angaben über Morbidität und Mortalität s. HERBUT 1952, CASE
1959).

Das männliche Geschlecht ist wesentlich häufiger befallen als das weibliche
(ASH 1940, HEUSCH 1942, FRANKKSON 1950, HERBUT 1952, FETTER et al. 1959,
FRIEDMAN und ASH 1959, FRANCIS 1961 u. a.), wobei das Verhältnis zwischen 3:1
bis 5:1 schwankt. Das Adenocarcinom bei Blasenexstrophie wird bei Männern
fünfmal häufiger angetroffen (WATTENBERG et al. 1956). Ebenso sollen die männlichen Individuen bei den Teratomen wesentlich überwiegen (QUILTER 1956; s. a.
HERBUT 1952).

Das Alter der Blasencarcinompatienten schwankt zwischen 50 und 70 Jahren
mit einem Kurvengipfel bei 65 Jahren (HEUSCH 1942, ASH 1940, McDONALD 1948,
FRANKKSON 1950 Lit., HERBUT 1952 u. a.), jedoch ist kein Alter verschont. Der
jüngste Patient in einer Serie von 3200 Fällen (ASH 1940) war 17jährig, auch wurden mehrfach schon Blasencarcinome bei Kindern beobachtet (LOWRY et al. 1955
Lit., MELICOW 1955, WALLER und ROLL 1957, FITCH und RUBENSTONE 1962 Lit.,
JOHNSON und TAYLOR 1961), wobei allerdings zu bemerken ist, daß ein Teil der
Fälle zufolge der amerikanischen Nomenklatur nicht ganz eindeutig beim Carcinom
unterzubringen ist und möglicherweise zu den Papillomen gehört, und Blasenpapillome sind im Kindesalter bekannt (LOWRY et al. 1955). Auch Divertikelcarcinome sollen bei Kindern vorkommen. Im Gegensatz zu der großen Seltenheit
von Blasencarcinomen im Kindesalter sind mesenchymale Tumoren beim Kind
häufiger als beim Erwachsenen. So werden rund 50% der Rhabdomyosarkome der
Harnblase bei Kindern angetroffen, wobei Knaben doppelt so häufig befallen sind
als Mädchen (PETTERSON 1955). — Unter 75 mesenchymalen Blasentumoren,
welche RATHBUN (1937) aus dem Schrifttum gesammelt hat, fanden sich 43 Sarkome, der Rest betraf die verschiedenen Formen der benignen mesenchymalen
Tumoren (s. a. LONGLEY 1955, GOLDSTEIN und JOACHIM 1957, RUSSELL et al. 1958
Lit. u. a.). Auch das bekannte Sarcoma botryoides (polypoides Fibromyxosarkom)
wird bekanntlich vor allem bei Kindern angetroffen (LEGIER 1961 Lit.), das gleiche
gilt für die benignen Polypen (GANEM und AINSWORTH 1955).

Das klinische Bild der Blasentumoren entspricht demjenigen einer Cystitis mit
Hämaturie, doch kann diese in 15 bis 40% fehlen (HERBUT 1952). Papillome der
Harnblase können periodisch den Urethraabgang im Sinne eines Ventilverschlusses
verstopfen (LOWRY et al. 1955). Von 35 unserer 63 Fälle mit malignen Blasentumoren, welche keine Metastasen aufweisen, starben elf an Urämie bei Pyelonephritis, vier an Blutung und 20 an einem interkurrenten Leiden.

In topographischer Hinsicht sind vor allem die Uretermündungen, das Trigonum und der Urethraabgang bevorzugt (HEUSCH 1942 Lit.), ein Neuntel aller
Tumoren tritt multipel auf (HERBUT 1952).

1. Die epithelialen Tumoren der Harnblase

α) *Die benignen Harnblasentumoren*

Ein sehr häufiger *benigner* epithelialer Blasentumor ist das Papillom. Bei seiner pathologisch-anatomischen, insbesondere der histologischen Beurteilung stellen sich die nämlichen Probleme wie beim Papillom des Nierenbeckens und des Ureters

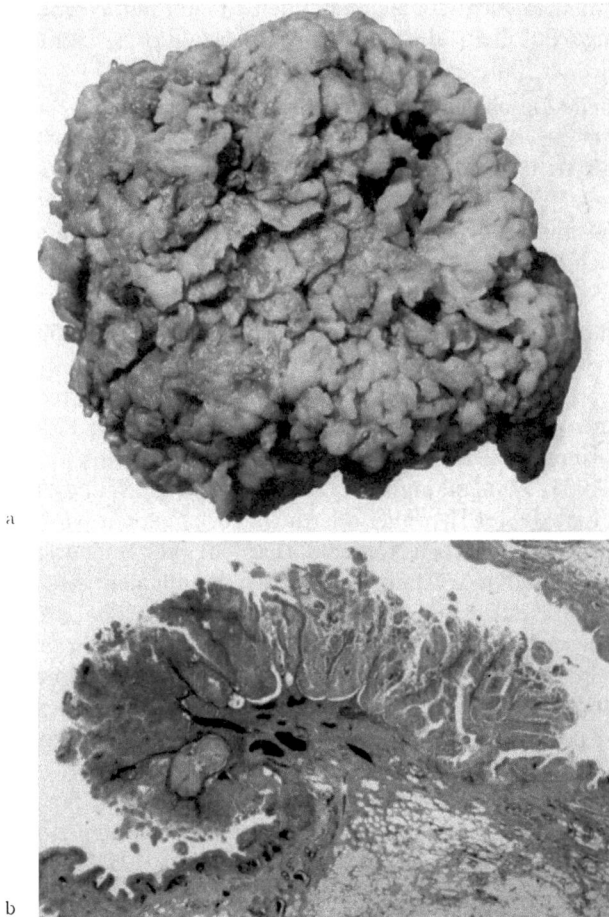

Abb. 707a—b. a Blasenpapillom in Aufsicht. b Benignes Blasenpapillom. Scharfe Grenze zwischen Epithel und Stroma, kein infiltratives Wachstum; der Stiel und seine Umgebung sind leicht entzündlich infiltriert. Vergr. 10mal, HE

(Abb. 707a). Auch in der Harnblase hat sich das eigentliche „Grading", so praktisch es für den wenig Erfahrenen zu sein scheint, nicht bewährt (s. a. FRIEDMAN und ASH 1959). Über die grundsätzliche Entscheidung ob benigne Papillome als solche überhaupt anzuerkennen sind s. S. 810ff. Die benignen Papillome sind außerordentlich häufig primär multipel (Abb. 708). Auf die Bedeutung dieser Feststellung wird auf S. 811ff. zusammenfassend eingegangen. Entscheidend für die Diagnostik und die Dignitätsbestimmung ist für uns immer wieder das Verhalten im Stielbereich (Abb. 707b), wobei Anaplasie und auch nur andeutungsweise Infiltration der glatten Muskulatur als beginnende maligne Entartung zu deuten sind (s. a. STAEMMLER 1957). Eine Entartung an der Spitze (HEUSCH 1942) konnten wir nur äußerst selten einwandfrei feststellen, dabei ist zu berücksichtigen, daß als degenerativ anzusprechende Epithelveränderungen, die einer Anaplasie recht ähnlich sehen können, an den frei flottierenden Spitzen eines Papilloms häufig in Erscheinung treten (Abb. 709b). Auch adenomatoide Bildungen (Abb. 709c) dürfen nicht als maligne gedeutet werden. Die von HÜCKEL (1934) vorgeschlagene Einteilung in drei Stadien (KRUPP 1958) hat sich uns nicht bewährt (s. a. DUKES 1959). Wenn jedoch infiltrative Veränderungen fehlen und Atypien im Epithel gehäuft vorkommen, dann sprechen wir mit FRANKSSON (1950) und VON ALBERTINI (1955) von einem proliferativen Papillom, während das ganz uniform gebaute (Abb. 709a) als ruhendes bezeichnet wird. Beim proliferativen Papillom wird gelegentlich schon etwas Pflasterzellmetaplasie beobachtet. Die von zahlreichen Autoren betonte häufige Diskrepanz zwischen bioptischem und klinischem Befund (BINI und VITALI-MAZZA 1960: 47,5%) können wir auf Grund unseres Beobachtungsgutes insofern bestätigen, als Kuppenexcisate berücksichtigt wurden; bei

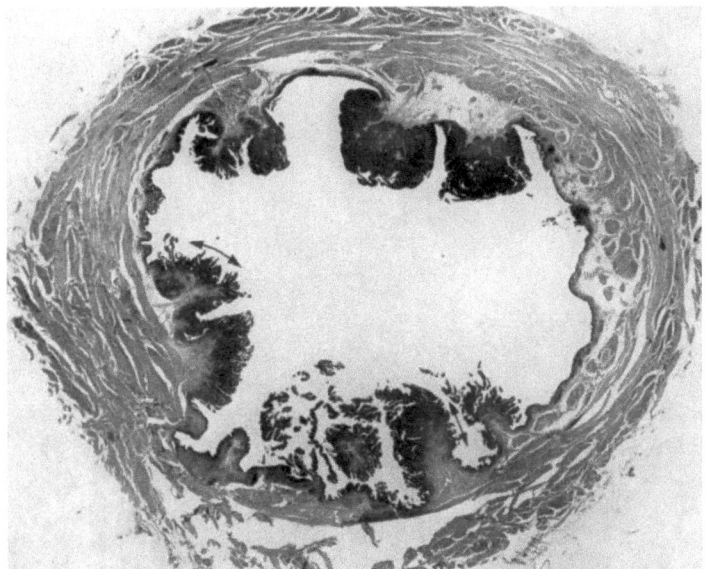

Abb. 708. Multiple Blasenpapillome. Die histologische Kontrolle ergab in den beiden relativ kompakten Gebilden oben etwas rechts der Mittellinie maligne Entartung (Photo Dr. W. SELBERG, Hamburg)

Stielexcisaten dagegen wird diese Diskrepanz vermißt. — Zahlenmäßig fanden sich unter 306 Fällen von Blasentumoren 26 ruhende Papillome mit Atypie und unscharfer Epithelbindegewebsgrenze (FRANKSSON 1950). Die letztere Gruppe würden wir schon unter die hochdifferenzierten Carcinome einreihen. Übergänge von benignen in maligne Formen sind eindeutig festzustellen (Abb. 710, 711).

Als weitere benigne epitheliale Blasentumoren sind die Condylomata acuminata (LEWIS et al. 1962 Lit.) und lata (KLEIMAN und LANCASTER 1952) zu erwähnen. Besonders die ersteren können außerordentlich ausgedehnt sein. Sie sind meist aus der Urethra in die Blase eingewandert; ihre Virusätiologie ist durch Inoculations-versuche gesichert (Lit. LEWIS et al. 1962).

Eigentliche Adenome sind in der Harnblase außerordentlich selten, sie werden als Hamartome des Urachus aufgefaßt, möglicherweise entwickeln sie sich auch

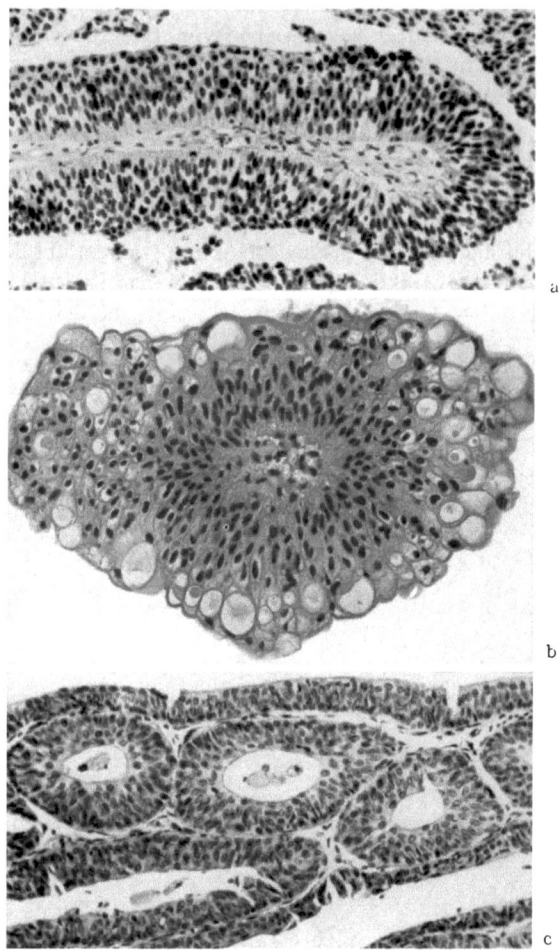

Abb. 709a—c. a Typisches Blasenpapillom mit ganz regelmäßigem Urothel und schlanken, infiltrat-freien Stromasepten. Vergr. 180mal, HE. b Einzelpapille eines Blasenpapilloms, starke vacuoläre Degeneration der Epithelzellen. Vergr. 200mal, HE. c Blasenpapillom mit adenomartigen Bildungen im Stroma, das Zellbild jedoch absolut ruhig; eine entzündliche Sekundärinfiltration fehlt. Vergr. 130 mal, HE

durch Metaplasie, wie dies vor allem bei der Exstrophie beobachtet wird (FRIED-MAN und ASH 1959). — Das Schrifttum weist ferner vereinzelte Mitteilungen über Dermoidcysten in der Blasenwand auf, welche sich durch die ,,Pilimictio'', d. h. durch das Erscheinen von Haaren im Urin klinisch nachweisen lassen (RATHBUN 1937, HERBUT 1952, CAUFFIELD 1956). Ebenfalls hierher gehört das benigne sog. nephrogene Blasenadenom (FRIEDMAN und KUHLENBECK 1950), welches als

Hamartom angesprochen wird (HASEN 1962 Lit.). Man findet darin typische hauptstückartige Nierentubuli.

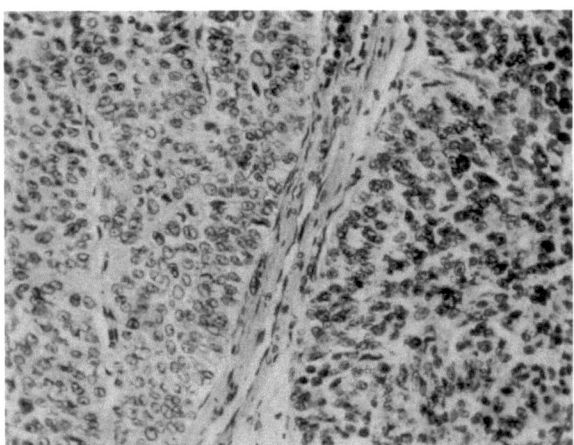

Abb. 710. Blasenpapillom mit maligner Entartung: Links die soliden, regelmäßig gebauten Papillom-stränge, rechts das polymorphzellige, carcinomatöse Gewebe mit deutlicher Verschiebung der Kern-plasmarelation zugunsten der Kerne und massenhaft pathologischen Mitosen. Vergr. 300mal, HE

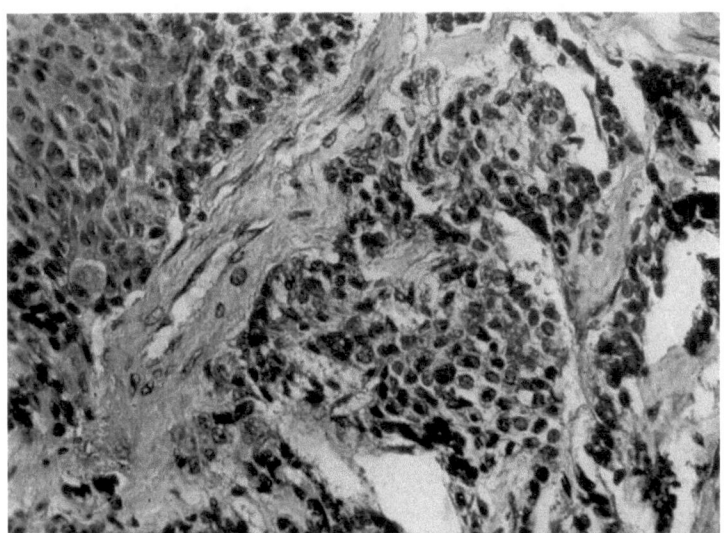

Abb. 711. Ausschnitt aus dem Stiel eines benignen Blasenpapilloms: Hier findet man plötzlich eine starke Kern- und Zellpolymorphie sowie Hyperchromasie und infiltratives Wachstum in die glatte Muskulatur. Vergr. 600mal, HE

β) *Die Blasencarcinome*

Es handelt sich in der überwiegenden Mehrzahl um Urothelcarcinome (FRANKS-SON 1950, MELICOW 1955: 81,1% papillär, 7% nicht papillär, WALLACE 1958, DUKES 1959, FETTER et al. 1959: 88,4%). Derartige Statistiken sind allerdings nur mit größter Vorsicht zu verwenden, denn besonders bei soliden Tumoren ist ihre Zuordnung zu den verschiedenen Einteilungsgruppen weitgehend eine subjektive

Angelegenheit. Rein makroskopisch gesehen ist rund ein Drittel der malignen Tumoren papillär gebaut (Abb. 712; PUGH 1957) und 50% der Urothelcarcinome der Harnblase imponieren als vorwiegend infiltrativ wachsende Tumoren (Abb. 713). Mikroskopisch ist das Epithel dieser Tumoren sehr viel unruhiger und auch anaplastischer als bei den Papillomen (Abb. 714b). Reine Oberflächencarcinome sind selten (Abb. 714a). Solide Stränge dringen in die Tiefe des verbreiterten Stroma und vor allem auch des Stiels ein (Abb. 711). Die Stränge sind ganz ungleich in der Breite und zeigen nach unserer Erfahrung praktisch in allen Fällen immer wieder vereinzelt Tendenz zu Drüsenschlauchbildung (Abb. 715),

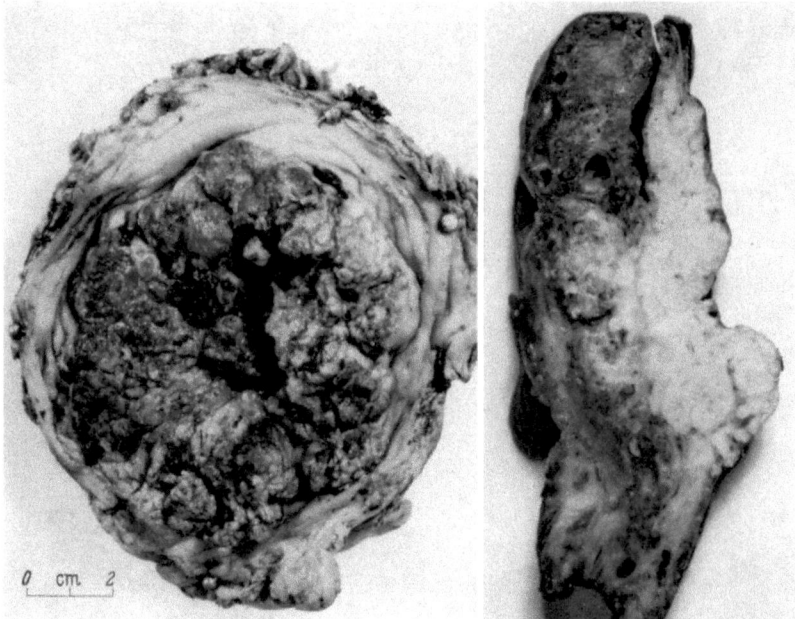

Abb. 712. Ausgedehntes papilläres Blasencarcinom, welches fast die ganze Harnblase einnimmt. Links Aufsicht auf die geöffnete Blase, rechts Querschnitt, auf welchem das sehr starke infiltrative Wachstum nicht nur in die Muskulatur, sondern auch in die anliegenden Beckenweichteile erkennbar ist. Es handelt sich um eine operative totale Cystektomie, welche bezüglich der Beckenweichteile nicht im Gesunden erfolgt ist

allerdings meist ohne Schleimbildung (HERBUT 1952). Sehr wichtig ist ferner die Feststellung, daß die Anaplasie von Strang zu Strang oder jedenfalls von Abschnitt zu Abschnitt wechseln kann (Abb. 716), was die häufige Diskrepanz zwischen einzelnen Biopsien erklärt. Auch Pflasterepithelmetaplasie wird ausgesprochen häufig gefunden (Abb. 716a), weshalb einzelne Autoren nur zwischen papillären und epidermoiden Carcinomen unterscheiden (BONNEAU 1961) und dabei die epidermoiden fast dreimal so häufig finden wie die papillären. Eine Begleitentzündung wird in keinem Fall vermißt, wohingegen umgekehrt aus der Begleitentzündung nicht auf Malignität geschlossen werden darf, wie dies bei allen papillären Tumoren (mechanische Reizung) gut bekannt ist.

Die eigentlichen Pflasterzellcarcinome sind gegenüber den Urothelcarcinomen wesentlich seltener (MELICOW 1955: 11,4%, FETTER et al. 1959: 4,5%). Diese

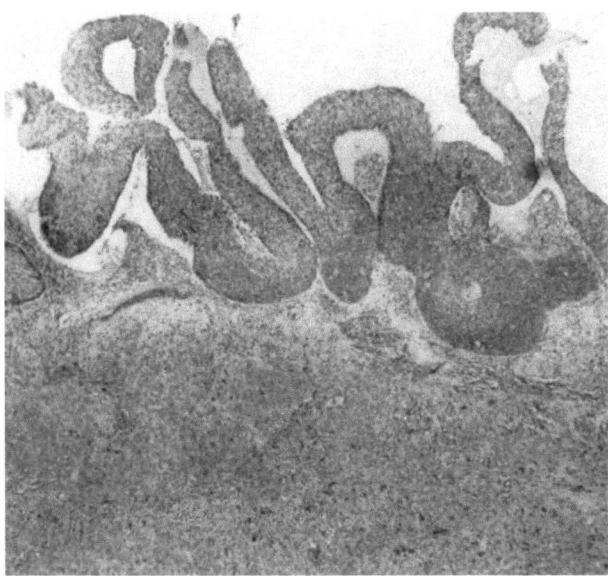

Abb. 713. Urothelcarcinom der Harnblase, papillär, in der Tiefe entdifferenziert und solidscirrhös wachsend. Vergr. 80mal, HE

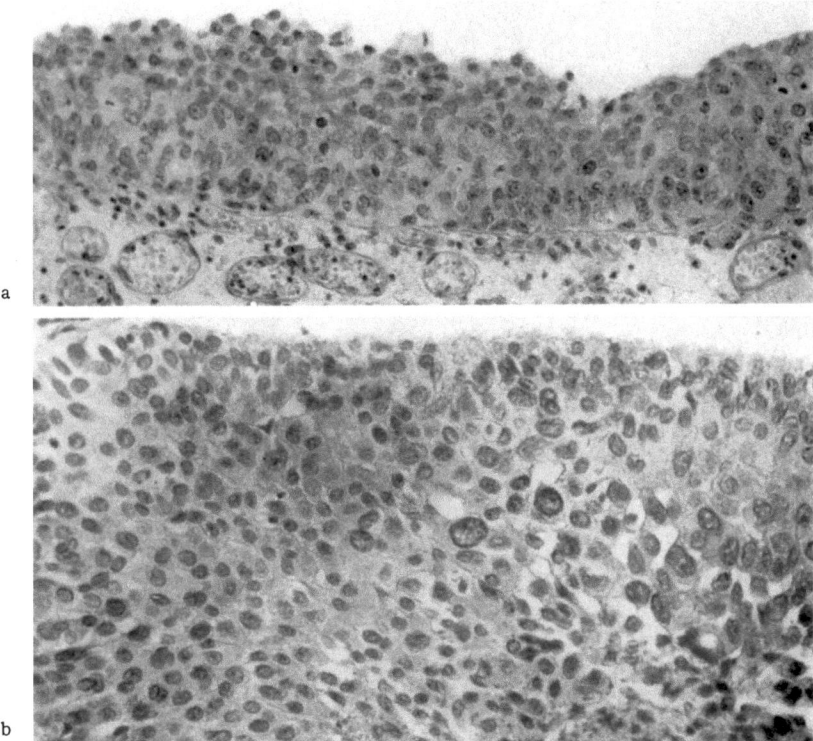

a

b

Abb. 714a—b. a Oberflächencarcinom der Harnblase. Ohne vorgängiges Papillom hat sich hier an der Oberfläche ein atypisches, kernreiches und auch polymorphzelliges Epithel gebildet, das aber die Basalmembran noch nicht durchbrochen hat. Vergr. 400mal, HE. b Hochdifferenziertes Urothelcarcinom der Harnblase, solid wachsend. Starke Kern- und Zellpolymorphie, unscharfe Begrenzung gegenüber dem entzündlich veränderten Bindegewebe. Vergr. 400mal

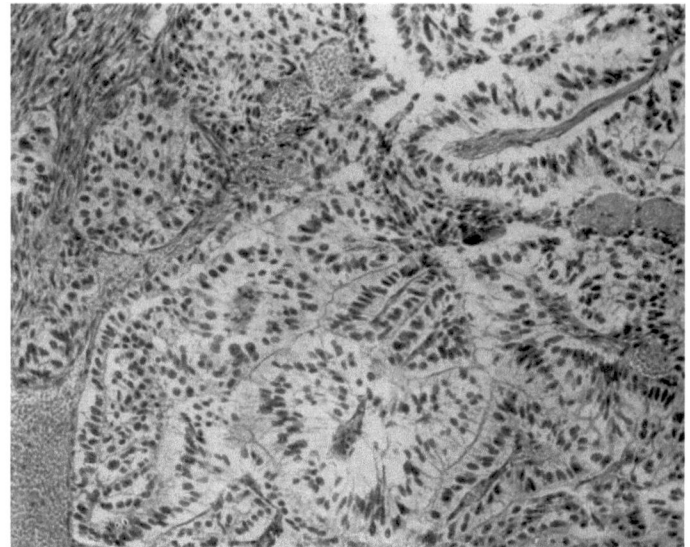

Abb. 715. Teils solid, teils adenomatös wachsendes Blasencarcinom. Vergr. 200mal, HE

a

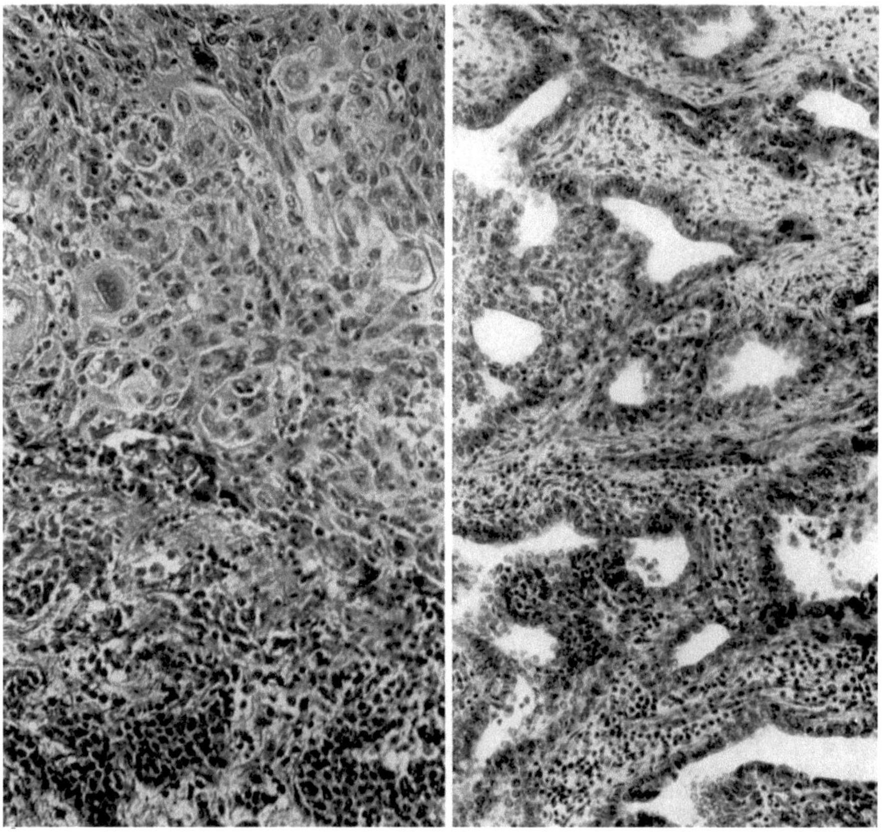

b

Abb. 716a—b. a Teils undifferenziertes, kleinzelliges Blasencarcinom (unten), teils angedeutete Pflaster-zellmetaplasie (oben). Vergr. 400mal, HE. b Rein adenomatöse Abschnitte eines Blasencarcinoms, welches an anderen Stellen undifferenziert-kleinzellig sowie in Form des Pflasterzellcarcinoms wächst (vgl. a). Vergr. 200mal, HE

Tumoren wachsen in der Regel rein infiltrativ und sind oberflächlich exulceriert. Ihr Differenzierungsgrad hält sich meist in bescheidenen Grenzen; Hornperlenbildung findet man nur selten. Die Herkunft des Pflasterzellcarcinoms ist morphologisch in den wenigsten Fällen erkennbar, nur selten zeigt die Anamnese eine vorbestehende Leukoplakie einerseits oder ein metaplastisch verändertes Urothel-

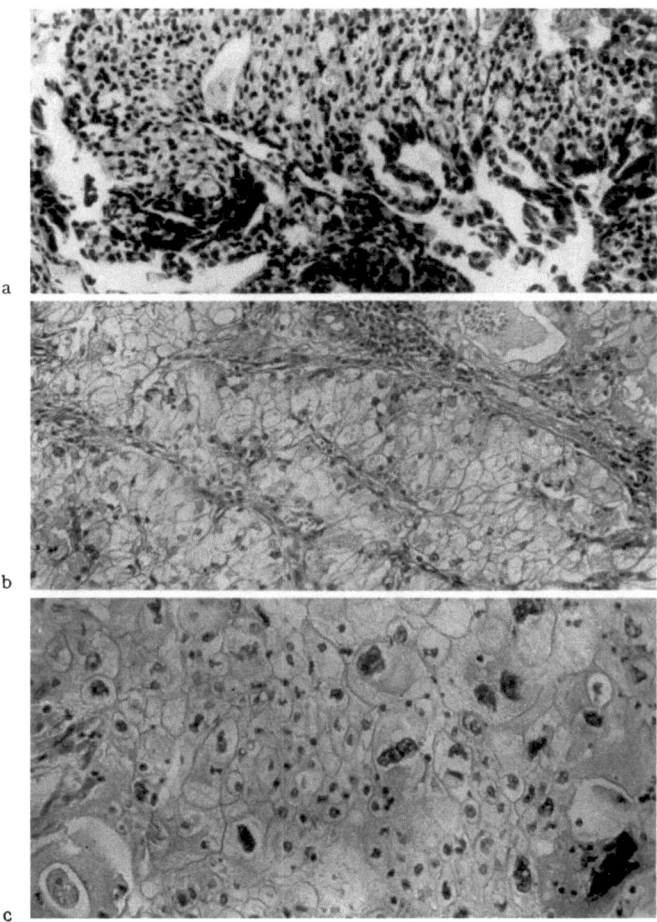

Abb. 717 a—c. a Biopsie aus einem Blasentumor 1950: Teils solides, teils adenomatoides Pflasterzellcarcinom. Vergr. 150mal. b Gleicher Fall: Excision einer Halslymphknotenmetastase 1958: Fälschlicherweise als Hypernephrom bezeichnet. Vergr. 150mal. c Derselbe Fall: Autopsie 1959: Hellzelliges Blasencarcinom (publ. LARGIADÈR 1960). Vergr. 150

papillom andererseits. Eine Sonderform stellt das hellzellige Pflasterzellcarcinom dar, welches außerordentlich langsam wachsen kann (Abb. 717; LARGIADÈR 1960: 12jähriger Verlauf).

Adenocarcinome mit Schleimbildung sind selten (FETTER et al. 1959: 3%, BONNEAU 1961: knapp 1%, ebenso STAEMMLER 1957 u. a.). Wir fanden unter 63 malignen Blasentumoren auf 10000 Autopsien nur einen derartigen Fall. Bei der Schistosomiasis werden dagegen relativ häufig Adenocarcinome gefunden

(DIMMETTE et al. 1956: 6,6% gegenüber 55,5% Pflasterzellcarcinomen). Außerordentlich häufig sind die Adenocarcinome bei der Exstrophie der Harnblase (s. S. 739; Mc INTOSH und WORLEY 1955 Lit., WATTENBERG et al. 1956: 34 von 37 Fällen, PUGH 1959: 95%). — Auch in Resten des Urachus bilden sich mit besonderer Vorliebe verschleimende Adenocarcinome (Abb. 718; FRANKKSON 1950: Unter 44 Adenocarcinomen der Blasengegend einer Serie lagen 17 im Bereich des Urachus; MOSTOFI et al. 1955). Die Prognose dieser Tumoren scheint ausgesprochen schlecht zu sein, was vermutlich damit zusammenhängt, daß sie sich vor allem in der vorderen Bauchwand ausdehnen. — Nur ein einziger Fall eines Urothelcarcinoms im Urachus ist uns bekannt geworden (FISHER 1958), während

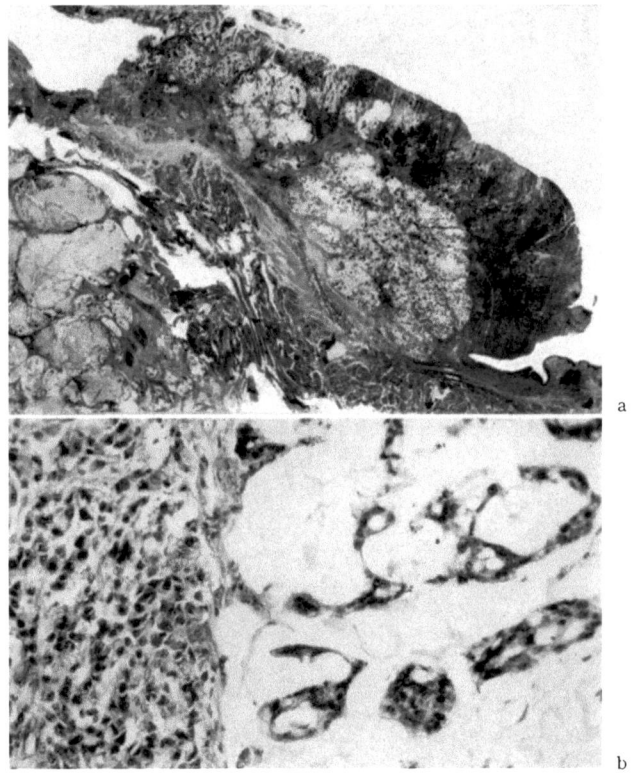

Abb. 718a—b. a Erbsgroße Biopsie aus Blasenscheiteltumor: Kolloidcarcinom, ausgehend vom Urachus, vgl. Abb. b. HE. b Adenomatöse Tumorstränge, eingebettet in Kolloidmassen, mit starker Umgebungsentzündung (vgl. Abb. a). Vergr. 300mal, HE

Sarkome bisher neunmal beobachtet wurden, meist bei Kindern (WHITTLE et al. 1961).

Bei der Beurteilung solcher Blasentumoren ist immer zu berücksichtigen, daß Drüsenschlauchbildung aus Urothel hervorgehen kann (s. oben; FRANKKSON 1950). Die Herkunft der schleimbildenden Drüsenschläuche ist umstritten. Sehr wahrscheinlich handelt es sich um eine Potenz des Urothels bzw. des Kloakenabkömmlings. In einzelnen Fällen kommt auch der Urachus in Betracht, während die Herkunft aus Darmchoristomen, periurethralen oder Brunnschen Drüsen usw.

(FRANKSSON 1950) sehr fraglich ist (s. a. FRIEDMAN und ASH 1959). Um Mißverständnisse zu vermeiden, spricht man wohl am besten von mucoiden Adenocarcinomen (SAPHIR 1955). Das makroskopische Bild zeigt in einzelnen Beobachtungen
massive Schleimmassen, so daß die Diagnose ganz einfach zu stellen ist, in anderen
Fällen aber entzieht sich der Schleim der makroskopischen Feststellung. Die infiltrative Neigung ist nach unseren Beobachtungen etwas weniger ausgeprägt als
beim Urothel- und dem Pflasterzellcarcinom. — Bei Untersuchung eines Adeno-

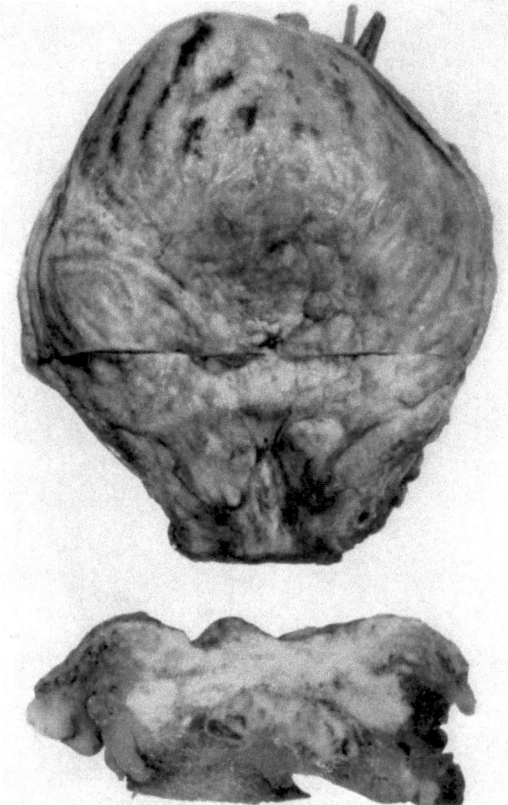

Abb. 719. Vortäuschung eines infiltrativ wachsenden Blasencarcinoms durch Prostatacarcinom. Unten
Querschnitt

carcinoms der Trigonumgegend sollte stets an die Möglichkeit der Infiltration
eines Prostatacarcinoms gedacht werden (Abb. 719).

In einer letzten Gruppe, deren Größe bei den einzelnen Autoren sehr stark
schwankt, werden die anaplastischen Carcinome zusammengefaßt. Nach unserer
Auffassung handelt es sich dabei aber fast ausnahmslos um solid wachsende
Urothelcarcinome, die allerdings — das muß zugegeben werden — von undifferenzierten Pflasterzellcarcinomen nur sehr schwer abzutrennen sind (Abb. 713,
S. 790). Derartige mit bestem Willen nicht einteilbare Tumoren fanden wir in 3%
(Abb. 720; s. a. FETTER et al. 1959; s. dagegen PUGH 1957: 20%). — Über ein
Basaliom der Harnblase hat BIBUS (1951) berichtet, nach den Abbildungen scheint
diese Diagnose zum mindesten anfechtbar zu sein (Lit. HARTMANN 1957).

Die Strahlen- und die Chemosensibilität der Blasentumoren scheint der auto-
radiographisch supravital mit tritiiertem Thymidin und Cytidin am Excisat festgestellten Aktivität parallel zu gehen (VEENEMA et al. 1963).

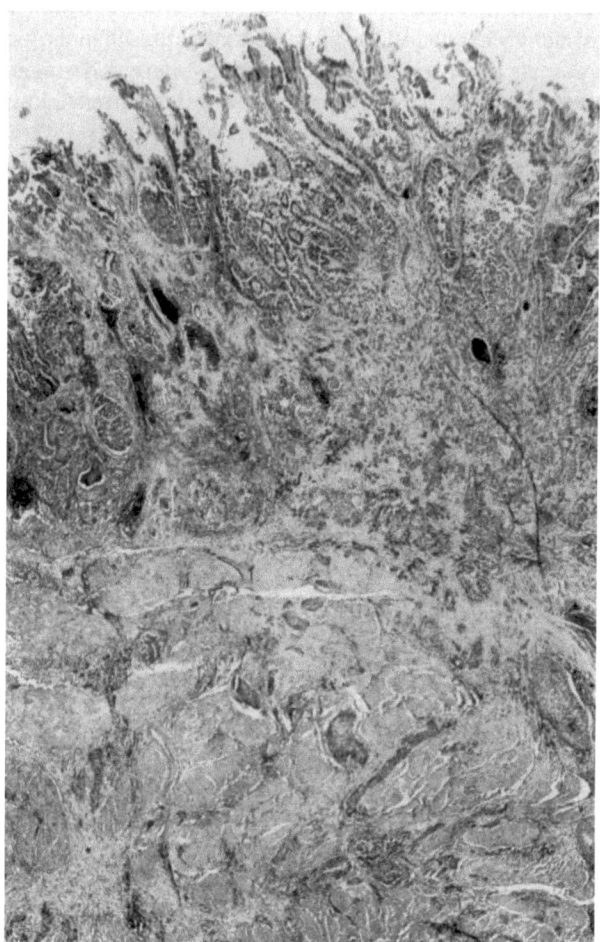

Abb. 720. Maligne entartetes Blasenpapillom: Dunkle Carcinomstränge reichen bis tief in die glatte
Muskulatur hinein. Vergr. 20mal, HE

2. Die mesenchymalen Blasentumoren

Benigne mesenchymale, meist bindegewebige Tumoren, die häufig leicht myxo-
matös und auch polypös sind (Abb. 721), werden vor allem bei Kindern beschrieben
(GANEM und AINSWORTH 1955 Lit.). Meist kavernöse Angiome werden sowohl bei
Kindern (FUQUA et al. 1955) als auch bei Erwachsenen beobachtet und können
durch schwere Blutungen klinisch in Erscheinung treten (RATHBUN 1937, GRAHAM
und BULKLEY 1955 Lit.). Sie sind seltener als diejenigen der Nieren (WHITE und
BRAUNSTEIN 1946: 1:2, Lit.). Maligne Entartung eines Hämangioms wurde schon
beobachtet (LIANG 1958). Unter 75 Blasentumoren bei Kindern fanden sich im
Schrifttum 2 Hämangiome, 2 benigne Polypen, 16 Myxome, 5 Fibrome, 1 Leio-

myom, 2 Rhabdomyome und 1 Neurofibrom (RATHBURN 1937). Auch eine generalisierte Neurofibromatose kann sich in der Harnblase manifestieren (Ross 1957,
WITUS et al. 1958 Lit., GONZALEZ und REYES 1963, VAN BUSKIRK et al. 1964 Lit.)
und maligne entarten (s. unten).

Das umstrittene *Myoblastenmyom* (Lit. ABRIKOSSOFF 1926, HOWE und WARREN
1944) kommt in der Blase als extreme Seltenheit vor und kann aus bis 160 μ
breiten Zellen bestehen, die vereinzelt Querstreifung aufweisen (HERBUT 1952).
Auf Grund von histochemischen Untersuchungen wird neuerdings behauptet, es
handle sich um eine Sonderform des Neurinoms (granuläres Neurom; FISHER und
WECHSLER 1962).

Maligne Entartung mit Metastasenbildung wurde auch in der Blase beobachtet
(RAVICH et al. 1945 Lit.), wie dies auch
bei der typischen Lokalisation in der
Zunge bekannt ist (VON ALBERTINI
1955).

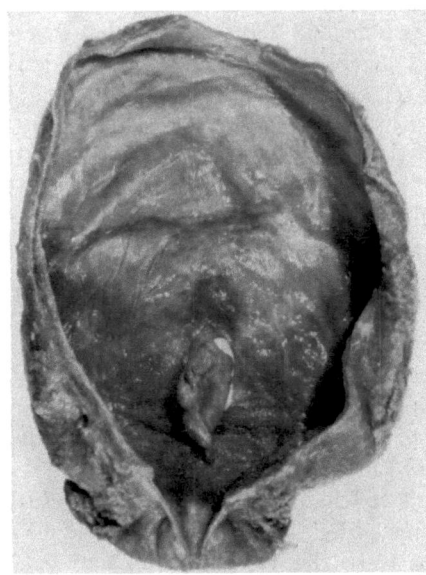

Abb. 721. Echter Polyp der Blasenschleimhaut.
Zufallsbefund bei 68jähriger Frau

Auch das *Phäochromocytom* kommt
gelegentlich in der Blase vor. Es führt entweder zu Dauerhypertonie oder zu typischen Hypertoniekrisen. Nach Angabe
der Literatur sind stets Frauen davon
befallen (PUGH 1958, DERUM et al. 1960
Lit., PUGH et al. 1960, SIVAK 1961 Lit.).
Während der Krisen sind die Patienten
bleich und schweißbedeckt, sie zeigen
Herzklopfen und massiven Blutdruckanstieg sowie einen positiven Regitintest.
Im Urin und im Blut der Vena cava lassen sich vermehrte Katecholamine nachweisen (DERUM et al. 1960). Diese Tumoren werden auf den sympathischen
Blasenplexus zurückgeführt, welcher
beim Fetus nachgewiesen werden kann
(DERUM et al. 1960, PUGH et al. 1960).

Sehr selten wird ein benignes *Hamartom* beobachtet, welches bei Kindern vorkommt und aus Drüsen, Gefäßen und fibrösem Gewebe besteht (MOOSE und
GARVEY 1963 Lit.).

Sarkome der Harnblase[1] sind nicht allzu selten, was wohl einerseits mit den
komplizierten Entwicklungsverhältnissen der Blase und andererseits mit den im
ganzen doch sehr häufigen entzündlichen Sekundärveränderungen des Blasen-
mesenchyms zu erklären ist. Neben seltenen Einzelformen, wie sie in allen Organen
zu beobachten sind, haben einerseits das Rhabdomyosarkom und andererseits das
sog. Sarcoma botryoides größere Bedeutung. Dabei soll die Möglichkeit, daß es
sich bei beiden Formen um ein und denselben Tumor in verschiedenen Lebens-
altern handelt, nicht bestritten werden (FRIEDMAN und ASH 1959, BATSAKIS 1963).

Von den Sarkomen der Blase sind ausgesprochen häufig Kinder betroffen. Die
malignen mesenchymalen Tumoren machen 0,5% sämtlicher maligner Blasen-

---

[1] Lit. McCREA und POST 1955.

tumoren aus, davon sind 61% Leiomyosarkome, 17% Fibrosarkome, 15% reticulo-endotheliale Tumoren und einige Sonderformen (Mc Crea und Post 1955; Herbut 1952: 0,67%). Die Sarkome sind vor allem im Bereich des Trigonum lokalisiert, weshalb auf eine embryonale Störung geschlossen wird, wobei Herkunft aus meso-nephrogenem Mesenchym (Batsakis 1963), dem Müllerschen Gang, dem Urachus und aus überzähligen Ureteren, der Morgagnischen Hydatide, dem Utriculus und dem Wolffschen Gang erwogen wird (Herbut 1952, Smith 1959, Thompson und Coppridge 1959 Lit.).

Das *Sarcoma botryoides* wird fast ausschließlich bei Kindern gefunden; bis 1961 fanden sich in der englischen Literatur 61 Fälle (Legier 1961). Dieser Tumor wird — wie oben gesagt — auch als Rhabdomyoblastom angesprochen, wobei die Quer-streifung aber meist fehlt. Das Alter der Patienten schwankt zwischen 3 Monaten und 12 Jahren, wobei aber einzelne Fälle zwischen 23 und 69 Jahren beschrieben wurden (Legier 1961). Knaben sind etwa $2^1/_2$mal so häufig befallen wie Mädchen. Metastasen treten selten auf, dagegen sind Lokalrezidive fast stets zu beobachten. Die Erfahrung zeigt, daß die Prognose bei Kindern ausgesprochen schlecht ist, sie sterben meist innerhalb von 2 bis 8 Monaten (Longley 1955, Legier 1961). Einzelne operativ geheilte Fälle werden mitgeteilt (Flocks und Culp 1955, Maletta und Horton 1959 Lit., Smith 1959, Thompson und Coppridge 1959).

Makroskopisch sind diese Tumoren plump polypös oder auch typisch trauben-förmig gebaut, wie dies vor allem bei den entsprechenden Tumoren der Vagina bekannt ist (Ober und Edgcomb 1954 Lit.). Histologisch findet man im myxoma-tösen undifferenzierten Stroma zahlreiche und oft pathologische Mitosen (Flocks und Culp 1955). Eindeutig myxomatöse Abschnitte werden zwar verschiedentlich erwähnt, scheinen aber keine Conditio sine qua non zu sein. Vermutlich gehören auch die polypoiden spindel- bis polymorphzelligen Sarkome mit Knorpelbildung in dieser Gruppe (Hirsch und Gasser 1949 Lit.).

Auch echte *Rhabdomyosarkome* können bei Kindern auftreten (Buser 1943). Die Querstreifung ist bei diesen Tumoren meist deutlich erkennbar. Auf die Ver-wandtschaft mit dem Sarcoma botryoides weist die Tatsache hin, daß sie oft polypös sind, histologisch Übergänge zum genannten Tumor aufweisen (Meisel et al. 1949) und in allen Altersstufen gefunden werden (Meine et al. 1949).

Die *Leiomyosarkome* (Abb. 722) sollen etwa 0,3% aller Blasentumoren aus-machen (Silbar und Silbra 1955 Lit.). Sie sind etwas häufiger als die Rhabdo-myosarkome, wobei es sich wieder frägt, ob diese Tumorgruppe ganz scharf zu trennen sei. Während beim Rhabdomyosarkom die Entstehung auf Reste des Wolffschen Ganges zurückgeführt wird (Buser 1943), zieht man beim Leiomyo-sarkom den Ausgang vom Müllerschen Gang, vom Urachus, von überzähligen Ureteren usw. in Erwägung (Silbar und Silbar 1955). Im Gegensatz zum Rhab-domyosarkom, welches fast ausschließlich das Trigonum befällt, ist das Leiomyo-sarkom in allen Abschnitten der Blase beschrieben worden. Die Prognose beider Formen ist praktisch infaust.

Von einer gewissen praktischen Bedeutung sind ferner die *osteogenen Sarkome*, welche sich primär in der Blase entwickeln können (Nourse 1957 Lit.). Die Prognose soll außerordentlich schlecht sein trotz guter Röntgensensibilität (Nicolai und Spjut 1956). Dabei ist wichtig zu wissen, daß Knorpel- und Knochen-bildung auch sekundär in relativ langsam wachsenden Blasencarcinomen älterer

Patienten auftreten kann (PANG-SHU-CHAO 1958 Lit.). — *Lymphosarkome* wurden vereinzelt beschrieben. Die Prognose scheint bei intensiver Röntgenbestrahlung relativ gut zu sein; befallen sind oft jüngere Frauen (BORSKY 1960, BHANSALI und CAMERON 1960, PONTIUS et al. 1963 Lit.). Vermutlich entwickeln sich diese Tumoren aus entzündlich-metaplastisch entstandenen Lymphfollikeln der Blasenschleimhaut (s. dagegen FRIEDMAN und ASH 1959). — Primäre *Plasmocytome* sind ausgesprochen selten (GORFAIN 1949). In einer Beobachtung war der Patient 6 Jahre nach Excision rezidivfrei (ZAFFAGNINI 1959). — Primäre *Melanome* sind bisher 13 im Schrifttum mitgeteilt worden (SU und PRINCE 1962). Auch das primäre *Reticulumzellsarkom* der Harnblase ist ein ausgesprochen seltenes Vorkomm-

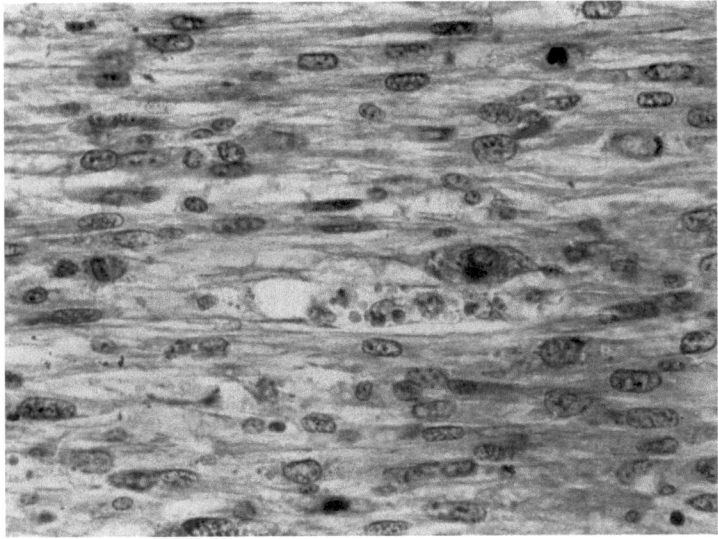

Abb. 722. Leiomyosarkom der Harnblase. Noch ziemlich deutliche Faserbildung sowie längsovaläre Struktur der leicht polymorphen Kerne. Zahlreiche pathologische Mitosen. 56jährige Frau. Vergr.600mal, HE

nis (HERBUT 1952 1952 Lit.). — Sarkomatöse Entartung bei Neurofibromatose der Blase (s. S. 796) wurde beobachtet (ROSS 1957).

3. Die Carcinosarkome der Harnblase

Eine vergleichsmäßig nicht allzu seltene Gruppe der Tumoren stellen die Carcinosarkome der Harnblase dar. Zum Teil werden darunter echte Embryome (Teratome) verstanden und beschrieben (POLLACK 1936, QUILTER 1956, FRIEDMAN und ASH 1959), zum Teil scheint es sich um Kollisionstumoren zu handeln (PANG-SHU-CHAO 1958) und schließlich ist auch eine Verwechslung mit dem cirrhösen Carcinom möglich, wenn das Bindegewebe eine schwere reaktive Veränderung aufweist (SCHOURUP 1955). Knochenbildung wird in diesen Tumoren, welche das Trigonum bevorzugen (PUND et al. 1952), häufig angetroffen (WILLIS 1959). Man muß dabei an die osteogene Potenz des Urothels denken, welches reichlich Phosphatase enthält. Unter 324 Blasensarkomen des Schrifttums (POWERS 1956) wiesen elf Knorpel- oder Knochenbildung auf und 17mal bestand ein Carcinom neben

dem Sarkom im Sinne einer sog. Kollision (MEYER 1919, DU BOSE DENT 1955).
BLUM und BATZENSCHLAGER (1957) sowie FRUHLING et al. (1959 Lit.) unterscheiden zwischen dem teratoiden Carcinosarkom des Trigonum und dem bidermalen
Doppelcarcinom, welches aus mesenchymalen und Urothelanteilen besteht und
trennen von diesen beiden Tumoren den eigentlichen Kollisionstumor ab.

4. Blasenmetastasen

Metastasen ortsfremder Tumoren in der Harnblase sollen rund 1,5% aller Blasentumoren ausmachen (GANEM und BATAL 1956 Lit.). Sie stammen in absteigender

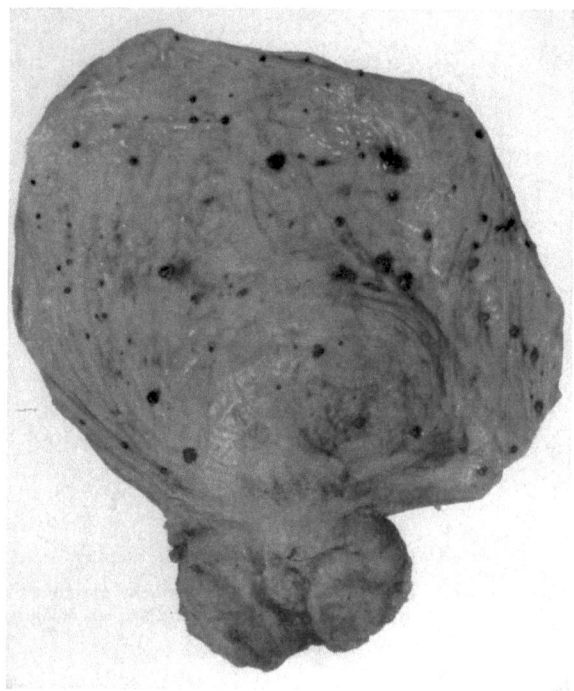

Abb. 723. Multiple Harnblasenmetastasen bei malignem Melanom der Haut

Häufigkeitsskala aus dem Magen, von Melanomen (Abb. 723), aus Mamma und
Bronchus (GANEM und BATAL 1956). Daneben findet man natürlich ein Wachstum
per continuitatem oder ein lymphogenes Übergreifen von Cervix-, Rectum- und
Sigmatumoren, ferner eine Implantation von Nierenbecken- und Ureterencarci-
nomen (s. unten; HERBUT 1952). Nicht allzu selten erfaßt auch das Lymphoma
malignum Hodgkin (sog. Lymphogranulom) oder eine Leukämie (Abb. 724) die
Blase (SCHMITT 1959 Lit.).

5. Stadieneinteilung, Ausbreitung, Rezidive und Prognose der Blasentumoren

Die *Methode* der Stadieneinteilung variiert naturgemäß bezüglich der feineren
Einzelheiten von Autor zu Autor. Grundsätzlich aber sind sich alle darin einig,

daß eine Stadieneinteilung für den Therapeuten von großer Bedeutung ist. Bewährt hat sich die Unterscheidung bezüglich der infiltrierten ortsständigen Gewebe: Stadium 0: Nur die Mucosa ist infiltriert; Stadium A: Mucosa und Submucosa weisen Tumorstränge auf; Stadium B: Auch die Muskulatur ist erfaßt; Stadium C: Das perivesicale Gewebe ist infiltriert und Stadium D: Lymphknoten-

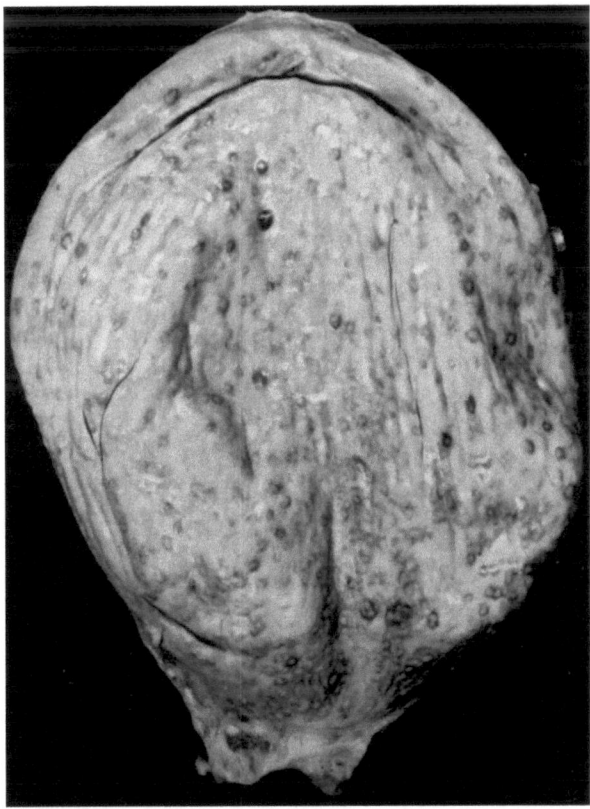

Abb. 724. Multiple, teilweise exulcerierte, teils hämorrhagische Harnblaseninfiltrate bei myeloischer Leukämie. 56jähriger Mann

metastasen sind vorhanden (MELICOW 1945, CHOMÉ und ALGAZY 1957, BRACK et al. 1958, WALLACE 1958 u. a.), wobei man sich darüber klar sein muß, daß das Stadium 0 unserem benignen Papillom entspricht. Unter den untersuchten Tumoren entsprechen rund 24% dem Stadium A, 66% dem Stadium B und 10% dem Stadium C; das Stadium D läßt sich klinisch präoperativ nicht feststellen, weshalb keine genauen Zahlen vorhanden sind (FRANCIS 1961). Ähnliche Schemata berücksichtigen außerdem die Fixation im Becken und die Infiltration der anliegenden Organe (DUKES 1959, BONNEAU 1961). In anderen Einteilungen, welche mehr den cystoskopischen Bedürfnissen entsprechen, steht der Wachstumstyp im Vordergrund: Stadium I: Der Tumor mißt weniger als 2,5 cm an der Basis und ist hochdifferenziert (= Papillom); Stadium II: Der Tumor mißt mehr als 2 cm und wächst schon infiltrativ oder ist histologisch wenig differenziert, oder aber es handelt sich um ein Rezidiv nach Stadium I; Stadium III: Der Tumor ist groß und undifferenziert (MOSTOFI 1956). Ferner wird unterschieden in rein papilläre, papillär und solid wachsende, rein solide und intramukös sich ausbreitende Tumoren (PUGH 1959).

Bezüglich des lokalen Wachstums und der allgemeinen Ausbreitung muß vor allem auf die Untersuchungen an Ganzschnitten hingewiesen werden (SELBERG 1961, BAKER 1955, SIMON et al. 1962). Dabei zeigt sich, daß die Ausbreitung des Tumors weniger in Mucosa und Submucosa als hauptsächlich in der Muscularis erfolgt. Wenn Mucosa und Submucosa allein befallen sind, ist die Wahrscheinlichkeit, daß gleichzeitig Lymphknotenmetastasen bestehen, sehr klein, während nach Erreichen der oberflächlichen Muskelschicht in 50% der Fälle Lymphknotenmetastasen bestehen sollen (BAKER 1955). Nach den Untersuchungen an Cystektomiepräparaten muß angenommen werden, daß doch häufiger intramuköse Metastasen

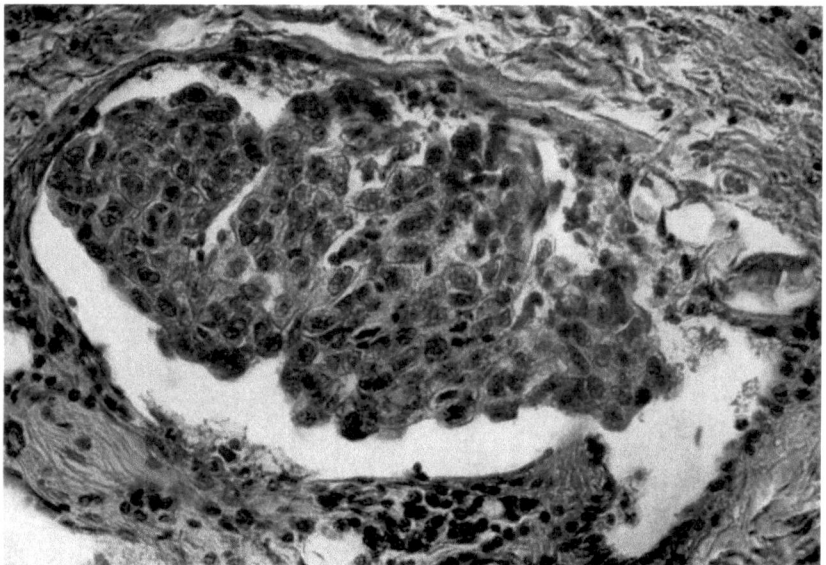

Abb. 725. Blasencarcinom, Cystektomie: Tumorzapfen in benachbartem Lymphgefäß. Der Befund wurde postoperativ erhoben und da einzelne Erythrocyten den Zapfen umgeben, ist derselbe wahrscheinlich durch die operativen Maßnahmen in das Lymphgefäß eingepreßt worden. Vergr. 500mal, HE

bestehen, als dies angenommen wird (MELICOW 1952, SELBERG 1961). Die Ausbreitung erfolgt in 70% der Fälle massiv auf breiter Front, in 27% finden sich fingerförmige Fortsätze und in 3% (SIMON et al. 1962: 24%) lassen sich zudem Tumorzapfen in den Lymphgefäßen meist senkrecht zur Tumorfront feststellen (JEWETT und EVERSONE 1960). Auffällig stark ist in der Regel auch die Ausbreitung in den perivasculären Lymphgefäßen (JEWETT 1959). Nach unseren eigenen Beobachtungen scheint das Eindringen bzw. Einpressen von Tumorbestandteilen in die Lymphgefäße sehr häufig während der Operation vor sich zu gehen, da wir von frischen Blutungen umgebene zackig begrenzte Tumorzapfen nicht selten in erweiterten Lymphgefäßen der Cystektomiepräparate nachweisen konnten (Abb. 725).

Die *Metastasen* der Blasentumoren sind vor allem in den parametranen, iliacalen und paraaortalen Lymphknoten zu suchen (HERBUT 1952). Sie lassen sich autoptisch in 12 bis 85% der Blasentumoren nachweisen (in unserer Statistik: 48%) und sind häufig solitär (COOLING 1959: 23%, FETTER et al. 1959). Ausschließlich hämatogene Metastasen werden in 12% angegeben (COOLING 1959), sie befallen vor allem die Leber, dann Lungen, Knochen und Peritoneum (COOLING 1959: 22%, FETTER et al. 1959: 2 bis 55%). Ausschließliche Knochenmetastasen werden in 37% der Fälle gefunden (FETTER et al. 1959), was anscheinend damit zusammenhängt, daß der Tumor direkt in das vertebrale Venensystem einbricht, so daß wie beim Prostatacarcinom retrograd direkte Wirbelsäulenmetastasen entstehen können (FRANKSSON 1950). In der Literatur finden sich ferner 17 Fälle mit ungewöhnlich ausgedehnten Hautmetastasen (Abb. 726; BISCHOFF und FISHKIN 1956, COOLING 1959: 8%). Die Häufigkeit von retrograden Uretermetastasen wird betont (FRANKSSON 1950). Allgemein erfolgt die Metastasenbildung schon sehr früh, d. h. bei 13 von 31 Fällen (GÜRSEL 1955) schon 3 Monate nach Beginn der

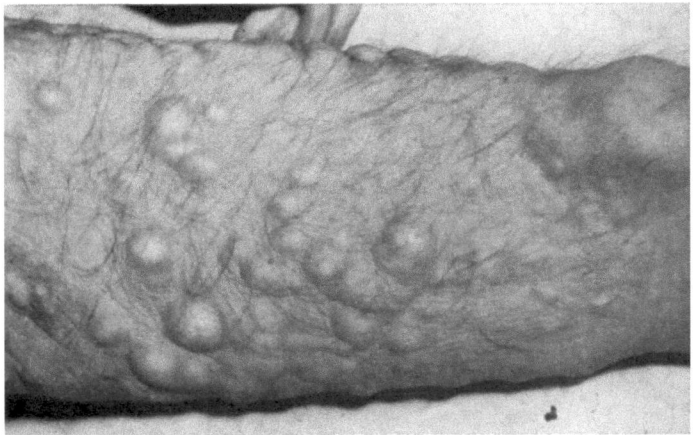

Abb. 726. Ausgedehnte Hautmetastasen bei undifferenziertem Blasencarcinom

Hämaturie. — Implantationsmetastasen im Colon nach Ureterosigmoidostomie wurden gelegentlich beobachtet (RICHES und PAGE 1956), was natürlich außerordentlich stark für die Implantationstheorie auch der Rezidive spricht. Ferner wird Knochenbildung in den Metastasen, gelegentlich auch ausschließlich in diesen, beobachtet (CORNES et al. 1960).

Eigenartig ist, daß hämatogene Metastasen bei Blasensarkomen relativ spät gesetzt werden (HERBUT 1952), denn dies steht im Gegensatz zu den Beobachtungen bei allen übrigen Sarkomen. Es ist damit zu erklären, daß es sich vorwiegend um Mißbildungstumoren handelt, welche wegen ihres fetalen Aufbaues maligner aussehen, als sie effektiv sind.

Die Erfahrung lehrt, daß *Rezidive* bei Blasenpapillomen außerordentlich häufig sind (70%) und daß sie immer maligner sind als die Primärtumoren (PUGH 1957). So waren in einer Serie nicht weniger als 41% der Papillomrezidive maligne (KRUPP 1958). Die Carcinome verhalten sich sehr ähnlich, insbesondere die papillären Formen.

Unter den Ursachen für die Rezidivbildung wird in erster Linie an die operativ bedingte Implantation gedacht (HINMAN 1956 Lit.; s. unten). Ferner wird die

Implantation durch den Katheter in Erwägung gezogen (FRANKSSON 1950).
Weiter spielen sicher auch die oben erwähnten intramukösen Metastasen eine

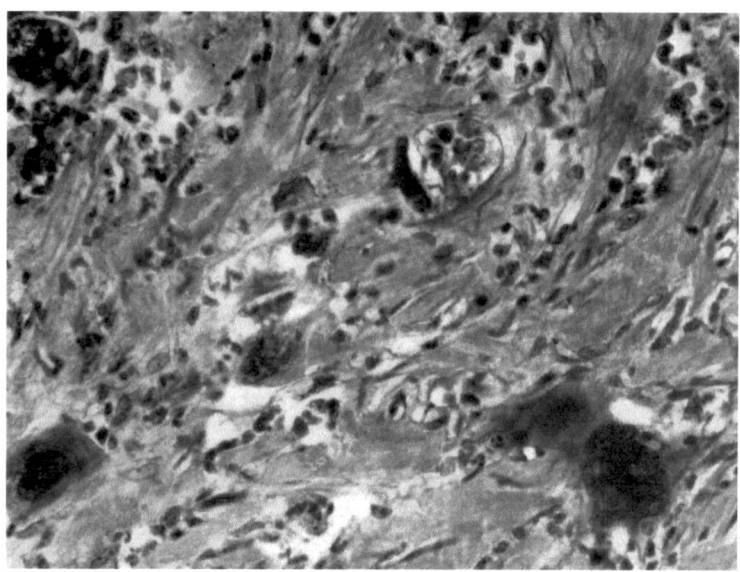

Abb. 727. Röntgenbestrahltes Harnblasencarcinom: Im sklerosierten wenig entzündlich infiltrierten
Stroma sind noch einzelne, stark strahlengeschädigte Tumorzellen mit Riesenkernen zurückgeblieben.
Die Zellen müssen aber als vital gelten. Vergr. 320mal, HE

Rolle. Weiter können bei der Operation Tumorteile übersehen werden, oder die
Carcinogenwirkung besteht weiter, und schließlich kann das Operationsgebiet auch

vermehrt empfindlich geworden sein
(HINMAN 1960 Lit.). Rezidive treten
meist relativ frühzeitig in Erscheinung;
in einer eigenen Beobachtung allerdings
erst nach 9 Jahren (kein zweiter Tumor!). Auf die sehr wichtige Frage der
Implantation und der primären Multiplizität wollen wir auf S. 811 ff. zurückkommen. — Erwähnung verdient noch
die Feststellung, daß spontane Regression bei Blasencarcinomen beobachtet
wurde (WALLACE 1959).

Die *Prognose* der Blasentumoren hat
sich zweifellos in den letzten Jahren infolge der kühneren operativen und der
überlegteren strahlentherapeutischen
Maßnahmen ganz wesentlich gebessert
(Abb. 727, 728), doch ist sie immer noch
schlecht. So leben nach 30 Monaten

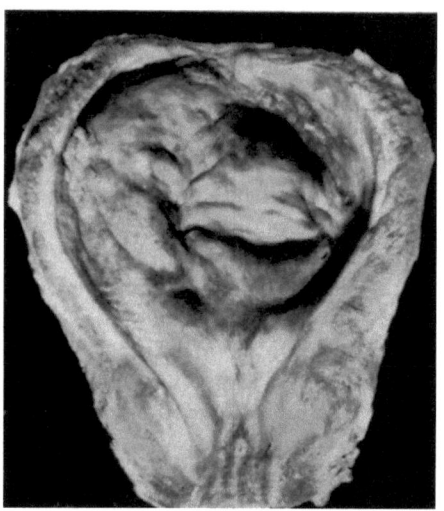

Abb. 728. Durch Radiokobalt behandeltes, geheiltes Blasencarcinom

noch knapp 10% der Patienten, die durchschnittliche Überlebenszeit soll 17,5
Monate betragen (PROUT und MARSHALL 1956). Selbst bei malignen Papillomen

beträgt die Fünfjahresüberlebensrate nur knapp 42% (KRUPP 1958). Nach einer anderen Zusammenstellung (MOSTOFI 1956) sind von den Stadien I und II, also den hochdifferenzierten und den leicht infiltrativ wachsenden Tumoren, nach 5 Jahren 42% tumorfrei, von den undifferenzierten Tumoren nur 18%; die Prognose scheint bei Frauen besser zu sein als bei Männern. Ist nur die Mucosa betroffen (benigne Papillome), so sollen 100% überleben, bei Ergriffensein nur deren oberen Muskelschicht 86,6%, bei Übergreifen auf die tiefe Schicht und die Adventitia der Blase 26% (JEWETT 1959). Nach totaler Cystektomie werden 18% (CORDONNIER 1957: 33½%) Fünfjahresheilungen erreicht, unter der Voraussetzung, daß die Lymphknoten noch nicht ergriffen waren (WHITEMORE und MARSHALL 1956). Ganz allgemein verhält sich die Prognose umgekehrt proportional zum Infiltrationsstadium (WALLACE 1958, FRANCIS 1961); die histologische Form (Urothel, Pflasterepithel, Adeno) scheint eine wesentlich geringere Rolle zu spielen als das Stadium und die Wachstumsform (solid oder papillär; COOLING 1959).

Als Todesursache wurde unter 150 Fällen 53mal eine postoperative Komplikation und 38mal eine sekundäre Nierenaffektion gefunden, 45mal handelte es sich um Metastasentod und in 14 Fällen war der Todeseintritt vom Tumorkomplex unabhängig (COOLING 1959). In unserer Serie fanden sich fünf von 63 Blasencarcinomen autoptisch geheilt mit Intervall von 4 bis 7 Jahren zwischen Operation und Tod aus anderer Ursache.

d) Die Tumoren der Urethra[1]

Unter *Karunkeln* (oft Urethralpolyp genannt: STAEMMLER 1957 Lit., COMPERE et al. 1958 Lit.) sollten nur die stromareichen Gebilde verstanden werden, welche keine eigenständige Proliferation des Oberflächenepithels (Abb. 729) aufweisen, jedoch oft Metaplasie desselben (Abb. 730) erkennen lassen. Sie sind — ähnlich wie im Bereich der Stimmbänder — durch ausgesprochene Teleangiektasien und auch durch Gefäßsproßbildungen ausgezeichnet (Abb. 730) und zeigen fast durchwegs eine lockere, unspezifische entzündliche Infiltration sowie phagocytäre Riesenzellen (Abb. 731). Befallen sind vor allem alte Frauen (STAEMMLER 1957, BRÜNING 1959). Karunkeln zeigen, wenn überhaupt, nur äußerst selten carcinomatöse Entartung (EVERETT 1958, MONACO et al. 1958, GRAF et al. 1962). Ob es sich bei den Karunkeln um echte Tumoren handelt, scheint uns äußerst fraglich, wir würden sie eher unter die Reizhyperplasien des Stromas einreihen.

Als echte *Polypen* sind dagegen die bei Kindern gelegentlich vorkommenden lang gestielten, pendelnden Bildungen in der Urethra anzusprechen, welche sehr gefäßreich sind (Abb. 732). Sie führen zu intermittierenden Miktionsbeschwerden (PETTERSON 1955) oder zu ventilartigen Urethraverschlüssen (FLANAGAN et al. 1963).

Eine grundsätzlich andersartige Gruppe stellen die *Condylomata acuminata* dar (MORROW et al. 1952, STAEMMLER 1957, LEWIS et al. 1962 Lit.), welche vielfach auch als Papillome (RICHES 1944, HERBUT 1952, DEAN 1956, WRIGHT und WILLCOX 1956) oder als Verrucae (GARTMAN 1956, BRÜNING 1959) bezeichnet

---

[1] Lit. weibliche Urethra: BRÜNING 1959; männliche Urethra: DEAN 1956; allgemein: HERBUT 1952.

werden. Die Epithelproliferation steht im Vordergrund (Abb. 733). Sie werden vor allem bei jüngeren Männern zwischen 18 und 36 Jahren im Bereich des Meatus externus beobachtet; 5% aller Condylomträger sollen Urethrabefall aufweisen (KLEIMAN und LANCASTER 1962). Besonders häufig sind Soldaten befallen, Promiscuität soll dabei eine beträchtliche Rolle spielen, weshalb die Virusätiologie im Vordergrund des Interesses steht (RICHES 1944, GARTMAN 1956a). Bei Befall der posterioren männlichen Urethra ist die Prognose relativ schlecht. Die Symptome sind diejenigen einer chronischen Urethritis mit Blutungen (GARTMAN 1956, WRIGHT und WILLCOX 1956 Lit.).

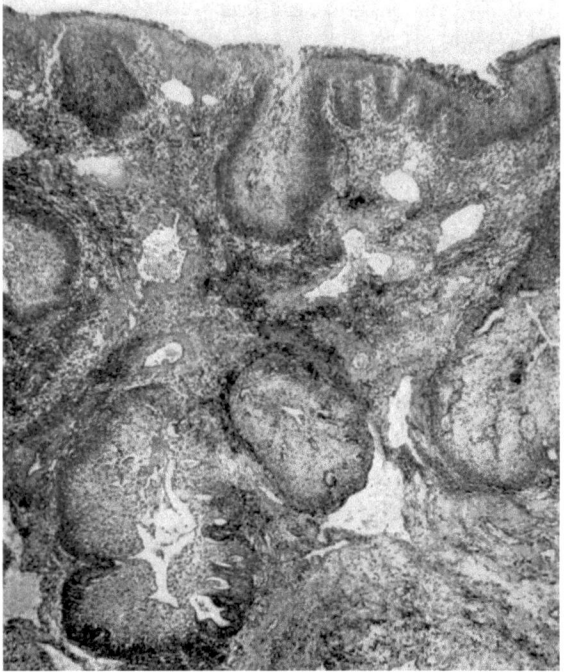

Abb. 729. Pflasterzellmetaplasie des Urothels und entzündliche Infiltration sowie Teleangiektasien be Urethralkarunkel. 82jährige Frau. Vergr. 100mal, van Gieson

Echte *Papillome*, welche in den übrigen Harnwegen häufig sind, werden nur ganz vereinzelt, gehäuft in der hinteren Pars prostatica beschrieben (RICHES 1944, HERBUT 1952). Sehr oft soll dabei eine Blasenpapillomatose bestehen; Männer weisen mehr als zehnmal häufiger solche Urethraableger auf als Frauen (ASHWORTH 1956).

Die *Carcinome*[1] der Urethra (Abb. 734) werden viermal häufiger bei der Frau als beim Mann angetroffen (s. dagegen HERBUT 1952, STAEMMLER 1957). Das Alter der Träger schwankt zwischen 39 und 80 Jahren (STAUBITZ et al. 1955: Durchschnittsalter 62,7 Jahre, DEAN 1956: Durchschnitt 57 Jahre). Die Carcinome stellen zwischen 4 und 9% aller Urethratumoren und 0,16% aller Carcinome überhaupt dar (BRÜNING 1959 Lit.). Wir fanden unter 10000 Autopsien nur zwei

[1] Lit. McCREA 1952, SCHNITZER 1964.

undifferenzierte (Abb. 735) und ein papilläres Carcinom der Urethra sowie einmal eine stenosierende Metastase bei Melanom. Carcinome führen meist zu Stenose,

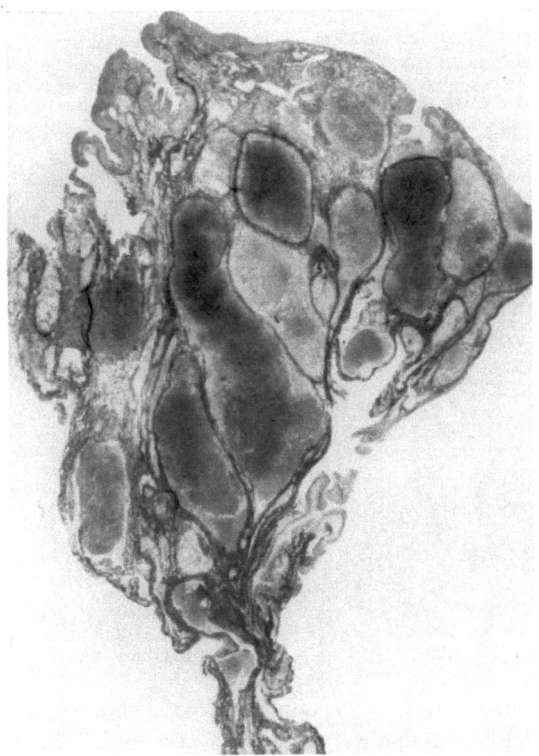

Abb. 730. Typische Urethralkarunkel mit ausgedehnten Teleangiektasien. Vergr. 8mal, van Gieson

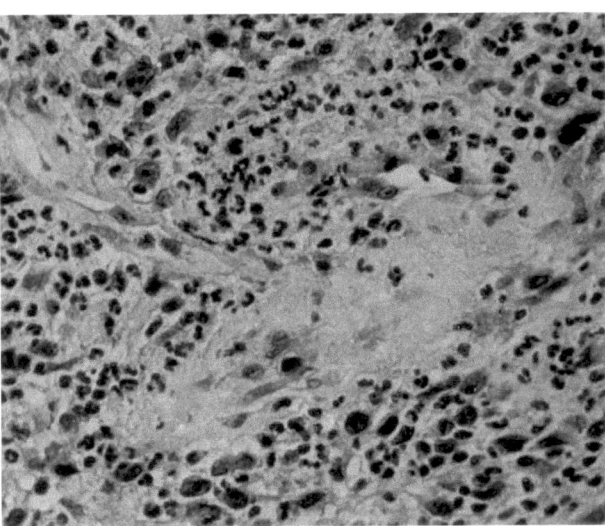

Abb. 731. Phagocytäre Riesenzellen neben reichlich polynuclären Leukocyten in Urethralkarunkel (vgl. Abb. 673 , S. 750). Vergr. 280mal, HE

sie sind oft exulceriert. Zahlenmäßig überwiegen die Pflasterzellcarcinome bei weitem (HERBUT 1952: 90%, STAUBITZ et al. 1955, DEAN 1956). Der Rest der

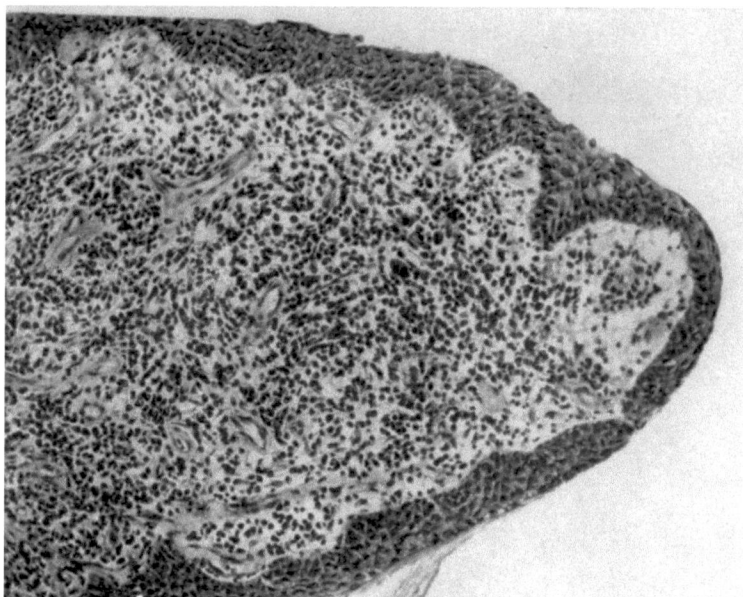

Abb. 732. Entzündlicher Urethralpolyp, gestielt. Hochgradige lympho-plasmocytäre Infiltration des Stromas, massenhaft Capillaren und Capillarsprosse. 13jähriges Mädchen. Vergr. 150mal, HE

Tumoren entspricht entweder dem papillären oder dem soliden Urothelcarcinom oder es handelt sich um Adenocarcinome (MONACO et al. 1958, DEAN 1956), wobei nicht abgeklärt ist, ob sich diese letzteren aus den periurethralen Drüsen (HERBUT

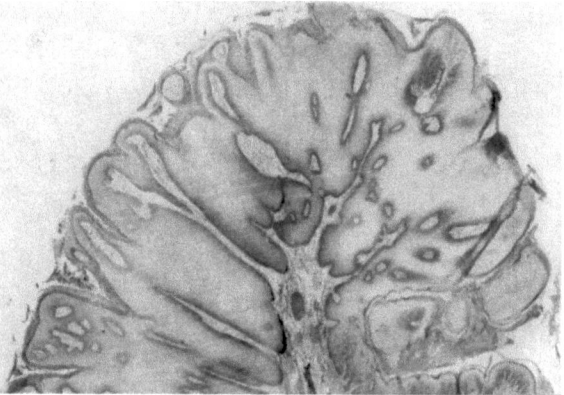

Abb. 733. Condylomata accuminata der Urethra: Hochgradige Verbreiterung der Plattenepithelschicht an der Oberfläche, Schichtung aber typisch, kein Tiefenwachstum. Vergr. 12mal, HE

1952) oder metaplastisch bei Urethritis glandularis entwickeln (POSSO et al. 1961).

Die Metastasenbildung erfolgt um so früher, je blasennäher der Tumor lokalisiert ist. 50% der Tumoren zeigen Inguinalmetastasen (RICHES und CULLEN 1951), besonders bei Befall der distalen Urethra, während die proximalen Carcinome eher zu Metastasen in den tiefen Beckenlymphknoten führen (STAUBITZ et al. 1955, DEAN 1956). Metastasenbildung in den Lymphknoten erfolgt im allgemeinen schon sehr früh, während hämatogene Metastasen nur selten beobachtet werden. Die Prognose ist trotzdem schlecht; nach 5 Jahren lebt noch knapp ein Drittel der Patienten (STAUBITZ et al. 1955). — Klinisch äußern sich die malignen Urethratumoren durch Blutung (81,2%) und Pollakisurie (43,7%; STAUBITZ et al. 1955).

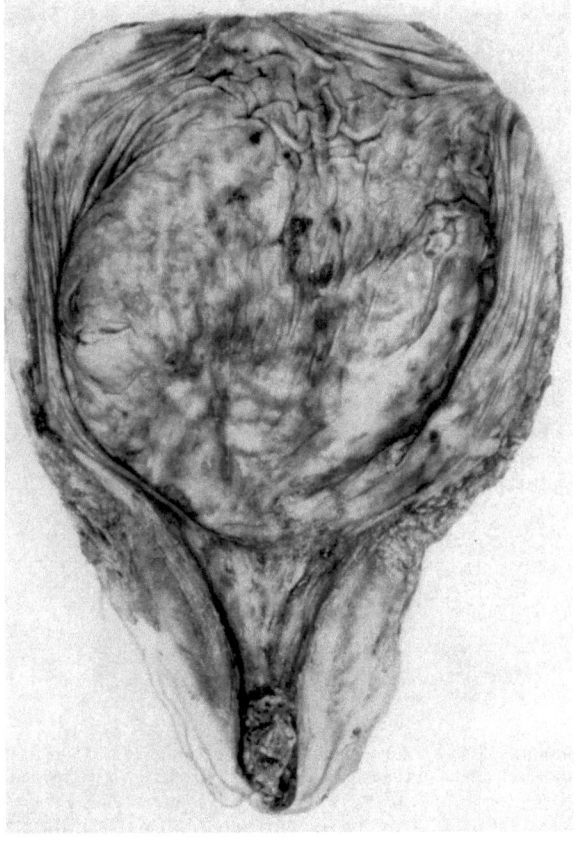

Abb. 734. Pflasterzellcarcinom der Urethra mit Erweiterung der proximalen Urethra. 63jährige Frau

Sehr häufig zeigen die Patienten eine primär chronische Urethritis (DEAN 1956: 75%) oder eine Striktur (50 bis 76%), so daß die entzündliche Ätiologie (Reiztheorie) der Tumorentstehung im Vordergrund steht. In diese Richtung deutet auch die Beobachtung, daß Divertikelcarcinome auch in der Urethra vorkommen (GRAF et al. 1962). Dabei ist auffällig, daß das Alter der Träger der Divertikelcarcinome (bisher zwölf in der Lit.) wesentlich niedriger liegt (40- bis 50jährig) als dasjenige der übrigen Urethracarcinome (WISHARD et al. 1960). Aus diesem Grunde nehmen einzelne Autoren an, die Urethracarcinome könnten sich aus Karunkeln bzw. Polypen entwickeln (RICHES und CULLEN 1951), jedoch steht der Beweis für diese Ansicht noch aus (s. a. S. 752). Karunkeln sind eben typische Erscheinungen bei chronischer Urethritis, die an sich noch nichts mit Carcinomentstehung zu tun haben müssen. — Außerordentlich wichtig ist für die Diagnose frühzeitige bipotische Untersuchung, wobei nur ein positiver Befund absolut zuverlässig ist (RICHES und CULLEN 1944, STAUBITZ et al. 1955, DEAN 1956). Das histologische Bild der Urethracarcinome läßt keine Aussagen über eine unterschiedliche Prognose zu (STAUBITZ et al. 1955).

Sarkome[1] der Urethra sind selten, dabei scheinen Melanome ziemlich im Vor-

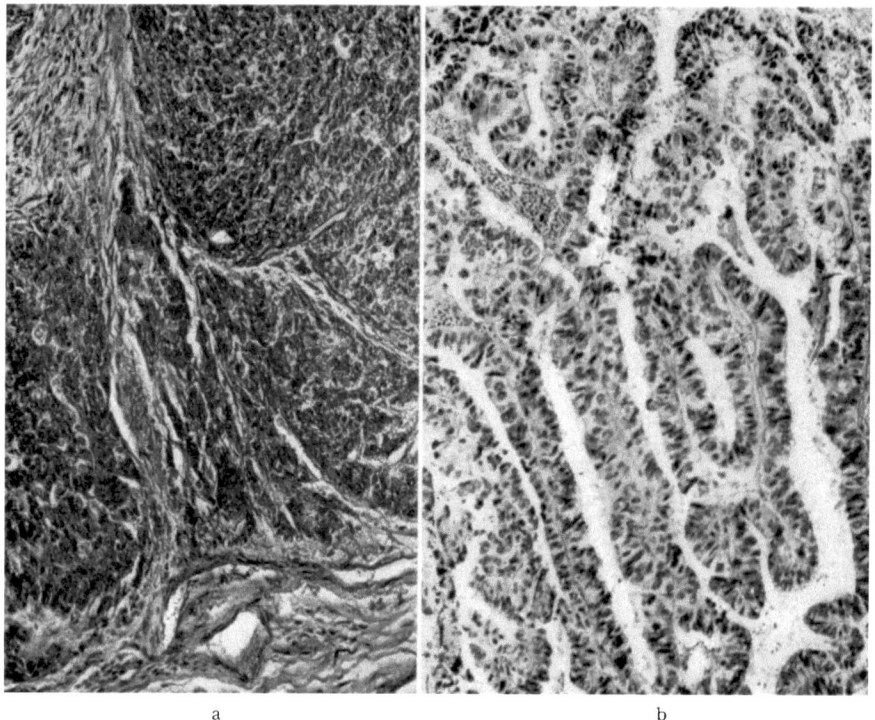

a   b

Abb. 735a—b. a Undifferenziertes solides Carcinom der Urethra. Vergr. 150mal, HE. b Adenomatöses Cylinderzellcarcinom (Drüsencarcinom) der Urethra. Vergr. 150mal, HE

dergrund zu stehen (LONG et al. 1946: Bis 1946: 14 Mitteilungen). Sie sollen sich lokal aus Pigmentzellen entwickeln, welche im weiblichen Genitale an sich relativ häufig beobachtet werden. Die Patienten sind meist über 52jährig (ABRAMS 1955, MONACO et al. 1958). Die übrigen Formen der Sarkome (Fibro-, Lympho-, Myxo-, Hämangio-Endotheliom: VARNEY 1955 Lit., Plasmocytom: Abb. 736; HERBST 1959) treten bei Männern häufiger in Erscheinung als bei Frauen. Die Patienten sind fast immer über 20jährig (HERBUT 1952).

e) Die Problematik der Harnwegspapillome

Jeder Histologe, der sich mit papillären Geschwülsten der Harnwege zu befassen hat, weiß, wie außerordentlich schwierig die Dignitätsbestimmung ist. Die sehr häufige Rezidivbildung mit Steigerung der Malignität läßt ihn dann leicht an

[1] Lit. BRÜNING 1959.

seiner Diagnostik zweifeln. Nach dem Vorschlag von Ash (1940) sprechen deshalb zahlreiche, vor allem amerikanische Autoren nicht mehr von Papillom, sondern von wenig malignem papillärem Carcinom (Herbut 1952, Truhaut 1952 u. a.). Auch Lucké und Schlumberger (1957) vertreten die Auffassung, das Papillom der Harnwege verhalte sich so häufig wie ein Carcinom, daß es sich nicht rechtfertige, eine scharfe Trennung zwischen den beiden Formen durchzuführen[1]. Diese relativ einfache Methode, einer Schwierigkeit aus dem Wege zu gehen, hat aber nicht allgemein Anerkennung gefunden (Hückel 1934, Melicow 1955, Staemmler 1957, Krupp 1958, Friedman und Ash 1959, Holtz 1962). Die Einteilung von von Albertini (1955), welche zwischen das benigne Papillom und das papilläre

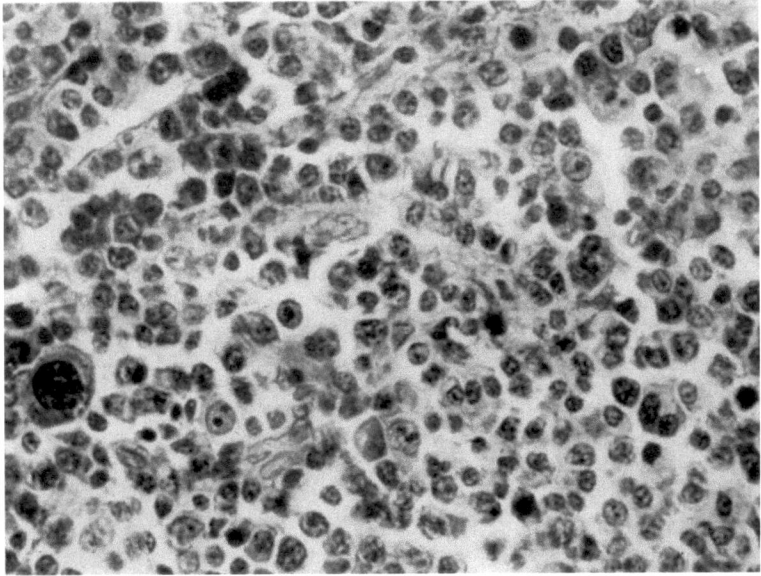

Abb. 736. Solitäres Plasmocytom der Urethra. 53jähriger Mann. Massenhaft atypische Plasmazellen, zum Teil mit Mitosen. Keine Granulomstruktur. Vergr. 700mal, HE

Carcinom das proliferative Papillom mit Atypie einschiebt, wird unseres Erachtens den praktischen Ansprüchen vollauf gerecht. Daß nicht von Fibro-Epitheliom gesprochen werden sollte (Staemmler 1957, Krupp 1958 u. a.) haben wir schon oben angedeutet. — Eine andere Auffassung vertritt die Schule von Büngeler (1951; Kloos und Steffen 1951), indem diese Autoren im Papillom und im Carcinom zwei grundsätzlich verschiedene Bildungen erblicken, die auch auf einer unterschiedlichen Genese beruhen sollen. Die eigentliche Differenzierung soll nach diesen Forschern nur auf Grund von variationsstatistischen Kerngrößenmessungen möglich sein, wobei die Kurven beim Papillom parallel der Normalkurve verlaufen, während sich beim Carcinom ganz abweichende Größenklassen ergeben.

Einer der Gründe für die Schwierigkeiten der Dignitätsbestimmung stellt die unbestrittene Tatsache dar, daß Papillome — wie dies ja auch sonst bekannt ist — sehr häufig, bei längerem Bestande fast gesetzmäßig, in Carcinome übergehen (s. dagegen Büngeler 1951). Dieser Übergang wird besonders nach operativer

---

[1] Allg. Lit. über Dignität der Papillome s. Mac Lean und Fowler 1955.

Entfernung eines primären Papilloms häufig beobachtet. Die Katamnese nach Untersuchung eines sicher benigne erscheinenden Papilloms entspricht deshalb häufig derjenigen eines malignen Tumors. Diese Verhältnisse sind jedoch bei anderen Präcancerosen nicht anders. Niemand käme auf die Idee, eine Leukoplakie oder eine senile Warze als Carcinom zu bezeichnen. In einzelnen Fällen wurde ein Papillom, z. B. des Nierenbeckens, über lange Zeit (30 Jahre) verfolgt und erst danach entartete der Tumor plötzlich maligne (HASEK et al. 1960).

Bei dieser Sachlage verwundert es nicht, daß die von vielen Autoren sehr gepriesene Sedimentuntersuchung des Urins (GÜTTER et al. 1950, MELAMED et al. 1960, BASSOW 1956, JOHNSON 1964 u. a.) doch recht häufig im Stiche läßt (s. Statistik von GÜTTER et al. 1950; LUCKÉ und SCHLUMBERGER 1957). Der große Nachteil der Methode ist, daß das Verhältnis der Zellen zum Stroma und insbesondere ihr etwaiges infiltratives Wachstum nicht beurteilt werden kann. Bei der großen Bedeutung der Früherfassung der Tumoren der Harnwege ist jedoch die Sedimentuntersuchung sicher eine Hilfsmethode, welche zwar die Biopsie nicht ersetzt (HERBUT 1952), aber wenigstens annähernd die guten Dienste einer Fährtensuchmethode leistet (s. S. 696). Dies gilt insbesondere für die periodische Serienuntersuchung von Arbeitern in Anilinbetrieben (CRABBE 1959 Lit.).

Die Problematik der Harnwegsgeschwülste ist kompliziert durch die Tatsache, daß papilläre Bildungen häufig multipel auftreten und aus diesem Grunde Rezidive im Ureterstumpf, in der Blase usw. recht häufig sind. Die meisten Autoren nehmen eine *primäre Multiplizität* an, also ein eigentliches Papillomleiden (HÜCKEL 1934, WILLIS 1948, VON ALBERTINI 1955, STAEMMLER 1957, PUGH 1959, ASCHKENASY 1960 Lit. u. a.).

Wir beobachteten im Mai 1961 ein solides Nierenbeckencarcinom (MB 5043/61); die Harnblase war damals noch vollkommen intakt. Im April 1962 fand sich ein typisches Blasenpapillom ohne carcinomatöse Anteile (MB 4641/62) und im November des selben Jahres wurde ein eindeutiges Blasencarcinom entfernt (MB 12394/62).

Interessant ist ferner, daß bei den Uretertumoren der cranialste Tumor meist am größten ist und auch zuerst carcinomatöse Entartung aufweist (ALBARRAN und JMBERT 1903; s. ASCHKENASY 1960). Die Nierenbeckencarcinome sollen nach den Angaben in der Literatur in 33 bis 57,5% primär multipel auftreten, die Uretercarcinome in mehr als 16% (ASCHKENASY 1960).

Schließlich ist die große Neigung der papillären Geschwülste dieser Lokalisation zu Implantationswachstum sehr wohl bekannt. So finden sich rund 20 bis 25% Blasenimplantate bei Nierenbeckencarcinomen (BAUM 1961), auch bei Ureterpapillomen und -carcinomen treten oft Ableger in der Blase auf (WHITLOCK et al. 1955; RICHES et al. 1951: 46%). SELBERG (1961) fand in 35 von 40 Cystektomiepräparaten mit Blasencarcinom Implantationsmetastasen. Diese Beobachtung wurde bestätigt, indem bei drei von 38 Blasencarcinomen weitere Carcinome in situ entdeckt wurden (SIMON et al. 1962); atypische Hyperplasie des tumorfernen Epithels mit Cystitis cystica usw. bestand in 89% der Cystektomiepräparate. Diese Ausbreitung in Richtung des Harnabflusses wird von einzelnen Autoren (GLOOR 1952) als Ursache der Multiplizität angesprochen, während eine primär multizentrische Entstehung abgelehnt wird.

Auch die experimentelle Forschung bestätigt die außerordentlich hohe Wachstumstendenz der Blasenpapillome bei Transplantation (MC DONALD und THORSON 1956

Lit.). Dabei müssen nicht nur die Wachstumsneigung der Papillome, sondern auch die Verhältnisse der Harnwegswand als Implantationsgrund im Auge behalten werden, wie dies Tierversuche mit anderen Tumoren (Walker-Sarkom bei Ratten) gezeigt haben (WALLACE und HERSHFIELD 1958 Lit.), in welchen Schleimhaut-defekte gewissermaßen Haftpunkte bildeten. Dies erklärt das häufige Auftreten von Implantationsmetastasen in den Operationsgebieten der Harnwege (LUND und LUNDWALL 1956) und übrigens auch der Bauchdecken (MELICOW 1955). Möglichst schonendes Operieren, guter Wundverschluß und äußerst vorsichtiges Berühren des Tumors gehören somit zu den Grundregeln für die Chirurgie der Harnwegs-tumoren (MELICOW 1955).

Auch für die letzte These der Rezidiventstehung, die Annahme eines Weiter-bestehens des carcinogenen Faktors, können wesentliche Argumente ins Feld ge-führt werden, mit denen wir uns im folgenden Kapitel beschäftigen (s. a. HERBUT 1952, SELBERG 1961).

f) Ätiologie und Pathogenese der Urotheltumoren[1]

Die Irritationstheorie, welche besser als Fehlregenerationstheorie bezeichnet wird, spielt wie bei fast allen Tumoren, so auch bei denjenigen der Harnwege eine nicht unbeträchtliche Rolle. Nicht restlos abgeklärt ist die Beziehung zwischen Nierenbeckensteinen und Carcinomentwicklung an dieser Stelle. Auffällig ist jeden-falls die Häufigkeit der Steine bei Nierenbeckencarcinom (GAHAGAN und REED 1949: 48%, UTZ und McDONALD 1957: 57%, KATO 1958, SETH-SMITH 1959: fast 50%). Einzelne Autoren glauben, die Steinbildung sei in allen diesen Fällen sekun-där erfolgt (VILLIGER 1956, BALOGH und SZENDRÖI 1960, HARTIG 1961). Diese ablehnende Haltung erklärt aber nicht, warum beim Pflasterzellcarcinom des Nie-renbeckens fast in 30% Steine gefunden werden, bei allen anderen Tumorformen, auch in den übrigen Harnwegen, weniger als 10% (RICHES et al. 1951). Die große Bedeutung der Steinbildung geht auch aus experimentellen Arbeiten hervor: Werden sterile Fremdkörper in das Nierenbecken verbracht, so entwickeln sich Hydronephrosen mit sekundärer Epithelhyperplasie und in drei von 20 Fällen auch Papillomatosen, aber nur wenn sich primär Steine gebildet haben (PACK und BUZZANCA 1929). Die Schleimhautmetaplasie bei Nephrolithiasis geht nicht nur in Richtung Pflasterepithel, sondern es entwickelt sich auch ein einschichtiges Cylin-derepithel (KRAG und ALCOTT 1957). Die Bildung von Adenocarcinomen ist auf Metaplasie und nicht auf embryonale Einschlüsse der Kloake zurückzuführen (KRAG und ALCOTT 1957 Lit., SCHOOL 1922, MAC LEAN und FOWLER 1955). Ent-scheidend ist bei der Nephrolithiasis nicht der Stein als solcher, sondern die sekundäre Entzündung und der dauernde Epithelverlust auf mechanischer Grund-lage.

Ebenfalls auf entzündlicher Basis durch Fehlregeneration sollen die bekannten Bilharziablasencarcinome entstehen. Allgemein wird ja angenommen, daß bei der Schistosomiasis (Schistosoma haematobium; s. S. 759) Blasencarcinome zweimal häufiger auftreten als bei schistosomafreien Patienten (HERBUT 1952). Auch konn-ten eindeutige Epithelmetaplasien infolge der chronischen Entzündung in Bilhar-ziablasen nachgewiesen werden (DIMMETTE et al. 1956, FRIEDMAN und ASH 1959,

---

[1] Lit. WALLACE 1958, RÖHL 1963.

PUGH 1959). Während einzelne Autoren allerdings an der Bedeutung der Bilharziose bei der Entstehung der Blasencarcinome zweifeln (MARILL et al. 1961, SERAFINO et al. 1963), da z. B. in Ägypten mindestens 80% aller Menschen eine Blasenbilharziose aufweisen, zeigten andere, daß die Häufigkeit der Bilharziose in den Endemiegebieten bei Blasencarcinom 75%, bei carcinomfreien Patienten dagegen nur 40% beträgt (FERGUSON 1911/12). Um einen reinen Zufall kann es sich somit nicht handeln, wenn Bilharziaträger besonders häufig Blasencarcinome aufweisen (CARAVON und AUPHAN 1961 Lit.).

In diesem Zusammenhang sind auch die Divertikelcarcinome wichtig, da in Divertikeln infolge Harnstauung häufig eine chronische Entzündung besteht und auch Pflasterzellmetaplasie gefunden wird (RECKENZAUN 1958). So sollen sich 4% aller Blasencarcinome in Divertikeln entwickeln (KNAPPENBERGER et al. 1960). Weiter wurden in 13,8% der operierten Blasendivertikel Tumoren nachgewiesen (MELICOW 1955). Die Verhältnisse sind bei Urethradivertikeln ähnlich (s. S. 808). Ergänzend sei noch erwähnt, daß auch Sarkome in Divertikeln beobachtet wurden (WARD 1958). An der relativen Häufigkeit der Divertikelcarcinome und damit an der Bedeutung der Entzündung und der Hyperregeneration kann somit wohl kaum gezweifelt werden (s. dagegen BAUER 1957). Auf der anderen Seite muß aber natürlich zugegeben werden, daß der Befund einer chronischen Pyelitis, Urethritis, Cystitis oder Ureteritis bei Bestehen eines Tumors in pathogenetischer Hinsicht nicht viel besagen will, da Sekundärentzündungen praktisch stets auftreten.

Das Mitspielen einer A-Avitaminose sowohl bei der Leukoplakie als auch bei der Ausbildung von Pflasterzellcarcinomen wird gelegentlich vermutet (Lit. über Tierversuche: VILLIGER 1956). Eindeutige Beweise für diese Ätiologie beim Menschen fehlen jedoch.

Mißbildungen scheinen bei der Entwicklung der papillären Tumoren, der Pflasterzellcarcinome und der Adenocarcinome der Harnwege keine wesentliche Rolle zu spielen, wenn auch gelegentlich z. B. Nierenbeckencarcinome in Cystennieren gefunden werden (DELINOTH und DUPERRAT 1961 Lit.). Eine Ausnahme stellten das Urachuscarcinom sowie die Tumorbildung in der exstrophen Blase dar.

Während bei den Sarkomen und besonders den Mischtumoren relativ häufig auf die dysontogenetische Theorie zurückgegriffen werden muß, ist dies bei den Carcinomen vielleicht mit Ausnahme des schleimbildenden Adenocarcinoms kaum der Fall. Dagegen hat die geniale Beobachtung von REHN (1895), daß bei Anilinarbeitern besonders häufig Blasencarcinome auftreten, einen außerordentlich wichtigen Sektor der Carcinomforschung ganz allgemein eröffnet. Derselbe reicht heute weit über die chemisch industriellen Schädigungen hinaus und umfaßt auch andere exogene Gifte sowie — was außerordentlich interessant ist — endogen entstandene Stoffwechselprodukte. Unter den industriellen Stoffen kommen vor allem Anilin, Benzidin, Toluidin, b-Naphtylamin usw. in Betracht (Lit. TRUHAUT 1952). Neu entdeckt wurde das Xenylamin (COPLAN 1960, MELAMED et al. 1960), welches auch experimentell zu Tumoren führt. Die Arbeiter der einzigen Fabrik, welche mit Xenylamin arbeitet, zeigen sehr häufig eine längere Zeit bestehende Reizblase; bei 31 von 285 fanden sich abnorme Zellen im Urinsediment (MELAMED et al. 1960), im ganzen weisen 11,9% Blasentumoren auf nach Expositionszeiten von $1^1/_4$ bis 19 Jahren (MELICK et al. 1955). Die Latenz beträgt bei Arbeitern in Anilinbetrieben etwa 8 bis 17 Jahre (kürzeste: 3 Monate, längste: 36 Jahre; MÜLLER 1959). Gerade an diesen Patienten kann der Übergang der benignen Papillome in proliferative und schließlich in papilläre Carcinome verfolgt werden (KRUPP 1958, MÜLLER 1949). Andere Tumoren oder Mehrfachtumoren scheinen bei diesen Arbeitern nicht vorzukommen (LINK 1961). Die Häufigkeit der Blasencarcinome ist bei Anilin-arbeitern 30mal höher als bei Arbeitern in anderen Betrieben (GEHRMANN 1936; weitere Lit. LOCKWOOD 1961, SCHAER 1930). Es handelt sich fast ausschließlich um Uroteltumoren, welche in 95% in der Blase, in 4% im Nierenbecken und in 1% im Ureter liegen (FRIEDMAN und ASH 1959). Die b-Naphthylaminpapillome im Ureter zeigen oft Übergang in Carcinome (SCOTT und BOYD 1953; Lit. s. LUCKÉ und SCHLUMBERGER 1957).

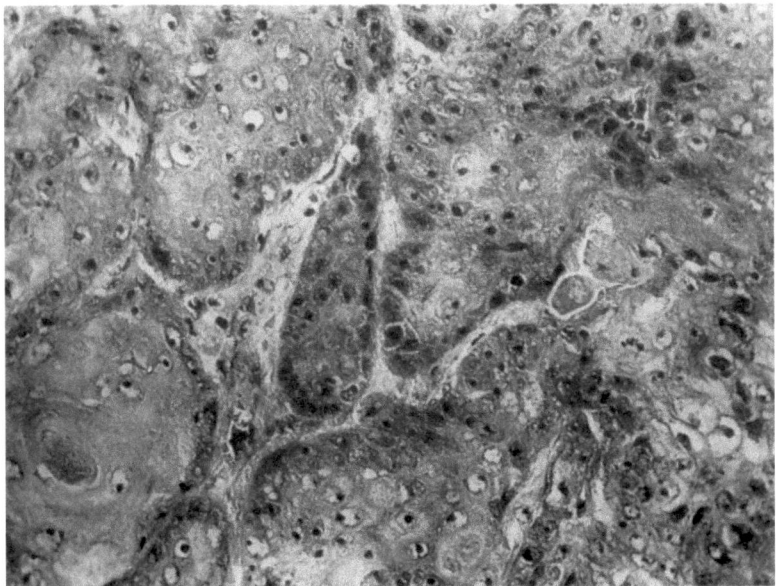

Abb. 737. Experimentelles Blasencarcinom beim Kaninchen nach Behandlung mit 3-Amino-3-methoxy-diphenylenoxyd (Präparat Prof. DOMAGK und Dr. HACKMANN). Vergr. 250mal, HE

Die experimentelle Inangriffnahme dieses Fragenkomplexes[1] hat interessante Erfolge ge-zeitigt: Grundsätzlich konnte die carcinogene Wirkung der Aniline usw. beim Tier bestätigt werden (Abb. 737; HUEPER et al. 1938, HUEPER 1942, HACKMANN 1956, McDONALD und THORSON 1956 u. a.). Weiter konnte eindeutig gezeigt werden, daß die Noxe durch den Urin zur Wand der ableitenden Harnwege gelangt, denn nach experimenteller Bildung einer ab-geschlossenen Blasenkuppencyste und b-Naphthylaminverfütterung entwickelten sich nur im urinhaltigen Teil der Blase Papillome (McDONALD und LUND 1954); auch nach Urinableitung in das Sigma entstehen keine Blasentumoren (Lit. MELICK et al. 1955). Sehr schön kann die Entwicklung beim Kaninchen nach Verfütterung von 2-Acetylaminofluoren verfolgt werden: Zuerst entwickeln sich Epithelhyperplasien und Drüsenmetaplasien, dann folgen Papillome und schließlich Urothel- und Adenocarcinome, meist im Ureter (BONSER und GREEN 1959, OYASU et al. 1963: Ratten, 2-Acetylaminofluoren und Indol). Mit b-Naphthylamin gefütterte Hunde entwickeln nicht nur Blasentumoren, sondern sie scheiden auch Stoffe in hoher Kon-zentration aus, welche bei der Maus Blasencarcinome erzeugen (BONSER et al. 1951). Es scheint heute die Ansicht vorzuherrschen, daß vielfach nicht die verwendeten chemischen Stoffe direkt carcinogen sind, sondern die im Stoffwechsel entstandenen Produkte (Trypto-

[1] Lit. MELICOW et al. 1964.

phan: Lit. MELICOW et al. 1964, BRYAN et al. 1964), welche ihrerseits wieder von der Tierart abhängen und damit die Speciesunserschiede bei der Genese dieser Art von Tumoren erklären (ALLEN et al. 1947, MELICK et al. 1955, BOYLAND 1959 Lit., GOLDBLATT 1959). Nach einer anderen Hypothese sollen die Aminocarcinogene die Harnblase gegen endogen gebildete Stoffe im Urin sensibilisieren (FRIEDMAN und ASH 1959).

Jedenfalls sind diese Beobachtungen und die aus ihnen gezogenen Schlüsse sehr wichtig, denn es konnte auch gezeigt werden, daß Menschen mit Blasencarcinom Tryptophanmetaboliten vermehrt ausscheiden (BILLIARD-DUCHESNE 1959 Lit.), welche zum Teil bei Mäusen Blasentumoren erzeugen. Katzen bilden spontan keine Blasencarcinome scheiden aber auch keine Tryptophanmetaboliten aus (PRICE et al. 1960). Die Metaboliten sind chemisch sehr ähnlich gebaut wie eindeutig bekannte Blasencarcinogene (Abb. 738; PRICE et al. 1960). Es scheint somit, daß die Blasencarcinome und ihre Vorläufer durch endogene Stoffwechselprodukte erzeugt werden, was ihre Rezidivneigung zum mindesten teilweise erklärt.

Eine weitere Gruppe von Forschern ist der Auffassung, daß auch Teerprodukte bei der Entwicklung vor allem der Blasencarcinome mitspielen könnten, denn Blasencarcinome sind bekanntlich beim Manne häufiger als bei der Frau, beim Raucher sind sie häufiger als beim Nichtraucher, beim starken Raucher noch häufiger als beim schwachen (LILIENFELD 1956, WALLACE 1958, LOCKWOOD 1961). Statistisch ist das erhöhte Blasencarcinomrisiko des starken Zigarettenrauchers gesichert (WYNDER et al. 1963). Im Tierversuch mit Mäusen erzeugte Verfütterung von Tabakteer bei 75% der Tiere Blasenpapillome, davon zehnmal solche carcinomatöser Natur (HOLSTI und ERMOLA 1955). — Diese Feststellungen erklären auch

Abb. 738. Empirisch als eindeutige Blasencarcinogene erkannte Verbindungen, welche den Tryptophan-Metaboliten sehr nahe stehen

die eindeutige Zunahme der Harnwegstumoren in den letzten Jahrzehnten.

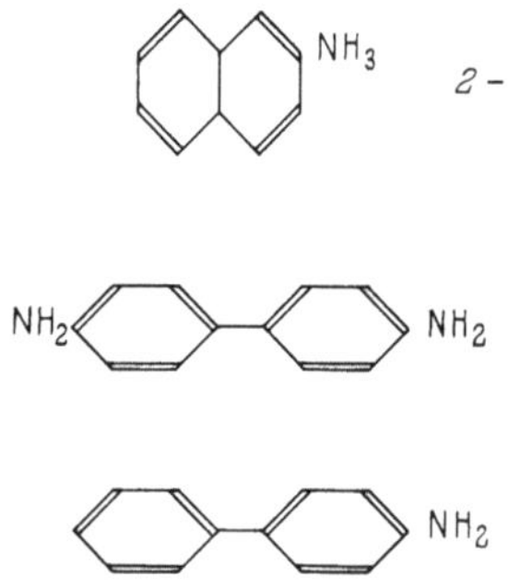

Bezüglich der Histogenese der malignen epithelialen Tumoren der ableitenden Harnwege besteht insofern weitgehend Einigkeit unter den Autoren, als die Herkunft sowohl der Adenocarcinome wie auch der Pflasterzellcarcinome aus Epithelmetaplasien angenommen wird. Bei den schleimbildenden Adenocarcinomen scheint uns diese Hypothese jedenfalls sehr viel naheliegender als die dysontogenetische Theorie. Die metaplastische Potenz des Urothels führt — wie dies auch bei chronischer Entzündung erkennbar ist — typischerweise einerseits zu Pflasterepithel, andererseits zu Drüsenschläuchen (ASH 1940, MOSTOFI et al. 1955, SHAW et al. 1958, POSSO et al. 1961 u. a.). In diese Richtung deutet auch die Beobachtung, daß bei Blasencarcinom in ungewöhnlich hohem Prozentsatz eine Cystitis cystica (20 von 40), eine Cystitis glandularis (10 von 40) oder eine tumorartige Hyperplasie (10 von 40) gefunden wird (SELBERG 1961). Ganz selten kann sich ein Adenocarcinom auch aus einer Endometriose entwickeln (ABESHOUSE und ABESHOUSE 1961 Lit.).

Die Herkunft der Pflasterzellcarcinome kann nur durch die Annahme einer primären Metaplasie erklärt werden. Tatsächlich findet man bei chronischer

Cystitis sehr häufig geringgradige Pflasterzellmetaplasieherde. Die Analogie zum Pflasterzellcarcinom der Bronchien drängt sich auf. Auf diese Weise ist auch das relativ häufige Vorkommen von Nierenbeckencarcinomen bei Nephrolithiasis zu erklären, da Leukoplakie oder zum mindesten banale Pflasterzellmetaplasie ohne Verhornung bei Steinerkrankung sehr häufig gefunden wird (BALOGH und SZENDRÖI 1960: 8,4 bis 11,8% Lit.); sie soll ihrerseits in 15 bis 20% in Carcinome übergehen. Die große Mehrzahl der Autoren betrachtet die Leukoplakie im eigentlichen Sinn als Präcancerose, welche jedoch keineswegs obligat die Ursache jeder Pflasterzell-carcinombildung sein muß (LAVONIUS 1913, HÜCKEL 1934, GAHAGAN und REED 1949, INNOCENTI 1949 Lit., MCCREA 1950, ABESHOUSE und TANKIN 1956, SMITH et al. 1961; s. dagegen HERBUT 1952).

Völlig unklar ist die Ätiologie der in Bulgarien endemischen Nephritis mit in einem hohen Prozentsatz auftretenden Papillomen der Harnwege (PUCHLER 1960).

In prophylaktischer Hinsicht sind diese Stellungnahmen wichtig: Die rasche Heilung von entzündlichen Erkrankungen der Harnwege muß das Ziel der ärzt-lichen Bestrebungen sein, da nur auf diese Weise wenigstens ein Teil der Carcinome sicher vermieden werden kann.

In extrem seltenen Fällen können auch ionisierende Strahlen in den ableitenden Harnwegen, wie in der Niere (s. S. 714), zu Tumoren führen. So verfügen wir über eine Beobachtung eines Nierenbeckenpapilloms, welches sich in ein solides Carci-nom umgewandelt hat in einer Niere, welche vor 19 Jahren mit Thorotrast pyelo-graphiert worden war. Das Papillom hatte sich einwandfrei erst sekundär ent-wickelt, das Carcinom tertiär. In der Umgebung des Nierenbeckens fanden sich sehr reichlich Thorotrastdepots.

Literatur*

ABELL, R. G., and I. H. PAGE: The effects of renal hypertension on the vessels of the ears of rabbits. J. exp. Med. **75**, 673 (1942). — ABERNATHY, R. S., W. E. PRICE, and W. W. SPINK: Chronic brucellar pyelonephritis simulating tuberculosis. J. Amer. med. Ass. **159**, 1534 (1955.— ABESHOUSE, B. S.: Rupture of the kidney pelvis. Surg. Gynec. Obstet. **60**, 710 (1935). — Hypertension and unilateral renal disease. Surgery **9**, 942 (1941). — Exstrophy of the bladder complicated by adenocarcinoma of the bladder and renal calculi. J. Urol. (Baltimore) **49**, 259 (1943). — Surgery of the congenital anomalous kidney. Surg. Gynec. Obstet. **78**, 288 (1944). — Renal decapsulation: A review of the literature and a report of ten cases. J. Urol. (Baltimore) **53**, 27 (1945). — Aneurysm of renal artery: report of 2 cases and review of literature. Urol. cutan. Rev. **55**, 451 (1951). — The management of Wilms' tumor as determined by national survey and review of the literature. J. Urol. (Baltimore) **77**, 792 (1957). — ABESHOUSE, B. S., and G. ABESHOUSE: Endometriosis of the urinary tract. A review of the literature and a report of four cases of vesical endometriosis. J. int. Coll. Surg. **34**, 43 (1960). — ABESHOUSE, B. S., and I. BHISITKUL: Crossed renal ectopia with and without fusion. Urol. int. (Basel) **9**, 63 (1959). — ABESHOUSE, B. S., and A. E. GOLDSTEIN: Primary carcinoma in a diverticulum of the bladder and renal calculi. J. Urol. (Baltimore) **49**, 534 (1943). — ABESHOUSE, B. S., and L. H. TANKIN: Leukoplakia of the renal pelvis and the bladder. J. Urol. (Baltimore) **76**, 330 (1956). — ABESHOUSE, B. S., and T. WEINBERG: Malignant renal neoplasms. Arch. Surg. **50**, 46 (1945). — ABOWITZ, J.: Obstructive hydronephrosis produced by aberrant blood vessels and diagnosed by intravenous urography. Radiology **48**, 33 (1947). — ABRAHAMS, C., A. H. RUBENSTEIN, and N. W. LEVIN: Phenacetin-induced papillary damage in experimental animals. Nature (Lond.) **200**, 695 (1963). — Experimentally induced analgesic nephritis in rats. Arch. Path. **78**, 222 (1964). — ABRAMI, P., et A. LICHTWITZ: Le rein des goutteux. Congrès de la goutte. Vittel 1935. — ABRAMS, M.: Primary melanoma of the female urethra. J. Urol. (Baltimore) **74**, 371 (1955). — D'ABREU, F., and B. STRICKLAND: Developmental renal artery stenosis. Lancet **1962/II**, 517. — ABRIKOSSOFF, A. J.: Ueber Myome, ausgehend von der quergestreiften willkürlichen Muskulatur. Virchows Arch. path. Anat. **260**, 215 (1926). — ABT, R., u. R. BRÜCKNER: Netzhautgefäßspasmen bei artifiziell hypertonischen Ratten. Ophthalmologica (Basel) **119**, 17 (1950). — ACKER, E. D., J. V. DOOLEY, and W. F. HERMAN: Multiple aneurysms of the right renal artery: a case report. J. Urol. (Baltimore) **87**, 759 (1962). — ADAM, O.: Embryonales Adenosarkom bei einem Erwachsenen. Z. Urol. **46**, 339 (1953). — ADAMS, D. A.: The pathophysiology of the nephrotic syndrome. Arch. intern. Med. **106**, 117 (1960). — ADAMS, H. D.: Congenital arteriovenous and circoid aneurysms. Surg. Gynec. Obstet. **92**, 693 (1951). — ADAMS, L. J., W. C. EGLOFF, and J. P. O'HARE: Experimental chronic nephritis produced by radium. Arch. Path. **15**, 465 (1933). — ADAMS, L. J., M. NOTKIN, and J. E. PRITCHARD: Hypertension in 2 cases of renal artery occlusion. Canad. med. Ass. J. **64**, 224 (1951). — ADDIS, T.: Glomerular nephritis: Diagnosis and treatment. New York: Macmillan 1948. — ADDIS, T., E. BARRETT, L. G. Poo, and H. UREEN: Prerenal proteinuria. Arch. intern. Med. **88**, 337 (1951). — ADDIS, T., J. MARMORSTON, H. C. GOODMAN, A. L. SELLERS, and M. SMITH: Effect of adrenalectomy on spontaneous and induced proteinuria in the rat. Proc. Soc. exp. Biol. **74**, 43 (1950). — ADDIS, T., and J. OLIVER: The renal lesion in Bright's disease. New York: Hoeber 1931. — ADEBAHR, G.: Über das generalisierte Schwartzman-Phänomen bei Abtreibung. Dtsch. Z. ges. gerichtl. Med. **54**, 124 (1963). — AHLSTRÖM, C. G.: Zur Pathogenese der acuten diffusen Glomerulonephritis. Acta path. microbiol. scand. Suppl. **XXIX**, 1 (1936). — AHLSTRÖM, C. G., K. LIEDHOLM, and E. TRUEDSSON: Respiratory-renal type of polyarteritis nodosa. Acta med. scand. **144**, 323 (1953). — AHRONHEIM, J. H., and W. A. FOOTE: Emotional albuminuria in combat. Psychosom. Med. **9**, 51 (1947). — ALATAS, S.: Au sujet de la pathogénèse de la glomérulosclérose intercapillaire diabétique. Istanbul Contribut. clin. Sci. **3**, 164 (1955). — ALBARRAN, M. J., et L. IMBERT: Tumeurs du

---

* Bei Autorenzitaten im Text besagt der Zusatz „Lit.", daß die Originalarbeit ein besonders reichhaltiges Literaturverzeichnis enthält.

rein. Paris: Masson 1903. — ALBEAUX-FERNET, M., P. BUGARD et J. D. ROMANI: Etude de la mucoprotéinurie dans les collagénoses, les endocrinopathies et les traitements hormonaux. Presse méd. 63, 509 (1955). — ALBERS, D. D., A. H. BELL, E. H. KALMON, and B. H. NICHOLSON: Pulmonary excision for solitary metastasis from a Wilms tumor with apprarent cure. J. Urol. (Baltimore) 86, 43 (1961). — v. ALBERTINI, A.: Pathologie und Therapie der entzündlichen nicht spezifischen Arterienerkrankungen. Helv. med. Acta 11, 233 (1944). — Bedeutung der Allergielehre für die Pathologie. Schweiz. Z. Path. 17, 1 (1954). — Histologische Geschwulstdiagnostik. Stuttgart: Thieme 1955. — v. ALBERTINI, A., u. A. GRUMBACH: Die experimentellen Streptokokkeninfekte des Kaninchens und ihre Beziehungen zu Herdinfekten. Ergebn. allg. Path. 32, 33, 314 (1937). — v. ALBERTINI, A., u. H. NABHOLZ: Über Periarteriitis nodosa Kussmaul-Maier. Schweiz. med. Wschr. 68, 1397 (1938). — v. ALBERTINI, A., u. A. VOGEL: Über wirkliche Kollagenosen. Dtsch. med. Wschr. 86, 1421 (1961). — ALBORESSAAVEDRA, J., J. P. ABBOTT, and R. M. NUNNALLY: Unilateral malignant nephrosclerosis with superimposed unilateral cortical necrosis following aortogram. Amer. J. clin. Path. 35, 147 (1961). — ALBRECHT, E.: Über trübe Schwellung und Fettdegeneration. Verh. dtsch. Path. Ges. 6, 63 (1903). — Über Hamartome. Verh. dtsch. path. Ges. 7, 153 (1904). — ALBRIGHT, F., C. H. BURNETT, W. PARSON, E. C. REIFENSTEIN, and A. ROOS: Osteomalacia and late rickets. Medicine (Baltimore) 25, 399 (1946). — ALBRIGHT, F., C. H. BURNETT, P. H. SMITH, and W. PARSON: Pseudo-Hypoparathyreoidism. Example of "Seabright-Bantam-Syndrome". Endocrinology 30, 922 (1942). — ALBRIGHT, F., A. M. BUTLER, and E. BLOOMBERG: Rickets resistant to Vitamin D therapy. Amer. J. Dis. Child. 54, 529 (1937). — ALBRIGHT, F., W. V. CONSOLAZIO, F. S. COOMBS, H. W. SULKOWITCH, and J. H. TALBOTT: Metabolic studies and therapy in a case of nephrocalcinosis with rickets and dwarfism. Bull. Johns Hop. Hosp. 66, 7 (1940). — ALBRIGHT, F., P. HENNEMAN, P. H. BENEDICT, and A. P. FORBES: Idiopathic hypercalciuria. A preliminary report. Proc. roy. Soc. Med. 46, 1077 (1953). — ALBRIGHT, F., and E. C. REIFENSTEIN: The parathyreoid glands and metabolic bone disease. Baltimore: Williams and Wilkins 1948. — ALEXANDER, C. S., and V. R. HUNT: Inhibition of aminonucleoside nephrosis in rats. I. The effect of adenine, adenosine and adenosine triphosphate. Amer. J. Path. 38, 23 (1961). — ALEXANDER, C. S., V. R. HUNT, and H. T. NAGASAWA: Doseresponse relationship in aminonucleoside nephrosis. Proc. Soc. exp. Biol. 112, 506 (1963). — ALEXANDER, N., R. H. HEPTINSTALL, and G. W. PICKERING: The effects of embolic obstruction of intrarenal arteries in the rabbit. J. Path. Bact. 81, 225 (1961). — ALICAN, F.: Pathophysiology of endotoxin shock. Amer. J. med. Sci. 244, 237 (1962). — ALKEN, C. E.: Die Papillennekrose. Zschr. Urol. 32, 433 (1938). — Leitfaden der Urologie. Stuttgart: Thieme 1955. — ALKEN, C. E., u. R. HASCHE-KLÜNDER: Zur Diagnostik und Therapie der „unklaren Nierenblutung". Z. Urol. 45, 665 (1952). — ALKEN, C. E., u. G. HERMANN: Untersuchungen über die Urolithiasis unter besonderer Berücksichtigung der Bevölkerungsstatistik. Urol. int. (Basel) 4, 335 (1957). — ALKEN, C. E., J. C. ROUCAYROL, E. OBERHAUSEN, A. TAUPITZ und H. UEBERBERG: Zur Frage der Carcinom-Entstehung nach Pyelographie mit Thorotrast. Urol. int. (Basel) 10, 137 (1960). — ALLEMANN, R.: Ätiologische und klinische Beiträge zur Hydronephrosefrage. Bruns Beitr. klin. Chir. 144, 385 (1928). — Weitere Beiträge zur Ätiologie und Klinik der sog. „congenitalen" (hypertonisch-spastischen) Hydronephrose. Schweiz. med. Wschr. 59, 1025 (1929). — Die „Pseudonephrolithiasis", ein Krankheitsbild, verursacht durch Funktionsstörungen des Ureters infolge entzündlicher Knickstenosen im adrenalen Abschnitt. Schweiz. med. Wschr. 60, 1235 (1930). — Die kleine schmerzhafte Hydronephrose. Eine klinische Studie. Helv. med. Acta 10, 547 (1943). — ALLEN, A. C.: So-called intercapillary glomerulosclerosis — a lesion associated with diabetes mellitus. Arch. Path. 32, 33 (1941). — The kidney. 1. Aufl. New York: Grune and Stratton 1951. — The skin. A clinicopathologic treatise, p. 122. St. Louis: Mosby 1954. — The clinicopathologic meaning of the nephrotic syndrome. Amer. J. Med. 18, 277 (1955). — The kidney. Medical and surgical diseases. 2. Aufl. New York: Grune and Stratton 1964. — ALLEN, M. J., E. BOYLAND, C. E. DUKES, E. S. HORNING, and J. G. WATSON: Cancer of the urinary bladder induced in mice with metabolites of aromatic amines and tryptophan. Brit. J. Cancer 11, 213 (1957). — ALLEN, R. B., J. L. BOLLMAN, and F. C. MANN: Effect of resection of large fractions of renal substance. Arch. Path. 19, 174 (1935). — ALLEN, R. B., and F. C. MANN: Experiments on compensatory renal hypertrophy. Arch. Path. 19, 341 (1935). — ALLEN-DURAND, A. M., M. FISHER, and M. ADAMS: Histology in rats as influenced by age and diet. I. Renal and cardiovascular systems. Arch.

Path. **77**, 268 (1964). — ALLGÖWER, M.: Das Crushsyndrom traumatischen Ursprungs. Neuralmedizin **3**, 313 (1955). — ALLGÖWER, M., u. J. SIEGRIST: Verbrennungen. Berlin-Göttingen-Heidelberg: Springer 1957. — ALLISON, S. P.: Renal disease in Uganda. A retrospective study. Brit. med. J. **1962/II**, 895. — ALPEROVITCH, R., et P. HAVRET: Rupture spontanée de la vessie. Presse méd. **71**, 1050 (1063). — ALPI, M.: Contributo alla conoscenza della calcolosi molle delle vie urinarie. Arch. ital. Urol. **23**, 3 (1949). — ALPORT, A. C.: Hereditary familial congenital haemorrhagic nephritis. Brit. med. J. **1927/I**, 504. — ALTCHEK, A. ⁻lectron microscopy of renal biopsies in toxemia in pregnancy. J. Amer. med. Ass. **175**, 791 (1961). — Renal biopsy and its clinical correlation in toxemia of pregnancy. Circulation **30**, Suppl. II 43 (1964). — ALTMANN, H. W.: Über Leberveränderungen bei allgemeinem Sauerstoffmangel, nach Unterdruckexperimenten an Katzen. Frankf. Z. Path. **60**, 376 (1949). — Allgemeine morphologische Pathologie des Cytoplasmas. Die Pathobiosen. In BÜCHNER, F., E. LETTERER und F. ROULET: Hdb. allg. Path. II/1, S. 419. Berlin-Göttingen-Heidelberg: Springer 1955. — ALTMANN, H. W., R. LICK und E. STUTZ: Die Wirkung langfristiger Bestrahlung mit radioaktivem Strontium (Sr⁹⁰) auf die Rattenniere. Beitr. path. Anat. **127**, 79 (1962). — ALTMANN, H. W., u. H. SCHICHE: Ein Beitrag zur Histologie und zur Einordnung der Wegener'schen Granulomatose. Beitr. path. Anat. **121**, 211 (1959). — ALTSCHUL, R.: Selected studies on arteriosclerosis. Springfield: Thomas 1950. — ALTSCHUL, R., and S. FEDOR: Vascular changes in hydronephrosis. Amer. Heart J. **46**, 291 (1953). — ALTSCHULER, CH. H., and D. M. ANGEVINE: Acid mucopolysaccharide in degenerative disease of connective tissue, with special reference to serous inflammation. Amer. J. Path. **27**, 141 (1951). — ALTVATER, G., u. G. IMHOLZ: Die Ureterstenosen beim Kollumkarzinom. Geburtsh. u. Frauenheilk. **20**, 1214 (1960). — ALWALL, N.: Aspirationbiopsy of the kidney. Acta med. scand. **143**, 430 (1952). — "Fluid lung" in anuria — oliguria. A study of 607 cases. 6. Internat. Kongress inn. Med. Basel 1960, p. 107. Basel: Schwabe 1960. — ALWALL, N., u. A. TORNBERG: Behandlungsresultate bei distaler tubulärer Nephritis mit Anurie — Oligurie. Acta med. scand. Suppl. **246**, 9 (1950). — ALWENS: W.: Experimentelle Untersuchungen über die Bedeutung der mechanischen Theorie der nephritischen Blutdrucksteigerung. Dtsch. Arch. klin. Med. **98**, 137 (1909). — ALZNAUER, R. L., Leiomyosarcoma of right ureter. Arch. Path. **56**, 94 (1955). — AMAR, A. D., and C. P. GRAY: Perirenal hematoma following renal infarction. J. Urol. (Baltimore) **89**, 652 (1963). — AMBROSE, S. S., and W. P. NICOLSON: The causes of vesico-ureteral reflux in children. J. Urol. (Baltimore) **87**, 688 (1962). — AMIEL, C.: Le rein, organe erythropoïetique? Presse méd. **67**, 336 (1959). — AMMANN, C.: Renale Fibroosteoclasie und Osteomalacie bei interstitieller Nephritis. Virchows Arch. path. Anat. **335**, 46 (1962). — AMON, H., u. J. GAYER: Elektronenmikroskopische Untersuchungen über den Einfluß der Hyaluronidase auf die Basalmembran der Glomerulumkapillaren mit besonderer Berücksichtigung der Permeabilitätsfrage. Klin. Wschr. **41**, 163 (1963). — AMORINI, M. F., and R. F. MELLO: Intermediate nephron nephrosis from snake poisoning in man. Amer. J. Path. **30**, 479 (1954). — AMPART, M.: Untersuchungen über die nephrotoxische Dosis des Ca-EDTA's (Ca-Na₂-Äthylen-Diamin-Tetraessigsäure) bei gesunden und nierengeschädigten Meerschweinchen. Inaug. Diss. Zürich 1960. — AMSLER, E.: Hypertonie und Nephrectomie. Urol. int. (Basel) **6**, 368 (1958). — Tumeurs primitives de l'urétère. Schweiz. med. Wschr. **88**, 335 (1958). — ANDERSEN, A. H., and I. B. ANDERSEN: Kidney complications during sulphonamide therapy. Acta med. scand. **130**, 259 (1948). — ANDERSEN, B. R., and G. G. JACKSON: Pyelitis, an important factor in the pathogenesis of retrograde pyelonephritis. J. exp. Med. **114**, 375 (1961). — ANDERSON, G. S.: The pathogenesis of diabetic glomerulosclerosis. J. Path. Bact. **67**, 241 (1954). — ANDERSON, L., and J. R. McDONALD: Microscopic calculi in the kidney. Surg. Gynec. Obstet. **82**, 275 (1946). — ANDERSON, M. S.: Electron microscopy of the glomerulus and renal tubules in experimental hypertension. Amer. J. Path. **43**, 257 (1963). — Electron microscopy of the glomerulus and renal tubules in experimental hypertension. J. nat. Cancer Inst. **43**, 257 (1963). — ANDERSON, M. S., and L. RECANT: Fine structural alterations in the rat kidney following intraperitoneal bovine albumin. Amer. J. Path. **40**, 555 (1962). — ANDERSON, W., and W. BETHEA: Renal lesions due to injection of hypertonic sucrose solution. J. Amer. med. Ass. **114**, 1983 (1940). — ANDERSON, W. A. D.: Hyperparathyreoidism and renal disease. Arch. Path. **27**, 753 (1939). — ANDREAS, B. F., and M. OOSTING: Primary amyloidosis of the ureter. J. Urol. (Baltimore) **79**, 929 (1958). — ANDREASSEN, M.: Vesical neck obstruction in children. Acta chir. scand. **105**, 398 (1953). — ANDREJIWITSCH, A. T.: Über das Epithel der Sammelröhren in der Säugerniere. Inaug. Diss.

Bern 1919. — ANDRES, G. A.: Electron microscopic observations in Antigen-Antibody reactions in the glomerulus. In METCOFF, J.: Angiotensin systems and experimental renal diseases, p. 243. Boston: Little, Brown & Co. 1963. — ANDRES, G. A., C. MORGAN, K. C. HSU, R. A. RIFKIND, and B. C. SEEGAL: Electron microscopic studies of experimental nephritis with ferritin-conjugated antibody. The basement membranes and cisternae of visceral epithelial cells in nephritic rat glomeruli. J. exp. Med. 115, 929 (1962). — ANDRES, G. A., B. C. SEEGAL, K. C. HSU, M. S. ROTHENBERG, and M. L. CHAPEAU: Electron microscopic studies of experimental nephritis with ferritin-conjugated antibodies. J. exp. Med. 117, 691 (1963). — ANDREW, W., and D. PRUETT: Senile changes in the kidneys of Wistar Institute rats. Amer. J. Anat. 100, 51 (1957). — ANDREWS, E.: Experimental uremia. Arch. intern. Med. 40, 548 (1927). — ANDRUS, F.: The relation of age and hypertension to the structure of the small arteries and arterioles in skeletal muscle. Amer. J. Path. 12, 635 (1936). — ANDRUS, S. B., S. N. GERSHOFF, and F. F. FARAGALLA: Calcium oxalate renal calculi induced in rats by Vitamin B$_6$ deficiency. Amer. J. Path. 35, 671 (1959). — ANDRUS, S. B., S. N. GERSHOFF, F. F. FARAGALLA, and E. I.. PRIEN: Production of calcium oxalate renal calculi in vitamin B$_6$-deficient rats. Study of the influence of urine pH. Lab. Invest. 9, 7 (1960). — ANDRY, E.: Besondere Formen von Knochenmarkschädigung bei Urämie. Inaug. Diss. Zürich 1951. — ANELLO, A., e D. INDOVINA: Incidenza dell'ipertensione arteriosa nelle nefropatie chirurgiche unilaterali. Minerva nefrol. 5, 195 (1958). — ANGERVALL, L., L. LEHMANN, and U. BENGTSSON: The renal concentrating capacity in albino-rats after longterm consumption of phenacetin, NAPA and acetyl-salicylic acid. Acta med. scand. 175, 155 (1964). — ANGEVINE, J. M., A. KAPPAS, R. S. DE GOWIN, and B. H. SPARGER: Renal tubular nuclear inclusions of lead poisoning. Arch. Path. 73, 486 (1962). — ANITSCHKOW, N. N.: Studien über die Nierengefäße bei angeborener Nierendystopie. Virchows Arch. path. Anat. 207, 213 (1912). — ANNAMUNTHODO, H., and R. F. HUTCHINGS: Nephroblastoma. (Wilms tumor). Case report. J. Urol. (Baltimore) 78, 197 (1957). — ANSELL, J. S., and J. R. PATERSON: Intermittent hydronephrosis. New Engl. J. Med. 267, 447 (1962). — ANSON, B. J., W. J. PICK, and E. W. CAULDWELL: The anatomy of commoner renal anomalies. Ectopia and horseshoe kidneys. J. Urol. (Baltimore) 47, 112 (1942). — ANSON, B. J., G. A. RICHARDSON, and W. L. MINEAR: Variations in the number and arrangement of the renal vessels. J. Urol. (Baltimore) 36, 211 (1936). — ANTES, E. H.: Thrombotic thrombocytopenic purpura: A review of the literature with report of a case. Ann. intern. Med. 48, 512 (1958). — ANTIPA, M. A.: Aneurysm of the renal artery. Stanford med. Bull. 12, 85 (1954). — ANTOINE, B., et H. DE MONTERA: Anatomo-pathologie rénale expérimentale. I. Néphropathies chroniques ascendantes expérimentales chez le lapin. Rev. franç. Etud. clin. biol. 5, 273 (1960). — ANTOINE, B., H. DE MONTERA et J.-C. TALLONE: Les aspects histologiques correspondants aux protéinuries permanentes isolées. J. Urol. méd. chir. 65, 623 (1959). — ANTOINE, B., R. SLAMA, F. JOSSO, H. DE MONTERA, R. HABIB et M. G. RICHET: La destruction du parenchyme rénal par envahissement de cristaux d'oxalate de calcium. Deux nouvelles observations d'«oxalose rénale». Presse méd. 68, 803 (1960). — ANZÈN, G., u. E. KARLMARK: Zur Klinik und pathologischen Anatomie der Urethralklappen bei Kindern. Acta paediat. 13, 20 (1932). — APPELT, H.: Arteriolae afferentiae und Becher' Zellen in der Niere. Z. mikr-anal. Forsch. 45, 179 (1939). — APPERSON, J. W., H. WECHSLER, and J. K. LATTIMER: The frequent occurence of both renal calculi and renal calcifications in tuberculous kidneys. J. Urol. (Baltimore) 87, 643 (1962). — APITZ, K.: Die Paraproteinose. Virchows Arch. path. Anat. 306, 361 (1940). — Die Geschwülste und Gewebsmißbildungen der Nierenrinde. I. Die intrarenalen Nebenniereninseln. Virchows Arch. path. Anat. 311, 285 (1943). — II. Die mesenchymalen Neubildungen. Virchows Arch. path. Anat. 311, 306 (1943). — III. Die Adenome. Virchows Arch. path. Anat. 311, 328 (1943). — IV. Strumen, Krebse und Carcinosarkome. Virchows Arch. path. Anat. 311, 360 (1943). — Zur Entstehung der proliferativen Organentzündungen bei Scharlach. Verh. dtsch. Ges. Path. 32, 106 (1944). — APONTE, G. E., and TH. R. FETTER: Familial idiopathic oxalate nephrocalcinosis. Amer. J. clin. Path. 24, 1363 (1954). — ARAI, O.: On the experimental and clinical studies of renal biopsy. Report 2: The confidence limits of the histologic findings in renal biopsy. Acta med. biol. (Niigata) 5, 93 (1957).— Report 3: Correlation between clinical and histological diagnosis by needle biopsy of the kidney. Acta med. biol. (Niigata) 5, 265 (1958). — ARATAKI, M.: On the postnatal growth of the kidney, with special reference to the number and size of the glomeruli (Albino rat). Amer. J. Anat. 36, 399 (1926). — ARCADI, J. A.: Mucus-producing cystadenocarcinoma of the renal pelvis and ureter. Arch. Path. 61, 264

(1956). — ARCADI, J. A., and F. FARMAN: Experimental studies and clinical aspects of the renal circulation. J. Urol. (Baltimore) 62, 756 (1949). — ARCHER, H. E., A. E. DORMER, E. F. SCOWEN, and R. W. WATTS: Primary hyperoxaluria. Lancet 1957/II, 320. — The aetiology of primary hyperoxaluria. Brit. med. J. 1958/I, 175. — ARDAILLOU, R., et R. SLAMA: Les complications rénales des hémopathies malignes. Path. Biol. 9, 1049 (1961). — AREAN, V. M.: The pathologic anatomy and pathogenesis of fatal human leptospirosis (Weil's disease). Amer. J. Path. 40, 393 (1962). — ARENDS, A., and H. O. NIEWEG: Nutritional factors in renal disease in infancy. Lancet 1954/I, 647. — AREY, J. B.: Development anatomy. Philadelphia: Saunders 1947. — ARHELGER, R. B., J. G. BRUNSON, R. A. GOOD, and R. L. VERNIER: Influence of gram-negative endotoxin on nephrotoxic serum nephritis in rats. Lab. Invest. 10, 669 (1961). — ARHELGER, R. B., J. A. GRONVALL, O. B. CARR, and J. G. BRUNSON: Electron microscopic localization of nephrotoxic serum in rabbit glomeruli with ferritin-conjugated antibody. Lab. Invest. 12, 33 (1963). — ARHELGER, R. B., P. N. SMITH, B. L. WALKER, W. M. FANT, and J. G. BRUNSON: Influence of local abdominal radiation on response of rabbits to nephrotoxic serum. Amer. J. Path. 39, 631 (1961). — ARKIN, A.: A clinical and pathological study of periarteritis nodosa. Amer. J. Path. 6, 401 (1930). — ARNEIL, G. C.: Twenty-nine children with sulfonamide haematuria. Lancet 1958/I, 826. — ARNHOLDT, F., u. A. MIRA-LLINARES: Über die Nierenvenenthrombosen. Urol. int. (Basel) 5, 274 (1957). — ARNOLD, J. H.: A clinico-histologic consideration of renal malformation. J. Urol. (Baltimore) 84, 510 (1960). — ARNOLD. O. H., u. K. D. BOCK: Zum Begriff der malignen Hypertonie. Z. Kreisl.-Forsch. 43, 16 (1954).— Zur Frage einer postnephritischen Hypertonie. Dtsch. med. Wschr. 83, 711 (1958). — ARNOTT. W. M., and R. J. KELLAR: Hypertension associated with experimental oxalate nephritis. Brit. J. exp. Path. 16, 265 (1935). — ARONS, W. L., W. R. CHRISTENSEN, and M. C. SOSMAN: Nephro-calcinosis visible by X-ray associated with chronic glomerulonephritis. Ann. intern. Med. 42, 260 (1955). — ARONSON, S. M., and M. C. SAMPSON: Unilateral renal cortical necrosis and unilateral benign and malignant nephrosclerosis. Arch. Path. 51, 30 (1951). — ARRAS, H., u. ST. THIERFELDER: Parabiose und Amyloidose. Frankf. Z. Path. 72, 63 (1962). — ASCHKENASY, J.: Die primären epithelialen Tumoren des Nierenbeckens und des Ureters. Inaug. Diss. Zürich 1960. — ASCHNER, P. W., and M. E. KLINGER: Subcapsular renal hemorrhage causing anuria of single kidney. J. Urol. (Baltimore) 65, 777 (1951). — ASCHNER, P. W., and E. GECHMAN: Echinococcus renal cyst cured by partial nephrectomy. J. Urol. (Baltimore) 76, 23 (1956). — ASCHOFF, L.: Über den Begriff der „Nephrosen" und „Sklerosen". Dtsch. med. Wschr. 43, 1345 (1917). — Über Nierenerkrankungen mit Bright'schem Symptomenkomplex. Med. Klin. 39, 1477 (1927). — Lehrbuch der pathologischen Anatomie. 8. Aufl. Jena: Fischer 1936. — Über Arteriosklerose. Verh. dtsch. Ges. inn. Med. 51, 28 (1939). — ASH, J. E.: Epithelial tumors of the bladder. J. Urol. (Baltimore) 44, 135 (1940). — ASH, J. E., and S. SPITZ: Pathology of tropical diseases. Philadelphia—London: Saunders 1945. — ASHER, L. U., and J. K. SOKOL: Bacterial localization in kidneys. Amer. J. Path. 17, 273 (1941). — ASHLEY, D. J. B., and F. K. MOSTOFI: Renal agenesis and dysgenesis. J. Urol. (Baltimore) 83, 211 (1960). — ASHWORTH, A.: Papillomatosis of the urethra. Brit. J. Urol. 28, 3 (1956). — ASHWORTH, C. T., and R. R. EDMANN: Age changes in the renal basement membranes of rats. Amer. J. Path. 35, 670 (1959). — ASHWORTH, C. T., R. R. EDMANN, and N. J. ARNOLD: Age changes in the renal basement membrane in rats. Amer. J. Path. 36, 165 (1960). — ASHWORTH, C. T., and A. GROLLMAN: Renal lesions in experimental hypertension. Arch. Path. 67, 375 (1959). — ASHWORTH, C. T., and J. A. JAMES: Glomerular excretion of macromolecular substances. Amer. J. Path. 39, 307 (1961). — ASK-UPMARK, E.: Über juvenile maligne Nephrosklerose und ihr Verhältnis zu Störungen in der Nierenentwicklung. Acta path. microbiol. scand. 6, 383 (1929). — On amyloidosis induced by tumors of the kidney. Acta med. scand. 104, 512 (1940). — ASKANAZY, M., u. T. NAKATA: Die Stadien der Sublimatniere beim Menschen. Korresp.-Bl. schweiz. Ärz. 49, 80 (1919). — ASSCHNER, A. W., and S. G. ANSON: Arterial hypertension and irradiation damage to the nervous system. Lancet 1962/II, 1343. — ASSCHNER. A. W., C. WILSON, and S. G. ANSON: Sensitisation of blood vessels to hypertensive damage by X-irradiation. Lancet 1961/I, 580. — ASSMANN, H.: Die Feldnephritis. Ergebn. inn. Med. Kinderheilk. N. F. 1, 1 (1949). — ATERMAN, K.: Observations on the nature of "watery vacuolation". The response of the liver cell to the intravenous injection of hypertonic saline, Evans blue, Dextran and Heparin. Lab. Invest. 7, 577 (1958). — ATTINGER, E.: Chronische Schwefelkohlenstoffvergiftung unter dem „scheinbar ungewöhnlichen" Bilde einer schweren Gefäßkrankheit. Schweiz. med. Wschr. **78**, 667, 815 (1948). — Chronische Schwefel-kohlenstoffvergiftung, ihre Pathogenese, ihre Frühdiagnose und ihr Verlauf. Schweiz. med. Wschr. **84**, 912 (1954). — AUBERTIN, E., A. LACOSTE und R. CASTAGNON: Eisengehalt der Organe nach Transfusion. C. R. Soc. Biol. (Paris) **132**, 139 (1939). — AUERBACH, O., and M. G. STEMMERMAN: Renal amyloidosis. Arch. intern. Med. **74**, 244 (1944). — AUFDERMAUR, M.: Über Pankreasnekrose als Folge generalisierter Arteriitis. Gastroenterologia (Basel) **72**, 81 (1947). — AUGUSTIN, E.: Der histochemische Sulfonamidnachweis in parenchymatösen Organen, insbesondere der Niere. Geburtsh. u. Frauenheilk. **10**, 289 (1950). — Tierexperimentelle Untersuchungen zur Frage der Entstehung und Lokalisation von Nierenschädigungen nach Sulfonamidmedikation. II. Mitt. Experimentelle Sulfonamidnephrose bei akutem Blutverlust, Eiweißnephrose und Pyriferfieber. Arch. Gynäk. **179**, 311 (1951). — AUROI, M.: Das nephrotisch-hypertonische Syndrom bei Diabetes und die interkapilläre Glomerulosklerose von Kimmelstiel und Wilson. Schweiz. med. Wschr. **73**, 89 (1943). — AUSTONI, M., and D. CORÀ: The pathogenesis of kidney damage in human leptospirosis. Trop. geogr. Med. **13**, 20 (1961). — AUVERT, J.: Les reflux à portier du bassinet étudiés par la manometrie urinaire. J. Urol. méd. chir. **63**, 824 (1957). — AVIOLI, L. V., M. Z. LAZOR, E. COTLOVE, K. C. BRACE, and J. R. ANDREWS: Early effects of radiation on renal function in man. Amer. J. Med. **34**, 329 (1963). — AWATAGUTI, S.: Experimentelle Studien über die Wundheilung bei der Nierenspaltung. Mitt. allg. Path. (Sendai) **10**, 105 (1939). — AYER, D.: Nierenschädigungen in Verbindung mit schwerem Ikterus. Arch. Path. **30**, 26 (1940). — AYER, G., and A. GAULD: Uremia following blood transfusion. Arch. Path. **33**, 513 (1942). — AZRAD, E., J. DE BRUX, NATAF et ALAGILLE: Etude anatomo-pathologique et histochimique de la glomérulohyalinose intercapillaire des diabétiques. Presse méd. **59**, 82, 1733 (1951).

BAAR, H. S., and H. BICKEL: Morbid anatomy, histology and pathogenesis of Lignac-Fanconi disease. Acta paed. **42**, Suppl. 90, 171 (1952). — BABCOCK, V. I., and CH. M. SOUTHAM: Transplantable renal tumor of the rat. Cancer Res. **21**, 130 (1960). — BABICS, A., u. F. RÈNYI-VÁMOS: Die ascendierende Pyelonephritis. Acta med. (Ungar.) **3**, 15 (1952). — Das Lymphgefäßsystem der Niere und seine Bedeutung in der Nierenpathologie und Chirurgie. Budapest: Verlag Ungar. Akad. Wiss. 1957. — BÄCHER, F.: Zur Pathologie der Periglomerulitis granulomatosa. Verh. dtsch. Path. Ges. **45**, 326 (1961). — BACHRACH, D., S. SCULTÉTY, J. JÁKI und B. KORPÁSSY: Antidiuretische Wirkstoffe im Urin bei experimenteller traumatischer Oligurie. Z. ges. exp. Med. **127**, 250 (1956). — BÄCHTOLD, H.: Katamnestische Untersuchungen nach akuter hämorrhagischer Nephritis im Kindesalter. Helv. paed. Acta **11**, 275 (1956). — BADENOCH, A. W., and E. M. DARMADY: The effects of temporary occlusion of the renal artery in rabbits and its relationship to traumatic uraemia. Z. Path. Bakt. **59**, 79 (1947). — BAEHR, G.: Über experimentelle Glomerulonephritis. Beitr. path. Anat. **55**, 545 (1913). — Über die Sekretion von Glycogen in Diabetikernieren. Beitr. path. Anat. **56**, 1 (1913). — Über die Polyurie bei subakuter Nephritis. Dtsch. Arch. klin. Med. **109**, 417 (1913). — Renal complications of endocarditis. Trans. Ass. Amer. Physcns. **46**, 87 (1931). — BAEHR, G., P. KLEMPERER, and A. SCHIFRIN: A diffuse disease of the peripheral circulation (usually associated with lupus erythematosus and endocarditis). Trans. Ass. Amer. Phycns. **50**, 139 (1935). — An acute febrile anemia and thrombocytopenic purpura with diffuse platelet thrombosis of capillaries and arterioles. Trans. Ass. Amer. Phycns. **51**, 43 (1936). — BAEHR, G., and A. POLLACK: Diffuse vascular diseases. Mod. Conc. cardiov. Dis. **15**, 12 (1946). — BAEHR, G., and S. RITTER: The arterial supply of the kidney in nephritis. Arch. Path. **7**, 458 (1929). — BAGGENSTOSS, A. H.: Congenital anomalies of the kidney. Med. Clin. N. Amer. **35**, 987 (1951). — The pancreas in uremia: a histopathologic study. Amer. J. Path. **24**, 1003 (1948). — Visceral lesions in disseminated lupus erythematosus. Proc. Mayo Clin. **27**, 412 (1952). — BAGGENSTOSS, A. H., and N. BARKER: Unilateral renal atrophy associated with hypertension. Arch. Path. **32**, 966 (1941). — BAGGENSTOSS, A. H., R. M. SHICK, and H. F. POLLEY: The effect of cortisone on the lesions of periarteritis nodosa. Amer. J. Path. **27**, 537 (1951). — BAILEY, O. T., and J. H. HARRISON: Large benign renal neoplasms: Their pathology and clinical behavior, with report of five cases. J. Urol. (Baltimore) **38**, 509 (1937). — BAILY, M. K., and V. H. YOUNGSBLOOD: Bilateral renal hypernephroma: report of a case. J. Urol. (Baltimore) **63**, 593 (1959). — BAIN, A. D., and J. S. SCOTT: Renal agenesis and severe urinary tract dysplasia. A review of 50 cases, with particular reference to the associated anomalies. Brit. med. J. **1960/I**, 841. — BAINES,

G. H., J. A. BARCLAY, and W. T. COOKE: Nephrocalcinosis associated with hyperchloremia and low plasma-bicarbonate. Quart. J. Med. **14**, 113 (1941). — BAIRD, D., and J. S. DUNN: Renal lesions in eclampsia and nephritis of pregnancy. J. Path. Bact. **37**, 291 (1933). — BAKER, G. P., L. B. PAGE, and G. W. LEADBETTER: Hypertension and renovascular disease. A follow-up study of 23 patients, with an analysis of factors influencing the results of surgery. New Engl. J. Med. **267**, 1325 (1963). — BAKER, R.: Correlation of circumferential lymphatic spread of vesical cancer with depth of infiltration: relation to present methods of treatment. J. Urol. (Baltimore) **73**, 681 (1955). — BAKER, R., D. E. GOVAN, and J. SAWYER: A physiological study of vesical lymphatics. J. Urol. (Baltimore) **71**, 435 (1954). — BAKER, R., G. REAVEN, and J. SAWYER: Ground substance and calcification. The influence of dye-binding on experimental nephrocalcinosis. J. Urol. (Baltimore) **71**, 511 (1954). — BAKER, R., and E. SELIKOFF: The cholesterol of hyaline arteriosclerosis. Amer. J. Path. **28**, 573 (1952). — BAKER, R., and F. SISON: Demonstration of altered tissue mucopolysaccharides in renal calculus disease by selective staining techniques. J. Urol. (Baltimore) **72**, 1032 (1954). — BAKER, S., u. E. DODDS: Tubulusverstopfung durch Haemoglobin. Brit. J. exp. Path. **6**, 247 (1925). — DE C. BAKER, S. B.: Intravascular haemopoiesis in the renal medulla in shock. J. Path. Bact. **75**, 421 (1958). — The blood supply of the renal papilla. Brit. J. Urol. **31**, 53 (1959). — The role of blood "sludging" in the renal ischaemic changes of experimental shock. J. Path. Bact. **83**, 117 (1962). — DE C. BAKER, S. B., and R. L. DAWES: Experimental haemoglobinuric nephrosis. J. Path. Bact. **87**, 49 (1964). — DE C. BAKER, S. B., and R. T. WILLIAMS: Acute interstitial nephritis due to drug sensitivity. Brit. med. J. **1963/I**, 1655. — BAKER, W. J., and D. H. CALLAHAN: Interstitial cystitis. J. Urol. (Baltimore) **81**, 112 (1959). — BAKKEN, K.: The allergic reaction of the kidney to sulphonamide medication. J. Path. **59**, 501 (1947). — BALE, W. F., I. L. SPAR, R. L. GOODLAND, and D. E. WOLFE: In vivo and in vitro studies of labeled antibodies against rat kidney and Walker carcinoma. Proc. Soc. exp. Biol. **89**, 564 (1955). — BALI, T., and H. GOLDBLATT: On the pathogenesis of the vascular lesions of malignant hypertension in the rat. Exp. Med. Surg. **12**, 460 (1954). — BÁLINT, P., L. HÁRSING, and M. LENNER: Tubular azotaemia produced by intravenous injection of hypertonic sugar solution. (ungar.) Orv. Hetil. **89**, 434 (1948). — BALL, J.: Rheumatoid arthritis and polyarteritis nodosa. Ann. rheum. Dis. **13**, 277 (1954). — BALL, J., and J. DAVSON: Splenic lesions in periarteritis nodosa. J. Path. **61**, 569 (1949). — BALLOWITZ, E.: Über angeborenen einseitigen vollkommenen Nierenmangel. Virchows Arch. path. Anat. **141**, 309 (1895). — BALOGH, F., u. Z. SZENDRÖI: Pathologie und Klinik der Nierengeschwülste. Budapest: Verlag Ungar. Akad. Wiss. 1960. — BALOGH, J.: Über eine in vivo diagnostizierte Nierenvenenthrombose des Neugeborenen. Zbl. Path. **95**, 447 (1956). — BALSLOV, J. T., and H. E. JORGENSEN: A survey of 499 patients with acute anuric renal insufficiency. Causes, treatment, complications and mortality. Amer. J. Med. **34**, 753 (1963). — BALTZER, G., u. A. BOHLE: Über den Wassergehalt der Niere bei akutem Nierenversagen. Frankf. Z. Path. **73**, 463 (1964). — BAND, D.: Renal tuberculosis; histopathology and pathogenesis. Edinb. med. J. **42**, 162 (1935). — BANK, N.: The relation of malignant hypertension to periarteritis nodosa in humans. J. Mt Sinai Hosp. **22**, 290 (1955). — BANLES, B. M.: Is there a common denomination in scleroderma, dermatomyositis, disseminated lupus erythematosus, the Libman-Sacks syndrome and polyarteritis nodosa? New Engl. J. Med. **225**, 433 (1941). — BANSON, B. B., and P. E. LACY: Diabetic microangiopathy in human toes. With emphasis on the ultrastructural change in dermal capillaries. Amer. J. Path. **45**, 41 (1964). — BARAJAS, L.: The innervation of the juxtaglomerular apparatur. An electron microscopic study of the innervation of the glomerular arterioles. Lab. Invest. **13**, 916 (1964). — BARAJAS, L., and H. LATTA: A three-dimensional study of the juxtaglomerular apparatus in rat. Light- and electron-microscopic observations. Lab. Invest. **12**, 257 (1963). — The juxtaglomerular apparatus in adrenalectomized rats. Lab. Invest. **12**, 1046 (1963). — BARCLAY, G. P., H. M. D. CAMERON, and L. W. LOUGHRIDGE: Amyloid disease of kidney and renal vein thrombosis. Quart. J. Med. **29**, 137 (1960). — BARD, L.: Précis d'anatomie pathologique, p. 521. Paris: Masson 1890. — BARDAWIL, W. A., B. L. TOY, N. GALINS, and T. B. BAYLES: Disseminated lupus erythematosus, scleroderma and dermatomyositis as manifestations of sensitization to DNA-Protein. I. An immunohistochemical approach. Amer. J. Path. **34**, 607 (1958). — BARELL, G.: Über den Zeitpunkt des Blutdruckanstieges und die Bedeutung der Nebennieren bei experimenteller renaler Hypertonie. Helv. med. Acta **17**, 599 (1950). — BARER, G. R., and J. N. WARD-McQUAID: Demonstration of renal lymphatics in vivo by intravenous injection of dye: the effect of lymphatic ligature on the blood pressure. Brit. J. Urol. 29, 171 (1957). — BARGMANN, W.: Über Struktur und Speicherungsvermögen des Nierenglomerulums. Z. Zellforsch. 14, 73 (1931). — Bürstensaum und Granuloid. 42. Verh. Anat. Ges. 1934; Anat. Anz. 78, 220 (1934). — Über die Gitterfasern des Nierenglomerulus. Z. Zellforsch. 28, 99 (1938). — Über die Struktur der Blutkapillaren. Dtsch. med. Wschr. 83, 1704 (1958). — BARGMANN, W., A. KNOOP und TH. H. SCHIEBLER: Histologische, cytochemische und elektronenmikroskopische Untersuchungen am Nephron (mit Berücksichtigung der Mitochondrien). Z. Zellforsch. 42, 386 (1955). — BARIÉTY, J., G. LAGRUE, M. SAFAR, J. CL. HESSE et P. MILLIEZ: Le syndrome néphrotique des «purpuras rhumatoides». Sem. Hóp. Paris 40, 1409 (1964). — BARKER, N. W., and W. F. BRAASCH: The course of hypertension after nephrectomy for advanced unilateral renal disease. Int. abstr. Surg. 84, 299 (1947). — BARKER, N., and W. WALTERS: Hypertension and chronic atrophic pyelonephritis. J. Amer. med. Ass. 115, 912 (1940). — BARLOON, J. W., W. E. GOODWIN, and V. VERMOOTEN: Thoracic kidney: case report. J. Urol. (Baltimore) 78, 356 (1957). — BARNER, F. R.: Über nekrotisierende Arteriitis nach Impfungen und ihre Deutung im Rahmen der heutigen Allergielehre. Schweiz. Z. Path. Bakt. 19, 411 (1956). — BARNES, R. W., W. E. MACPHERSON, R. TH. BERGMAN, G. HADLEY, and X. L. HADLEY: Classification of uremia and differential diagnosis of cases. J. Amer. med. Ass. 147, 1106 (1951). — BARNESS, L. A., G. H. MOLL, and CH. A. JANEWAY: Nephrotic syndrome. I. Natural history of the disease. Pediatrics 5, 486 (1950). — BARNETT, H. L., C. W. FORMAN, and H. D. LANSON: The nephrotic syndrome in children. Advanc. Pediat. 5, 53 (1952). — BARNETT, P. H., A. SCHIRGER, and S. G. SHEPS: Renin-Angiotensin mechanism and renoprival hypertension. Proc. Mayo. Clin. 37, 418 (1962). — BARON, E., and L. J. ARDUINO: Primary renal actinomycosis. J. Urol. (Baltimore) 62, 410 (1949). — DE R. BARONDES, R.: Alkaptonuria. Unusual case with arthralgia, purpura and glomerulonephritis. Milit. Surg. 113, 91 (1953). — BARONE, P., e D. BATOLO: Il linfosarcoma renale bilaterale. Minerva nefrol. 5, 205 (1958). — BARRETT, W. A., and E. J. MCCAGUE: Histopathology in prognosis of kidney tumors. J. Urol. (Baltimore) 71, 684 (1954). — BARRIE, H. J.: Paracalyceal cysts of the renal sinus. Amer. J. Path. 29, 985 (1953). — Herniations into the renal veins with special reference to hydronephrosis. J. Path. Bact. 82, 177 (1961). — BARRIE, H. J., G. W. CATES, and E. A. MCCULLOCH: The response of the renal circulation of the rabbit to adrenaline. Brit. J. Surg. 39, 465 (1952). — BARRIE, H. J., A. I. MCCRAE, and S. M. SHEA: Relation of hypertension to unilateral renal atrophy. A study of necropsy records. Lancet 1961/I, 193. — BARRIE, H. J., and D. C. SIMMS: Hydronephrosis resulting from obstruction of the urethra by a polyp of the verumontanum. Amer. J. clin. Path. 36, 356 (1961). — BARRINGTON, F. J., and H. D. WRIGHT: Bacteriemia following operations on the urethra. J. Path. Bact. 33, 871 (1930). — BARTHOLOMEW, R. A., E. D. COLVIN, W. H. GRIMES, J. S. FISH, and W. M. SESTER: Initiation of toxemia during labor. Amer. J. Obstet. Gynec. 62, 246 (1951). — BARTHOLOMEW, R. A., E. D. COLVIN, W. H. GRIMES, J. S. FISH, W. M. SESTER, and W. H. GALLOWAY: Facts parturient to the etiology of eclamptogenic toxemia. Amer. J. Obstet. Gynec. 74, 64 (1957). — BARTLETT, P., and SH. SHELATA: Mechanism of aminunucleosid-induced nephrosis in the rat. I. Metabolism of tritiated aminonucleosid. Proc. Soc. exp. Biol. (N.Y.) 102, 499 (1959). — BARTLEY, O., and G. T. HULTQUIST: Spontaneous regression of hypernephromas. Acta path. microbiol. scand. 27, 448 (1950). — BARTMAN, J.: Recherches sur la régénération rénale. I. Analyse par la méthode stathmocinétique des lésions rénales produites par les sels de chrome chez le rat. Rev. belge Path. 27, 219 (1960). — BARTTER, F. C., P. PRONOVE, J. R. GILL, and R. C. MACCRADLE: Hyperplasia of the juxtaglomerular complex with hyperaldosteronism and hypokalemic alkalosis. A new syndrome. Amer. J. Urol. 33, 811 (1962). — BASERGA, A., A. TOTI e R. ALBERTI: Alterazioni renali sperimentali da radiazioni ionizzanti: La nefropatia aregenerativa. Riv. Pat. clin. sper. 1, 177 (1960). — BASERGA, R., H. YOKOO, and G. C. HENEGAR: Thorotrast-induced cancer in man. Cancer 13, 1021 (1960). — BASETER, J. H.: Hyperlipoproteinemia in nephrosis. Ann. intern. Med. 109, 742 (1962). — BASETER, T. J.: Cortisone-induced renal changes in the rabbit: a microdissection study. Brit. J. exp. Path. 41, 140 (1960). — Morphogenesis of renal cysts. Amer. J. Path. 38, 721 (1961). — BASSOW, S. H.: Exfoliative cytology as an aid in the diagnosis of early renal carcinoma. J. Urol. (Baltimore) 76, 47 (1956). — BASTABLE, J. R.: Bilateral carcinoma of the kidneys. Brit. J. Urol. 32, 60 (1960). — BASTAI, P., e M. CREPET: I. Fondamenti fisiopatologici per la nosografia e la classificazione delle malattie renali bilaterali. Congr. ital. Ges. inn. Med., Roma 54, 5 (1953). —

BATES, B. C.: Periureteritis obliterans: a case report with a review of the literature. J. Urol. (Baltimore) **82**, 58 (1959). — BATES, G. S.: Bilateral renal agenesis in the fetus, associated with oligohydramnios. Amer. J. Obstet. Gynec. **25**, 41 (1933). — BATES, R. C., R. B. JENNINGS, and D. P. EARLE: Acute nephritis unrelated to group A hemolytic streptococcus infection. Amer. J. Med. **23**, 510 (1957). — BATSAKIS, J. G.: Urogenital rhabdomyosarcoma: Histogenesis and classification. J. Urol. (Baltimore) **90**, 180 (1963). — BATSON, O. V.: The function of the vertebral veins and their rôle in the spread of metastases. Ann. Surg. **112**, 138 (1940). — BATT, R. E., W. J. CIRKSENA, and T. B. LEBHERZ: Gout and salt-wasting renal disease during pregnancy. J. Amer. med. Ass. **186**, 835 (1963). — BATZENSCHLAGER, A.: Anatomie pathologique du petit rein unilatéral. Strasbourg méd. **1962**, 855. — BATZENSCHLAGER, A., E. BLUM et A. PORTE: Le petit rein dans l'oblitération ancienne totale de l'artère rénale. J. Urol. Néphrol. **68**, 15 (1962). — BATZENSCHLAGER, A., E. BLUM et M. WEILL-BOUSSON: Le petit rein unilatéral. Etude anatomo-clinique. I. Petit rein unilatéral acquis. Ann. Anat. path. N.S. 7, 427 (1962). — II. Petit rein unilatéral congénital. Ann. Anat. path. N.S. 7, 539 (1962). — BATZENSCHLAGER, A., H. JAHN, M. FIEVEZ, M. WEILL-BOUSSON et TH. ROSENBERG: Etude anatomo-clinique d'une oxalose idiopathique de l'adulte. Ann. Anat. path. N.S. **8**, 591 (1963). — BATZENSCHLAGER, A., E. MÉRIAN et A. PORTE: Lésions glomérulaires dans la thrombose ancienne des veines rénales avec syndrome néphrotique. Ann. Anat. path. N.S. **3**, 294 (1958). — BAUER, F. C., E. F. HIRSCH, L. CARBONARO, and G. C. JOHNSON: Potassium dichromate poisoning and repeated poisoning with uranyl nitrate. Arch. Path. **56**, 135 (1953). — BAUER, F. C., G. C. JOHNSON, L. CARBONARO, and E. F. HIRSCH: Changes in the serum lipids of rabbits with acute uranyl nitrate poisoning. Arch. Path. **51**, 441 (1951). — BAUER, H.: Nephrose-syndrom und Körperwachstum. Inaug. Diss. Zürich 1954. — BAUER, H., and G. L. FORBES: Unilateral renal artery obstruction associated with malignant nephrosclerosis confined to the opposite kidney. Amer. Heart J. **44**, 634 (1952). — BAUER, K. M.: Das Divertikelkarzinom der Harnblase und seine Behandlung. Z. Urol. **50**, 621 (1957). — BAUER, K. M., u. H. SCHMIDT: Nierenagenesie und gleichzeitige Schädeldysplasie als gemeinsame Entwicklungsstörung. Z. Urol. **53**, 701 (1960). — BAUER, W. C., and B. F. ROSENBERG: A quantitative study of glomerular enlargement in children with tetralogy of Fallot. Amer. J. Path. **37**, 695 (1960). — BAUM, W.: Malignant renal tumor metastasis. Inaug. Diss. Zürich 1961. — BAUMANN, G., O. v. DEIMLING und H. NOLTENIUS: Hormonabhängige Enzymverteilung im Gewebe. II. Histochemische Untersuchungen an Nierenphosphatasen erwachsener Ratten. Histochem. Meth. (München) **4**, 150 (1964). — BAUMANN, J. A.: Développement et anatomie de la loge rénale chez l'homme. Acta anat. (Basel) **1**, 15 (1945). — BAUMANN, U.: Histologische, blutchemische und elektrophoretische Untersuchungen über die Masuginephritis der Ratte bei gleichzeitiger bakterieller Infektion. Schweiz. Z. Path. Bakt. **22**, 789 (1959). — BAUMGART, R.: Gutartiger Primärtumor des Ureters. Z. Urol. **49**, 599 (1956). — BAUR, H.: Azotämie. Münch. med. Wschr. **96**, 484 (1954). — BAYLISS, W.: Is haemolysed blood toxic? Brit. J. exp. Path. **1**, 1 (1920). — BEAHRS, O. H., J. S. HUNTER, and P. T. SLONE: Intramural obstructing endometriosis of the ureter. Proc. Mayo. Clin. **32**, 73 (1957). — BEAHRS, O. H., and G. E. MILLER: Metastatic hypernephroma of the thyreoid gland. Proc. Mayo Clin. **28**, 205 (1953). — BEAMES, R. P.: Primary amyloidosis of the bladder. J. Urol. (Baltimore) **73**, 804 (1955). — BEASER, S. B., M. F. SAK, and S. C. SOMMERS: Influence of insulin therapy and pyelonephritis upon diabetes glomerulosclerosis in hamsters. Metabolism **12**, 704 (1963). — BEATTIE, J. M., and W. E. C. DICKSON: A textbook of pathology. 5. Aufl. London: W. Heinemann 1948. — BEAVER, D. L.: The ultrastructure of the kidney in lead intoxication with particular reference to internuclear inclusions. Amer. J. Path. **39**, 195 (1961). — BEAVER, D. L., and R. E. BURR: Bismuth inclusions in the human kidney. Arch. Path. **76**, 89 (1963). — BECHER, E.: Lehrbuch der pathologischen Physiologie. 4. Aufl. Jena: G. Fischer 1942. — Nierenkrankheiten. Jena: G. Fischer 1944/47. — BECHER, H.: Über die Blutzirkulation in der Niere und die Wirkung des Polkissens an den Arteriolae afferentes. S.-B. Ges. ges. Naturwiss. Marburg **71**, 95 (1936). — Über besondere Zellgruppen und das Polkissen am Vas afferens in der Niere des Menschen. Z. Mikroskopie **53**, 205 (1936). — Über Wirkung und Bedeutung besonderer regulatorischer Einrichtungen an der Arteriola afferens der menschlichen Niere. Anat. Anz. **83**, 134 (1937). — Über die paraportalen und paravasculären Zellgruppen in der Niere. Morph. Jb. **85**, 324 (1941). — Der Regulationsapparat und Strombahnsteuerung am Gefäßpol der Malpighi'schen Körperchen in der menschlichen Niere. Anat. Nachr. **1**, 81 (1950). — BECHGAARD, P.: Der Spontanverlauf der benignen Hypertonie. In REUBI-BOCK-COTTIER: Essentielle Hypertonie. Internat. Sympos. Bern 1960. S. 219. Berlin-Göttingen-Heidelberg: Springer 1960. — BECHTELSHEIMER, H., u. G. SCHALLOCK: Über thrombotische Mikroangiopathien. Verh. dtsch. path. Ges. **44**, 311 (1960). — BECK, D., L. R. FREEDMAN, H. LEVITIN, T. F. FERRIS, and F. H. EPSTEIN: Effect of experimental pyelonephritis on the renal concentrating ability of the rat. Yale J. Biol. Med. **34**, 52 (1961). — BECK, J. S.: Acute radiation nephritis in childhood. Brit. med. J. **1958/II**, 489. — BECK, R. E., and R. C. HAMMOND: Renal and osseous manifestation of tuberous sclerosis: case report. J. Urol. (Baltimore) **77**, 578 (1957). — BECKER, C. G., E. L. BECKER, J. F. MAKER, and G. E. SCHREINER: Nephrotic syndrome after contact with mercury. Arch. intern. Med. **110**, 178 (1962). — BECKER, D. L., A. H. BAGGENSTOSS, and J. F. WEIR: Parenchymal calcification of the kidneys in patients with duodenal ulcer. Amer. J. clin. Path. **22**, 843 (1952). — BECKER, D., and M. MILLER: Presence of diabetic glomerulosclerosis in patients with hemochromatosis. New. Engl. J. Med. **263**, 367 (1960). — BECKER, R. M.: Suppression of local tissue reactivity (Shwartzman Phenomenon) by nitrogen mustard, Benzol and X-ray irradiation. Proc. Soc. exp. Biol. **69**, 247 (1948). — BECKER, V.: Morphologisches Äquivalent des äußeren und inneren Sauerstoffmangels. Med. Grundlagenforschg. **2**, 341 (1959). — BEDNÁR, B., A. JIRÁSEK, J. STEJSKAL und R. CHYTIL: Die sekundäre urämische Oxalose. Zbl. allg. Path. path. Anat. **102**, 289 (1961). — BEECHER, H. K.: The Crush syndrome in battle casualties. Surgery **27**, 629 (1950). — BEESON, P. B.: Factors in the pathogenesis of pyelonephritis. Yale J. Biol. Med. **28**, 81 (1955). — The case against the catheter. Amer. J. Med. **24**, 1 (1958). — BEESON, P. B., and D. ROWLEY: The anticomplementary effect of kidney tissue. Its association with ammonia production. J. exp. Med. **110**, 685 (1959). — BEGG, R. C.: The colloid carcinomata of the bladder vault arising from the epithelium of the urachal canal. Brit. J. Surg. **18**, 422 (1931). — Parasitic infections of the genito-urinary tract. In Hdb. Urol. ALKEN-DIX-WEYRAUCH-WILDBOLZ IX/2, 222. Berlin-Göttingen-Heidelberg: Springer 1959. — BEHRENDT, W., u. H.-J. SCHNEIDER: Über das Verhalten der Nierengefäße bei experimenteller Pyelonephritis. Virchows Arch. path. Anat. **335**, 668 (1962). — BEIN, H. J., P. A. DESAULLES, and P. LOUSTALOT: Connective tissue reactions in experimentally induced hypertension. Experientia (Basel) **13**, 130 (1957). — BEISEL, W. R., E. G. HERNDON, J. E. MYERS, and L. STONES: Acute renal failure as a complication of acute pancreatitis. Arch. intern. Med. **104**, 539 (1959). — BEITZKE, H.: Weilsche Krankheit. Hdb. ärztl. Erfahrungen im Weltkrieg. VIII, 152. Leipzig: Barth 1921. — VAN BEKKUM, D. W., and A. A. H. KASSENAAR: Observations on the effect of testosteronepropionate on the kidneys of the mouse. Acta endocr. (Kbh.) **8**, 155 (1951). — BELL, E. T.: Lipoid nephrosis. Amer. J. Path. **5**, 587 (1929). — Renal lesions in the toxemies of pregnancy. Amer. J. Path. **8**, 1 (1932). — Glomerular lesions associated with endocarditis. Amer. J. Path. **8**, 639 (1932). — Renal lesions associated with multiple myeloma. Amer. J. Path. **9**, 393 (1933). — A clinical and pathological study of subacute and chronic glomerulonephritis including lipoid nephrosis. Amer. J. Path. **14**, 691 (1938). — Renal diseases. Philadelphia: Lea and Febiger 1946. — The pathological Anatomy in primary hypertension, p. 183. Minneapolis: Univ. Minnesota Press 1951. — Renal vascular disease in diabetes mellitus. Diabetes **2**, 376 (1953). — BELL, E. T., and B. J. CLAWSON: Primary (essential) hypertension. Arch. Path. **5**, 939 (1928). — BELL, E. T., B. J. CLAWSON, and T. B. HARTZELL: Experimental glomerulonephritis. Amer. J. Path. **1**, 247 (1925). — BELL, E. T., and R. C. KNUTSON: Extrarenal azotemia and tubular disease. J. Amer. med. Ass. **134**, 441 (1947). — BELL, L. S., W. C. BLAIR, S. LINDSAY, and S. J. WATSON: Lesions of galactose diabetes. Arch. Path. **49**, 393 (1950). — BELLI, N., e G. COPPOLA: Contributo allo studio dell' amiloidosi renale. Ann. Ist. Forlanini **21**, 29 (1961). — BELLINAZZO, P., A. BENCINI, G. TIBERIO e C. BORELLI: Comportamento del circolo ematico intrarenale in particulari condizioni fisiopatologiche. Biol. lat. (Milano) **7**, 631 (1954). — BELSER, F. G.: Über Nierenveränderungen bei Versenatbehandlung. Inaug. Diss. Zürich 1959. — BELTON, R. R.: Pathologisch-anatomische Auswertung von 481 Fällen mit Hypertonie. Cardiologia (Basel) **19**, 108 (1951). — BENACERRAF, B., J. L. POTTER, R. T. McCLUSKEY, and F. MILLER: The pathologic effects of intravenously administered soluble antigen-antibody complexes. II. Acute glomerulonephritis in rats. J. exp. Med. **111**, 195 (1960). — BÉNARD, H., et A. GAJDOS: Activité métabolique du rein et son rôle dans l'excrétion urinaire. Paris: Masson 1954. — BENCOSME, S. A., and B. J. BERGSMAN: The ultrastructure of human and experimental glomerular lesions, Int. Rev. exp. Path. **1**, 139 (1962). New York-London: Acad. Press 1962. — BENCOSME, S. A.,

R. S. Stone, H. Latta, and S. C. Madden: Acute reactions with collagen production in renal glomeruli of rats as studied electron microscopically. J. Ultrastruct. Res. 3, 171 (1959). — Acute tubular and glomerular lesions in rat kidneys after uranium injury. Arch. Path. 69, 470 (1960). — Bencosme, S. A., D. L. Wilson, and D. A. Rosen: Glomerular lesions produced in the rabbits by prednisone and prednisolone. Arch. Path. 65, 340 (1958). — Benda, L., E. Rissel und N. Stefenelli: Zum Problem des hepatorenalen Syndroms. Dtsch. med. Wschr. 79, 1035, 1091 (1954). — Bender, J. A., and J. M. jr. Hayman: Experiments on ligation of renal vein. Proc. Soc. exp. Biol. 32, 1018 (1935). — Benedetti, E. L., e G. Coppola: Istopatologia della nefropatia sperimentale tipo Masugi nel ratto. Rass. Fisiopat. clin. ter. 29, 93 (1957). — Benedetti, E. L., e L. Scapellato: Sulla struttura del „mesoangio" di Zimmermann. Manit. Zool. ital. 61, 143 (1953). — Bengtsson, U.: A comparative study of chronic non-obstructive pyelonephritis and renal papillary necrosis. Acta med. scand. 172, Suppl. 388, 5 (1962). — Benham, R. W.: Certain monilias parasitic on man. J. infect. dis. 49, 183 (1931). — Benitez, L., and J. A. Shaka: Cell proliferation in experimental hydronephrosis and compensatory renal hyperplasia. Amer. J. Path. 44, 961 (1964). — Benjamin, J. A., J. J. Betheil, V. M. Emmel, G. H. Ramsey, and J. S. Watson: Observations on ureteral obstruction and contractibility in man and dog. J. Urol. (Baltimore) 75, 25 (1956). — Bennett, B., and C. Rosenblum: Identification of calcium oxalate crystals in the myocardium in patients with uremia. Lab. Invest. 10, 947 (1961). — Bennett, C. E.: Congenital galactosemia. U.S. Armed Forces Med. J. 9, 112 (1958). — Bennett, J. C., J. Claybrook, H. Kinsey, and H. L. Holley: The clinical manifestations of systemic lupus erythematosus. J. chron. Dis. 13, 411 (1961). — Bennett, L. R., S. M. Chastain, J. S. Flust, R. A. Hausen, and A. E. Lewis: Late effects of roentgen irradiation. I. Studies on rats irradiated under anoxia. Radiology 61, 411 (1953). — Bennington, J. L., S. L. Haber, J. V. Smith, and W. E. Warner: Crystals of calcium oxalate in the human kidney. Amer. J. clin. Path. 41, 8 (1964). — Bensley, R. R., and R. D. Bensley: The structure of the renal corpuscle. Anat. Rec. 47, 147 (1930). — Benyajati, C., M. Keoplug, W. R. Beisel, E. J. Gangarosa, H. Sprinz, and V. Sitprija: Acute renal failure in asiatic cholera: Clinicopathologic correlations with acute tubular necrosis and hypokalemic nephropathy. Ann. intern. Med. 52, 960 (1960). — Berblinger, W.: Über Amyloidschrumpfniere. Schweiz. med. Wschr. 75, 423 (1945). — Schwere generalisierte Arteriitis bei Serumkrankheit des Menschen. Virchows Arch. path. Anat. 318, 155 (1950). — Berdjis, Ch. C.: Irradiation and kidney tumors. Histopathogenesis of kidney tumors in irradiated mice. Oncologia (Basel) 12, 193 (1959). — Cortisone and radiation. III. Histopathology of the effect of cortisone on the irradiated rat kidney. Arch. Path. 69, 431 (1960). — Kidney tumors and irradiation pathogenesis of kidney tumors in irradiated rats. Oncologia (Basel) 16, 312 (1963). — Beregi, E.: Eine neue Methode zur Herbeiführung der experimentellen Glomerulonephritis. Virchows Arch. path. Anat. 330, 391 (1957). — Beregi, E., G. Dévai, and S. Kovács: Studies on the pathogenesis of glomerulonephrosis. Acta morph. Acad. Sci. hung. 8, 77 (1958). — Berg, J. W.: Angioliposarcoma of kidney (malignant hamartomatous angiolipomyoma) in a case with solitary metastase from bronchogenic carcinoma. Cancer (Philad.) 8, 759 (1955). — Berg, R. L., H. Weinberger, and L. Dienes: Acute hemorrhagic cystitis. Amer. J. Med. 22, 848 (1957). — Berger, H.: Aminoacidurie und Hyperaminoacidurie. Bibl. Paediatr. (Suppl. Ann. paed.) 71, 1 (1959). Basel: Karger 1959. — Berger, J., et P. Galle, P.: Altération singulière des membranes basales du rein. J. Urol. Néphrol. 68, 116 (1962). — Dépôts «fibrinoïdes» intercapillaires. J. Urol. Néphrol. 68, 123 (1962). — Berger, J., et P. Ganter: Etude histochimique des dépôts extra-membraneux. J. Urol. Néphrol. 70, 118 (1964). — Berger, J., N. Hinglais et H. de Montera: Dégénérescence des membranes basales glomérulaires. J. Urol. Néphrol. 70, 760 (1964). — Berger, J., P. Michielsen et P. Galle: Les syndromes néphrotiques avec dépôts intermembrano-épithéliaux. J. Urol. Néphrol. 67, 52 (1961). — Berger, J., et H. de Montera: Les glomérulo-néphrites focales nécrotiques chroniques. J. Urol. Néphrol. 70, 122 (1964). — Berger, J., H. de Montera et P. Galle: Etude de 100 biopsies rénales du syndrome néphrotique. Arch. Anat. Path. 9, 313 (1961). — Berger, K. W., and A. S. Relman: Renal impairment due to sarcoid infiltration of the kidney: Report of a case proved by renal biopsies before and after treatment with Cortisone. New Engl. J. Med. 252, 44 (1955). — Berger, L., and M. W. Sinkoff: Systemic manifestations of hypernephroma. A review of 273 cases. Amer. J. Med. 22, 791 (1957). — Berger, M., and R. J. Boucek: Irreversible uterine and renal changes induced by placental ischemia (rabbit). Amer. J. Obstet.

Gynec. **89**, 230 (1964). — BERGER, M. J.: Démembrement de la glomérulo-néphrite membraneuse. Bull. Mém. Soc. Méd. Hôp. Paris **77**, 597 (1961). — BERGMAN, H., R. M. FRIEDENBERG, and V. SAYEGH: Carcinoma of the ureter: Clinical report of seven cases. J. Urol. (Baltimore) **87**, 119 (1962). — BERGMANN, M., u. W. DIETNER: Ein Beitrag über Spontanperforationen bei Steinerkrankungen im Bereich der ableitenden Harnwege. Z. Urol. **55**, 259 (1962). — BERGNES, M. A.: Recovery of papillae in renal papillary necrosis. Arch. Path. **75**, 501 (1963). — BERGSTRAND, A.: Type III nephritis and associated diseases. Acta path. microbiol. scand. **28**, 139 (1951). — Electron microscopic investigations of the renal glomeruli. Lab. Invest. **6**, 191 (1957). — BERGSTRAND, A., and H. BERGSTRAND: The pathology of glomerulonephritis and related diseases. J. clin. Lab. Invest. **1**, 334 (1949). — BERGSTRAND, A., and H. BUCHT: The glomerular lesions of diabetes mellitus and their electron-microscope appearances. J. Path. Bact. **77**, 231 (1959). — Electron microscopy and renal function in amyloidosis of the kidneys. J. Path. Bact. **81**, 495 (1961). — Electron microscopy of renal glomerular amyloidosis. In WOLSTENHOLME and CAMERON: Ciba Foundation symposium on renal biopsy. London: Churchill 1961. — BERGSTRAND, A., L. FRIBERG, L. MENDEL, and E. J. ODEBLAAD: The localization of subcutaneous administered radio-active mercury in the rat kidney. J. Ultrastruct. Res. **3**, 238 (1959). — Studies on the excretion of mercury in the kidneys. Acta path. microbiol. scand. **51**, Suppl. 144, 115 (1961). — BERGSTRAND, H.: Parathyreoideastudien: II. Über Tumoren und hyperplastische Zustände in der Nebenschilddrüse. Acta med. scand. **54**, 539 (1920/1). — Niereninsuffizienz infolge Rindenatrophie, wahrscheinlich durch Kalkinkrustation des Markes verursacht. Virchows Arch. path. Anat. **245**, 193 (1923). — Über die Nierenveränderungen bei tödlicher Sulfathiazolschädigung. Acta med. scand. **118**, 97 (1944). — A comparison between the kidney changes in the course of "crush syndrome" and renal injuries caused by sulphathiazole. Acta med. scand. **124**, 309 (1946). — Chronic renal injuries probably caused by sulfa-compounds. Acta med. scand. Suppl. **196**, 268 (1947). — BERK, L. E., A. I. EVINC, and R. G. McMANUS: Hemangiopericytoma involving a kidney. New Engl. J. Med. **263**, 1185 (1960). — BERKLEY, K. M.: Restoration of kidney function by splenorenal arterial anastomosis. New Engl. J. Med. **265**, 734 (1961). — BERLEPSCH, K. v.: Oberflächenspannung und Schutzkolloide des Urins und ihr fraglicher Zusammenhang mit der Nierensteinbildung. Urol. int. (Basel) **5**, 149 (1957). — BERLINER, R. W.: Renal mechanism for potassium excretion. Harvey Lect. **55**, 141 (1959). — BERLINER, R. W., N. G. GEVINSKY, D. G. DAVIDSON, and M. EDEN: Dilution and concentration of the urine and the action of antidiuretic hormone. Amer. J. Med. **24**, 730 (1958). — BERMAN, L. B., T. T. ANTONOVYCH, and J. DUKE: Glomerular abnormalities in tuberculosis. Arch. Path. **69**, 278 (1960). — BERMAN, L. B., and G. E. SCHREINER: Clinical and histologic spectrum of the nephrotic syndrome. Amer. J. Med. **24**, 249 (1958). — BERMAN, L. B., G. E. SCHREINER, and J. FREYS: The nephrotoxic lesion of ethylene glycol. Ann. intern. Med. **46**, 611 (1957). — BERMAN, L. B., and I. TUBLIN: The nephropathies of sickle cell disease. Arch. intern. Med. **103**, 602 (1959). — BERNEIKE, R. R., and H. M. POLLACK: True renal artery aneurysm; report of a case. New Engl. J. Med. **243**, 12 (1950). — BERNER, A.: Les ostéodystrophies d'origine rénale. Helv. med. Acta **11**, 741 (1944). — BERNER, P.: Die Cystenniere. Jena: Fischer 1913. — BERNHARD, J.-G., J. LAABOU et S. LECHAT: Néphropaties vaccinales (Vaccin TABDT). Presse méd. **67**, 1511 (1959). — BERNING, H.: Über herdförmige Nierenentzündungen. Münch. med. Wschr. **98**, 181 (1956). — Die Bedeutung gastrointestinaler Erkrankungen für die Pathogenese und Therapie der Pyelonephritis. II. Symp. Ges. Nephrol. 1963, S. 225. Stuttgart: Thieme 1963. — BERNING, H., u. R. PRÉVÔT: Die klinischen Verlaufsformen der Pyelonephritis. Ergebn. inn. Med. Kinderheilk. N.F. **3**, 330 (1952). — BERNING, H., u. J. WALTER: Klinische Untersuchungen über die Pyelonephritis. Z. ges. inn. Med. **148**, 542 (1951). — BERNSTEIN, J., and R. MEYER: Congenital abnormalities of the urinary system. II. Renal cortical and medullary necroses. J. Pediat. **59**, 657 (1961). — BERNSTEIN, J., and C. F. WHITTEN: A histologic appraisal of the kidney in sickle cell anemia. Arch. Path. **70**, 407 (1960). — BERNSTEIN, S. S.: Gout in early life. J. Mt Sinai Hosp. **14**, 747 (1947). — BERRY, K. W., and E. VAN ZILE SCOTT: Pheochromocytoma of the bladder. J. Urol. (Baltimore) **85**, 156 (1961). — BERTHOUD, E.: Les grandes injections intraveineuses de glucose en solution hypertonique sont-elles nocives pour le rein? Rev. méd. Suisse rom. **70**, 298 (1950). — BERTRAND, I., R. MALLET, P. TANRET et J. GODET-GUILLAIN: Néphro-encephalopathie post-vaccinale avec lésions de périartérite noueuse et de microangéite oblitérante. Bull. Mém. Soc. Méd. Hôp. Paris **75**, 705 (1959). — BERTRAND-FONTAINE, M. T., J. SCHNEIDER et A.

NEUNA: Etude clinique des néphrites ascendantes. J. Urol. (Baltimore) 60, 728 (1954). — BEST, CH. H., and W. ST. HARTROFT: Nutrition, renal lesions and hypertension. Fed. Proc. 8, 610 (1949). — BESWICK, I. P., and P. F. SCHATZKI: Experimental renal papillary necrosis. Arch. Path. 69, 733 (1960). — BETHUNE, J. E., P. L. LANDRIGAN, and C. D. CHIPMAN: Angiokeratoma corporis diffusum universale (Fabry's disease) in two brothers. New Engl. J. Med. 264, 1280 (1961). — BETTEX, M.: Un cas d'urétérocèle chez une fillette de 9 ans. Helv. paed. Acta 9, 20 (1954). — BEUMER, H., u. R. HÜCKEL: Über die nephropathische Wirkung von Cystin und Cystein. Klin. Wschr. 16, 78 (1937). — BEUMER, H., u. W. WEPLER: Über die Cystinkrankheit der ersten Lebenszeit. Klin. Wschr. 16, 8 (1937). — BEVANS, M.: Pathology of scleroderma, with special reference to the damage in the gastrointestinal tract. Amer. J. Path. 21, 25 (1945). — BEVANS, M., B. C. SEEGAL, and R. KAPLAN: Glomerulonephritis produced in dogs by specific antisera. II. Pathologic sequences following the injection of rabbit antidog-placentar serum or rabbit antidog-kidney serum. J. exp. Med. 102, 807 (1955). — BHANSALI, S. K., and K. M. CAMERON: Primary malignant lymphoma of the bladder. Brit. J. Urol. 32, 440 (1960). — BIALESTOCK, D.: The morphogenesis of renal cysts in the stillborn studied by micro-dissection technique. J. Path. Bact. 71, 51 (1956). — The extra-glomerular arterial circulation of the renal tubules. Anat Rec 129, 53 (1957) — Microdissection study of nephrons and cysts from a infant with pyelonephritis. Aust. Ann. Med. 7, 93 (1958). — Renal malformations and pyelonephritis. The role of vesico-ureteral reflux. Aust. N.Z. J. Surg. 33, 114 (1963). — BIANCHI, L.: Zur Morphologie und Funktion experimentell erzeugter Röntgennieren. Virchows Arch. path. Anat. 334, 206 (1961). — Experimentelle Untersuchungen über Gefäßveränderungen der Röntgenniere. Path. et Microbiol. (Basel) 24, 270 (1961). — BIAVA, C. G., I. DYRDA, J. GENEST, and S. A. BENCOSME: Kaliopenic nephropathy. A correlated light and electron microscopic study. Lab. Invest. 12, 443 (1963). — Renal hyaline arteriolosclerosis. An electron microscopic study. Amer. J. Path. 44, 349 (1964). — BIBUS, B.: Ein Fall von Basalzelltumor der Blase. Z. Urol. 44, 285 (1951). — BIBUS, B., u. R. HOHENFELLNER: Bemerkungen zu einer Hypernephromstatistik. Urol. int. (Basel) 4, 183 (1957). — BICKEL, G.: Pyélonéphrite à Brucella abortus. Schweiz. med. Wschr. 84, 54 (1954). — BICKEL, H.: Funktionsausfälle des proximalen Tubulus. Schweiz. med. Wschr. 91, 1597 (1961). — Proximal tubular defects. In BLACK: Renal disease, p. 347. Oxford: Blackwell 1962. — BICKEL, H., W. C. SMALLWOOD, J. M. SMELLIE, H. S. BAAR, and E. M. HICKMANS: Cystine storage disease with aminoaciduria and dwarfism (Lignac-Fanconi disease). Acta paediat. 42, Suppl. 90, 9 (1952). — BIENENGRÄBER, A.: Organveränderungen nach Blutplasmaentzug (Plasmapherese). Beitr. path. Anat. 113, 182 (1953). — BIENENGRÄBER, A., u. K. PÜSCHEL: Die Myoplasien der Niere. Arch. Geschwulstforsch. 3, 189 (1954). — BIERMER: Ein ungewöhnlicher Fall von Scharlach. Virchows Arch. path. Anat. 19, 537 (1860). — BIGELOW, N. H.: Association of polycystic kidneys with intracranial aneurysms and other related disorders. Amer. J. med. Sci. 225, 485 (1953). — BIGLER, J. A., and W. P. KILLINGSWORTH: Cartilage in the kidney. Arch. Path. 47, 487 (1949). — BIGNAMI, A.: A proposito di un caso di cosidetta glomerulonefrite del neonato. Minerva nefrol. 7, 46 (1960). — BILLIARD-DUCHESNE, J.-L.: Les amino-tumeurs de la vessie. J. Urol. méd. chir. 65, 748 (1959). — BING, J.: Histological changes after intraperitoneal injection of proteins and proteinhydrolysates. Acta path. microbiol. scand. 23, 540 (1946). — The effect of partial corticectomy on blood pressure, blood urea, and hemoglobin in rats. Acta path. microbiol. scand. 47, 287 (1959). — BING, J., and J. KAZIMIERCZAK: Renin content of different parts of the juxtaglomerular apparatus. Acta path. microbiol. scand. 54, 80 (1962). — Location of renin. In WILLIAMS, P. C.: Hormones and the kidney, p. 255. London: Acad. Press 1963. — Renin in nephrogenic renal tissue devoid of both granular and non-granular epitheloid juxtaglomerular cells. Acta path. microbiol. scand. 60, 83 (1964). — BING, J., and P. J. KNUDSEN: Effects of severe hypoxia, anoxia of fright on the renal blood flow of normal and shocked mice. Acta path. microbiol. scand. 35, 39 (1954). — BING, J., I. SPERBER, and G. TEILUM: Nephrosis-like renal changes and other effects of intraperitoneal injection of protein-hydrolysate. Acta path. microbiol. scand. 29, 57 (1951). — BINI, G., e L. VITALI-MAZZA: Rilievi d'ordine statistico sopra i rapporti intercorrenti fra diagnostica istologica e decorso clinico nelle neoplasie epiteliali della vescia urinaria con aggiunta di reperti di microscopia elettronica. Riv. Anat. pat. 18, 549 (1960). — BINKLEY, J. S., and F. W. STUART: Morphogenesis of extraskeletal osteogenic sarcoma and pseudo-osteosarcoma. Arch. Path. 29, 42 (1940). — BIRCH-HIRSCHFELD, F. V.: Beiträge zur pathologischen Anatomie der Nierengeschwülste. Beitr. path.

Anat. **24**, 343 (1898). — BIRCHALL, R., and J. E. ALEXANDER: Medical aspects of pyelonephritis. Medicine (Baltimore) **29**, 1 (1950). — BIRKS, W.: Totalnekrose einer Niere nach traumatischer Arterienthrombose. Z. Urol. **47**, 783 (1954). — BISCHOFF, A. J., and B. G. FISHKIN: Carcinoma of the urinary bladder with cutaneous metastases: report of 4 cases. J. Urol. (Baltimore) **75**, 701 (1956). — BISCHOFF, P.: Zur chirurgischen Behandlung des kindlichen Megaloureters. Urol. int. (Basel) **6**, 12 (1958). — Betrachtungen zur Genese des Megaureters. Urol. int. (Basel) **11**, 257 (1961). — BITTAR, E., and L. MISANIK: Renal necrotizing papillitis. Amer. J. Med. **34**, 82 (1963). — BJORNEBOE, J., C. BRUN, H. GORMSER, P. IVERSEN, and F. RAASCHOU: The nephrotic syndrome. Histological changes illustrated by means of biopsy of the kidney. Acta med. scand. Suppl. **266**, 233 (1952). — BJORNEBOE, M., and J. PIPER: A case of endarteritis obliterans in the medium-sized vessels of the kidney. Acta med. scand. **133**, 373 (1949). — BLACHET, R. B., A. DEPOORTER, G. W. PICKERING, A. L. SELLER, and G. M. WILSON: Hypertension produced in the rabbit by long continued infusion of renin. Clin. Sci. **9**, 223 (1950). — BLACK-SCHAFFER, B.: Pathology of anaphylaxis due to sulfonamide drugs. Arch. Path. **39**, 301 (1945). — The clinical implications of the Shwartzman Phenomenon. J. Mt Sinai Hosp. **16**, 207 (1949). — BLACK-SCHAFFER, B., and U. GARCIA-CACERES: The failure to produce a local renal Shwartzman phenomenon. Arch. Path. **64**, 530 (1957). — BLACK, D. A., and E. W. EMERY: Tubular secretion of potassium. Brit. med. Bull. **13**, 7 (1957). — BLACK, D. A., R. PLATT, E. N. ROWLANDS, and H. VARLEY: Renal haemodynamics in acute nephritis. Clin. Sci. **6**, 295 (1947). — BLACK, D. A., and S. W. STANBURY: Renal insufficiency in terminal respiratory failure. Brit. med. J. **1958/I**, 872. — BLACK, H. R., and S. HEINEMANN: Hemangiopericytoma: report of a case involving the kidney. J. Urol. (Baltimore) **74**, 42 (1955). — BLACK, R. H.: The resorption of hemoglobin by the renal tubules in hemoglobinuria. Ann. trop. Med. **42**, 90 (1948). — BLACKARD, C. E., and H. I. BERMAN: Genitourinary blastomycosis: a report of three cases. J. Urol. (Baltimore) **88**, 94 (1962). — BLACKMAN, S. S.: On the pathogenesis of lipoid nephrosis and progressive glomerulonephritis. Bull. Johns Hopk. Hosp. **57**, 70 (1935). — Intranuclear inclusion bodies in the kidney and liver caused by lead poisoning. Bull. Johns Hopk. Hosp. **58**, 384 (1936). — BLACKMAN, S. S. jr.: Hypertension from obstruction of the main renal arteries. Bull. Johns Hopk. Hosp. **65**, 353 (1939). — BLAHD, W. H., R. MARCUS, and D. M. WASSERMAN: A case of malignant hypertension secondary to renal ischemia. Ann. intern. Med. **37**, 179 (1952). — BLAINEY, J. D.: Acute necrotizing glomerulonephritis. J. Path. Bact. **64**, 121 (1952). — BLAINEY, J. D., J. HARDWICK, and A. G. WHITFIELD: The nephrotic syndrome associated with thrombosis of the renal veins. Lancet **1954/II**, 1208. — BLAKE, S., S. HEFFERNAN, and P. MCCANN: Renal arteriovenous fistula after percutaneous renal biopsy. Brit. med. J. **1963/I**, 1458. — BLALOCK, A., and S. E. LEVY: Studies on etiology of renal hypertension. Ann. Surg. **106**, 826 (1937). — BLANCH, J. J.: Liquefaction necrosis of a kidney following trauma. J. Urol. (Baltimore) **86**, 382 (1961). — BLATT, E., and I. H. PAGE: Hypertension and constriction of renal arteries in man. Ann. intern. Med. **12**, 1690 (1939). — BLATT, I. M., H. S. SELTZER, P. RUBIN, A. C. FURSTENBERG, J. H. MAXWELL, and W. J. SCHULL: Fatal granulomatosis of the respiratory tract (lethal midline granuloma — Wegener's granulomatosis). Arch. Otolaryng. **70**, 707 (1959). — BLAUFOX, M. D., CH. A. OWEN, and A. L. BROWN: Fine structure of the kidney in experimental renal hypertension. Mayo Clin. Proc. **39**, 191 (1964). — BLEISCH, V. R., and N. F. KONIKOV: Malakoplakia of the urinary bladder. Arch. Path. **54**, 388 (1952). — BLOCH, H. R.: Essentielle Hämaturie. Helv. chir. Acta **24**, 195 (1957). — BLOCH, M. A., K. G. WAKIM, and F. C. MANN: Circulation through kidney during stimulation of the renal nerves. Amer. J. Physiol. **169**, 659 (1952). — Renal function during stimulation of renal nerves. Amer. J. Physiol. **169**, 670 (1952). — Certain features of the vascular beds of the corticomedullary and medullary regions of the kidney. Arch. Path. **53**, 437 (1952). — BLOCH, R.: Haematopoese (vorwiegend Erythropoese) der Niere bei kongenitaler Syphilis. Virchows Arch. path. Anat. **228**, 285 (1920). — BLOODWORTH, J. M., and G. J. HAMWI: Histopathology of experimental glomerular lesions simulating human diabetic glomerulosclerosis. Amer. J. Path. **31**, 167 (1955). — BLOODWORTH, J. M., and S. C. SOMMERS: "Cirrhotic glomerulosclerosis", a renal lesion associated with hepatic cirrhosis. Lab. Invest. **8**, 962 (1959). — BLOOM, D., L. H. WESTMAN, and J. J. LALICH: Renal siderosis in rabbits following injections of hemoglobin and organic iron. Arch. Path. **53**, 331 (1952). — BLOOM, H. J. G., W. H. BAKER, C. E. DUKES, and B. C. V. MITCHLEY: Hormone-dependent tumours of the kidney. II. Effect of endocrine ablation procedures on the transplanted oestrogen-induced renal tumour of the

Syrian hamster. Brit. J. Cancer 17, 646 (1963). — BLOOM, H. J. G., C. E. DUKES, and B. C. V. MITCHLEY: Hormone-dependent tumours of the kidney. I. The oestrogen-induced renal tumour of the hamster. Hormone treatment and possible relationship to carcinoma of the kidney in man. Brit. J. Cancer 17, 611 (1963). — BLOOM, W.: Histopathology of irradiation from external and internal sources. New York: McGraw-Hill Book Company 1948. — BLOOM, W. L., and D. SEEGAL: The nephrotic phase: its frequency of occurence and its differential diagnostic value in determining the nature of the renal lesion in 120 patients who died of renal failure. Ann. intern. Med. 25, 15 (1946). — BLOOMER, H. A., J. J. CANARY, L. H. KYLE, and R. M. AULD: The Fanconi syndrome with renal hyperchloremic acidosis. Amer. J. Med. 33, 141 (1962). — BLOZIS, G. G., B. SPARGER, and D. A. ROWLEY: Glomerular basement membrane changes with the nephrotic syndrome produced in the rat by homologous kidney and hemophilus pertussis vaccine. Amer. J. Path. 40, 153 (1962). — BLUEMLE, L. W., G. D. WEBSTER, and J. R. ELKINTON: Acute tubular necrosis. Arch. intern. Med. 104, 180 (1959). — BLUM, E., et A. BATZENSCHLAGER: Le problème de l'épithéliosarcome et du cancer double «de collision» de la vessie. J. Urol. méd. chir. 63, 483 (1957). — BLUM, E., et L. FRUHLING: Aspects urologiques de l'endométriose: les formes rénales, urétérales et vésicales. Gynéc. et Obstét. 50, 404 (1951). — Deux observations anatomo-cliniques de sarcomes leiomyoblastiques du rein. J. Urol. méd. chir. 57, 46 (1951). — L'endométriose rénale, nouvelle entité anatomo-clinique. J. Chir. (Paris) 69, 19 (1953). — Les tumeurs malignes du rein chez l'enfant. J. Urol. clin. (Paris) 59, 170 (1953). — BLUMENSAAT, C.: Zur traumatischen Entstehung der Hydronephrose. Mschr. Unfallheilk. 6, 273 (1936). — BLUMENTHAL, H. T., M. ALEX, and S. GOLDENBERG: A nonatheromatous proliferative vascular lesion of the retina in diabetes mellitus. Amer. J. Med. 31, 382 (1961). — BOBBITT, R. M.: Secondary pathological changes in polycystic kidney disease. J. Urol. (Baltimore) 50, 131 (1943). — BOCK, H. E.: Die hyperergisch-allergischen Reaktionen und ihre Auswirkungen am Gefäßsystem. Ber. dtsch. ophthal. Ges. 61, 48 (1957). — BOCK, H. E., G. W. LÖHR und H. D. WALLER: Beitrag zur Pathogenese renaler Anämien. Schweiz. med. Wschr. 92, 1213 (1962). — BOCK, H. E., H. NIETH und K. SOLTH: Anämie bei Niereninsuffizienz. Dtsch. med. Wschr. 87, 573 (1962). — BODECHTEL, G., u. F. ERBSLÖH: Die Veränderungen des Zentralnervensystems bei Nierenkrankheiten. In HENKE-LUBARSCH: Hdb. spez. Path. 13/II, 1392 (1958). — BODIAN, M.: Some observations on the pathology of congenital "idiopathic bladder-neck obstruction" (Marion's disease). Brit. J. Urol. 29, 393 (1957). — BODIAN, M., F. D. STEPHENS, and B. C. WARD: Hirschsprung's disease. Lancet 1950/I, 19. — BOEMINGHAUS, H.: Über funktionelle Zusammenhänge zwischen Harnblase und Niere (vesicorenaler Reflux). Zugleich ein Beitrag zur Mechanik und Physiologie der vesicalen Harnleitermündung. Arch. klin. Chir. 154, 114 (1929). — Auflösung von Nierenkonkrementen. Z. Urol. 37, 244 (1943). — Harnstauungsniere. Indikationen, Methoden und Aussichten organerhaltender Eingriffe. Leipzig: Thieme 1946. — Verletzungen der Harnorgane. Leipzig: Thieme 1949. — Mega-Ureter (Betrachtungen zu Ätiologie und Therapie). Urol. int. (Basel) 4, 257 (1957). — Beitrag zur Urologie im Kindesalter. Megaloureter und Megapyelon. Z. Urol. 50, 460 (1957). — Hochdruck und Nephrektomie. Z. Urol. 51, 313 (1958). — BOEMINGHAUS, H., u. F. J. GÖTZEN: Über den Hochdruck bei einseitiger Nierenerkrankung. Z. Urol. 45, 472 (1952). — BOEMKE, F.: Thorotrastschäden der Niere. Zbl. Path. 95, 464 (1956). — BOGATZKI, M.: Zur Bedeutung des Renin-Angiotensin- Aldosteron-Systems für die Pathogenese des renalen Hochdrucks. Med. Klin. 59, 1046 (1964). — BOGGS, L. K., and P. KIMMELSTIEL: Benign multilocular cystic nephroma: report of two cases of so-called multilocular cyst of the kidney. J. Urol. (Baltimore) 76, 530 (1956). — BOHLE, A.: Kritischer Beitrag zur Morphologie einer endokrinen Nierenfunktion und deren Bedeutung für den Hochdruck. Arch. Kreisl.-Forsch. 20, 193 (1953). — Elektronenmikroskopische Untersuchungen am Glomerulum des Kaninchens beim generalisierten Shwartzman-Phänomen. Verh. dtsch. Ges. Path. 41, 326 (1958). — Elektronenmikroskopische Untersuchungen über die Struktur des Gefäßpols der Niere. Verh. dtsch. Ges. Path. 43, 219 (1959). — Zur Morphologie der Niere beim akuten Nierenversagen. In SARRE und ROTHER: Akutes Nierenversagen. 1. Sympos. Ges. Nephrol. Stuttgart: Thieme 1962. — Neue pathologisch-anatomische Befunde bei glomerulären Nierenkrankheiten. Dtsch. med. J. 15, 372 (1964). — BOHLE, A., CH. ATZLER, R. SANWALD, E. KLESMANN und J. PLEWA: Beitrag zur Morphologie der Niere bei osmotischer Diurese. Z. ges. exp. Med. 135, 481 (1962). — BOHLE, A., u. PH. GROSS: Über die Lokalisation der Becher'schen Zellen in der Niere des Menschen. Verh. dtsch. path. Ges. 38, 157 (1955). — BOHLE, A., u. CH. HERFARTH: Zur Frage eines intercapillären

Bindegewebes im Glomerulum der Niere des Menschen. Virchows Arch. path. Anat. 331, 573 (1958). — BOHLE, A., CH. HERFARTH und H. J. KRECKE: Beitrag zur Morphologie der Niere beim akuten Nierenversagen. Klin. Wschr. 38, 152 (1960). — BOHLE, A., u. G. HIERO-NYMI: Über die Wirkung von Desoxycorticosteronacetat auf die Niere und das Gefäßsystem der Ratte bei Bestehen einer Masugi-Nephritis. Frankf. Z. Path. 64, 261 (1953). — BOHLE, A., J. JAHNECKE und A. RAUSCHER: Vergleichende histometrische Untersuchungen an bioptisch und autoptisch gewonnenem Nierengewebe mit normaler Funktion und bei akutem Nieren-versagen. Klin. Wschr. 42, 1 (1964). — BOHLE, A., M. KOHLER und H. BUROW: Experimen-telle Untersuchungen zur „Endokrinen Niere" (Selye). Virchows Arch. path. Anat. 323, 1 (1953). — BOHLE, A., M. KOHLER und U. TOMSCHE: Über das Verhalten der epitheloiden Zellen der Vasa afferentia einseitig nephrektomierter Ratten bei renaler Hypertonie durch Einkapselung einer Niere. Beitr. path. Anat. 113, 414 (1954). — BOHLE, A., u. H. J. KRECKE: Zur Frage der Basalmembran der Glomerulumschlingen in der Niere des Menschen. Virchows Arch. path. Anat. 327, 663 (1955). — Über das Sanarelli-Shwartzman-Phänomen (sog. gene-ralisiertes Shwartzman-Phänomen) des Menschen. Klin. Wschr. 37, 803 (1959). — BOHLE, A., F. MILLER, H. SITTE und A. YOLAC: Frühveränderungen bei der Masugi-Nephritis der Ratte. Elektronenmikroskopische Untersuchungen. In GRABER und MIESCHER: Immunpathology-S. 72. Basel: Schwabe 1959. — BOHLE, A., u. H. SITTE: Vergleichende elektronenmikrosko-pische Untersuchungen zur Struktur des Glomerulum unter Berücksichtigung pathologischer Veränderungen. In WOLLHEIM: Glomeruläre und tubuläre Nierenerkrankungen, S. 205. Stutt-gart: Thieme 1962. — BOHLE, A., H. SITTE und F. MILLER: Elektronenmikroskopische Unter-suchungen am Glomerulum des Kaninchens beim generalisierten Shwartzman-Phänomen. Verh. dtsch. Ges. Path. 41, 326 (1957). — BOHLE, A., u. U. TOMSCHE: Das Verhalten der epitheloiden Zellen der Vasa afferentia der Nierenkörperchen bei experimenteller Hypotonie. Beitr. path. Anat. 113, 399 (1953). — BOHLE, A., u. F. WALVIG: Beitrag zur vergleichenden Morphologie der epitheloiden Zellen der Nierenarteriolen unter besonderer Berücksichtigung der epitheloiden Zellen in der Niere von Seewasserfischen. Klin. Wschr. 42, 415 (1964). — BOHN, H.: Beziehungen des Hypernephroms zum Hochdruck und zur Nierenfunktion. Klin. Wschr. 27/28, 417 (1948). — BOHN, H., u. H. FELDMANN: Häufige Beobachtungen von schwerer Myocarditis während des Verlaufs der akuten diffusen Kriegsnephritis. Klin. Wschr. 25, 229 (1947). — BOHN, H., u. E. KOCH: Die Wirkung der intravenösen Tetracyclinbehand-lung auf die mit Hochdruck einhergehende Pyelonephritis. Dtsch. med. Wschr. 84, 1724 (1959). — BOHNE, A. W., R. W. OSBORN, and P. J. HETTLE: Regeneration of the urinary bladder in the dog following total cystectomy. Surg. Gynec. Obstet. 100, 259 (1955). — BOHNENKAMP, H.: Zur Frage der Nephrosen. Virchows Arch. path. Anat. 236, 380 (1922). — BÖHRINGER, M.: Ein Beitrag zur Kenntnis der Tuberculosis occlusa der Niere Z. Urol. 15, 1 (1921). — BOIJSEN, E.: Angiographic studies of the anatomy of single and multiple renal arteries. Acta Radiol. Suppl. 183, 1 (1959). — BOISONNAT, P.: What to call hypoplastic kidney? Arch. Dis. Childh. 37, 142 (1962). — BOLANDE, R. P.: Significance and nature of inclusion-bearing cells in the urine of patients with measles. New Engl. J. Med. 265, 919 (1961). — BOLCK, F.: Beitrag zur Kenntnis der Nierenkapselgeschwülste, im besonderen der sarkoma-tösen Formen. Beitr. path. Anat. 110, 167 (1949). — BOLLIGER, A., and J. W. S. LAIDLEY: Experimental renal disease produced by X-rays: Histological changes in the kidney exposed to a measured amount of unfiltered rays of medium wave length. Med. J. Aust. 17, 136 (1930). — BOLTON, R., and H. BARRIE: Acute renal failure after Phenylbutazone. Brit. med. J. 1955/I, 334. — BONHOMME, CH., R. LAGARDE et R. POURHADI: Au sujet de la structure du glomérule vasculaire rénal étudié par injection de matières plastiques. Path. et Biol. 9, 1291 (1961). — BONNEAU, M.: Le problème anatomo-pathologique et cytologique des tumeurs papillaires en urologie. J. Urol. méd. chir. 67, 541 (1961). — BONOMINI, V.: Renal hemodyna-mics, function and biopsy in pyelonephritis: Their relation to arterial hypertension. Urol. int. (Basel) 8, 177 (1959). — BONSDORFF, A. VON: Experimentelle Untersuchungen über die Aus-scheidung der Streptococcen durch die Niere. Beitr. path. Anat. 25, 188 (1899). — BONSDORFF, B. VON: Zur Kenntnis der atypischen Amyloidose. Arb. Path. Inst. Helsingfors 7, 369 (1933). — BONSER, G. M., D. B. CLAYSON, and J. W. JULL: An experimental inquiry into the cause of industrial bladder cancer. Lancet 1951/I, 286. — BONSER, G. M., and H. N. GREEN: Epithelial neoplastic changes in the urinary tract of rabbits induced by feeding with 2-acetylamino-fluorene. J. Path. Bact. 62, 531 (1950). — BOOTH, C. C., L. W. LOUGHRIDGE, and M. D. TURNER:

Arachnodactyly with congenital lesions of the urinary tract. Brit. med. J. **1957/II**, 80. — BOOTH, E., E. E. MUIRHEAD, and P. O. B. MONTGOMERY: The "fibrinoid" of renal cortical necrosis due to the Shwartzman Reaction. Arch. Path. **61**, 169 (1956). — BOPP, K. PH., u. E. P. BLEICHING: Über einen Fall von traumatischem renalem Hochdruck. Schweiz. med. Wschr. **88**, 978 (1958). — BORBÉLY, F.: Die Quecksilbervergiftung. Schweiz. Z. Unfallmed. Berufskrankh. **53**, 31 (1960). — BÖRGER, G.: Experimentelle Untersuchungen über die Speicherung von Gallenfarbstoff in der Niere von Salamandra maculosa. Frankf. Z. Path. **59**, 182 (1947). — BORM, D.: Primärer Hyperparathyreoidismus und Urolithiasis. Dtsch. med. Wschr. **85**, 1880 (1960). — BORSKI, A. A.: Unique renal trauma. U.S. Armed Forces Med. J. **8**, 573 (1958). — Lymphosarcoma of the bladder. J. Urol. (Baltimore) **84**, 551 (1960). — BORST, M., u. H. KÖNIGSDÖRFFER: Untersuchungen über Porphyrie. Leipzig: Hirzel 1929. — BOSCH, K.: Kombinationsformen der Arteriitis. Virchows Arch. path. Anat. **333**, 142 (1960). — BOSHAMER, K.: Morphologie und Genese der Harnsteine. In ALKEN-DIX-WEYRAUCH-WILDBOLZ: Hdb. Urol.: **XIV**, 1. Berlin-Göttingen-Heidelberg: Springer 1961. — BOSS, J.: Über sog. Riesenzellpneumonie bei Erwachsenen zugleich ein Beitrag zur Kenntnis der Periarteriitis nodosa tuberkulöser Ätiologie. Schweiz. Z. Tuberk. **2**, 89 (1945). — BOSS, J. H.: Antigens in membranous and fibrillar structures of human tissue. Arch. Path. **76**, 434 (1963). — BOSSART, J.: Über Vorkommen und Bedeutung von Muskelgewebe in der Niere. Inaug. Diss. Zürich 1912. — BOTSZTEJN, CH., u. H. U. ZOLLINGER: Metastasierender hypernephroider Nierentumor mit ungewöhnlich langem Krankheitsverlauf. Oncologia (Basel) **1**, 165 (1948). — BÖTTIGER, L. E., and B. I. IVEMARK: The structure of renal carcinoma correlated to its clinical behavior. J. Urol. (Baltimore) **81**, 512 (1951). — BOUGHTON, R. M., and S. C. SOMMERS: A new concept of renal hypertension. J. Urol. (Baltimore) **89**, 133 (1963). — BOUISSOU, H., H. G. DUPONT et CL. RÉGNIER: L'atteinte rénale au cours du syndrome de Schonlein-Hénoch. Etude clinique, étude histologique par ponction biopsie du rein. Arch. franç. Pédiat. **16**, 290 (1959). — BOUISSOU, H., J. FAMILIADES, J. FABRE, CL. RÉGNIER et R. HAMOUSEIN-METREGISTE: La glomérulo-nécrose, lésion initiale de la nécrose corticale symétrique des reins. Ann. Pédiat. **39**, 282 (1963). — BOUISSOU, H., et CL. RÉGNIER: Nécrose corticale du rein chez un nourrisson. Arch. Anat. Path. **7**, A 275 (1959). — BOUISSOU, H., CL. RÉGNIER et A. LAZORTHES-HERLAND: Embryologie du néphron humain. Presse méd. **69**, 2631 (1961). — BOULET, P., J. MIROUZE, P. BARJON et M.TEMPLE: Lymphom rénale pseudotumorale au cours d'une maladie de Waldenström. J. Urol. méd. chir. **65**, 272 (1959). — BOUNOUS, G., and H. S. SHUMACKER: Experimental unilateral renal artery stenosis. Surg. Gynec. Obstet. **114**, 415 (1962). — BOUQUIN, et IMBERT: Hypertension grave par hydronéphrose guérie par néphrectomie. Sem Hôp. Paris **12**, 522 (1949). — BOURNE, W. A.: Nephrectomy in hypertension due to renal artery infarction. Brit. med. J. **1954/II**, 271. — BOWMAN, W.: On the structure and use of the Malpighian bodies of the kidney with observations on the circulation through that gland. Philos. Trans. **1842/I**, 57. — BOYARSKY, S., and O. DUQUE: Ureteral regeneration in dogs: an experimental study bearing on the Davis intubated ureterotomy. J. Urol. (Baltimore) **73**, 53 (1955). — BOYCE, W. H., and F. K. GARVEY: The amount and nature of the organic matrix in urinary calculi: A review. J. Urol. (Baltimore) **76**, 213 (1956). — BOYCE, W. H., and J. ST. jr. KING: Present concepts concerning the origin of matrix and stones. Ann. N.Y. Acad. Sci. **104**, 563 (1963). — BOYD, G. K., T. W. PARKIN, J. C. BROADBENT, and J. E. EDWARDS: Primary amyloidosis presenting with profond renal failure. Proc. Mayo Clin. **34**, 177 (1959). — BOYD, J. D., and G. STEARNS: Concommitance of chronic acidosis with late rickets. Amer. J. Dis. Child. **64**, 594 (1942). — BOYD, J. F., and N. NEDELKOSKA: Inclusion-bearing cells in urinary sediment in infectious diseases. J. Path. Bact. **88**, 115 (1964). — BOYD, W.: The pathology of internal diseases. 5. Aufl. Philadelphia: Lea and Febiger 1945. — BOYDEN, E. A.: Congenital absence of the kidney. An interpretation based on a 10-mm embryo exhibiting unilateral renal agenesis. Anat. Rec. **52**, 325 (1932). — BOYER, CH. C.: The vascular pattern of the renal glomerulus as revealed by plastic reconstruction from serial sections. Anat. Rec. **125**, 433 (1956). — Plastic reconstruction of pathological renal glomeruli: I. Morphological changes in the ischemic glomerulus. Lab. Invest. **9**, 291 (1960). — BOYLAN, R. C., and L. SOKOLOFF: Vascular lesions in dermatomyositis. Arthr. and Rheum. **3**, 379 (1960). — BOYLAND, E.: The aetiology and biochemistry of cancer of the urinary bladder. In WALLACE, D. M.: Tumours of the urinary bladder. Edinburgh and London: Livingstone 1959. — BOYLAND, E., C. E. DUKES, P. L. GROVER, and B. C. MITCHLEY: The induction of renal tumours by feeding lead acetate to rats.

Brit. J. Cancer **16**, 283 (1962). — BRAASCH, W. F.: Atrophic pyelonephritis. J. Urol. (Baltimore) **7**, 247 (1922). — End results following nephrectomy in patients with hypertension. J. Urol. (Baltimore) **68**, 6 (1952). — BRAASCH, W. F., and CH. E. JACOBSON: Chronic bilateral pyelonephritis and hypertension. J. Urol. (Baltimore) **44**, 571 (1940). — BRAASCH, W. F., and G. W. STORM: Renal tumor and its relation to hypertension. J. Urol. (Baltimore) **50**, 543 (1943). — BRACK, C. B., R. E. NESBITT, and H. S. EVERETT: Neoplasms of the female urinary bladder. J. Urol. (Baltimore) **80**, 24 (1958). — BRADKE, L., and R. D. COYE: The response of proximal convoluted tubules of rabbit kidneys to a sublethal dose of mercuric chloride. An electron microscopic study. Amer. J. Path. **44**, 31a (1964). — BRADLEY, S. E., and C. J. TYSON: The "nephrotic syndrome". New Engl. J. Med. **238**, 223 (1948). — BRAINERD, H. D., and L. M. CECIL: Observations on the pathogenesis, course and treatment of nonobstructive pyelonephritis. Ann. intern. Med. **45**, 232 (1956). — BRANDENBERGER, E., F. DE QUERVAIN und H. R. SCHINZ: Röntgenologische und mikroskopisch kristalloptische Untersuchung an Harnsteinen. Helv. med. Acta **14**, 195 (1947). — BRANDENBERGER, E., u. H. R. SCHINZ: Über die Natur der Verkalkung bei Mensch und Tier. Helv. med. Acta Suppl. **XVI**, (1945). — BRANDENBURG, W.: Beitrag zur Frage seltener Nierentumoren (Neurinom der Niere). Zbl. Path. **83**, 286 (1947). — BRANDT, J. L., R. FRANK, and H. C. LICHTMAN: Normal hemoglobin clearance in chronic proteinuria. Proc. Soc. exp. Biol. **74**, 863 (1950). — BRANDT, M., u. A. HILSE: Beitrag zur Unterbindung der Nierenvene. Virchows Arch. path. Anat. **276**, 363 (1930). — BRANDT, P. W., J. V. DACIE, R. E. STEINER, and L. SZUR: Incidence of renal lesions in polycythaemia. A survey of 91 patients. Brit. med. J. **1963/II**, 468. — BRANSON, J. H., and J. H. PARK: Sarcoidosis — hepatic involvement. Ann. intern. Med. **40**, 111 (1954). — BRAS, G., and K. J. SILF: Some morphological peculiarities in renal injuries due to sulphonamids. Ref. Excerpta Med. **1**, 393 (1948). — BRASS, K.: Die Eiweißstoffwechselstörungen des Plasmocytomkranken. Frankf. Z. Path. **57**, 367, 481 (1943). — Die Eiweißstoffwechselstörungen des Plasmocytomkranken. Frankf. Z. Path. **58**, 56 (1943). — Über ein charakteristisches Syndrom bei akuter schwerer Myolyse. Frankf. Z. Path. **58**, 387 (1944). — Über die Pathogenese der sog. nichteitrigen embolischen Herdnephritis Loehleins. Frankf. Z. Path. **61**, 42 (1949). — Bleischrumpfniere bei 1¹/₄j. Kind. Zbl. Path. **85**, 35 (1949). — Aortenthrombose und Hochdruck. Verh. dtsch. path. Ges. **34**, 234 (1950). — BRAUDE, A. I., A. P. SHAPIRO, and J. SIEMIENSKI: Hematogenous pyelonephritis in rats. I. Its pathogenesis when produced by a simple new method. J. clin. Invest. **34**, 1489 (1955). — BRAUN, P. H.: Die Beziehungen zwischen chronischer Glomerulonephritis und chronischer Polyarthritis. Schweiz. med. Wschr. **91**, 174 (1961). — BRAUN-MENÉNDEZ, E.: Stase veineuse du rein normal ou énervé et hypertension artérielle. C. R. Soç. Biol. (Paris) **113**, 461 (1933). — Blood volume and extracellular fluid volume in experimental hypertension. In BELL, E. T.: Hypertension, p. 98. Minneapolis: Univ. Minnesota Press 1951. — Experimental hypertension. In BELL, E. T.: Hypertension, p. 161. Minneapolis: Univ. Minnesota Press 1951. — Hypertension and the relation between body weight and kidney weight. Acta physiol. lat.-amer. **2**, 1 (1952). — Hypertrophie compensatrice du rein. Presse méd. **61**, 656 (1953). — The prohypertensive and antihypertensive actions of the kidney. Ann. intern. Med. **49**, 717 (1958). — BRAUN-MENÉNDEZ, E., and U. S. VON EULER: Hypertension after bilateral nephrectomy in the rat. Nature (Lond.) **160**, 905 (1947). — BRAUN-STEINER, H.: Entstehen die Plasmazellen aus Lymphocyten? Dtsch. med. Wschr. **89**, 45 (1964). — BRAUNSTEINER, H., K. FELLINGER und F. PAKESCH: Elektronenmikroskopische Untersuchungen an juxtaglomerulären Zellen. Klin. Wschr. **34**, 375 (1956). — BRAUNWARTH, C.: Über Nierencysten. Virchows Arch. path. Anat. **186**, 341 (1906). — BRECHER, G., and V. P. BOND: Role of vascular injury in late radiation lesions. Amer. J. Path. **32**, 622 (1956). — BREDT, J.: Morphologie und Pathogenese der Arteriosklerose. In SCHETTLER, G.: Arteriosklerose, S. 6. Stuttgart: Thieme 1961. — BREHMER, W., u. P. LÜBBERS: Über eine generalisierte Xanthomatose mit Knochenbefall und diffuser Plasmazellwucherung bei essentieller Hyperlipämie. Virchows Arch. path. Anat. **318**, 394 (1950). — BRESLAU, A, M., H. C. GONICK, S. C. SOMMERS, and L. B. GUZE: Pathogenesis of chronic pyelonephritis. Studies of nonobstructive enterococcal pyelonephritis in the rat. Amer. J. Path. **44**, 679 (1964). — BRET, A.-J., J.-P. DUBOIS et CL. DEMAY: Nécrose corticale et thrombose rénale chez le nouveau-né. Arch. franç. Pédiat. **21**, 101 (1964). — BRETSCHGER, E.: Die absolute und relative Häufigkeit der renalen Hypertonie und die ihr zugrunde liegenden Nierenerkrankungen. Cardiologia (Basel) **19**, 182 (1951). — BREU, W.: Über neuro-endokrine Grundlagen bei der Lipoidnephrose.

Wien. klin. Wschr. **42**, 848 (1940). — BREWER, D. B.: Histological and polarization studies of the brush border of the proximal convoluted tubules of the rat kidney. Quart. J. micr. Sci. **95**, 23 (1954). — Hydropic change of the proximal convoluted tubules of the kidney. J. Path. Bact. **81**, 355 (1961). — BREWER, D. B., and L. M. EGUREN: The fine structure of protein droplets in the proximal convoluted tubule of the mouse kidney. J. Path. Bact. **83**, 107 (1962). — BRICKER, N. S.: Experimental polycystic renal disease and susceptibility to pyelonephritis. In METCOFF, J.: Angiotensin-systems and experimental renal diseases, p. 180. Boston: Little. Brown and Co. 1963. — BRICKER, N. S., and J. F. PATTON: Cystic disease of the kidneys. Amer. J. Med. **18**, 207 (1955). — BRICKER, N. S., R. A. STRAFFON, E. P. MAHONEY, and J. P. MERRILL: The functional capacity of the kidney denervated by autotransplantation in the dog. J. clin. Invest. **37**, 185 (1958). — BRIDGES, J. B.: Heterotopic ossification in the ischemic kidney of the rabbit, rat and guinea pig. J. Urol. (Baltimore) **79**, 903 (1958). — BRIM, A. R., G. T. MELLINGER, and R. F. SHARP: Varix of the renal vein: Report of a case. J. Urol. (Baltimore) **62**, 18 (1949). — BRINKMANN, W. H.: Diagnostik und Therapie der Nierenverletzungen. Urologe **1**, 305 (1962). — BRINTON, L. F.: Hypernephroma — familial occurence in one family. J. Amer. med. Ass. **173**, 888 (1960). — BROBERGER, O., J. WINBERG, and R. ZETTERSTRÖM: Juvenile nephronophthisis. I. A genetically determined nephropathy with hypotonic polyuria and azotaemia. Acta paediat. (Uppsala) **49**, 470 (1960). — BROCK, D. R.: Ureteral obstruction from endometriosis. J. Urol. (Baltimore) **83**, 100 (1960). — BROCK, N.: Über das Vorkommen des Abnutzungspigmentes in der Niere unter besonderer Berücksichtigung des Glomerulums. Virchows Arch. path. Anat. **295**, 579 (1935). — BROD, J.: Chronic pyelonephritis. Lancet **1956/I**, 973. — Chronic pyelonephritis. In: BLACK, D. A.: Renal disease, p. 279. Oxford: Blackwell 1962. — BRODY, H., and H. LIPSHUTZ: Concomitant intrarenal and pararenal angiomyolipomas. J. Urol. (Baltimore) **74**, 741 (1955). — BROGSITTER, A. M., u. H. WODARZ: Nierenveränderungen bei Bleivergiftung und Gicht. Dtsch. Arch. klin. Med. **139**, 129 (1922). — BROMIG, G., u. P. ANDREALIS: Harnsteinbildung als Arzneimittelnebenwirkung. Z. Urol. **53**, 361 (1960). — BROOKLER, M. I., W. J. MARTIN, L. O. UNDERDAHL, J. W. WORTHINGTON, and D. R. MATHIESON: Alkaptonuria and ochronosis: Further experiences. Mayo Clin. Proc. **39**, 107 (1964). — BROSIG, W.: Periureteritis plastica. Bruns Beitr. klin. Chir. **200**, 313 (1960). — BROSMAN, S. A., PH. F. BRADFORD, and F. W. HUGHES: Modification of renal lesions produced by 5-hydroxytryptamine (Serotonin). Amer. J. clin. Path. **32**, 457 (1959). — BROST, U.: Schwarzer Urin (,,Schwarzwasser") nach Chininanwendung in der Schwangerschaft. Geburtsh. u. Frauenheilk. **16**, 648 (1956). — BROWDER, A. A., and R. G. PETERSDORF: Experimental pyelonephritis in rats with Alloxan diabetes. Proc. Soc. exp. Biol. **115**, 332 (1964). — BROWN, A. K., and R. PELL-ILDERTON: Phenacetin and the kidney. Lancet **1964/II**, 121. — BROWN, E. B., C. V. MOORE, C. REYNAFARJE, and D. E. SMITH: Intravenously administred saccharated iron oxyde in the treatment of hypochromic anemia. J. Amer. med. Ass. **144**, 1084 (1950). — BROWN, J., and G. K. MALLORY: Renal changes in gout. New Engl. J. Med. **243**, 325 (1950). — BROWN, J. J., K. OWEN, W. S. PEART, J. I. ROBERTSON, and D. SUTTON: The diagnosis and treatment of renal artery stenosis. Brit. med. J. **1960/II**, 327. — BROWN, J. T., J. F. REGER, and S. W. SMITH: Localization of "fibrinoid" deposits in lupus nephritis: an electron microscopic demonstration of glomerular endothelial cell phagocytosis. Arthr. and Rheum. **6**, 599 (1963). — BROWN, K. A., W. J. STAUBITZ, O. J. OBERKIRCHER, and W. C. NIESEN: A review of retroperitoneal fibrosis. J. Urol. (Baltimore) **92**, 323 (1964). — BROWN, R. A. P.: Polycystic disease of the kidneys and intracranial aneurysms. The etiology and interrelationship of these conditions: Review of recent literature and report of seven cases in which both conditions coexisted. Glasgow Med. J. **32**, 333 (1951). — BROWNE, F. J.: Aetiology of pre-eclamptic toxaemia and eclampsia. Lancet **1958/I**, 115. — BROŽ, O., Z. ŠTOVIČEK und I. ŠTEPÁN: Oxalosis (Analyse eines Einzelfalles). Klin. Wschr. **35**, 1042 (1957). — BROZMAN, et V. ZVARA: La formation de tissue osseux dans la région du col de la vessie. J. Urol. méd. chir. **66**, 40 (1960). — BRUCHHAUSEN, D.: Über Gewichtsverhältnisse von Rinde und Mark in normalen und gefäßsklerotisch veränderten Nieren. Virchows Arch. path. Anat. **335**, 226 (1962). — BRUEZIERE, J.: Remplacement de l'uretère par un greffon intestinal séro-séreux. Etude expérimentale. J. Urol. méd. chir. **68**, 173 (1962). — BRUGSCH, H. G.: Fatal nephropathy during edathamil therapy in lead poisoning. Arch. industr. Health **20**, 285 (1959). — BRULE, A. E., A. LACROIX et F. KOEBELE: Uretère rétro-cave (deux nouveaux cas). J. Urol. méd. chir. **68**, 201 (1962). — BRULL, L.: Accumulation rénale de constituants urinaires. Arch. int. Physiol. Biochem. **44**,

192 (1956). — BRULL, L., J. BERNIMOLIN, J. GOVAERTS, and N. GRISARD: Renal storage of glucose or glycogen studied by C¹⁴ glucose. Arch. int. Physiol. Biochem. **64**, 196 (1956). — BRUMFITT, W., P. I. DAVIES, and E. I. ROSSER: Urethral catheter as a cause of urinary-tract infection in pregnancy and puerperium. Lancet **1961/II**, 1059. — BRUMFITT, W., and R. H. HEPTINSTALL: Experimental pyelonephritis: The influence of temporary and permanent ureteric obstruction on the localization of bacteria. Brit. J. exp. Path. **39**, 610 (1958). — Experimental pyelonephritis: The effect of renal vein constriction on bacterial localization and multiplication in the rat kidney. Brit. J. exp. Path. **40**, 145 (1959). — Experimental pyelonephritis: The relationship of bacterial virulence to the establishment of the renal lesion. Brit. J. exp. Path. **41**, 552 (1960). — BRUMFITT, W., and W. O'BRIEN: Renal vein thrombosis with nephrotic syndrome and renal failure. Brit. med. J. **1956/II**, 751. — BRUN, C.: On tubular nephritis (lower nephron nephrosis) and its treatment: four cases following acute diarrhoe. Acta med. scand. **141**, 231 (1952). — Acute anuria. Kopenhagen: Munksgaard 1954. — BRUN, C., C. CRONE, H. G. DAVIDSEN, J. FABRICIUS, A. TYBJAERG HANSEN, N. A. LARSEN, and O. MUNCK: Renal interstitial pressure in normal and in anuric man, based on wedged renal vein pressure. Proc. Soc. exp. Biol. **91**, 199 (1956). — BRUN, C., H. GORMSEN, T. HILDEN, P. IVERSEN, and F. RAASCHOU: Kidney biopsy in acute glomerulonephritis. Acta med. scand. **160**, 155 (1958). — BRUN, C., T. HILDEN, P. IVERSEN, and F. RAASCHOU: Diseases of the kidney: Aspiration biopsy of the kidney tissue. Ann. Rev. Med. **7**, 245 (1956). — Acute renal failure (ischemic anuria). Ann. Rev. Med. **7**, 250 (1956). — BRUN, C., and O. MUNCK: Lesions of the kidney in acute renal failure following shock. Lancet **1957/I**, 603. — BRUN, C., and F. RAASCHOU: The results of five hundred percutaneous renal biopsies. Arch. intern. Med. **102**, 716 (1958). — Kidney biopsies. Amer. J. Med. **24**, 676 (1958). — Recognition of pyelonephritis in percutaneous renal biopsies. Henry Ford Hosp. Int. Sympos. Biology of Pyelonephritis, p. 225. Boston: Little, Brown and Co. 1960. — Percutaneous renal biopsy in pyelonephritis. In WOLSTENHOLME and CAMERON: Ciba Foundation Symp. on renal biopsy. London: Churchill 1961. — BRUNCK, H. J.: Fermenthistologische Untersuchungen bei experimenteller sog. tubulärer Niereninsuffizienz. Verh. dtsch. path. Ges. **40**, 252 (1956). — BRUNCK, H. J., u. R. NAGEL: Die Morphologie homolog transplantierter Nieren beim Hund unter medikamentöser Behandlung. Frankf. Z. Path. **74**, 46 (1964). — BRÜNING, E. J.: Die Pathologie der weiblichen Urethra und des Paraurethriums. Beitr. Z. Geburtshilfe **152**, 1 (1959). — BRUNJES, S., K. ZIKE, and R. JULIAN: Familial systemic lupus erythematosus. Amer. J. Med. **30**, 529 (1961). — BRUNN, A. VON: Über drüsenähnliche Bildungen in der Schleimhaut des Nierenbeckens, des Ureters und der Harnblase beim Menschen. Arch. intern. Anat. **41**, 294 (1893). — BRUNNER, H. E.: Spätschäden nach diagnostischer Thorotrastanwendung. Schweiz. Z. Path. Bakt. **18**, 170 (1955). — BRUNS, F. H., E. BROSSWITZ, H. DENNEMANN, H. D. HORN und E. NOLTMANN: Studien über die Ursachen des Enzymverlustes der geschädigten Zellen. Klin. Wschr. **39**, 342 (1961). — BRUNSON, J. G., and J. GR. EDWARDS: The effect of sodium sulfadiazine on the renal tubule (nephron) of the albino rat. Amer. J. Path. **26**, 923 (1950). — BRUNSON, J. G., L. THOMAS, and CH. N. GAMBLE: Morphological changes in rabbits following the intravenous administration of meningococcal toxin. II. Two appropriately spaced injections; the role of fibrinoid in the generalized Shwartzman reaction. Amer. J. Path. **31**, 655 (1955). — BRUST, A. A., J. M. HOWARD, M. R. BRYANT, and J. T. GODWIN: Coarctation of the abdominal aorta with stenosis of the renal arteries and hypertension. Amer. J. Med. **27**, 793 (1959). — BRÜTSCH, H.: Das arterielle Gefäßinjektionsbild gesunder und kranker Nieren in verschiedenen Altersstufen. Schweiz. Z. Path. Bakt. **7**, 560 (1944). — BRUWER, A. J., R. L. KENNEDY, and J. E. EDWARDS: Recurrent pulmonary hemorrhage with hemosiderosis. Amer. J. Roentgenol. **76**, 98 (1956). — BRUX, J. DE, J. TIGAND, R. LAMBERT et J. ENSELME: Etude histologique et histochimique des reins des rats en parabiose. Ann. Anat. Path. **3**, 413 (1958). — BRYAN, G. T., R. R. BROWN, and J. M. PRICE: Mouse bladder carcinogenicity of certain tryptophan metabolites and other aromatic nitrogen compounds suspended in cholesterol. Cancer Res. **24**, 596 (1964). — BRZEZINSKI, D. K. VON: Neue Befunde mit einer verbesserten Darstellung experimentell aufgefüllter Lymphkapillaren an Niere, Hoden-Nebenhoden, Dünn- und Dickdarm. Anat. Anz. **113**, 289 (1963). — BUCHANAN, D. I., S. HANSON, and M. SCHWARZ: The dangerous "universal donor": A case of haemoglobinuric nephrosis. Canad. med. Ass. J. **69**, 352 (1953). — BUCHANAN, J. G.: Phenacetin induced chronic interstitial nephritis. N. Z. med. J. **60**, 207 (1961). — BUCHBORN, E.: Zur Abgrenzung des Begriffes der „Shockniere" im Rahmen des

akuten Nierenversagens. In SARRE und ROTHER: Akutes Nierenversagen. 1. Sympos. Ges. Nephrologie, S. 115. Stuttgart: Thieme 1962. — Klinische Pathophysiologie der Harnkonzentrierung. Schweiz. med. Wschr. **94**, 1273 (1964). — BUCHER, O.: Karyometrische Untersuchungen an menschlichen Nieren sowie einige allgemeine Bemerkungen über Kernmessungen an Nieren. Z. mikr.-anat. Forsch. **65**, 180 (1959). — Beitrag zu den karyometrischen Untersuchungen an Nieren. Z. mikr.-anat. Forsch. **66**, 408 (1960). — A propos du rythme fonctionnel cellulaire dans les reins. Acta morph. Acad. Sci. hung. **10**, 177 (1961). — BUCHER, O., u. CL. GAILLOUD: Zum Verhalten der Zellkerne bei verschiedenen Funktionszuständen der Nierenkanälchen. Bull. Schweiz. Akad. med. Wiss. **14**, 254 (1958). — BUCHER, O., I. KOLB et P. JUHASZ: L'influence du rythme diurne sur l'état fonctionnel des reins et du foie. Med. exp. (Basel) **5**, 42 (1961). — BUCHER, O., u. E. REALE: Zur elektronenmikroskopischen Untersuchung der juxtaglomerulären Spezialeinrichtungen der Niere. I. Problemstellung und erste Beobachtungen. Z. Zellforsch. **54**, 167 (1961). — Zur elektronenmikroskopischen Untersuchung der juxtaglomerulären Spezialeinrichtungen der Niere. II. Über die Macula densa des Mittelstückes. Z. mikr.-anat. Forsch. **67**, 514 (1961). — Über die Ultrastruktur der juxtaglomerulären Spezialeinrichtungen der Niere. Verh. Anat. Ges. 57; Anat. Anz. 111, Ergänzungsband 84 (1962). — Zur elektronenmikroskopischen Untersuchung der juxtaglomerulären Spezialeinrichtungen der Niere. III. Die Goormaghtighschen Zellen. Z. Anat. Entwickl.-Gesch. **123**, 206 (1962). — Weitere elektronenmikroskopische Befunde an den juxtaglomerulären epitheloiden Zellen. Verh. anat. Ges. 59. Anat. Anz. 113, Ergänzungsheft 194 (1964). — BUCHER, D., u. B. RIEDEL: L'appareil juxtaglomérulaire du rein. Compt. rend. Assoc. Anat. 124b, 51 (1965). — BUCHER, O., et E. ZIMMERMANN: A propos de la macula densa du rein. Acta anat. (Basel) **42**, 352 (1960). — BUCHER, R.: Verlaufsformen der Amminonucleosidnephrose bei der Ratte. Z. ges. exper. Med. **136**, 466 (1963). — BÜCHNER, F.: Experimente über Kalknephrosen bei Hypochlorämie. Verh. dtsch. path. Ges. 31, 348 (1939). — Allgemeine Pathologie. München-Berlin: Urban und Schwarzenberg 1950. — Hemmung der Oxydationen als pathogenetisches Prinzip. Klin. Wschr. 34, 777 (1956). — BUCK, R. C.: Intimal thickening after ligature of arteries. Circulat. Res. **9**, 418 (1961). — BUCKLEY, S.: Atypische verruköse Endocarditis mit Haut- und vaskulären Erscheinungen (Libman-Sacks-Syndrom) bei einem 10j. Mädchen. Helv. paediat. Acta 1, 823 (1946). — BUCKLEY, W.: Malignant transformation in a previously benign tubular adenoma of the kidney. Brit. J. Urol. 32, 315 (1944). — BUDZILOVICH, G. N., and S. L. WILENS: Fulminating Wegener's granulomatosis. Arch. Path. **70**, 653 (1960). — BUERGER, L.: Thromboangiitis obliterans: A study of the vascular lesions leading to presenile spontaneous gangrene. Amer. J. med. Sci. **136**, 567 (1908). — BUGBEE, H. G., and M. WOLESTEIN: Retention of urine due to congenital hypertrophy of the verumontanum. J. Urol. (Baltimore) **10**, 477 (1923). — BULL, G. M.: Postural proteinuria. Clin. Sci. **7**, 77 (1948). — Acute tubular necrosis. Brit. med. J. **1950/I**, 1263. — The uremias. Lancet **1955/I**, 777. — BULL, G. M., and J. H. DIBLE: Acute tubular necrosis. In HADFIELD: Recent advances in pathology. 6. Aufl. London: Churchill 1953. — BULL, G. M., A. M. JOEKES, and K. G. LOWE: Renal function studies in acute tubular necrosis. Clin. Sci. **9**, 379 (1950). — Acute renal failure associated with concealed accidental haemorrhage of pregnancy. Lancet **1955/II**, 1152. — Acute tubular necrosis of the kidney following abortion. Lancet **1956/I**, 186. — BUMPUS, H. C.: A case of renal hypertension. J. Urol. (Baltimore) **52**, 295 (1944). — BUNAU, H. VON: Beitrag zur Kenntnis der Genese angeborener Hydronephrose. Frankf. Z. Path. **34**, 98 (1926). — BÜNGELER, W.: Die Definition des Geschwulstbegriffes und die Abgrenzung der Hyperplasien gegenüber den Geschwülsten. Verh. dtsch. path. Ges. 35, 10 (1951). — BÜNGELER, W., u. A. M. DE CASTRO: Über eine eigenartige diffuse Hautinfiltration durch Hypernephrommetastasen. Virchows Arch. path. Anat. 303, 570 (1939). — BURCK, H. C., u. F. PORTWICH: Akute Niereninsuffizienz nach schwerer Kohlenmonoxyd-Intoxikation. Frankf. Z. Path. **73**, 520 (1964). — BURCKHARDT, T., E. SCHMIDT und W. BUSANNY-CASPARI: Ein Beitrag zur Klinik der Harnleitergeschwülste unter besonderer Berücksichtigung der gutartigen primären Tumoren. Z. Urol. 47, 214 (1954). — BURFARD, E. H., and C. E. BURFARD: Hunner ulcer of the bladder: A report of 187 cases. J. Urol. (Baltimore) **79**, 952 (1958). — BURKE, E. C.: Oxalosis. Mod. Probl. Pädial. 3, 314. Basel: Karger 1957. — BURKE, E. C., A. R. BAGGENSTOSS, A. OWEN jr., M. H. POWER, and O. W. LOHR: Oxalosis. Pediatrics 15, 383 (1955). — BURKE, E. C., S. D. MILLS, and G. B. STICKLER: Nephritis associated with anaphylactoid purpura in childhood: clinical observations and prognosis. Proc. Mayo Clin. 35, 641 (1960). — BURKE, J. B.: Pyelonephritis in infancy and

childhood. Lancet 1961/II, 1116. — BURKLAND, C. E., and M. ROSENBERG: Survey of urolithiasis in United States. J. Urol. (Baltimore) 73, 198 (1955). — BURMESTER, F.: Das Speichel-
drüsenvirus des Menschen (Cytomegalia infantum). Virchows Arch. path. Anat. 317, 165
(1949). — BURNETT, C. H., R. R. COMMONS, F. ALBRIGHT, and J. E. HOWARD: Hypercalcemia
without hypercalciuria or hyperphosphatemia, calcinosis and renal insufficiency, a syndrome
following prolonged intake of milk and absorbable alkali. New Engl. J. Med. 240, 787 (1949). —
BURNETT, C. H., and T. F. WILLIAMS: An analysis of some features of renal tubular dysfunction. Arch. intern. Med. 102, 881 (1958). — BURNS, E.: Unilateral renal disease and hypertension. Calif. Med. 79, 415 (1953). — BURNS, E., E. H. RAY, and J. W. MORGAN: Bladder neck
obstruction and associated lesions in children. J. Urol. (Baltimore) 77, 733 (1957). — BURNS,
R. O. jr., and G. E. WAKERLIN: Protection against hypertension, arteriolonecrosis and death
by hog renal extracts in experimental malignant hypertension. Circulat. Res. 1, 454 (1953). —
BURROS, H. M., V. H. BORROMEO, and D. SELIGSON: Anuria following retrograde pyelography.
Ann. intern. Med. 48, 674 (1958). — BURSTON, J., E. M. DARMADY, and F. STRANADE: Nephro-
sis due to mercurial diuretics. Brit. med. J. 1958/I, 1277. — BURTON-OPITZ, R., u. D. R. LUCAS:
Über die Blutversorgung der Niere. I. Die Einflüsse der Erhöhung des Druckes in den Harn-
wegen sowie der Reizung und Durchschneidung der den Plexus renalis bildenden Nervenfasern.
Pflüg. Arch. Ges. Physiol. 123, 553 (1908). — BURWELL, E. L., TH. D. KINNEY, and C. A.
FINCK: Renal damage following intravascular hemolysis. New Engl. J. Med. 237, 657 (1947). —
BURWELL, R. G.: Changes in the proximal tubule of the rabbit kidney after temporary com-
plete renal ischaemia. J. Path. Bact. 70, 387 (1955). — BURWELL, R. G., and R. G. PALEY:
Alloxan nephrosis in rats. J. Path. Bact. 70, 495 (1955). — BUSCH, W.: Die arterielle Gefäß-
versorgung der Nebenniere (zugleich ein Beitrag zur Anatomie der Nierenarterie). Virchows
Arch. path. Anat. 324, 688 (1954). — BUSER, H.: Beitrag zur Kenntnis der Rhabdomyosarkome der Harnblase. Schweiz. Z. Path. Bakt. 6, 278 (1943). — BUSKIRK, K. E. VAN, P. K.
CLARK, J. R. SNOGA, and CH. ATTWOOD: Neurofibroma of the bladder: Case report and review
of the literature. J. Urol. (Baltimore) 91, 241 (1964). — BUSS, G.: Gibt es urämische Reizungen
der Glomeruli? Beitr. Path. Anat. 78, 231 (1927). — BUSSE, O. U.: Über Cystennieren und
andere Entwicklungsstörungen der Niere. Virchows Arch. path. Anat. 175, 492 (1904). —
BUTLER, A. M.: Chronic pyelonephritis and arterial hypertension. J. clin. Invest. 16, 889
(1937). — BUTLER, A. M., J. L. WILSON, and S. FARBER: Dehydration and acidosis with
calcification at renal tubules. J. Pediat. 8, 489 (1936). — BUTLER, E. A., and F. V. FLYNN: The
proteinuria of renal tubular disorders. Lancet 1958/II, 978. — BUTT, A. J., E. A. HAUSER, and
J. SEIFTER: Effect of hyaluronidase on urine and its possible significance in renal lithiasis.
J. Amer. med. Ass. 150, 1096 (1952). — BYROM, F. B.: Morbid effects of vasopressin on the
organs and vessels of rats. J. Path. Bact. 45, 1 (1937). — The pathogenesis of hypertensive
encephalopathy and its relation to the malignant phase of hypertension. Experimental evidence
from the hypertensive rat. Lancet 1954/II, 201. — Angiotensin and renal vascular damage.
Brit. J. exp. Path. 45, 7 (1964). — BYROM, F. B., and L. F. DODSON: Symposium on essential
hypertension. I. The mechanism of chronic experimental hypertension. Proc. roy. Aust. Coll.
Phycns. 3, 3 (1948). — The causation of acute arterial necrosis in hypertensive disease. J. Path.
Bact. 60, 357 (1948). — The mechanism of the vicious cycle in chronic hypertension. Clin. Sci.
8, 1 (1949). — BYROM, F. B., and O. E. PRATT: Oxytocin and renal cortical necrosis. Lancet
1959/I, 753. — BYWATERS, E.: Ischaemic muscle necrosis ("crush syndrome"). Brit. med. Bull.
3, 107 (1945). — Hydronephrosis: Histological resemblances to late changes in the crush
syndrome kidney. J. Path. Bact. 57, 394 (1945). — BYWATERS, E., and D. BEALL: Crush
injuries with impairment of renal function. Brit. med. J. 1941/I, 427. — BYWATERS, E., and
G. STEAD: The production of renal failure following injection of solution containing myo-
haemoglobin. Quart. J. exp. Physiol. 33, 53 (1944—46).

CABOT, H.: Trauma and genito-urinary diseases. In BRAHDY, u. KAHN: Trauma and
disease. 2. Aufl. Philadelphia: Lea and Febiger 1941. — CACCHI, R., et V. RICCI: Sur une rare
maladie cystique multiple des pyramides rénales, le «rein en éponge». J. Urol. méd. chir. 55,
497 (1949). — CACERES, U. G., u. C. ORBEGOSO: Die Struktur des Nierenglomerulum bei chronischer Hypoxämie. IV. Congr. internat. Acad. Path. Stuttgart: Thieme 1962. — CAESAR, R.:
Elektronenmikroskopische Untersuchungen an menschlichem Amyloid bei verschiedenen
Grundkrankheiten. Path. Microbiol. 24, 387 (1961). — Elektronenmikroskopische Beobach-

tungen bei der Nierenamyloidose des Goldhamsters. Frankf. Z. Path. **72**, 506 (1963). — CAFFERENA, F. M.: Participatión anatomopatológica de los riñones en el tifus exantemático. Bolet. Soc. Biol. Santiago **10**, 1 (1936); Ref. Zbl. allg. Path. path. Anat. **67**, 203 (1937). — CAHILL, G. F., and M. M. MELICOW: Calcification of renal tumors. J. Urol. (Baltimore) **39**, 276 (1938). — CAIN, H.: Karyologische Befunde bei Regenerationsvorgängen in der Niere. Verh. dtsch. Ges. Path. **45**, 174 (1961). — Über vasculäre und tubuläre Strukturveränderungen bei vorübergehender experimenteller Nierenischämie. II. Symp. Ges. Nephrol., S. 245. Stuttgart: Thieme 1963. — Fluoreszenzoptische Befunde bei verschiedenen Gefäßprozessen in der Niere. Verh. dtsch. Ges. Path. **47**, 361 (1963). — CAIN, H., u. ST. FAZEKAS: Studien über die Folgen einer vorübergehenden experimentellen Nierenischämie. I. Die morphologischen Veränderungen des akuten Schadens und ihre funktionelle Deutung. Virchows Arch. path. Anat. **336**, 389 (1963). — CAIN, H., u. K. H. ZOLNHOFER: Die Bedeutung von Zirkulationsregulationen für die sogenannte hypochlorämische Nephrose. Virchows Arch. path. Anat. **326**, 191 (1954). — CALVERT, R. J., and T. K. OWEN: True scleroderma kidney. Lancet **1956/II**, 19. — CALVERY, M. O.: Chronic effects of ingested lead and arsenic. J. Amer. med. Ass. **111**, 1722 (1938). — CAMERON, G. R.: Pathology of the cell. Edinburgh-London: Oliver and Boyd 1952. — CAMPBELL, A. C. P.: The pathological relationship of 5-hydroxytryptamine. In: Modern trends in Pathology. London: Butterworth 1959. — CAMPBELL, A. C., W. GAISFORD, E. PATERSON, and J. K. STEWARD: Tumours in children. Brit. med. J. **1961/I**, 448. — CAMPBELL, A. C., and J. L. HENDERSON: Symmetrical cortical necrosis of the kidneys in infancy and childhood. Arch. Dis. Childh. **24**, 269 (1949). — CAMPBELL, E. J., and R. E. MACLAURIN: Acute renal failure in salicylate poisoning. Brit. med. J. **1958/I**, 503. — CAMPBELL, E. W.: Megalo-ureter. J. Urol. (Baltimore) **60**, 31 (1948). — CAMPBELL, J. A.: Pancreatic, hepatic and vascular changes associated with lower nephron nephrosis in rats. J. Path. **81**, 25 (1961). — CAMPBELL, M.: Clinical pediatric urology, p. 179. Philadelphia: Saunders 1951. — Hydronephrosis in infants and children. J. Urol. (Baltimore) **65**, 734 (1951). — Resection of the solitary kidney. J. Urol. (Baltimore) **75**, 900 (1956). — CAMPBELL, M. F.: Congenital bilateral uretero-vesical junction stricture in infants and children. J. Urol. (Baltimore) **26**, 529 (1931). — Ureterocele. J. Urol. (Baltimore) **45**, 598 (1941). — Urethrorectal fistula. J. Urol. (Baltimore) **76**, 411 (1956). — CAMPBELL, W. G., and CH. A. SANTOS-BUCH: Widely distributed necrotizing arteritis induced in rabbits by experimental renal alterations. I. Comparison with the vascular lesions by injection of foreign serum. Amer. J. Path. **35**, 439 (1959). — Widely distributed necrotizing arteritis induced in rabbits by experimental renal alterations. II. Relation of the arterial lesions to perirenal inflammation. Amer. J. Path. **35**, 769 (1959). — CAMPOS FREIRE, J. G., DE, S. SERAPHIM, and N. MONTELLATO: Small kidney biopsy: Technique, experience with 250 cases. J. Urol. (Baltimore) **89**, 357 (1963). — CANNELL, D. E., F. E. BRYANS, and L. E. HORNE: Acute renal failure in obstetrics and gynecology. Amer. J. Gynec. Obstet. **65**, 804 (1953). — CAPPELL, D. F., H. E. HUTCHISON, and M. JOWETT: Transfusional siderosis: The effects of excessive iron deposits on the tissue. J. Path. Bact. **74**, 245 (1957). — CARAYON, A., et D. AUPHAN: Les complications majeures de la bilharziose urinaire (à propos de 31 observations). J. Urol. Néphrol. **67**, 255 (1961). — CARLSON, H. E.: Supernumerary kidney: a summary of fifty-one reported cases. J. Urol. (Baltimore) **64**, 224 (1950). — Squamous cell carcinoma of the renal pelvis: a five year cure. J. Urol. (Baltimore) **83**, 813 (1960). — CARLTON, C. E., and R. SCOTT: Incidence of urological anomalies in association with major nonurological anomalies. J. Urol. (Baltimore) **84**, 43 (1960). — CARONE, F. A., and F. H. EPSTEIN: Nephrogenic diabetes insipidus caused by amyloid disease. Amer. J. Med. **29**, 539 (1960). — CARONE, F. A., F. H. EPSTEIN, D. BECK, and H. LEVITIN: The effects upon the kidney of transient hypocalcemia induced by parathyroid extract. Amer. J. Path. **36**, 77 (1960). — CARONE, F. A., and W. G. SPECTOR: The suppression of experimental proteinuria in the rat by compounds that inhibit increased capillary permeability. J. Path. Bact. **80**, 55 (1960). — CARPENT, G.: Les lésions rénales de la sclérodermie. Acta clin. belg. **12**, 181 (1957). — CARPENTER, A. A., and S. KUNIN: Pheochromocytoma with acute tubular necrosis. New Engl. J. Med. **265**, 986 (1961). — CARR, J. G.: Kidney carcinomas of the fowl induced by the MH_2 reticuloendothelioma virus. Brit. J. Cancer **14**, 77 (1960). — CARR, R. J.: A new theory on the formation of renal calculi. Brit. J. Urol. **26**, 105 (1954). — CARREL, A., and A. EBELING: The fundamental properties of the fibroblast and the macrophage. J. exp. Med. **44**, 261 (1926). — CARSON, CH. P., L. V. ACKERMAN, and J. D. MALTBY: Plasmacell myeloma. Amer. J. clin. Path. **25**, 849 (1955). — CARSON,

W. J., and R. Rockwood: Symmetrical cortical necrosis of the kidneys in pregnancy. Arch. Path. **2**, 889 (1926). — Carstensen, G., u. W. Lutzeyer: Die Erkrankungen der Arteria renalis. Z. Urol. **54**, 435 (1961). — Carter, A. B., and R. W. Payne: Acute renal failure during pentolinium therapy. Lancet **1956/II**, 537. — Carter, N. W., F. C. Rector, and D. W. Seldin: Hyponatremia in cerebral disease resulting from the inappropriate secretion of antidiuretic hormone. New Engl. J. Med. **264**, 67 (1961). — Carver, G. M.: Traumatic renal infarction concurrent with massive fat embolism. J. Urol. (Baltimore) **66**, 331 (1951). — Cascarano, J., and B. W. Zweifach: Comparative histochemical and quantitative study of adrenal and kidney tissue by tetrazolium technique. J. Histochem. Cytochem. **3**, 369 (1955). — Case, R. A.: The mortality from cancer of the urinary bladder in England and Wales. In Wallace, D. M.. Tumours of the bladder. Edinburgh-London: Livingstone 1959. — Caskey, W. H., D. J: Moore, I. G. Fillotson, and J. H. Hayman: Effect of nitrogen mustard on nephrotoxic nephritis in rats. Proc. Soc. exp. Biol. **77**, 105 (1951). — Casper, J., and J. Shulman: Bilateral cortical necrosis of the kidneys in an infant with favism. Amer. J. clin. Path. **26**, 42 (1956). — Castleman, B., and T. B. Mallory: The pathology of the parathyroid gland in hyperparathyroidism. Amer. J. Path. **11**, 1 (1935). — Castleman, B., and R. H. Smithwick: The relation of vascular disease to the hypertensive state. J. Amer. med. Ass. **121**, 1256 (1943). — Cates, J. E., and T. F. Hewer: Renal papillary necrosis. Brit. med. J. **1956/I**, 1005. — Cattell, W. R., A. G. Spencer, G. W. Taylor, and R. W. Watts: The mechanism of the renal excretion of oxalate in the dog. Clin. Sci. **22**, 43 (1962). — Cauchie, Ch., Y. Kenis, P. Potvliege, J. Smulders, Cl. Gompel et P.-P. Lambert: Les manifestations rénales du myélome. J. Urol. Néphrol. **68**, 41 (1962). — Cauffield, E. W.: Dermoid cysts of the bladder. J. Urol. (Baltimore) **75**, 801 (1956). — Caulfield, J. B., and B. F. Trump: Correlation of ultrastructure with function in the rat kidney. Amer. J. Path. **40**, 199 (1962). — Caulfield, J. B., and P. E. Schrag: Electron microscopic study of renal calcification. Amer. J. Path. **44**, 365 (1964). — Cavallero, C., and G. Pellegrini: The effect of desoxycorticosterone and cortisone on the "endocrine kidney". Acta path. microbiol. scand. **39**, 454 (1951). — Cavazzana, P., et A. Ambrosetti: Les modifications histopathologiques du bassinet dans l'hydronéphrose. Urol. int. (Basel) **4**, 96 (1957). — Cavazzuti, G. B.: L'interessamento renale nella malattia di Schoenlein-Henoch. Minerva nefrol. **5**, 147 (1958). — Cavelti, P. A., and E. S. Cavelti: Studies on the pathogenesis of glomerulonephritis. I. Production of autoantibodies to kidney in experimental animals. Arch. Path. **39**, 148 (1945). — II. Production of glomerulonephritis in rats by means of autoantibodies to kidney. Arch. Path. **40**, 158 (1945). — III. Clinical and pathologic aspects of the experimental glomerulonephritis produced in rats by means of autoantibodies to kidney. Arch. Path. **40**, 163 (1945). — Cavelti, R.: Über den Entstehungsmechanismus der Albuminurie bei der Lipoidnephrose. Helv. med. Acta **16**, 51 (1949). — Caveng, R.: Zur Diagnose congenitaler Urethraklappen. Inaug. Diss. Zürich 1958. — Cazal, P.: La ponction-biopsie du foie, p. 99. Paris: Vigot 1949. — Cecil, A. B.: Adenoma of the kidney. J. Urol. (Baltimore) **57**, 446 (1947). — Case of renal hypoplasia with ureter opening into the vagina. J. Urol. (Baltimore) **70**, 835 (1953). — Cecil, L. M., H. Brainerd, R. Clark, and M. Scaparone: Experimental pyelonephritis of the rabbit. I. Method of production and the natural course of acute "non-obstructive" pyelonephritis. Stanf. med. Bull. **13**, 544 (1955). — Ceelen, W.: Über tuberkulöse Schrumpfniere. Virchows Arch. path. Anat. **219**, 68 (1915). — Über „essentielle" Nierenblutungen. Virchows Arch. path. Anat. **275**, 674 (1930). — Červenansky, J., S. Sitaj, and T. Urbanek: Alkaptonuria and ochronosis. J. Bone Jt. Surg. **41**, 1169 (1959). — Chabanier, H., et C. Lobo-Onell: L'urémie. Paris: Doin 1943. — Chakravarti, H. S., and R. Banerjee: Experimental urolithiasis in rat with foreign body in the bladder and role of infection in its production. J. Urol. (Baltimore) **79**, 785 (1958). — Chalkley, Th. S., and L. E. Sutton: Infected solitary cyst of the kidney in a child, with a review of the literature. J. Urol. (Baltimore) **50**, 414 (1943). — Chalmers, J. A., and H. T. Fawns: Prolonged anuria treated by infusion into the vena cava. Lancet **1955/I**, 79. — Chalmers, T. M.: Conn's syndrome. Ref.: Brit. med. J. **1956/II**, 231. — Chambers, D. G.: Bilateral thrombosis of the renal artery. Brit. med. J. **1956/II**, 1472. — Chambers, J. W., and G. Smith: The use of caval catheterization in cases of severe oliguria and anuria. Brit. J. Surg. **45**, 160 (1957). — Chanutin, A., and E. B. Ferris: Experimental renal insufficiency produced by partial nephrectomy; control died. Arch. intern. Med. **49**, 767 (1932). — Chappel, C. I., G. Rona, and J. Cahill: Studies on the pathogenesis of adrenal-regeneration hypertension in the rat. Arch. Path. **65**, 636 (1958). — CHAPPELL, J. A., and W. M. KELSEY: Hereditary nephritis. J. Dis. Child. **99**, 401 (1960). — CHAPPELL, R. H., and J. R. PHILLIPS: Adenomatoid changes of renal glomerular capsular epithelium associated with adrenal tumor. Arch. Path. **49**, 70 (1950). — CHASIS, H., W. GOLDRING, and D. S. BALDWIN: Effect of febrile plasma, typhoid vaccine and nitrogen mustard on renal manifestations of human glomerulonephritis. Proc. Soc. exp. Biol. **71**, 565 (1949). — CHATELANAT, F.: Topographie lésionelle en cas d'angéites nécrosantes. Ann. Anat. path. N.S. **2**, 505 (1957). — CHATELANAT, F., et G. SIMON: Néphropathie dans un cas d'ostéolyse essentielle. Etude aux microscopes optique et électronique. Virchows Arch. path. Anat. **339**, 262 (1965). — CHATILLON, J., E. RUTISHAUSER et J. M. MORARD: L'angéite de Wegener. Rev. franç. Étud. clin. biol. **1**, 418 (1956). — CHAUVIN, E., H.-F. CHAUVIN et BONNEAU: Enorme fibrome pur fébrile du rein. J. Urol. méd. chir. **60**, 541 (1954). — CHESLEY, L. C., and N. M. ALTER: Studies on surviving human placental tissue. III. The toxicity of placental perfusates. Amer. J. Obstet. Gynec. **61**, 1218 (1951). — CHEVALIER, R. B., and E. E. PONTIUS: Scleroderma with death caused by acute renal failure. Report of a case. Amer. J. clin. Path. **31**, 428 (1959). — CHEYNET, M.: L'uretère bilharzien. J. Urol. méd. chir. **67**, 568 (1961). — CHINARD, F. P., H. D. LAUSON, H. A. EDER, R. L. GREIF, and A. HILLER: A study of the mechanism of proteinuria in patients with the nephrotic syndrome. J. clin. Invest. **33**, 621 (1954). — CHINN, J., R. K. HORTON, and C. RUSCHE: Unilateral ureteral obstruction as sole manifestation of endometriosis. J. Urol. (Baltimore) **77**, 144 (1957). — CHIODI, H., and R. A. SAMMARTINO: Nephrotoxic and renotropic effects of lead on white rats and its prevention by BAL. Nature (Lond.) **160**, 680 (1947). — CHIRAY, M., L. JUSTIN, G. ALBOT et Z. DIERYCK: Aspects histologiques de la lithiase oxalique expérimentale par l'éthylène glycol. Ann. Anat. Path. **16**, 393 (1939). — CHOMÉ, J., et L. ALGAZI: Classification et prognostic des tumeurs épithéliales primitives de la vessie. Bull. Ass. franç. Cancer **44**, 278 (1957). — CHOWN, B., M. LEE, J. TEAL, and R. CURIE: On the experimental production of nephritis in rats by means of parathyroid hormone and vitamine D. J. Path. Bact. **49**, 273 (1939). — CHRISHOLM, E. R., J. A. HUTCH, and A. A. BOLOMEY: Bilateral ureteral obstruction due to chronic inflammation of the fascia around the ureters. J. Urol. (Baltimore) **72**, 812 (1954). — CHRIST, P.: Über die Bedeutung von Streptokokkeninfektionen in der Pathogenese der akuten Polyarthritis und der akuten Nephritis. Ergebn. inn. Med. Kinderheilk. N.F. **11**, 379 (1959). — CHRIST, W.: Untersuchungen über experimentell erzeugte hämatogene Staphylokokkennephritiden an Kaninchen. Beitr. path. Anat. **85**, 291 (1930). — CHRISTENSEN, J. F.: Three familial cases of atypical late rickets. Acta paediat. (Uppsala) **28**, 247 (1941). — CHRISTENSEN, K.: Renal changes in the albino rat on low choline and choline-deficient diets. Arch. Path. **34**, 633 (1942). — CHRISTIAENS, L., A. et M. MARCHAND-ALPHANT, M. DELECOUR et G. FONTAINE: Hépato-néphrites toxiques professionnelles. Rev. int. Hépatol. **3**, 707 (1953). — CHRISTIAN, H. A.: Bright's disease. New York: Oxford Univ. Press 1948. — CHRISTOFERSEN, H. R., and E. F. HIRSCH: Bilateral extensive focal ischemic atrophy of the kidneys. Arch. Path. **48**, 548 (1949). — Chronique OMS **13**, 3 (1959): Le problème de la bilharziose. — CHUNG, W., and V. SIMA: Renal tubular necrosis: its relation to norepinephrine administration. Surgery **50**, 328 (1961). — CHURCHILL, E. D., and J. D. BARNEY: Adenocarcinoma of the kidney with metastasis to the lung. Trans. Amer. Ass. gen.-urin. Surg. **31**, 71 (1938). — CHURG, J.: Renal and renoprival vascular disease. Arch. Path. **75**, 547 (1963). — CHURG, J., and E. GRISHMAN: Phase microscope studies of renal glomeruli. Amer. J. Path. **29**, 199 (1953). — Application of thin sections to the problem of renal pathology. J. Mt Sinai Hosp. **24**, 736 (1957). — Subacute glomerulonephritis. Amer. J. Path. **35**, 25 (1959). — CHURG, J., E. GRISHMAN, M. H. GOLDSTEIN, S. L. YUNES, and J. G. PORUSH: Idiopathic nephrotic syndrome in adults. A study and classification based on renal biopsies. New Engl. J. Med. **272**, 165 (1965). — CHURG, J., E. GRISHMAN, and W. MAUTNER: Nephrotoxic serum nephritis in the rat. Amer. J. Path. **37**, 729 (1960). — CHURG, J., W. MAUTNER, E. GRISHMAN, and G. T. EISNER: Structure of glomerular capillaries in proteinuria. Arch. intern. Med. **109**, 97 (1962). — CHURG, J., and L. STRAUSS: Allergic granulomatosis, allergic angiitis and periarteritis nodosa. Amer. J. Path. **27**, 277 (1951). — CHUTE, A. L.: Some hypotheses regarding renal tuberculosis. J. Urol. (Baltimore) **5**, 431 (1921). — CHUTE, R.: Clinical aspects of hyperparathyreoidism with special reference to urology. J. Urol. (Baltimore) **41**, 762 (1939). — CHWALLA, R.: Über die Entwicklung der Harnblase und der primären Harnröhre des Menschen mit besonderer Berücksichtigung der Art und Weise, in der sich die Ureteren von den Urnierengängen trennen, nebst Bemerkungen über die Entwicklung der Müller-Gänge und des Mastdarmes. Z. Anat. **83**, 615 (1927). — Über einige Fälle von Ureterverdoppelung bei menschlichen Embryonen. Z. Anat. **84**, 1 (1927). — A case of amyloidosis at the bladder neck resembling a tumor. Urol. Enterol. Rev. **36**, 381 (1932). — Hypernephroid und Sarkom in einer Niere. Z. Urol. **30**, 633 (1936). — Endokrine Erscheinungen beim Hypernephrom der Niere und ihre Bedeutung. Z. Urol. **45**, 521 (1952). — CIBERT, J.: La tuberculose rénale sous l'angle de la thérapeutique. Paris: Masson 1946. — CIBERT, J., G. RIGONDET et J. CIBERT: Tumeurs de l'uretère, Abouchements ectopiques de l'uretère. Les uretérocèles. Paris: Masson 1960. — CLAIREAUX, A. E.: Renal osteodystrophy. J. Path. Bact. **65**, 291 (1953). — CLAIREAUX, A. E., and M. G. PEARSON: Chronic nephritis in a newborn infant. Arch. Dis. Childh. **30**, 366 (1955). — CLARA, M.: Untersuchungen über Wachstum und Regeneration der Nierenepithelien. Z. Anat. Entwickl.-Gesch. **104**, 103 (1935). — Die arteriovenösen Anastomosen. Leipzig: Barth 1939. — CLARK, C. G.: Unilateral renal injury due to translumbar aortography. Lancet **1958/I**, 769. — CLARK, N. S.: Nephritis in childhood. A clinical assessment of the Ellis classification. Arch. Dis. Childh. **31**, 12 (1956). — CLARKE, B. G., and G. J. GHERARDI: Urethrotrigonitis or epidermidization of the trigone of the bladder: a histologic, bacteriologic and clinical study. J. Urol. (Baltimore) **87**, 545 (1962). — CLARKE, B. G., I. S. HURWITZ, and E. DUBINSKY: Solitary serous cysts of the kidney: Biochemical, cytologic and histologic studies. J. Urol. (Baltimore) **75**, 772 (1956). — CLARKE, B. G., and W. F. LEADBETTER: Ureterosigmoidostomy: collective review of results in 2897 reported cases. J. Urol. (Baltimore) **73**, 999 (1955). — CLARKE, E., and E. A. MURPHY: Neurological manifestations of malignant hypertension. Brit. med. J. **1956/II**, 1319. — CLARKE, H.: Spontaneous rupture of the kidney pelvis. Brit. J. Urol. **27**, 162 (1955). — CLAUDE, A.: Adénocarcinome rénal endémique chez une souche pure de souris. Rev. franç. Étud clin. biol. **3**, 261 (1958). — CLAUSEN, E.: Nephrotoxic effect of phenacetin and acetylsalicylic acid in animal experiments. Acta med. scand. **172**, 419 (1962). — CLAUSSEN, L.: Untersuchungen über die Histogenese des Nierentuberkel. Virchows Arch. path. Anat. **266**, 456 (1927). — CLAWSON, B. J.: Experimental focal embolic glomerulonephritis in rabbits. Arch. Path. **2**, 911 (1926). — CLAY, R. D., E. M. DARMADY, and M. HAWKINS: The nature of the renal lesion in the Fanconi syndrome. J. Path. Bact. **65**, 551 (1953). — CLIFFORD, N. J., and I. KATZ: Subcutaneous emphysema complicating renal infection by gas-forming coliform bacteria. New Engl. J. Med. **266**, 437 (1962). — CLINTON-THOMAS, C. L.: Idiopathic spontaneous rupture of the bladder. Brit. J. Urol. **27**, 235 (1963). — CLINTON-THOMAS, C. L., and T. M. ROBINSON: Adenocarcinoma of the kidney in childhood: report of a case and a review of the literature. Brit. J. Urol. **11**, 132 (1956). — COCKETT, A. T.: The kidney and regional hypothermia. Surgery **50**, 905 (1961). — COGAN, D. G., T. KUWABARA, J. KINOSHITA, L. SHEEHAN, and L. MEROLA: Cystinosis in an adult. J. Amer. med. Ass. **164**, 394 (1957). — COGAN, D. G., T. KUWABARA, C. S. HURLBUT, and V. McMURRAY: Further observations on cystinosis in the adult. J. Amer. med. Ass. **166**, 1725 (1958). — COGAN, S. R., and I. I. RITTER: Radiation nephritis. A clinicopathologic correlation of three surviving cases. Amer. J. Med. **34**, 530 (1958). — COHEN, D. L.: Primary actinomycosis of the kidney: Case report. J. Urol. (Baltimore) **50**, 29 (1943). — COHEN, N. N.: Polycythemia associated with bilateral unilocular renal cysts. Arch. intern. Med. **105**, 301 (1960). — COHON, A. S., and E. CALKINS: A study of the fine structure of the kidney in casein-induced amyloidosis in rabbits. J. exp. Med. **112**, 479 (1960). — COLBY, F. H.: Renal complications of Reiter's disease. J. Urol. (Baltimore) **52**, 415 (1944). — Pyelonephritis. Baltimore: Williams and Wilkins 1959. — COLE, L. J., P. C. NOWELL, and N. E. ELLIS: Incidence of neoplasms and other late lesions in mice protected against lethal x-ray doses by spleen homogenate. J. nat. Cancer Inst. **17**, 435 (1956). — COLE, L. R., W. J. CROMARTIE, and D. W. WATSON: A specific soluble substance involved in nephrotoxic nephritis. Proc. Soc. exp. Biol. **77**, 498 (1951). — COLEMAN, R. F., CH. H. LUPTON, and J. F. McMANUS: Renal lesions in inbred mice with plasma-cell tumors. Arch. Path. **74**, 6 (1963). — COLIEZ, R. T.: La maladie de Cacchi et Ricci. Presse méd. **72**, 1533 (1964). — COLLENS, W. S., J. N. SILVERSTEIN, and G. B. DOBKIN: Case of a diabetic with Kimmelstiel-Wilson Syndrome and a normal glucose tolerance. Ann. intern. Med. **50**, 1282 (1959). — COLLEY, J. R., D. L. MILLER, M. S. HUTT, H. J. WALLACE, and H. E. DE WARDENER: The renal lesion in angiokeratome corporis diffusum. Brit. med. J. **1958/I**, 1266. — COLLINS, D. C.: Congenital unilateral renal agenesia. Ann. Surg. **95**, 715 (1932). — COLOMBI, A.: Differentialdiagnose der chronisch-interstitiellen Nephritis und der primär-chronischen Pyelonephritis. Schweiz. med. Wschr. **91**, 1099 (1961). — COLOMBO, G. P.: La sarcoidosi renale: Studio anatomo-clinico di un caso.

Arch. De Vecchi Anat. pat. 34, 813 (1961). — COLSTON, J. A., and J. A. ARCADI: Bilateral renal papillomas: transpelvic electroresection with preservation of kidney. Contralateral nephrectomy; four-year survival. J. Urol. (Baltimore) 73, 460 (1955). — COLVIN, S. H. jr.: Certain capsular and subcapsular mixed tumors of the kidney herein called "Capsuloma". J. Urol. (Baltimore) 48, 585 (1942). — COMAISH, J. S., and KERR, D. N.: Erythema multiforme and nephritis. Brit. med. J. 1961/II, 84. — COMARR, A. E.: A long-term survey of the incidence of renal calculosis in paraplegia. J. Urol. (Baltimore) 74, 447 (1955). — COMARR, A. E., and E. BORS: Pathological changes in urethra of paraplegic patients. J. Urol. (Baltimore) 66, 355 (1951). — Further observations on vesicoureteral reflux. J. Urol. (Baltimore) 74, 59 (1955). — COMPERE, D. E., G. F. BEGLEY, H. E. ISAACKS, T. H. FRAZIER, and C. B. DRYDEN: Ureteral polyps. J. Urol. (Baltimore) 79, 209 (1958). — COMRAE, B. I.: Arthritis and allied conditions. Philadelphia: Lea and Febiger 1944. — CONLEY, C. L., J. KOWAL, and J. D'ANTONIO: Polycythemia associated with renal tumors. Bull. Johns Hopk. Hosp. 101, 63 (1957). — CONN, H. L., L. WILDS, and J. HELLWIG: A study of the renal circulation, tubular function and morphology and urinary volume and composition in dogs following mercury poisoning and transfusion of human blood. J. clin. Invest. 32, 732 (1954). — CONN, J. W.: Primary aldosteronism. J. Lab. clin. Med. 45, 661 (1955). — Aldosteronism and hypertension. Primary aldosteronism versus hypertensive disease with secondary aldosteronism. Arch. intern. Med. 107, 813 (1691). — CONN, J. W., and R. D. JOHNSON: Kaliopenic nephropathy. Amer. J. clin. Nutr. 4, 523 (1956). — CONNOR, D. H., H. B. TAYLOR, and E. B. HELWIG: Cutaneous metastasis of renal cell carcinoma. Arch. Path. 76, 339 (1963). — CONNOR, TH. B., M. BERTHROUG, W. C. THOMAS, and J. E. HOWARD: Hypertension due to unilateral renal disease — with a report on a functional test helpful in diagnosis. Bull. Johns Hopk. Hosp. 100, 241 (1957). — O'CONOR, V. J.: Hypertension with intrarenal arterial aneurysm. New Engl. J. Med. 262, 456 (1960). — O'CONOR, V. J., and J. P. GREENHILL: Endometriosis of bladder and ureter. Surg. Gynec. Obstet. 80, 113 (1945). — CONSTABILE, E., e P. NATALE: Le alterazioni renali nella malattia sclerodermica. Progr. med. (Napoli) 9, 41 (1953). — CONSTANCE, T. J.: Bilateral rhabdomyoma of the kidney. J. Path. 59, 492 (1947). — CONTRATTO, A. W.: Periarteritis nodosa. A report of two cases, one with special reference to sensitivity factors. Arch. intern. Med. 80, 567 (1947). — COOK, W. F.: Renin and the juxtaglomerular apparatus. In WILLIAMS, P. C.: Hormones and the kidney, p. 247. London: Acad. Press 1963. — COOKE, W. E.: Malignant leiomyoma of kidney. J. Path. Bact. 37, 157 (1933). — COOKE, W. T., J. A. BARCLAY, A. D. GOVAN, and L. NAGLEY: Osteoporosis associated with low serum phosphorus and renal glycosuria. Arch. intern. Med. 80, 147 (1947). — COOLIN, C. I.: Review of 150 post mortems of carcinoma of the urinary bladder. In WALLACE, D. M.: Tumors of the bladder, p. 171. Edinburgh-London: Livingstone 1959. — The mode of death in carcinoma of the urinary bladder. In WALLACE, D. M.: Tumors of the bladder, p. 187. Edinburgh-London: Livingstone 1959. — COOPER, D. R., V. IOB, and F. A. COLLER: Response to parenteral glucose of normal kidneys and of kidneys of postoperative patients. An. Cirug. (B. Aires) 10, 1 (1949). — COOPER, G. W., and M. R. NOCENTI: Unilateral renal ischemia and erythropoietin. Proc. Soc. exp. Biol. 108, 546 (1961). — COOPER, J. A., and TH. J. MORON: Studies on ochronosis. I. Report of case with death from ochronotic nephrosis. Arch. Path. 64, 46 (1957). — COPLAN, M. M.: Report on carcinogenic action of certain agents on urinary bladder of dogs. J. Amer. med. Ass. 172, 1611 (1960). — COPPOLA, G., e S. FERRARI: Morfologia e patogenesi della tuberculosi renale nel ratto. Ricerche istologiche e batteriologiche in ratti trattati con nefrotossina secondo Masugi. Ann. Ist. Forlanini 22, 199 (1962). — CORLITT, R. W., A. C. BRODERS, and T. L. POOL: Amyloidosis of the urinary bladder. J. Urol. (Baltimore) 52, 153 (1944). — CORCORAN, A. C., and I. H. PAGE: Effects of angiotensin on renal blood flow and glomerular filtration. Amer. J. Physiol. 130, 335 (1940). — Renal function in late toxemia of pregnancy. Amer. J. med. Sci. 201, 385 (1941). — CORCORAN, A. C., I. H. PAGE, G. M. MASSON, R. D. TAYLOR, and H. DUSTAN: Hypertension and hypertensive cardiovascular disease. Arch. intern. Med. 87, 732 (1951). — CORDONNIER, J. J.: Value of cystectomy in management of carcinoma of bladder. J. Urol. (Baltimore) 77, 432 (1957). — Unilateral renal artery disease with hypertension. J. Urol. (Baltimore) 82, 1 (1959). — CORDUN, G., et G. SCRIPCAU: Les glomérulopathies congénitales. Ann. Pédiat. 8, 456 (1961). — CORI, C. F.: Symposium on carbohydrate metabolism; Glycogen, breakdown and synthesis in animal tissues. Endocrinology 26, 285 (1940). — CORNES, J. S., T. GUSSMAN, and I. M. DAWSON: Bone formation in metastasis from carcinoma of urinary bladder: report of a case with review of the literature. Brit. J. Urol. **32**, 290 (1960). — CORONINI, C.: Über Frühveränderung toxisch geschädigter Nieren verschiedener Art. Virchows Arch. path. Anat. **300**, 594 (1937). — CORRADO, F.: Reticulo-sarcoma del rene (Osservazioni anatomo-cliniche su quattro casi). Arch. ital. Urol. **31**, 340 (1958). — CORRIN, B.: Glomerular size in polycythaemia. J. Path. Bact. **82**, 534 (1961). — COSSEL, L., G. LISEWSKI und G. MOHNIKE: Elektronenmikroskopische und klinische Untersuchungen bei diabetischer Glomerulosklerose. Klin. Wschr. **37**, 1005 (1959). — COSTA, A., G. WEBER, C. IGNESTI, G. ZAMPI e U. IGNESTI: Il problema del regonfiamento torbido attraverso la microscopia elettronica su sezioni, applicata all'epatosi e alla nefrosi. Arch. De Vecchi Anat. pat. **17**, 893 (1952). — COSTANZA, D. J., and M. SMOLLER: Multiple myeloma with the Fanconi syndrome. Study of a case, with electron microscopy of the kidney. Amer. J. Med. **34**, 125 (1963). — COTTET, J., et CH. VITTU: Calcium urinaire et lithiases urinaires. Presse méd. **63**, 878 (1955). — COTTIER, H.: Strahlenbedingte Lebensverkürzung. Berlin-Göttingen-Heidelberg: Springer 1961. — COTTIER, P., H. A. KUNZ und H. U. ZOLLINGER: Experimenteller Beitrag zur Frage der Bleihypertonie. Helv. med. Acta **20**, 443 (1953). — COTTIER, P., P. MOSIMANN und K. BÜRKI: Beitrag zur Quecksilbernephrose. Ther. Umsch. **20**, 119 (1963). — COTTIER, P., A. SCHMID und H. COTTIER: Blutdruckverlauf und renale Hämodynamik vor und nach Nephrektomie wegen schwerster Hypertonie nach Nierentrauma. Schweiz. med. Wschr. **88**, 302 (1958). — COTTIER, P., A. STRAUSAK und P. HILTBOLD: Diagnose und Therapie der chronischen Pyelonephritis. Schweiz. med. Wschr. **88**, 463 (1958). — COTTIER, P., E. WILDBOLZ und H. COTTIER: Hypertonie als Unfallfolge. Z. Urol. **51**, 441 (1958). — COTRAN, R. S.: Retrograde proteus pyelonephritis in rats. Localization of antigen and antibody in treated sterile pyelonephritic kidneys. J. exp. Med. **117**, 813 (1963). — COTRAN, R. S., E. VIVALDI, D. P. ZANGWILL, and E. H. KASS: Retrograde proteus pyelonephritis in rats. Amer. J. Path. **43**, 1 (1963). — COULAUD, E.: Etude expérimentale de la tuberculose rénale du lapin. J. Urol. méd. chir. **39**, 572 (1936). — COUMEL, H., A. CAMÉLIN, J. FÉROLDI et P. ACCOYER: Constatations anatomo-pathologiques du sujet d'une nephrose lipoidique suivie pendant sept années. Presse méd. **59**, 829 (1951). — COUNCILMAN, W.: Acute interstitial nephritis. J. exp. Med. **3**, 393 (1898). — COUNIHAN, T. B.: Changes in the blood pressure following resection of coarctation of the aortic arch. Clin. Sci. **15**, 149 (1956). — COUPLAND, R. E.: The anatomy of the human kidney. In BLACK, D. A.: Renal disease, p. 3. Oxford: Blackwell 1962. — COURVOISIER, B.: Données actuelles sur la physiologie et la pathologie clinique des parathyroides. Helv. med. Acta Suppl. **38** (1959). — COUVELAIRE, R.: L'urologue devant les néphrites ascendantes. J. Urol. méd. chir. **60**, 753 (1954). — COUVELAIRE, R., et A. MOZZANI: Sur les complications de l'irradiation des tumeurs vésicales. J. Urol. méd. chir. **65**, 871 (1960). — COWDRY, E.: General cytology. Chicago: Univ. Chicago Press 1924. — COWLING, D. C., and J. D. HICKS: Polyarteritis nodosa. Roy. Melb. Hosp. clin. Rep. **1953**, 23. — Cox, P. J., and R. J. PUGH: Galactosaemia. Brit. med. J. **1954/II**, 613. — COYE, R. D., D. L. MAUDE, R. F. DIBBLE, and CH. L. YUILE: Experimental proteinuria. Arch. Path. **60**, 548 (1955). — COYE, R. D., R. NIEHOFF, M. RAMMER, and J. TANNER: Proteinuria associated with experimentally produced abscesses and fever in dogs. Arch. Path. **68**, 126 (1959). — CRABBE, J. G.: Cytological methods of control for bladder tumours of occupational origin. In WALLACE, D. W.: Tumours of the bladder, p. 56. Edinburgh and London: Livingstone 1959. — CRAIG, J. M., and R. SCHWARTZ: Histochemical study of the kidney of rats fed diets deficient in potassium. Arch. Path. **64**, 245 (1957). — CRAIG, L. G.: Amyloid tumor of the bladder. J. Urol. (Baltimore) **61**, 365 (1949). — CRAMER, H.: Einseitige Nierenarterienverlegung beim Menschen und ihre Folgen für die Nierenstrombahn. Frankf. Z. Path. **60**, 342 (1949). — CRANE, W. A.: Sites of mucopolysaccharide synthesis in the lesions of experimental hypertension in rats. J. Path. Bact. **83**, 183 (1962). — CRANE, W. A., and L. P. DUTTA: The utilization of tritiated thymidine for desoxyribonucleic acid synthesis by the lesions of experimental hypertension in rats. J. Path. Bact. **86**, 83 (1963). — CRAWFORD, T., C. E. DENT, P. LUCAS, N. H. MARTIN, and J. R. NASSIM: Osteosclerosis associated with chronic renal failure. Lancet **1954/II**, 981. — CRAWFORD, T., and N. WOOLFS: Hyaline arteriolosclerosis in the spleen: an immuno-histochemical study. J. Path. Bact. **79**, 221 (1960). — CRAWHALL, J. C., E. F. SCOWEN, and R. W. WATTS: Conversion of glycine to oxalate in primary hyperoxaluria. Lancet **1959/II**, 806. — CREEVY, C. D.: Recognition and surgical correction of retrocaval ureter. J. Urol. (Baltimore) **60**, 26 (1948). — Complicated recurrent noncalculous obstruction at the ureteropelvic junction in a solitary kidney. J. Urol. (Baltimore) **76**, 723 (1956). — CREEVY, R. D., and

D. W. Neill: Idiopathic hypercalcaemia in infants with failure to thrive. Lancet 1954/II, 110. — Crepet, M.: Aspetti patogenetici della sindroma nefrosi. Acta med. patav. 10, 104 (1949). — Crepet, M., F. Gabbato, P. Martino e F. Siracusa: La nefropatia saturnina. Minerva nefrol. 3, 69 (1956). — Creveld, S. van: Der klinische Verlauf der Glykogenspeicherkrankheit. Triangel (Ne.) 5, 137 (1961). — Cristol, D. C., J. R. McDonald, and J. L. Emmett: Renal adenomas in hypernephromatous kidney. J. Urol. (Baltimore) 55, 18 (1946). — Critchley, M., and C. J. Earl: Tuberous sclerosis and allied conditions. Brain 55, 311 (1932). — Crocker, A. C., and S. Farber: Niemann-Pick disease: A review of eighteen patients. Medicine (Baltimore) 37, 1 (1958). — Crocker, D. W., R. A. Newton, E. M. Mahoney, and J. Hartwell: Hypertension due to primary renal ischemia. A correlation of juxtaglomerular cell counts with clinicopathological findings in twenty-five cases. New Engl. J. Med. 267, 794 (1962). — Cromartie, W. J.: Arteritis in rats with experimental renal hypertension. Amer. J. med. Sci. 206, 66 (1943). — Crone-Münzebrock, H.: Beitrag zur Endometriose der Harnblase. Z. Urol. 49, 550 (1956). — Crosby, W. H., and W. Dameshek: The significance of hemoglobinuria with particular reference to various types of hemolytic anemia. J. Lab. clin. Med. 38, 829 (1951). — Crosnier, J., J. Ph. Mévy, H. de Montera, S. Zaltzman et B. Rueff: Sur un syndrome associant une glomérulite segmentaire nécrotique et une pneumopathie hémoptoïque avec alvéolite hémorrhagique. J. Urol. méd. chir. 68, 569 (1962). — Crosnier, J., R. Slama et H. de Montera: Les lupoerythématonéphrites. I. Etude clinique et anatomique de quatorze observations. Presse méd. 68, 148 (1960). — Crowson, C. N., and J. B. King: Glomerulotubular nephrosis correlated with hepatic lesions. Arch. Path. 64, 607 (1957). — Crowson, C. N., and R. H. Moore: Glomerulotubular nephrosis correlated with hepatic lesions. II. Incidence and morphology of associated kidney and liver lesions in human autopsy material. Arch. Path. 60, 73 (1955). — Crowson, C. N., R. H. Moore, and G. Frkovich: Glomerulotubular nephrosis correlated with hepatic lesions. III. Production of acute glomerulotubular nephrosis in the rabbit by means of hepatic surgery. Arch. Path. 60, 85 (1955). — Cruchaud, A., C. A. Bouvier et L. Humair: Les artérites nécrosantes par sensibilisation. Schweiz. med. Wschr. 90, 258 (1960). — Cruchaud, S., C. Mahaim, B. Scazziga et A. Vannotti: Fonction thyroïdienne et néphrose lipoïdique. Schweiz. med. Wschr. 84, 478 (1954). — Cruickshank, B.: The arteritis of rheumatoid arthritis. Ann. rheum. Dis. 13, 136 (1954). — Cullen, J. H., M. Le Vine, and J. M. Fiore: Studies of hyperuricemia produced by Pyrazinamides. Amer. J. Med. 23, 586 (1957). — Culp, O. S., and F. W. Hartman: Mesoblastic nephroma in adults. J. Urol. (Baltimore) 60, 552 (1948). — Cumarino, G., E. N. Neuhauser, G. C. Reyersbach, and E. H. Sobel: Hypophosphatasia. Amer. J. Roentgenol. 78, 392 (1957). — Curtis, W. R., J. D. Bozsell, and Ch. L.: Malacoplakia of bladder: Report of a case successfully treated with anti-tuberculosis medical therapy. J. Urol. (Baltimore) 86, 78 (1961). — Cushing, A. R.: The secretion of the urine. London: Longmans, Green and Co. 1926.

Dachs, S., J. Churg, W. Mautner, and E. Grisham: Diabetic nephropathy. Amer. J. Path. 44, 155 (1964). — Dahl, L. K.: The stages in calcification of the rat kidney after the administration of uraniumnitrate. J. exp. Med. 97, 681 (1953). — Effects of chronic excess salt feeding. Induction of self-restaining hypertension in rats. J. exp. Med. 114, 231 (1961). — Dahl, L. K., M. Heine, and L. Tassinari: Effects of chronic salt ingestion. Evidence that genetic factors play an important role in susceptibility to experimental hypertension. J. exp. Med. 115, 1173 (1961). — Dahlgren, S.: Thorotrast tumours. Acta path. microbiol. scand. 53, 147 (1961). — Dahlmann, H.: Schubweise entstandene Mark- und Papillennekrose der Niere. Z. Urol. 40, 188 (1947). — Dales, M., and G. Wilson: Bladder involvement in a case of herpes zoster. Brit. J. Urol. 28, 198 (1956). — Dalgaard, O. Z.: Bilateral polycystic disease of the kidneys. Acta med. scand. 158 Suppl. (1957). — An electron microscopic study on glomeruli in renal biopsies taken from human shock kidney. Lab. Invest. 9, 364 (1960). — Polycystic disease of the kidney. In Strauss, M. B., and L. G. Welte: Diseases of the kidney, p. 907. Boston: Little, Brown and Co. 1963. — Dalhamn, T., and L. Friberg: Morphological investigations on kidney damage in chronic cadmium poisoning. Acta path. microbiol. scand. 40, 475 (1957). — Dalldorf, F. G.: Estrogenic hormones, urethral cornification and arteriosclerotic vascular disease in men. Amer. J. clin. Path. 42, 64 (1963). — Dalldorf, G., and R. R. Williams: Impairment of reproduction in rats by ingestion of lead. Science 102, 662 (1945). — Dallenbach, F. D.: Über Harnaustritte und Harnniederschläge im Nierenhilus.

Virchows Arch. path. Anat. **330**, 498 (1957). — Phenolrotausscheidung und Trypanblauspeicherung bei der Blei-Nephropathie der Ratte. Virchows Arch. path. Anat. **338**, 91 (1964). — DALTON, A. J.: Structural details of some of the epithelial cell types in the kidney of the mouse as revealed by the electron microscope. J. Nat. Canc. Inst. **11**, 1163 (1951). — DALY, A., L. J. WELLS, and G. EVANS: Experimental evidence of secretion of urine by fetal kidney. Proc. Soc. exp. Biol. **64**, 78 (1947. — DAMESHEK, W.: What is systemic lupus? Arch. intern. Med. **106**, 162 (1960). — DAMMIN, G. J., M. L. GOLDMAN, H. A. SCHROEDER, and M. G. PACE: Arterial hypertension in dogs. II. The effects of neurogenic hypertension with a study of periodic renal biopsies over a seven-year period. Lab. Invest. **5**, 72 (1956). — DAMON, A., D. A. HOLUB, M. M. MELICOW, and A. C. USON: Polycythaemia and renal carcinoma. Amer. J. Med. **25**, 182 (1958). — DANA, G. W., L. STANTON, and CH. G. ZUBROD: Characteristics of diabetes mellitus in Kimmelstiel-Wilson disease. J. Lab. clin. Med. **38**, 801 (1951). — DANARAJ, T. J., and W. H. ONG: Primary arteriitis of abdominal aorta in children causing bilateral stenosis of renal arteries and hypertension. Circulation **20**, 856 (1959). — DANIEL, P. M., M. M. PRICHARD, and J. N. WARD-MC QUAID: Total nephrectomy in rabbits with chronic hypertension. Clin. Sci. **13**, 247 (1954). — Removal of the clip on the renal artery in rabbits with experimental chronic hypertension. Quart. J. exp. Physiol. **39**, 101 (1954). — An angiographic study of the effect of renin upon the renal circulation. J. Physiol. (Lond.) **124**, 106 (1954). — The renal circulation in experimental hypertension. Brit. J. Surg. **42**, 81 (1954). — DANIELS, R. A., R. MICHELS, PH. AISEN, and G. GOLDSTEIN: Familial hyperoxaluria. Report of a family, review of the literature. Amer. J. Med. **29**, 820 (1960). — DANILOVIC, V., A. DJURISIC, M. MOKRANJAC, B. STOJIMIROVIC, J. ZIROJINOVIC et P. STOJAKOVIC: Néphrites chroniques provoquées par l'intoxication au plomb par voie digestive (farine). Presse méd. **65**, 2039 (1957). — DARMADY, E. M.: Acute tubular necrosis. Brit. med. J. **1950/I**, 1263. — Renal lesions in relation to amino-aciduria and water diuresis. Ciba Foundation Symp. on the kidney, p. 27. London: Churchill 1954. — DARMADY, E. M., W. J. DEMPSTER, and F. STRANACK: The evolution of the interstitial and tubular changes in homotransplanted kidneys. J. Path. Bact. **70**, 225 (1955). — DARMADY, E. M., W. J. GRIFFITHS, H. SPENCER, D. MATTINGLY, F. STRANACK, and H. E. DE WARDENER: Renal tubular failure associated with polyarteritis nodosa. Lancet **1955/I**, 378. — DARMADY, E. M., and F. STRANACK: Microdissection of the nephron in disease. Brit. med. Bull. **13**, 21 (1957). — Autoradiography of the isolated nephron. Proc. Soc. exp. Biol. **100**, 658 (1959). — Morphologic expression of functional changes in the nephron. Henry Ford Hosp. int. Symp.: Biology of pyelonephritis. Boston: Little, Brown and Co. 1960. — DARROW, D. C.: The cardiac complication of acute hemorrhagic nephritis. New int. Clin. **1**, 227 (1941). — DAUGHERTY, G. W., and A. H. BAGGENSTOSS: Syndrome characterized by glomerulonephritis and arthritis. Arch. intern. Med. **85**, 900 (1950). — DAVEY, P. W., Y. O. HAMILTON et H. D. STEELE: Altérations du rein par les radiations. Canad. med. Ass. J. **67**, 648 (1952). — DAVID, H.: Submikroskopische Strukturveränderungen der Niere bei akuter und subakuter Harnstauung (Hydronephrose). Acta biol. med. germ. **10**, 164 (1963). — Die Bedeutung der normalen und pathologischen submikroskopischen Morphologie der Niere für ihre Funktion. Dtsch. Gesundh.-Wes. **18**, 257 (1963). — Elektronenmikroskopische Befunde bei der dioxanbedingten Nephrose der Rattenniere. Beitr. path. Anat. **130**, 187 (1964). — DAVID, H., u. I. UERLINGS: Die Wirkung der Äthylenglykolvergiftung auf das submikroskopische Bild der Rattenniere. Acta biol. med. german. **12**, 203 (1964). — DAVIDSON, W. M., and G. I. Ross: Bilateral absence of the kidneys and related congenital anomalies. J. Path. Bact. **68**, 459 (1954). — DAVIS, A. E.: Paroxysmal nocturnal hemoglobinuria with cirrhosis and hemosiderosis. Arch. Path. **64**, 385 (1957). — DAVIS, H.: Metabolic causes of renal stones in children. J. Amer. med. Ass. **171**, 2199 (1959). — DAVIS, J. G.: The osseous radiographic findings of chronic renal insufficiency. Radiology **60**, 406 (1953). — DAVIS, J. O.: Angiotensin system and control of aldosterone. In METCOFF, J.: Angiotensin systems and experimental renal disease, p. 78. Boston: Little, Brown and Co. 1963. — Importance of the renin-angiotensin system in the control of aldosterone secretion. In WILLIAMS, P. C.: Hormones and the kidney, p. 325. London: Acad. Press 1963. — DAVIS, F. M., and R. G. OLIVETTI: Primary lymphosarcomatosis of kidneys, adrenal gland and perirenal adipose tissue. J. Urol. (Baltimore) **66**, 106 (1951). — DAVIS, J. B., J. D. WHITAKER, L. K. DING, and J. H. KIEFER: Disseminated, fatal, postpartum candidiasis with renal suppuration: Case report. J. Urol. (Baltimore) **75**, 930 (1956). — DAVIS, J. S., W. G. KLINGBERG, and R. E. STOWELL: Nephrolithiasis and nephrocalcinosis with calcium oxalate crystals in kidney and bones. J. Pediat. **36**,

323 (1950). — Dawson, D. L.: Acute periarteritis nodosa with chronic glomerulonephritis. Arch. Path. **68**, 651 (1959). — Dawson, J.: Malignant hypertension associated with hydatid disease of the kidney. J. Path. Bact. **53**, 207 (1941). — Dawson, J., J. Ball, and R. Platt: The kidney in periarteritis nodosa. Quart. J. Med. **17**, 175 (1948). — Daysog, A., A. L. Dobson, and J. C. Brennan: Renal glomerular and vascular lesions in prediabetes and in diabetes mellitus: A study based on renal biopsies. Ann. intern. Med. **54**, 672 (1961). — De, S. N., and K. P. Sengupta: Shunting in the human kidney. Lancet **1951/II**, 1100. — De, S. N., K. P. Sengupta, and N. N. Chonda: Renal changes including total cortical necrosis in cholera. Arch. Path. **57**, 505 (1954). — Deamer, W. C., and H. U. Zollinger: Interstitial plasma cell pneumonia of premature and young infants. Pediatrics **12**, 11 (1953). — Dean, A. I., and J. C. Abels: Study of the new renal function tests of an unusual case of hypertension following irradiation of one kidney and the relief of the patient by nephrectomy. J. Urol. (Baltimore) **52**, 497 (1944). — Dean, A. L.: Treatment of tuberculosis of genito-urinary organs by drugs. J. Urol. (Baltimore) **73**, 599 (1955). — Carcinoma of the male and female urethra: Pathology and diagnosis. J. Urol. (Baltimore) **75**, 505 (1956). — Dean, R. E., J. H. Andrew, and R. C. Read: The red cell factor in renal damage from angiographic media. J. Amer. med. Ass. **187**, 27 (1964). — Debarge, C.: Etude d'un cas d'hypernéphrome avec aplasie surrénale. J. Physiol. Path. gén. **26**, 639 (1928). — Debré, R.: Essai d'une classification des tubulopathies congénitales de l'enfant. Ann. Pédiat. **187**, 168 (1956). — Debré, R., J. Marie, F. Cléret et R. Messimy: Rachitisme tardif coexistant avec une néphrite chronique et une glucosurie. Arch. Méd. Enf. **37**, 597 (1934). — Debré, R., P. Royer, C. Faure, D. Pellerin et R. Habib: L'aneurysme congénital de l'artère rénale avec hypertension artérielle grave chez l'enfant. Arch. franç. Pédiat. **14**, 1 (1957). — Debré, R., P. Royer et H. Lestraedt: Les insufficiences congénitales du tubule rénal chez l'enfant. Sem. Hôp. Paris **32**, 235 (1956). — De Camp, P. T., and R. Birchall: Recognition and treatment of renal arterial stenosis associated with hypertension. Surgery **43**, 134 (1958). — De Carlo, J.: Postcaval ureter. J. Urol. (Baltimore) **45**, 827 (1941). — Decker, J. L., and P. R. Vandeman: Renal calculi preceding gouty arthritis in a child. Amer. J. Med. **32**, 805 (1962). — Dees, J. E.: Prognosis of primary tumours of renal pelvis and ureter. J. Urol. (Baltimore) **75**, 419 (1956). — De Gowin, E. L.: Hypertension during blood transfusions for hemorrhagic shock in a patient with unilateral ischemia. J. Lab. clin. Med. **34**, 784 (1945). — De Gowin, R. L., Y. Oda, and R. H. Evans: Nephritis and lung hemorrhage (Goodpasture's syndrome). Arch. intern. Med. **111**, 16 (1963). — Deimling, O. von, u. G. Baumann: Hormonabhängige Enzymverteilung im Gewebe. III. Geschlechtsgebundene Unterschiede der Verteilung von alkalischer Phosphatase und unspezifischer Esterase in Mäusenieren. Histochem. Meth. (München) **4**, 213 (1964). — Deimling, O. von, u. H. Noltenius: Hormonabhängige Emzymverteilung in Geweben. I. Histochemische Untersuchungen über die Geschlechtsunterschiede der alkalischen Nierenphosphatase bei erwachsenen Ratten. Histochem. Meth. (München) **3**, 500 (1964). — Delinotte, P., et B. Duperrat: Rein polykystique et épithélioma du bassinet. J. Urol. méd. chir. **67**, 606 (1961). — Deller, D. J., I. A. Brodziak, and A. D. Phillip: Renal failure in hypercalcaemic sarcoidosis. Brit. med. J. **1959/I**, 1278. — Demopoulos, H., G. Kaley, and B. W. Zweifach: The histologic distribution of renin in the kidneys of the rat and rabbit. Amer. J. Path. **37**, 443 (1960). — Demos, N. J., D. A. Gillis, and K. E. Barber: Congenital diverticula of the anterior urethra in male infants: Report of two cases. J. Urol. (Baltimore) **88**, 252 (1962). — Dempster, W. J.: Kidney homotransplantation. Brit. J. Surg. **40**, 447 (1953). — Bibliography of kidney transplantation. Transplant. Bull. **2**, 14 (1955). — Dempster, W. J., C. V. Harrison, and R. Shademan: Rejection processes in human homotransplanted kidneys. Brit. med. J. **1964/II**, 969. — Dempster, W. J., and M. A. Williams: Cellular infiltration in homotransplanted kidney. Lancet **1963/I**, 18. — De Navasquez, S.: The histology and pathogenesis of bilateral cortical necrosis of the kidney in pregnancy. J. Path. Bact. **41**, 385 (1935). — Experimental symmetrical cortical necrosis of the kidneys produced by staphylococcus toxin; a study of the morbid anatomy and associated circulatory and biochemical changes. J. Path. Bact. **46**, 47 (1938). — The excretion of haemoglobin with special reference to the "transfusion" kidney. J. Path. Bact. **51**, 413 (1940). — Experimental pyelonephritis in the rabbit produced by staphylococcal infection. J. Path. Bact. **62**, 429 (1950). — Further studies in experimental pyelonephritis produced by various bacteria, with special reference to renal scarring as a factor in pathogenesis. J. Path. Bact. **71**, 27 (1956). — Denis, B.: Sténose de l'artère rénale traitée par anastomose artérielle

spléno-rénale. Presse méd. **66**, 1932 (1958). — DENNING, C. L.: Renal neoplasms: An enigma and a challenge. J. Urol. (Baltimore) **69**, 1 (1953). — DENNING, QU. B.: Association of polyuria and albuminuria with hypertension of unilateral renal origin. Arch. intern. Med. **13**, 197 (1954). — DENT, C. E.: Rickets and osteomalacie from renal tubule defects. J. Bone Jt. Surg. **34 B**, 266 (1952). — DENT, C. E., and G. A. ROSE: Amino-acid metabolism in cystinuria. Quart. J. Med. **20**, 205 (1951). — DENT, E. D.: Carcinosarcoma ("collision tumor") of the urinary bladder. J. Urol. (Baltimore) **74**, 104 (1955). — DEODHAR, S. D., F. E. CUPPAGE, and E. GABELMAN: Studies on the mechanism of experimental proteinuria induced by renin. J. Exp. Med. **120**, 677 (1964). — DE PASS, G. W., J. STEIN, M. H. POPPEL, and H. G. JACOBSON: Pulmonary congestion and edema in uremia. J. Amer. med. Ass. **162**, 5 (1956). — DEREN, J. J., J. G. PORUSH, M. F. LEVITT, and M. T. KHILNANI: Nephrolithiasis as a complication of ulcerative colitis and regional enteritis. Ann. intern. Med. **56**, 843 (1962). — DERHAM, R. J., and M. M. ROGERSON: The Schönlein-Henoch syndrome with particular reference to renal sequelae. Arch. Dis. Childh. **31**, 364 (1956). — DEROM, E., R. DEFOORT, J. AUVERT, C. NICOLETIS et R. COUVELAIRE: Le pheochromocytome vésical interstitiel. J. Urol. méd. chir. **66**, 20 (1960). — DÉROT, M., J. GUEDON, J. BERGER, C. TCHOBROUTSKY, R. ROUDIER et M. LEGRAIN: Les néphropathies au cours de la grossesse. Etude par ponction biopsie rénale de 50 cas. J. Urol. Néphrol. **69**, 65 (1963). — DÉROT, M., J. GUEDON, F. YOUBAUD et C. TCHOBROUTSKY: Un aspect du syndrome hépato-rénal: Nécrose massive d'un lobe hépatique et insuffisance rénale aiguë. Bull. Mém. Soç. méd. Hôp. Paris. **77**, 256 (1961). — DÉROT, M., et M. LEGRAIN: La néphropathie hémolytique post-transfusionelle. Etude critique de 36 observations. Bull. Mém. Soç. méd. Hôp. Paris **70**, 1007 (1954). — DÉROT, M., P. PIGNARD, M. MIOCQUI, M. LEGRAIN et J. BERNIER: Equilibre électrolytique de l'insuffisance rénale aiguë. Presse méd. **62**, 704 (1954). — DÉROT, M., P. PIGNARD, R. L. TOURRAINE et J. BERNARD: Le potassium dans les néphropathies tubulaires anuriques. Presse méd. **61**, 207 (1953). — DÉROT, M., B. PONS et R. LEBOUC: Hépato-néphrites et néphropathies hémolytiques aiguës infectieuses. Etude clinique et biologique. Rev. int. Hépat. **3**, 897 (1953). — DÉROT, M., P. PRUNIER, R. ROUDIER et Mme. PRUNIER: Deux cas de nécrose corticale du rein. Bull. Mém. Soç. méd. Hôp. Paris **76**, 812 (1960). — DÉROT, M., et R. ROUDIER: Recherches de microdissection rénale au cours de néphropathies aiguës et chroniques. Bull. Mém. Soç. méd. Hôp. Paris **113**, 1310 (1962). — DERRICK, J. R., and C. A. HOOKS: Surgical significance of vascular variations in systemic hypertension, with special reference to aberrant renal arteries. J. Urol. (Baltimore) **87**, 273 (1962). — DES PREZ, J.: The juxtaglomerular apparatus of the hypertensive kidney. Amer. J. clin. Path. **18**, 953 (1948). — DETON, W.: Reincystic et hypertension. J. belge Urol. **18**, 69 (1950). — DETREHÁZY, K., u. S. SZÖGI: Beitrag zur Frage der genitalen Mischtumoren mit Urnierenstruktur. Zbl. Path. **96**, 228 (1957). — DEUTICKE, P.: Nierentumoren. Dtsch. Z. Chir. **231**, 767 (1931). — Hydronephrose. Sonderheft Z. Urol. **1950**, 185. — Zur Frage der primären Megaureters. Z. Urol. **55**, 241 (1962). — DIAZ, C. J.: Bases nouvelles pour la pathologie rénale. Ann. Méd. **51**, 5 (1950). — Nature et signification de la dite néphrose chronique ou lipoïdique. Schweiz. med. Wschr. **36**, 965 (1950). — DIAZ, C. J., M. M. PLEGUEZUELO, E. L. GARCIA, and J. M. ALES: Experimental serum nephritis. Bull. Inst. med. Res. (Madr.) **5**, 21 (1952). — DIAZ, C. J., M. M. PLEGUEZUELO, L. E. GARCIA, and T. A. GARRIDO: Interstitial nephritis. Bull. Inst. med. Res. (Madr.) **5**, 153 (1952). — DIAZ-RIVERA, R. S., and R. C. HORN: Postmortem studies on hypertensive rats chronically intoxicated with lead acetate. Proc. Soc. exp. Biol. **59**, 161 (1945). — DIBLE, J. H.: Acute tubular necrosis. Brit. med. J. **1950/I**, 1262. — Some pathological adaptations in the peripheral circulation. Lancet **1958/I**, 1031. — DIBLE, J. H., and W. W. GERRARD: The source of the fat in experimentally produced fatty degeneration of the heart. J. Path. Bact. **46**, 77 (1938). — DICK, J. C.: Effect of isoniazid on tuberculous lesions of the kidneys. Lancet **1953/I**, 808. — Comparison of the effect of streptomycin plus p-aminosalicylic acid and streptomycin plus isoniasid on tuberculous lesions of the kidneys. Lancet **1954/II**, 516. — A case of anuria due to destruction of glomeruli. J. clin. Path. **10**, 168 (1957). — DICKER, E.: A propos de l'hypertension artérielle consécutive à une entrave de la circulation rénale. C.R. Soç. Biol. (Paris) **125**, 1046 (1937). — Recherches expérimentales concernant le mécanisme de l'hypertension d'origine rénale chez le chien. Arch. int. Méd. exp. **13**, 27 (1938). — DIECKMANN, W. J.: Blood chemistry and renal function in abruptio placentae. Amer. J. Obstet. **31**, 734 (1936). — The toxemias of pregnancy. St. Louis: Mosby 1952. — DIECKMANN, W. J., CH. P. MCCARTNEY, and J. P. HARROD: Kidney biopsies in multiparous patients with vascular renal disease in pregnancy. Amer. J. Obstet. Gynec. 75, 634 (1958). — DIECKMANN, W. J., E. L. POTTER, and CH. P. McCARTNEY: Renal biopsies from patients with toxemia of pregnancy. Amer. J. Obstet. Gynec. 73, 1 (1957). — DIEMER, K.: Einstülpungen von Tubulusepithelien in die Bowmansche Kapsel. Zbl. Path. 95, 213 (1956). — Zum histologischen Bild postmortal entstandener Nierenveränderungen. Zbl. Path. 98, 369 (1958). — DIETEL, H.: Nephritis serosa eclamptica. Zbl. Gynäk. 69, 514 (1947). — DIETRICK, R. B., and S. RUSSI: Tabulation and review of autopsy findings in fifty-five paraplegics. J. Amer. med. Ass. 166, 41 (1958). — DILL, L., and C. ERICKSON: Effect of constriction of the renal arteries in pregnancy and in certain endocrine states of rabbits. Arch. Path. 31, 68 (1941). — DILLIER, R.: Schleimhautveränderungen der Atemwege bei Urämie. Inaug. Diss. Basel 1943. — DI LUZIO, N. R., and C. R. HOUCK: The role of the kidney in the etiology of renal hyperlipemia. J. clin. Invest. 35, 1381 (1956). — DIMMETTE, R. M., H. F. SPROAT, and E. S. SAYEGH: The classification of carcinoma of the urinary bladder associated with Schistosomiasis and metaplasia. J. Urol. (Baltimore) 75, 680 (1956). — DIMTZA, A.: Begutachtung und Behandlung einiger posttraumatischer Arterienschäden. Z. Unfallmed. Berufskr. 55, 48 (1962). — DIMTZA, A., u. S. KERTEL: Kritische Betrachtungen des bisher erschienenen Schrifttums über die Tuberkelbacillurie. Z. urol. Chir. 35, 416 (1932). — DIMTZA, A., u. F. SCHAFFHAUSER: Tuberkelbacillurie und initiale chronische Nierentuberkulose, zugleich ein Beitrag zur Frühdiagnose der chronischen, käsigkavernösen Nierentuberkulose. U. urol. Chir. 35, 440 (1932). — DINA, M. A., M. BERNASCONI e M. MARTUZZI: Sulla istofisiopatologia del nefrone nella stasi cronica. Arch. ital. Anat. Istol. pat. 23, 51 (1950). — DINA, M. A., e F. MAGHETTI: Equivalenti morfologici del reflusso urinario pielo-renale. Arch. ital. Anat. Istol. pat. 36, 3 (1962). — DITSCHERLEIN, G.: Renale Todesursachen bei 700 obduzierten Diabetikern. Dtsch. Gesundh.-Wes. 18, 972 (1963). — DITTRICH, P. VON, H. REINDELL, K. WURM und R. ZINTZ: Zum Krankheitsbild der generalisierten Riesenzellarteriitis. Dtsch. med. Wschr. 85, 1842 (1960). — DIVRY, A.: The mechanism of the hypertensive action of the kidney. Arch. int. Physiol. 59, 211 (1951). — DIXON, F. J., J. D. FELDMAN, and J. J. VAZQUEZ: Experimental glomerulonephritis. The pathogenesis of a laboratory model resembling the spectrum of human glomerulonephritis. J. exp. Med. 113, 899 (1961). — DIXON, F. J., T. T. VAZQUEZ, W. O. WEIGELE, and G. G. COCHRANE: Pathogenesis of serum sickness. Arch. Path. 65, 18 (1958). — DOCK, W.: The clinical significance of some peculiarities of the circulation in the kidney, liver, lungs and heart. New Engl. J. Med. 21, 773 (1947). — DODSON, L. F.: The relation of the foetal kidney to the fall in blood pressure of hypertensive rats during pregnancy. Brit. J. exp. Path. 39, 405 (1958). — DOERING, P.: Die idiopathische Lungenhämosiderose. Ergebn. inn. Med. Kinderheilk. N.F. 14, 482 (1960). — DOERR, W.: Über Frostschutzmittelvergiftung (Glysantin-Äthylenglykol). Virchows Arch. path. Anat. 313, 137 (1944). — Pathologische Anatomie der Glykolvergiftung und des Alloxandiabetes. S.-B. Heidelberg. Akad. Wiss. 7, 245 (1949). — Über Entzündung und Degeneration. Dtsch. med. Wschr. 82, 685 (1957). — Pankreatitis. Pathogenese, Formen, Häufigkeit. Arch. klin. Chir. 292, 552 (1959). — Durchblutungsstörungen des Gehirnes und der Extremitäten. Vasculäre Voraussetzungen, Allgemeine pathologische Anatomie. Verh. Dtsch. Ges. Inn. Med. 67, 167 (1961). — Perfusionstheorie der Arteriosklerose. Stuttgart: G. Thieme 1963. — DOERR, W., V. BECKER und D. NEUBERT: Methodischer Beitrag zum Hypoxieproblem. Naturwissenschaften 43, 424 (1956). — DOHMEN, A.: Über die Formen der Reststickstoffsteigerung im Verlauf der Weilschen Krankheit. Ergebn. inn. Med. Kinderheilk. 61, 207 (1942). — DOLL, K.: Das circumrenale Hämatom (Massenblutung in das Nierenlager). Bruns Beitr. klin. Chir. 147, 503 (1929). — DOLL, S. G., R. TH. BERGMAN, and J. E. AFFELDT: Urolithiasis in poliomyelitic patients. J. Urol. (Baltimore) 80, 371 (1958). — DOMAGK, G.: Gewebsveränderungen nach Röntgenbestrahlungen. Ergebn. inn. Med. Kinderheilk. 33, 1 (1928). — DOMANIG, E.: Über die experimentelle Erzeugung von Harnausstritten besonders von sog. Harnniederschlägen. Virchows Arch. path. Anat. 330, 651 (1957). — DOMANSKI, T. J.: Experimental urolithiasis: Calcium oxalate stone. Amer. J. clin. Path. 20, 707 (1950). — DOMART, A., P. SAMARCQ, A. NEUMA et J. HAZARD: Echinococcose alvéolaire du rein. J. Urol. méd. chir. 66, 663 (1960). — DOMENICI, A.: Sugli equivalenti morfologici di una secrezione endocrina renale nel rene policistico. Arch. Sci. med. 94, 377 (1952). — DOMETSHUBER, V., u. S. GRIESBACH: Lipoblastoma renis. Z. Urol. 55, 23 (1962). — DOMINGUEZ, R., and R. B. ADAMS: Renal function during and after acute hydronephrosis in the dog. Lab. Invest. 7, 292 (1958). — Pyelovenous communications.

A functional study. Henry Ford Hosp. Internat. Symp. Biology of Pyelonephritis, p. 189. Boston: Little, Brown and Co. 1960. — DONNER, G., u. G. HOLLE: Die Crush-Niere des Meerschweinchens nach Muskelquetschung. Beitr. path. Anat. 119, 119 (1958). — DONTENWILL, W., u. H. RANZ: Experimentelle Untersuchungen zur Genese von Nierengeschwülsten bei Goldhamstern. Beitr. path. Anat. 122, 381 (1960). — DOOLAN, P. D., R. A. WIGGINS, G. B. THIEL, K. J. LEE, and E. MARTINEZ: Acute renal insufficiency following aortic surgery. Amer. J. Med. 28, 895 (1960). — DORET, J.-P., et J.-P. JUNOD: Néphrite interstitielle chronique et abus de phénacétine. J. Urol. méd. chir. 65, 279 (1959). — DOROBISZ, T.: Klinische Beiträge zur gastrointestinalen Symptomatologie der „congenitalen" Hydronephrosen. Inaug. Diss. Zürich 1945. — DOROK, H. H., F. WOHLRAB und G. HOLLE: Studien zur kompensatorischen Nierenhypertrophie. I. Karyometrische und quantitativ-histochemische Untersuchungen zur initialen funktionellen Karyonkose im Hauptstückepithel nach Ausschaltung einer Niere. Virchows Arch. path. Anat. 333, 195 (1960). — DOUGHERTY, T. F.: Relation of adrenal cortical stimulation to histological alterations in the kidneys and cardiovascular tissue of mice. In Factors regulating blood pressure. New York: Josiah May Jr. Foundation 1948. — DOUVILLE, E., and W. E. HOLLINSHEAD: The blood supply of the normal renal pelvis. J. Urol. (Baltimore) 73, 906 (1953). — DOWNS, R. A., and A. L. HEWETT: Hypertension due to subcapsular renal hematoma. J. Urol. (Baltimore) 88, 22 (1962). — DOXIADIS, S. A.: Idiopathic renal acidosis in infancy. Arch. Dis. Childh. 27, 409 (1952). — DRAGSTED, J. P., and N. HJORTH: Fanconi's syndrome (Osteomalacia, due to decreased renal absorption of phosphate, with other tubular functional defects). Acta med. scand. 146, 317 (1953). — DRESKIN, E. A., and T. A. FOX: Adult renal osteitis fibrosa with metastatic calcification and hyperplasia of one parathyroid gland. Arch. intern. Med. 86, 533 (1950). — DREYER, L.: Zur Klinik und Pathogenese der einseitigen pyelonephritischen Schrumpfniere mit Hochdruck. Inaug. Diss. Freiburg i. Br. 1951. — DRIVSHOLM, A.: Hypernephroma and polycythaemia. Brit. med. J. 1960/II, 1063. — DROGENDIJK, A. C., and F. G. SCHLESINGER: Anatomical findings in a case of Schönlein-Henoch syndrome. Relationship of this condition to collagen disease. Acta med. scand. 169, 525 (1961). — DROUET, P. L., G. FAIVRE, G. DE REN et G. RAUBER: Reins polykystiques et poussées hypertensives paroxystiques. Rev. méd. Nancy 75, 41 (1950). — DUBACH, U. C.: Aminonucleosid-Nephrose. In REUBI, u. PAULI: Das nephrotische Syndrom. II. Symp. Ges. Nephrol., p. 71. Stuttgart: Thieme 1963. — Quantitative Histochemie der Niere. Untersuchungen mit Hilfe der Lowry-Methode am Nephron. Klin. Wschr. 41, 157 (1963). — Aminonucleosid-Nephrose. Fortschr. Arzneimittelforsch. 7, 344 (1964). — DUBACH, U. C., u. L. RECANT: Aminonucleosid-Nephrose. Versuch einer biochemischen Erklärung ätiologisch verschiedener Nephroseformen. Klin. Wschr. 38, 1177 (1960). — Glomeruläre Fermente bei zwei verschiedenartigen Formen von Nephrose. Klin. Wsch. 40, 333 (1962). — DUBOIS-FERRIÈRE, H.: La maladie post-opératoire et le shock traumatique. Imp. du «Journal de Genève», Genève 1945. — DUBOIS, J., J. BARTMAN, O. PÉRIER et R. WOLTER: Nécrose papillaire rénale bilatérale avec lésions cérébrales de type anoxique chez le nourrisson. Ann. Anat. path. N.S. 9, 57 (1964). — DUBOIS, M., u. F. ZOLLINGER: Einführung in die Unfallmedizin unter besonderer Berücksichtigung schweizerischer Verhältnisse. Bern: Huber 1945. — DUCROT, H., C. SULTAN, H. DE MONTERA, N. HINGLAIS et PH. CHOUMEL: Les lésions sténosantes de la media des artères rénales. Etude morphologique. J. Urol. Néphrol. 70, 750 (1964). — DUDLEY, H. R., A. C. RITCHIE, A. SCHILLING, and W. H. BAKER: Pathologic changes associated with the use of sodium ethylene diamine tetra-acetate in the treatment of hypercalcemia. New Engl. J. Med. 252, 331 (1955). — DUFF, G. L.: The diffuse collagen diseases. Canad. med. Ass. J. 58, 317 (1948). — DUFF, G. L., and G. C. McMILLAN: Pathology of atherosclerosis. Amer. J. Med. 11, 92 (1951). — DUFF, G. L., and R. H. MORE: Bilateral cortical necrosis of the kidneys. Amer. J. med. Sci. 201, 428 (1941). — Methods of preparation and examination of neoprene casts of the renal arterial tree. J. techn. Meth. 24, 1 (1944). — DUGUID, J. B.: Pathogenesis of atherosclerosis. Lancet 1949/II, 925. — DUGUID, J. B., and G. S. ANDERSON: The pathogenesis of hyaline arteriolosclerosis. J. Path. Bact. 64, 519 (1952). — DUKES, C. E.: The Institute of Urology schema for the histological classification of epithelial tumours of the bladder. In WALLACE, D. M.: Tumours of the bladder. Edinburgh-London: Livingstone 1959. — Clues to the causes of cancer of the kidney. Lancet 1961/II, 1157. — DULCE, H. J.: Über die Harnkolloide. Urol. int. (Basel) 7, 65 (1958). — Biochemie der Harnsteinbildung. Urol. int. (Basel) 7, 137 (1958). — DUMONT, L.: Contributions à l'étude de l'hypertension artérielle par ischémie rénale. Inaug. Diss. Liège 1946. — DUNCAN, D. A., and R. N. DEXTER: Anuria secondary to bilateral renal-artery embolism. New Engl. J. Med. **266**, 971 (1962). — DUNCAN, H., and A. ST. DIXON: Gout, familial hyperuricaemia, and renal disease. Quart. J. Med. **29**, 127 (1960). — DUNCAN, H., W. ELLIOTT, M. HALL, and D. N. KERR: Acute renal failure complicating a reticulosis. Remission following haemodialysis. Brit. med. J. **1963/I**, 1130. — DUNCAN, H., and H. D. ROLLASON: Compensatory hypertrophy of the kidney of the young rat with special emphasis on the role of cellular hyperplasia. Anat. Rec. **104**, 263 (1949). — DUNCAN, H., K. G. WAKIM, and L. E. WARD: Renal lesions resulting from induced hyperuricemia in animals. Proc. Mayo Clin. **38**, 411 (1963). — DUNGER, R.: Zur Lehre von den Cystennieren, mit besonderer Berücksichtigung ihrer Heredität. Beitr. path. Anat. **35**, 445 (1904). — DUNIHUE, F. W.: Effect of cellophane perinephritis on the granular cells of the juxtaglomerular apparatus. Arch. Path. **32**, 210 (1941). — The juxtaglomerular apparatus: Its role in the renal vasopressor mechanism. In: Factors regulating blood pressure, p. 11. New York: II. Conf. Josiah May Found 1948. — DUNIHUE, F. W., and W. G. BOLDOSSER: Observations on the similarity of mesoangial to juxtaglomerular cells. Lab. Invest. **12**, 1228 (1963). — DUNIHUE, F. W., and B. CANDON: Histologic changes in the renal arterioles of hypertensive rabbits. Arch. Path. **29**, 777 (1940). — DUNN, H. G.: Oxalosis. Amer. J. Dis. Childh. **90**, 58 (1955). — DUNN, J., and H. BROWN: Unilateral renal disease and hypertension. J. Amer. med. Ass. **166**, 18 (1958). — DUNN, J. S., M. GILLESPIE, and J. S. NIVEN: Renal lesions in two cases of crush syndrome. Lancet **1941/II**, 549. — DUNN, J. S., A. HAWORTH, and N. A. JONES: The pathology of oxalate nephritis. J. Path. Bact. **27**, 299 (1924). — DUNN, J. S., and J. W. McNEE: A contribution to the study of war nephritis. Brit. med. J. **1917/II**, 745. — DUNN, J. S., and G. L. MONTGOMERY: Acute necrotizing glomerulonephritis. J. Path. Bact. **52**, 1 (1941). — DUNN, S.: Nephrosis or nephritis? J. Path. Bact. **39**, 1 (1934). — DUNN, T.: Relationship of amyloid infiltration and renal disease in mice. J. Nat. Cancer Inst. **5**, 17 (1944). — DUNNING, M. F., and F. PLUM: Hypercalciuria following poliomyelitis. Arch. intern. Med. **99**, 716 (1957). — DUPLAY, H.: Aspects actuels de la maladie des inclusions cytomégaliques. Paris: Thèse 1958. — DURAND, A. M. A., M. FISHER, and M. ADAMS: Histology in rats as influenced by age and diet. Arch. Path. **77**, 268 (1964). — DUSTAN, H. P., I. H. PAGE, and E. T. POUTASSE: Renal hypertension. New Engl. J. Med. **261**, 647 (1959). — DUSTIN, P. jr.: L'athrocytose protidique dans le segment cervical du néphron humain. Rev. belge Path. **27**, 251 (1960). — Arteriolar hyalinosis. Int. Rev. exp. Path. **I**, 73 (1962). — DUTTON, A. A., and M. RALSTON: Urinary tract infection in a male urological ward. Lancet **1957/I**, 115. — DUTZ, H., u. G. KRETZSCHMAR: Nierenfunktionsstudien bei der experimentellen Rattennephritis. Z. ges. exp. Med. **123**, 219 (1954). — DUTZ, H., u. K. VOIGT: Die Beeinflußbarkeit des experimentellen Hypertonus bei Ratten durch Serpasil und kochsalzreiche Nahrung. Z. ges. exp. Med. **129**, 305 (1957). — DUX, A., u. P. THURN: Das Aneurysma der Arteria renalis. Fortschr. Röntgenstr. **96**, 471 (1962). — DYCKERHOFF, H.: Über eigenartige Zystenbildungen in der Niere. Virchows Arch. path. Anat. **216**, 116 (1914).

EARLE, D. P., S. J. FARBER, and J. D. ALEXANDER: Renal function and edema in acute glomerulonephritis. J. clin. Invest. **21**, 810 (1950). — EARLE, D. P., and R. B. JENNINGS: Studies of poststreptococcal nephritis and other glomerular diseases. Ann. intern. Med. **51**, 851 (1959). — Focal glomerular lesions. Trans. Amer. clin. climat. Ass. **72**, 24 (1960). — Poststreptococcal glomerulonephritis. In WOLSTENHOLME u. CAMERON: Ciba Foundation Symp. on renal biopsy. London: Churchill 1961. — EARLE, D. P., R. B. JENNINGS, and M. BERNIK: A consideration of the histopathologic basis for the nephrotic syndrome. Progr. cardiovasc. Dis. **4**, 148 (1961). — Early, L. E.: Extreme polyuria in obstructive uropathy. New Engl. J. Med. **255**, 600 (1956). — EBERLE, H.: Experimentelle Untersuchungen über die unterschiedliche Empfindlichkeit von ein- und zweinierigen Tieren gegen Sublimat, Urannitrat und Kaliumbichromat. Z. Unfallmed. Berufskr. **44**, 196 (1951). — EBSTEIN, W.: Die Natur und Behandlung der Gicht. Wiesbaden: Bergmann 1906. — ECK, H.: Nierenstein, Nierenbeckenkarzinom und Begutachtung. Bruns Beitr. klin. Chir. **201**, 31 (1960). — ECKARDT, C. TH.: Über die compensatorische Hypertrophie und das physiologische Wachsthum der Niere. Virchows Arch. path. Anat. **114**, 217 (1888). — ECKERT, B.: Renal capsule sarcoma and a pathological report on three cases. Inaug. Diss. Zürich 1957. — ECKSTROM, T., B. ENGFELDT, C. LAGERGREN, and N. LUNDVALL: Medullary sponge kidney. Stockholm: Ahnquist and Wiksell 1959. — EDELBROCK, H. H.: Ureterovesical obstruction in children. J. Urol. (Baltimore) **74**, 492 (1955).

— EDELMAN, L.: Lipomyosarcoma of the kidney. J. Mt Sinai Hosp. 17, 659 (1951). — EDEL-
MANN, C. M., I. GREIFER, and H. L. BARNETT: The nature of kidney disease in children who
fail to recover from apparent acute glomerulonephritis. J. Pediat. 64, 879 (1964). — EDER,
H. A.: The effect of shock on the kidney. Ann. N.Y. Acad. Sci. 55, 394 (1952). — EDER, H. A.,
H. D. LANSON, F. P. CHINARD, R. L. GREIF, G. C. COTZIAS, and D. D. VAN SLYKE: A study
of the mechanism of edema formation in patients whith the nephrotic syndrome. J. clin.
Invest. 33, 636 (1954). — EDER, M., u. L. BURKHARDT: Über eine rachitisartige „renale"
Skeletterkrankung als familiäres Leiden. Virchows Arch. path. Anat. 319, 373 (1951). —
EDER, M., u. U. WAGENMANN: Bedeutung und Problematik histochemischer Befunde am
Niereninfarkt. Beitr. path. Anat. 121, 39 (1959). — EDGE, J. R., S. FAZHILLAH, and J. WARD:
Hypersensitivity angiitis. Lancet 1955/I, 1153. — Editorial: Renal medullary necrosis. Arch.
intern. Med. 91, 417 (1953). — EDLING, N. P. G.: Röntgenuntersuchung der Harnorgane. In
SCHINZ: Lehrbuch der Röntgendiagnostik. 5. Aufl. Bd. 4, 3588. Stuttgart: Thieme 1952. —
EDMONDSON, H. A., H. E. MARTIN, and N. EVANS: Necrosis of renal papillae and acute
pyelonephritis in diabetes mellitus. Arch. intern. Med. 79, 148 (1947). — EDSMAN, G.: Acces-
sory vessels of the kidney and their diagnosis in hydronephrosis. Acta radiol. (Stockh.) 42,
26 (1954). — EDVALL, C. A.: Unilateral renal function in chronic pyelonephritis and renal
papillary necrosis. A study on the function of the separate kidneys with the aid of selective
renal clearance and renal vein catheterisation. Acta chir. scand. 115, 11 (1958). — EDWARDS,
C. N., F. K. GARVEY, and W. H. BOYCE: Studies on urothelium. III. Experimental vesical
stone formation in the dog. J. Urol. (Baltimore) 89, 207 (1963). — EDWARDS, D. E.: Idiopathic familial oxalosis. Arch. Path. 64, 546 (1957). — EDWARDS, E.: Acute renal calcification:
an experimental and clinico-pathologic study. J. Urol. (Baltimore) 80, 161 (1958). — ED-
WARDS, J. G.: Intrinsic renal function. J. Urol. (Baltimore) 75, 200 (1956). — Efferent arterioles of glomeruli in the juxtamedullary zone of the human kidney. Anat. Rec. 125, 521
(1956). — EDWARDS, J. L.,. and R. E. KLEIN: Cell renewal in adult mouse tissue. Amer. J.
Path. 38, 437 (1961). — EFFERSOE, P., R. RAASCHOU, and A. C. THOMSEN: Bilateral renal
cortical necrosis. Amer. J. Urol. 33, 455 (1962). — EGER, W.: Experimentelle Bleischrumpfniere. Virchows Arch. path. Anat. 299, 654 (1937). — Weitere Untersuchungen zur experimentellen Ostitis fibrosa. Virchows Arch. path. Anat. 306, 183 (1940). — Über Gefäßveränderungen bei progressiver (diffuser) Sklerodermie. Med. Mschr. 7, 474 (1951). — Ein Beitrag
über die Beziehungen der chronischen Niereninsuffizienz zu innersekretorischen Drüsen an
Hand experimenteller Untersuchungen. Klin. Wschr. 31, 409 (1953). — EHRAT, R.: Die
Mißbildungen an der Universitäts-Frauenklinik Zürich 1921—1944. Inaug. Diss. Zürich 1948.
— EHRENREICH, TH., and E. V. OLMSTEAD: Malignant hypertension following the administra-
tion of cortisone in periarteritis nodosa. Arch. Path. 52, 145 (1954). — EHRICH, W.: Die
Nierenerkrankung bei Bence-Jonesscher Proteinurie. Z. klin. Med. 121, 396 (1932). — EHRICH,
W. E.: Nephrosen, besonders mit nephrotischem Einschlag. Virchows Arch. path. Anat. 287,
333 (1933). — Nature of collagen diseases. Amer. Heart J. 43, 121 (1952). — Über das Wesen
der Lipoidnephrose. Zbl. Path. 89, 354 (1952). — Die Entzündung. In BÜCHNER-LETTERER-
ROULET: Hdb. allg. Path. VI/1., p. 211. Berlin-Göttingen-Heidelberg: Springer 1956. —
Nephritis und Nephrose beim Menschen und im Experiment, nebst einem Beitrag zur funktionellen Struktur der Niere. Klin. Wschr. 35, 1149 (1957). — Glomerular nephritis and lipid
nephrosis: Identities and mechanisms. J. clin. Dis. 5, 14 (1957). — Morphologie und Physiologie der Antikörperbildung. Verh. dtsch. Ges. Path. 46, 10 (1962). — EHRICH, W. E., C. W.
FORMAN, and J. SEIFER: Diffuse glomerular nephritis and lipoid nephrosis. Arch. Path. 54,
463 (1952). — EHRICH, W. E., R. WOLF, and G. BARTOL: Acute experimental glomerular
nephritis in rabbits: A correlation of morphological and functional changes. J. exp. Med. 57,
769 (1938). — EHRLICH, A., B. N. BRODOFF, I. L. RUBIN, and J. I. BEKMAN: Malignant hypertension in a patient with renal artery occlusions. Arch. intern. Med. 92, 591 (1953). — EHR-
LICH, S.: Über den Harnsäureinfarkt der Neugeborenen. Virchows Arch. path. Anat. 283, 194
(1932). — EHRSTRÖM, M. C.: Mixed forms of pyelonephritis and diffuse glomerular nephritis.
Nordisk med. 16, 3116 (1942). — EIBEN, R. M., J. KLEINERMAN, and J. C. CLINE: Nephrotic
syndrome in a neonatal premature infant. J. Pediat. 44, 195 (1954). — EICHENBERGER, H.:
Nierenhypogenese und renale Hypertonie. Inaug. Diss. Zürich 1950. — EICHENBERGER, M ·
Elektronenmikroskopische Beobachtungen über die Entstehung der Mitochondrien aus
Mikrosomen. Exp. Cell Res. 4, 275 (1953). — EIGLER, F. W.: Über die physiologischen Grund-

lagen der Harnkonzentrierung. Z. Urol. 55, 117 (1962). — EIKNER, W. C., and CH. J. BOBECK: Renal vein thrombosis. J. Urol. (Baltimore) 75, 780 (1956). — EISALO, A., and S. TALANTI: Observations on the effect of phenacetin and N-acetyl-p-aminophenol on rat kidneys. Acta med. scand. 169, 655 (1961). — EISEN, H. N.: Adenomatoid transformation of the glomerular capsular epithelium. Amer. J. Path. 22, 597 (1946). — EISENDRAHT, D. N.: Congenital solitary kidney. Ann. Surg. 79, 206 (1924). — Congenital renal hypoplasia. J. Urol. (Baltimore) 33, 331 (1935). — Ectopic ending of the ureter. Urol. cutan. Rev. 42, 404 (1938). — EISENSTEIN, R., and W. A. GROFF: Experimental hypervitaminosis D: hypercalcemia, hypermucoproteinuria and metastatic calcification. Proc. Soc. exp. Biol. 94, 441 (1954). — EKER, R.: Familial renal adenomas in Wistar rats. Acta path. microbiol. scand. 34, 554 (1954). — EKER, R., and J. MOSSIGE: A dominant gene for renal adenomas in the rat. Nature (Lond.) 189, 858 (1961). — EKSTRÖM, T.: Renal hypoplasia. A clinical study of 179 cases. Acta chir. scand. Suppl. 203, 1 (1955). — ELIAS, H.: De structura glomeruli renalis. Anat. Anz. 104, 26 (1957). — ELIAS, H., A. HOSSMANN, I. B. BARTH, and A. SOLMOR: Blood flow in the renal glomerulus. J. Urol. (Baltimore) 83, 790 (1960). — ELIASCH, H., A. L. SELLERS, S. ROSENFELD, and J. MARMORSTON: Protein metabolism in the mammalian kidney. J. exp. Med. 101, 129 (1955). — ELKINS, W. L.: Invasion and destruction of homologous kidney by locally inoculated lymphoid cells. J. exp. Med. 120, 329 (1964). — ELLIS, A.: Natural history of Bright's disease. Lancet 1942/I, 1. — ELLIS, J. T.: Glomerular lesions and the nephrotic syndrome in rabbits given saccharated iron dioxide intravenously. J. exp. Med. 103, 127 (1956). — Glomerular lesions in rabbits with experimentally induced proteinuria as disclosed by electron microscopy. Amer. J. Path. 34, 559 (1958). — ELOVAINIO, E.: Experimentelle Untersuchungen über die Streptococcenausscheidung in der Niere. Arb. Path. Inst. Helsingfors. N. F. 10, 237 (1938). — EMERY, J. L., and M. S. MAC DONALD: Involuting and scarred glomeruli in the kidneys of infants. Amer. J. Path. 36, 713 (1960). — EMMERSON, B. T.: Chronic lead nephropathy. The diagnostic use of calcium EDTA and the association with gout. Aust. Ann. Med. 12, 310 (1963). — EMMETT J. L., J. J. ALVAREZ-IERENA, and J. R. McDONALD: Atrophic pyelonephritis versus congenital renal hypoplasia. J. Amer. med. Ass. 148, 1470 (1952). — ENDERLIN, F.: Die Nierentransplantation. Schweiz. med. Wschr. 94, 1037, 1081 (1964). — ENDERLIN, M.: Phasenmikroskopische Untersuchungen über Umgebungseinwirkungen auf die quergestreiften Muskelfasern. Acta anat. (Basel) 17, 1 (1953). — ENDERLIN, M., H. U. ZOLLINGER, O. SPÜHLER und H. WIPF: Die Masugi-Nephritis unter Cortison. Helv. med. Acta 18, 525 (1951). — ENDERS, J. F., and TH. C. PEEBLES: Propagation in tissue cultures of cytopathogenic agents from patients with measles. Proc. Soc. exp. Biol. 86, 277 (1959). — ENDES, P., I. DÉVÉNYI und Sz. GOMBA: Experimentelle Beeinflussung der granulierten Zellen des juxtaglomerulären Apparates durch Heminephrektomie und bilaterale Ureterligatur. Virchows Arch. path. Anat. 336, 40 (1962). — ENDES, P., u. J. SIMÁRSZKY: Die Veränderungen der juxtaglomerulären granulierten Zellen in der menschlichen Schockniere. Virchows Arch. path. Anat. 336, 33 (1962). — ENDES, P., L. TAKÁCS-NAGY, R. RUBÁNYI, and P. GÖMÖRI: Pathogenesis of malignant hypertension. Acta morph. Acad. Sci. hung. 5, 113 (1955). — ENDICOTT, K. M., and A. KORNBERG: A pathological study of renal damage produced by sulfadiazine in rats. Amer. J. Path. 21, 1091 (1945). — ENGEL, M. B.: Mobilization of mucoprotein by parathyroid extract. Arch. Path. 53, 339 (1952). — ENGEL, M. CH.: Kidney trauma and nephrolithiasis. Inaug. Diss. Zürich 1962. — ENGEL, W. J.: Nephrocalcinosis. J. Amer. med. Ass. 145, 288 (1951). — The significance of renal displacement. J. Urol. (Baltimore) 76, 478 (1956). — ENGEL, W. J., and I. H. PAGE: Hypertension due to renal compression resulting from subcapsular hematoma. J. Urol. (Baltimore) 73, 735 (1955). — ENGER, R., u. F. DÖLP: Nephrin (blutdrucksteigernder Stoff). Z. klin. Med. 139, 541, 572 (1941). — ENGER, R., H. GERSTNER und H. SARRE: Die Abhängigkeit der Nierendurchblutung vom Ureterdruck. Zbl. inn. Med. 58, 865 (1937). — ENGFELDT, B., and C. LAGERGREN: Nephrocalcinosis. A roentgenologic, biophysical and histologic study. Acta chir. scand. 115, 46 (1958). — ENGFELDT, B., R. ZETTERSTRÖM, and G. BERGENDAHL: A note of the glomerular changes in systemic lupus erythematosus. Acta path. microbiol. scand. 40, 209 (1957). — ENGLE, R. L., and L. A. WALLIS: Multiple myeloma and the Fanconi syndrome. Amer. J. Med. 22, 5 (1957). — ENGLERT, R. G.: Über einen Fall von Arteriitis nodosa und intracapillärer Glomerulonephritis nach langjährigem Phenacetinabusus. Zbl. Path. 99, 289 (1959). — ENGLESON, G.: Studies in diabetes mellitus. Acta paediat. (Uppsala) Suppl. 97 (1954). — ENTICKNAP, J. B.: The kidney of scleroderma. Lancet 1952/I, 316. —

ENTICKNAP, J. B., and C. L. JOINER: Bright's disease. An attempt at a statistical assentment of the classification proposed by ELLIS. Brit. med. J. 1953/I, 1016. — EPPINGER, H.: Die Permeabilitätspathologie. Wien: Springer 1949. — EPSTEIN, A. A.: Les néphroses. Bull. N.Y. Acad. Med. 13, 621 (1937). — EPSTEIN, E.: Beitrag zu Theorie und Morphologie der Immunität. Histiocytenaktivierung in Leber, Milz und Lymphknoten des Immuntieres (Kaninchen). Virchows Arch. path. Anat. 273, 89 (1929). — EPSTEIN, F. H.: Reversible uremic states. J. Amer. med. Ass. 161, 494 (1956). — Nephropathy of hypercalcemia. In: STRAUSS, M. B., and L. G. WELTE: Diseases of the kidney, p. 652. Boston: Little, Brown and Co. 1963. — ERÄNKÖ, O., and M. NIEMI: Histochemically demonstrable phosphatase in the kidney of hydronephrotic rats. Acta path. microbiol. scand. 35, 357 (1954). — ERÄNKÖ, O., and L. SEHTO: Distribution of acid and alkaline phosphatases in human metanephros. Acta anat. (Basel) 22, 272 (1954). — ERDMANN, G.: Altersunterschiede der immunopathologischen Befunde bei experimenteller Nephritis. In GRABER, P., u. P. MIESCHER: Immunopathology, S. 82. Basel: Schwabe 1959. — ERICSSON, J. L.: Transport and digestion of hemoglobin in the proximal tubuli. I. Light microscopy and cytochemistry of acid phosphatases. Lab. Investig. 14, 1 (1965). — ERICSSON, J. L., and G. A. ANDRES: Electron microscopic studies on the development of the glomerular lesions in aminonucleoside nephrosis. Amer. J. Path. 39, 643 (1961). — ERICSSON, J. L., and B. F. TRUMP: Electron microscopic studies of the epithelium of the proximal tubule of the rat kidney. I. The intracellular localization of acid phosphatase. Lab. Invest. 13, 1427 (1964). — ERICSSON, N. O., and B. I. IVEMARK: Renal dysplasia and pyelonephritis in infants and children. I. Arch. Path. 66, 255 (1958). — Renal dysplasia and pyelonephritis in infants and children. II. Primitive ductules and abnormal glomeruli. Arch. Path. 66, 264 (1958). — ERNST, O.: Die Pathologie der Zelle. In KREHL-MARCHAND: Hdb. allg. Path. III/1. Leipzig: Heisel 1915. — ESCH, G. J. VAN, H. VAN GENDEREN, and H. H. VINK: The Induction of renal tumours by feeding of basic lead acetate to rats. Brit. J. Cancer 14, 289 (1962). — ESCHBACH, H.: Renale Kontrastmitteldepots nach pyelorenalem Reflux. Z. Urol. 37, 288 (1943). — D'ESHOUGUES, J. R., et G. PASCALIS: Thrombose de la veine cave inférieure au cours d'une néphrose lipoïdique de l'adulte. Bull. Mém. Hôp. Paris 73, 817 (1957). — ESKELUND, G., and A. SKOGRAND: Bilateral cortical necrosis of the kidney in infancy. Acta paediat. (Uppsala) 48, 278 (1959). — ESQUIVEL, E. L., and J. GRABSTALD: Renal arteriovenous fistula following nephrectomy for renal cell cancer. J. Urol. (Baltimore) 92, 367 (1964). — ESSBACH, H.: Paidopathologie. Edition Leipzig 1963. — ESTERLY, J. A., and S. GLAGOV: Altered permeability of the renal artery of the hypertensive rat: an electron microscopic study. Amer. J. Path. 43, 619 (1963). — EUFINGER, H.: Beitrag zur Frage des primär kortikalen Herdes bei der Nierentuberkulose. Z. Urol. 45, 213 (1951). — Über das Schock- und Kollapssyndrom, seinen Einfluß auf die Funktion der ableitenden Harnwege und dessen klinische Bedeutung. Z. Urol. 48, 401 (1955). — EULDERINK, F.: Adenomatoid changes in Bowman's capsule in primary carcinoma of the liver. J. Path. Bact. 87, 251 (1964). — EVANS, A. T., and R. K. STEVENS: Fibroepithelial polyps of ureter and renal pelvis: a case report. J. Urol. (Baltimore) 86, 313 (1961). — EVANS, B. M., and C. R. MACPHERSON: Some observations on acetazolamide-induced nephrocalcinosis in the rat. Brit. J. exp. Path. 37, 535 (1956). — EVANS, J. A., M. HALPERN, and N. FINBY: Diagnosis of kidney cancer. An analysis of 100 consecutive cases. J. Amer. med. Ass. 175, 201 (1961). — EVANS, D. M., and N. G. SANERKIN: Foam cells in renal cortical adenomata. J. Path. Bact. 88, 533 (1964). — EVANS, W. E. D., and H. I. WINNER: The histogenesis of the lesions in experimental moniliasis in rabbits. J. Path. Bact. 67, 531 (1954). — EVELYN, K. A.: The state of the arterioles in essential hypertension. Amer. J. med. Sci. 214, 312 (1947). — EVERETT, H. S.: Diseases of the female urethra. J. Amer. med. Ass. 166, 206 (1958). — EWANS, N., and E. GILBERT: Symmetrical cortical necrosis of the kidneys. Amer. J. Path. 12, 553 (1936). — EXLEY, M., and W. S. HOTCHKISS: Supernumerary kidney with clear cell carcinoma. J. Urol. (Baltimore) 51, 569 (1944).

FABRE, J.: Les troubles du métabolisme phospho-calcique dans la lithiase urinaire. In La lithiase urinaire I, p. 52. Paris: Vigot 1955. — FABRE, J., J. JEANDET et F. CHATELANAT: Etude anatomoclinique des pyélonéphrites et néphrites interstitielles. Praxis (Bern) 52, 426; 53, 462 (1964). — FAGERSTROM, D. P.: Proliferative tumors of the ureter and renal pelvis with further observations on the significance of "epithelial cell rests". Six case reports. J. Urol.

(Baltimore) **59**, 333 (1945). — Fahey, J. L., E. Leonard, J. Churg, and G. Godman: Wegener's granulomatosis. Amer. J. Med. **17**, 168 (1954). — Fahr, G. E.: What is lipemic nephrosis? Amer. J. med. Sci. **194**, 449 (1937). — The mechanism of hypertension in chronic genuine nephrosis. In Bell, E. T.: Hypertension, p. 216. Minneapolis: Univ. Minnesota Press 1951. — Fahr, Th.: Können wir die Nierenerkrankungen nach ätiologischen Gesichtspunkten einteilen? Virchows Arch. path. Anat. **210**, 277 (1912). — Zur Frage der Nebenwirkungen bei der Pyelographie. Dtsch. med. Wschr. **1916**, 5. — Über maligne Nierensklerose (Kombinationsform). Zbl. Path. **27**, 181 (1916). — Über Nephrosklerose. Virchows Arch. path. Anat. **226**, 118 (1919). — Nieren bei Eklampsie. Zb. Gynaek. **36**, 991 (1920). — Kurze Beiträge zur Frage der Nephrosklerose. Dtsch. Arch. klin. Med. **134**, 366 (1920). — Beiträge zur Frage der Nephrose. Virchows Arch. path. Anat. **239**, 32 (1923). — Die pathologisch anatomischen Veränderungen der Nieren und der Leber bei der Eklampsie. In Hinselmann: Die Eklampsie, S. 200. Bonn: Cohen 1924. — Pathologische Anatomie des Morbus Brightii. In Henke-Lubarsch: Hdb. spez. Path. 6. Bd. Berlin: Springer 1925. — Perirenales Hämatom und Perinephritis capsularis haemorrhagica. Zbl. Path. **37**, 432 (1926). — Zur Frage der Gichtniere. Zbl. Path. **57**, 49 (1933). — Zusammenhangstrennungen und durch Gewalteinwirkung bedingte krankhafte Veränderungen der Harnblase. In Henke-Lubarsch: Hdb. spez. path. Anat. VI/2. Berlin: Springer 1934. — Über vergleichende Untersuchungen an den Gefäßen der Niere und Nierenkapsel. Ein Beitrag zum Blutdruckproblem. Verh. dtsch. path. Ges. **27**, 138 (1934). — Das entzündliche Ödem der Niere. Dtsch. med. Wschr. **62**, 1581 (1936). — Ursache und Folgen des Hochdruckes vom Standpunkt der Morphologie. Med. Klin. **33**, 1189 (1937). — Über pyelonephritische Schrumpfniere und hypogenetische Nephritis. Virchows Arch. path. Anat. **301**, 134 (1937). — Zur Frage der Nephrose. Z. klin. Med. **134**, 533 (1938). — Maligne Hypertonie oder maligne Nephrosklerose? Klin. Wschr. **18**, 1541 (1939). — Maligne Nephrosklerose und Periarteriitis nodosa. Dtsch. med. Wschr. **45**, 1223 (1941). — Die Speicherungsnephrosen. Klin. Wschr. **20**, 873 (1941). — Über Glomerulosklerose. Virchows Arch. path. Anat. **309**, 16 (1942). — Die Funktionsbehinderung der Niere als kausales Moment bei der Entwicklung von Glomerulonephritis und maligner Nephrosklerose. Dtsch. Arch. klin. Med. **191**, 52 (1943). — Die Morphologie des Morbus Brightii. In Becher, E.: Nierenkrankheiten. I. Jena: Fischer 1944. — Zur Frage der sog. Feldnephritis. Klin. Wschr. **23**, 125 (1944). — Über cholämische Nephrose. Zbl. Path. **82**, 321 (1944). — Weitere Beiträge zur Frage der serösen Nephritis (Untersuchungen zur Differentialdiagnose gegen verwandte Nierenaffektionen und zur Frage der chronisch serösen Nephritis). Frankf. Z. Path. **58**, 371 (1944). — Fahr, Th., u. F. Volhard: Zur Frage der renalen Hypertonie. Dtsch. Arch. klin. Med. **188**, 473 (1942). — Fairhall, L. T., and J. W. Miller: The deposition and removal of lead in the soft tissues (liver, kidneys and spleen). Publ. Hlth. Rep. (Wash.) **56**, 1641 (1941). — Fairley, K. F., P. W. Leighton, and P. Kincaid-Smith: Familial vesical defects associated with polycystic kidney and medullary sponge kidney. Brit. med. J. **1963/I**, 1060. — Faith, G. C., and B. F. Trump: Comparative electron microscopic observations of lesions of the glomerular capillary wall in human renal disease. Amer. J. Path. **44**, 13 (1964). — Fajers, C. M.: On the effect of brief unilateral renal ischemia. Acta path. microbiol. scand. Suppl. **106** (1955). — On the effect of brief unilateral renal ischemia. 7. The duration of the imperious effect of ten minutes unilateral renal ischemia on the rabbits kidneys. Acta path. microbiol. scand. **39**, 211 (1956). — The effect of asphyxia on the urinary output in hydrated rabbits. Acta path. microbiol. scand. **39**, 221 (1956). — Experimental studies in cholemic nephrosis. Lunds Universitets Arsskrift. N.F. Avd. **2**, 52, 3 (1956). — Experimental studies in the so-called hepato-renal syndrome. Acta path. microbiol. scand. **39**, 225, 235 (1956). — On compensatory renal hypertrophy after unilateral nephrectomy. 1. A karyometric study. Acta path. microbiol. scand **41**, 25 (1957). — The immediate effect of unilateral nephrectomy as judged by some renal function tests and karyometric studies in hydrated rats. Acta path. microbiol. scand. **41**, 34 (1957). — Experimental studies in hemoglobinuric nephrosis. II. The enhanced effect on the kidneys of glycerol-induced hemoglobinemia combined with unilateral nephrectomy. Acta path. microbiol. scand. **46**, 17 (1959). — Fajers, C. M., and L. E. Gelin: Kidney-, liver- and heartdamages from trauma and from induced intravascular aggregation of blood cells. Acta path. microbiol. scand. **46**, 97 (1959). — Fajers, C. M., and H. Idbohrn: Peripelvic reflux simulating a tumour of the renal pelvis. Urol. int. (Basel) **5**, 197 (1957). — Falbriard, L.: Sur la physiopathologie de l'acidose rénale. Schweiz. med. Wschr. **91**, 109 (1961). — Falk, C. C.: Leukoplakia of renal

pelvis and ureter. J. Urol. (Baltimore) **72**, 310 (1954). — FALKINBURG, L. W., M. N. KAY, and
E. A. SAYER: Recurrence of nephroblastoma (Wilm's tumor) 8 years after nephrectomy.
J. Amer. med. Ass. **155**, 1228 (1954). — FANCONI, A.: Idiopathische Hypercalciurie im Kindesalter. Helv. paediat. Acta **18**, 306 (1963). — FANCONI, G.: Die nicht-diabetischen Glykosurien
des älteren Kindes. Jb. Kinderheilk. **133**, 257 (1931). — Der nephrotisch-glycosurische Zwergwuchs mit hypophosphatämischer Rachitis. Jb. Kinderheilk. **147**, 299 (1936). — Neue Aspekte
der Nierenpathologie. Schweiz. med. Wschr. **80**, 757 (1950). — Beiträge zur Nierenpathologie.
Acta paediat. (Uppsala) **40**, 409 (1951). — Von der nosologischen und funktionellen Betrachtungsweise der Nephropathien. Schweiz. med. Wschr. **82**, 404 (1952). — Moderne Ansichten
über Tubulusfunktionen. Schweiz. med. Wschr. **89**, 409 (1959). — Nephrosen. Diskussions-
einleitung 6. Int. Kongr. inn. Med. Basel 1960. — Probleme einer Insuffizienz des proximalen
Nierentubulus beim Kind und beim Erwachsenen. Dtsch. med. Wschr. **87**, 981 (1962). —
FANCONI, G., A. VON ALBERTINI und H. ZELLWEGER: Osteopathia acidotica pseudorachitica.
Helv. paediat. Acta **3**, 95 (1948). — FANCONI, G., E. CALDELARI, H. MURANO und R. CRAMER:
Kongenitale Hypoplasie beider Nieren mit Symptom eines Morbus Cushing und eines Morbus
Lightwood-Albright. Helv. paediat. Acta **7**, 350 (1952). — FANCONI, G., u. P. GIRARDET:
Familiärer persistierender Phosphatdiabetes mit Vitamin-D-resistenter Rachitis. Helv. paediat.
Acta **7**, 14 (1952). — FANCONI, G., P. GIRARDET, B. SCHLESINGER, N. BUTLER und J. BLACK:
Chronische Hypercalcämie, kombiniert mit Osteosklerose, Hyperazotämie, Minderwuchs und
congenitalen Mißbildungen. Helv. paediat. Acta **7**, 314 (1952). — FANCONI, G., E. HANHART,
A. VON ALBERTINI, E. UEHLINGER, G. DOLIVA und A. PRADER: Die familiäre juvenile Nephrono-
phthise. Helv. paediat. Acta **6**, 1 (1951). — FANCONI, G., u. A. PRADER: Renaler Zwergwuchs.
Schweiz. med. Wschr. **83**, 186 (1953). — Gluco-Amino-Phosphat-Diabetes (Syndrom von De
Toni-Debré-Fanconi) und Störungen des Cystin-Stoffwechsels. Bull. Schweiz. Akad. med. Wiss.
17, 396 (1961). — FANCONI, G., u. E. ROSSI: Die Kollagenkrankheiten (Kollagenosen). Helv.
paediat. Acta **12**, 1 (1957). — FARQUHAR, M.: Round table A.: Morphological basis of glomerular ultrafiltration. Proc. 1. int. Congr. Nephrol. Genève-Evian. Basel: Karger 1960. —
FARQUHAR, M. G., J. HOPPER, and H. D. MOON: Diabetic glomerulosclerosis: Electron and
light microscopic studies. Amer. J. Path. **35**, 721 (1959). — FARQUHAR, M. G., and G. E.
PALADE: Glomerular permeability. II. Ferritin transfer across the glomerular capillary wall in
nephrotic rats. J. exp. Med. **114**, 699 (1961). — Functional evidence for the existence of a third
cell type in the renal glomerulus. J. cell Biol. **13**, 55 (1962). — FARQUHAR, M. G., R. L. VERNIER,
and R. A. GOOD: The application of electron microscopy in pathology: Study of renal biopsy
tissues. Schweiz. med. Wschr. **87**, 501 (1957). — An electron microscope study of the glomerulum in nephrosis, glomerulonephritis and lupus erythematosus. J. exp. Med. **106**, 649 (1957). —
Studies on familial nephrosis. II. Glomerular changes observed with the electron microscope.
Amer. J. Path. **33**, 791 (1957). — FARQUHAR, M. G., S. L. WISSIG, and G. E. PALADE: Glomerular permeability. I. Ferritin transfer across the normal glomerular capillary wall. J. exp. Med.
113, 47 (1961). — FARMERS, F. A., W. J. HAMMACK, and W. B. FROMMEYER: Idiopathic
recurrent rhabdomyolysis associated with myoglobinuria. New Engl. J. Med. **264**, 60 (1961). —
FARNSWORTH, E. B.: Acute and subacute glomerulonephritis modified by adrenocorticotropin.
Proc. Soc. exp. Biol. **74**, 57 (1950). — FARROW, F. C., J. B. CROSS, S. TANNHAUSER, and J. T.
ANDREWS: Renal lipomatosis. N.Y. St. J. Med. **49**, 2924 (1949). — FASSKE, E., u. H. KÖNIG:
Untersuchungen an Häutchenpräparaten aus der Capsula fibrosa renalis des Menschen. Frankf.
Z. Path. **65**, 450 (1954). — FAUST, E.: Über umschriebene Elastose und ähnliche Gebilde der
Nierenrinde. Virchows Arch. path. Anat. **302**, 371 (1938). — FAUTREZ, J., et H. ROELS:
Mitose et synthèse d'acide désoxyribonucléique. Le cas des mitoses provoquées dans le tube
contourné du rein par l'hydronéphrose unilatérale. Arch. Biol. (Liège) **65**, 459 (1954). —
FAVARGER, P., et E. RUTISHAUSER: L'élimination du plomb dans les maladies rénales et
hépatiques. Schweiz. med. Wschr. **26**, 583 (1946). — FAWCETT, D. W.: Methods for improving
the accuracy and specifity of cytological diagnosis. Proc. 2. Nat. Cancer Conf. **2**, 1253 (1952).
Amer. Cancer Soc. New York 1954. — FAZEKAS, I. G.: Vergrößerung der Nebenschilddrüse
durch einfache acidotische Verbindungen. Virchows Arch. path. Anat. **324**, 531 (1954). —
FEARNLEY, G. R., and R. LACKNER: Amyloidosis in rheumatoid arthritis, and significance of
"unexplained" albuminuria. Brit. med. J. 1955/I, 1129. — FEINE, U.: Experimentelle Untersuchungen zur Entstehung des akuten und des späten Strahlenschadens an der Niere. Strahlentherapie **108**, 408 (1959). — Niere. In SCHERER, E., u. H. S. STENDER: Strahlenpathologie der

Zelle. Stuttgart: Thieme 1963. — Das Radioisotopen-Nephrogramm. Grundlagen, Technik und klinische Anwendung. Ergebn. med. Strahlenforsch. N.F. 1, 318. Stuttgart: Thieme 1964. — FEINE, U., u. J. LEONHARDT: Nierenbeckencarcinom nach Thorotrastpyelographie. Z. Krebsforsch. 64, 323 (1961). — FEITIS, H.: Über multiple Nekrosen in der Milz. Beitr. path. Anat. 68, 297 (1921). — FELDMAN, J. D.: Electron microscopy of serum sickness nephritis. J. exp. Med. 108, 957 (1958). — FELDMAN, J. D., and E. R. FISHER: Renal lesions of aminonucleoside nephrosis as revealed by electron microscopy. Lab. Invest. 8, 371 (1959). — Chronic aminonucleoside proteinuria. Lab. Invest. 10, 444 (1961). — FELDMAN, J. D., D. HAMMER, and F. J. DIXON: Experimental glomerulonephritis. III. Pathogenesis of glomerular ultrastructural lesions in nephrotoxic serum nephritis. Lab. Invest. 12, 748 (1963). — FELICE, L. DE: L'ipertensione nel coniglio dopo linfostasi renale. Arch. De Vecchi Anat. pat. 13, 723 (1949). — FELLERS, F. X., and R. SCHWARTZ: Etiology of the severe form of idiopathic hypercalcemia of infancy. New Engl. J. Med. 259, 1050 (1958). — FELLMANN, H., u. H. U. ZOLLINGER: Endangitis obliterans (Winiwarter-Buerger) der Niere und Hypertonie. Schweiz. med. Wschr. 83, 556 (1953). — FELS, E.: Ergebnisse experimenteller Eierstocks- und Nierenbestrahlung bei der weißen Ratte. Strahlentherapie 54, 279 (1935). — FELTON, L. M., and J. M. ANDRONACO: Delayed hemorrhage after percutaneous kidney biopsy. J. Amer. med. Ass. 170, 2185 (1959). — FERNELL, R. H., C. R. REDDY, and J. J. VAZQUEZ: Progressive systemic sclerosis and malignant hypertension. Arch. Path. 72, 209 (1961). — FERENCY, S., u. J. SCHÜTZ: Untersuchungen des Becher-Goormaghtighschen juxtaglomerulären Zellsystems unter normalen und pathologischen Verhältnissen. Zbl. Path. 82, 230 (1944). — FERGUSON, A. R.: Associated bilharziosis and primary malignant disease of urinary bladder, with observations on a serie of 40 cases. J. Path. Bact. 16, 76 (1911/2). — FERGUSON, CH., G. CAMERON, and J. CARRON: Hemangioma of the kidney: report of two cases. J. Urol. (Baltimore) 74, 591 (1955). — FERGUSSON, J. D.: Observations on familial polycystic disease of the kidney. Proc. roy. Soc. Med. 42, 806 (1949). — FERIZ, H.: Ein Beitrag zur Histopathologie der tuberösen Sklerose. Virchows Arch. path. Anat. 278, 690 (1930). — FERNESE, C.: Papillonécrose guérie et pseudocalculose rénale. J. Urol. méd. chir. 63, 626 (1957). — FERRIS, D. O., and H. M. ODELL: Electrolyte pattern of the blood after bilateral uretero-sigmoidostomy. J. Amer. med. Ass. 142, 634 (1950). — FERRIS, TH., M. KASHGARIAN, H. LEVITIN, I. BRANDT, and F. H. EPSTEIN: Renal tubular acidosis and renal potassium wasting acquired as a result of hypercalcemic nephropathy. New Engl. J. Med. 265, 924 (1961). — FERTIG, H. H., R. D. TAYLOR, A. C. CORCORAN, and I. H. PAGE: The renal manifestations of phaeochromocytoma: report of a case. Ann. intern. Med. 35, 1359 (1951). — FETTER, T. R., J. H. BOGAEV, B. McCUSKEY, and J. L. SERES: Carcinoma of the bladder: sites of metastases. J. Urol. (Baltimore) 81, 746 (1959). — FETTER, T. R., and K. C. WARREN: Congenital urinary tract obstruction in children. J. Urol. (Baltimore) 75, 173 (1956). — FETTER, T. R., J. R. YUMEN, and J. H. BOGAEV: Parapelvic renal cyst: report of three additional cases. J. Urol. (Baltimore) 88, 591 (1962). — FETTERMAN, G. H., and J. D. FELDMAN: Congenital anomalies of renal tubules in a case of "infantile nephrosis". Studies by microdissection and electron microscopy. Amer. J. Dis. Child. 100, 319 (1960). — FÈVRE, M., et R. HUGUENIN: Malformations tumorales et tumeurs de l'enfant. Paris: Masson 1954. — FEYEL, P.: La néphrite expérimentale aiguë au nitrate d'urane. (Etude cytophysiologique). Ann. Anat. path. 16, 561 (1939). — FEYRTER, F.: Über die Endokrinie der menschlichen Niere. Virchows Arch. path. Anat. 306, 134 (1940). — Über die Becherschen Zellhaufen (= intertubulären Zellhaufen der Niere). Morph. Jb. 88, 65 (1942). — Zur Lehre von der menschlichen Hochdruckkrankheit. Wien. klin. Wschr. 56, 42 (1943). — Die Endokrinie der menschlichen Niere und Hochdruckkrankheit. Wien. klin. Wschr. 57, 362 (1944). — Über die peripheren endokrinen (parakrinen) Drüsen des Menschen. Wien: Mandrich 1953. — FIASCHI, E., G. ANDRES, F. GIACOMELLI und R. NACCARATO: Die Histopathologie der Niere beim paranephritischen Nephrosesyndrom. Nephrobioptische Untersuchung durch Methode des optischen und des Elektronenmikroskops. Sci. med. ital., dtsch. Ausg. 7, 687 (1959). — FIASCHI, E., e R. NACCARATO: Reperti d'istochemica intorno alle lesioni della membrana basale del glomerulo renale nella nefropatia gravidica. Indagini di microscopia ottica ed elettronica. Arch. ital. Anat. Istol. pat. 36, 60 (1962). — FIBERG, S.: Heminephrektomie bei einer Niere mit zwei Ureteren mit Hydronephrose und Stein in einem Nierenbecken. Acta chir. scand. 69, 393 (1932). — FICK, K. A.: Schrumpfniere durch Infiltrate der Boeckschen Krankheit. Zbl. Path. 86, 355 (1950). — FICKEIS, W. G.: Einseitige, angeborene polycystische Nierenentartung und Hochdruck. Z.

Urol. **48**, 38 (1955). — FIDA, B., e P. ROCCA: Il rene superstite dopo mononefrectomia. Sue modificazioni morfologiche (radiologiche) nelle varie età e nel tempo. Minerva nefrol. **5**, 120 (1958). — FIDA, B., A. TIZIANELLO, and U. RUBERTI: Functional and histological features of the kidney in thrombangitis obliterans. Cardiologia (Basel) **35**, 63 (1959). — FIEGELSON, E. B., J. W. DRAKE, and L. RECANT: Experimental aminonucleosid nephrosis in rats. J. Lab. clin. Med. **50**, 437 (1957). — FIGDOR, P. P.: Rückstauung und Nierenfunktion. Z. Urol. **53**, 543 (1960). — FILIPP, G., M. KESZTHELYI, P. DEMÉNY und I. VÁRALJAY: Zur Problematik der sogenannten „Nephritis-Epidemie". Wien. klin. Wschr. **70**, 412 (1958). — FINCKH, E. S., D. JEREMY, and H. M. WHYTE: Structural renal damage and its relation to clinical features in acute oliguric renal failure. Quart. J. Med., N.S. **31**, 429 (1962). — FINCKH, E. S., and R. A. JOSKE: The occurence of columnar epithelium in Bowman capsule. J. Path. Bact. **68**, 646 (1954). — FINDLEY, TH.: Two kinds of renal hypertension. Amer. J. med. Sci. **231**, 121 (1956). — Clinical syndroms produced by isolated dysfunctions of the renal tubule. J. Amer. med. Ass. **163**, 347 (1957). — FINEBERG, R.: Necrotizing granulomatosis and angiitis of the lungs with massive splenic necrosis and focal thrombotic granulomatous glomerulonephritis. Amer. J. clin. Path. **23**, 413 (1953). — FINEBERG, S. K.: Gout nephropathy. J. Amer. Geriat. Soc. **6**, 10 (1958). — FINEBERG, S. K., and A. ALTSCHUL: The nephropathy in gout. Ann. intern. Med. **44**, 1182 (1956). — FINEGOLD, A. N.: Anuria resulting from allergic edema following administration of sulfadiazine in a patient with asthma. J. Urol. (Baltimore) **56**, 652 (1946). — FINESTONE, E. O.: Urinary extravasation (periurethral phlegmon). Surg. Gynec. Obstet. **73**, 218 (1941). — FINK, A. J., W. B. GARLICK, and A. STEIN: Congenital cystic hydrocalicosis (unilateral multicystic disease). J. Urol. (Baltimore) **78**, 22 (1957). — FINK, H. E., W. J. ROENIGK, and G. P. WILSON: An experimental investigation of the nephrotoxic effects of oral cholecystographic agents. Amer. J. med. Sci. **247**, 201 (1964). — FINKLE, A. L.: Histopathological study of renal tubular reaction following intravenous infusion of homologous hemoglobin solutions in dogs. J. Urol. (Baltimore) **70**, 665 (1953). — FINKLE, A. L., S. J. KARG, and D. R. SMITH: Ureteral atony and hydronephrosis following periureteral fibrosis in dogs. J. Urol. (Baltimore) **87**, 535 (1962). — FINLAYSON, B., C. W. VERMEULEN, and E. J. STEWART: Stone matrix and mucoprotein from urine. J. Urol. (Baltimore) **86**, 355 (1961). — FINNER, L. L., and H. O. CALVERY: Pathologic changes in rats and dogs fed diets containing lead and arsenic compounds. Arch. Path. **27**, 433 (1939). — FINNERTY, F. A.: Pyelonephritis masquerading as toxemia of pregnancy. J. Amer. med. Ass. **161**, 210 (1956). — Toxemia of pregnancy as seen by an internist. An analysis of 1081 patients. Ann. intern. Med. **44**, 358 (1956). — FIORE-DONATI, L., and V. ERSPAMER: Studies on the nephrotoxicity of 5-hydroxatryptamine (enteramine) in the rat. Amer. J. Path. **33**, 895 (1957). — FIRMAT, J., P. VANAMEE, L. KLAUBER, I. KRAHOFF, and H. F. RANDALL: The artificial kidney in the treatment of renal failure and hyperuricemia in patients with lymphoma and leukemia. Cancer **13**, 276 (1960). — FISCHER, E.: Die Technik der Identifizierung hefeartiger Mikroorganismen. Schweiz. Z. Path. Bakt. **16**, 87 (1953). — FISCHER, H.: Experimentelle und praktische Grundlagen zur Alkaliprophylaxe beim Hochspannungsunfall. In HAUF, R.: Beitrag zur ersten Hilfe und Behandlung von Unfällen durch elektrischen Strom. Frankfurt a. M.: Verlag El. Werke 1959. — FISCHER, H., u. R. FRÖHLICHER: Fortschritte in der Behandlung schwerer und schwerster Hochspannungsunfälle. Stuttgart: Thieme 1951. — FISCHER, H., P. HUBER und H. STAUB: Beitrag zur Nierenpathologie des Starkstromunfalls. Myoglobin als nephrotoxischer Faktor (Myoglobinstudie III). Arch. Gewerbepath. **13**, 643 (1955). — FISCHER, J. A.: Die Sklerodermieniere. Schweiz. med. Wschr. **93**, 141 (1963). — FISCHER, W.: Histologische Untersuchungen über den Fettgehalt der Niere unter normalen und pathologischen Verhältnissen. Beitr. path. Anat. **49**, 34 (1910). — Über Nierenveränderungen bei Tuberkulösen. Beitr. path. Anat. **47**, 372 (1910). — Die Nierentumoren bei tuberöser Hirnsklerose. Beitr. path. Anat. **50**, 235 (1911). — FISHBERG, A.: Hypertension and nephritis. Philadelphia: Lea and Febiger 1939. — FISHBERG, A. M.: Neurogenic nephropathy. Arch. intern. Med. **99**, 129 (1957). — FISHER, E. R.: Transitional-cell carcinoma of the urachal apex. Cancer **11**, 245 (1958). — Correlation of juxtaglomerular granulation, pressor activity and enzymes of macula densa in experimental hypertension. Lab. Invest. **10**, 707 (1961). — FISHER, E. R., and J. BARK: Effect of hypertension on vascular and other lesions of serum sickness. Amer. J. Path. **39**, 665 (1961). — FISHER, E. R., and A. C. CORCORAN: Congenital coarctation of the abdominal aorta with resultant renal hypertension. Arch. intern. Med. **89**, 943 (1952). — FISHER, E. R., D. L. CREED, and W. F. BAIRD: Effect of renal hypertension on cholesterol atherosclerosis in the rabbit. I. Histopathologic and biochemical studies. Lab. Invest. 7, 231 (1958). — FISHER, E. R., and E. R. DAVIS: Carcinosarcoma of kidney. J. Urol. (Baltimore) 87, 109 (1962). — FISHER, E. R., and J. GRUHN: Histochemical observations concerning some renal enzymes in nephrotoxic nephrosis in the rat. Arch. Path. 64, 664 (1957). — Aminonucleoside nephrosis. Arch. Path. 71, 129 (1961). — FISHER, E. R., and H. R. HELLSTROM: The membranous and proliferative glomerulonephritis of hepatic cirrhosis. Amer. J. clin. Path. 32, 48 (1959). — Mechanism of proteinuria: functional and ultrastructural correlation of effects of infusion of homologous and heterologous protein (bovine serum albumin) in the rat. Lab. Invest. 11, 617 (1962). — FISHER, E. R., and H. Z. KLEIN: Ultrastructural observations concerning the effect of adenine on aminonucleoside nephrosis with reference to other mechanisms of proteinuria. Lab. Invest. 12, 499 (1963). — FISHER, E. R., and G. P. RODNAN: Pathologic observations concerning the kidney in progressive systemic sclerosis. Arch. Path. 65, 29 (1958). — FISHER, E. R., and E. TAPPER: The effect of renal hypertension on cholesterol atherosclerosis in cortison treated rabbits. Amer. J. Path. 37, 713 (1960). — FISHER, E. R., and H. WECHSLER: Granular cell myoblastoma — a misnomer. Electron microscopic and histochemical evidence concerning its Schwann cell derivation and nature (granular cell Schwannoma). Cancer 15, 936 (1962). — FISHER, E. R., E. PEREZ-STABLE, and Z. A. ZAWADZKI: Ultrastructural renal changes in multiple myeloma with comments relative to the mechanism of proteinuria. Lab. Invest. 13, 1560 (1964). — FISHER, J. W., and B. J. BIRDWELL: The production of an erythropoietic factor by the in situ perfused kidney. Acta haemat. (Basel) 26, 224 (1961). — FITCH, L. B., and A. I. RUBENSTONE: Carcinoma of the bladder in childhood. J. Urol. (Baltimore) 87, 548 (1962). — FITE, G. L.: Classification of tumors of the kidney. Arch. Path. 39, 37 (1945). — FITZGERALD, W. L., and H. C. HARDIN: Bilateral Wilms tumor in a Wilms tumor family: case report. J. Urol. (Baltimore) 73, 468 (1955). — FITZPATRICK, R. J., and L. Y. DYRENFORTH: Wilms tumor in the adult. J. Urol. (Baltimore) 83, 351 (1960). — FLAMM, H.: Die pränatalen Infektionen des Menschen. Stuttgart: Thieme 1959. — FLANAGAN, J. F.: Toxic nephrosis and massive hepatic necrosis produced by urethan. Arch. intern. Med. 96, 277 (1955). — FLANAGAN, M. J., J. H. KIEFER, and J. H. McDONALD: Pedunculated solid polyp of posterior urethra. J. Urol. (Baltimore) 90, 200 (1963). — FLANAGAN, P., and J. H. LIBCKE: Renal biopsy observations following recovery from ethylene glycol nephrosis. Amer. J. clin. Path. 41, 171 (1964). — FLEISHMAN, S. J., B. SENIOR, and M. M. SUZMAN: Renal tubular acidosis. Arch. intern. Med. 104, 613 (1959). — FLEMING, H. A.: Factors involved in the production of acute arterial lesions in rabbits with experimental renal hypertension. J. Path. Bact. 65, 441 (1953). — FLEMING, H.: An epidemic of acute nephritis. Lancet 1949/I, 763. — FLIR, K.: Die primären Nierengeschwülste der Haussäugetiere. Wiss. Z. Humboldt-Univ. Berlin 2, 93 (1952/3). — FLOCKS, R. H., and D. A. CULP: Polypoid fibromyxosarcoma of the urinary bladder in a child. J. Urol. (Baltimore) 73, 299 (1955). — FLORMAN, A., and M. H. BASS: Pyuria of the newborn treated with sulfathiazole. J. Amer. med. Ass. 122, 656 (1943). — FLOYER, M. A.: The effect of nephrectomy and adrenalectomy upon the blood pressure in hypertensive and normotensive rats. Clin. Sci. 10, 405 (1951). — The role of the kidney in the mechanism of experimental hypertension. Ciba Foundat. Symp. on hypertension, p. 155. London: Churchill 1954. — Further studies on the mechanism of experimental hypertension in the rat. Clin. Sci. 14, 163 (1955). — Role of the kidney in experimental hypertension. Brit. med. Bull. 13, 29 (1957). — FLUME, J. B., C. T. ASHWORTH, and J. A. JAMES: An electron microscopic study of tubular lesions in human kidney biopsy specimens. Amer. J. Path. 43, 1067 (1963). — FOGLIA, V. G., R. E. MANCINI, and A. F. CARDEZA: Glomerular lesions in the diabetic rat. Arch. Path. 50, 75 (1950). — FOLEY, W. A., D. C. JONES, G. K. OSBORN, and D. J. KIMELSDORF: A renal lesion associated with diuresis in the aging Sprague-Dawley rat. Lab. Invest. 13, 439 (1964). — FOLLI, G., and L. ONIDA: Biopsy and electron microscopy of the kidney. Sci. med. ital. 8, 19 (1959). — FOLLI, G., V. E. POLLAK, R. T. REID, C. L. PIRANI, and R. M. KARK: Electronmicroscopic studies of reversible glomerular lesions in the adult nephrotic syndrome. Ann. intern. Med. 49, 775 (1958). — FOLLIS, R. H.: Renal rickets and osteitis fibrosa in children and adolescents. Bull. Johns Hopk. Hosp. 87, 593 (1950). — FOLLIS, R. H., E. ORENT-KEILES, and E. V. McCOLLUM: The production of cardiac and renal lesions in rats by a diet extremely deficient in potassium. Amer. J. Path. 18, 29 (1942). — FÖLSCH, E.: Über Medianekrose von Nierenarterien. Beitr. path. Anat. 121, 95 (1959). — FONTANA, V. J., A. G. KUTTNER, and I. KYRIAKOPULA: Studies on experimental nephrosis produced by isosensitization in rats. J. Pediat. 60, 195 (1962). — Foot, N. C.: Glandular metaplasie of the epithelium of the urinary tract. Sth. med. J. (Bgham., Ala.) 37, 137 (1944). — Forbes, A. P., and E. Dempsey: Nephrolithiasis. In Strauss, M. B., and L. G. Welte: Diseases of the kidney, p. 712. Boston: Little, Brown and Co. 1963. — Fordham, C. C., and W. D. Huffines: Headache powders and renal disease. Arch. intern. Med. 113, 395 (1964). — Forman, C. W., and W. E. Ehrich: Effect of ACTH, cortisone and adrenalextomy on the renal disease produced by anti-kidney serum in young rats. Fed. Proc. 10, 354 (1951). — Formanek, K., G. Gasser, W. Kovac und A. Preisinger: Eine neue Methode zur Erzeugung von Blasensteinen bei Ratten. Urol. int. 17, 34 (1964). — Former, F.: Über die granulomatöse Periglomerulitis. Schweiz. Z. Path. Bakt. 13, 42 (1950). — Forssman, H.: On hereditary diabetes insipidus with special regard to a sex-linked form. Acta med. scand. Suppl. 159 (1945). — Forssman, J.: Rekonstruktion von Cystennieren, zugleich ein Beitrag zur Kenntnis der Entstehung von Cystennieren. Beitr. path. Anat. 56, 500 (1913). — Fortune, C. H.: Pathological and clinical significance of congenital one-sided kidney defect, with presentation of three new cases of agenesia and one of aplasia. Ann. intern. Med. 1, 377 (1927). — Foss, G. L., C. B. Perry, and F. J. Wood: Renal tubular acidosis. Quart. J. Med. 25, 185 (1956). — Fossel, M.: Zur Diagnostik der Urämie an der Leiche. Zbl. Path. 83, 363 (1947). — Foster, D. G.: Large benign renal tumors: a review of the literature and report of a case in childhood. J. Urol. (Baltimore) 76, 231 (1956). — Fourman, J.: Two distinct forms of experimental nephrocalcinosis in the rat. Brit. J. exp. Path. 40, 464 (1959). — Nephrocalcinosis in the rat: Effect of injecting chondoitin sulphate. Brit. J. exp. Path. 41, 536 (1960). — Fourman, P.: Rein et potassium. J. Urol. méd. chir. 66, 601 (1960). — The adrenal cortex and the kidney. In Black, D. A.: Renal disease, p. 580. Oxford: Blackwell 1962. — Calciumstoffwechsel und Knochenkrankheiten. Stuttgart: Thieme 1963. — Parathyroids and tubular function. In Williams, P. C.: Hormones and the kidney, p. 133. London: Acad. Press 1963. — Fourman, P., R. A. McCance, and R. A. Parker: Chronic renal disease in rats following a temporary deficiency of potassium. Brit. J. exp. Path. 37, 40 (1956). — Fowweather, F. S.: Albuminuria in service recruits. Brit. med. J. 1955/II, 1419. — Fox, M.: Urolithiasis in childhood. Inaug. Diss. Zürich 1960. — Francis, R. R.: Carcinoma of the bladder. J. Urol. (Baltimore) 85, 552 (1961). — Francke, H.: Die Leukoplakie des Nierenbeckens. Beitr. path. Anat. 78, 350 (1927). — Frank, O., u. V. Lachnit: Die Nierentubuli im Intravitalmikroskop. Naunyn-Schmiedebergs Arch. exp. Path. Pharm. 214, 507 (1952). — Franklin, K. J., L. E. McGee, and E. Ullmann: Anoxic diversion of the renal cortical blood flow. Proc. Soc. exp. Biol. 71, 339 (1949). — Franksson, C.: Tumours of the urinary bladder. Acta chir. scand. Suppl. 151, (1950). — Frauboes, F.: Über die Papillomatose der oberen Harnwege. Z. Urol. 46, 273 (1953). — Frauboes, R.: Zur Frage der sog. essentiellen Nierenblutung und ihrer Behandlung mit der periduralen Anästhesie. Z. Urol. 47, 65 (1959). — Frazier, T. H.: Multilocular cysts of the kidney. J. Urol. (Baltimore) 65, 351 (1951). — Freedman, L. R.: Inapparent diabetes mellitus as a cause of renal insufficiency due to Kimmelstiel-Wilson lesions. Bull. Johns Hopk. Hosp. 100, 132 (1957). — Freedman, L. R., and P. B. Beeson: Experimental pyelonephritis. IV. Observations on infections resulting from direct inoculation of Bacteria in different zones of the kidney. Yale J. Biol. Med. 30, 406 (1958). — Experimental pyelonephritis. VIII. The effect of acidifying agents on susceptibility to infection. Yale J. Biol. Med. 33, 318 (1961). — Freedman, L. R., A. S. Werner, D. Beck, and S. Paplanus: Experimental pyelonephritis. IX. The bacteriological course and morphological consequences of staphylococcal pyelonephritis in the rat, with consideration of the specificity of the pathological changes observed. Yale J. Biol. Med. 34, 40 (1961). — Freedman, P., R. Moulton, and A. G. Spencer: Hypertension and diabetes mellitus. Quart. J. Med. 27, 293 (1958). — Freedman, P., J. H. Peters, and R. M. Karb: Localization of gamma-globulin in the diseased kidney. Arch. intern. Med. 105, 524 (1960). — Freeman, R. B., J. F. Maker, G. E. Schreiner, and F. K. Mostofi: Renal tubular necrosis due to nephrotoxicity of organic mercurial diuretics. Ann. intern. Med. 57, 34 (1962). — Freeman, T., and A. M. Joekes: Nephrotic proteinuria a tubular lesion? Acta med. scand. 157, 43 (1957). — French, A. J.: Glomerulonephrosis. Arch. Path. 49, 43 (1950). — Frenk, S., I. Antonowicz, J. M. Craig, and J. Metcoff: Experimental nephrotic syndrome induced in rats by aminonucleoside. Renal lesions and body electrolyte composition. Proc. Soc. exp. Biol. 89, 424 (1955). — Fresen, O.: Lipoideiweißkristalle im interstitiellen Gewebe der Niere. Virchows Arch. path. Anat. 308, 344 (1941). — Die Bedeutung des Lymphgefäßsystems der menschlichen Niere. Klin. Wschr. 44, 664 (1943). — Weitere Untersuchungen zum Lymphgefäßsystem der menschlichen Niere, zugleich ein Beitrag zum Wesen der Amyloidnephrose. Beitr. path. Anat. 108, 452 (1943). — Zur pathologischen Anatomie und Nosologie der Lymphogranulomatose. Ergebn. inn. Med. Kinderheilk. 9, 38 (1958). — FRETZ, H. Z.: Granular urethritis in women. Survey of three hundert patients treated by cystoscopic fulguration. J. Amer. med. Ass. 169, 933 (1959). — FREUDENBERG, E.: Cystinosis: Cystine disease (Lignac's disease) in children. Advanc. Paediat. 4, 265 (1949). — Cystinosis. Ergebn. inn. Med. Kinderheilk. N.F. 10, 481 (1958). — FREUDENBERG, E., u. F. ROULET: Zur Kenntnis der Cystinosis. Acta paediat. (Uppsala) 43, 296 (1954). — FREUDIGER, U.: Beitrag zur pathologischen Anatomie und Serologie der Leptospirose des Hundes. Schweiz. Arch. Tierheilk. 94, 7 (1952). — FREY, E., u. J. FREY: Die Funktion der gesunden und kranken Niere. Berlin-Göttingen-Heidelberg: Springer 1950. — FREY, J.: Stoffwechselbedingte Nierenfunktionsstörungen. Verh. dtsch. Ges. inn. Med. 65, 341 (1959). — FREY, J., u. K. HIERHOLZER: Nephropathie in der Schwangerschaft. Internist 4, 161 (1963). — FREY, J., u. J. JÜRGENS: Untersuchungen über die Bedingungen zur Bildung von Harnzylindern. Med. Klin. 59, 560 (1964). — FREY, J., u. H. KIEFER: Über die enterale Reinigung des Organismus von retinierten Harnfixa bei Niereninsuffizienz (sog. künstliche Nieren). Ergebn. inn. Med. Kinderheilk. N.F. 9, 330 (1958). — FREY, W.: Die hämatogenen Nierenerkrankungen. In MOHR-STAEHELIN: Hdb. inn. Med. 4. Aufl. VIII. Berlin-Göttingen-Heidelberg: Springer 1951. — Nephritis, Nephrose. Verh. dtsch. Ges. inn. Med. 58, 125 (1952). — FRICK, P. G., und W. H. HITZIG: Zur Klinik und Pathogenese der thrombotischen Mikroangiopathie. Vorkommen bei Antikörpermangel. Schweiz. med. Wschr. 89, 58 (1959). — FRICK, P. G., M. E. RUBINI, and W. H. MERONEY: Recurrent nephrolithiasis associated with an unusual tubular defect and hyperchloremic acidosis. Amer. J. Med. 25, 590 (1958). — FRICK, P., W. ZIEGLER und R. GUBLER: Thrombotische Mikroangiopathie. Helv. med. Acta 25, 454 (1958). — FRIEDBERG, C. K., and L. GROSS: Periarteriitis nodosa (necrotizing arteritis) associated with rheumatic heart disease; with a note on abdominal rheumatism. Arch. intern. Med. 54, 170 (1934). — FRIEDBERG, L.: The effect of renal vein occlusion on the blood pressure of the dog. Amer. Heart J. 28, 786 (1944). — FRIEDBERG, V.: Niere und Schwangerschaft. Basel: Ciba AG 1963. — FRIEDBERG, V., u. M. SCHÄFER: Über den Einfluß des hämorrhagischen Schadens auf die Nierenfunktion. Geburtsh. u. Frauenheilk. 22, 789 (1962). — FRIEDERICI, H. H., and C. L. PIRANI: The fine structure of peripheral capillaries in experimental nephrotic edema. Lab. Invest. 13, 250 (1964). — FRIEDMAN, B., J. JARMAN, and P. KLEMPERER: Sustained hypertension following experimental unilateral renal injuries. Effects of nephrectomy. Amer. J. med. Sci. 202, 20 (1941). — FRIEDMAN, H. H., D. M. GRAYZEL, and M. LEDERER: Kidney lesions in stillborn and newborn infants. Amer. J. Path. 18, 699 (1942). — FRIEDMAN, I.: Malignant nephrosclerosis and renal tuberculosis. Schweiz. Z. Path. Bakt. 19, 13 (1956). — FRIEDMAN, M., and A. KAPLAN: Studies concerning the site of renin formation in the kidney. J. exp. Med. 77, 65 (1943). — FRIEDMAN, N. B., and J. E. ASH: Tumors of the urinary bladder. Atlas of tumor pathology VIII/31a. Washington: Armed Forces Inst. Path. 1959. — FRIEDMAN, N. B., and H. KUHLENBECK: Adenomatoid tumors of the bladder reproducing renal structure (nephrogenic adenomas) J. Urol. (Baltimore) 64, 657 (1950). — FRIEDMAN, S., and C FRIEDMAN: Observations on the role of the rat kidney in hypertension caused by desoxycorticosterone acetate. J. exp. Med. 89, 631 (1949). — FRIEDMAN, S. M., C. L. FRIEDMAN, and M. NAKASHIMA: Sustained hypertension following the administration of desoxycorticosteron acetate. J. exp. Med. 93, 361 (1951). — FRIEDREICH, N.: Über Necrose der Nierenpapillen bei Hydronephrose. Virchows Arch. path. Anat. 69, 308 (1877). — FRIEDRICH, W.: Hypernephroides Carcinom nach Thorotrastanwendung und eosinophiles Adenom der Hypophyse. Z. Krebsforsch. 63, 456 (1960) — FRIEND, D. G., R. G. HOSKINS, and M. W. KIRKIN: Relative erythrocythemia (polycythemia) and polycystic kidney disease, with uremia. New Engl. J. Med. 264, 17 (1961). — FRIOLET, B., E. GUGLER, M. BETTEX, E. GAUTIER und G. DE MURALT: Über 6 Fälle von Nierenvenenthrombosen im Kindesalter. Helv. paediat. Acta 19, 243 (1964). — FRISCHKNECHT, W.: Maligne Hypertension im Kindesalter bei einseitiger Nierenerkrankung. Helv paediat. Acta 6, 414 (1951). — FRISCHKNECHT, W., CH. WUNDERLY und G. FORSTER: Nephrosesyndrom bei chronischer intracapillärer Glomerulonephritis. Helv. paediat. Acta 6, 329 (1951). — FRISCHKNECHT, W., H. U. ZOLLINGER und G. KEISER: Congenitale Glomerulonephritis und Nephrosesyndrom. Helv. paediat. Acta 9, 511 (1954). — FRITEL, D., et G. LAGRUE: Les troubles du

métabolisme lipidique dans les syndromes néphrotiques. Rev. Prat. (Paris) 9, 633 (1959). —
FRITZELL, S., O. R. JAGENBURG, and L. B. SCHNÜRER: Familial cirrhosis of the liver, renal
tubular defects with rickets and impaired tyrosine metabolism. Acta paediat. (Uppsala) 53,
18 (1964). — FRITZSCHE, H.: Durch Fremdserum erzeugte experimentelle Myocarditis und
ihre Beziehungen zur menschlichen Myocarditis bei Eiweißzerfall. Inaug. Diss. Zürich 1949. —
FROBOESE, C.: Über sequestrierende Marknekrose der Niere bei Diabetes mellitus. Verh. dtsch.
path. Ges. 30, 431 (1937). — Großzellige interstitielle Nephritis. Resorption nephrogenen
Eiweißes durch „Thesaurocyten". Virchows Arch. path. Anat. 322, 359 (1952). — FRÖHLICH,
E., u. M. PRESINGER: Beitrag zur experimentellen Nephritis. Z. Immunforsch. 112, 232 (1955).
— FROM, M.: Die Todesursachen bei der Sepsis lenta. Inaug. Diss. Zürich 1935. — FROMENT, R.,
A. PERRIN et J. THIVOLET: Le rein dans les endocardites infectieuses avant et depuis les
traitements antibiotiques. J. Urol. méd. chir. 63, 178 (1957). — FROUG, CH.: Liposarcoma of
kidney. J. Urol. (Baltimore) 45, 290 (1941). — FRUHLING, L., A. BATZENSCHLAGER et E. BLUM:
Epithéliosarcomas vrais (tumeurs mixtes malignes) et cancers doubles didermiques de la vessie.
Ann. Anat. Path. 4, 5 (1959). — FRUHLING, L., E. BLUM et Y. GAL: Les tumeurs du blastème
rénal chez l'adulte. A propos de 4 observations personelles. J. Urol. méd. chir. 60, 192 (1954). —
FRUHLING, L., E. BLUM, C. A. LUTZ et A. BATZENSCHLAGER: Thorotrastose de la voie excrétrice
du rein. J. Urol. méd. chir. 62, 358 (1956). — FRUHLING, L., E. BLUM et F. SCHWACHTGEN: Les
tumeurs nerveuses primitives dysembryoplasiques du rein. Presse méd. 62, 977 (1954). —
FRUHLING, L., C. M. GROS, A. BATZENSCHLAGER et M. DORMER: La maladie de thorotrast.
Ann. Méd. 57, 297 (1956). — FRYFOGLE, J. D., M. B. DOCKERTY, O. T. CLAGETT, and J. L.
EMMETT: Darkcell adenocarcinomas of the kidney. J. Urol. (Baltimore) 60, 221 (1948). —
FUCHS, F., u. H. POPPER: Über die Gewebsspalten der Niere. Virchows Arch. path. Anat. 299,
203 (1937). — Blut- und Saftstörungen in der Niere. Ergebn. inn. Med. Kinderheilk. 54, 1
(1938). — FUCHS, H. K.: Harninfektion durch mechanische und dynamische Stagnation im
Dickdarm. Z. Urol. Sonderbd. 1950, 385. — FUCHS, U.: Elektronenmikroskopische Untersuchungen menschlicher Muskelcapillaren bei Diabetes mellitus. Frankf. Z. Path. 73, 318
(1964). — FUGUA, F., J. C. ALEXANDER, K. B. KING, and E. W. WARE: Cavernous hemangioma
of the bladder in a child: a case report. J. Urol. (Baltimore) 74, 82 (1955). — FUHRMANN, W.:
Das Syndrom der erblichen Nephropathie mit Innenrohrschwerhörigkeit (Alport-Syndrom).
Dtsch. med. Wschr. 88, 525 (1963). — FUJIMAKI, S., Y. OONISHI, and T. URANO: Nature of
collagen disease, particularly of systemic lupus erythematosus (SLE), with special reference to
renal lesions. Acta med. biol. (Niigata) 11, 57 (1963). — FUJIMOTO, T.: Histologic study of
diffuse glomerulonephritis. The mode of development of the glomerular changes. Acta path.
jap. 4, 49 (1954). — FUJIMOTO, T., and M. MURO: Diffuse interstitial nephritis with characteristic capillary reactions. Osaka Cy. med. J. 2, 33 (1955). — FUJIMOTO, T., and H. YAMANAKA:
Mode of development of the necrotizing processes in glomeruli. Osaka Cy. med. J. 2, 21 (1955).
— FULLER, R.: Lipoids in the kidney. Arch. Path. 32, 556 (1941). — FUNK-BRENTANO, J. L.:
Contribution à l'étude du mécanisme physiopathologique de l'anurie au cours des néphropathies aiguées. Paris: Thèse 1953. — FUNK-BRENTANO, J. L., C. AMIEL et J. PH. MÉRY:
Insuffisance rénale aiguëe secondaire à l'ingestion d'opacifiants biliaires. J. Urol. méd. chir.
68, 561 (1962). — FUNK-BRENTANO, J. L., et P. JUNGERS: Les accidents rénaux de la trans-
fusion sanguine. Etude de 73 observations. Presse méd. 68, 860 (1960). — FUNK-BRENTANO,
J. L., J. PH. MÉRY, J. VANTELON et J. WATCHI: Les insuffisances rénales aiguëes de «l'angio-
cholite urémigène» (18 observations personelles). Presse méd. 71, 1039 (1963). — FUOUYAMA,
M.: Histometrical investigations of arteries in reference to arterial hypertension. Tohoku J.
exp. Med. 76, 388 (1962). — FURMAN, R. H., R. G. GALE, E. M. ORY, and A. WEINSTEIN:
Renal function studies in acute nephritic nephrosis before and after treatment with Penicillin.
Ann. intern. Med. 35, 444 (1951). — FURTH, J., A. C. UPTON, K. W. CHRISTENBERRY, W. H.
BENEDICT, and J. MOSHMAN: Some late effects in mice of ionizing radiation from an experimental nuclear detonation. Radiology 63, 562 (1954). — FUST, B., u. A. STUDER: Nierentuberkulose beim Kaninchen. Schweiz. Z. Path. Bakt. 15, 427 (1952). — FYLLING, P.: Restitution
of rat kidney after temporary ureteral ligature. Acta path. microbiol. scand. Suppl. 93, 224
(1952).

GABERMAN, P., D. H. ATLAS, E. M. KAMMERLING, L. EHRLICH, and J. ISAACS: Renal
anoxia syndrome: a review and report of 22 cases. Ann. intern. Med. 35, 148 (1951). — GABLER,

G.: Über die Transformation des Chondrioms bei Speicherung makromolekularer Stoffe (Dextran, Periston). Elektronenmikroskopische Untersuchungen am Reticuloendothel der Rattenmilz. Virchows Arch. path. Anat. 333, 230 (1960). — Über Struktur- und Gestaltwandlungen der Mitochondrien. I. Die Transformation des Chondrioms bei Speicherung makromolekularer Stoffe (Dextran) in den Hauptstückepithelien der Rattenniere. Z. ges. exp. Med. 134, 291 (1961). — Über Struktur- und Gestaltwandlung der Mitochondrien. II. Desintegration und Reorganisation des Chondrioms bei Speicherung und Abbau makromolekularer Stoffe (Dextran). Z. ges. exp. Med. 134, 461 (1961). — Über Struktur- und Gestaltwandlung der Mitochondrien. III. Das Chondriom der leistungsgesteigerten Zellen. Z. ges. exp. Med. 134, 475 (1961). — GADROT, J., et P. BANIDE: Goutte aiguë dans les anémies. Bull. Mém. Soç. méd. Hôp. Paris 74, 656 (1958). — GAGNE, F.: Dégénerscence hydropique des tubes rénaux et de la travée hépatique après administration de soluté dextrose hypertonique. (Deux observations. Un. méd. Can. 83, 1017 (1954). — GAHAGAN, H. Q., and W. K. REED: Squamous cell carcinoma of the renal pelvis: Three case reports and review of the literature. J. Urol. (Baltimore) 62, 139 (1949). — GAHAGAN, H. Q., and H. M. YEARWOOD: Wilms' tumor: a review of five year survivals in the literature and report of two cases. J. Urol. (Baltimore) 62, 295 (1949). — GAIRDNER, D.: The Schönlein-Henoch syndrome (anaphylactoid purpura). Quart. J. Med. 18, 95 (1948). — GAJDUSEK, D. C.: Das epidemische hämorrhagische Fieber. Klin. Wschr. 34, 769 (1956). — GAJEWSKI, T.: Histopathologie der Gelenkgicht im akuten Anfall. Schweiz. Z. Path. Bakt. 8, 29 (1945). — GALAMBOS, J. T., and F. W. DOWDA: Lead poisoning and porphyria. Amer. J. Med. 27, 803 (1959). — GALÀN, E., and C. MASÓ: Needle biopsy in children with nephrosis. A study of glomerular damage and effect of adrenal steroids. Pediatrics 20, 610 (1957). — GALEONE, A., u. A. M. PELOCCHINO: Lipasische Nierenaktivität bei verschiedenen Nephropathien experimenteller Art und im menschlichen Organismus. Minerva nefrol. 1, 106 (1954). — GALL, E. A.: Pyelonephritis. Bull. N.Y. Acad. Med. 37, 367 (1961). — GANEM, E. J., and L. B. AINSWORTH: Benign neoplasms of the urinary bladder in children: review of the literature and report of a case. J. Urol. (Baltimore) 73, 1032 (1955). — GANEM, E. J., and J. T. BATAL: Secondary malignant tumors of the urinary bladder metastatic from primary foci in distant organs. J. Urol. (Baltimore) 75, 695 (1956). — GANSLER, H., et C. ROUILLER: Modifications physiologiques et pathologiques du chondriome. Schweiz. Z. Path. Bakt. 19, 217 (1956). — GÄNSSLEN, U.: Der feinere Gefäßaufbau gesunder und kranker menschlicher Nieren. Ergebn. inn. Med. Kinderkeilk. 47, 275 (1934). — GARCÍA-CÁCERES, U.: Histologic aspects of subacute glomerulonephritis; with special reference to proliferative alterations in the epithelium of renal tubules. Amer. J. Path. 35, 755 (1959). — GARDIOL, D.: La nécrose de la papille rénale chez le nouveau-né et le nourrisson. Schweiz. Z. Path. Bakt. 18, 1211 (1955). — GARDNER, D. L.: The relationship between intermittent hypotension and the prevention by hydralazine of acute vascular disease in rats with steroid hypertension. Brit. J. exp. Path. 41, 60 (1960). — GARNUNG, H., M. FERRAND et MOREL: Les néphrites chroniques postvaccinales. Lyon Méd. 183, 145 (1950). — GARRETT, R. A., R. K. RHAMY, and J. R. CARR: Non-obstructive vesicoureteral regurgitation. J. Urol. (Baltimore) 87, 350 (1962). — GARRITANO, A. P.: Aneurysm of the renal artery. Amer. J. Surg. 94, 638 (1957). — GARROD, A. B.: Nature and treatment of gout. 2. Aufl., p. 618. London: Walton and Maberly 1863. — GARROD, L. P., R. A. SHOOTER, and M. P. CURWEN: The results of chemotherapy in urinary infections. Brit. med. J. 1954/II, 1003. — GARTI, R., and N. ROSIN: Nephrotic syndrome with glomerulonephritis in the newborn. Proc. Beilinson Hosp. 5, 34 (1955). — GARTMAN, E.: The ruptured urethra. J. Urol. (Baltimore) 76, 419 (1956). — Intraurethral verruca acuminata in men. J. Urol. (Baltimore) 75, 717 (1956). — Rupture of the urinary bladder. U.S. Armed Forces Med. J. 11, 1498 (1960). — GARVEY, F. K., W. A. CLINE, and C. C. CARPENTER: Fibrosarcoma arising in the hematonephrotic sac of the lower division of a double kidney. J. Urol. (Baltimore) 65, 1 (1951). — GASSER, C., E. GAUTIER, A. STECK, R. E. SIEBERMANN und R. OECHSLIN: Hämolytisch-urämische Syndrome: Bilaterale Nierenrindennekrose bei akuten erworbenen hämolytischen Anämien. Schweiz. med. Wschr. 85, 905 (1955). — GASSER, G., u. A. PREISINGER: Cystinsteine. Klin. Wschr. 38, 1130 (1960). — GASSER, G., u. ST. WUKETICH: Oxalose: Klinisches Bild, morphologische Befunde, pathogenetische Probleme. Dtsch. Arch. klin. Med. 209, 257 (1964). — GASUL, B. M., J. M. GLASSER, and A. GROSSMAN: Extreme hypertension in a child cured by nephrectomy. J. Amer. med. Ass. 139, 305 (1949). — GAULIN, E.: Simultaneous Wilms tumors in identical twins. J. Urol. (Baltimore) 66, 547

(1951). — GAUSTAD, V., and J. HERTZBERG: Acute necrosis of the renal papillae in pyelonephritis; particularly in diabetics. Acta med. scand. **136**, 331 (1950). — GAUTIER, G., et N. BOVET-DUBOIS: Un cas de néphrose lipoïdique causée par l'acide folique au cours du traitement de la poliomyélite. Rev. méd. Suisse rom. **73**, 453 (1953). — GAVAN, T. L., and N. KAUFMAN: Experimental renal infarction. II. Histochemical, fatty, and morphologic changes. Arch. Path. **62**, 386 (1956). — GAYER, J., u. R. PARTOWI: Ein Beitrag zur Pathogenese der Sublimatnephrose. Z. ges. exp. Med. **135**, 419 (1962). — GAYET, R., et F. CABANNE: Angiectasie rénale et grossesse. Un cas rare d'hématurie chez une femme enceinte. J. Urol. méd. chir. **66**, 271 (1960). — GAYET, R., et M. GAILLARD: Grands kystes unilatéraux du rein et hypertension artérielle (à propos de 4 observations personelles). J. Urol. Néphrol. **70**, 217 (1964). — GEDICKE, P., u. G. STRAUSS: Zur Histochemie des Hämosiderins. Virchows Arch. path. Anat. **324**, 373 (1953). — GEDICKE, K. H., u. W. PONSOLD: Über das Schicksal der metastatischen Nierenverkalkung. Z. ges. exp. Med. **124**, 164 (1955). — GEER, J. C., H. C. McGILL, I. NISHIMARI, and F. R. SHELTON: A developmental study of adrenal-regeneration hypertension. Lab. Invest. **10**, 51 (1961). — GEER, J. C., J. P. STRONG, H. C. McGILL, and I. MUSLOW: Electron microscopic observations on the localization of amyloid in the kidney in secondary amyloidosis. Lab. Invest. **7**, 554 (1958). — GEHRMANN, G. H.: Papilloma and carcinoma of the bladder in dye workers. J. Amer. med. Ass. **107**, 1436 (1936). — GEILER, G.: Zur Morphologie und Pathogenese des Abderhalden-Kaufmann-Fanconi-Syndroms. Beitr. path. Anat. **120**, 159 (1959). — GEILING, E. M., and P. R. CAMRON: Pathologic effects of elixier of sulfanilamide (diethylene glycol) poisoning. J. Amer. med. Ass. **111**, 919 (1938). — GEISER, W. W.: Experimentell erzeugte chronische interstitielle Nephritis. Virchows Arch. path. Anat. **330**, 463 (1957). — GEISTHÖVEL, W., u. A. KIRCHHOFF: Die postoperative Anurie. Hildesheim: A. Lax 1950. — GELDERN, CH. E. VON: The etiology of cloacal exstrophy and allied malformations. J. Urol. (Baltimore) **82**, 134 (1959). — GELFAND, M. L., and S. ARONOFF: Periarteritis nodosa-possible relation to the increased usage of sulfonamides. Ann. intern. Med. **30**, 919 (1949). — GELLER, H.: Anurie im Wochenbett. Inaug. Diss. Zürich 1937. — GELLMAN, D. D.: Reversible hypertension and unilateral renal artery disease. Quart. J. Med. N.S. **27**, 103 (1958). — GELLMAN, D. D., C. L. PIRANI, J. F. SOOTHILL, C. MUEHRCKE, and R. M. KARK: Diabetic nephropathy: a clinical and pathologic study based on renal biopsies. Medicine (Baltimore) **38**, 321 (1959). — GENDEL, B. R., J. M. YOUNG, and A. P. KRAUS: Thrombotic thrombopenic purpura. Amer. J. Med. **13**, 3 (1952). — GENNES, L. DE, L. MOREAU, H. PERICAIRE et R. TOURNEUR: A propos d'un cas de sclérodermie avec lésions rénales. Bull. Mém. Soç. Méd. Hôp. Paris **73**, 829 (1957). — GEORGE, J. T., J. C. McDONALD, D. J. PAYNE, and D. A. SLADE: Nephritis in North Yorkshier. Brit. med. J. **1958/II**, 1381. — GEPTS, W., et L. DESCLIN: Lésions de myocardite, de périartérite et de pancréatite provoquées chez des rats soumi à un régime surchargé en chlorure de sodium. C. R. Soç. Biol. (Paris) **146**, 306 (1952). — GÉRARD, P., et R. CORDIER: Sur l'interprétation des altérations morphologiques caractéristiques observées dans le rein au cours de la néphrose lipidique. Arch. int. Méd. exp. **8**, 225 (1933). — GERBAUX, A.: L'hypertension artérielle d'origine rénale curable par néphrectomie chez l'homme. Sem. Hôp. Paris **26**, 715 (1950). — GERBER, TH.: Die Genitaltuberkulose des Mannes und ihre Beziehungen zur Nierentuberkulose. Inaug. Diss. Zürich 1955. — GERGELY, J.: Beiträge zum Pathomechanismus des Nephrosesyndroms. Z. ges. exp. Med. **129**, 530 (1958). — GERLACH, U., E. SCHÜRMEYER und W. STROBEL: Biochemische und morphologische Untersuchungen bei experimenteller Nierenschädigung durch Dihydrotachysterin. Z. ges. exp. Med. **132**, 515 (1960). — GERLACH, W., u. W. GERLACH: Zur Histogenese der Grawitzschen Tumoren der Niere. Beitr. path. Anat. **60**, 383 (1915). — GERMUTH, F. G., and H. EAGLE: The efficacy of BAL in the treatment of experimental lead poisoning in rabbits. J. Pharmacol. **92**, 397 (1948). — GERMUTH, F. G., and R. H. HEPTINSTALL: The development of arterial lesions following prolonged sensitization to bovine gamma globulin. Bull. Johns Hopk. Hosp. **100**, 58 (1957). — GEROCI, J. E., H. W. HARRIS, and N. M. KEITH: Bilateral diffuse nephrocalcinosis: report of 2 cases. Proc. Mayo Clin. **25**, 305 (1950). — GERSH, I., and H. R. CATCHPOLE: The organization of ground substance and basement membrane and its significance in tissue injury, disease and growth. Amer. J. Anat. **85**, 458 (1949). — GERSHOFF, S. N., F. F. FARAGALLA, D. A. NELSON, and S. B. ANDRUS: Vitamin B_6 deficiency and oxalate nephrocalcinosis in the cat. Amer. J. Med. **27**, 72 (1959). — GERSMEYER, E. F.: Der Kreislaufkollaps. Berlin-Göttingen-Heidelberg: Springer 1961. — GESCHICKTER, CH. F., and M. M.

COPELAND: Tumors of bone. 3. Aufl. Philadelphia: Lippincott 1944. — GESSLER, U.: Experimentelle Untersuchungen zur Entstehung der akuten Anurie. In SARRE, u. ROTHER: Akutes Nierenversagen. 1. Sympos. Ges. Nephrol., p. 78. Stuttgart: Thieme 1962. — GEYER, J. R., and E. F. POUTASSE: Incidence of multiple renal arteries on aortography. Report of a serie of 400 patients, 381 of whom had arterial hypertension. J. Amer. med. Ass. 182, 120 (1962). — GHOSH, H.: Chronic pyelonephritis with xanthogranulomatous change. Amer. J. clin. Path. 25, 1043 (1955). — GIACOMELLI, F., D. SPIRO, and J. WIENER: A study of metastatic renal calcification at the cellular level. J. Cell Biol. 22, 189 (1964). — GIANNICO, O.: Ipertensione parossistica in un caso di reni policistici. Policlinico (Roma) 54, 796 (1947). — GIARD, P., L. LEFÈVRE et J. LIEFOOGHE: La cardio-néphrite à propos d'un cas de glomérulonéphrite aiguë avec défaillance cardiaque. J. Sci. méd. Lille 71, 364 (1953). — GIBSON, G. B., and R. PLATT: Incidence of hypertension after pregnancy toxemia. Brit. med. J. 1959/II, 159. — GIBSON, TH. E.: Lymphosarcoma of kidney. J. Urol. (Baltimore) 60, 838 (1948). — GIERKE, E. VON: Abnormer Verlauf des rechten Ureters bei Entwicklungsanomalie der unteren Hohlvene. Z. urol. Chir. 25, 279 (1928). — GIERSBERG, O., u. C. THOMAS: Lungenblutungen und Nephritis. Dtsch. Arch. klin. Med. 208, 541 (1963). — GIESE, J.: Deposition of serum proteins in vascular walls during acute hypertension. Acta path. microbiol. scand 53, 167 (1961). — Acute vascular disease caused by severe renal ischaemia. Acta path. microbiol. scand. 56, 399 (1962). — Pathogenesis of vascular disease caused by acute renal ischaemia. Acta path. microbiol. scand. 59, 417 (1963). — Acute hypertensive vascular disease. 1. Relation between blood pressure changes and vascular lesions in different forms of acute hypertension. Acta path. microbiol. scand. 62, 481 (1964). — 2. Studies on vascular reaction patterns and permeability changes by means of vital microscopy and colloidal tracer technique. Acta path. microbiol. scand. 62, 497 (1964). — GIESE, W., u. R. HÖRSTEBROCK: Allgemeine Pathologie des exogenen quantitativen Nahrungsmangels. In BÜCHNER-LETTERER-ROULET: Hdb. allg. Path. 11/1, S. 446. Berlin-Göttingen-Heidelberg: Springer 1962. — GIGON, J. P., H. THÖLEN, R. SCHMUTZLER, S. SCHEIDEGGER, H. STAMM und F. KOLLER: Intravasculäre Gerinnung und allergische Vasculitis mit Nierenrindennekrose (bei Morbus Klippel-Trénaunay). Dtsch. med. Wschr. 89, 1881 (1964). — GILGEN, A.: Die Histopathologie der Nierenschädigung nach i.v. Myoglobinzufuhr bei saurem und alkalischem Urin. Vjschr. Nat. forsch. Ges. Zürich 100, Beiheft 1, 34 (1955). — GILL, TH. J., G. J. DAMMIN: Paradoxical embolism with renal failure caused by occlusion of the renal arteries. Amer. J. Med. 25, 780 (1958). — GILL, W. B., and C. W. VERMEULEN: Causation of stones by two co-acting agents — Diamox and operative insult upon urinary tract. J. Urol. (Baltimore) 88, 103 (1962). — GILLENWATER, J. Y., H. M. BURROS, and S. NACKPHAIRAJJ: Varicositis of the renal pelvis and ureter. J. Urol. (Baltimore) 90, 37 (1963). — GILLMAN, J., and CH. GILBERT: Calcium, phosphorus and vitamin D as factors regulating the integrity of the cardiovascular system. Exp. Med. Surg. 14, 701 (1956). — Periarteritis and other forms of necrotizing angeitis produced by Vitamin D in thyroxinized rats with an assessment of the aetiology of those vascular lesions. Brit. J. exp. Path. 37, 584 (1957). — GILMOUR, J. R.: The parathyroid glands and skeleton in renal disease, p. 108. London-New York-Toronto: Oxford Univ. Press 1947. — GILSON, S. B.: Studies on proteinuria in the rat. Proc. Soc. exp. Biol. 72, 608 (1949). — GIL-VERNET, S.: Physiologie de la miction. XI Congrès internat. d'urol., p. 191. Stockholm 1958. — GINETZINSKY, A. G.: Role of hyaluronidase in the re-absorption of water in renal tubules: the mechanism of action of the antidiuretic hormon. Nature (Lond.) 182, 1218 (1958). — GINZLER, A. M., and H. L. JAFFE: Osseous findings in chronic renal insufficiency in adults. Amer. J. Paediat. 17, 293 (1941). — GIRUP, ST., S. A. KILLMANN, and J. H. THAYSEN: Bilateral renal cortical necrosis. A case followed during 51 days by means of hemodialytic treatment. Acta med. scand. 158, 47 (1961). — GIRGENSOHN, H.: Die Bedeutung der Lymphgefäße in der Nierenpathologie. Z. Kreisl.-Forsch. 41, 111 (1952). — Experimenteller Beitrag zur Frage der perirenalen Hydronephrose. Zbl. Path. 91, 313 (1954). — GIRGENSOHN, H., u. M. MILLETTI: Anatomische Untersuchungen zur lymphogenen Ausbreitung der Entzündung in den ableitenden Harnwegen. Klin. Wschr. 18, 673 (1939). — GIROUD, A., M. MARTINET et C. ROUX: Malformations urinaires dans l'hypervitaminoses A. C. R. Soç. Biol. (Paris) 151, 1811 (1957). — GITZELMANN, R.: Glukagonprobleme bei der Glykogenspeicherkrankheit. Helv. paediat. Acta 12, 425 (1957). — GLADSTON, M., J. M. STEELE, and K. POBRINER: Alcaptonuria and ochronosis. Amer. J. Med. 13, 432 (1952). — GLAHN, W. C. VON, and S. CH. SUN: Arteritis in guinea-pigs, produced by emboli of cotton, resembling the arteritis of hypersensitivity. Amer. J. Path. 30, 1129 (1954). — GLANZMANN, E., u. B. WALTHARD: Idiopathische progressive braune Lungeninduration im Kindesalter mit hereditärer Hämoptise, intermittierender sekundärer Anämie und Eosinophilie und embolischer Herdnephritis. Mschr. Kinderheilk. 88, 1 (1941). — GLAZIER, M., and L. J. LOMBARDO: Disease of renal artery. J. Urol. (Baltimore) 81, 27 (1959). — GLEICHMANN, H. G.: Die embryonalen Mischgeschwülste der Niere im Erwachsenenalter. Z. Urol. 45, 193 (1952). — GLENCHUR, H., H. H. ZINNEMANN, and W. H. HALL: A review of fifty-one cases of multiple myeloma. Arch. intern. Med. 103, 173 (1959). — GLENN, J. F.: Analysis of 51 patients with horseshoe kidney. New Engl. J. Med. 261, 684 (1959). — GLENN, J. F., and B. M. HARVARD: The injured kidney. J. Amer. med. Ass. 173, 1189 (1960). — GLOGNER, P.: Das pathologisch-anatomische Bild der Leukämie 1942—1961. Dtsch. med. Wschr. 89, 568 (1964). — GLOOR, B.: Tierexperimentelle Untersuchungen über Morphologie, Pathogenese und funktionelle Bedeutung der Zuckerspeicherung. Z. ges. exp. Med. 139, 33 (1965). — GLOOR, B., u. J. HUBER: Isolierte Periarteriitis nodosa der Lunge, kombiniert mit alter Lungenembolie. Schweiz. med. Wschr. 92, 273 (1962). — GLOOR, F.: Pathologisch-anatomische Veränderungen (Niere). In ALLGÖWER, M., u. S. SIEGRIST: Verbrennungen, S. 78. Berlin-Göttingen-Heidelberg: Springer 1957. — Verschiedene Formen der Papillennekrose der Niere. Path. et Microbiol. (Basel) 23, 263 (1960). — Die doppelseitige chronische nicht-obstruktive interstitielle Nephritis. Ergebn. allg. Path. 41, 63 (1961). — Senile Involution und Alterskrankheiten der menschlichen Niere in morphologischer Sicht. Schweiz. med. Wschr. 91, 1381 (1961). — Phenacetinabusus und Nierenschädigung. Schweiz. med. Wschr. 92, 61 (1962). — GLOOR, F., et M. JENNY: Nécrose papillaire et néphrite interstitielle chronique. Etude expérimentale. Helv. med. Acta 27, 218 (1960). — GLOOR, F., A. LÖFFLER und H. J. SCHOLER: Mucormykose. Path. et Microbiol. (Basel) 24, 1043 (1961). — GLOOR, F., u. H. THÖLEN: Bilaterale Nierenrindennekrosen (Spätstadium bei einer Überlebenszeit von 92 Tagen). Schweiz. Z. Path. Bakt. 22, 318 (1959). — GLOOR, H. U.: Beiträge zur Frage der extravesicalen Harnleitermündung. Z. urol. Chir. 44, 363 (1938). — Über die Ursache der Megaloureterbildung. Schweiz. med. Wschr. 69, 353 (1939). — Über renale Hypertonie und anhypertonische Schrumpfnieren. Schweiz. med. Wschr. 69, 1169 (1939). — Die hypogenetische Niere und ihre Bedeutung im Problem der renalen Blutdrucksteigerung. Z. urol. Chir. Gynaek. 46, 7 (1941). — Zum Problem der Primärinfektion des Erwachsenen und der Nierentuberkulose. Praxis 32, 519 (1943). — Weitere Beiträge zur Nierentuberkulose. II. Mitteilung. Schweiz. Z. Tuberk. 3, 165 (1946). — Der einseitige Nierenmangel bei rudimentärer Ureteranlage. Schweiz. med. Wschr. 77, 672 (1947). — Zeitliche Beziehungen zwischen Organtuberkulose und hämatogener Steuerung. Praxis 37, Nr. 20 (1948). — Ureterdysplasie und Steinbildung. Helv. chir. Acta 18, 153 (1951). — Wandlungen der Pathogenese der Urogenitaltuberkulose. Schweiz. med. Wschr. 82, 1177 (1952). — Über Ureterpapillomatose. Helv. chir. Acta 19, 239 (1952). — Die Tuberkulose der Harnorgane. Wien. klin. Wschr. 66, 150 (1954). — Antibiotische und Chemotherapie der Urogenitaltuberkulose. In Ergebn. ges. Tbc-Forsch. XIII, 165. Stuttgart: Thieme 1956. — Zur Differentialdiagnose Nierendysplasie und Nierentuberkulose. Schweiz. Z. Tuberk. 15, 49 (1958). — „Geheilte" Nierentuberkulose. Schweiz. Z. Tuberk. 16, 165 (1959). — GLOOR, H. U., u. G. JACCARD: Statistische Beiträge zur Nierentuberkulose. Schweiz. Z. Tuberk. 5, 231 (1948). — GLOOR, H. U., u. R. E. SIEBEMANN: Über einen besonderen Fall von Hydronephrose. Urol. int. (Basel) 11, 317 (1961). — GLOOR, H. U., u. E. UEHLINGER: Beiträge zur Altersbestimmung der Urogenitaltuberkulose. Schweiz. med. Wschr. 69, 505 (1939). — Pyelitis caseosa, eine Frühform der exsudativen Nierentuberkulose. Schweiz. Z. Tuberk. 6, 137 (1949). — GLÜCK, E., et S. HUMERFELT: Manifestations viscérales de la sclérodermie. Ann. Anat. path. 2, 529 (1957). — GLYNN, J. H.: The pathogenesis of cortical necrosis of the kidneys in rabbits following the injection of staphylococcus toxin. Amer. J. Path. 13, 593 (1937). — GÖBEL-SCHMITT, L.: Über die Nephrotoxinwirkung bei der Maus. Virchows Arch. path. Anat. 318, 503 (1950). — GODLEY, J. A., and L. R. FREEDMAN: Experimental pyelonephritis. XI. A. comparison of temporary occlusion of renal artery and vein on susceptibility of rat kidney to infection. Yale J. Biol. Med. 36, 268 (1964). — GODMAN, G. C., and J. CHURG: Wegener's granulomatosis. Pathology and review of the literature. Arch. Path. 58, 533 (1954). — GODWIN, J. T., F. FOWLER, E. F. DEMPSEY, and P. H. HENNEMAN: Primary hyperoxaluria and oxalosis. Report of a case and review of the literature. New Engl. J. Med. 259, 1099 (1958). — GOEBEL, A., u. E. KOBURG: Nierenveränderungen bei respiratorischer Insuffizienz. Beitr. path. Anat. 120,

94 (1959). — Experimentelle Untersuchungen zur Frage der Nierenveränderungen bei respiratorischer Insuffizienz. Beitr. path. Anat. **120**, 111 (1959). — GOEBEL, A., u. H. PUCHTLER: Über das Verhalten der histochemisch nachweisbaren alkalischen Phosphatase und 5-Nucleotidase im Sauerstoffmangel und im Niereninfarkt. Virchows Arch. path. Anat. **326**, 119 (1954). — GOETTSCH, E., and J. D. LYTTLE: Nephritis and allied diseases in infancy and childhood. In CAMPBELL, M.: Clinical pediatric urology. Philadelphia: Saunders 1951. — GOLBERG, L., and J. P. SMITH: Changes associated with the accumulation of excessive amounts of iron in certain organs of the rat. Brit. J. exp. Path. **39**, 59 (1958). — GOLBERG, L., J. P. SMITH, and L. E. MARTIN: The effects of intensive and prolonged administration of iron parenterally in animals. Brit. J. exp. Path. **38**, 297 (1957). — GOLD, G. L., and R. D. FRITZ: Hyperuricemia associated with the treatment of acute leukemia. Ann. intern. Med. **47**, 428 (1957). — GOLD, H.: Atherosclerosis in the rat. Effect of x-ray and a high fat diet. Proc. Soc. exp. Biol. **111**, 593 (1962). — GOLDBERG, E. E., H. B. SHRIFTER, and W. SAPHIR: Renal papillary necrosis. J. Amer. med. Ass. **156**, 709 (1954). — GOLDBERG, L. G., and A. DIAZ: Bilateral Wilms tumor. J. Urol. (Baltimore) **86**, 211 (1961). — GOLDBERG, M. F., A. H. TASHJIAN, S. E. ORDER, and G. J. DAMMIN: Renal adenocarcinoma containing a parathyroid hormone-like substance and associated with marked hypercalcemia. Amer. J. Med. **36**, 805 (1964). — GOLDBLATT, H.: Studies on experimental hypertension. VII. The production of the malignant phase of hypertension. J. exp. Path. **67**, 809 (1938). — The renal origin of hypertension. Physiol. Rev. **27**, 120 (1947). — The renal origin of hypertension. Springfield: Thomas 1948. — Anatomical considerations of hypertension. In BELL, E. T.: Hypertension, p. 5. Minneapolis: Univ. Minnesota Press 1951. — GOLDBLATT, H., J. LYNCH, R. HANZAL, and W. SUMMERVILLE: Studies on experimental hypertension. J. exp. Med. **59**, 347 (1934). — GOLDBLATT, M. W.: The industrial risk. In WALLACE, D. M.: Tumours of the bladder, p. 31. Edinburgh-London: Livingstone 1959. — GOLDBLOOM, R. B., F. C. FRAZER, D. WAUGH, M. ARONOVITCH, and F. W. WIGLESWORTH: Hereditary renal disease associated with nerve deafness and ocular lesions. Pediatrics **20**, 241 (1957). — GOLDEN, K. F., and J. T. PRIOR: Glucose nephrosis with renal failure in a patient with Laennec's cirrhosis. Ann. intern. Med. **39**, 1308 (1953). — GOLDENBERG, S.: Lymphatic connections between ascending and descending colon and the corresponding kidney. Acta anat. (Basel) **37**, 264 (1959). — GOLDEROS, A. F.: Abacterial urethritis, abacterial pyuria and Reiter's syndrome. J. Urol. (Baltimore) **73**, 536 (1955). — GOLDFARB, B., and L. TOBIAN: The interrelationship of hypoxia, erythropoietin, and the renal juxtaglomerular cell. Proc. Soc. exp. Biol. **111**, 510 (1962). — GOLDMAN, H. J., M. L. LITTMAN, G. D. OPPENHEIMER, and S. I. GLICKMAN: Monilial cystitis — effective treatment with instillations of amphotericum B. J. Amer. med. Ass. **174**, 359 (1960). — GOLDMAN, R., and G. C. HABERFELD: Sodium and potassium content of rat heart muscle following nephrectomy. Proc. Soc. exp. Biol. **109**, 502 (1962). — GOLDSAND, R.: Über die Gefäßveränderungen des Kaninchenohres hervorgerufen durch nephrotoxisches Entenserum. Inaug. Diss. Zürich 1954. — GOLDSMITH, H. J., M. A. COWAN, and E. GOODER: Familial outbreak of acute glomerulonephritis due to Griffith type-1 streptococcus. Lancet **1958/II**, 674. — GOLDSTEIN, A. E.: Longevity following nephrectomy. J. Urol. (Baltimore) **76**, 31 (1956). — GOLDSTEIN, H. H., M. L. LIEBERMAN, and G. E. OBESTER: Echinococcic disease of the kidney: report of a case of unusual size. J. Urol. (Baltimore) **81**, 596 (1959). — GOLDSTEIN, I., u. H. JOACHIM: Blasensarkom bei einem Kinde. Zbl. Path. **97**, 288 (1957). — GOLJI, H.: Tuberous sclerosis and renal neoplasms. J. Urol. (Baltimore) **85**, 919 (1961). — GOMORI, G.: Microscopic histochimistry, principles and practice. Chicago: Univ. Chicago Press 1952. — GÖMÖRI, P., A. G. KOVÁCH, L. TAKÁCS, M. FÖLDI, G. SZABO, Z. NAGY, and W. WILLNER: The control of renal circulation in hypoxia. Acta med. Acad. Sci. hung. **16**, 43 (1960). — Renal blood flow in arterial hypoxia. Acta med. Acad. Sci hung. **16**, 37 (1960). — GÖMÖRI, P., I. MUNKÁCSI, E. SZALAY, T. SÜJ-HAJ, and B. ZOLNAI: Intrarenal blood circulation in chronic renal failure. I. Human material. Acta med. Acad. Sci. hung. **18**, 441 (1962). — GÖMÖRI, P., u. E. SÁRMAI: Zur Frage der hypochlorämischen Kalknephrose. Klin. Wschr. **18**, 1465 (1939). — GÖMÖRI, P., E. SZALAY, T. SÜJ-HAJ, and B. ZOLNAI: Intrarenal blood circulation in chronic renal failure. II. Experimental Masugi nephritis. Acta med. Acad. Sci. hung. **18**, 451 (1962). — GÖMÖRI, P., and A. SZENDEI: Chronic pyelonephritis. Acta med. Acad. Sci. hung. **12**, 329 (1958). — GÖMÖRI, P., and L. TAKÁCSY-NAGY: Glomerular filtration and reversibility in experimental hydronephrosis. Urol. int. (Basel) **10**, 385 (1960). — GONDOS, B.: Foreign body in left kidney

and ureter. J. Urol. (Baltimore) 73, 35 (1955). — Gonick, P., and N. M. Jackiw: Regression of pulmonary metastases from renal adenocarcinoma. J. Urol. (Baltimore) 92, 270 (1964). — Gonzalez, A., and H. A. Reyes: Neurofibromatosis involving the lower urinary tract. J. Urol. (Baltimore) 89, 804 (1963). — Gonzenbach, R.: Das spontane perirenale Hämatom. Schweiz. med. Wschr. 91, 1435 (1961). — Goodale, W. T., and T. D. Kinney: Sulfadiazine nephrosis with hyperchloremia and encephalopathy. Ann. intern. Med. 31, 1118 (1949). — Goodall, H. B.: Haemoglobinuria in eclampsia and its relationship to hepatic damage. Path. Microbiol. 24, 602 (1961). — Goodman, H. C., and J. H. Baxter: Tubular reabsorption of protein in experimentally produced proteinuria in rats. Proc. Soc. exp. Biol. 93, 136 (1956). — The nephrotic syndrome. J. Amer. med. Ass. 165, 1798 (1957). — Goodman, H. C., A. L. Sellers, S. Smith, and J. Marmorston: Endocrine influences on proteinuria in the rat: Effect of ACTH. Proc. Soc. exp. Biol. 77, 725 (1951). — Goodpasture, E. W.: Significance of certain pulmonary lesions in relation to etiology of influenca. Amer. J. med. Sci. 158, 863 (1919). — Goodwin, W. E., and J. J. Kaufman: Renal lymphatics: II. Preliminary experiments. J. Urol. (Baltimore) 76, 702 (1956). — Goormaghtigh, M. N.: La doctrine de la cellule musculaire, afibrillaire, endocrine en pathologie humaine. I. La néphrosclérose vasculaire bénigne. Bull. Acad. roy. Méd. Belg. 6, 380 (1941). — La doctrine de la cellule musculaire, afibrillaire, endocrine en pathologie humaine. II. Le rein de l'éclampsie puerpérale. Bull. Acad. roy. Méd. Belg. 7, 194 (1942). — Goormaghtigh, N.: Les segments neuro-myo-artériels juxtaglomérulaires du rein. Arch. Biol. (Liège) 43, 575 (1932). — Endokrine Wandzellen der Nierenarteriolen bei renaler Ischämie. C. R. Soç. Biol. (Paris) 132, 465 (1939). — Existance of an endocrine gland in the media of the renal arterioles. Proc. Soc. exp. Biol. 42, 688 (1939). — Histological changes in the ischemic kidney (juxtaglomerular apparatus). Amer. J. Path. 16, 409 (1940). — Le cycle glandulaire de la cellule endocrine de l'artériole rénale du lapin. Arch. Biol. (Liège) 51, 293 (1940). — The histogenesis of the contracted kidney in hypertension. Acta neerl. Morph. 4, 378 (1942). — La formation endocrine des artérioles rénales. Louvain: Fonteyn 1944. — Considérations d'ordre anatomique sur l'autonomie de la circulation rénale. Progr. med. (Napoli) 3, 91 (1949). — Le mésangium du floculus glomerulaire. Les réactions dans la glomérulonéphrite aiguë et les néphrites hypertensives. J. Urol. méd. chir. 57, 569 (1951).—Le remaniement de la circulation rénale au cours de la glomérulonéphrite chronique. Rev. belge Path. 25, 182 (1956). — Göppert, F.: Über die eitrigen Harninfektionen im Kindesalter. Ergebn. inn. Med. Kinderheilk. 2, 30 (1908). — Goranow, I., u. Z. Jurukowa: Über die thrombotische Genese der symmetrischen Nierenrindennekrose. Zbl. Path. 102, 164 (1961). — Gordon, A.: Renal glomerular adenomatosis. J. Path. Bact. 83, 555 (1962). — Gordon, G. L., and F. Goldner: Hypernatremia, azotemia and acidosis after cerebral injury. Amer. J. Med. 23, 543 (1957). — Gore, I.: Disseminated arteriolar and capillary platelet thrombosis. A morphologic study of its histogenesis. Amer. J. Path. 26, 155 (1950). — Gore, I., and St. Burrows: A reconsideration of the pathogenesis of Buerger's disease. Amer. J. clin. Path. 29, 319 (1958). — Gore, I., and D. P. Collins: Spontaneous atheromatous embolization. Review of the literature and a report of 16 additional cases. Amer. J. clin. Path. 33, 416 (1960). — Gore, I., and O. Saphir: Myocarditis associated with acute and subacute glomerulonephritis. Amer. Heart J. 36, 390 (1948). — Gorfain, A. D.: Extramedullary plasmocytoma of the bladder with local metastasis. Calif. Med. 71, 147 (1949). — Gorrill, R. H.: Bacterial localisation in the kidney with particular reference to pseudomonas pyocyanea. J. Path. Bact. 64, 857 (1952). — The effect of obstruction of the ureter on the renal localisation of bacteria. J. Path. Bact. 72, 59 (1956). — Bacteriological conditions leading to destruction of the kidney. Guy's Hosp. Rep. 107, 405 (1958). — The establishment of staphylococcal abscesses in the mouse kidney. Brit. J. exp. Path. 39, 203 (1958). — Bacteriology and pathogenesis of experimental pyelonephritis. In Henry Ford Hosp. internat. Symp.: Biology of pyelonephritis. Boston: Little, Brown and Co. 1960. — Gorrill, R. H., and S. De Navasquez: The pathogenesis and evolution of experimental pyelonephritis in the mouse with special reference to comparable conditions in man. J. Path. Bact. 80, 239 (1960). — Experimental pyelonephritis in the mouse produced by Escherichia coli, pseudomonas aeruginosa and proteus mirabilis. J. Path. Bact. 87, 79 (1964). — Gössner, W.: Über Pigmentspeicherungsnephrose. Virchows Arch. path. Anat. 317, 93 (1949). — Gottlieb, A., H. Spiera, and E. Gurdis: Fatal renal insufficiency after oral cholecystography. New Engl. J. Med. 267, 389 (1962). — Gottschalk, C. W.: An experimental and comparative study of renal interstitial pressure. Amer. J. Physiol. **163**, 716 (1950). — Observations on the intrarenal pressure. Henry Ford Hosp. internat. Symp.: Biology of pyelonephritis. Boston: Little, Brown and Co. 1960 — GÖTZEN, F. J.: Klinische Beiträge zum Hochdruck bei einseitigen Nierenerkrankungen. Z. Urol. **49**, 407 (1956). — Zur Steinerkrankung im Kindesalter Z. Urol. **51**, 292 (1958). — Periurethritis plastica et obliterans. Z. Urol. **53**, 657 (1960). — Polycystische Nierendegeneration und Nierencarcinom. Z. Urol. **55**, 27 (1962). — Kelchdivertikel. Z. Urol. **55**, 543 (1962). — GOULD, S. E.: Pathology of the heart. Springfield: Ch. C. Thomas 1953. — GOULEY, B.: The myocardial degeneration associated with uremia in advanced hypertensive disease and chronic glomerular nephritis. Amer. J. med. Sci. **200**, 39 (1940). — GOUYGOU, C.: Etude par injection artérielle des altérations glomérulaires et vasculaires dans l'amylose rénale. J. Urol. méd. chir. **64**, 576 (1958). — GOUYGOU, C., F. JOLY et M. CARAMANIAN: Etude histologique de 73 biopsies rénales pratiquées au cours de sympathectomies élargies pour hypertension artérielle. J. Urol. méd. chir. **65**, 659 (1959). — GOUYGOU, C., M. LEGRAIN et J. SENEZE: Nécrose corticale aiguë sur symphyse rénale unilatérale. J. Urol. méd. chir. **61**, 288 (1955). — GOVAERTS, P.: Experiments on the role of vasoconstrictor substances in the mechanism of renal hypertension in dogs. Ciba Foundation Sympos. on Hypertension, p. 136. London: Churchill 1954. — GOVAERTS, P., et R. CORDIER: Contribution à l'étude clinique et anatomique de la néphrose lipoïdique. Bull. Acad. roy. Méd. Belg. **1928**, 510. — GOVAERTS, P., A. VERNIORY et J. LEBRUN: Recherches sur les relations entre la réactivité à la rénine et l'hypertension rénale expérimentale chez le chien. Bull. Acad. roy. Méd. Belg. Sér. **6**, 15, 375 (1950). — GOVAN, A. D. T.: Renal changes in eclampsia. J. Path. Bact. **67**, 311 (1954). — Hyaline droplet change in renal epithelium. J. Path. Bact. **68**, 642 (1954). — The pathogenesis of eclamptic lesions. Path. Microbiol. **24**, 561 (1961). — GOVAN, A. D. T., and I. MACGILLIVRAY: Puerperal uraemia due to acute upper-nephron nephrosis (report of three cases). Lancet **1950/II**, 128. — GOVAN, D. E.: Experimental hydronephrosis. I. J. Urol. (Baltimore) **85**, 432 (1961). — GOWING, N. F. C., and D. DEXTER: The effects of temporary renal ischaemi a in normal and hyperthermic rats. J. Path. Bact. **72**, 519 (1956). — GRABER, I. G., and S. LEVITT: Renal functions in burned patients and its relationship to morphological changes. J. clin. Path. **12**, 25 (1959). — GRABER, I. G., and R. SHACKMAN: Divided renal function studies in hypertension. Brit. med. J. **1956/I**, 1321. — GRABSTEIN, C., and G. PARKER: Epithelial tubule formation by mouse metanephrogenic mesenchym transplanted in vivo. J. nat. Cancer Inst. **20**, 107 (1958). — GRAEF, I., and G. G. PROSKAUER: Failure of pressor drugs to influence "juxtaglomerular apparatus" in rats. Amer. J. Path. **21**, 779 (1945). — GRAF, E. C., D. H. CALLAHAN, and I. SOZER: A study of tumors of the femal urethra. J. Urol. (Baltimore) **88**, 64 (1962). — GRAFE, E.: Die Gicht. Dtsch. med. Wschr. **78**, 867 (1953). — GRAFF, J. DE, and P. DE BAAN: Bilateral renal cortical necrosis. Recovery of urinary output after an anuric period of 31 days. Acta med. scand. **163**, 341 (1959). — GRAFFLIN, A. L.: The normal, the acromegalic and the hyperplastic nephritic human nephron. A further consideration of the plastic reconstructions of L. A. TURLEY. Arch. Path. **27**, 691 (1939). — GRAHAM, E. J.: The development of the efferent arteriole in the human metanephros. Anat. Rec. **109**, 495 (1951). — GRAHAM, J. B., and G. J. BULKLEY: Angioma of the bladder. J. Urol. (Baltimore) **74**, 777 (1955). — GRAHAM, J. B., and W. J. VYNALEK: Renal cell and transitional cell carcinomas in the same kidney. J. Urol. (Baltimore) **56**, 137 (1956). — GRAHAM, R.: Röntgenologische Darstellung der Nierenarterie-, arteriolen und glomeruli. Amer. J. Path. **4**, 17 (1928). — GRANT, R. T.: Obersevations on periarteritis nodosa. Clin. Sci. **4**, 245 (1940). — GRAUHAN, M.: Über Wachstum und Form der Hydronephrose. Arch. klin. Chir. **180**, 517 (1934). — GRAUMANN, W.: Ergebnisse der Polysaccharidchemie: Mensch und Säugetiere. In GRAUMANN, W., u. D. NEUMANN: Hdb. Histochemie: II/2. Stuttgart: Fischer 1964. — GRAVES, F. T.: The anatomy of the intrarenal arteries and their application to segmental resection of the kidney. Brit. J. Surg. **42**, 132 (1954). — The anatomy of the intrerenal arteries in health and disease. Brit. J. Surg. **43**, 605 (1956). — The aberrant renal artery. J. Anat. (Lond.) **90**, 553 (1956). — GRAVES, R. C., and R. E. MABREY: Adenocarcinoma of kidney recurrent after twenty years. New Engl. J. Med. **212**, 416 (1935). — GRAWITZ, P.: Die sogenannten Lipome der Niere. Virchows Arch. path. Anat. **93**, 39 (1883). — GREEN, D. M.: Experimental hypertension. Ann. intern. Med. **39**, 333 (1953). — GREENBAUM, D., J. H. ROSS, and V. L. STEINBERG: Renal biopsy in gout. Brit. med. J. **1961/I**, 1502. — GREENBAUM, D., and H. F. H. STONE: Dangers of uric-acid excretion during treatment of leukaemia and lymphosarcoma. Lancet

1959/I, 73. — GREENBERG, S. R.: Glomerular change in chronic alloxan diabetes. Arch. Path. **73**, 263 (1962). — GREENBLATT, M.: Primary renal arteriosclerosis. Lab. Invest. **12**, 1270 (1963). — GREENDYKE, R. M., and Y. AKAMATSU: Atheromatous embolism as a cause of renal failure. J. Urol. (Baltimore) **83**, 231 (1960). — GREENE, C. G.: Chronic diffuse nephritis in childhood. Amer. J. Dis. Child. **23**, 183 (1922). — GREENE, C. H.: Bilateral hypoplastic cystic kidneys. Amer. J. Dis. Child. **24**, 1 (1922). — GREENSPAN, E. M.: Hyperchloremic acidosis and nephrocalcinosis. Arch. intern. Med. **83**, 270 (1949). — GREENSPON, S. A., and C. A. KRAKOWER: Direct evidence for the antigenicity of the glomeruli in the production of nephrotoxic serums. Arch. Path. **49**, 291 (1950). — GREGG, J. A., A. SCHIRGER, and E. C. HARRISON: Thrombosis of the renal vein associated with hypertension: Report of a case. Proc. Mayo Clin. **36**, 550 (1961). — GRÉGOIR, W.: The surgery of double kidneys. Urol. int. (Basel) **6**, 77 (1958). — GRÉGOIRE, F., C. MALMENDIER et P. P. LAMBERT: Syndrome nephroti-que après traitement aux sels d'or. J. Urol. méd. chir. **62**, 140 (1956). — The mechanism of proteinuria, and a study of the effects of hormonal therapy in the nephrotic syndrome. Amer. J. Med. **25**, 516 (1958). — GREINER, T., and J. P. HENRY: Mechanism of postural proteinuria. J. Amer. med. Ass. **157**, 1373 (1955). — GRIBOFF, S. I., J. B. HERMANN, A. SMELIN, and J. MOSS: Hypercalcemia secondary to bone metastases from carcinoma of the breast. J. clin. Endocr. **14**, 378 (1954). — GRIEBLE, H. G., and G. G. JACKSON: Bacteriuria, pyelonephritis, and hypertension: a clinical and pathologic study. Henry Ford Hosp. internat. Sympos. Biology of Pyelonephritis, p. 485. Boston: Little, Brown and Co. 1960. — GRIFFITH, G. C., and I. L. VURAL: Polyarteritis nodosa. Circulation **3**, 481 (1951). — GRIFFITH, J. Q., and M. A. LINDAUER: The effect of chronic lead poisoning on arterial blood pressure in rats. Amer. Heart J. **28**, 295 (1944). — GRIFFITHS, I. H., and A. C. THACKERAY: Parenchymal carcinoma of the kidney. Brit. J. Urol. **21**, 128 (1949). — GRIMES, W. A.: A phase contrast study of the mechanism of renal calcification. J. Urol. (Baltimore) **78**, 553 (1957). — GRIMES, W. A., J. J. CORDONNIER, and C. F. HUMPHREYS: Chronic urethritis: a clinical study. J. Urol. (Baltimore) **76**, 83 (1956). — GRISHMAN, E., and J. CHURG: Acute glomerulonephritis. A histopathologic study by means of thin sections. Amer. J. Path. **33**, 993 (1957). — Chronic glomerulonephritis. Amer. J. Path. **36**, 607 (1960). — GROLLMAN, A.: Experimental studies on hypertension. In BELL, E. T.: Hypertension, p. 22. Minneapolis: Univ. Minnesota Press. — Acute renal failure. American lecture series Nr. 192. Springfield: Thomas 1954. — GROLLMAN, A., and B. HAL-PERT: Renal lesions in chronic hypertension induced by unilateral nephrectomy in the rat. Proc. Soc. exp. Biol. **71**, 394 (1949). — GROLLMAN, E. F., and A. GROLLMAN: Toxicity of urea and its role in the pathogenesis of uremia. J. clin. Invest. **38**, 749 (1959). — GRONVALL, J. A., and J. G. BRUNSON: The generalised Shwartzman phenomenon in rats. Arch. Path. **62**, 324 (1956). — GROSS, F.: Die Wirkung von DCA und NaCl auf den experimentellen Hochdruck der Ratte. Arch. int. Pharmacodyn. **81**, 211 (1950). — Renin und Hypertension, physiologi-sche oder pathologische Wirkstoffe? Klin. Wschr. **36**, 693 (1958). — Nebennierenrindenfunk-tion und renale Pressor-Mechanismen bei experimenteller Hypertension. In REUBI-BOCK-LETTERER: Essentielle Hypertonie. Internat. Symp. Bern 1960, S. 103. Berlin-Göttingen-Heidelberg: Springer 1960. — Natriumhaushalt und Hochdruck. Schweiz. med. Wschr. **93**, 1065 (1963). — GROSS, F., and P. LICHTLEN: Pressor substances in kidneys of renal hyperten-sive rats with and without adrenals. Proc. Soc. exp. Biol. **98**, 341 (1958). — GROSS, F., P. LOUSTALOT und R. MEIER: Vergleichende Untersuchungen über die hypertensive Wirkung von Aldosteron und Desoxycorticosteron. Experientia (Basel) **11**, 67 (1955). — GROSS, F., u. R. MEIER: Die Beeinflussung der kompensatorischen Nierenhypertrophie durch Cortisone und andere Nebennierenrindensteroide. Experientia (Basel) **7**, 74 (1951). — GROSS, F., B. NOELPP, F. SULSER, R. DOEBELIN und H. KÜNDIG: Vergleichende Untersuchungen über die medika-mentöse Beeinflussung verschiedener Formen von experimenteller Hypertension. Klin. Wschr. **33**, 372 (1955). — GROSS, F., u. E. STRICKER: Die Abhängigkeit der durch Testosteron und Thyroxin bedingten Nierenhypertrophie vom Eiweißgehalt der Nahrung. Arch. int. Pharma-codyn. **88**, 127 (1951). — GROSS, L.: The cardiac lesions in Libman-Sacks disease. With a consideration of its relationship to acute diffuse lupus erythematosus. Amer. J. Path. **16**, 375 (1940). — GROSS, W.: Frische Glomerulonephritis (Kriegsniere). Beitr. path. Anat. **65**, 387 (1919). — GROSSMAN, B. J.: Radiation nephritis. J. Pediat. **47**, 424 (1955). — GRUBER, G. B.: Mißbildungen der Harnorgane. In SCHWALBE, E.: Morphologie der Mißbildungen III/1, S. 156. Jena: G. Fischer 1906. — Entwicklungsstörungen der Nieren und Harnleiter. In

HENKE-LUBARSCH: Hdb. spez. path. Anat. 6/1, S. 1. Berlin: Springer 1925. — Über Mißbildungen der Niere und Harnleiter. Z. Urol. Chir. 26, 1 (1929). — Die Entwicklungsstörungen der Harnblase. In HENKE-LUBARSCH: Hdb. spez. path. Anat. 6/2, S. 29. Berlin: Springer 1934. — Kreislaufstörungen der ableitenden Harnwege. In HENKE-LUBARSCH: Hdb. spez. path. Anat. 6/2, S. 203. Berlin: Springer 1934. — Hydronephrose. In: HENKE-LUBARSCH: Hdb. spez. path. Anat. 6/2, S. 703. Berlin: Springer 1934. — Lichtungs- und Lagestörungen der ableitenden Harnwege. In HENKE-LUBARSCH: Hdb. spez. path. Anat. 6/2, S. 722. Berlin: Springer 1934. — GRUENWALD, P.: The interpretation of certain pathological conditions of the urogenital tract on the basis of recent advances in embryology. Urol. cutan. Rev. 47, 307 (1943). — The modes of origin of dystopic tissues, with special references to the problem of hypernephromata. J. Urol. (Baltimore) 48, 244 (1948). — GRUHN, J., and E. R. FISHER: Heterotopic ossification and dystrophic calcification in infarcted rat kidney. Arch. Path. 69, 82 (1960). — GRUHN, J. G., and J. SANSON: Mycotic infections in leukemic patients at autopsy. Cancer 16, 61 (1963). — GRUMBACH, A.: Die Glomerulonephritis, eine typengebundene Streptococceninfektion? Dtsch. med. Wschr. 84, 501 (1959). — GRÜNBERG, W.: Harnsteine bei Tieren. 1. Mitteilung: Vorkommen, Untersuchungsmaterial und angewandte Methoden. Zbl. allg. Path. 105, 256 (1964). — GRUNDMANN, E.: Allgemeine Cytologie. Stuttgart: Thieme 1964. — GRÜTTNER, R., W. LENZ und K. SEIFERT: Ein weiterer Beitrag zur Nephronophthise des Kindesalters. Arch. Kinderheilk. 164, 12 (1961). — GRYBOSKI, J. D., and S. P. GOTOFF: Bismuth nephrotoxicity. New Engl. J. Med. 265, 1289 (1961). — GSELL, O.: Klinik und Therapie der Hypochlorämien. Schweiz. med. Wschr. 65, 1197 (1935). — Beiträge zur Hypochlorämie; Hypochlorämie bei Morbus Addison; hypochlorämische Urämie mit Kalknephrose. Helv. med. Acta 3, 197 (1936). — Nephritis bei chronischer Schwefelkohlenstoff- und Bleivergiftung, sowie bei Silikose. Z. Unfallmed. Berufskr. 41, 55 (1948). — Leptospirosen. Bern: Huber 1952. — GSELL, O., P. KIELHOLZ und J. J. HEGG: Phenacetinabusus. Vergleich psychiatrisch und internistisch behandelter Mißbraucher phenacetinhaltiger Analgetica. Schweiz. med. Wschr. 91, 1529 (1961). — GSELL, O., H. K. VON RECHENBERG und P. MIESCHER: Die primär chronische interstitielle Nephritis. Dtsch. med. Wschr. 82, 1673, 1718, 1725 (1957). — GUATTERY, J. M., J. MILNE, and R. K. HOME: Observations on hepatic and renal dysfunction in trichinosis. Amer. J. Med. 21, 567 (1956). — GUBERGRITZ, M., u. J. ISTSCHENKO: Zur Frage der Entstehung der Schmerzempfindungen in den Nieren. Z. exp. Med. 52, 619 (1926). — GUBLER, J. P., et T. CAULET: Microangiopathie thrombotique artériolo-capillaire du rein. Arch. Anat. path. 8, 325 (1960). — GUCK, W. O., and A. C. UPTON: A histologic study of spontaneous glomerular lesions in aging RF mice. Amer. J. Path. 40, 699 (1962). — GUDE, W. D., V. K. JENKINS, A. C. UPTON, and R. L. TYNDALL: Glomerulosclerosis in mice with myeloid leukemia. Proc. Soc. exp. Biol. 115, 691 (1964). — GUDZENT, F.: Gicht und Rheumatismus. Berlin: Springer 1928. — GUICHARD, A., M. PLANCHU et LEHMANN: Etude anatomique du rein myélomateux. J. Méd. Lyon. 31, 167 (1950). — GUINET, P.: La néphrose lipoïdique. Presse méd. 34, 709 (1953). — GUIZZETTI, P., u. F. PARISET: Beziehungen zwischen Mißbildungen der Niere und der Geschlechtsorgane. Virchows Arch. path. Anat. 204, 372 (1911). — GUMMERS, G. H., D. A. CHARNOCK, H. I. RIDDELL, and C. M. STEWART: Ureteroceles in children. J. Urol. (Baltimore) 74, 331 (1955). — GÜNTHER, G. W.: Die massive Hämaturie der Hypertoniker. Z. Urol. Chir. Gynäk. 46, 586 (1943). — Die Beteiligung des Lymphgefäßsystems an den Organentzündungen des Flecktyphus und der Kriegsniere. Virchows Arch. path. Anat. 314, 184 (1947). — Die Thromboide der Nierenvenen. Z. Urol. 40, 181 (1947). — „Renale" und „essentielle" oder pyelitische Hämaturie? Helv. chir. Acta 16, 407 (1949). — Anatomische und histologische Untersuchungen zur Frage der „essentiellen" Hämaturie. Z. Urol. 42, 432 (1949). — Die Markcysten der Niere. Z. Urol. 43, 29 (1950). — Morphologische Beziehungen zwischen „essentieller", d. h. pyelitischer Hämaturie und Harnsteinbildung. Z. Urol. 43, 390 (1950). — GUPTA, D., N. KALANT, and C. J. GIROUD: Experimental aminonucleoside nephrosis. II. Effect of adrenalectomy on fluid retention of aminonucleoside nephrosis. Proc. Soc. exp. Biol. 100, 602 (1959). — GURSEL, A. E.: Cancer papillaire du rein chez un nourrisson de six mois. J. Urol. méd. chir. 56, 200 (1950). — GÜRSEL, K.: Metastasierung der Blasencarcinome. Inaug. Diss. Zürich 1955. — GUSTAFSSON, B. E., and A. NORMAN: Urinary calculi in germfree rats. J. exp. Med. 116, 273 (1962). — GÜTGEMANN, A.: Über Nierenbeckentumoren. Chirurg 20, 1 (1949). — Neue Grundlagen und Gesichtspunkte zur Pathogenese und Therapie der Urogenitaltuberkulose. Bruns Beitr. klin. Chir. 182, 82 (1951).

— GUTIERREZ, R.: Surgical aspects of renal agenesis. Arch. Surg. 27, 686 (1933).—The clinical management of horseshoe kidney. New York: Hoeber 1934. — Hydronephrosis, movable kidney, injuries of the kidney. In CABOT, H.: Modern urology II. Bd., 3. Aufl. Philadelphia: Lea and Febiger 1936. — Large solitary cysts of the kidney. Arch. Surg. 44, 279 (1942). — GUTMAN, A. B.: Primary and secondary gout. Ann. intern. Med. 39, 1062 (1953). — GUTMAN, A. B., and T. F. YU: Current principles of management in gout. Amer. J. Med. 13, 744 (1952). — Renal function in gout. Amer. J. Med. 23, 600 (1957). — GÜTTER, W., u. H. HASCHEK: Tuberkulose vortäuschende Pilzerkrankungen der Niere. Helv. chir. Acta 18, 42 (1951). — GÜTTER, W., H. HASCHEK und H. MEUSER: Die zytologische Diagnostik maligner Tumoren des Harntraktes. Z. Urol. 43, 218 (1950). — GÜTTER, W., u. P. HERMANEK: Maligner Tumor der Nierengegend unter dem Bilde der Knollenniere (Nierenblastemcyste). Urol. int. (Basel) 4, 164 (1957). — GUTTMAN, P. H., and H. I. KOHN: Progressive intercapillary glomerulosclerosis in the mouse, rat, and chinese hamster, associated with aging and x-ray exposure. Amer. J. Path. 37, 293 (1960).—Age at exposure and the acceleration of intercapillary glomerulosclerosis in mice. Lab. Invest. 12, 250 (1963). — The mouse kidney after x-irradiation in early postnatal life. Amer. J. Path. 43, 809 (1963). — GUTTMAN, P. H., H. I. KOHN, and S. LESHER: A study of the kidney in the LAF₁ mouse, after continued daily gamma-irradiation, with particular reference to progressive intercapillary glomerulosclerosis. Int. J. Radiol. Biol. 4, 49 (1961). — GUTZEIT, K.: Kriegsnephritis. In BECHER: Nierenkrankheiten. II. Jena: G. Fischer 1947. — GUZE, L. B.: Experimental pyelonephritis: observations on the course of enterococcal infection in the kidney of the rat. Henry Ford Hosp. int. Symp. Biology of Pyelonephritis Boston: Little, Brown and Co 1960. — GUZE, L. B., and P. B. BEESON: Experimental pyelonephritis. I. Effect of ureteral ligation on the course of bacterial infection in the kidney of the rat. J. exp. Med. 104, 803 (1956). — The effect of cortisone on experimental hydronephrosis following ureteral ligation. J. Urol. (Baltimore) 78, 337 (1957). — Experimental pyelonephritis. II. Effect of partial ureteral obstruction on the course of bacterial infection in the kidney of the rat and the rabbit. Yale J. Biol. Med. 30, 315 (1958). — GUZE, L. G., and M. KALMANSON: Pyelonephritis. III. Observations on the association between chronic pyelonephritis and hypertension in the rat. Proc. Soc. exp. Biol. 108, 2196 (1961). — GUZE, L. B., and W. O'SHEA: Experimental hydronephrosis produced by beta irradiation of the ureter. J. Urol. (Baltimore) 79, 801 (1958). — GYARMATHY, A. F., u. B. PITROLFFY-SZABÓ: Über gutartige Geschwülste der Harnleiter. Z. Urol. 55, 247 (1962). — GYÖRI, E.: Arteriosklerotische Stenose in Nierenarterien besonders bei Arterienverdoppelung und ihre Beziehungen zur Hypertonie. Beitr. path. Anat. 112, 187 (1952). — GYSIN, H.: Über unspezifische entzündliche Ureterstrikturen. Z. Urol. Chir. 46, 479 (1943).

HAAS, H. G.: Schmerzmittelmißbrauch. Schweiz. med. Wschr. 86, 401 (1956). — Neue Ansichten über Regulation und Tätigkeit der Parathyreoidea. Schweiz. med. Wschr. 94, 573 (1964). — HAASE, H.: Zur Morphologie der primären Formelemente bei der Harnsteinbildung. Urol. int. (Basel) 7, 96 (1958). — HÄBERLIN-BOSSHARD, M.: Hypercalcämie und Nierenverkalkungen bei schwerer Poliomyelitis. Inaug. Diss. Zürich 1960. — HABIB, R.: Sur les aspects histologiques de la périartérite noueuse. Ann. Méd. 56, 352 (1955). — Rapports entre la périartérite noueuse, les autres artérites nodulaires et les maladies du collagène. Ann. Méd. 56, 496 (1955). — HABIB, R., P. MICHIELSEN, E. DE MONTERA, N. HINGLAIS, P. GALLE, and J. HAMBURGER: Clinical, microscopic and electron microscopic data in the nephrotic syndrome of unknown origin. In WOLSTENHOLMER, and CAMERON: Ciba Foundation Symposium on renal biopsy. London: Churchill 1961. — HABLÜTZEL, L. A.: Blutdrucksteigerung bei der chronischen interstitiellen Nephritis. Inaug. Diss. Zürich 1960. — HACKEL, D. B., and W. HEYMANN: Vascular lesions in rats with nephrotoxic renal disease. Arch. Path. 68, 431 (1959). — HACKEL, D. B., A. G. PORTFOLIO, and TH. D. KENNEY: Experimental nephrotoxic nephritis in the rat treated with ACTH or Cortisone. Proc. Soc. exp. Biol. 74, 458 (1950). — HACKMANN, CH.: Erzeugung von Blasencarcinomen und Tumoren verschiedener Lokalisation bei Ratten durch Verfütterung von 2-amino-3-methoxy-diphenylenoxyd und 2-amino-diphenylenoxyd. Z. Krebsforsch. 61, 45 (1956). — HACKZELL, G., and C. LUNDMARK: Familial juvenile nephronophthisis. Acta paediat. (Uppsala) 47, 428 (1958). — HADORN, W., u. G. RIVA: Die Störungen der Kaliämie und ihre klinische Bedeutung. Schweiz. med. Wschr. 81, 761 (1951). — HAENISCH, G. F., u. H. HOLTHUSEN: Einführung in die Röntgenologie. Leipzig: Thieme 1933. — HAEN-

SELT: Die pathologische Anatomie der Urogenitaltuberkulose. Z. Tuberk. 115, 179 (1961). — HAFERKAMP, O.: Das retroperitoneale Granulom. Virchows Arch. path. Anat. 332, 264 (1959). — HAFFNER, E.: Die arterielle Gefäßversorgung der Niere. Ein Beitrag zur Nierenteilresektion. Urol. int. (Basel) 7, 328 (1958). — HAGE, W.: Pathologisch-anatomische Statistik der Pyelonephritis und pyelonephritischen Schrumpfniere. Z. Urol. Chir. Gynäk. 44, 172 (1939). — HAGEMANN, I., H. DUTZ, A. BIENENGRÄBER, W. STEFFEN und L. M. SCHULTZ: Der Verlauf der experimentellen Rattenpyelonephritis unter Behandlung mit Sulfonamiden. Z. ges. exp. Med. 135, 317 (1962). — HAGEMANN, U.: Zur Pathogenese der Glomerulosclerose bei Diabetikern. Zbl. Path. 91, 178 (1954). — HAGEN, A.: Renal angioma. Four cases of angioma of renal pelvis. Acta chir. scand. 126, 657 (1963). — HAHN, F., G. MÜLKE und G. SCHMITZ-BOCKLENBERG: Zur Frage der pharmakologischen Beeinflußbarkeit der Masugi-Nephritis mit besonderer Berücksichtigung der Antihistaminica. Int. Arch. Allergy 5, 224 (1954). — HAINING, R. B., and F. D. POOLE: Osteoblastoma of the kidney. Arch. Path. 21, 44 (1936). — HALE, F.: The relation of vitamin A to anophthalmos in pigs. Amer. J. Ophthal. 18, 1087 (1935). — HALL, B. V.: Studies of normal glomerular structure by electron microscope. Proc. annual Conf. on the nephrotic syndrome 5th Conf., 1, (1953). — Further studies of the normal structure of the renal glomerulus. Proc. annual Conf. on the nephrotic syndrome 6th Conf. 1955. — The protoplasmatic basis of glomerular ultrafiltration. Amer. Heart J. 54, 1 (1957). — HALL, C. E., and O. HALL: Persistence of Desocycorticosterone-induced hypertension in the nephrectomized rat. Proc. Soc. exp. Biol. 71, 690 (1949). — Hypertensive disease produced by desoxycorticosterone acetate in parabiotic rats. Arch. Path. 51, 249 (1951). — Production and pathogenesis of parabiotic hypertension in the rat. Arch. Path. 51, 527 (1951). — Glomerulonephritis and hypertension produced by parenteral administration of methylcellulose. Amer. J. Path. 40, 167 (1962). — Macromolecular hypertension and associated pathologic changes resulting from treatment with polyvinyl alcohol. Amer. J. Path. 41, 247 (1962). — Polyvinyl alcohol nephrosis: Relationship of degree of polymerization to pathophysiologic effects. Proc. Soc. exp. Biol. 112, 86 (1963). — Characteristics of hypertensive disease evoked in rats by single or multiple injections of polyvinyl alcohol. Proc. Soc. exp. Biol. 113, 617 (1963). — Polyvinyl alcohol: relationship of physicochemical properties to hypertension and other pathophysiological sequelae. Lab. Invest. 12, 721 (1963). — HALL, V. B.: Observations on the organisation, development and ultramicroscopic structure of the capillaries of the renal glomerulus. Amer. J. Path. 32, 646 (1956). — HALLAHAN, J. D.: Spontaneous remission of metastatic renal cell adenocarcinoma: a case report. J. Urol. (Baltimore) 81, 522 (1959). — HALLER, J. A., L. R. RACHIGAN, and A. G. MORROW: Hypertension due to segmental infarction of the kidney. Amer. J. Med. 22, 303 (1957). — HALLERVORDEN, J., u. W. KRÜCKE: Die tuberöse Hirnsklerose. In HENKE-LUBARSCH-RÖSSLE: Hdb. spez. path. Anat. XIII/4, S. 602. Berlin-Göttingen-Heidelberg: Springer 1956. — HALLMANN, N.: Calcium metabolism in interstitial plasmacell pneumonia in infants. Helv. paediat. Acta 10, 119 (1955). — HALLMANN, N., L. HJELT, and E. K. AKVENAINEN: Nephrotic syndrome in newborn and young infants. Ann. Paed. Fenn. 2, 227 (1956). — HALPERN, B. N., G. LAGRUE, P. CAMARCQ et A. BRANNELEC: Néphropathies expérimentales par administration de protéines étrangères chez le lapin. C. R. Soc. Biol. (Paris) 153, 965 (1959). — HAM, A. W., E. A. McCULLOCH, L. SIMINOVITCH, A. F. HOWATSON, and A. A. AXELROD: Tumor viruses of murine origin. Ciba Found. Sympos. London: Churchill 1962. — HÄMÄLÄINEN, M.: Experimentelle Untersuchungen über die Pathogenese der hämatogenen Staphylococcennephritiden. Arb. Path. Inst. Helsingfors, N.F. 5, 271 (1928). — HAMBURGER, J.: L'équilibre électrolytique dans l'insuffisance rénale et ses incidences thérapeutiques. Journées thérap. Paris 1951, 151. — Le retentissement humoral de l'insuffisance rénale aiguë. 28. Congr. franç. Méd. 1951, 69. — La technique de biopsie rénale utilisée à l'Hôpital Necker. Presse méd. 65, 1451 (1958). — Les accidents rénaux post-opératoires (Analyse de 200 observations). Acquisitions médicales récentes. Paris: Ed. Flammarion 1959. — HAMBURGER, J., J. DORMONT, H. DE MONTERA et N. HINGLAIS: Sur une singulière malformation familiale de l'épithelium rénal. Schweiz. med. Wschr. 94, 871 (1964). — HAMBURGER, J., B. HALPERN et J. L. FUNCK-BRENTANO: Une variété d'anurie provoquée par l'hydratation excessive des cellules rénales. Presse méd. 62, 972 (1954). — HAMBURGER, J., G. RICHET, J. CROSNIER et J. L. FUNCK-BRENTANO: L'insuffisance rénale. In ALKEN-DIX-WEYRAUCH-WILDBOLZ: Hdb. Urol. XXII. Berlin-Göttingen-Heidelberg: Springer 1962. — HAMBURGER, J. J. VAYSSE, J. CROSNIER, J. AUVERT et J. DORMONT:

Homotransplantation rénale chez l'homme. (Suite de la note préliminaire publiée en 1959) Presse méd. **70**, 671 (1962). — HAMBURGER, J., J. VAYSSE, J. CROSNIER, J. AUVERT, J. LALONNE, and C. M. HOPPER: Renal homotransplantation in man after radiation of the recipient. Amer. J. Med. **32**, 854 (1962). — HAMER, H. G., and W. N. WISHARD: Osteogenic sarcoma involving the right kidney. J. Urol. (Baltimore) **60**, 10 (1948). — HAMILTON, G. R., R. J. GETZ, and S. JEROME: Arteriovenous fistula of renal vessels. Case report and review of literature. J. Urol. (Baltimore) **69**, 203 (1953). — HAMILTON, H. F. H.: Nephritis in pregnancy. A follow-up study. J. Ostet. Gynaec. Brit. Emp. **59**, 25 (1952). — HAMILTON, J. D., and N. E. FREWES: The natural history of experimental glomerulonephritis produced by foreign protein. Amer. J. Path. **30**, 127 (1954). — HAMILTON, P. B., R. A. PHILLIPS, and A. HILLER: Duration of renal ischemia required to produce uremia. Amer. J. Physiol. **152**, 517 (1948). — HAMILTON, W. J., J. E. BOYD, and H. W. MOSSMAN: Human embryology. Cambridge: Heffer 1956. — HAMM, F. C., and S. R. WEINBERG: Experimental studies of regeneration of the ureter without intubation. J. Urol. (Baltimore) **75**, 43 (1956). — HAMMER, D. K., J. J. VAZQUEZ, and F. J. DIXON: Nephrotoxic serum nephritis in newborn rats. Lab. Invest. **12**, 8 (1963). — HAMMERSEN, F., u. J. STAUBESAND: Arterien und Capillaren des menschlichen Nierenbeckens mit besonderer Berücksichtigung der sogenannten Spiralarterien. Z. Anat. Entwickl.-Gesch. **122**, 314 (1961).— Medulläre Äste des Plexus perivascularis als Fortsetzung der Nierenbeckenstrombahnen beim Menschen. Z. Anat. Entwickl.-Gesch. **122**, 349 (1961). — Über die Stromwege in der Nierenkapsel von Mensch und Hund; zugleich ein Beitrag zum Begriff der arterio-venösen Anastomosen. Z. Anat. Entwickl.-Gesch. **122**, 363 (1961). — HAMPERL, H.: Diskussionsbeitrag Verh. dtsch. path. Ges. **30**, 452 (1937). — Über die Myoepithelien (myo-epitheliale Elemente) der Brustdrüse. Virchows Arch. path. Anat. **305**, 207 (1939). — Onkozyten und Onkozytome. Virchows Arch. path. Anat. **335**, 452 (1962). — HAMPERL, H., and F. D. DALLENBACH: The extravasation and precipitation of urine in the hilus of the kidneys. J. Mt. Sinai Hosp. **24**, 929 (1957). — HAMPERL, H., u. K. WALLIS: Über renalen Zwergwuchs ohne und mit (renaler) Rachitis. Ergebn. inn. Med. Kinderheilk. **45**, 589 (1933). — Über „renale Rachitis" und „renalen Zwergwuchs". Virchows Arch. path. Anat. **288**, 119 (1933). — HAMSHER, J. B., T. FARRAR, and TH. D. MOORE: Congenital vascular tumors and malformations involving urinary tract: Diagnosis and surgical management. J. Urol. (Baltimore) **80**, 299 (1958). — HAND, J. R.: Interstitial cystitis: report of 223 cases. J. Urol. (Baltimore) **61**, 291 (1949). — HANDLER, F. P.: Clinical and pathologic significance of atheromatous embolization with emphasis on etiology of renal hypertension. Amer. J. Med. **20**, 366 (1956). — HANDLER, F. P., and J. A. SAXTON jr.: Hyperplasia of epithelium of renal tubules and glomerular capsules. Amer. J. clin. Path. **20**, 1121 (1950). — HANSCHKE, H. J., u. M. SITOS: Grundlagen und Anwendungsmöglichkeiten der serologischen Cytodiagnostik. Urologe **1**, 83 (1962). — HANSEMANN, VON: Über Malakoplakien der Harnblase. Virchows Arch. path. Anat. **173**, 302 (1903). — HANSEN, T. S.: The prognosis of renal carcinoma. Urol. int. (Basel) **13**, 262 (1962). — HANSMAN, G. H., and J. W. BUDD: Massive unattached retroperitoneal tumors. Amer. J. Path. **7**, 631 (1931). — HANSSEN, O. E.: The frequency of temporarily inactive glomeruli in mice under physiologic conditions. Acta path. microbiol. scand. **53**, 253 (1961). — The relationship between glomerular filtration and length of the proximal convoluted tubules in mice. Acta path. microbiol. scand. **53**, 265 (1961). — HÄNZE, S., A. KLEINSCHMIDT und G. STARK: Über das Syndrom des primären Hyperaldosteronismus bei Nierenarteriendrosselung. Klin. Wschr. **41**, 219 (1963). — HARADA, A., and S. SAITO: On the organic substances in urinary calculi. Yokohama med. Bull. **9**, 51 (1958). — HARASHIMA, S., T. TOYAMA, and T. SAKURAI: Serum cholesterol level of viscose rayon workers. Keio J. Med. **9**, 81 (1960). — HARDERS, H.: Zur Frage der Autoantikörper. Klin. Wschr. **32**, 770 (1954). — HARDMEIER, TH., u. CH. HEDINGER: Beziehungen zwischen der retroperitonäalen Fibrose und der sogenannten Takayasuschen Arteriitis. Schweiz. med. Wschr. **94**, 1669 (1964). — HARDWICK, D. F., and D. STOWENS: Wilms tumors. J. Urol. (Baltimore) **85**, 903 (1961). — HARDWICKE, J., and J. R. SQUIRE: The relationship between plasma albumin concentration and protein excretion in patients with proteinuria. Clin. Sci. **14**, 509 (1955). — HARINGTON, M., P. KINCAID-SMITH, and J. McMICHAEL: Results of treatment in malignant hypertension. Brit. med. J. **1959/II**, 969. — HARKIN, J. C., and L. RECANT: The earliest lesion in aminonucleoside nephrosis: an electron microscopic study. Amer. J. Path. **34**, 559 (1958). — Pathogenesis of experimental nephrosis. Electron microscopic observations. Amer. J. Path. **36**, 303 (1960). — HARLIN, H. C., and L. N. FOSTER: Focal pyelonephritis: a cause of severe hematuria. J. Urol.

(Baltimore) **64**, 445 (1950). — HARMAN, J. W.: Diabetic glomerulosclerosis. Irish J. med. Sci. **289**, 28 (1950). — HARMAN, J. W., and J. M. HOGAN: Multinucleated epithelial cells in the human kidney. Arch. Path. **47**, 29 (1949). — HARRIS, A. W., G. W. LYNCH, and J. P. O'HARE: Periarteritis nodosa. Arch. intern. Med. **63**, 1163 (1939). — HARRIS, H.: Renal aminoaciduria. Brit. med. Bull. **13**, 26 (1957). — Genetic aspects of renal disease. In BLACK, D. A.: Renal disease, p. 595. Oxford: Blackwell 1962. — HARRIS, L. D., and J. H. McNEIL: Recurrent focal glomerulitis: a case report with renal biopsy. Ann. intern. Med. **49**, 679 (1958). — HARRISON, C. V., L. W. LOUGHRIDGE, and M. D. MILNE: Acute oliguric renal failure in acute glomerulonephritis and polyarteritis nodosa. Quart. J. Med. **33**, 39 (1964). — HARRISON, C. V., M. D. MILNE, and R. E. STEINER: Clinical aspects of renal vein thrombosis. Quart. J. Med. **25**, 285 (1956). — HARRISON, H. E.: The Fanconi syndrome. J. clin. Dis. **7**, 346 (1958). — HARROW, B. R., and J. A. SLOANE: Ureteritis emphysematosa; spontaneous ureteral pneumogram, renal and perirenal emphysema. J. Urol. (Baltimore) **89**, 43 (1963). — HARROW, B. R., J. A. SLOANE, and N. C. LIEBMAN: Renal papillary necrosis and analgetics. J. Amer. med. Ass. **184**, 445 (1963). — HARTIG, D.: Primäre Uretertumoren. Z. Urol. **54**, 407 (1961). — HARTMAN, F. W.: Hypertension and kidney lesions produced by x-ray. Amer. J. Path. **15**, 623 (1939). — HARTMAN, F. W., A. BOLLIGER, and H. P. DOUB: Experimental nephritis produced by irradiation. Amer. J. med. Sci. **172**, 487 (1926). — HARTMAN, L. A., and E. F. BLAND: Rheumatic fever and glomerulonephritis. Amer. J. Med. **10**, 47 (1951). — HARTMAN, M. E., J. D. HARTMAN, and R. C. BALDRIDGE: Inhibition of aminonucleoside nephrosis by adenine. Proc. Soc. exp. Biol. **100**, 152 (1959). — HARTMANN, G.: Nephrose mit Eiweißkristallen. Wien. klin. Wschr. **38**, 776 (1940). — Die pathologische Anatomie der zu Ableitungsstörungen führenden Veränderungen am Blasenauslaß mit besonderer Berücksichtigung der sog. Prostata hypertrophicans. In ALKEN-DIX-WEYRAUCH-WILDBOLZ: Hdb. Urol. VIII, S. 205. Berlin-Göttingen-Heidelberg: Springer 1962. — HARTMANN, H.: Einseitige Nierenerkrankungen und Hochdruck. Arch. klin. Chir. **28**, 633 (1956). — Das Basaliom, seine Spielformen, diagnostische Abgrenzung und Dignität. Virchows Arch. path. Anat. **330**, 577 (1957). — HARTROFT, PH. M.: Studies on renal juxtaglomerular cells. III. The effects of experimental renal disease and hypertension in the rat. J. exp. Med. **105**, 501 (1957). — Histological and functional aspects of juxtaglomerular cells. In METCOFF, J.: Angiotensin systems and experimental renal diseases, p. 5. Boston: Little, Brown and Co. 1963. — HARTROFT, PH. M., and W. S. HARTROFT: Studies on renal juxtaglomerular cells. I. Variations produced by sodiumchloride and DCA. J. exp. Med. **97**, 415 (1953). — Studies on renal juxtaglomerular cells. II. Correlation of the degree of granulation of juxtaglomerular cells with width of the zona glomerulosa of the adrenal cortex. J. exp. Med. **102**, 205 (1955). — HARTROFT, PH. M., and L. N. NEWMARK: Electron microscopy of renal juxtaglomerular cells. Anat. Rec. **139**, 185 (1961). — HARTROFT, W. S.: Pathogenesis of renal lesions in weanling and young adult rats fed choline-deficient diets. Brit. J. exp. Path. **29**, 483 (1948). — Fat emboli in glomerular capillaries of choline-deficient rats and of patients with diabetic glomerulosclerosis. Amer. J. Path. **31**, 381 (1955). — HARTWICH, A.: Der Blutdruck bei experimenteller Urämie und partieller Nierenausscheidung. Z. exp. Med. **69**, 462 (1929). — HARTZ, P., and A. VAN DER SAR: The occurence of mitotic divisions in glomeruli in glomerulonephritis and malignant sclerosis. Amer. J. Path. **17**, 563 (1941). — HARVALD, B.: Har fenacetinholdige medikamenter betydning for copståelsen of chronic pyelonefrit? Mgeskr. laeger **119**, 1592 (1957). — Medicinmisbrug pyelonefritis. Mgeskr. laeger. **119**, 1640 (1957). — Renal papillary necrosis. A clinical survey of sicty-six cases. Amer. J. Med. **35**, 481 (1963). — HARVALD, B., F. VALDORF-HANSEN, and A. NIELSEN: Effect on the kidney of drugs containing phenacetin. Lancet **1960/I**, 303. — HARVEY, A. Mc. G., L. E. SHULMAN, P. A. TUMULTY, C. L. CONLEY, and E. H. SCHOEMRICH: Systemic lupus erythematosus: review of the literature and clinical analysis of 138 cases. Medicine (Baltimore) **33**, 291 (1954). — HARVEY, A. Mc. G., W. G. WALKER, and J. H. YARDLEY: Renal involvement in myeloma, amyloidosis, systemic lupus erythematosus and other disorders of connective tissue. In STRAUSS, M. B., and L. G. WELTE: Diseases of the kidney, p. 575. Boston: Little, Brown and Co. 1963. — HARVEY, N. A.: Kidney tumors. J. Urol. (Baltimore) **57**, 669 (1947). — HASCHE-KLÜNDER, R.: Über Pyelitis follicularis. Z. Urol. **47**, 714 (1954). — HASCHEK, H.: Langzeitbehandlung der chronischen Pyelonephritis. Urol. int. (Basel) **8**, 289 (1959). — Die unspezifische Sekundärinfektion im Rahmen der Nierentuberkulose. Z. Urol. **53**, 65 (1960). — HASEBE, M., S. SERIZAWA und S. CHINO: Über einen Fall von Papillar-Zysto-Adenokarzinom infolge maligner Entartung des Papillaradenoms im Nierenbecken. Yokohama med. Bull. **11**, 491 (1960). — HASEN, H. B.: Nephrogenic adenoma of the bladder. J. Urol. (Baltimore) **88**, 629 (1962). — HASS, G. M., R. E. TRUEHEART, B. C. TAYLOR, and M. STUMPE: An experimental study of hypervitaminosis D. Amer. J. Path. **34**, 395 (1958). — HASSELBACHER, K.: Nierenkomplikationen nach Verbrennungen. Med. Welt **13**, 654 (1961). — HASSON, J., J. I. BERKMAN, J. G. PARKER, and H. RIFKIN: A clinicopathologic study of chronic renal vein thrombosis in adults. Ann. intern. Med. **47**, 493 (1957). — HASSON, M. W., M. BEVANS, and B. C. SEEGAL: Immediate or delayed nephritis in rats produced by duck antirat-kidney sera. Arch. Path. **64**, 192 (1957). — HATANO, S.: Kalknephrose bei Hypochlorämie. Beitr. path. Anat. **102**, 316 (1939). — HATCH, C. S., and A. T. COCKETT: Xanthogranulomatous pyelonephritis. J. Urol. (Baltimore) **92**, 585 (1964). — HATCH, F. E., and A. E. PARRISH: Apparent remission on a severe diabetic on development the Kimmelstiel-Wilson syndrome. Ann. intern. Med. **54**, 555 (1961). — HATCH, F. E., M. F. WATT, N. C. KRAMER, A. E. PARRISH, and J. S. HOWE: Diabetic glomerulosclerosis. A longterm follow-up study based on renal biopsies. Amer. J. Med. **31**, 216 (1961). — HATT, P. Y., Y. ALLAIRE, P. BERJAL, J. CHAUVEAU, M. DVOJAKOVIC, H. KERNEC, J. GROSSETÉTE et H. GUILLENOT: L'appareil juxta-glomérulaire dans l'hypertension artérielle expérimentale. J. Urol. méd. chir. **68**, 544 (1962). — HAUPTMANN, A.: Zum Problem der Überlastungsglomerulitis in hochgradigen pyelonephritischen Schrumpfnieren. Virchows Arch. path. Anat. (Im Druck). — HAUSER, A. R.: Die massive spontane nephrogene Blutung. Inaug. Diss. Zürich 1957. — HAUST, M. E., B. H. LANDING, K. HOLMSTRAND, G. CURRARINO, and B. S. SMITH: Osteosclerosis of renal disease in children. Comparative pathologic and radiographic studies. Amer. J. Path. **44**, 141 (1964). — HAVEMANN, R.: Experimentelle Untersuchungen über die Speicherung kolloidaler Substanzen in den Harnkanälchenepithelien bei Salamandra maculosa. Z. ges. exp. Med. **108**, 635 (1941). — HAWES, C. J.: Congenital unilateral ectopic kidney: a report of two cases. J. Urol. (Baltimore) **64**, 453 (1950). — HAWK, W. A., and J. B. HAZARD: Sclerosing retroperitonitis and sclerosing mediastinitis. Amer. J. clin. Path. **32**, 321 (1959). — HAWN, C. V., and CH. A. JANEWAY: Histological and serological sequences in experimental hypersensitivity. J. exp. Med. **85**, 571 (1947). — HAWTHORNE, E. W., S. L. PERRY, and W. G. POGUE: Production of experimental renal hypertension in dogs by reduction of renal artery pulse pressure without altering mean pressure. Fed. Proc. **12**, 63 (1953). — HAYLES, A. B., and R. B. NOLAN: Idiopathic hypercalcemia. Report of two cases. Proc. Mayo Clin. **33**, 367 (1958). — HEALY, J. K.: Acute oliguric renal failure associated with multiple myeloma. Brit. med. J. 1963/I, 1126. — HEARD, B. E.: Mural thrombosis in the renal artery and its relation to atherosclerosis. Amer. J. Path. **61**, 635 (1949). — HEBOLD, G., u. L. BURKHARDT: Reststickstoff und anatomischer Nierenbefund. Virchows Arch. path. Anat. **315**, 548 (1948). — HECKER, F., u. F. GEHLMANN: Cytologische Beobachtungen an kolloidaler Speicherung. Z. ges. exp. Med. **127**, 213 (1956). — HEDINGER, CH.: Zur Pathologie der Skeletmuskulatur. I. Muskelveränderungen bei Kohlenmonoxydvergiftung. Ihre Beziehung zum Verschüttungssyndrom. Schweiz. med. Wschr. **78**, 145 (1948). — Karzinoidsyndrom und Serotonin. Helv. med. Acta **25**, 351 (1958). — HEDINGER, CH., u. H. LANGEMANN: Nierenschädigungen mit Rindennekrosen bei Ratten unter Behandlung mit 5-oxytryptamin. Weiterer experimenteller Beitrag zur Frage der endokrinen Aktivität der Karzinoide. Schweiz. med. Wschr. **85**, 541 (1955). — HEGG, J. J.: Vergleich psychiatrisch und internistisch behandelter Mißbraucher von phenacetinhaltigen Analgetica. Inaug. Diss. Basel 1962. — HEGGLIN, R.: Die Hämoglobinurien. Schweiz. med. Jahrbuch, S. 47. Basel: Schwabe 1944. — HEGGLIN, R., u. C. MAIER: Die chronische hämolytische Anämie mit paroxysmaler nächtlicher Hämoglobinurie (Typus Marchiafava). Ergebn. inn. Med. Kinderheilk. **63**, 153 (1943). — HEGGLIN, R., u. H. NABHOLZ: Das Nebennierenmarksyndrom. Zur Kasuistik der chromaffinen Geschwülste. Z. klin. Med. **134**, 161 (1938). — HEGGLIN, R., u. H. U. ZOLLINGER: Klinische-pathologisch-anatomische Demonstrationen (Mitralstenose, Libman-Sacks-Syndrom und metastasierendes Dünndarmkarzinoid). Cardiologia (Basel) **28**, 151 (1956). — HEGGTVEIT, H. A., G. R. HENNIGAR, and T. G. MARRIONE: Panarteritis. Amer. J. Path. **42**, 151 (1963). — HEIDENHAIN, M.: Synthetische Morphologie der Niere des Menschen. Leyden: Brill 1937. — HEIDENHAIN, R.: Versuche über den Vorgang der Harnabsonderung. Pflüg. Arch. ges. Physiol. **9**, 1 (1874). — Physiologie der Absonderungsvorgänge. In HERMANN: Hdb. Physiol. V/1, S. 299. Leipzig 1883. — HEILMEYER, L.: Blutkrankheiten. In MOHR-STAEHELIN: Hdb. inn. Med. III. Aufl. Bd. II. Berlin: Springer 1942. — HEIM, H.: Arteritis des Hirns bei maligner Nephrosklerose und chronischer diffuser Glomerulonephritis. Mschr. Psych. Neurol. 121, 39 (1951). — HEIM, U.: Experimentelle Beobachtungen über Adrenalin-Hochdruck und begleitende Gewebsveränderungen (kardiovasculäres System und Nebennieren) bei der Ratte. Helv. med. Acta 19, 106 (1952). — Wertung der Decapsulation. Helv. chir. Acta 21, 18 (1954). — HEIM, U., U. ISLER und H. U. ZOLLINGER: Experimentelle einseitige Hydronephrose und Pyelographie bei der Ratte. Z. ges. exp. Med. 129, 145 (1957). — HEIN, A.: Hyaline Tropfen im Hauptstückepithel. Inaug. Diss. Düsseldorf 1938. — HEINEKE, A.: Die Veränderungen der menschlichen Nieren nach Sublimatvergiftung mit besonderer Berücksichtigung der Regeneration des Epithels. Beitr. path. Anat. 45, 197 (1909). — HEINER, D. C., J. W. SEARS, and W. T. KINKER: Multiple precipitins to cow's milk in chronic respiratory disease. Amer. J. Dis. Child. 103, 634 (1962). — HEINRICHS, H.: Das Vorkommen der Harnsäureinfarkte in der Niere des Neugeborenen. Beitr. path. Anat. 89, 229 (1932). — HEINTZ, R.: Die mit Hochdruck einhergehende Thrombangiitis obliterans (M. Winiwarter-Buerger) der Niere. Med. Welt 20, 458 (1951). — Extrarenale Azotämie und extrarenales Nierensyndrom. Ergebn. inn. Med. Kinderheilk. N.F. 6, 334 (1955). — Zur Ätiologie und Klinik der Nephrokalzinose. Dtsch. med. Wschr. 81, 625 (1956). — HEINTZ, R., F. GÖRLITZ und E. SCHNEIDER: Untersuchungen über die renale Harnstoff- und Inulinausscheidung bei akutem Harnstoffanstieg im Serum. Klin. Wschr. 39, 1227 (1956). — HEINTZ, R., H. LOSSE und F. GÖRLITZ: Ungewöhnliche Formen renaler Hypertonie. Münch. med. Wschr. 96, 33 (1954). — HEINTZ, R., G. POLLMANN und G. HANSTEIN: Über die nicht-eitrige Panarteriitis bei Ratten unter unspezifischer Reizbehandlung. Z. ges. exp. Med. 126, 45 (1955). — HEINTZ, R., u. E. SCHNEIDER: Über das Salzmangelsyndrom hervorgerufen durch renale Kochsalzverluste bei Niereninsuffizienz (sog. „salt-loosing nephritis"). Dtsch. med. Wschr. 82, 632 (1957). — HEINZEL, W.: Untersuchungen über die formale Genese der gestaltlichen Änderungen des Harnkanälchens. Virchows Arch. path. Anat. 325, 285 (1954). — Über die tubuläre Polyurie der Froschniere. Verh. dtsch. Ges. Path. 44, 305 (1960). — HEITZMAN, E. J., J. S. CAMPELL, and M. STEFANI: Paroxysmal nocturnal hemoglobinuria with hemosiderin nephrosis. Amer. J. clin. Path. 23, 975 (1953). — HEJIMANCIK, J. H., and M. A. MAGID: Bilateral periureteritis plastica. J. Urol. (Baltimore) 76, 57 (1956). — HELANDER, E.: Primary thrombosis of both renal arteries. Cardiologia (Basel) 34, 366 (1959). — HELD, A.: Über Nephrosen und Glomerulonephrosen nach Sublimatvergiftung. Z. ges. exp. Med. 61, 323 (1928). — HELLSTEN, H.: A case of Wilms' tumor in an adult. Acta chir. scand. 99, 259 (1949). — HELLSTRÖM, J.: A contribution to the knowledge of the relation of abnormally running renal vessels to hydronephrosis, and an investigation of the arterial conditions in fifty kidneys. Acta chir. scand. 61, 289 (1927). — Zur Kenntnis der Doppelnieren. Z. Urol. Chir. 23, 31 (1927). — Über die Varianten der Nierengefäße. Z. Urol. Chir. 24, 253 (1928). — Hyperparathyroidism: Experiences in 56 cases. Ann. Chir. Gynaec. Fenn. 43 Suppl. 5, 111 (1954). — Über die Prognose und die pathologisch-anatomischen Veränderungen bei primären Hyperparathyreoidismus. Dtsch. med. Wschr. 87, 121 (1962). — HELLSTRÖM, J., G. BIRKE, and C. A. EDVALL: Hypertension in hyperparathyroidism. Brit. J. Urol. 30, 13 (1958). — HELLWEG, G.: Über „Hiluscysten" der Nieren. Virchows Arch. path. Anat. 325, 98 (1954). — HELLWEG, G., E. MUNDT, H. NÜSSGENS und K. O. VORLAENDER: Die Nierenbeteiligung beim Erythematodes disseminatus. Dtsch. Arch. klin. Med. 203, 647 (1957). — HELMHOLZ, H. F., and R. S. FIELD: The acute changes in the rabbit's kidney, particularly the pelvis, produced by ligating the ureter. J. Urol. (Baltimore) 15, 409 (1926). — HELMKE, K.: Die Nierenveränderungen bei Harnstauung, besonders über die Bildung von „Lymphgefäß- und Venencylindern" bei chronischer Harnstauung. Virchows Arch. path. Anat. 302, 323 (1938). — HELPAP, K.: Über aufsteigende Schrumpfniere durch Sklerose des Nierenmarkes. Virchows Arch. path. Anat. 288, 382 (1933). — HELYER, B. J., and J. B. HOWIE: Renal disease associated with positive lupus erythematosus tests in a crossbred strain of mice. Nature (Lond.) 197, 197 (1963). — HEMMELER, G.: Les anémies au cours des néphropathies. Ärztl. Mh. berufl. Fortb. 3, 253 (1947). — HEMPSTEAD, R. H., M. B. DOCKERTY, J. T. PRIESTLY, and G. B. LOGAN: Hypernephroma in children: Report of two cases. J. Urol. (Baltimore) 70, 152 (1953). — HENDERSON, L. L., G. S. RANDALL, and H. P. WAGENER: Intercapillary glomerulosclerosis. Amer. J. Med. 3, 131 (1947). — HENGSTMANN, H.: Mißbrauch phenacetinhaltiger Schmerzmittel und Nierenschädigung. Med. Welt 10, 529 (1962). — HENI, F., u. W. D. GERMER: Die akute Nephrose mit Azotämie (Nephrotoxikose). Z. ges. inn. Med. 6, 356 (1951). — HENGGELER, E.: Über perinephritische Abscesse. Inaug. Diss. Zürich 1937. — HENKIN, R. I., M. H. MAXWELL, and J. F. MURRAY: Uremic pneumonitis.

Amer. J. Med. 33, 1001 (1962). — HENLEY, W. L., and A. HYMAN: Absent abdominal musculature, genito-urinary anomalies and deficiency in pelvic autonomic nervous system. Amer. J. Dis. Child. 86, 795 (1953). — HENNEBERT, P.: Les cellules granuleuses du rein. Rev. belge Path. Méd. exp. 26 Suppl. 12, 51 (1957). — HENNEMAN, P. H., P. H. BENEDICT, A. P. FORBES, and H. R. DUDLEY: Idiopathic hypercalcuria. New Engl. J. Med. 259, 802 (1958). — HENNEMAN, P. H., E. L. CARROLL, and E. F. DEMPSEY: Mechanism responsible for hypercalcuria in sarcoid. J. clin. Invest. 33, 941 (1954). — HENNESSEY, R. A.: Congenital solitary kidney. J. Urol. (Baltimore) 21, 193 (1929). — HENNIGAR, G. R., R. J. COHEN, and H. P. KATZ: Nodular glomerulosclerosis: clinico-pathological correlations of 40 advanced cases. Amer. J. med. Sci. 241, 89 (1961). — HENNING, O.: Steine der Harnblase, der Harnröhre und der Vorsteherdrüse. In: ALKEN-DIX-WEYRAUCH-WILDBOLZ: Hdb. Urol. X, S. 304. Berlin-Göttingen-Heidelberg: Springer 1961. — HENOCH, E.: Vorlesungen über Kinderheilkunde. 10. Aufl., S. 839. Berlin 1899. — HENRY, E. W., and C. R. RALLY: The renal lesion in angiokeratoma corporis diffusa (Fabry's disease). Canad. med. Ass. J. 89, 206 (1963). — HENSCHEL, E.: Über die plastische Dehnung des Nierenparenchyms bei der experimentellen Hydronephrose der weißen Maus. Virchows Arch. path. Anat. 329, 751 (1957). — HENSLER, L.: Elektrokardiogramm-Veränderungen bei chronisch interstitieller Nephritis. Z. Kreisl.-Forsch. 45, 577 (1956). — HENTHORNE, J. C.: Peripelvic lymphatic cysts of the kidney. Amer. J. clin. Path. 8, 28 (1938). — HEPBURN, R. H.: Giant carcinoma in megaloureter. J. Urol. (Baltimore) 88, 176 (1962). — HEPP, O., u. H. H. MATTHIASH: Stoffwechselerkrankungen des Skelets. In HOHMANN-HACKENBROCK und LINDEMANN: Hdb. Orthopaed. S. 325. Stuttgart: Thieme 1957. — HEPPLESTON, A. G.: Renal papillary necrosis associated with necrotizing angiitis and tubular necrosis. J. Path. Bact. 70, 401 (1955). — HEPTINSTALL, R. H.: Malignant hypertension: a study of fifty-one cases. J. Path. Bact. 65, 423 (1953). — Nierenbiopsie bei arterieller Hypertension. Brit. Heart J. 16, 133 (1954). — Experimental pyelonephritis. The effect of chronic infection on the blood pressure in the rat. Brit. J. exp. Path. 43, 333 (1962). — Experimental pyelonephritis. Ascending infection of the rat kidney by organisms residing in the urethra. Brit. J. exp. Path. 45, 436 (1964). — HEPTINSTALL, R. H., and W. BRUMFITT: Experimental pyelonephritis. Reactivation of the healing lesion by ureteric occlusion. Brit. J. exp. Path. 41, 381 (1960). — HEPTINSTALL, R. H., and R. H. GORRILL: Experimental pyelonephritis and its effect on the blood pressure. J. Path. Bact. 69, 191 (1955). — HEPTINSTALL, R. H., and A. M. JOEKES: Focal glomerulonephritis. A study based on renal biopsies. Quart. J. Med. 28, 329 (1959). — Focal glomerulonephritis. In WOLSTENHOLMER, and CAMERON: Ciba Foundation Symp. on renal biopsy. London: Churchill 1961. — Focal glomerulonephritis. In STRAUSS, M. B., and L. G. WELTE: Diseases of the kidney, p. 304. Boston: Little, Brown and Co. 1963. — HEPTINSTALL, R. H., J. M. KISSANE, and W. J. S. STILL: Experimental pyelonephritis. Morphology and quantitative histochemistry of glomeruli in pyelonephritic scars in the rat. Bull. Johns Hopk. Hosp. 112, 299 (1963). — HEPTINSTALL, R. H., L. MICHAELS, and W. BRUMFITT: Experimental pyelonephritis: The role of arterial narrowing in the production of the kidney of chronic pyelonephritis. J. Path. Bact. 80, 249 (1960). — The evolution of the experimentally produced pyelonephritic lesion. Henry Ford Hosp. int. Sympos. Biology of pyelonephritis, p. 249. Boston: Little, Brown and Co. 1960. — HEPTINSTALL, R. H., and K. A. PORTER: The effect of a brief period of high blood pressure on cholesterolinduced atheroma in rabbits. Brit. J. exp. Path. 38, 55 (1957). — HERBERTS, G., O. HILLERDAL, and S. RAUSTRÖM: Rhinitis, sinusitis and otitis as initial symptoms in periarteritis nodosa. Acta oto-laryng. (Stockh.) 48, 205 (1957). — HERBST, R.: Zur Frage der Entstehung des Hochdruckes bei einseitige Nierenerkrankungen. Wien. klin. Wschr. 71, 225 (1959). — Über ein Plasmozytom des weiblichen Urethra. Krebsarzt 14, 53 (1959). — HERBUT, P. A.: Urological pathology. New York: Lea and Febiger 1952. — HERBUT, P. A., and A. H. PRICE: Periarteritis nodosa producing aneurysm of the renal artery and hypertension. Arch. Path. 39, 274 (1945). — HERCZEG, T., P. RUTKAI, and J. DEÁK: Metanephrogenic cystic remnant of crossed dystopic kidney. J. Urol. (Baltimore) 76, 488 (1956). — HERDMAN, J. P., and N. T. JACO: The effect of renal artery constriction on the renal bloodflow. Brit. J. exp. Path. 31, 806 (1950). — HERKLOTZ, K.: Untersuchungen über die Farbstoffspeicherung in den Nierenkanälchen der weißen Maus bei experimenteller gesteigerter und gehemmter Diurese. Z. mikr.-anat. Forsch. 51, 145 (1942). — HERLANT, M.: Experimental hydronephrosis studied by the colchicine method. Nature (Lond.) 162, 251 (1948). — HERLANT, M., et P. S. TIMIRAS: Etude histologique et histochimique des lésions provoquées par les corticoides au niveau du rein du rat. Acta anat. (Basel) 12, 229 (1951). — HERMANEK, P., u. H. HASCHEK: Dickdarmähnliche Umwandlung der Nierenbeckenschleimhaut (zur Kenntnis der sog. Pyelitis glandularis). Z. Urol. 50, 593 (1957). — HERMANEK, P., u. A. SCHIMATZEK: Ein Sonderfall von Nierenblastemcyste (sog. Knollenniere). Zugleich ein Beitrag zur Systematik der sog. Doppelniere. Z. Urol. 52, 560 (1959). — Zur Kenntnis der gutartigen nicht papillären Geschwülste des Nierenbeckens. Zbl. Path. 105, 316 (1964). — HERMANN, G.: Über die Harnkolloide. Urol. int. (Basel) 7, 55 (1958). — HEROLD, A.: Beitrag zu Ätiologie, pathologischer Anatomie und Pathogenese der kindlichen Lebercirrhose. Helv. paediat. Acta 10, 427 (1955). — HEROLD, J.: Symmetrische schleichende Spontanfraktur: Milkmansche Krankheit und Milkmansches Syndrom. Helv. med. Acta 11, Suppl. 13 (1944). — HERRERA, O., C. JIMEMANN e B. RODERIGUEZ: Glomérulonefritis aguda tratada con antihistaminicos. Sem. méd. (B. Aires) 58, 565 (1951). — HERRMANN, W. R.: Ergebnisse histochemischer Untersuchungen an sog. Harnsäureinfarkt der Nieren. Virchows Arch. path. Anat. 336, 465 (1963). — HERRMANN, W. R., G. HOPFELD und H. BERNING: Über Nierenentzündungen nach Irgapyrin-Behandlung. Z. Ges. inn. Med. 154, 302 (1956). — HERSCH, C., H. C. SEFTEL, and C. ISAACSON: The nephrotic syndrome in the Bantu. A clinico-pathological study. S. Afr. med. J. 36, 534 (1962). — HERTWIG, G.: Allgemeine mikroskopische Anatomie der lebenden Masse. In MÖLLENDORFF, VON: Hdb. Anat. I/1. Berlin: Springer 1929. — HERXHEIMER, G.: Über die sog. hyaline Degeneration der Glomeruli der Niere. Beitr. path. Anat. 45, 253 (1909). — Über hyaline Glomeruli der Neugeborenen und Säuglinge. Frankf. Z. Path. 2, 138 (1909). — Niere und Hypertonie. Verh. dtsch. Ges. Path. 15, 211 (1912). — Gewebsmißbildungen. In: SCHWALBE, E.: Hdb. Morphologie d. Mißbildg. III, S. 188. Jena: Fischer 1913. — Nierenstudien. Über die genuine arteriosklerotische Schrumpfniere. Beitr. path. Anat. 64, 297 (1918). — Nierenstudien. II. Über Anfangsstadien der Glomerulonephritis. Beitr. path. Anat. 64, 454 (1918). — Zur Frage der Arteriolosklerose. Zbl. Path. Beiheft 33, 111 (1923). — Die Arteriolonekrose der Niere Virchows Arch. path. Anat. 251, 709 (1924). — HERXHEIMER, G., u. K. SCHULZ: Statistisches zum Kapitel Bluthochdruck, Herzhypertrophie, Nierenarteriolosklerose, Gehirnblutung nach anatomischem Befund. Klin. Wschr. 10, 433 (1931). — HERZOG, G.: Über seltene Zirkulationsstörungen menschlicher Nieren, ein Fall von fast totaler Rindennekrose beider Nieren bei einer Eklamptischen. Verh. dtsch. path. Ges. 16, 271 (1913). — Über hyaline Thrombose der kleinen Nierengefäße und einen Fall von Thrombose der Nierenvene. Beitr. path. Anat. 56, 175 (1913). — HERZOG, H.: Über familiäre Nephritis. Schweiz. med. Wschr. 81, 349 (1951). — HERZOG, V.: Vergleichende Untersuchungen an der Niere des Siebenschläfers (Glis Glis L) im Winterschlaf und im sommerlichen Wachzustand. II. Substrat- und encymhistochemische Untersuchungen. Z. Zellforschg. 64, 847 (1964). — HESLIN, J.E., W.A.MILNER, and W.B.GARLICK: Lower urinary tract implants of metastases from clear cell carcinoma of the kidney. J. Urol. (Baltimore) 73, 39 (1955). — HESS, E. V., CH. T. ASHWORTH, and U. ZIFF: Transfer of an autoimmune nephrosis in the rat by means of lymph node cells. J. exp. Med. 115, 421 (1962). — HESS, R.: Die histochemische Analyse enzymatischer Vorgänge im Nierentubulus. In SCHWIEGK-BUCHBORN-BOCK: Diurese und Diuretica, ein internat. Symposium, S. 120. Berlin-Göttingen-Heidelberg: Springer 1959. — Renal histochemistry of oxidative enzyme systems in aminonucleoside nephrosis. Amer. J. Path. 38, 583 (1960). — HESSE, M.: Über das Wesen der Hyalinose der kleinen Arterien auf Grund der Untersuchung von Kindsmilzen. Virchows Arch. path. Anat. 292, 465 (1934). — HEUBERGER, W.: Harnsteine als mittelbare Frakturfolge. Urol. int. (Basel) 19, 319 (1962). — HEUCHEL, G.: Über die Pathogenese des Sulfonamid-Nierensyndroms. Ärztl. Forsch. 4, 629 (1950). — Niere und Sepsis lenta. Ergebn. inn. Med. Kinderheilk. N.F. 4, 628 (1953). — Klinische Statistik der diabetischen Nephropathie. Jena: Fischer 1961. — HEUCHEL, G., u. A. SUNDERMANN: Über seröse Nephritis als Überempfindlichkeitsreaktion bei Sulfonamid-Fieberbehandlung, Dtsch. Gesundh.-Wes. 4, 1325 (1949). — HEUSCH, K.: Harnsteine bei Kindern, darunter ein Riesen-Harnleiterstein bei Kleinkind. Z. Urol. 35, 80 (1941). — Blasenkrebs. Leipzig: Thieme 1942. — HEUSSER, H.: Die Decapsulation bei Nierenkrankheit. Schweiz. med. Wschr. 86, 391 (1956). — HEWETT, A.L., and J.W. HEADSTREAM: Pericystitis plastica. J. Urol. (Baltimore) 83, 103 (1960). — HEWLETT, J.S., G.C. HOFFMAN, D.A. SENNHAUSER, and J.D. BATTLE: Hypernephroma with erythrocythemia. Report of a case and assay of the tumor for a erythropoietic-stimulating substance. New Engl. J. Med. 262, 1058 (1960). — HEYMANN, W.: Renal hyperlipemia in dogs. Science 96, 163 (1942). — Experimental nephrotic syndrome. Studies on pathogenesis of hyperlipemia. Proc. 5th ann. conf. on the nephrotic syndrome. Nat. neph. foundat. New York 1953. — Das nephrotische Syndrom beim Kind. Klin. Wschr. **36**, 293 (1958). — HEYMANN, W., and L. J. ALPEVINE: Lipemic nephrosis with and without nephritis. Practitioner **3**, 680 (1949). — HEYMANN, W., and E. C. CLARK: Pathogenesis of nephrotic hyperlipemia. Amer. J. Dis. Child. **70**, 74 (1945). — HEYMANN, W., C. GILKEY, and M. SALEHAR: Antigenic property of renal cortex. Proc. Soc. exp. Biol. **73**, 385 (1950). — HEYMANN, W., and D. B. HACKEL: The early development of anatomic and blood chemistry changes in the nephrotic syndrome in rats. J. Lab. clin. Med. **39**, 429 (1952). — Role of kidney in pathogenesis of experimental nephrotic hyperlipemia in rats. Proc. Soc. exp. Biol. **89**, 329 (1955). — HEYMANN, W., D. B. HACKEL, S. HARWOOD, S. G. WILSON, and J. L. HUNTER: Production of nephrotic syndrome in rats by Freund's adjuvans and rat kidney suspensions. Proc. Soc. exp. Biol. **100**, 660 (1959). — HEYMANN, W., and M. E. HARTMAN: Hyperlipemia following intravenous infusion of hypertonic solution of sucrose. Amer. J. Dis. Child. **75**, 68 (1948). — HEYMANN, W., and H. Z. LUND: Lipemic nephrosis in rats. Science **108**, 448 (1948). — HEYMANN, W., G. NASH, C. GILKEY, and M. LEWIS: Studies on the causal role of hypoalbuminemia in experimental nephrotic hyperlipemia. J. clin. Invest. **37**, 808 (1958). — HEYMANN, W., and V. STARTZMAN: Lipemic nephrosis. J. Pediat. **28**, 117 (1946). — HICKS, J. D., and D. C. COWLING: A review of cases of polyarteritis nodosa: with special reference to the pathology. Aust. Ann. Med. **1**, 125 (1952). — HICKS, W. K.: Benign tubular adenoma with malignant transformation. J. Urol. (Baltimore) **71**, 162 (1954). — HIERONYMI, G.: Über einen Fall von Periarteriitis nodosa mit excessiver Riesenzellbildung. Zbl. Path. **90**, 34 (1953). — HIERONYMI, G., A. BOHLE und F. HARTMANN: Morphologische und elektrophoretische Untersuchungen bei der Masuginephritis an Ratten. Arch. Kreisl.-Forsch. **18**, 34 (1952). — HIGBEL, D. R., and W. D. MILLETT: Localized amyloidosis of the ureter: report of a case. J. Urol. (Baltimore) **75**, 424 (1956). — HIGGINS, C. C.: Renal lithiasis. Springfield: Thomas 1944. — Bilateral polycystic kidney disease. Review of ninety-four cases. Arch. Surg. **65**, 318 (1952). — Ureteral injuries. J. Amer. med. Ass. **182**, 225 (1962). — HIGGINS, T., D. I. WILLIAMS, and D. F. E. NASH: The urology of childhood. London: Butterworth 1951. — HIGHMAN, W. J., and B. HAMILTON: Hyperparathyroidism secondary to experimental renal insufficiency. Arch. Path. **26**, 1029 (1938). — HILDEBRAND, O.: Weiterer Beitrag zur pathologischen Anatomie der Nierengeschwülste. Arch. klin. Chir. **48**, 343 (1896). — HILL, A. G., and B. CRUICKSHANK: A study of antigenic components of kidney tissue. Brit. J. exp. Path. **34**, 27 (1953). — HILL, A. G., B. CRUICKSHANK, and A. CROSSLAND: A study of antigenic components of kidney tissue. Brit. J. exp. Path. **34**, 27 (1953). — HILL, L. C.: Systemic lupus erythematosus. Brit. med. J. **1957/II**, 655, 726. — HILLENBRAND, H. J.: Einseitige Nierenerkrankungen und Hochdruck. Z. Urol. **49**, 65 (1956). — HILLENBRAND, H. J., u. R. HÖRSTENBROCK: Doppelseitige Nierenkarzinome. Z. Urol. **50**, 376 (1957). — HILLENBRAND, H. J., u. J. ROESSNER: Über die Kolloidkörperchen im Harn. J. Urol. (Baltimore) **48**, 609 (1955). — HILLENBRAND, H. J., u. N. WOLF: Die Niere bei der Endangitis obliterans (v. Winiwater-Buergersche Krankheit), klinische und pathologisch-anatomische Untersuchungsergebnisse. Z. Urol. **49**, 414 (1956). — HILSCHER, W.: Über Veränderungen der Rattenniere nach vorübergehender Unterbrechung der Durchblutung; ein Beitrag zur Bestimmung ihrer Wiederbelebungszeit. Inaug. Diss. Kiel 1953. — HILSCHER, W., u. H. EUFINGER: Experimentelle Untersuchungen über die Wirkung von Megaphen auf die Wiederbelebungszeit der Rattenniere. Arch. klin. chir. **280**, 661 (1955). — HILSCHMANN, N.: Chronische interstitielle Nephritis und Schmerzmittelabusus. Med. Klin. **52**, 2050 (1957). — HILSON, D.: Malformation of ears as sign of malformation of genito-urinary tract. Brit. med. J. **1957/II**, 787. — HILTEMANN, H., F. KUHLENCORDT und H. WENDEROTH: Generalisierte Knochenerkrankung mit Funktionsstörungen im Tubulussystem der Niere. Dtsch. Arch. klin. Med. **199**, 538 (1952). — HIMBERT, J., et J. LENÈGRE: L'ischémie rénale des cardiaques. Bull. Mém. Soç. méd. Hôp. Paris **72**, 673 (1956). — HINMAN, F.: Congenital bilateral absence of the kidney. Surg. Gynec. Obstet. **71**, 101 (1940). — Hydronephrosis. Surgery **17**, 816 (1945). — Recurrence of bladder tumors by surgical implantation. J. Urol. (Baltimore) **75**, 695 (1956). — Ureteral repair and the splint. J. Urol. (Baltimore) **78**, 376 (1957). — The recurrence of bladder tumors. J. Urol. (Baltimore) **83**, 294 (1962). — HINMAN, F., and R. O. OPPENHEIMER: Ureteral regeneration. IV. Fascial covering compared with fatty connective tissue. J. Urol. (Baltimore) **76**, 729 (1956). — HIPPEL, E. VON: Die anatomische Grundlage der von mir beschriebenen sehr seltenen Erkrankung der Netzhaut. Albrecht v. Graefes Arch. Ophthal. **79**, 350 (1911). —

HIRSCH, E. F., and G. W. GASSER: Cancerous mixed tumor of the urinary bladder. Arch. Path. 37, 24 (1944). — HIRZEL, V.: Kalkstoffwechselstörung und chronische Niereninsuffizienz. Inaug. Diss. Basel 1942. — HJELT, E., V. TAMMINEN, P. FORTELIUS, J. RAEKALLIO und A. ALBA: Zwei tödliche Äthylenglykolvergiftungen. Dtsch. Z. ges. gerichtl. Med. 46, 730 (1958). — HJELT, L.: Das kongenitale nephrotische Syndrom. In HUNGERLAND, H., u. J. BRODEHL: Kongr. Störungen d. Wasser- und Elektrolythaushaltes, S. 12. Berlin-Göttingen-Heidelberg: Springer 1962. — HJELT, L., E. K. AHVENAINEN, and N. HALLMANN: Autopsy findings in interstitial plasmacell pneumonia and other pathological conditions. Ann. Paediat. Fenn. 2, 169 (1956). — HJORT, G. H., and H. E. CHRISTENSEN: Histochemical and electron-microscopic investigation of experimental amyloidosis. Acta rheum. scand. 7, 62 (1961). — Electronmicroscopic investigations on secondary renal amyloidosis. Acta rheum. scand. 7, 65 (1961). — HOCH-LIGETI, C.: Sequence of tissue, serum and urine changes in rats treated with aminonucleoside. Brit. J. exp. Path. 41, 119 (1960). — HOCHULI, E.: Die Nierenfunktion nach Eklampsie. Zbl. Gynäk. 80, 365 (1958). — HOCHULI, E., u. O. KÄSER: Chronische Pyelonephritis und Präeklampsie. Geburtsh. u. Frauenheilk. 18, 1133 (1958). — HOCHULI, E., u. A. STÖCKLI: Schwangerschaftstoxikose. Ergebnisse und neue Gesichtspunkte aus 180 Nachkontrollen bei 153 Patientinnen mittels Nierenclearance. Schweiz. med. Wschr. 89, 901, 934 (1959). — HOCHULI, E., A. STÖCKLI, and P. KAUFMANN: Toxaemia of pregnancy. J. Obstet. Gynaec. Brit. Crlth. 68, 952 (1961). — HOEPKER, W., u. H. MEESSEN: Beitrag zur Angioarchitektonik der Rattenniere und zu experimentellen Nierendurchblutungsstörungen. Ärztl. Forsch. 4, 1 (1950). — HOERNI, M.: La néphropathie sclérodermique. Etude anatomoclinique de trois cas. Helv. med. Acta 27, 297 (1960). — Etude en coupes minces de deux cas de néphropathie sclérodermique. Ann. Anat. path. N.S. 5, 306 (1960). — HOESS, H.: Die tuberkulöse Nierenkaverne. Zu ihrer Heilung und Behandlung. Urol. int. (Basel) 14, 1 (1962). — HOFF, F.: Klinische Physiologie und Pathologie. 6. Aufl., S. 525. Stuttgart: Thieme 1962. — HOFFMAN, W. W.: Retroperitoneal fibrosis: etiologic considerations. J. Urol. (Baltimore) 86, 222 (1961). — HOFFMANN-EGG, L.: Über zwei Fälle von Paramyloidose unter besonderer Berücksichtigung der Fluoreszenzmikroskopie. Inaug. Diss. Zürich 1945. — HOFMANN, P.: Spontane Nierentamponade durch Exsudat. Schweiz. med. Wschr. 89, 743 (1959). — HOFSCHNEIDER, P. H., u. H. U. ZOLLINGER: Ein außergewöhnlicher, tödlich verlaufener Fall primär-chronischer Polyarthritis mit rheumatischer Kardiovasculitis. Z. Rheumaforsch. 17, 121 (1958). — HOHENFELLNER, R., u. K. WEGHAUPT: Urologische Komplikationen als Bestrahlungsfolgen des Kollumkarzinoms. Strahlentherapie 122, 362 (1963). — HOLBOROW, E. J., D. M. WEIR, and G. D. JOHNSON: A serum factor in lupus erythematosus with affinity for tissue nuclei. Brit. med. J. 1957/II, 732. — HOLLAND, J. F., E. DANIELSON, and A. SAHAGION-EDWARDS: Use of ethylene diamine tetra acetic acid in hypercalcemic patients. Proc. Soc. exp. Biol. 84, 359 (1955). — HOLLANDER, W.: Nephropathy of potassium depletion. In STRAUSS, M. B., and L. G. WELTE: Diseases of the kidney, p. 675. Boston: Little, Brown and Co. 1963. — HOLLE, G.: Beitrag zur Morphologie der Vasomotorik in der Niere. Untersuchungen an der Crush-Niere des Meerschweinchens. Virchows Arch. path. Anat. 332, 283 (1959). — Die Bedeutung der Nierengefäße für den Ablauf der chronischen Pyelonephritis und Steinpyonephrose. Virchows Arch. path. Anat. 332, 494 (1959). — Riesenzellen am Hauptstückepithel der Niere. Zbl. Path. 102, 581 (1961). — HOLLE, G., u. G. DONNER: Das Gefäßsystem der Meerschweinchenniere bei akuter Blutstauung nach Venenligatur. Virchows Arch. path. Anat. 329, 533 (1957). — HOLLE, G., u. H. J. SCHNEIDER: Über das Verhalten der Nierengefäße bei einseitiger experimenteller Hydronephrose. Virchows Arch. path. Anat. 334, 475 (1961). — HOLLEY, P. S., and G. T. MELLINGER: Leukoplakia of the bladder and carcinoma. J. Urol. (Baltimore) 86, 235 (1961). — HOLLIDAY, M. A., N. H. BRIGHT, D. SCHULZ, and J. OLIVER: The renal lesions of electrolyte imbalance. III. The effect of acute chloride depletion and alkalosis on the renal cortex. J. exp. Med. 113, 971 (1961). — HOLLIDAY, M. A., W. F. SEGAR, N. H. BRIGHT, and T. EGAN: The effect of potassium deficiency on the kidney. Pediatrics 26, 950 (1960). — HOLLMANN, K. H.: Nierenveränderungen nach orthostatischem Kollaps beim Kaninchen. Frankf. Z. Path. 67, 210 (1956). — HOLLÓSI, K.: Oxalose. Zbl. Path. 96, 220 (1957). — HOLST, G.: Zahlenmäßige Untersuchungen über Verteilung verschiedenen Mißbildungsarten in einem großen teratologischen Anschauungsgut. Inaug. Diss. Göttingen 1939. — HOLSTI, L. R., and P. ERMALA: Papillary carcinoma of the bladder in mice, obtained after peroral administration of tobacco tar. Cancer 8, 679 (1955). — HOLTEN, C., and K. LUNDBACH: Renal insufficiency and severe calcinosis due

to excessive alkali intake. Acta med. scand. **151**, 177 (1955). — HOLTEN, C., and V. P. PE-
TERSEN: Malignant hypertension with increased secretion of aldosterone and depletion of
potassium. Lancet **1956/II**, 918. — HOLTMEIER, H. J., u. L. HEILMEYER: Gefäßsystem und
Hochdruck. In HEILMEYER, L., u. H. J. HOLTMEIER: Fortschritte auf dem Gebiet der Hoch-
druckforschung. Stuttgart: Thieme 1964. — HOLTMEIER, H. J., O. SPÜHLER, A. BÜHLMANN
und A. LABHART: Der Einfluß der Carboanhydrase-Hemmung auf die Niere im Tierversuch.
Helv. med. Acta **20**, 328 (1953). — HOLTZ, F.: Papillomas and primary carcinoma of the
ureter: report of 20 cases. J. Urol. (Baltimore) **88**, 380 (1962). — HOOFT, C., et K. VAN ACKER:
Les formes congénitales et infantiles du syndrome néphrotique. Ann. Pédiat. **40**, 13 (1964). —
HOOFT, C., et J. HERPOL: Cystinose et cystinurie. Bibl. paediat. (Basel) **61**, Suppl. Ann.
paediat. (Basel) **267** (1957). — HOOFT, C., et C. VANDENBERGHE: La néphrose lipoïdique aiguë.
Ann. paediat. (Basel) **185**, 212 (1955). — HOOFT, C., and A. VERMASSEN: De Toni-Debré-
Fanconi syndrome in nephrotic children. Ann. paediat. (Basel) **194**, 193 (1960). — HOOPER,
R. G., R. L. KEMPSON, and J. U. SCHLEGEL: Xanthogranulomatous pyelonephritis. J. Urol.
(Baltimore) **88**, 585 (1962). — HOPPER, J., M. G. FARQUHAR, H. YAMAUCHI, H. D. MOON, and
F. W. PAGE: Renal lesions in pregnancy. Obstet. Gynec. **17**, 271 (1961). — HORN, H.: The
experimental nephropathies. Arch. Path. **23**, 71, 241 (1937). — HORN, R., and H. SMETANA:
Intercapillary glomerulosclerosis. Amer. J. Path. **18**, 93 (1942). — HORNBORSTEL, H.: Das
Angiokeratoma corporis diffusum universale mit kardio-vaso-renalem Symptomenkomplex als
neuartige Thesaurismoseform. Helv. med. Acta **19**, 388 (1952). — HORNING, E. S.: Endocrine
factors involved in the induction, prevention and transplantation of kidney tumors in the male
golden hamster. Z. Krebsforsch. **61**, 1 (1956). — HORNING, E. S., and J. W. WHITTICH: The
histogenesis of stilboestrol-induced renal tumours in the male golden hamster. Brit. J. Cancer
8, 451 (1954). — HORRISBERGER, B., E. GRANDJEAN und F. LANZ: Untersuchungen über den
Medikamentenmißbrauch in einem Großbetrieb der schweizerischen Uhrenindustrie. Schweiz.
med. Wschr. **88**, 920 (1958). — HÖSLI, P. O.: Die Nephrolithiasis und ihre Bedeutung im
Kindesalter. Mod. Probl. Pädiat. **6**, 470 (1960). — HÖSLI, P. O., M. JUST und H. VETTERLI-
BUCHNER: Oxalose. Urol. int. (Basel) **8**, 234 (1959). — HOU, L. T., and R. A. WILLIS: Renal
carcino-sarcoma, true and false. J. Path. Bact. **85**, 139 (1963). — HOUSTON, W.: Hypertension
due to hydronephrosis: relief after nephrectomy. Brit. med. J. **1956/II**, 644. — HOVELS, O., u.
U. STEPHAN: Das Krankheitsbild der „idiopathischen" Hypercalcämie, eine chronische Vitamin-D-Intoxikation. Ergebn. inn. Med. Kinderheilk. **18**, 116 (1962). — HOWARD, J. E., and
W. H. BARKER: Paroxysmal hypertension and other clinical manifestations associated with
benigne chromaffin cell tumors (phaeochromocytoma). Bull. Johns Hopk. Hosp. **61**, 371 (1937).
— HOWARD, J. E., M. BERTHROUG, D. M. GOULD, and E. R. YENDT: Hypertension resulting
from unilateral renal vascular disease and its relief by nephrectomy. Bull. Johns Hopk. Hosp.
94, 51 (1954). — HOWARD, J. E., and TH. B. CONNOR: Hypertension produced by unilateral
renal disease. Arch. intern. Med. **109**, 8 (1962). — HOWE, CH. W., and SH. WARREN: Myoblastoma. Surgery **16**, 319 (1944). — HOWELL, T. H., and A. P. PIGGOT: The kidney in old age.
A preliminary communication. J. Geront. **3**, 124 (1948). — HOXIE, H. J., and C. B. COGGIN:
Renal infarction. Arch. intern. Med. **65**, 587 (1940). — HRADEC, E., u. K. MOTLIK: Durch
Strahlenbehandlung verursachte Spätschäden an der weiblichen Harnblase. Urol. int. (Basel)
14, 65 (1962). — HRYNTSHAK, TH., u. H. HASCHEK: Weitgehende Ausheilung einer Nieren-
tuberkulose unter Streptomycin und PAS. Wien. med. Wschr. **102**, 861 (1952). — HUBER, J.:
Experimentelle Untersuchungen zur Frage der kontralateralen Fixierung beim einseitigen
Nierendrosselungshochdruck. Z. ges. exp. Med. **133**, 285 (1960). — HUBMANN, R.: Über das
Verhalten der juxtaglomerulären Zellen im Kreislaufkollaps. Zbl. Path. **99**, 500 (1959). —
HÜBNER, G.: Morphologische und histochemische Untersuchungen zur Kollidonausscheidung
durch die Niere. Beitr. path. Anat. **122**, 106 (1960). — Elektronenmikroskopische Unter-
suchungen zur sog. Kollidonnephrose. Beitr. path. Anat. **126**, 1 (1962). — HÜBNER, K.: Ver-
änderungen der DNS-Synthese in der Niere nach vorausgegangener temporärer Ischämie.
Verh. dtsch. Ges. Path. **48**, 273 (1964). — HÜCKEL, R.: Beiträge zur malignen Nephrosklerose.
Virchows Arch. path. Anat. **276**, 447 (1930). — Experimentelle Glomerulonephritis. Beitr.
path. Anat. **84**, 571 (1930). — Die Gewächse der ableitenden Harnwege (Nierenbecken, Harnleiter, Blase). In HENKE-LUBARSCH: Hdb. spez. path. Anat. VI/2. Berlin: Springer 1934. —
Über aschend zum Tode führende diffuse Glomerulonephritis. Beitr. path. Anat. **100**, 506
(1938). — Harnorgane. In KAUFMANN: Lehrb. spez. path. Anat. X. Aufl. 2. Bd. Berlin: De

Gruyter 1941. — HUDSON, H. C.: Osteogenic sarcoma involving the left kidney. J. Urol. (Baltimore) **75**, 21 (1956). — HUECK, W.: Morphologische Pathologie. Leipzig: Thieme 1937. — HUEPER, W. C.: Experimental studies in cardiovascular pathology. V. Amer. J. Path. **18**, 895 (1942). — Occupational tumors and allied diseases. Springfield: Thomas 1942. — Arteriosclerosis. The anoxemia theory. Arch. Path. **40**, 350 (1945). — HUEPER, W. C., V. C. FISCHER, J. DE CARVAJAL, and R. T. MARVIN: The pathology of experimental roentgen cystitis in dogs. J. Urol. (Baltimore) **47**, 156 (1942). — HUEPER, W. C., F. H. WILEY, and H. D. WOLFE: Experimental production of bladder tumors in dogs by administration of beta-naphthylamine. J. industr. Hyg. **20**, 46 (1938). — HUETER, C.: Verhalten der Nierenkapsel bei einigen Nierenerkrankungen. Virchows Arch. path. Anat. **255**, 137 (1925). — HUFFMAN, W. L., H. F. McCORKLE, and L. PERSKY: Ureteral regeneration following experimental segmental resection. J. Urol. (Baltimore) **75**, 796 (1956). — HUG, R.: Bleivergiftung und Porphyrie. Schweiz. med. Wschr. **76**, 322 (1946). — HUGGINS, C. B.: Formation of bone under the influence of epithelium of the urinary tract. Arch. Surg. **22**, 377 (1931). — HUGHES, D. T. D.: The clinical and pathological background of two cases of oxalosis. J. clin. Path. **12**, 498 (1959). — HÜGIN, W.: Über Nierenrinden- und Hypophysenvorderlappennekrosen bei Gravidität. Gynaecologia (Basel) **121**, 269 (1946). — HUGONOT, R., S. DELONS, J. PH. MERY, M. WEISS, G. FULCRAND et B. RUEFF: Insuffisances rénales post-traumatiques observées après le tremblement de terre d'Agadir dans le centre de réanimation médicale de Rabat. I. Etude clinique. J. Urol. Néphrol. **67**, 95 (1961). — HUGUENIN, R., et R. GÉRARD-MARCHANT: Diagnostic et traitement des tumeurs malignes du rein chez les enfants. Presse méd. **61**, 909 (1953). — HUHN, D., J. W. STEINER und H. Z. MOVAT: Die Feinstruktur im Nierenglomerulum von Hund und Maus. Z. Zellforsch. **56**, 213 (1962). — Die Feinstruktur der Basalmembran der Glomerulumcapillaren bei akuter Glomerulonephritis. Virchows Arch. path. Anat. **335**, 1 (1962). — HULSE, C. A., and E. E. PALETZ: Renal hamartoma. J. Urol. (Baltimore) **66**, 506 (1951). — HULTQUIST, G. T.: Über Spontananheilung bei Hypernephromen. Beitr. path. Anat. **109**, 29 (1944). — HUMAIR, L.: Nécrose bilatérale du cortex rénal. Etude d'un cas mis en rapport avec le phénomène de Shwartzman. Ann. Anat. path. **5**, 391 (1960) — Thromboses des veines rénales. Etude anatomoclinique. Ann. Anat. path. N.S. **7**, 5 (1962). — HUMPHREY, J. H.: The pathogenesis of glomerulonephritis: a re-investigation of the auto-immunisation hypotheses. J. Path. Bact. **60**, 211 (1948). — HUNT, A. C., and D. G. LEYS: Generalized arterial calcification of infancy. Brit. med. J. **1957/I**, 385. — HUNT, J. C., E. G. HARRISON jr., O. W. KINCAID, P. E. BERNATZ, and G. D. DAVIS: Idiopathic fibrous and fibromuscular stenosis of the renal arteries associated with hypertension. Proc. Mayo Clin. **37**, 181 (1962). — HUNTER, CH. A. jr., and W. F. HOWARD: Etiology of hypertension in toxemia of pregnancy. Amer. J. Obstet. Gynec. **81**, 441 (1961). — HUNTER, J. L., D. B. HACKEL, and W. HEYMANN: Nephrotic syndrome in rats produced by sensitization of rat kidney proteins: immunologic studies. J. Immunol. **85**, 319 (1960). — HUNTER, R. A., and W. A. McELMOYLE: Renal infarction with hypertension. Lancet **1956/II**, 443. — HUNTER, W. A.: Gumma of the kidney. J. Urol. (Baltimore) **42**, 1176 (1939). — HUNZIKER, A., u. R. OECHSLIN: Zur pathologischen Anatomie und Pathogenese der thrombotischen Mikroangiopathie. Beitr. path. Anat. **117**, 456 (1957). — HURLEY, R., and H. I. WINNER: Experimental renal moniliasis in the mouse. J. Path. Bact. **86**, 75 (1963). — HÜRZELER, D.: Untersuchungen über die Pathogenese und den Krankheitsverlauf der malignen Nephrosclerose. Helv. med. Acta **24**, 76 (1954). — HUTCH, J. A.: Nonobstruction dilatation of the upper urinary tract. J. Urol. (Baltimore) **71**, 412 (1954). — A pathological study of ureterovesical junctions of two stillborn infants with complete urethral atresia. J. Urol. (Baltimore) **74**, 795 (1955). — The role of the ureterovesical junction in the natural history of pyelonephritis. J. Urol. (Baltimore) **88**, 354 (1962). — HUTCH, J. A., R. D. AYRES, and G. S. LOQUVAM: The bladder musculature with special reference to the ureterovesical junction. J. Urol. (Baltimore) **85**, 531 (1961). — HUTCH, J. A., R. G. BUNGE, and R. H. FLOCKS: Vesicoureteral reflux in children. J. Urol. (Baltimore) **74**, 607 (1955). — HUTCH, J. A., and E. R. CHRISHOLM: Intrarenal arteriovenous fistula. J. Urol. (Baltimore) **88**, 150 (1962). — HUTCHISON, J. H.: Some new diseases in paediatrics. Brit. med. J. **1955/II**, 339. — HUTCHISON, J. H., and A. M. McDONALD: Chronic acidosis in infants due to renal tubular deficiency: its association with metastatic calcification. Acta paediat. (Uppsala) **40**, 371 (1951). — HUTH, F., u. E. MacCLURE: Morphologische Veränderungen der Nieren von Kaninchen nach Injektion von Schlangengift (Bothrops jararaca). Frankf. Z. Path. **74**, 91 (1964). — HUTT, M. S., J. A.

CHALMERS, J. S. MACDONALD, and H. E. DE WARDENER: Pyelonephritis. Observations on the relation between various diagnostic procedures. Lancet 1961/I, 351. — HUTT, M. S., J. L. PINNIGER, and H. E. DE WARDENER: The relationship between the clinical and the histological features of acute glomerular nephritis. Based on a study of renal biopsy material. Quart. J. Med. N.S. 27, 265 (1958). — HUTT, M. S., J. F. REGER, and H. B. NEUSTEIN: Renal pathology in paroxysmal nocturnal hemoglobinuria. An electron microscopic illustration of the formation and disposition of ferritin in the nephron. Amer. J. Med. 31, 736 (1961). — HUTT, M. S., and S. C. SOMMERS: A clinicopathologic analysis of biopsy specimens in persistant glomerulonephritis. Amer. J. Path. 43, 459 (1962). — HUTT, M. S., and H. E. DE WARDENER: Correlation between renal biopsy and other diagnostic procedures in pyelonephritis. In WOLSTENHOLMER, and CAMERON: Ciba Foundation symp. on renal biopsy. London: Churchill 1961. — HYMAN, J.: Peri-ureteropelvic cyst. J. Urol. (Baltimore) 70, 32 (1953). —

IDBOHRN, H.: Renal angiography in experimental hydronephrosis. Acta radiol. (Stockh.) Suppl. 134, 1 (1956). — IDBOHRN, H., and N. BERG: On the tolerance of the rabbits kidney to contrast media in renal angiography. Acta radiol. (Stockh.) 42, 121 (1954). — IIJIMA, S.: Die Ohrarterien des Kaninchens bei Masugi-Nephritis und bei experimenteller renaler Hypertonie im intravitalen Photogramm. Beitr. path. Anat. 119, 433 (1958). — ILLCHMANN, A.: Bemerkungen über einige Probleme der Glomerulonephritis mit besonderer Berücksichtigung der Feldnephritis. Frankf. Z. Path. 59, 193 (1947). — IMHOF, P., I. H. PAGE und H. DUSTAN: Die Gefäßerkrankungen bei der Hypertonie. In REUBI-BOCK-COTTIER: Essentielle Hypertonie. Internat. Symp. Bern 1960, S. 381. Berlin-Göttingen-Heidelberg: Springer 1960. — IMPIOMBATO, G.: La radiosensibilità del tessuto renale. Radiol. med. 22, 487 (1935). — INGLIS, K.: The relation of the renal lesions to the cerebral lesions in the tuberous sclerosis complex. Amer. J. Path. 30, 739 (1954). — The nature and origin of smooth muscle-like neoplastic tissue in renal tumors of the tuberous sclerosis complex. Cancer 13, 602 (1960). — INNOCENTI, M.: Il carcinoma metaplastica corneificante delle vie urinarie. Arch. De Vecchi Anat. pat. 12, 229 (1949). — IPPOLITO, J. J., and H. H. LE VEEN: Treatment of renal artery aneurysms. J. Urol. (Baltimore) 83, 10 (1960). — IRVINE, E., J. F. RINEHART, G. E. MARTIMORE, and J. HOPPER: The ultrastructure of the renal glomerulus in intercapillary glomerulosclerosis. Amer. J. Path. 32, 647 (1956). — IRWIN, G. E., and J. E. KRAUS: Congenital megaloureter and hydroureter. Arch. Path. 45, 752 (1948). — ISAAC, F. T., H. BREM, E. TEMKIN, and H. H. MOVIUS: Congenital malformation of the renal artery, a cause of hypertension. Radiology 68, 679 (1957). — ISAJI, M.: Über dissezierende Zystitis. Zbl. Path. 75, 337 (1940). — ISHIKAWA, E.: The kidney in the toxemias of pregnancy. Path. Microbiol. 24, 576 (1961). — ISING, U.: The effect of unilateral uretrectomy on the development of estrogen-induced renal tumours in male hamsters. Acta path. microbiol. scand. 39, 168 (1956). — ISLER, U. M.: Die Nierenveränderungen bei der chronischen Schwefelkohlenstoffvergiftung der Ratte. Z. ges. exp. Med. 128, 314 (1957). — ISRAEL: La tuberculose rénale. In Traité de Médecine 14, 632 (1949). — ITO, S., and T. TAKAYANAGI: Ganglioneuroma of the kidney. Acta med. biol. (Niigata) 2, 391 (1954). — ITSKOVITZ, H. D., E. A. HILDRETH, A. M. SELLERS, and W. S. BLAKEMORE: The granularity of the juxtaglomerular cells in human hypertension. Ann. intern. Med. 59, 8 (1963). — IVEMARK, B. I., A. LJUNGQVIST, and A. BARRY: Juvenile nephronophthisis. Part II. A histologic and microangiographis study. Acta paediat. (Uppsala) 49, 480 (1960). — IVEMARK, B., and S. I. SELDINGER: Renal damage in rats from the lead salt of edta and from umbradil. Acta radiol. (Stockh.) 48, 366 (1957). — IVERSEN, P., and C. BRUN: Aspiration biopsy of the kidney. Amer. J. Med. 11, 324 (1951). — IWANOW, E. D.: Über die Ätiologie und Pathogenese der essentiellen Lungenhämosiderose. Folia haemat. (Lpz.) N. F. 2, 111 (1958). — IZAKI, M., and R. NUMATA: Vesical endometriosis. Keio J. Med. 5, 33 (1956).

JACCARD, G.: Über die Häufigkeit der Nierentuberkulose. Schweiz. Z. Tuberk. 2, 171 (1945). — JACCOTTET, M. A.: Zur Histologie und Pathogenese der Nierenverkalkung (Nephrocalcinose und dystrophische Kalknephrose). Virchows Arch. path. Anat. 332, 245 (1959). — JACKSON, A., G. C. BATES, M. SLAVIN, and M. D. MCFORLAND: Renal osteodystrophy associated with diabetes mellitus. Congenital polycystic hypoplasia of the kidneys and polycystic disease of the pancreas. Arch. intern. Med. 85, 11 (1950). — JACKSON, D. J., F. G. SMITH, N. N. LITMAN, CH. L. YUILE, and H. LATTA: The Fanconi syndrome with cystinosis. Amer. J.

Med. 33, 893 (1962). — JACKSON, G. G., J. A. ARANA-SIALER, B. R. ANDERSEN, H. G. GRIEBLE, and W. R. McCABE: Profiles of pyelonephritis. Arch. intern. Med. 110, 663 (1962). — JACKSON, G. G., F. D. DALLENBACH, and G. P. KIPNIS: Pyelonephritis: Correlation of clinical and pathologic observations in the antibiotic era. Med. Clin. N. Amer. 39, 297 (1955). — JACKSON, G. G., and H. G. GRIEBLE: Pathogenesis of renal infection. Arch. intern. Med. 100, 692 (1957). — JACKSON, G. G., H. G. GRIEBLE, and K. D. KNUDSON: Urinary findings diagnostic of pyelonephritis. J. Amer. med. Ass. 166, 14 (1958). — JACKSON, G. G., K. P. POIRIER, and H. G. GRIEBLE: Concepts of pyelonephritis: Experience with renal biopsies and long-term clinical observations. Ann. intern. Med. 47, 1165 (1957). — JACKSON, H.: The histogenesis of urinary casts. Amer. J. Path. 3, 285 (1927). — JACKSON, H., and O. J. MOORE: The effect of high protein diets on the remaining kidney of rats. J. clin. Invest. 5, 415 (1928). — JACOBI, J., u. W. DÖRSCHEL: Erkenntnisse an einem Nierensonderlazarett. Dtsch. Arch. klin. Med. 194, 33 (1948). — JACOBS, F. M., and L. H. BROWN: Severe hematuria with associated minute papilloma of renal pelvis: case report. J. Urol. (Baltimore) 66, 185 (1951). — JACOBS, F. M., and R. SALWEN: Benign renal adenoma requiring surgical intervention: case report. J. Urol. (Baltimore) 63, 459 (1950). — JACOBS, L. A., and J. G. MORRIS: Renal papillary necrosis and the abuse of phenacetin. Med. J. Aust. 49, 531 (1962). — JACOBSEN, L., E. K. ANDERSON, and J. V. THORBERG: Accidental chloroform nephrosis in mice. Acta path. microbiol. scand. 61, 503 (1964). — JACOBSON, L. O., E. GOLDWASSER, and C. W. GURNEY: Renal mechanisms and hematopoiesis. Henry Ford Hosp. internat. Sympo. Biology of Pyelonephritis, p. 569. Boston: Little, Brown and Co. 1960. — JACOBSON, M. H., and W. NEWMAN: Study of pyelonephritis using renal biopsy material. Arch. intern. Med. 110, 211 (1962). — JAFFÉ, H. L., A. BODANSKY, and J. P. CHANDLER: Ammonium chloride decalcification, as modified by calcium intake: the relation between generalized osteoporosis and ostitis fibrosa. J. exp. Med. 56, 823 (1932). — JAFFÉ, R. H., u. B. VON CAVALLÉR: Entzündliche Gefäßerkrankungen. In COHRS-JAFFÉ-MEESSEN: Pathologie der Laboratoriumstiere, S. 14. Berlin-Göttingen-Heidelberg: Springer 1958. — JAFFÉ, R. H., u. H. STERNBERG: Über die vakuoläre Nierendegeneration bei chronischer Ruhr. Virchows Arch. path. Anat. 227, 313 (1920). — JÄGER, E.: Zur pathologischen Anatomie der Thrombangitis obliterans bei juveniler Extremitätengangrän. Virchows Arch. path. Anat. 284, 526 (1932). — JAHNECKE, J., u. A. BOHLE: Zur Morphologie der Niere während der polyurischen Phase nach akutem Nierenversagen. Verh. dtsch. Ges. Path. 47, 337 (1963). — JAHNECKE, J., A. BOHLE und C. BRUN: Über vergleichende Untersuchungen an Nierenpunktionszylindern bei normaler Nierenfunktion und bei akutem Nierenversagen. Klin. Wschr. 41, 371 (1963). — JAHNECKE, J., B. KOMMERELL und A. BOHLE: Beitrag zur Struktur des Nephrons. Vergleichende Untersuchungen an autoptisch und bioptisch gewonnenem Nierengewebe. Klin. Wschr. 40, 227 (1962). — JAHNKE, K., K. IRMSCHER und H. G. SOLBACH: Zur klinischen und morphologischen Differenzierung der renalen Komplikationen bei Diabetes mellitus. Klin. Wschr. 42, 259 (1964). — JAKOB, J.: Blutungen bei Antikoagulantien-Therapie. Inaug. Diss. Zürich 1953. — JAMES, J. A., and C. T. ASHWORTH: Some features of glomerular filtration and permeability revealed by electron microscopy after intraperitoneal injection of dextran in rats. Amer. J. Path. 38, 515 (1961). — JAMES, U.: Urinary infection in the newborn. Lancet 1959/II, 1001. — JANCSÓ, N.: Storage of proteins and vinylpolymers in histiocytes and in the renal epithelium. Acta med. Acad. Sci. hung. 7, 173 (1955). — JANES, R. G.: The relationship between eye and kidney pathology in the diabetic rat. Arch. Path. 67, 386 (1959). — JANES, R. G., and S. C. SOMMERS: Glomerular alterations in kidneys of rats treated with desoxycorticosterone. Arch. Path. 64, 58 (1957). — JANEWAY, T. C.: Note on the blood pressure changes following reduction of the renal arterial circulation. Proc. Soc. exp. Biol. 6, 109 (1909). — JANIGAN, D. T., M. A. WILLIAMS, H. M. TYLER, and W. J. DEMPSTER: A biochemical approach to the study of rejection of canine renal homotransplants. Brit. J. exp. Path. 45, 347 (1964). — JANSEN, A.: Diskussion. Z. Tuberk. 115, 209 (1961). — Die Tuberkelbakteriurie und das Initialstadium der chronischen Nierentuberkulose. Verh. dtsch. Ges. Urol. 19, 40 (1961). — JANSEN, H. H.: Segmentär ausgebreitete maligne Nephrosklerose bei akzessorischer Nierenarterie. Schweiz. med. Wschr. 93, 1097 (1963). — JANSSEN, W., u. F. MICHAT: Über die Pathomorphose der Periarteriitis nodosa nach Behandlung mit Corticosteroiden. Path. Microbiol. (Basel) 23, 511 (1960). — JARAUSCH, K. H.: Über die chronische Harnwegsentzündung des Säuglings. Urologe 1, 279 (1962). — JASÍNSKI, D., u. F. WUHRMANN: Zur Frage der Schäden infolge Phenacetinabusus. Schweiz. med. Wschr. 88, 1290 (1958). — JASUMI, G., and P. BOIS:

Effect of various agents on the development of kidney infarcts in rats treated with Serotonin. Lab. Invest. **9**, 503 (1960). — JÄYKKÄ, S.: The problem of dormant fetal organs. Biol. Neonat. (Basel) **3**, 343 (1961). — JEFFERS, W., A. LINDAUER, P. TWADDLE, and CH. WOLFARTH: Experimental hypertension in nephrectomized parabiotic rats. Amer. J. Med. Sci. **199**, 815 (1940). — JEGHERS, H., and R. MURPHY: Practical aspects of oxalate metabolism. New Engl. J. Med. **233**, 208, 238 (1945). — JELLINEK, E. H.: Aneurysm of abdominal aorta with anuria. Lancet **1956/II**, 922. — JENKINS, G. D.: Regression of pulmonary metastasis following nephrectomy for hypernephroma: eight year followup. J. Urol. (Baltimore) **82**, 37 (1959). — JENNI, M.: Gleichzeitiges Vorkommen von Nierentuberkulose und unspezifischer Pyelonephritis. Urol. int. (Basel) **6**, 174 (1958). — JENNINGS, R. B., and D. P. EARLE: Post-streptococcal glomerulonephritis: histopathologic and clinical studies of the acute, subsiding acute and early chronic latent phases. J. clin. Invest. **40**, 1525 (1961). — JENNINGS, R. B., and M. H. HABER: Intraglomerular mitosis in rat nephritis. Experimental antikidney serum nephritis in the rat. Arch. Path. **71**, 330 (1961). — JENNINGS, R. B., and W. M. KEARNS: Necrotizing nephrosis in the rat following administration of carbon tetrachloride. Arch. Path. **56**, 348 (1953). — JENSCH, L.: Über Therapieschäden an den Harnorganen und Anwendung von Cytostatica. Frankf. Z. Path. **72**, 232 (1962). — JENSEN, E. T., A. H. BAGGENSTOSS, and J. A. BARGER: Renal lesions associated with chronic ulcerative colitis. Amer. J. med. Sci. **219**, 281 (1950). — The kidney in chronic ulcerative colitis. Proc. Mayo Clin. **25**, 244 (1950). — JEPPERSON, F. B.: Spontaneous rupture of the kidney. J. Urol. (Baltimore) **86**, 489 (1961). — JERUSALEM, CH.: Untersuchungen zur kompensatorischen Nierenhypertrophie. I. Gewichtszunahme und Wassergehalt verbleibender Niere bei einseitig nephrektomierten Ratten. Anat. Anz. **114**, 86 (1964). — Untersuchungen zur kompensatorischen Nierenhypertrophie. II. Der Einfluß des Alters auf die Gewichtszunahme hypertrophierender Rattennieren. Z. Anat. Entwickl.-Gesch. **123**, 549 (1963). — Untersuchungen zur kompensatorischen Nierenhypertrophie. III. Über Größenänderungen der Nierenzonen und des Nephrons in kompensatorisch hypertrophierten Rattennieren. Z. Anat. Entwickl.-Gesch. **123**, 557 (1963). — JESSERER, H.: Die ätiologische Differenzierung der Hyperkalkurie, Nephrolithiasis und Nephrokalzinose. Wien. klin. Wschr. **66**, 385 (1954). — Das Krankheitsbild der idiopathischen Hyperkalkurie. Dtsch. med. Wschr. **82**, 943 (1957). — Osteomalacie. Docum. rheumat. 14. Basel: Geigy 1958. — JEWELL, J. H., and W. I. BUCHERT: Unilateral hereditary hydronephrosis: a report of four cases in three consecutive generations. J. Urol. (Baltimore) **88**, 129 (1962). — JEWETT, H. J.: Stenosis of the ureteropelvic juncture, congenital and acquired. J. Urol. (Baltimore) **44**, 247 (1940). — Carcinoma of the bladder: development and evaluation of current concepts of therapy. J. Urol. (Baltimore) **82**, 92 (1959). — JEWETT, H. J., and S. L. EVERSOLE: Carcinoma of the bladder: characteristic nodes of local invasion. J. Urol. (Baltimore) **83**, 383 (1960). — JOEKES, A. M., R. H. HEPTINSTALL, and K. A. PARKER: The nephrotic syndrome. Quart. J. Med. **27**, 495 (1958). — JOHNSON, A. J., and J. N. TAYLOR: Papillary tumor of bladder in a twelve year old boy. J. Urol. (Baltimore) **87**, 869 (1962). — JOHNSON, C. M., and B. R. SMITH: Benign polyps of the ureter. J. Urol. (Baltimore) **47**, 445 (1942). — JOHNSON, F. B., and K. PANI: Histochemical identification of calcium oxalate. Arch. Path. **74**, 347 (1962). — JOHNSON, F. R.: Some proliferative and metaplastic changes in transitional epithelium. Brit. J. Urol. **29**, 112 (1957). — JOHNSON, G. C., F. C. BAUER, E. F. HIRSCH, and J. CARBONARO: Lipemia of rabbits following unilateral occlusion of the renal vessels. Arch. Path. **52**, 115 (1951). — JOHNSON, J.: Primary hyperparathyroidism with extensive renal calcification and secondary hyperplasia of the parathyroids. Amer. J. Path. **15**, 111 (1939). — JOHNSON, J. H., and M. MARSHALL: Primary kidney tumors of childhood. J. Urol. (Baltimore) **74**, 707 (1955). — JOHNSON, R. L., CH. J. SMYTH, G. W. HOLT, A. LUBCHENCO, and E. VALENTINE: Steroid therapy and vascular lesions in rheumatoid arthritis. Arthr. and Rheum. **2**, 224 (1959). — JOHNSONS, S.: A case of Wegener's granulomatosis. Acta path. microbiol. scand. **25**, 572 (1948). — JOHNSTON, W. D.: Cytopathological correlations in tumors of the urinary bladder. Cancer **17**, 867 (1964). — JOISIER, C. L., and M. G. THORNE: Salt losing nephritis. Lancet **1952/II**, 454. — JONES, D. B.: Inflammation and repair of the glomeruli. Amer. J. Anat. **27**, 991 (1951). — Glomerulonephritis. Amer. J. Path. **29**, 33 (1953). — Nephrosclerosis and the glomerulus. Amer. J. Path. **29**, 619 (1953). — Nephrotic glomerulonephritis. Amer. J. Path. **33**, 313 (1957). — The nature of scar tissue in glomerulonephritis. Amer. J. Path. **42**, 185 (1963). — JONES, D. B., and W. E. LORING: Glomerular thrombosis. Amer. J. Path. **27**, 841 (1951). — JONES, D. B., C. B. MUEL-

LER, and M. MENEFEE: The cellular and extracellular morphology of the glomerular stalk. Amer. J. Path. **41**, 373 (1962). — JONES, N. F., and M. A. BARRACLOUGH: Angiotensin: response of the kidneys in unilateral renal artery stenosis. Lancet 1962/I, 454. — JONES, N. F., R. W. PAYNE, R. D. HYDE, and T. M. PRICE: Renal polycythaemia. Lancet **1960**/I, 299. — JONES, R. F.: Surgical management of transcapsular rupture of the kidney: 24 cases. J. Urol. (Baltimore) **74**, 721 (1955). — JONES, W. A., D. R. GOVINDA RAO, and H. BRAUNSTEIN: The renal glomerulus in cirrhosis of the liver. Amer. J. Path. **39**, 393 (1961). — JORES, L.: Über die pathologische Anatomie der chronischen Bleivergiftung des Kaninchens. Beitr. path. Anat. **31**, 183 (1902). — Über den pathologischen Umbau von Organen (Metallaxie) und seine Bedeutung für die Auffassung chronischer Krankheiten insbesondere der chronischen Nierenleiden (Nephrozirrhosen) und der Arteriosklerose; nebst Bemerkungen über die Namengebung in der Pathologie. Virchows Arch. path. Anat. **221**, 14 (1916). — Arterien. In HENKE-LUBARSCH: Hdb. spez. path. Anat. II, p. 608. Berlin: Springer 1924. — JORNOD, J.: La nécrose des papilles rénales. Etude clinique de 14 cas. Helv. med. Acta **25**, 577 (1958). — JOSEPH, R., C. NÉZELOF, J. C. JOB et C. GENTIL: Le diabète clorure sodique d'origine rénale. Une observation chez une fillette de 14 ans avec une revue de la littérature. Arch. franç. Pédiat. **14**, 461 (1957). — JOSSERAND, P., R. ANNINO, L. MUGIERY, L. ROUVES et H. MERLE: Le rein éponge. Pédiatrie **7**, 31 (1952). — JOUVE, A., P. ANGIER, H. PAYAN, R. GÉRARD, J. L. MEDVÉDOWSKY et J. GUILLEMOUD: Les communications artérioveineuses rénales. Presse méd. **66**, 1669 (1958). — JUCKER, P.: Krankheiten der Niere im höheren Alter. Schweiz. med. Wschr. **91**, 1390 (1961). — JUCKER, P., u. C. H. GRASSER: Ein Fall von Nierenechinococcus. Radiol. clin. (Basel) **10**, 23 (1941). — JUNOD, J. P., et J. P. DORET: L'intoxication chronique par la phénacétine. Path. et Biol. **8**, 2113 (1960). — JUTZLER, A.: Der juxtaglomeruläre Apparat beim menschlichen Drosselungshochdruck. Inaug. Diss. Düsseldorf 1953. — Beitrag zur Morphologie des juxtaglomerulären Apparates bei Drosselungshochdruck. Frank. Z. Path. **67**, 177 (1956). — Akute Urämie durch akutes Nierenversagen oder Harnabflußstörungen. Urologe **1**, 52 (1962). — JUTZLER, G. A., W. SEPPLA und H. J. BRUNCK: Primäre doppelseitige Nierenaktinomykose mit Papillennekrose als Ursache eines Nierenversagens. Ärztl. Forsch. **15**, 340 (1961).

KABOTH, U.: Vergleichende funktionelle und morphologische Untersuchungen an der ischämisch geschädigten Rattenniere. Z. ges. exp. Med. **138**, 561 (1965). — KÁDAS, I., u. E. HAHN: Mit hypoplastischer Niere vergesellschaftete einseitige maligne Nephrosklerose (Hypertonie vom Goldblatt-Typ). Zbl. Path. **100**, 228 (1959). — KAHLE, P. J., and J. R. SCHENKER: Aneurysm of the renal artery following partial nephrectomy. J. Urol. (Baltimore) **56**, 1 (1946). — KAHLER, H.: Bemerkungen zum Problem Nephrose-Nephritis. Med. Klin. **37**, 406 (1941). — KAIRIS, Z.: Entleerungsstörungen der oberen Harnwege. In ALKEN-DIX-WEYRAUCH-WILDBOLZ: Hdb. Urol., Bd. VIII, p. 83. Berlin-Göttingen-Heidelberg: Springer 1962. — KAISERLING, H.: Die Ausbreitungsformen der Nierenlymphbahninfekte und die lymphogene Nephrose. Virchows Arch. path. Anat. **309**, 561 (1942). — KAISERLING, H., u. TH. SOOSTMEYER: Nierenlymphgefäßsystem. Wien. klin. Wschr. **50**, 1113 (1939). — KALB-FLEISCH: Diskussion zu FROBOESE, C.: Verh. dtsch. path. Ges. **30**, 443 (1937). — KALEY, G., H. DEMOPOULOS, and B. W. ZWEIFACH: Production of occlusive vascular lesions by bacterial endotoxin in kidneys of rats with desoxycorticosterone hypertension. Amer. J. Path. **37**, 751 (1960). — Occlusive vascular lesions induced by bacterial endotoxin in kidney of pregnant rats. Proc. Sco. exp. Biol. **109**, 456 (1962). — KALKSCHMIDT, W.: Beitrag zu den seltenen Lokalisationen der Endometriosis externa extraperitonealis (pararenales Endometrium). Geburtsh. u. Frauenheilk. **17**, 366 (1957). — KAMPMEIER, R. H., and J. L. SHAPIRO: Diffuse and sometimes recurrent course of diffuse arteritis. Arch. intern. Med. **92**, 856 (1953). — KANEKO, R.: Über die pathologische Anatomie der Spirochaetosis ictero-haemorrhagica. Wien: Rikola 1922. — KANTROWITZ, A. R.: Granulomatous inflammation of the kidneys. J. M. Sinai Hosp. **24**, 945 (1957). — KANTROWITZ, A., u. P. KLEMPERER: Über Lipoidnephrose. Virchows Arch. path. Anat. **280**, 554 (1931). — KAPLAN, C., G. P. SAYRE, and L. F. GREENE: Bilateral nephrogenic carcinomas in Lindau-von Hippel disease. J. Urol. (Baltimore) **86**, 36 (1961). — KAPLAN, K., J. D. MILLAR, and P. A. CANCILLA: Spontaneous atheroembolic renal failure. Arch. intern. Med. **110**, 218 (1962). — KAPLAN, N. M.: Primary aldosteronism with malignant hypertension. New Engl. J. Med. **269**, 1282 (1963). — KARCHER, G.: Veränderungen an Niere und Harnleiter nach Ureteroperationen im Tierexperiment, mit einem Beitrag zur Genese postoperativer Ureterstrikturen. Arch. klin. Chir. **296**, 184 (1960). — KARCHER, G., u. K. H. LINKE: Tierexperimenteller Beitrag zur Harnsteinentstehung. Z. Urol. **53**, 17 (1960). — KARCHER, G., u. W. VAHLENSIECK: Zur iatrogenen, ascendierenden anurischen Pyelonephritis. Urologe **3**, 22 (1964). — KARK, R. M.: Some aspects of nutrition and the kidney. Amer. J. Med. **25**, 698 (1958). — KARK, R. M., R. C. MUEHRCKE, C. L. PIRANI, and V. E. POLLAK: The clinical value of renal biopsy. Ann. intern. Med. **43**, 807 (1955). — KARK, R. M., R. C. MUEHRCKE, V. E. POLLAK, C. L. PIRANI, and J. H. KIEFER: An analysis of five hundred percutaneous renal biopsies. Arch. intern. Med. **101**, 439 (1958). — KARK, R. M., C. L. PIRANI, V. E. POLLAK, R. C. MUEHRCKE, and J. D. BLAINEY: The nephrotic syndrome in adults: a common disorder with many causes. Ann. intern. Med. **49**, 751 (1958). — KARTAL, J. P., L. LEVE, H. W. RYDER, and M. G. HOROWITZ: Renal tubular acidosis with hypokalemia symptoms. Arch. intern. Med. **107**, 743 (1961). — KÄSER, H.: Hypertension bei einseitiger Nierenhyperplasie. Ann. paediat. **186**, 257 (1956). — KÄSER, O.: Das hämorrhagische Syndrom in der Geburtshilfe. Schweiz. med. Wschr. **86**, 991 (1956). — Die Bedeutung renaler Erkrankungen für die Schwangerschaftstoxikose. Geburtsh. u. Frauenheilk. **18**, 335 (1958). — KÄSER, O., u. F. A. IKLÉ: Urologische Komplikationen bei der Behandlung des Kollumkarzinoms. Dtsch. med. Wschr. **86**, 2465 (1961). — KASHIWABARA, M.: Nephrotoxinuntersuchungen. Mitt. path. Inst. (Sendai) **VIII**, 371 (1933—35). — KASS, E. H.: Chemotherapeutic and antibiotic drugs in the management of infections of the urinary tract. Amer. J. Med. **18**, 764 (1955). — The role of asymptomatic bacteriuria in the pathogenesis of pyelonephritis. Henry Ford Hosp. Symp. Biology of pyelonephritis. Boston: Little, Brown and Co. 1960. — Bacteriuria and pyelonephritis of pregnancy. Arch. intern. Med. **105**, 194 (1960). — KASS, E. H., and L. H. SCHNEIDERMAN: Entry of bacteria into the urinary tracts of patients with inlying catheter. New Engl. J. Med. **256**, 556 (1957). — KASSIRER, J. P., and W. B. SCHWARTZ: Acute glomerulonephritis. New Engl. J. Med. **265**, 686 (1961). — KATO, T.: Precancerous lesions of the urogenital organs. Acta med. Univ. Kioto **35**, 136 (1958). — KATZ, L. N., and F. S. STEINITZ: Pulmonary arterial pressure in experimental renal hypertension. Amer. J. Physiol. **128**, 433 (1939/40). — KATZ, Y. J., and F. GARBACH: Some factors affecting renal lymphatic pressure. Circulat. Res. **6**, 452 (1958). — KATZENSTEIN, M.: Experimenteller Beitrag zur Erkenntnis der bei Nephritis auftretenden Hypertrophie des linken Herzens. Virchows Arch. path. Anat. **182**, 327 (1905). — KAUFMAN, J. J., and W. E. GOODWIN: Renal lymphatics. III. Clinical implications and experiments of nature. Ann. intern. Med. **49**, 109 (1958). — KAUFMANN, H. J.: Renal vein thrombosis. 1. Age incidence in infancy and childhood) 2. sex incidence; 3. incidence of unilateral and bilateral involvement. J. Dis. Child. **95**, 377 (1958). — Die Nierenvenenthrombose im Kindesalter. Mod. Probl. Paediat. **6**, 406 (1960). — KAUFMANN, M. A.: Focal necrotizing glomerulonephritis and diffuse hypersensitivity angiitis. Arch. Path. **57**, 80 (1959). — KAUFMANN, W.: The Goormaghtigh cells in the normal and diseased human kidney. Amer. J. Path. **18**, 783 (1942). — KAWAJI, K., and M. OYAMA: Electron microscopic study on renal lesion of rabbit caused by toxicosis of "Habu" venom. Acta med. Univ. Kagoshimaensis **3**, 133 (1960). — KAWAMURA, S.: Glomerular permeability, studied by electron microscopy. Keio J. Med. **10**, 109 (1961). — Some aspects of mesoangial cell proliferation of the renal glomerulus: correlating factors between mesangial cell proliferation and increased permeability of the glomerular capillary wall. Keio J. Med. **13**, 13 (1964). — KAY, C.: The mechanism by which experimental nephritis is produced in rabbits injected with nephrotoxic duck serum. J. exp. Med. **72**, 559 (1940). — Blutdruck bei Masuginephritis. Arch. Path. **29**, 57 (1940). — KAY, C. F.: The mechanism of a form of glomerulonephritis. Nephrotoxic nephritis in rabbits. Amer. J. med. Sci. **204**, 483 (1942). — KAY, S.: Malignant mixed mesodermal tumor of the kidney. Amer. J. clin. Path. **28**, 655 (1957). — KAYE, M., J. E. PRITCHARD, G. W. HALPENNY, and W. LIGHT: Bone disease in chronic renal failure with particular reference to osteosclerosis. Medicine (Baltimore) **39**, 157 (1960). — KEEFER, CH. S.: Pyelonephritis — its natural history and course. Bull. Johns Hopk. Hosp. **100**, 107 (1957). — KEITH, N. M., and H. M. ODEL: Outlook for patients with glomerulonephritis. J. Amer. med. Ass. **153**, 1240 (1957). — KEITH, N. M., H. WAGENER, and J. KERNOHAN: The syndrome of malignant hypertension. Arch. intern. Med. **41**, 141 (1928). — KEITH, N. M., E. G. WAKEFIELD, and M. H. POWER: The excretion and utilization of sucrose when injected intravenously in man. Amer. J. Physiol. **91**, 1 (1933). — KELALIS, P. P., J. L. EMMETT, and J. H. DE WEERD: Leukoplakia of the urinary bladder: report of a case with unusual features. Proc. Mayo Clin. 38, 514 (1963). — KELALIS, P. P., L. F. GREENE, and L. A. WEED: Brucellosis of the urogenital tract: a mimic of tuberculosis. J. Urol. (Baltimore) 88, 347 (1962). — KELENHEGYI, M., E. ZZABÓ und L. MOHÁESI: Über den diagnostischen Wert der Sternheimer-Malbinschen Zellen. Z. Urol. 55, 425 (1962). — KELLER, H. M.: Blutcholesterin, Albuminurie und histologische Veränderungen bei einer chronischen Vergiftung mit Urannitrat am Kaninchen. Helv. med. Acta 20, 157 (1953). — Hämopoietin und Knochenmarksbefund bei Anämien infolge akuter und chronischer Urämie. Proc. VIIth. int. Congr. int. Soc. Haematol., Rom 1958. — Erythropoietin. Schweiz. med. Wschr. 94, 1773 (1964). — KELLER, H. M., H. COTTIER und F. REUBI: Fehlen von Nierenveränderungen nach Colibazilleninjektionen bei mit Phenacetin chronisch behandelten Kaninchen. Schweiz. med. Wschr. 91, 1021 (1961). — KELLER, J.: Leukoplakie des Nierenbeckens mit Cholesteatomcharakter und Blasenkarzinom bei primärer Leukoplakie der Blase und des rechten Harnleiters. Z. Urol. 43, 208 (1950). — KELLEY, V. C., M. R. ZIEGLER, D. DOEDEN: and I. McQUARRIE: Labeled methionine as an indicator of protein formation in children with lipoid nephrosis. Proc. Soc. exp. Biol. 75, 153 (1950). — KELLY, D. K., and J. F. WINN, Renal lesions produced by group A, type 12 streptococci. Science 127, 1337 (1958). — KEMMER, CH., u. H. DAVID: Die submikroskopische Struktur des normalen und atrophischen Ureters des Kaninchens. Z. mikr. anat. Forsch. 68, 448 (1962). — KEMPER, J. W., A. H. BAGGENSTOSS, and CH. H. SLOCUMB: The relationship of therapy with cortisone to the incidence of vascular lesions in rheumatoid arthritis. Ann. intern. Med. 46, 831 (1957). — KEMPF, K. F.: Die Nierenaplasie mit Berücksichtigung der Hypoplasie und die Deutung gleichzeitiger Hamartien im Nierenlager (Nierenblastemcysten). Virchows Arch. path. Anat. 328, 182 (1956). — KENIS, Y., CH. CAUCHIE, P. POTVLIEGE, J. SMULDERS, C. GOMPEL, and P. P. LAMBERT: Les manifestations rénales du myélome. Acta clin. belg. 16, 541 (1961). — KENNEDY, J. S., and H. K. FIDLER: Primary adenocarcinoma od the renal pelvis. J. Urol. (Baltimore) 80, 208 (1958). — KENNEDY, R. L.: The pathologic changes in pyelitis of children interpreted on the basis of experimental lesions. J. Urol. (Baltimore) 27, 381 (1932). — KERMAUNER, F.: Fehlbildungen der weiblichen Geschlechtsorgane, des Harnapparats und der Kloake. In HALBAN-SEITZ: Hdb. der Biol. und Path. des Weibes, Bd. 3. Berlin-Wien: Urban und Schwarzenberg 1924. — KERN, H.: Über Erfahrungen bei kindlichen embryonalen Nierentumoren. Ann. paediat. (Basel) 197, 267 (1961). — KERNOHAN, J., E. ANDERSON, and N. KEITH: The arterioles in cases of hypertension. Arch. intern. Med. 44, 395 (1929). — KERPEL-FRONIUS, E., u. R. MARTYN: Zur Pathogenese der Kalknephrose der Nieren. Klin. Wschr. 19, 440 (1940). — KESHIN, J. G., and A. JOFFE: Varices of the upper urinary tract and their relationship to portal hypertension. J. Urol. (Baltimore) 76, 350 (1956). — KESSELRING, F., u. H. U. ZOLLINGER: Resultate und Erfahrungen mit der percutanen Nierenbiopsie. Helv. med. Acta 27, 724 (1960). — Die Wegnersche Granulomatose. Ergebn. inn. Med. Kinderheilk. N. F. 16, 41 (1961). — KETTLER, J. H.: Zur Pathogenese der hypoxämischen Nephrose. Verh. dtsch. Ges. Path. 33, 74 (1949). — KETTLER, L. H.: Parenchymschädigungen der Leber. Ergebn. Path. 37, 1 (1954). — Über die Bedeutung morphologischer Nieren- und Leberveränderungen bei Heteroproteinämie. Z. ges. inn. Med. 10, 704 (1955). — KETTLER, L. H., H. SIMON und H. DAVID: Vergleichende experimentelle Untersuchungen über Nephrohydrose und Hydronephrose. Virchows Arch. path. Anat. 331, 466 (1958). — KEYE, J. D.: Death in potassium deficiency. Report of a case including morphologic findings. Circulation 5, 766 (1952). — KHOO, E. C., and TH. A. STUMP: Renal involvement in scleroderma. Ann. intern. Med. 52, 717 (1960). — KHOURI, J.: Physio-pathologie de l'acide oxalique chez l'homme. Paris: Masson 1948. — KIDD, F.: Acquired renal dystopia or movable kidney. "Ramon Guiteras" lecture. J. Urol. (Baltimore) 26, 327 (1931). — KIDD: The inheritance of Bright's disease of the kidney. Practitioner 29, 104 (1882). — KIMBROUGH, J. C., and J. C. DENSLOW: Urinary tract calculi in recumbent patients. J. Urol. (Baltimore) 61, 837 (1949). — KIME, S. W. jr., J. J. McNAMARA, S. LUSE, ST. FARMER, C. SILBERT, and N. S. BRICKER: Experimental polycystic renal disease in rats: Electron microscopy, function, and susceptibility to pyelonephritis. J. Lab. clin. Med. 60, 64 (1962). — KIMMEL, G. C.: Hypertension and pyelonephritis of children. Amer. J. Dis. Child. 63, 60 (1942). — KIMMELSTIEL, P.: Benigne Nephrosclerose und arterieller Hochdruck. Virchows Arch. path. Anat. 290, 245 (1933). — Glomerular changes in arteriosclerotic contraction of the kidney. Amer. J. Path. 11, 483 (1935). — Acute hematogenous interstitial nephritis. Amer. J. Path. 14, 737 (1938). — Intercapillary glomerulosclerosis and diabetes. Recent observations and changes of concept. Gaz. méd. port. **4**, 648 (1951). — Glomerulosclerosis. J. Mt Sinai Hosp. **23**, 657 (1956). — Significance of chronic pyelonephritis. Henry Ford Hosp. int. Sympos. Biology of pyelonephritis, p. 215. Boston: Little, Brown and Co. 1960. — KIMMELSTIEL, P., O. J. KEIN, and U. J. BERES: Studies on renal biopsy specimens, with the aid of the electron microscope. I. Glomeruli in diabetes. Amer. J. clin. Path. **38**, 270 (1962). — KIMMELSTIEL, P., O. J. KEIN, J. A. BERES, and K. WELLMANN: Chronic pyelonephritis. Amer. J. Med. **30**, 589 (1961). — KIMMELSTIEL, P., and C. WILSON: Benign and malignant hypertension and nephrosclerosis. Amer. J. Path. **12**, 45 (1936). — Intercapillary lesions in the glomeruli of the kidney. Amer. J. Path. **12**, 83 (1936). — Imflammatory lesions in the glomeruli in pyelonephritis in relation to hypertension and renal insufficiency. Amer. J. Path. **12**, 99 (1936). — KINCAID-SMITH, P.: Vascular obstruction in chronic pyelonephritic kidneys and its relation to hypertension. Lancet **1955/II**, 1263. — KINCAID-SMITH, P., J. McMICHAEL, and E. A. MURPHY: The clinical course and pathology of hypertension with papilloedema (malignant hype tension). Quart. J. Med. **27**, 117 (1958). — KIND, C. R.: Generalisierte Cytomegalie bei eineiigen Zwillingen. Schweiz. med. Wschr. **91**, 15 (1961). — KING, A. J.: Syphilis. In ALKEN-DIX-WEYRAUCH-WILDBOLZ: Hdb. Urol. IX/2, p. 306. Berlin-Göttingen-Heidelberg: Springer 1959. — KING, S. E.: Proteinuria variations in the differentiation of renal disorders. J. Amer. med. Ass. **155**, 1023 (1954). — Albuminuria (proteinuria) in renal diseases. II. Preliminary observations on the clinical course of patients with orthostatic albuminuria. N.Y. St. J. Med. **59**, 825 (1959). — KING, S. E., and D. S. BALDWIN: Production of renal ischemia and proteinuria in man by the adrenal medullary hormones. Amer. J. Med. **20**, 217 (1956). — KINNEY, V. R., A. M. OLSEN, N. G. HEPPER, and E. G. HARRISON: Wegener's granulomatosis. Arch. intern. Med. **108**, 269 (1961). — KINO-SHITA, Y., O. ARAI, H. KAMEYAMA, Y. KATAGÉVI und S. EGUCHI: Über Nierenbiopsie und den Zusammenhang zwischen histologischem Befund und Nierenfunktionszustand. Acta med. biol. Niigata **4**, 325 (1957). — KINOSHITA, Y., and S. FUJISAKI: Electron microscopic studies of the glomerulus. Acta med. biol. Niigata **11**, 15 (1963). — KINSELL, L. W., L. LAWRENCE, H. E. BALCH, and R. D. WEYAND: Hypophysectomy in human diabetes. Metabolic and clinical observations in diabetes with malignant vascular disease. Diabetes **3**, 358 (1954). — KINSOLVING, C. R., R. L. POST, and D. L. BEAVER: Sodium plus potassium transport adenosine triphosphatase activity in kidney. J. cell. comp. Physiol. **62**, 85 (1963). — KIPKIE, G. F.: Possible role of infection in the production of periarteritis nodosa in hypertensive rabbits. Arch. Path. **50**, 98 (1950). — KIPKIE, G. F., and D. S. JOHNSON: Possible pathogenic mechanisms responsible for human periarteritis nodosa. Arch. Path. **51**, 387 (1951). — KIPNIS, G. P., G. G. JACKSON, F. D. DALLENBACH, and J. A. SCHOENBERG: Renal biopsy in pyelonephritis; correlative study of kidney morphology, bacteriology and function in patients with chronic urinary infection. Arch. intern. Med. **95**, 445 (1959). — KIRCH, E.: Zur Frage der traumatischen Glomerulonephritis. Zbl. Path. **85**, 266 (1949). — KIRKMAN, H., and R. L. BACON: Malignant renal tumors in male hamsters treated with oestrogen. Cancer Res. **10**, 122 (1950). — KIRKPATRICK, CH. H., and W. E. WILSON: Immunologic studies of baboon-to-man renal heterotransplantation. In STARZL, T. E.: Experience in renal transplantation, p. 284. Philadelphia-London: Saunders 1964. — KIRSANE, J. M., and R. H. HEPTINSTALL: Experimental hydronephrosis: morphologic and enzymatic studies of renal tubules in ureteric obstruction and recovery in the rat. I. Alkaline and acid phosphatases. Lab. Invest. **13**, 539 (1964). — Experimental hydronephrosis: morphologic and enzymatic studies of renal tubules in ureteric obstruction and recovery in the rat. II. Pentose phosphate pathway. Lab. Invest. **13**, 547 (1964). — KIRSCHBAUM, A., E. T. BELL, J. GORDON, and C. CASAS: Experimental glomerulonephritis in inbred mice. Anat. Rec. **100**, 683 (1948). — KIRSNER, J. B., W. L. PALMER, and E. HUMPHREYS: Morphologic changes in the human kidney following prolonged administration of alkali. Arch. Path. **35**, 207 (1943). — KLAPPROTH, H. J.: Wilms tumor: a report of 45 cases and an analysis of 1351 cases reported in the world literature from 1940 to 1958. J. Urol. (Baltimore) **81**, 633 (1959). — KLAPPROTH, H. J., E. F. POUTASSE, and J. B. HAZARD: Renal angiolipomas. Report of four cases. Arch. Path. **67**, 400 (1959). — KLAPPROTH, H. J., H. TAKAGI, and A. C. CORCORAN: Segmental renal ischemic atrophy. Surgery **46**, 1084 (1959). — KLATSKIN, G., and M. GORDON: Renal complications of sarcoidosis and their relationship to hypercalcemia. Amer. J. Med. **15**, 484 (1953). — KLEEMAN, CH. R., W. L. HEWITT, and L. B. GUSE: Pyelonephritis. Medicine (Baltimore) **39**, 3 (1960). — KLEEMAN, S. E., and L. R.

FREEDMAN: The findings of chronic pyelonephritis in males and females at autopsy. New Engl. J. Med. **263**, 988 (1960). — KLEIER, A.: Experimentelle Untersuchungen über den Abbau der hyalinen Tropfen nach Eiweißspeicherung in der Niere von Salamandra maculosa. Beitr. path. Anat. **103**, 558 (1939). — KLEIMAN, A. H.: Sulfothiazole anuria with recovery following renal decapsulation. J. Urol. (Baltimore) **56**, 598 (1947). — KLEIMAN, H., and Y. LANCASTER: Condylomata accuminata of the bladder. J. Urol. (Baltimore) **88**, 52 (1962). — KLEIN, R. L., and J. A. McCHESNEY: Hypertension secondary to aneurysm of the renal artery: report of a case of long duration cured by nephrectomy. Ann. intern. Med. **54**, 292 (1961). — KLEINSCHMIDT, A.: Die kreislaufbedingte Niereninsuffizienz. Verh. dtsch. Ges. inn. Med. **65**, 306 (1959). — Die klinische Verwendbarkeit der Nierenbiopsie. Verh. dtsch. Ges. inn. Med. **69**, 347 (1963). — KLEINSCHMIDT, A., u. S. HÄNZE: Die Analyse der Nierenfunktion. Grundlagen und klinischer Aussagewert. Ergebn. inn. Med. Kinderheilk. **14**, 239 (1960). — KLEMPERER, G.: Über Verfettung der Nieren. Dtsch. med. Wschr. **35**, 89 (1909). — KLEMPERER, P.: Concept of collagen diseases. Amer. J. Path. **26**, 505 (1950). — The role of the connective tissue in diseases of the cardiovascular system. Bull. N. Y. Acad. Med. **28**, 204 (1952). — General considerations on collagen diseases. In ASBOE-HANSEN: Connective tissue in health and disease, p. 251. Copenhagen: Munksgaard 1954. — Der Begriff der Kollagenkrankheiten. Wien. klin. Wschr. **67**, 337 (1955). — KLEMPERER, P., B. GUEFT, S. L. LEE, C. LEUCHTENBERGER, and A. POLLISTER: Cytochemical changes of acute lupus erythematosus. Arch. Path. **49**, 503 (1950). — KLEMPERER, P., and S. OTANI: Maligne Nephrosklerose (FAHR). Arch. Path. **11**, 60 (1931). — KLEMPERER, P., A. POLLACK, and G. BAEHR: Pathology of disseminated lupus erythematosus. Arch. Path. **32**, 567 (1941). — KLEY, K. H.: Ein sogenannter Paramyloidtumor der Harnblase. Z. Urol. **49**, 183 (1956). — KLIMPEL, K.: Multiple endokrine Erscheinungen bei einem renalen Hypernephrom, die nach Nephrektomie schwanden. Z. Urol. **47**, 618 (1954). — Spontanheilung eines Hypernephroms nach Nephrektomie durch mehrfache Ausscheidung von Geschwulstgewebe aus dem Darmkanal. Z. Urol. **50**, 201 (1957). — Betrachtungen und Beobachtungen zur hormonalen Aktivität von Grawitzschen Nierentumoren. Z. Urol. **52**, 712 (1959). — KLINE, D. W., M. MARSHALL, S. H. JOHNSON, and G. REED: Concurrent dissimilar malignomas of the urinary tract. J. Urol. (Baltimore) **73**, 964 (1955). — KLINGER, M. E.: Bone formation in the ureter: a case report. J. Urol. (Baltimore) **75**, 793 (1956). — KLOOS, L., u. J. STEFFEN: Histologische und cytologische Untersuchungen am Fibroepitheliom der Harnblase (Die morphologischen Zeichen der Malignität). Z. Krebsforsch. **57**, 577 (1951). — KLUGE, E.: Neue Beiträge zur Kenntnis des renalen Zwergwuchses und der renalen Rachitis. Virchows Arch. path. Anat. **298**, 406 (1937). — KLUTHE, R.: Experimentelle Beiträge zur Pathogenese des nephrotischen Syndroms. II. Zur Frage der Heteroproteinämie: UV-analytische Untersuchungen der Serumalbuminfraktionen von Kaninchen mit chronischem Eiweißentzug durch Plasmapherese. Z. ges. exp. Med. **132**, 395 (1960). — KLUTHE, R., H. H. LIEM, D. NUSSLÉ und S. BARANDUN: Enteraler Plasmaeiweißverlust („Proteindiarrhoe") beim nephrotischen Syndrom. Klin. Wschr. **41**, 15 (1963). — KNAPPENBERGER, S. T., A. C. USON, and M. M. MELICOW: Primary neoplasms occuring in vesical diverticula. A report of 18 cases. J. Urol. (Baltimore) **83**, 153 (1960). — KNAUTH, H.: Lymphogranulomatose mit Befall des Harnleiters und der Harnblase. Z. Urol. **53**, 509 (1960). — KNEPPER, R.: Experimentelle Eklampsie. Klin. Wschr. **49**, 1751 (1934). — KNISELY, M. H.: The settling of sludge during life. Bibl. anat. **1**, Appendix 1. Basel: Karger. — KNISELY, M. H., E. H. BLOCH, TH. S. ELIOT, and L. WARNER: Sludged blood. Science **106**, 431 (1947). — KNOCHE, H.: Über die feinere Innervation der Niere des Menschen. Z. Zellforsch. **36**, 448 (1951). — KNOWLAN, D., M. CORRADO, G. E. SCHREINER, and R. BAHR: Periureteral fibrosis, with a diabetes insipiduslike syndrome occuring with progressive partial obstruction of a ureter unilaterally. Amer. J. Med. **28**, 22 (1960). — KNOWLES, H. C., P. M. ZEEK, and M. A. BLANKENHORN: Studies on necrotizing angiitis. IV. Periarteriitis and hypersensitivity angiitis. Arch. intern. Med. **92**, 789 (1953). — KNOWLTEN, A. J., E. N. LOEB, H. C. STOERK, and B. C. SEEGAL: The development of hypertension and nephritis in normal and adrenalectomized rats treated with cortisone. Proc. Soc. exp. Biol. **72**, 722 (1949). — KNUTSEN, A., F. R. JENNINGS, O. A. BRINES, and A. AXELROD: Renal papillary necrosis. Amer. J. clin. Path. **22**, 327 (1952). — KNY, W.: Anatomische Grundlagen der Pyurie im Säuglings- und Kindesalter. Z. ärztl. Fortbild. **55**, 140 (1962). — KOBAYASHI, N.: Acid mucopolysaccharid granules in the glomerular epithelium in gargoylism. Amer. J. Path. **35**, 591 (1959). — KOBAYASHI, O., H. WADA, and

S. Kifune: Needle renal biopsy of the nephritis of anaphylactoid purpura in children. Acta med. biol. (Niigata) 9, 175 (1961). — Kobayashi, O., H. Wada, and M. Moriuchi: Needle renal biopsy of acute glomerulonephritis in children. Acta med. biol. (Niigata) 7, 241 (1960). — Kobayashi, O., H. Wada, T. Yoshikawa, M. Oishi, and E. Ono: Needle renal biopsy of the nephritis of anaphylactoid purpura. Acta med. biol. (Niigata) 7, 51 (1959). — Kobernick, S. D.: Experimental rheumatic carditis, periarteritis nodosa and glomerulonephritis. Amer. J. med. Sci. 224, 329 (1952). — Kobernick, S. D., J. R. Moore, and F. W. Wiglesworth: Thrombosis of the renal veins with massive hemorrhagic infarction of the kidneys in childhood. Amer. J. Path. 27, 435 (1951). — Kobernick, S. D., and R. H. More: The pathogenesis of lesions produced in rabbits by administration of foreign proteins. Lab. Invest. 8, 777 (1959). — Kobernick, S. D., and J. H. Whiteside: Renal glomeruli in multiple myeloma. Lab. Invest. 6, 478 (1957). — Koburg, F.: Glukose und hypochlorämische Nephrose. Verh. dtsch. path. Ges. 42, 163 (1959). — Koch, F.: Nierenfunktionsstörungen und Nierenveränderungen bei Lebererkrankungen. Zbl. inn. Med. 53, 679 (1932). — Koch, F. E.: Experimentelle Untersuchungen über die Nierensteinbildung. Z. Urol. 150, Sonderheft 110 (1950). — Kochem, H. G.: Nachweis komplement-bindender Antigen-Antikörper-Komplexe bei subakuter Glomerulonephritis. Frankf. Z. Path. 72, 75 (1962). — Kodama, T., Y. Miyamoto, I. Kotake, and S. Ochiai: Epidemic nephritis in Japan. Yokohama med. Bull. 9, 105 (1958). — Koelsch, F.: Argyrose. In Hdb. ges. Arbeitsmedizin II/1, S. 99. Berlin-München-Wien: Urban und Schwarzenberg 1961. — Koepsell, J. F., J. F. Kuzma, and F. D. Murphy: Hypertensive cardiovascular disease (acute). (Malignant hypertension). Arch. intern. Med. 85, 432 (1950). — Koester, H. L., J. C. Locke, and H. G. Swann: Effluent constrictions in the renal vascular system. Tex. Rep. Biol. Med. 13, 251 (1955). — Kogut, M. D., and L. L. Neumann: Renal involvement in Boeck's sarcoidosis. Pediatrics 28, 410 (1961). — Kohler, H. H.: Septal bladder. J. Urol. (Baltimore) 44, 63 (1940). — Kohlhardt, M., u. D. A. Voth: Zur Morphologie der Epitheloidzellen des juxtaglomerulären Apparats der Niere bei chemischer Adrenostase und ACTH-Blockade. Frankf. Z. Path. 72, 293 (1962). — Kohn, J. L., and W. Obrinsky: Lipid nephrosis in children. Amer. J. Dis. Child. 84, 587 (1952). — Köhne, G., u. G. Gelinsky: Nephrofibrosis cystica congenita (sogenannte interstitielle Nephritis) bei renaler Rachitis und Ostitis fibrosa generalisata. Beitr. path. Anat. 106, 263 (1942). — Köhnlein, H. E.: Über die Häufigkeit von Doppelbildungen an den oberen Harnwegen. Z. Urol. 53, 167 (1960). — Köhnlein, H. E., u. J. Rehn: Der Einfluß von Androgenen auf die ischämisierte Rattenniere. Arzneimittel-Forsch. 12, 1112 (1962). — Köhnlein, H. E., J. Rehn und G. C. Berneker: Der Einfluß des Wachstumshormons auf die ischämisierte Rattenniere. Arzneimittel-Forsch. 12, 957 (1962). — Köle, W., u. G. Reckenzaun: Ein Beitrag zur Frage des Urnierenkarzinoms. Z. Urol. 51, 575 (1958). — Koletsky, S.: Effects of temporary interruption of renal circulation in rats. Arch. Path. 58, 592 (1954). — Necrotizing vascular disease in rat. Arch. Path. 59, 312 (1955). — Necrotizing vascular disease in rat. II. Role of sodium chloride. Arch. Path. 63, 405 (1957). — Hypertensive vascular disease produced by salt. Lab. Invest. 7, 377 (1958). — Role of salt and renal mass in experimental hypertension. Arch. Path. 68, 11 (1959). — Pathogenesis of experimental hypertension induced by salt. Amer. J. Cardiol. 8, 576 (1961). — Koletsky, S., and B. J. Dillon: Survival of rats after temporary complete renal ischemia. Proc. Soc. exp. Biol. 70, 14 (1949). — Koletsky, S., and A. M. Goodsitt: Natural history and pathogenesis of renal ablation hypertension. Arch. Path. 69, 654 (1960). — Koletsky, S., and G. E. Gustafson: The effects of temporary cessation of renal blood flow in rat. J. clin. Invest. 26, 1072 (1947). — Koletsky, S., J. M. Rivera-Velez, and W. H. Pritchard: Experimental renal hypertension. Arch. Path. 78, 24 (1964). — Kolff, W. J., and E. R. Fisher: Pathologic changes after bilateral nephrectomy in dogs and rats. Lab. Invest. 1, 351 (1952). — Koller, F., and F. Leuthardt: Nekrose und Autolyse, Beitrag zur Kenntnis der dystrophischen Verkalkung. Klin. Wschr. 43, 1527 (1934). — Koller, F., u. H. U. Zollinger: Gichtische Glomerulonephrose. Schweiz. med. Wschr. 97, 5 (1945). — Koller, P.: Zur Behandlung und Prognose frühkindlicher Nierentumoren. Dtsch. med. Wschr. 84, 1256 (1959). — Kollwitz, A. A.: Wert und Grenzen der percutanen Nierenbiopsie in der Urologie. Urologe 1, 5 (1962). — Konetzi, W., R. Hyland, and R. Eisenstein: The sequential accumulation of calcium and acid mucopolysaccharides in nephrocalcinosis due to vitamin D. Lab. Invest. 11, 488 (1962). — König, J.: Interstitielle Nephritis. Zbl. Path. 97, 35 (1957). — König, K.: Myoglobinausscheidung bei elektrischem Unfall. In Hauf, R.: Beiträge zur ersten Hilfe und

Behandlung von Unfällen durch elektrischen Strom, S. 33. Frankfurt a. M.: Verlag Elektrizitäts-Werke 1959. — KONRATH, M., u. G. MÖBIUS: Über tumorförmige Paramyloidose des Ureter. Zbl. Path. 101, 195 (1960). — KOOK, H., B. KALMIK, and H. B. HERMAN: Trigonal curtain obstruction in a female child. J. Urol. (Baltimore) 73, 1026 (1955). — KOONS, K., and M. RUCH: Hypertension in a 7 year old girl with Wilms' tumor relieved by nephrectomy. J. Amer. med. Ass. 115, 1097 (1940). — KORIZUMI, N.: Pathologisch-histologische Untersuchungen von Fetusleichen, die von an Eklampsie leidenden Frauen stammen. Jap. J. med. Sci. Pathol. 3, 1 (1937). — KÖRNER, F., u. H. H. GRUENAGEL: Spätfolgen nach stumpfen Nierentraumen. Urol. int. (Basel) 8, 193 (1959). — KÖRTGE, P., H. J. MERKER, G. PALME und K. U. BLUM: Tubuläre Veränderungen im licht- und elektronenmikroskopischen Bereich der Aminonucleosid-Nephrose der Ratte. Z. ges. exp. Med. 137, 276 (1963). — KÖRTGE, P., G. PALME und H. J. MERKER: Licht- und elektronenmikroskopische Untersuchungen am Glomerulum bei der Aminonucleosid-Nephrose der Ratte. Z. ges. exp. Med. 135, 167 (1961). — KOSLOWSKI, L.: Experimentelle Untersuchungen zur Pathogenese und Morphologie des Crush-Syndroms. Zbl. Path. 87, 49 (1951). — Neuere experimentelle Ergebnisse zur Pathophysiologie und Therapie des posttraumatischen Schocks (Crush-Syndrom). Hefte Unfallheilk. 43, 109 (1952). — Angiographische Untersuchungen der Nierendurchblutung nach Trauma bei der Ratte. Beitr. path. Anat. 122, 443 (1960). — KOSS, L. G.: Hyaline material with staining reaction of fibrinoid in renal lesions in diabetes mellitus. Arch. Path. 54, 528 (1952). — KÖSTER, H.: Tubulusepithel beim Frosch bei Hämoglobin- und Trypanblauinjektion. Beitr. path. Anat. 100, 100 (1938). — KOSUGI, T.: Beiträge zur Morphologie der Nierenfunktion. I. Das Granuloid. Beitr. path. Anat. 77, 1 (1927). — KOSZEWSKI, B. J., and K. KAISER: Zur Frage der Nierenschädigung (Crush-Syndrom) nach Kohlenoxydintoxikation. Schweiz. med. Wschr. 47, 1149 (1951). — KRAEMER, H. J.: Experimenfelle und histo-pathologische Studien über die ersten Veränderungen der hämatogenen Nierentuberkulose. Urol. int. (Basel) 2, 39 (1956). — KRAG, D. O., and D. L. ALCOTT: Glandular metaplasia of the renal pelvis. Amer. J. clin. Path. 27, 672 (1957). — KRAKOWER, C. A., and S. A. GREENSPON: Localization of the nephrotoxic antigen within the isolated renal glomerulus. Arch. Path. 51, 629 (1951). — Factors leading to variation in concentration of "nephrotoxic" antigen(s) of glomerular membrane. Arch. Path. 58, 401 (1954). — The localization of the "nephrotoxic" antigens in extraglomerular tissues. Observations including a measure of its concentration in certain locales. Arch. Path. 66, 364 (1958). — KRAMER, K.: Die Stellung der Niere im Gesamtkreislauf. Verh. dtsch. Ges. inn. Med. 65, 225 (1959). — KRAMER, K., u. P. DEETJEN: Hämorrhagischer Schock und akutes Nierenversagen. In SARRE, u. ROTHER: Akutes Nierenversagen, S. 411. 1. Sympos. Ges. Nephrol. Stuttgart: Thieme 1962. — KRAMER, K., u. K. J. ULLRICH: Aktiver Ionentransport und Lokalisation des Stofftransportes in der Niere. Bedeutung des Gegenstromsystems für die Harn-Konzentrierung. Nierensymposium Göttingen 1959. Stuttgart: Thieme 1960. — KRECKE, H.-J.: Zum generalisierten Schwartzman-Phänomen (Sanarelli-Shwartzman-Phänomen) und seiner Bedeutung für die menschliche Pathologie. Veröff. Morph. Path. H. 69, Stuttgart: Fischer 1964. — KREMEN, S. H., and G. E. WAKERLIN: Renin and antirenin in treatment of long term experimental renal hypertension in the dog. Proc. Soc. exp. Biol. 90, 99 (1955). — KRETCHMER, N.: The tubular handling of protein and amino acids. Proc. 5th conf. on the nephrotic syndrome 1953, p. 40. New York: Nat. nephrosis foundation. — KRETSCHMER, H. L.: Fibroblastoma (Fibromyoma) of the kidney. Surg. Gynec. Obstet. 54, 524 (1932). — Diverticulum of the bladder in infancy and in childhood. Amer. J. Dis. Child. 48, 842 (1934). — Diverticula of the urinary bladder. Surg. Gynec. Obstet. 71, 491 (1940). — Leiomyosarcoma of the kidney. J. Urol. (Baltimore) 68, 36 (1952). — KRIEG, A. F., R. P. BOLANDE, W. D. HOLDEN, CH. A. HUBAY, and L. PERSKY: Membranous glomerulonephritis occuring in a human renal homograft. Amer. J. clin. Path. 34, 155 (1960). — KRITZLER, R. A.: Anuria complicating the treatment of leukemia. Amer. J. Med. 25, 532 (1958). — KRIZ, W.: Histophysiologische Untersuchungen an der Rattenniere bei Sublimatvergiftung. Zugleich ein Beitrag zur Genese der Anurie. Z. Zellforschung. 57, 914 (1962). — KRÜCK, F.: Niereninsuffizienzerscheinungen bei Boeckscher Sarkoidose. Klin. Wschr. 38, 80 (1960). — KRÜCKE, W.: Die Paramyloidose. Ergebn. inn. Med. Kinderheilk. N.F. 11, 299 (1959). — KRÜCKEMEYER, K.: Ungewöhnliche Lipoidablagerungen im Interstitium der Niere. Zbl. Path. 92, 362 (1954). — Entwicklung eines Nierencarcinoms nach Thorotrast-Pyelographie. Urologe 2, 73 (1963). — KRÜCKEMEYER, K., H. D. SESSMANN und K. R. PUDWITZ: Nierenkarzinom als Thorotrastschaden. Fortschr. Röntgenstr.

93, 313 (1960). — Krückemeyer, K., u. D. Zoedler: Metastasierendes Adenom der Nierenkapsel. Beitrag zu Klinik und Morphologie der perirenalen Tumoren. Z. Urol. **51**, 601 (1958). — Krupp, S.: Zur Frage der Gut- und Bösartigkeit von Harnblasenpapillomen. Urol. int. Basel) **7**, 256 (1958). — Krvitz, S. C., H. D. Diamond, and L. F. Craver: Uremia complicating leukemia chemotherapy. J. Amer. med. Ass. **146**, 1595 (1951). — Kübler, H.: Über die Verletzungen der Harnblase. Inaug. Diss. Zürich 1940. — Küchmeister, H., u. U. von Pentz: Die Entwicklung der klinischen Nephrose als hypadrenorenales Syndrom. Dtsch. Arch. klin. Med. **200**, 678 (1953). — Kuczynsky, M., u. E. Wolff: Untersuchungen über die experimentelle Streptokokkeninfektion der Maus. Berl. klin. Wschr. **33**, 777 (1920). — Kuehn, C. A., and Ph. Davis: Carcinoma of renal parenchyma: Long term survival: report of a case and five year review of literature. J. Urol. (Baltimore) **81**, 519 (1959). — Kügelgen, A. von, u. H. Greinemann: Die Klappen in der menschlichen Nierenvene, besonders an der Mündung der Nierenbeckenvene. Z. Zellforsch. **47**, 648 (1957). — Kügelgen, A. von, B. Kuhlo, W. Kuhlo und K. J. Otto: Die Gefäßarchitektur der Niere. Stuttgart: Thieme 1959. — Kügelgen, A. von, u. S. Zuleger: Nachweis von Venenklappen in der Niere von Hund, Schwein und Mensch. Z. Zellforsch. **47**, 320 (1957). — Kuhlbäck, B., P. Fortelius, and L. G. Tallgren: Renal histopathology in a case of nephropathia epidemica Myhrman. A study of successive biopsies. Acta path. microbiol. scand. **60**, 323 (1964). — Kuhlencordt, F.: Die glucosurische Osteopathie (das sog. Fanconi-Syndrom beim Erwachsenen). Ergebn. inn. Med. Kinderheilk. N.F. **9**, 622 (1958). — Kuhlgatz, G.: Lebendbeobachtung und elektive Vitalfärbung zum Studium der Nierenfunktion. Z. ges. exp. Med. **119**, 237 (1952). — Tierexperimentelle Untersuchungen zur Pathogenese der ,,reflektorischen Anurie''. Naunyn-Schmiedeberg's Arch. exp. Path. Pharmak. **217**, 162 (1953). — Kuhn, H.: Diffuse- und Herdnephritis an der Medizinischen Universitätsklinik Zürich von 1938—1942. Inaug. Diss. Zürich 1944. — Kühn, W.: Über den Kalkinfarkt der Nierenpyramiden. Virchows Arch. path. Anat. **225**, 44 (1918). — Kuhn, W.: Haarnadelgegenstromprinzip als Grundlage der Harnkonzentrierung in der Niere. Klin. Wschr. **37**, 997 (1959). — Kulka, J. P., C. M. Pearson, and S. L. Polbins: A distinctive vacuolar nephropathy associated with intestinal disease. Amer. J. Path. **26**, 349 (1950). — Kunkler, P. B., R. F. Farr, and R. W. Luxton: Limit of renal tolerance to x-rays: investigation into renal damage occuring following treatment of tumors of testis by abdominal bath. Brit. J. Radiol. **25**, 190 (1952). — Künzer, W., u. F. Aalam: Zur Heparinbehandlung des akuten hämolytisch-urämischen Syndroms. Klin. Wschr. **42**, 820 (1964). — Künzli, J.: Über Periarteriitis nodosa vermutlich tuberkulöser Ätiologie. Frankf. Z. Path. **57**, 508 (1943). — Kurokawa, T.: The influence of vitamin C deficiency on the heteroplastic bone formation induced by transplantation of urinary bladder epithelium. Keio J. Med. **4**, 47 (1955). — Kurtz, S. M.: The electron microscopy of the developing human renal glomerulus. Exp. Cell Res. **14**, 355 (1958). — Fine structure of the lamina densa. Lab. Invest. **10**, 1189 (1961). — Kurtz, S. M., and J. D. Feldman: Morphological studies of the normal and injured rat kidney following protein overload. Lab. Invest. **11**, 167 (1962). — Kurtz, S. M., and J. F. A. McManus: A reconsideration of the development, structure, and disease of the human renal glomerulus. Amer. Heart J. **58**, 357 (1959). — The fine structure of the human glomerular basement membrane. J. Ultrastruct. Res. **4**, 81 (1960). — Kushner, D. S.: Natural history and therapy of acute glomerulonephritis. Advanc. int. Med. **11**, 75 (1962). — Kushner, D. S., S. H. Armstrong, A. Dubin, P. B. Szanto, A. Markowits, B. P. Maduros, J. M. Levine, G. L. River, Th. N. Gynn, and J. P. Pendras: Acute glomerulonephritis in the adult. Medicine (Baltimore) **40**, 203 (1961). — Küss, R., M. Legrain, G. Mathé, R. Nedey et M. Camey: Homotransplantation rénale chez l'homme de tout lien de parenté. Survie jusqu'au dix-septième mois. Rev. franç. Étud. clin. biol. **7**, 1048 (1962). — Küss, R., M. Legrain, G. Mathé, R. Nedey, M. Tubiana, C. M. Lalanne, L. Schwarzenberg, M. J. Larrieu et M. Maisonnet: Etude de quatre cas d'irradiation totale par le cobalt-actif (à des doses respectives de 250, 400 et 600 rads.) prélable à und transplantation rénale allogénique. Rev. franç. Étud. clin. biol. **7**, 1028 (1962). — Kussmaul, A., u. R. Maier: Über eine bisher nicht beschriebene eigentümliche Arterienerkrankung (Periarteriitis nodosa), die mit Morbus Brightii und rapid fortschreitender allgemeiner Muskellähmung einhergeht. Dtsch. Arch. klin. Med. **1**, 484 (1866). — Kusunoki, T., and M. Maehawa: Partial nephrectomy: follow-up studies of 115 clinical cases and experimental studies of the denervated kidney in partial nephrectomy. Urol. int. (Basel) **13**, 111 (1962). — Kutzman, A. A.: Replacement lipomatosis of the kidney. Surg. Gynec. Obstet. **52**, 690 (1931). — Squammous cell carcinoma of the renal pelvis. J. Urol. (Baltimore) 39, 487 (1938). — Kutzumi, E., and U. Sandbank: Oxalosis. Arch. Dis. Child. 34, 60 (1959). — Kvalc, W. F.: Periarteritis nodosa. In Allen-Bahr-Hines: Peripheral vascular diseases, p. 475. Philadelphia: Saunders 1947. — Kyle, R. A., and E. D. Bayrd: "Primary" systemic amyloidosis and myeloma. Arch. intern. Med. 107, 344 (1961). — Kyrle, P.: Zur Kenntnis der malignen Melanoblastome der Harnröhre. Z. Urol. Chir. 45, 287 (1940).

Laake, H.: Experimental investigations of the excretory and reabsorptive functions of the renal tubule in normal and nephrotic rabbits. Acta med. scand. Suppl. 168, (1945). — Laas, E.: Die hyalinen Tropfen in der Niere. Virchows Arch. path. Anat. 286, 426 (1932). — Die Wirkung einer Nierenarterienverlegung auf Niere und Blutdruck. Virchows Arch. path. Anat. 305, 638 (1940). — Oxalatablagerungen und Sammelröhrennekrose in der Niere. Frankf. Z. Path. 55, 265 (1941). — Labhart, A.: Hyperparathyreoidismus. Urol. int. (Basel) 13, 317 (1962). — Lachnit, V.: Bleivergiftung. In Hdb. ges. Arbeitsmedizin II/1, S. 109. Berlin-München-Wien: Urban und Schwarzenberg 1961. — Ladewig, P. P.: The clinicopathologic significance of multinucleated giant cells in the tubular epithelium of the kidney. Amer. J. Path. 28, 538 (1952). — Anatomy of the "collective veins" of the kidney. Amer. J. Path. 34, 556 (1958). — Ladewig, P. P., and S. Eser: Malignant tubular adenoma in a horseshoe kidney: its significance with regard to general cancer pathology. J. Path. Bact. 57, 405 (1945). — Laforet, E. G.: Malignant hypertension associated with unilateral renal artery occlusion, three cases. Ann. intern. Med. 38, 667 (1953). — Lagergren, C., and A. Ljungqvist: The intrarenal arterial pattern in renal papillary necrosis. A micro-angiographic and histologic study. Amer. J. Path. 41, 633 (1962). — The intrarenal arteriolar pattern in chronic pyelonephritis. Virchows Arch. path. Anat. 335, 584 (1962). — Lagrue, G.: Physiopathologie de l'hyperlipémie des syndromes néphrotiques. Sem. Hôp. Paris 33, 671 (1957). — Lagrue, G., B. N. Halpern, P. Milliez et A. Branneke: Rôle du rein dans le mécanisme de la perturbation lipidique des syndromes néphrotiques. C. R. Soç. Biol. (Paris) 151, 1839 (1957). — Lagrue, G., L. Hortmann et P. Milliez: Biochémie des syndromes néphrotiques. Presse méd. 68, 33 (1960). — Laipply, T. C., O. Eitzen, and F. R. Dutra: Intercapillary glomerulosclerosis. Arch. intern. Med. 74, 354 (1944). — Lakey, W. H.: Interstitial nephritis due to chronic phenacetin poisoning. Canad. med. Ass. J. 85, 477 (1961). — Lalich, J. J.: The pathogenesis of experimental hemoglobinuric nephrosis in rabbits with special reference to the late manifestations. Amer. J. Path. 25, 187 (1949). — The role of brown pigment in experimental hemoglobinuric nephrosis. Arch. Path. 60, 387 (1955). — The role of oxyhemoglobin and its derivates in the pathogenesis of experimental hemoglobinuric nephrosis. Amer. J. Path. 31, 153 (1955). — Lambert, P.: Hyalintropfige Entartung und Speicherung in den Tubuliepithelien der Niere. Beitr. path. Anat. 98, 103 (1936). — Le rein polycystique. Paris: Masson 1943. — Lambert, P., u. P. Cambier: Die Speicherungserscheinungen in der menschlichen Niere. Beitr. path. Anat. 101, 470 (1938). — Lambert, P., F. Gregoire, Cl. Malmendier, Fr. Vanderveiken et G. Gueritte: Recherches sur le mécanisme de l'albuminurie. Bull. Acad. roy. Méd. Belg. 22, 524 (1957). — Lamson, B. G., M. S. Billings, L. H. Ewell, and L. R. Bennett: Late effects of total-body roentgen irradiation. IV. Hypertension and nephrosclerosis in female Wistar rats surviving 1000 r hypoxic total body irradiation. Arch. Path. 66, 322 (1958). — Lamson, B. G., R. A. Meek, and L. R. Bennett: Late effects of total-body roentgen irradiation. II. The influence of fractionated and single radiation doses on the incidence of tumors, nephrosclerosis, and adrenal vacuolation in Wistar rats during various periods of postirradiation survival. Arch. Path. 64, 505 (1957). — Lamy, M., P. Royer et J. Frézal: Maladies héréditaires du métabolisme chez l'enfant. Paris: Masson 1959. — Landes, H. E., and R. Rall: Congenital valvular obstruction of the posterior urethra. J. Urol. (Baltimore) 34, 254 (1935). — Landing, B. H., and M. L. Hughes: Analysis of weight of kidneys of children. Lab. Invest. 11, 452 (1962). — Lane, J. W., and P. Francke: Cystitis emphysematosa: case report. J. Urol. (Baltimore) 75, 256 (1956). — Lane, V.: Diverticulum of the female urethra: case report, and review of the literature. Brit. J. Urol. 29, 155 (1957). — Lang, F. J.: Gelenkgicht (Arthritis urica). In Henke-Lubarsch: Hdb. spez. path. Anat. IX/3, S. 309. Berlin: Springer 1937. — Lange, K., F. Graig, J. Oberman, L. Slobody, G. Oqer, and F. LoCasto: Changes in serum complement during the course and treatment of glomerulonephritis. Arch. intern. Med. 88, 433 (1951). — Lange, K., E. J. Wenk, M. Wachstein, and J. Noble: The mechanism of experimental glomerulonephritis produced in rabbits by avian antikidney sera. Amer. J. med. Sci. 236, 767 (1958). — LANGEMANN, H.: Oxytryptamin (Serotonin) als neues Hormon. Mit besonderer Berücksichtigung seiner Beziehungen zum Syndrom des metasta- sierenden Karzinoids. Schweiz. med. Wschr. 85, 957 (1955). — LANGENDORF, R., and C. L. PIRANI: The heart in uremia. Amer. Heart J. 33, 282 (1947). — LANGER, E., u. G. A. SPELS- BERG: Experimentelle atheromatöse Nierenarterienembolie. Beitr. path. Anat. 121, 197 (1959). — LANGERON, L., et P. GIARD: Contribution à l'étude de la pathogénie de la néphrose lipoidi- que. La néphrose lipoidique a-t-elle une origine hypophysaire? (A propos d'une observation anatomoclinique). Ann. Endocr. (Paris) 10, 194 (1949). — LANGHANS, T.: Über die entzünd- lichen Veränderungen der Glomeruli und die acute Nephritis. Virchows Arch. path. Anat. 99, 193 (1885). — LANNIGAN, R., J. D. BLAINEY, and D. B. BREWER: Electron microscopy of the diffuse glomerular lesions in diabetes mellitus with special reference to early changes. J. Path. Bact. 88, 255 (1964). — LANNIGAN, R., R., KARK, and V. E. POLLAK: The effect of a single intravenous injection of aminonucleoside of puromycin on the rat kidney: a light and electron microscopic study. J. Path. Bact. 83, 357 (1962). — LANNIGAN, R., and E. G. McQUEEN: The effect on the renal glomerular epithelial cells of proteinuria induced by infusions of human serum albumin in rabbits and rats. Brit. J. exp. Path. 43, 549 (1962). — LANTZIUS-BENINGA, F.: Chronische Retroperitonitis und Periureteritis. Urologe 1, 11 (1962). — LANZ, R., u. E. HOCHULI: Über die Nierenclearance in der normalen Schwangerschaft und bei hypertensiven Spättoxikosen, ihre Beeinflussung durch hypotensive Medikamente. Schweiz. med. Wschr. 85, 395 (1955). — LANZ, R., u. St. SEILER: Zur Frage der einseitigen renalen Hypertonie. Helv. chir. Acta 24, 302 (1957). — LANZ, R., u. H. U. ZOLLINGER: Ein Fall von postoperativer Anurie bei hydropischer Degeneration der Nierentubuli durch Zuckerspeicherung. Schweiz. med. Wschr. 85, 1078 (1955). — LAOGEN, M.: Über die Periarteriitis nodosa. Z. klin. Med. 150, 182 (1952). — LAPIDES, J., and E. L. CAFFERY: Observations on healing of ureteral muscle: rela- tionship to intubated ureterotomy. J. Urol. (Baltimore) 73, 47 (1955). — LAPP, E.: Neue pädiatrische Urologie. Beitr. Arch. Kinderheilk. 40. Stuttgart: Enke 1960. — LAPP, H.: Elektronenmikroskopische Untersuchungen zur Funktion des Nierenmarkes der Ratte. Verh. dtsch. path. Ges. 44, 294 (1960). — LAPP, H., u. A. NOLTE: Vergleichende elektronen- mikroskopische Untersuchungen am Mark der Rattenniere bei Harnkonzentrierung und Harnverdünnung. Frankf. Z. Path. 71, 617 (1962). — LAPP, H., u. K. SCHAFÉ: Morpholo- gische, histochemische und Speicherungs-Untersuchungen über den Verlauf der Sublimat- nephrose bei der Ratte. Beitr. path. Anat. 123, 77 (1960). — LAQUEUR, G. L., O. MICHELSEN, M. G. WHITING, and L. T. KURLAND: Carcinogenic properties of nuts from cycas circinalis l. indigenous to Guam. J. nat. Cancer Inst. 31, 919 (1963). — LARAGH, J. H., P. J. CANNON, R. P. AMES, A. M. SICINSKI, and A. J. BORKOWSKI: Aldosteronism in man: mechanisms controlling secretion of the hormone. Role of angiotensin. In WILLIAMS, P. C.: Hormones and the kidney, p. 363. London: Academic Press 1963. — LARAMORE, D. C., and A. GROLLMAN: Water and electrolyte content of tissues in normal and hypertensive rats. Amer. J. Physiol. 161, 278 (1950). — LARCAN, A., G. RAUBER et C. HURIET: Recherche des critères d'individua- lité des néphrites interstitielles chroniques. J. Urol. Néphrol. 67, 78 (1961). — LARCAN, A., G. RAUBER et F. STREIFF: Les manifestations rénales de la maladie de Waldenström. J. Urol. Néphrol. 68, 57 (1962). — LARGIADÈR, F.: Morphologie, Histogenese und Klassifikation der Nierentumoren. Urol. int. (Basel) 6, 273 (1955). — Ein ungewöhnliches (hellzelliges) Blasen- karzinom mit 12 Jahren dauerndem Verlauf. Schweiz. med. Wschr. 90, 17 (1960). — LARGIA- DÈR, F., u. H. U. ZOLLINGER: Oxalose. I. Teil: Empirische Untersuchungen. Virchows Arch. path. Anat. 333, 368 (1960). — LAROCHE, CL., et G. LAGRUE: Néphroses lipoidiques expé- rimentales. Presse méd. 63, 1418 (1955). — LAROCHE, CL., G. LAGRUE, J. BRENZARD, F. CHANI et J. TRUFFERT: Un cas de néphrite avec perte de potassium. Bull. Mém. Soç. méd. Hôp. Paris. 74, 141 (1958). — LAROCHE, CL., G. LAGRUE, R. CAQUET et LAUDAT M. H.: Rein et hypokaliémie. Presse méd. 67, 283 (1959). — LARON, Z., Z. YONIS, R. TUSIBOY, and J. Boss: Infantile nephrosis in two siblings. Case report. Ann. paediat. (Basel) 195, 337 (1960). — LARSEN, K., and C. E. MØLLER: A renal lesion caused by abuse of phenacetin. Acta med. scand. 164, 53 (1959). — LASCH, F.: Wandlungen des Krankheitsbildes der akuten Nephritis. Wien. klin. Wschr. 70, 701 (1958). — LASSEN, N. A., and A. CH. THOMSEN: The pathogenesis of the hepatorenal syndrom. Acta med. scand. 160, 165 (1958). — LATHEM, J. E., and K. H. SMITH: Wilms tumor in a horseshoe-kidney: a surviving case. J. Urol. (Baltimore) 88, 25

(1962). — LATNER, A. L., and E. D. BURNARD: Idiopathic hyperchloraemic renal acidosis of infants (Nephrocalcinosis infantum): Observations on the site and nature of the lesion. Quart. J. Med. **19**, 285 (1950). — LATTA, H.: The plasma membrane of glomerular epithelium. J. Ultrastruct. Res. **6**, 407 (1962). — LATTA, H., S. A. BENCOSME, K. M. KNIGGE, and S. C. MADDEN: Extracellular compartments in renal tubules associated with polyuria from glucose imbibition. Lab. Invest. **11**, 569 (1962). — LATTA, H., A. O. MANNSBACH, and G. C. MADDEN: The centrolobular region of the renal glomerulus studied by electron microscopy. J. Ultrastruct. Res. **4**, 455 (1960). — LATTIMER, J. K., M. M. MELICOW, and A. C. USON: Wilms tumor: a report of 71 cases. J. Urol. (Baltimore) **80**, 401 (1959). — LATVALAHTI, J.: Experimental studies on the influence of certain hormons on the development of amyloidosis. Inaug. Diss. Helsinki 1953. — LAUFER, A., and O. STEIN: The exsudative lesion in diabetic glomerulosclerosis. Amer. J. clin. Path. **32**, 56 (1959). — LAUGLEY, G. J., and R. PLATT: Hypertension and unilateral kidney disease. Quart. J. Med. **16**, 143 (1947). — LAULER, D. P., and G. E. SCHREINER: Bilateral renal cortical necrosis. Amer. J. Med. **24**, 519 (1958). — LAULER, D. P., G. E. SCHREINER, and A. DAVID: Renal medullary necrosis. Amer. J. Med. **29**, 132 (1960). — LAURET, G.: Urologie de l'enfance. 1. Bd. Expansia scient. franç. Paris 1956. — LAUSON, H. D., C. W. FORMAN, A. MCNAMARA, G. MATTAR, and H. L. BARNETT: The effect of corticotropin (ACTH) on glomerular permeability to albumine in children with the nephrotic syndrome. J. clin. Invest. **33**, 657 (1954). — LAVENDER, J. P.: Hypertension and tuberculous renal lesions. Brit. med. J. **1957/I**, 1221. — LAVONIUS, H.: Über die Leukoplakiebildung im Nierenbecken. Arb. Path. Inst. Helsingfors **1**, 273 (1913). — LAWRENCE, J. H., and W. G. DONALD: Polycythaemia and hydronephrosis or renal tumors. Ann. intern. Med. **50**, 959 (1959). — LAWRENCE, J. R., V. E. POLLAK, C. L. PIRANI, and R. M. KARK: Histological and clinical evidence of post-streptococcal glomerulonephritis in patients with the nephrotic syndrome. Medicine (Baltimore) **42**, 1 (1963). — LAZARUS, J. A., and M. S. MARKS: Primary carcinoma of ureter with special reference to hydronephrosis. J. Urol. (Baltimore) **54**, 140 (1945). — LEADBETTER, G. W., and W. F. LEADBETTER: Diagnosis and treatment of congenital bladder-neck obstruction in children. New Engl. J. Med. **260**, 633 (1959). — LEADBETTER, W. F., and C. E. BURKLAND: Hypertension in unilateral renal disease. J. Urol. (Baltimore) **39**, 611 (1936). — LEAR, H., and G. D. OPPENHEIMER: Anuria following radiation therapy in leukemia. J. Amer. med. Ass. **143**, 806 (1950). — LEARD, S. E., and W. E. JAQUES: Amyloid disease with hypertension; report of a case and review of the literature. New Engl. J. Med. **242**, 891 (1950). — LEARY, T.: Cristalline ester cholestrol and adult cortical renal tumors. Arch. Path. **50**, 151 (1950). — LEATHER, H. M., D. B. SHAW, J. E. CATES, and R. M. WALKER: Six cases of phaeochromocytoma with unusual clinical manifestations. Brit. med. J. **1962/I**, 1373. — LEBBIN, E.: Pseudotumoröse Formen der chronischen Peripyelitis. Z. urol. Chir. Gynäk. **46**, 143 (1942). — Zur Frage der perirenalen Geschwülste (Nierenkapselgeschwülste). Chirurg **20**, 10 (1949). — LE BRIE, S., and H. S. MEYERSON: Composition of renal lymph and its significance. Proc. Soc. exp. Biol. **100**, 378 (1959). — Influence of uraniumnitrate-induced nephrosis on flow and composition of renal lymph. Physiologist **3**, 102 (1960). — LE BRUN, H. I., H. S. KELLETT, and C. L. MACALISTER: Renal hamartoma. Brit. J. Urol. **27**, 394 (1955). — LECHAT, S.: Contribution à l'étude des néphropathies vaccinales en milieu militaire. Inaug. Diss. Paris 1958. — LE COMPTE, PH. M.: Vascular lesions in diabetes mellitus. J. chron. Dis. **2**, 178 (1955). — LEDERER, J., et R. CANIVEZ: Evolution lipoidique de la cellule rénale et pathogénie de la néphrose lipoidique. Cholésterol et Nutrit. **1952**, 189. — LEDERGERBER, E.: Einiges zu den Todesfällen und über die zu Tode führenden Erkrankungen der Arbeiter der Zündkapselfabrikation. Schweiz. med. Wschr. **79**, 263 (1949). — LEDERMAIR, O.: Zur Prognose der Schwangerschaftstoxikose. Geburtsh. u. Frauenheilk. **17**, 946 (1957). — LEDINGHAM, J. U.: Nature of hypertension occuring in nephrectomized parabiotic rat. Clin. Sci. **10**, 423 (1951). — Disturbances in water and electrolyte metabolism in experimental hypertension. Brit. med. Bull. **13**, 33 (1957). — LEE, H. P.: Crossed unfused renal ectopia with tumor. J. Urol. (Baltimore) **61**, 333 (1949). — LEE, J. B.: Cystitis emphysematosa. Arch. intern. Med. **105**, 618 (1960). — LEE, L.: Reticuloendothelial clearance of circulating fibrin in pathogenesis of the generalized Shwartzman reaction. J. exp. Med. **115**, 1065 (1962). — Antigen-antibody reaction in the pathogenesis of bilateral renal cortical necrosis. J. exp. Med. **117**, 365 (1963). — LEE, R. E., R. L. VERNIER, and R. A. ULSTROM(The nephrotic syndrome as a complication of perchlorate treatment of thyrotoxicosis. New Engl. J. Med. **264**, 1221

(1961). — LEE, S. L.: Laboratory studies in systemic lupus erythematosus. Arch. Derm. 73, 313 (1956). — LEFEBVRE, L., et E. NIZET: Shunt vasculaire dans les reins de chien perfusé et conservé à basse température. Arch. int. Pharmacodyn. 92, 119 (1952). — LEFEBVRE, L., et J. GENEST: Study of renal ischemic tubular atrophy in 79 patients with arterial hypertension. Canad. med. Ass. J. 82, 1249 (1960). — LEFF, I. L., and G. FAZEKAS: Hemorrhagic and interstitial pneumonitis with nephritis. Ann. intern. Med. 56, 296 (1962). — LEGER, L., et L. A. GEORGE: Thrombose de la veine rénale. Etude expérimentale de la ligature de la veine rénale. Presse méd. 63, 721 (1954). — LEGGAT, P. O., and E. W. WALTON: Wegener's granulomatosis. Thorax 11, 94 (1956). — LEGIER, J. F.: Botryoid sarcoma and rhabdomyosarcoma of the bladder: review of the literature and report of 3 cases. J. Urol. (Baltimore) 86, 583 (1961). — LEHMANN, E.: Zur Histologie der Harnblasenrupturen. Z. urol. Chir. 20, 55 (1926). — LEHMANN, G.: Über örtliche Amyloidablagerung (lokales Amyloid) in der Wand des Harnleiters. Zbl. Path. 68, 209 (1937). — LEHMANN, W.: Zur Frage der kongenitalen Erweiterungen des Harnsystems, insbesondere der sog. atonischen Dilatationen. Bruns Beitr. klin. Chir. 155, 201 (1932). — LEHNERT, F.: Vergiftung mit chlorsaurem Kali. Beitr. path. Anat. 54, 443 (1912). — LEHR, D., and J. CHURG: Human and experimental arteriosclerosis. J. Mt Sinai Hosp. 19, 106 (1952/3). — LEHR, H., u. J. CHURG: Eine Methode zur Erzeugung disseminierter Nekrosen und Verkalkungen im kardiovaskulären System von Albinoratten. Wien. klin. Wschr. 64, 639 (1952). — LEIBOWITZ, S., and M. BODIAN: A study of the vesical ganglia in children and the relationship to the megaureter megacystis syndrome and Hirschsprungs disease. J. clin. Path. 16, 342 (1963). — LEICHSENRING, F.: Die Weite der Nierenarterienostien bei normalen und krankhaft veränderten Aorten. Z. Kreisl.-Forsch. 46, 188 (1957). — LEINWAND, J., A. W. DURGEE, and M. N. RICHTER: Scleroderma (based on a study of over 150 cases). Ann. intern. Med. 41, 1003 (1954). — LEITER, H. E.: Amyloid disease of the urinary bladder. J. Mt Sinai Hosp. 17, 254 (1950). — LELONG, M., D. ALAGILLE, C. GENTIL et V. COURTECUISSE: Nécrose corticale aigue, vérifiée par biopsies rénales chez un nourrisson de 10 mois. Anurie totale pendant seize jours. Guérison avec un recul de deux ans et demi. Bull. Mém. Soç. méd. Hôp. Paris 114, 69 (1963). — LELONG, M., R. JOSEPH, J. BERTRAND, LE TAN VINH, CH. NEZELOF, G. MATHÉ, J. C. JOB et M. ROIDOT: La nécrose corticale symétrique des reins chez le nourrisson et l'enfant. Arch. franç. Pédiat. 12, 793 (1955). — LENAGHAN, D.: Bifid ureters in children: an anatomical, physiological and clinical study. J. Urol. (Baltimore) 87, 808 (1962). — LENEL, R. I., L. N. KATZ, and S. RODBARD: Arterial hypertension in chicken. Amer. J. Physiol. 152, 557 (1948). — LENKEI, S.: Über 42 Fälle von sog. hypernephroiden, malignen Tumoren der Niere. Helv. med. Acta 18, 632 (1951). — LENNARTZ, K. J., u. G. RUDOLPH: Entwicklungsanomalien am glomerulären Apparat der menschlichen Niere. Z. Anat. Entwickl.-Gesch. 121, 38 (1959). — LENZ, W.: Anomalien der Geschlechtschromosomen, Gonadendysgenesie, Intersexualität. In BECHER, P. E.: Humangenetik III/1, S. 330. Stuttgart: Thieme 1964. — LEONARDI, P., A. RUOL, and R. MUNARI: Morphological aspects of renal glycosuria. Amer. J. med. Sci. 239, 721 (1960). — LEPAGE, F.: Essai de classification des manifestations rénales au cours de la grossesse. J. Urol. méd. chir. 62, 521 (1956). — LEPAGE, F., et L. GEMERRE: A propos de la pyélonéphrite gravido-toxique. Presse méd. 65, 1831 (1957). — LEPOUTRE, C.: Calculs multiples chez un enfant. Infiltration du parenchyme rénal par des dépôts cristallins. J. Urol. méd. chir. 20, 424 (1925). — LEPPER, E. H.: The production of coliform infection in the urinary tract of rabbits. J. Path. Bact. 24, 192 (1921). — LEROY, E. P., A. GOLDMAN, M. GOLDIN, and S. J. BOLONIK: Fatal canicola fever with autopsy findings. Pediafrics 9, 20 (1952). — LETTERER, E.: Neue Untersuchungen über die Entstehung des Amyloids. Virchows Arch. path. Anat. 293, 34 (1934). — Die Amyloidose in Sicht neuer Forschungsmethoden. Dtsch. med. Wschr. 75, 15 (1950). — Über Nephritis und Nephrose. Med. Welt 16, 511 (1952). — Anurie als Komplikation bei chirurgischen Erkrankungen. Arch. klin. Chir. 287, 549 (1957). — Allgemeine Pathologie. Grundlage und Probleme. Stuttgart: Thieme 1959. — LETTERER, E., R. CAESAR und A. VOGT: Studien zur elektronenoptischen und immunmorphologischen Struktur des Amyloids. Dtsch. med. Wschr. 85, 1909 (1960). — LETTERER, E., u. G. SEYBOLD: Untersuchungen mit dem Bingelschen Harnblasenversuch über den Angriffspunkf der Ruhr- und Diphtheriegiftstoffe am Gewebe. Z. ges. Hyg. 129, 466 (1949). — Bioptische und histologische Studien zur Masugi-Nephritis am Frosch. Virchows Arch. path. Anat. 318, 451 (1950). — LEVADITI, C.: Experimentelle Untersuchungen über die Nekrose der Nierenpapille. Arch. int. Pharmacodyn. 8, 45 (1901). — LEVER, R. S., CH. M. STEWART, and H. I. RIDDELL: Renal vein thrombosis: review of clinical syndrome and case report. J. Urol. (Baltimore) 89, 311 (1963). — LEVIN, H.: Bilateral renal agenesia. J. Urol. (Baltimore) 67, 86 (1952). — LEVIN, N. W., B. ROSENBERG, S. ZWI, and F. P. REID: Medullary cystic disease of the kidney, with some observations on ammonium secretion. Amer. J. Med. 30, 807 (1961). — LEVIN, N. W., A. H. RUBENSTEIN, C. ABRAHAMS, J. C. JORDAN, and M. M. POSEL: Phenacetin nephritis: interstitial nephritis and necrotizing papillitis associated with the chronic ingestion of phenacetin. S. Afr. med. J. 36, 555 (1962). — LEVINE, H., and TH. J. MADDEN: Wegener's granulomatosis. Amer. Heart J. 53, 632 (1957). — LEVINE, R. J., and B. R. BOSHELL: Renal involvement in progressive systemic sclerosis (scleroderma). Ann. intern. Med. 52, 517 (1960). — LEVITT, L. M., and B. BURBANK: Glomerulonephritis as an complication of the Schönlein-Henoch syndrome. New Engl. J. Med. 248, 530 (1953). — LEVITT, L. M., and H. G. LEVIN: Henoch-Schönlein's syndrome with glomerulonephritis. Ann. intern. Med. 35, 1374 (1951). — LEVITT, W. M.: Radiation nephritis. Brit. J. Urol. 29, 981 (1957). — LEVITT, W. M., and S. ORAM: Irradiation-induced malignant hypertension: cured by nephrectomy. Brit. med. J. 1956/II, 910. — LEVY, R. I.: Renal failure secondary to ethylene glycol intoxication. J. Amer. med. Ass. 173, 1210 (1960). — LEWIN, M.: Maligne Nephrosklerose mit ausgebreiteter Endarteritis obliterans. Inaug. Diss. Zürich 1932. — LEWIS, E. L., and R. W. CLETSOWAY: Megalo-ureter. J. Urol. (Baltimore) 75, 643 (1956). — LEWIS, H. Y., and J. M. PIERCE: Return of function after relief of complete ureteral obstruction of 69 days duration. J. Urol. (Baltimore) 88, 377 (1962). — LEWIS, H. Y., P. L. WOLF, and J. M. PIERCE: Condyloma accuminata of the bladder. J. Urol. (Baltimore) 88, 248 (1962). — LEWIS, J. A., G. VIERALVES, R. R. LANDES, and L. W. POWELL: Malakoplakia of the renal pelvis, calyces and upper ureter: case report. J. Urol. (Baltimore) 85, 243 (1961). — LEWIS, J. G.: Gout and the haemoglobin level in patients with cardiac and respiratory disease. Brit. med. J. 1961/I, 24. — LEWIS, M., and W. LEWIS: Mitochondria (and other cytoplasmic structures) in tissue cultures. Amer. J. Anat. 17, 339 (1914/15). — LIAN, C., et G. DREYFUS: Les manifestations cardio-vasculaires des goutteux. Congr. de la goutte. Vittel 1935. — LIANG, D. S.: Hemangioma of the bladder. J. Urol. (Baltimore) 79, 956 (1958). — LIANG, D. S., and S. R. ALLEGRA: Leukoplakia of the renal pelvis in a solitary kidney. J. Urol. (Baltimore) 88, 121 (1962). — LIANG, D. S., and R. J. GOSS: Regeneration of the bladder after subtotal cystectomy in rats. J. Urol. (Baltimore) 89, 427 (1963). — LIBMAN, E.: The varieties of endocarditis and their clinical significance. Trans. Ass. Amer. Phycns. 53, 345 (1938). — LIBMAN, E., and CH. F. FRIEDBERG: Subacute bacterial endocarditis. London-New York-Toronto: Oxford University Press 1941. — LIBMAN, E., and B. SACKS: A hitherto undescribed form of valvular and mural endocarditis. Arch. intern. Med. 33, 701 (1924). — LICH, R., J. E. MAURER, and M. L. BARNES: Pyelectasis. J. Urol. (Baltimore) 75, 12 (1956). — LICHTENHELD, F., u. G. AXLER: Traumatischer Niereninfarkt. Z. Urol. 51, 655 (1958). — LICHTENHELD, F. R., S. S. FRANKLIN, and Q. J. SERENATI: Renal infarction due to trauma. J. Urol. (Baltimore) 85, 710 (1961). — LICHTENSTEIN, L., H. W. SCOTT, and M. H. LEVIN: Pathologic changes in gout. Survey of eleven necropsied cases. Amer. J. Path. 32, 871 (1956). — LICHTLEN, P., u. F. SCHAUB: Zur langfristigen Therapie und Prognose der malignen Hypertonie. Schweiz. med. Wschr. 90, 405 (1960). — LICHTWITZ, A., et R. PARLIER: Les parathyroides et le métabolisme phosphocalcique. II. Rôle du rein et de l'intestin. Presse méd. 67, 134 (1959). — LICHTWITZ, A., S. DE SEZE, R. PARLIER, D. HIOCO et PH. BARDIER: L'hypocalciurie stigmate révélateur de l'insuffisance glomérulaire. Presse méd. 68, 167 (1960). — LICHTWITZ, L.: Pathologie der Funktionen und Regulationen. Leyden 1936. — Elemente und Wesen der Brightschen Krankheit. Schweiz. med. Wschr. 69, 549 (1939). — LIEBEGOTT, G.: Hochdruck und periphere Arteriosklerose. Dtsch. med. Wschr. 84, 1697 (1959). — LIEBERTHAL, F.: Pyelonephritic contracture of the kidney. Surg. Gynec. Obstet. 69, 159 (1939). — LIEBERTHAL, F., and T. HÜTH: Tuberculous nephritis and tuberculous bacilluria. Study of 1000 operated cases of renal tuberculosis. Pathology, bacteriology. J. Urol. (Baltimore) 30, 153 (1933). — LIEBMANN, U.: Ein Fall von akuter Lipoidnephrose mit Urämie. Inaug. Diss. Zürich 1950. — LIEBOW, I. M., TH. CLINE, R. S. POST, and L. PERSKY: Isolated bilateral simultaneous dissection of renal arteries. Amer. J. Med. 21, 151 (1956). — LIEDHOLM, K.: Hypotone Urämie bei Amyloidglomerulonephrose mit Nebennierenschädigung. Acta med. scand. 103, 137 (1940). — LIGHTWOOD, R.: Discussion on renal rickets with calcification. Proc. roy. Soc. Med. 27, 410 (1934). — Calcium infarction of the kidneys in infants. Arch. Dis. Child. 10, 205 (1935). — LIGNAC, G. O.: Über Störungen des Cystinstoffwechsels bei

Kindern. Dtsch. Arch. klin. Med. **145**, 139 (1924). — LILIENFELD, A. M., M. L. LEVIN, and G. E. MOORE: The association of smoking with cancer of the urinary bladder in humans. Arch. intern. Med. **98**, 129 (1956). — LILLIE, R. D.: Pers. Mitteilung 1954. — LINDEMANN, G., J. J. PINDBORG, and H. POULSEN: Recovery of the rat kidney in fluorosis. Arch. Path. **67**, 30 (1959). — LINDEMANN, W.: Sur le mode d'action de certains poisons rénaux. Ann. Inst. Pasteur **14**, 49 (1900). — LINDENEG, O., S. FISCHER, J. PEDERSEN, and N. I. NISSEN: Necrosis of the renal papillae and prolonged abuse of phenacetin. Acta med. scand. **165**, 321 (1959). — LINDER, F.: Beitrag zur pathologischen Anatomie der pyelonephritischen Schrumpfniere unter besonderer Berücksichtigung ihrer Arterienveränderungen. Frankf. Z. Path. **51**, 150 (1938). — Über blutdrucksteigernde Nierentumoren. Klin. Wschr. **24**, 498 (1946). — Experimentelle und klinische Untersuchungen zur Frage der Hypertonie bei chirurgischen Nierenerkrankungen. Arch. klin. Chir. **262**, 320 (1949). — LINDER, F., u. H. SARRE: Dekapsulation und Durchblutung der Sublimatniere. Z. urol. Chir. **45**, 40 (1939). — LINDLAR, F.: Hypernephroides Karzinom und Nierenkarzinom. Lipidchemische Analyse von 24 Nierentumoren. Verh. dtsch. Ges. Path. 1961, 144. — LINDSAY, S.: Primary systemic amyloidosis with nephrosis. Amer. J. Med. **4**, 765 (1948). — LINDSAY, S., P. M. AGGELER, and S. P. LUCIA: Chronic granuloma associated with periarteritis nodosa. Amer. J. Path. **20**, 1057 (1944). — LINDSTRÖM, L. J.: Studien über maligne Nierentumoren. Arb. Path. Inst. Helsingfors **2**, 299 (1921). — LINK, G. S.: Spontaneous bilateral perirenal hematoma. J. Urol. (Baltimore) **69**, 13 (1953). — LINK, R.: Über die Multiplizität primär maligner Geschwülste bei beruflichen malignen Harnblasentumoren. Arch. Gewerbepath. Gewerbehyg. **18**, 394 (1961). — LINKE, H.: Kritik der Therapie: Nebenwirkungen und Gefahren der Anwendung psychotroper und schmerzstillender Pharmaka. Dtsch. Gesundh.-Wes. **17**, 1095 (1962). — LINNEWEH, F.: Zur Klinik der Harnwegsinfektionen. Dtsch. med. Wschr. **82**, 369, 438, 499, 765 (1957). — Pyelonephritis. Mod. Probl. Pädiat. **6**, 251 (1960). — LINNEWEH, F., E. BUCHBORN und B. BELBRÜCK: Familiärer renaler Diabetes insipidus. Klin. Wschr. **35**, 321 (1957). — LINNEWEH, F., u. U. STAVE: Hyperphosphatämie als Symptom tubulärer Insuffizienz. Klin. Wschr. **34**, 1024 (1956). — LINZBACH, A. J.: Vergleich der dystrophischen Vorgänge an Knorpel und Arterien als Grundlage zum Verständnis der Arteriosklerose. Virchows Arch. path. Anat. **311**, 432 (1943). — Qualitative Biologie und Morphologie des Wachstums einschließlich Hypertrophie und Riesenzellen. In BÜCHNER-LETTERER-ROULET: Hdb. allg. Pathologie VI/1., S. 249. Berlin-Göttingen-Heidelberg: Springer 1955. — LIPPMAN, R. W.: Mechanism of proteinuria. II. Identity of urinary proteins in the rat following parenteral protein injection. Proc. Soc. exp. Biol. **71**, 546 (1945). — LIPPMAN, R. W., H. U. MARTI, and E. E. JACOBS: Nephrotoxic globulin nephritis. II. Relation of severity to adrenal size. Arch. Path. **54**, 169 (1952). — LIPPMAN, R. W., H. U. MARTI, E. E. JACOBS, and D. H. CAMPBELL: Nephrotoxic globulin nephritis. Arch. Path. **57**, 254 (1954). — Nephrotoxic globulin nephritis. V. Effects of adrenal steroid administration or adrenalectomy. Arch. Path. **57**, 405 (1954). — LIPPMAN, R. W., H. J. UREEN, and J. OLIVER: Mechanism of proteinuria. J. exp. Med. **93**, 325 (1951). — Mechanism of proteinuria. IV. Effect of renin on hemoglobin excretion. J. exp. Med. **93**, 605 (1951). — LISA, J. R., D. ECKSTEIN, and C. SALOMON: Relationship between arteriosclerosis of renal artery and hypertension. Analysis of 100 necropsies. Amer. J. Med. Sci. **205**, 701 (1943). — LISKA, J. R.: Recognition and management of trauma to kidney. J. Urol. (Baltimore) **78**, 525 (1957). — LISTER, L. M., and R. D. BAHR: Needle biopsy of the kidney in the diagnosis of disseminated lupus erythematosus. Amer. J. Med. **17**, 851 (1954). — LITMAN, N. N., CH. I. YUILE, H. LATTA, D. GLICKLICH, and F. G. SMITH jr.: A critical evaluation of renal biopsy in children. Amer. J. Dis. Child. **102**, 321 (1961). — LITZNER, S.: Erkrankungen der Niere durch Blei. In BECHER: Nierenkrankheiten II, S. 221. Jena: Fischer 1947. — LITZNER, S., u. P. HEILMANN: Niereninsuffizienz bei embolischer Herdnephritis ohne Blutdrucksteigerung und Herzhypertrophie. Klin. Wschr. **49**, 1224 (1941). — LIVERMORE, G. R.: Wilm's tumor in an adult: report of a ten year cure. J. Urol. (Baltimore) **70**, 141 (1953). — LJUNGGREN, E.: Urogenital tuberculosis. In ALKEN-DIX-WEYRAUCH-WILDBOLZ: Hdb. Urologie IX/2, S. 1. Berlin-Göttingen-Heidelberg: Springer 1959. — LJUNGGREN, E., S. HOLM, B. KARTH, and R. POMPEIUS: Some aspects of renal tumors with special reference to spontaneous regression. J. Urol. (Baltimore) **82**, 553 (1959). — LJUNGQVIST, A.: The intrarenal arterial pattern in essential hypertension. J. Path. Bact. **84**, 313 (1962). — The intrarenal arterial pattern in the normal and diseased human kidney. A micro-angiographic and histologic study. Acta med.

scand. **174**, Suppl. 1963. — LJUNGQVIST, A., and C. LAGERGREN: The Ask-Upmark kidney. Acta path. microbiol. scand. **56**, 277 (1962). — LLOMBART-BOSCH, A.: Estudios experimentales sobre oncogénesis: La accion del tetracloruro de carbano y estradiol en el desarrollo de los tumores renales malignos del hamster dorado. Arch. espanol de Morfologia **65**, Suppl. (1964). — LLOYD-THOMAS, H.G., R.H. BALME, and J.J. KEY: Tram-like calcification in renal cortical necrosis. Brit. med. J. **1962/I**, 909. — LOB, M.: Les pseudo-néphroses lipoidiques de l'adulte. Praxis **7**, 607 (1948). — LÖBLICH, H.J., u. CH. SCHNÖRCHER: Elektronenmikroskopische Nieren-befunde nach experimenteller Unterbindung des Jejunums. Ein Beitrag zur Morphogenese der akuten Nephrose. Virchows Arch. path. Anat. **333**, 356 (1960). — LOCKWOOD, K.: On the etiology of bladder tumors in København-Frederiksberg. Acta path. microbiol. scand. **51**, Suppl. 145 (1961). — LOEB, E.N., A.I. KNOWLTON, H.C. STOERK, and B.C. SEEGAL: Observations on the pregnant rat injected with nephrotoxic rabbit anti-rat placenta serum and desoxycorticosterone acetate. J. exp. Med. **89**, 287 (1949). — LOEB, H., J. BARTMAN, P. DUSTIN et J. NAMÈCHE: Néph-ropathie avec anémie hémolytique et purpura thrombocytopénique. Acta paediat. belg. **2**, 111 (1959). — LOESCHKE, H.: Vorstellungen über das Wesen von Hyalin und Amyloid auf Grund von serologischen Versuchen. Beitr. path. Anat. **77**, 231 (1927). — LÖFFLER, W., u. F. KOLLER: Die Gicht. In MOHR-STAEHELIN: Handbuch der inneren Medizin, 4. Aufl., S. 435. Berlin-Göttin-gen-Heidelberg: Springer 1954. — LÖFGREN, F.: Das topographische System der Malpighischen Pyramiden der Menschenniere. Lund: Berlingska Boktryckeri 1949. — An attempt at homo-logizing different types of pyelitis (renal pelvis). Urol. int. (Basel) **5**, 1 (1957). — LÖFGREN, S., B. SNELLMAN, and A.G. LINDGREN: Renal complications in sarcoidosis. Acta med. scand. **159**, 295 (1957). — LOGE, J.P., R.D. LANGE, and C.V. MOORE: Characterization of the anemia associated with chronic renal insufficiency. Amer. J. Med. **24**, 4 (1958). — LOGOTHETO-POULOS, J., and K. WEINBREN: Naturally occuring protein droplets in the proximal tubules of the rats kidney. Brit. J. exp. Path. **36**, 402 (1955). — LÖHLEIN, M.: Über Fettinfiltration und fettige Degeneration der Niere des Menschen. Virchows Arch. path. Anat. **180**, 1 (1905). — Über die entzündlichen Veränderungen der Glomeruli der menschlichen Niere und ihre Be-deutung für die Nephritis. Arb. Path. Inst. Leipzig. H. 4. Leipzig: Heisel 1906. — Über hämorrhagische Nierenaffektionen bei chronischer ulceröser Endokarditis. Med. Klin. **6**, 375 (1910). — Über Nephritis nach dem heutigen Stande der pathologisch-anatomischen For-schung. Ergebn. inn. Med. Kinderheilk. **5**, 441 (1910). — Zur Pathogenese der vasculären Schrumpfniere. Med. Klin. **12**, 741 (1916). — Über Schrumpfnieren. Beitr. path. Anat. **63**, 570 (1916). — Die Pathogenese der Nierenkrankheiten. II. Nephritis und Nephrose mit be-sonderer Berücksichtigung der Nephropathia gravidarum. Dtsch. med. Wschr. **44**, 1187 (1918). — Eiweißkristalle in den Harnkanälchen bei multiplem Myelom. Beitr. path. Anat. **69**, 295 (1921). — LOMBARD, CH.: La prédisposition aux tumeurs rénales spontanés dans le monde animal. Bull. Cancer **46**, 460 (1959). — LONG, E., CH. HUGGINS, and A. VORWALD: Results following intrarenal arterial tuberculin injections in normal and tuberculous monkeys, goats and swine. Amer. J. Path. **6**, 449 (1930). — LONG, G.C., and B.M. BLACK: Metastatic hyper-nephroma of the thyroid. Proc. Mayo Clin. **20**, 43 (1945). — LONG, G.C., V.S. COUNSELLER, and M.B. DOCKERTY: Primary melano-epithelioma of the female urethra. J. Urol. (Baltimore) **55**, 520 (1946). — LONGCOPE, W.T.: The production of experimental nephritis by repeated proteid intoxication. J. exp. Med. **18**, 678 (1913); **22**, 793 (1915). — LONGCOPE, W.T., and D.G. FREIMAN: A study of sarcoidosis: based on combined investigation of 160 cases including 30 autopsies from Johns Hopkins Hospital and Massachusetts general Hospital. Medicine (Baltimore) **31**, 1 (1952). — LONGLEY, J.: Sarcoma of prostate and bladder. J. Urol. (Balti-more) **73**, 417 (1955). — LONGLEY, J.B., W.G. BANFIELD, and D.C. BRINDLEY: Structure of the rete mirabile in the kidney of the rat as seen with the electron microscope. J. biophys. biochem. Cytol. **7**, 103 (1960). — LONGLEY, J.B., and M.S. BURSTONE: Intraluminal nuclei and other inclusions as agonal artifacts of the renal proximal tubules. Amer. J. Path. **42**, 643 (1963). — LOOMIS, D.: Hypertension and necrotizing arteritis in the rat following renal in-farction. Arch. Path. **41**, 231 (1946). — LOOMIS, D., and C.E. JETT-JACKSON: Plastic studies in abnormal renal architecture. VI. An investigation of the circulation in infarcts of the kid-ney. Arch. Path. **33**, 735 (1942). — LOOSER, R.: Ein Fall von Cystinspeicherung mit renalem Zwergwuchs und Rachitis. Ann. paediat. (Basel) **163**, 251 (1944). — LÖRINC, J., and G. GORÁCZ: Experimental malignant hypertension. Acta morph. Acad. Sci. hung. **5**, 11 (1955). — LOSSE, H., u. H.J. MOHR: Pathogenese und Therapie des akuten Nierenversagens. Medizinische

1958, 2081. — Loughridge, L. W., L. P. Leader, and D. A. L. Bowen: Acute renal failure due to muscle necrosis in carbonmonoxide poisoning. Lancet **1958/II**, 349. — Louria, D. B., D. P. Stiff, and B. Bennett: Disseminated moniliasis in the adult. Medicine (Baltimore) **41**, 307 (1962). — Loustalot, P.: Morphologischer Vergleich experimenteller Läsionen junger Ratten mit analogen spontanen Veränderungen alter Tiere. Schweiz. med. Wschr. **85**, 631 (1955). — Lowe, C. U., A. J. Ellinger, W. S. Wright, and H. M.Stauffer: Pseudohypoparathyreoidism (the Seabright Bantom syndrome). J. Pediat. **36**, 1 (1950). — Lowe, C. U., M. Terrey, and E. A. MacLachlan: Organic-aciduria, decreased renal ammonia production, hydrophthalmos, and mental retardation. Amer. J. Dis. Child. **83**, 164 (1952). — Lowe, K. G.: The late prognosis in acute tubular necrosis. An interim follow-up report on 14 patients. Lancet **1952/I**, 1086. — Lowe, K. G., J. L. Henderson, W. W. Park, and D. A. McGreal: The idiopathic hypercalcaemic syndromes in infancy. Lancet **1954/II**, 101. — Lowell, A., H. Colcher, E. E. Kendall, A. Patek, and D. Seegal: Comparison of effects of high and low viscosity gelatine after their intravenous injection in man. J. clin. Invest. **25**, 226 (1946). — Löwenstädt, H.: Gitter- und kollagene Fasern der Niere. Frankf. Z. Path. **30**, 364 (1924). — Löwenthal, K.: Chronische diffuse interstitielle Nephritis. Z. klin. Med. **105**, 420 (1927). — Weitere Beiträge zur Frage der Lipoidnephrose. Beitr. path. Anat. **79**, 497 (1928). — Lowman, E., and Ch. H. Slocumb: The peripheral vascular lesions of lupus erythematosus. Ann. intern. Med. **36**, 1206 (1952). — Lowry, E. C., W. A. Soanes, and K. A. Forbes: Carcinoma of the bladder in children: case report. J. Urol. (Baltimore) **73**, 307 (1955). — Lowsley, O. S.: Postcaval ureter. Surg. Gynec. Obstet. **82**, 549 (1946). — Malignant cyst of the kidney. J. Urol. (Baltimore) **74**, 586 (1955). — Lowsley, O. S., and E. M. Cannon: Aneurysm of the renal artery. J. Amer. med. Ass. **121**, 1137 (1943). — Lowsley, O. S., and T. J. Kirwin: Clinical urology, 2. Aufl. Baltimore: Williams and Wilkins 1948. — Lubarsch, O.: Die hypertrophischen, hyperplastischen und regenerativen Vorgänge. In Henke-Lubarsch: Hdb. der speziellen pathologischen Anatomie VI/1, S. 579. Berlin: Springer 1925. — Über die pathologischen Ablagerungen, Speicherungen und Ausscheidungen in den Nieren. In Henke-Lubarsch: Hdb. der speziellen pathologischen Anatomie VI/1, S. 564. Berlin: Springer 1925. — Die Nierengewächse. In Henke-Lubarsch: Hdb. der speziellen pathologischen Anatomie VI/1, S. 696. Berlin: Springer 1925. — Zur Kenntnis ungewöhnlicher Amyloidablagerungen. Virchows Arch. path. Anat. **271**, 867 (1929). — Lubinus, H. H.: Gutartige Harnleitergeschwülste. Z. Urol. **51**, 483 (1958). — Lucas, D. R.: Physiological and pharmacological studies of ureter. Amer. J. Physiol. **22**, 245 (1908). — Lüchtrath, H.: Die Histogenese der Nierentuberkulose bei Ratten. Virchows Arch. path. Anat. **331**, 382 (1958). — Luciano, L., O. Bucher und E. Reale: Über die Granula intramitochondrialia. Z. Anat. Entwickl.-Gesch. **123**, 543 (1963). — Lucké, B.: Lower nephron nephrosis. Milit. Surg. **99**, 371 (1946). — Lucké, B., and H. G. Schlumberger (Tumors of the kidney, renal pelvis and ureter. Atlas of tumor pathology. Armed Forces Inst. Path., Washington VIII/30 (1957). — Lüders, C.: Über Sulfonamidschädigung der Niere. Zbl. allg. Path. **85**, 229 (1949). — Lüders, Cl. J.: Die Histogenese akuter Kanälchenepithelschäden bei der malignen Nephrosclerose. Zugleich ein Beitrag zum „Nephritis-Nephrose"-Problem. Virchows Arch. path. Anat. **319**, 433 (1951). — Ludwig, C.: Nieren und Harnbereitung. In Wagner: Handwörterbuch der Physiol. **2**, 628 (1844). — Lehrbuch der Physiologie des Menschen. 2. Aufl. Leipzig-Heidelberg: Wintersche Verlagshandlung 1856.—Ludwig, G. D.: Saturnine gout. A secondary type of gout. Arch. intern. Med. **100**, 802 (1957). — Ludwig, H.: Renale Symptomatologie des Plasmazellmyeloms. Schweiz. med. Wschr. **88**, 1082 (1958). — Ludwig, H., u. H. H. Hirsch: Über das sog. „hepato-renale Syndrom" in der Chirurgie. Münch. med. Wschr. **104**, 581 (1962). — Ludwig, J., u. R. Baumgartner: Die retroperitoneale Fibrose. Schweiz. med. Wschr. **93**, 1405 (1963). — Ludwig, P.: Über die intertubulären Zellhaufen (= Bechersche Zellen) der menschlichen Niere. Frankf. Z. Path. **58**, 1 (1943). — Luetscher, J. A., and R. H. Curtis: Observations on the sodium-retaining corticoid (aldosterone) in human urine. Yearbook Endocr. **1954/55**, 191. —The nephrotic syndrome. J. chron. Dis. **1**, 442 (1955).—Lukens, F.D.W., and F.C.Dohan: Experimental pituitary diabetes of five years duration with glomerulosclerosis. Arch. Path. **41**, 19 (1946). — Lund, F., and F. Lundwall: Primary tumours of the ureters and renal pelves: survey and analysis of twelve cases. Brit. J. Urol. **28**, 137 (1956). — Lundbaek, K.: Das spätdiabetische Syndrom — Angiopathia diabetica. Ergebn. inn. Med. Kinderheilk. N.F. **8**, 1 (1957). — Lundberg, G. D.: Goodpasture's syndrome. Glomerulonephritis with pulmonary hemorrhage. J. Amer. med. Ass. **184**, 915 (1963). — LUNDQVIST, C. W.: On primary mycosis of the kidney. Brit. J. Urol. **3**, 1 (1931). — LUPTON, CH. H., and J. E. McMANUS: The nature of chronic pyelonephritis. Lab. Invest. **11**, 860 (1962). — LURZ, H.: Ein Beitrag zur Frage der chronischen Thorotrastschäden. Chirurg **22**, 365 (1951). — LÜSCHER, W.: Über die Nierentuberkulose im Kindesalter. Helv. paediat. Acta **1**, 229 (1946). — LÜTOLF, M.: Beitrag zur Altersbestimmung der Nierentuberkulose. Inaug. Diss. Zürich 1946. — LUXTON, R. W.: Radiation nephritis. Quart. J. Med. **22**, 215 (1953). — Radiation nephritis. A long-term study of 54 patients. Lancet **1961/II**, 1221. — Effects of irradiation on the kidney. In STRAUSS, M. B., and L. G. WELTE: Diseases of the kidney, p. 769. Boston: Little, Brown and Co. 1963. — LYNCH, M. J.: Nephrose und Fettembolie bei akuter hämorrhagischer Pancreatitis. Arch. int. Med. **94**, 709 (1954). — Some observations on glomerular vascular architecture. Canad. med. Ass. J. **77**, 679 (1957). — LYNCH, M. J., and ST. S. RAPHAEL: The nature of diabetic (Kimmelstiel-Wilson) glomerulosclerosis. Diabetes **6**, 488 (1957). — LYON, E.: Chronic interstitial nephritis. Acta med. orient. (Tel-Aviv) **14**, 96 (1955).

MAATZ, R.: Experimentelle tubuläre Schrumpfniere durch vorübergehende Gefäßabklemmung. Frankf. Z. Path. **46**, 438 (1934). — MACALPINE, J. B.: Papilloma of renal pelvis in dye workers; two cases, one of which shows bilateral growths. Brit. J. Surg. **35**, 137 (1947). — MACAULAY, D., and TH. MOORE: A foreign body in the kidney. Brit. med. J. **1955/I**, 205. — MACAULAY, D., and R. N. SUTTON: The prognosis of urinary infections in childhood. Lancet **1957/II**, 1318. — MACCLURE, E.: Der Ursprung der intracapillären Hyalinfasern bei akuter diffuser Glomerulonephritis. Bol. Col. brasil. Cir. **25**, 45 (1952); ref. Excerpta med. (Amst.) **6**, 890 (1953). — MAC DERMOTT, E. N., and J. D. KENNEDY: Liposarcoma of the kidney. Brit. J. Urol. **32**, 282 (1961). — MAC DONALD, H. J.: The present incidence and survival picture in cancer on the promise of improved prognosis. Bull. Amer. Coll. Surg. **33**, 75 (1948). — MAC DONALD, R. A.: Pathogenesis of lesions induced by serotonin: nutritional, vascular, auto-radiographic, and comparative studies using epinephrine. Amer. J. Path. **35**, 297 (1959). — MACFAYDEN, D. A.: Amino acids in nephrosis. Ann. Pract. **1**, 405 (1947). — MACH, R. S.: Les états de déplétion en potassium. Schweiz. med. Wschr. **88**, 1299 (1958). — MACH, R. S., et M. NAVILLE: Les azotémies centrales. Schweiz. med. Wschr. **24**, 553 (1939). — MACH, R. S., et E. RUTISHAUSER: Les ostéodystrophies rénales. Etude expérimentale et anatomo-clinique des lésions osseuses au cours des néphrites. Helv. med. Acta **4**, 423 (1937). — MAC KAY, L. L., E. M. MAC KAY, and T. ADDIS: The effect of various factors on the degree of compensatory hypertrophy of the kidney after unilateral nephrectomy. J. clin. Invest. **1**, 576 (1924). — MACKAY, N. R.: Tolerance of the bladder to intracavitary irradiation. J. Urol. (Baltimore) **76**, 396 (1956). — MACKEITH, R.: Adrenal sympathetic syndrome. Brit. Heart J. **6**, 1 (1944). — MAC KENZIE, D. W., and A. B. WALLACE: The lymphatics of the lower urinary and genital tracts. J. Urol. (Baltimore) **34**, 516 (1935). — MAC LEAN, J. T., and V. B. FOWLER: Pathology of tumors of the renal pelvis and ureter. Trans. Amer. Ass. gen.-urin. Surg. **47**, 69 (1955). — MACLEOD, M., A. L. STALKER, and D. OGSTON: Fibrinolytic activity of lung tissue in renal failure. Lancet **1962/I**, 191. — MACMAHON, H. E., and R. LATORRACA: Essential renal hematuria. J. Urol. (Baltimore) **71**, 667 (1954). — MACMAHON, H., and A. MAGNUS-LEVY: Renal lesions in experimental Bence-Jones Proteinuria. Amer. J. Path. **12**, 763 (1936). — MACMAHON, H., and J. PRATT: Malignant nephrosclerosis. Amer. J. med. Sci. **189**, 221 (1935). — MACPHERSON, D. J.: Metaplasia of renal glomerular capsular epithelium. J. clin. Path. **16**, 220 (1963). — MACPHERSON, C. R., and A. G. PEARSE: Histochemical changes in the potassium-depleted kidney. Brit. med. Bull. **13**, 19 (1957). — MACQUET, P., et G. PATOIR: Les rapports de la tuberculose rénale et de la tuberculose pulmonaire. J. Urol. méd. chir. **65**, 58 (1959). — MACQUET, P., WEMEAU et DEFRANCE: La contusion du rein et son traitement. J. Urol. méd. chir. **65**, 297 (1959). — MACWHINNEY, J. B., J. T. PACKER, G. MILLER, and R. M. GREENDYKE: Thrombotic thrombocytopenic purpura in childhood. Blood **19**, 181 (1962). — MÄDER, A.: Hypertonie als Folge einer ausgeheilten Nierentuberkulose. Schweiz. Z. Tuberk. **18**, 315 (1961). — MADISSON, H.: Über das Fehlen beider Nieren (Aplasia renalis bilateralis). Zbl. Path. **60**, 1 (1934). — MAEBASHI, M., M. AIDA, K. YOSHINAGA, K. ABE, I. MIWA, and N. WATANABE: Estimation of circulating renin in normal and toxemic pregnancy. Tohoku J. exp. Med. (Japan) **84**, 55 (1964). — MAEDA, K.: Über die Urocystitis granularis beim weiblichen Geschlecht. Virchows Arch. path. Anat. **245**, 388 (1923). — MAEGRAITH, B. G.: The syndrome of

renal anoxia in malaria and blackwater fever. An. Inst. Med. Trop. (Lissabon) **4**, 427 (1947). — MA-
HALLAWY, M. CL., and M. S. SABOUR: Etiological factors in diabetic nephropathy. J. Amer.
med. Ass. **173**, 1783 (1960). — MAHLER, R. F., and S. W. STANBURY: Potassium-losing renal
disease. Quart. J. Med. **25**, 21 (1956). — MAIER, C.: Hämolyse und hämolytische Krankheiten.
Bern: Huber 1950. — MAILLET, M.: L'appareil de Golgi et le chondriome de la macula densa.
C. R. Soc. Biol. (Paris) **152**, 560 (1958). — MAINER, N., M. NOORANI, Y. HISHIDA, and H.
HAIMOVICI: Experimental renal-artery stenosis. Arch. Surg. **88**, 91 (1964). — MAKI, T.:
Experimentelle Studien über eine durch Tuberkelbazillengift hervorgerufene chronische Ver-
änderung des Nierenparenchyms. Mitt. Path. Inst. (Sendai) **10**, 1 (1939). — MAKIN, M.:
Osteogenesis induced by vesical mucosal transplant in the guinea-pig. J. Bone Jt Surg. **44B**,
165 (1962). — MALETTA, T., and B. HORTON: Botryoidal sarcoma of the bladder in children:
a case report. J. Urol. (Baltimore) **82**, 490 (1959). — MALISOFF, S. D., and M. CERRUTI:
Aneurysm of the renal artery. J. Urol. (Baltimore) **76**, 542 (1956). — MALISOFF, S. D., and
M. B. MATCH: Thromboangiotic occlusion of the renal artery with resultant hypertension. J.
Urol. (Baltimore) **65**, 371 (1951). — MALLORY, G. K., A. R. CRANE, and J. E. EDWARDS:
Pathology of acute and of healed experimental pyelonephritis. Arch. Path. **30**, 330 (1940). —
MALLORY, T. B.: Case records of the Massachusetts General Hospital, case 35 221. New Engl.
J. Med. **240**, 891 (1949). — MALM, O. J.: The hepato-renal syndrome. Present concept of the
circulation of the liver. The importance of shock prophylaxis and treatment and rational
water-electrolyte therapy for the prevention of shock kidney (lower nephron nephrosis) in
jaundiced patients. Case reports. J. Oslo Cy Hosp. **2**, 165 (1952). — MALUF, N. S.: Method for
relief of upper ureteral obstruction within bifurcation of renal artery. J. Urol. (Baltimore) **75**,
229 (1956). — MALUF, N. S. R.: Internal diameter of renal artery and renal function. Surg.
Gynec. Obstet. **107**, 415 (1958). — MANDEL, E. E.: Renal medullary necrosis. Amer. J. Med.
13, 322 (1952). — MANDEL, E. E., and H. POPPER: Experimental medullary necrosis of the
kidney. Arch. Path. **52**, 1 (1951). — MANN, L. T.: Spontaneous disappearance of pulmonary
metastases after nephrectomy for hypernephroma. Four year follow-up. J. Urol. (Baltimore)
59, 564 (1948). — MANN, M.: Morphologische Spätveränderungen und nephrotisches Syndrom
nach einseitiger Nierenvenendrosselung bei der Ratte. Z. ges. exp. Med. **133**, 270 (1960). —
MANNERS, T.: Unilateral malignant nephrosclerosis in a child. J. Path. Bact. **68**, 63 (1955). —
MANNWEILER, E., u. R. HUMBERT: Durch Enteritis-Erreger der Salmonella-Gruppe hervorgerufene Bakteriämie. Dtsch. med. Wschr. **82**, 2215 (1957). — MANNWEILER, K., et W. BERN-
HARD: Recherches ultrastructurales sur un tumeur rénale expérimentale du Hamster. J. Ultrastruct. Res. **1**, 158 (1957). — MANOR, E.: Amelioration of asthma and hypertension after
nephrectomy for renal tuberculosis. J. Urol. (Baltimore) **87**, 767 (1962). — MARBLE, A.: Diabetic nephropathy. J. clin. Endocr. **15**, 499 (1955). — Diabetic nephropathy. In STRAUSS,
M. B., and L. G. WELTE: Diseases of the kidney, p. 620. Boston: Little, Brown and Co. 1963. —
MARCHAND, F.: Über die Intoxication durch chlorsaure Salze. Virchows Arch. path. Anat. **77**,
455 (1879). — MARCHIAFAVA, E.: Anemia emolitica con emosiderinuria perpetua. Policlinico,
Sez. med. **38**, 105 (1931). — MARESCH, R.: Penis und Urethra. In HENKE-LUBARSCH: Handbuch der speziellen pathologischen Anatomie VI/3, S. 183. Berlin: Springer 1931. — MARGA-
RETTEN, W., H. O. ZUNKER, and D. G. McKAY: Production of the generalized Shwartzman
reaction in pregnant rats by intravenous infusion of thrombin. Lab. Invest. **13**, 552 (1964). —
MARIE, J., A. HENNEQUET, A. DUHAMEL et M. WATCHI: Sur une malformation particulière du
rein, responsable d'infections répétées de l'arbre urinaire chez le nourrisson. Le diverticule
caliciel du rein. Ann. Pédiat. **37**, 7 (1961). — MARIE, J., B. LÉVÊQUE, G. LYON, M. BÊBE et
J. M. WATCHI: Acro-ostéolyse interstitielle compliquée d'insuffisance rénale d'évolution fatale.
Presse méd. **71**, 249 (1963). — MARIE, J., PH. SERINGE et C. POLONOVSKI: Sur 37 néphroses
lipoïdiques de l'enfant suivies de 2 à 16 années. Ann. Méd. **55**, 252 (1954). — MARILL, F. G.,
J. DUCASSOU et R. M. MARILL: A propos du «cancer vésical bilharzien». J. Urol. Néphrol. **67**,
501 (1961). — MARIN, O. S. M., and H. R. TYLER: Hereditary interstitial nephritis associated
with polyneuropathy. Neurology **11**, 999 (1961). — MARINO, C.: La glomerulonefrosi tireotos-
sica sperimentale in riferimento alle recenti dottrine in tema di nefrosi. Arch. De Vecchi Inat.
pat. **12**, 185 (1949). — MÁRK, I., u. J. FEHÉR: Allergische Granulomatose. Zbl. Path. **99**, 369
(1959). — MARK, R. E., u. H. GEISENDÖRFER: Untersuchungen über die Nierenfunktion. Zur
Frage des Zusammenhangs von Nierenmasse, Herzhypertrophie und Blutdrucksteigerung.
Z. ges. exp. Med. **74**, 350 (1930). — MÄRKI, H. H., u. F. WUHRMANN: Proteinverlustsyndrome.

Zur Pathogenese der Hypoproteinämie beim nephrotischen Syndrom und bei enteralem Proteinverlust. Schweiz. med. Wschr. 91, 1521 (1961). — MARKOWITZ, J., J. ARCHIBALD, and H. G. DOWNIE: Experimental surgery. 3. Aufl., p. 747. Baltimore: Williams and Wilkins 1954. — MARKS, I. M.: Renal medullary necrosis following exsanguination in infancy. Lancet 1960/II, 680. — MARMONT, A.: Beobachtungen über das sog. LE-Phänomen. Schweiz. med. Wschr. 82, 1111 (1952). — MARQUARDT, R.: Die Gefäß- und Netzhautveränderungen des Auges bei Hypertonie. Beitr. path. Anat. 118, 101 (1957). — MARSHALL, A. G.: Aberrant renal arteries and hypertension. Lancet 1951/II, 701. — The persistance of foetal structures in pyelonephritic kidneys. Brit. J. Surg. 141, 165 (1953). — Scars of the renal cortex. J. Path. Bact. 71, 95 (1956). — MARSHALL, E. K., and S. L. VICKERS: The mechanism of the elimination of phenolsulphonphthalein by the kidney — a proof of reaction by the convoluted tubules. Bull. Johns Hopk. Hosp. 34, 1 (1923). — MARSHALL, G., u. E. WHAPHAM: Beidseitiger Niereninfarkt des Neugeborenen. Lancet 1936/II, 428. — MARSHALL, V. F.: The occurence of endometrial tissue in the kidney. J. Urol. (Baltimore) 50, 652 (1943). — MARSHALL, V. F., and M. HORWITH: Oxalosis. J. Urol. (Baltimore) 82, 278 (1959). — MARSHALL, V. F., and E. C. MUECKE: Variations in exstrophy of the bladder. J. Urol. (Baltimore) 88, 766 (1962). — MARTI, H. R., u. Y. HEILBRONN: Spätschäden nach Thorotrast-Anwendung. Praxis 51, 1068 (1962). — MARTIN, E.: Syndromes d'hyperparathyroïdie primitifs et secondaires (reins et parathyroïdes). Ärztl. Mschr. 3, 121 (1947). — MARTIN, E., et E. RUTISHAUSER: Ostéomalacie et rein. Bull. Soç. méd. Hóp. Paris 67, 958 (1951). — MARTIN, J. H., A. L. BROWN, and G. W. DAUGHERTY: Nonmyelomatous amyloid disease of the kidney. Proc. Mayo Clin. 37, 567 (1962). — MARTIN, W.: Purpura of the urogenital tract. Brit. J. Urol. 23, 233 (1951). — MARTINI, G. A.: Gibt es ein hepatorenales Syndrom? Dtsch. med. Wschr. 87, 2401 (1962). — MARTINI, P.: Die Entwicklung des Begriffs der Nephrose seit Friedrich v. Müller. Münch. med. Wschr. 100, 1513 (1958). — MARTINAT, M., A. DUPONT et A. DEMAILLE: Schwannome malin du rein. J. Urol. méd. chir. 66, 748 (1960). — MARTZ, H.: Renal calcification accompanying pyloric and high intestinal obstruction. Arch. intern. Med. 65, 375 (1940). — MASBERNARD, A.: Le syndrome de Fliessinger-Leroy-Reiter. Enseignements fournis per l'étude de 80 cas observés en Tunisie. Rev. Rhum. 26, 21 (1959). — MASLOW, L. A., and E. ARON: Varicosities of the kidney pelvis. J. Urol. (Baltimore) 61, 719 (1949). — MASLOW, L. A., and A. LEARNER: Endometriosis of kidney. J. Urol. (Baltimore) 64, 564 (1950). — MASSET, A., et J. BALÓ: Les adénomes multiples du rein. Bull. Ass. franç. Cancer 49, 196 (1962). — MASSHOFF, W., u. G. HOLLMANN: Die interstitielle Nephritis. Internist 3, 629 (1962). — MASSON, G. M. C.: Rôle du rein et des surrénales dans la pathogénie de l'hypertension. Atti Soc. lombarda Sci. med.-biol. 9, 348 (1954). — MASSON, G. M., A. C. CORCORAN, and I. H. PAGE: Experimental production of a syndrome resembling toxaemia of pregnancy. J. Lab. clin. Med. 38, 213 (1951). — Rôle du rein dans l'hypertension expérimentale chez le rat. Rev. canad. Biol. 10, 309 (1951). — MASSON, G. M., A. C. CORCORAN, I. H. PAGE, and F. DEL GRECO: Angiotensin induction of vascular lesions in desoxycorticosterone-treated rats. Proc. Soc. exp. Biol. 84, 284 (1953). — MASSON, G. M., J. B. HAZARD, A. C. CORCORAN, and I. H. PAGE: Experimental vascular disease due to desoxycorticosterone and anterior pituitary factors. Arch. Path. 49, 641 (1950). — MASSON, G. M., L. J. McCORMACK, H. P. DUSTON, and A. C. CORCORAN: Hypertensive vascular disease as a consequence of increased arterial pressure. Quantitative study in rats with hydralazine-treated renal hypertension. Amer. J. Path. 34, 817 (1958). — MASSON, G. M., S. YAGI, C. KASHII, and E. R. FISHER: Further observations on juxtaglomerular cells and renal pressor activity in experimental hypertension. Lab. Invest. 13, 321 (1964). — MASSON, P.: The role of the neural crests in the embryonal adenosarcomas of the kidney. Amer. J. Cancer 33, 1 (1938). — Tumeurs humaines. Histologie. Diagnostics et téchniques. 2. Aufl. Paris: Maloine 1956. — MASTER, A., and H. JAFFÉ: The heart in acute nephritis. Arch. intern. Med. 60, 1016 (1957). — MASUGI, M.: Veränderungen der Niere bzw. Leber durch Nephro- bzw. Hepatotoxin. Beitr. path. Anat. 91, 82 (1933). — Über die experimentelle Glomerulonephritis durch das spezifische Antinierenserum. Beitr. path. Anat. 92, 429 (1934). — Zur Pathogenese der diffusen Glomerulonephritis als allergische Erkrankung der Niere. Klin. Wschr. 14, 373 (1935). — MASUGI, M., u. T. ISIBASI: Über allergische Vorgänge bei Allgemeininfektion vom Standpunkt der experimentellen Forschung. Beitr. path. Anat. 96, 391 (1936). — MASUGI, M., u. Y. SATO: Allergische Gewebsreaktion der Niere. Virchows Arch. path. Anat. 293, 615 (1934). — MATHÉ, CH. P.: Le «petit rein». Hypoplasie congénitale et pyélonéphrite atrophique. Lyon chir. 51, 557

(1956). — Aneurysm of renal artery causing hypertension: report of three cases. J. Urol. (Baltimore) **82**, 412 (1959). — MATHÉ, CH. P., and L. DE LA PENA-SANCHEZ: Orthostatic renal hypertension resulting from torsion and ptosis of the kidney. J. int. Coll. Surg. **27**, 36 (1957). — MATHESON, B. H., and R. W. REED: Experimental nephritis due to type specific streptococci. III. Biological, chemical and physical studies on type 12 nephritogenic substance. J. infect. Dis. **104**, 213 (1959). — MATTHIAS, J. Q., and E. G. REES: Candida septicaemia complicating antibiotic therapy. J. Path. Bact. **71**, 512 (1956). — MAURER, W.: Über subcutane Nierenverletzungen und ihre Spätfolgen. Inaug. Diss. Zürich 1940. — MAURICE, P. F., and PH. H. HENNEMAN: Medical aspects of renal stones. Medicine (Baltimore) **40**, 315 (1961). — MAUTNER, W., J. CHURG, E. GRISHMAN, and S. DACHS: Preeclamptic nephropathy. An electron microscope study. Lab. Invest. **11**, 518 (1962). — MAYER, C. F.: Epidemic hemorrhagic fever of the far east, or endemic hemorrhagic nephrono-nephritis. Milit. Surg. **110**, 276 (1952). — MAYER, G.: Etude de la réaction a cellules claires afibrillaires (C.C.A.) du rein humain malade. Paris méd. **38**, 411 (1948). — MAYERSBACH, H., and A. G. E. PEARSE: The metabolism of fluorescein-labelled and unlabelled egg-white in the renal tubules of the mouse. Brit. J. exp. Path. **37**, 81 (1956). — MAYERSON, H. S.: Lymphatic system with particular reference to the kidney. Surg. Gynec. Obstet. **116**, 259 (1963). — MAYNE, J. G.: Pathological study of the renal lesions found in 27 patients with gout. Ann. rheum. Dis. **15**, 61 (1955). — MAYOR, G.: Prinzipielle Fragen bei Nierenverletzungen. Urol. int. (Basel) **11**, 368 (1961). — Nierensteine und Hyperparathyreoidismus. Urol. int. (Basel) **13**, 294 (1962). — McAFEE, J. G., and J. K. WILLSON: A review of the complications of translumbar aortography. Amer. J. Roentgenol. **75**, 957 (1950). — McCABE, W. R., and G. G. JACKSON: The natural course of retrograde infection of the urinary tract of rats with different serotypes of escherichia coli or enterococcus. Henry Ford Hosp. internat. Symp.: Biology of pyelonephritis. Boston: Little, Brown and Co. 1960. — McCALLISTER, B. D., J. C. HUNT, and O. W. KINCAID: Unilateral renal atrophy subsequent to renal arteriography. Proc. Mayo Clin. **37**, 323 (1962). — McCANCE, R. A.: Die Nierenfunktion in den ersten Lebenstagen. Schweiz. med. Wschr. **80**, 762 (1950). — Age and renal function. In BLACK, D. A.: Renal disease, p. 157. Oxford: Blackwell 1962. — McCANCE, R. A., and E. M. WIDDOWSON: Renal function before birth. Proc. Roy. Soç. Méd. belg. **141**, 488 (1953). — McCARTNEY, CH P..:Pathological anatomy of acute hypertension of pregnancy. Circulation **30**, 37 (1964). — McCARTNEY, J. S., and H. N. WYNNE: Liposarcoma of the kidney. Amer. J. Cancer **26**, 151 (1936). — McCAUGHEY, W. T.: The nephrotoxic action of anti-placenta serum in rats. J. Obstet. Gynaec. Brit. Emp. N.S. **62**, 863 (1955). — McCLUSKEY, R. T., and B. BENACERRAF: Localization of colloidal substances in vascular endothelium. A mechanism of tissue damage. II. Experimental serum sickness with acute glomerulonephritis induced passively in mice by antigen-antibody complexes in antigen excess. J. exp. Med. **35**, 275 (1959). — McCLUSKEY, R. T., B. BENACERRAF, and F. MILLER: Passive acute glomerulonephritis induced by antigen-antibody complexes solubilized in hapten excess. Proc. Soc. exp. Biol. **111**, 764 (1962). — McCLUSKEY, R. T., B. BENACERRAF, J. L. POTTER, and F. MILLER: The pathologic effects of intravenously administered soluble antigen-antibody complexes. I. Passive serum sickness in mice. J. exp. Med. **111**, 181 (1960). — McCORMACK, J., J. B. HAZARD, and E. F. POUTASSE: Obstructive lesions of the renal artery associated with remediable hypertension. Amer. J. Path. **34**, 582 (1958). — McCORMACK, L. J.: Vascular changes in hypertension. Med. Clin. N. Amer. **95**, 247 (1961). — McCORMACK, L. J., J. E. BÉLAND, R. E. SCHNECKLOTH, and A. C. CORCORAN: Effects of antihypertensive treatment on the evolution of the renal lesions in malignant nephrosclerosis. Amer. J. Path. **34**, 1011 (1958). — McCORMICK, W. F., and C. C. BLAKE: Some notes on Paul Grawitz and his tumor. Cancer **11**, 872 (1958). — McCREA, L. E.: Leukoplakia of the renal pelvis. J. Amer. med. Ass. **142**, 631 (1950). — Malignancy of the female urethra. Urol. Surv. **2**, 85 (1952). — Formation of uric acid calculi during chemotherapy for leucemia. J. Urol. (Baltimore) **73**, 29 (1955). — Studies on the etiology of interstitial cystitis. J. Urol. (Baltimore) **88**, 216 (1962). — McCREA, L. E., and E. A. POST: Sarcoma of the bladder. Urol. Surv. **5**, 307 (1955). — McCREIGHT, C. E., and N. M. SULKIN: Cellular proliferation in the kidneys of young and senile rats following unilateral nephrectomy. J. Geront. **14**, 440 (1959). — McCRORY, W. W., and F. W. NASH: Hypertension in children: a review. Amer. J. med. Sci. **223**, 671 (1952). — McCUNE, D. J., H. H. MASON, and H. T. CLARKE: Intractable hypophosphatemic rickets with renal glycosuria and acidosis (the Fanconi syndrome); report of a case in which increased urinary organic acids were detected and identified with review of literature. Amer. J. Dis. Child. **65**, 81 (1943). — McCune, D. J., and L. G. Pray: Nephrocalcinosis with chronic tetany. Amer. J. Dis. Child. **60**, 993 (1940). — McCutcheon, A. D.: Renal damage and phenacetin. Med. J. Aust. **49**, 543 (1962). — McDonald, Ch. J., and A. W. Barile: Acute syphilitic nephrosis. Arch. intern. Med. **111**, 228 (1963). — McDonald, D. F., and R. A. Eddings: Influence of sex hormones on formation of experimental vesical calculi in male rats. J. Urol. (Baltimore) **78**, 28 (1957). — McDonald, D. F., and R. R. Lund: The role of the urine in vesical neoplasms. I. Experimental confirmation of the urogenous theory of pathogenesis. J. Urol. (Baltimore) **71**, 560 (1954). — McDonald, D. F., and Th. Thorson: Clinical implications of transplantability of induced bladder tumors to intact transitional epithelium in dogs. J. Urol. (Baltimore) **75**, 690 (1956). — McDonald, J. B., and R. W. Edwards: "Wegener's granulomatosis" — a triad. J. Amer. med. Ass. **173**, 1205 (1960). — McDonald, J. H., and N. J. Heckel: Primary amyloidosis of the lower genitourinary tract. J. Urol. (Baltimore) **75**, 122 (1956). — McDonald, R. T., D. E. Szilagyi, and R. F. Smith: Nephrogenic hypertension following operative trauma to renal artery. Circulation **18**, 71 (1958). — McGee, Ch. J.: Lower nephron nephrosis: carbontetrachloride poisoning with a report of 3 cases. Amer. J. med. Sci. **218**, 636 (1949). — McGee, W. G., and C. T. Ashworth: Fine structure of chronic hypertensive arteriopathy in the human kidney. Amer. J. Path. **43**, 273 (1963). — McGeowin, U. G.: Heredity in renal stone disease. Clin. Sci. **19**, 465 (1960). — McGill, H. C., J. C. Geer, J. P. Strong, and R. L. Holman: Two forms of necrotizing arteritis in dogs related to diet and renal insufficiency. Arch. Path. **65**, 66 (1958). — McGovern, J. H., V. F. Marshall, and A. J. Paquini: Vesicouretral regurgitation in children. J. Urol. (Baltimore) **83**, 122 (1960). — McGovern, J. P., and D. H. Merritt: Sarcoidosis in children. Advanc. Pediat. **8**, 97 (1956). — McGrae, J. D.: Perirenal hematoma secondary to polyarteritis nodosa. Arch. intern. Med. **104**, 421 (1959). — McGraw, A. B., and O. S. Culp: Diverticulum of the ureter: Report of another authentic case. J. Urol. (Baltimore) **67**, 262 (1952). — McGregor, L.: The finer histology of the normal glomerulus. Amer. J. Path. **5**, 545 (1929). — Histological changes in the renal glomerulus in essential (primary) hypertension. A study of fifty-one cases. Amer. J. Path. **6**, 347 (1930). — McHenry, M. C., W. J. Martin, and W. E. Wellman: Bacteriemia due to gram-negative bacilli. Review of 113 cases encountered in the five-year period 1955 though 1959. Ann. intern. Med. **56**, 207 (1962). — McIntosh, J. F., and G. Warley: Adenocarcinoma arising in exstrophy of the bladder: report of two cases and review of the literature. J. Urol. (Baltimore) **73**, 820 (1955). — McIntyre, W. I., and G. L. Montgomery: Renal lesions in leptospira canicola infections in dogs. J. Path. Bact. **64**, 145 (1952). — McKay, D. G.: Clinical significance of the pathology of toxemia of pregnancy. Circulation **30**, 66, Suppl. II (1964). — Disseminated intravascular coagulation. New York, Evanston, a. London: Hoeber med. Div. Harper and Row 1965. — McKay, D. G., J. F. Jewett, and D. E. Reid: Endotoxin shock and the generalized Shwartzman reaction in pregnancy. Amer. J. Obstet. **78**, 546 (1959). — McKay, D. G., S. J. Merrill, A. E. Weiner, A. T. Hertig, and D. E. Reid: The pathologic anatomy of eclampsia, bilateral renal cortical necrosis, pituitary necrosis, and other acute fatal complications of pregnancy, and its possible relationship to the generalized Shwartzman phenomenon. Amer. J. Obstet. Gynec. **66**, 507 (1953). — McKay, D. G., and G. H. Wahle: Shwartzman phenomenon in fatal infantile diarrhoe due to Escherichia coli 0-111, B 4. Lancet **1954/II**, 1199. — McKelvey, J., and H. MacMahon: A study of the lesions in the vascular system in fetal cases of chronic nephritic toxemia of pregnancy. Surg. Gynec. Obstet. **60**, 1 (1935). — McKenna, C. M., and O. F. Kampmeier: A consideration of the development of polycystic kidney. Trans. Amer. Ass. gen.-urin. Surg. **26**, 377 (1933). — McKiel, C. F., R. Eisenstein, and J. H. McDonald: Morphologic and microbiological studies in malacoplakia. J. Urol. (Baltimore) **88**, 236 (1962). — McKinney, B.: The pathogenesis of hyaline arteriolosclerosis. J. Path. Bact. **83**, 449 (1962). — McKnight, J.: Über Anurie bei Pankreatitis. Inaug. Diss. Zürich 1955. — McKusick, V. A., W. S. Harris, O. E. Ottesen, R. M. Goodman, W. M. Shelley, and R. D. Bloodwell: Buerger's disease: a distinct clinical and pathologic entity. J. Amer. med. Ass. **181**, 5 (1962). — McLaurin, A. Q., W. R. Beisel, G. J. McCormick, R. Scalettor, and R. H. Herman: Primary hyperoxaluria. Ann. intern. Med. **55**, 70 (1961). — McLean, C. R., J. D. Fitzgerald, O. Z. Younghusband, and J. D. Hamilton: Diffuse glomerulonephritis induced in rabbits by small intravenous injections of horse serum. Arch. Path. **51**, 1 (1951). — McManus, J. F.: The periodic acid routine applied to the kidney. Amer. J. Path. **24**, 643 (1945). — Medical diseases of the kidney.

Philadelphia: Lea and Febiger 1950. — McManus, J. F., and A. T. Hornsby: Granulomatous glomerulonephritis associated with polyarthritis. Arch. Path. **52**, 84 (1951). — McManus, J. F., and C. H. Lupton: Ischemic obsolescence of renal glomeruli. The natural history of the lesions and their relation to hypertension. Lab. Invest. **9**, 413 (1960). — McNally, W. D.: Toxicology. Chicago: Industr. med. Publ. Co. 1937. — Mc Queen, Z. G.: The nature of urinary casts. J. clin. Path. **15**, 367 (1962). — Medowar, P. B.: Immunity to homologous grafted skin. III. The fats of skin homografts transplanted to the brain, to subcutaneous tissue, and to the anterior chamber of the eye. Brit. J. exp. Path. **29**, 58 (1948). — Medlar, E. M.: Renal infection in pulmonary tuberculosis, evidence of healed tuberculosis lesions. Amer. J. Path. **2**, 401 (1926). — Meessen, H., and M. A. Litton: Morphology of the kidney in morbus caerulens. Arch. Path. **56**, 480 (1953). — Mégevand, A.: Embryopathie cérébrale dans un cas de maladie généralisée des inclusions cytomégaliques. Ann. paediat. (Basel) **201**, 410 (1963). — Mégevand, A., A. Gautier et M. Rey-Bellet: Dysplasie rénale héréditaire. Ann. paediat. (Basel) **187**, 263 (1956). — Mehrotra, R. M.: An experimental study of the changes which occur in ligated arteries and veins. J. Path. Bact. **65**, 307 (1953). — Meier, R., u. P. Lichtlen: Allgemeine Probleme der experimentellen Hypertension. Naunyn-Schmiedebergs Arch. exp. Path. Pharmak. **232**, 137 (1957). — Meili, A.: Experimentelle Erzeugung von symmetrischen Nierenrindennekrosen bei Ratten mit Staphylotoxin. Z. ges. exp. Med. **136**, 405 (1963). — Meili, H., u. H. U. Zollinger: Hoher Dünndarmileus durch „stummen" Volvulus. Schweiz. med. Wschr. **79**, 74 (1949). — Meine, J. L.: Die einseitigen Schrumpfnieren: Häufigkeit, Nosologie und Beziehungen zur Hypertonie (Statistische Untersuchungen an 10000 Sektionen). Schweiz. med. Wschr. **95**, 799 (1965). — Meisel, H. J.: Ectopic ureter opening into a seminal vesicle. J. Urol. (Baltimore) **68**, 579 (1952). — Bilateral polyadenomatous kidneys: adenomatosis of the kidneys simulating polycystic disease. J. Urol. (Baltimore) **72**, 1141 (1954). — Meisel, H. J., W. H. Heath, and J. Miller: Rhabdomyosarcoma of the urinary bladder. J. Urol. (Baltimore) **61**, 525 (1949). — Meister, H.: Glomerulonephrose bei Lebercirrhose. Frankf. Z. Path. **71**, 348 (1961). — Beitrag zur Morphologie und Pathogenese der Eklampsieniere. Frankf. Z. Path. **71**, 492 (1962). — Melamed, M. R., L. G. Koss, A. Ricci, and W. F. Whitmore: Cytohistological observations on developing carcinoma of the urinary bladder in man. Cancer **13**, 67 (1960). — Melick, W. F., H. M. Escue, J. J. Naryka, R. A. Mezera, and E. P. Wheeler: The first reported cases of human bladder tumors due to a new carcinogen: xenylamine. J. Urol. (Baltimore) **74**, 760 (1955). — Melick, W. F., and J. J. Naryka: Renal acidosis and uremia in the newborn due to unrecognized bladder neck obstruction. J. Urol. (Baltimore) **68**, 592 (1952). — The results of ureteral transplantation to a recto-sigmoidal pouch. J. Urol. (Baltimore) **74**, 47 (1955). — Melicow, M. M.: Classification of renal neoplasms: a clinical and pathological study based on 199 cases. J. Urol. (Baltimore) **51**, 333 (1944). — Histological study of vesical urothelium intervening between gross neoplasms in total cystectomy. J. Urol. (Baltimore) **68**, 261 (1952). — Tumors of the urinary bladder: a clinico-pathological analysis of over 2500 specimens and biopsies. J. Urol. (Baltimore) **74**, 498 (1955). — Malacoplakia: report of a case, review of the literature. J. Urol. (Baltimore) **78**, 33 (1957). — Melicow, M. M., A. C. Uson, and T. D. Price: Bladder tumor induction in rats fed 2-acetamidofluorene (2-AAF) and a pyridoxine-deficient diet. J. Urol. (Baltimore) **91**, 520 (1964). — Mellors, R. C.: Histochemical demonstration of the in vivo localization of antibodies: antigenic components of the kidney and the pathogenesis of glomerulonephritis. J. Histochem. Cytochem. **3**, 284 (1955). — Mellors, R. C., J. Arias-Stella, M. Siegel, and D. Pressman: Analytical pathology. II. Histopathologic demonstration of glomerular-localizing antibodies in experimental glomerulonephritis. Amer. J. Path. **31**, 687 (1955). — Mellors, R. C., and L. G. Ortega: Analytical pathology. III. New observations on the pathogenesis of glomerulonephritis, lipid nephrosis, periarteritis nodosa and secondary amyloidosis in man. Amer. J. Path. **32**, 455 (1956). — Observations on the pathogenesis of clinical and experimental glomerulonephritis. Amer. J. Path. **32**, 648 (1956). — Melnick, P. J.: Acute interstitial nephritis. Arch. Path. **36**, 499 (1947). — Meloni, F.: Mykotische Harntraktinfektion mit transitorischer Nephrolithiasis während langdauernder Immobilisierung. Schweiz. med. Wschr. **85**, 651 (1955). — Mendel, D.: Tubular reabsorption of protein in the rat. J. Physiol. **148**, 1 (1959). — Mendelow, H., and G. Brill: Intercapillary glomerulosclerosis. J. Mt Sinai Hosp. **23**, 663 (1956). — Mendelsonh, M. L., and E. Caceres: Effect of x-ray to the kidney on the renal function of the dog. Amer. J. Physiol. **173**, 351 (1953). — Mendheim, H.: Tierische Parasiten und parasitäre Erkrankungen. In Cohrs-

JAFFÉ-MEESSEN: Pathologie der Laboratoriumstiere II, S. 172. Berlin-Göttingen-Heidelberg: Springer 1958. — MENEFEE, M. G., C. B. MUELLER, T. B. MILLER, J. K. MYERS, and A. L. BELL: Experimental studies in acute renal failure. J. exp. Med. 120, 1139 (1964). — MENEFEE, M. G., C. B. MUELLER, A. L. BELL, and J. K. MYERS: Transport of globin by the renal glomerulus. J. exp. Med. 120, 1129 (1964). — MENTEN, M. L., and A. M. CARPENTER: Histochemical distribution of glycogen. Arch. Path. 51, 486 (1951). — MÉRIEL, P., CH. DARNAUD, Y. DENARD, G. MOREAU, J. M. SUC, J. PUTOIS et P. F. COMBES: La glomérulose diabétique: Etude ultrastructurale. Presse méd. 70, 667 (1962). — MÉRIEL, P., CH. DARNAUD, Y. DENARD, G. MOREAU, J. M. SUC, J. PUTOIS, P. COMBES et C. RÉGNIER: Histologie et ultrastructure du rein chez le diabétique. J. Urol. méd. chir. 66, 181 (1960). — MÉRIEL, P., Y. DENARD, G. MOREAU, J. M. SUC et J. PUTOIS: La biopsie rénale. Techniques et indications actuelles. Bull. Mém. Soç. méd. Hôp. Paris 76, 567 (1960). — MÉRIEL, P., F. GALINIER, G. MOREAU, G. BASTIDE, J. M. SUC et J. P. BOUNHOURE: Deux nouveaux cas de thrombose veineuse rénale avec syndrome néphrotique: intérêt diagnostique de l'association de la cavographie à la ponction-biopsie rénale. Bull. Mém. Soç. méd. Hôp. Paris 75, 109 (1959). — MÉRIEL, P., P. GUILHEM, G. MOREAU, J. M. SUC, G. PONTONNIER et J. PUTOIS: Structure et ultra-structure du glomérule dans les néphropathies gravidiques. J. Urol. Néphrol. 69, 57 (1963). — MÉRIEL, P., G. MOREAU, J. M. SUC, J. PUTOIS et J. PALUS: Les néphropathies amyloides. Etude histologique et éléctronique. Presse méd. 69, 1120 (1961). — MÉRIEL, P., J. M. SUC et J. PUTOIS: La membrane basale glomérulaire et le prognostic des néphropathies glomérularies. Rev. Rhum. 30, 16 (1963). — MERKEL, H., u. O. HÜCKSTÄDT: Über das Nierenbeckenpapillom. Zbl. Chir. 78, 969 (1953). — MERKLIN, R. J., and N. A. MICHELS: Variant renal and suprarenal blood supply with data on inferior phrenic, uretral and gonadal arteries. J. int. Coll. Surg. 29, 41 (1958). — MERONEY, W. H., and M. E. RUBINI: Kidney function during acute tubular necrosis: clinical studies and a theory. Metabolism 8, 1 (1959). — MERRILL, D., and H. JACKSON: The renal complications of leukemia. New Engl. J. Med. 228, 271 (1943). — MERRILL, I. P.: Acute renal failure. In BLACK, D. A.: Renal disease, p. 302. Oxford: Blackwell 1962. — Acute renal failure. In STRAUSS, M. B., and L. G. WELTE: Diseases of the kidney, p. 445. Boston: Little, Brown and Co. 1963. — MERRILL, I. P., C. GIORDANO, and D. R. HEETDERKS: The role of the kidney in human hypertension. I. Failure of hypertension to develop in the renoprival subject. Amer. J. Med. 31, 931 (1961). — MERRILL, I. P., I. E. MURRAY, I. H. HARRISON, E. A. FRIEDMAN, I. B. DEALEY, and G. I. DAMMIN: Successful homotransplantation of the kidney between nonidentical twins. New Engl. J. Med. 262, 1251 (1960). — MERTZ, A.: Über die quantitativen Zellverhältnisse der Glomeruli bei Glomerulonephritis. Zbl. Path. 29, 321 (1918). — MERTZ, D. P., u. H. SARRE: Zur Genese der polyurischen Phase beim akuten Nierenversagen. In SARRE, u. ROTHER: Akutes Nierenversagen. I. Sympos. Ges. Nephrol., S. 105. Stuttgart: Thieme 1962. — MERTZ, J. H., W. N. WISHARD, U. H. NOURSE, and H. O. MERTZ: Injury of the kidney in children. J. Amer. med. Ass. 183, 730 (1963). — MERZWEILER, A., A. M. WALTER und L. HEILMEYER: Bericht zur Endocarditis lenta nach 1945 in Deutschland. Eine kritische Übersicht über ein großes Patientengut unter Verwendung mathematisch-statistischer Methoden. Dtsch. med. Wschr. 78, 560, 639, 665 (1953). — MESERVEY, M. A., and L. J. SCORDAMAGLIA: Essential renal hematurie. U.S. Armed Forces Med. J. 7, 1373 (1956). — METCOFF, J.: The nephrotic syndrome. In: BLACK, D. A.: Renal disease p. 233. Oxford: Blackwell 1962. — METCOFF, J., and C. A. JANEWAY: Studies on the pathogenesis of nephrotic edema. J. Pediat. 58, 640 (1961). — METTLER, E.: Beitrag zur Kenntnis der Nierenmißbildungen. Doppelniere mit abnorm mündendem Harnleiter. Inaug. Diss. Zürich 1939. — METZ, W.: Die geweblichen Reaktionserscheinungen an der Gefäßwand bei hyperergischen Zuständen und deren Beziehungen zur Periarteriitis nodosa. Beitr. path. Anat. 88, 17 (1932). — MEYENBURG, H. VON: Zur Pathogenese der malignen Nephrosklerose. Schweiz. med. Wschr. 77, 677 (1947). — MEYER, A., J. CHRÉTIN et H. SCHIMMEL: Maladie de Besnier-Boeck-Schaumann avec atteinte rénale. Bull. Mém. Soç. méd. Hôp. Paris 72, 19 (1956). — MEYER, D.: Über karyometrische Befunde bei akutem Nierenversagen. Verh. dtsch. Ges. Path. 47, 342 (1963). — MEYER, G.: Beiträge zur Kenntnis des Krankheitsverlaufes bei einigen Nierenmißbildungen. Inaug. Diss. Basel 1950. — MEYER-ARENDT, J.: Über den Ablauf der serösen Entzündung. Virchows Arch. path. Anat. 323, 351 (1953). — MEYER, K. A., H. POPPER, and F. STEIGMANN: Significance of rise of nonprotein nitrogen in medical and surgical jaundice. J. Amer. med. Ass. 117, 847 (1941). — MEYER, O.: Entzündliche Gefäßveränderungen bei sekundärer und maligner Nephrosklerose.

Verh. dtsch. Ges. Path. **19**, 352 (1923). — MEYER, P.: Betrachtungen zur Frage des Entstehungsortes des Renins an Hand histologischer Untersuchungen der Rattenniere nach Injection von Natriumtartrat. Inaug. Diss. Zürich 1950. — MEYER, R.: Zur Anatomie und Entwicklungsgeschichte der Ureterverdoppelung. Virchows Arch. path. Anat. **187**, 408 (1907). — Beitrag zur Verständigung über die Namengebung in der Geschwulstlehre. Zbl. Path. **30**, 291 (1919). — MEYER, W. W.: Über Veränderungen der kleinen Organarterien bei chronischer Glomerulonephritis. Virchows Arch. path. Anat. **314**, 1 (1947). — MICHAELIS, L., u. C. GUTMANN: Über Einschlüsse in Blasentumoren. Z. klin. Med. **47**, 208 (1902). — MICHAELIS, W.: Akute renale Anurie bei totaler symmetrischer Nierenrindennekrose, Tubulusnekrose und Totalinfarkt. Z. Urol. **53**, 345 (1960). — MICHIELSEN, P.: Die glomeruläre Ultrastruktur beim nephrotischen Syndrom. II. Sympos. Ges. Nephrol., S. 25. Stuttgart: Thieme 1963. — MICHON, J.: L'hypertension artérielle dans les néphropathies chirurgicales unilatérales et dans les maladies de l'artère rénale. J. Urol. Néphrol. **67**, 711 (1961). — MICHON, P., A. LARCAN, C. HURIET et P. VERT: Les néphropathies au cours et au décours de l'acidocétose diabétique. Essai de classification. Bull. Mém. Soç. méd. Hôp. Paris **77**, 418 (1961). — MICHON, P., A. LARCAN, M. LAMARCHE, G. GRIGNON, C. HURIET et F. VICARI: Les néphropathies phalloidiennes. Presse méd. **69**, 1327 (1961). — MICHON, P., A. LARCAN, F. STREIFF, C. HURIET et X. BERLHIER: Les néphrites virales. Presse méd. **68**, 309 (1960). — MICHON, P., G. RAUBER, A. LARCAN, J. BEUREY et F. STREIFF: Sclérose diffuse systématisée à manifestations rénales prépondérantes. Presse méd. **68**, 133 (1960). — MICHON, P., G. RAUBER, A. LARCAN et F. STREIFF: Le rein de la macroglobulinémie de Waldenstroem. Presse méd. **67**, 1268 (1959). — MIDDLETON, F., E. B. MIDDLETON, and B. C. SEEGAL: Effect of injecting rats with homologous renal tissue mixed with adjuvants of streptococcus. Arch. Path. **56**, 125 (1953). — MIESCHER, P.: Bakteriell-allergische Vasculitiden als Ursache von Organerkrankungen. Schweiz. med. Wschr. **87**, 1339 (1957). — MIESCHER, P., U. SCHNYDER und U. KRECH: Zur Pathogenese der „interstitiellen Nephritis" bei Abusus phenacetinhaltiger Analgetica. Schweiz. med. Wschr. **88**, 432 (1958). — MIESCHER, P., u. A. STUDER: Weitere tierexperimentelle Untersuchungen zur Frage der Pathogenese der interstitiellen Nephritis. Schweiz. med. Wschr. **91**, 939 (1961). — MIGONE, L.: Akute nekrotisierende Angiopathie der Niere (Rindennekrose). Omnia med. (Pisa) Suppl. **22**, 1 (1949); ref. Excerpta med. (Amst.) **4**, 63 (1949). — MILD, R. A.: Studies of alcaptonuria: a genetic study of 58 cases occuring in eight generations of seven inter-related Dominican kindreds. Arthr. and Rheum. **4**, 131 (1961). — MILLER, A. L., A. W. BROWN, and G. C. TOMSKY: Pelvic fused kidney. J. Urol. (Baltimore) **75**, 17 (1956). — MILLER, F.: Orthologie und Pathologie der Zelle im elektronenmikroskopischen Bild. Verh. dtsch. Ges. Path. **42**, 261 (1959). — Renal localization and persistence of type 12 streptococcal M-Protein. Proc. Soc. exp. Biol. **108**, 539 (1961). — Hemoglobin absorption by the cells of the proximal convoluted tubule in mouse kidney. J. biophys. biochem. Cytol. **8**, 689 (1960). — MILLER, F., u. A. BOHLE: Vergleichende licht- und elektronenmikroskopische Untersuchungen an der Basalmembran der Glomerulumkapillaren der Maus bei experimentellem Nierenamyloid. Klin. Wschr. **34**, 1204 (1956). — Elektronenmikroskopische Untersuchungen am Glomerulum bei der Masugi-Nephritis der Ratte. Virchows Arch. path. Anat. **330**, 483 (1957). — Elektronenmikroskopische Befunde am Glomerulum bei der Masugi-Nephritis der Ratte. Verh. dtsch. Ges. Path. **41**, 333 (1958). — MILLER, F., u. G. E. PALADE: Elektronenmikroskopische und histochemische Untersuchungen an den Lysosomen der Niere. Verh. dtsch. Ges. Path. **47**, 341 (1963). — MILLER, F., u. H. SITTE: Elektronenmikroskopische Untersuchungen an Mäusenieren nach intraperitonealen Eiweißgaben. Verh. dtsch. Ges. Path. **39**, 183 (1956). — MILLER, J. A., and J. J. CORDONNIER: Spontaneous perirenal hematoma associated with hypertension. J. Urol. (Baltimore) **62**, 13 (1949). — MILLES, G., E. F. MÜLLER, and W. F. PATERSEN: Renal denervation. The effect of snake venom and chilling on the renal vascularization. Arch. Path. **13**, 233 (1932). — MILLIEZ, P., D. FRITEL et A. BONIS: Les complications hypertensives et rénales de la grossesse. J. Urol. méd. chir. **9**, 532 (1956). — MILLIEZ, P., et G. LAGRUE: Hypertension artérielle secondaire à une thrombose de la veine cave inférieure. Bull. Mém. Soç. méd. Hôp. Paris **73**, 812 (1957). — MILLIEZ, P., G. LAGRUE, PH. TCHERDAKOFF et PH. MEYER: L'Hypertension artérielle par lésion rénale unilatérale: aspect particulier de l'hypertension artérielle d'origine rénale et chirurgicalment curable. J. Urol. méd. chir. **68**, 491 (1962). — MILLIEZ, P., C. LAROCHE, D. FRITEL et S. KOLOGLU: Les anomalies rénales décelées par l'urographie au cours des hypertensions gravidique. J. Urol. méd. chir. **55**, 182 (1949). — MILLIEZ, P., C. LAROCHE, P. SAMARCQ,

G. LAGRUE et J. C. KAPLAN: Le rein des collagénoses. J. Urol. méd. chir. **65**, 101 (1959). — MIL-LIEZ, P., A. RYCKEWAERT, G. LAGRUE, D. FRITEL et J. BERTRAND: Insuffisance rénale avec hypercalcémie, alcalose sanguine et néphrocalcinose chez des subjects porteurs d'ulcus du duodénum et soumis à une alcalinothérapie et à une calcithérapie intensives. Bull. Mém. Soç. méd. Hôp. Paris **73**, 339 (1957). — MILLIEZ, P., P. SAMARCQ, J. HIMBERT, G. LAGRUE et H. DUCRET: Hypertension artérielle juvénile maligne. Rein droit aplastique, néphrectomie droite. Obstruction de l'artère rénale gauche. Mort. Sem. Hôp. (Paris) **32**, 459 (1956). — MILLIEZ, P., P. TCHERDAKOFF, P. SAMARCQ und L. P. REY: Der Spontanverlauf der malignen Hypertonie. In REUBI-BOCK-COTTIER: Essentielle Hypertonie. Internat. Symp. Bern 1960, p. 235. Berlin-Göttingen-Heidelberg: Springer 1960. — MILNE, M. D.: Potassium-loosing nephritis and primary aldosteronism. Proc. roy. Soc. Med. **48**, 780 (1955). — Renal involvement in general disease. In BLACK, D. A.: Renal disease, p. 463. Oxford: Blackwell 1962. — Renal tubular dysfunction. In STRAUSS, M. B., and L. G. WELTE: Diseases of the kidney, p. 786. Boston: Little, Brown and Co. 1963. — MILNE, M. D., R. C. MUEHRCKE, and B. E. HEARD: Potassium deficiency and the kidney. Brit. med. Bull. **13**, 15 (1957). — MIMS, M. M.: The chyle lymphocyte in renal transplantation and long-term survival in a canine renal homotransplant. J. Urol. (Baltimore) **87**, 790 (1962). — MINDEN, S. E.: Die pathogenetische Bedeutung und Behandlung der akzessorischen Nierengefäße. Z. Urol. Suppl. **1949**, 201. — MINDER, J.: Lehrbuch der Urologie. Bern: Huber 1953. — MINDER, W. H.: Die Ätiologie der Cytomegalia infantum. Schweiz. med. Wschr. **83**, 1180 (1953). — MINKOWSKI, A., et P. CLAISSE: Valve urétérale congénitale ayant causé une dilatation. Arch. franç. Pédiat. **8**, 840 (1951). — MIROUZE, J., FAURE et THEILHAUD: Les néphropathies par ensevelissement de la catastrophe d'Agadir. Presse méd. **68**, 721 (1960). — MIROUZE, J., et A. PAGES: Infiltrations spumeuses interstitielles au cours d'affections rénales. J. Urol. méd. chir. **65**, 650 (1959). — MIROUZE, J., A. PAGES et P. BRU: Les néphropathies mortelles du seïsme d'Agadir. Données histo-pathologiques rénales. Presse méd. **69**, 1388 (1961). — MISCH, E.: Beitrag zur Frage der Altersbestimmung der hämatogenen Nierentuberkulose. Inaug. Diss. Zürich 1944. — MISHALANY, H. G., and D. R. GILBERT: Benign ossified lesion of the kidney — report of a case resembling a hydatid cyst. J. Urol. (Baltimore) **78**, 330 (1957). — MITCHELL, A. D., and W. L. VALK: Compensatory renal hypertrophy. J. Urol. (Baltimore) **88**, 11 (1962). — MITCHELL, G. A. G.: The renal nerves. Brit. J. Urol. **22**, 269 (1950). — The intrinsic renal nerves. Acta anat. (Basel) **13**, 1 (1951). — MITCHELL, J.: Congenital syphilis with acute nephritis. Brit. med. J. **1951/I**, 396. — MITUS, W. J., and K. TOYAMA: Experimental renal erythrocytosis. Arch. Path. **78**, 658 (1964). — MOBERG, E.: Über die sog. kompensatorische Nierenhypertrophie. Acta path. microbiol. scand. Suppl. **31** (1936). — MODAY, I.: Lésions de la surrénale dans le saturnisme expérimental. Comp. rend. Soç. Biol. **138**, 739 (1944). — MODDE, H.: Sozialmedizinische Aspekte des chronischen Phenacetinmißbrauches. Int. J. prophylakt. Med. Sozialhyg. **6**, 139 (1962). — MODERN, F. W., and L. MEISTER: The kidney of gout, a clinical entity. Med. Clin. N. Amer. **36**, 941 (1952). — MOEGEN, P.: Über die Wirkung von Proteinase auf koaguliertes Gewebe. Frankf. Z. Path. **54**, 352 (1940). — MOELL, H.: Kidney size and its deviation from normal in acute renal failure. Acta radiol. Suppl. **206** (1961). — MOELLER, J.: Humorale Faktoren in der Pathogenese des menschlichen Hochdruckes. Arch. Kreisl.-Forsch. **18**, 249 (1952). — Klinische Erfahrungen zur Bewertung der Phenolrotprobe. Klin. Wschr. **37**, 1185 (1959). — MOELLER, J., u. H. GABEL: Kreislaufabhängige tubuläre Insuffizienz bei Kaninchen. Z. ges. exp. Med. **123**, 453 (1954). — MOELLER, J., u. A. HEIDLAND: Sekundäre Niereninsuffizienz, interstitielle Nephritis oder tubuläre Insuffizienz bei Phenacetinabusus. Dtsch. med. Wschr. **84**, 1865 (1959). — MOELLER, J., u. M. MARQUART: Die tubuläre Insuffizienz bei Salyrganvergiftung. Naunyn-Schmiedebergs Arch. exp. Path. Pharmak. **222**, 302 (1954). — MOELLER, J., u. V. OCHMANN: Die Nierenfunktion bei chronischer Quecksilbervergiftung am Kaninchen. Ärztl. Forsch. **13**, 256 (1959). — MOELLER, J., u. W. RESE: Nierenfunktionsstörungen bei tubulärer Insuffizienz. Z. klin. Med. **150**, 103 (1952). — MOELLER, J., u. R. SCHROEDER: Die Bilirubinausscheidung im Urin beim parenchymatösen und mechanischen Ikterus. Z. klin. Med. **151**, 313 (1954). — MOENCH, A., C. ROTHER, H. J. SARRE und H. SARTORIUS: Die nephrotische Komponente im Ablauf der experimentellen Nephritis nach Masugi. Verh. dtsch. Ges. inn. Med. **59**, 458 (1953). — MOENCH, A., C. ROTHER, H. SARTORIUS und G. KRONENBERG: Die vorwiegend entzündliche Phase der experimentellen Nephritis-Nephrose beim Kaninchen in ihrer Abhängigkeit von der Nephrotoxindosis, zugleich ein Beitrag zur Methodik der Nephrotoxinherstellung. Z. ges. exp. Med. **126**, 471 (1955). — MOESCHLIN,

S.: Phenacetinabusus und Phenacetinschäden in der Schweiz. In SARRE-MOENCH-
KLUTHE: Phenacetinabusus und Nierenschädigung. Stuttgart: Thieme 1958. — Toxikologie
des Phenacetins und Klinik der Phenacetinsucht. In Pathogenese und Therapie der Ödeme.
Basel: Schwabe 1960. — Klinik und Therapie der Vergiftungen. 4. Aufl. Stuttgart: Thieme
1964. — MOFFAT, D. B., and J. FOURMAN: The vascular pattern of the rat kidney. J. Anat.
(Lond.) 97, 543 (1963). — MOGG, R. A.: Rare renal tumours: with special reference to those
occurring in children. Brit. J. Urol. 29, 287 (1957). — Renal infarction and its relationship to
hypertension. Brit. J. Urol. 29, 374 (1957). — MOHOS, ST. C., R. HENNIGAR, and J. A. FOGEL-
MAN: Insulininduced glomerulosclerosis in the rabbit. J. exp. Med. 118, 667 (1963). — MOHR,
H. J.: Die Bedeutung körpereigener Farbstoffe bei akutem Nierenversagen. In SARRE, u.
ROTHER: Akutes Nierenversagen. 1. Sympos. Ges. Nephrol., S. 75. Stuttgart: Thieme 1962. —
MÖLBERT, E., D. HUHN und F. BÜCHNER: Elektronenmikroskopische Untersuchungen am
Tubulusepithel der Niere sublimatvergifteter Ratten. Beitr. path. Anat. 129, 222 (1963/4). —
MÖLLENDORFF, W. VON: Der Exkretionsapparat. In: Handbuch der mikroskopischen Anatomie
des Menschen VII/1, S. 143. Berlin: Springer 1930. — MONACO, A. P., G. B. MURPHY, and
W. DOWLING: Primary cancer of the female urethra. Cancer 11, 1215 (1958). — MONASTERIO,
G.: Sur le diabète rénal. Schweiz. med. Wschr. 84, 651 (1954). — MONASTERIO, G., u. A.
GIAMPALMO: Klassifizierung der doppelseitigen Nephropathien. Klin. Wschr. 33, 873 (1955). —
MONASTERIO, G., J. OLIVER, G. MUIESON, G. PARDELLI, V. MARINOZZI, and M. MacDOWELL:
Renal diabetes as a congenital tubular dysplasia. Amer. J. Med. 37, 44 (1964). — MÖNCKEBERG,
J. G.: Urämische Pericarditis. In HENKE-LUBARSCH: Handbuch der speziellen pathologischen
Anatomie II. Berlin: Springer 1924. — MONIE, I. W., M. M. NELSON, and H. M. EVA: Ab-
normalities of the urinary system of rat embryos resulting from transitory deficiency of
pteroylglutamic acid during gestation. Anat. Rec. 127, 711 (1957). — MONTALDO, G.: Die
senile Randatrophie der Niere. Virchows Arch. path. Anat. 305, 340 (1940). — Nephroangiopatie.
Rocca San Casciano: Cappelli 1955. — MONTALDO, G., u. A. FERRELI: Glomerulitis mit Riesenzellen. Virchows Arch. path. Anat. 336, 308 (1963). — MONTFORD, I., and R. PÉREZ-TAMAYO:
The parenchyme/collagen ratio in normal and hypertrophic rat kidneys. Proc. Soc. exp. Biol.
110, 731 (1962). — MONTGOMERY, H., and J. A. PIERCE: The site of acidification of the urine
within the renal tubule in amphibia. Amer. J. Physiol. 118, 144 (1937). — MONTGOMERY, P. O.
B., and E. E. MUIRHEAD: Similarities between the lesion in human malignant hypertension
and the hypertensive state of the nephrectomized dog. Amer. J. Path. 29, 1147 (1953). —
A characterisation of hyaline arteriolar sclerosis by histochemical procedures. Amer. J. Path.
30, 521 (1954). — A microspectrographic study of the arterioles in benign and malignant
hypertension. Amer. J. Path. 30, 639 (1954). — A microspectroscopic study of arterioles in
benign and malignant hypertension. Amer. J. Path. 30, 1181 (1954). — MOOLTAN, S. E.:
Hamartial nature of the tuberous sclerosis and its bearing on the tumor problem; report of a
case with tumor anomaly of the kidney and adenoma sebaceum. Arch. intern. Med. 69, 589
(1942). — MOOLTAN, S. E., and I. B. SMITH: Fatal nephritis in chronic phenacetin poisoning.
Amer. J. Med. 28, 127 (1960). — MOONEN, W. A.: Stricture of the ureter and contracture of the
bladder and bladder neck due to tuberculosis: their diagnosis and treatment. J. Urol. (Baltimore) 80, 218 (1958). — MOONEY, K.: Hamartoma of kidney. J. Urol. (Baltimore) 73, 951
(1955). — MOORE, G. W., and W. I. BUCHERT: Unilateral multicystic kidney in an infant.
J. Urol. (Baltimore) 78, 721 (1957). — MOORE, H. C.: The acute renal lesions produced by
choline deficiency in the male weanling rat. J. Path. Bact. 74, 171 (1957). — MOORE, H. C., and
H. L. SHEEHAN: The kidney of scleroderma. Lancet 1952/I, 68. — MOORE, R.: A textbook of
pathology. Philadelphia: Saunders 1945. — MOORE, R. D., M. D. SCHOENBERG, and S.
KOLETSKY: Cardiac lesions in experimental hypertension. Arch. Path. 75, 28 (1963). —
MOORE, TH.: Unilateral cystic kidneys. Brit. J. Urol. 29, 3 (1959). — MOOSE, L. T., and F. K.
GARVEY: Hamartoma of the bladder. J. Urol. (Baltimore) 89, 185 (1963). — MOPPERT, J.:
Listeriose. Eine weitere Beobachtung von Granulomatosis infanti-septica in der Schweiz.
Schweiz. med. Wschr. 91, 784 (1961). — Beitrag zur Pathologie des Herzinfarkts. Unter-
suchungen an 862 Fällen. Schweiz. med. Wschr. 92, 1114 (1962). — MORALES, P. A., G. G.
DEAVER, and R. S. HOTCHKISS: Urological complications of spina bifida in children. J. Urol.
(Baltimore) 75, 537 (1956). — MORAN, T. J., S. M. KURTZ, and J. J. VAZQUEZ: Diabetic and
cortisone-induced renal lesions. A morphologic and immunohistochemical study. Lab. Invest.
11, 240 (1962). — MORARD, J. CL.: Néphrose aux sulfonamides avec nécrose papillaire. J. Urol.

méd. chir. **61**, 310 (1955). — Néphrose avec papillo-nécrose hémorrhagic dans un cas d'ictère grave du nouveau-né. J. Urol. méd. chir. **61**, 316 (1955). — Contribution expérimentale à l'étude des néphroses osmotiques. Helv. med. Acta **23**, 215 (1956). — MORARD, J. CL., et B. N. HALPERN: Effet d'une dose sub-létale d'endotoxine sur la circulation rénale du lapin. C. R. Soç. Biol. (Paris) **155**, 2078 (1961). — Pyélonéphrite colibacillaire expérimentale provoquée par l'injection massive d'endotoxine et de colibacilles chez le lapin. C. R. Soç. Biol. (Paris) **155**, 2130 (1961). — MORARD, J. C., M. HOERNI, J. L. ROUX et H. C. PLATTNER: Néphropathie sclérodermique avec insuffisance rénale aiguë (aspects cliniques, morphologiques et histo-chimiques). J. Urol. méd. chir. **65**, 153 (1959). — MORARD, J. C., L. ORCEL, J. LUBETZKI et E. AZERARD: La nécrose papillaire du rein diabétique. Remarques cliniques et pathogéniques. Essai de classification. Sem. Hôp. Paris **37**, 1 (1961). — MORARD, J. C., E. RUTISHAUSER et J. CHÂTILLON: Demonstration anatomo-clinique de cinq cas de néphrose «osmotique». J. Urol. méd. chir. **61**, 612 (1955). — MORE, R. H., and C. N. CROWSON: Glomerulotubular nephrosis correlated with hepatic lesions. Arch. Path. **60**, 63 (1955). — MORE, R. H., and G. C. DUFF: The renal arterial vasculature in man. Amer. J. Path. **27**, 95 (1951). — MORE, R. H., G. C. McMILLAN, and G. L. DUFF: The pathology of sulfonamid allergy in man. Amer. J. Path. **22**, 703 (1946). — MORE, R. H., and H. Z. MOVAT: The significance of plasma cells in the lesions of acute polyarteritis. J. Path. Bact. **125**, 127 (1958). — MORE, R. H., and D. WAUGH: Diffuse glomerulonephritis produced in rabbits by massive injections of bovine serum gamma globulin. J. exp. Med. **89**, 541 (1949). — MORGAN, A. D., and N. F. MACLAGAN: Renal disease in hyper-parathyroidism. Amer. J. Path. **30**, 1141 (1954). — MORGAN, H. G., A. P. FORREST, and K. G. LOWE: Acquired renal disease simulating diabetes insipidus. Lancet **1955/II**, 645. — MORGAN, J. M., T. J. FERRELL, C. LYONS, and H. V. MURDAUGH: Diagnosis of renal hypertension. The use of the radiorenogram and the role of kidney biopsy. Symposium. Amer. J. Cardiol. **2**, 760 (1962). — MORITZ, A. R.: The pathology of trauma. Philadelphia: Lea and Febiger 1954. — MORITZ, A., u. M. OLDT: Arteriolar sclerosis in hypertensive and non-hypertensive individuals. Amer. J. Path. **13**, 679 (1937).—MORLOCK, C.: Arterioles of the pankreas, liver, gastrointestinal tract and spleen in hypertension. Arch. intern. Med. **63**, 100 (1939).—MORRIN, P. A., W. B. GEDNEY, W. BARTH, and R. H. HEPTINSTALL: Acute tubular necrosis. Report of a case with fail-ure to recover after sixty-seven days of oliguria. Ann. intern. Med. **56**, 925 (1962).—MORRIS, A. W., and I. M. JOHNSON: Disturbance of the metanephronic renal anlage. Arch. Path. **72**, 343 (1961). — MORRIS, G. C., E. DE BAKEY, D. A. COOLEY, and E. S. CRAWFORD: Surgical treat-ment of renal hypertension. Ann. Surg. **151**, 854 (1960). — MORRIS, J. F., H. E. GINN, and D. D. THOMPSON: Unilateral renal vein thrombosis associated with the nephrotic syndrome. Amer. J. Med. **34**, 867 (1963). — MORRIS, L. C., W. STARR, and G. CLAYBOUGH: A case of unilateral atrophic kidney unaccompanied by hypertension. Quart. Bull. Northw. Univ. med. Sch. **31**, 253 (1957). — MORRISON, A. B.: Experimentally induced chronic renal insufficiency in the rat. Lab. Invest. **11**, 321 (1962). — MORRISON, A. B., and B. J. PAUNER: Lysosome induction in experimental potassium deficiency. Amer. J. Path. **45**, 295 (1964). — MORRISON, A. B., B. PAUNER, and G. GASIC: Lysosomes in the renal papillae of rats: Formation induced by potassium-deficient diet. Science **142**, 1066 (1963). — MORRISON, D. M.: Routes of absorp-tion in hydronephrosis: Experimentation with dyes in the totally obstructed ureter. Brit. J. Urol. **1**, 30 (1929). — MORROW, R. P., J. R. McDONALD, and J. L. EMMETT: Condylomata accuminata of the urethra. J. Urol. (Baltimore) **68**, 909 (1952). — MORSE, H. D.: The etiology and pathology of pyelitis cystica, ureteritis cystica and cystitis cystica. Amer. J. Path. **4**, 33 (1928). — MORTENSEN, H., and L. MURPHY: Primary epithelial tumours of the ureter. A report of six cases and a review of the recent literature. Brit. J. Urol. **22**, 103 (1950). — MORTENSEN, J. D., J. L. EMMETT, and A. H. BAGGENSTOSS: Clinical aspects of nephrocalcinosis. Proc. Mayo Clin. **28**, 305 (1953). — MOSCHCOWITZ, E.: An acute febrile pleiochromic anemia with hyaline thrombosis of the terminal arterioles and capillaries. Arch. intern. Med. **36**, 89 (1925). — Libman-Sacks disease. J. Mt Sinai Hosp. **13**, 143 (1946). — Essays on the biology of disease. J. Mt Sinai Hosp. **15**, 38 (1948). — The morphological backgrounds of "genuine lipoid nephro-sis." Amer. J. med. Sci. **216**, 146 (1948). — MOSER, R. H.: Diseases of medical progress. New Engl. J. Med. **255**, 606 (1956). — Renal biopsy. U.S. Armed Forces Med. J. **11**, 307 (1960). — MOSES, C.: Production of renal hypertension by injection of finely divided silicia into renal artery. Proc. Soc. exp. Biol. **85**, 590 (1954). — MOSES, J. B.: The distribution of renal ischemia produced by epinephrine and nor-epinephrine as demonstrated by the fluorescent dye vasoflavine. J. Urol. (Baltimore) **68**, 558 (1952). — MOSES, J. B., and J. U. SCHLEGEL: Preservation of the juxtamedullary circulation following ligation of the renal artery in the rabbit. Anat. Rec. **114**, 149 (1952). — MOSTOFI, F. K.: Potentialities of bladder epithelium. J. Urol. (Baltimore) **71**, 705 (1954). — A study of 2678 patients with initial carcinoma of the bladder. I. Survival rates. J. Urol. (Baltimore) **75**, 480 (1956). — II. Survival rates in relation to therapie. J. Urol. (Baltimore) **75**, 492 (1956). — MOSTOFI, F. K., K. C. PANI, and J. ERICSSON: Effects of irradiation on canine kidney. Amer. J. Path. **44**, 707 (1964). — MOSTOFI, F. K., R. V. THOMSON, and A. L. DEAN: Mucous adenocarcinoma of the urinary bladder. Cancer **8**, 741 (1955). — MOTZFELDT, K.: Angeborene Mißbildungen der Nieren und Harnwege. Beitr. path. Anat. **59**, 539 (1914). — MOVAT, H. Z.: The concept of fibrinoid. Amer. J. med. Sci. **236**, 373 (1958). — The fine structure of the glomerulus in amyloidosis. Arch. Path. **69**, 323 (1960). — Electron microscopy of kidney biopsies from children and adolescents. Proc. 11th. Ann. Conf. on the nephrotic syndrome. Nat. Kidney Dis. Foundation, New York 1960. — Discussionsbeitrag. In METCOFF, J.: Proc. 11th. Ann. Conf. on the nephrotic syndrome, p. 122. New York: Nat. Kidney Dis. Found. 1960. — MOVAT, H. Z., and D. D. MCGREGOR: The fine structure of the glomerulus in membranous glomerulonephritis (Lipoid nephrosis) in adults. Amer. J. clin. Path. **32**, 109 (1959). — MOVAT, H. Z., D. D. MCGREGOR, and J. W. STEINER: Studies of nephrotoxic nephritis. II. The fine structure of the glomerulus in acute nephrotoxic nephritis of dogs. Amer. J. clin. Path. **36**, 306 (1961). — MOVAT, H. Z., and J. W. STEINER: Studies of nephrotoxic nephritis. I. The fine structure of the glomerulus of the dog. Amer. J. clin. Path. **36**, 289 (1961). — MOVAT, H. Z., J. W. STEINER, and D. HUHN: The fine structure of the glomerulus in acute glomerulonephritis. Lab. Invest. **11**, 117 (1962). — MOVAT, H. Z., J. W. STEINER, and R. J. SLATER: The fine structure of the glomerulus in Bright's disease: a clinico-pathologic study. In WOLSTENHOLME, and CAMERON: Ciba Foundation symposium on renal biopsy. London: Churchill 1961. — MOWRY, R. W., and J. C. MORARD: The distribution of acid mucopolysaccharides in normal kidneys, as shown by the alcian blue-Feulgen (AB-F) and alcian blue-periodic acid-Schiff (AB-PAS) stains. Amer. J. Path. **33**, 620 (1957). — MÜCKE, P.: Über Ablagerungen von Eiweißkristallen in den Nieren. Frankf. Z. Path. **58**, 119 (1943). — MUECKE, E. C.: The role of the cloacal membrane in exstrophy: the first successful experimental study. J. Urol. (Baltimore) **92**, 659 (1964). — MUEHLON, R.: Über eine Gewebsmißbildung der Niere. Inaug. Diss. Bern 1937. — MUEHRCKE, R. C.: Prolonged potassium deficiency and chronic pyelonephritis in man and animals. Henry Ford Hosp. internat. Symp. Biology of Pyelonephritis, p. 581. Boston: Little, Brown and Co. 1960. — MUEHRCKE, R. C., R. M. KARK, C. L. PIRANI, and V. E. POLLAK: Lupus nephritis: a clinical and pathologic study based on renal biopsies. Medicine (Baltimore) **36**, 2 (1937). — MUEHRCKE, R. C., R. M. KARK, C. L. PIRANI, V. E. POLLAK, and I. E. STECK: Histological and clinical evolution of lupus nephritis. Ann. rheum. Dis. **14**, 371 (1955). — MUEHRCKE, R. C., and J. C. MCMILLAN: The relationship of "chronic pyelonephritis" to chronic potassium deficiency. Ann. intern. Med. **59**, 427 (1963). — MUEHRCKE, R. C., and C. L. PIRANI: Percutaneous renal biopsy. In BLACK, D. A.: Renal disease. Oxford: Blackwell 1962. — MUEHRCKE, R. C., and S. ROSEN: Hypokalemic nephropathy in rat and man. Lab. Invest. **13**, 1359 (1964). — MUELLER, C. B.: The structure of the renal glomerulus. Amer. Heart J. **55**, 304 (1958). — MUELLER, C. B., A. D. MASON, and D. G. STOUT: Anatomy of the glomerulus. Amer. J. Med. **18**, 267 (1953). — MUIRHEAD, E. E., and E. BOOTH: Experimental membranous and nodular glomerulosclerosis. Arch. Path. **65**, 654 (1958). — MUIRHEAD, E. E., and F. JONES: Sodium and potassium exchange during dialysis of bilaterally nephrectomized dog. Proc. Soc. exp. Biol. **85**, 1 (1954). — MUIRHEAD, E. E., F. JONES, and P. GRAHAM: Hypertension in bilaterally nephrectomized dogs in absence of exogenous sodium excess. Arch. Path. **56**, 286 (1953). — MUIRHEAD, E. E., F. JONES, and J. A. STIRMAN: Hypertensive cardiovascular disease of dog. Arch. Path. **70**, 108 (1960). — MUIRHEAD, E. E., P. O. B. MONTGOMERY, and E. BOOTH: The glomerular lesions of diabetes mellitus. Arch. intern. Med. **98**, 146 (1956). — MUIRHEAD, E. E., J. A. STIRMAN, and F. JONES: Renal autoexplantation and protection against renoprival hypertensive cardiovascular disease and hemolysis. J. clin. Invest. **39**, 266 (1960). — MUIRHEAD, E. E., J. A. STIRMAN, F. JONES, W. LESCH, M. BURNS, and M. J. FOGELMAN: Cardiovascular lesions following bilateral nephrectomy of dogs. Arch. Path. **91**, 250 (1953). — MUIRHEAD, E. E., L. B. TURNER, and A. GROLLMAN: Hypertensive cardiovascular disease. Nature and pathogenesis of the arteriolar sclerosis induced by bilateral nephrectomy as revealed by a study of its histologial characteristics. Arch. Path. **52**, 266 (1951). — MUKHERJEE, S. R.: Kidneys in tourniquet shock, with particular reference to circulatory changes. Brit. J. Urol. **24**, 52 (1952). — MÜLLER, A.: Untersuchungen über die Ausbreitung des entzündlichen Prozesses im Nierenparenchym bei der aufsteigenden Pyelonephritis. Arch. klin. Chir. **97**, 441 (1912). — Rückblick auf die gewerblichen Blasen- und Nierenschädigungen in der Basler Farbstoffindustrie. Schweiz. med. Wschr. **79**, 445 (1949). — MÜLLER, D.: Autoradiographische Untersuchungen über den Eiweißstoffwechsel der Niere nach Nephrektomie bei der Ratte. Verh. dtsch. Ges. Path. **47**, 352 (1963). — MÜLLER, E., u. W. HOPPE: Zur Frage der Genese und der Lokalisation anaphylaktischer Arterienveränderungen bei Serumkrankheit. Frankf. Z. Path. **65**, 247 (1954). — MÜLLER, F.: Morbus Brightii. Verh. dtsch. Ges. Path. **9**, 64 (1905). — MÜLLER-BERGHAUS, G., H. J. KRECKE und H. G. LASCH: Thrombelastographische Untersuchungen zum Gerinnselaufbau beim Sanarelli-Shwartzman-Phänomen. Klin. Wschr. **41**, 216 (1963). — MÜLLER, H. A., u. D. V. RAMIN: Morphologie und Morphogenese der durch Schwermetalle (Blei, Bismut) hervorgerufenen Kerneinschlüsse in den Hauptstückepithelien der Rattenniere. Beitr. path. Anat. **128**, 445 (1963). — MÜLLER, H. A., u. E. STÖCKER: Autoradiographische Befunde an den „dichten" Kerneinschlüssen im Hauptstückepithel der Rattenniere nach experimenteller Bleivergiftung. Experientia (Basel) **20**, 379 (1964). — MÜLLER, J., u. A. MEKEROVÀ: Goodpasture Syndrom. Z. ges. inn. Med. **19**, 540 (1964). — MÜLLER, O.: Die feinsten Blutgefäße des Menschen in gesunden und kranken Tagen. Stuttgart: Enke 1937. — MÜLLER, T., u. P. KIELHOLZ: Erhebungen über Ausmaß, Verbreitung und Prophylaxe des Medikamenten-, insbesondere des Analgeticamißbrauchs in der Schweiz. Bull. eidg. Gesundh.-Amt Beil. B. **1957**, 5. — MÜLLER-RUCHHOLTZ, W.: Auto-Antikörper im Experiment und Klinik. Münch. med. Wschr. **106**, 1141 (1964). — MÜLLER-RUCHHOLTZ, W., K. FEDERLIN und E. F. PFEIFFER: Passive Übertragung der experimentellen Glomerulonephritis der Ratte durch kontinuierliche Kreuztransfusion. Klin. Wschr. **40**, 1258 (1962). — MÜLLER, W., u. K. SCHREIER: Zur Dysostosis multiplex. Ann. paediat. (Basel) **195**, 249 (1960). — MULLHOLLAND, S. W.: Hypertension: The problem, the study, the future. Bull. N.Y. Acad. Med. **16**, 244 (1940). — MULLOY, M., and R. E. KNUTTI: An unusual case of calcium oxalate deposits in the kidney of a young infant. J. Pediat. **39**, 251 (1951). — MULROW, P. J., A. M. ARON, G. E. GATHMAN, R. YESNER, and H. A. LUBS: Hereditary nephritis. Amer. J. Med. **35**, 737 (1964). — MUHRANEY, W. P.: Periureteritis obliterans: a retroperitoneal inflammatory disease. J. Urol. (Baltimore) **79**, 410 (1958). — MUHRANEY, W. P., and W. T. COLLINS: Cystic disease of the renal pyramids. J. Urol. (Baltimore) **75**, 776 (1956). — MUNCK, O.: Renal circulation in acute renal failure. Oxford: Blackwell scientif. Publ. 1958. — MUNCK, O., N. A. LASSEN, P. DEETJEN, and K. KRAMER: Evidence against renal hypoxia in acute hemorrhagic shock. Pflüg. Arch. ges. Physiol. **274**, 356 (1962). — MUNK, F.: Pathologie und Klinik der Nephrosen, Nephritiden und Schrumpfnieren. Berlin-Wien: Urban und Schwarzenberg 1918. — Zur Pathogenesis der nephrotischen Schrumpfniere. Virchows Arch. path. Anat. **226**, 81 (1919). — Über die „interstitielle Nephritis", ihre Bedeutung bei der Scharlacherkrankung („Scharlachnephritis") und ihr Vorkommen bei hämorrhagischen Pocken. Virchows Arch. path. Anat. **227**, 210 (1920). — Noch einmal der Nephrosebegriff. Z. ges. inn. Med. **3**, 385 (1948). — MUNK, O.: Über „lipoide Degeneration". Virchows Arch. path. Anat. **194**, 527 (1908). — MUNZ, W.: Häufigkeit und zeitliches Auftreten der Organmanifestationen beim Diabetes mellitus. Schweiz. med. Wschr. **90**, 241 (1960). — MURNAGHAN, G. F.: The mechanism of congenital hydronephrosis with reference to the factors influencing surgical treatment. Ann. roy. Coll. Surg. Engl. **23**, 25 (1958). — MURPHY, F. D., J. F. KUZMA, TH. Z. POLLEY, and J. GRILL: Clinicopathologic studies of renal damage due to sulfonamide compounds. Arch. intern. Med. **73**, 433 (1944). — MURPHY, F. D., and C. MARTIN: Acute diffuse glomerular nephritis. Arch. intern. Med. **54**, 483 (1934). — MURPHY, F. D., and J. RASTETTER: Acute glomerular nephritis with special reference to the course and prognosis. J. Amer. med. Ass. **111**, 668 (1938). — MURPHY, F. D., and E. G. SCHULZ: Natural history of glomerular nephritis. Arch. intern. Med. **98**, 783 (1956). — MURPHY, F. D., L. WARFIELD, J. GRILL, and E. ANNIS: Lipoid nephrosis. Arch. intern. Med. **62**, 355 (1938). — MURPHY, G. E., and CH. H. HARNEY: Spontaneous rupture of the normal kidney parenchyma. Ann. Surg. **134**, 127 (1951). — MURPHY, G. P., and D. M. BALTZAN: Serotonin-induced tubuloglomerular reflux in normal, hypertensive and heparinized rats. J. Urol. (Baltimore) **89**, 137 (1963). — MURPHY, G. P., and E. W. CAMPBELL: Serial observations on experimental renal medullary necroses. J. Urol. (Baltimore) **86**, 296 (1961). — MURPHY, G. P., and N. L. LAWSON: Experimental acute renal failure. Functional and morphologic alterations induced by serotonin. Invest. Urology 1, 65 (1963). — MURPHY, G. P., and H. K. SCHIRMER: Nephrocalcinosis, urolithiasis, and renal insufficiency in sarcoidosis. J. Urol. (Baltimore) 86, 702 (1961). — The diagnosis and treatment of hypernephroma. Geriatrics 18, 354 (1963). — MURPHY, J. J.: Late complications of pelvic irradiation. J. Urol. (Baltimore) 74, 780 (1955). — MURPHY, J. J., M. M. MYINT, W. H. RATTNER, R. KLAUS, and J. SHALLOW: The lymphatic system of the kidney. J. Urol. (Baltimore) 80, 1 (1958). — MURPHY, J. J., and H. W. SCHOENBERG: The lymphatic system of urinary tract and pyelonephritis. In Henry Ford Hosp. internat. Sympos. Biology of pyelonephritis. Boston: Little, Brown and Co. 1960. — MURPHY, R. V., E. W. COFFMAN, B. H. PRINGLE, and L.T. ISERI: Studies of sodium and potassium metabolism in salt-loosing nephritis. Arch. intern. Med. 90, 750 (1952). — MURRAY, J. E., J. P. MERRILL, and J. H. HARRISON: Kidney transplantation between seven pairs of identical twins. Ann. Surg. 148, 343 (1958). — MUSCHOT, M., D. MERANZE, and H. ABRAMS: Chemistry of urine after renal decapsulation for anuria. J. Lab. clin. Med. 24, 374 (1939). — MUSTAKALLIO, K. K., and A. TELKKÄ: Effects of mercurial diuretics in rat kidney. Histochemical studies. Ann. Med. exp. Fenn. 32, 123 (1954). — MUYLDER, CH. DE: Tissue nerveux et pathologie rénale. Paris: Masson 1950. — MYER, W. C., and A. L. AHNFELDT: Renal infarction. J. Urol. (Baltimore) 68, 667 (1952). — MYERS, P. L.: Hypercalcemia in neoplastic disease. Arch. Surg. 80, 308 (1960). — MYERS, R.: Experimentelle hämoglobinurische Nephrose beim Meerschweinchen. Inaug. Diss. Zürich 1950. — MYERSON, R. M., and B. H. PASTOR: The Fanconi syndrome and its clinical variants. Amer. J. med. Sci. 228, 378 (1954). — MYHRMAN, G.: Nephropathia epidemica, a new infectious disease in northern Scandinavia. Acta med. scand. 140, 52 (1951).

NABHOLZ, H.: Periarteriitis nodosa. Schweiz. Z. Path. 112, 249 (1939). — NACHMAN, R. L.: Metaplasia of parietal capsular epithelium of renal glomerulus. Arch. Path. 73, 48 (1962). — NÁDASCHI, M.: Nephrocalcinosis: effect of unilateral renal trauma on the contralateral kidney of the rat. J. Urol. (Baltimore) 85, 13 (1961). — NAETS. J. P.: The role of the kidney in erythropoiesis. J. clin. Invest. 39, 102 (1960). — NAGEL, R.: Localized amyloidosis of the bladder. J. Urol. (Baltimore) 88, 56 (1962). — NAGEL, R., u. A. HAUGE: Primäre Harnleitertumoren. Urologe 2, 62 (1963). — NAGER, G.: „Hypernephroide" Nierenkrebse mit sarkomähnlichen Strukturen. Inaug. Diss. Basel 1945. — NAKAI, H., and W. MARGARETTEN: Effect of staphylococcal toxin on the rabbit kidney. Arch. Path. 76, 39 (1963). — NAKATA, T.: Stadien der Sublimatniere. Beitr. path. Anat. 70, 282 (1922). — NAJMAN, E., V. OBERITER und M. KORNFELD: Die thrombotische Mikroangiopathie (thrombotische thrombopenische Purpura) im Kindesalter. Ann. paediat. (Basel) 196, 96 (1961). — NAOUMIDIS, S.: Tuberculose rénale et lithiase associée (à propos de 22 cas). J. Urol. méd. chir. 68, 183 (1962). — NARATH, P. A.: Renal pelvis and ureter. New York: Grune and Stratton 1951. — NATHAN, P., E. C. FOULKES, L. J. WILCHINS, and B. F. MILLER: Metabolism of the transplanted dog kidney. Proc. Soc. exp. Biol. 111, 207 (1962). — NATION, E. F.: Duplication of the kidney and ureter. J. Urol. (Baltimore) 51, 456 (1944). — Renal aplasia. J. Urol. (Baltimore) 51, 579 (1944). — Horseshoe kidney. J. Urol. (Baltimore) 53, 762 (1945). — Malakoplakia of the urinary tract. J. Urol. (Baltimore) 76, 576 (1956). — NATION, E. F., E. M. BUTT, B. D. MASSEY, and CH. A. GALLUP: Palindromic unilateral renal purpura: an explanation for renal hematuria of obscure origin. J. Urol. (Baltimore) 68, 76 (1952). — NATUCCI, G.: Osteopathia rachitiforme in corso di nefrite sperimentale. Riv. Anat. pat. 2, 1 (1949). — NAULLEAN, J., et S. SAKKA: Les corps étrangers du rein. Presse méd. 66, 705 (1958). — NAUMANN, H. N., and G. A. SABATINI: Cholesteatoma of kidney simulating squamous cell carcinoma. J. Urol. (Baltimore) 69, 467 (1953). — NAVRATIL, E.: Zur Frage der Nierenausschaltung durch Röntgenbestrahlung. Strahlentherapie 47, 348 (1933). — NEGRI, L., e M. MONACI: Aspetto e genesi delle deposizioni di sali calcarei negli epiteli renali in corso di occlusione alta del canale digerente. Arch. De Vecchi Anat. pat. 10, 457 (1948). — NEIBLING, H. A., and W. WALTERS: Adenocarcinoma and tuberculosis of the same kidney. J. Urol. (Baltimore) 59, 1022 (1948). — NEIMANN, N., M. PIERSON, J. G. MARCHAL et R. BÉNÉ: Identification des dépôts cristallins dans les tissue. Pédiatrie 13, 675 (1958). — NEIMAN, N., G. RAUBER, M. PIERSON, G. GENTIN, J. G. MARCHAL et R. BÉNÉ: Considérations sur l'oxalose infantile. Arch. franç. Pédiat. 14, 360 (1957). — NELSON, J., P. BERG, and M. TUCHMAN: Renal papillary necrosis. N.Y. St. J. Med. 64, 769 (1964). — NESBIT, R. M.: Is cystitis cystica an innocent or a malefic lesions? J. Urol. (Baltimore) **75**, 443 (1956). — The relation of instrumentation to infection of the kidney. Henry Ford Hosp. internat. Symp. Biology of pyelonephritis, p. 465. Boston: Little, Brown and Co. 1960. — Nesbit, R. M., and W. B. Crenshaw: Aneurysm of the renal artery. J. Urol. (Baltimore) **75**, 380 (1956). — Nesson, H. R., and S. L. Robbins: Glomerulonephritis in older age groups. Arch. intern. Med. **105**, 23 (1960). — Nesswetha, W.: Klinische Untersuchungen zur Pathophysiologie des Schwefelkohlenstoffs unter besonderer Berücksichtigung des Herz-Kreislaufsystems. Arch. Gewerbepath. **14**, 522 (1956). — Neumann, Ch. G., and Ch. V. Pryles: Pyelonephritis in infants and children. Autopsy experience at the Boston City Hospital 1933—1960. Amer. J. Dis. Child. **104**, 215 (1962). — Neumann, D.: Toxische Nephrose. Dtsch. med. Wschr. **79**, 25. 25 (1954). — Neumann, K.: Quantitativer Beitrag zur Morphologie der Becherschen oder intertubulären Zellgruppen der menschlichen Niere. Z. Zellforsch. **34**, 520 (1949). — Newman, B., and Th. Reed: Liposarcoma of the kidney. J. Urol. (Baltimore) **62**, 292 (1949). — Ney, Ch.: Thrombosis of the inferior vena cava associated with malignant renal tumors. J. Urol. (Baltimore) **55**, 583 (1946). — Ney, Ch., and J. C. Ehrlich: Squamous epithelium in the trigone of the human female urinary bladder. J. Urol. (Baltimore) **73**, 809 (1955). — Nezelof, Ch.: Les altérations du parenchyme rénal observées dans les insuffisances rénales dues au choc. Proc. 1st. internat. Congr. Nephrol. 1961, p. 145. Basel: Karger 1961. — Nezelof, Ch., A. Gaquère et A. Brousse: Les inclusions cytomégaliques chez l'adulte. Presse méd. **69**, 1845 (1961). — Nguyen-Huu, Ngo-Gia-Hy, Bui-Mong-Hung: Aneurysms artérioveineux des vaisseau rénaux. Rein en place. Leur rôle dans l'hypertension: artérielle d'origine rénale. Presse méd. **67**, 1680 (1959). — Nickolls, L. C., and D. Teare: Poisoning by cantharidin. Brit. med. J. **1954/II**, 1384. — Nicol, A., and J. P. Smith: Hyaline arteriolosclerosis in hypertension secondary to endocrine disorder. J. Path. Bact. **74**, 446 (1957). — Nicolai, Ch. H.: Anorectal malformations and associated urinary fistulas: report of one hundred cases. J. Urol. (Baltimore) **78**, 487 (1957). — Pyelorenal uptake in the normal and pyelonephritic kidney. J. Urol. (Baltimore) **84**, 14 (1960). — Nicolai, Ch. H., and H. J. Spjut: Primary osteogenic sarcoma of the bladder. J. Urol. (Baltimore) **82**, 497 (1959). — Nicolan, S., et O. Baffet: Formation simulant les inclusions à ultravirus dans le rein et dans le foie d'animaux soumis à l'intoxication saturnienne. C. R. Soc. Biol. (Paris) **126**, 659 (1937). — Nicolich, G., u. T. Germinale: Über einige Fälle von akuter Niereninsuffizienz, die durch Entkapselung der Niere geheilt wurden. Z. Urol. Sonderbd. **1957**, 259. — Niederhäusern, W. von: La ptose rénale, étude anatomique. Helv. chir. Acta **25**, 490 (1958). — Niedeck, B., R. V. Lengbusch und A. Timmermann: Kristallines Calciumoxalat im Nierengewebe und seine quantitative Bestimmung. Urol. int. (Basel) **7**, 319 (1958). — Nielsen, G., u. J. Kracht: Zur Cancerogenese nach diagnostischer Thorotrastanwendung. Frankf. Z. Path. **68**, 661 (1958). — Nielsen, I. M.: Urolithiasis in mink: pathology, bacteriology and experimental production. J. Urol. (Baltimore) **75**, 602 (1956). — Niemi, M., and A. G. Pearse: The relationship of the mitochondria to egg white absorption on droplets in rat kidney. J. biophys. biochem. Cytol. **8**, 279 (1960). — Niessing, C.: Untersuchungen zur kompensatorischen Hypertrophie der Niere. Morph. Jb. **85**, 296 (1941). — Niessing, K.: Untersuchungen zur kompensatorischen Hypertrophie der Niere. II. Mitt. Anat. Anz. **95**, 31 (1944). — Nierenkapsel und Gitterfasersysteme in ihren funktionellen Beziehungen zur Form und Architektur der Niere. Gegenbaurs morph. Jb. **75**, 331 (1935). — Nikulin, A., u. W. Rotter: Über das morphologische Substrat der in Semberien (Jugoslawien) endemischen "chronischen Nephritis". Frankf. Z. Path. **73**, 668 (1964). — Nissen, N. T., and J. Pedersen: Pyelonefritis og phenacetin. Ugeskr. laeg. **119**, 1639 (1957). — Nixon, H. H.: Hydronephrosis in children. A clinical study of seventy-eight cases with special reference to the role of aberrant vessels and the results of conservative operations. Brit. J. Surg. **40**, 604 (1953). — Nixon, R. K., W. O'Rourke, C. E. Rupe, and D. R. Korst: Nephrogenic polycythemia. Arch. intern. Med. **106**, 797 (1960). — Nocentini, P., e C. Puccini: Le nefropatie in corso di infezione brucellare umana e sperimentale. Arch. De Vecchi Anat. pat. **12**, 681 (1949). — Noeggerath, C., u. A. Nitschke: Urogenitalerkrankungen der Kinder. In Pfaundler-Schlossmann: Handbuch der Kinderheilkunde IV, S. 106. Leipzig: F. C. Vogel 1931. — Noël, R.: Recherches histo-physiologiques sur la cellule hépatique des mammifères. Arch. Anat. micr. Morph. exp. **19**, 1 (1923). — Noltenius, H.: Die Endothel- und Deckzellen der Glomeruli bei Masugi-Nephritis. Verh. dtsch. Ges. Path. **43**, 240 (1959). — Karyologische und karyometrische Untersuchungen an den Endothel- und Deckzellenkernen der Glomerulusschlingen bei experimenteller

Glomerulonephritis des Kaninchen. Beitr. path. Anat. **122**, 80 (1960). — Glomerulumveränderungen bei Proteinurie in der intravitalen Nierenbiopsie. Beitr. path. Anat. **123**, 173 (1960). — Histologische Befunde an Nierenpunktaten zur Rückbildung des akuten Nierenversagens. In Sarre, u. Rother: Akutes Nierenversagen. 1. Sympos. Ges. Nephrol., S. 27. Stuttgart: Thieme 1962. — Zellveränderungen an der Glomerulumkapillarwand bei Proteinurie infolge Aminonucleosidvergiftung. Beitr. path. Anat. **128**, 180 (1963). — Modes de régression des néphropathies: Données fournis par la biopsie rénale et par l'historadiographie (H³-thymidine). Cas de néphropathies expérimentales. Ann. Anat. path. 8, 441 (1963). — Noltenius, H., H. Achenbach, W. Oehlert und H. Schellhas: Experimentelle Nierenvergrößerung nach unilateraler Nephrektomie bei Ratten. Untersuchungen mit H³-Thymidin. Beitr. path. Anat. (Im Druck). — Noltenius, H., K. Miyasaki und O. von Deimling: Untersuchungen zur Genese der Proteinurie bei der experimentellen Glomerulonephritis junger Kaninchen. Beitr. path. Anat. **127**, 254 (1962). — Noltenius, H., K. Miyasaki und W. Oehlert: Histo-autoradiographische Untersuchungen mit H³-Thymidin an der Kaninchenniere bei akuter experimenteller Glomerulonephritis. Beitr. path. Anat. **127**, 232 (1962). — Noltenius, H., W. Oehlert und K. Miyasaki: Veränderungen der DNS-Synthese in der Niere während der akuten experimentellen Glomerulonephritis beim Kaninchen. Verh. dtsch. Ges. Path. **46**, 162 (1962). — Noltenius, H., H. Schellhas und W. Oehlert: Histoautoradiographische Untersuchungen mit H³-Thymidin der Tubuluszellregeneration nach akuter Sublimatvergiftung von Ratten. Beitr. path. Anat. **129**, 90 (1963). — Noltenius, H., N. Seemayer, P. Dalquen und A. Stockinger: Chronische hämatogene nicht eitrige Pyelonephritis bei Mäusen nach Beimpfung mit zellfreien Tumorfiltraten. Klin. Wschr. 1965 (Im Druck). — Nonnenbruch, W.: Neue Untersuchungen zur Leberpathologie. Münch. med. Wschr. **16**, 629 (1936). — Das hepatorenale Syndrom. Verh. dtsch. Ges. inn. Med. **51**, 341 (1939). — Über das extrarenale Nierensyndrom. Münch. med. Wschr. **89**, 146 (1942). — Das nephrotische Syndrom. Klin. Wschr. **21**, 805 (1942). — Die doppelseitigen Nierenerkrankungen. Morbus Brightii. Stuttgart: Emke 1949. — Nordenfelt, O., and N. Ringertz: Phenacetin takers dead with renal failure. Acta med. scand. **170**, 385 (1961). — Norris, H. J., and J. Wiener: The renal lesions in leukemia. Amer. J. med. Sci. **241**, 512 (1961). — Nosowsky, E. E.: Experimental hydronephrosis. J. Urol. (Baltimore) **86**, 715 (1961). — Noszkay, A.: Kalyxdivertikel. Z. Urol. **51**, 457 (1958). — Nourse, M. H.: Primary osteogenic sarcoma of the bladder. J. Urol. (Baltimore) **77**, 634 (1957). — Nourse, M. H., and D. H. Yurdin: Renal cell carcinoma in children. J. Urol. (Baltimore) **82**, 21 (1959). — Novikoff, A. B.: The proximal tubule cell in experimental hydronephrosis. J. biophys. biochem. Cytol. **6**, 136 (1959). — The rat kidney: cytochemical and electron microscopic studies. In Henry Ford Hosp. internat. Symp. Biology of pyelonephritis. Boston: Little, Brown and Co. 1960. — Lysosomes and related particles. In Brachet, J., and A. E. Mirsky: The cell. Biochemistry, Physiology, Morphology II, p. 423. New York-London: Academic Press 1961. — Nunes, M. A.: Nierenveränderungen bei den akuten Formen der Hepatitis und der portalen Lebercirrhose. Acta neuroveg. (Wien) **4**, 425 (1952). — Nürnberg, F.: Beiträge zur Histologie der Nierengeschwülste. Frankf. Z. Path. **1**, 433 (1907). — Nüssel, M., u. J. Schunk: Über Nierenveränderungen bei ganzkörperbestrahlten Schweinen. Strahlentherapie **116**, 502 (1961). — Nuzum, J. W. jr., and J. W. Nuzum, Sr.: Polyarteritis nodosa. Arch. intern. Med. **94**, 942 (1954).   —

Oats, J. K., and G. W. Csonka: Reiter's disease in the female. Ann. rheum. Dis. **18**, 37 (1959). — Ober, W., and J. Edgcomb: Sarcoma botryoides in the female urogenital tract. Cancer 7, 75 (1954). — Ober, W. E., D. E. Reid, S. L. Romney, and J. P. Merrill: Renal lesions and acute renal failure in pregnancy. Amer. J. Med. **21**, 781 (1956). — Oberling, Ch.: Morphologie et physiologie comparées des néphrites. Ann. Anat. path. **1**, 217 (1924). — Les grandes formes réactionelles du parenchyme rénal. Bull. Méd. **38**, 850 (1924). — L'existence d'une housse neuro-musculaire au niveau des artères glomérulaires de L'homm. C. R. Soc. Biol. (Paris) **184**, 1200 (1927). — Les néphrites. Encycl. méd. chir. Paris 1939. — Further studies on the preglomerular cellular apparatus. Amer. J. Path. **20**, 155 (1944). — Les néphrites chroniques ascendantes. J. Urol. méd. chir. **60**, 776 (1954). — Oberling, Ch., A. Gautier et W. Bernhard: La structure des capillaires glomérulaires vue au microscope électronique. Presse méd. **59**, 938 (1951). — Oberling, Ch., et P. Y. Hatt: Etude de l'appareil juxtaglomérulaire du rat au microscope électronique. Ann. Anat. path. **5**, 441 (1960). — Oberling,

Ch., M. Rivière et F. Haguenau: Ultrastructure des épithéliomas à cellules claires du rein (hypernéphromes ou tumeurs de Grawitz) et son implication pour l'histogénèse de ces tumeurs. Bull. Cancer 46, 356 (1959). — Obiditsch-Mayer, I.: Ein Beitrag zur Frage der Nierenhypoplasie. Verh. dtsch. Ges. Path. 40, 187 (1957). — Obrecht, W.: Bakterielle Harnstoffspaltung in den Harnwegen und ihr Einfluß auf die Harnsteinkrankheit. Inaug. Diss. Bern 1944. — O'Brien, W. M., N. B. La Du, and J. J. Bunim: Biochemical, pathologic and clinical aspects of alcaptonuria, ochronosis and ochronotic arthropathy. Amer. J. Med. 34, 813 (1963). — Odin, L., and N. Törnblom: Studies on the chemical composition of glomeruli isolated from human kidneys with Kimmelstiel-Wilson lesions. Acta Soc. Med. upsalien. 64, 313 (1959). — O'Donnell, W. M.: Postabortal oliguria. J. Amer. med. Ass. 140, 1201 (1949). — Pathogenesis of oliguria in eclampsia, abortion and abruptio placentae. Amer. J. Gynec. Obstet. 61, 641 (1951). — Renal siderosis in hemoglobinuric nephropathy. Amer. J. Path. 26, 899 (1955). — Oehlecker, F.: Beziehungen zwischen Gicht und Niere. Chirurg 22, 1 (1951). — Oehlert, W., H. Wecke und H. Sütterle: Die subcutane Fettgewebsnekrose des Neugeborenen bei Diabetes mellitus der Mutter. (Im Druck). — Oertel, H.: The cyanotic induration of the kidney. J. med. Res. 21, 267 (1912). — Oestreicher, A.: Über den Nachweis des Harnstoffes in den Geweben mittels Xanthydrol. Virchows Arch. path. Anat. 257, 614 (1925). — Oetliker, O.: Über die Beziehungen der Vulnerabilität der Niere gegen Durchblutungsstörungen zur Höhe des Stoffwechsels und zum Körpergewicht. Virchows Arch. path. Anat. 334, 56 (1961). — Oettel, H.: Pathogenese und Therapie der Nephrose. Schweiz. med. Wschr. 77, 493 (1944). — Ogden, E.: The extra-renal sequel to experimental renal hypertension. Bull. N.Y. Acad. Med. 23, 643 (1947). — Ohta, G., S. Cohen, E. J. Singer, R. Rosenfield, and L. Strauss: Demonstration of gamma globulin in vascular lesions of experimental necrotizing arteritis in the rat. Proc. Soc. exp. Biol. (N.Y.) 102, 187 (1959). — Oka, M., S. Brodie, and A. Angrist: Histochemical, and autoradiographic studies of regenerating renal tubules in experimental hypertensive nephropathy in the rat. Amer. J. Path. 44, 41 (1964). — Oka, N., and T. Goto: A case of solitary cyst of the kidney containing a tumor. Nagoya Med. J. 2, 237 (1954). — Okamoto, S.: Studies of renal hematuria. Urol. int. (Basel) 8, 65 (1959). — Okkels, H.: La zone angiotrope du segment III du tube urinaire des mammifères. Observations cytologiques de la région dénommée «macula densa» de l'appareil urinaire. Bull. Histol. Techn. micr. 27, 145 (1950). — Okolicany, O., et I. Kutlik: Angiome du rein. J. Urol. méd. chir. 66, 795 (1960). — Okulicz, S. J., and V. F. Marshall: Nephrectomy and hypertension. Amer. J. Surg. 86, 45 (1953). — Okuneff, N.: Studien über Zellveränderungen im Hungerzustande (Das Chondriom). Arch. mikr. Anat. 97, 187 (1923). — Olanescu, G., M. Streja et St. Stoianovici: Les kystes parapyélitiques. Urol. int. (Basel) 8, 228 (1959). — Olcott, Ch. T.: Experimental argyrosis. IV. Morphologic changes in the experimental animal. Amer. J. Path. 24, 813 (1948). — Olcott, Ch. T., and G. W. Richter: Experimental argyrosis. VI. Electron microscopic study of ingested silver in the kidney of the rat. Lab. Invest. 7, 103 (1958). — Ölgaard, H., and L. Söderhjelm: Familial oxalosis. Acta Soc. Med. upsalien. 62, 176 (1957). — Olitsky, P. K., and C. G. Harford: Intranuclear inclusion bodies in the tissue reactions produced by injection of certain substances. Amer. J. Path. 13, 729 (1937). — Oliver, J.: Architecture of the kidney in chronic Bright's disease. New York-London: Hoeber 1939. — Urinary system. In Cowdry, E. V.: Problems of aging. 2. Aufl. Baltimore: Williams and Wilkins 1942. — New directions in renal morphology: a method, its results and its future. Harvey Lect. 40, 102 (1944/45). — The structure of the metabolic process in the nephron. J. Mt Sinai Hosp. 15, 175 (1948). — When is a kidney not a kidney? J. Urol. (Baltimore) 63, 373 (1950). — Correlations of structure and function and mechanisms of recovery in acute tubular necrosis. Amer. J. Med. 15, 535 (1953). — The structural and functional aspects of recovery from acute renal failure. Ciba Foundation Symp. on the kidney, p. 1. London: Churchill 1954. — Microcystic renal disease and its relation to infantile nephrosis. Amer. J. Dis. Child. 100, 312 (1960). — The morphological aspects of renal disease. In Black, D. A.: Renal disease, p. 94. Oxford: Blackwell 1962. — A new look at the development of the nephrons and the kidney and their relations to renal cystic disease. In Wollheim, E.: Glomeruläre und tubuläre Nierenerkrankungen. Stuttgart: Thieme 1962. — Oliver, J., and A. S. Luey: Plastic studies in abnormal renal architecture. II. The morphology of the abnormal nephron in terminal hemorrhagic Bright's disease. Arch. Path. 18, 777 (1934). — Oliver, J., and M. MacDowell: The renal lesion in epidemic hemorrhagic fever. J. clin. Invest. 36, 99 (1957). —

Cellular mechanisms of protein metabolism in the nephron. VII. The characteristics and significance of the protein absorption droplets (hyalin droplets) in epidemic hemorrhagic fever and other renal diseases. J. exp. Med. **107**, 731 (1958). — OLIVER, J., M. MacDOWELL, and A. FRACY: The pathogenesis of acute renal failure associated with traumatic and toxic injury. Renal ischemia, nephrotoxic damage and ischemuric episode. J. clin. Invest. **30**, 1305 (1951). — OLIVER, J., M. MacDOWELL, and Y. CH. LEE: Cellular mechanisms of protein metabolism in the nephron. I. The structural aspects of proteinuria; tubular absorption, droplet formation and the disposal of proteins. J. exp. Med. **99**, 589 (1954). — OLIVER, J., M. MacDOWELL, L. G. WELTE, M. A. HOLLIDAY, W. HOLLANDER, R. W. WINTER, T. F. WILLIAMS, and W. E. SEGAR: The renal lesions of electrolyte imbalance. I. The structural alterations in potassium-depleted rats. J. exp. Med. **106**, 563 (1957). — OLIVER, J., M. J. MOSES, M. MacDOWELL, and Y. CH. LEE: Cellular mechanisms of protein metabolism in the nephron. II. The histochemical characteristics of protein absorption droplets. J. exp. Med. **99**, 605 (1954). — OLIVER, J., W. STRAUS, N. KRETCHMER, Y. CH. LEE, H. W. DICKERMAN, and F. CHEROT: The histochemical characteristics of absorption droplets in the nephron. J. Histochem. Cytochem. **3**, 277 (1955). — OLMER, J., P. CASANOVA, R. MURATORE et G. KUEBELMANN: Dangers de l'urographie intraveineuse dans les myélomes. J. Urol. Néphrol. **68**, 84 (1962). — OLSSON, O.: Studies on backflow in excretion urography. Acta radiol. (Stockh.) Suppl. **70**, (1948). — OMAE, T., and G. M. MASSON: Effects of desoxycorticosterone and salt on a experimental nephrotic syndrome due to ligation of a renal vein. Cleveland Clin. Quart. **26**, 235 (1959). — Compensatory adrenal hypertrophy as a possible cause of metacorticoid hypertension. Endocrinology **66**, 428 (1960). — Reversibility of renal atrophy caused by unilateral reduction of renal blood supply. J. clin. Invest. **39**, 21 (1960). — O'MALLEY, B., G. J. D'ANGIO, and G. F. VAWTER: Late effects of roentgen therapy given in infancy. Amer. J. Roentgenol. **89**, 1067 (1963). — ONGRE, A. A.: Nephrotic syndrome with cyst-like dilatations of renal tubules. Report of 2 cases in siblings in early infancy. Acta path. microbiol. scand. **51**, 1 (1961). — ONUIGBO, W. I.: The spread of lung cancer to the kidneys. Cancer **11**, 737 (1958). — OONEDA, G., M. KISHI, K. OKA, M. TOKAMATA, and T. FUKASHIRO: The nature and morphogenesis of the so-called angionecrosis of cerebral vessels, as the direct cause of apoplectic cerebral hemorrhage. Gunma J. med. Sci. **8**, 1 (1959). — OONEDA, G., H. SUTO, K. MATSUYAMA, M. SEKIGUCHI, and S. MURATA: Autoradiographic studies on the morphogenesis of arterial fibrinoid degeneration using 131-labeled plasma protein and I^{131}-labeled fibrinogen. Gunma J. med. Sci. **12**, 26 (1963). — OONEDA, G., M. TAKANO, and H. KANAI: Morphogenesis of fibrinoide degeneration in bilaterally nephrectomized dogs. Gunma J. med. Sci. **7**, 38 (1958). — OPITZ, E., W. ROTTER und W. HILSCHER: Über die „Wiederbelebungszeit" der Rattenniere. Verh. dtsch. Ges. Path. **37**, 336 (1951). — OPPENHEIM, F.: Über den hämorrhagischen Niereninfarkt der Säuglinge, ein anatomischer Beitrag zu dem Kapitel der toxischen Capillarwandschädigung. Z. Kinderheilk. **26**, 192 (1920). — OPPENHEIMER, E. H., and J. R. ESTERLY: Glomerular lesions in the nephrotic syndrome and their relation to cortisone therapy. Bull. Johns Hopk. Hosp. **113**, 158 (1963). — OPPENHEIMER, G. D.: Hypernephroma in a horseshoe kidney. J. Mt Sinai Hosp. **15**, 260 (1948). — OPPENHEIMER, G. D., and L. NARINS: Unilateral polycystic kidney disease. J. Urol. (Baltimore) **61**, 866 (1949). — Benign tumor of the ureter. J. Mt Sinai Hosp. **21**, 213 (1954). — OPPENHEIMER, G. D., and J. M. SILGAY: Absence of right kidney: retroperitoneal (metanephrogenic) cyst. J. Mt Sinai Hosp. **20**, 324 (1954). — OPPENHEIMER, R., and F. HINMAN: Ureteral regeneration: contracture versus hyperplasia of smooth muscle. J. Urol. (Baltimore) **74**, 476 (1955). — ORAM, S., L. PELL, G. ROSS, and J. WINTELER: Renal cortical calcification after snake-bite. Brit. med. J. **1963/I**, 1647. — ORBISON, J. L.: Morphology of the vascular lesions in "thrombotic thrombopenic purpura" with demonstration of aneurysms. Amer. J. Path. **27**, 687 (1951). — ORBISON, J. L., C. L. CHRISTIAN, and E. PETERS: Studies on experimental hypertension and cardiovascular disease. Arch. Path. **54**, 185 (1952). — ORBISON, J. L., E. PETERS, and C. L. CHRISTIAN: Studies on experimental hypertension and cardiovascular disease. II. The effects of fluid and electrolyte on bilaterally nephrectomized dogs. Arch. Path. **61**, 456 (1956). — ORKIN, L. A.: Trauma to the ureter: pathogenesis and management. Oxford: Blackwell 1964. — ORMOND, J. K.: Bilateral ureteral obstruction due to envelopment and compression by an inflammatory retroperitoneal process. J. Urol. (Baltimore) **59**, 1072 (1948). — Idiopathic retroperitoneal fibrosis. J. Amer. med. Ass. **174**, 1561 (1960). — ORMOS, J., u. A. JAKOBOVITS: Über das Nephroblastom (Wilms Tumor) des Erwachsenenalters, mit besonderer Rücksicht auf die Bildung von Metastasen in den Genitalien. Virchows Arch. path. Anat. **327**, 391 (1955). — ORMOS, J., u. A. NÉMETH: Morphologische Beobachtungen bei der menschlichen Nierentransplantation. Virchows Arch. path. Anat. **337**, 395 (1964). — ORMOS, J., u. H. G. SOLBACH: Beitrag zur Morphologie der Niere bei Diabetes mellitus. Frankf. Z. Path. **7**, 379 (1963). — ORTH, O.: Ein Fall von traumatischem Aneurysma der Arteria renalis sinistra und einer traumatischen rupturierten Hydronephrose. Dtsch. Z. Chir. **151**, 272 (1919). — ORTMAYER, M., L. KOESTER, and P. M. STETLER: Prolapsus of a ureterocele through the urethra. J. Urol. (Baltimore) **55**, 515 (1946). — OSATHANONDH, V., and E. L. POTTER: Development of human kidney as shown by microdissection. I. Preparation of tissue with reason for possible misinterpretations of observations. Arch. Path. **76**, 271 (1963). — Development of human kidney as shown by microdissection. II. Renal pelvis, calyces and papillae. Arch. Path. **76**, 277 (1963). — Development of human kidney as shown by microdissection. III. Formation and interrelationship of collecting tubules and nephroses. Arch. Path. **76**, 290 (1963). — Pathogenesis of polycystic kidneys. Arch. Path. **77**, 459 (1964). — OSIUS, T. G., CH. S. HARROD, and D. R. SMITH: Cholesteatoma of the renal pelvis. J. Urol. (Baltimore) **87**, 774 (1962). — OSMOND, J. D.: Foreign bodies in the kidney. Radiology **60**, 375 (1953). — OSNES, S.: An erythropoietic factor produced in the kidney. Brit. med. J. **1958/II**, II, 1387. — Experimental study of an erythropoietic principle produced by the kidney. Brit. med. J. **1959/II**, 650. — ÖSTERLIND, S.: Über Pyelonephritis xanthomatosa. Acta chir. scand. **90**, 369 (1944). — ÖSTLING, K.: The genesis of hydronephrosis. Particularly with regard to the changes at the uretero-pelvic junction. Acta chir. scand. Suppl. **72**, (1942). — OTTO, H.: Beitrag zur Frage organspezifischer Antikörper. Virchows Arch. path. Anat. **324**, 671 (1954). — Die Sarkoidretikuloendotheliose mit Berücksichtigung von Nierenbefunden. Z. ges. inn. Med. **18**, 898 (1963). — OTTO, H., u. H. BREINING: Beitrag zur Frage der Nebennierenrinden-Steroidtherapie bei Nierenerkrankungen. Virchows Arch. path. Anat. **335**, 133 (1962). — OTTO, H., u. M. GEMAEHLICH: Studien über die Macula densa. Frankf. Z. Path. **67**, 232 (1956). — OWEN, C. I.: Glomeruloma of the kidney. Amer. J. clin. Path. **8**, 302 (1938). — OWEN, D.: Renal failure due to para-aminosalicylic acid. Brit. med. J. **1958/II**, 283. — OWEN, E. E., and J. V. VERNE: Renal tubular disease with muscle paralysis and hypokalemia. Amer. J. Med. **28**, 8 (1960). — OYASU, R., D. A. MILLER, J. H. McDONALD, and G. M. HASS: Neoplasms of rat urinary bladder and liver. Arch. Path. **75**, 184 (1963).

PAATELA, M.: Renal microdissection studies in congenital nephrotic syndrome. Ann. Paediat. Fenn. **7**, 155 (1961). — PACHTER, M. R.: Die Herdnephritiden, ihre Häufigkeit, Histologie, Klinik und Pathogenese. Schweiz. Z. Path. Bakt. **18**, 198 (1955). — PACK, G. T., and R, BUZZANCA: Experimental production of epithelial hyperplasia of the renal pelvis. Amer. J. Surg. **7**, 221 (1929). — PAETZEL, W.: Persistierende Urniere. Z. Urol. **42**, 156 (1949). — PAGE, E. W.: The hypertensive disorders of pregnancy. Amer. Lecture Serv. **188**. Springfield: Thomas 1953. — PAGE, E. W., and A. J. COX: Renal changes following toxemias of late pregnancy. West. J. Surg. **46**, 463 (1938). — PAGE, E. W., and M. B. GLENDENING: Production of renal cortical necrosis with serotonin (5-hydroxytryptamine). Theoretical relationship to abruptio placentae. Obstet. and Gynec. **5**, 781 (1955). — PAGE, I. H.: Production of nephritis in dogs by roentgen rays. Amer. J. med. Sci. **191**, 251 (1936). — Mechanism of renal hypertension. Henry Ford Hosp. internat. Symp. Biology of pyelonephritis, p. 521. Boston: Little, Brown and Co. 1960. — Die Mosaik-Theorie der Hypertonie. In REUBI-BOCK-COTTIER: Essentielle Hypertonie. Internat. Symp. Bern 1960, S. 1. Berlin-Göttingen-Heidelberg: Springer 1960. — PAGE, I. H., and A. C. CORCORAN: Experimental renal hypertension. Springfield: Thomas 1948. — PAGE, I. H., H. P. DUSTAN, and E. F. POUTASSE: Mechanisms, diagnosis and treatment of hypertension of renal vascular origin. Ann. intern. Med. **51**, 196 (1959). — PAGEL, W., and C. S. TREIP: Viscero-cutaneous collagenosis: a study of the intermediate forms of dermatomyositis, scleroderma and disseminated lupus erythematosus. J. clin. Path. **8**, 1 (1955). — PAK POY, R. K.: Electron microscopy of the mammalian renal glomerulus. Amer. J. Path. **34**, 885 (1958). — PALETZ, B. E., and G. SEWELL: Renal angioma: suspected bilateral involvement. J. Urol. (Baltimore) **65**, 9 (1951). — PALKEN, M., and J. M. KENNELLY: Recurrent urinary tract infections in girls. J. Urol. (Baltimore) **83**, 745 (1960). — PALUMBO, L. T.: Malignant hypertension secondary to unilateral renal disease. Arch. Surg. **63**, 272 (1951). — PANDOLA, G. A., A. KREUTNER, K. KREUTNER, and S. G. FARMER:

Experimental ascending pyelonephritis in rats. Experimental hydronephrosis with sterile pyelonephritis. Lab. Invest. **13**, 1484 (1964). — PANG, L. S. C.: Bony and cartilaginous tumours of the urinary bladder. J. Path. Bact. **76**, 357 (1958). — PANNER, B.: Nephritis of Schönlein-Henoch syndrome. Electron microscopic study of the glomerular lesion in an adult. Arch. Path. **74**, 230 (1962). — Nephrotic syndrome in renal vein thrombosis. Arch. Path. **76**, 303 (1963). — PANNIER, R.: Le myocarde dans l'ischémie rénale expérimentale. Rev. belge Path. **21**, 420 (1952). — PANZRAM, G.: Klinische Untersuchungen über aktuelle Probleme des Phenazetin-Abusus. Med. Klin. **59**, 654 (1964). — PANZRAM, G., W. MEERBACH und M., RÜBSAAMEN: Wegener-Granulomatose. Schweiz. med. Wschr. **94**, 995 (1964). — PAPIN, E. and D. N. EISENDRAHT: Classification of renal and ureteral anomalies. Ann. Surg. **85**, 735 (1927). — PAPOUŠEK, F., J. ŠVEJDA und J. KOTAS: Histologische und histochemische Veränderungen in Kaninchennieren nach Röntgenbestrahlung. Zbl. Path. **103**, 541 (1962). — PAPPAS, G. D., M. H. ROSS, and L. THOMAS: Studies on the generalized Shwartzman reaction. VIII. The appearance, by electron microscopy, of intravascular fibrinoid in the glomerular capillaries during the reaction. J. exp. Med. **107**, 333 (1958). — PAPPENHEIMER, A. M., and S. L. WILENS: Enlargement of the parathyroid glands in renal disease. Amer. J. Path. **11**, 73 (1935). — PAPPENHEIMER, I. R.: Über die Permeabilität der Glomerulummembran in der Niere. Klin. Wschr. **33**, 362 (1955). — PAPPER, S.: Nephrosclerosis. In STRAUSS, M. B., and L. G. WELTE: Diseases of the kidney, p. 501. Boston: Little, Brown and Co. 1963. — The kidney in liver disease. In STRAUSS, M. B., and L. G. WELTE: Disease of the kidney, p. 841. Boston: Little, Brown and Co. 1963. — PARIS, J.: Le rein des sujets atteints d'ictère par obstruction. Acta gastro-ent. belg. **16**, 672 (1953). — PARK, H., and I. JONES: Periureteric fibrosis. Lancet **1958/I**, 195. — PARKER, P., P. L. SMITH, and T. K. RATHMELL: Sarcoma botryoides of the bladder: successfull therapy by cystectomy. J. Urol. (Baltimore) **82**, 494 (1959). — PARKIN, TH. W., I. E. RUSTED, H. B. BURCHELL, and J. F. EDWARDS: Hemorrhagic and interstitial pneumonitis with nephritis. Amer. J. Med. **18**, 220 (1955). — PARKKULAINEN, K. V., L. HJELT, and K. SIROLA: Congenital multicystic dysplasia of the kidney. Report of nineteen cases with discussion on the etiology. Acta chir. scand. Suppl. **244**, 1 (1959). — PARKKULAINEN, K. V., and J. K. VISAKORPI: Congenital multicystic dysplasia of the kidney, analysis of cyst fluid. Urol. int. (Basel) **8**, 204 (1959). — PARMENTIER, R., et J. CORVILAIN: Sur les lésions néphrotiques provoquées par la sucrose. Rev. belge Path. **25**, 210 (1956). — PARMENTIER, R., et R. DURET: Oxalose idiopathique de l'adulte. Ann. Anat. Path. **6**, 99 (1961). — PARONETTO, F., and L. STRAUSS: Immunocytochemical observations in periarteritis nodosa. Ann. intern. Med. **56**, 289 (1962). — PARRINO, P. S.: Nongonococcic urethritis in the male. U.S. Armed Forces med. J. **5**, 1249 (1954). — PARRISH, A. E., and J. S. HOWE: Kidney biopsy. Arch. intern. Med. **96**, 712 (1955). — PARRISH, A. E., N. H. RUBENSTEIN, and J. S. HOWE: Correlation between renal function and histology. Amer. J. med. Sci. **229**, 632 (1955). — PARRISH, A. E., M. F. WATT, and J. S. HOWE: Membranous glomerulonephritis. Arch. intern. Med. **100**, 620 (1957). — PARRY, H. B.: Toxaemias of pregnancy in the domestic animals with particular reference to the sheep. Ciba Foundat. Symp. on Toxaemias of pregnancy. London: Churchill 1955. — PARRY, W. L., J. A. SCHAEFER, and C. B. MUELLER: Experimental studies of acute renal failure. I. The protective effect of Mannitol. J. Urol. (Baltimore) **89**, 1 (1963). — PARSONS, F. M., C. MARKLAND, F. P. RAPER, and M. FOX: Cadaveric renal transplantation. Brit. med. J. **1963/I**, 930. — PARTENHEIMER, R. C., and D. S. CITRON: Practical control of fluid and electrolyte balance in carbon tetrachloride nephrosis. Arch. intern. Med. **89**, 216 (1952). — PARTON, CH. W., and D. C. NABSETH: Splenorenal arterial anastomosis in the treatment of stenosis of the renal artery. New Engl. J. Med. **259**, 384 (1958). — PASCHEN, H. W., u. H. H. BRÄUTIGAM: Das Schicksal toxikosekranker Mütter. Geburtsh. u. Frauenheilk. **17**, 775 (1957). — PASCOE, S. C., and J. M. EVANS: Urethral apoplexia: an early symptom of malignant hypertension. Amer. J. med. Sci. **226**, 533 (1953). — PÄSSLER, H., u. V. HEINECKE: Versuche zur Pathologie des Morbus Brightii. Verh. dtsch. Ges. Path. **9**, 99 (1905). — PASTERNACK, A.: Microscopic structural changes in macroscopically normal and pyelonephritic kidneys of children. Ann. Paediat. Fenn. **6**, Suppl. 14, 3 (1960). — Pyelonephritis und Nierendysplasie. In HUNGERLAND, H., u. J. BRODEHL: Kongenitale Störungen des Wasser- und Elektrolythaushaltes, S. 1. Berlin-Göttingen-Heidelberg: Springer 1962. — PASTOR, B. H., R. M. MYERSON, G. T. WOHL, and P. V. ROUSE: Hypertension associated with renal artery aneurysm and relieved by nephrectomy. Ann. intern. Med. **42**, 1122

(1955). — PATE, V. A., and R. C. BUNTS: Urethral diverticula in paraplegics. J. Urol. (Baltimore) **65**, 108 (1951). — PATERSON, R.: Renal damage from radiation during treatment of seminoma testis. J. Fac. Radiol. (Lond.) **3**, 270 (1952). — PATNI, P.: Das akute Nierenversagen. Inaug. Diss. Freiburg i. Brsg. 1964. — PATRASSI, G.: Diphtherie-Toxin-Glomerulonephritis. Krankh.-Forsch. **9**, 340 (1932). — PATRICK, R. L., D. J. KROE, and J. V. KLAVINS: Renal papillary necrosis induced by herterologous serum. Arch. Path. **78**, 108 (1964). — PAUL, F.: Einseitige Glomerulonephritis. Zbl. Path. **90**, 150 (1953). — PAUL, M., and R. KANAGASUNTHE-RAM: The congenital anomalies of the lower urinary tract. Brit. J. Urol. **28**, 64 (1956). — PAULL, D. P., J. C. CAUSEY, and C. V. HODGES: Perinephritis plastica. J. Urol. (Baltimore) **73**, 212 (1955). — PAUTRIER, L. M.: Les lupus erythémateux aigus. VIII. Congrès des Dermat. et Syphil. langue franç., p. 121. Nancy: Thomas 1953. — PAVA, S. DE LA, G. NIGAGOZYAN, and J. W. PICKREN: Fatal glomerulonephritis after receiving horse antihuman-cancer serum. Arch. intern. Med. **109**, 391 (1962). — PAVONE-MACALUSO, M.: Tissue mast cell in renal disease. Acta path. microbiol. scand. **50**, 337 (1960). — PAWLOWSKI, J. M.: Peripelvic urine granuloma. Amer. J. clin. Path. **34**, 64 (1960). — PAWLOWSKI, J. M., J. W. BLOXDORF, and P. KIMMEL-STIEL: Chronic pyelonephritis. A morphologic and bacteriologic study. New Engl. J. Med. **268**, 965 (1963). — PAYET, M., P. PENE, R. CAMAIN, A. GONAZE et F. CALVEZ: La biopsie du rein à l'aiguille. Presse méd. **61**, 989 (1953). — PEABODY, CH. N., and D. C. GATES: Malignant renal hypertension (Wilson-Byrom syndrome) cured by nephrectomy. Lancet **1958/II**, 291. — PEACOCK, A. H., and A. BALLE: Renal lipomatosis. Ann. Surg. **103**, 395 (1936). — PEARCE, R. M.: The renal lesions of experimental cantharidin poisoning. J. exp. Med. **17**, 543 (1913). — PEARL, M. A., R. R. BURCH, E. CARVAJAL, B. H. MCCRACKEN, H. B. WOODY, and W. H. STERNBERG: Nephrotic syndrome. A clinical and pathological study. Ann. intern. Med. **112**, 716 (1963). — PEARL, M. A., E. CARVAJAL, and B. H. MCCRACKEN: The renal aspects of the collagen diseases. Amer. J. med. Sci. **246**, 84 (1963). — PEARMAN, R. O., and E. W. BEACH: Focal renal papillary necrosis with massive hemorrhage. Etiology and pathogenesis. J. Urol. (Baltimore) **88**, 124 (1962). — PEARSE, A. G., and C. R. MACPHERSON: Renal histochemistry in potassium depletion. J. Path. Bact. **125**, 69 (1958). — PEART, W. S.: Renin and hypertension. Ergebn. Physiol. **50**, 409 (1959). — Hypertension and the kidney. Brit. med. J. **1959/II**, 1353. — A biased guide to renal hypertension. Arch. intern. Med. **104**, 347 (1959). — Hypertension and the kidney. In BLACK, D. A.: Renal disease, p. 483. Oxford: Blackwell 1962. — PEASE, D. C.: Electron microscopy of the vascular bed of the kidney cortex. Anat. Rec. **121**, 701 (1955). — Electron microscopy of the tubular cells of the kidney cortex. Anat. Rec. **121**, 723 (1955). — PEASE, D. C., and R. F. BAKER: Electron microscopy of the kidney. Amer. J. Anat. **87**, 349 (1950). — PEASE, D. C., R. F. BAKER, and O. WARREN: Electron microscopy of the kidney. Univ. South Calif. med. Bull. **2**, 9 (1950). — PECK, J. L., and L. THOMAS: Failure to produce lesions or auto-antibodies in rabbits by injecting tissue extracts, streptococci and adjuvants. Proc. Soc. exp. Biol. (N.Y.) **69**, 451 (1948). — PEDERSEN, A. H.: A method of producing experimental chronic hypertension in the rabbit. Arch. Path. **3**, 912 (1927). — PEJIC, S.: The nature of the primary renal lesions produced by lead. Ann. intern. Med. **1**, 577 (1928). — PEMBERTON, J. DE, and J. M. MCCAUGHAN: Intrarenal and perirenal lipomata. Surg. Gynec. Obstet. **56**, 110 (1933). — PENA, A. DE LA, M. OLIVEROS, J. M. TAMANES, and S. MINTZ: Metaplastic and malignant changes of the urothelium. Brit. J. Urol. **31**, 472 (1959). — PENFELD, J. B., and R. D. RHYS-LEWIS: Leukaemia, amyloidosis and renal vein thrombosis in irradiated ankylotic spondylitis. Brit. med. J. **1957/II**, 1034. — PENNER, A., and A. I. BERNHEIM: Acute ischemic necrosis of the kidney. A clinical, pathologic and experimental study. Arch. Path. **30**, 465 (1940). — PENNISI, S. A., S. RUSSI, and R. C. BUNTS: Multiple dissimilar tumors in one kidney. J. Urol. (Baltimore) **78**, 205 (1957). — PENNISI, S. A., W. R. WHITEHURST, R. C. BUNTS, and H. WARREN: Cystitis emphysematosa. J. Urol. (Baltimore) **82**, 324 (1959). — PENSE, H.: Klinische und sozialmedizinische Studie zum Phenazetinmiß-brauch. Dtsch. Gesundh.-Wes. **15**, 1467 (1960). — PENTSCHEW, A.: Schwefelkohlenstoffver-giftung. In HENKE-LUBARSCH: Handbuch der speziellen Pathologie XIII/2, S. 2207. Berlin: Springer 1958. — PERERA, G. A., and A. W. HAELIG: Clinical characteristics of hypertension associated with unilateral renal disease. Circulation **6**, 549 (1952). — PERILLIE, P. E., and H. O. CONN: Acute renal failure after intravenous pyelography in plasma cell myeloma. J. Amer. med. Ass. **167**, 2186 (1958). — PERK-JOHANNSEN, L.: Hypokaliämie als Folge von Diarrhöen. Inaug. Diss. Zürich 1949. — PERKINS, J. G., A. B. PETERSEN, and J. A. RILEY:

Renal and cardiac lesions in potassium deficiency due to chronic diarrhoe. Amer. J. Med. 8, 115 (1950). — PERKOFF, G. T.: Hereditary chronic nephritis. Henry Ford Hosp. internat. Sympos. Biology of pyelonephritis, p. 259. Boston: Little, Brown and Co. 1960.— PERKOFF, G. T., C. A. NUGENT, D. A. DOLOWITZ, F. E. STEPHENS, W. H. CARNES, and F. H. TYLER: A follow-up study of hereditary chronic nephritis. Arch. intern. Med. 102, 733 (1958). — PERL-MANN, S.: Über einen Fall von Lymphangioma cysticum der Niere. Virchows Arch. path. Anat. 268, 524 (1928). — PEROU, M. L., and P. T. GRAY: Mesenchymal hamartomas of the kidney. J. Urol. (Baltimore) 83, 240 (1960). — PERRY, C. B., and A. L. TAYLOR: Hypertension following thrombosis of the renal veins. J. Path. Bact. 51, 369 (1940). — PERRY, J. C.: Experimental induction of periarteritis nodosa in white rats. Proc. Soc. exp. Biol. (N.Y.) 89, 200 (1955). — PERSKY, L., J. P. STORAASLI, and G. AUSTEN: Mechanisms of hydronephrosis: newer investigative techniques. J. Urol. (Baltimore) 73, 740 (1955). — PETER, J.: Histochemische Untersuchungen an Nieren von Rana temporaria. Inaug. Diss. Bern 1946. — PETER, K.: Untersuchungen über Bau und Entwicklung der Niere. Jena: Fischer 1909, 1927. — PETER, L.: Multiplizität der Nierenarterie bei sogenannter essentieller Hypertension. Virchows Arch. path. Anat. 337, 452 (1964). — PETERMAN, M. G.: Chronic pyelonephritis with renal acidosis. Amer. J. Dis. Child. 69, 291 (1945). — PETERS, J. P.: Edema of acute nephritis. Amer. J. Med. 14, 448 (1953). — PETERS, J. P., P. H. LAVIETES, and H. M. ZIMMERMAN: Pyelitis in toxemias of pregnancy. Amer. J. Obstet. Gynec. 32, 911 (1936). — PETERS, J. T.: Origin and development of a new therapy for crush injury, transfusion kidney and a certain number of other diseases. Acta med. scand. 123, 90 (1945). — PETKOVIC, S. D.: A clinical study of urethral injuries. J. Urol. (Baltimore) 75, 81 (1956). — Les qualités anatomiques des tumeurs rénales base d'une classification et du prognostic. J. Urol. méd. chir. 65, 509 (1959). — PETRÉN, G.: Eine wie große Rolle spielen abnorme Nierengefäße als Ursache von Hydronephrose resp. Pyonephrose? Z. Urol. 28, 174 (1927). — PETRI, E.: Oxalsäure. In HENKE-LUBARSCH: Handbuch der speziellen Pathologie X, S. 232. Berlin: Springer 1930. — PETRY, G., H. AMON, V. HERZOG und W. KÜHNEL: Vergleichende Untersuchungen an der Niere des Siebenschläfers (Glis Glis L) im Winterschlaf und im sommerlichen Wachzustand. I. Lichtmikroskopische und histometrische Befunde und ihre Korrelation zur Biologie des Winterschlafes. Z. Zellforschg. 64, 827 (1964).— PETTERSSON, G.: Einige seltene Tumoren der Harnwege bei Kindern, Arch. klin. Chir. 281, 1 (1955).—PEZOLD, F. A.: Neuere Befunde zur Pathophysiologie der Hyperlipämie beim nephrotischen Syndrom. Dtsch. Arch. klin. Med. 205, 640 (1959).—PEZOLD, F. A., u. M. KESSEL: Das akute Nierenversagen. Internist 1, 85 (1960).—PFÄNDLER, U., u. H. BERGER: Zur Genetik der Zystinose und ihre Beziehungen zur Zystinurie und Hyperaminoacidurie. Ann. paediat. (Basel) 187, 1 (1956).—PFEIFFER, E. F.: Contribution clinique et expérimentale aux problème des autoanticorps dans le domaine plus particulier du rein et de l'oeil. Sem. Hép. Paris 38, 619 (1962).—Nachweis, Natur und klinische Bedeutung eines Nephritis-auslösenden Faktors bei Nierenerkrankungen. Verh. dtsch. Ges. inn. Med. 68, 415 (1962).—PFEIFFER, E. F., u. J. P. MERRILL: Die Autoaggression in der Pathogenese der diffusen Glomerulonephritis. Dtsch. med. Wschr. 87, 934 (1962).—PFEIFFER, E. F., W. SANDRITTER, K. SCHÖFFLING, G. TRESER, E. KRAUS, W. MENK und M. HERRMANN: Studien zur „Übertragung" der Masugi-Nephritis der. Ratte. II. Die Übertragung durch Parabiose genetisch gleichartiger Partner. Z. ges. exp. Med, 132, 436 (1960).—PFEIFFER, E. F., K. SCHÖFFLING, H. L. BRUCH und W. SPIELMANN: Masugi-Nephritis und Serumkomplement der Ratte. Speziesgebundene Unterschiede im pathogenetischen Mechanismus der Masugi-Nephritis von Ratte und Kaninchen. Z. ges. exp. Med. 122, 446 (1953/54). — PFEIFFER, E. F., K. SCHÖFFLING, W. SANDRITTER, J. SCHRÖDER, H. STEIGERWALD und L. WOLF: Studien zur „Übertragung" der Masugi-Nephritis der Ratte. Die „Übertragung" durch kurzdauernde Parabiose. Z. ges. exp. Med. 124, 471 (1954). — PFEIFFER, G. E., and M. M. GANDIN: Massive perirenal lipoma. J. Urol. (Baltimore) 56, 12 (1946). — PFEIFFER, R. A.: Chromosomenanomalie bei einem Neugeborenen mit renofacialer Dysplasie. Dtsch. med. Wschr. 89, 2192 (1964). — PFISTER, R., u. E. NÄGELE: Die progressive Sklerodermie. Ergebn. inn. Med. Kinderheilk. 7, 244 (1956). — PHAFF, J. M.: Morphologie van de nier bij hypertensie. Inaug. Diss. Amsterdam 1945. — PHILLIPPI, P. J., R. R. ROBINSON, and P. R. LANGELIER: Percutaneous renal biopsy. Arch. intern. Med. 108, 739 (1961). — PHILLIPS, C. A., and G. BAUMDRUCKER: Neurilemmoma (arising in the hilus of left kidney). J. Urol. (Baltimore) 73, 671 (1955). — PHILLIPS, M. J.: Bilateral renal cortical necrosis associated with calcification: report of a case and review of aetiology. J. clin. Path. 15, 31 (1962). —

PHILLIPS, R. A., and P. B. HAMILTON: Effect of 20, 60 and 120 minutes of renal ischemia on glomerular and tubular function. Amer. J. Physiol. **152**, 523 (1948). — PIASECKI, Z., J. PIOTROWSKI, and F. JUGOWSKI: Distribution of the arterial blood-vessels in the human kidney. Urologia (Treviso) **28**, 389 (1961). — PICARD, R., J. P. KERNEIS, J. HOREAU, J. GUILLON, Y. BRUNEAU et M. PIGEAUD: Amyloidose spléno-hépatique et cancer du rein. Etude de la plasmocytose et des lésions réticuliniques. Presse méd. **68**, 1541 (1960). — PICKERING, G. W.: The relationship of benign and malignant hypertension. J. Mt Sinai Hosp. **8**, 916 (1941/42). — The pathogenesis of malignant hypertension. Circulation **6**, 599 (1952). — PICKERING, G. W., and M. PRINZMETAL: Experimental hypertension of renal origin in the rabbit. Clin. Sci. **3**, 357 (1937/38). — PICKERING, G. W., A. D. WRIGHT, and R. H. HEPTINSTALL: The reversibility of malignant hypertension. Lancet **1952/II**, 952. — PIEL, C. F., L. DONG, F. W. MODERN, J. R. GOODMAN, and R. MOORE: The glomerulus in experimental renal disease in rats as observed by light and electron microscopy. J. exp. Med. **102**, 573 (1955). — PIEPER, A.: Beitrag zur Nervenversorgung des Ureters. Z. Urol. **44**, 17 (1951). — Vegetative Nervengeflechte in den Schichten des menschlichen Ureters. Z. Urol. **45**, 280 (1952). — PIERCE, E. C.: Renal lymphatics. Anat. Rec. **90**, 315 (1944). — PIERSOL, G. M.: Polycystic disease of kidneys. Ann. intern. Med. **1**, 812 (1928). — PIGEAUD, H., et H. DUMONT: Les néphropathies gravidiques. Paris: Masson 1946. — PILGERSTORFER, W.: Zur Frage der Ödementstehung bei der akuten Glomerulonephritis, insbesondere der Feldnephritis. Wien. med. Wschr. **100**, 424 (1950). — PINES, K. L., and G. E. MUDGE: Renal tubular acidosis with osteomalacia. Report of three cases. Amer. J. Med. **11**, 302 (1951). — PINTO DE CARVALHO, A.: Stenosierende Periureteritis idiopathica. Z. Urol. **53**, 681 (1960). — PIRANI, C. L.: Suspected and unsuspected pyelonephritis in renal biopsies. Henry Ford Hosp. internat. Symp. Biology of pyelonephritis, p. 241. Boston: Little, Brown and Co. 1960. — PIRANI, C. L., V. E. POLLAK, R. LANNIGAN, and G. FOLLI: The renal glomerular lesions of pre-eclampsia. Electron microscopic studies. Amer. J. Obstet. Gynec. **87**, 1047 (1963). — PIRANI, C. L., V. E. POLLAK, R. C. MUEHRCKE, and R. M. KARK: Lupus nephritis. In WOLSTENHOLME and CAMERON: Ciba Foundation Symposium on renal biopsy. London: Churchill 1961. — PIRANI, C. L., V. E. POLLAK, J. B. NETTLES, R. M. KARK, and R. MUEHRCKE: Reversible and irreversible glomerular lesions in toxemia of pregnancy. Amer. J. Path. **32**, 650 (1956). — PIROTH, M.: Generalisierte Angiopathien (Beitrag zur Nosologie und Pathogenese der Periglomerulitis granulomatosa). Med. Welt **1963**, 2481. — PITCOCK, J. A., and PH. M. HARTROFT: The juxtaglomerular cells in man and their relationship to the level of plasma sodium and to the zona glomerulosa of the adrenal cortex. Amer. J. Path. **34**, 863 (1958). — PITCOCK, J. A., PH. M. HARTROFT, and L. N. NEWMARK: Increased renal pressor activity (renin) in sodium deficient rats and correlation with juxtaglomerular cell granulation. Proc. Soc. exp. Biol. (N.Y.) **100**, 868 (1959). — PITTS, R. F.: Physiology of the kidney and body fluids. Year Book Med. Publ. Incorp. Chicago 1963. — PLATE, W. P.: Die Pathogenese mesonephritischer Tumoren. Geburtsh. u. Frauenheilk. **22**, 1053 (1962).—PLATT, R.: Structural and functional adaptation in renal failure. Brit. med. J. **1952/I**, 1313. — Some consequences of renal inadequacy. Lancet **1959/I**, 159. — PLATT, R., and J. DAVSON: A clinical and pathological study of renal disease. Part II. Diseases other than nephritis. Quart. J. Med. **19**, 33 (1950). — PLATT, W. R.: Bilateral renal artery aneurysm: a cause of hypertension. J. Urol. (Baltimore) **85**, 24 (1961). — PLATTNER, H. C., et K. HATAM: Les néphropathies de la maladie de Besnier-Boeck-Schaumann. Helv. med. Acta **24**, 11 (1957). — PLATTNER, H. C., P. NOUSPIKEL et J. C. MORARD: Néphropathie survenue au cours d'une sarcoidose de Besnier-Boeck-Schaumann: Epilogue. J. Urol. méd. chir. **65**, 113 (1959). — PLETSCHER, A.: Über die Toxikologie des Phenacetins. Bull. schweiz. Akad. med. Wiss. **14**-100 (1958). — PLEYDELL, M. J., and W. J. HALL-TURNER: An outbreak of nephritis in Northamptonshire. Brit. med. J. **1958/II**, 1382. — PLIESS, G.: Interstitielle plasmacelluläre Säuglingspneumonie als Allgemeinerkrankung. Frankf. Z. Path. **68**, 565 (1957). — PLUMMER, N. S., J. H. ANGEL, D. B. SHAW, and K. F. HINSON: Respiratory granulomatosis with polyarteritis nodosa (Wegener's syndrome). Thorax **12**, 57 (1957). — POCKRANDT, H.: Die Bedeutung der urologischen Komplikationen nach der operativen Behandlung des Gebärmutterhalskrebses. Krebsarzt **16**, 116 (1961). — POEPLAN, G.: Zur Frage der Nierenpigmentierung. Frankf. Z. Path. **55**, 467 (1941). — POKLEKOWSKI, I., H. LANGER und K. HENNIG: Ein Fall von Nierenschädigung durch Phenacetinabusus. Z. ges. inn. Med. **18**, 972 (1963). — POLI, M.: La nefropatia sperimentale da sieri anti-rene. Arch. Sci. med. **96**, 391 (1953). — Néphropathie médicale bilatérale familiale à évolution chronique. Helv. med. Acta 22, 109 (1955). — POLI, E., V. BEVACQUA, U. RABAGLIATI e A. M. VILLA: Analisi della protidemia e della proteinuria di un gruppo di nefrosici in rapporto alla patogenesi della sindrome nefrosica. Plasma (Milano) 1, 299 (1953). — POLICARD, A., A. COLLET, H. DANIEL-MOUSSARD et S. PREGERMAN: Sur la néphrocalcinose. Recherches expérimentales au microscope éléctronique. Presse méd. 68, 1735 (1960). — POLICARD, A., A. COLLET et L. GILTAIRE-RALYTE: Etude au microscope éléctronique de la «bordure en brosse» du tube urinaire des mammifères. C. R. Acad. Sci. (Paris) 239, 936 (1954). — POLITANO, V. A.: Leukoplakia of the renal pelvis and ureter. J. Urol. (Baltimore) 75, 633 (1956). — Pyelorenal backflow: clinical significance and interpretation. J. Urol. (Baltimore) 78, 1 (1957). — POLKEY, H. J., and W. J. VYNALEK: Spontaneous nontraumatic perirenal and renal hematomas: an experimental and clinical study. Arch. Surg. 26, 146 (1933). — POLLACK, A. D.: Malignant teratoma of the urinary bladder. Amer. J. Path. 12, 561 (1936). — Visceral and vascular lesions in scleroderma. Arch. Path. 29, 859 (1940). — Some observations on the pathology of systemic lupus erythematosus. J. Mt Sinai Hosp. 26, 224 (1959). — POLLAK, V. E.: Lupus glomerulonephritis. Proc. 11th Ann. Conf. on the nephrotic syndrome. Nat. Kidney Dis. Foundat., New York 1960. — POLLAK, V. E., G. W. FLAGG, R. C. MUEHRCKE, and R. M. KARK: Potassium depletion following self-induced diarrhea and vomiting treated by prolonged psychotherapy. Clin. Res. Proc. 5, 194 (1957). — POLLAK, V. E., R. M. KARK, C. L. PIRANI, H. A. SHAFTER, and R. C. MUEHRCKE: Renal vein thrombosis and the nephrotic syndrome. Amer. J. Med. 21, 496 (1936). — POLLAK, V. E., and J. B. NETTLES: The kidney in toxemia of pregnancy: a clinical and pathologic study based on renal biopsies. Medicine (Baltimore) 39, 469 (1960). — POLLAK, V. E., C. L. PIRANI, R. M. KARK, R. C. MUEHRCKE, V. C. FREDA, and J. B. NETTLES: Reversible glomerular lesions in toxaemia of pregnancy. Lancet 1956/II, 59. — POLLAK, V. E., C. L. PIRANI, R. C. MUEHRCKE, P. C. PULOS, R. M. KARK, and I. E. STECK: On renal involvement in systemic lupus erythematosus and other so-called collagen diseases. Arthr. and Rheum. 1, 204 (1958). — POLLAK, V. E., C. L. PIRANI, and F. D. SCHWARTZ: The natural history of the renal manifestations of systemic lupus erythematosus. J. Lab. clin. Med. 63, 537 (1964). — POLLAK, V. E., C. L. PIRANI, I. E. STECK, and R. M. KARK: The kidney in rheumatoid arthritis: Studies by renal biopsy. Arthr. and Rheum. 5, 1 (1962). — POLSTER, CH.: Karyometrische und karyologische Untersuchungen an den Hauptstückepithelien der Rattenniere bei experimenteller Eiweißnephrose. Virchows Arch. path. Anat. 332, 420 (1959). — POMMER, G.: Mikroskopische Untersuchungen über Gelenkgicht. Jena: Fischer 1929. — Über das Vorkommen einer Harnsalzabart in Knochenmark- und Gelenkgichtherden. Beitr. path. Anat. 95, 92 (1935). — PONFICK, E.: Experimentelle Beiträge zur Lehre von der Transfusion. Virchows Arch. path. Anat. 62, 273 (1875). — Über Hydronephrose. Beitr. path. Anat. 49, 127 (1910). — PONTIUS, E. E., M. H. NOURSE, L. PAZ, and D. C. MCCALLUM: Primary malignant lymphomas of the bladder. J. Urol. (Baltimore) 90, 58 (1963). — POPESCO, J., et V. CIOBANU: La néphrite interstitielle chronique. Méd. Monde 34, 175 (1958). — POPLUCA, M., G. STERN et A. BAN: Une cause rare d'hématurie totale: l'endométriose vésicale. J. Urol. Néphrol. 68, 735 (1962). —POPPER, H.: Bilateral renal diseases. Quart. Bull. Northw. Univ. med. Sci. 23, 355 (1949). — POPPER, H., u. F. SCHAFFNER: Die Leber. Struktur und Funktion. Stuttgart: Thieme 1957. — PORCHET, M.: Icterus infectiosus Weil. Inaug. Diss. Basel 1950. — PORGE, J. F.: Les néphrites vaccinales. Presse méd. 58, 320 (1950). — PORTER, A., and E. K. LANDSTEINER: Emergency renal surgery in the newborn infant. New Engl. J. Med. 263, 1 (1960). — PORTER, K. A., R. Y. CALNE, and C. F. ZUKOSKI: Vascular and other changes in 200 canine renal homotransplantats treated with immunosuppressive drugs. Lab. Invest. 13, 809 (1964). — PORTER, K. A., J. H. JOSEPH, J. M. RENDALL, C. STOLINSKI, R. J. HOEHN, and R. Y. CALNE: The role of lymphocystes in the rejection of canine renal homotransplants. Lab. Invest. 13, 1080 (1964). — PORTER, K. A., and H. MCGILES: A pathological study of five cases of pyelonephritis in the newborn. Arch. Dis. Child. 31, 303 (1956).—PORTER, K. A., W. B. THOMSON, K. OWEN, J. R. KENYON, J. F. MOWBRAY, and W. S. PEART: Obliterative vascular changes in four human kidney homotransplants. Brit. med. J. 1963/II, 639. — PORTWICH, F.: Periarteriitis nodosa. Ergebn. inn. Med. Kinderheilk. N.F. 12, 428 (1959). — POSSO, M. A., G. A. BERG, A. I. MURPHY, and R. S. TOTTEN: Mucinous adenocarcinoma of the urethra: report of a case associated with urethritis glandularis. J. Urol. (Baltimore) 85, 944 (1961). — POST, R. S.: The effects an glomerular structure of proteinuria induced in normal rats determined by electron microscopy. Proc. 11th ann. Conf. on the nephrotic syndrome. Nat. Kidney Disease Foundation, New York 1960. — Formation of lipid-protein complexes in renal epithelial cells in the course of protein reabsorption. J. Lab. clin. Med. 62, 1001 (1963). — POSTEL, E., u. E. LAAS: Periarteriitis nodosa. Ein Bericht über zwei Fälle mit Erkrankung der Lunge. Z. Kreisl.-Forsch. 33, 543 (1941). — POTACS, W., u. O. SKALA: Zur Klinik und pathologischen Anatomie der Pfaundler-Hurler-Erkrankung (Gargoylismus). Neue öst. Z. Kinderheilk. 4, 269 (1959). — POTAMPA, PH. B.: A discussion of renal tumor: report of a five year cure following removal of bilateral pulmonary metastasis. J. Urol. (Baltimore) 85, 488 (1961). — POTAMPA, PH. B., and I. J. SCHNEIDER: Bilateral true primary carcinoma of the kidneys. J. Urol. (Baltimore) 86, 522 (1961). — POTEMPA, J.: Pathogenese und Klinik der Blasendometriose. Urologe 2, 345 (1963). — POTTER, E. L.: Bilateral renal agenesis. J. Pediat. 29, 68 (1946). — Pathology of the fetus and newborn. Chicago: Year Book Publ. 1952. — POTTS, W. J.: Squamous cell carcinoma of the renal pelvis associated with stone and leukoplakia. Arch. Surg. 25, 458 (1932). — POURSINES, Y., J. BRAHIC et M. SURAN: Les lésions rénales dans la staphylococcie expérimentale du jeune lapin. Presse méd. 58, 1454 (1950). — POUTASSE, E. F.: Renal artery aneurysm: report of 12 cases, two treated by excision of the aneurysm and repair of renal artery. J. Urol. (Baltimore) 77, 697 (1957). — Surgical treatment of renal hypertension: results in patients with occlusive lesions of renal arteries. J. Urol. (Baltimore) 82, 403 (1959). — Diagnose and treatment of occlusive renal artery disease and hypertension. J. Amer. med. Ass. 178, 1078 (1961). — POUTASSE, E. F., and H. P. DUSTAN: Arteriosclerosis and renal hypertension. J. Amer. med. Ass. 165, 1521 (1957). — POUTASSE, E. F., A. W. HUMPHRIES, L. J. McCORMACK, and A. C. CORCORAN: Bilateral stenosis of renal arteries and hypertension. Treatment by arterial homografts. J. Amer. med. Ass. 161, 419 (1956). — POWELEIT, O.: Zur Frage leukämischer Veränderungen der Harnorgane. Inaug. Diss. Göttingen 1938. — POWELL, L. W., and J. W. HOOKER: Neomycin nephropathy. J. Amer. med. Ass. 160, 557 (1956). — POWELL, T. O., and J. E. CLARK: Renal sarcoma. J. Urol. (Baltimore) 62, 751 (1949). — POWERS, J. H., C. VAN ZANDT HAWN, and R. D. CARTER: Osteogenic sarcoma and transitional cell carcinoma occuring simultaneously in the urinary bladder: report of a case. J. Urol. (Baltimore) 76, 263 (1956). — PRADER, A.: Lipoidnephrose bei eineiigen Zwillingen. Helv. paediat. Acta 5, 392 (1950). — Der renale Gluko-Amino-Phosphat-Diabetes (De Toni-Debré-Fanconi-Syndrom). Schweiz. med. Wschr. 89, 565 (1959). — PRATHER, G. C., and B. R. LEARS: Pyelonephritis: in defense of the urethral catheter. J. Urol. (Baltimore) 83, 337 (1960). — PRATT-THOMAS, H. R.: Tuberous sclerosis with congenital tumors of heart and kidney. Amer. J. Path. 23, 189 (1947). — PREEDY, J. R. K., and D. S. RUSSELL: Acute salt depletion associated with the nephrotic syndrome developing during treatment with a mercury diuretic. Lancet 1953/II, 1181. — PRESSMAN, D., and H. N. EISEN: Specific localisation of anti-rat-lung serum in the lung. Proc. Soc. exp. Biol. (N.Y.) 73, 143 (1950). — PRESSMAN, D., R. F. HILL, and F. W. FOSTER: The zone of localisation of anti-mouse-kidney serum as determined by radioautographs. Science 109, 65 (1949). — PRICE, J. M., J. B. WEAR, L. R. BROWN, E. J. SATTER, and C. OLSON: Studies on etiology of carcinoma of urinary bladder. J. Urol. (Baltimore) 83, 376 (1960). — PRICE, R. K., and R. SKELTON: Hypertension due to syphilitic occlusion of main renal arteries. Brit. Heart J. 10, 29 (1949). — PRIDGEN, W. R., D. M. WOODHEAD, and R. K. YOUNGER: Alterations in renal function produced by uretereal obstructions. J. Amer. med. Ass. 178, 563 (1961). — PRIEN, E. L.: Studies in urolithiasis. III. Physicochemical principles in stone formation and prevention. J. Urol. (Baltimore) 73, 627 (1955). — PRIEN, E. L., and C. FRONDEL: Crystallography of the urinary sediments with clinical and pathological observations in sulfonamide drug therapy. J. Urol. (Baltimore) 46, 748 (1941). — PRIESEL, A.: Kombinierte Urogenitalmißbildungen. In HENKE-LUBARSCH: Handbuch der speziellen Pathologie VI/3, S. 39. Berlin: Springer 1931. — PRINCE, C. L.: Primary angio-endothelioma of kidney: report of a case and brief review. J. Urol. (Baltimore) 47, 787 (1942). — PRINCE, CH. L., P. L. SCARDINO, and C. T. WOLAN: The effect of temperature, humidity and dehydration on the formation of renal calculi. J. Urol. (Baltimore) 75, 209 (1956). — PRINZMETAL, M., W. HIATT, and L. J. TRAGERSMAN: Hypertension in a patient with bilateral renal infarction. J. Amer. med. Ass. 118, 44 (1942). — PROBST, A.: Über die Ablagerung intravenös zugeführten Eisens. Tierexperimentelle Untersuchung. Schweiz. Z. Path. Bakt. 17, 147 (1954). — Über schädliche Wirkungen von Vitamin D bei Nephritis. Arch. Kinderheilk. 151, 259 (1955). — Morphologie und Pathogenese der essentiellen Lungenhämosiderose. Virchows Arch. path.

Anat. 326, 633 (1955). — Über Inselhyalinose und Glomerulosklerose beim Diabetes mellitus. Verh. dtsch. Ges. Path. 42, 148 (1959). — PROUT, G. R., and V. F. MARSHALL: The prognosis with untreated bladder tumors. Cancer 9, 551 (1956). — PROVET, H., J. R. LISA, and S. TRINIDAD: Tubular carcinoma of the kidney within a solitary cyst. J. Urol. (Baltimore) 75, 627 (1956). — PRYM, P.: Die Lokalisation des Fettes im System der Harnkanälchen. Frankf. Z. Path. 5, 1 (1910). — PUCHLEV, A.: Endemische Nephritis in Bulgarien. Sofia: Verlag Medizina und Physkultura 1960. — PUCHLEV, A., N. POPOV, A. ASTRUG, D. DOTSCHEV und S. PETRINSKA: Über die endemische Nephritis in Bulgarien. Schweiz. med. Wschr. 91, 751 (1961). — PUGH, R. C.: The grading and staging of bladder tumors. Brit. J. Urol. 29, 222 (1957). — Phaeochromocytoma of the bladder. Brit. J. Urol. 30, 432 (1958). — The pathology of bladder tumours. In WALLACE, D. M.: Tumours of the bladder, p. 116. Edinburgh-London: Livingstone 1959. — PUGH, R. C., G. A. GRESHAM, and J. MULLANEY: Phaeochromocytoma of the urinary bladder. J. Path. Bact. 79, 89 (1960). — PUGH, R. C., G. W. PICKERING, and R. B. BLACHET: The production of vascular lesions and cardiac hypertrophy by infusion of renin and noradrenaline in the rabbit. Clin. Sci. 2, 241 (1952). — PUHL, H.: Zur Verwendung kolloidaler Kontrastmittel bei der retrograden Pyelographie. Zbl. Chir. 59, 1970 (1932). — PUIGVERT, A., C. ELIZALDE et J. OCTAVIO: Kystes rénaux parapyéliques. J. Urol. Néphrol. 69, 437 (1963). — PULASKI, J. E.: Perirenal lymphangioma causing hypertension. Ann. intern. Med. 33, 234 (1950). — PULLMAN, T. W., and A. S. ALVING: Malignant hypertension. Med. Clin. N. Amer., p. 111. Philadelphia: Saunders 1951. — PUND, E. E., R. L. HAWLEY, H. J. McGEE, and S. G. BLOUNT: Gouty heart. New Engl. J. Med. 263, 835 (1960). — PUND, E. R., H. A. YOUNT, and J. M. BLUMBERG: Variations in morphologie of urinary bladder epithelium. Special reference to cystitis glandularis and carcinomas. J. Urol. (Baltimore) 68, 242 (1952). — PUPPEL, A. D., and E. P. ALYEO: Hypertension and the surgical kidney. J. Urol. (Baltimore) 67, 433 (1952). — PUTOIS, J.: Structure et ultrastructure rénale. Aspects normaux et pathologiques. La ponction-biopsie du rein. Paris: Arnette 1959. — PUTSCHAR, W.: Pyelitis, Pyelonephritis und Pyonephrose. In HENKE-LUBARSCH: Handbuch der speziellen Pathologie VI/2, S. 397. Berlin: Springer 1934. — Die entzündlichen Erkrankungen der ableitenden Harnwege und der Nierenhüllen einschließlich der Pyelonephritis und der Pyonephrose. In HENKE-LUBARSCH: Handbuch der speziellen pathologischen Anatomie VI/2, S. 333. Berlin: Springer 1934. — PYRAH, L. N., C. K. ANDERSON, A. HODGKINSON, and P. M. ZAREMBSKI: A case of oxalate nephrocalcinosis and primary hyperoxaluria. Brit. J. Urol. 31, 235 (1959). — PYRAH, L. N., and A. HODGKINSON: Nephrocalcinosis. Brit. J. Urol. 32, 361 (1960). — PYTEL, A.: Über die Bedeutung der pyelorenalen Refluxe bei der Metastasierung der Nierentumoren. Z. Urol. 53, 133 (1960). — Renal fornical hemorrhages. J. Urol. (Baltimore) 83, 783 (1960).

QUILTER, T. N.: Embryoma of the urinary bladder. J. Urol. (Baltimore) 76, 392 (1956). — QUINN, W. P.: Case of bilateral renal ectopy. J. Urol. (Baltimore) 44, 10 1940).

RAASCHOU, F.: Studies of chronic pyelonephritis. Kopenhagen: Munksgaard 1948. — Does urine stasis have any influence on the development of arterial hypertension. Acta med. scand. 133, 31 (1949). — Preliminary experiences with aspiration biopsy of the kidney. Ciba Foundation Sympos. on Kidney, p. 15. London: Churchill 1954. — RACE, G. J., and E. PESCHEL: Pathogenesis of polyarteritis nodosa in hypertensive rats. Amer. J. Anat. 28, 527 (1952). — Pathogenesis of polyarteritis nodosa in hypertensive rats. Circulat. Res. 2, 483 (1954). — RADMAN, H. M.: Endometriosis of the bladder. Amer. J. Obstet. Gynec. 83, 171 (1962). — RAFFERTY, K. A. jr.: Spontaneous kidney tumors in the frog: rate of occurence in isolated adults. Science 141, 720 (1963). — RAFFLE, R. B.: Familial hydronephrosis. Brit. J. Med. 1955/I, 580. — RAHMAN, A. N., F. A. SIMEONE, D. B. HACKEL, P. W. HALL, E. Z. HIRSCH, and J. W. HARRIS: Angiokeratoma corporis diffusum universale (hereditary dystopic lipidosis). Trans. Ass. Amer. Phycns. 74, 366 (1961). — RAITT, J., and H. R. HOLMAN: Lupus nephritis. Arthr. and Rheum. 5, 517 (1962). — RALL, J. E., and H. M. ODEL: Congenital polycystic disease of the kidney. Amer. J. med. Sci. 218, 399 (1949). — RALSTON, D. E.: The renal lesions of periarteritis nodosa. Proc. Mayo Clin. 24, 18 (1949). — RAMMELKAMP, C. H.: Glomerulonephritis. Proc. Inst. Med. Chic. 19, 371 (1953). — Aetiology of glomerulonephritis. In BLACK, D. A.: Renal disease, p. 173. Oxford: Blackwell 1962. — RAMSPERGER, W.: Die großzellig-interstitielle Nephritis. Inaug. Diss. Zürich 1949. — RANDALL, A.: Origin and growth of renal calculi. Ann. Surg. 105, 1009 (1937). — RANDERATH, E.: Über die Beteiligung der Glomeruluskapsel bei der Glomerulonephritis. Virchows Arch. path. Anat. 271, 197 (1929). — Zur Frage des Glomerulothels. Beitr. path. Anat. 85, 85 (1930). — Pathologisch-anatomische und experimentelle Untersuchungen zur Frage der Nierenveränderungen bei Bence-Jonesscher Proteinurie. Z. klin. Med. 127, 527 (1935). — Über den Ort der Eiweißausscheidung in der Niere bei nephrotischen Nierenkrankheiten, nebst Bemerkungen über den Begriff und die Einteilung der Nephrosen. Beitr. path. Anat. 95, 403 (1935). — Die Entwicklung der Lehre der Nephrosen in der pathologischen Anatomie. Ergebn. allg. Path. path. Anat. 32, 91 (1937). — Nephrose-Nephritis. Klin. Wschr. 20, 281, 305 (1941). — Zur pathologischen Anatomie der sog. Amyloidnephrose. Virchows Arch. path. Anat. 314, 388 (1947). — Über die Morphologie der Paraproteinose. Verh. dtsch. Ges. Path. 32, 27 (1948). — Die pathologische Anatomie der Kriegsnephritis. Dtsch. Arch. klin. Med. 193, 119 (1948). — Zur Frage der intercapillären (diabetischen) Glomerulosklerose. Virchows Arch. path. Anat. 323, 483 (1952). — Harnorgane. In Naturforschung und Medizin in Deutschland 1939—1946, Bd. 73. Weinheim: Verlag Chemie GMBH 1953. — Zur Physiologie und Pathologie der akuten und chronischen Nierenentzündungen. Z. Urol., Sonderband Hamburger Kongreßbericht d. Dtsch. Ges. Urol. 1955, S. 147. — Die Nierentuberkulose als pathologisch-anatomisches Problem. Kongreßbericht XXIII. Tagung Wiss. Ges. südwestdeutscher Tub. Ärzte 1958, Bad Wildungen. — Kritik an dem Begriff „Phenacetinnephritis". In SARRE-MOENCH-KLUTHE: Phenacetinabusus und Nierenschädigung, S. 20. Stuttgart: Thieme 1958. — RANDERATH, E., u. A. BOHLE: Niere und Hochdruck. Dtsch. med. Wschr. 17, 517 (1952). — Morphologische Grundlagen akuter extrarenal bedingter Nierenfunktionsstörungen. Verh. dtsch. Ges. inn. Med. 65, 250 (1959). — Die Pathomorphologie der Nierenausscheidung. In BÜCHNER-LETTERER-ROULET: Handbuch der allgemeinen Pathologie V/2, S. 222. Berlin-Göttingen-Heidelberg: Springer 1959. — RANDERATH, E., u. P. B. DIEZEL: Gichtniere bei einem Alligator. Dtsch. tierärztl. Wschr. 63, 1 (1956). — RANDERATH, E., u. G. HIERONYMI: Erkrankungen der Harnorgane. In COHRS-JAFFÉ-MEESSEN: Pathologie der Laboratoriumstiere I, S. 374. Berlin-Göttingen-Heidelberg: Springer 1958. — RANDERATH, E., u. P. LUTZ: Histologische Befunde der Niere von Salamandra maculosa nach intraperitonealer Injektion fermenthemmender Substanzen. Frankf. Z. Path. 67, 38 (1955). — RAPHAEL, S. S., and M. J. LYNCH: Kimmelstiel-Wilson glomerulonephropathy. Its occurence in diseases other than diabetes mellitus. Arch. Path. 65, 420 (1955). — RAPIN, M., PH. AMSTUTZ, F. GORCE, A. BAROIS et M. GOULON: Anurie par néphropathie interstitielle aigue au décours d'un traitement prolongé par la phénindione. Presse méd. 72, 2279 (1964). — RAPOPORT, A., L. W. WHITE, and G. N. RANKING: Renal damage associated with chronic phenacetin overdosage. Ann. intern. Med. 51, 970 (1962). — RAPOPORT, M.: Studies in neonatal nephrosis. Proc. 11th ann. conf. on the nephrotic syndrome. New York: Nat. Kidney disease Foundation 1960. — RAPPAPORT, E.: Hematuria due to papillary hemangioma of renal pelvis. Arch. Path. 40, 84 (1945). — RATHBURN, N. P.: Notes on clinical aspects of horseshoe kidney. J. Urol. (Baltimore) 12, 611 (1924). — Primary bladder tumors in infants and young children. Surg. Gynec. Obstet. 64, 914 (1937). — RATHER, L. J.: Renal athrocytosis and intracellular digestion of intraperitoneally injected hemoglobin in rats. J. exp. Med. 87, 163 (1948). — The adrenals and experimental constrictive renal hypertension. Stanf. med. Bull. 8, 119 (1950). — The pathogenesis of hypertension induced by renal constriction. J. exp. Med. 92, 59 (1950). — The nature and significance of changes in adrenal cytology, weight and cortical/medullary ratio in experimental renal hypertension and clinical hypertension. J. exp. Med. 93, 573 (1951). — Filtration, resorption, and excretion of protein by the kidney. Medicine (Baltimore) 31, 357 (1952). — RATHERY, F.: La néphrose lipoidique et son traitement. Bericht 2. internat. Med. Woche i. d. Schweiz. Basel: Schwabe 1937. — RATHERY, F., DÉROT et DE TRAVERSE: Uricémie et azotémie uréique. Congrès de la goutte. Vittel 1935. — RATKE, 1.: Die Masugi-Nephritis unter Röntgenbestrahlung. Helv. med. Acta 22, 133 (1955). — RATLIFF, R. K., R. M. NESBIT, R. F. PLUMB, and W. BOHNE: Nephrectomy for hypertension with unilateral renal disease. J. Amer. med. Ass. 133, 296 (1947). — RAUBER, G., J. SCHMITT et R. PARACHE: Le petit rein unilatéral dans la neurofibromatose de Recklinghausen. Strasbourg méd. N.S. 13, 937 (1962). — RANK, F.: Die Ablagerungsweise des Bleies in der Niere. Arch. exp. Path. 174, 352 (1934). — RAVAULT, P., M. PONT et C. CHASSAGNON: Les néphroscléroses hypertensives d'origine gravidique. Rev. méd. Suisse rom. 10, 738 (1949). — RAVICH, A., A. P. STOUT, and R. A. RAVICH: Malignant granular cell myoblastoma involving the urinary bladder. Ann. Surg.

121, 367 (1945). — RAWSON, A. J.: Distribution of the lymphatics of the human kidney as shown in a case of carcinomatous permeation. Arch. Path. **47**, 283 (1949). — RAY, C. TH.: Mercurial diuretics. Arch. intern. Med. **102**, 1016 (1958). — READ, J.: The pathological changes produced by antilung serum. J. Path. Bact. **76**, 403 (1958). — REALE, E., L. LUCIANO und O. BUCHER: Zur Ultrastruktur des Übergangsepithels der Harnblase. Anat. Anz. **113**, Ergänzungsheft 62 (1964). — REBER, K.: Blockierung der Speicherfunktion der Niere als Schutz bei Sublimatvergiftung. Schweiz. Z. Path. Bakt. **16**, 755 (1953). — RECHENBERG, H. K. VON: Schwefelkohlenstoffvergiftung und das sulfocarbotoxische vasculäre Spätsyndrom. Arch. Gewerbepath. Gewerbehyg. **15**, 487 (1957). — RECKENZAUN, G.: Ein Beitrag zum Harnblasendivertikelkarzinom. Z. Urol. **51**, 299 (1958). — REDEKER, A. G.: Atonic neurogenic bladder in porphyria. J. Urol. (Baltimore) **75**, 465 (1956). — REESE, A. J. M., and D. P. WINSTANLEY: The small, tumourlike lesions of the kidney. Brit. J. Cancer **12**, 507 (1958). — REEVES, G., L. LOWENSTEIN, and S. C. SOMMERS: A suggested mechanism of erythropoietic control by juxtaglomerular cells. Amer. J. med. Sci. **245**, 184 (1963). — The macula densa and juxtaglomerular body in cirrhosis. Arch. intern. Med. **112**, 708 (1963). — REGAN, F. C., and E. G. CRABTREE: Renal infarction: a clinical and possible surgical entity. J. Urol. (Baltimore) **59**, 981 (1948). — RÉGNIER, CL.: Etude histologique et électronique du rein normal et pathologique de l'enfant: Prélèvements par ponction-biopsie. Toulouse: Thèse 1959. — RÉGNIER, CL., et H. BOUISSOU: Les syndromes néphrotiques de l'enfant. Corrélations cliniques et anatomiques par étude simultanée au microscope optique et électronique. Arch. franç. Pédiat. **17**, 627 (1960). — Apport de la microscopie électronique dans les néphropathies du syndrome de Schonlein-Henoch. Arch. franç. Pédiat. **17**, 384 (1960). — Etude histologique et électronique de l'embryologie du rein. Arch. franç. Pédiat. **18**, 65 (1961). — REGOLI, D., H. BRUNNER, G. PETERS, and F. GROSS: Changes in renin content in kidneys of renal hypertensive rats. Proc. Soc. exp. Bio.. (N.Y.) **109**, 142 (1962). — REHBERG, P. B.: Studies on kidney function. I. The rate of filtration and reabsorption in the human kidney. Biochem. J. **20**, 30 (1926). — REHN, L.: Blasengeschwülste bei Fuchsinarbeitern. Arch. klin. Chir. **50**, 588 (1895). — REHSTEINER, K.: Eiweißkristalle in der Niere. Z. allg. Path. **33**, 449 (1923). — REICH, M., D. A. COATS, and I. R. McDONALD: Experimental nephritis in dogs: serial changes observed in the serum protein fractions, urine and renal architecture following the injection of nephrotoxic serum. Aust. J. exp. Biol. med. Sci. **34**, 323 (1956). — REID, R., and J. B. PENFOLD: Anuria treated by renal decapsulation and peritoneal dialysis. Lancet **1946/II**, 749. — REIDENBERG, M. M., D. V. POWERS, R. W. SEVY, and C. T. BELLO: Acute renal failure due to nephrotoxins. Amer. J. med. Sci. **247**, 25 (1964). — REIF, H. A., and H. F. BROMLEY: Bichloride of mercury poisoning. J. Urol. (Baltimore) **49**, 583 (1943). — REILLY, J., A. COMPAGNON, A. LAPORTE et H. DU BUIT: Le rôle du système nerveux en pathologie rénale. Paris: Masson 1942. — REINER, L., N. KONIKOFF, M. D. ALTSCHULE, G. J. DAMMIN, and J. P. MERRILL: Idiopathic paroxysmal myoglobinuria. Arch. intern. Med. **97**, 537 (1956). — REITER, H.: Die Reitersche Krankheit. Dtsch. med. Wschr. **82**, 1336 (1957). — RELMAN, A. S., and N. G. LEVINSKY: Kidney disease: asquired tubular disorders with special reference to disturbances of concentration and dilution and of acid-base regulation. Ann. Rev. Med. **12**, 93 (1961). — RELMAN, A. S., and W. B. SCHWARTZ: The nephropathy of potassium depletion. New Engl. J. Med. **255**, 196 (1956). — The kidney in potassium depletion. Amer. J. Med. **24**, 764 (1958). — The kidney and potassium metabolism. In BLACK, D. A.: Renal disease, p. 553. Oxford: Blackwell 1962. — RELUN, R. A., W. N. TAYLOR, and J. N. TAYLOR: Renal cyst associated with carcinoma. J. Urol. (Baltimore) **86**, 307 (1961). — REMÉ, H.: Zur Klinik von Strahlenreaktionen am Darm und am Harnleiter nach Unterleibsbestrahlung. Internist **4**, 168 (1963). — REMMELE, W., L. D. LEDER und W. GRAUL: Herkunft und Bedeutung der intravasalen Zellansammlungen in der sog. Schockniere. Verh. dtsch. Ges. Path. **48**, 179 (1964). — REMMELE, W., u. F. RODRIGUEZ-ERDMANN: Niere und Erythropoese. Frankf. Z. Path. **70**, 152 (1959). — RENAUD, S.: A thrombotic thrombocytopenia in the rat as compared to human thrombotic thrombocytopenic purpura. Lab. Invest. **11**, 854 (1962). — RENNELS, E. G., and A. RUSKIN: Histochemical changes in succinic dehydrogenase activity in rat kidney following administration of mercurial diuretics. Proc. Soc. exp. Biol. (N.Y.) **85**, 309 (1954). — RENNER, M. J.: Primary malignant tumors of ureter. Surg. Gynec. Obstet. **52**, 793 (1931). — RÉNYI-VÁMOS, F.: Die Bedeutung des Lymphgefäßsystems in der Verbreitung der Infektion. Acta med. scand. **155**, 397 (1956). — RÉNYI-VÁMOS, F., u. L. HORVÁTH: Experimentelle Angaben zur Pathologie und Pathogenese der von der

Harnblase ausgehenden Pyelonephritis. Z. ges. exp. Med. **135**, 216 (1961). — Rényi-Vámos, F., L. Horváth und J. Tóth: Das Lymphgefäßsystem des Ureters und seine Rolle in der Verbreitung der Infektion. Urol. int. (Basel) **10**, 103 (1960). — Reuber, M. D., and J. E. Bradley: Acute versenate nephrosis. J. Amer. med. Ass. **174**, 263 (1960). — Reubi, F.: Les azotémies dites extrarénales. Praxis **21**, 435 (1951). — Diffuse Glomerulonephritis und renale Mißbildung. Ein gutachtliches Problem. Klin. Wschr. **29**, 482 (1951). — Die akute Niereninsuffizienz und ihre Behandlung. Schweiz. med. Wschr. **84**, 523 (1954). — Physiolopathologie et clinique des néphrites glomérulaires. J. Urol. méd. chir. **9**, 626 (1955). — A propos de la pathogénie du syndrome néphrotique. Helv. med. Acta **22**, 514 (1955). — Physiopathologie et diagnostic du diabète rénal. Rev. franç. Étud. clin. biol. **1**, 575 (1956). — La signification de la pression intrarénale en pathologie médicale. Schweiz. med. Wschr. **86**, 385 (1956). — La pression intrarénale chez l'homme. Experientia (Basel) **12**, 33 (1956). — Die Erkrankungen des Glomerulums. In Cobet-Gutzeit-Bock: Klinik der Gegenwart III, S. 95. München-Berlin: Urban und Schwarzenberg 1956. — Classification et nosologie des néphrites glomérulaires. J. Urol. méd. chir. **63**, 137 (1957). — L'hyperchlorémie du syndrome néphrotique. Schweiz. med. Wschr. **87**, 393 (1957). — Diskussionsbeitrag: Symposium über Phenacetinabusus und Nierenschädigung. Schweiz. med. Wschr. **88**, 453 (1958). — Diskussionsbeitrag. In Sarre-Moench-Kluthe: Phenacetinabusus und Nierenschädigung, S. 95. Stuttgart: Thieme 1958. — Die tubulären Nierensyndrome. Ergebn. inn. Med. Kinderheilk. **9**, 154 (1958). — Zur Frage der sogenannten ,,Saridon-Nephritis". Pharm. Acta Helv. **33**, 703 (1958). — Diagnostic des néphrites infectieuses et allergiques. C. R. 3e congr. internat. Biol. clin. Bruxelles 375 (1958). — Die Leistungsfähigkeit der Schockniere im akuten Stadium und während der Rekonvaleszenz. Melsunger Med. Pharm. Mitt. H. **91**, 1772 (1959). — Die akute Glomerulonephritis. Schweiz. med. Wschr. **89**, 513 (1959). — Le diagnostic de la pyélonéphrite chronique. J. Urol. méd. chir. **60**, 816 (1959). — Nierenkrankheiten. Bern: Huber 1960. — The renal blood flow. Mod. Probl. Pädiat. **6**, 3 (1960). — Tendances actuelles en néphrologie. Méd. et Hyg. (Genève) **18**, 545 (1960). — La glomérulosclérose diabétique de Kimmelstiel-Wilson. 33e Congr. franç. Méd., p. 29. Paris 1961. — Néphrite hématurique familiale. Schweiz. med. Wschr. **91**, 716 (1961). — Circulation rénale et anurie aiguë. Schweiz. med. Wschr. **93**, 1675 (1963). — A propos des glomérulonéphrites. Schweiz. med. Wschr. **93**, 1787 (1963). — Reubi, F., u. P. Cottier: Das nephrotische Syndrom. Ergebn. inn. Med. Kinderheilk. **18**, 366 (1962). — Reubi, F., u. H. G. Pauli: Das nephrotische Syndrom. II. Symp. der Ges. Nephrologie. Stuttgart: Thieme 1963. — Reubi, F., et J. Roggo: Intégrité histologique du squelette et absence de néphrocalcinose chez le lapin en acidose chronique par inhibition de la carbo-anhydrase rénale. Sem. Hóp. Path. Biol. **12**, 1375 (1957). — Reubi, F., et A. Schmid: L'hyperlipidémie du syndrome néphrotique est-elle d'origine rénale? J. Urol. méd. chir. **5**, 304 (1955). — Reubi, F., H. A. Schroeder, P. H. Futcher, and C. Reubi: A discrepancy between renal extraction and urinary excretion of various substances (Para-aminohippurate, Mannitol, Creatinine, Thiosulphate) in man. J. appl. Physiol. **3**, 63 (1950). — Reubi, F., F. Wüthrich, R. Witmer et P. Cottier: Modalités de la rémission dans le syndrome néphrotique traité par l'ACTH. J. Urol. méd. chir. **11**, 740 (1952). — Reuss, A. von: Zuckerausscheidung im Säuglingsalter. Wien. med. Wschr. **58**, 799 (1908). — Revill, R. D., and W. C. Wilson: Thrombotic microangiopathy. Brit. med. J. **1954/II**, 81. — Rexford, W. R., and P. J. Connolly: Traumatic infarction of the kidney. Amer. J. Surg. **68**, 250 (1945). — Reyna, R.: Über die toxische Wirkung der intravenösen Lithium-Karmininjektionen und ihre Beziehung zu der Totalnekrose der Nieren- und Nebennierenrinde. Beitr. path. Anat. **93**, 261 (1936). — Reynolds, T. B.: Observations on the pathogenesis of renal tubular acidosis. Amer. J. Med. **25**, 503 (1958). — Reynolds, T. B., and H. A. Edmondson: Chronic renal disease and heavy use of analgetics. J. Amer. med. Ass. **184**, 435 (1963). — Rhaney, R., and R. G. Mitchell: Idiopathic hypercalcemia of infants. Lancet **1956/I**, 1028. — Rhoads, P. S.: Management of urinary tract infections. Postgrad. Med. **21**, 563 (1957). — Rhodin, J.: Correlation of ultrastructural organization and function in normal and experimentally changed proximal convoluted tubule cells of the mouse kidney. Stockholm: Aktiebolaget Godvil 1954. — Electron microscopy of the glomerular capillary wall. Exp. Cell Res. **8**, 572 (1955). — Electron microscopy of the kidney. Amer. J. Med. **24**, 661 (1958). — Electron microscopy of the kidney. In Black, D. A.: Renal disease, p. 117. Oxford: Blackwell 1962. — Fine structure of the nephron. In: Wollheim: Glomeruläre und tubuläre Nierenerkrankungen, S. 92. Stuttgart: Thieme 1962. — Structure of the kidney. In: Strauss,

M. B., and L. G. WELTE: Diseases of the kidney, p. 1. Boston: Little, Brown and Co. 1963.
— An atlas of ultrastructure. Philadelphia-London: Saunders 1963. — RIBBERT, H.: Über.
kompensatorische Hypertrophie der Niere. Virchows Arch. path. Anat. 88, 11 (1882). —
Über die Entwicklung der bleibenden Niere und über die Entstehung der Cystenniere. Verh.
dtsch. Ges. Path. 2, 187 (1899). — Über protozoenartige Zellen in der Niere eines syphilitischen
Neugeborenen und in der Parotis von Kindern. Zbl. Path. 15, 945 (1904). — Über die Pyelo-
nephritis. Virchows Arch. path. Anat. 220, 296 (1915). — Über die Schrumpfniere. Virchows
Arch. path. Anat. 222, 365 (1916). — RICE, W. G., and K. P. WITTSTRUCK: Acute hypertension
and delayed traumatic rupture of the aorta. J. Amer. med. Ass. 147, 915 (1951). — RICH, A. R.:
Nephritis associated with acquired syphilis. Bull. Johns Hopk. Hosp. 50, 357 (1932). — The
role of hypersensitivity in periarteritis nodosa. Bull. Johns Hopk. Hosp. 71, 123 (1942). —
A hithto undescribed vulnerability of the juxtamedullary glomeruli in lipoid nephrosis. Bull.
Johns Hopk. Hosp. 100, 173 (1957). — Immunologic disease. Milit. Med. 128, 293 (1963). —
RICH, A. R., M. BERTHRONG, and T. L. BENNETT: The effect of cortisone on experimental
cardiovascular and renal lesions produced by anaphylactic hypersensitivity. Bull. Johns Hopk.
Hosp. 87, 549 (1950). — RICH, A. R., and J. E. GREGORY: The experimental demonstration
that periarteritis nodosa is a manifestation of hypersensitivity. Bull. Johns Hopk. Hosp. 72,
65 (1943). — RICH, J. G., S. GLAGOV, K. LARSEN, and B. SPARGO: Histochemical studies of rat
kidney after abdominal X-irradiation. Arch. Path. 72, 388 (1961). — RICHARDS, A. N.: Direct
observations of change in function of the renal tubule by certain poisons. Trans. Ass. Amer.
Phycns. 44, 64 (1929). — Methods and results of direct investigations of the function of the
kidney. Baltimore: Williams and Wilkins 1929. — RICHARDS, A. N., and C. F. SCHMIDT:
A description of the glomerular circulation in the frog's kidney and observations concerning
the action of adrenaline and various other substances upon it. Amer. J. Physiol. 71, 178 (1924).
— RICHARDS, W. G., F. S. KATZMANN, and F. C. COLEMAN: Extramedullary plasmacytoma
arising in the head of the pancreas. Cancer 11, 649 (1958). — RICHARDSON, E. H.: Diverticulum
of the ureter. J. Urol. (Baltimore) 47, 535 (1942). — RICHARDSON, G.: Atherosclerosis of the
main renal arteries in essential hypertension. J. Path. Bact. 55, 33 (1943). — RICHES, E. W.:
Papillomata of the urethra. Brit. J. Urol. 16, 12 (1944). — RICHES, E. W., and T. H. CULLEN:
Carcinoma of the urethra. Brit. J. Urol. 23, 209 (1951). — RICHES, E. W., I. H. GRIFFITHS, and
A. C. THACKRAY: New growths of the kidney and ureter. Brit. J. Urol. 23, 297 (1951). —
RICHES, E. W., and B. H. PAGE: Transitional-cell carcinoma of the colon following cystectomy
and uretero-sigmoidostomy for carcinoma of the bladder. Brit. J. Urol. 28, 288 (1956). —
RICHET, G.: L'acidose rénale. Presse méd. 65, 641 (1957). — L'Insuffisance rénale des écrase-
ments musculaires (crush syndrome de Bywaters). J. Urol. méd. chir. 66, 631 (1960). —
RICHET, G., D. ALAGILLE, C. NEZELOFF et J. P. MERY: Physiopathologie et pathogénie des
anuries hémolytiques du post partum. J. Urol. méd. chir. 62, 556 (1956). — RICHET, G.,
R. ARDAILLOU, H. DE MONTERA, R. SLAMA et TH. BOUGAULT: Le rein goutteux. Etude de
31 cas de néphropathie associée à la goutte. Presse méd. 69, 644 (1961). — Etude de 31 cas de
néphropathie associée à la goutte. J. Urol. Néphrol. 67, 1 (1961). — RICHET, G., R. ARDAILLOU
et Y. NAJEAU: Insuffisance rénale et érythropoiese. Faits cliniques et expérimentaux. Bull.
Mém. Soç. méd. Hôp. Paris 76, 599 (1960). — RICHET, G., H. DE MONTERA, H. DUCROT,
B. DUCROISET et P. VASSALLI: Nécrose corticale et insuffisance rénale au cours des pancréati-
tites aiguës. I. Clinique et anatomo-pathologie. Presse méd. 68, 2275 (1960). — RICHMOND, J.,
R. S. SHERMAN, H. D. DIAMOND, and L. F. CRAVER: Renal lesions associated with malignant
lymphomas. Amer. J. Med. 32, 184 (1962). — RICHTER, G. W.: Parenchymatous lesions of
liver and kidney of mice due to pectine. Amer. J. Path. 26, 379 (1950). — The nature of storage
iron in idiopathic hemochromatosis and in hemosiderosis. J. exp. Med. 122, 551 (1960). —
Neurohistologische Befunde an sympathischen Ganglien insuffizienter Nieren. Z. Urol. 45,
129 (1952). — RICKLIN, P.: Über die Haftung der eidgenössischen Militärversicherung bei
maligner Nephrosklerose. Inaug. Diss. Zürich 1946. — RIDDLE, M., F. GARDNER, I. BESWICK,
and I. FILSHIE: The nephrotic syndrome complicating mercurial diuretic therapy. Brit. med.
J. 1958/I, 1274. — RIEBEN, W. B.: Der Einfluß der Entnervung der Niere auf die Masugi-
Nephritis. Inaug. Diss. Bern 1948. — RIEDER, W., u. E. BALZER: Über Versuche zur Erzeugung einer akuten diffusen Glomerulonephritis. Z. exp. Med. 92, 517 (1933). — RIFKIN, H.,
L. LEITER, and J. BERKMAN: Diabetic glomerulosclerosis. The specific renal disease of diabetes
mellitus. Springfield: Thomas 1952. — RIGDON, R. H., W. H. SIDDON, and D. E. FLETCHER:

Consideration of glomerular nephritis in its relation to sulfonamide sensitivity. Amer. J. Med. **6**, 177 (1949). — RIJSSEL, TH. G. VAN, and L. MEYLER: Arteritis generalisata necroticans na gebruik van sulfonamides. Ned. T. Geneesk **91**, 2649 (1947). — RINEHART, J. F.: Fine structure of renal glomerulus as revealed by electron microscopy. Arch. Path. **59**, 439 (1955). — RINE-HART, J. F., M. G. FARQUHAR, H. CH. JUNG, and S. K. ABUL-HAJ: The normal glomerulus and its basic reactions in disease. Amer. J. Path. **29**, 21 (1953). — RIOPELLE, J. L.: The nature and origin of the so-called true kidney hypernephroma. Cancer **4**, 789 (1951). — RIPPMANN, E.: Die pathologische Anatomie und Physiologie des Icterus infectiosus Weil. Inaug. Diss. Zürich 1954. — RISAK, E.: Über Fehlbildungen der Bowmanschen Kapsel. Virchows Arch. path. Anat. **267**, 222 (1928). — RISSEL, E.: Die kardiale Urämie. Wien. klin. Wschr. **26**, 517 (1940). — RITCHIE, S., and D. WAUGH: The pathology of Armanni-Ebstein diabetic nephropathy. Amer. J. Path. **33**, 1035 (1957). — RITTER, J. A., and E. S. SCOTT: Embryoma of contralateral kidney ten years following nephrectomy for Wilm's tumor. J. Pediat. **34**, 753 (1949). — RIVA, G.: Die Diagnose der Urämie an der Leiche. Helv. med. Acta **10**, Suppl. XII (1943). — RIVA, S.: Zur Frage der chronischen Quecksilbernephrose. Helv. med. Acta **12**, 539 (1945). — RIVIER, J. L.: Contribution à l'étude de l'hépato-néphrite à staphylocoques. Inaug. Diss. Lausanne 1944. — ROBBIN, S. R., and S. DACK: Atherosclerosis: a review of the predisposing factors and the problems of treatment. J. Mt Sinai Hosp. **22**, 34 (1955). — ROBBINS, F. D., and A. ANGRIST: Necrosis of renal papillae. Ann. intern. Med. **31**, 773 (1949). — ROBBINS, S. L.: Renal lesions in diabetes mellitus. Bull. New Engl. med. Cent. **10**, 78 (1948). — ROBBINS, S. L., G. K. MALLORY, and TH. D. KINNEY: Necrotizing renal papillitis; a form of acute pyelonephritis. New Engl. J. Med. **235**, 885 (1947). — ROBERT, A.: Production d'une atrophie progressive du rein. Rev. canad. Biol. **13**, 3 (1954). — ROBERT, A., and J. E. NEZAMIS: Hypertensive eye lesions in the rat. Effect of carotical ligation. Experientia (Basel) **13**, 457 (1957). — ROBERTS, R. R.: Complete valve of ureter; congenital urethral valves. J. Urol. (Baltimore) **76**, 62 (1956). — ROBERTS, W. C., and A. S. RABSON: Focal glomerular lesions in fungal endocarditis. Ann. intern. Med. **56**, 610 (1962). — ROBERTSON, D. M., and R. H. MORE: Structure of glomerular axial region in normal and nephritic rabbits. Arch. Path. **72**, 330 (1961). — ROBINSON, G. L.: Perlman's tumour of the kidney. Brit. J. Surg. **44**, 620 (1957). — ROBINSON, H. P., and L. F. GREENE: Postoperative contracture of the vesical neck. I. Review of cases and proposed theory of etiology. J. Urol. (Baltimore) **87**, 601 (1962). — II. Experimental production of contractures in dogs: transurethral series. J. Urol. (Baltimore) **87**, 610 (1962). — ROBINSON, J. N., O. S. CULP, H. I. SUBY, CH. W. REISER, and R. B. MULLENIX: Injuries to the genito-urinary tract in the european theater of operation. J. Urol. (Baltimore) **56**, 498 (1946). — ROBINSON, J. R.: Principles of renal physiology. In BLACK, D. A.: Renal disease, p. 30. Oxford: Blackwell 1962. — ROBINSON, R. R., CH. T. ASHWORTH, S. N. GLOVER, P. J. PHILLIPPI, F. R. LECOCQ, and P. R. LANGELIER: Fixed and reproductive orthostatic proteinuria. II. Electron microscopy of renal biopsy specimens of five cases. Amer. J. Path. **39**, 405 (1961). — ROBINSON, R. R., S. N. GLOVER, P. J. PHILLIPPI, F. R. LECOCQ, and P. R. LANGELIER: Fixed and resproducable orthostatic proteinuria. I. Light microscopic studies of the kidney. Amer. J. Path. **39**, 291 (1961). — ROBSON, J. S.: Factors affecting renal concentrating ability. In WILLIAMS, P. C.: Hormones and the kidney, p. 105. London: Academic Press 1963. — ROCHA, H., and F. R. FEKETY: Acute inflammation in the renal cortex and medulla following thermal injury. J. exp. Med. **119**, 131 (1964). — ROCHA, H., L. B. GUZE, L. R. FREEDMAN, and P. B. BEESON: Experimental pyelonephritis. III. The influence of localized injury in different parts of the kidney on susceptibility to bacillary infection. Yale J. Biol. Med. **30**, 341 (1958). — ROCHS, K.: Ein Beitrag zur Kenntnis der haemorrhagischen Glomerulonephritis. Virchows Arch. path. Anat. **225**, 60 (1918). — RODA, E., C. JIMÉNEZ DIAZ et J. M. LINAZASORO: Etude sur la néphrite expérimentale par sérum néphrotoxique. Schweiz. med. Wschr. **80**, 969 (1950). — RODEHÜSER, TH.: Über die Beteiligung des Harnapparates an der Lymphogranulomatose. Zbl. Path. **82**, 161 (1944). — RODGERS, R. S., P. M. ELLWOOD, and A. E. RATELLE: Urological complications of poliomyelitis. J. Urol. (Baltimore) **76**, 447 (1956). — RODIN, A. E., and C. N. CROWSON: Mercury nephrotoxicity in the rat. I. Factors influencing the localization of the tubular lesions. Amer. J. Path. **41**, 297 (1962). — II. Investigation of the intracellular site of mercury nephrotoxicity by correlated serial tissue histologic and histoenzymatic studies. Amer. J. Path. **41**, 485 (1962). — RODNAN, G. P., and R. H. FENNELL: Progressive systemic sclerosis sive scleroderma. J. Amer. med. Ass. **180**, 665 (1962). — RODNAN, G. P., G. E. SCHREINER, and R. L.

BLACK: Renal involvement in progressive systemic sclerosis (generalized scleroderma). Amer. J. Med. 23, 445 (1957). — ROGERS, J., L. STANLEY, and L. ROBBINS: Intercapillary glomerulosclerosis: a clinical and pathological study. I. Specifity of the clinical syndrome. Amer. J. Med. 12, 688 (1952). — RÖHL, L.: Zur Ätiologie des Blasenkrebses. Urologe 2, 57 (1963). — ROHLAND, R.: Über hypochlorämische Nephrose. Klin. Wschr. 15, 825 (1930). — ROHNER, R. C.: Ergebnisse der experimentellen und klinischen Nierentransplantation. Schweiz. med. Wschr. 91, 245 (1961). — ROKITANSKY, C.: Über einige der wichtigsten Krankheiten der Arterien-Denkschrift königl. Akad. Wiss. 4, 49 (1852). — ROLAND, A. S., E. A. HILDRETH, and A. M. SELLERS: Occult primary renal disease in the hypertensive patient. Arch. intern. Med. 113, 101 (1964). — ROLLASON, H. D.: Compensatory hypertrophy of the kidney of young rat with special emphasis on role of cellular hyperplasia. Anat. Rec. 104, 263 (1949). — ROLLHÄUSER, H.: Polarisationsoptische Untersuchungen an Nierenparenchym. Ber. Oberhess. Ges. Natur- und Heilk. Gießen, N.F. 27, 177 (1954). — Polarisationsoptische und histochemische Untersuchungen über die Feinstruktur des Nephrons und ihre Beziehungen zur Nierenfunktion. Z. Zellforsch. 44, 57 (1956). — Histologische und cytologische Untersuchungen über den Mechanismus der tubulären Farbstoff-Ausscheidung in der Rattenniere. Z. Zellforsch. 46, 52 (1957). — ROLLHÄUSER, H., W. KRIZ und W. HEINKE: Das Gefäßsystem der Rattenniere. Z. Zellforsch. 64, 381 (1964). — ROLLHÄUSER, H., u. W. VOGELL: Die tubuläre Phenolrotausscheidung und die Feinstrukturveränderungen der Glomerula bei der Rattenniere im traumatischen Schock. Z. Zellforsch. 52, 549 (1960). — RÖLLINGHOFF, W.: Allergische Nierenschädigung durch Sulfonamide. Klin. Wschr. 27, 553 (1949). — ROLNICK, D., and G. O. BAUMRUCKER: Genitourinary blastomycosis. J. Urol. (Baltimore) 79, 315 (1958). — ROMHÁNYI, G.: Über die submikroskopische Struktur des Amyloids. Zbl. Path. 80, 411 (1942). — RONNEN, J. R. VON: The roentgen diagnosis of calcified aneurysms of the splenic and renal arteries. Acta radiol. (Stockh.) 39, 385 (1953). — ROOS, B. E., I. RUDBERG-ROOS, and U. SCHELIN: Patho-anatomical changes in man after large doses of somatotrophic hormone (STH). Acta path. microbiol. scand. 44, 33 (1958). — ROSAS, R., A. GOMEZ, D. MONTAGUE, M. GROSS, and S. W. HOOBLER: Hemodynamic effects od renal transplants in hypertensive and control rats. Proc. Soc. exp. Biol. (N.Y.) 115, 4 (1964). — ROSE, G. A., and H. SPENCER: Polyarteritis nodosa. Quart. J. Med. N.S. 26, 43 (1957). — ROSEMANN, G.: Zur Pathogenese der chromoproteinämischen Nephrose. Beitr. path. Anat. 122, 199 (1960). — ROSEN, S., C. L. PIRANI, R. M. KARK, R. C. MUEHRCKE, and V. E. POLLAK: "Lipoid Nephrosis" and idiopathic membranous glomerulonephritis. Amer. J. Path. 44, 14a (1964). — ROSEN, S., A. SWERDLOW, R. C. MUEHRCKE, and C. L. PIRANI: Electron microscopic observations in radiation nephritis. Lab. Invest. 12, 851 (1963). — Radiation nephritis. Light and electron microscopic observations. Amer. J. clin. Path. 41, 487 (1964). — ROSEN, V. J., T. J. CASTANERA, D. J. KIMELDORF, and D. C. JONES: Renal neoplasms in the irradiated and nonirradiated Sprague-Dawley rat. Amer. J. Path. 38, 359 (1961). — ROSEN, V. J. jr., T. J. CASTANERA, D. J. KIMELDORF, and D. C. JONES: Pancreatic islet cell tumors and renal tumors in the male rat following neutron exposure. Lab. Invest. 11, 204 (1962). — ROSEN, V. J., and L. J. COLE: Accelerated induction of kidney neoplasms in mice after X-irradiation (640 rads) and unilateral nephrectomy. J. Nat. Cancer Inst. 28, 1031 (1962). — ROSEN, V. J., L. J. COLE, and P. L. ROAN: Pathogenesis of postirradiation glomerulosclerosis in mice. Lab. Invest. 10, 857 (1961). — ROSENAU, W., H. YAMAUCHI, H. BRAINERD, and J. HOPPER: Experimental pyelonephritis in rats with aminonucleoside-induced nephrotic syndrome. Proc. Soc. exp. Biol. (N.Y.) 107, 201 (1961). — ROSENBAUER, K. A.: Die granulierten Zellen am Gefäßpol der Nierenkörperchen. Ergebn. inn. Med. Kinderheilk. N.F. 36, 81 (1965). — ROSENBAUM, D., W. COGGESHALL, and R. T. LEVIN: Chronic glomerulonephritis with severe renal tubular calcification. Amer. J. med. Sci. 221, 319 (1951). — ROSENBAUM, J., CH. HEIDER, A. N. BREST, and J. H. MOYER: Pyelonephritis and hypertension. Geriatrics 16, 503 (1961). — ROSENBERG, J. C.: Melanuric nephrosis. Arch. Path. 62, 399 (1956). — ROSENBERG, L. E., P. S. MUELLER, and D. M. WATKIN: A new syndrome: familial growth retardation, renal aminoaciduria and cor pulmonale. II. Investigation of renal function, aminoacid metabolism and genetic transmission. Amer. J. Med. 31, 205 (1961). — ROSENBERGER, H.: Beitrag zum Krankheitsbild der Staphylomykose der Niere. Chirurg 17/18, 472 (1947). — ROSENFELD, E.: Die histogenetische Ableitung der Grawitzschen Nierengeschwülste. Frankf. Z. Path. 14, 151 (1913). — ROSENHEIM, M. L.: The treatment of severe hypertension. Brit. med. J. 1954/II, 1181. — Problems of chronic pyelonephritis. Brit. med. J. 1963/I, 1433. — ROSENHEIM,

M. L., and E. J. Ross: Chronic renal failure. In BLACK, D. A.: Renal disease, p. 325. Oxford: Blackwell 1962. — ROSENKRANZ, A.: Die anhypertone, allgemeine, tubuloglomeruläre Niereninsuffizienz im Kindesalter. Wien. klin. Wschr. 70, 703 (1958). — ROSENMAN, R. H., S. O. BYERS, and M. FRIEDMAN: Plasma lipid interrelationships in experimental nephrosis. J. clin. Invest. 36, 1558 (1957). — ROSENMAN, R., M. FRIEDMAN, and S. O. BYERS: The causal role of plasma albumin deficiency in experimental hyperlipemia and hypercholesterinemia. J. clin. Invest. 35, 522 (1956). — ROSENMAN, R. H., B. SOLOMON, S. BYERS, and M. FRIEDMAN: Arresting effect of heparin upon experimental nephrosis in rats. Proc. Soc. exp. Biol. (N.Y.) 86, 597 (1954). — ROSENO, A.: Nierensteine als Folgezustände stumpfer Nierenverletzungen. Z. urol. Chir. 26, 52 (1929). — ROSENSTEIN, P.: Über echte traumatische Nierensteine. Z. urol. Chir. 21, 326 (1927). — ROSENTHAL, M.: The anatomic lesions of fatal mercurial intoxication from salyrgan. Arch. Path. 15, 352 (1933). — ROSS-MINTZ, E.: Sarcoma of the kidney in adults. Ann. Surg. 105, 521 (1937). — ROSS, J. A.: A case of sarcoma of the urinary bladder in von Recklinghausen's disease. Brit. J. Urol. 29, 121 (1957). — ROSS, J. C.: Dermoid and allied cysts of the kidney. Brit. J. Surg. 25, 293 (1937). — ROSS, J. C., and L. F. TINCKLER: Renal failure due to periureteric fibrosis. Brit. J. Surg. 46, 58 (1958). — ROSS, I. P.: Ethylene glycol poisoning with meningoencephalitis and anuria. Brit. med. J. 1956/I, 1340. — ROSS, S. W., and B. B. WELLS: Systemic lupus erythematosus. Amer. J. clin. Path. 23, 139 (1953). — ROSSE, W. F., and T. A. WALDMAN: The role of the kidney in the erythropoietic response to hypoxia in parabiotic rats. Blood 19, 75 (1962). — ROSSI, E.: Herzkrankheiten im Säuglingsalter. Stuttgart: Thieme 1954. — Klinik und Therapie des nephrotischen Syndroms. Schweiz. med. Wschr. 89, 537 (1959). — ROSSI, G., u. J. P. MÜHLETHALER: Phenacetinabusus und chronische interstitielle Nephritis. Helv. med. Acta 25, 510 (1958). — RÖSSLE, R.: Schutzkörperbildung und Immunität. In ASCHOFF, L.: Lehrbuch der Pathologischen Anatomie. 7. Aufl. Jena: Fischer 1928. — Über die Veränderungen der Leber bei der Basedowschen Krankheit und ihre Bedeutung für die Entstehung anderer Organsklerosen. Virchows Arch. path. Anat. 291, 1 (1933). — Über Grenzformen der Entzündung und über die serösen Organentzündungen im Besonderen. Klin. Wschr. 22, 769 (1935). — Über die serösen Entzündungen der Organe. Virchows Arch. path. Anat. 311, 252 (1943). — Seröse Entzündung. Verh. dtsch. Ges. Path. 1944, 1. — Reflektorische Anurie oder Idiosynkrasie gegen Sulfonamid? Zbl. Gynäk. 5, 193 (1944). — RÖSSLE, R., u. F. ROULET: Maß und Zahl in der Pathologie. Bd. 5. Pathologie und Klinik in Einzeldarstellungen. Berlin-Wien: Springer 1932. — ROSSMAN, PH. L., and J. H. WINER: Malignant renal hypertension. Arch. intern. Med. 108, 588 (1961). — ROTH, F.: Glomeruläre Aneurysmen bei benigner Nephrosklerose. Frankf. Z. Path. 53, 532 (1939). — ROTH, W., u. K. BLOSS: Über die experimentelle Nephritis (Glomerulonephritis). Virchows Arch. path. Anat. 238, 325 (1922). — ROTHBARD, S., and R. F. WATSON: Renal glomerular lesions induced by rabbit anti-rat collagen serum in rats prepared with adjuvant. J. exp. Med. 109, 633 (1959). — ROTHE, G.: Zur traumatischen Harnsteinbildung. Z. Urol. 43, 14 (1950). — ROTHER, W.: Zur Frage der Iso- und Auto-Antigenität kranker Nieren. Z. ges. exp. Med. 127, 611 (1956). — ROTHER, W., u. H. SARRE: Untersuchungen zur pathogenetischen Bedeutung der Autoantikörper: Einseitige experimentelle chronische Glomerulonephritis. Klin. Wschr. 40, 429 (1962). — ROTHLIN, E., and A. CERLETTI: Experimental studies on renal circulation. J. Mt Sinai Hosp. 19, 138 (1952). — ROTHLIN, E., A. CERLETTI und R. BINDER: Experimentelle Untersuchungen über die Beeinflussung renaler Ischämien durch Hydergin. Naunyn-Schmiedebergs Arch. exp. Path. Pharmak. 219, 291 (1953). — ROTTENBERG, E. N., CH. H. SLOCUMB, and J. E. EDWARDS: Cardiac and renal manifestations in progressive systemic scleroderma. Proc. Mayo Clin. 34, 77 (1959). — ROTTER, H.: Dorsaler Ureterverlauf bei Abnormitäten der unteren Hohlvene. Z. Anat. Entwickl.-Gesch. 104, 456 (1935). — ROTTER, W.: Über die Bedeutung der Ernährungsstörung, insbesondere des Sauerstoffmangels für die Pathogenese der Gefäßwandveränderungen mit besonderer Berücksichtigung der „Endarteriitis obliterans" und der „Arteriosklerose". Beitr. path. Anat. 110, 46 (1949). — Die Sperr-(Polster- bzw. Drossel-) Arterien der Niere des Menschen. Z. Zellforsch. 37, 101 (1952). — Über die postischämische Insuffizienz überlebender Zellen und Organe, ihre Erholungszeit und die Wiederbelebungszeit nach Kreislaufunterbrechung. Thoraxchirurgie 6, 107 (1958). — Pathologie der Schockniere. 3. Deutsches Elektrolyt-Symposium. Melsunger Med. Pharm. Mitt. 91, 1754 (1959). — ROTTER, W., H. LAPP und H. ZIMMERMANN: Pathogenese und morphologisches Substrat des „akuten Nierenversagens" und seiner Erholungszeit. Dtsch. med. Wschr. 87, 669

(1962). — ROUILLER, CH.: La contribution de la microscopie électronique à l'étude du rein normal et pathologique. Schweiz. med. Wschr. **91**, 65 (1961). — ROUILLER, CH., et A. MODJTA-BAI: La néphrose expérimentale du lapin. Comparaison entre la microscopie optique et électronique. Ann. Anat. path. NS 3, 223 (1958). — ROUJEAU, J., et P. ABOULKER: Cancer du rein, polycythémie et érythroblastose locale. Presse méd. **68**, 156 (1960). — ROUJEAU, J., et A. STEG: Mésothéliome péri-rénal. Arch. Anat. path. **9**, 72 (1961). — ROULET, F.: Das anatomische Bild der Cystinkrankheit mit Zwergwuchs. Ann. paediat. (Basel) **156**, 283 (1941). — ROUSSAK, N. Y., and S. OLEESKY: Waterloosing nephritis, a syndrome simulating diabetes insipidus. Quart. J. Med. **23**, 147 (1954). — ROUSSY, G., R. LEROUX et CH. OBERLING: Précis d'anatomie pathologie, p. 818. Paris: Masson 1950. — ROUX, J. L.: Le syndrome de l'artérite temporale. Helv. med. Acta **21**, Suppl. 34 (1954). — ROVSING, TH.: Beitrag zur Symptomatologie, Diagnose und Behandlung der Hufeisenniere. Z. Urol. **5**, 586 (1911). — ROWLEY, P. T., P. S. MUELLER, D. M. WATKIN, and L. E. ROSENBERG: Familial growth retardation, renal aminoaciduria and cor pulmonale. I. Description of a new syndrome with case report. Amer. J. Med. **31**, 187 (1961). — ROY, A. D.: Acute renal failure after aortography. Lancet **1957/II**, 16. — ROY, C. C., G. BEDARD, J. L. BONENFANT, and R. FORTIN: Congenital nephrosis associated with thrombosis of the inferior vena cava and of the right renal vein in a six-week-old premature infant. Canad. med. Ass. J. **90**, 786 (1964). — ROYER, P.: La microangiopathie thrombotique du rein chez l'enfant. Mod. Probl. Pädiat. **6**, 428 (1960). — Cours de néphrologie de l'enfant. Centre internat. de l'enfant, Paris 1960. — ROYER, P., R. HABIB et H. MATHIEU: La microangiopathie thrombotique du rein chez l'enfant. J. Urol. méd. chir. **65**, 69 (1959). — ROYER, P., J. LHIRONDEL, R. HABIB, H. LESTRADET et J. CORBIN: Acidose rénale hyperchlorémique du nourrisson due à une oxalose. Arch. franç. Pédiat. **15**, 1371 (1958). — RUBEN-STEIN, A. H., C. ABRAHAMS, D. P. STABLES, and N. W. LEVIN: Acetophenetidin nephritis and papillary necrosis. A clinical and pathological study of six cases. Arch. intern. Med. **113**, 378 (1964). — RUBENSTONE, A. I., and L. B. FITCH: Radiation nephritis. Amer. J. Med. **33**, 545 (1962). — RUDEBECK, J.: Clinical and prognostic aspects of acute glomerulonephritis. Acta med. scand. Suppl. **173**, 1 (1946). — RUDOLPH, G., u. K. J. LENNARTZ: Zur Morphologie und Genese der hypoplastischen Cystenniere und der partiellen Nierengewebshypoplasie. (Besondere Entwicklungsanomalien am Glomerulus). Beitr. path. Anat. **120**, 440 (1959). — RUDOLPH, G., u. O. SCHOLL: Histochemische Untersuchungen zum Fermenthaushalt des experimentellen Niereninfarkts. Beitr. path. Anat. **119**, 13 (1958). — RUFFI, T. E.: Fibrosarcoma of the adult kidney: case report. J. Urol. (Baltimore) **69**, 474 (1953). — RÜHL, A.: Beitrag zur Apoplexiegenese an Hand eines Falles von Bleischädigung. Med. Klin. **5**, 187 (1929). — RUITER, M., and H. N. HADDERS: Predominantly cutaneous forms of necrotizing angiitis. J. Path. Bact. **77**, 71 (1959). — RUIZ-MORENO, A.: Goutte et lithiase urique. Bull. Mém. Soç. méd. Hôp. Paris **75**, 161 (1959). — RUMMELHARDT, S.: Pyurie im Kindesalter. Z. Urol. **55**, 177 (1962). — RUNYAN, J. W., D. HURWITZ, and S. L. ROBBINS: Effect of Kimmelstiel-Wilson syndrome on insulin requirements in diabetes. New Engl. J. Med. **252**, 388 (1955). — RUPE, C. R., and S. N. NICKEL: New clinical concept of systemic lupus erythematosus. Analysis of 100 cases. J. Amer. med. Ass. **171**, 1055 (1959). — RUSBY, N. L., and C. WILSON: Lung purpura with nephritis. Quart. J. Med. **29**, 501 (1960). — RUSKA, H.: Der Einfluß der Elektronenmikroskopie auf die biologische Forschung. Ber. Ges. Beförderung naturwiss. Marburg **82**, 3 (1960). — RUSKA, H., D. H. MOORE, and J. WEINSTOCK: The base of the proximal convoluted tubule cells of rat kidney. J. biophys. biochem. Cytol. **3**, 249 (1957). — RUSSELL, D. S.: Early stage of nephritis repens. J. Path. Bact. **38**, 179 (1934). — The kidney in rheumatic heart disease. J. clin. Path. **15**, 414 (1962). — RUSSELL, D. S., and H. J. BARRIE: Storage of cystine in the reticuloendothelial system. Lancet **1956/II**, 899. — RUSSELL, H.: Renal sclerosis, "post-radiation nephritis" following upon irradiation of the upper abdomen. Edinb. med. J. **60**, 474 (1953).— RUSSELL, K. R., J. F. MAHARRY, and J. W. STEHLY: Acute renal failure as an obstetric complication. J. Amer. med. Ass. **157**, 15 (1955). — RUSSELL, L. B.: X-ray induced abnormalities in the mouse and their use in the analysis of embryological patterns. J. exp. Zool. **114**, 545 (1950). — RUSSELL, M., J. L. LIPIN, and J. W. GAINES: Tumors of the bladder in infants: a case report of a benign tumor and a review of the literature. J. Urol. (Baltimore) **79**, 823 (1958). — RUSZNYÁK, I., M. FÖLDI und G. SZABO: Physiologie und Pathologie des Lymphkreislaufes. Budapest: Verlag Ungar. Akad. Wiss. 1957. — RUTISHAUSER, E.: Ostéodystrophie néphrogène. Ann. Anat. path. **13**, 999 (1936). — Quelques remarques concernant les relations entre les reins et le métabolisme du plomb. Rev. méd. Suisse rom. **66**, 845 (1946). — RUTIS-HAUSER, E., TH. RABINOWICZ et A. LEUPIN: Néphrite interstitielle plasmocytaire dysproteinémique. Rev. méd. Suisse rom. **70**, 321 (1950). — RUTISHAUSER, E., et A. RYWLIN: Besnier-Boeck rénal. J. Urol. méd. chir. **56**, 277 (1950). — RUTKAI, P.: Gefäßveränderungen der Nieren in Scleroderma. Zbl. Path. **98**, 540 (1958). — RUTNER, A. B., and D. R. SMITH: Renal papillary necrosis. J. Urol. (Baltimore) **85**, 462 (1961). — RÜTTIMANN, A.: Über Aufbraucherscheinungen und Neubildung der Mitochondrien in den Nierenhauptstücken nach Speicherung. Schweiz. Z. Path. Bakt. **14**, 373 (1951). — RÜTTNER, J. R.: Beitrag zur Frage der Lipoidnephrose. Schweiz. Z. Path. Bakt. **16**, 1041 (1953). — RUYTER, J.: Über einen merkwürdigen Abschnitt der Vasa afferentia in der Mäuseniere. Z. Zellforsch. **2**, 242 (1925). — RUYTER, J. H.: Hypertrophy of epitheloid cells in vasa afferentia of the kidney of the A-avitaminotic rat under the influence of gonadotropic hormone. Proc. kon. ned. Akad. Wet. **56**, 379 (1953).

SACHS, H. W., u. A. DULSKAS: Die alkalische Phosphatase der Niere bei einigen Vergiftungen. Virchows Arch. path. Anat. **329**, 466 (1956). — SADUSK, J., L. WATERS and D. WILSON: Anurie nach Sulfapyridin-Kristallen. J. Amer. med. Ass. **115**, 1968 (1940). — SAEGESSER, F., et J. J. PAHUD: «Apoplexie rénale» hématome péri- et intrarénal spontané par rupture d'un anévrisme d'une branche de l'artère rénale. Rev. méd. Suisse rom. **75**, 273 (1955). — SAGERMAN, R. H.: Radiation nephritis. J. Urol. (Baltimore) **91**, 332 (1964). — SAHEKI, M.: Experimental studies on the passage of non-pathogenic bacteria through the kidney. Tohoku J. exp. Med. **62**, 27 (1955). — SAKAGUCHI, H., S. DACHS, W. MAUTNER, E. GRISHMAN, and J. CHURG: Renal glomerular lesions after administration of carbon tetrachloride and ethionine. Lab. Invest. **13**, 1418 (1964). — SAKAGUCHI, H., J. CHURG, W. MAUTNER, S. DACHS, and E. GRISHMAN: Glomerular changes in obstructive jaundice. Amer. J. Path. **44**, 12a (1964). — SAKAGUCHI, H., and S. KAWAMURA: Electron microscopic observations of the mesangiolysis. The toxic effects of the "Habu snake" venom on the renal glomerulus. Keio J. Med. **12**, 99 (1963). — SAKO, Y.: Effects of turbulent blood flow and hypertension on experimental atherosclerosis. J. Amer. med. Ass. **179**, 36 (1962). — SALICK, A. I.: The mechanics, early signs, and late sequelae of kidney trauma. Inaug. Diss. Zürich 1962. — SALM, R., and R. POLLOK: A very slowly developing hypernephroma. Brit. med. J. **1952/II**, 266. — SALOMON, M. I.: Diabetic nephropathy: clinicopathologic correlation. A study based on renal biopsies. Metabolism **12**, 687 (1963). — SALOMON, W., u. A. SUPPAN: Nil nocere! Interstitielle Nephritis und Phenacetinabusus. Münch. med. Wschr. **104**, 839 (1962). — SALTZ, M., S. C. SOMMERS, and R. H. SMITHWICK: Clinico-pathologic correlations of renal biopsies from essential hypertensive patients. Circulation **16**, 207 (1957). — SALTZMAN, P. W., M. WEST, and B. CHOMET: Pulmonary hemosiderosis and glomerulonephritis. Ann. intern. Med. **56**, 409 (1962). — SALVISBERG, H., u. G. SCHLEGEL: Bakteriologische Probleme zur Ätiologie der interstitiellen destruierenden Nephritis. Schweiz. med. Wschr. **92**, 1667 (1962). — SAMARCQ, P., G. LAGRUE, H. XIMÉNÈS et P. MILLIEZ: Hypertension et artériosclérose. Sem. Hôp. Paris **32**, 1369 (1956). — SAMELLAS, W., and A. R. MARKS: Apparent spontaneous regression of pulmonary metastases following nephrectomy for adenocarcinoma of the kidney. J. Urol. (Baltimore) **85**, 494 (1961). — SAMELLAS, W., and J. SZYMBER: Experimental pyelonephritis: The influence of reduced pulse pressure on susceptibility of the dog kidney to infection. J. Urol. (Baltimore) **86**, 507 (1961). — SAMPSON, J. A.: Ascending renal infection: with special reference to the reflux of urine from the bladder into the ureters as an etiological factor in its causation and maintenance. Johns Hopk. Hosp. Bull. **14**, 344 (1903). — SANARELLI, G.: De la pathogénie du choléra: Le choléra expérimental. Ann. Inst. Pasteur **38**, 11 (1924). — SANCHEZ, L. M., and C. A. DOMZ: Renal patterns in myeloma. Ann. intern. Med. **52**, 44 (1960). — SANDBLOM, PH.: Renal thrombosis with infarction in the newborn. Acta pädiat. (Basel) **35**, 160 (1948). — SANDERS, A. R., and C. J. SCHEIN: The epithelial morphology of autogenous grafts when utilized as ureteral and vesical substitutes in the experimental animal: a collective review. J. Urol. (Baltimore) **75**, 659 (1956). — SANDERSON, P. H.: Functional aspects of renal calcification in rats. Clin. Sci. **18**, 67 (1959). — SANDERUD, K.: Squamous epithelial metaplasia in the respiratory tract in uraemias. Brit. J. Cancer **10**, 226 (1956). — SANDLER, B. P., J. H. MATTHEWS, and S. BORNSTEIN: Pulmonary cavitation due to polyarteritis. J. Amer. med. Ass. **144**, 754 (1950). — SANDOZ, L. M.: Quelques précisions sur la diathèse oxalique. Praxis 51, 1107 (1949). — SANDRITTER, W., E. KRAUS, G. TRESER, W. MENK, M. HERRMANN, K. SCHÖFFLING und E. F. PFEIFFER: Studien zur „Übertragung" der Masugi-Nephritis der Ratte. III. Die Übertragung der „chronischen" Glomerulonephritis durch Parabiose genetisch gleichartiger Partner. Z. ges. exp. Med. 132, 453 (1960). — SAND-RITTER, W., u. E. F. PFEIFFER: Morphologische Beobachtungen zur Übertragung der akuten und chronischen Masugi-Nephritis der Ratte im Parabioseversuch. Verh. dtsch. Ges. Path. 43, 213 (1959). — SANEN, F. J.: Renal failure in association with severe liver disease and obstructive jaundice (hepatorenal syndrome). J. Urol. (Baltimore) 85, 720 (1961). — SANERKIN, N. G.: On the nature of "interstitial foam cells" in chronic glomerulonephritis. J. Path. Bact. 86, 135 (1963). — SANFORD, J. P.: Inapparent pyelonephritis: the missing link? J. Amer. med. Ass. 169, 1714 (1959). — SANFORD, J. P., B. W. HUNTER, and P. DONALDSON: Localization and fate of Escherichia coli in hematogenous pyelonephritis. J. exp. Med. 116, 285 (1962). — SANFORD, J. P., B. W. HUNTER, and L. L. SOUDA: The role of immunity in the pathogenesis of experimental hematogenous pyelonephritis. J. exp. Med. 115, 383 (1962). — SANJURJO, L. A., and R. F. FORTUÑO: Clinical and pathological study of pyelonephritis in Puerto Rico: Review of 2 800 autopsies and 1 887 clinical records. J. Urol. (Baltimore) 77, 339 (1957).— SANJURJO, L. A., and E. KOPPISCH: Manson's schistosomiasis with unilateral involvement of kidney. J. Urol. (Baltimore) 66, 298 (1951). — SAPHIR, O.: Signet-ring cell carcinoma of the urinary bladder. Amer. J. Path. 31, 223 (1955). — SAPHIR, O., and M. APPEL: Neurofibroma of the kidney. Urol. cutan. Rev. 45, 635 (1941). — SAPHIR, O., and J. BALLINGER: Hypertension (GOLDBLATT) and unilateral malignant nephrosclerosis. Arch. intern. Med. 66, 541 (1940). — SAPHIR, O., and N. A. COHEN: Chronic pyelonephritis lenta and the "malignant phase of hypertension". Arch. intern. Med. 104, 748 (1959). — SAPHIR, O., and B. TAYLOR: Pyelonephritis lenta. Ann. intern. Med. 36, 1017 (1952). — SAPIRSTEIN, L. A., W. L. BRANDT, and D. R. DRURY: Production of hypertension in the rat by substituting hypertonic sodium chloride solution for drinking water. Proc. Soc. exp. Biol. (N.Y.) 73, 82 (1950). — SARRE, H.: Die Durchblutung der Niere bei der experimentellen diffusen Glomerulonephritis. Dtsch. Arch. klin. Med. 183, 515 (1939). — Über die Prognose der akuten diffusen Glomerulonephritis. Dtsch. med. Wschr. 77, 522 (1952). — Zur Pathogenese und Therapie des nephrotischen Syndroms. Dtsch. med. Wschr. 79, 1652 (1954). — Klinik der Nierenkrankheiten. Pathologie, Physiologie und Klinik der Nierensekretion. 3. Freiburger Symposium, S. 174. Berlin-Göttingen-Heidelberg: Springer 1955. — Diskussionsbemerkung. 3. Freiburger Symposium: Pathologie, Physiologie und Klinik der Nierensekretion. Berlin-Göttingen-Heidelberg: Springer 1955. — Nierenschädigung bei chronischen Phenacetinabusus in Deutschland. In SARRE-MOENCH-KLUTHE: Phenacetinabusus und Nierenschädigung, S. 78. Stuttgart: Thieme 1958. — Das extrarenale Syndrom. Wien. klin. Wschr. 71, 93 (1959). — Nierenkrankheiten, 2. Aufl. Stuttgart: Thieme 1959. — Akute toxische interstitielle Nephritis. In GIGON u. LUDWIG: Pathogenese und Therapie der Ödeme. Basel: Schwabe 1960. — Der Mechanismus des renalen Hochdrucks. Dtsch. med. Wschr. 86, 714 (1961). — SARRE, H., u. J. GAYER: Funktionelle Orthologie und Pathologie der Nierenausscheidung. In BÜCHNER-LETTERER-ROULET: Handbuch der allgemeinen Pathologie V/2, S. 1. Berlin-Göttingen-Heidelberg: Springer 1959. — SARRE, H., u. R. KNORR: Führt die sogenannte osmotische Nephrose oder Zuckerspeicherniere zur Niereninsuffizienz? Klin. Wschr. 41, 311 (1963). — SARRE, H., u. E. LINDNER: Prognose der arteriellen Hypertonie entsprechend Blutdruck und Augenhintergrundsveränderungen (nach 166 Beobachtungen über 7 Jahre). Klin. Wschr. 26, 102 (1948). — SARRE, H., u. H. MAHR: Über die Prognose der akuten diffusen Glomerulonephritis. Dtsch. med. Wschr. 77, 522 (1952). — SARRE, H., u. A. MOENCH: Funktionelle und morphologische Veränderungen der Niere durch chronischen Nervenreiz. Z. ges. exp. Med. 117, 49 (1951). — SARRE, H., u. F. MOSER: Bestrahlungsfibrose, Bestrahlungsnephritis und isolierte Hypertonie nach Röntgenbestrahlung der Niere. Dtsch. med. J. 12, 232 (1961). — SARRE, H., u. U. ROGAL: Nierenerkrankung bei Phenacetinabusus. Dtsch. med. Wschr. 89, 2269 (1964). — SARRE, H., u. K. ROTHER: Auto-Antikörper in der Nierenpathologie. Klin. Wschr. 32, 410 (1954). — Akutes Nierenversagen. 1. Symposium Ges. Nephrologie. Stuttgart: Thieme 1962. — SARRE, H., H. SIEBERTH und H. NOLTENIUS: Das Goodpasture-Syndrom. Glomerulonephritis und Lungenblutungen. Dtsch. med. Wschr. 89, 2405 (1964). — SARRE, H., u. H. WIRTZ: Geschwindigkeit und Ort der „Nephrotoxin"-Bindung bei der experimentellen Glomerulonephritis. Klin. Wschr. 18, 1548 (1939). — SARRUT, S.: Hydronéphroses foetales. A propos de 14 observations. Ann. Anat. path.

6, 213 (1961). — SARTORIUS, H., A. MOENCH und K. E. FELLMER: Die Wirkung von Heparin auf den Ablauf der experimentellen Nephritis-Nephrose. Z. ges. exp. Med. 125, 572 (1955). — SATO, S.: Primary amyloidosis of the renal pelvis and ureter: report of a case. Acta med. biol. (Niigata) 5, 15 (1957). — SAULS, C. R., and R. M. NESBIT: Pararenal pseudocysts: a report of four cases. J. Urol. (Baltimore) 87, 288 (1962). — SAUTER-SERWETNIK, L.: Die Ureterolithiasis. Inaug. Diss. Zürich 1956. — SAUTER, K. E., and J. W. SARGENT: Spontaneous rupture of intrarenal arteriovenous fistula: report of a case. J. Urol. (Baltimore) 83, 17 (1960). — SAUTER, P. R.: Das Blasendivertikel. Inaug. Diss. Zürich 1958. — SAYEGH, E. S., and R. M. DIMMETTE: The fibrotic contracted urinary bladder associated with schistosomiasis and chronic ulceration: a clinicopathological study including treatment. J. Urol. (Baltimore) 75, 671 (1956). — SCANLAN, D. B.: Primary retroperitoneal tumors. J. Urol. (Baltimore) 81, 740 (1959). — SCAPELLATO, L.: Die interkapilläre noduläre Glomerulosklerose. Sci. med. ital. 3, 413 (1955). — SCARPELLI, D. G.: Experimental nephrocalcinosis. Labor. Investig. 14, 123 (1965). — SCARPELLI, D. G., G. TREMBLAY, and A. G. PEARSE: A comparative cytochemical and cytologic study of Vitamin D induced nephrocalcinosis. Amer. J. Path. 36, 331 (1960). — SCATTOLIN, F.: Ricerche istologiche su reni di soggetti morti per tuberculosi polmonare. Urologia (Treviso) 28, 310 (1961). — SCHAEFER, H., G. HIERONYMI, K. KÖNIG, M. STEINHAUSEN, A. BLÖMER, M. GÜNTHER und F. WEISS: Über die Chromoproteidausscheidung der Niere, insbesondere nach Starkstromunfall, und die Alkalitherapie. Z. ges. exp. Med. 135, 83 (1961). — SCHAER, W.: Experimentelle Erzeugung von Blasentumoren (Die Wirkung langdauernder Inhalation von Amidoverbindungen). Dtsch. Z. Chir. 226, 81 (1930). — SCHAFFENBURG, C. A., and H. GOLDBLATT: Pathogenesis of arteriolar necrosis of malignant hypertension. Proc. Soc. exp. Biol. (N.Y.) 96, 421 (1957). — SCHAFFENBURG, C. A., G. M. MASSON, and A. C. CORCORAN: Renin inhibition of compensatory renal hypertrophy. Proc. Soc. exp. Biol. (N.Y.) 87, 469 (1954). — SCHAFFHAUSER, F.: Intrarenal ausgeschaltete chronische Nierentuberkulose, zugleich ein Beitrag zur Frage der Spontanheilung der Nierentuberkulose. Z. urol. Chir. 40, 426 (1935). — Thorotrastschaden durch das retrograde Pyelogramm. Helv. chir. Acta 12, 366 (1945). — SCHAUB, F.: Klinik der subakuten bakteriellen Endocarditis. Pathologie und Klinik in Einzeldarstellungen, Bd. 8. Berlin-Göttingen-Heidelberg: Springer 1960. — SCHAUMANN, J.: Etude anatomo-pathologique et histologique sur les localisations viscérales de la lymphogranulomatose bénigne. Bull. Soç. franç. Derm. Syph. 40, 1167 (1933). — SCHAUWECKER, K.: Über Nierenvenenthrombosen. Virchows Arch. path. Anat. 274, 197 (1930). — SCHEIBE, J. R., E. GIRALDI, and C. W. VERMEULEN: The effect of temporal renal vascular occlusion on kidney function. Surgery 25, 724 (1949). — SCHEID, W., P. H. BRESSER und A. HUHN: Erhebungen zur Frage der Häufigkeit des Medikamentenmißbrauchs. Dtsch. med. Wschr. 86, 929 (1961). — SCHEIDEGGER, S.: Pathologisch anatomischer Beitrag zur Frage der chronischen interstitiellen Nephritis im Anschluß an Abusus von phenacetinhaltigen Analgetica. Bull. schweiz. Akad. med. Wiss. 14, 139 (1958). — Beitrag zur Frage der chronischen Phenacetinintoxikation. Arch. Toxikol. 19, 19 (1961). — SCHEIDEGGER, S., u. A. BATZENSCHLAGER: Chronische interstitielle Nephritis. Acta anat. (Basel) 30, 713 (1957). — SCHEIDEGGER, S., u. A. DREYFUS: Braune Lungeninduration des Kindes mit sekundärer Anämie. Ann. pädiat. (Basel) 165, 2 (1945). — SCHEIFLEY, C. H.: A new clinical syndrome producing hypertension; arteriovenous fistula of the kidney. J. Amer. med. Ass. 174, 1625 (1960). — SCHEIFLEY, C. H., G. W. DAUGHERTY, L. F. GREENE, and J. T. PRIESTLEY: Arteriovenous fistula of the kidney. Circulation 19, 662 (1951). — SCHEITLIN, W., G. MARTZ und U. BRUNNER: Akutes Nierenversagen nach intravenöser Pyelographie bei multiplem Myelom. Schweiz. med. Wschr. 90, 84 (1960). — SCHELLACK, D.: Über Epithelkörperchenvergrößerung und Osteodystrophia fibrosa generalisata bei chronischer Niereninsuffizienz. Beitr. path. Anat. 103, 479 (1939). — SCHENK, J., u. H. H. VOLLHABER: Ein Beitrag zu den allergischen Gefäßerkrankungen (Arteriitis nodosa). Klin. Wschr. 32, 416 (1954). — SCHERZ, D.: Über den Stand der Nierenentwicklung bei menschlichen Embryonen von 2 bis 5 bis 10 mm Scheitel-Steißlänge. Inaug. Diss. Zürich 1956. — SCHETTLER, G.: Arteriosklerose. Stuttgart: Thieme 1961. — SCHILLER, W.: Histogenesis of the so-called Grawitz tumor. Arch. Path. 33, 879 (1942). — SCHINDLER, A. M.: Insuffisance rénale par décortication artériosclérotique des reins. J. Urol. Néphrol. 68, 1 (1962). — SCHINZ, H. R., W. E. BAENSCH, E. FRIEDL u. E. UEHLINGER: Lehrbuch der Röntgendiagnostik. 5. Aufl. Stuttgart: Thieme 1951. — SCHIRMEISTER, J.: Die totale Rückresorption des Glomerulumfiltrates bei akuter experimenteller

Anurie des Hundes. In SARRE, u. ROTHER: Akutes Nierenversagen. 1. Symposium Ges. Nephrol, S. 86. Stuttgart: Thieme 1962. — Die Phenindion-Nephropathie. Dtsch. med. Wschr. 89, 1658 (1964). — SCHITTENHELM, A.: Weilsche Krankheit. In MOHR-STAEHELIN: Handbuch der inneren Medizin I, S. 1033. 3. Aufl. Berlin: Springer 1934. — SCHLAGENHAUFER, F.: Über eigentümliche Staphylomykosen der Niere und des pararenalen Bindegewebes. Frankf. Z. Path. 19, 139 (1916). — SCHLEGAL, J. U., P. RAFFII, R. FLINNER, and R. O'DELL: Studies in acute experimental pyelonephritis. Invest. Urol. 1, 362 (1964). — SCHLEGEL, J. U., and S. OKAMOTO: Some studies in experimental renal hypertension. J. Urol. (Baltimore) 86, 27 (1961). — SCHLESINGER, B. E., N. R. BUTLER, and J. A. BLACK: Severe type of infantile hypercalcaemia. Brit. med. J. 1956/I, 127. — SCHLEUSSING, H.: Pathologische Anatomie der Tuberkulose der Harn- und männlichen Geschlechtsorgane. Ergebn. ges. Tuberk. u. Lung.-Forsch. 9, 251 (1939). — SCHLITT, L. E., and H. G. KEITEL: Renal manifestations of sickle cell disease: a review. Amer. J. med. Sci. 239, 773 (1960). — SCHLOSS, G.: Der Regulations-apparat am Gefäßpol des Nierenkörperchens in der normalen menschlichen Niere. Acta anat. (Basel) 1, 365 (1946). — Die Histogenese und Pathogenese der Gefäßveränderungen bei experimentellem renalem Drosselungshochdruck der Ratte. Schweiz. Z. Path. Bakt. 11, 109 (1948). — SCHLOSSER, V., u. R. HUBMANN: Über das Verhalten der Macula densa bei bestimmten Funktionszuständen der Niere. Frankf. Z. Path. 68, 677 (1958). — SCHLUMBERGER, H. G.: The effect of methylcholanthrene on the frog's kidney. J. Nat. Cancer Inst. 9, 111 (1948). — SCHMID, K. O.: Lokalisierte Amyloidose (Paramyloidose) der Harnröhre. Krebs-arzt 11, 339 (1956). — SCHMID, R.: Neuere Gesichtspunkte auf dem Gebiete des Gallenfarb-stoffwechsels. Helv. med. Acta 24, 273 (1957). — Die Echinokokken-Krankheit in der Schweiz. Acta trop. (Basel) 15, 65 (1958). — SCHMID-BIRCHER, W.: Histologische Organveränderungen beim Kaninchen durch hohe Cortisondosen. Beitr. path. Anat. 114, 136 (1954). — SCHMIDT, C. F., and M. HAYMAN: A note upon lymph formation in the dogs kidney and the effects of certain diuretics upon it. Amer. J. Physiol. 91, 157 (1929). — SCHMIDT, H.: Die seröse Nephritis (exsudative, diffuse interstitielle Nephritis). Frankf. Z. Path. 56, 311 (1942). — SCHMIDT, L.: Über Blutdrucksteigerung und ihre Beziehung zur Muskelarteriolensklerose und Herzhyper-trophie. Virchows Arch. path. Anat. 301, 336 (1938). — SCHMIDT, M. B.: Der Transport von Neutralfett durch das Blutplasma. Virchows Arch. path. Anat. 313, 158 (1944). — SCHMIDT, S. S.: Ureteral obstructions in the aglomerular kidney. J. Urol. (Baltimore) 73, 226 (1955). — SCHMIDT, W.: Licht- und elektronenmikroskopische Untersuchungen über die intrazelluläre Verarbeitung von Vitalfarbstoffen. Z. Zellforsch. 58, 573 (1962). — SCHMITT, K.: Über einen Fall von Lymphogranulomatose des Harnapparats. Z. Urol. 52, 135 (1959). — SCHMUZIGER, P.: Nierenbiopsie. Schweiz. med. Wschr. 90, 248 (1960). — Die Bedeutung der Sternheimer-Malbin-Zellen. Klin. Wschr. 38, 984 (1960). — SCHMUZIGER, P., R. PFISTERER, H. BÄCHTOLD und B. TRUNIGER: Die renale tubuläre hyperchlorämische Acidose (Syndrom von Lightwood-Butler-Albright). Schweiz. med. Wschr. 91, 506 (1961). — SCHNECKLOTH, R. D., and I. H. PAGE: Glomerulonephritis in adults. Med. Clin. N. Amer. 39, 975 (1955). — SCHNEIDER, C. L.: Thromboplastin complications of late pregnancy in toxaemias of pregnancy. Ciba Foundation Symposium on toxaemia of pregnancy, p. 163. London: Churchill 1950. — SCHNEIDER, H. J., u. W. HELLIG: Zur Frage der Nierenschädigung nach Ausscheidungsurographie. Z. Urol. 55, 529 (1962). — SCHNEIDER, P.: Die Mißbildungen der männlichen Geschlechtsorgane. In LICHTENBERG, VOELCKER und WILDBOLZ: Handbuch der Urologie III. Berlin: Springer 1928. — SCHNEITER, R.: Pneumonies urémiques aiguë et chronique. Etude anatomo-clinique. Ann. Anat. path. 6, 59 (1961). — SCHNITKER, M. A., and A. B. RICHTER: Nephritis in gout. Amer. J. med. Sci. 192, 241 (1936). — SCHNITZER, B.: Primary adenocarcinoma of the female urethra: a review and report of two cases. J. Urol. (Baltimore) 92, 135 (1964). — SCHOEN, E. J.: "Lowe's syndrome". Abnormalities in renal tubular function in combination with other con-genital defects. Amer. J. Med. 27, 781 (1959). — SCHOEN, R.: Über die doppelseitige chronische Pyelonephritis. Arch. klin. Med. 169, 337 (1930). — SCHOENEMANN, J.: Beitrag zur intra-vasalen Blutbildung in der Niere. Beitr. path. Anat. 127, 327 (1962). — SCHOENEMANN, J., u. A. BIENENGRÄBER: Morphologischer und fermenthistochemischer Beitrag zur Chronologie des akuten Nierenversagens. Virchows Arch. path. Anat. 336, 59 (1962). — SCHÖFFLING, K., F. KEMPER, W. SANDRITTER und E. F. PFEIFFER: Studien zur „Übertragung" der Masugi-Nephritis der Ratte. IV. Versuch der diaplazentaren „Übertragung". Z. ges. exp. Med. 133, 43 (1960). — SCHOLL, A. J.: The potential malignancy in exstrophy of the bladder. Ann. Surg.

75, 365 (1922). — Peripelvic lymphatic cysts of the kidney. J. Amer. med. Ass. 136, 4 (1948). — SCHÖLL, A.: Beitrag zur Pathogenese der osmotischen Nephrose. Frankf. Z. Path. 73, 559 (1964). — SCHOLZ, D. A.: Effect of steroid therapy on hypercalcemia and renal insufficiency in sarcoidosis. J. Amer. med. Ass. 169, 683 (1959). — SCHOLZ, D. A., and F. R. KEATING: Renal insufficiency, renal calculi and nephrocalcinosis in sarcoidosis. Amer. J. Med. 21, 75 (1956). — SCHÖMER, W.: Capillarmetastatische Marknekrosen der Niere. Frankf. Z. Path. 41, 265 (1931). — SCHÖNBERG, S.: Über tuberkulöse Schrumpfniere. Virchows Arch. path. Anat. 220, 285 (1915). — SCHÖNENBERG, H., u. M. STAEMMLER: Maligne Hypertonie infolge einseitiger Nierenvenenthrombose beim Kleinkind. Z. Kinderheilk. 83, 259 (1960). — SCHÖNHEIMER, R.: Über die experimentelle Cholesterinkrankheit der Kaninchen. Virchows Arch. path. Anat. 249, 1 (1924). — SCHOPPER, W.: Über beiderseitige perirenale intracapsuläre Cystenbildung (Hygroma renis). Verh. dtsch. Ges. Path. 30, 443 (1937). — Zur Pathologie des Fleckfiebers. Virchows Arch. path. Anat. 310, 70 (1943). — SCHÖRCHER, CH., u. H. J. LÖBLICH: Elektronenmikroskopische Nierenbefunde bei akuter Sublimatvergiftung. Ein Beitrag zur Morphogenese der akuten Nephrose. Virchows Arch. path. Anat. 333, 587 (1961). — SCHOTT, H. J.: Diagnose der Urämie und extrarenalen Azotämie an der Leiche durch Bestimmung des Reststickstoff- und Harnstoff-Gehalts im Herzmuskel. Beitr. path. Anat. 122, 123 (1960). — SCHOURUP, K.: Rare malignant tumours of the urinary bladder. Acta path. microbiol. scand. Suppl. 105, 145 (1955). — Necrosis of the renal papillae. Acta path. microbiol. scand 41, 462 (1957); 44, 168 (1958). — SCHOURUP, K., I. ØRSKOV, F. ØRSKOV, and E. BARTELS: Phenacetin as the cause of kidney damage in rabbits. Dan. med. Bull. 10, 85 (1963). — SCHRADE, W., E. BÖHLE und G. BECHER: Der Nachweis von Lipoproteiden im Harn bei verschiedenartiger Proteinurie. Klin. Wschr. 33, 771 (1955). — SCHRADER, W. H., B. W. JARVIS, and J. G. BRUNSON: Studies on the mechanisms of production of fibrinoid lesions by X-ray and gram-negative Endotoxin. Lab. Invest. 8, 996 (1959). — SCHRADER, W. H., B. F. WOOLFREY, and R. D. BRUNNING: Studies with tritiated endotoxin. III. The local Shwartzman reaction. Amer. J. Path. 44, 597 (1964). — SCHREIER, K.: Die angeborenen Stoffwechselanomalien. Stuttgart: Thieme 1963. — SCHREIER, PH. C., J. Q. ADAMS, H. B. TURNER, and M. J. SMITH: Toxemia of pregnancy as an etiological factor in hypertensive vascular disease. J. Amer. med. Ass. 159, 105 (1955). — SCHREINER, B. F., and R. M. GREENDYKE: Radiation nephritis. Report of a fatal case. Amer. J. Med. 26, 146 (1959). — SCHREINER, G. E.: The identification and clinical significance of casts. Arch. intern. Med. 99, 356 (1957). — The clinical and histologic spectrum of pyelonephritis. Arch. intern. Med. 102, 32 (1958. — Editorial: The nephrotoxicity of analgesic abuse. Ann. int. Med. 57, 1047 (1962). — The nephrotic syndrome. In STRAUSS, M. B., and L. G. WELTE: Diseases of the kidney, p. 335. Boston: Little, Brown and Co. 1963. — SCHREINER, G. E., and L. B. BERMAN: The clinical spectrum of postpartum acute renal insufficiency. Ann. intern. Med. 43, 1230 (1955). — Experience with 150 consecutive renal biopsies. Sth. med. J. (Bgham, Ala.) 50, 733 (1957). — SCHRÖDER, H.: Renal failure associated with low extracellular sodium chloride. J. Amer. med. Ass. 141, 117 (1949). — SCHRÖDER, K.: Über die Thrombose der Nierenvenen. Virchows Arch. path. Anat. 262, 634 (1926).—SCHROEDER, H. A.: Pathogenesis of hypertension. Amer. J. Med. 10, 189 (1951). — SCHUBERT, G. E., u. Z. ZARDAY: Beitrag zur Morphologie der Niere nach temporärer Unterbindung der Nierenarterie. Z. ges. exp. Med. 135, 583 (1962). — SCHULTHEIS, TH.: Die Entstehung von Harnsteinen als Folge der Änderung der Stabilität des Harnes. Z. Urol. 150, Sonderheft 86 (1950). — SCHULTZ: Über seröse Nephritis beim Feldheer. Verh. dtsch. Ges. Path. 1944, 48. — SCHULTZ, E. H., and E. H. KLARFEIN: Emphysematous pyelonephritis. J. Urol. (Baltimore) 87, 762 (1962). — SCHULZ, G.: Das nephrotische Syndrom, seine Behandlung mit ACTH und Rückschlüsse auf die Pathogenese. Münch. med. Wschr. 97, 227 (1955). — SCHULZ, K.: Über hyaline Glomeruli bei Neugeborenen und Säuglingen. Beitr. path. Anat. 85, 33 (1930). — SCHULZEBERGMANN, G.: Über das arterio-venöse Aneurysma der Niere. Z. Urol. 47, 661 (1954). — SCHUMANN, H. J.: Die Häufigkeit der Urolithiasis im Sektionsgut des Pathologischen Institutes St. Georg, Leipzig. Zbl. Path. 105, 88 (1963). — SCHÜMMELFELDER, N.: Cystinspeicherungskrankheit. Verh. dtsch. Ges. Path. 34, 343 (1950). — SCHÜPBACH, A., u. M. WERNLY: Hyperkalzämie und Organverkalkungen bei Boeckscher Krankheit. Acta med. scand. 115, 401 (1943). — SCHÜRMANN, P., u. H. MACMAHON: Die maligne Nephrosklerose, zugleich ein Beitrag zur Bedeutung der Blutgewebsschranke. Virchows Arch. path. Anat. 291, 47 (1933). — SCHÜTTERLE, G., H. H. SESSNER, H. J. KRECKE, M. STRAUCH und E. TRILL: Zur Frage der

Urämie bei Fettembolie. II. Symp. Ges. Nephrologie, S. 239. Stuttgart: Thieme 1963. —
SCHWAB, M., R. SCHRÖDER, C. SCHATTENFROH und R. M. SCHÜTZ: Sekundärer Aldosteronismus unter dem Bilde des Conn-Syndroms bei einseitiger Nierenarterienstenose. Dtsch. med.
Wschr. **88**, 814 (1963). — SCHWARTZ, J.: An unusual unilateral multicystic kidney in an
infant. J. Urol. (Baltimore) **35**, 259 (1936). — SCHWARTZ, N. H., and ST. GROSS: Unilateral
malignant nephrosclerosis. J. Urol. (Baltimore) **62**, 426 (1949). — SCHWARTZ, W. B., W. BEN-
NET, and S. CURELOP: A syndrome of renal sodium loss and hyponatremia probably resulting
from inappropriate secretion of antidiuretic hormone. Amer. J. Med. **23**, 529 (1957). —
SCHWARZ, L.: Anatomische Untersuchungen der Nierenerkrankungen des Säuglings. Virchows
Arch. path. Anat. **264**, 181 (1927). — Weitere Beiträge zur Kenntnis der anatomischen Nierenveränderungen der Neugeborenen und Säuglinge. Virchows Arch. path. Anat. **267**, 654 (1928).
— SCHWEINGRUBER, R.: Probleme der chronischen Vergiftung mit kombinierten Phenacetin-
präparaten. Schweiz. med. Wschr. **85**, 1162 (1955). — SCHWENDTKER, F. F., and
F. Z. COMPLOIER: The production of kidney antibodies by injection of homologous
kidney and bacteria toxins. J. exp. Med. **70**, 223 (1939). — SCOTT, D. G.: A study
of the antigenicity of basement membrane and reticulin. Brit. J. exp. Path. **38**,
178 (1957). — SCOTT, G. B.: Observations on fibrin thrombi produced by endotoxins: an experimental study. Brit. J. exp. Path. **43**, 93 (1962). — SCOTT, H. W.,
and H. T. BALMSON: Evidence for a renal factor in the hypertension of experimental
coarctation of the aorta. Surgery **30**, 206 (1951). — SCOTT, L. S.: Wilm's tumor: its
treatment and prognosis. Brit. med. J. **1956/I**, 200. — SCOTT, R., G. C. MORRIS, F. B. SCOTT,
H. M. SELZMAN, and J. R. FESTE: The diagnostic approach to renovascular hypertension.
J. Urol. (Baltimore) **86**, 31 (1961). — SCOTT, W. W.: Tumors of the ureter. In CAMPBELL:
Urology, p. 1021. Philadelphia-London: Saunders 1954. — SCOTT, W. W., and H. L. BOYD:
A study of the carcinogenic effects of beta-naphthyl-amine on the normal and substituted
isolated sigmoid loop bladder in dogs. J. Urol. (Baltimore) **70**, 914 (1953). — SCOVILLE, A. DE:
Relations fonctionelles éxistant entre le pédicule rénale et l'artère fémorale homolatérale chez
le lapin. Arch. int. Physiol. **58**, 215 (1950). — SCOWEN, E. F., A. G. STANSFELD, and R. W. E.
WATTS: Oxalosis and primary hyperoxaluria. J. Path. Bact. **77**, 195 (1959). — SCRIBA, K.:
Zur Pathogenese der Angiokeratome corporis diffusa Fabry mit cardio-vasorenalem Symptomenkomplex. Verh. dtsch. Ges. Path. **34**, 221 (1951). — SCULTÉTY, S., J. JÁKI, D. BACHRACH
und B. KORPÁSSY: Die medikamentöse Beeinflussung der experimentellen traumatischen
Nierenischämie. Schweiz. med. Wschr. **86**, 1023 (1956). —SEEGAL, B. C., and M. BEVANS:
The production of glomerulonephritis by immunologic methods. J. chron. Dis. **5**, 153
(1957). — SEEGAL, B. C., M. BEVANS, and M. W. HASSON: Glomerulonephritis produced
in dogs by rabbit antidogplacenta serum. Results in 16 dogs with particular reference to
the course of the disease in one animal who died of renal insufficiency, 3 years and 8 months
after injection. Bull. Acad. roy. Méd. Belg. **1955**, 106. — SEEGAL, B. C., M. W. HASSON, E. C.
GAYNOR, and M. S. ROTHENBERG: Glomerulonephritis produced in dogs by specific antisera.
I. The course of the disease resulting from injection of rabbit antidog-placenta serum or rabbit
antidog-kidney serum. J. exp. Med. **102**, 789 (1955).—SEEGAL, B. C., K. C. HSU, M. S. ROTH-
ENBERG, and M. L. CHAPEAU: Studies of the mechanism of experimental nephritis with
fluorescein-labeled antibody. II. Localisation and persistence of injected rabbit or duck
antirat-kidney serum during the course of nephritis in rats. Amer. J. Path. **41**, 183 (1962). —
SEEGAL, B. C., and E. N. LOEB: The production of chronic glomerulonephritis in rats by the
injection of rabbit anti-placenta serum. J. exp. Med. **84**, 210 (1946). — SEEGAL, D., LYTTLE, J.
E. LOEB, E. JOST, and G. DAVIS: On the exacerbation in chronic glomerulonephritis. J. clin.
Invest. **19**, 569 (1940). — SEIFERT, G., u. J. OEHME: Pathologie und Klinik der Cytomegalie.
Leipzig: Thieme 1957. — SEIFERT, K.: Über Grawitz-Tumoren in Cystennieren. Zbl. Path.
102, 332 (1961). — SEIFERT, K., R. GRÜTTNER u. W. LENZ: Über die sogenannte familiäre
juvenile Nephronophthise. Frankf. Z. Path. **70**, 536 (1960). — SELBERG, W.: Die Kanzeri-
sierung des Urothels beim Harnblasenkarzinom. Verh. dtsch. Ges. Path. **45**, 197 (1961). —
SELKURT, E. E.: Comparison of renal clearances with direct renal blood flow under control
conditions and following renal ischemia. Amer. J. Physiol. **145**, 376 (1945/46). — Renal blood
flow and renal clearance during hemorrhagic shock. Amer. J. Physiol. **145**, 699 (1945/46). —
Kidney. Ann. Rev. Physiol. **13**, 233 (1951). — SELLERS, A. L.: The mechanism and significance of protein excretion by the normal kidney. Arch. intern. Med. **98**, 801 (1956). — SELLERS,

A. L., N. Griggs, J. Marmorston, and H. C. Soodman: Filtration and reabsorption of protein by the kidney. J. exp. Med. 100, 1 (1954). — Sellers, A. L., R. Hubbard, and J. Marmorston: Effect of plasmapheresis and blood cholesterol levels in the dog. Proc. Soc. exp. Biol. 95, 67 (1957). — Selye, H.: The effect of testosterone on the kidney and on the general condition of uremic animals. Canad. mes. Ass. J. 42, 188 (1940). — The physiology and pathology of exposure to stress. ACTA, Montreal 1950. — Rolle der Nebennierenrinde bei der Entstehung verschiedenartiger Blutgefäßveränderungen. Münch. med. Wschr. 98, 1015 (1956). — Schutzwirkung der Hypophysektomie gegenüber einer experimentellen Nephrocalcinose. Endokrinologie 35, 193 (1958). — Selye, H., u. P. Bois: Über den Einfluß des Thyroxins auf das corticoid-bedingte Hyalinosesyndrom. Virchows Arch. path. Anat. 329, 420 (1956). — Thyroxin as sensitizing agent in production of renal and cardiovascular lesions with corticoids. Proc. Soc. exp. Biol. 92, 164 (1956).—The hormonal production of nephrosclerosis and periarteritis nodosa in the primate. Brit. med. J. 1957/I, 183. — Selye, H., P. Bois, and J. Ventura: Inhibition of experimental nephrocalcinosis by hypophysectomy. Proc. Soc. exp. Biol. 92, 488 (1956). — Selye, H., and S. M. Friedman: The beneficial action of testosterone in experimental renal atrophy caused by ligature of the ureter. Endocrinology 29, 80 (1941). — Selye, H., and H. Stone: Role of sodium chloride in production of nephrosclerosis by steroids. Proc. Soc. exp. Biol. 52, 190 (1943). — Pathogensis of the cardiovascular and renal changes which usually accompany malignant hypertension. J. Urol. (Baltimore) 56, 399 (1946). — Selzer, D. W., D. C. Dahlin, and J. H. De Weed: Tumefactive xanthogranulomatous pyelonephritis. Surgery 42, 874 (1957). — Semsroth, K., u. K. R. Koch: Akute diffuse Glomerulonephritis beim Kaninchen. Virchows Arch. path. Anat. 290, 167 (1933). — Sengbusch, R. V., u. A. Timmermann: Das kristalline Calciumoxalat im menschlichen Harn und seine Beziehung zum Oxalatstein. Urol. int. (Basel) 4, 76 (1957). — Senger, F. L., and C. A. Furey: Primary urethral tumors with a review of the literature since 1943. J. Urol. (Baltimore) 69, 243 (1953).— Serafino, X., P. Nosny et J. Courbil: La bilharziose uro-génitale (étude anatomo-clinique et thérapeutique). J. Urol. méd. chir. 69, 673 (1963). — Sérane, J., et J. Lederer: Contribution à l'étude du rein des goutteux. Presse méd. 63, 335 (1955). — Seth-Smith, A. B.: Tumours of the renal pelvis: review of sixty-four cases. Brit. J. Urol. 31, 265 (1959). — Setter, J. G., and G. E. Schreiner: Acute renal failure following cholecystography. J. Amer. med. Ass. 184, 102 (1963). — Sevitt, S.: Distal tubular necrosis with little or no oliguria. J. clin. Path. 9, 12 (1956). — Pathogenesis of traumatic uraemia. Lancet 1959/II, 135. — Sèze, S. de., A. Ryckewaert, J. Welfling, S. Braun-Vallon, G. d'Anglejan, G. Cremer, N. Berkman, A. Antoine et A. Mazabraud: Une observation familiale d'ostéosclérose avec néphropathie et altérations choriorétiniennes. Rev. Rhum. 30, 165 (1963). — Shambaugh, P.: Azotemia due to low blood pressure. Arch. intern. Med. 50, 921 (1932). — Shape, A. R., and A. M. Unger: The nephrotic syndrome. Arch. intern. Med. 104, 684 (1959). — Shapiro, A.: Experimental pyelonephritis and hypertension. Implications for the clinical problem. Ann. intern. Med. 59, 37 (1963). — Shapiro, A. P., A. I. Braude, and J. Siemienski: Hematogenous pyelonephritis in rats. IV. Relationship to bacterial species to the pathogenesis and sequelae of chronic pyelonephritis. J. clin. Invest. 38, 1228 (1959). — Shapiro, M., and L. Hyde: Hyperuricemia due to Pyrazinamide. Amer. J. Med. 23, 596 (1957). — Sharnoff, J. G.: Thrombotic thrombocytopenic purpura. Amer. J. Med. 23, 740 (1957). — Shaw, G.: Acute renal insufficiency treated by caval infusion of Dextran solutions of high concentration. Lancet 1959/II, 15. — Shaw, J. L., G. J. Gislason, and J. E. Imbriglia: Transition of cystitis glandularis to primary adenocarcinoma of the bladder. J. Urol. (Baltimore) 79, 815 (1958). — Shea, J. D., J. W. Schwartz, and R. E. Kobilak: Thrombosis of the left renal artery with hypertension: case report. J. Urol. (Baltimore) 59, 303 (1938). — Shea, St. M., St. L. Robbins, and G. K. Mallory: Diabetic nephropathy. Sampling and quantitative evaluation of an autopsy population with Kimmelstiel-Wilson lesions. Arch. Path. 68, 447 (1959). — Sheehan, H. L.: Pathological lesions in the hypertensive toxaemias of pregnancy. Ciba Foundation Symp.: Toxaemias of pregnancy, p. 16. London: Churchill 1950. — Sheehan, H. L., and J. C. Davis: Complete permanent renal ischaemia. J. Path. Bact. 76, 569 (1958). — Patchy permanent renal ischaemia. J. Path. Bact. 77, 33 (1959). — Renal ischaemia with failed reflow. J. Path. Bact. 78, 105 (1959). — Renal ischaemia with good reflow. J. Path. Bact. 78, 351 (1959). — Experimental hydronephrosis. Arch. Path. 68, 185 (1959). — Intermittent complete renal ischaemia. J. Path. Bact. 79, 77 (1960). — The protective effect of anaesthesia on experimental renal ischaemia. J. Path. Bact. **79**, 337 (1960). — Experimental obstruction of renal vein. J. Path. Bact. **79**, 347 (1960). — Minor renal lesions due to experimental ischaemia. J. Path. Bact. **80**, 259 (1960). — SHEEHAN, H. L., and H. C. MOORE: Renal cortical necrosis and the kidney of concealed accidental hemorrhage. Oxford: Blackwell 1952. — SHELDON, W. H., and A. T. HERTIG: Bilateral cortical necrosis of the kidney. A report of two cases. Arch. Path. **34**, 866 (1942). — SHIELDS, CH. E.: Diabetic acidosis with transient renal insufficiency. U.S. Armed Forces med. J. **39**, 1351 (1958). — SHILLER, W. R.: A fused pelvic (cake) kidney. J. Urol. (Baltimore) **78**, 9 (1957). — SHIMADA, K.: Microbiometrical and histological studies on physiological changes of human kidney according to age. Sapporo med. J. **17**, 319 (1960). — SHIMAMINE, T.: Experimentelle Untersuchungen über die pathogenetische Bedeutung der "Chromoproteinurie" für die Entstehung der „Chromoproteinnieren". Beitr. path. Anat. **116**, 330 (1956). — SHIMAMURA, T., and R. H. HEPTINSTALL: Experimental pyelonephritis: Nephron dissection of the kidney of experimental chronic pyelonephritis in the rabbit. J. Path. Bact. **85**, 421 (1963). — SHINTON, N. K., J. F. GALPINE, A. C. KENDALL, and H. P. WILLIAMS: Haemolytic anaemia with acute renal disease. Arch. Dis. Childh. **39**, 455 (1964). — SHIRAI, T.: Un'indaggine sulla glomerulonefrite acute. Minerva nefrol. **8**, 61 (1961). — SHIVERS, C. H., and H. D. AXILROD: Lymphoblastomatous nephropathy. J. Urol. (Baltimore) **65**, 380 (1951). — SHOEMAKER, W. C.: Reversed seromuscular grafts in urinary tract reconstruction. J. Urol. (Baltimore) **74**, 453 (1955). — SHORR, E.: The role of hepatorenal vasoactive factors in experimental shock, and in experimental renal and human essential hypertension. Trans. Stud. Coll. Phycns Philad. **19**, 14 (1951). — Hepatorenal factors in essential hypertension in man. In BELL, E. T.: Hypertension, p. 79, 265. Minneapolis: Univ. Minnesota Press 1951. — SHORR, E., B. W. ZWEIFACH, R. F. FURCHGOTT, and S. BAER: Hepatorenal factors in circulatory homeostasis. IV. Tissue origins of the vasotropic principles, VEM and VDM, which appear during evolution of hemorrhagic and tourniquet shock. Circulation **3**, 42 (1951). — SHORT, D. S., and A. D. THOMSON: The arteries of the small intestine in systemic hypertension. J. Path. Bact. **78**, 321 (1959). — SHUCKSMITH, H. S., and G. WILSON: Aortic thrombosis causing hypertension. Lancet **1959/I**, 75. — SHUMWAY, S. N., and G. MILLER: An unusual syndrome of hemolytic anemia, thrombocytopenic purpura and renal disease. Blood **12**, 1045 (1957). — SHURE, N. M.: Pyelonephritis and hypertension; study of their relation in 11, 898 necropsies. Arch. intern. Med. **70**, 284 (1942). — SHURTEFF, D. B., R. S. SPARKES, D. K. CLAWSON, W. G. GUNTHROTH, and N. K. MOTTET: Hereditary osteolysis with hypertension and nephropathy. J. Amer. med. Ass. **188**, 363 (1964) — SHUSTER, S., and P. Callaghan: Protein excretion and droplet formation in the mammalian kidney. Brit. J. exp. Path. **42**, 1 (1961). — SHUSTER, S., J. H. JONES, and G. FLYNN: Renal tubular secretion of human plasma proteins and Bence-Jones protein. Brit. J. exp. Path. **44**, 145 (1963). — SHWARTZ, D.: Renal papillary necrosis. J. Urol. (Baltimore) **71**, 385 (1954). — SHWARTZMAN, G.: Phenomenon of local tissue reactivity. New York: Hoeber 1937. — SIADAT-POUR, A.: Die Ultrastructur des Blut-Harnweges in verschiedenen Abschnitten des Nephrons bei der Maus. Beitr. path. Anat. **120**, 382 (1959). — SICKEL, G. W.: Crystalline glomerular deposits in multiple myeloma. Amer. J. Med. **27**, 354 (1959). — SIEBENMANN, R. E.: Über eine tödlich verlaufene Anorexia nervosa mit Hypokaliämie. Schweiz. med. Wschr. **85**, 468 (1955). — SIEGENTHALER, W.: Klinische Physiologie und Pathologie des Wasser- und Salzhaushaltes. Pathologie und Klinik in Einzeldarstellungen, Bd. 9. Berlin-Göttingen-Heidelberg: Springer 1961. — Klinische Syndrome mit Hyperaldosteronismus unter besonderer Berücksichtigung pathogenetischer Gesichtspunkte. Schweiz. med. Wschr. **93**, 1803 (1963). — SIEGENTHALER, W., u. R. HEGGLIN: Der viscerale Lupus erythematodes (Kaposi-Libman-Sacks-Syndrom). Ergebn. inn. Med. Kinderheilk. N.F. **7**, 373 (1956). — SIEGENTHALER, W., u. U. ISLER: Klinische und pathologisch-anatomische Beobachtungen bei einem Fall von Periarteriitis nodosa. Schweiz. med. Wschr. **86**, 355 (1956). — SIEGMUND, H.: Doppelseitige Nierenvenenthrombose bei Nephrosen. Zbl. Path. **63**, 98 (1935). — SIESS, M.: Experimentelle Untersuchungen über die Resorption von artfremdem Eiweiß in Harnblase und Nierenbecken und über die allergisch-hyperergische Cystitis und Cystopyelitis. Virchows Arch. path. Anat. **318**, 476 (1950). — SIGEL, A.: Die anatomische Grundlage der partiellen Nephrektomie. Urol. int. (Basel) **11**, 154 (1961). — SIGG, B.: Über Alkaptonurie. Ann. paediat. (Basel) **175**, 157 (1950). — SILBER, W. G.: Avian nephritis and visceral gout. Lab. Invest. **8**, 1319 (1959). — SILBERSTEIN, J. S., and J. T. PAUGH: Necrotizing renal papillitis. Ann. intern. Med. **38**, 689 (1953). — SILBERT, S.:

Etiology of thromboangiitis obliterans. J. Amer. med. Ass. **129**, 5 (1945). — SILVA, TH. F., and S. C. SOMMERS: Renal biopsy changes with pheochromocytoma. Amer. J. med. Sci. **236**, 700 (1958). — SILVERSTEIN, E., L. SOKOLOFF, O. NICKELSEN, and G. E. JAY: Primary polydipsia and hydronephrosis in an inbred strain of mice. Amer. J. Path. **38**, 143 (1961). — SIMÁRSZKY, J.: Besondere tuberkulosoxische Form von granulomatöser Periglomerulitis. Zbl. Path. **95**, 177 (1956). — SIMKIN, B., H. C. BERGMANN, H. SILVER, and M. PRINZMETAL: Renal arteriovenous anastomoses in rabbits, dogs and human subjects. Arch. intern. Med. **81**, 115 (1948). — SIMKO, I.: Oxalosis. Ann. paediat. (Basel) **189**, 1 (1957). — SIMMS, H. S., and B. N. BERG: Longevity and the onset of lesions in male rats. J. Geront. **12**, 244 (1957). — SIMON, E.: Die pathogenetische Bedeutung und Behandlung der akzessorischen Nierengefäße. Z. Urol. Sonderheft **201**, (1949). — SIMON, G., et F. CHATELANAT: Fibrine et fibrinoide dans les glomérulopathies. Etude comparée en pathologie expérimentale et spontanée. Path. Microbiol. **26**, 191 (1963). — SIMON, G., F. CHATELANAT, and A. FALBRIARD: Experimental nephrosis due to inulin. Light and electron microscopic studies. Lab. Invest. **13**, 1381 (1964). — SIMON, H. B., W. A. BENNETT, and J. L. EMMETT: Renal papillary necrosis: a clinicopathologic study of 42 cases. J. Urol. (Baltimore) **77**, 557 (1957). — SIMON, H. B., O. S. CULP, and E. M. PARKHILL: Congenital ureteral valves: report of two cases. J. Urol. (Baltimore) **74**, 336 (1955). — SIMON, H. B., and G. J. THOMPSON: Congenital renal polycystic disease. J. Amer. med. Ass. **159**, 657 (1955). — SIMON, H. E., and N. A. BRANDENBERRY: Anomalies of the urachus, persistent fetal bladder. J. Urol. (Baltimore) **55**, 401 (1946). — SIMON, M. A.: Pathologic lesions following the administration of sulfonamide drugs. Amer. J. med. Sci. **205**, 439 (1943). — SIMON, W.: J. J. CORDONNIER, and W. T. SNODGRASS: The pathogenesis of bladder carcinoma. J. Urol. (Baltimore) **88**, 797 (1962). — SIMONS, H. B., and K. K. NYGAARD: Ureteral obstruction due to idiopathic retroperitoneal fibrosis. J. Amer. med. Ass. **174**, 1569 (1960). — SIMONSEN, M.: The endocrine kidney. Acta path. microbiol. scand. **27**, 520 (1950). — SIMONSEN, M., J. BUEMANN, A. GAMMELTOFT, F. JENSEN, and K. JØRGENSEN: Biological incompatibility in kidney transplantation in dogs. Acta path. microbiol scand. **32**, 1 (1953). — Biological incompatibility in kidney transplantation. II. Serological investigations. Acta path. microbiol. scand. **32**, 36 (1953). — SIMPSON, J. L., and R. R. WILSON: Hyperparathyroidism with renal calcinosis. Brit. med. J. **1955/I**, 1283. — SIMS, E. A.: The kidney in pregnancy. In STRAUSS, M. B., and L. G. WELTE: Diseases of the kidney, p. 853. Boston: Little, Brown and Co. 1963. — SIMS, E. A. H., H. I. GOLDBERG, J. R. KELLY, and B. SISCO: Glomerular perfusion during acute renal insufficiency from mercury poisoning in the rat. J. Lab. clin. Med. **54**, 440 (1959). — SINGER, K.: Thrombotic thrombopenic purpura. Advanc. intern. Med. **6**, 195 (1954). — SINGER, L.: Pathologische Anatomie und Histopathologie der chemotherapierten Nierentuberkulose, studiert an Polresektionen. Urol. int. (Basel) **3**, 144 (1956). — SINGER, M.: Fanconi's Syndrome. J. Bone Jt Surg. **36B**, 633 (1954). — SINGH, M. M., J. F. STOKES, R. A. DRURY, and J. M. WALSHE: The nature history of malignant granuloma of the nose. Lancet **1958/I**, 401. — SINNER, W.: Die Karzinomimpfmetastase am Ureterstumpf nach Nephrektomie eines soliden Nierenkarzinoms. Z. Urol. **52**, 673 (1959). — SIROTA, J. H.: Carbon tetrachloride poisoning in man. I. The mechanisms of renal failure and recovery. J. clin. Invest. **28**, 1412 (1949). — SIROTA, J. H., and R. A. NABATOFF: Effects of unilateral renal vein hypertension secondary to splenorenal vein anastomosis on individual kidney function. Amer. J. Med. **13**, 242 (1952). — SISK, I. R., and V. F. NEU: Regeneration of the bladder: report of a case. Trans. Amer. Ass. gen.-urin. Surg. **32**, 197 (1939). — SITTE, H.: Veränderungen am Glomerulum der Rattenniere nach Fremdeiweißgaben und hypothetische Erklärung der glomerulären Ultrafiltration. Verh. dtsch. Ges. Path. **43**, 225 (1959). — SIVAK, G. C.: Pheochromocytoma of bladder. J. Urol. (Baltimore) **86**, 568 (1961). — SJOEDSMA, A., H. WEISSBACH, and S. UDENFRIEND: A. clinical, physiologic and biochemical study of patients with malignant carcinoid (argentaffinoma). Amer. J. Med. **20**, 520 (1956). — SKELTON, F. R.: Experimental hypertensive vascular disease in the rat. Arch. Path. **60**, 190 (1955). — Adrenal regeneration hypertension and factors influencing its development. Arch. intern. Med. **98**, 449 (1956). — Experimental hypertensive vascular disease accompanying adrenal regeneration in the rat. Amer. J. Path. **32**, 1037 (1956). — Effects of urea on the hypertension and vascular lesions produced in the rat by methylandrostenediol and DCA. Lab. Invest. **6**, 266 (1957). — SKINSNES, D. K.: Gelatin nephrosis. Surg. Gynec. Obstet. **85**, 563 (1947).— SKJÖRTEN, F.: Bilateral renal cortical necrosis and the generalised Shwartzman reaction. Acta path. microbiol. scand.

61, 394 (1964). — SKOLD, B. H.: Chronic arteritis in the laboratory rat. J. Amer. vet. med. Ass. **138**, 204 (1961). — SLAMA, R., H. DE MONTERA et J. CROSNIER: Les lupoérythémato-néphrites. A propos de 9 observations avec contrôle histologique. J. Urol. méd. chir. **65**, 182 (1959). — SLATER, G. S.: Ureteral atresia producing giant hydroureter. J. Urol. (Baltimore) **78**, 135 (1957). — SLOMINSKI-LAWS, M. D., J. H. KIEFER, and C. W. VERMEULEN: Arteriovenous aneurysm of the kidney: case report. J. Urol. (Baltimore) **75**, 586 (1956). — SLOTKIN, E. A., and P. O. MADSEN: Complications of renal biopsy: Incidence in 5000 reported cases. J. Urol. (Baltimore) **87**, 13 (1962). — SLYKE, D. D. VAN: Renal tubular failure of shock and nephritis. Ann. intern. Med. **41**, 709 (1954). — SMADEL, J. E.: Experimental nephritis in rats induced by injection of anti-kidney serum. III. Pathological studies of the acute and chronic disease. J. exp. Med. **65**, 641 (1937). — SMADEL, J. E., and L. E. FARR: Experimental nephritis in rats induced by injection of anti-kidney serum. II. Clinical and functional studies. J. exp. Med. **65**, 527 (1937). — The effect of diet on the pathological changes in rats with nephrotoxic nephritis. Amer. J. Path. **15**, 199 (1939). — SMETANA, H.: Nephroses due to carbon tetrachlorids. Arch. intern. Med. **63**, 760 (1939). — The permeability of the renal glomeruli of several mammalian species to labeled proteins. Amer. J. Path. **23**, 255 (1947). — SMETANA, H., and F. JOHNSON: The origin of colloid and lipoid droplets in the epithelial cells of the renal tubules. Amer. J. Path. **18**, 1029 (1942). — SMIRK, F. H.: High arterial pressure. Oxford: Blackwell 1957. — SMITH, B. A.: Renal vein thrombosis in the newborn. J. Urol. (Baltimore) **73**, 765 (1953). — Biopsy of the lower ureter. J. Urol. (Baltimore) **76**, 53 (1956). — Sarcoma botryoides — rhabdomyosarcoma of the bladder. J. Urol. (Baltimore) **82**, 101 (1959). — SMITH, B. A., E. A. WEBB, and W. E. PRICE: Renal leukoplakia: observations of behavior. Amer. J. Urol. **87**, 279 (1962). — SMITH, C. C., and P. M. ZEEK: Periarteritis nodosa. Amer. J. Path. **23**, 147 (1947). — SMITH, C. C., P. M. ZEEK, and J. McGUIRE: Periarteritis nodosa in experimental hypertensive rats and dogs. Amer. J. Path. **20**, 721 (1944). — SMITH, D. E.: Morphologic lesions due to acute and subacute poisoning with antifreeze (ethylene glycol). Arch. Path. **51**, 423 (1951). — SMITH, D. E., H. M. ODEL, and J. W. KERNOHAN: Causes of death in hypertension. Amer. J. Med. **9**, 516 (1950). — SMITH, G. T.: The renal vascular patterns in man. J. Urol. (Baltimore) **89**, 275 (1963). — SMITH, H. A., and T. C. JONES: Veterinary pathology. London: Klington 1957. — SMITH, H. W.: Lectures on the kidney. Lawrence: Univ. Kansas 1943. — Hypertension and urologic disease. Amer. J. Med. **4**, 724 (1948). — The kidney. New York: Oxford Univ. Press 1951. — Unilateral nephrectomy in hypertensive disease. J. Urol. (Baltimore) **76**, 685 (1956). — Principles of renal physiology. New York: Oxford Univ. Press 1956. — SMITH, I.: Triplicate ureter. Brit. J. Surg. **34**, 182 (1946). — SMITH, J. F.: The kidney in lupus erythematosus. J. Path. Bact. **70**, 41 (1955). — The diagnosis of the scars of chronic pyelonephritis. J. clin. Path. **15**, 522 (1962). — SMITH, J. F., J. R. BOLTON, and A. L. TURNBULL: The renal complications of diabetes mellitus. J. Path. Bact. **70**, 475 (1955). — SMITH, J. F., and Y. CH. LEE: Experimental uric acid nephritis in the rabbit. J. exp. Med. **105**, 615 (1957). — SMITH, J. P.: Hyaline arteriolosclerosis in the kidney. J. Path. Bact. **69**, 147 (1955). — SMITH, W. G., and A. WILLIAMS: Irradiation nephritis. Lancet **1955/II**, 175. — SMITHWICK, R. H., and B. CASTLEMAN: Some observations on renal vascular disease in hypertensive patients based on biopsy material obtained at operation. In BELL, E. T.: Hypertension, p. 199. Minneapolis: Univ. Minnesota Press 1951. — SMYTH, CH. J., R. L. BLACK, F. E. DE-MARTINI, J. F. DUFF, E. T. ENGLEMAN, D. C. GRAHAM, M. M. MONTGOMERY, H. F. TOLLEY, and E. F. ROSENBERG: Rheumatism and arthritis. Review of american and english literature of recent years. Ann. intern. Med. **53**, 1 (1960). — SMYTKE, C. M., W. S. BRADHAM, E. J. DENNIS, F. A. McIVER, and H. G. STOWE: Renal arteriolar disease in young primiparas. J. Lab. clin. Med. **63**, 562 (1964). — SNAPPER, I., W. G. BRADLEY, and V. E. WILSON: Metastatic calcification and nephrocalcinosis from medical treatment of peptic ulcer. Arch. intern. Med. **93**, 807 (1954). — SNAPPER, I., L. B. TURNER, and H. L. MOSCOWITZ: Multiple myeloma. New York: Grune and Stratton 1953. — SOBIN, S. S., L. M. ARONSBERG, and H. C. ROLNICK: The nature of the renal lesion with the sulfonamides and its prevention with urea. Amer. J. Path. **19**, 211 (1943). — SODER, E.: Über ein Karzinosarkom des Nierenbeckens. Z. Urol. **55**, 696 (1962). — SÖDERLUND, G.: Beitrag zur Frage der sog. abakteriellen renalen Pyurien. Acta chir. scand. **54**, 101 (1922). — SOERGEL, K. H., and S. C. SOMMERS: Idiopathic pulmonary hemosiderosis and related syndomes. Amer. J. Med. **32**, 499 (1962). — SOFFER, L. J., H. H. LUNDEMANN, and G. BRILL: The effect of corticotropin and adrenal steroids on the management of acute disseminated lupus erythematosus. Ann. N.Y. Acad. Sci. 60, 418 (1955). — SOFFER, L. J., A. L. SOUTHERN, H. E. WEINER, and R. L. WOLF: Renal manifestations of systemic lupus erythematosus; a clinical and pathologic study of 90 cases. Ann. intern. Med. 54, 215 (1961). — SCHIER, H. M., A. GONAZE et M. TORLOIS: Les pédicules artériels des lobes du rein. Bull. Mém. Ecole Méd. Dakar 4, 144 (1956). — SOHLBERG, K. R.: Malignant nephrosclerosis with verrucal angionecrosis. Amer. J. clin. Path. 26, 1061 (1956). — SOKAL, J. E., CH. U. LOWE, and E. J. SARCIOM: Liver glycogen disease (van Gierke's disease). Arch. intern. Med. 109, 612 (1962). — SOKOLOFF, L.: The pathology of gout. Metabolism 6, 230 (1957). — SOLA POOL, N. DE: Hypertension due to perirenal constriction. J. Mt Sinai Hosp. 8, 188 (1946). — SOLEY, P. J.: Ureteropelvic obstructions in children. J. Urol. (Baltimore) 55, 46 (1946). — SOLISCH, P.: Phenacetinkonkrementbildung und chronisch-interstitielle Nephritis bei Phenacetinabusus. Zbl. Path. 105, 379 (1964). — SOLOMON, C., J. E. ROBERTS, and J. R. LISA: The heart in uremia. Amer. J. Path. 18, 729 (1942). — SOLOMON, D. H., J. W. GARDELLA, H. FANGER, F. M. DETHIER, and J. W. FERREBEE: Nephrotoxic nephritis in rats. J. exp. Med. 90, 267 (1949). — Soloway, H. M.: Primary carcinoma of ureter. J. int. Coll. Surg. 16, 141 (1951). — SOMMER, O.: Untersuchungen über den Nierenglomerulus. Beitr. path. Anat. 92, 567 (1934). — SOMMERS, S. C., R. CROZIER, and S. WARREN: Ultraviolet microscopy of glomerula diseases. Amer. J. Path. 30, 919 (1954). — SOMMERS, S. C., and K. H. HALEY: Similarity of glomerular ultraviolet absorptions in diabetes mellitus and after cortisone therapy. Proc. Soc. exp. Biol. 91, 263 (1956). — SOMMERS, S. C., A. S. RELMAN, and R. H. SMITHWICK: Histologic studies of kidney biopsy specimens from patients with hypertension. Amer. J. Path. 34, 685 (1958). — SOMMERS, S. C., and C. TURGEON: Morphologic studies on relationship of pyelonephritis to hypertension. Henry Ford Hosp. internat. Symposium Biology of pyelonephritis, p. 509. Boston: Little, Brown and Co. 1960. — SORENSEN, L. B.: The pathogenesis of gout. Arch. intern. Med. 109, 379 (1962). — SORENSON, G. D., and T. SHIMAMURA: Experimental amyloidosis. III. Light and electron microscopic observations of renal glomeruli. Lab. Invest. 13, 1409 (1964). — SORGER, K., and W. A. TAYLOR: Generalized sarcoidosis. Arch. Path. 71, 35 (1961). — SOUMERAI, S., and W. F. MACGILLIVRAY: Thrombotic thrombopenic purpura. New Engl. J. Med. 255, 585 (1956). — SOUSTEK, Z.: Zur Morphologie der Quellungsnekrose (sog. fibrinoide Nekrose), der fibrinösen Durchtränkung und der fibrinoiden Infiltration der Arteriolen. Zbl. Path. 95, 509 (1956). — Hypertensive Arteriolitis im großen Kreislauf. Zbl. Path. 97, 129 (1957). — SPANNER, R.: Der Abkürzungskreislauf der menschlichen Niere; Beitrag zur Kenntnis der Leistungszweiteilung ihres Gefäßsystems. Klin. Wschr. 16, 1421 (1937). — Über Gefäßkurzschlüsse in der Niere. Anat. Anz. Ergänzungsheft 85, 81 (1938). — SPARGO, B. H.: Structure of the kidney. Vortrag International Academy of Pathology. Chicago 1964 (im Druck). — SPARGO, B., and J. D. ARNOLD: Glomerular extrinsic membranous deposit with the nephrotic syndrome. Ann. N.Y. Acad. Sci. 86, 1043 (1960). — SPARGO, B., L. P. McCARTNEY, and R. WINEMILLER: Glomerular capillary endotheliosis in toxemia of pregnancy. Arch. Path. 68, 593 (1959). — SPARGO, B., F. STRAUS, and F. FITCH: Zonal renal papillary droplet change with potassium depletion. Arch. Path. 70, 599 (1960). — SPEAR, G. S.: Glomerular alterations in cyanotic congenital heart disease. Bull. Johns Hopk. Hosp. 106, 347 (1960). — SPENCE, H. M.: Congenital unilateral multicystic kidney: an entity to be distinguished from polycystic kidney disease and other cystic disorders. J. Urol. (Baltimore) 74, 693 (1955). — SPENCE, H. M., S. S. BAIRD, and E. W. WARE, jr.: Cystic disorders of the kidney—classification, diagnosis, treatment. J. Amer. med. Ass. 163, 1466 (1957). — SPENCER, F. C., T. A. STAMEY, H. T. BALMSON, and A. COHEN: Diagnosis and treatment of hypertension due to occlusive disease of the renal artery. Ann. Surg. 154, 674 (1961). — SPERLING, L.: Aneurysm of the splenic artery. Surgery 8, 633 (1940). — SPIESS, H.: Zur Purpura Schönlein-Henoch. Medizinische 1955, 649. — Zur Pathogenese der Pyelonephritis. Inaug. Diss. Zürich 1961. — SPINK, W. W.: Endotoxin shock. Ann. intern. Med. 57, 538 (1962). — SPIRO, D.: Die pathologische Nierenruptur. Inaug. Diss. Zürich 1957. — The structural basis of proteinuria in man. Amer. J. Path. 35, 47 (1959). — Electron microscopic studies of renal biopsies on patients with proteinuria. Proc. 14th ann. conf. on the nephrotic syndrome. New York: Nat. Kidney Disease Foundation 1960. — SPITTEL, J. A., J. H. DE WEERD, and R. M. SHICK: Acute varicocele: a vascular clue to renal tumor. Proc. Mayo Clin. 34, 134 (1959). — SPITZNAGEL, J. E., and H. A. SCHROEDER: Experimental pyelonephritis and hypertension in rats. Proc. Soc. exp. Biol. 77, 762 (1951). — SPORER, A.: Renal tuberculosis. Quart. Bull. Sea View Hosp. 8, 120 (1946). — SPORER, A., and G. D. OPPENHEIMER: Renal tuberculosis. J. Mt Sinai Hosp.

23, 521 (1956). — Spriggs, A. I.: Perinephritic cysts. J. Urol. (Baltimore) 67, 414 (1952). — Springorum, P.: Reflektorische Anurie und Nierendurchblutung. Z. urol. Chir. 44, 279 (1938). — Spühler, O.: Zur Physio-Pathologie der Niere. Bern: Huber 1946. — La néphrite chronique interstitielle. J. Urol. méd. chir. 55, 133 (1949). — Zur Klinik der Nephritiden. Eine funktionelle Betrachtung. Helv. med. Acta 18, 301 (1951). — Klinik und Behandlung der interstitiellen Nephritis. Regensburg. Jb. ärztl. Fortbild. 1956, 4. — Phenacetin und interstitielle Nephritis. In Pathogenese und Therapie der Ödeme, S. 174. Basel: Schwabe 1960. — Die chronische „Pyelonephritis". Eine chronisch destruierende Nephritis und Nephropyelitis. Schweiz. med. Wschr. 91, 1079 (1961). — Grenzen der Nierendiagnostik. Dtsch. med. Wschr. 87, 2349 (1962). — Die interstitiellen Nephritiden. In Wollheim: Glomeruläre und tubuläre Nierenerkrankungen, S. 60. Stuttgart: Thieme 1962. — Spühler, O., u. L. Morandi: Sklerodermie und ihre Beziehungen zu Libman-Sacks-Syndrom, Dermatomyositis und rheumatischem Formenkreis. Helv. med. Acta 16, 147 (1949). — Spühler, O., u. H. U. Zollinger: Kreislaufkollaps, temporäre Anurie und extrarenale Azotämie. Schweiz. med. Wschr. 71, 1017 (1941). — Die diabetische Glomerulosklerose. Dtsch. Arch. klin. Med. 190, 321 (1943). — Die nichteitrige chronisch interstitielle Nephritis. Helv. med. Acta 17, 564 (1950). — Die chronisch-interstitielle Nephritis. Z. klin. Med. 151, 1 (1953). — Spühler, O., H. U. Zollinger und M. Enderlin: Zum Mechanismus der Masugi-Nephritis. Schweiz. med. Wschr. 81, 904 (1951). — Spühler, O., H. U. Zollinger, M. Enderlin und H. Wipf: Die Beeinflussung der Masugi-Nephritis durch Cortison. Experientia (Basel) 7, 186 (1951). — Squire, J. R.: The nephrotic syndrome. Brit. med. J. 1953/II, 1389. — Squire, J. R., J. D. Blainey, and J. Hardwicke: The nephrotic syndrome. Brit. med. Bull. 13, 43 (1957). — Squire, J. R., J. Hardwicke, and J. F. Soothill: Proteinuria. In Black, D. A.: Renal disease, p. 213. Oxford: Blackwell 1962. — Stahl, D. M.: Unusual primary hypernephroma (renal cell carcinoma) of the ureter in a child. J. Urol. (Baltimore) 80, 176 (1958). — Staehelin, H. R.: Zur Frage der Besnier-Boeckschen Krankheit und der Periarteriitis nodosa. Virchows Arch. path. Anat. 309, 235 (1942). — Staemmler, M.: Die Entstehung der arteriosklerotischen Schrumpfniere. Beitr. path. Anat. 85, 241 (1930). — Die akuten Nephrosen. I. Mitteilung: Die Sublimatnephrose. Virchows Arch. path. Anat. 328, 1 (1956). — Die akuten Nephrosen. III. Die Crush-Niere im Tierversuch. Virchows Arch. path. Anat. 329, 245 (1956). — Die Harnorgane. In Kaufmann-Staemmler: Lehrbuch der speziellen Pathologie 11./12. Aufl. II, S. 644. Berlin: De Gruyter 1957. — Die akuten Nephrosen. IV. Tubuläre Schädigung und Wiederherstellung. Virchows Arch. path. Anat. 330, 139 (1957). — Nephrose — Nephroblaptose. Zbl. Path. 97, 69 (1957). — Die Bedeutung von Theodor Fahr für die moderne Nierenpathologie. Medizinische 22, 897 (1958). — Die Nierenvenenthromben und ihre Folgen. Dtsch. Arch. klin. Med. 205, 231 (1958). — Die Entstehung von Nierensteinen in morphologischer Sicht. Med. Klin. 54, 343 (1959). — Staemmler, M., u. W. Dopheide: Die pyelonephritische Schrumpfniere. Virchows Arch. path. Anat. 277, 713 (1930). — Staemmler, M., u. B. Karkoff: Die akuten Nephrosen. II. Nierenschäden durch Antibiotica. Virchows Arch. path. Anat. 328, 481 (1956). — Staemmler, M., B. Karkoff, M. Herink und J. Lingenberg: Die akuten Nephrosen. V. Die Bedeutung von Kreislaufstörungen für die Entstehung nephrotischer Veränderungen. Virchows Arch. path. Anat. 330, 296 (1957). — Staffeldt, K.: Die Arterienveränderungen bei Lupus erythematodes visceralis. Arch. Kreisl.-Forsch. 40, 284 (1963). — Stahr, H.: Von der Krankheitsbereitschaft der kompensatorisch hypertrophischen Niere. Zbl. Path. 57, 1 (1933). — Stalder, G., and Ru. Schmid: Severe functional disorders of glomerular capillaries and renal hemodynamics in treated diabetes mellitus during childhood. Ann. paediat. (Basel) 193, 129 (1959). — Stamey, Th. A., I. J. Nudelman, P. H. Good, F. N. Schwentker, and F. Hendrichs: Funktional characteristics of renovascular hypertension. Medicine (Baltimore) 40, 347 (1961). — Stamler, F. W.: Fatal eclamptic disease of pregnant rats fed antivitamin E stress diet. Amer. J. Path. 35, 1207 (1959). — Stamm, H.: Die Pathogenese der Endometriose. Praxis 51, 786 (1962). — Stampfl, B.: Die beidseitige Nierenvenenthrombose bei akutem Hyperparathyreoidismus. Frankf. Z. Path. 72, 320 (1963). — Stanbury, S. W.: Azotaemic renal osteodystrophy. Brit. med. Bull. 13, 57 (1957). — Bony complications of renal disease. In Black, D. A.: Renal disease, p. 508. Oxford: Blackwell 1962. — Stanbury, S. W., and G. A. Lumb: Metabolic studies of renal osteodystrophy. I. Calcium, Phosphorus and nitrogen metabolism in rickets, osteomalacia and hyperparathyroidism complicating chronic uremia and in the osteomalacia of the adult Fanconi syndrome. Medicine (Baltimore)

41, 1 (1962). — Stanlitz, W. J., L. M. Carden, O. J. Oberkircher, M. H. Lent, and W. T. Murphy: Management of urethral carcinoma in the female. J. Urol. (Baltimore) 73, 1045 (1955). — Stansfield, J. M.: Chronic pyelonephritis in children. Proc. roy. Soc. Med. 47, 631 (1954). — Stansfield, J. M., and J. K. Webb: A plea for the longer treatment of chronic pyelonephritis in children. Brit. med. J. 1954/II, 616. — Stapleton, T., and I. W. Evans: Idiopathic hypercalcaemia in infancy. Helv. paediat. Acta 10, 149 (1955). — Stärck, G.: Zur Pathogenese des diabetischen Kapillarschadens. Schweiz. med. Wschr. 84, 1440 (1954). — Starr, I.: The production of albuminuria by renal vasoconstriction in animals and man. J. exp. Med. 43, 31 (1926). — Staubesand, J.: Beobachtungen an Korrosionspräparaten menschlicher Nierenbecken. Ein Beitrag zum Reflux-Problem. Fortschr. Röntgenstr. 85, 33 (1956). — Zur Problematik der Basalmembran. Klin. Wschr. 41, 975 (1963). — Staudacher-Dalle Aste, V., e B. Amistani: Contributo sperimentale allo studio del comportamento del sistema linfatico renal in seguito a blocchi parziali, subtotali e totali della corrente linfatica e suo significato nella patogenesi delle infezioni renali. Arch. ital. Urol. 22, 236 (1947). — Stauffer, M.: Oxalosis. Report of a case, with a review of the literature and discussion of the pathogenesis. New Engl. J. Med. 263, 386 (1960). — Steblay, R. W.: Glomerulonephritis induced in sheep by injections of heterologous glomerular basement membrane and Freund's complete adjuvant. J. exp. Med. 116, 253 (1962). — Some immunologic properties of human and dog glomerular basement membranes. III. Production of glomerulonephritis in juxtamedullary glomeruli of neonatal pups with rabbit-anti-human glomerular basement membrane sera. Lab. Invest. 12, 432 (1963). — Steffen-Krebs, D.: Nierenbeckenausgußstein mit Hypernephrombildung. Z. Urol. 51, 674 (1958). — Stein, J., and S. R. Weinberg: A histologic study of the normal and dilated ureter. J. Urol. (Baltimore) 87, 33 (1962). — Steinebach, R.: Über die Beteiligung der Glomeruli an der wechselnden Breite der Nierenrinde. Virchows Arch. path. Anat. 205, 452 (1911). — Steiner, J. W., H. Z. Movat, E. R. Yendt, and R. J. Slater: Studies on chronic glomerulonephritis. I. The fine structure of the intracapillary alterations of the glomerulus. Canad. med. Ass. J. 86, 153 (1962). — Steiner, J. W., R. J. Slater, and H. Z. Movat: Studies on lipoid nephrosis in children and adolescents. I. The fine structural changes in "pure" nephrosis. Lab. Invest. 10, 763 (1961). — Steinhausen, M., I. Iravani, G. E. Schubert und R. Taugner: Auflichtmikroskopie und Histologie der Tubulusdimensionen bei verschiedenen Diuresezuständen. Virchows Arch. path. Anat. 336, 503 (1963). — Steinmetz, Ph. R., and J. E. Kiley: Renal tubular necrosis following lesions of the brain. Amer. J. Med. 29, 268 (1960). — Štěpán, J., J. Kopečny und E. Fridrich: Nachweis einer geringen Quecksilbermenge in natriumformalin-fixiertem delipidiertem Nierengewebe und Bedeutung gleichzeitiger Bestimmung lipidischer Bestandteile. Z. ges. exp. Med. 134, 354 (1961). — Stephens, F. D., and D. Lenaghan: The anatomical basis and dynamics of vesicoureteral reflux. J. Urol. (Baltimore) 87, 669 (1962). — Stephens, F. E., G. T. Perkoff, D. A. Dolowitz, and F. H. Tyler: Partially sex-linked dominant inheritance of pyelonephritis. Amer. J. hum. Genet. 3, 303 (1951). — Sternheimer, R., and B. Malbin: Clinical recognition of pyelonephritis, with a new stain for urinary sediments. Amer. J. Med. 11, 312 (1951). — Stetson, Ch. A., Ch. H. Rammelkamp, R. M. Krause, R. J. Kohen, and W. D. Perry: Epidemic acute nephritis: studies on etiology, natural history and prevention. Medicine (Baltimore) 34, 431 (1955). — Stevenson, J. L., and E. von Haam: Induction of kidney tumors in mice by the use of 20-methylcholanthrene-impregnated strings. Cancer Res. 22, 1177 (1962). — Stewart, A. E., and G. MacGregor-Robertson: Thrombotic thrombocytopenic purpura. A hyperergic microangiopathy. Lancet 1956/I, 475. — Stewart, Ch.: Arteriosclerosis of the renal artery orifices with severe hypertension. J. Amer. med. Ass. 114, 2099 (1040). — Stich, W.: Das myorenale Syndrom. Regensburg. Jb. ärztl. Fortbild. 6, 1 (1957/58). — Stickler, G. B., J. W. Rosevear, and J. A. Ulrich: Renal tubular dysfunction complicating the nephrotic syndrome: the disturbance in calcium and phosphorus metabolism. Proc. Mayo Clin. 37, 376 (1962). — Stiles, W. W., J. D. Goldstein, and W. S. McCann: Leptospiral nephritis. J. Amer. med. Ass. 131, 1271 (1946). — Still, W. J., and K. R. Hill: The pathogenesis of hyaline arteriolar sclerosis. Arch. Path. 68, 42 (1959). — Stirling, G. A.: Renal papillary necrosis in childhood. J. clin. Path. 11, 296 (1958). — Stöcker, E., H. Cain und W. D. Heine: Zur initialen Zellvermehrung der Tubulusepithelien nach Ischämie der kontralateralen Niere. Naturwissenschaften 51, 195 (1964). — Stöcker, E., u. H. Möllhoff: Sarkom des Nierenbeckens mit Hydronephrose. Z. Urol. 51, 304 (1958). — Stocker, P.:

Ergebnisse der chirurgischen Behandlung der Hypertonie auf Grund des Krankengutes der Chirurgischen Klinik Zürich. Inaug. Diss. Zürich 1953. — STOERK, O.: Zur Histogenese der Grawitzschen Nierengeschwülste. Beitr. path. Anat. **43**, 393 (1908). — Embolisch-eitrige Nephritis. In HENKE-LUBARSCH: Handbuch der speziellen pathologischen Anatomie 6/I, S. 473. Berlin: Springer 1925. — Nierentuberkulose. In HENKE-LUBARSCH: Handbuch der speziellen pathologischen Anatomie 6/I, S. 487. Berlin: Springer 1925. — STOERK, O., u. O. ZUCKERKANDL: Über Cystitis glandularis und den Drüsen-Krebs der Harnblase. Z. Urol. **1**, 1, 133 (1907). — STOLPMANN, H. J.: Untersuchungen zum Problem des Megaureters. Z. Urol. **54**, 325 (1961). — STONE, R. S., S. A. BENCOSME, H. LATTA, and S. C. MADDEN: Renal tubular fine structure. Arch. Path. **71**, 160 (1961). — STOPP, R.: Zur Ätiologie, Symptomatologie und Diagnose der Nieren-Echinokokkose. Dtsch. Gesundh.-Wes. **16**, 537 (1961). — STORM, M. H.: Arterial hypertension in unilateral renal disease with inhibition of growth, treated with nephrectomy. Acta med. scand. **139**, 421 (1951). — STOUT, H. A., R. H. AKIN, and E. MARTON: Nephrocalcinosis in routine necropsies, its relationship to stone formation. J. Urol. (Baltimore) **74**, 8 (1955). — STOWE, L. M.: On the genesis of the so-called mesonephroma ovarii. Cancer **8**, 446 (1955). — STOWERS, J. M., and C. E. DENT: Studies on the mechanism of the Fanconi syndrome. Quart. J. Med. **16**, 275 (1947). — STRANDNESS, D. E.: The unilateral nonfunctioning kidney. Arch. intern. Med. **101**, 611 (1958). — STRANDNESS, D. E., J. H. SMITH, and V. A. PATE: Acute hypertension and renal infarction. U.S. Armed Forces med. J. **11**, 584 (1960). — STRÄTER, M.: Beitrag zur Pathologie und Therapie der kongenitalen Nieren-dystopie. Dtsch. Z. Chir. **83**, 55 (1906). — STRATTON, H. J., I. M. PRICE, and M. O. SKELTON: Granuloma of the nose and periarteritis nodosa. Brit. med. J. 1953/I, 125. — STARZL, T. E.: Experience in renal transplantation. Philadelphia: Saunders 1964. — STRAUS, W.: Cytochemical observations on the relationship between lysosomes and phagosomes in kidney and liver by combined staining for acid phosphatase and intravenously injected horseradish peroxydase. J. Cell Biol. **20**, 497 (1964). — STRAUS, W., and J. OLIVER: Cellular mechanisms of protein metabolism in the nephron. VI. The immunological demonstration of egg white in droplets and other cell fractions of the rat kidney after intraperitoneal injection. J. exp. Med. **102**, 1 (1955). — STRAUSS, L.: The pathology of gargoylismus. Amer. J. Path. **24**, 85 ¹ (1947). — STRAUSS, M. B.: Clinical and pathological aspects of cystic disease of the renal medulla. Ann intern. Med. **57**, 373 (1962). — STRAUSS, M. D.: Cystic disease of the renal medulla. In STRAUSS' M. D., and L. G. WELTE: Disease of the kidney, p. 938 Boston: Little, Brown and Co. 1963. — STREHLER, E.: Bemerkungen zur Pathogenese und Prophylaxe der Glomerulonephritis. Schweiz. med. Wschr. **81**, 30 (1951). — Glomerulonephritis und Endocarditis beim Kaninchen nach Injektion von Immunserum gegen Aorta. Schweiz. med. Wschr. **81**, 104 (1951). — STREICHER, E.: Akutes Nierenversagen nach therapeutischer Anwendung von Phenylbutazon. Dtsch. med. Wschr. **89**, 429 (1964). — STRIETZEL, G.: Beitrag zur Cystinspeicherungskrankheit. Zbl. Path. **96**, 353 (1957). — STROHE, H.: Nieren bei „Ernährungsstörungen" der Säuglinge. Virchows Arch. path. Anat. **265**, 765 (1927). — STRONG, K. C.: Plastic studies in abnormal renal architecture. V. The parenchymal alteration in experimental hydronephrosis. Arch. Path. **29**, 77 (1940). — STRUNK, S. W., W. S. HAMMOND, and E. P. BENDITT: The resolution of acute glomerulonephritis. An electron microscopic study of four sequestrial biopsies. Lab. Invest. **13**, 401 (1964). — STÜCKLE, H.: Vergleichende Untersuchungen an chemotherapeutisch behandelten und unbehandelten Fällen von Endocarditis ulcerosa lenta. Z. Kreisl.-Forsch. **38**, 214 (1949). — STUDER, A., K. SCHÄRER und B. FUST: Tierexperimentelle Untersuchungen zur Frage der interstitiellen Nephritis beim Mißbrauch phenacetinhaltiger Schmerzmittel. Bull. schweiz. Akad. med. Wiss. **14**, 154 (1958). — STUDER, A., u. G. ZBINDEN: Experimenteller Beitrag zur Frage von Nierenschäden bei Abusus von phenacetinhaltigen Schmerzmitteln. Experientia (Basel) **11**, 450 (1955). — STUDER, A., G. ZBINDEN und B. FUST: Weitere tierexperimentelle Untersuchungen zur Frage Schmerzmittelmißbrauch und interstitielle Nephritis. Schweiz. med. Wschr. **88**, 469 (1958). — STUDER, A., G. ZBINDEN, K. SCHÄRER und B. FUST: Tierexperimentelle Untersuchungen zur Frage der interstitiellen Nephritis bei Mißbrauch phenacetinhaltiger Schmerzmittel. Bull. schweiz. Akad. med. Wiss. **14**, 154 (1958). — STUDER, A., G. ZBINDEN und E. UEHLINGER: Die Pathologie der Avitaminose und Hypervitaminose. In BÜCHNER-LETTERER-ROULET: Handbuch der speziellen pathologischen Anatomie 11/I, S. 734. Berlin-Göttingen-Heidelberg: Springer 1962. — STUEBER, P. J.: Primary retroperitoneal inflammatory process with ureteral obstruction. J. Urol. (Baltimore) 82, 41 (1959).—STUEBER, P. J., S. KOLETSKY, and L. PERSKY: The effect of intermittent clamping of the renal pedicle. J. Urol. (Baltimore) 84, 26 (1960). — STUMPF, TH.: Über den Entstehungsweg der ascendierenden Pyelitis. Inaug. Diss. 1931. — STÜNZI, H.: Die Periarteriitis nodosa des Schweins im Rahmen der allergischen Krankheiten der Haustiere. Habilitationsschrift Zürich 1947. — Carcinoma renale beim Hund. Schweiz. Arch. Tierheilk. 95, 238 (1953). — STURTEVANT, E. M.: Biology of metacorticoid hypertension. Ann. intern. Med. 49, 1281 (1958). — STURTZ, G. S., and E. C. BURKE: Syndrome of hereditary hematuria, nephropathy and deafness. Proc. Mayo Clin. 33, 289 (1958). — STURZENEGGER, H.: Zur pathologischen Anatomie des Frühinfantilen nephrotisch-glykosurischen Zwergwuchses mit hypophosphatämischer Rachitis (FANCONI). Ann. paediat. (Basel) 153, 1 (1939). — SU, CH. T., CH. L. PRINCE: Melanoma of the bladder. J. Urol. (Baltimore) 87, 365 (1962). — SUCHENWIRTH, R.: Über die Eigenständigkeit des Nierenbildes bei Panarteriitis nodosa. Beitr. path. Anat. 116, 613 (1956). — SUDA, Y.: Acute renal failure. Histometrical and experimental investigations of factors causing oliguria. Tohoku J. exp. Med. 76, 278 (1962). — SUGANO, H.: A histopathological study on multiple myeloma (plasmocytoma) and its relation to macroglobulinemia Waldenström. Acta path. jap. 9, 217 (1959). — SULKIN, N. M.: Cytologic studies of remaining kidney following unilateral nephrectomy in rat. Anat. Rec. 105, 95 (1949). — O'SULLIVAN, D. C., and J. H. DE WEERD: Spontaneous perirenal hematoma: report of two cases. Proc. Mayo Clin. 37, 427 (1962). — SUMIYOSHI, K., H. YOKOYAMA, M. SUMIYOSHI, M. TAKADA, K. YAMADA, and T. YANO: Changes produced in Masugi nephritis caused by experimental dysfunction of adrenocortical function. Jap. Circulat. J. 24, 1115 (1960). — SUMNER, W. A.: Renal tumor as a cause for unexplained fever. Stanford med. Bull. 12, 129 (1954). — SUNDALL, A.: Erkrankungen des Urogenitalsystems. In FANCONI, G., u. A. WALLGREN: Lehrbuch der Pädiatrie. 3. Aufl., S. 692. Basel: Schwabe 1959. — SUPPAN, A.: Über den Wert der Cytodiagnostik für die Urologie. Urol. int. (Basel) 12, 307 (1961). — SURTSHIN, A., and A. G. PARELMAN: Effect of intraperitoneal serum albumin on the excretion and renal localization of mercury after mercuric chloride injection in rats. Amer. J. Physiol. 190, 278 (1957). — Renal localization, excretion and toxicity of mercuric chloride in normal and "nephrotic" rats. Proc. Soc. exp. Biol. 95, 628 (1957). — SUSSMAN, R. M., and S. Z. FREED: Hypoalbuminemia and renal lesions in experimental hyperglobulinemia. Proc. Soc. exp. Biol. 73, 359 (1950). — SUTER, F.: Die ein- und beidseitig auftretenden Nierenkrankheiten (sog. chirurgischen Nierenaffektionen). In MOHR-STAEHELIN-BERGMANN-FREY-SCHWIEGK: Handbuch der inneren Medizin, 4. Aufl. VIII, S. 367. Berlin-Göttingen-Heidelberg: Springer 1951. — SUTER, K.: Amyloid-Lipoidnephrose nach Beckenosteomyelitis bei zwei Brüdern. Inaug. Diss. Zürich 1949. — SUTER, W.: Das kongenitale Aneurysma der basalen Gehirnarterien und Cystennieren. Schweiz. med. Wschr. 79, 471 (1949). — SUTNICK, A. E., A. M. SELLERS, W. A. JEFFERS, and CH. C. WOLFERTH: Systemic lupus erythematosus and hypertension without renal insufficiency. Ann. intern. Med. 52, 849 (1960). — SUZUKI, T.: Zur Morphologie der Nierensekretion. Jena: Fischer 1912. — Experimentelle Studien über die chronische Nephritis, welche aus der akuten hervorgeht. Mitt. Path. Inst. (Sendai) 1, 243 (1921). — Experimentelle „Habu"-Gift-Nephritis. Mitt. Path. Inst. (Sendai) 1, 225 (1921). — SUZUKI, Y.: An electron microscopy of the renal differentiation. II. Glomerulus. Keio J. Med. 8, 129 (1959). — SUZUKI, Y., J. CHURG, E. GRISHMAN, W. MAUTNER, and S. DACHS: The mesoangium of the renal glomerulus. Amer. J. Path. 43, 555 (1963). — SVANBORG, A.: Views on renal hyperlipemia. Acta med. scand. 147, 60 (1953). — SVENDSEN, M.: Über extramedulläre Myelopoese bei den embryonalen Adenosarkomen (Wilmssche Tumoren). Virchows Arch. path. Anat. 307, 99 (1940). — SWAN, H.: Perinephritic abscess in infants and children. Amer. J. Surg. 61, 3 (1943). — SWAN, R. H. J.: Injuries of the kidney. Brit. J. Urol. 12, 161 (1940). — SWANN, H. G., A. V. MONTGOMERY, J. C. DAVIS, and E. R. MICKLE: A method for rapid measurement of intrarenal and other tissue pressures. J. exp. Med. 92, 625 (1950).—SWANN, H. G., A. V. MONTGOMERY, and J. S. LOWRY: Effect of renal venous occlusion on intrarenal pressure. Proc. Soc. exp. Biol. 76, 773 (1951). — SWANN, H. G., V. MOORE, and A. V. MONTGOMERY: Influence of arterial pressure on intrarenal pressure. Amer. J. Physiol. 168, 637 (1952). — SWANN, H. G., A. A. ORMSBY, J. B. DELASHAW, and W. W. THARP: Relation of lymph to distending fluids of the kidney. Proc. Soc. exp. Biol. 97, 517 (1958). — SWANN, H. G., J. M. PRINE, V. MOORE, and R. D. RICE: The intrarenal pressure during experimental renal hypertension. J. exp. Med. 98, 281 (1952). — SWANN, H. G., L. VALDIVIA, A. A. ORMSBY, and W. T. WITT: Nature of fluids which functionally distend the kidney. J. exp. Med. 104, 25 (1956). — SWANN, R. C., and J. P. MERRILL: The clinical course of acute renal failure. Medicine (Baltimore) 32, 215 (1953). — SWARTZ, D.: Renal papillary necrosis. J. Urol. (Baltimore) 71, 385 (1954). — SWARTZ, D., and J. HOOGSTRATEN: Renal papillary necrosis. Brit. J. Urol. 31, 419 (1959). — SWENSON, O., and J. H. FISHER: New techniques in the diagnosis and treatment of megaloureters. Pediatrics 18, 304 (1956). — SWENSON, O., H. E. MACMAHON, W. E. JAQUES, and J. S. CAMPELL: A new concept of the etiology of megaloureters. New Engl. J. Med. 246, 41 (1952). — SWIFT, H. F., and J. E. SMADEL: Experimental nephritis in rats by induced injection of anti-kidney serum. IV. Prevention of the injurious effects of nephrotoxin in vivo by kidney extract. J. exp. Med. 65, 557 (1937). — SWINNEY, J., and B. E. TOMLINSON: Lower nephron nephrosis after transurethral resection of the prostate. J. clin. Path. 5, 234 (1952). — SWOBODA, W.: Die Pathologie der Niere bei den Skelettstoffwechselstörungen des Kindesalters. Wien. klin. Wschr. 68, 565 (1956). — Die genuine Vitamin D-resistente Rachitis. Wien: Maudrich 1956. — Renal bedingte Osteopathien beim Kinde. Neue ärztl. Fortbild. 49, 581 (1960). — SYMEONIDIS, A.: Eclampsia-like condition in pregnant rats injected with progesterone. J. nat. Cancer Inst. 10, 711 (1949). — SYMMERS, W. S.: Über die thrombotische Mikroangiopathie und ihre Beziehungen zu den sog. Kollagenkrankheiten. Verh. dtsch. Ges. Path. 36, 224 (1952). — Primary amyloidosis: a review. J. clin. Path. 9, 187 (1956). — SYMMERS, W. S., and R. GILLETT: Polyarteritis nodosa. Arch. Path. 52, 489 (1951).

TAFT, L. I.: Neonatal nephritis. Aust. Ann. Med. 5, 113 (1956). — TAHARA, CH., and E. HESS: Massive renal fibrolipoma. Report of two cases. J. Urol. (Baltimore) 54, 107 (1945). — TAITZ, L. S., C. ISAACSON, and H. STEIN: Acute nephritis associated with congenital syphilis. Brit. med. J. 1961/II, 152. — TAKANO, S., and E. SEKIGUCHI: Lymphangioma cysticum of the kidney combined with Wilm's tumor. Acta med. biol. (Niigata) 3, 127 (1955). — TAKATSU, T., and H. SATO: On the specifity of the manifestation of chronical glomerulonephritis in children. Ann. paediat. (Basel) 199, 366 (1962). — TAKEUCHI, A., and K. BENIRSCHKE: Renal venous thrombosis of the newborn and its relation to maternal diabetes. Report of 16 cases. Biol. Neonat. (Basel) 3, 237 (1961). — TAKEUCHI, T., T. NAHAGAWA, H. KAIDA, and M. HORIKOSHI: Congenital glomerulosclerosis and pneumonia of infants. Osaka Cy. med. J. 5, 33 (1959). — TALALAK, P.: Nierenvenenthrombose im Neugeborenenalter. Chirurg 30, 107 (1959). — TALBOT, H. S.: Role of ureter in pathogenesis of ascending pyelonephritis. J. Amer. med. Ass. 168, 1595 (1958). — TALBOT, H. S., and E. M. MAHONEY: Obstruction of both ureters by retroperitoneal inflammation. J. Urol. (Baltimore) 78, 738 (1957). — TALBOT, J. H., and R. M. FERRANDIS: Collagen diseases. New York: Grune and Stratton 1956. — TALBOTT, J. H., and K. L. TERPLAN: The kidney in gout. Medicine (Baltimore) 39, 405 (1960). — TALMAGE, R. V., F. W. KRAINTZ, and G. D. BUCHANAN: Effect of parathyroid extract and phosphate salts on renal calcium and phosphate excretion after parathyroidectomy. Proc. Soc. exp. Biol. 88, 600 (1955). — TAMM, I., and F. L. HORSFALL jr.: A mucoprotein derived from human urine which reacts with influenza, mumps and newcastle disease viruses. J. exp. Med. 95, 71 (1952). — TAN, O., O. RABBINO, and J. HOPPER jr.: Is phenacetin a nephrotoxin? Calif. Med. 101, 73 (1964). — TANGE, J. D.: Renal lesions in scleroderma: clinical and pathological features. Aust. An.. Med. 8, 27 (1959). — TANQUIST, E. J., and E. E. EMERSON: Chronic pyelonephritis and hypertension. Lancet 1950/II, 472. — TAPIE, J., et A. GARIPUY: Les lésions anatomocliniques de la goutte. Congrès de la goutte. Paris: Vittel 1935. — TARR, L., and S. JACOBSON: Toxicity of mersalyl (salyrgan). Arch. intern. med. 50, 158 (1932). — TAU, T., and B. W. YOUNG: Pheochromocytoma of the bladder: case report. J. Urol. (Baltimore) 87, 63 (1962). — TAUCHI, A., T. NAKAMURA, and K. YAMADA: Investigations on the pathology of the dark cells. Report III. Dark cells in the kidney. Nagoya med. J. 2, 169 (1954). — TAUXE, W. N., K. G. WAKIM, and A. H. BAGGENSTOSS: The renal lesions in experimental deficiency of potassium. Amer. J. clin. Path. 28, 221 (1957). — TAYLOR, N. S.: Histochemical studies of nephrotoxicity with sublethal doses of mercury in rats. Amer. J. Path. 46, 1 (1965). — TAYLOR, W. H.: Management of acute renal failure following surgical operation and head injury. Lancet 1957/II, 703. — TAYLOR, W. N.: Leukoplakia of kidney pelvis and ureter. Amer. J. Surg. 32, 335 (1936). — TCHERDAKOFF, PH., PH. MEYER, P. SAMARCQ et P. MILLIEZ: Hypertension artérielle par lésions des artères rénales. J. Urol. Néphrol. 70, 699 (1964). — TCHERDAKOFF, PH., et P. MILLIEZ: L'hypertension artérielle au cours de la tuberculose rénale. Mécanisme de cette hypertension. Bull. Mém.

Soç. méd. Hôp. Paris 77, 949 (1961). — Tedeschi, C. G., W. H. Holtham, and C. L. Minor: Mixed hypernephroid tumors of the kidney (metanephromas). J. Urol. (Baltimore) 61, 981 (1949). — Teilum, G.: Glomerular lesions of kidneys in sarcoidosis (Boeck's sarcoid). Acta path. microbiol. scand. 28, 294 (1951). — Studies on pathogenesis of amyloidosis. II. Effect of nitrogen mustard in inducing amyloidosis. J. Lab. clin. Med. 43, 367 (1954). — Periodic acid Schiff-positive reticulo-endothelial cells producing glycoprotein. Amer. J. Path. 32, 945 (1956). — Pathogenesis of amyloidosis. The two-phase theory of local secretion. Acta path. microbiol. scand. 61, 21 (1964). — Teilum, G., H. C. Engback, N. Harboe, and M. Simonsen: Effects of cortisone on experimental glomerulonephritis. J. clin. Path. 4, 301 (1951). — Teilum, G., and A. Lindahl: Frequency and significance of amyloid changes in rheumatoid arthritis. Acta med. scand. 149, 449 (1954). — Teilum, G., and H. E. Poulsen: Disseminated lupus erythematosus. Arch. Path. 64, 414 (1957). — Teleky, L.: Pathogenese der Bleivergiftung und Begutachtung der Bleiniere. Festschrift Zangger, S. 185. Zürich: Rascher 1935. — Tellem, M., A. I. Rubenstone, and A. M. Frumin: Renal failure and other unusual manifestations in sicklecell trait. Arch. Path. 63, 508 (1957). — Temeliescu, I.: La cystite pneumatogène. J. Urol. Néphrol. 68, 742 (1962). — Teplick, J. G., and M. W. Yarrow: Arterial infarction of the kidney. Ann. intern. Med. 42, 1041 (1955). — Terbrüggen, A.: Hyaline Tropfen in Nieren in Abhängigkeit vom Auftreten körperfremden Eiweißes. Beitr. path. Anat. 86, 235 (1931). — Cytologische Untersuchungen zur Frage der Nierenfunktion unter normalen und abgeänderten Verhältnissen. Virchows Arch. path. Anat. 290, 574 (1933). — Zwei Grundformen der allgemeinen Amyloidose, mit besonderer Berücksichtigung der Amyloidniere und Nephrose. Virchows Arch. path. Anat. 315, 250 (1948). — Der Degenerationsbegriff in der Pathologie und Medizin. Ärztl. Forsch. 4, 517 (1950). — Arteriosklerose. Materia Med. Nordmark 4, 25 (1952). — Teschan, P., R. Post, L. Smith, R. Abernathy, J. Davis, D. Gray, J. Howard, K. Johnson, E. Klopp, R. Mundy, M. O'Meara, and B. Rush: Posttraumatic renal insufficiency in military casualities. Amer. J. Med. 18, 172 (1955). — Tessler, A. N., and J. F. Richardson: Nonspecific prostatourethritis. U.S. Armed Forces med. J. 8, 820 (1957). — Thal, A.: Selective renal vasospasm and ischemic renal necrosis produced experimentally with staphylococcal toxin. Amer. J. Path. 31, 233 (1955). — Thal, A. P., T. B. Grage, and R. L. Vernier: Function of the contralateral kidney in renal hypertension due to renal artery stenosis. Circulation 27, 36 (1963). — Thaler, H.: Ein bioptisch kontrollierter, erfolgreich behandelter Fall von syphilitischer, interstitieller Nephritis. Wien. klin. Wschr. 72, 918 (1960). — Thayer, J. H., W. J. Glechler, and R. O. Holmes: The development of the nephrotic syndrome during the course of congestive heart failure: case report and review of the literature. Ann. intern. Med. 54, 1013 (1961). — The Sie Kian: Tötliche Sulphonamidvergiftung. Maandschr. Kindergeneesk. 17, 190 (1949); Ref. Excerpta med. (Amst.) Sect. V 4, 181 (1951). — Thelen, A.: Über paravesicale, sklerosierende Entzündungen. Z. Urol. 54, 493 (1961). — Thelen, A., K. Rother und H. Sarre: Experimentelle Untersuchungen zur Pathogenese der pyelonephritischen Schrumpfniere. Urol. int. (Basel) 3, 359 (1956). — Thelen, A., u. H. Wiegers: Klinische und experimentelle Untersuchungen zur Frage der „sog. essentiellen Hämaturie". Arch. klin. Chir. 277, 547 (1954). — Thiel, G.: Polycythämie bei Nierengeschwülsten. Dtsch. Arch. klin. Med. 208, 111 (1962). — Thiel, G., O. Spühler und E. Uehlinger: Destruierende und sklerosierende chronische interstitielle Nephritis und Phenacetinabusus. Dtsch. Arch. klin. Med. 209, 537 (1964). — Thiele, F. H., and D. Embleton: Infection: Pathways of spread in bacterial infection. Roy. Soc. med. Proc. 7, 3 (1914). — Thiessen, P., u. E. Augustin: Toxische Parenchymschädigung der Niere nach Sulfonamidanwendung. Dtsch. med. Wschr. 75, 393 (1950). — Thoenes, W.: Die Mikromorphologie des Nephron in ihrer Beziehung zur Funktion. I. Funktionseinheit: Glomerulum — proximales und distales Konvolut. Klin. Wschr. 39, 504 (1961). — II. Funktionseinheit: Henle'sche Schleife — Sammelrohr. Klin. Wschr. 39, 827 (1961). — Mikromorphologie des Nephron nach temporärer Ischämie. 5. Internat. Congr. Elektronenmikr. Q 4. New York: Academic Press 1962. — Mikromorphologie des Nephron nach temporärer Ischämie. In Bargmann, W., u. W. Doerr: Zwanglose Abhandlungen aus dem Gebiete der normalen und pathologischen Anatomie. Stuttgart: Thieme 1964. — Thölen, H.: Interstitielle Nephritis. Schweiz. med. Wschr. 86, 963 (1956). — Glomerulonephritis und Lipoidnephrose. Helv. med. Acta 26, 79 (1959). — Pathogenese, Klinik und Therapie der Schockniere. Praxis 50, 1122 (1961). — Thölen, H., F. Bigler und H. Staub: Zur Pathogenese des Urämiesyndroms. I. Mitt.: Der Gehalt von Acetoin und 2,3-Butylenglykol in Blut urämischer

Patienten. Path. et Microbiol. (Basel) **24**, 262 (1961). — Pathogenesis of the uremic syndrome. Pharmacological studies on acetoin and 2,3-butylene glycol. Experientia (Basel) **17**, 359 (1961). — THÖLEN, H., u. R. BOSSHARDT: Urämische Symptome und Veränderungen von Rest-N und Residual-N. Klin. Wschr. **36**, 481 (1958). — THÖLEN, H., J. VOEGTLI, H. RENSCHLER und A. SCHAEFFER: Ein Beitrag zur Genese der interstitiellen Nephritis. Schweiz. med. Wschr. **86**, 946 (1956). — THOM, B.: Harnleiter- und Nierenverdoppelung mit besonderer Berücksichtigung der extravesicalen Harnleitermündungen. Z. Urol. **22**, 417 (1928). — THOMAS, C., u. D. SCHMÄHL: Zur Morphologie der Nierentumoren bei der Ratte. Z. Krebsforsch. **66**, 125 (1964). — THOMAS, E. M., A. H. ROSENBLUM, H. B. LANDER, and R. FISHER: Relationships between blood lipid and blood protein levels in the nephrotic syndrome. Amer. J. Dis. Child. **81**, 207 (1951). — THOMAS, G. J., and J. BARTON: Ectopic pelvic kidney. J. Amer. med. Ass. **106**, 197 (1936). — THOMAS, J. O., A. J. COX, and F. DE EDS: Kidney cysts produced by diphenylamine. Stanford med. Bull. **15**, 90 (1957). — THOMAS, J., J. DÉCHOSOL, E. THOMAS, H. RABUSSIER, M. GIRARD, P. ABOULKER et P. DESGREZ: Etude comparative entre les mucoprotéines sériques et urinaires dans la lithiase rénale. J. Urol. méd. chir. **66**, 679 (1960). — THOMPSON, A. C.: Neonatal glomerulonephritis. W. Va. med. J. **47**, 1 (1951). — THOMPSON, G. J.: Results of nephrectomy in hypertensive patients. J. Urol. (Baltimore) **77**, 358 (1957). — THOMPSON, G. J., and J. M. PACE: Ectopic kidney. Surg. Gynec. Obstet. **64**, 935 (1937). — THOMPSON, I. M.: Peripelvic lymphatic renal cysts. J. Urol. (Baltimore) **78**, 343 (1957). — THOMPSON, I. M., and A. J. COPPRIDGE: Bladder sarcoma. J. Urol. (Baltimore) **82**, 329 (1959). — The management of bladder tumors in children: a study of sarcoma botryoides. J. Urol. (Baltimore) **82**, 590 (1959). — THOMPSON, J. E., and R. H. SMITHWICK: Human hypertension due to unilateral renal disease, with special reference to renal artery lesions. Angiology **3**, 493 (1952). — THORN, G. W., G. E. KOEPF, and M. CLINTON: Renal failure simulating adrenocortical insufficiency. New Engl. J. Med. **231**, 76 (1944). — THORN, G. W., J. P. MERRILL, S. SMITH, M. ROCHE, and TH. F. FRAWLEY: Clinical studies with ACTH and cortisone in renal disease. Arch. intern. Med. **86**, 319 (1950). — THORN, W.: Nucleinsäuregehalt, Stoffwechsel, Funktion und Histologie der Niere während einer mehrwöchigen Erholung nach 2- und 3-stündiger Ischämie. II. Symposium Ges. Nephrologie, S. 189. Stuttgart: Thieme 1963. — THORN, W., u. F. LIEMANN: Metabolitkonzentrationen in der Niere und Paraaminohippursäureclearance nach akuter Ischämie und in der Erholung nach Ischämie. Pflüg. Arch. ges. Physiol. **273**, 528 (1961). — THROCKMORTON, M. A.: Prognosis in hypernephroma: review of the literature and report of 42 cases. J. Urol. (Baltimore) **73**, 773 (1953). — THUNG, P. J.: Physiological proteinuria in mice. Acta physiol. pharmacol. neerl. **10**, 248 (1962). — TIETZE, K., u. F. H. SCHULZ: Über den Stickstoffhaushalt beim Myocardinfarkt. Schweiz. med. Wschr. **83**, 34 (1953). — TILIAKOS, A., D. VOULGARIDIS et J. GIALAFOS: Syndrome d'Alport ou néphrite héréditaire avec surdité. Presse méd. **72**, 1567 (1964). — TILLE, D.: Zur Diagnose der sogenannten essentiellen Hämaturie. Dtsch. med. Wschr. **80**, 1610 (1961). — TIMMIS, G. C., and S. GORDON: A renal factor in hypertension due to coarctation of the aorta. New Engl. J. Med. **270**, 814 (1964). — TING-WA WONG, and N. E. WARNER: Cytomegalic inclusion disease in adults. Arch. Path. **74**, 403 (1962). — TITUS, J. L., and R. G. SHORTER: Cellular aspects of homograft rejection. Proc. Mayo Clin. **37**, 492 (1962). — TÖBBEN, H.: Zur Frage der Nierenschädigung bei Oxalsäurevergiftung. Virchows Arch. path. Anat. **302**, 246 (1938). — TOBIAN, L.: Physiology of the juxtaglomerular cells. Ann. intern. Med. **52**, 395 (1960). — Relationship of juxtaglomerular apparatus to renin and angiotensin. Circulation **25**, 189 (1962). — The juxtaglomerular cells and experimental hypertension. In METCOFF, J.: Angiotensin systems and experimental renal diseases, p. 17. Boston: Little, Brown and Co. 1963. — TOBIAN, L., J. JANECEK, and A. TOMBOULIAN: Correlation between granulation of juxtaglomerular cells and extractable renin in rats with experimental hypertension. Proc. Soc. exp. Biol. **100**, 94 (1959). — TOBIAN, L., S. PERRY, and J. MORK: The relationship of juxtaglomerular apparatus to sodium retention in experimental nephrosis. Ann. intern. Med. **57**, 382 (1962). — TOBIAN, L., J. THOMPSON, R. TWEDT, and J. JANECEK: The granulation of juxtaglomerular cells in renal hypertension, desoxycorticosterone and postdesoxycorticosterone hypertension, adrenal regeneration hypertension, and adrenal insufficiency. J. clin. Invest. **37**, 660 (1958). — TOBLER, R.: Autoptische Beobachtungen an 300 Diabetikern. Schweiz. med. Wschr. **84**, 1213 (1954). — TOBLER, TH.: Über chronische universelle Argyrie nach intravenöser und peroraler Kollargoldanwendung. Schweiz. med. Wschr. **52**, 774 (1922). — TÖNDURY, G.: Angewandte und topographische Anatomie. Zürich: Fretz und Wasmuth 1949. — Toni, G. de: Remarks on the relations between renal rickets and renal diabetes. Acta paediat. (Basel) 16, 479 (1933). — Un nouveau syndrome dysmétabolique et dysendocrine: acidose rénale idiopathique avec néphrocalcinose et pseudoparalyse hypopotassiémique; nanisme; rachitisme tardif; dystrophie adiposo-génitale. Ann. paediat. (Basel) 182, 63 (1954). — La clinica dei nanismi renali. Minerva pediat. 7, 85 (1955). — Tönz, O.: Zur Pathogenese doppelseitiger Hydronephrose beim Kleinkind. Schweiz. med. Wschr. 86, 877 (1956). — Nierenveränderungen bei experimenteller chronischer Bleivergiftung (Ratte). Z. exp. Med. 128, 361 (1957). — Toole, H., P. Chrysospathis und D. Papadimitriou: Über die thorakale Nierendystopie. Mitteilung eines neuen Falles. Z. Urol. 54, 1 (1961). — Torassa, L. L.: Pyelitis glandularis. J. Urol. (Baltimore) 60, 393 (1948). — Torikai, T., S. Fukuchi, M. Hanata, H. Takahashi, and H. Demura: The juxtaglomerular apparatus and aldosterone in hyperaldosteronism. Tohoku J. exp. Med. 82, 74 (1964). — Torin, D. E., and G. Greogovatos: Goodpasture's syndrome. Report of a case with renal biopsy and autopsy findings. Milit. Med. 128, 628 (1963). — Törne, H. von: Nephrohydrotische Flecknierenbildung nach Pyelonephritis. Virchows Arch. path. Anat. 323, 645 (1953). — Torp, K. H.: Congenital valvular formation of the posterior urethra. Acta paediat. (Basel) 43, 192 (1954). — Totović, V.: Elektronenmikroskopische Befunde in der Niere bei chronischer Bleivergiftung der Ratte. Verh. dtsch. Ges. Path. 48, 193 (1964). — Tourneur, R., L. Moreau et A. Kochnevis: Hypertension artérielle par lésion rénale unilatérale de cause exceptionelle; la sténose post-traumatique de l'artère rénale. J. Urol. Néphrol. 67, 405 (1961). — Toussaint, Ch., R. Wolter et P. Sibille: Hypertension et lésions artérielles provoquées chez le rat par l'ingestion de quantité excessive de chlorure de sodium. Rev. belge Path. 23, 83 (1953). — Trabucco, A., and F. Marquez: Structure of the glomerular taft. J. Urol. (Baltimore) 67, 235 (1952). — Tracy, E. M.: Reflex renal anuria. J. Urol. (Baltimore) 64, 63 (1950). — Tracy, R. E., and R. W. Wissler: Observations on the hyperlipemia of experimental nephrosis in rats. The effect of urinary proteins. Lab. Invest. 11, 1 (1962). — Traencker, K.: Experimentelle Untersuchungen zur Frage der Peristonspeicherung in den Mitochondrien der Nierentubuli. Z. ges. exp. Med. 123, 101 (1954). — Traut, R., and J. Groen: Prognosis of vascular hypertension. A nine year follow-up study of 418 cases. Arch. intern. Med. 85, 727 (1950). — Trebbin, H., J. Jahnecke, Th. Lang und A. Bohle: Beitrag zur Frage nach den Beziehungen zwischen der Weite der Harnkanälchenlichtungen und der Breite des Interstitiums beim akuten Nierenversagen. Klin. Wschr. 40, 575 (1962). — Tresidder, G. C., and R. P. Warren: Primary neoplasms of the ureter. Brit. J. Urol. 26, 139 (1954). — Trevan, D.: Glomerular changes induced by stilboestrol. Lancet 1956/II, 22. — Tricot, R., P. Nogrette et J. Soulié: Hypertension artérielle et ischémie rénale. A propos d'un cas d'hypertension par sténose de l'artère rénale, guérie par greffe artérielle plastique. Bull. Mém. Soç. méd. Hôp. Paris 76, 471 (1960). — Triedman, R. S., H. Metzger, K. C. Hsu, M. Rothenberg, B. C. Seegal, and A. Urquhart: Studies of the mechanism of experimental nephritis with fluoresceinlabeled antibody. I. Localization and persistence of injected duck anti-rat-lung serum during the course of nephritis in rats. Amer. J. Path. 41, 95 (1962). — Trinkle, A. J.: The origin and development of renal adenomas and their relation to carcinoma of the renal cortex (hypernephroma). Amer. J. Cancer 27, 676 (1936). — Trueta, J., A. E. Barclay, P. M. Daniel, K. J. Franklin, and M. M. Prichard: Studies of the renal circulation. Oxford: Blackwell 1947. — Truhaut, R.: Chemical causes of occupational cancers, aromatic amines acting on the bladder. Arch. industr. Health 5, 264 (1952). — Trump, B. F.: An electron microscope study of the uptake, transport and storage of colloidal materials by the cells of the vertebrate nephron. J. Ultrastruct. Res. 5, 291 (1961). — Trump, B. F., and E. P. Benditt: Electron microscopic studies of human renal disease. Observations of normal visceral glomerular epithelium and its modification in disease. Lab. Invest. 11, 753 (1962). — Tscherkess: A.: Experimentelle Beiträge zur Pathologie des Gefäßsystems bei Bleivergiftung. Arch. exp. Path. 108, 220 (1925). — Tsuda, S.: Experimentelle Untersuchungen über die Abwehrleistungen der Niere und ihre Kokkenausscheidung. Virchows Arch. path. Anat. 250, 136 (1924). — Tsuji, S.: Ein Beitrag zur Frage der immun-cytotoxischen Glomerulonephritis. Beitr. path. Anat. 98, 425 (1937). — Tuboku-Metzger, A. F.: Reticulum cell sarcoma of the kidney, presenting as motor paralysis of lower limbs and bladder. Brit. med. J. 1955/II, 1369. — Tudor, J. M., O. W. Carter, R. E. McClellen, and T. E. Nesbitt: An analysis of 2403 consecutive pediatric urological consultations. J. Urol. (Baltimore) 87, 68 (1962). — Tullis,

J. L.: The response of tissue to total body irradiation. Amer. J. Path. **25**, 829 (1949). — The pathologic anatomy of total body irradiation. In BEHRENS: Atomic medicine, p. 83. New York: Thomas Nelson and Sons 1949. — TURCK, M., B. GOFFE, and R. G. PETERSDORF: The urethral catheter and urinary tract infection. J. Urol. (Baltimore) **88**, 834 (1962). — TURGEON, C.: La maladie des inclusions cytomégalique. Ann. Anat. path. **2**, 563 (1957). — TURGEON, C., and S. C. SOMMERS: Juxtaglomerular cell counts and human hypertension. Amer. J. Path. **38**, 227 (1961). — TURIAF, J., L. ZIZINE et CH. SORS: L'hypertension artérielle et les lésions vasculo-humorales du rat en parabiose. Presse méd. **62**, 57 (1954). — TÜRK, M.: Über Degeneration der Nierenzellen bei dauerndem Abschluß der Zirkulation. Beitr. path. Anat. **56**, 325 (1913). — TURNER, D. P.: Vesical haemorrhage after megavoltage irradiation. Brit. med. J. **1961/II**, 1462. — TURNER, L. B., and A. GROLLMAN: Role of adrenal in pathogenesis of experimental renal hypertension as determined by a study of the bilaterally adrenalectomized nephrecto-mized dog. Amer. J. Physiol. **167**, 462 (1951). — TURUNEN, M., u. H. TEIR: Ganzkörper-röntgenbestrahlung und Amyloidose. Virchows Arch. path. Anat. **334**, 251 (1961). — TVERDY, G.: Histopathologie des juxtaglomerulären Apparates bei Masugi-Nephritis. Beitr. path. Anat. **112**, 406 (1952). — La fonction endocrine des artérioles rénales dans un cas de pyélonéphrite hypertensive. Schweiz. Z. Path. Bakt. **17**, 177 (1954). — TVETERAS, E.: Anaphylactoid purpura (Schönlein-Henoch Syndrome) complicated by nephritis. Int. Arch. Allergy **9**, 274 (1956). — TWEDDALE, D. M., C. J. DAWE, J. R. McDONALD, and O. S. CULP: Angiolipoleiomyome of the kidney. Cancer **8**, 764 (1955). — TWINEM, F. P.: Primary tumors of the ureter. J. Amer. med. Ass. **163**, 808 (1957).

ÜBELACKER, W.: Die Bedeutung der Mischinfektion tuberkulöser Kavernen mit Strepto-coccen. Dtsch. Arch. klin. Med. **185**, 303 (1939). — ÜBELHÖR, R.: Beitrag zur Klinik der Hypo-plasia renalis. Z. Urol. **27**, 79 (1933). — Über einen Fall von Anurie bei beidseitiger Nieren-venenthrombose. Z. urol. Chir. **39**, 411 (1934). — Die reflektorische Anurie. Arch. klin. Chir. **187**, 389 (1936). — Die pathologische Physiologie der Entleerungsstörungen der Blase. In ALKEN-DIX-WEYRAUCH-WILDBOLZ: Handbuch der Urologie VIII, S. 271. Berlin-Göttingen-Heidelberg: Springer 1962. — ÜBELHÖR, R., u. G. ULLRICH: Die Schädigung der Niere durch Medikamente. Wien. med. Wschr. **108**, 443 (1958). — UEBEL, H.: Histologische Probleme der formalen Steingenese. Urol. int. (Basel) **7**, 113 (1958). — UEHLINGER, E.: Nieren, Skelet und Kalziumstoffwechsel. Wien. klin. Wschr. **61**, 417 (1949). — Über die Schwefelkohlenstoff-Glomerulosklerose. Schweiz. Z. Path. Bakt. **15**, 217 (1952). — Renale Osteopathia fibrosa und renale Osteomalacie. Schweiz. Z. Path. Bakt. **16**, 997 (1953). — Die pathologische Anatomie der Morbus Boeck. Beitr. Klin. Tuberk. **114**, 17 (1955). — D-Avitaminose und renale Osteo-malacie. Schweiz. med. Wschr. **85**, 521 (1955). — Pathogenese des primären und sekundären Hyperparathyreoidismus und der renalen Osteomalacie. Verh. dtsch. Ges. inn. Med. **62**, 368 (1956). — Die pathologische Anatomie der interstitiellen Nephritis. In SARRE-MOENCH-KLUTHE: Phenacetinabusus und Nierenschädigung. Stuttgart: Thieme 1958. — Pathologisch-anatomisches Referat: Symposium über Phenacetinabusus und Nierenschädigung. Schweiz. med. Wschr. **88**, 452 (1958). — Pathogenese und pathologische Anatomie der Nierensteine. Regensburg. Jb. ärztl. Fortbild. 1958/9, 7. — Die Kinetik des Calciumstoffwechsels. Verh. dtsch. Ges. Path. **47**, 69 (1963). — ULLMANN, T. D., F. SHAPIRO, B. BARZILAY, and A. SCHWARTZ: Vascular abnormalities in a well functioning kidney as the cause of long-standing severe juvenile hypertension, cured by unilateral nephrectomy. Amer. J. Med. **26**, 960 (1959). — ULLRICH, K. J.: Über die Funktion des Nierenmarks. Dtsch. med. Wschr. **84**, 1197 (1959). — Über die Rolle des Nierenmarks bei der Harnkonzentrierung und Säureexkretion. Verh. dtsch. Ges. inn. Med. **65**, 242 (1959). — Lokalisation des Stofftransports in der Niere. In KRAMER-ULLRICH: Nierensymposium, Göttingen 1959. Stuttgart: Thieme 1960. — ULLRICH, K. J., K. KRAMER, and J. W. BOYLAN: Mechanism of urinary concentration. In BLACK, D. A.: Renal disease, p. 49. Oxford: Blackwell 1962. — UNGAR, H.: Calcium deposits in the renal papillae: their frequency and the various pathologic states with which they were associated in a serie of necropsies in Jerusalem. Arch. Path. **49**, 687 (1950). — UNGEHEUER, E.: Pararenale Ge-schwulst bei Hufeisenniere. Z. Urol. **46**, 652 (1953). — UNGER, V.: Nephrokalzinose und Stein-bildung in ihren Beziehungen zu Störungen des Kalkstoffwechsels. Z. Urol. **51**, 69 (1958). — URAI, L., I. MUNKÁCSI, and G. SZINAY: New data on the pathology of "true scleroderma kidney". Brit. med. J. **1960/I**, 713. — URAI, L., Z. NAGY, G. SZINAY, and W. WILTNER: Renal function in scleroderma. Brit. med. J. **1958/II**, 1264. — URBAN, H.: Schäden am Zentralnervensystem durch Mißbrauch phenacetinhaltiger Mischpräparate. Dtsch. med. Wschr. **89**, 223 (1964). — USON, A. C., S. T. KNAPPENBERGER, and M. M. MELICOW: Nontraumatic perirenal hematomas: a report based on 7 cases. J. Urol. (Baltimore) **81**, 388 (1959). — USON, A. C., and M. M. MELICOW: Non-urological symptoms in renal cancer, p. 179. 6. internat. Kongr. inn. Med., Basel 1960. — Multilocular cysts of kidney with intrapelvic herniation of a "daughter" cyst: report of 4 cases. J. Urol. (Baltimore) **89**, 341 (1963). — UTZ, D. C., and J. R. McDONALD: Squamous cell carcinoma of the kidney. J. Urol. (Baltimore) **78**, 540 (1957).

VAGUE, J.: Les hépatonéphrites aiguës. Inaug. Diss. Marseille 1935. — VALENTINE, J. J.: Dermoid cyst of the kidney. Amer. J. Surg. **6**, 93 (1929). — VALLERY, P., M. DÉROT, P. ANGIER et P. GAUTHIER: Néphrites aiguës et chroniques au cours de l'intoxication mercurielle chez le lapin. C. R. Soc. Biol. (Paris) **113**, 579 (1933). — VALLERY, P., G. MAURICE, R. WOLFROMM et G. GUIOT: Néphrose lipoïdique secondaire à un traitement aurique. Bull. Mém. Soc. méd. Hôp. (Paris) **58**, 96 (1942). — VALVASSORI, G. E., and R. H. PIERCE: Osteosclerosis in chronic uremia. Radiology **82**, 385 (1964). — VANDER, A. J.: Potassium secretion and reabsorption in distal nephron. Amer. J. Physiol. **201**, 505 (1961). — VAN DER VUURST DE VRIES, J. H.: Pathologische Anatomie und Klinik der Nieren- und Harnleitersteine. In ALKEN-DIX-WEYRAUCH-WILDBOLZ: Handbuch der Urologie X, S. 172. Berlin-Göttingen-Heidelberg: Springer 1961. — VAN SLYKE, D. D.: Studies of normal and pathologic physiology of the kidney. 30. Mellon lecture. Ann Harbor: Edwards 1947. — The effects of shock on the kidney. Ann. intern. Med. **28**, 701 (1948). — VARNEY, D. C.: Malignant hemangio-endothelioma of the urethra: a case report. J. Urol. (Baltimore) **69**, 691 (1955). — VASSALLI, P., G. SIMON, and CH. ROUILLER: Electron microscopic study of glomerular lesions resulting from intravascular fibrin formation. Amer. J. Path. **43**, 579 (1963). — Ultrastructural study of platelet changes initiated in vivo by thrombin. J. Ultrastruct. Res. **11**, 374 (1964). — VASSAR, PH. S., and CH. F. CULLING: Fluorescent amyloid staining of casts in myeloma nephrosis. Arch. Path. **73**, 59 (1962). — VASSILIADIS, H.: Néphrites expérimentales. Ann. Anat. path. **10**, 703 (1933). — VAZQUEZ, J. J., and F. J. DIXON: Immunohistochemical analysis of lesions associated with "fibrinoid change". Arch. Path. **66**, 504 (1958). — VEENEMA, R. J., B. FINGERHUT, and A. S. GIRGIS: Histochemistry: a possible guide to therapy of bladder tumors. J. Urol. (Baltimore) **90**, 736 (1963). — VEER, J. A. DE, and F. C. HAMM: Tumors of the kidney. II. Tumors derived from epithelium of the renal pelvis and compound tumors derived from epithelium of renal pelvis and parenchyma. Brooklyn Hosp. J. **8**, 187 (1950). — VEITH, G.: Über zwei Fälle nichtmetastatischer Glomerulusschlingenverkalkung der Nieren. Beitr. path. Anat. **109**, 221 (1944). — VELLIOS, F., and R. A. GARRETT: Congenital unilateral multicystic disease of the kidney. A clinical and anatomic study of seven cases. Amer. J. clin. Path. **35**, 244 (1961). — VERMEULEN, C. W., G. H. MILLER, and W. H. CHAPMAN: Experimental urolithiasis: X. On the state of calcium in the urine. J. Urol. (Baltimore) **75**, 592 (1956). — VERNIER, R. L.: Ultrastructure of the glomerulus and changes in fine structure associated with increased permeability of the glomerulus to protein. In WOLSTENHOLME, and CAMERON: Ciba Foundation Symp. on renal biopsy. London: Churchill 1961. — Formation of renal basement membranes and transport of materials across renal capillary endothelium in human fetuses. In METCOFF, J.: Angiotensin systems and experimental renal disease, p. 233. Boston: Little, Brown and Co. 1963. — VERNIER, R. L., M. G. FARQUHAR, J. G. BRUNSON, and R. A. GOOD: Chronic renal disease in children. J. Dis. Child. **96**, 306 (1958). — VERNIER, R. L., B. W. PAPERMASTER, and R. A. GOOD: Aminonucleoside nephrosis: I. Electron microscopic study of the renal lesion in rats. J. exp. Med. **109**, 115 (1959). — VESIN, P.: Etude critique de certains aspects de la physiologie rénale. Presse méd. **64**, 2095 (1959). — VEST, S. A., and B. BARELARE: Peri-ureteritis plastica: a report of four cases. J. Urol. (Baltimore) **70**, 38 (1953). — VICKS, J., H. E. EDERSTROM, and T. VERGEER: Epinephrine sensitivity of blood vessel strips from salt-fed and castrated rats. Proc. Soc. exp. Biol. **93**, 536 (1956). — VIGLIANI, E. C.: Vergiftung mit Schwefelkohlenstoff. In Handbuch der gesamten Arbeitsmedizin, S. 313. Berlin-München-Wien: Urban und Schwarzenberg 1961. — VIGLIANI, E. C., e B. PERNIS: L'intossicazione cronica da solfuro di carbonio. Atti XI Congr. internat. Med. del Lavoro 1954, p. 375. — VILLA, L., A. ROBECCHI, and C. B. BALLABIO: Physiopathology, clinical manifestations and treatment of gout. Part 1. Physiopathology and pathogenesis. Ann. rheum. Dis. **17**, 9 (1958). — VILLAREAL, H., and

L. SOKOLOFF: The occurence of renal insufficiency in subacute bacterial endocarditis. Amer. J. med. Sci. **220**, 655 (1950). — VILLIGER, A.: Beiträge zur Kenntnis der primären epithelialen Tumoren des Nierenbeckens. Helv. chir. Acta **23**, 43 (1956). — VIRCHOW, R.: Einige Bemerkungen über die Circulationsverhältnisse in der Niere. Virchows Arch. path. Anat. **12**, 310 (1857). — Die Cellularpathologie. 4. Aufl. Berlin: Hirschwald 1871. — VISCHER, W.: Calciumoxalatschrumpfniere mit Urämie. Schweiz. Z. Path. **10**, 286 (1947). — VIVALDI, E., D. P. ZANGWILL, R. COTRAN, and E. H. KASS: Experimental pyelonephritis consequent to induction of bacteriuria. Henry Ford Hospital internat. Symposium Biology of pyelonephritis. Boston: Little, Brown and Co. 1960. — VOGEL, G., u. E. HEYM: Modellversuche zur Bedeutung der Anwesenheit von Kolloiden im Nierenblut für das Maß der renalen Flüssigkeitsrückresorption. Klin. Wschr. **33**, 627 (1955). — VOGEL, L.: Über die Bedeutung der retrograden Metastasen innerhalb der Lymphbahn für die Kenntnis des Lymphgefäßsystems der parenchymatösen Organe. Virchows Arch. path. Anat. **125**, 495 (1891). — VOGLER, E., u. R. HERBST: Angiographie der Nieren. Stuttgart: Thieme 1958. — VOGT, A., and H. G. KOCHEM: Immediate and delayed nephrotoxic nephritis in rats. The role of complement fixation. Amer. J. Path. **39**, 379 (1961). — VOGT, H., F. WÜTHRICH und F. REUBI: Über das Verhalten der alkalischen Phosphatase und der Lipase bei der Masugi-Nephritis mit und ohne Cortisonacetat. Helv. med. Acta **19**, 357 (1952). — VOGT, M.: Constriction of renal vessels in the frog (rana esculenta) and its effects of the systemic blood pressure. Quart. J. exp. Physiol. **30**, 341 (1940). — VOIGT, G. E.: Der histochemische Nachweis des Calciums im Calciumoxalat bei der Äthylenglykolvergiftung. Acta path. microbiol. scand. **41**, 89 (1957). — Über das Auftreten von Verkalkungen in der Niere beim Diabetes mellitus. Acta path. microbiol. scand. **41**, 479 (1957). — Ein neuer histotopochemischer Nachweis des Calciums (mit Naphthalhydoxaminsäure). Acta histochem. (Jena) **4**, 122 (1957). — VOIGT, G. E., u. G. ADEBAHR: Histochemische Untersuchungen über den Verbleib des Quecksilbers bei der experimentellen Sublimatvergiftung. Klin. Wschr. **41**, 558 (1963). — VOLDET, G.: Le sort ultérieur des gens ayant subi une intoxication au plomb. Inaug. Diss. Genf 1944. — VOLHARD, F.: Die doppelseitigen hämatogenen Nierenerkrankungen (Bright'sche Krankheit). In MOHR-STAEHELIN: Handbuch der inneren Medizin III/2, S. 1620. Berlin: Springer 1918. — Nierenerkrankungen und Hochdruck. Leipzig: Barth 1942. — Über die Pathogenese des roten (essentiellen) arteriellen Hochdrucks und der malignen Nephrosklerose. Schweiz. med. Wschr. **78**, 1189 (1948). — Über den heilbaren blassen Hochdruck bei einseitigen Nierenerkrankungen. Neue med. Welt **24**, 839 (1950). — Besondere Fälle von Hochdruck. Neue med. Welt **1**, 3 (1950). — VOLHARD, F., u. TH. FAHR: Die Brightsche Nierenkrankheit. Berlin: Springer 1914. — VORLAENDER, K. O., K. W. FRITZ und H. J. BRAUN: Rheumatismus und Nierenentzündung. Münch. med. Wschr. **101**, 150 (1959). — VORLAENDER, K. O., G. HELLWEG und G. GIESENFELD: Experimentelle Untersuchungen zur Pathogenese der durch hämolytische Streptokokken der Gruppe A, Typ 12 hervorgerufenen Nierenentzündung. Allergie u. Asthma **5**, 13 (1959). — VORLAENDER, K. O., u. H. NÜSSGENS: Die Gefäßveränderungen bei viszeralem Erythematodes und ihre immunologischen Grundlagen. Z. Immun. Forsch. **114**, 353 (1957). — VORLAENDER, S., K. O. VORLAENDER und H. LÜCHTRATH: Versuche zur künstlichen Lokalisation eines tuberculösen Infektes auf die Rattenniere. Klin. Wschr. **34**, 1069 (1956). — VOTH, D.: Zur Genese des hyalinen Knorpelgewebes in hypoplastischen Nieren. Zbl. Path. **102**, 554 (1961). — VRIES, J. K. DE: Permanent diversion of urinary stream. J. Urol. (Baltimore) **73**, 217 (1955). — VUORI, E. E.: A clinical and pathological anatomical study of tumours of the kidney in children, based on a serie of 18 cases. Acta chir. scand. **95**, 555 (1947).

WAALER, E.: Histological changes in the kidneys in fat-embolism. Acta path. microbiol. scand. **20**, 329 (1943). — WACHSTEIN, M.: Studies on inclusion bodies. Amer. J. Path. **25**, 608 (1949). — Lead poisoning diagnosed by the presence of nuclear acid-fast inclusion bodies in kidney and liver. Arch. Path. **48**, 442 (1949). — Histochemical staining reactions of the normally functioning and abnormal kidney. J. Histochem. Cytochem. **3**, 246 (1955). — Enzymatic staining reactions in regenerating tubular cells of the rat kidney. J. Mt Sinai Hosp. **24**, 1316 (1957). — WACHSTEIN, M., and M. BESEN: Electron microscopy of renal coagulative necrosis due to dl-serine, with special reference to mitochondrial pyknosis. Amer. J. Path. **44**, 383 (1964). — WACHSTEIN, M., and K. LANGE: Histologic and histochemical studies of the rabbit glomerulonephritis produced by specific anti-kidney duck serum. Amer. J. Path. **34**,

835 (1958). — Proteinuria and tubular atrophy in the rat. Lab. Invest. **9**, 371 (1960). — WACHSTEIN, M., and E. MEISEL: A comparative study of enzymatic staining reactions in the rat kidney with necrobiosis induced by ischemia and nephrotoxic agents (mercuhydrin and DL-serine). J. Histochem. Cytochem. **5**, 204 (1957). — Enzymatic staining reactions in the kidneys of potassium depleted rats. Amer. J. Path. **35**, 1189 (1959). — WACHSTEIN, M., E. MEISEL, and J. ORTIZ: Intracellular localization of acid phosphatase as studied in mammalian kidneys. Lab. Invest. **11**, 1243 (1962). — WAGENHÄUSER, F.: Über die Besonderheiten der Masugi-Nephritis der Ratte. Schweiz. Z. Path. Bakt. **17**, 669 (1954). — WAGENVOORT, C. A., G. W. MORROW jr., and H. W. TEN CATE: Squamous cell carcinoma of the renal pelvis with muco-epidermoid metastasis. J. Urol. (Baltimore) **85**, 727 (1961). — WAGNER, B. M.: Histochemical studies of fibrinoid substances and other abnormal tissue proteins. Arch. Path. **60**, 221 (1955). — WAGNER, H.: Zur Kenntnis der protozoenartigen Zellen in den Organen von Kindern. Beitr. path. Anat. **85**, 145 (1930). — WAHL, R.: Streptococcus et néphrites infectieuses. Presse méd. **63**, 1366 (1955). — WAHLE, G. H., and E. E. MUIRHEAD: Bilateral renal cortical necrosis in a child, associated with an incompatible blood transfusion. Tex. St. J. Med. **49**, 770 (1953). — WAHLEN, R. E., S. HUANG, F. PESCHEL, and H. D. MCINTOSH: Hereditary nephropathy, deafness and renal foam cells. Amer. J. Med. **31**, 171 (1961). — WAIFE, S. O., and P. T. PRATT: Fatal mercurial poisoning following prolonged administration of mercurophylline. Arch. intern. Med. **78**, 42 (1946). — WAINWRIGHT, J.: Hypertension following renal infarction. Lancet **1949/I**, 62. — Tubular necrosis following temporary occlusion of the renal artery in the rat. Brit. J. exp. Path. **31**, 400 (1950). — WAINWRIGHT, J., and J. DAVSON: The renal appearances in the microscopic form of periarteritis nodosa. J. Path. Bact. **62**, 189 (1950). — WAITMANN, J.: Die subkutane Zerreissung hydronephrotischer Sacknieren. Inaug. Diss. Zürich 1915. — WAKELEY, C.: The papilloma and its relation to cancer. Lancet **1958/I**, 329. — WAKERLIN, G. E., S. KREMEN, M. H. FRANK, H. E. SCHMID, L. GRAHAM, and B. KEITH: Chronic pressor effect of kidney extracts containing renin in experimental hypertensions. Circulat. Res. **2**, 201 (1954). — WAKIM, K. G.: Physiological basis for anuria. Proc. Mayo Clin. **29**, 65 (1954). — Physiologic basis for anuria and proteinuria. J. Urol. (Baltimore) **79**, 560 (1958). — WALDMANN, H.: Zur histochemischen Identifizierung kristalliner Einlagerungen von Harnsäure und Uraten in tierischem und menschlichem Gewebe. Microchim. Acta **1962**, 198. — Microchemistry of crystalline deposits in tissue sections. Techniques for differentiation and identifying cristalline concretions in animal and human body tissue. Microchem. technique 1961, Bd. 2 d. Sympos. Serie d. Microchem. J. New York: Interscience Publ. 1962. — WALKER, J.: Study of azotemia observed after severe burns. Surgery **19**, 825 (1946). — WALKER, J. G., H. SILVA, T. R. LAWSON, J. A. RYDER, and S. SHALDON: Renal blood flow in acute renal failure measured by renal arterial infusion of indocyanine green. Proc. Soc. exp. Biol. **112**, 932 (1963). — WALL, B., and H. E. WACHTER: Congenital uretral valve: its role as a primary obstructive lesion: classification of the literature and report of an authentic case. J. Urol. (Baltimore) **68**, 684 (1952). — WALLACE, A. C., and E. S. HERSHFIELD: The experimental implantation of tumor cells in the urinary tract. Brit. J. Cancer **12**, 622 (1958). — WALLACE, D. M.: Ätiologie, Einteilung und Behandlung der Blasentumoren. Dtsch. med. Wschr. **83**, 1153 (1958). — Tumours of the bladder. Bd. 2 von SMITHERS, D. W.: Neoplastic diseases at various sites. Edinburgh-London: Livingstone 1959. — WALLACE, I. R., and J. H. JONES: Familial glomerulonephritis and aminoaciduria. Lancet **1060/I**, 941. — WALLACE, S. L., D. J. FELDMAN, I. BERLIN, C. HARRIS, and I. A. GLASS: Amyloidosis in Hodgkin's disease. Amer. J. Med. **8**, 552 (1950). — WALLACH, J. B., W. B. SCHARFMAN, and A. A. ANGRIST: Uremia due to replacement of renal parenchyma by tumor. J. Urol. (Baltimore) **67**, 623 (1952). — WALLACH, J. B., A. P. SUTTON, and M. CLAMAN: Hemangioma of the kidney. J. Urol. (Baltimore) **81**, 515 (1959). — WALLENSTEIN, S.: Traumatische Nierenschäden und ihre Folgezustände. Med. For. Tidskr. **34**, 285 (1956); ref. Kongr. bl. inn. Med. **178**, 354 (1957). — WALLER, J. I., and W. A. ROLL: Bladder carcinoma in a teenaged girl. J. Urol. (Baltimore) **78**, 764 (1957). — WALLER, J. I., M. A. THROCKMORTON, and E. BARBOSA: Renal hemangioma. J. Urol. (Baltimore) **74**, 186 (1955). — WALLGREN, A.: Time-table of tuberculosis. Tubercle (Edinb.) **29**, 245 (1948). — WALLIS, L. A., and R. L. ENGLE: The adult Fanconi syndrome. Amer. J. Med. **22**, 13 (1957). — WALSH, A.: Solitary cyst of the kidney and its relationship to renal tumor. Brit. J. Urol. **23**, 377 (1951). — WALTERS, W., and W. F. BRAASCH: Surgical aspects of polycystic kidney; report of 85 surgical cases. Surg. Gynec. Obstet. **58**, 647 (1934). —

WALTHARD, B.: Über die Bedeutung der Hämosiderose der Nieren bei allgemeiner Hämochromatose. Schweiz. Z. Path. Bakt. 10, 159 (1947). — WALTHARD, H.: Über Thorotrastschäden. Ref. Chirurg 17/18, 522 (1947). — WALTHER, D.: Das Verhalten der proximalen und distalen Nierentubuli während der postischämischen Niereninsuffizienz. Verh. dtsch. Ges. Path. 48, 184 (1964). — WALTHER, H. E.: Krebsmetastasen. Basel: Schwabe 1948. — WALTON, E. W.: Giant-cell granuloma of the respiratory tract (Wegener's granulomatosis). Brit. med. J. 1958/II, 265. — WALTON, E. W., and P. O. LEGGAT: Wegener's granulomatosis. J. clin. Path. 9, 31 (1956). — WANG, H. W.: Hypertonie bei circumscripter Stenose der Bauchaorta. Cardiologia (Basel) 15, 30 (1949). — WARD, P. M.: Sarcoma of vesical diverticula. Brit. J. Urol. 30, 57 (1958). — WARDENER, H. E. DE: Intrarenal pressure in experimental tubular necrosis. Lancet 1955/I, 580. — The kidney. An outline of normal and abnormal structure and function. London: Churchill 1958. — Polyuria. In BLACK, D. A.: Renal disease, p. 566. Oxford: Blackwell 1962. — WARREN, S.: Effects of radiation on normal tissues. Arch. Path. 34, 443 (1942). — WARREN, S., and PH. M. LE COMPTE: The pathology of diabetes mellitus. 3. Aufl. Philadelphia: Lea and Febiger 1952. — WARTER, J., R. VOEGTLIN, J. M. ROUILLARD et M. SIMLER: Amyloïdose systématisée et néphrose plasmocytaire. Presse méd. 62, 466 (1954). — WASER, P.: Pathologische Anatomie der Cystinspeicherungskrankheit anhand eines im Frühstadium verstorbenen Kindes. Helv. paediat. Acta 1, 206 (1946). — WASSERMAN, E.: Thrombohemolytic thrombocytopenic purpura. Amer. J. Med. 24, 648 (1958). — WATERHOUSE, K., and F. C. HAMM: The importance of posterior urethral valves as a cause of vesical neck obstruction in children. Trans. Amer. Ass. geni.-urin. Surg. 53, 138 (1961). — WATERHOUSE, K., and L. J. SCORDAMAGLIA: Anterior urethral valve: a rare cause of bilateral hydronephrosis. J. Urol. (Baltimore) 87, 556 (1962). — WATSCHINGER, B., u. E. WINDHAGE: Zur Technik der Nierendurchblutungsmessung. Wien. klin. Wschr. 68, 613 (1956). — WATSON, E. M., CH. C. HERGER, and H. R. SAUER: Irradiation reactions in bladder: their occurence and clinical course following use of X-ray and radium in female pelvic disease. J. Urol. (Baltimore) 57, 1038 (1947). — WATSON, E. M., H. R. SAUER, and M. G. SACHEGOV: Manifestations of the lymphoblastomas in the genito-urinary tract. J. Urol. (Baltimore) 61, 626 (1949). — WATTENBERG, C. A., J. B. BEARE, and A. R. TORMEY: Exstrophy of the urinary bladder complicated by adenocarcinoma. J. Urol. (Baltimore) 76, 583 (1956). — WAUGH, D.: Acute nephrosis: the kidney of acute renal failure. Amer. J. med. Sci. 220, 310 (1953). — WAUGH, D., and H. BESCHEL: Infra-glomerular epithelial reflux in the evolution of serotonin nephropathy in rats. Amer. J. Path. 39, 547 (1961). — WAUGH, D., and R. H. MORE: Experimental globulin glomerulonephritis in rabbits. Morphological and functional changes. J. exp. Med. 95, 555 (1952). — WAUGH, D., and M. J. PEARL: Serotonin-induced acute nephrosis and renal cortical necrosis in rats. Amer. J. Path. 36, 431 (1960). — WAUGH, D., W. SCHLIETER, and A. W. JAMES: Infraglomerular epithelial reflux. Arch. Path. 77, 93 (1964). — WAYMAN, T. B., and E. B. FERRIS: Urologic aspects of arterial hypertension. J. Urol. (Baltimore) 67, 37 (1952). — WEAVER, R. G., TH. F. DOUGHERTY, and C. A. NATOLI: Recent concepts of interstitial cystitis. J. Urol. (Baltimore) 89, 377 (1963). — WEAVER, R. G., and R. HOL: An experimental production of hydronephrosis in the dog. Urol. int. (Basel) 11, 172 (1961). — WEBER, H.: Beitrag zur Frage der rheumatischen Vasculitis. Cardiologia (Basel) 19, 322 (1951). — Beitrag zur Frage der Nierenfunktionsstörung bei Cystinose. Helv. paediat. Acta 8, 348 (1953). — WEERD, J. H. DE, and A. B. HAGEDORN: Hypernephroma associated with polycythaemia. J. Urol. (Baltimore) 82, 29 (1959). — WEERD, J. H. DE, and H. B. SIMON: Simple renal cysts in children: Review of the literature and report of five cases. J. Urol. (Baltimore) 75, 912 (1956). — WEETCH, R. S., J. COLQUHAM, and J. C. BROOM: Fatal human case of canicola fever. Lancet 1949/I, 906. — WEGELIN, C.: Über eine Schimmelpilzerkrankung der menschlichen Niere. Z. urol. Chir. 36, 282 (1933). — Sulla faringite ed esofagite uremiche. Arch. De Vecchi Anat. pat. 1, 69 (1938). — Zur mikroskopischen Diagnose der Urämie. Schweiz. med. Wschr. 71, 1517 (1941). — WEGELIN, C., u. H. WILDBOLZ: Anatomische Untersuchungen von Frühstadien der chronischen Nierentuberkulose. Z. urol. Chir. 2, 201 (1915). — WEGENER, F.: Über generalisierte, septische Gefäßerkrankungen. Verh. dtsch. Ges. Path. 29, 202 (1937). — Über eine eigenartige rhinogene Granulomatose mit besonderer Beteiligung des Arteriensystems und der Niere. Beitr. path. Anat. 102, 36 (1939). — WEGMANN, R.: Über Nachblutungen bei subcutanen Nierenverletzungen. Inaug. Diss. Zürich 1939. — WEGMANN, T.: Die Pilzerkrankungen der inneren Organe. In POLEMANN, G., T. WEGMANN und A. STAMLER: Klinik und Therapie der Pilzkrankheiten. Stuttgart: Thieme

1961. — WEGNER, G., E. STUTZ und F. BÜCHNER: Tumoren und Mißbildungen bei der Wistar-ratte in der ersten Generation nach Ganzbestrahlung des Muttertieres mit 270 r am 18. Gravi-ditätstag. Beitr. path. Anat. 124, 398 (1961). — WÉGRIA, R., N. E. CAPECI, M. R. BLUMENTHAL, P. KORNFELD, D. R. HARP, R. A. ELIAS, and J. G. HILTON: The pathogenesis of proteinuria in the acutely congested kidney. J. clin. Invest. 34, 737 (1955). — WEICHSELBAUM, TH. E., R. ELMAN, and R. H. LUND: Comparative utilization of fructose and glucose given intra-venously. Proc. Soc. exp. Biol. 75, 816 (1950). — WEIGERT: Über einige Bildungsfehler der Ureteren. Virchows Arch. path. Anat. 70, 490 (1877); 72, 131 (1878). — WEIL, E., and B. ROSENBERG: Massive hydronephrosis simulating ascites. Arch. intern. Med. 110, 237 (1962). — WEILAND, O., u. K. JOBST: Über die Oxalose beim Erwachsenen. Zbl. Path. 101, 95 (1960). — WEILL, J., J. BARUCH, J. CH. LE BALLE, P. DRAPEAU et P. GALL: Lupus érythémateux aigu de l'enfant avec glomérulite extra-membraneuse. Bull. Mém. Soç. méd. Hôp. Paris 113, 737 (1962). — WEINBERG, T.: Periarteritis nodosa in granuloma of unknown etiology; report of two cases. Amer. J. clin. Path. 16, 784 (1946). — WEINBERGER, H. W., M. W. ROPES, J. P. KULKA, and W. BAUER: Reiter's syndrome, clinical and pathologic observations. Medicine (Baltimore) 41, 35 (1962). — WEINREB, M. S., K. H. SOULES, and R. W. WISSLER: Quantita-tive studies of acute nephrotoxic nephritis in rats. Amer. J. Path. 30, 311 (1954). — WEISBERG, A., and G. STRENGER: Extrarenal hypernephroma. Arch. intern. Med. 94, 314 (1954). — WEISS, J. M.: Intracellular changes due to neutral red as revealed in the pancreas and kidney of the mouse by the electron microscope. J. exp. Med. 101, 213 (1955). — WEISS, S., and F. PARKER: Pyelonephritis: its relation to vascular lesions and to arterial hypertension. Medicine (Baltimore) 18, 221 (1939). — Relation of pyelonephritis and other urinary-tract infections to arterial hypertension. New Engl. J. Med. 223, 989 (1940). — WEISSENBERG, R.: Grundzüge der Entwicklungsgeschichte des Menschen in vergleichender Darstellung. Leipzig: Thieme 1933. — WEISSER, H.: Sekundärer Darmstein (perforierter Nierenstein) und primärer Darm-stein. Zbl. Path. 95, 95 (1956). — WELCH, N. M., and G. C. PRATHER: Pneumonephrosis, a complication of necrotizing pyelonephritis. J. Urol. (Baltimore) 61, 721 (1949). — WELCKER, R. R.: Experimentelle Erzeugung heterotoper Knochen beim Menschen. Zbl. Chir. 75, 765 (1950). — WELLER, C. G.: Paraurethral cyst within the corpus cavernosum urethrae. J. Urol. (Baltimore) 76, 94 (1956). — WELLER, T. H., and J. B. HENSHAW: Virologic and clinical observations on cytomegalic inclusion. New Engl. J. Med. 266, 1233 (1962). — WELLINGTON, J. S.: Fibromuscular hyperplasia of renal arteries in hypertension. Amer. J. Path. 43, 955 (1963). — WELLS, H. G.: Giant cells in cystitis. Arch. Path. 26, 32 (1938). — WELLS, J. D., E. G. MARGOLIN, and E. A. GALL: Renal cortical necrosis. Clinical and pathologic features in twenty-one cases. Amer. J. Med. 29, 257 (1960). — WELTMANN, O., u. P. BIACH: Zur Frage der experimentellen Cholesteatose. Z. exp. Path. 14, 367 (1913). — WELZ, A.: Renaler Zwergwuchs. Veröff. Wehr- und Konstit. path. 9, 1 (1936). — WENTZELL, R. A., and S. W. BERKHEISER: Malignant lymphomatosis of the kidneys. J. Urol. (Baltimore) 74, 177 (1955). — WEPLER, W.: Über Grawitz-Geschwülste und verwandte Tumoren der Niere. Eine histologische Studie. Z. urol. Chir. 45, 305 (1940). — WEPLER, W.: Über Nierenbefunde bei durch Fleckfieber kompli-zierter Nephritis. Dtsch. Arch. Klin. Med. 196, 177 (1949). — WERNER, H.: Ein primäres tumor-förmiges Amyloid der Harnblase. Z. Urol. 54, 61 (1961). — WERNER, J. R., W. KLINGENSMITH, and J. V. DENKO: Leiomyosarcoma of the ureter: case report and review of literature. J. Urol. (Baltimore) 82, 68 (1959). — WERNER, M.: Erbbiologie und Erbpathologie des Harnapparates. In JUST, G.: Handbuch der Erbbiologie des Menschen IV/2. Berlin-Göttingen-Heidelberg: Springer 1940. — WERNER, W.: Kalkmetastase bei Leukämie. Verh. dtsch. Ges. Path. 41, 191 (1958). — WERNLY, M: Hyperparathyreoidismus und Niereninsuffizienz. Beitrag zur Kenntnis der Nephrokalzinose. Z. klin. Med. 140, 226 (1942). — Die Osteomalazie. Stuttgart: Thieme 1952. — Parathyroidea. In LABHART, A.: Klinik der inneren Sekretion, S. 824. Berlin-Göttingen-Hei-delberg: Springer 1957. — WERTHEMANN, A.: Über Spätschäden verschiedener Organe durch Thorotrast und autoradiographischer Nachweis desselben. Schweiz. Z. Path. Bakt. 22, 350 (1959). — WESOLOWSKI, S.: Primary tumors of the ureter. J. Urol. (Baltimore) 82, 212 (1959). — WESS-LER, S., SI-CHUN MING, V. GUREWICH, and D. G. FREIMAN: A critical evaluation of thromboan-giitis obliterans. The case against Buerger's disease. New Engl. J. Med. 262, 1149 (1960). — WES-SON, M. B.: Cysts of prostate and urethra. J. Urol. (Baltimore) 13, 605 (1925). — WESTFALL, M. P.: Radiation nephritis in adults and children; effects of radiation on growing bones. J. Urol. (Baltimore) 85, 476 (1961). — WESTLAKE, E. K.: Acidaemic coma after bilateral transplantation of ureter. Brit. med. J. **1954/II**, 1457. — WETZELS, E., M. BUCHWALD, W. HERMS und A. STURM: Die doppelseitige Nierenrindennekrose. Dtsch. med. Wschr. **88**, 2073 (1963). — WETZELS, E., u. W. HERMS: Nierenarterienembolien als Hochdruckursache bei Mitralvitien. Dtsch. med. Wschr. **84**, 23 (1959). — Die akute Tubulusnekrose. Dtsch. med. Wschr. **86**, 514, 657 (1961). — WEXLER, D., and G. BRANOWER: Retinal capillary lesions in malignant hypertension. Arch. Ophthal. **49**, 539 (1950). — WEYENETH, R.: Ist eine Spontanheilung der Nierentuberkulose klinisch und pathologisch-anatomisch möglich? Z. Urol. **37**, 365 (1943). — Spätschäden nach Pyelographie mit Thorotrast. Z. Urol. **51**, 513 (1958). — Über besondere histopathologische Befunde bei Harnröhren-Strikturen entzündlichen Ursprungs. Frankf. Z. Path. **70**, 568 (1960). — Ein weiterer Spätschaden nach Pyelographie mit Thorotrast, die Uronephrose, hervorgerufen durch Ablagerung von Thoriumdioxyd am Ureterabgang. Z. Urol. **55**, 441 (1962). — WEYENETH, R., et C. BAEZNER: Formations kystiques du cordon néphrogène. Deux cas rares d'origine mésonéphrotique. Acta urol. belg. **30**, 421 (1962). — WEYRAUCH, H. M.: Anomalies of renal rotation. Surg. Gynec. Obstet. **69**, 183 (1939). — WEYRAUCH, H. M., and J. C. PRESTI: Papanicolaou examination of urine in diagnosis of urinary cancer: 2. false positive in diagnosis of renal neoplasms. J. Urol. (Baltimore) **75**, 551 (1956). — WEYRAUCH, H. M., and M. L. ROSENBERG: Modern concepts and management of nonobstructive urinary infections. Stanford med. Bull. **12**, 90 (1954). — WHALEN, R. E., and H. D. MC INTOSH: The spectrum of hereditary renal diseases. Amer. J. Med. **33**, 282 (1962). — WHARTON, L. R., and W. KEARNS: Diverticula of the female urethra. J. Urol. (Baltimore) **63**, 1063 (1950). — WHITE, B. S., and L. E. BRAUNSTEIN: Cavernous hemangioma: a renal vascular tumor requiring nephrectomy; an unusual entity. J. Urol. (Baltimore) **56**, 183 (1946). — WHITE, E. W., and H. S. CAMBRIDGE: Lipomatosis of the kidney. J. Urol. (Baltimore) **31**, 699 (1934). — WHITE, F. N., and A. GROLLMAN: Experimental periarteritis nodosa in the rat. Arch. Path. **78**, 31 (1964). — WHITE, H. L.: Observations indicating absence of glomerular intermittence in normal dogs and rabbits. Amer. J. Physiol. **128**, 159 (1939). — WHITE, P.: Natural course and prognosis of juvenile diabetes. Diabetes **5**, 445 (1956). — WHITLOCK, G. F., J. R. MC DONALD, and E. N. COOK: Primary carcinoma of the ureter: a pathologic and prognostic study. J. Urol. (Baltimore) **73**, 245 (1955). — WHITMORE, W. F., and W. F. MARSHALL: Radical surgery for carcinoma of the urinary bladder; one hundred consecutive cases four years later. Cancer **9**, 596 (1956). — WHITTLE, C. H., E. CORYLLOS, and J. S. SIMPSON jr.: Sarcoma of the urachus. Arch. Surg. **82**, 443 (1961). — WIEDEMER, H. S., and R. L. GARBER: Pararenal ossification: case report and review of literature. J. Urol. (Baltimore) **74**, 407 (1955). — WIEDERMANN, B., L. NEORAL u. M. WIEDERMANN: Myocardinfarkt infolge Hortons granulomatöser Arteriitis (Arteriitis temporalis). Cardiologia (Basel) **33**, 323 (1958). — WIENER, J., D. SPIRO, and P. S. RUSSELL: An electron microscopic study of the homograft reaction. Amer. J. Path. **44**, 319 (1964). — WIESMANN, E.: Die Leptospiren unter besonderer Berücksichtigung ihrer antigenen Eigenschaften. Ergebn. Hyg. Bakt. **27**, 323 (1952). — WIGLEY, R. D.: Potassium deficiency in anorexia nervosa, with reference to renal tubular vacuolation. Brit. med. J. **1960/II**, 110. — WILBUR, D.: The renal glomerulus in various forms of nephrosis. Arch. Path. **18**, 157 (1934). — WILDBOLZ, E.: Die Sulfonamidbehandlung der Harninfekte. Schweiz. med. Wschr. **73**, 639 (1943). — WILDBOLZ, E., u. F. JENNY: Gedanken zur renalen Hypertonie als Verletzungsfolge. Mschr. Unfallheilk. **56**, 86 (1953). — WILDBOLZ, E., and G. PORETTI: The treatment of cancer of the bladder by radioactive cobalt. J. Urol. (Baltimore) **74**, 93 (1955). — WILDBOLZ, H.: Experimentell erzeugte aszendierende Nierentuberkulose. Z. Urol. **2**, 41 (1908). — Über traumatische Hydronephrosen und Pseudo-Hydronephrosen. Z. Urol. **4**, 241 (1910). — Über Urogenitaltuberkulose. Z. Urol. **18**, 566 (1924). — WILDBOLZ, H., u. B. WALTHARD: Die primär corticale, nicht verkäsende chronische Nierentuberkulose. Z. urol. Chir. **45**, 1 (1939). — WILENS, S. L., and S. K. ELSTER: The role of lipid deposition in renal arteriolar sclerosis. Amer. J. med. Sci. **219**, 183 (1950). — WILENS, S. L., S. K. ELSTER, and J. P. BAKER: Glomerular lipidosis in intercapillary glomerulosclerosis. Ann. intern. Med. **34**, 592 (1951). — WILENS, S. L., and J. GLYNN: Hypertensive and nonhypertensive periarteritis nodosa. Arch. intern. Med. **88**, 51 (1951). — WILENS, S. L., and E. F. SPROUL: Spontaneous cardiovascular disease in the rat. I. Lesions of the heart. Amer. J. Path. **14**, 177 (1938). — WILENS, S. L., and H. H. STUMPF: Nodular and fatty glomerular lesions in rabbits on cortisone. Amer. J. Path. **31**, 275 (1955). — WILGRAM, G. F.: A survey of experimental arteriopathies in the rat. Arch. Path. **64**, 629 (1957). — WILKEY, J. L., L. J. BARSON, F. R. PORTNEY, and B. TURBOW: Acute renal artery thrombosis. J. Urol. (Baltimore) **84**, 443 (1961). — WILLE-BAUMKAUFF, H.: Aktino-mykose der Niere. Z. Urol. **43**, 240 (1950). — WILLIAMS, D. I.: Urology in childhood. In ALKEN-DIX-WEYRAUCH-WILDBOLZ: Handbuch der Urologie XV. Berlin-Göttingen-Heidel-berg: Springer 1958. — WILLIAMS, D. J., et W. VON NIEDERHÄUSERN: Les polypes de l'uretère. J. Urol. Néphrol. **69**, 145 (1963). — WILLIAMS, G.: Experimental studies in arterial ligation. J. Path. Bact. **72**, 569 (1956). — WILLIAMS, G. E.: Some aspects of compensatory hyperplasia of the kidney. Brit. J. exp. Path. **42**, 386 (1961). — Studies on the control of compensatory hyperplasia of the kidney in the rat. Lab. Invest. **11**, 1295 (1962). — WILLIAMS, M. A., H. M. TYLER, M. MORTON, A. NEMETH, and W. J. DEMPSTER: Some biochemical changes in the transplanted kidney. Brit. med. J. **1962/II**, 1215. — WILLIAMS. N. E., and H. G. BRIDGE: Nephrotic syndrome after the application of mercury ointment. Lancet **1958/II**, 602. — WILLIAMS, R. H., and C. HENRY: Nephrogenic diabetes insipidus transmitted by females and appearing during infancy in males. Ann. intern. Med. **27**, 84 (1947). — WILLIAMS, P. L., M. A. WILLIAMS, S. L. KOUNTZ, and W. J. DEMPSTER: Ultrastructural and haemodynamic studies in canine renal transplantats. J. Anat. (Lond.) **98**, 545 (1964). — WILLIAMS, T. F.: Renal cortical necrosis, renal infarction, and hypertension due to renal vascular disease. In STRAUSS, M. B., and L. G. WELTE: Diseases of the kidney, p. 526. Boston: Little, Brown and Co. 1963. — WILLIAMSON, D. A. J.: Alport's syndrome of hereditary nephritis with deafness. Lancet **1961/II**, 1321. — WILLICH, E., u. H. WÜRTENBERGER: Die Ureterabgangsstenose des Kindes-alters. Urologe **2**, 328 (1963). — WILLIS, M. R., R. E. RICHARDSON, and R. G. PAUL: Osteo-sclerotic bone changes in primary hyperparathyroidism with renal failure. Brit. med. J. **1961/I**, 2527. — WILLIS, R. A.: Spread of tumors in the human body. London: Churchill 1934. — Pathology of tumours. London: Butterworth 1948. — A brief outline of the pathology of tumours of the kidney. J. Fac. Radiol. (Lond.) **1**, 145 (1950). — Some uncommon and recently identified tumours. In COLLINS, D. H.: Modern trends in pathology. London: Butterworth 1959. — WILMER, H. A.: Unilateral fused kidney. J. Urol. (Baltimore) **40**, 551 (1938). — WILMS, M.: Die Mischgeschwülste. Leipzig: Georgi 1899. — WILSON, C.: Experimental hyper-tension. Brit. med. Bull. **8**, 316 (1952). — Renal factors in the production of hypertension. Lancet **1953/II**, 579, 632. — The natural history of nephritis. In BLACK, D. A.: Renal disease, p. 188. Oxford: Blackwell 1962. — WILSON, C., and F. BYROM: Renal changes in malignant hypertension. Lancet **1939/I**, 136. — WILSON, C., J. M. LEDINGHAM, and M. COHEN: Hyper-tension following X-irradiation of the kidneys. Lancet **1958/I**, 9. — WILSON, D. L., D. A. ROSEN, and S. A. BENCOSME: Steroid nephropathy in the rabbit. Diabetes **11**, 402 (1962). — WILSON, D. M., and J. M. KIRSANE: Quantitative histochemistry of the kidney. The distribu-tion of electrolytes in the kidney of potassium-deficient and normal rats in varying states of hydration. Lab. Invest. **11**, 45 (1962). — WILSON, J. G., H. C. JORDAN, and R. L. BRENT: Effects of irradiation on embryonic development. Amer. J. Anat. **92**, 153 (1953). — WILSON, J. G., and J. W. KARR: Effects of irradiation on embryonic development. Amer. J. Anat. **88**, 1 (1951). — WILSON, J. G., C. B. ROTH, and J. WARKANY: An analysis of the syndrome of malformations induced by maternal vitamin A deficiency. Effects of restoration of vitamin A at various times during gestation. Amer. J. Anat. **92**, 189 (1953). — WILSON, R. M., J. F. MAHER, and G. E. SCHREINER: Lupus nephritis. Arch. intern. Med. **111**, 429 (1963). — WIMHÖFER, H.: Die Spätformen der Schwangerschaftstoxikose (Systematik, Symptomatologie; Restschaden und präexistente Erkrankungen). Verh. dtsch. Ges. Gynäk. München 1954. — WIMHÖFER, H., u. P. PFAU: Die Präeklampsie und Eklampsie. Dtsch. med. Wschr. **81**, 768 (1956). — WINAWER, S. J., and S. M. FELDMAN: Amyloid nephrosis in Hodgkin's disease. Arch. intern. Med. **104**, 793 (1959). — WINER, J. H.: Practical value of analysis of urinary calculi. J. Amer. med. Ass. **165**, 1715 (1959). — WINKEL, K. ZUM, J. BECKER und G. SCHUBERT: Funktionsdiagnostische und morphologische Studien über die Sublimatniere und Amino-nukleosidnephrose der Ratte und deren strahlentherapeutische Beeinflussung. Strahlen-therapie **119**, 4 (1962). — WINSBURY-WHITE, H. P.: Spread of infection from uterine cervix to urinary tract and ascent of infection from lower urinary tract to kidneys. Brit. J. Urol. **5**, 249 (1933). — The problem of recurring cystitis in women. Brit. med. J. **1957/II**, 1399. — Cystitis of ascending origin in the male. Brit. med. J. **1959/I**, 1001. — WINTER, CH. C.: Radio-isotope renography. Baltimore: Williams and Wilkins 1963. — WINTER, H.: "Black kidneys" in cattle — a lipofuscinosis. J. Path. Bact. **86**, 253 (1963). — WINTERNITZ, M. L., E. MYLON, L. L. WATERS, and R. KATZENSTEIN: Studies on the relation on the kidney to cardiovascular disease. Yale J. Biol. Med. **12**, 623 (1940). — WINTERNITZ, M. C., and L. L. WATERS: Lesions of the larger vessels following renal artery constriction. Yale J. Biol. Med. **12**, 451 (1940). — The effect of hypophysectomy on compensatory renal hypertrophy in dogs. Yale J. Biol. Med. **12**, 705 (1940). — WINTERS, R. W., H. B. GRAHAM, T. F. WILLIAMS, V. W. McFALLS, and C. H. BURNETT: A genetic study of familial hypophosphatemia and Vitamin D resistant rickets with a review of the literature. Medicine (Baltimore) **37**, 97 (1958). — WINTON, F. R.: Hydrostatic pressure affecting the flow of urine and blood in the kidney. Harvey Lect. **47**, p. 21. New York: Academic Press 1951. — Intrarenal pressure and renal blood flow. Renal function. 3d conference Josiah Macy jr. Found. New York 1952. — Present concepts of the renal circulations. Arch. intern. Med. **103**, 495 (1959). — WIRZ, H.: Druckmessung in Kapillaren und Tubuli der Niere durch Mikropunktion. Helv. physiol. pharmacol. Acta **13**, 42 (1955). — Heutige Ansichten der Nierenphysiologie. In FREY, J.: Pathologische Physiologie und Klinik der Nierensekretion. 3. Freiburger Symposium, S. 1. Berlin-Göttingen-Heidelberg: Springer 1955. — Die Druckverhältnisse in der normalen Niere. Schweiz. med. Wschr. **86**, 377 (1956). — WIRZ, H., B. HARGITAY und W. KUHN: Ein Modellversuch zum Problem der Harnkonzentration. Helv. physiol. pharmacol. Acta **9**, 196 (1951). — WISHARD, W. N., M. H. NOURSE, and J. H. MERTZ: Carcinoma in diverticulum of female urethra. J. Urol. (Baltimore) **83**, 409 (1960). — WITTEKIND, D.: Untersuchungen zur Frage der Eiweißaufnahme in kernhaltigen Zellen des peripheren Blutes und in Ergußhistiocyten (Pinocytose). Schweiz. med. Wschr. **90**, 1264 (1960). — Über Entstehung, Morphologie und gegenseitige Beziehungen intraplasmatischer Vacuolenbildungen in lebenden Tumorzellen aus Ergüssen seröser Höhlen. Virchows Arch. path. Anat. **333**, 311 (1960). — WITTICH, W.: Über epitheliale Riesenzellen in der Niere. Virchows Arch. path. Anat. **206**, 341 (1911). — WITUS, W. S., H. F. JOSEPH, and W. L. VALK: Neurofibromatosis with involvement of the genito-urinary tract. J. Urol. (Baltimore) **80**, 110 (1958). — WIZGIRD, J. P., S. W. FRENCH, and W. COULSON: Pathogenesis of serum-induced papillary necrosis. Arch. Path. **79**, 57 (1965). — WÖCKEL, W.: Die Nierenveränderungen bei der interstitiellen plasmacellulären Säuglingspneumonie. Frankf. Z. Path. **70**, 36 (1959). — WÖCKEL, W., H. E. STEGNER und W. JÄNISCH: Zum topochemischen Quecksilbernachweis in der Niere bei experimenteller Sublimatvergiftung. Virchows Arch. path. Anat. **334**, 503 (1961). — WOLBACH, B., and K. BLACKFAN: Clinical and pathological studies on so-called tubular nephritis (nephrosis). Amer. J. med. Sci. **180**, 453 (1930). — WOLF, H. L., and J. V. DENKO: Osteosclerosis in chronic renal disease. Amer. J. med. Sci. **235**, 33 (1958). — WOLF, N.: Nierenveränderungen bei generalisierter Endangitis obliterans (von Winiwarter-Buerger). Verh. dtsch. Ges. Path. **38**, 300 (1954). — WOLFF, H. P.: Hormonale Störungen der Nierenfunktion. Verh. dtsch. Ges. inn. Med. **65**, 325 (1959). — WOLFGARTEN, M., and F. R. MAGAREY: Vascular fibrinoid necrosis in hypertension. J. Path. Bact. **77**, 597 (1959). — WOLFSOHN, A. W.: Uremia due to renal lymphomatosis. Ann. intern. Med. **53**, 197 (1960). — WÖLKER, G.: Histologische Untersuchungen über die Phenolrotausscheidung während der kompensatorischen Hypertrophie der Rattenniere. Z. Zellforsch. **53**, 658 (1961). — WOLLHEIM, E.: Über die tubulären Funktionsstörungen der Niere. Verh. dtsch. Ges. inn. Med. **58**, 211 (1952). — WOLLHEIM, E., u. H. E. SCHÄFER: Klinik und Verlauf des nephrotischen Syndroms beim Erwachsenen. In REUBI u. PAULI: Das nephrotische Syndrom. II. Symposium Ges. Nephrologie, S. 41. Stuttgart: Thieme 1963. — WOLLHEIM, F., u. J. MOELLER: Hypertonie. In MOHR-STAEHELIN-BERGMAN-FREY-SCHWIEGK: Handbuch der inneren Medizin, 4. Aufl. IX. Berlin-Göttingen-Heidelberg: Springer 1960. — WOLSTENHOLME, G. E., and M. P. CAMERON: Ciba Foundation symposium on renal biopsy. London: Churchill 1961. — WOOD, C., and F. J. BORGES: Perimuscular fibrosis of renal arteries with hypertension. Arch. intern. Med. **112**, 79 (1963). — WOOD, C., and R. G. WHITE: Experimental glomerulonephritis produced in mice by subcutaneous injections of heat-killed Proteus mirabilis. Brit. J. exp. Path. **37**, 49 (1956). — WOODRUFF, J. D., and H. S. EVERETT: Prognosis in childhood urinary tract infections in girls. Amer. J. Obstet. Gynec. **68**, 798 (1954). — WORKEN, B., and R. D. PEARSON: Hematoxylin bodies associated with allergic angiitis in absence of lupus erythematosus. Arch. Path. **56**, 293 (1953). — WORTHEN, H. C., and R. A. GOOD: The de Toni-Fanconi syndrome with cystinosis. Clinical and metabolic study of two cases in a family and a critical review on the nature of the syndrome. J. Dis. Child. **95**, 653 (1958). — WOSIKA, P. H., F. T. JUNG, and CH. C. MAHER: Urologic hypertension as an entity. Amer. Heart J. **24**, 483 (1942). — WRIGHT, A. D., and R. R. WILLCOX: Carcinomatous urethritis. Brit. med. J. **1956/I**, 384. — WU-HAO TU, C. C. JONES, and M. S. ALLEN: Nephropathy of potassium depletion. Report of a fatal case. Ann. intern. Med. **53**, 796 (1960). — WUHRMANN, F.: Reststickstoff und Xanthoproteinreaktion im Agonal- und Leichenblut. Z. klin. Med. **127**, 499 (1937). — Zur Klinik der malignen Nephrosklerose. Helv. med. Acta **11**, 31 (1944). — Spontaner und induzierter Wandel von Krankheitsbildern in der inneren Medizin. Dtsch. med. J. **9**, 565 (1958). — WUHRMANN, F., u. A. ESSELLIER: Klinische und anatomische Untersuchungen bei einem 24 Jahre lang beobachteten Fall von Endangiitis obliterans v. Winiwarter-Buerger. Cardiologia (Basel) **9**, 1 (1945). — WUHRMANN, F., u. B. JASINSKI: Toxisch-hämolytische Anämie nach Phenacetin und Phenacetintoxikose. Dtsch. med. Wschr. **80**, 1632 (1955). — WUHRMANN, F., u. CH. WUNDERLY: Die Bluteiweißkörper des Menschen. Basel: Schwabe 1947. — WUKETICH, ST.: Tötliche intraperitoneale Blutung durch Ruptur eines intrahepatischen periarteriitischen Aneurysmas. Zbl. Path. **96**, 16 (1957). — Subtotale beiderseitige Nierenrindennekrose nach Abortus. Wien. klin. Wschr. **72**, 136 (1960). — Diffuse intraglomeruläre Metastasierung bei malignem Melanoblastom. Oncologia (Basel) **13**, 355 (1960). — Ungewöhnliche Erscheinungsformen der metastatischen Nierenkarzinose. Verh. dtsch. Ges. Path. **46**, 363 (1962). — WUKETICH, ST., u. TH. MARK: Doppelcarcinom nach Thorotrast-Arteriographie. Z. Krebsforsch. **62**, 95 (1957). — WÜTHRICH, F., P. SPIRIG und H. COTTIER: Untersuchungen der Nierenveränderungen (Funktion und Histologie) bei einem Fall von Sepsis lenta mit Löhleinscher Nephritis. Klinische Ausheilung unter antibiotischer Behandlung. Schweiz. med. Wschr. **87**, 568 (1957). — WYLIE, E. J., D. PERLOFF, and J. S. WELLINGTON: Fibromuscular hyperplasia of the renal arteries. Ann. Surg. **156**, 592 (1962). — WYLIE, E. J., and J. S. WELLINGTON: Hypertension caused by fibromuscular hyperplasia of the renal artery. Amer. J. Surg. **100**, 183 (1960). — WYNDER, E. L., J. ONDERDONK, and N. MANTEL: An epidemiological investigation of cancer of the bladder. Cancer **16**, 1388 (1963). — WYNGAARDEN, J. B.: The role of the kidney in the pathogenesis and treatment of gout. Arthr. and Rheum. **1**, 191 (1958). — On the dual etiology of hyperuricemia in primary gout. Arthr. and Rheum. **3**, 414 (1960). — WYNN-WILLIAMS, D., and A. D. MORGAN: Lymphangioma of the kidney. Brit. J. Surg. **37**, 346 (1950). — WYRENS, R. G.: Giant hydronephrosis: Report of a case of infected hydronephrosis with a capacity of over 9200 ccm. J. Urol. (Baltimore) **61**, 311 (1949).

YAJIANA, G.: A study on the so-called "hyaline droplet degeneration" of human renal tubules. Acta path. jap. **3**, 1 (1953). — YAMATA, E.: The fine structure of the renal glomerulus of the mouse. J. biophys. biochem. Cytol. **1**, 551 (1955). — YAMAUCHI, H., D. CHEU, P. ROONEY, and J. HOPPE: Renal lesions induced by aminonucleoside in dogs. Arch. Path. **77**, 20 (1964). — YAMAUCHI, H., P. ROONEY, and J. HOPPER jr.: Nephrotic state as the chief manifestation of systemic lupus erythematosus. Ann. intern. Med. **57**, 981 (1962). — YAMPOLSKY, J., and D. F. MULLINS jr.: Acute glomerular nephritis in an infant with congenital syphilis. Amer. J. Dis. Child. **69**, 163 (1945). — YATES-BELL, J. G.: Hypertension in polycystic disease. Brit. J. Urol. **29**, 371 (1957). — YENDT, E. R., W. K. KERR, D. R. WILSON, and Z. F. JOWORSKY: The diagnosis and treatment of renal hypertension. Amer. J. Med. **28**, 169 (1960). — YOLAC, A. B.: Elektronenmikroskopische Untersuchungen zur Morphologie der Hauptstückepithelien der Mäuseniere nach Injektion von hypertoner Saccharoselösung. Verh. dtsch. Ges. Path. **43**, 235 (1959). — YONIS, I. Z.: Periarteritis nodosa. Report of three cases successfully treated with cortisone and ACTH. Ann. paediat. (Basel) **192**, 65 (1959). — YOSHIMURA, F., and K. SHINDO: The possible sites of renin formation in the kidneys of the experimental hypertensive rabbits. Endocr. jap. **2**, 117 (1953). — YOSHIMURA, F., and Y. SUNAGA: Cytological studies on the glomerular secretion of the amphibian kidney. Gunma J. med. Sci. **1**, 187 (1952). — YOSHIMURA, F., and K. TSUNODA: Cytological observations on the possible site of renin formation in the natrium-tartrate administred rabbit kidney. Endocr. jap. **2**, 1 (1955). — YOUNG, J.: Renal failure after utero-placental damage. Brit. med. J. **1942/II**, 765. — YOW, R. M., and R. C. BUNTS: Calyceal diverticulum. J. Urol. (Baltimore) **73**, 663 (1955). — YUILE, CH. L.: Obstructive lesions of the main renal artery in relation to hypertension. Amer. J. med. Sci. **207**, 394 (1944).

ZAFFAGNINI, Y.: Un cas de plasmocytome de la vessie. J. Urol. méd. chir. **65**, 804 (1959). — ZAK, G.: Self-healing hypernephromas. J. Mt Sinai Hosp. **24**, 1352 (1957). — ZAK, F. G., and W. E. FINKELSTEIN: Plumbism in children. J. Mt Sinai Hosp. **19**, 352 (1952). — ZALKA, E.

VON: Über symmetrische Rindennekrose der Niere. Virchows Arch. path. Anat. 290, 53 (1933). — ZANGEMEISTER, W.: Untersuchungen über Altersverteilung, Häufigkeit und Morphologie der Nierenfibrome unter Mitberücksichtigung der übrigen ausgereiften Tumoren. Beitr. path. Anat. 97, 142 (1936). — ZAPP, E.: Die Blasenhalsstenose des frühen Kindesalters. Münch. med. Wschr. 99, 1761 (1957). — Neue pädiatrische Urologie. Beitr. 40 zu Arch. Kinderheilk. Stuttgart: Enke 1960. — ZECKNER, I. T.: Cardiovascular lesions as a result of joining rats in parabiose. Arch. Path. 54, 84 (1952). — ZEEK, P. M.: Periarteritis nodosa: a critical review. Amer. J. clin. Path. 22, 777 (1952). — Periarteritis nodosa and other forms of necrotizing angiitis. New Engl. J. Med. 248, 764 (1953). — ZEEK, P. M., C. C. SMITH, and J. C. WEETER: Studies on periarteritis nodosa. III. The differentiation between the vascular lesions of periarteritis nodosa and of hypersensitivity. Amer. J. Path. 24, 889 (1948). — ZEIGERMAN, J. H., E. G. TULSKY, and P. MAHLER: Postradiation nephritic syndrome. Obstet. Gynec. 9, 542 (1957). — ZEITLHOFER, J.: Über das Vorkommen von Pseudoxanthomzellen im Stroma drüsiger Nierengeschwülste. Zbl. Path. 92, 346 (1954). — ZEITLHOFER, J., u. E. ZWEYMÜLLER: Congenitales Nephrosesyndrom. Beitr. path. Anat. 130, 226 (1964). — ZELLERMAYER, J., and H. PASSMAN: Unilateral renal purpura: Report of a case with clot formation simulating tumor. J. Urol. (Baltimore) 74, 191 (1955). — ZELLWEGER, H.: Glycogen storage disease. Germ. med. Mth. 2, 33 (1957). — ZELLWEGER, H., F. FARAH, and A. ACRA: Secondary renal hyperchloremic acidosis complicated by impairment of other tubular functions. Helv. paediat. Acta 10, 324 (1955). — ZENKER, R., H. SARRE, K. H. PFEFFER und H. H. LÖHR: Die Sympathektomie bei Hochdruck und ihre Ergebnisse. Ergebn. inn. Med. Kinderheilk. 3, 1 (1952). — ŽENTETY, M., M. DLUKÓS, M. NEMEC u. M. KOCOUREK: Heilungsvorgänge am Nierenparenchym. Experimentelle Studien an der Kaninchenniere. Z. Urol. 53, 77 (1960). — ZILE-SCOTT, E. VAN, and W. F. SCOTT: A fatal case of malakoplakia of the urinary tract. J. Urol. (Baltimore) 79, 52 (1958. — ZIMMERMAN, L. E.: Fatal fungus infections complicating other diseases. Amer. J. clin. Path. 25, 46 (1955). — ZIMMERMAN, S. J., and R. S. RADDING: Hypertension due to trauma of the kidney. New Engl. J. Med. 264, 238 (1961). — ZIMMERMANN, H.: Experimentelle histologische, histochemische und funktionelle Untersuchungen zur Frage der Nierenschädigung nach temporärer Ischämie. Beitr. path. Anat. 117, 65 (1957). — Über die Erholungszeit der postischämischen Schwellung, Atrophie und Dilatation der Nierenhauptstücke. Verh. dtsch. Ges. Path. 44, 299 (1960). — ZIMMERMANN, H., A. GERSON und G. EHLERS: Metrische Untersuchungen an Nieren in der Erholungsphase nach temporärer Ischämie. Frankf. Z. Path. 73, 338 (1964). — ZIMMERMANN, H., G. SONNEHALB und CH. WATZ: Experimentelle Untersuchungen über die Speicherungsfunktion der Rattenniere unter normalen Bedingungen und nach temporärer Ischämie. Beitr. path. Anat. 122, 238 (1960). — ZIMMERMANN, H., u. G. TETZLOFF: Funktionelle, histologische und histochemische Veränderungen an Nieren und Leber von Ratten im Unterdruckexperiment. Frankf. Z. Path. 71, 82 (1961). — ZIMMERMANN, K.: Über den Bau des Glomerulus der Säugerniere. Jb. Morphol. 32, 176 (1933). — ZIMSKIND, P. D., T. R. FETTER, and P. L. LEWIS: Recovery of prolonged experimental uretral occlusion: a radiology study. J. Urol. (Baltimore) 88, 731 (1962). — ZINCK, K.: Leber-Nierenschädigung bei Verbrennungen. Klin. Wschr. 19, 78 (1940). — ZINGG, E.: Vergleichende pathologisch-anatomische und klinische Untersuchungen an 100 Fällen von diffuser Glomerulonephritis. Virchows Arch. path. Anat. 333, 294 (1960). — ZINGG, E. J.: Die chronische alkalische Phosphatcystitis. Inaug. Diss. Zürich 1958. — ZINGG, W.: Über experimentelle Rohrzuckerspeicherung in den Mitochondrien der Nierentubuli. Schweiz. Z. Path. Bakt. 14, 1 (1951). — ZINGG, W., u. H. U. ZOLLINGER: Experimentelle Hämoglobin- und Hämosiderinspeicherung in den Nierenmitochondrien. Mikroskopie 6, 72 (1951). — ZINNEMAN, H. H., H. GLENCHUR, and W. H. HALL: Chronic renal brucellosis. Report of a case with studies of blocking antibodies and precipitins. New Engl. J. Med. 265, 872 (1961). — ZINSSER, H. H.: Urinary calculi. J. Amer. med. Ass. 174, 2062 (1960). — ZOEDLER, D.: Blutungen in das Nierenlager nicht traumatischer Genese. Z. Urol. 51, 110 (1958). — Beitrag zur Kasuistik des nicht traumatisch bedingten subcapsulären Nierenhämatoms. Z. Urol. 51, 233 (1958). — Intrarenale Hämatome. Z. Urol. 51, 476 (1958). — ZOLLINGER, F.: Nierentuberkulose und Unfall. Mschr. Unfallheilk. 33, 229 (1926). — Tuberculosis of genito-urinary system and industrial accidents. Urol. cutan. Rev. 31, 761 (1927). — ZOLLINGER, H. U.: Die Bedeutung der interstitiellen Nephritis bei Oxycyanat-Vergiftung. Inaug. Diss. Zürich 1938. — Die diabetische Glomerulosklerose (Pathologisch-anatomischer Teil). Schweiz. med. Wschr. 73, 1932

(1943). — Die interstitielle Nephritis. Habilitationsschrift. Basel: Karger 1945. — Foetale Entzündung und heterotope Blutbildung. Schweiz. Z. Path. Bakt. **8**, 311 1945). — Die Potenzen der Adventitiazellen kleiner Gefäße. Schweiz. med. Wschr. **75**, 247 (1945). — Die Dysorosen. Schweiz. med. Wschr. **75**, 777 (1945). — Die spontane und experimentelle Glomerulonephrose. Helv. med. Acta **12**, 23 (1945). — Unfall und Nephritis. Z. Unfallmed. Berufskr. **39**, 1 (1946). — Die Pathologie des Morbus hämolyticus neonatorum familiaris (Hydrops congenitus, Ikterus gravis neonatorum etc.). Helv. paediat. Acta Suppl. **II**, 127 (1946). — Die pathologische Anatomie der Meningitis tuberculosa und der Miliartuberkulose nach Streptomycinbehandlung. In FANCONI, G., u. W. LÖFFLER: Streptomycin und Tuberkulose, S. 293. Basel: Schwabe 1948. — Phasenmikroskopische Beobachtungen an Zellkulturen. Mikroskopie **3**, 1 (1948). — Cytologic studies with the phase microscope. I. Amer. J. Path. **24**, 545 (1948). — II. Amer. J. Path. **24**, 569 (1948). — III. Amer. J. Path. **24**, 797 (1948). — IV. Amer. J. Path. **24**, 1039 (1948). — Trübe Schwellung und Mitochondrien. Schweiz. Z. Path. Bakt. **11**, 617 (1948). — Experimenteller Beitrag zur Frage der Mitochondrienfunktion. Experientia (Basel) **4**, 312 (1948). — Phasenmikroskopische Beobachtungen über Zelltod. Schweiz. Z. Path. Bakt. **9**, 276 (1948). — Ein Spindelzellsarkom der Niere, 16 Jahre nach Thorotrastpyelographie. Schweiz. med. Wschr. **79**, 1266 (1949). — Hypertonie bei tuberkulöser Kittniere. Schweiz. med. Wschr. **79**, 1095 (1949). — Les mitochondries. Rev. Hémat. **5**, 696 (1950). — Zur Pathogenese und pathologischen Anatomie der Hypertonie. Schweiz. med. Wschr. **80**, 533 (1950). — Die interstitielle nicht-eitrige Nephritis. Neue med. Welt **1**, 147 (1950). — Die diffuse chronische Glomerulonephritis mit Vorherrschen des nephritischen Einschlages. Schweiz. med. Wschr. **80**, 300 (1950). — Über die hyalintropfige Veränderung der Nierenhauptstücke als Ausdruck von Eiweiß-Speicherung. Schweiz. Z. Path. Bakt. **13**, 146 (1950). — Histologische Befunde nach experimenteller Röntgenbestrahlung der Niere. Schweiz. Z. Path. Bakt. **14**, 349 (1951). — Hypertonie nach experimenteller Röntgenbestrahlung der Niere. Schweiz. Z. Path. Bakt. **14**, 366 (1951). — Beitrag zur Pathogenese der Einschlußkörper. Schweiz. Z. Path. Bakt. **14**, 446 (1951). — Die pathologische Anatomie der Nephritiden. Helv. med. Acta **18**, 269 (1951). — Intrarenaler Druck und Niereninsuffizienz. Helv. chir. Acta **18**, 146 (1951). — Anurie bei Chromoproteinurie (Hämolyseniere, Crush-Niere etc.). Stuttgart: Thieme 1952. — Experimentelle Erzeugung maligner Nierenkapseltumoren bei der Ratte durch Druckreiz (Plastik-Kapseln). Schweiz. Z. Path. Bakt. **15**, 666 (1952). — Die hämatogenen interstitiellen Nephritiden. Ursache, Erscheinungsformen und Folgen. Verh. dtsch. Ges. inn. Med. **58**, 153 (1952). — Die Pathologie des hämolytischen Transfusionszwischenfalles. Vortrag. Dtsch. med. Wschr. 1953 Beilage: Die Bluttransfusion **2**, 9. — Durch chronische Bleivergiftung erzeugte Nierenadenome und -carcinome bei Ratten und ihre Beziehungen zu den entsprechenden Neubildungen des Menschen. Virchows Arch. path. Anat. **323**, 694 (1953). — Neue pathologisch-anatomische Befunde bei Nierenkrankheiten. 3. Freiburger Symp. über pathologische Physiologie und Klinik der Nierensekretion, S. 43. Berlin-Göttingen-Heidelberg: Springer 1954. — Zur Histologie und Dignität infiltrativ wachsender Fettgewebsgeschwülste. Infiltrative Lipome und Liposarkome. Schweiz. Z. Path. Bakt. **18**, 1228 (1955). — Autoptische und experimentelle Untersuchungen über Lipoidnephrose, hervorgerufen durch chronische Quecksilbervergiftung. Schweiz. Z. Path. Bakt. **18**, 155 (1955). — Problèmes des néphrites et néphroses. J. Urol. méd. chir. **61**, 581 (1955). — Wechselseitige Beziehungen zwischen Niere und Gesamtkörper. Medizinische **16**, 576 (1955). — Chronische interstitielle Nephritis bei Abusus von phenacetinhaltigen Analgetica (Saridon etc.). Schweiz. med. Wschr. **85**, 746 (1955). — Pathogenese und funktionelle Folgen der intrarenalen Drucksteigerung. Schweiz. med. Wschr. **86**, 382 (1956). — Die Pathologie der interstitiellen Nephritis. Regensburg. Jb. ärztl. Fortbild. **1956**, 4. — Die Pathologie der chronischen Pyelonephritis. Z. Urol. Sonderbd. **165**, (1957). — Die Nierenpunktion. Dtsch. med. Wschr. **82**, 201 (1957). — Untersuchungen an Nierenpunktaten: Phasenmikroskopie am Dünnschnitt. Schweiz. Z. Path. Bakt. **20**, 42 (1957). — Thorotrastschädigung der Nieren mit Hypertonie. Schweiz. med. Wschr. **87**, 1089 (1957). — Die pathologische Anatomie der Erythroblastose. Verh. dtsch. Ges. Path. **40**, 22 (1957). — Pathologische Anatomie der Makroglobulinämie Waldenström. Helv. med. Acta **25**, 153 (1958). — Pathogenese, Form und Folgen der Nierenmißbildungen. Verh. dtsch. Ges. inn. Med. **69**, 359 (1958). — Nierenveränderungen bei Phäochromocytom. Schweiz. med. Wschr. **89**, 841 (1959). — Die pathologische Anatomie der Niereninsuffizienz. Wien. klin. Wschr. **71**, 31 (1959). — Die hypertensive Arteriolopathie. Schweiz. Z. Path. Bakt. **22**, 262 (1959). —

Die interstitielle Nephritis im Kindesalter. Mod. Probl. Pädiat. **6**, 263 (1960). — Papillen nekrose der Niere bei Diabetes mellitus. Dtsch. med. Wschr. **85**, 775 (1960). — Radio-Histo logie und Radio-Histopathologie. In BÜCHNER-LETTERER-ROULET: Handbuch der allge meinen Pathologie X/1. Berlin-Göttingen-Heidelberg: Springer 1960. — Relationship of renal toxicity of drugs to pyelonephritis. In QUINN, E. L., and E. H. KASS: Henry Ford Hosp. int. Symp. Biology of pyelonephritis, p. 59. Boston: Little, Brown and Co. 1960. — Die Differen tialdiagnose der Schrumpfnieren. Path. et Microbiol. (Basel) **24**, 258 (1961). — Die Nephrosen (klinisch-anatomische Korrelationen). Praxis **50**, 258 (1961). — Pathogenetisches Spektrum des akuten Nierenversagens. In SARRE, u. ROTHER: Akutes Nierenversagen. Stuttgart: Thieme 1962. — Pathologisch-anatomische Untersuchungen über die Gicht. In W. BELART: Rheumatismus in Forschung und Praxis. S. 47. Bern-Stuttgart: Huber 1962. — Differen tialdiagnose der Schrumpfnieren. Dtsch. med. Wschr. **87**, 2457 (1962). — Die Morphologie der Nieren beim nephrotischen Syndrom. Schweiz. med. Wschr. **92**, 735 (1962). — Weich teiltumoren bei Ratten nach sehr massiven Eiseninjektionen. Schweiz. med. Wschr. **92**, 130 (1962). — Die Wundheilung vom Standpunkt der pathologischen Anatomie. Helv. chir. Acta **29**, 181 (1962). — La morfologia del rene nella sindrome nefrosica. Atti del II corso di aggiornamento profess. Ordine dei medici di Roma 1962. — Pathologische Ana tomie und Pathogenese der Pyelonephritis (destruktive, bakterielle interstitielle Nephritis). In ALKEN-DIX-WEYRAUCH-WILDBOLZ: Handbuch der Urologie IX/1, S. 22. Berlin-Göttingen- Heidelberg: Springer 1964. — The interstitial nephritis. Vortrag internat. Acad. Patho logy, Chicago 1964 (Im Druck). — Chronic abuse of phenacetin and kidney lesions. Vor trag internat. Acad. Pathology, Chicago 1964 (Im Druck). — Morphologie der Niere bei Stoffwechselstörungen. Gastroenterologia (Basel) **102** (1965) (Im Druck). — ZOLLINGER, H. U., M. ENDERLIN und O. SPÜHLER: Der Antigen-Antikörper-Mechanismus der Masugi- Nephritis unter Cortison. Bull. schweiz. Akad. med. Wiss. **8**, 162 (1952). — ZOLLINGER, H. U., A. HAUSER, H. FEHLMANN und G. CURTI: Salzwasserhypertonie bei der Ratte. Schweiz. med. Wschr. **84**, 1272 (1954). — ZOLLINGER, H. U., u. R. HEGGLIN: Die idiopathische Lungen hämosiderose als pulmonale Form der Purpura Schönlein-Henoch. Schweiz. med. Wschr. **88**, 439 (1958). — ZOLLINGER, H. U., u. H. ROSENMUND: Urämie bei endogen bedingter subakuter und chronischer Calciumoxalatniere (Calciumoxalatnephritis und Calciumoxalatschrumpf niere). Schweiz. med. Wschr. **82**, 1261 (1952). — ZOLLINGER, H. U., u. O. SPÜHLER: Die chronisch interstitielle Nephritis. Schweiz. Z. Path. Bakt. **13**, 807 (1950). — ZÖLLNER, N.: Moderne Gichtprobleme. Ätiologie, Pathogenese, Klinik. Ergebn. inn. Med. Kinderheilk. N.F. **14**, 321 (1960). — Gicht. Internist **1**, 333 (1960). — ZSCHIESCHE, W.: Zur Cortisonüberdosie rung und den visceralen Veränderungen des Pemphigus vulgaris. Zbl. Path. **99**, 266 (1959). — ZSCHOCH, H. J.: Die Häufigkeit und Lokalisation von Doppelbildungen im Bereich der Harn wege. Z. Urol. **55**, 655 (1962). — ZUCKERBROD, M., B. ROSENBERG, and H. J. KAYDEN: Renal insufficiency and hypertension associated with secondary amyloidosis. Amer. J. Med. **21**, 227 (1956). — ZUCKERMAN, I. CH., D. KERSHNER, B. D. LAYNER, and D. HIRSCHL: Leiomyoma of the kidney. Ann. Surg. **126**, 220 (1947). — ZUELZER, W. W.: Acute glomerular thrombosis. Amer. J. Dis. Child. **81**, 15 (1951). — ZUELZER, W. W., S. CHARLES, R. KURNETZ, W. A. NEWTON, and R. FALLON: Circulatory diseases of the kidneys in infancy and childhood. Amer. J. Dis. Child. **81**, 1 (1951). — ZUELZER, W. W., R. KURNETZ, and S. CHARLES: Symmetrical cortical necrosis. Amer. J. Dis. Child. **81**, 2 (1951). — ZUELZER, W. W., R. KURNETZ, and W. A. NEWTON: Occlusion of the renal artery. Amer. J. Dis. Child. **81**, 21 (1951). — ZUELZER, W. W., H. D. PALMER, and W. A. NEWTON: Unusual glomerulonephritis in young children, probably radiation nephritis. Amer. J. Path. **26**, 1019 (1950). — ZÜLLIG, A., u. H. U. ZOLLIN GER: Ergebnisse der Nierenpunktion. Schweiz. med. Wschr. **93**, 877 (1963). — ZWEYMÜLLER, E., u. H. RÖSSLER: Chronische Vitamin-D-resistente Rachitis mit Nephrocalcinose. Helv. path. Acta **9**, 28 (1954).

Sachverzeichnis

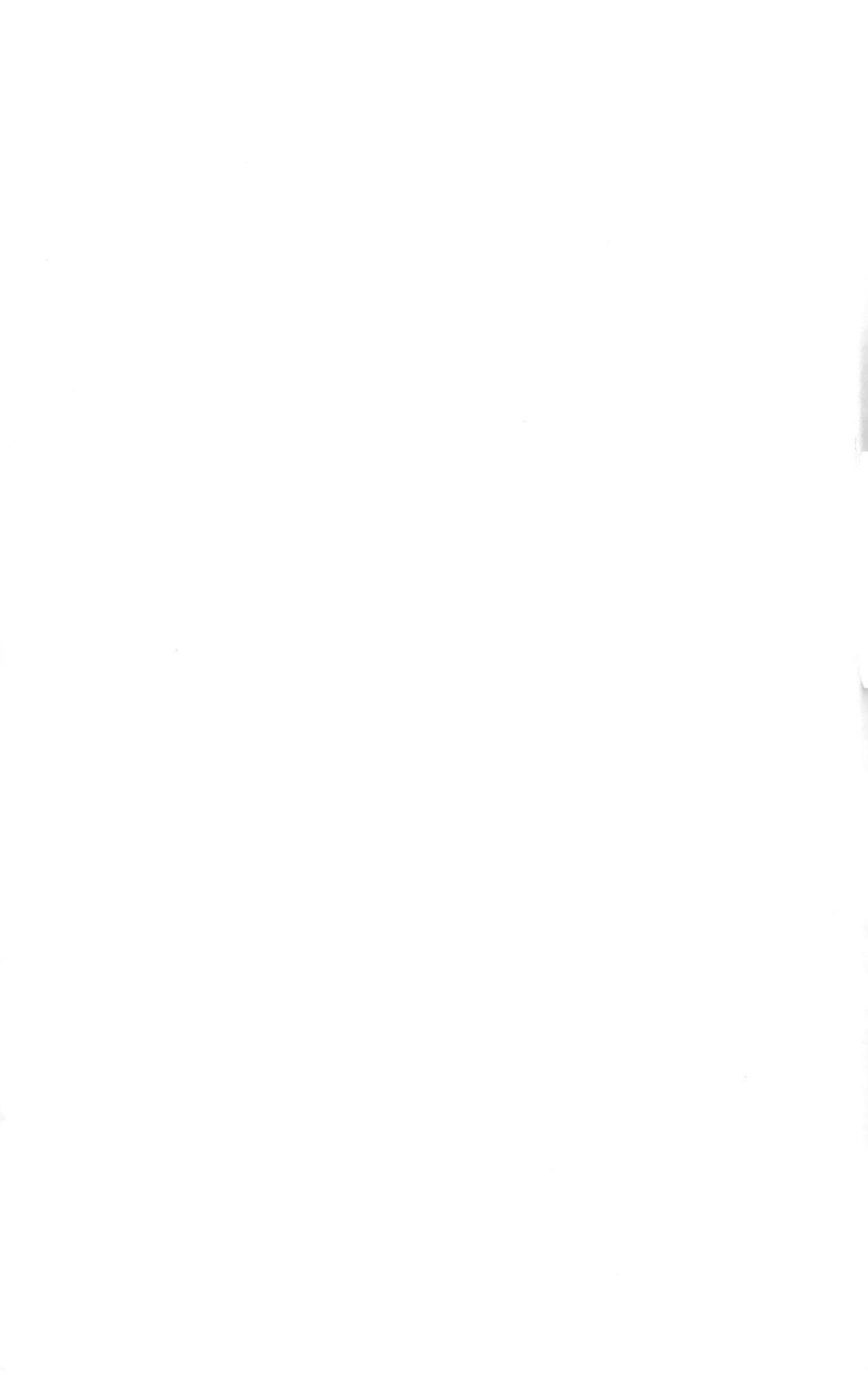